此书荣获

全国首届古籍整理图书

一等奖（1992）

第一届国家图书奖

提名奖（1994）

图书在版编目(CIP)数据

本草纲目(校点本上、下册)/明·李时珍著. —2版. —北京:人民卫生出版社,2004. 6
ISBN 978-7-117-06131-5

Ⅰ. 本…　Ⅱ. 李…　Ⅲ. 本草纲目　Ⅳ. R281. 3

中国版本图书馆 CIP 数据核字(2004)第 042844 号

本草纲目(校点本上、下册)
第 2 版

著　　者:明·李时珍
出版发行:人民卫生出版社(中继线 010-59780011)
地　　址:北京市朝阳区潘家园南里 19 号
邮　　编:100021
E - mail:pmph @ pmph.com
购书热线:010-59787592　010-59787584　010-65264830
印　　刷:北京铭成印刷有限公司
经　　销:新华书店
开　　本:787×1092　1/16　**印张:**202. 25
字　　数:4177 千字
版　　次:1982 年 11 月第 1 版　2024 年 9 月第 2 版第 32 次印刷
标准书号:ISBN 978-7-117-06131-5/R·6132
定价(上、下册):280. 00 元

本草纲目

第2版

（校点本上册）

明·李时珍 著

人民卫生出版社

内容提要

明·李时珍《本草纲目》是世界闻名的药物学巨著。全书五十二卷，载药一八九二种，方一万余首，插图一千多幅，为明代万历以前本草集大成之作。该书从明万历二十一年（一五九三）问世以来，国内辗转翻刻六十余次。明以后大多数本草著作均以此书为资料渊薮。此外，该书还流传海外，对世界药物学、植物学、矿物学、化学等学科的发展，产生了较大的影响，成为世界文化的瑰宝。

本书是第一部《本草纲目》校点本，自一九七七年问世以来，受到广大读者的欢迎和好评，成为当代《本草纲目》影响最大的版本，为学术界广泛采用，在国内外享有良好的声誉。一九九二年荣获全国首届古籍整理图书一等奖，一九九四年获第一届国家图书奖提名奖。

本次再版除改正了上版个别错误之外，特增加了『正文标题笔画索引』和『正文标题拼音索引』，附于书末，供读者检索使用。

出版说明

李时珍的《本草纲目》是一部系统总结我国劳动人民长期同疾病作斗争的经验的医药学巨著。

李时珍，字东璧，号濒湖（公元一五一八——一五九三年），湖北蕲州人（今蕲春县），出身世医，是我国明代一位注重实践的杰出的医药学家。

李时珍由于长期生活在人民群众中间，在数十年的医药实践中，亲自上山采药，向农民、猎户、渔民、樵夫、药农和铃医请教，积累和总结劳动人民同疾病作斗争的经验，并实地考察药用植物，解剖药用动物，采掘和炼制药用矿物，以毕生精力，写作三十多年，终于写成了这部著名的《本草纲目》。《本草纲目》全书约一百九十万字，共分五十二卷，收载药物一千八百九十二种，其中有三百七十四种是李时珍新增的；还有药方一万多个，插图一千多幅。《本草纲目》不但是一部药物学巨著，而且对矿物学，化学，动、植物学等方面都有所贡献；它不仅促进了我国医药学的发展，而且对世界药物学的进展，也起到了一定的影响。

《本草纲目》从公元一五九六年（明万历二十四年）问世以后，已在国内辗转翻刻三十余次，并于一六〇六年传入日本，此后，又先后译成拉丁文以及法、德、英、俄等国文字，流传于各国。

李时珍的《本草纲目》除了总结十六世纪以前我国劳动人民的用药经验和理论知识外，并以实事求是的科学精神对于前人某些不正确的说法给以批判纠正。如某些本草书曾记载服食「金丹」可以长生不老；服食黄连、雄黄、芫花等可以成仙不死。李时珍对于这些说法，不仅从理论上加以否定，而且还明确地提出迷信这种说法的危害性。但是，由于李时珍生活在十六世纪我国的封建社会，他的思想不能不受到当时历史的局限。因此，反映在《本草纲目》这部著作中，有些论述是有明显糟粕的。

《本草纲目》一书，历代版本甚多，此次出版是采用刊印较早的一六〇三年（明万历三十一年）夏良心刻的「江西本」为蓝本，旁采各本进行校勘排印。由于全书字数较多，为了方便读者查阅，本书分作上、下册出版。

由于我们业务水平不高，在出版工作中一定会存在缺点和错误，希望广大读者提出宝贵意见和批评，以便我们改进和提高。

人民卫生出版社
一九七五年九月

又：本书自一九七七年问世以来，得到了广大读者的认可和好评。为了使读者更好地利用本书，本次再版时除改正了上版存在的个别错误之外，特为本书增加了「正文标题笔画索引」和『正文标题拼音索引』，附于书末，供读者检索使用。

人民卫生出版社
二〇〇四年四月

校点说明

李时珍是我国明代杰出的医药学家，所著《本草纲目》是祖国医药学宝库中极为珍贵的科学遗产。本书自明代刊行后，三百八十余年来，在国内已经重版了二、三十次。最早的版本，是在一五九〇年王世贞作序以后，至一五九六年李建元进疏以前，由胡承龙刻的金陵本。疏中说：「甫及刻成，忽值数尽」。可见是书的刻成，约在著者去世的一五九三年前后。其次是一六〇三年夏良心序刊的江西本。它改正了金陵本的一些错误，同时也有金陵本不错而改错了的。再次是一六〇六年董其昌序的湖北本，它和以后如梅墅烟萝阁等各种明清刻本，大都是以江西本为底本翻刻的，一般改动不大。直到一八八五年合肥张绍棠味古斋重校刊本，才作了较大的变动，并抽换了几百幅图，他改对和改错之处都显著增加。以后各种石印、排印，以至一九五七年本社的影印本，一般都是以张本为底本了。总的说来，历代由于抄写、刻板、校订、覆刊所发生的错误，数以千计，这就严重地影响了本书的质量。

还有本书自身也存在一些错误，例如：

卷十二萎蕤条云：「初虞世治身体疬疡斑驳有女萎膏」。「初虞世」三字，在大观及政和本草卷六女萎萎蕤条原作「古今录验」。这可能是在著者的记忆中，有初虞世撰古今录验养生必用方一书，遂将「古今录验」改为「初虞世」（他处有时在「古今录验」上加「初虞世」三字）。但女萎膏见于外台卷十五，引自古今录验。初虞世为宋人，不当为唐人所称引。故外台所引，自是唐甄立言所撰之古今录验方。这是属于著者的误记。

卷十六有「蚕茧草」和「蛇茧草」两条。大观及政和本草卷九「蚕茧草」作「蚕菵草」。「菵」是「网」的异体字。「蚕菵草」在政和本草的总目和分目中，都同作「蚕网草」。大观及政和本草卷十一五毒草条云：「又别有蚕罔草」。「罔」仍为「网」的另一异体字，这就证明「蚕茧草」应作「蚕网草」。又大观及政和本草卷十「蛇茧草」作「蛇芮草」。「芮」是「茵」的误写。卷十一・五毒草条云：「一名蛇罔」。则证明「蛇茧草」应作「蛇网草」。这是属于著者的误认。

卷十八营实墙蘼条附治箭刺入肉方，著者误以说症状之「鼠扑」为内服药，又误以内服之「蔷薇灰末」为外用药（详见彼条校记）。这是属于著者的误解。

卷五地浆条，著者引罗天益卫生宝鉴云：「土日静顺」。罗书卷十六作「土平曰静顺」。但素问・五常政大论云：「土平曰备化，水平曰静顺」。罗氏错引，李氏未改。这是属于著者的沿误。

书中类似这样的错误还多。但对于一部如此庞大的著作来说，也是难免的，不足为奇的。

遵照毛泽东同志关于「中国医药学是一个伟大的宝库，应当努力发掘，加以提高」的指示和「古为今用」的方针，本社这次排印本书时，作了比较仔细的校勘，以期提高质量。现将选用底本、主要参考书和校勘方法，说明如下：

一、本书采用一六〇三年由夏良心、张鼎思序刊的江西初刻本作为底本。

二、主要参考书：

（一）经史证类备急本草（现存大观本及政和本），宋・唐慎微著。这是纲目以前内容最完备的一部本草。因此，作为这次校勘的主要参考书。

（二）千金翼方，唐・孙思邈著。它完全转载了唐・新修本草的正文（新修本草现已只存残卷），故也是一部主要参考书。

（三）梁・陶弘景所著本草经集注，现只存序录部分的敦煌残卷。在校勘本书序例时，有参考价值。

（四）另外，一九五七年本社影印张绍棠本时，曾与金陵本校勘出若干条不同之处，此亦作为重要参考。

三、校勘方法：

（一）著者在引用它书时，大都不是抄录原文，而是经过一番化裁的，有时甚至综合二、三家之说为一，和原文有很大的出入，这是当时一般的习惯。这次校勘，对于凡经著者变化剪裁而实质上没有重要差别的，一律不动，不加校记，避免繁琐考证。但对其中与原意不合及影响医疗的地方，便作更改，并加校记，说明原作什么，以及或衍或脱，今据何书何卷加以改正，以及或删或补，以便读者查对。如有义可两存，难作定论的，就不予改动，只加校记。还有少数错处，一时找不到书籍校勘或查对不出的，就注明存疑待考。

（二）书中还有须待研究的地方。如著者有意将大观及政和本草卷十一之「毛茛」改为「毛莨」，以致现代植物学中列有「毛莨」一科。但本书卷十七毛莨条所引各种资料，都只能证明是「毛茛」而不是「毛莨」，详见彼条校记。对于这样的问题，都予提出，加具校记，以便读者作进一步的研讨。

（三）书中凡加校记之处，均用「脚注序码」标出，而将校记附于页末。

（四）书中各种异体字和笔划有差错残缺的，就直接改正，不加校记。

（五）书中所用书名，多系简称。同样的名称，如吴普之类，有时作人名，有时又作书名，情况复杂。为了统一起见，一律不加书名号。

（六）本书原有几条张实之（应是在卷首作序的张鼎思）的按语，如说「硇」、「衄」等字原来的写法不正之类。因现用标准字体排印，已不再成为问题。其余也都没有参考价值，只好一并删除。

（七）校勘的范围，以采用的江西初刻本为限。其它各本（包括金陵本）的错落衍误，概不涉及。

这次校点，虽然作了一些努力，但限于校者的水平，错漏之处一定不少。热望读者指正，以便今后改进。

校者　刘衡如

一九七五年三月

本草纲目序

纪称望龙光，知古剑；觇宝气，辨明珠。故萍实商羊，非天明莫洞。厥后博物称华，辨字称康，析宝玉称倚顿，亦仅仅晨星耳。楚蕲阳李君东璧，一日过予弇山园谒予，留饮数日。予窥其人，晬然貌也，癯然身也，津津然谈议也，真北斗以南一人。解其装，无长物，有本草纲目数十卷。谓予曰：时珍，荆楚鄙人也。幼多羸疾，质成钝椎；长耽典籍，若啖蔗饴。遂渔猎群书，搜罗百氏。凡子史经传，声韵农圃，医卜星相，乐府诸家，稍有得处，辄著数言。古有本草一书，自炎皇及汉、梁、唐、宋，下迨国朝，注解群氏旧矣。第其中舛谬差讹遗漏不可枚数，乃敢奋编摩之志，僭纂述之权。岁历三十稔，书考八百余家，稿凡三易。复者芟之，阙者缉之，讹者绳之。旧本一千五百一十八〔一〕种，今增药三百七十四〔二〕种〔三〕，分为一十六部，著成五十二卷。虽非集成，亦粗大备，僭名曰本草纲目，愿乞一言以托不朽。予开卷细玩，每药标正名为纲，附释名为目，正始也。次以集解、辨疑、正误，详其土产形状也。次以气味、主治、附方，著其体用也。上自坟、典，下及传奇，凡有相关，靡不备采。如入金谷之园，种色夺目；如登龙君之宫，宝藏悉陈；如对冰壶玉鉴，毛发可指数也。博而不繁，详而有要，综核究竟，直窥渊海。兹岂禁〔四〕以医书觏哉，实性理之精微，格物之通典，帝王之秘箓，臣民之重宝也。李君用心加〔五〕惠何勤哉。噫！碔玉莫剖，朱紫相倾，弊也久矣。故辨专车之骨，必俟鲁儒；博支机之石，必访卖卜。予方著弇州卮言，恚博古如丹铅卮言后乏人也，何幸睹

〔一〕一十八：据初步整理，原漏列救荒本草中金盏草一种，又应补有目无文之七仙草一种。「一十八」似应作「二十」。

〔二〕四：据初步整理，原漏列金石部砭石一种，草部苦草一种，人部方民、人傀二种，而草部中又重出耳环草一种，应删，故「四」应作「七」。

〔三〕旧本……四种：按旧本与新增合计，即平常所说之一八九二种。现经初步整理，当为一八九七种。而原书所谓一种，有时并非一种药物，如卷五诸水有毒，卷三十三诸果有毒，卷四十九诸鸟有毒，卷五十诸肉有毒及解诸肉毒均作为一种，实际是指书中列有一条。

〔四〕禁：张氏味古斋本（以下简称张本）作「仅」。

〔五〕加：张本作「嘉」。

兹集哉。兹集也，藏之深山石室无当，盍锲之，以共天下后世味太玄如子云者。时万历岁庚寅春上元日，弇州山人凤洲王世贞拜撰。

重刻本草纲目序〔一〕

夫医之为道，君子用之以卫生，而推之以济世，故称仁术。乃后世以艺视之，缙绅先生多所弗讲。贾子不云乎：古之圣人，不居朝廷，必居医卜之间。医可以贱简为哉？本草者，固医家之耰锄弓矢也。洪纤动植，最为烦杂，散于山泽而根于脏腑。名不核则误取，性不明则误施，经不辨则误入。误者在几微之间，而人之死生寿夭系焉，可无慎乎？余夙为痰晕作楚，近复滋甚，时检轩岐家言以自卫，得楚名医李时珍氏所辑本草纲目辄侧弁其间。大抵与苏颂图经、唐慎微证类相表里，而采摭名实，引据征验，不啻倍之。所增药三百七十余种，皆近世所习用而确乎有明效者，其用心亦勤矣。医家者流，得此书而存之，庶几可无误乎。间以质之藩臬诸大夫，俱云甚善，而颇讶其字画之漫漶者多也，图更锲之。于是搜积贮之所奇者，悉付剞劂氏，而诸大夫亦以多寡佐其不足，盖六阅月而工竣。既成帙，复肆览焉，较前倍觉爽目。余因是而有感于天之生物，何其独厚于人也。既有百谷以养其生，又有百草以治其疾。夫使蚩蚩者有生而无疾也，则滋以百谷足矣。惟其不免于寒暑阴阳之侵也，故必良药补之，毒药攻之，而后得以祛其所害而终其天年，则天心见矣。呜呼！此治道也。治生者，去其所以害吾生者而已矣；治民者，亦岂有他术哉，去其所以害吾民者而已矣。今天下号称治平无事，然而病在脉理者已数形见。四民之业窘，而重以旱涝之不时，所在有啼号声，则元气索。采榷之使十道四出，而鸱张虎视者且遍埏宇，则邪气盛。当其时，欲如医者按其表里标本而治之，何者宜补？何者宜攻？其用以补者，将为参、术乎？抑苄与文无乎？用以攻者，将为黄、芒乎？抑堇与乌喙乎？取其散于山泽者以调吾脏腑，必何如而后可以无误？是必有精于其理者，若跗之涤，和之视，长桑君之方，太仓公之诊，而后能挽斯世于仁寿耳，余则安能。敬因是书之成，而以商之医国者。癸卯孟秋之朔，巡抚江西、都察院右副都御史古汭郡夏良心撰。

〔一〕此序原脱，今从覆江西本补。

重刊本草纲目叙

余自辛丑，承乏江臬。臬署务简多暇日，则取署中旧刻翻阅之，庶几乎运甓之思焉。一日谒中丞桐汭夏公。云：本草纲目一书，大有裨于生人，非特多识资也。而初刻未工，行之不广，盍图广其传乎？余受而观之，乃楚名医李时珍所辑，盖尝经御览而备上方者也。夫本草之名尚已。古圣人爱民深，忧民切。故羲皇有八卦之画，炎帝为百草之尝；画卦以示趋吉避凶，尝草以使缮生救死。盖自有易以后，即有此书。诚谓民行民生，均重于世，而当务为急。故万政未遑，而藐焉一草一木之是求也。不然，岂不知自暇自逸，而肯一日之间，遇毒七十，甘以区区腑脏，尝试于刚柔升伏百千万变之中哉。何收弗暇，农求未出。万言虽讽于君卿，三卷弗登于册府。汉末存者，三百六十余种耳。陶、苏、李、韩诸贤，相继增益。唐慎微于图经外，旁摭远引而再益其品，盖至千五百余种，蔚乎富矣。然品类既烦〔一〕，名称或杂，宋人表章，尤多舛者。李君忧之，为是芟复补遗，又益三百七十四种，分为十有六部。总据正名，附释别号，而次之集解，辨疑以正误，详其生产肖貌气味以明实，附以主治诸方以著用，命之曰本草纲目，盖集诸家之大成哉。或者谓：人惟五藏，病止七情。古之圣儒，处齐不过数种，而何取纷纷之为。愚则谓：药者，医用也。良医之用药也简，而其储药也备。故芫华一撮，半夏数丸，已足取效；而搜其囊，则牛溲、马勃，鼠肝、虫臂，无不有也。何也？储与用异也。此书之作，固储道也。天之爱人甚矣。人之生齿日烦，物之化育亦盛。人之情识日广，病之变态亦多。物之生也若有待，人之用也若有期，则取之恶得不博？平者不可为毒，温者不可为寒，辛者不可为苦；而平、毒、温、寒、辛、苦之中，微者不可为甚，重者不可为轻也。一物而根、株异宜，一形而补、泄殊性，而至于名与实淆，如荀书之误读，吕览之误注，蹲鸱误称，苦弥误索者，不可胜数也，则辨之又恶得不详乎？故物虽有名，用实未著，若蘇藪、蛄蠪，不录可也。其它草根树皮，跂行喙息，以至土苴、刍狗之类，秉命虽微，效用则大，既有明验，可厌其多哉？况漆叶青黏，曾益樊阿之寿；柔汤火齐，并愈齐臣之

〔一〕烦：通「繁」。下同。

疾。昔之名者今已非，今之实者可终弃耶？尝读东阳记，有虎丸疗心疾之征；叔微书，有獭爪治肺虫之目〔一〕。道元述解毒之草，名曰牧靡；邵公著救饥之粮，称为石谷。诸如此类，吾犹恨其弗该，而恶可以米、盐概之哉？故得其精者，可以保身，可以全生，可以养亲，可以济世，庶几神农氏之风乎。而达者观之，则可以穷万物之赜，可以识造化之妙，而见天地之心，则多识固其余矣。中丞公抚江右四年于兹，尝节冗食衍镪，置义仓一区，贮谷二万有奇，为赈恤计；买田二百于城东，储镪三千于郡帑，为似续计。既锱铢啬它费矣，而独有所用于此。盖仓廪足则民不以非岁死，医药具则民不以非死疾死，此其于民生岂有二哉。昔人集古方书，意亦如此。是役也，中丞公倡之，在事诸寅长佐之，南、新二县尹成之，不佞思董剞劂之事而已。刻始于今岁正月，竣于六月。既竣，喜而为之序。万历癸卯孟秋朔日，江南按察司按察使长洲张鼎思顿首书。

〔一〕目：原作「日」，今从张本改。

进本草纲目疏

湖广黄州府儒学增广生员李建元谨奏，为遵奉明例访书，进献本草以备采择事。臣伏读礼部仪制司勘合一款，恭请圣明敕儒臣开书局纂修正史，移文中外。凡名家著述，有关国家典章，及纪君臣事迹，他如天文、乐律、医术、方技诸书，但成一家名言，可以垂于方来者，即访求解送，以备采入艺文志。如已刻行者，即刷印一部送部。或其家自欲进献者，听。奉此。臣故父李时珍，原任楚府奉祠，奉敕进封文林郎、四川蓬溪知县。生平笃学，刻意纂修。曾著本草一部，甫及刻成，忽值数尽，撰有遗表，令臣代献。臣切思之：父有遗命而子不遵，何以承先志；父有遗书而子不献，何以应朝命。矧今修史之时，又值取书之会。臣不揣谫陋，不避斧钺，谨述故父遗表。臣父时珍，幼多羸疾，长成钝椎；耽嗜典籍，若啖蔗饴。考古证今，奋发编摩；苦志辨疑订误，留心纂述诸书。伏念本草一书，关系颇重；注〔一〕解群氏，谬误亦多。行年三十，力肆校雠；历岁七旬，功始成就。野人炙背食芹，尚欲献之天子；微臣采珠聚玉，敢不上之明君。昔炎皇辨百谷，尝百草，而分别气味之良毒；轩辕师岐伯，遵伯高，而剖析经络之本标。遂有神农本草三卷，艺文录为医家一经。及汉末而李当之始加校修，至梁末而陶弘景益以注释。古药三百六十五种，以应重卦。唐高宗命司空李勣重修，长史苏恭表请伏〔二〕定，增药一百一十四种。宋太祖命医官刘翰详校。宋仁宗再诏补注，增药一百种。召〔三〕医唐慎微合为证类，修补众本草五百种。自是人皆指为全书，医则目为奥典。夷考其间，玼瑕不少。有当析而混者，如葳蕤、女萎，二物而并入一条；有当并而析者，如南星、虎掌，一物而分为二种。生姜、薯蓣，菜也而列草品；槟榔、龙眼，果也而列木部。八谷，生民之天也，不能明辨其种类；三菘，日用之蔬也，罔克的别其名称。黑豆、赤菽，大小同条；消石、芒消，水火混注。以兰花为兰草，卷丹为百合，此寇氏衍义之舛谬；谓黄精即钩吻，旋花即山姜，乃陶氏别录之差讹。酸浆、苦耽〔四〕，草菜重出，掌氏之不审；天花、栝楼，两处图形，苏氏之欠明。五倍子，构虫窠也，而认为木实；大蘋草，田字草也，而指为浮萍。似兹之类，不可枚陈；略

〔一〕注：原作「误」，今从张本改。

〔二〕伏：政和本草卷一·唐新修本草条作「修」。

〔三〕召：本书卷一证类本草条时珍曰：「宋徽宗大观二年，蜀医唐慎微取……名证类本草。上之朝廷，改名大观本草。」据元宇文虚中证类本草书后，慎微著书，当在宋哲宗元祐时代。又据大观本草艾晟序，大观实乃在杭州校刊作序之年。既无慎微上书朝廷之事，更无仁宗召慎微之理。据此，「召」当是「蜀」之误。（大观本草系「经史证类大观本草」之简称，今用武昌柯逢时重校本。下同。）

〔四〕酸浆苦耽：原作「欧浆若胆」，今据本书卷十六「酸浆」条改。

摘一二，以见错误。若不类分品列，何以印定群疑。臣不揣猥愚，僭肆删述，重复者芟之，遗缺者补之。如磨刀水、潦水、桑柴火、艾火、锁阳、山柰、土茯苓、番木鳖、金柑〔一〕、樟脑、蝎虎、狗蝇、白蜡、水蛇、狗宝、秋虫之类，并今方所用，而古本则无；三七、地罗、九仙子、蜘蛛香、猪腰子、勾金皮之类，皆方物土苴，而稗官不载。今增新药，凡三百七十四种；类析旧本，分为一十六部。虽非集成，实亦粗备。有数名或散见各部，总标正名为纲，余各附释为目，正始也。次以集解、辨疑、正误，详其出产形状也。次以气味、主治、附方，著其体用也。上自坟典，下至传奇，凡有相关，靡不收采，虽命医书，实该物理。我太祖高皇帝首设医院，重设医学，沛仁心仁术于九有之中；世宗肃皇帝既刻医方选要，又刻卫生易简，蔼仁政仁声于率土之远。伏愿皇帝陛下体道守成，遵祖继志；当离明之正位，司考文之大权。留情民瘼，再修司命之书；特诏良臣，著成昭代之典。治身以治天下，书当与日月争光；寿国以寿万民，臣不与草木同朽。臣不胜冀望屏营之至。臣建元为此一得之愚，上干九重之览，或准行礼部转发史馆采择，或行医院重修，父子衔恩，存殁均戴。臣无任瞻天仰圣之至。

万历二十四年十一月　日进呈，十八日奉圣旨：书留览，礼部知道，钦此。

〔一〕柑：原作「枯」。按本书卷三十金橘条引韩彦直橘谱，金橘一名金柑。此种乃古本所无而濒湖新增者，因据改。

本草纲目总目[一]

[一] 本书经整理校订后，共分二册，以原书第一卷至二十一卷为上册，二十二卷至五十二卷为下册。

〔一〕一：原脱，今据本书卷七分目补，与卷中种数合。

〔二〕四：原作「五」，今据本书卷八分目改。

〔三〕四十：原作「三十九」，因卷十分目漏列砭石一种。今补入，合计为「四十」。

〔四〕十：原作「一十一」，今据本书卷十二分目改。

草之三　芳草类五十六种

第十五卷　草部四

草之四　隰草类上五十三种

第十六卷　草部五

草之五　隰草类下七十三种

第十七卷　草部六

草之六　毒草类四十七种

第十八卷　草部七

草之七　蔓草类七十三种　附录一十九种

第十九卷　草部八

草之八　水草类二十三〔十〕种

第二十卷　草部九

草之九　石草类一十九种

第二十一卷　草部十

草之十　苔类一十六种

草之十一　杂草类九种　有名未用一百五十三种

第二十二卷　谷部四类　谷部一

〔十〕三：原作「二」，因卷十九分目漏列「苦草」一种。今补入，合计「二十三种」。

果之二　　　山果类三十四种
第三十一卷　果部三
果之三　　　夷果类三十一[一]种
第三十二卷　果部四
果之四　　　味类一十三种
第三十三卷　果部五
果之五　　　蓏类九种
果之六　　　水果类六种　附录二十三种
第三十四卷　木部六类　木部一
木之一　　　香木类三十五种
第三十五卷　木部二
木之二　　　乔木类五十二种
第三十六卷　木部三
木之三　　　灌木类五十一[二]种
第三十七卷　木部四
木之四　　　寓木类一十二种

[一] 一：原作「二」，今据本书卷三十一分目改，与卷中种数相合。
[二] 一：原脱。按本书卷三十六分目漏列「椳木」一种。今补入，合计五十一种。因据补。

[一] 十九：原作「二十」，今据本书卷三十七分目改，与卷中种数相合。

[二] 三：原作「二」，今据本书卷三十九分目改，与卷中种数相合。

[三] 二：原作「一」，今据本书卷四十分目改，与卷中种数相合。

[四] 附录七种：原脱，今据本书卷四十二分目补，与卷中内容相合。

〔一〕三十一：原作「二十八」，今据本书卷四十四分目改，与卷中种数相合。
〔二〕二十八：原作「三十一」，今据本书卷四十四分目改，与卷中种数相合。
〔三〕二：原作「一」，今据本书卷四十七分目改，与卷中种数相合。
〔四〕三：原作「二」，今据本书卷四十八分目改，与卷中种数相合。

右通计一十六部六十类一千八百九十七〔二〕种。

〔一〕七：原作「五」，本书卷五十二人部小序同。今按卷中实数改。

〔二〕七：原作「二」，今通计各卷种数改。

凡例

一、神农本草三卷，三百六十种，分上、中、下三品。梁陶弘景增药一倍，随品附入。唐、宋重修，各有增附，或并或退，品目虽存，旧额淆混，义意俱失。今通列一十六部为纲，六十类为目，各以类从。三品书名，俱注各药之下，一览可知，免寻索也。

一、旧本玉、石、水、土混同，诸虫、鳞、介不别，或虫入木部，或木入草部。今各列为部，首以水、火，次之以土，水、火为万物之先，土为万物母也。次之以金、石，从土也。次之以草、谷、菜、果、木，从微至巨也。次之以服、器，从草、木也。次之以虫、鳞、介、禽、兽，终之以人，从贱至贵也。

一、药有数名，今古不同。但标正名为纲，余皆附于释名之下，正始也。仍注各本草名目，纪原也。

一、唐、宋增入药品，或一物再出三出，或二物三物混注。今俱考正分别归并，但标其纲，而附列其目。如标龙为纲，而齿、角、骨、脑、胎、涎皆列为目；标粱为纲，而赤、黄粱米皆列为目之类。

一、诸品〔一〕首以释名，正名也。次以集解，解其出产、形状、采取也。次以辨疑、正误，辨其可疑，正其谬误也。次以修治，谨炮炙也。次以气味，明性也。次

〔一〕品：原作「因」，今从张本改。

以主治，录功也。次以发明，疏义也。次以附方，著用也。或欲去方，是有体无用矣。旧本附方二千九百三十五，今增八千一百六十一〔一〕。

一、唐、宋以朱墨圈盖分别古今，经久讹谬。今既板刻，但直书诸家本草名目于药名、主治之下，便览也。

一、诸家本草，重复者删去，疑误者辨正，采其精粹，各以人名，书于诸款之下，不没其实，且是非有归也。

一、诸物有相类而无功用宜参考者，或有功用而人卒未识者，俱附录之。无可附者，附于各部之末。盖有隐于古而显于今者，如莎根即香附子，陶氏不识而今则盛行，辟虺雷昔人罕言而今充方物之类，虽冷僻不可遗也。

一、唐、宋本所无，金、元、我明诸医所用者，增入三十九种。时珍续补三百七十四种。虽曰医家药品，其考释性理，实吾儒格物之学，可裨尔雅、诗疏之缺。

一、旧本序例重繁。今止取神农为正，而旁采别录诸家附于下，益以张、李诸家用药之例。

一、古本百病主治药，略而不切。王氏集要、祝〔二〕氏证治亦约而不纯。今分病原列之，以便施用，虽繁不紊也。

一、神农旧目及宋本总目，附于例后，存古也。

〔一〕八千一百六十一：本书卷一历代诸家本草中，本草纲目条作「八千一百六十」。按旧本附方数与新增附方数，均与实际不相符合，待全书校完后统一说明。

〔二〕祝：本书卷一引据医家书目陆氏证治本草条作「陆」。详见彼条校记。

本草纲目上册目录

本草纲目序例第一卷

本草纲目序例第二卷

本草纲目主治第三卷

本草纲目主治第四卷

本草纲目水部第五卷

本草纲目火部第六卷

本草纲目土部第七卷

本草纲目金石部第八卷

本草纲目石部第九卷

本草纲目石部第十卷

本草纲目石部第十一卷

本草纲目草部第十二卷

本草纲目草部第十三卷

本草纲目草部第十四卷

本草纲目草部第十五卷

本草纲目草部第十六卷

本草纲目草部第十七卷

本草纲目草部第十八卷

本草纲目草部第十九卷

本草纲目草部第二十卷

本草纲目草部第二十一卷

本草纲目上册附图

明·李时珍编辑

金石部金类附图

水金

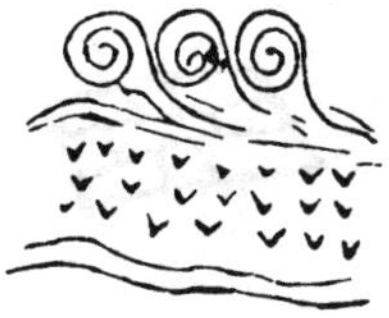

山金

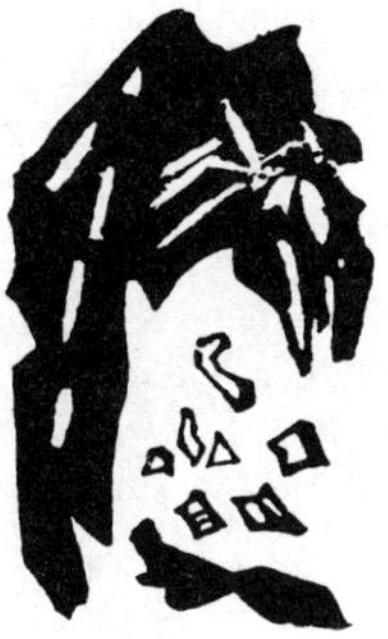

银

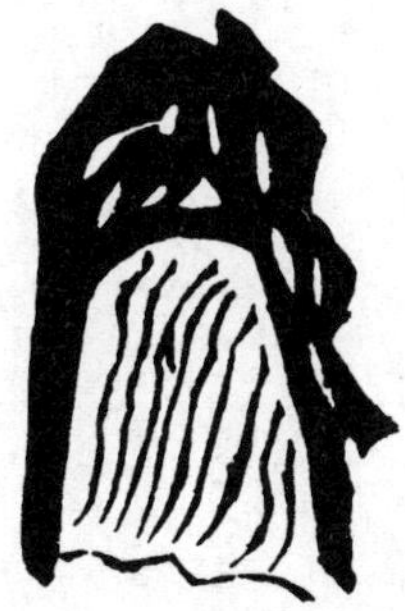

锡吝脂银矿

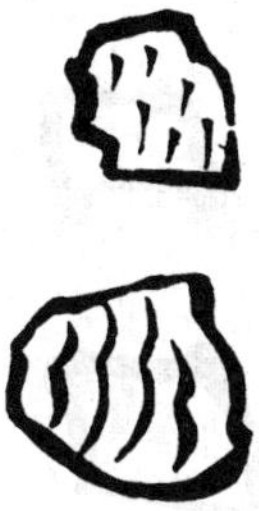

自然铜

信州

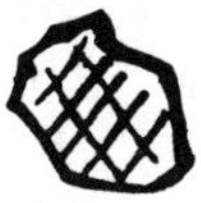

火山

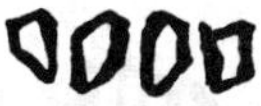

鉅石

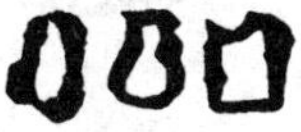

铜矿

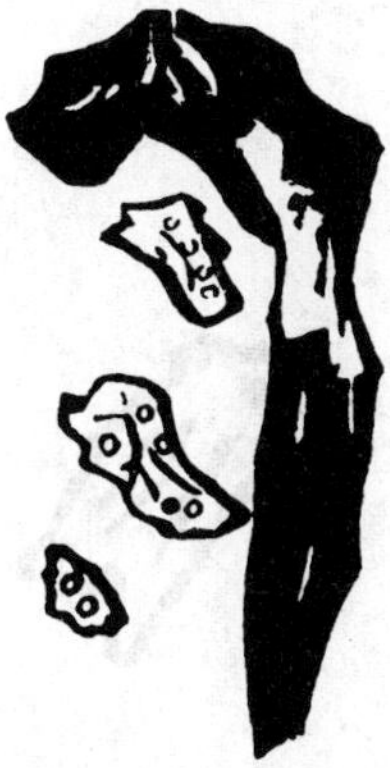

铅

锡同

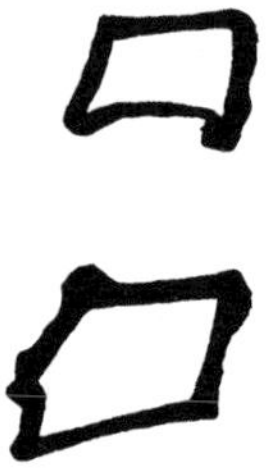

密陀僧

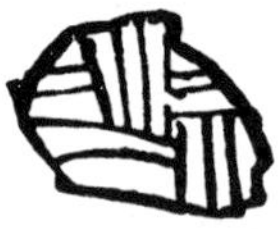

铁

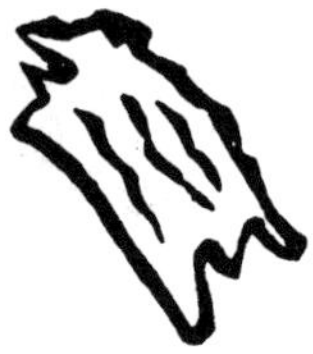

钢铁

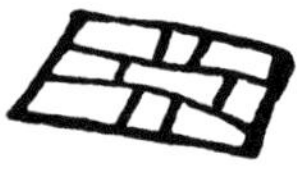

玉类附图

玉

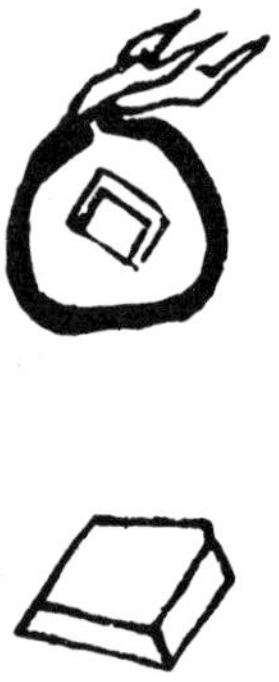

青琅玕

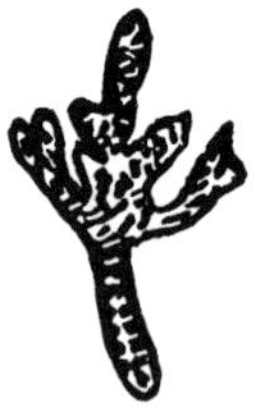

珊瑚

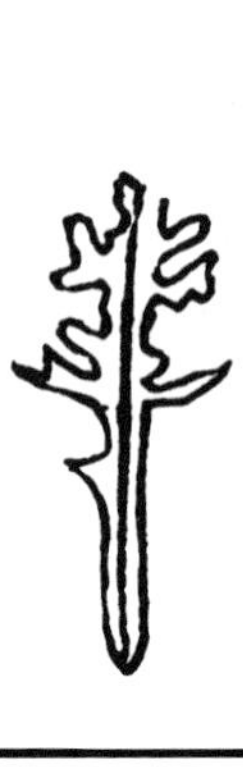

金石部石类上附图

马脑

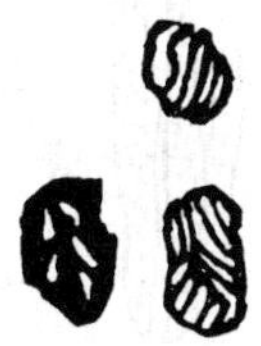

宝石

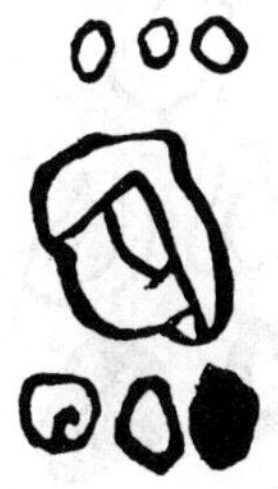

玻璃

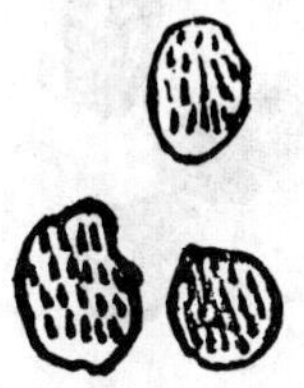

水精

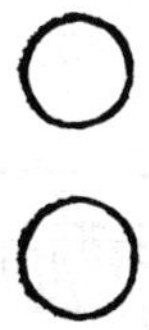

琉璃

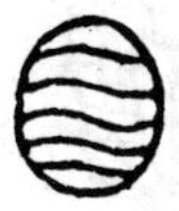

云母

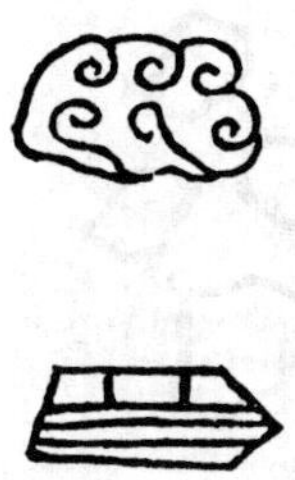

白石英

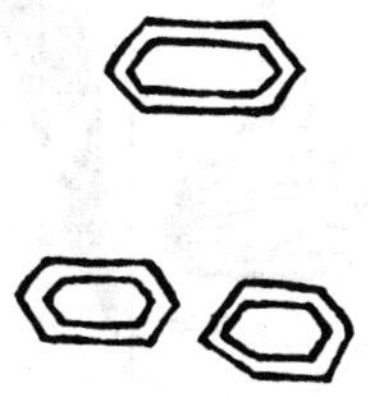

紫石英

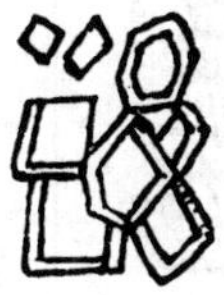

菩萨石

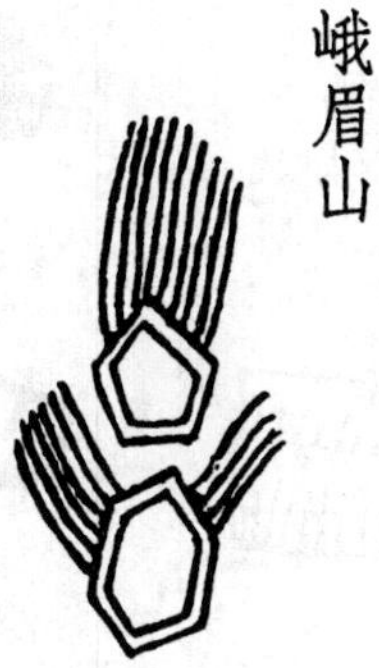

丹砂

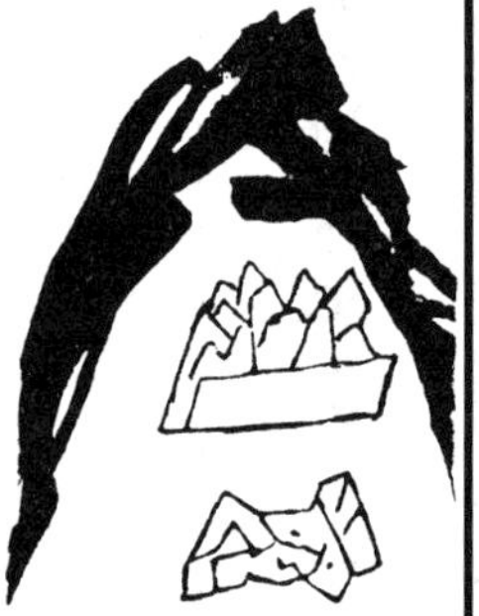

雌黄

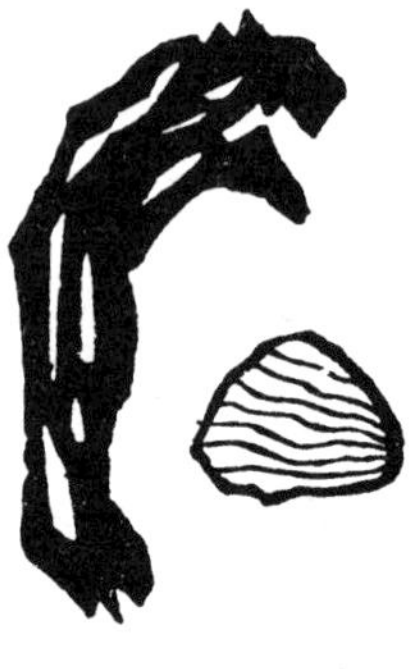

长石

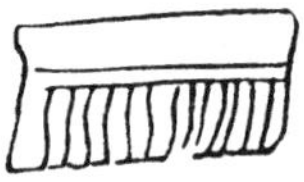

不灰木

潞州

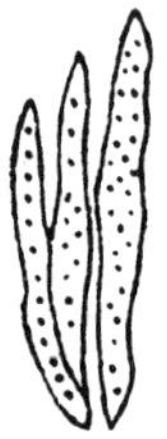

水银

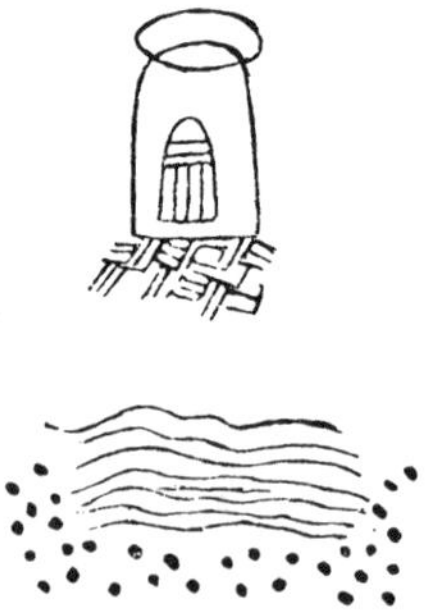

石膏

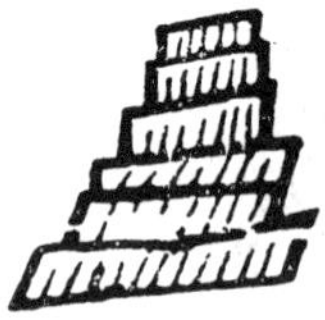

方解石

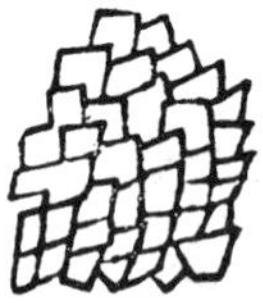

五色石脂

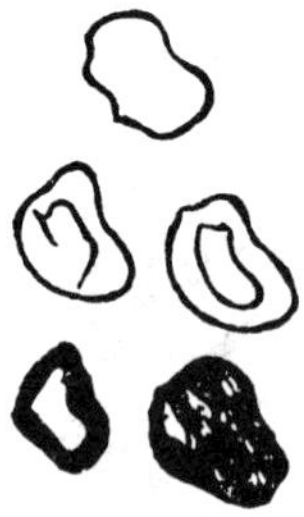

雄黄

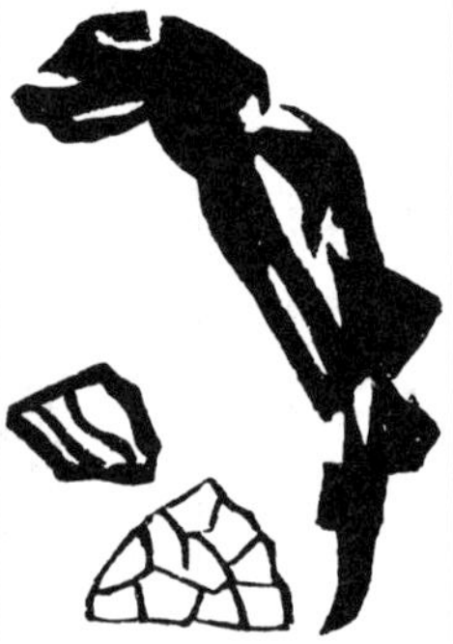

理石

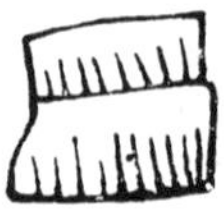

滑石

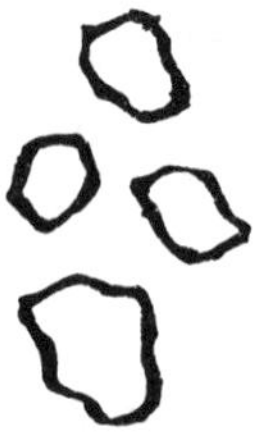

无名异

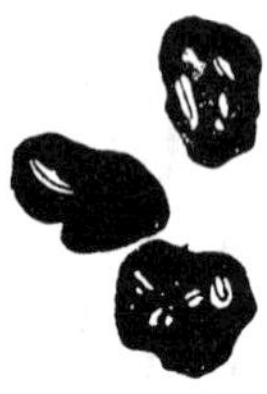

金石部石类下附图

石炭

煤石

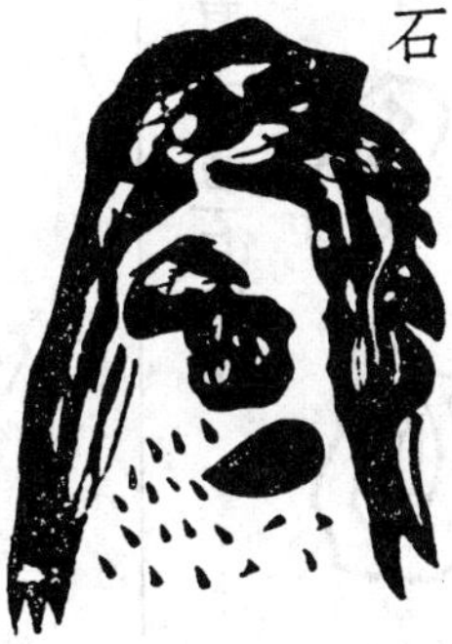

土殷蘖

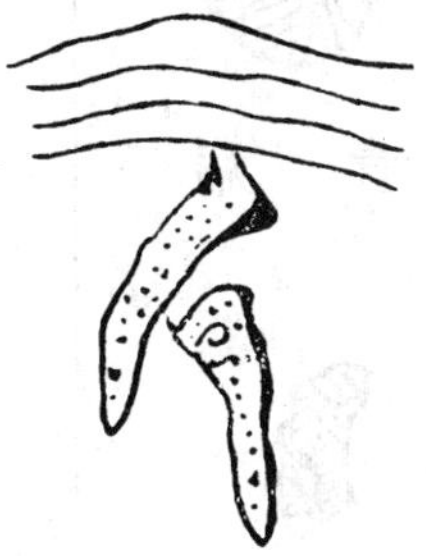

井泉石

深州

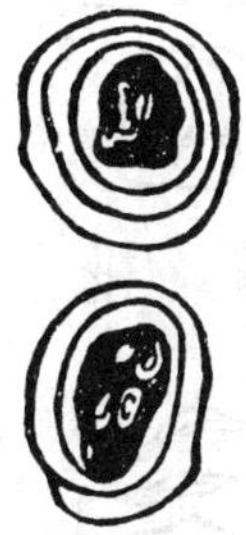

石灰矿

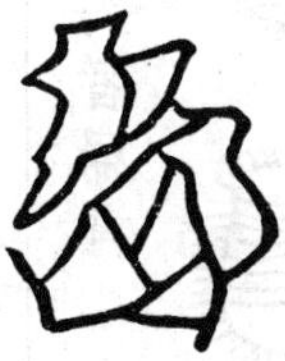

石脑

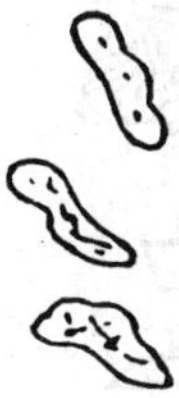

蜜栗子

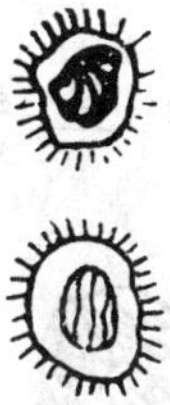

海浮石

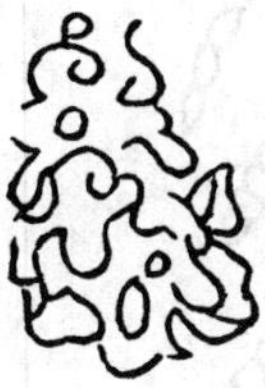

石脑油

石漆

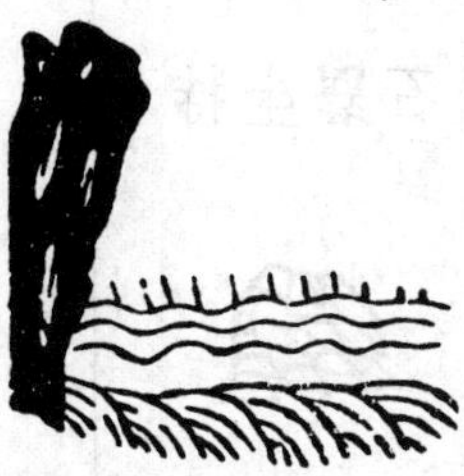

石钟乳

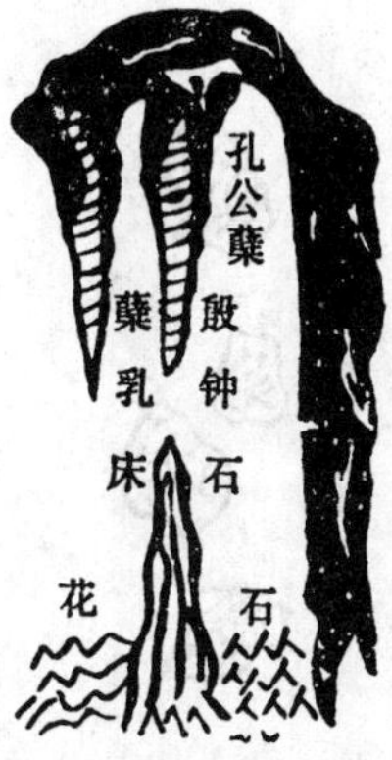

阳起石

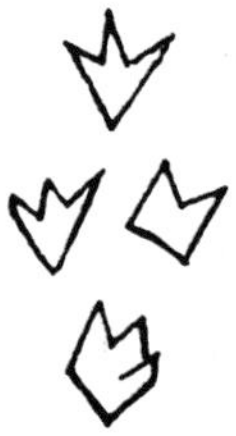

禹余粮

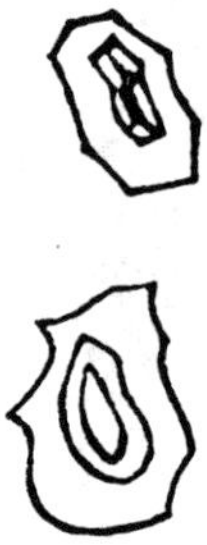

中有水者石中黄

绿青

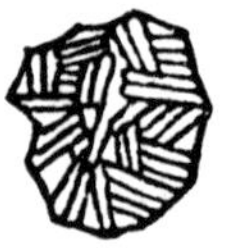

扁青

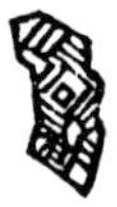

砒石

生砒

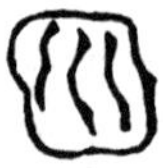

砒霜

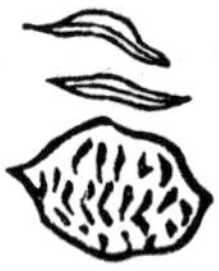

慈石

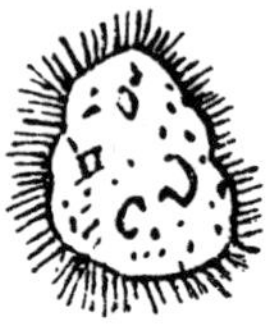

玄石

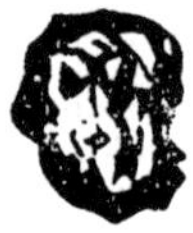

空青

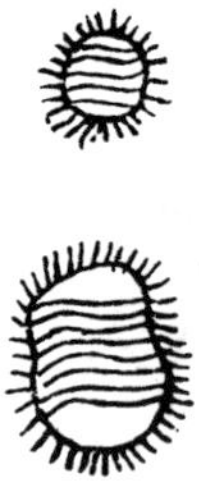

色白腹实者扁青

石胆

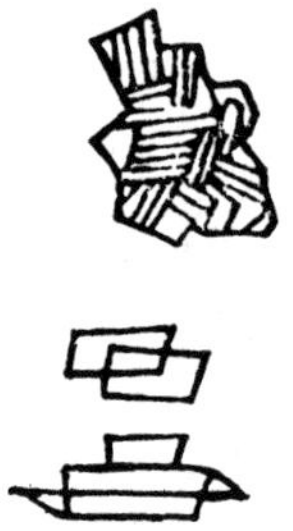

金星石

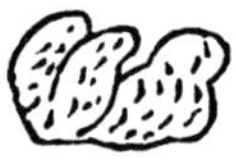

银星石

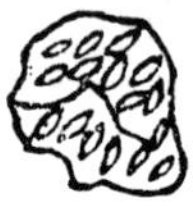

代赭石

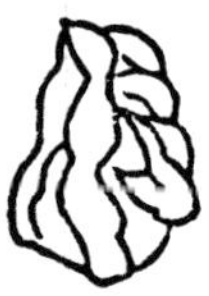

曾青

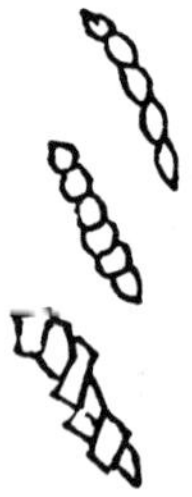

礜石

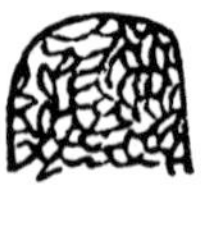

特生礜石

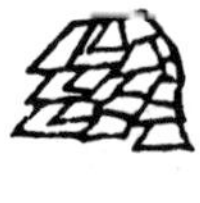

婆娑石

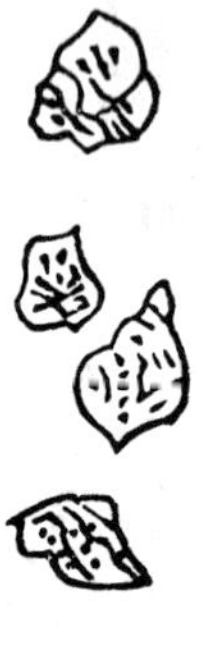

石燕 零陵 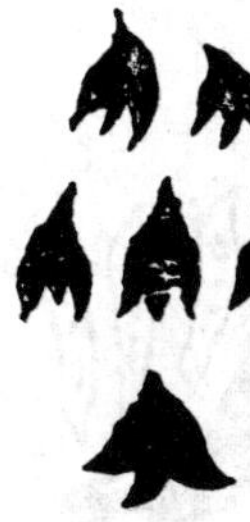	姜石 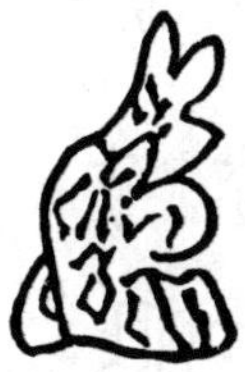	金牙石 	青礞石 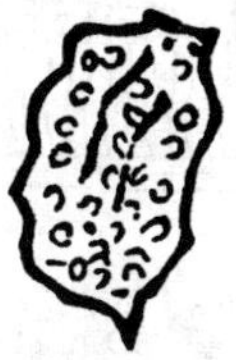
石蟹 南恩州 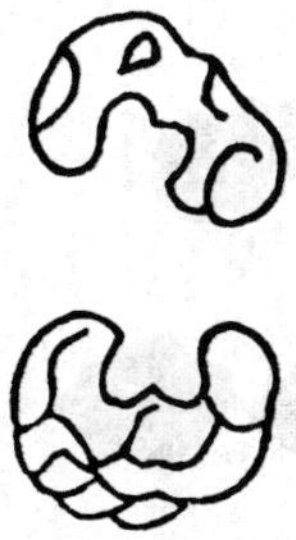	麦饭石 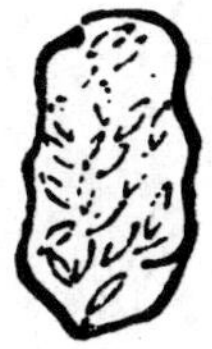	金刚石 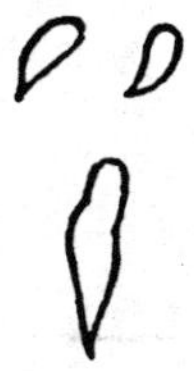	花乳石 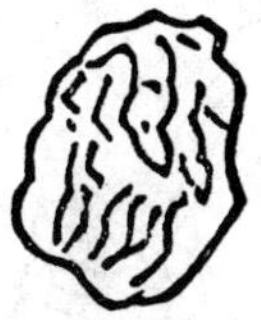
石蛇 南恩州 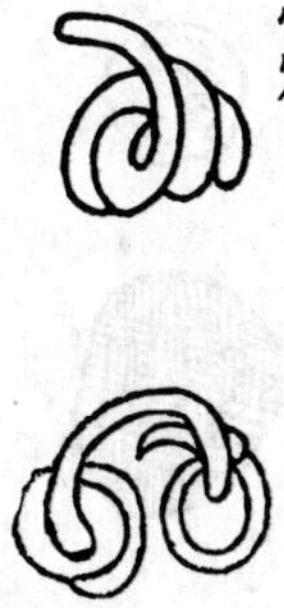	水中白石 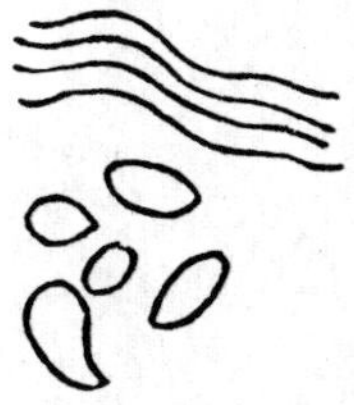	越砥 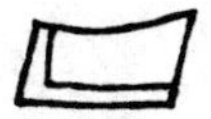 砺石 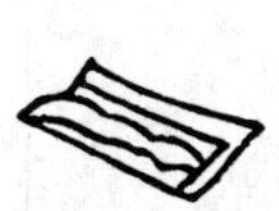	白羊石 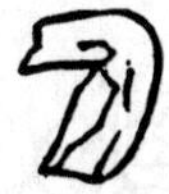 黑羊石 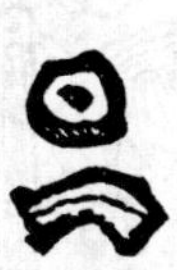

石部卤石类附图

石蚕

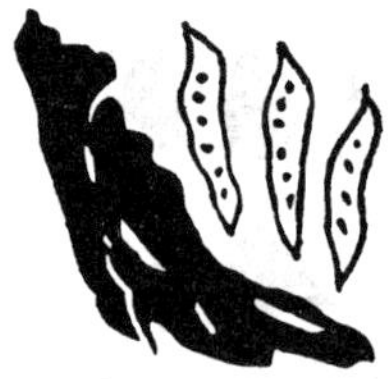

霹雳石

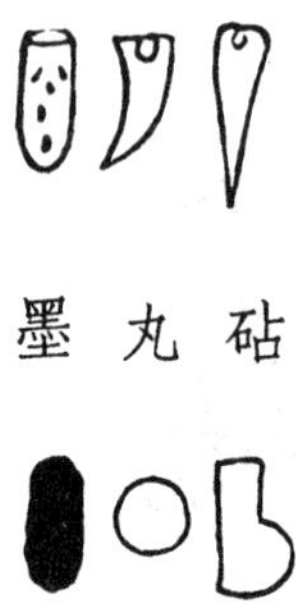

石鳖

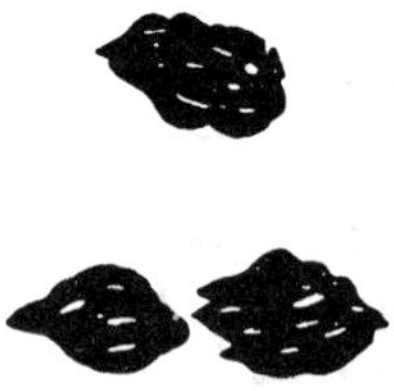

蛇黄

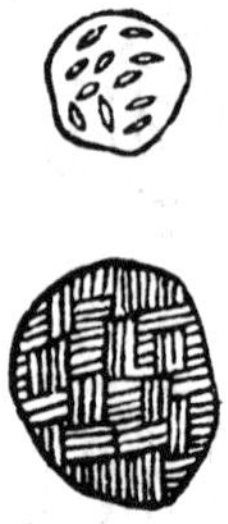

海盐

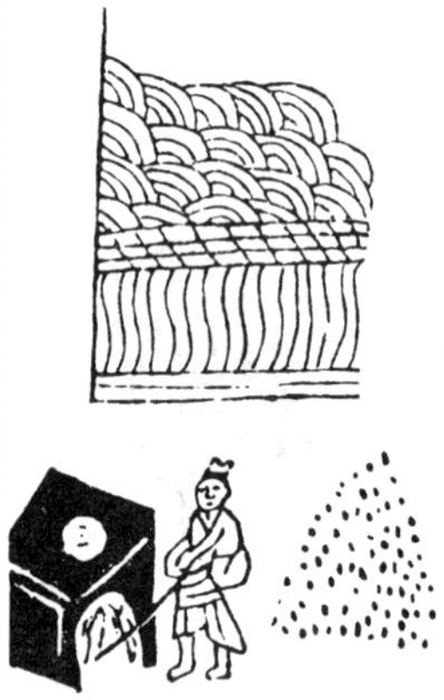

池盐

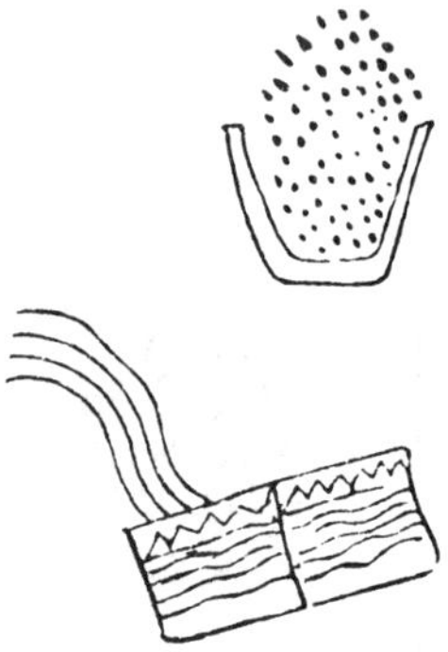

井盐

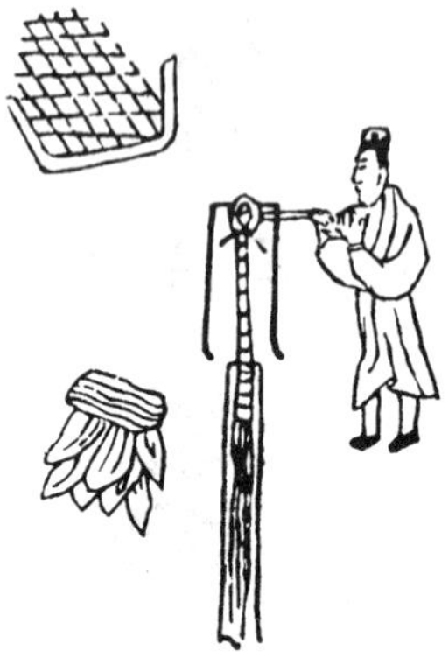

石盐

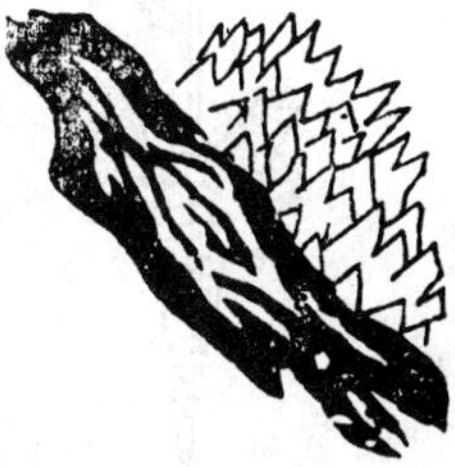

卤硷

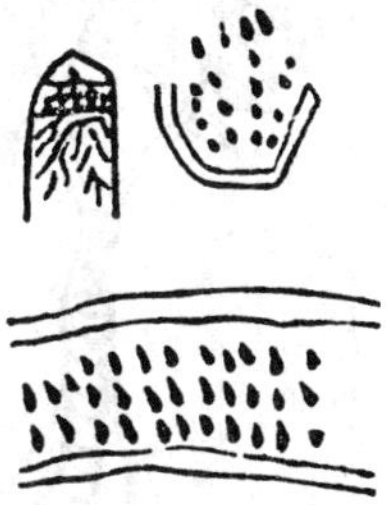

朴消芒消

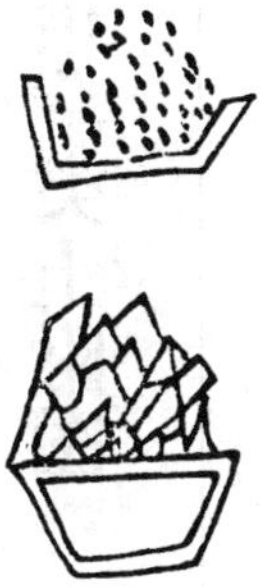

蓬砂

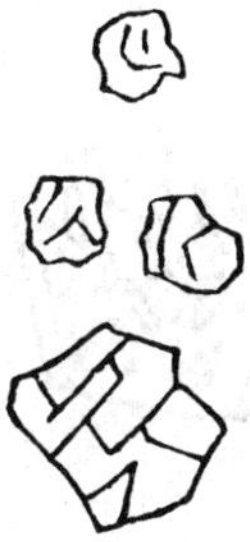

戎盐

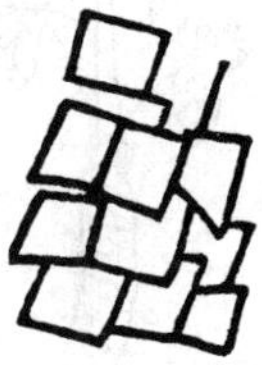

凝水石

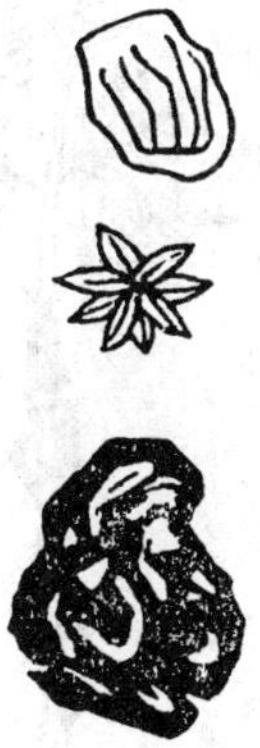

消石

焰消

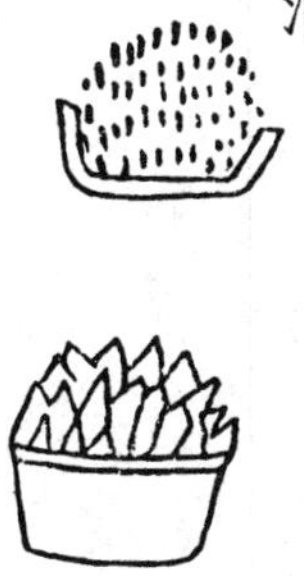

石流黄

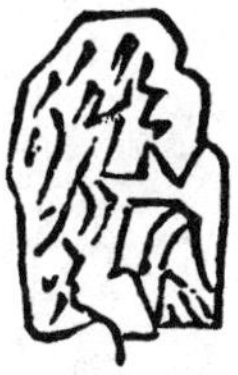

光明盐

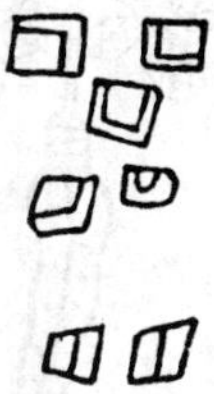

玄精石

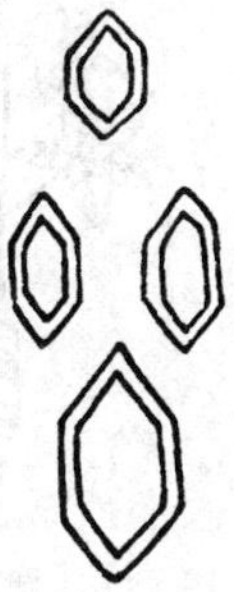

硇砂

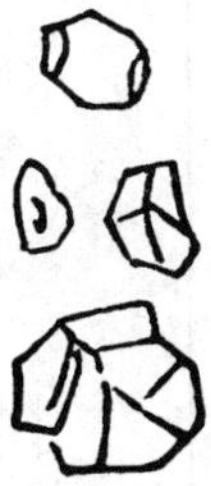

矾石

白矾

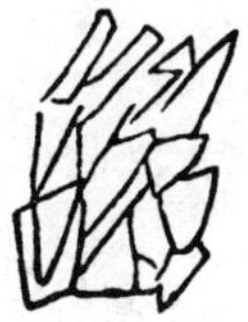

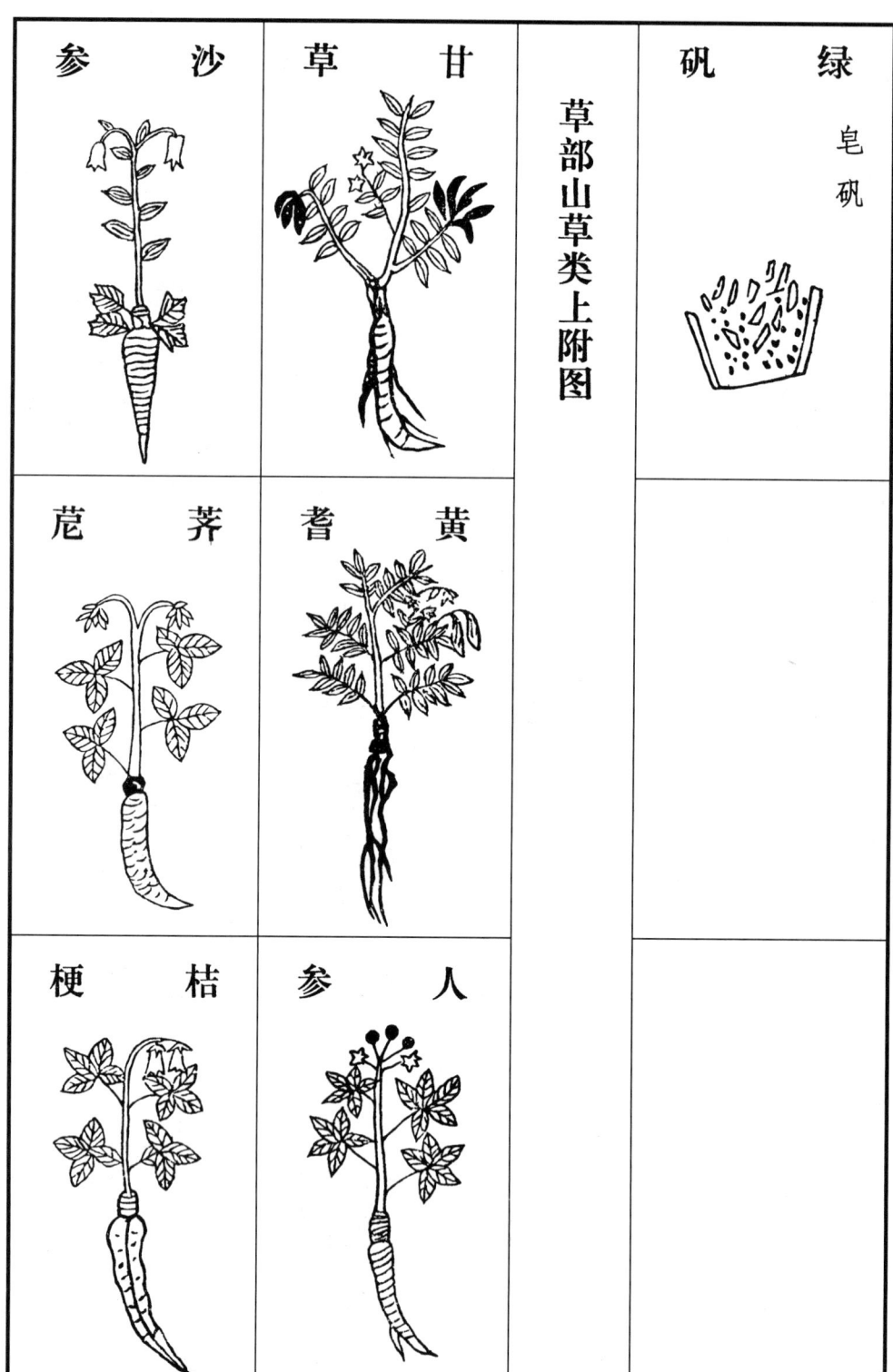

草部山草类上附图

绿矾

皂矾

甘草

黄耆

人参

沙参

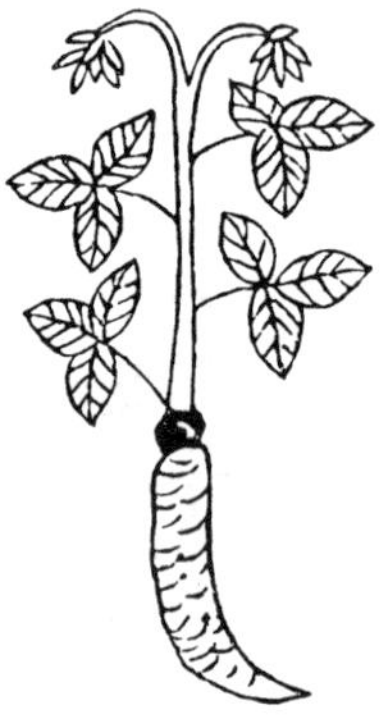

荠苨

桔梗

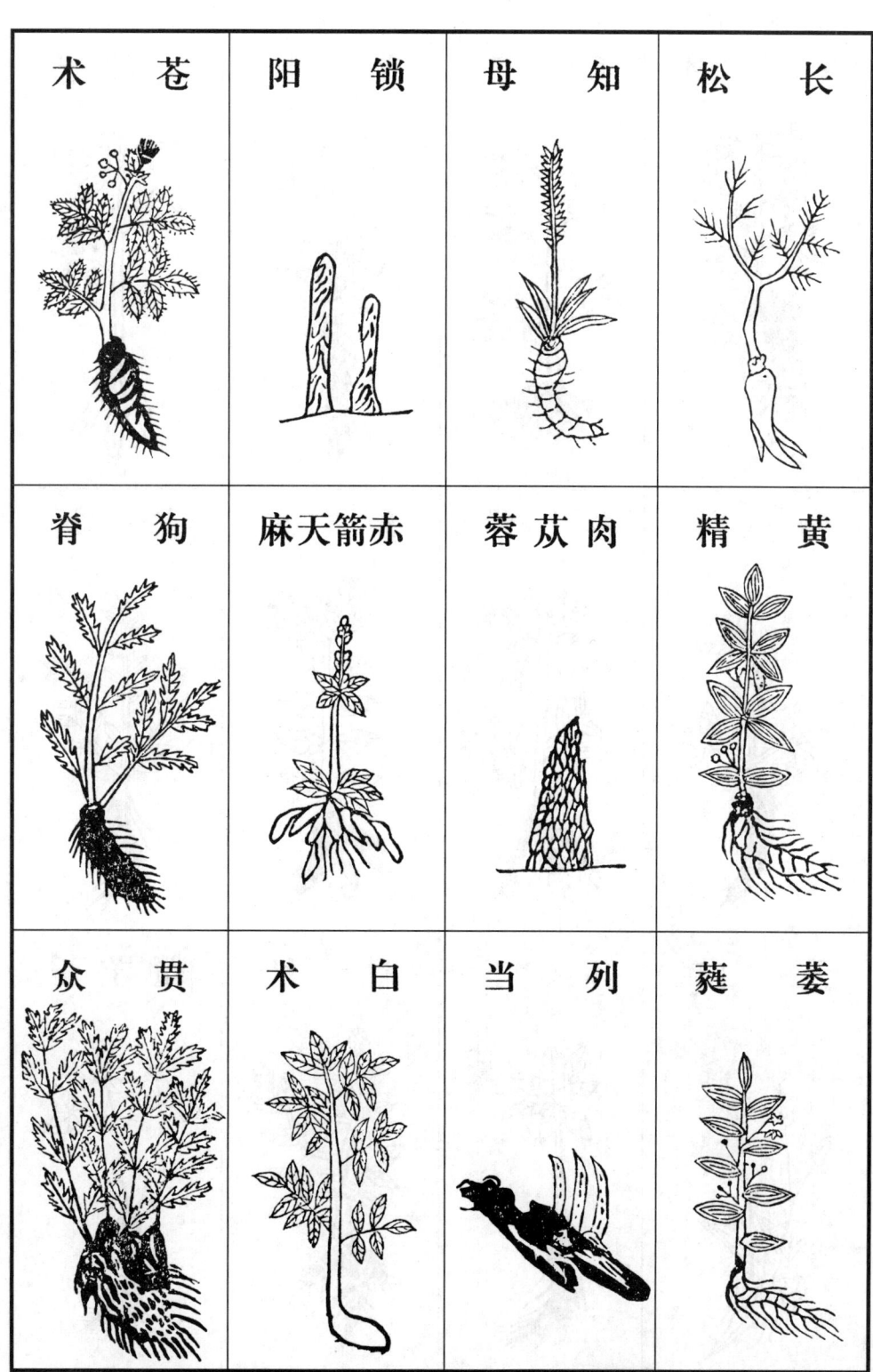

苍术

锁阳

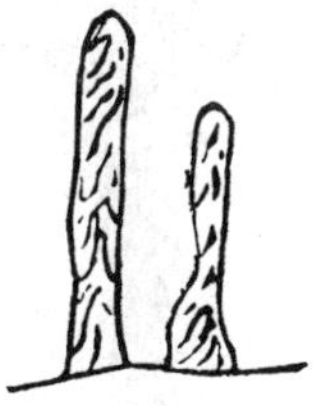

知母

长松

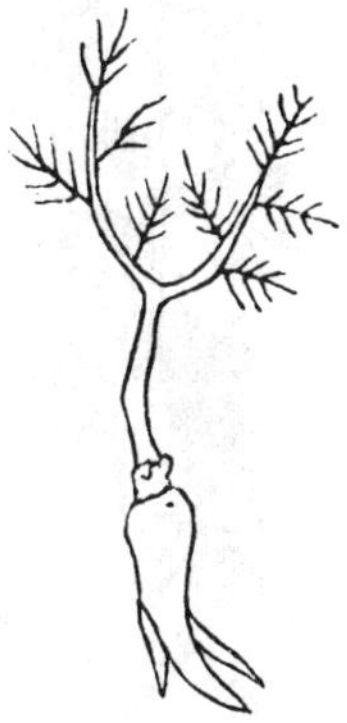

狗脊

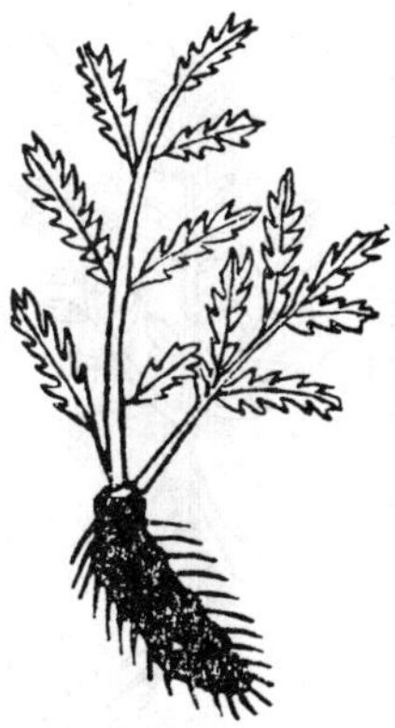

赤箭天麻

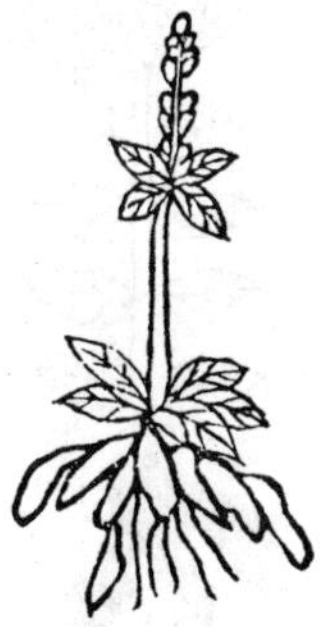

肉苁蓉

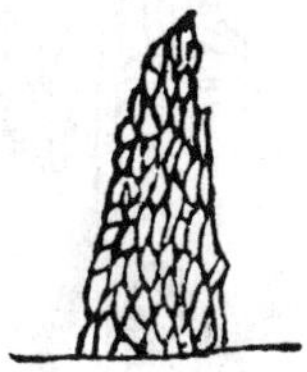

黄精

贯众

白术

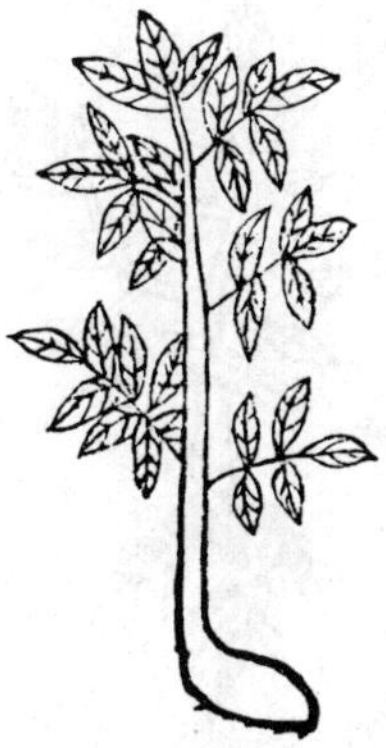

列当

萎蕤

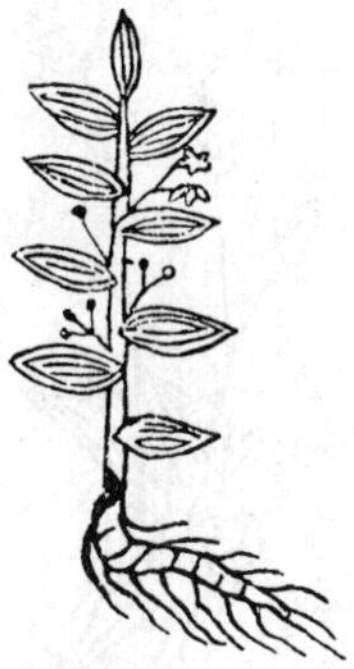

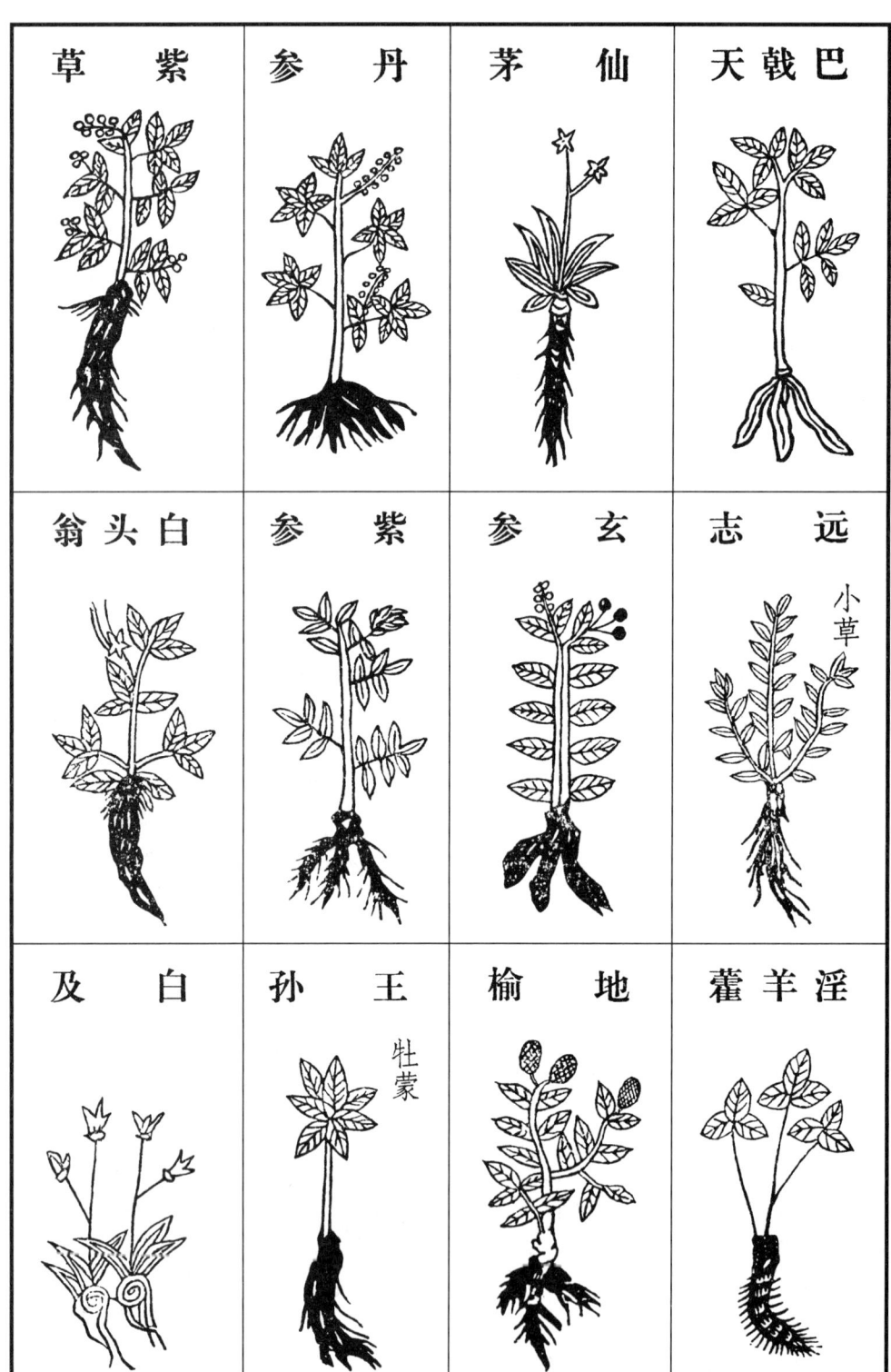

紫草

丹参

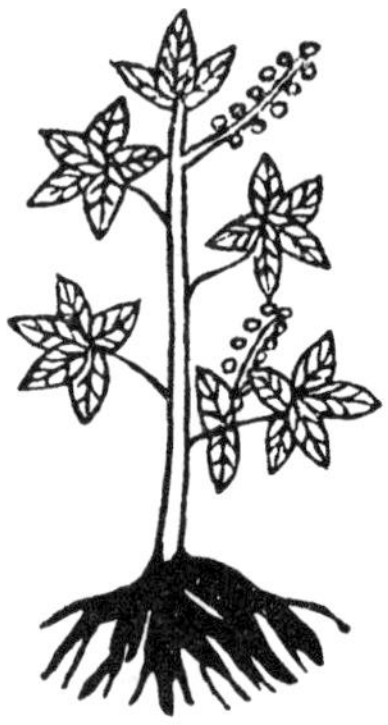

仙茅

巴戟天

白头翁

紫参

玄参

远志

小草

白及

王孙

牡蒙

地榆

淫羊藿

草部山草类下附图

三七

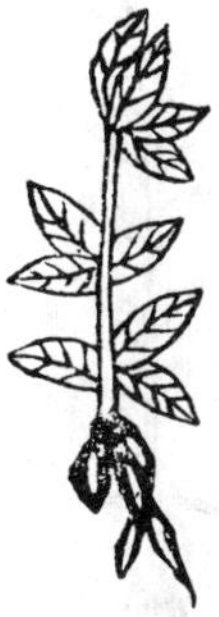

黄连

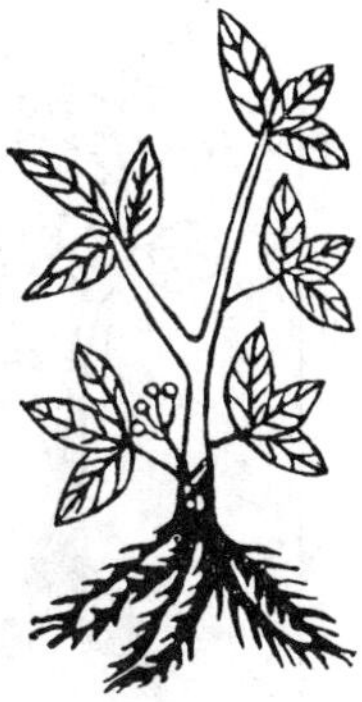

胡黄连

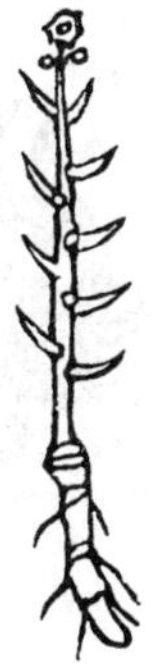

黄芩

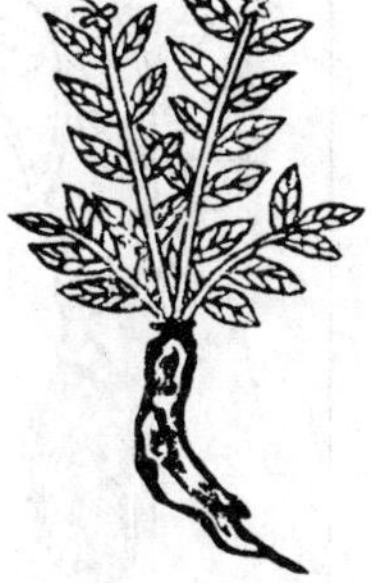

秦艽

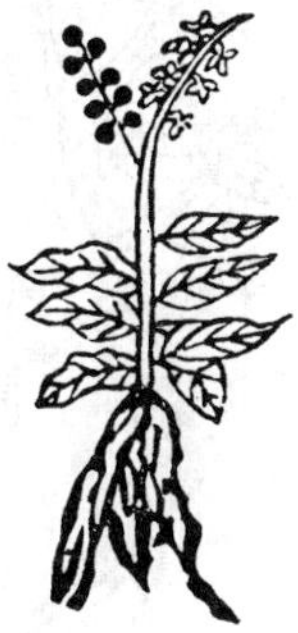

韭叶柴胡

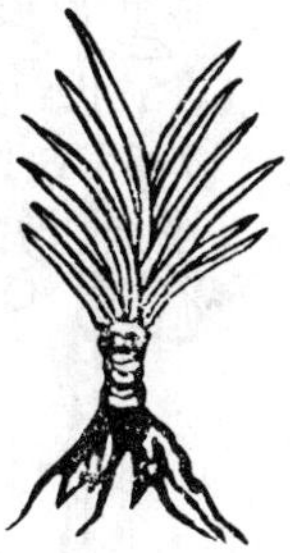

竹叶柴胡

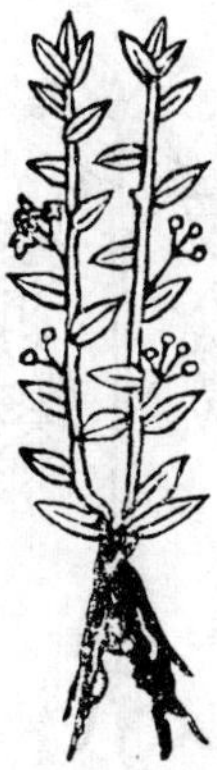

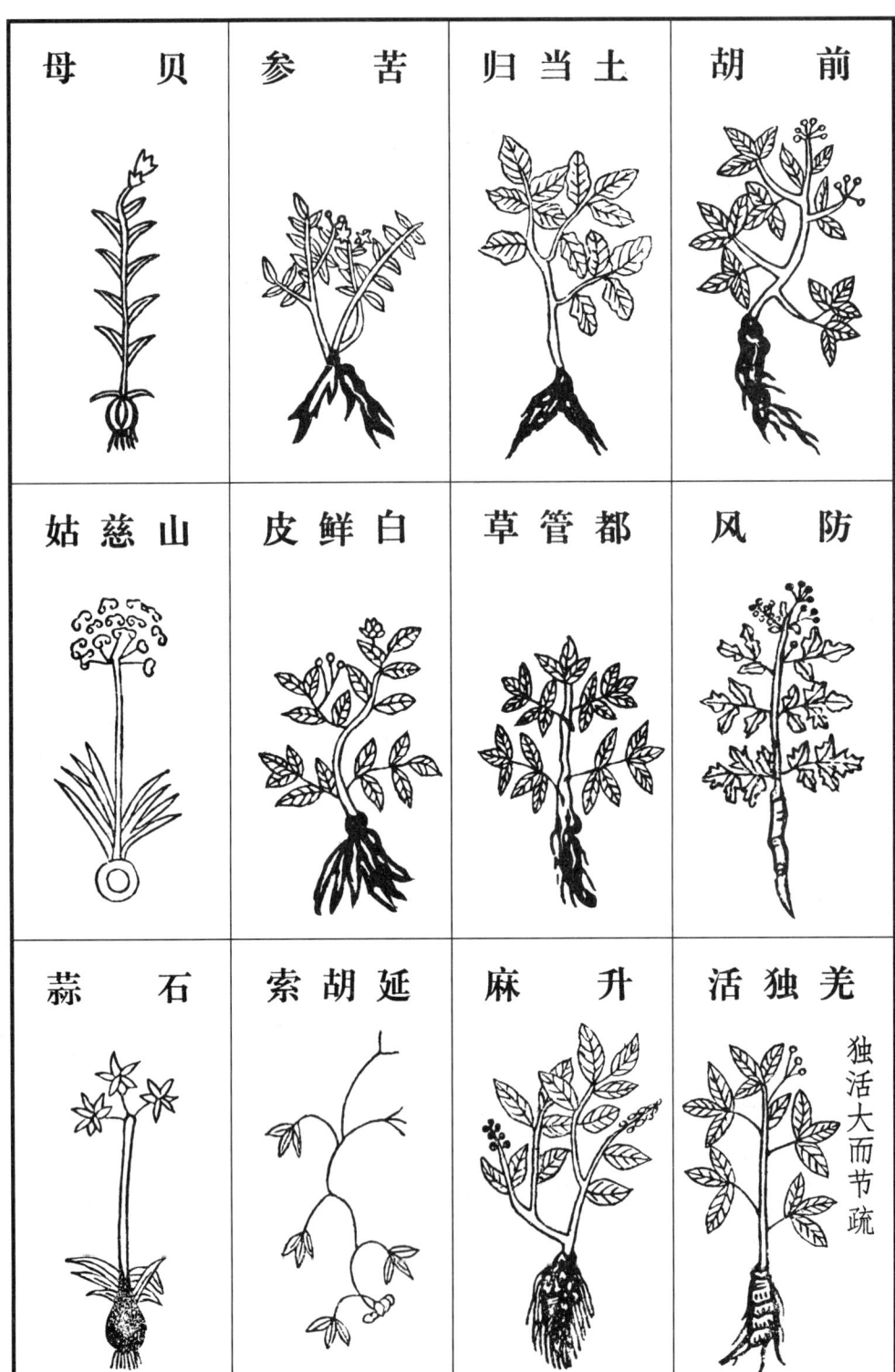

贝母

苦参

土当归

前胡

山慈姑

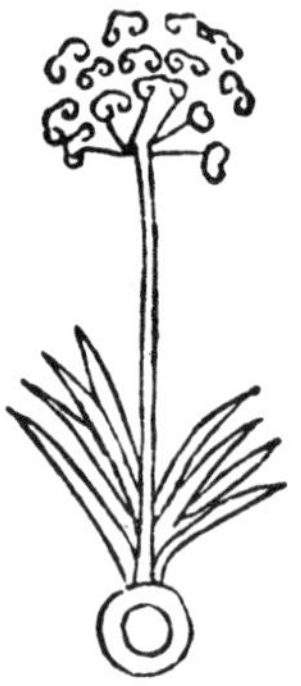

白鲜皮

都管草

防风

石蒜

延胡索

升麻

羌独活

独活大而节疏

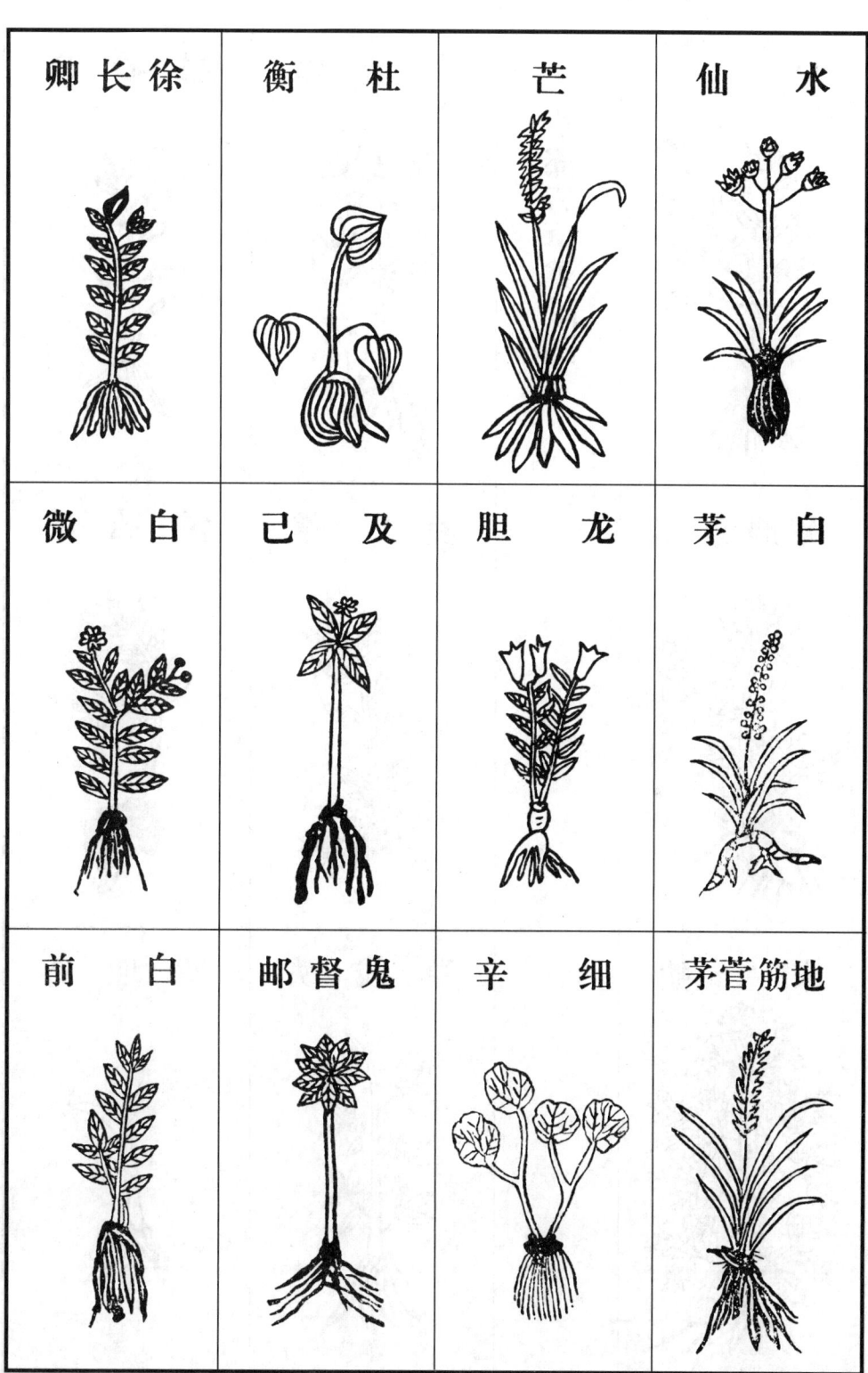

徐长卿

杜衡

芒

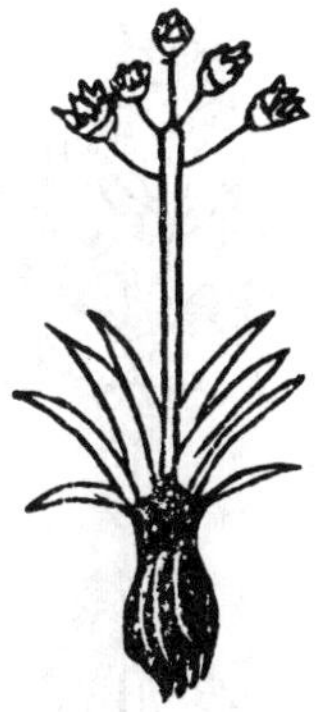
水仙

白薇

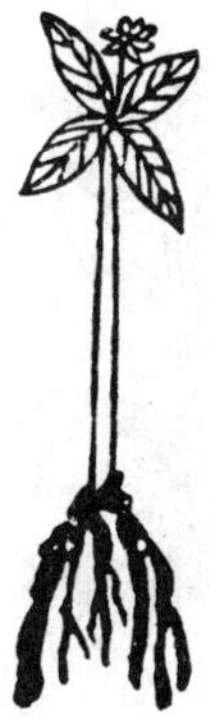
及己

龙胆

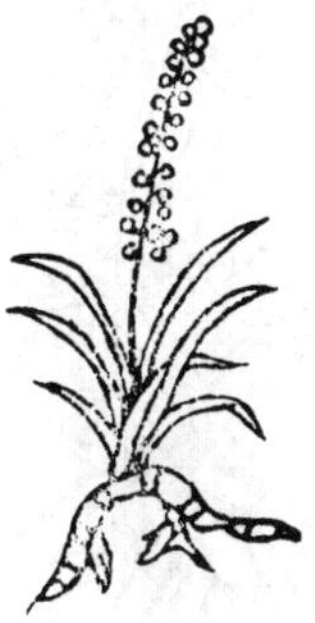
白茅

白前

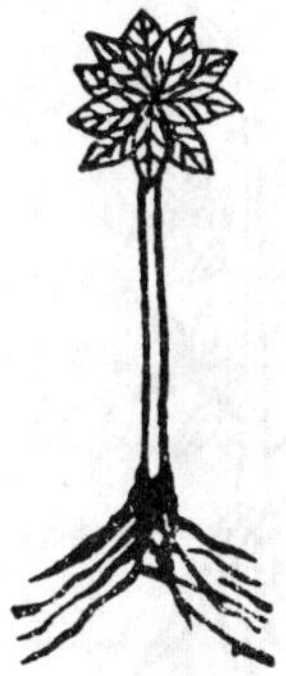
鬼督邮

细辛

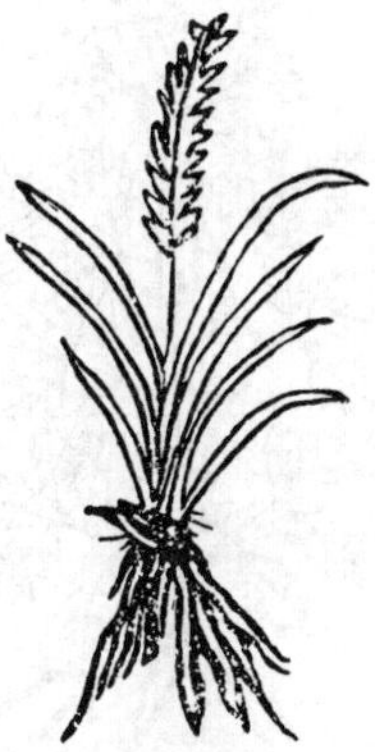
地筋菅茅

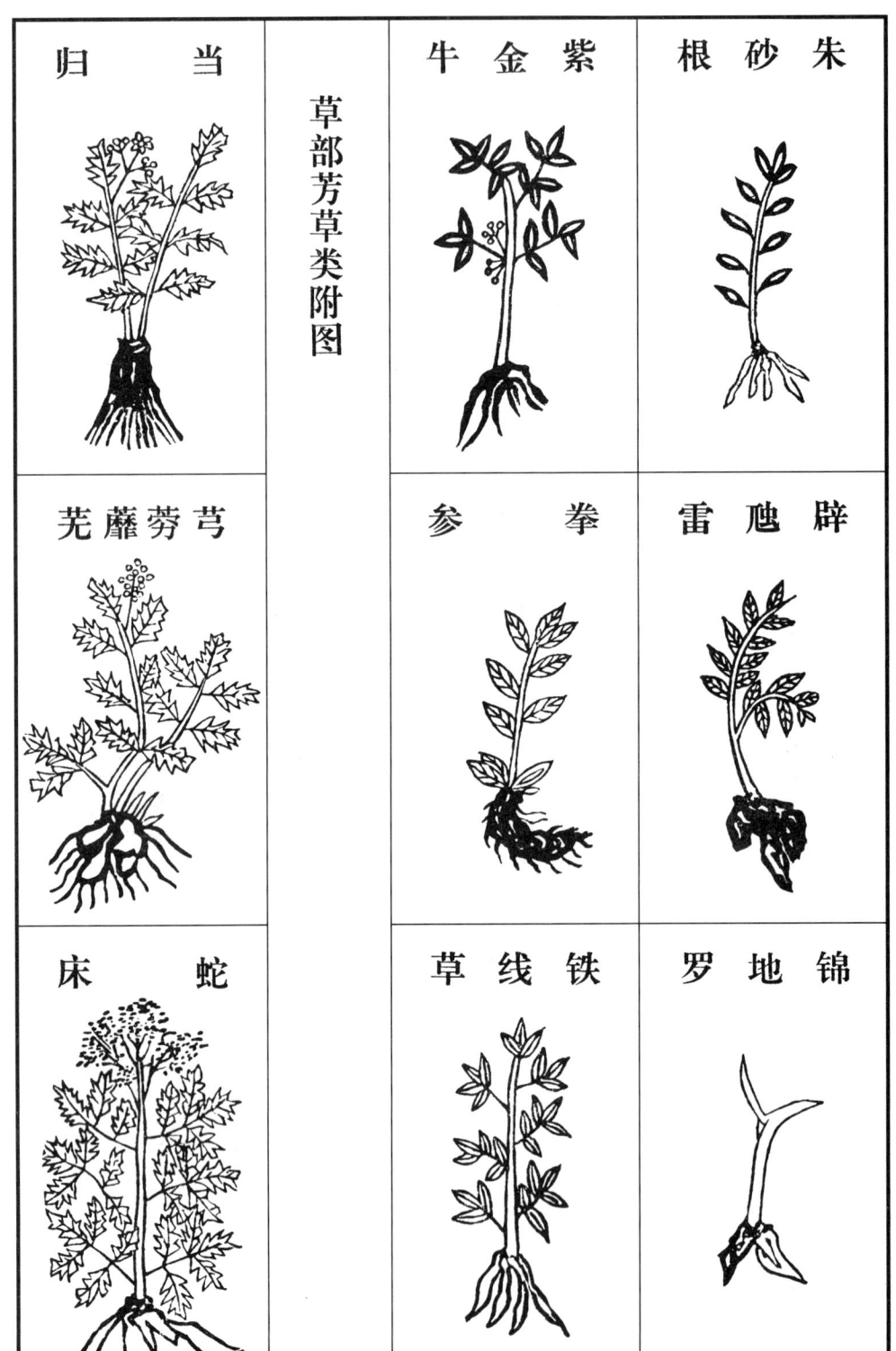

草部芳草类附图

当归

芎䓖蘼芜

蛇床

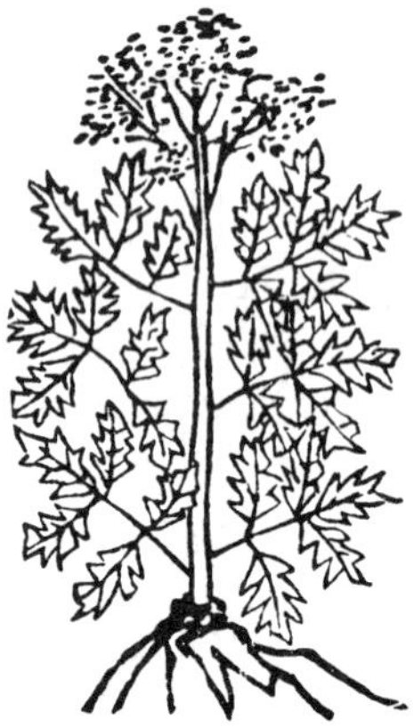

紫金牛

拳参

铁线草

朱砂根

辟虺雷

锦地罗

杜若

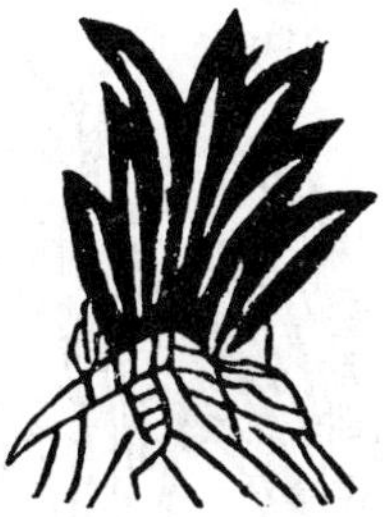

甘松香

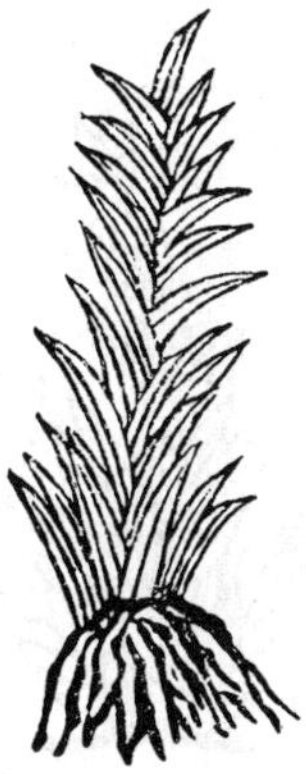

芍药

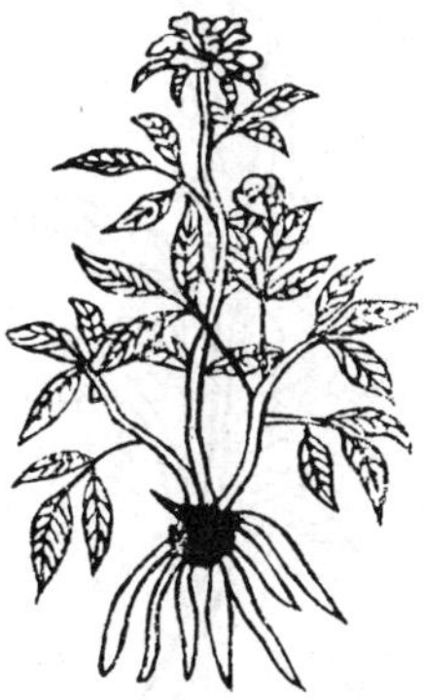

藁本

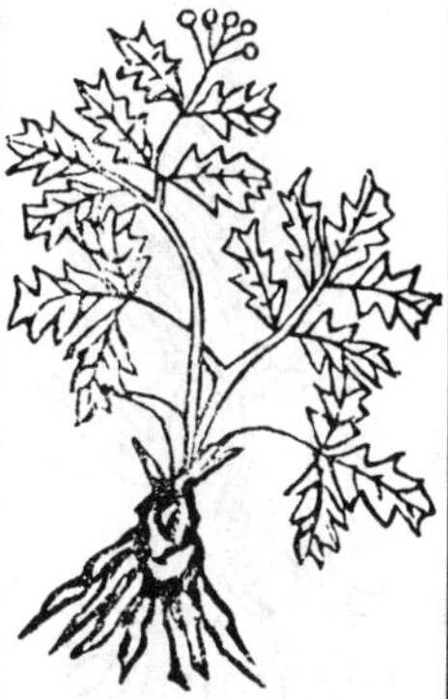

山姜

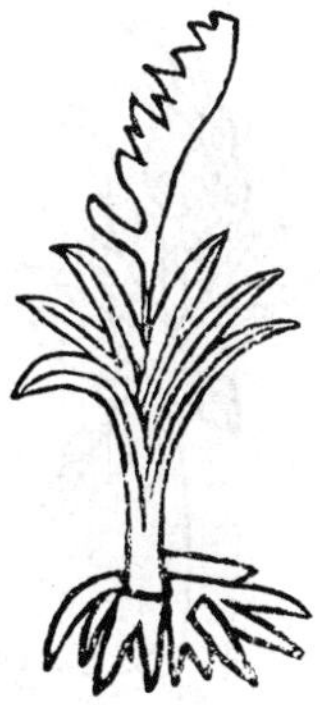

山柰

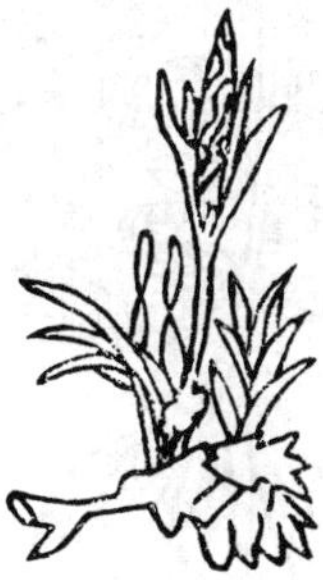

牡丹

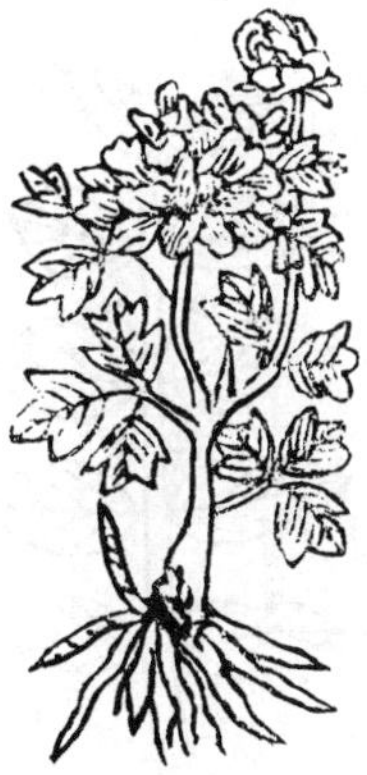

蜘蛛香

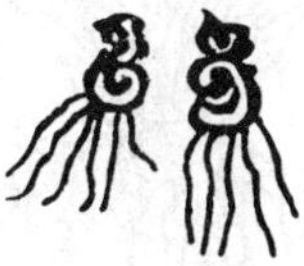

高良姜

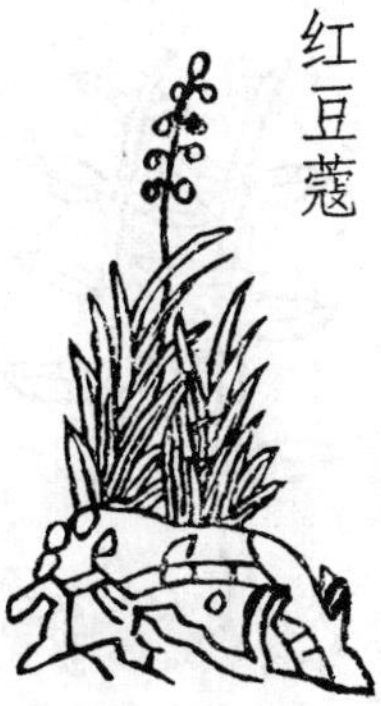

廉姜

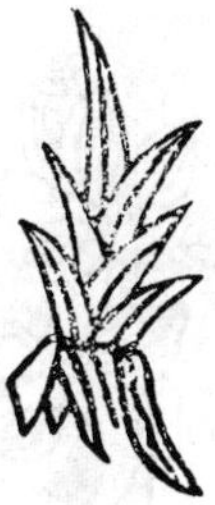

广州木香

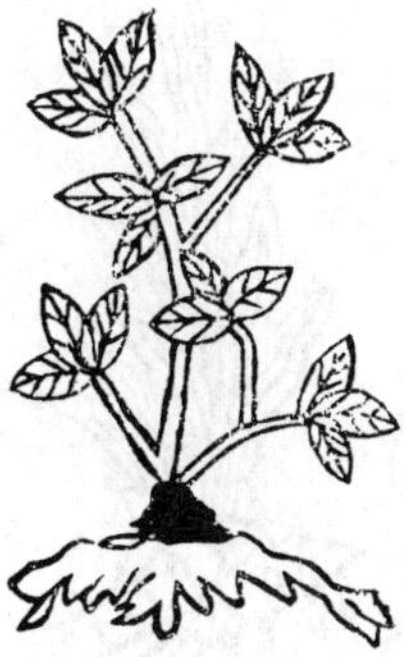

白芷

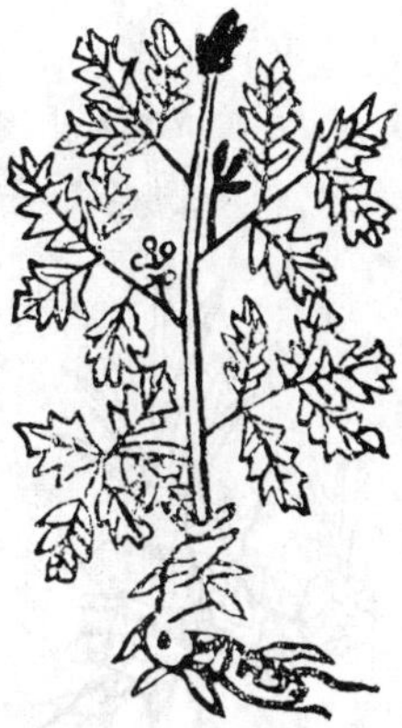

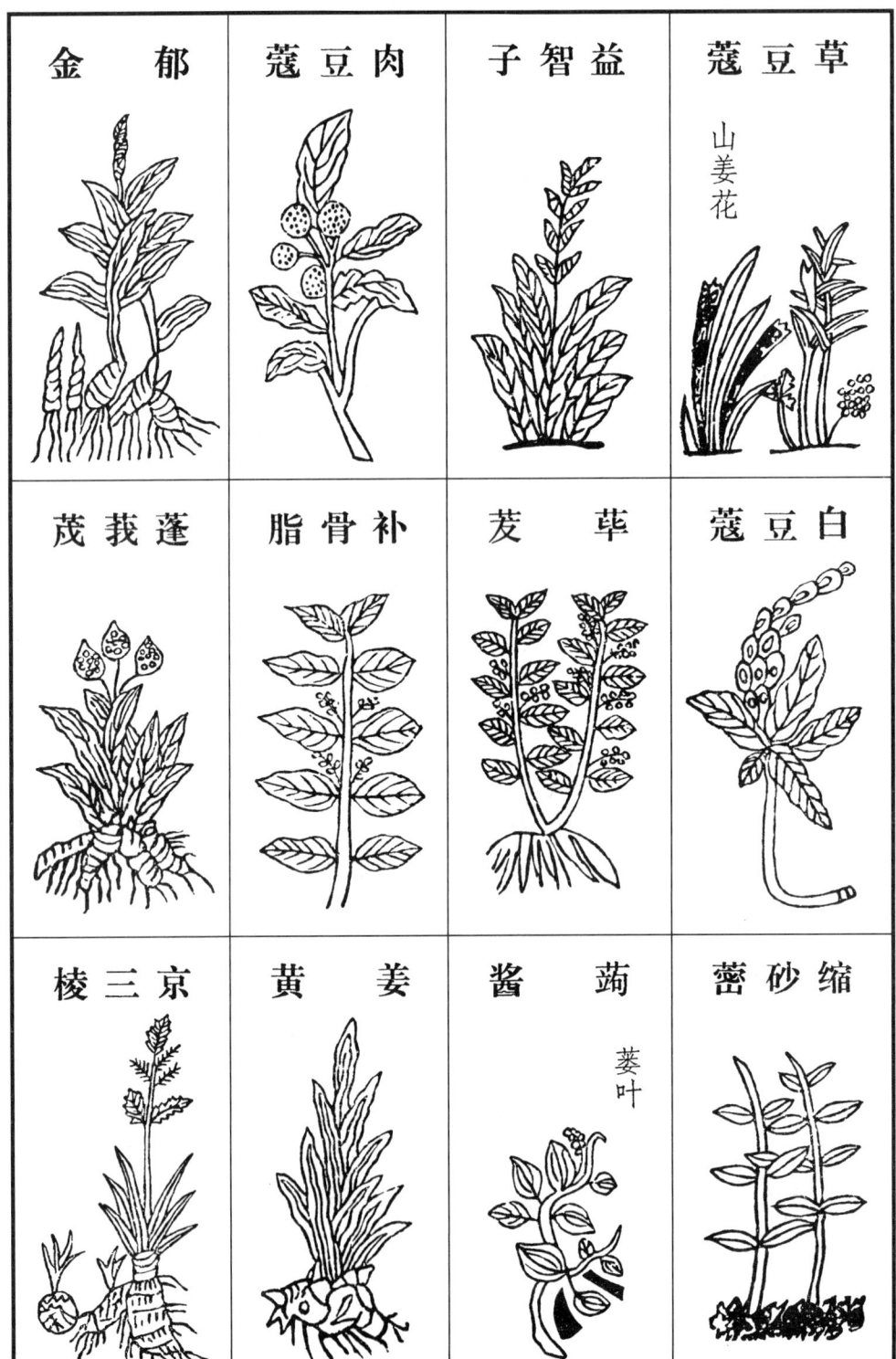

郁金

肉豆蔻

益智子

草豆蔻

蓬莪茂

补骨脂

荜茇

白豆蔻

京三棱

姜黄

蒟酱

缩砂蔤

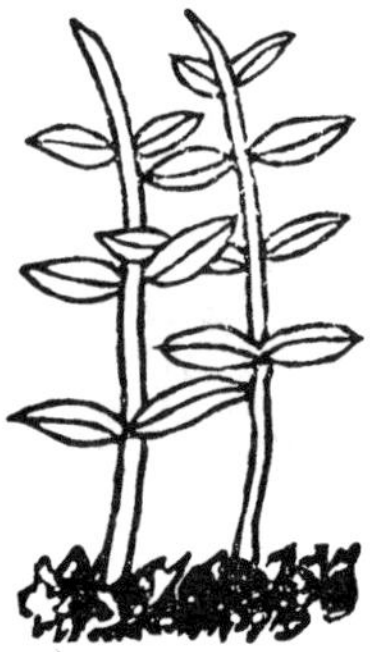

藿香

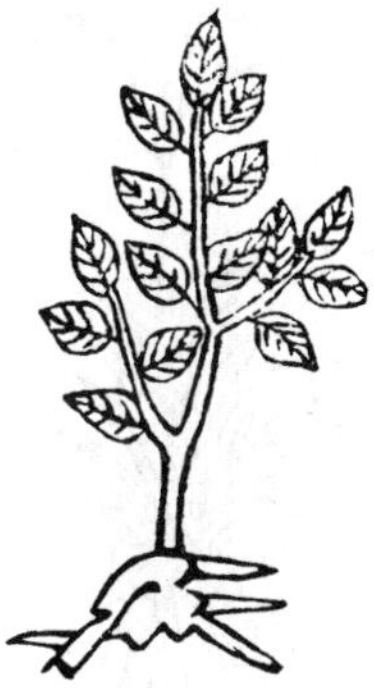

白茅香

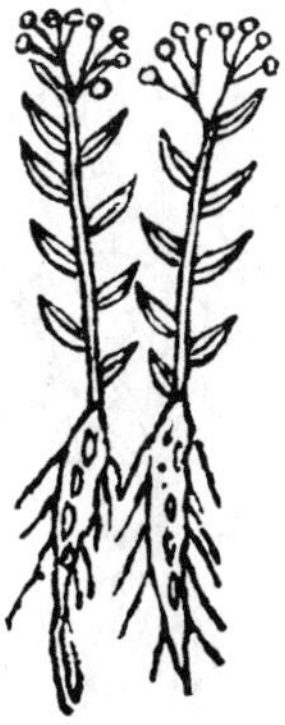

茉莉

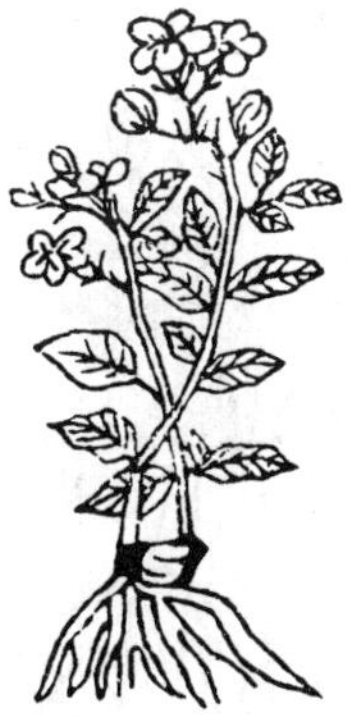

石三棱

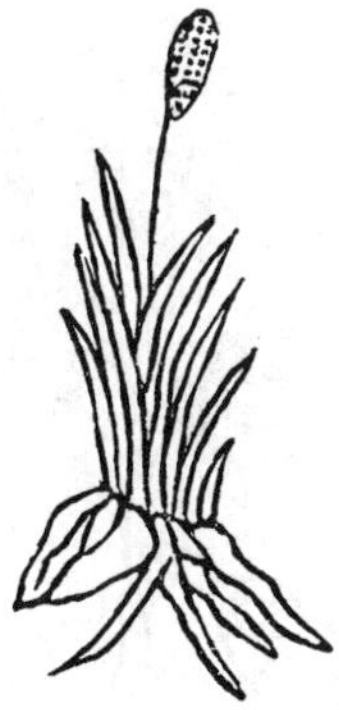

薰草零陵香

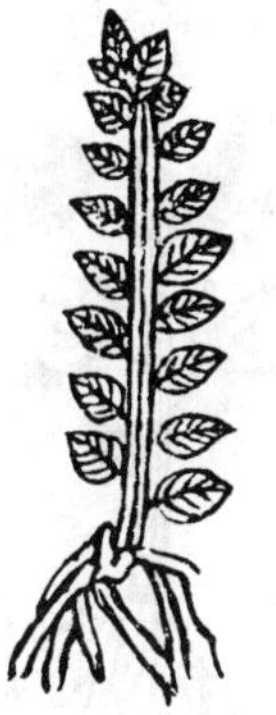

排草香

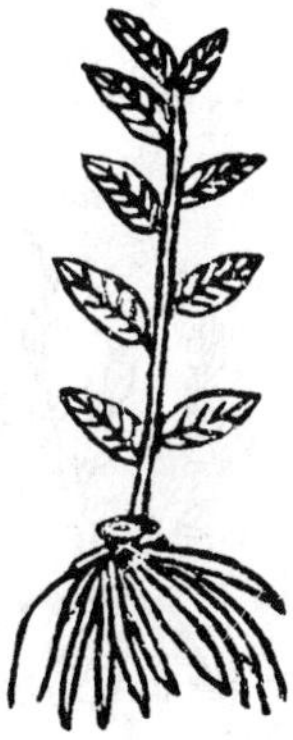

郁金香

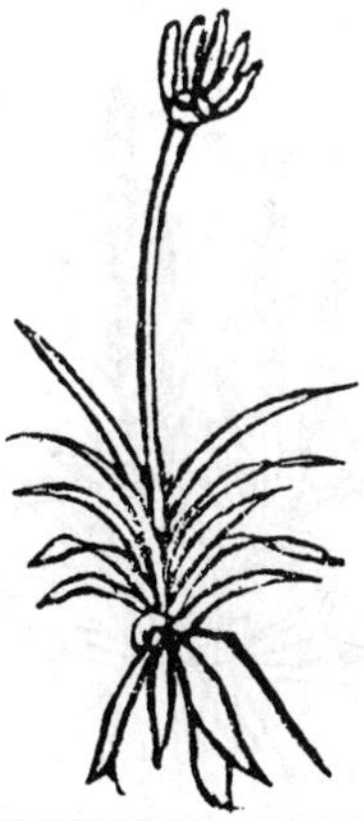

莎草香附子

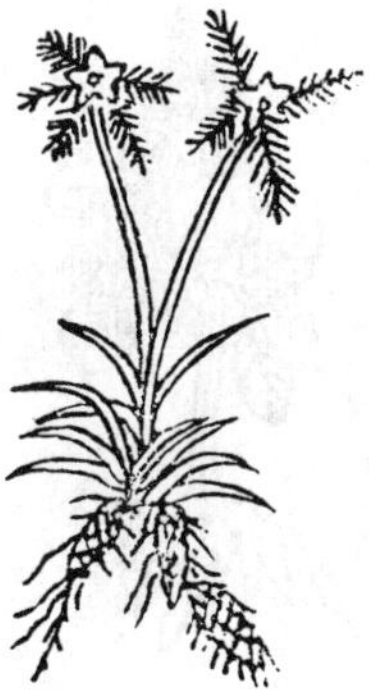

兰草

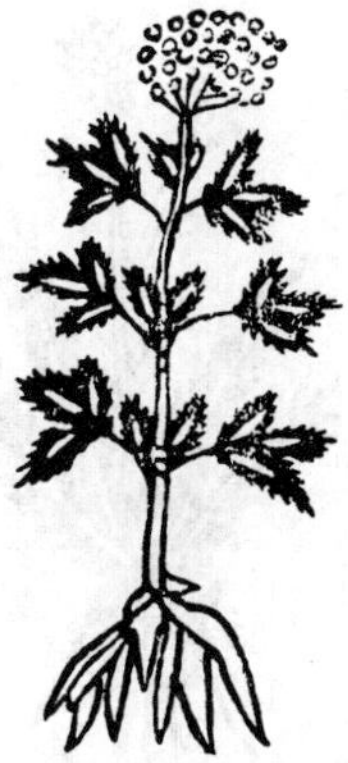

迷迭香

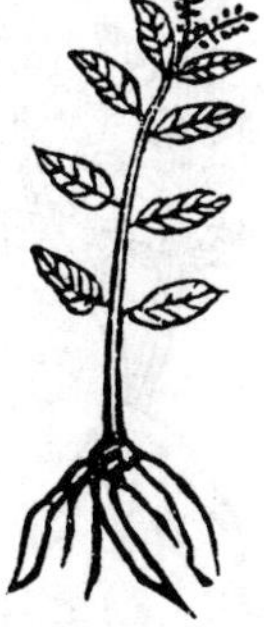

茅香

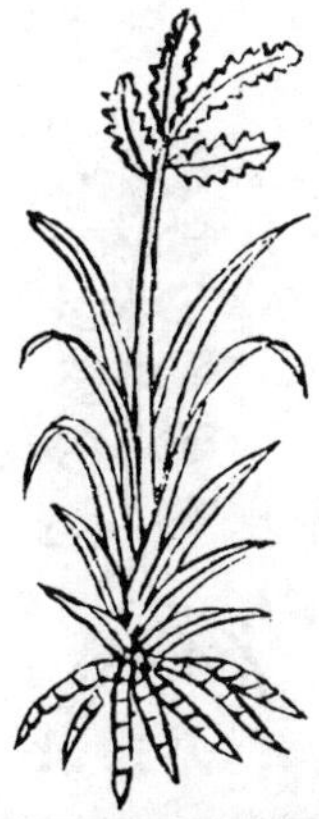

瑞香

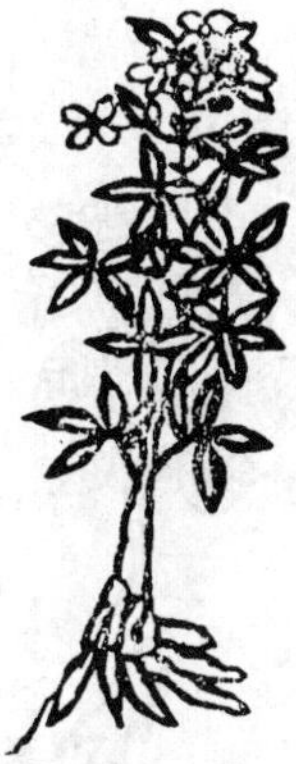

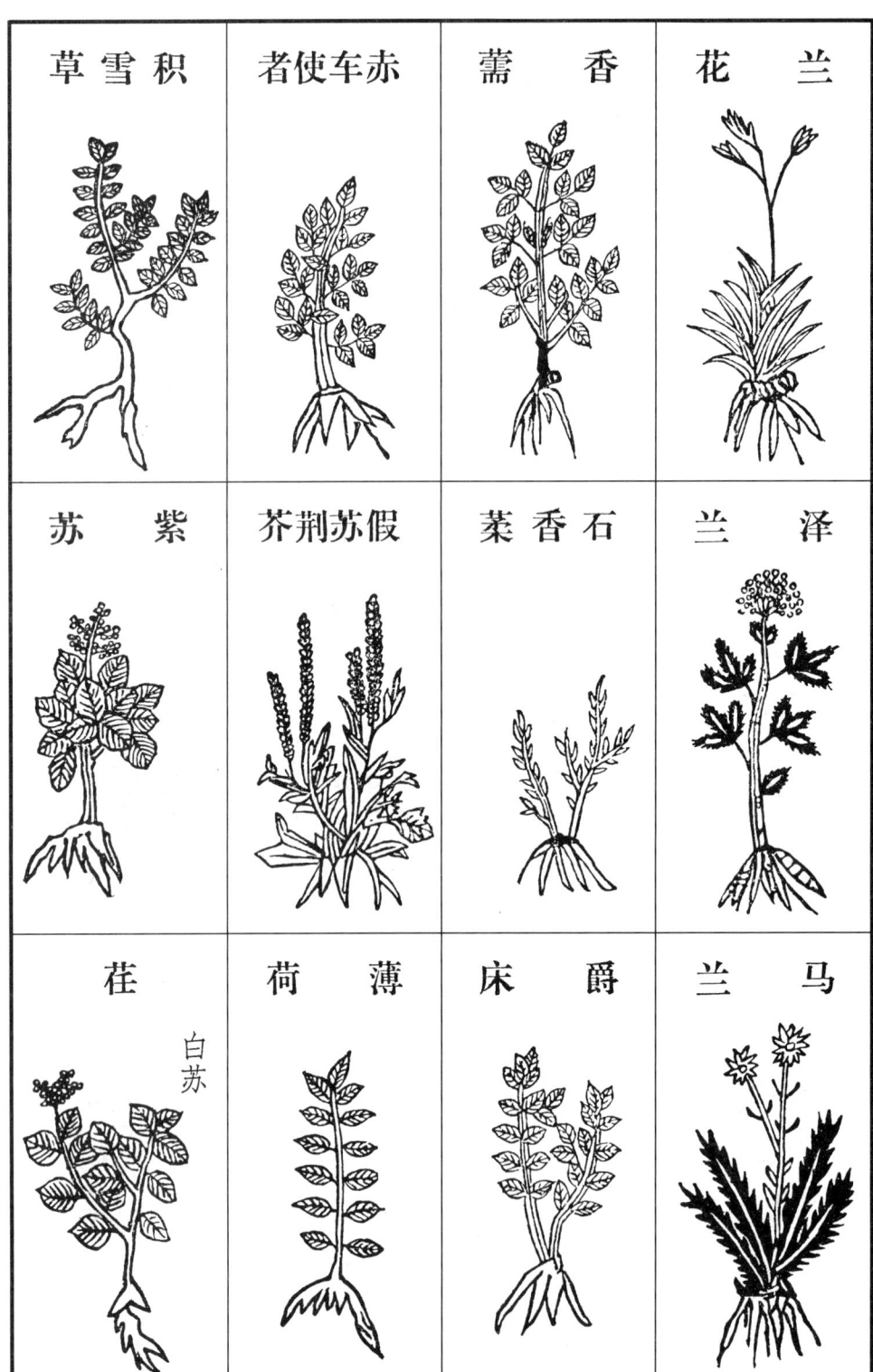

积雪草

赤车使者

香薷

兰花

紫苏

假苏荆芥

石香葇

泽兰

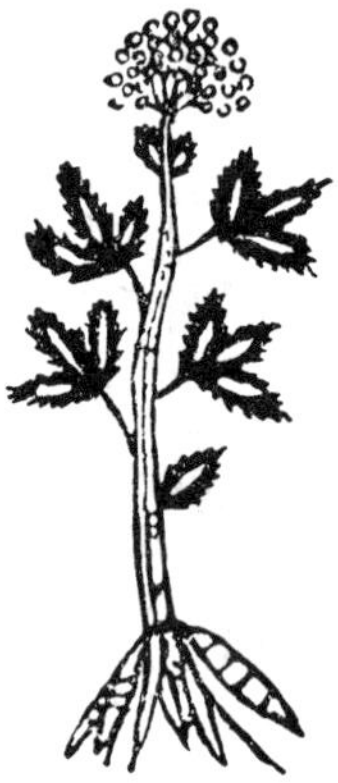

荏

白苏

薄荷

爵床

马兰

草部隰草类上附图

水苏

鸡苏

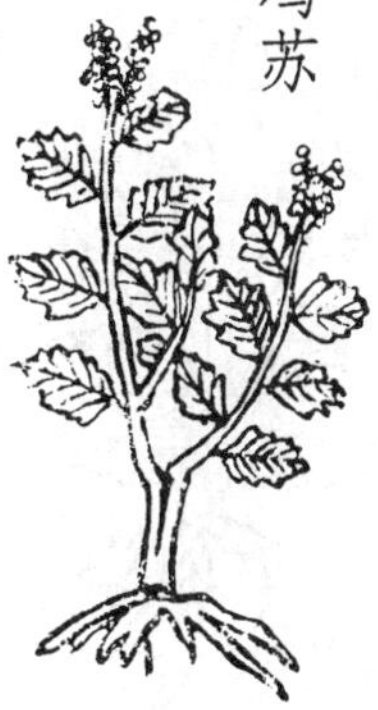

菊

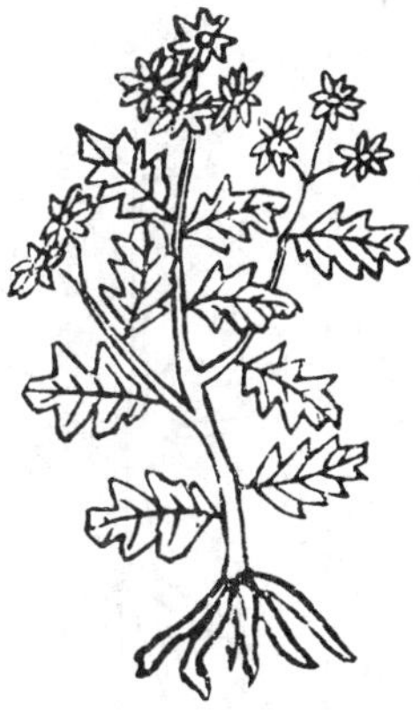

蓍草

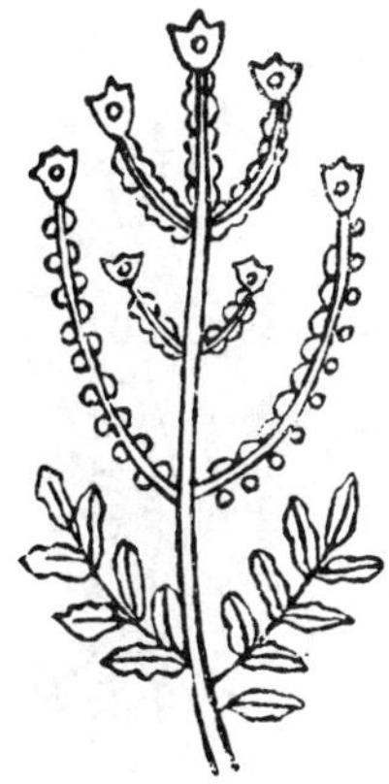

荠苧

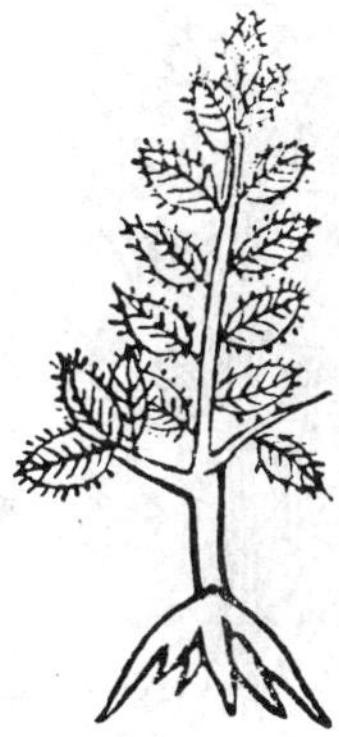

野菊

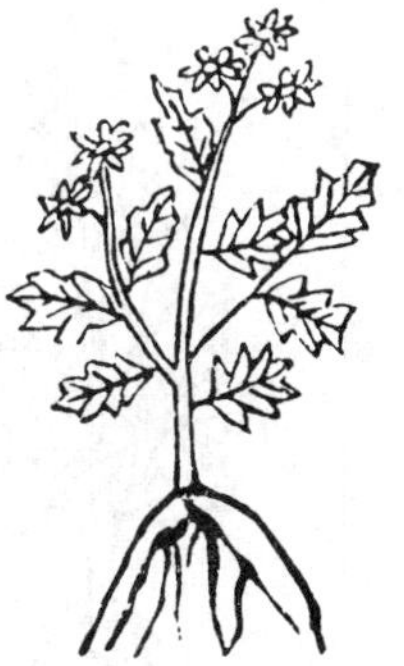

白艾

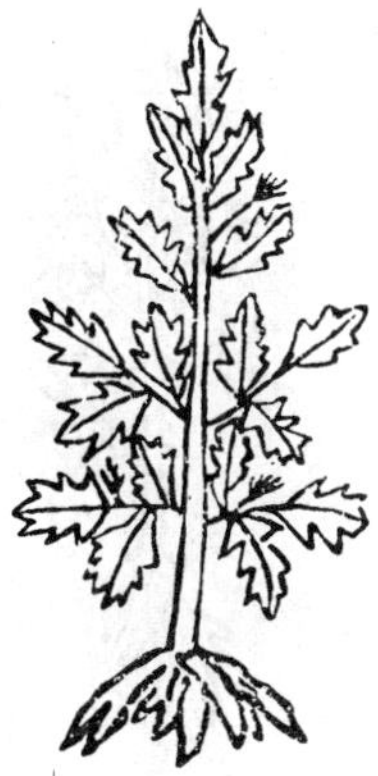

庵蕳

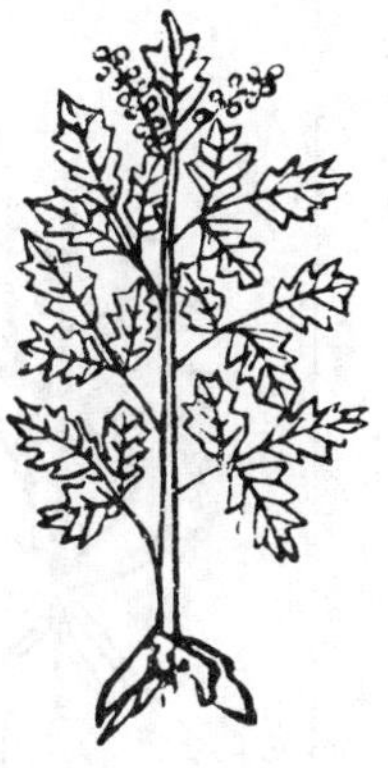

千年艾

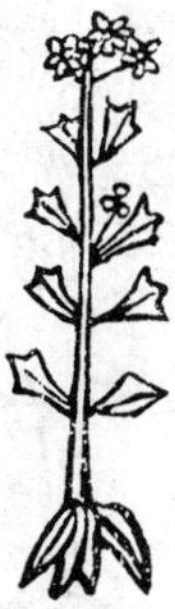

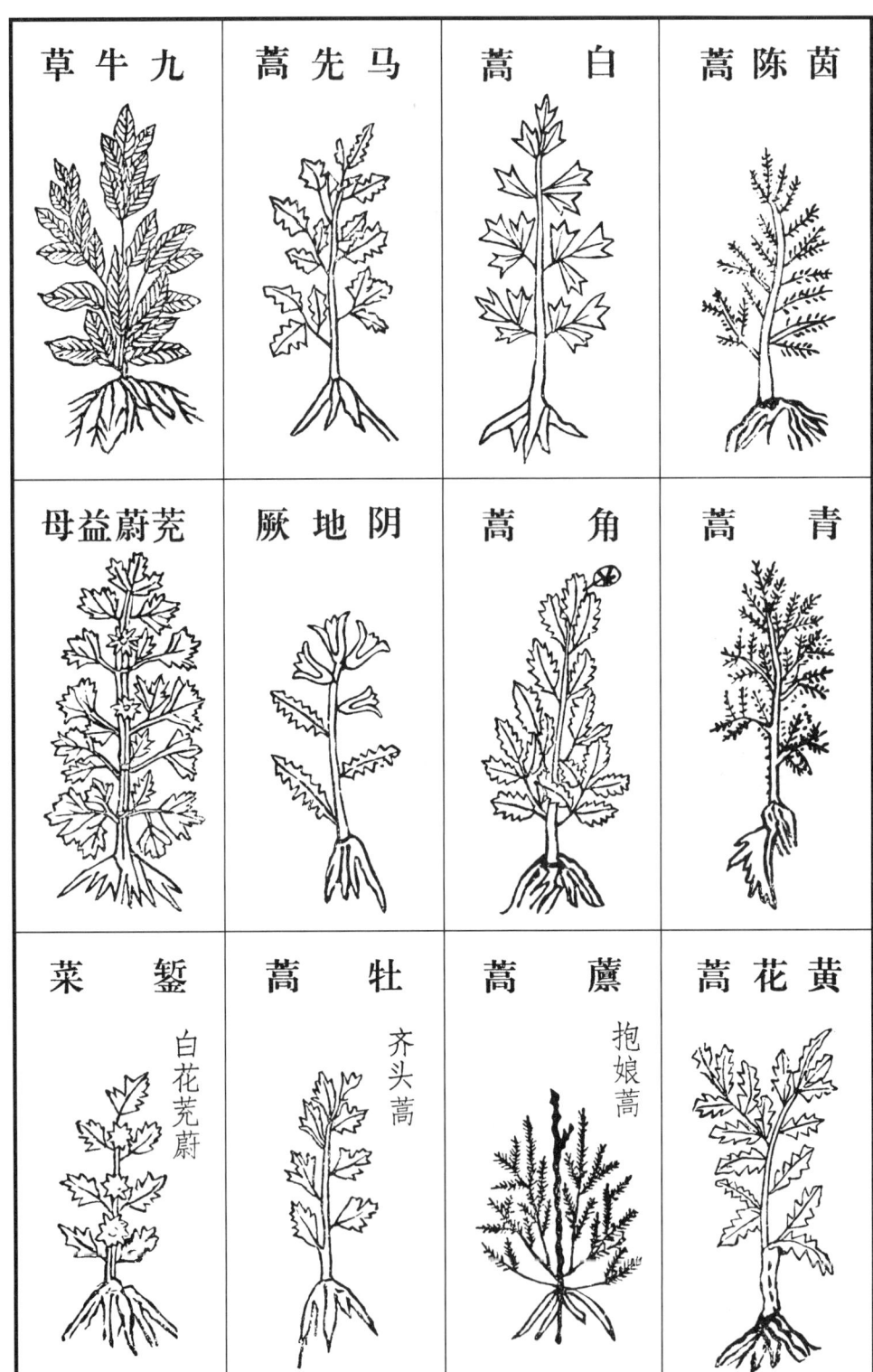

九牛草

马先蒿

白蒿

茵陈蒿

茺蔚益母

阴地厥

角蒿

青蒿

鏨菜
白花茺蔚

牡蒿
齐头蒿

䕡蒿
抱娘蒿

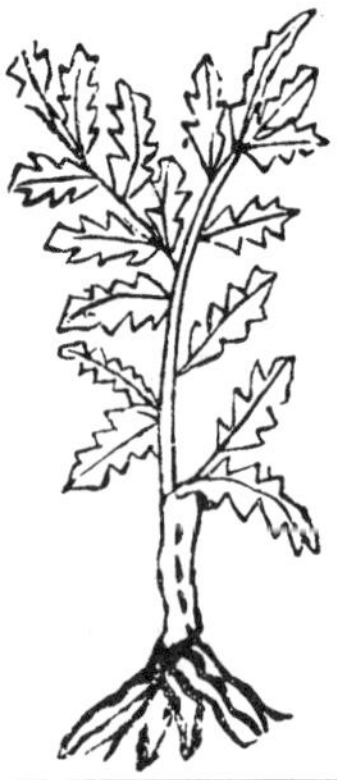
黄花蒿

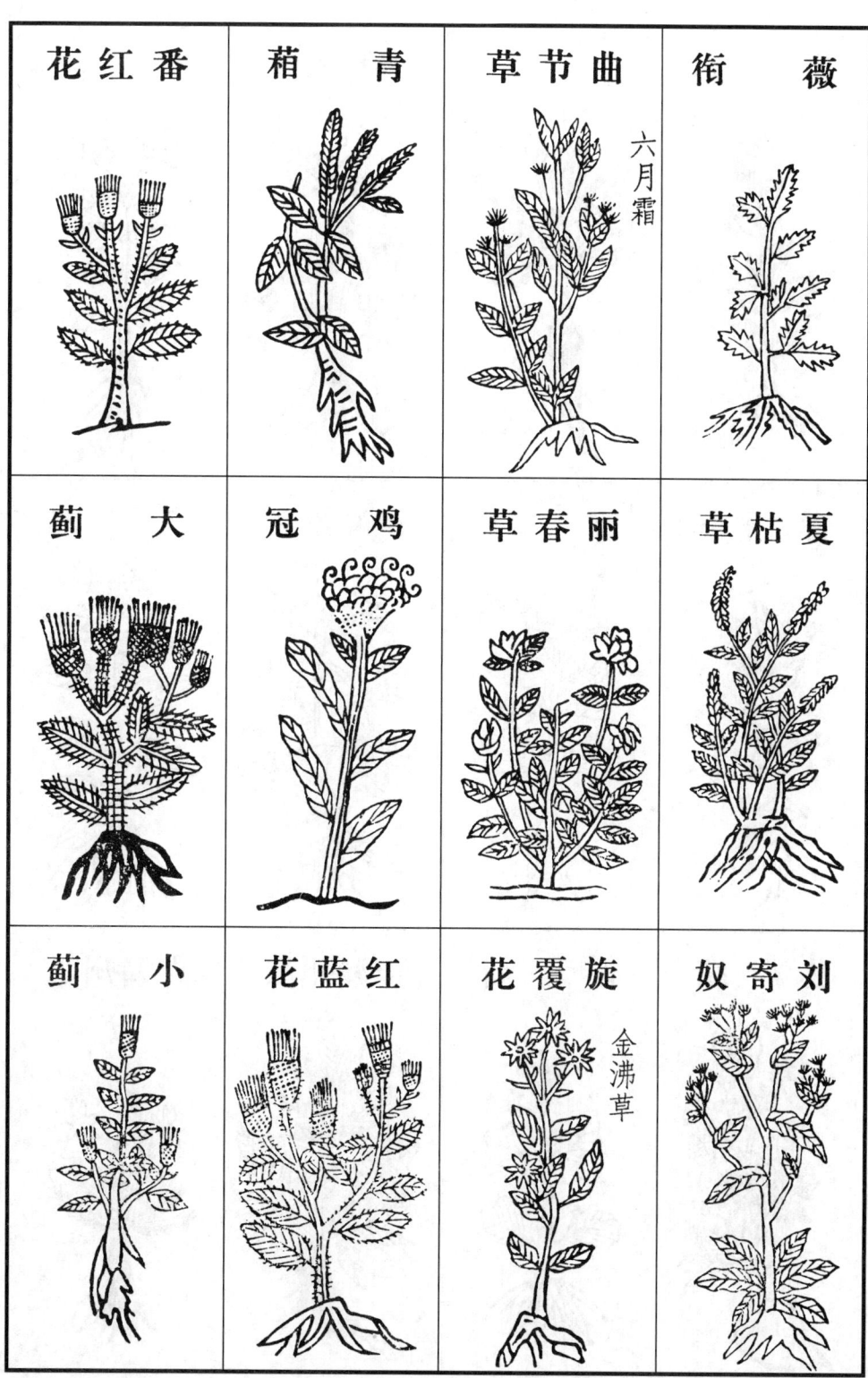

番红花

青葙

曲节草

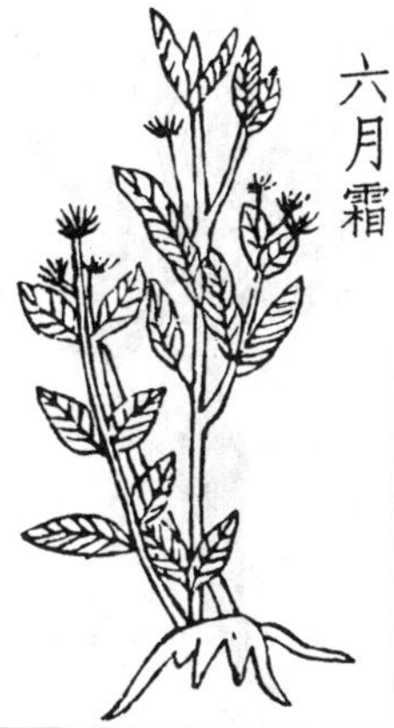

薇衔

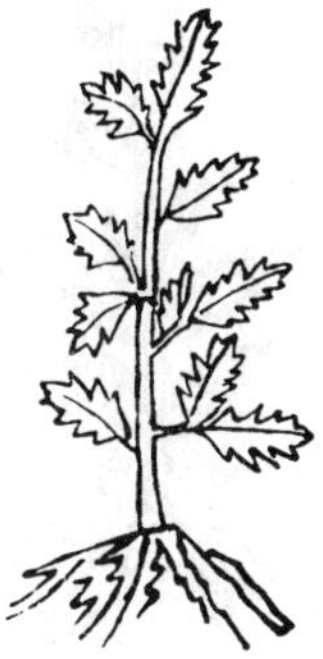

大蓟

鸡冠

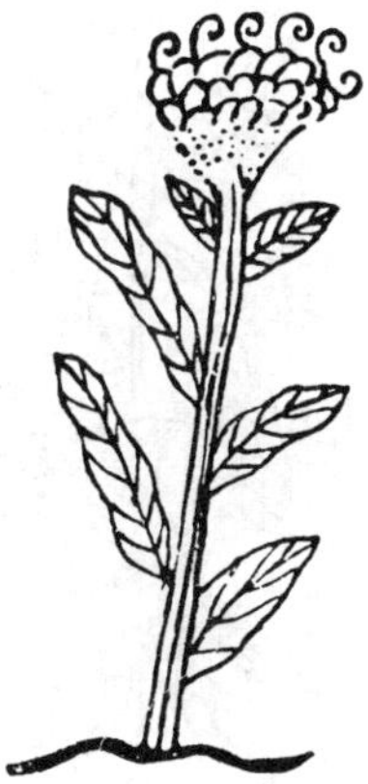

丽春草

夏枯草

小蓟

红蓝花

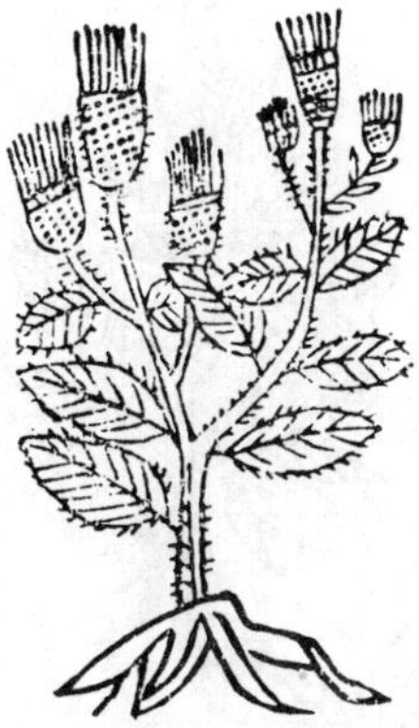

旋覆花

刘寄奴

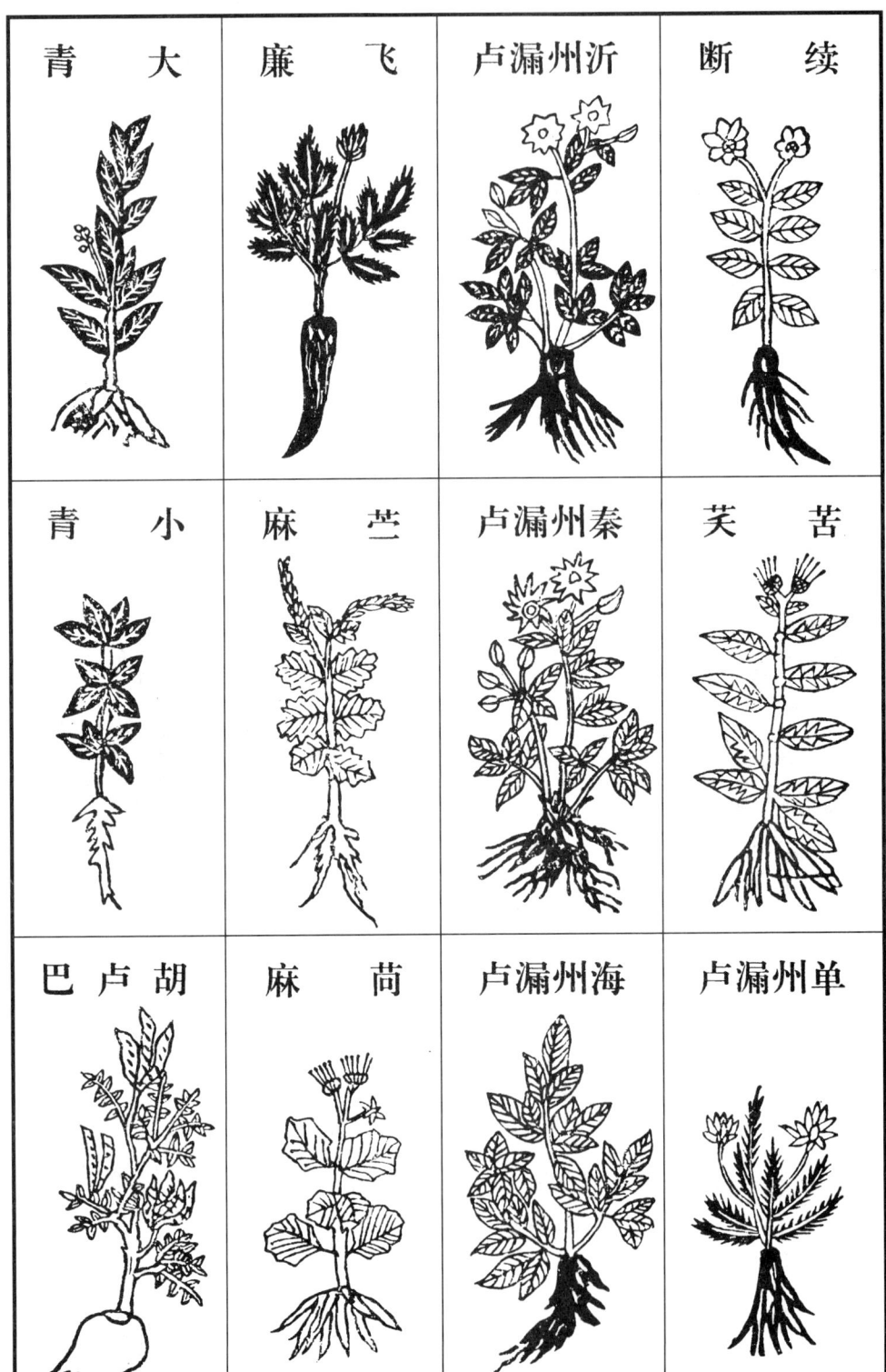

大青

飞廉

沂州漏卢

续断

小青

苎麻

秦州漏卢

苦芙

胡卢巴

茼麻

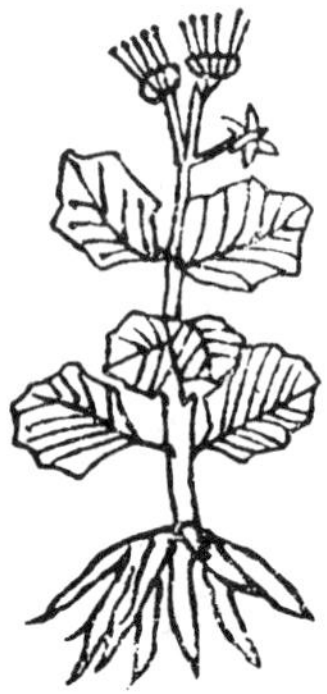

海州漏卢

单州漏卢

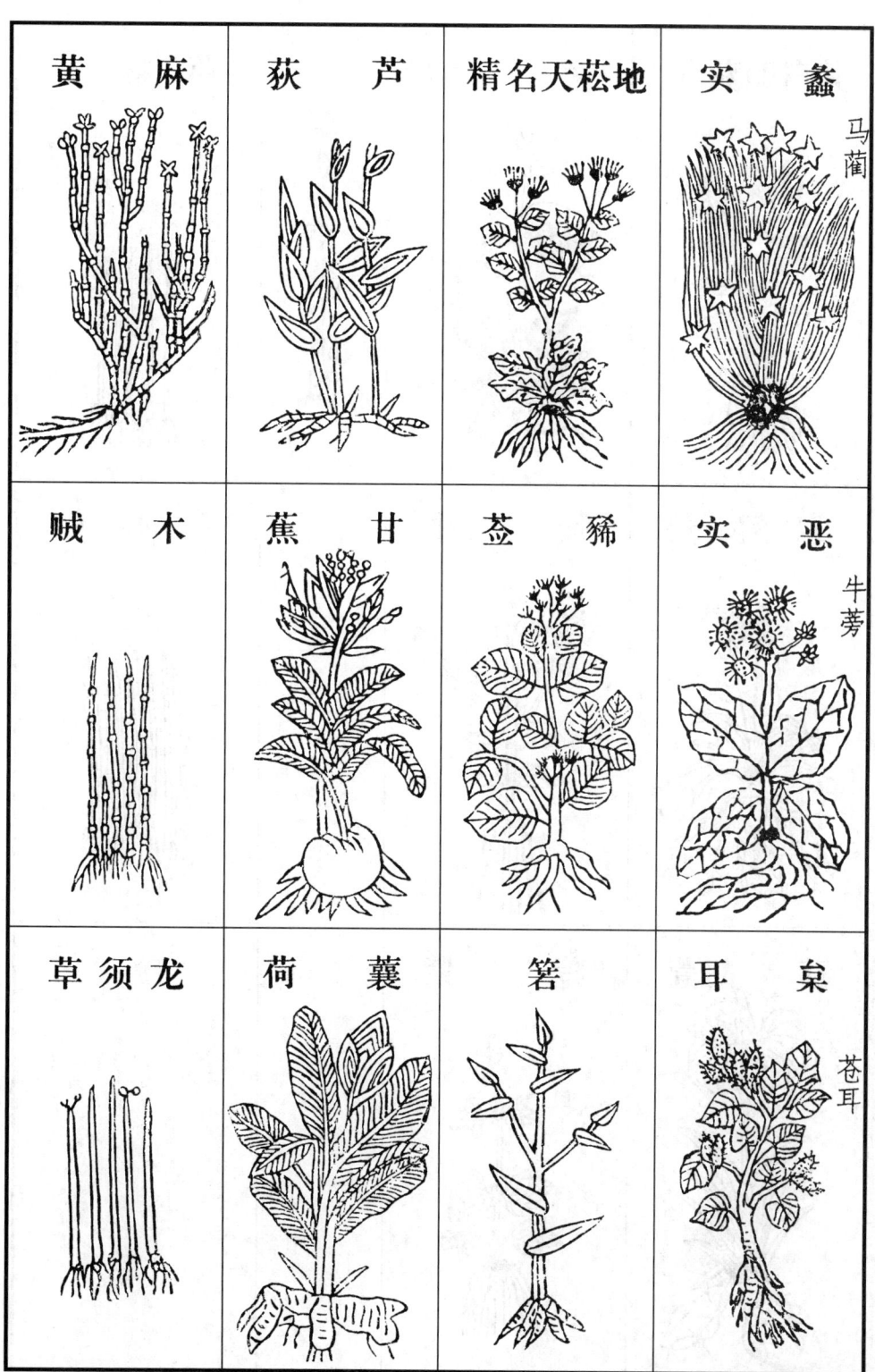

麻黄

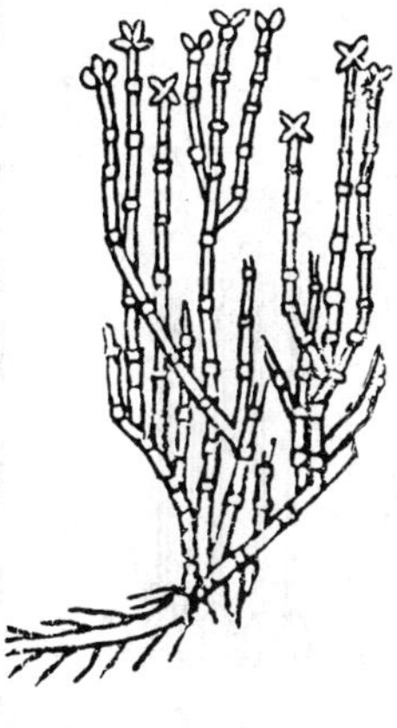

芦荻

地菘天名精

蠡实

木贼

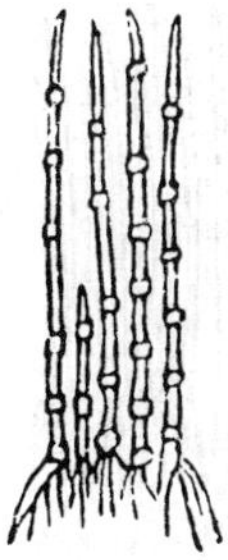

甘蕉

豨莶

恶实

龙须草

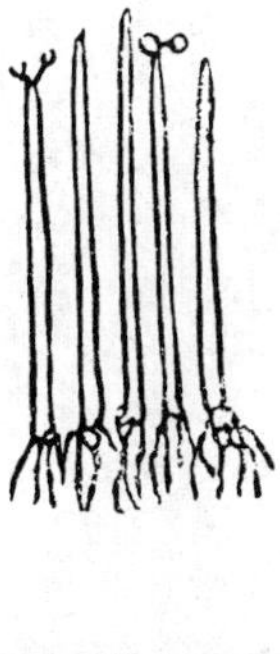

蘘荷

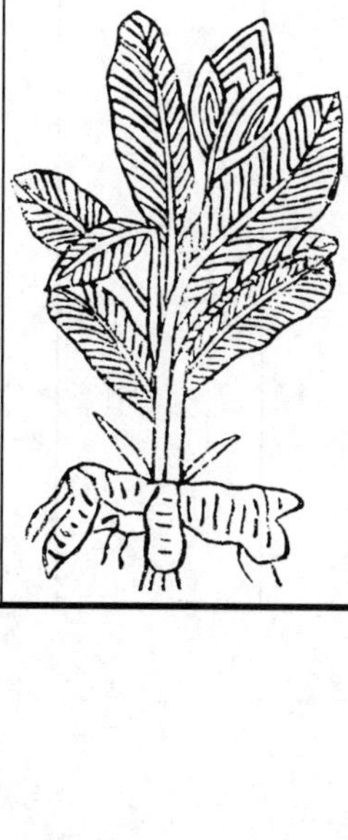

箬

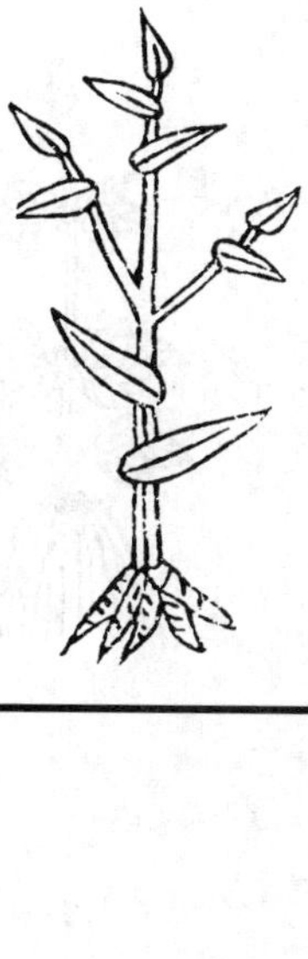

枲耳

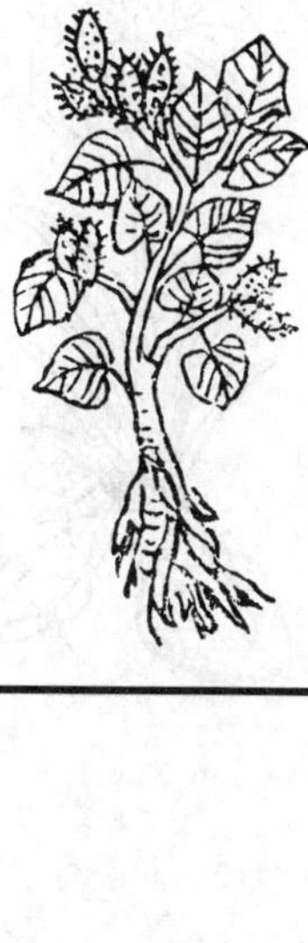

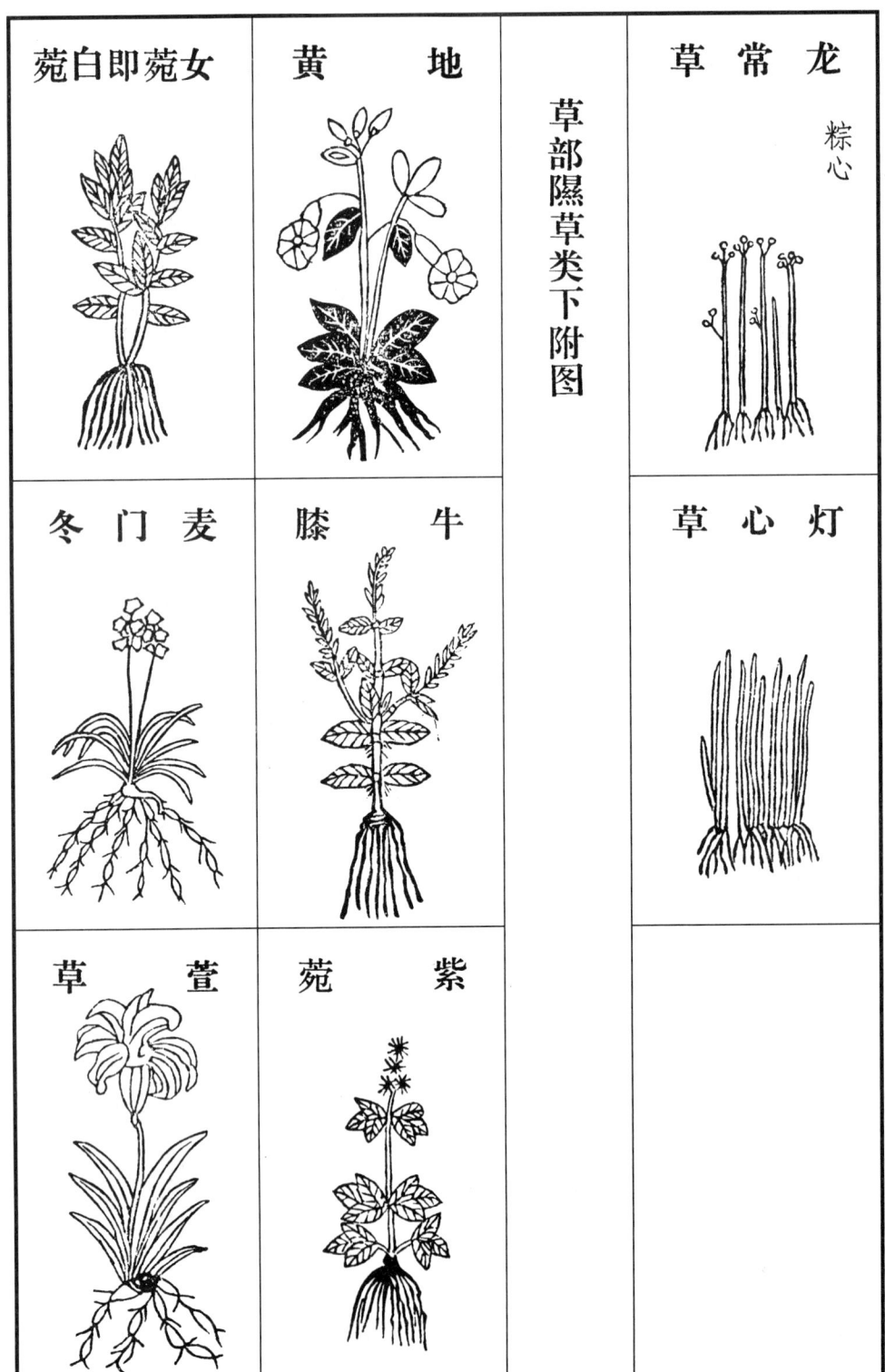

草部隰草类下附图

龙常草

粽心

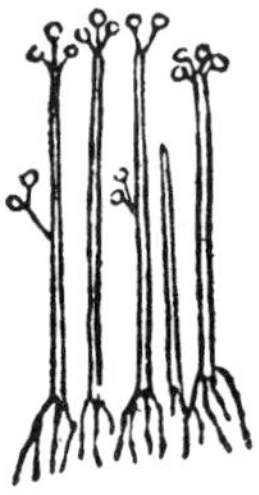

灯心草

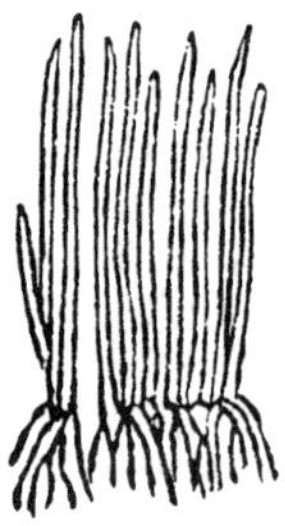

地黄

牛膝

紫菀

女菀即白菀

麦门冬

萱草

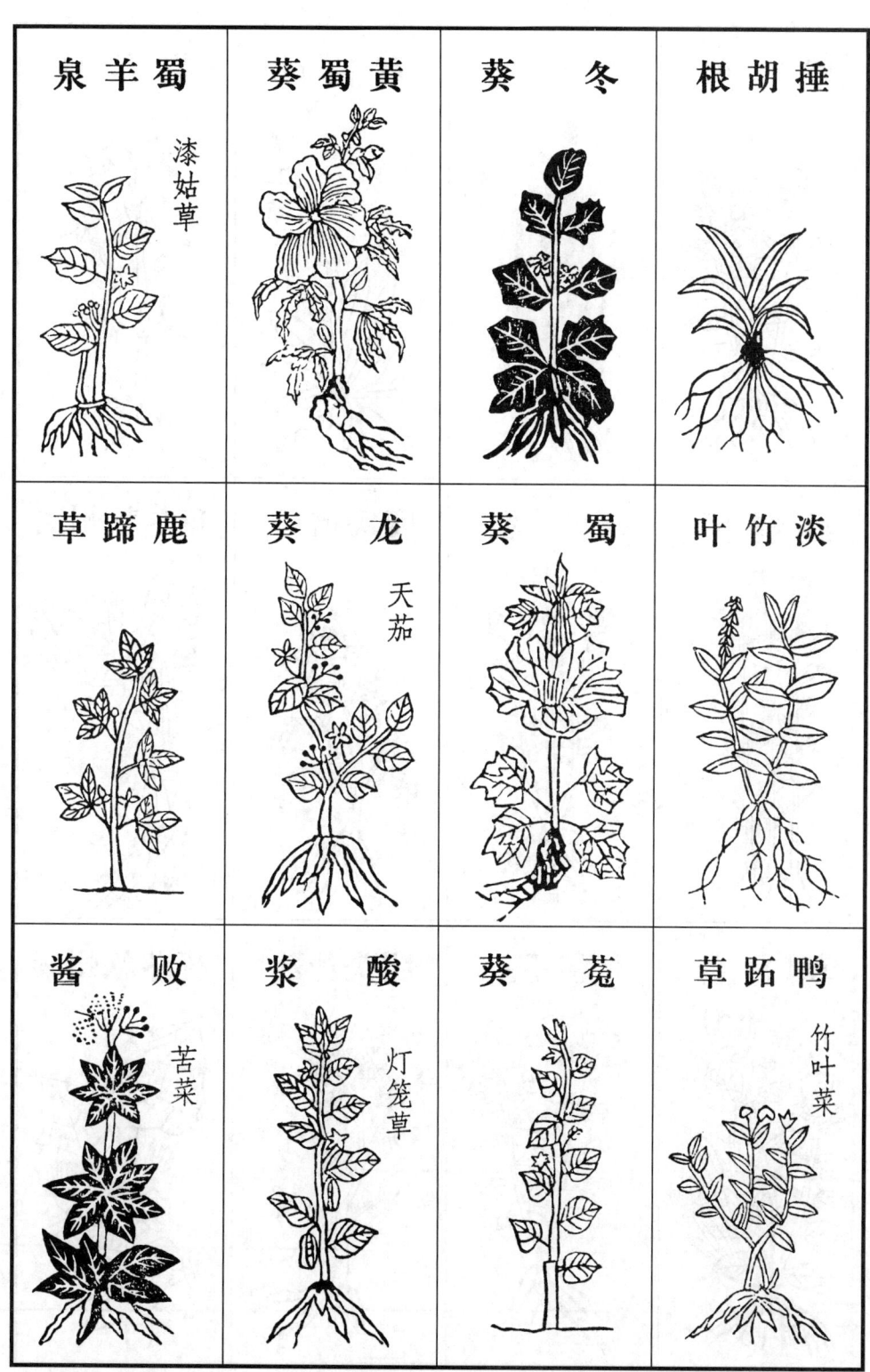

蜀羊泉

漆姑草

黄蜀葵

冬葵

捶胡根

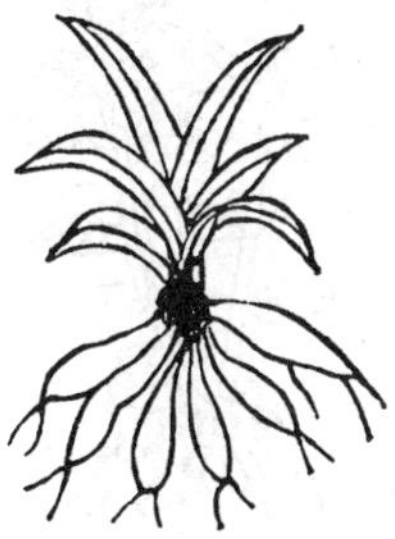

鹿蹄草

龙葵

天茄

蜀葵

淡竹叶

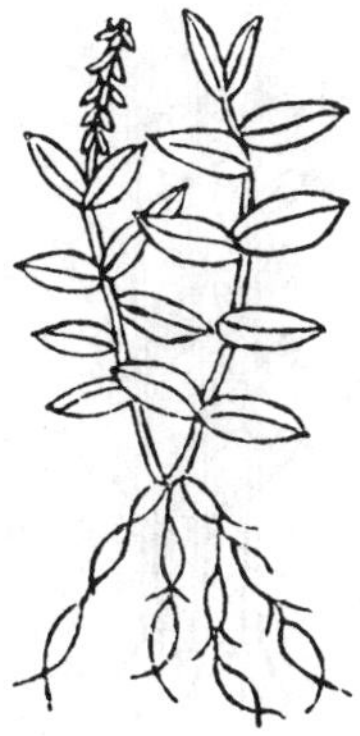

败酱

苦菜

酸浆

灯笼草

菟葵

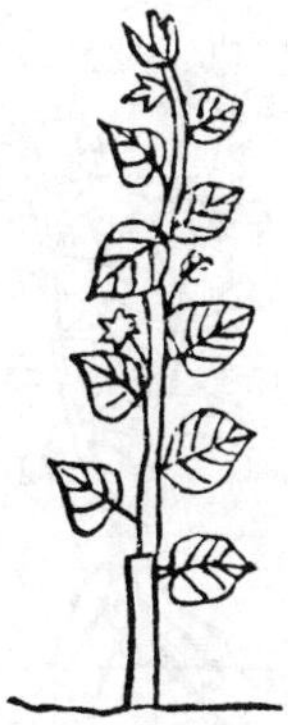

鸭跖草

竹叶菜

剪春罗

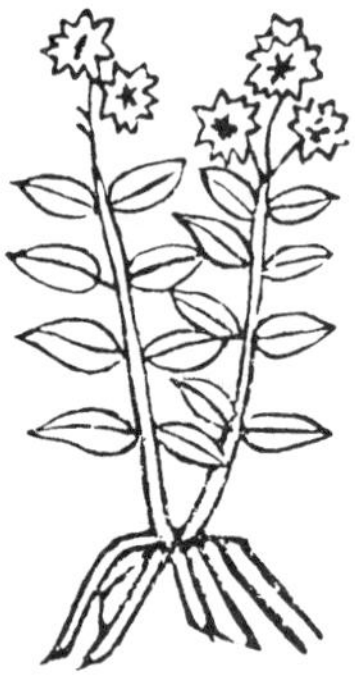

地肤

落帚

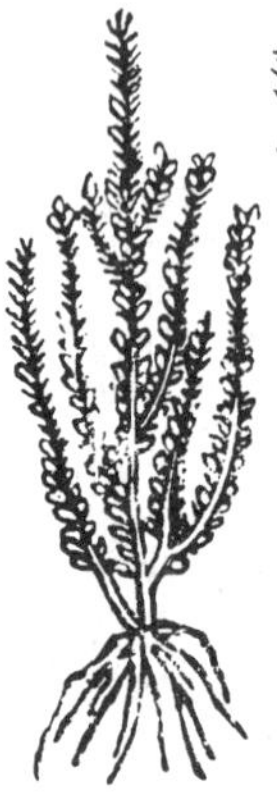

鼠曲草

佛耳草

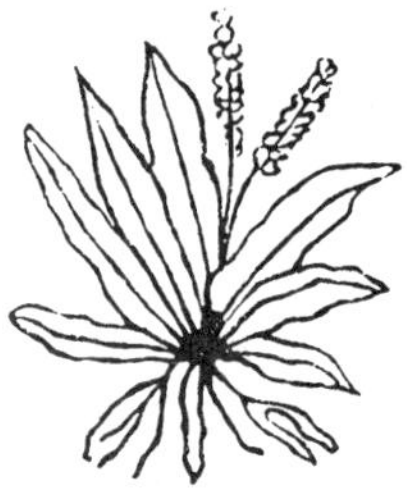

迎春花

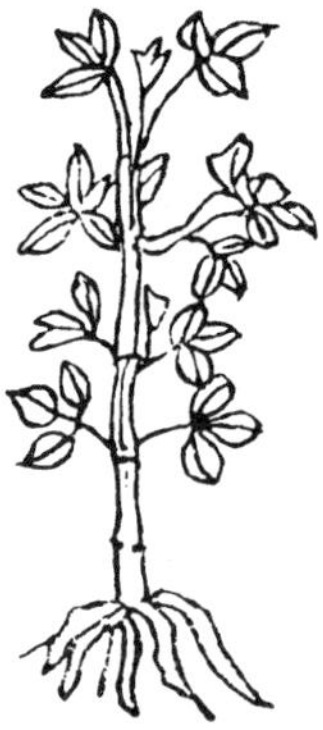

剪红纱

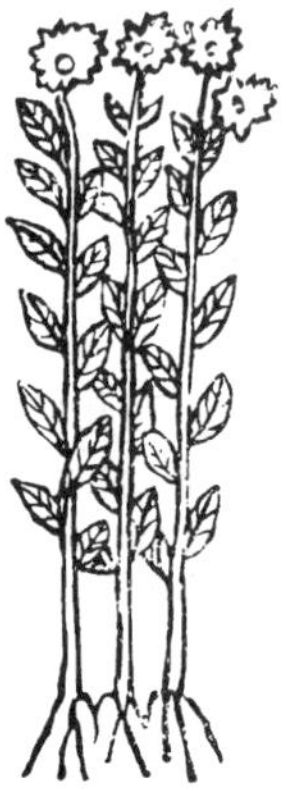

瞿麦

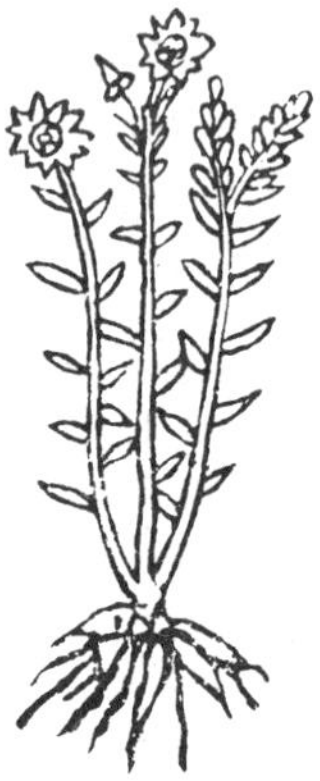

马蹄决明

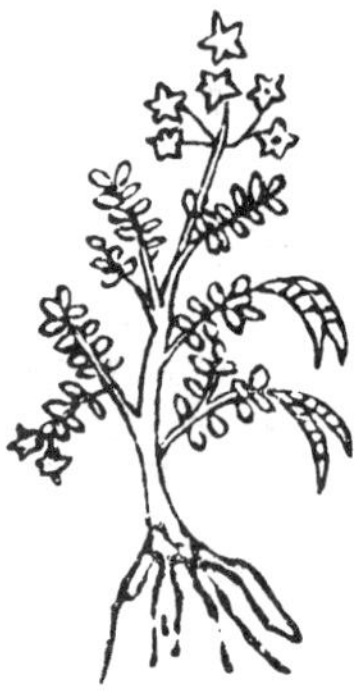

潞州款冬花

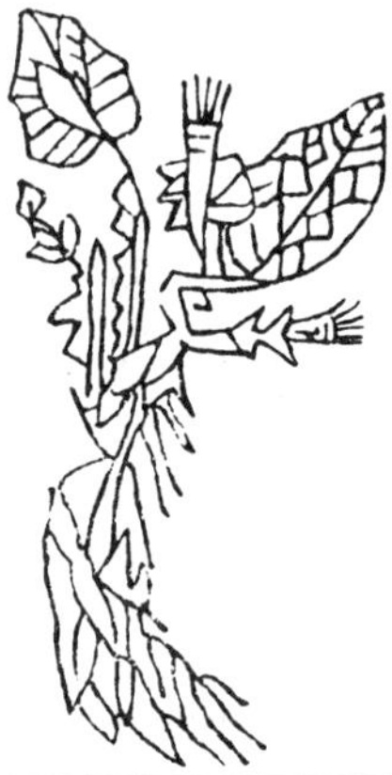

金盏草

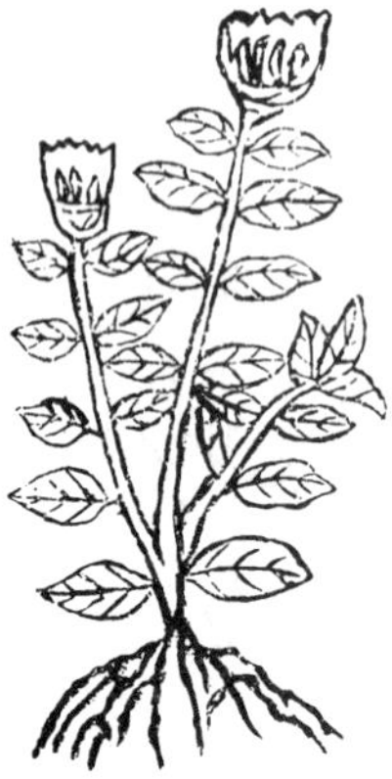

王不留行

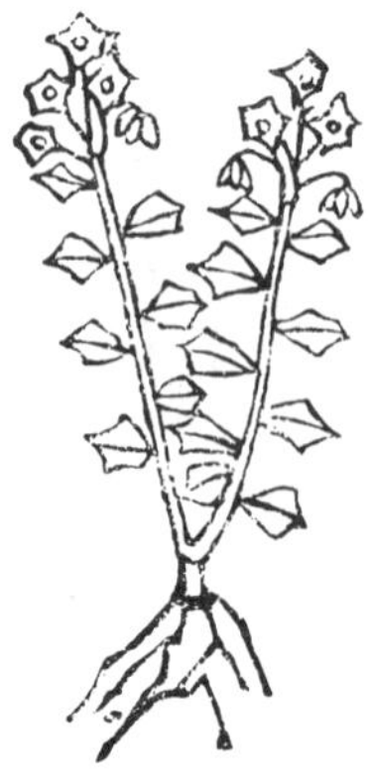

茳芒决明

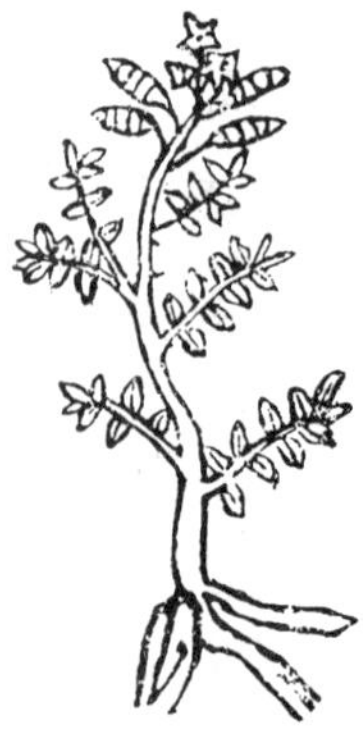

秦州款冬花

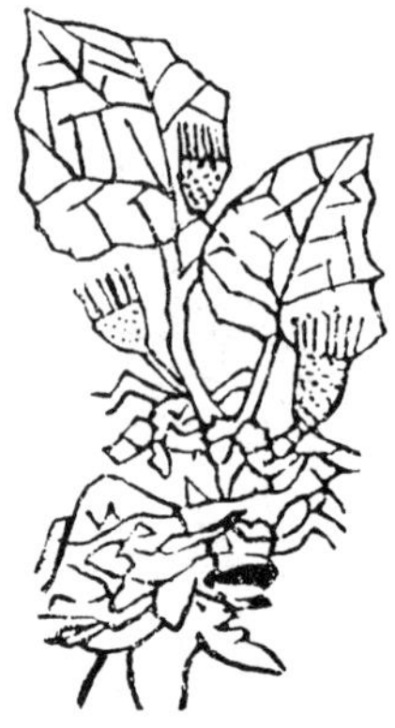

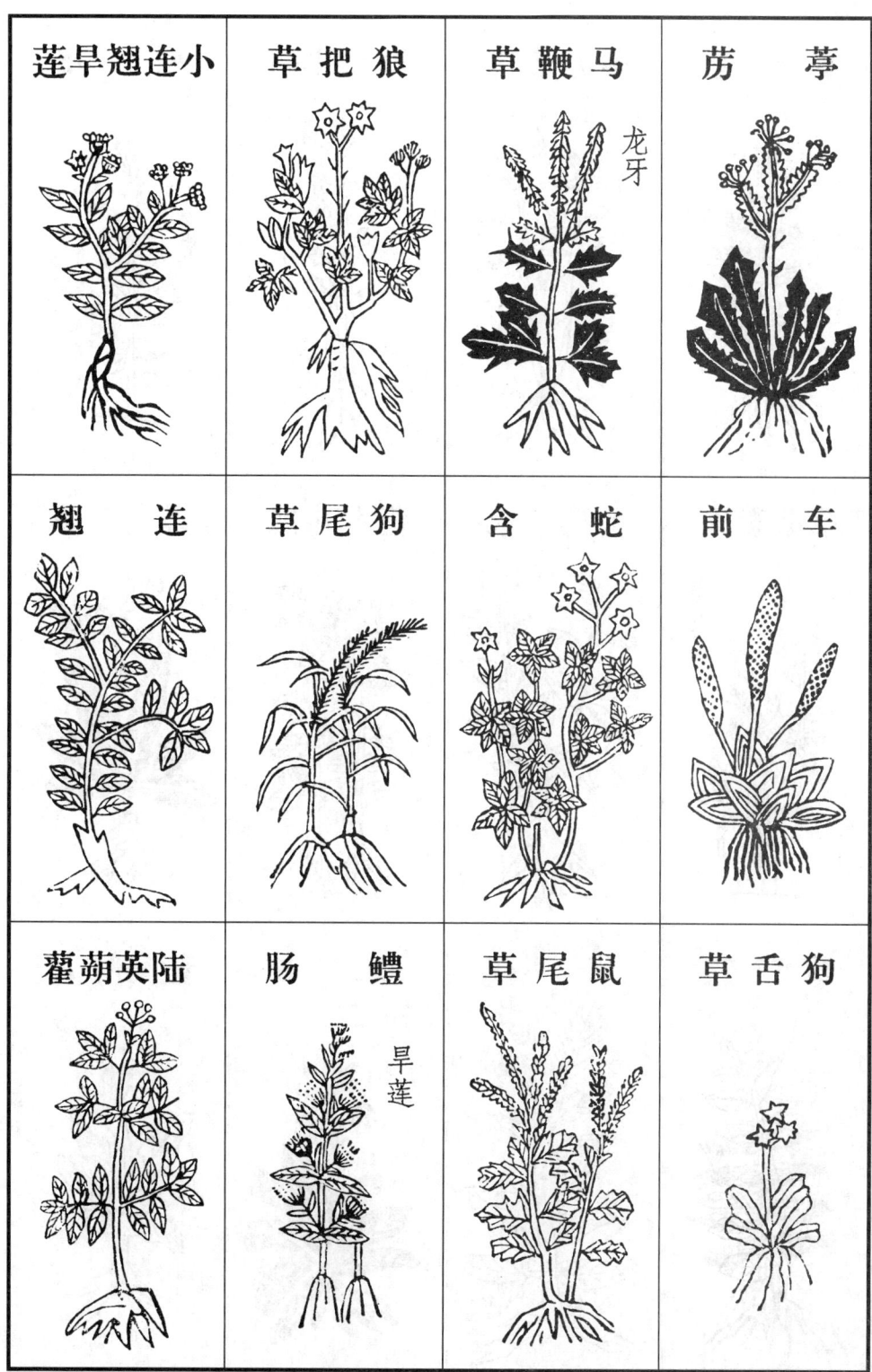

小连翘旱莲

狼把草

马鞭草

葶　苈

连　翘

狗尾草

蛇　含

车　前

陆英蒴藋

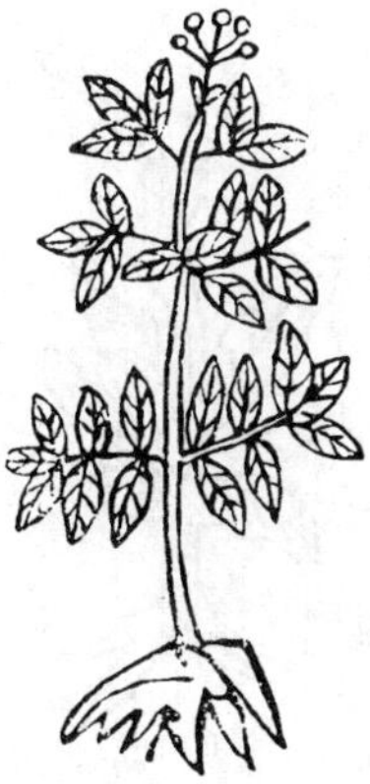

鳢　肠

鼠尾草

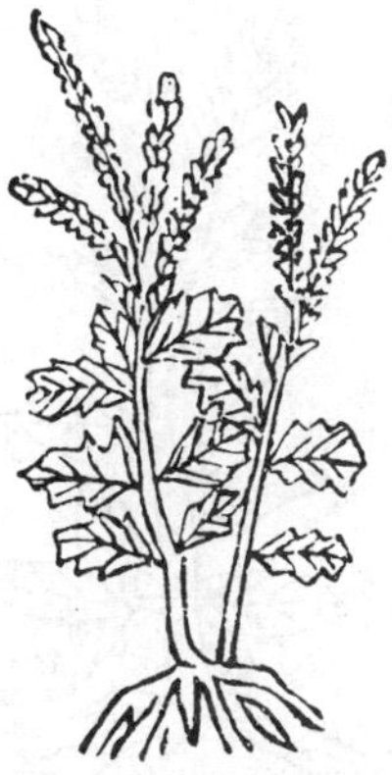

狗舌草

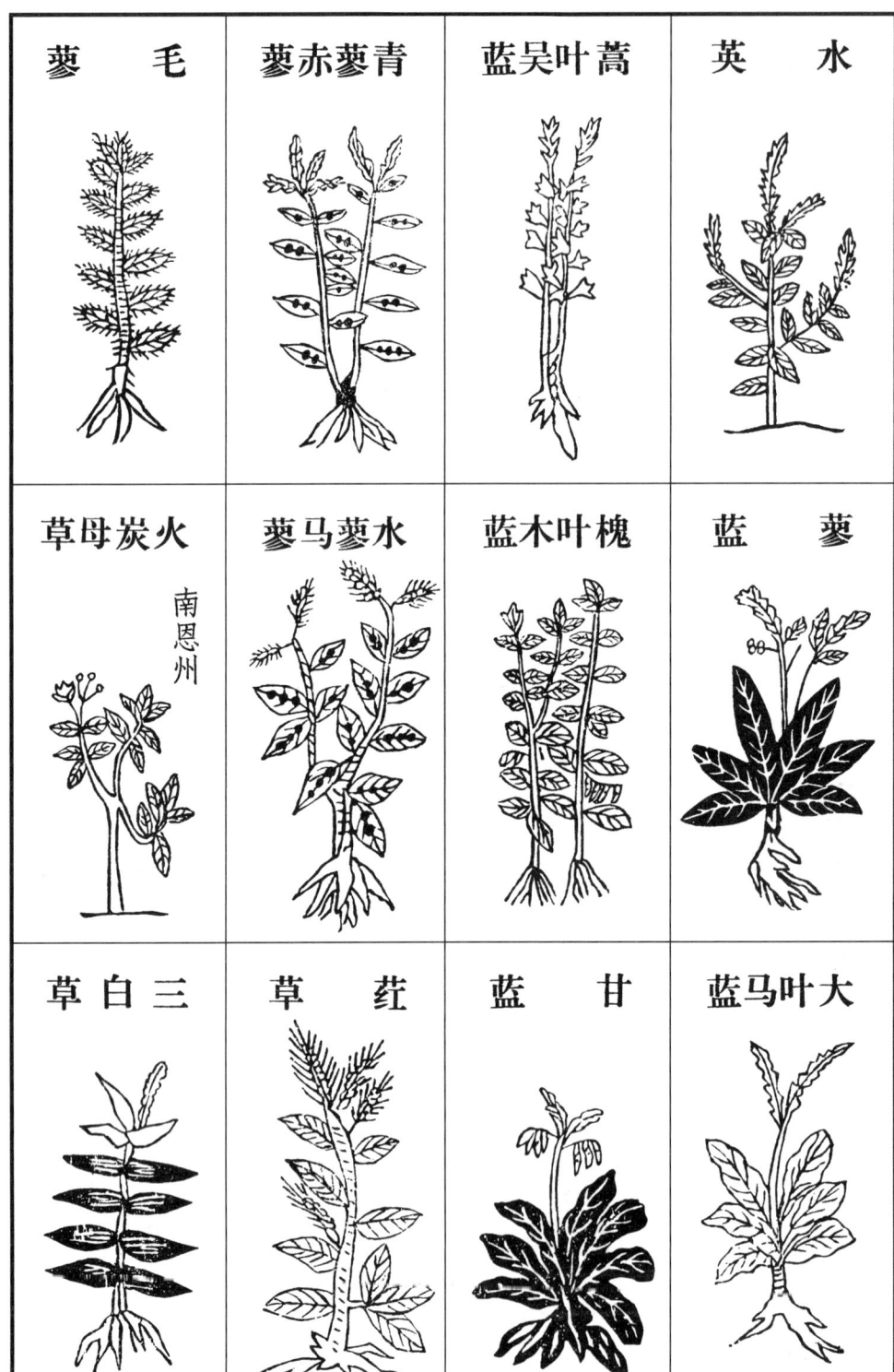

毛蓼

青蓼 赤蓼

蒿叶吴蓝

水英

火炭母草

南恩州

水蓼 马蓼

槐叶木蓝

蓼蓝

三白草

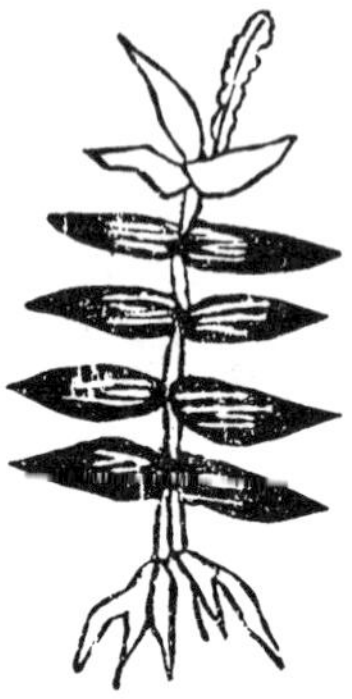

荭草

甘蓝

大叶马蓝

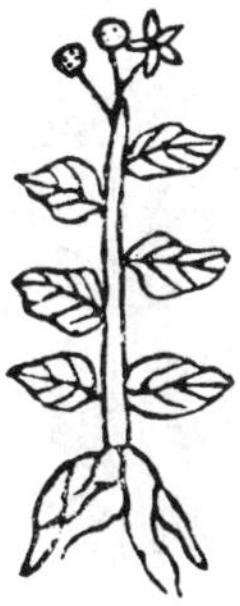
水杨梅

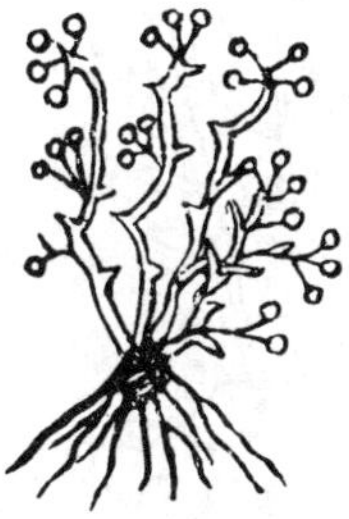
谷精草

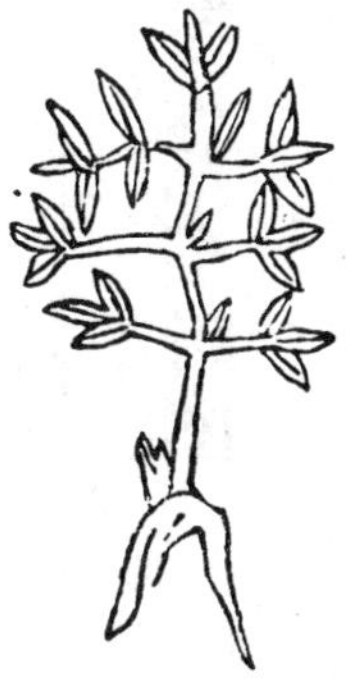
荩草

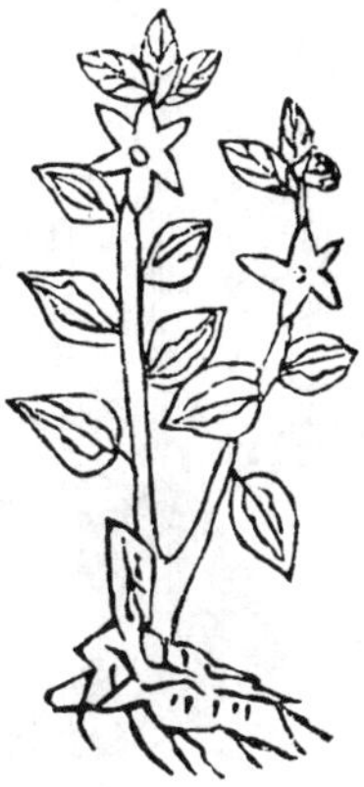
虎杖

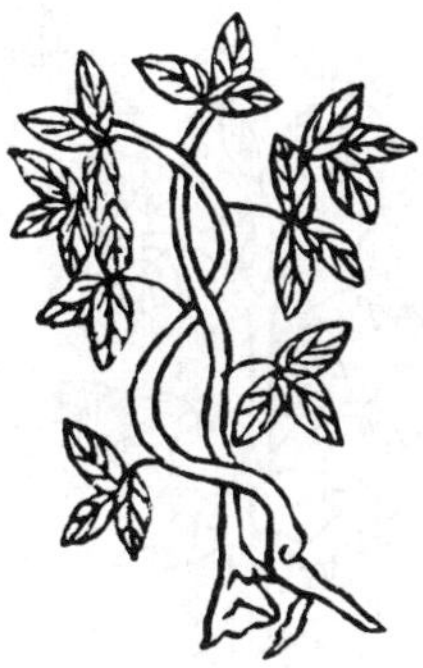
地蜈蚣草

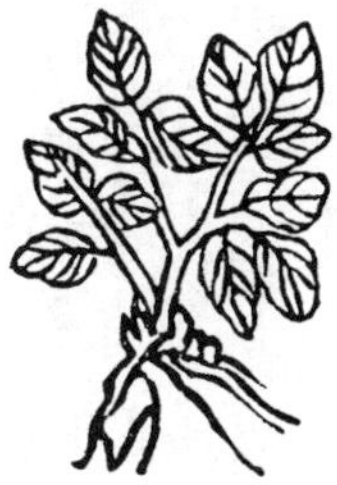
海金沙

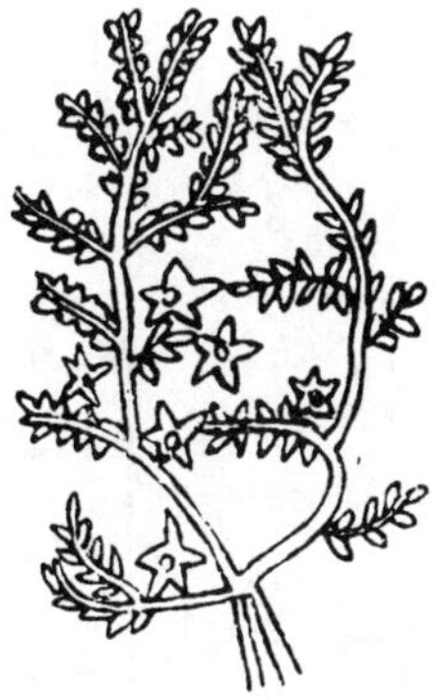
蒺藜

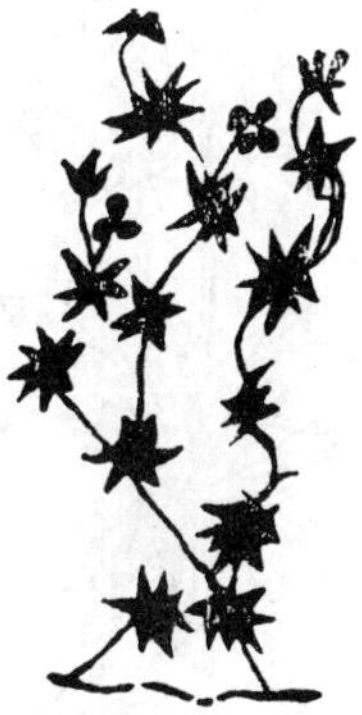
莸草

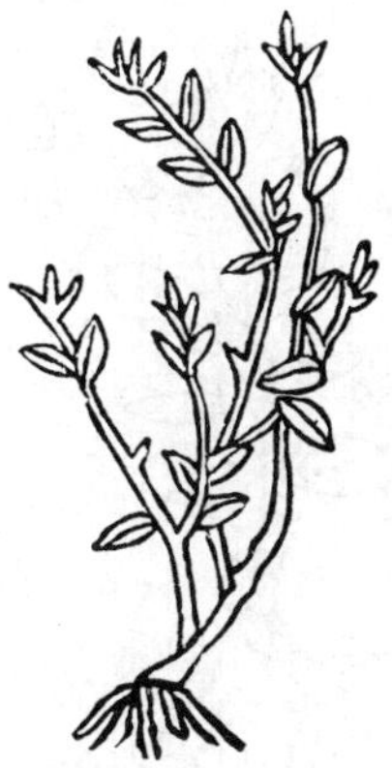
半边莲

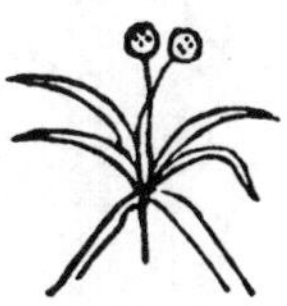
地杨梅

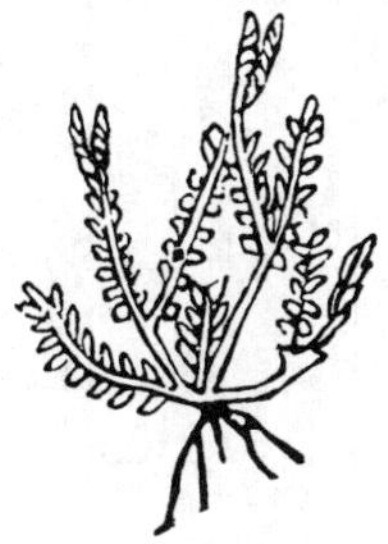
沙苑蒺藜

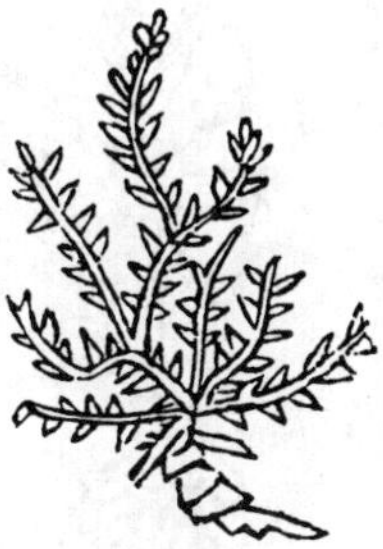
萹蓄

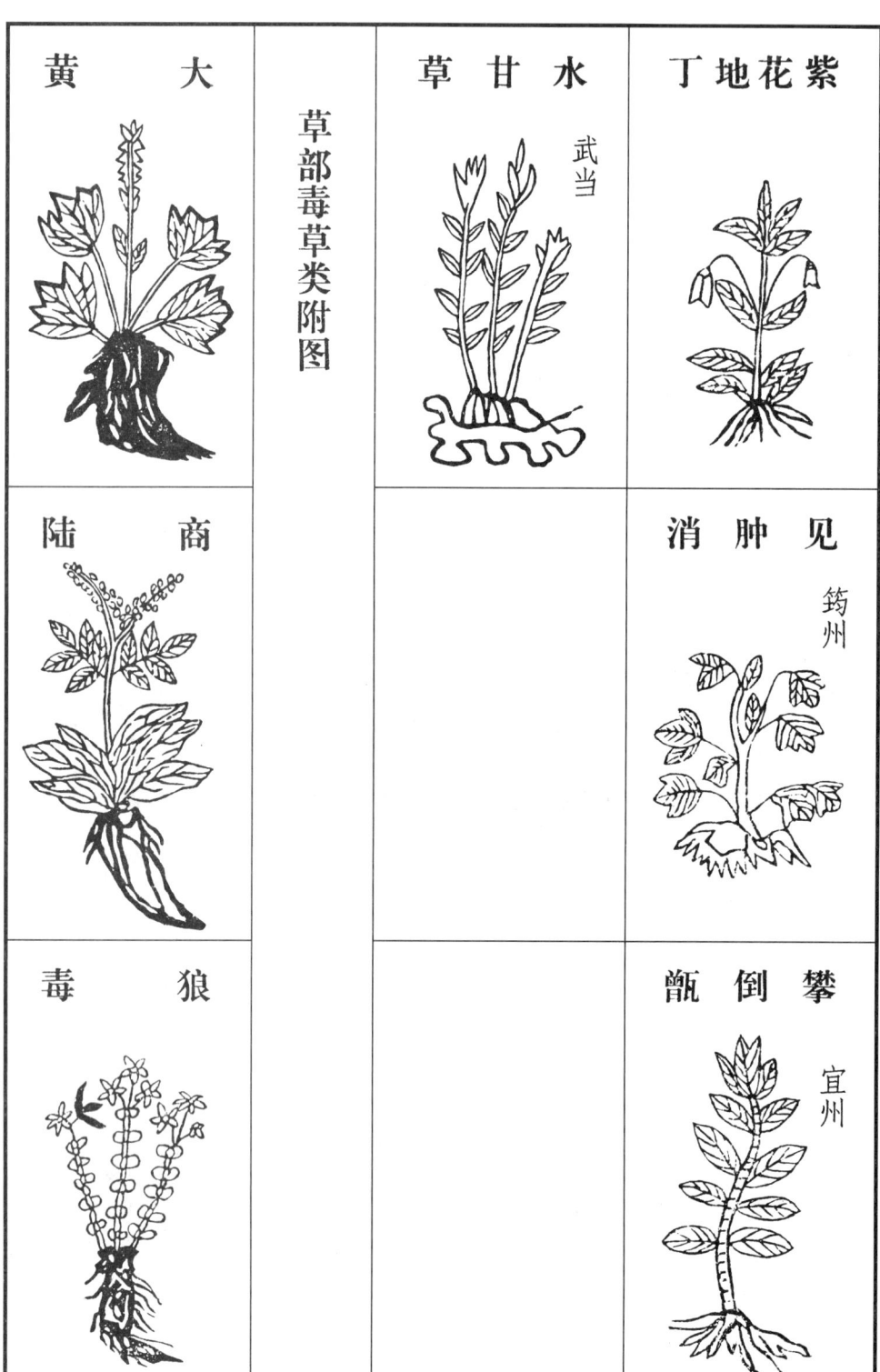

草部毒草类附图

紫花地丁

见肿消

筠州

攀倒甑

宜州

水甘草

武当

大黄

商陆

狼毒

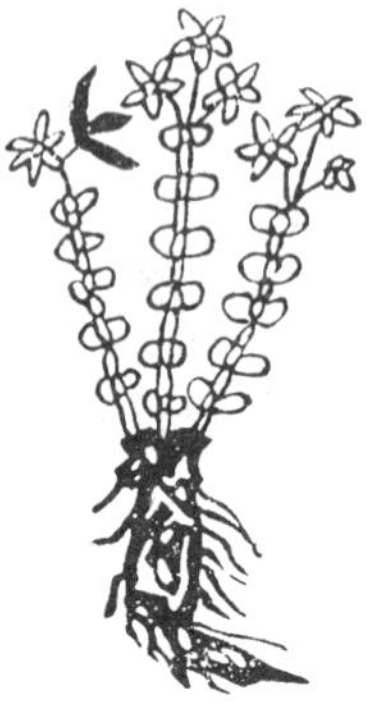

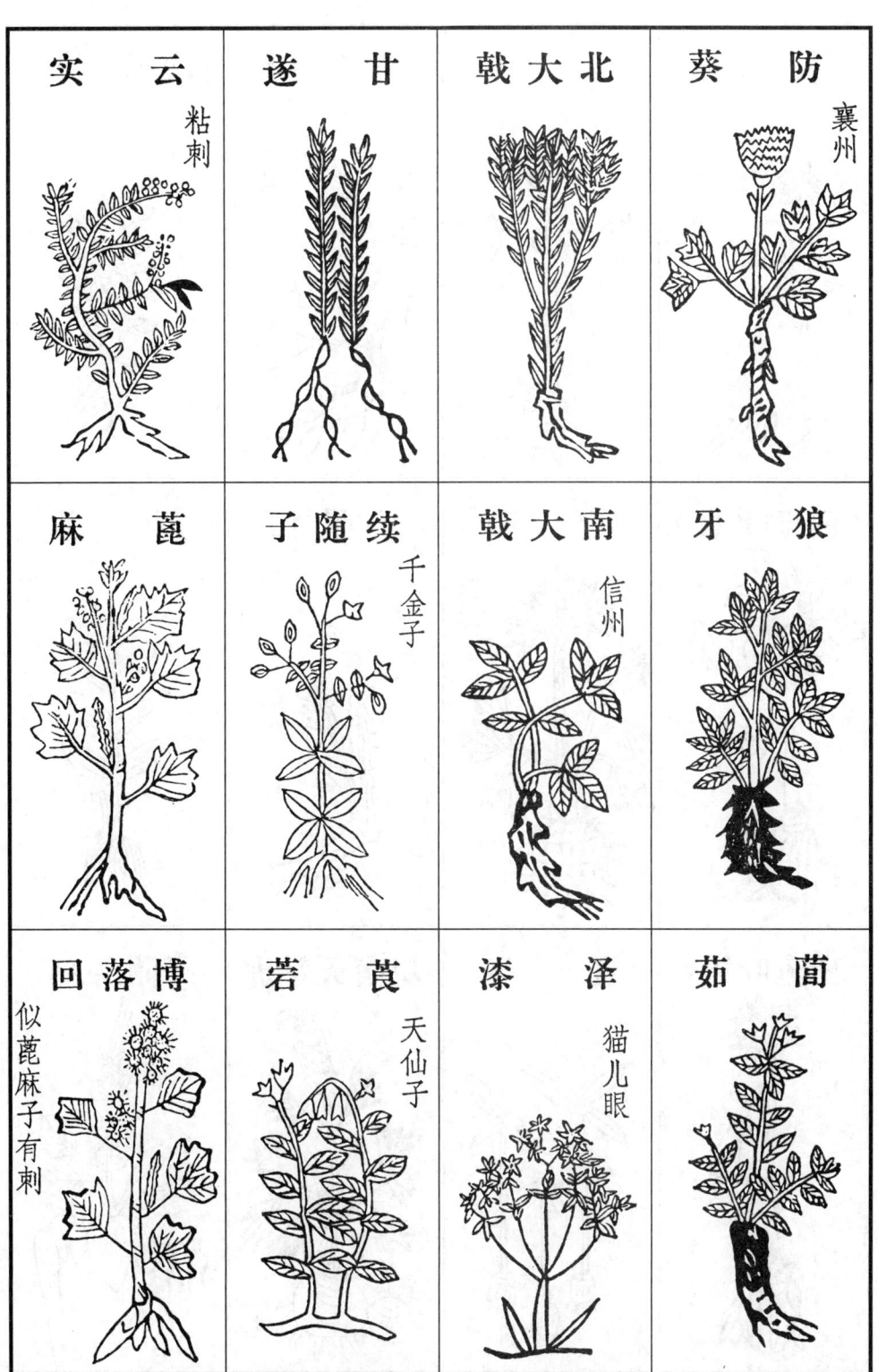

防葵

北大戟

甘遂

云实

狼牙

南大戟

续随子

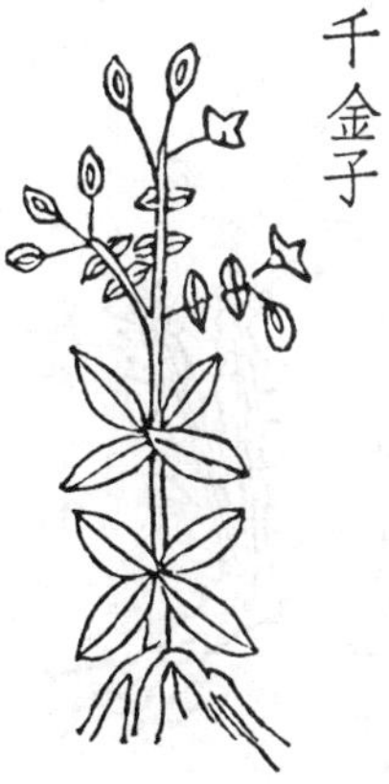

蓖麻

蔄茹

泽漆

莨菪

博落回

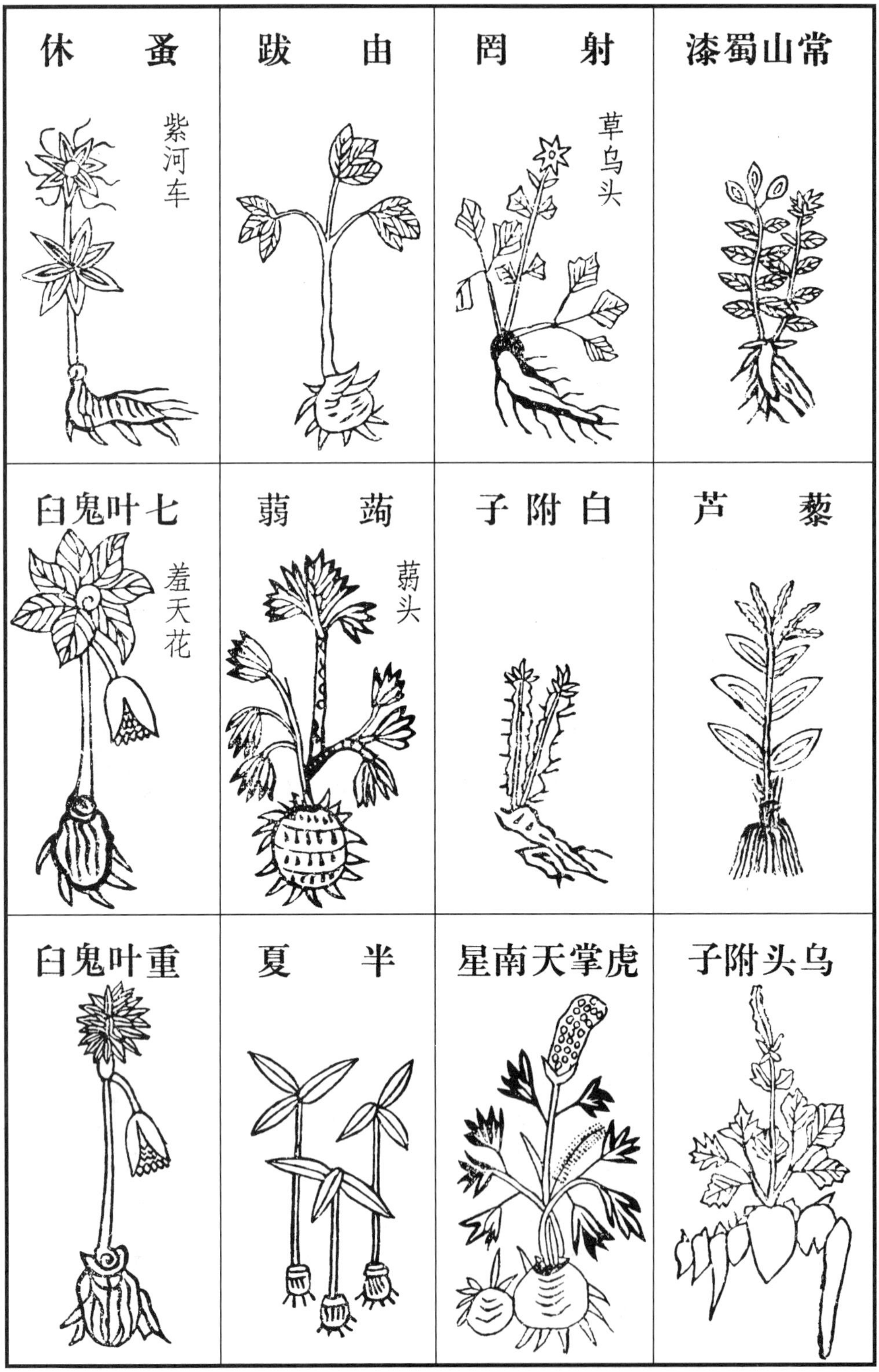
休　蚤
紫河车
跋　由
罔　射
草乌头
漆蜀山常
臼鬼叶七
羞天花
蒻　蒟
蒻头
子附白
芦　藜
臼鬼叶重
夏　半
星南天掌虎
子附头乌

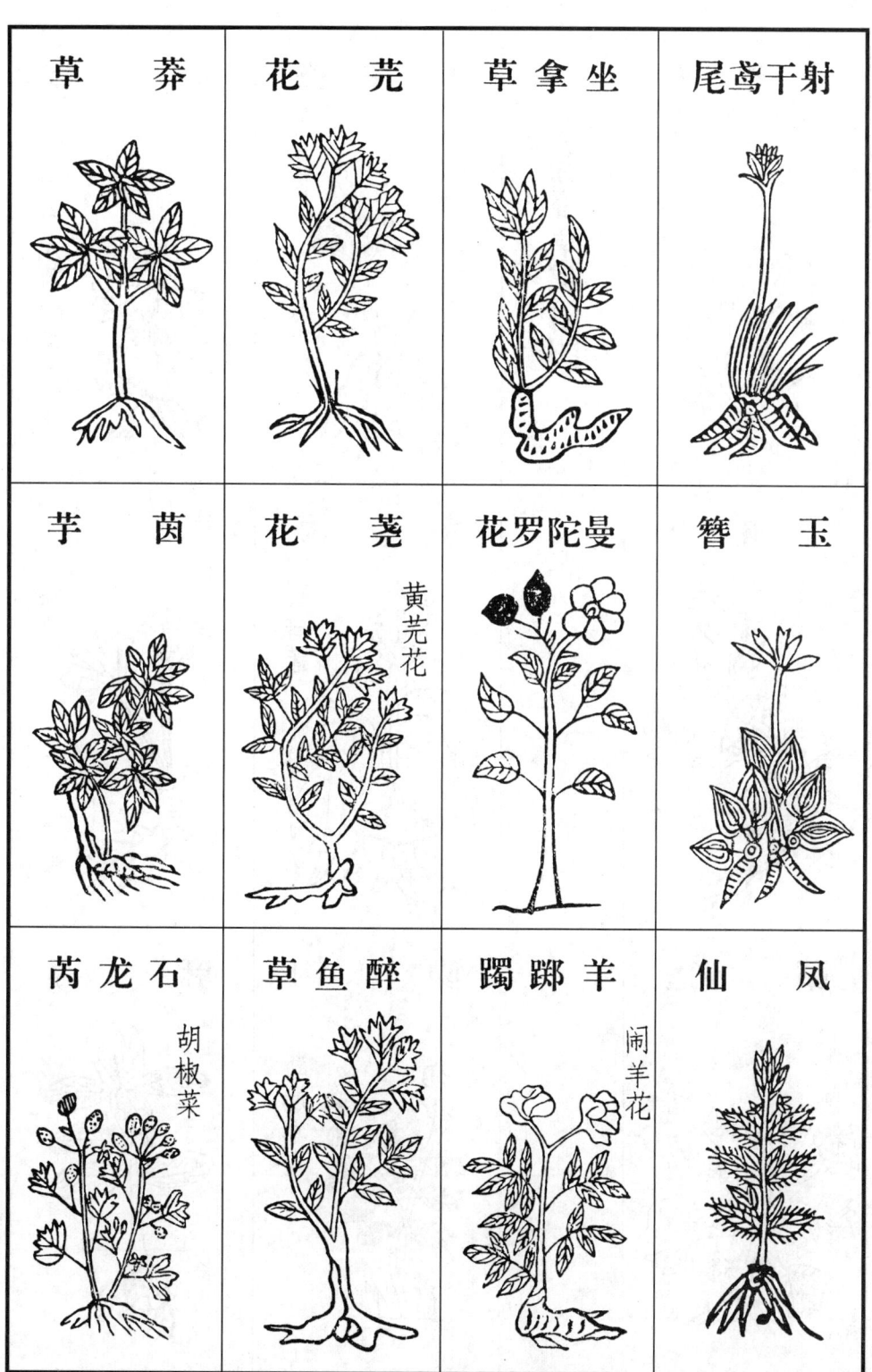

莽草

芫花

坐拿草

射干鸢尾

茵芋

荛花

黄芫花

曼陀罗花

玉簪

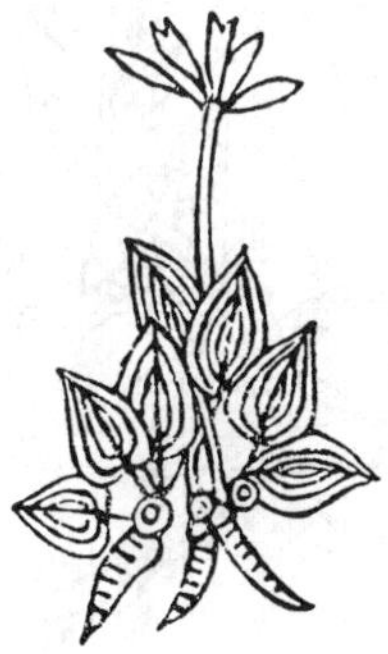

石龙芮

胡椒菜

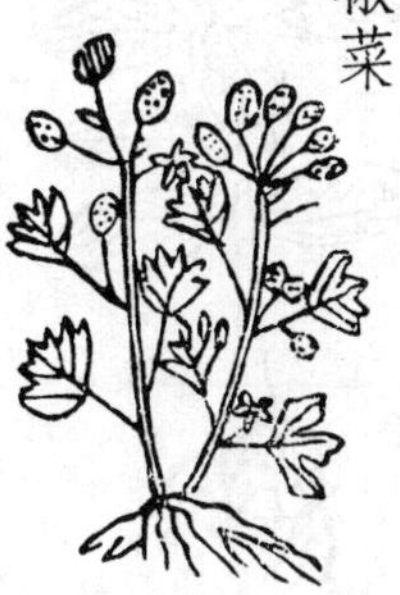

醉鱼草

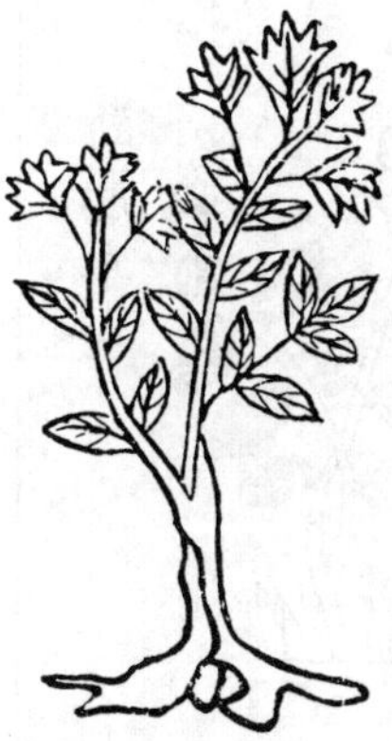

羊踯躅

闹羊花

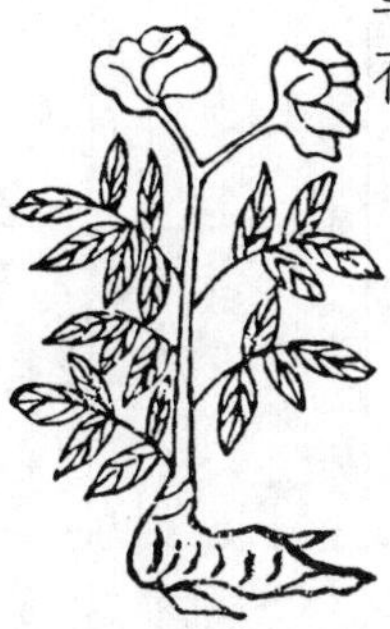

凤仙

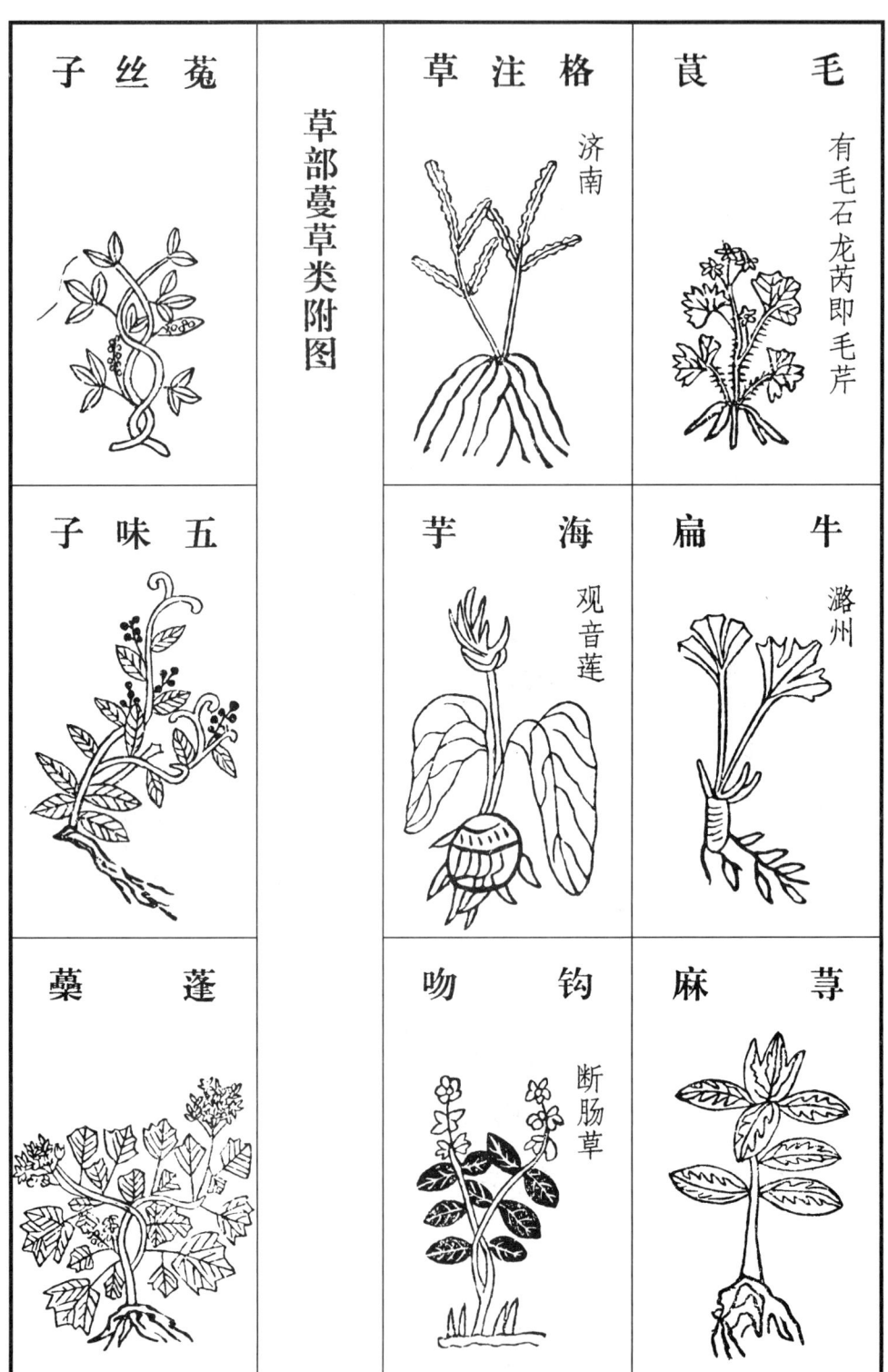

毛茛

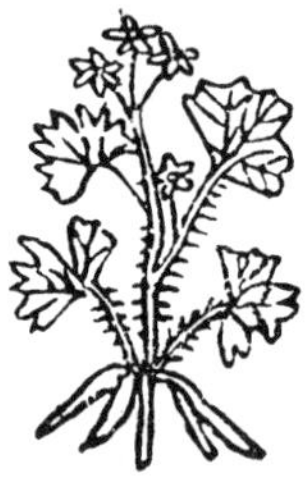

有毛石龙芮即毛芹

牛扁

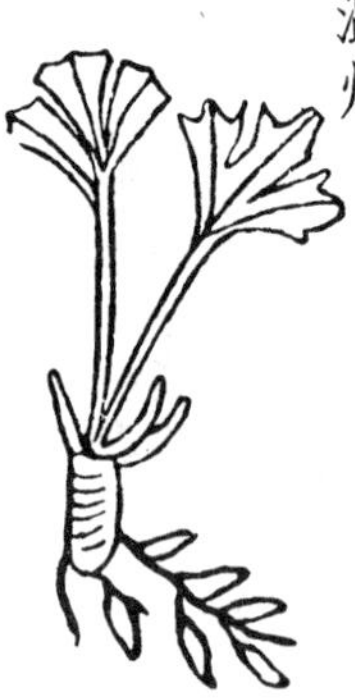

潞州

荨麻

格注草

济南

海芋

观音莲

钩吻

断肠草

草部蔓草类附图

菟丝子

五味子

蓬藁

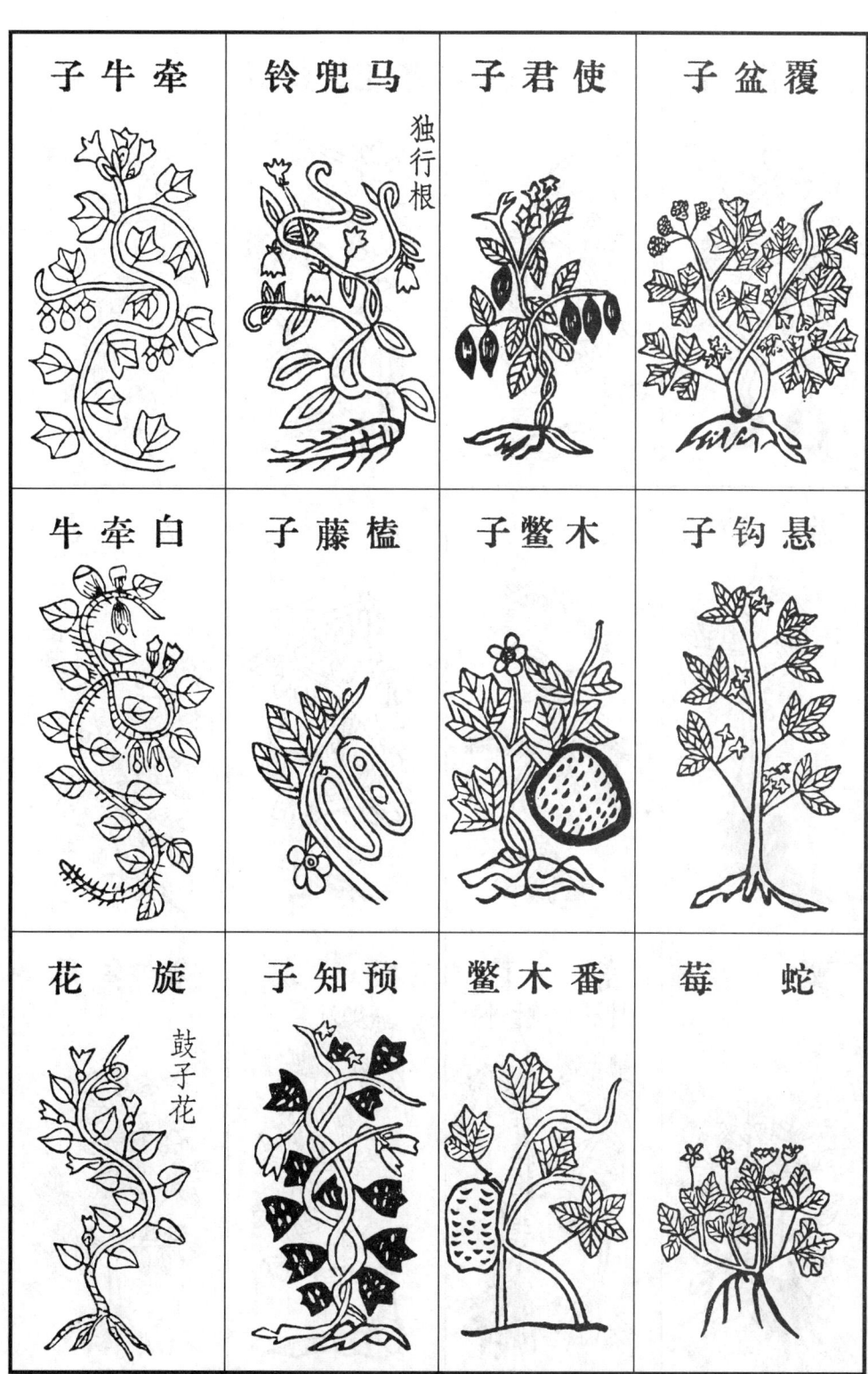

牵牛子

马兜铃

使君子

覆盆子

白牵牛

榼藤子

木鳖子

悬钩子

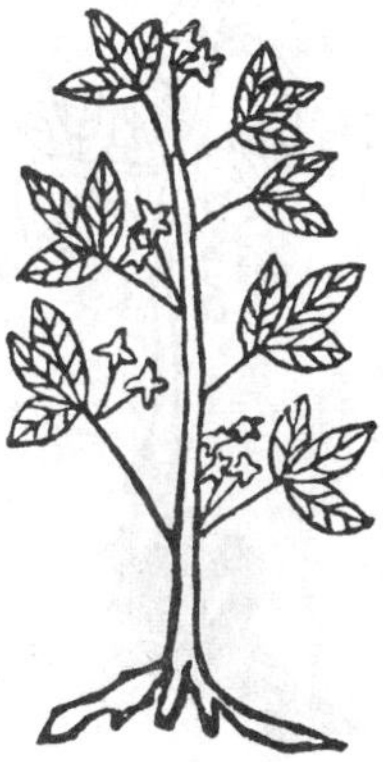

旋花

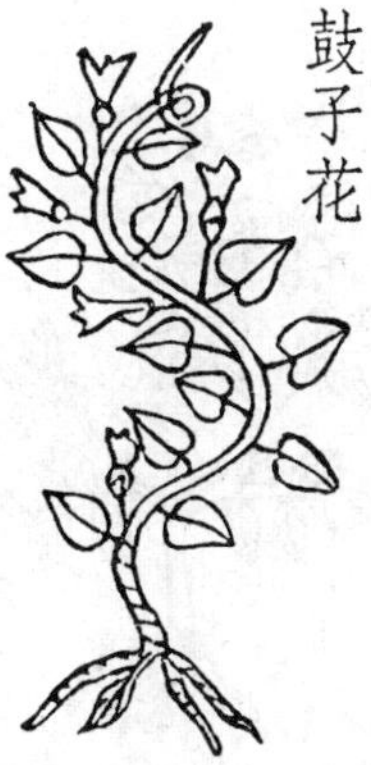

预知子

番木鳖

蛇莓

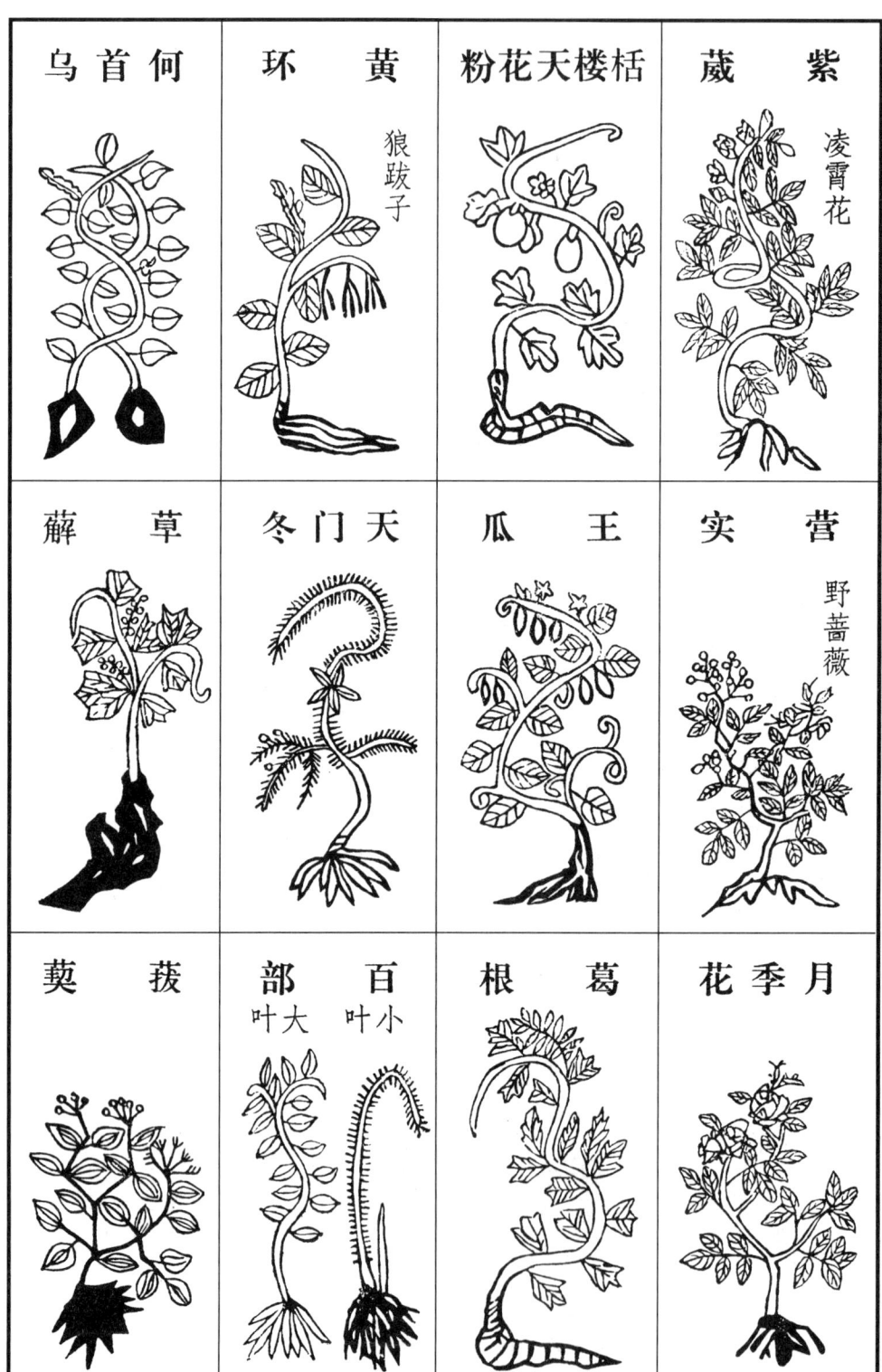

何首乌

黄环

狼跋子

栝楼天花粉

紫葳

凌霄花

草薢

天门冬

王瓜

营实

野蔷薇

菝葜

百部

大叶　小叶

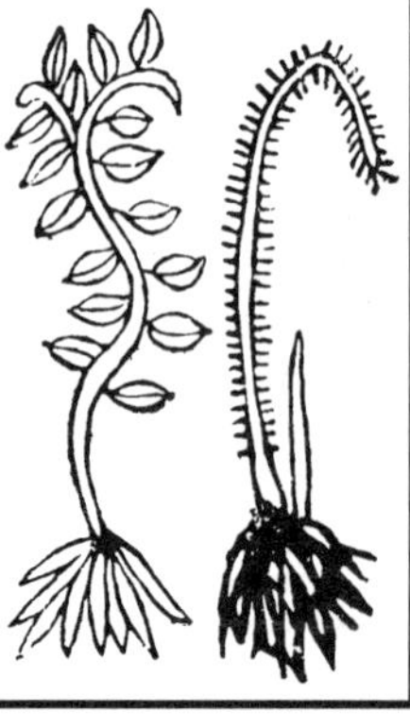

葛根

月季花

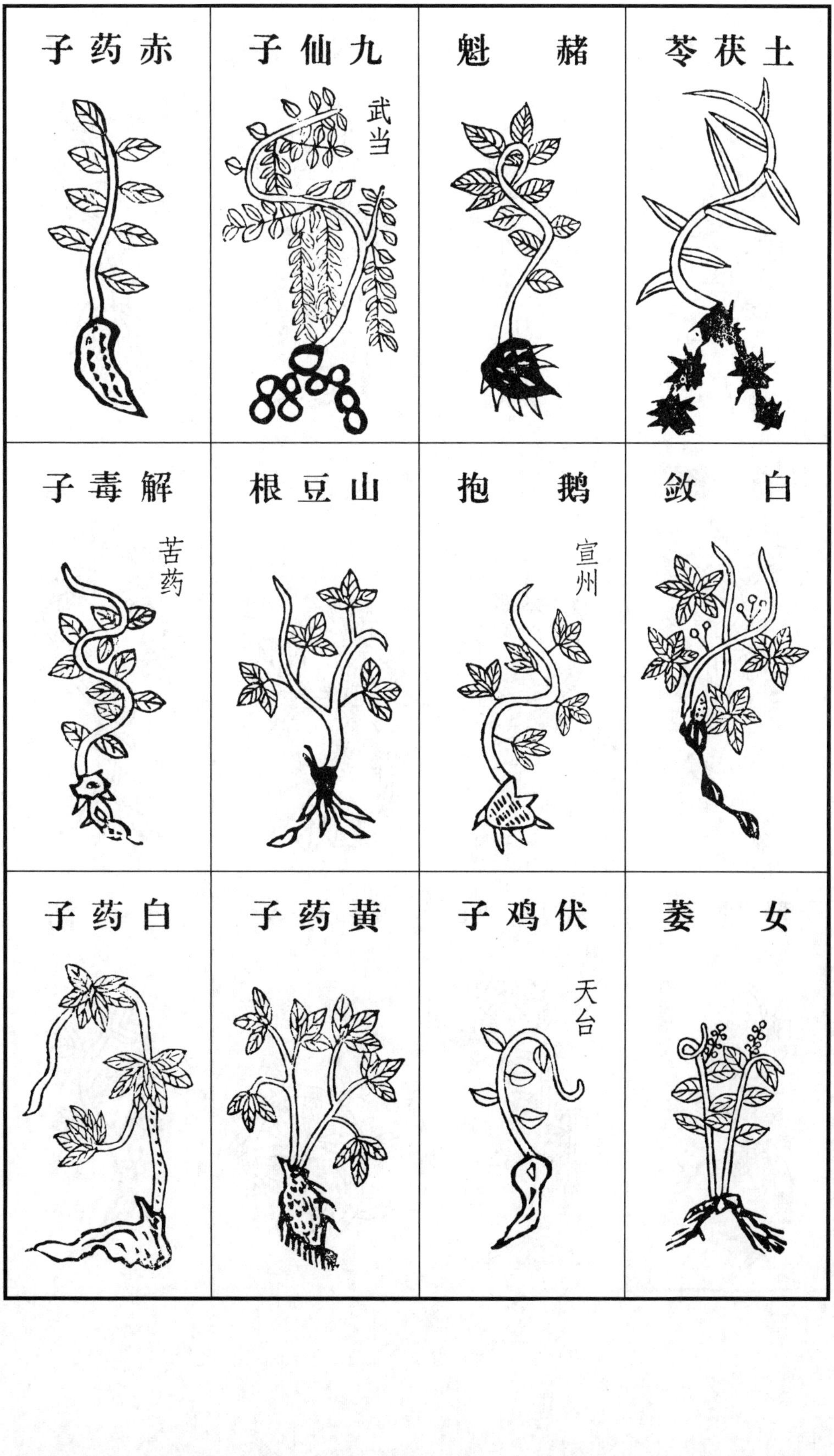
土茯苓
赭魁
九仙子
武当
赤药子
白敛
鹅抱
宣州
山豆根
解毒子
苦药
女萎
伏鸡子
天台
黄药子
白药子

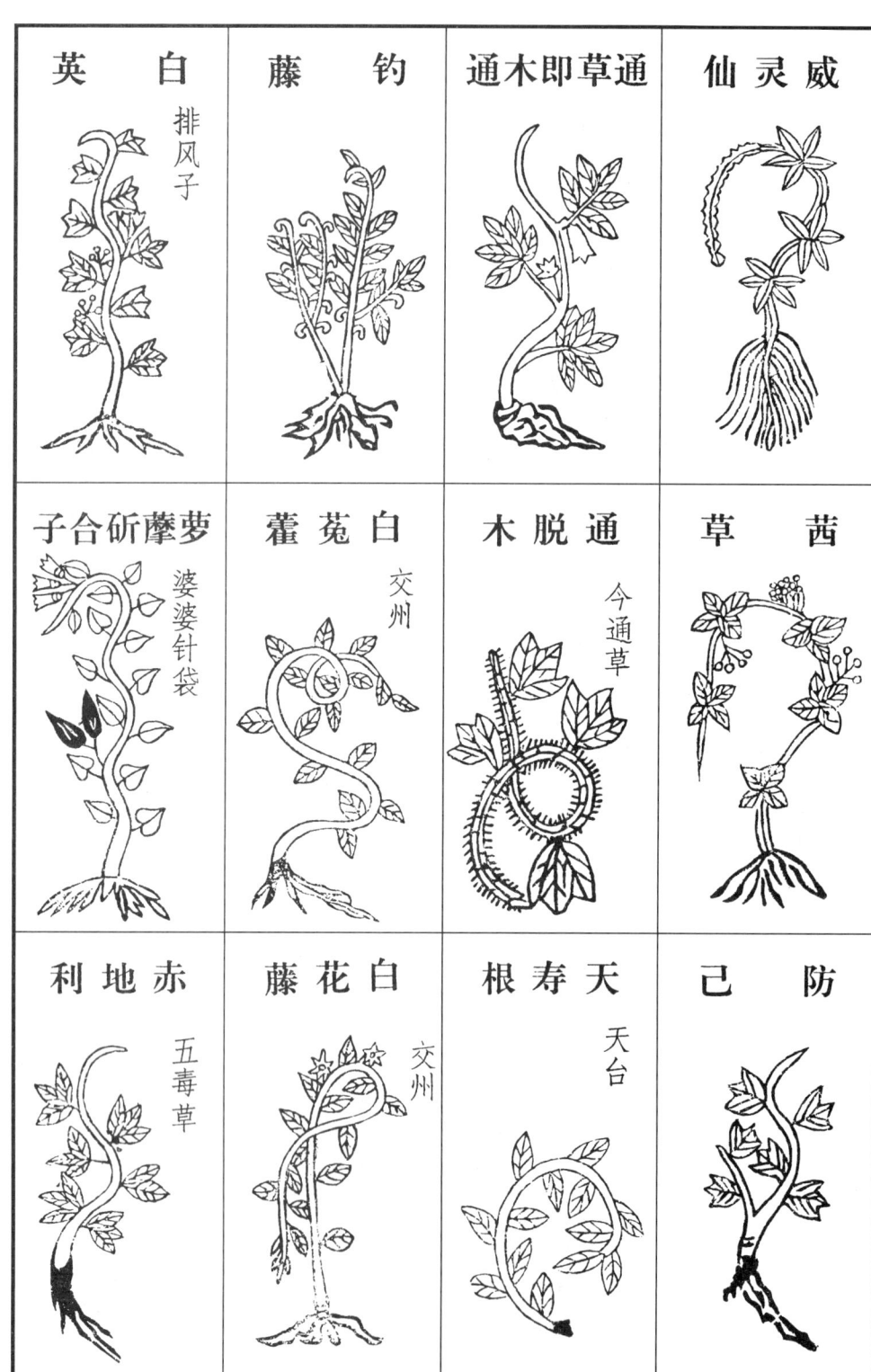

威灵仙

通草即木通

钩藤

白英

茜草

通脱木

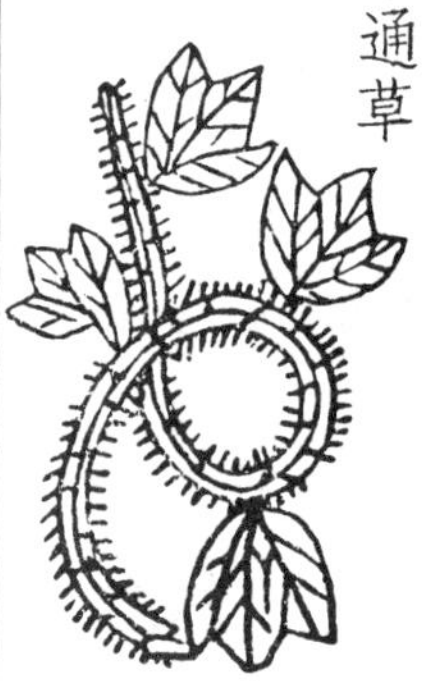

白菟藿

萝藦斫合子

防己

天寿根

白花藤

赤地利

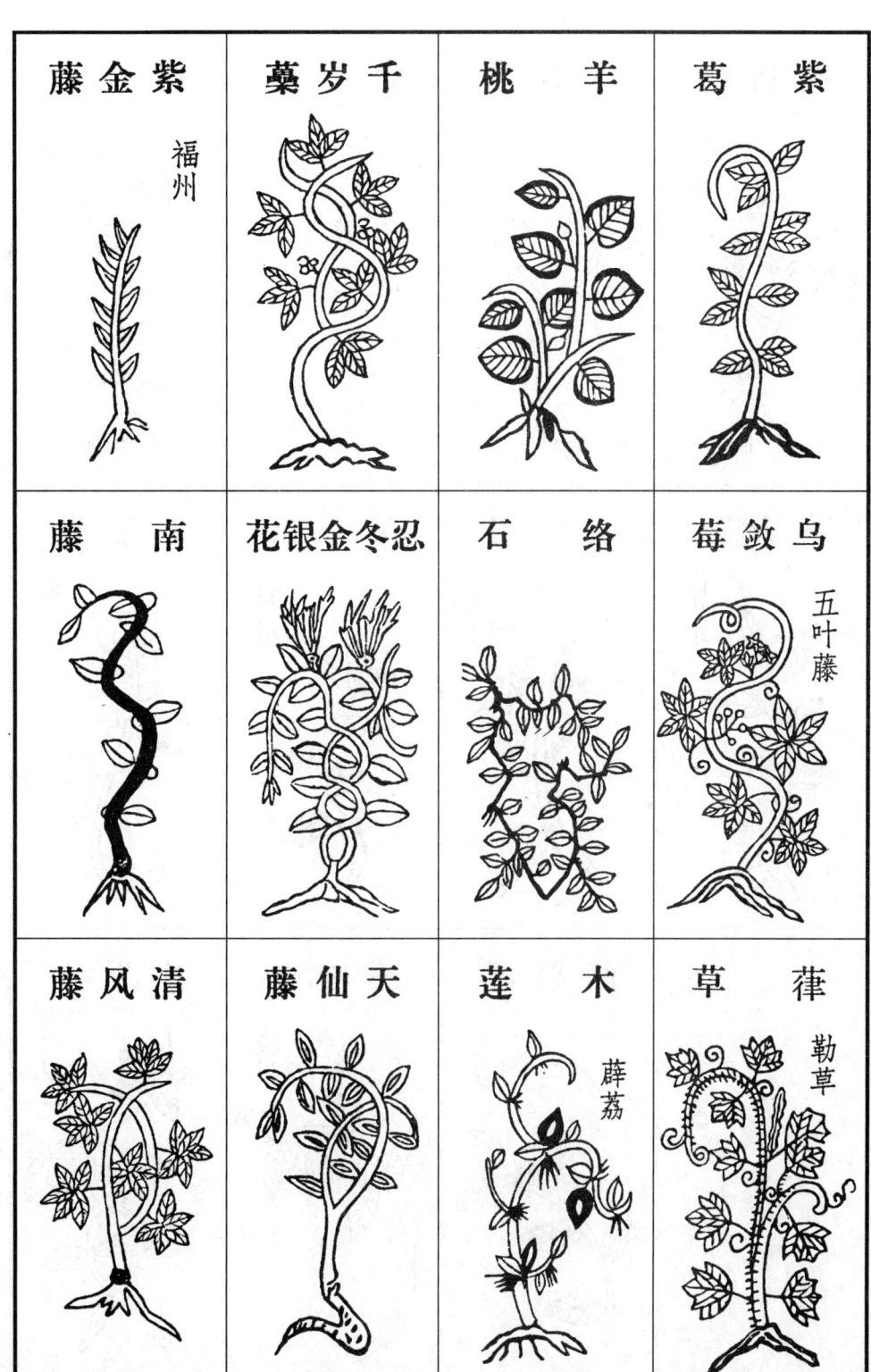

紫葛

羊桃

千岁蘽

紫金藤

福州

乌敛莓

五叶藤

络石

忍冬金银花

南藤

葎草

勒草

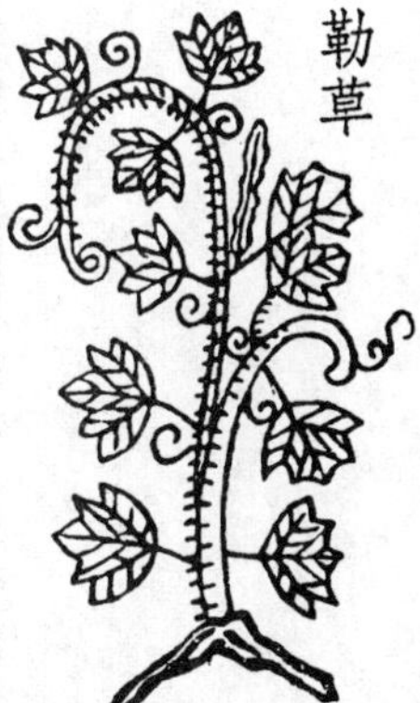

木莲

薜荔

天仙藤

清风藤

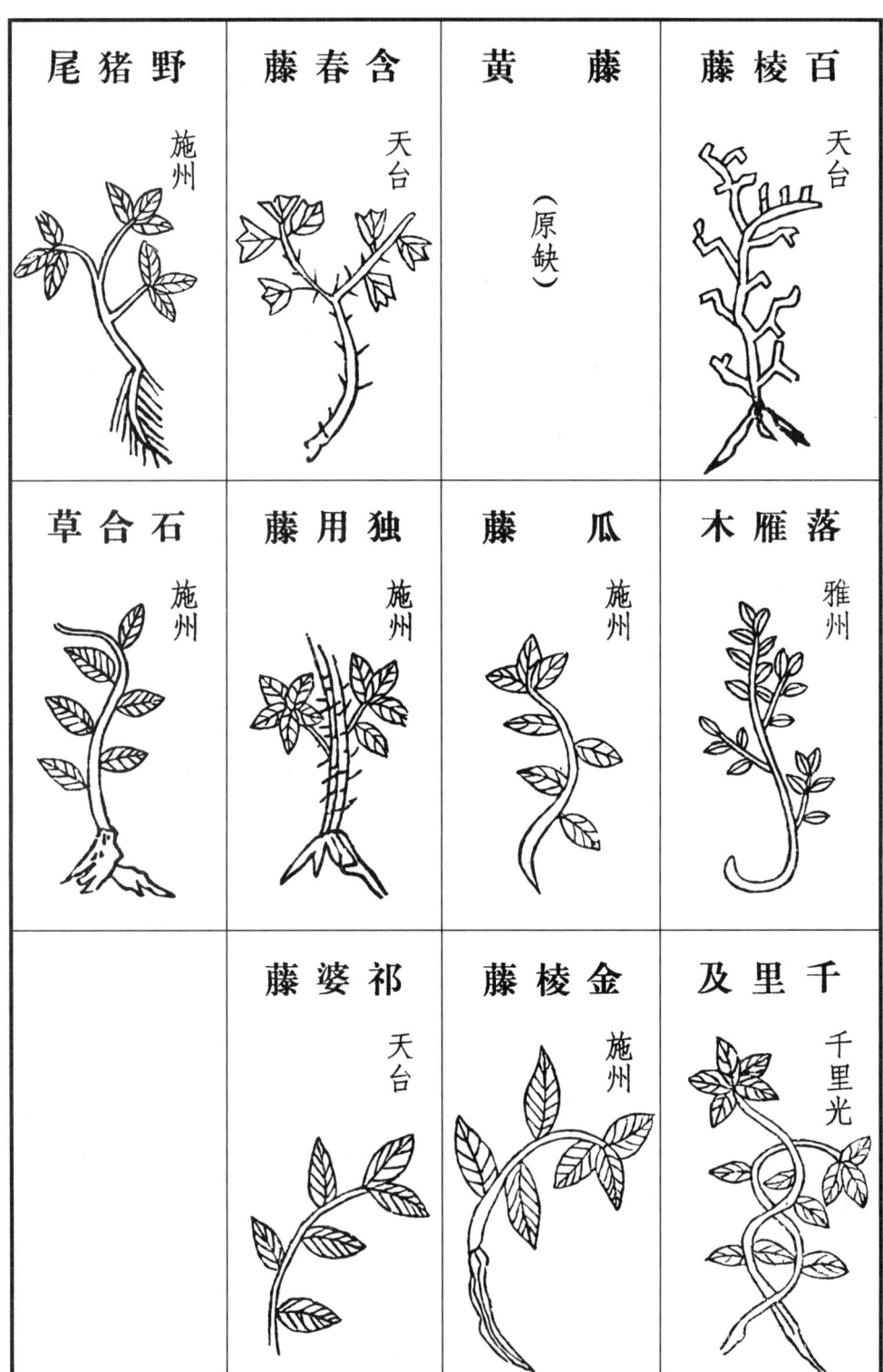

百棱藤

天台

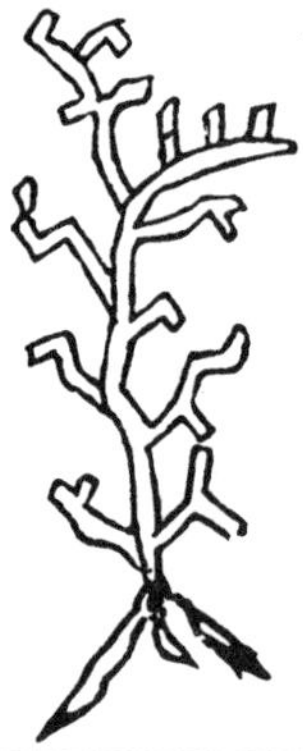

藤黄

（原缺）

含春藤

天台

野猪尾

施州

落雁木

雅州

瓜藤

施州

独用藤

施州

石合草

施州

千里及

千里光

金棱藤

施州

祁婆藤

天台

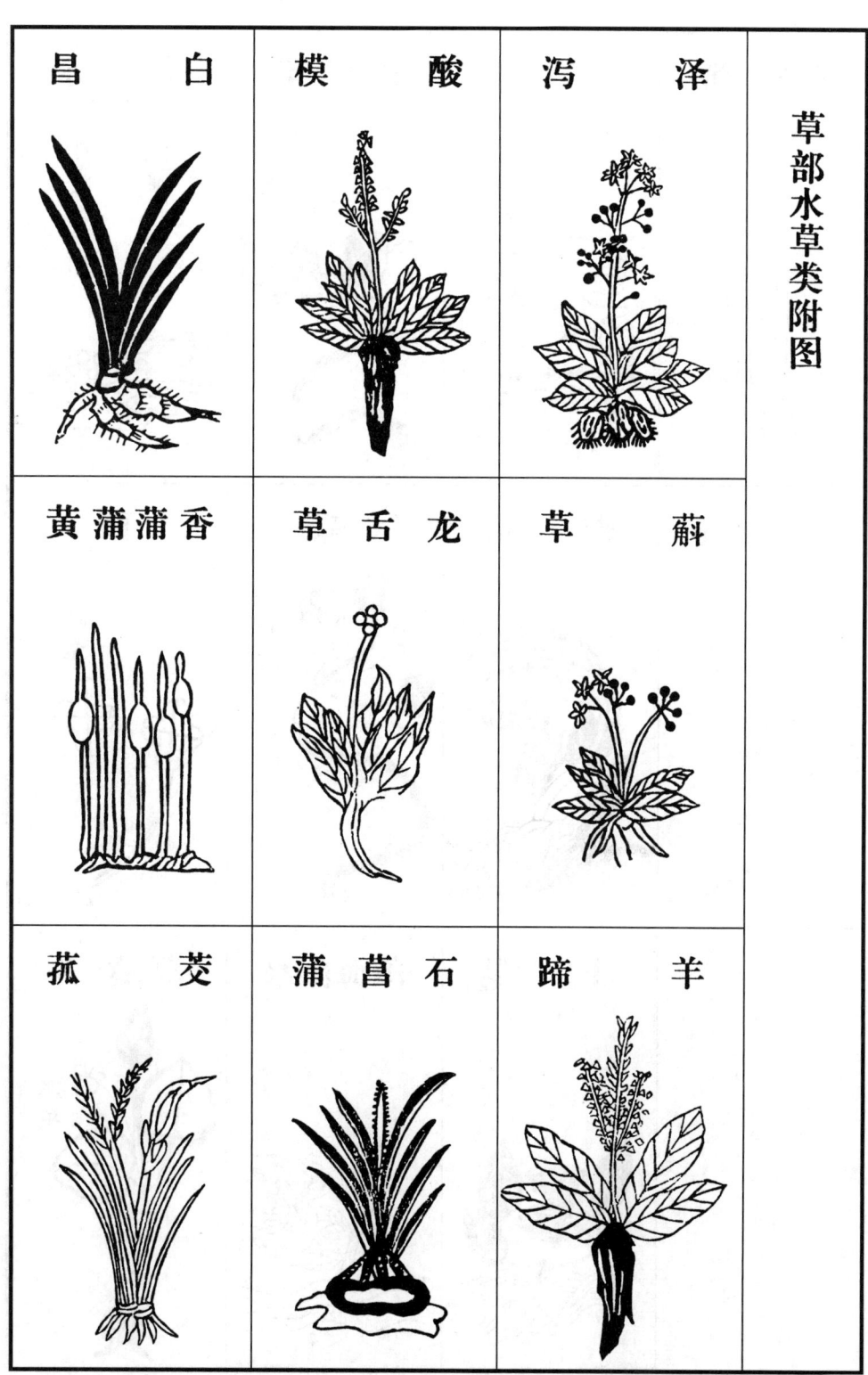

草部水草类附图

泽泻

酸模

白昌

蔛草

龙舌草

香蒲蒲黄

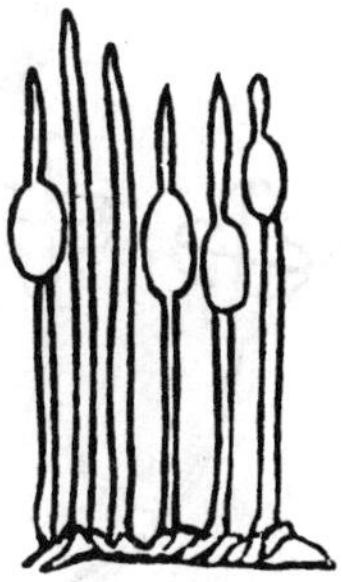

羊蹄

石菖蒲

茭菰

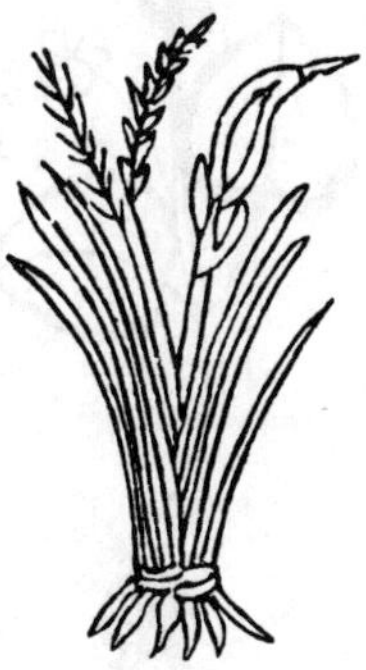

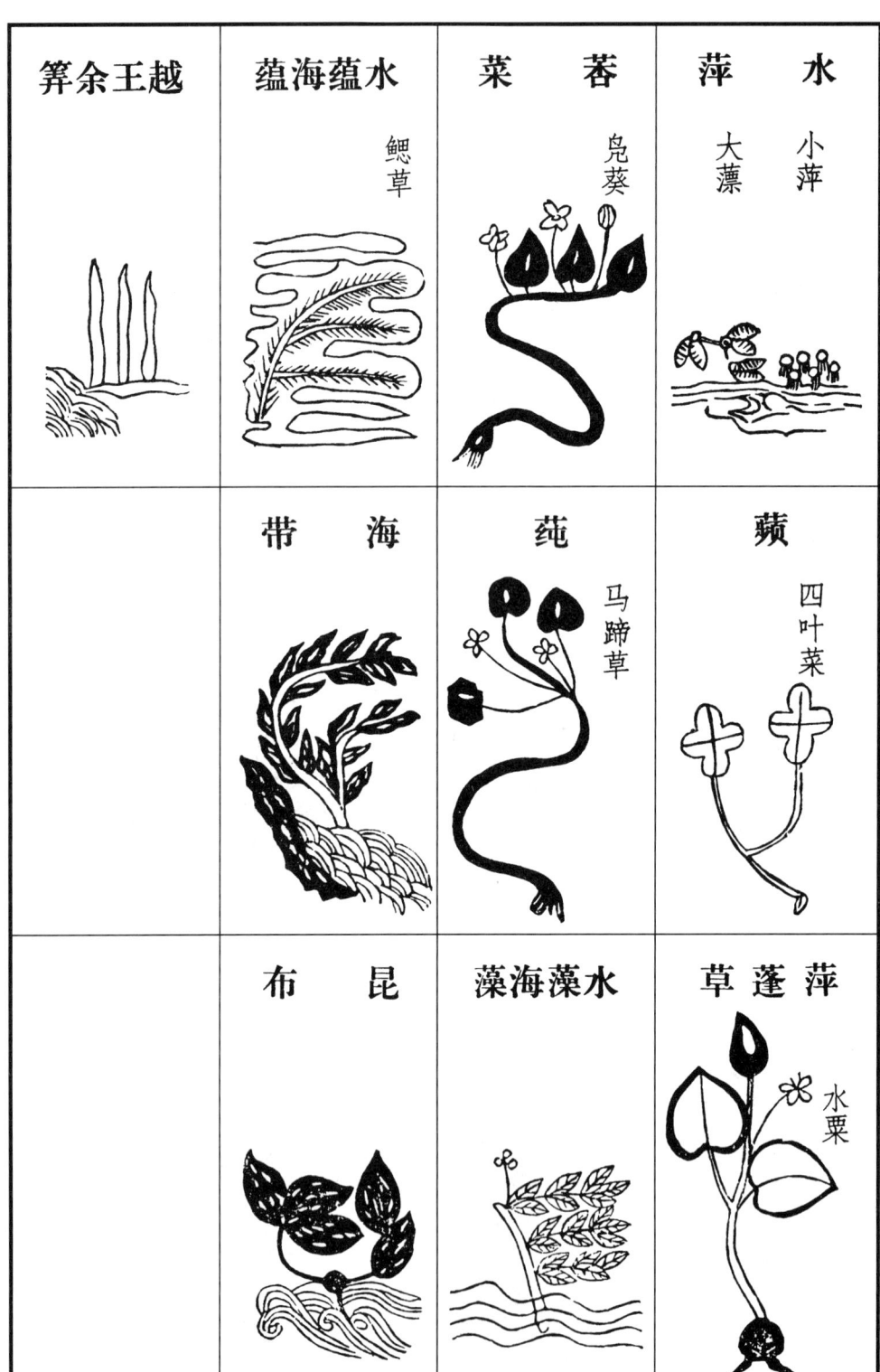

水萍

蓴菜

水蕴海蕴

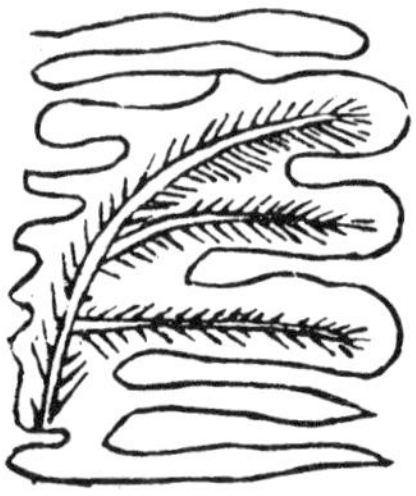

越王余筭

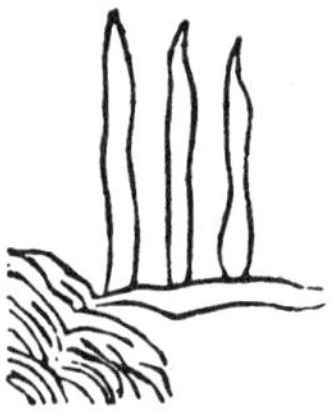

蘋

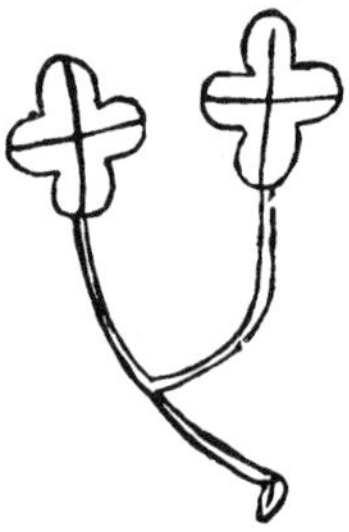

莼

海带

萍蓬草

水藻海藻

昆布

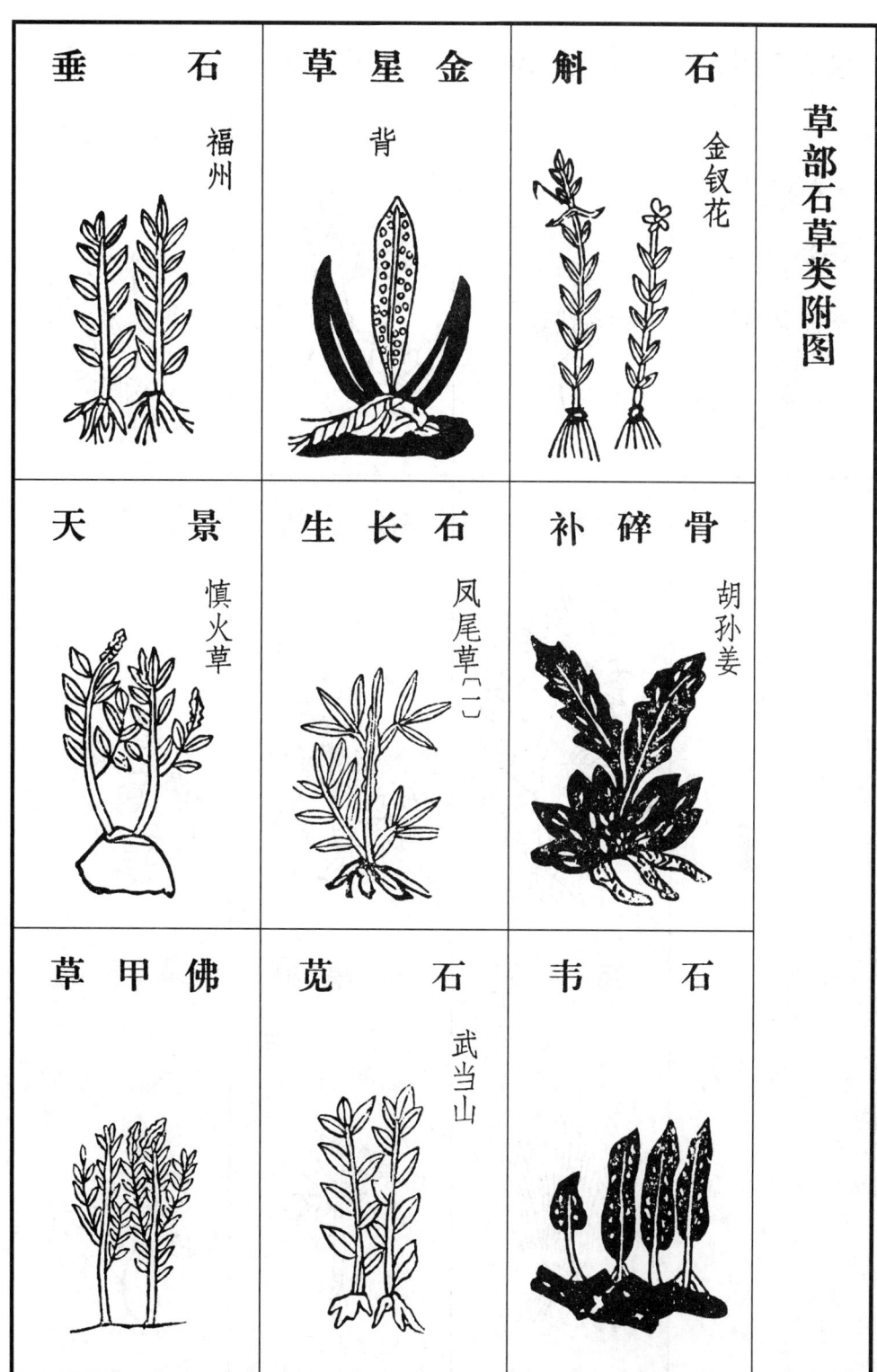

草部石草类附图

石斛

金钗花

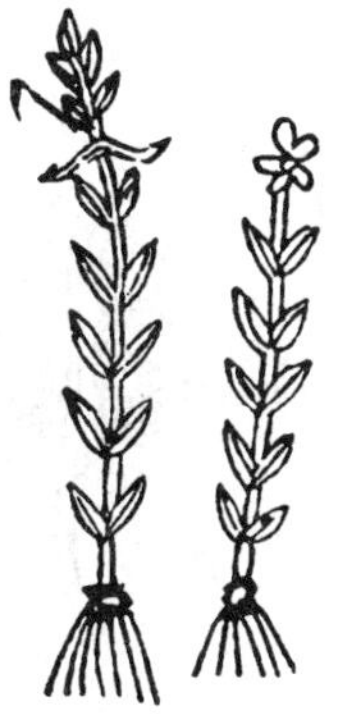

金星草

背

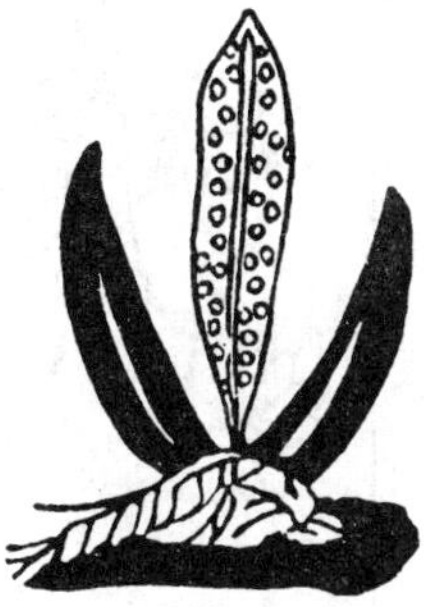

石垂

福州

骨碎补

胡孙姜

石长生

凤尾草（一）

景天

慎火草

石韦

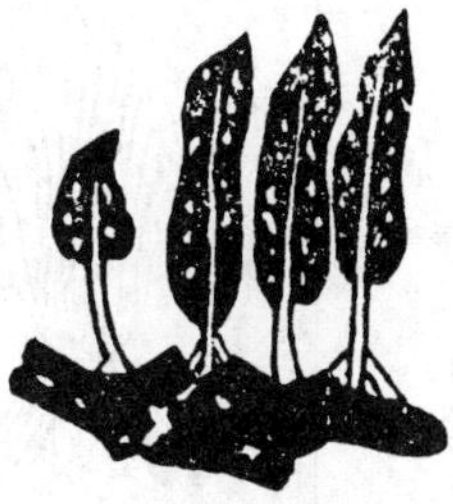

石苋

武当山

佛甲草

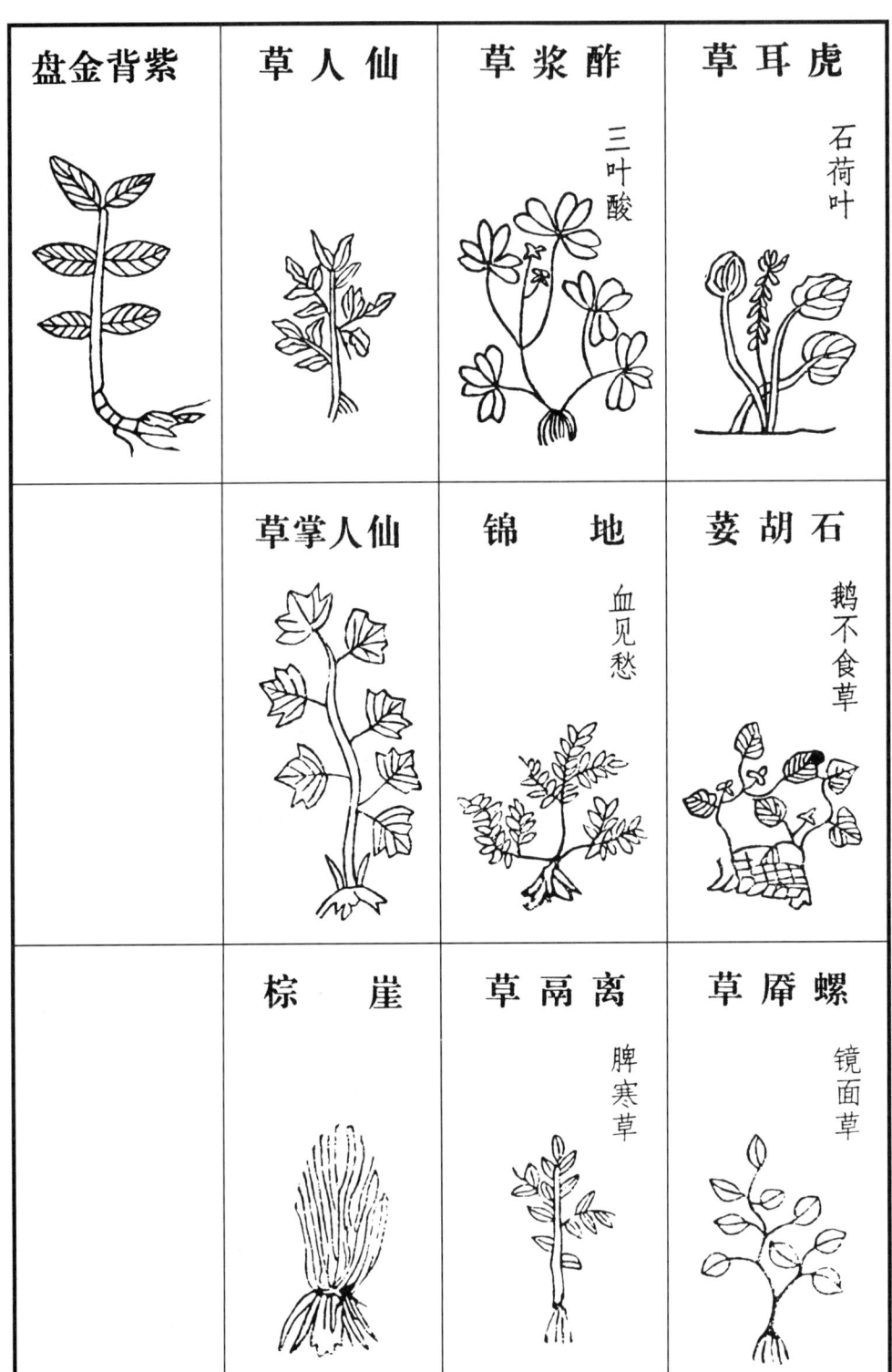

虎耳草

石荷叶

酢浆草

三叶酸

仙人草

紫背金盘

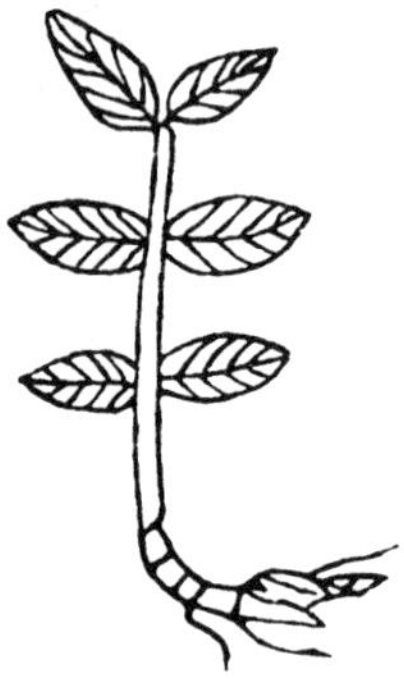

石胡荽

鹅不食草

地锦

血见愁

仙人掌草

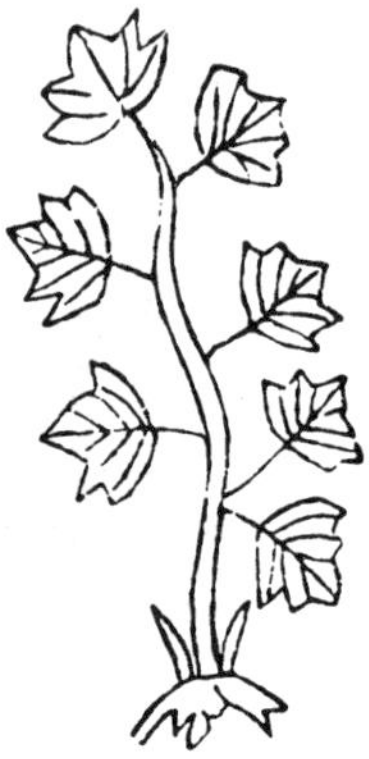

螺厣草

镜面草

离鬲草

脾寒草

崖棕

草部苔类附图

陟厘

水绵 石发

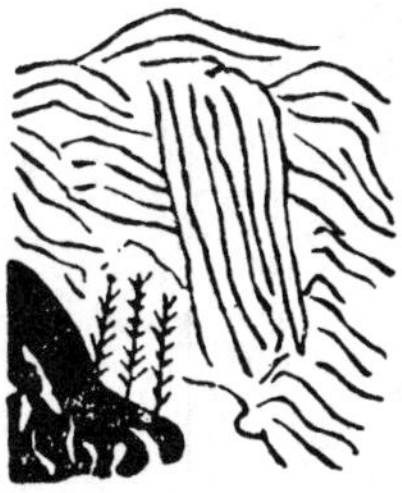

垣衣

在屋曰屋游

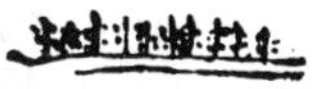

百蕊草

秦州

多生瓦上开小黄花

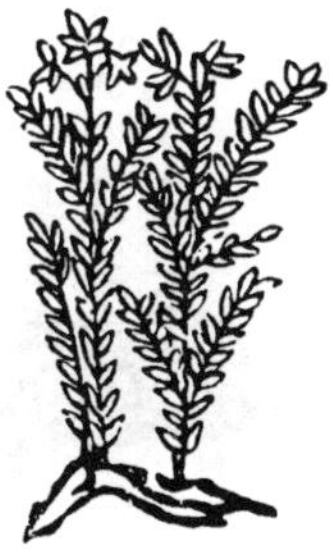

石蕊

云茶

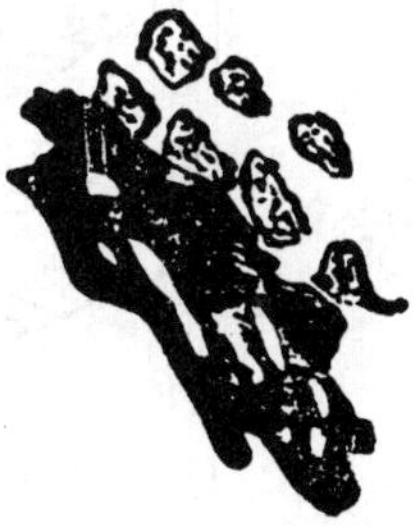

昨叶何草

瓦松

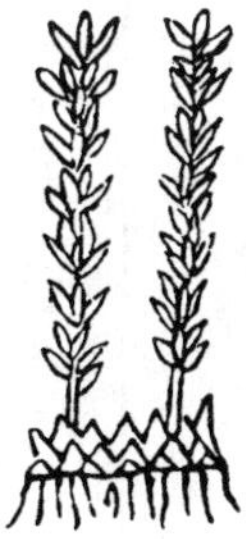

土马鬃

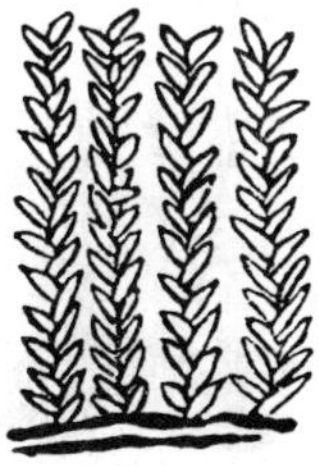

地衣

仰天皮

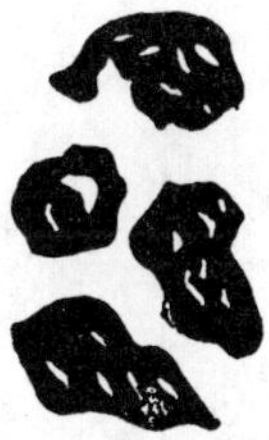

乌韭

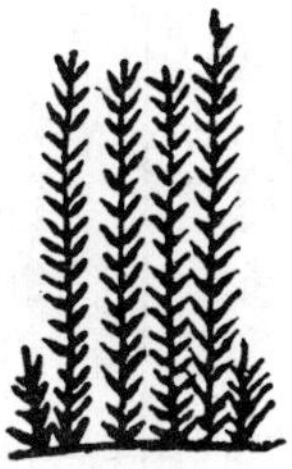

卷柏

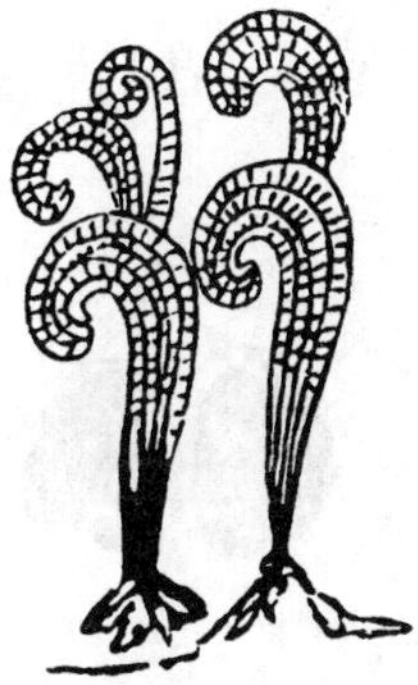

草部有名未用附图

玉柏

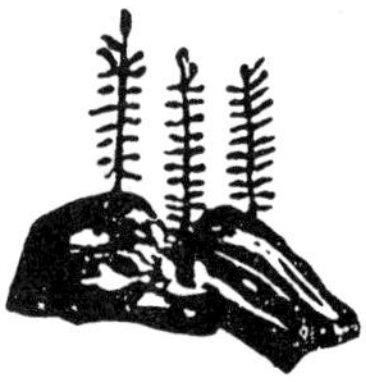

石松

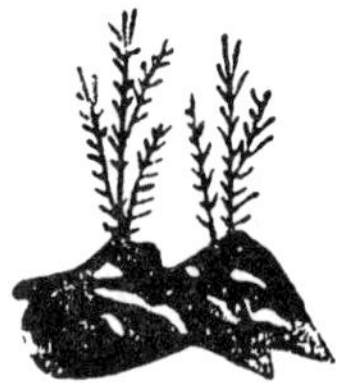

马勃

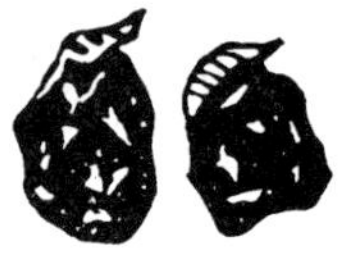

建水草

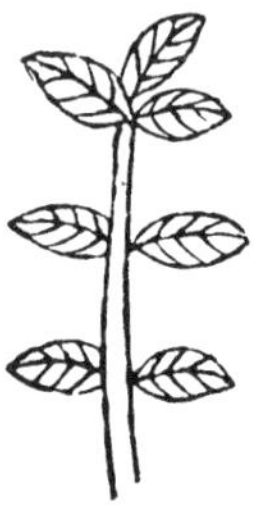

百药祖

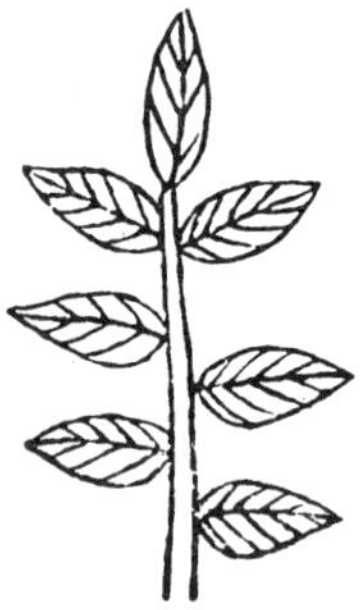

催风使

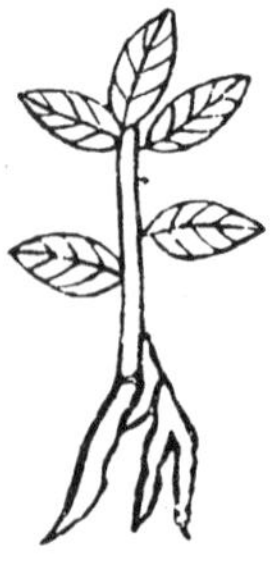

刺虎

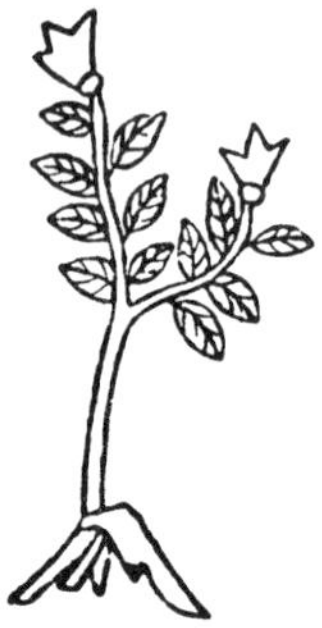

石逍遥草

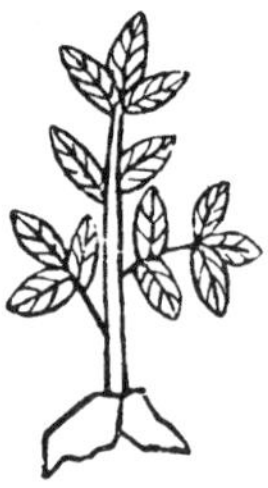

黄寮郎

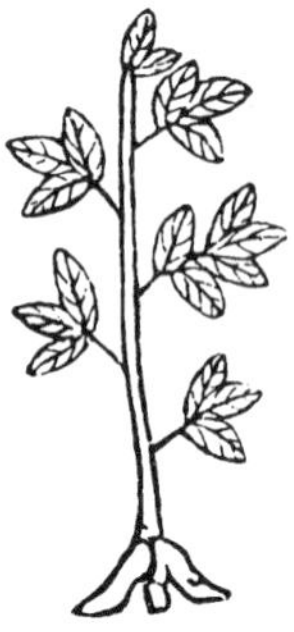

小几群

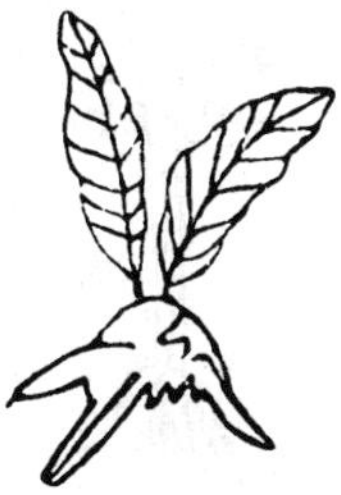

布里草

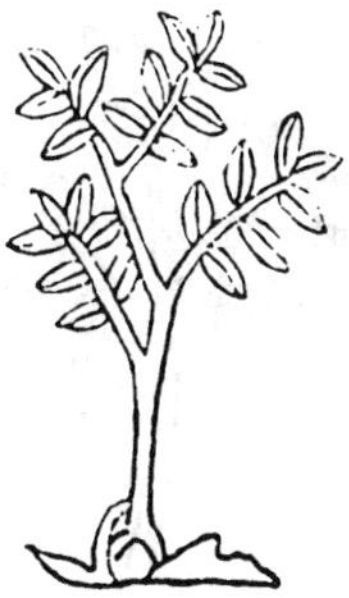

田麻

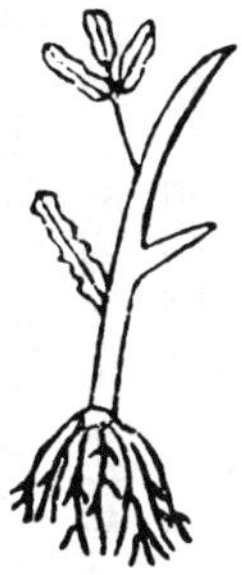

黄花了

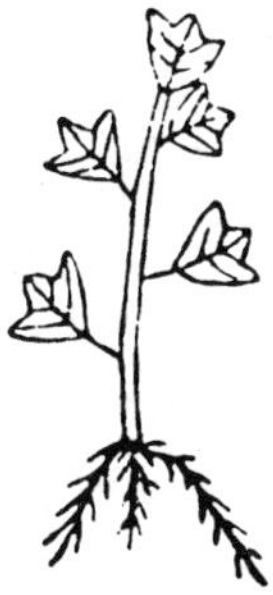

独脚仙

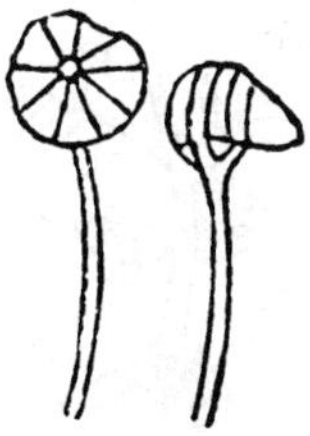

茆质汗

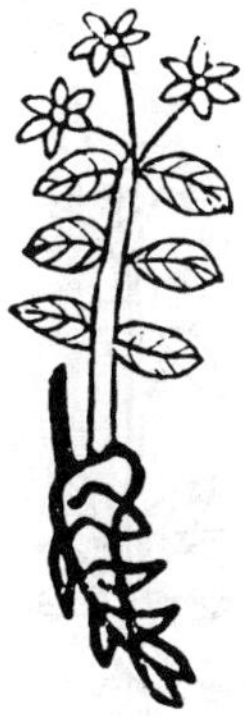

芥心草

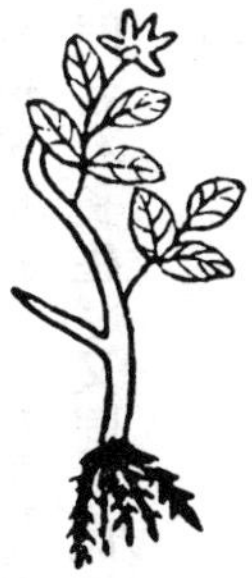

百两金

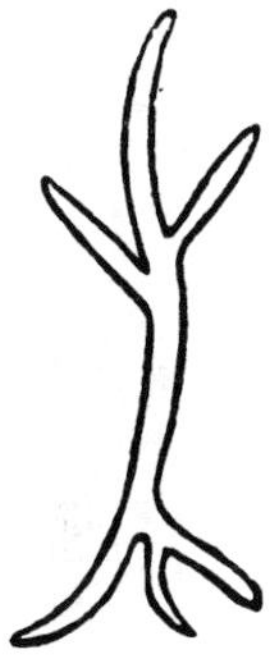

撮石合草

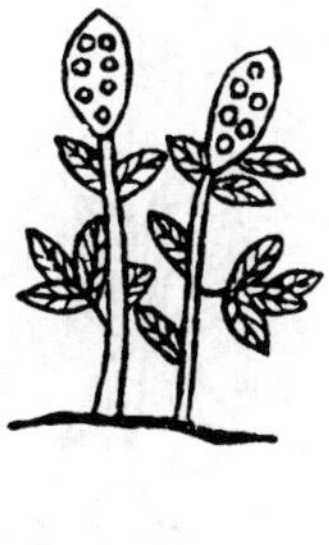

胡堇草

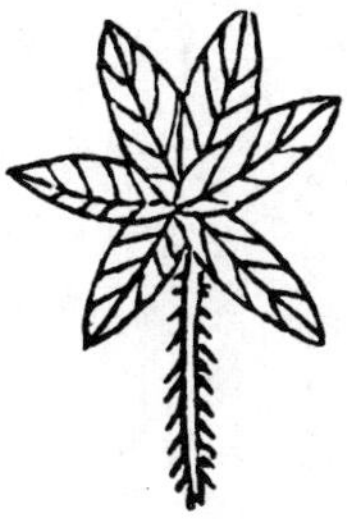

苦芥子

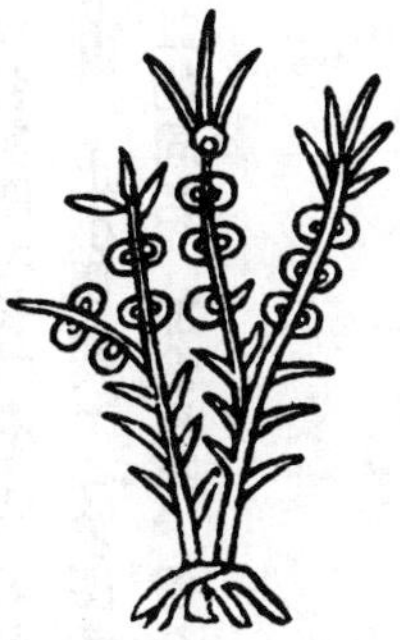

田母草

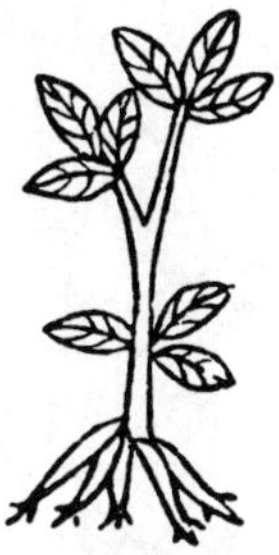

露筋草

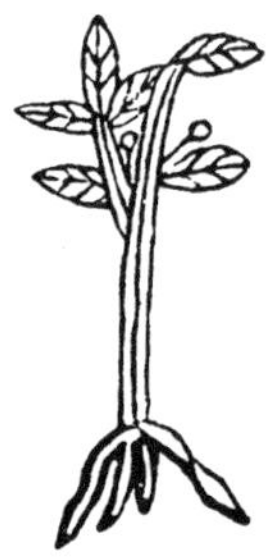

羊屎柴

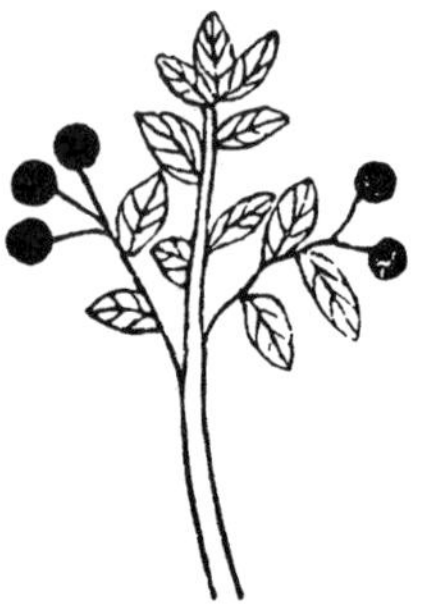

蛇眼草

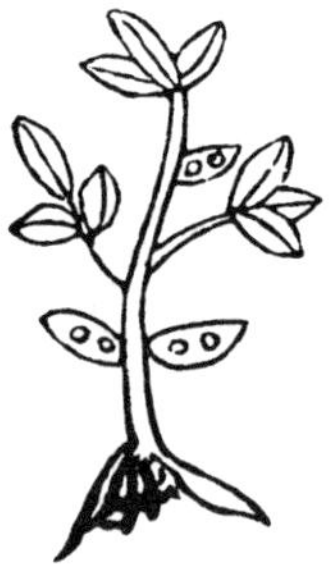

墓头回

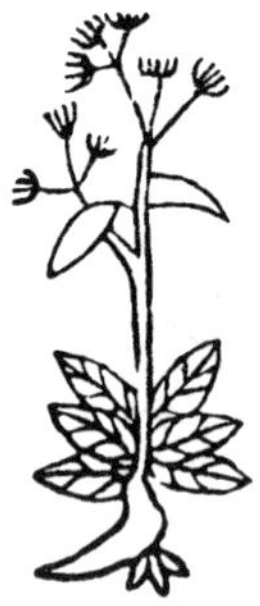

天芥菜

〔一〕凤尾草：按本书卷二十金星草一名凤尾草，而石长生条无一字涉及凤尾草。但植物名实图考长编卷十三石长生条按语谓：「盖即凤尾草之类。」而植物名实图考卷十六凤尾草条云：「或谓之石长生。治五淋，止小便痛。」今就图考中石长生与凤尾草两图形状及主治功能对比，知两者虽同名石长生，又同名凤尾草，但实系二物同名。加金星草、贯众皆名凤尾草，应是四物同名。

本草纲目序例目录第一卷

序例

[一] 五味偏盛：原脱，今据本卷内容补。

本草纲目序例第一卷

序例

历代诸家本草

神农本草经〔掌禹锡曰〕旧说本草经三卷，神农所作，而不经见，汉书·艺文志亦无录焉。汉平帝纪云：元始五年，举天下通知方术本草者，所在轺传遣诣京师。楼护传称：护少诵医经本草方术数十万言。本草之名盖见于此。唐李世勣〔一〕等以梁七录载神农本草三卷，推以为始。又疑所载郡县有后汉地名，似张机、华佗辈所为。皆不然也。按淮南子云：神农尝百草之滋味，一日而七十毒。由是医方兴焉。盖上世未著文字，师学相传，谓之本草。两汉以来，名医益众，张华辈始因古学附以新说，通为编述，本草由是见于经录也。〔寇宗奭曰〕汉书虽言本草，不能断自何代而作。世本、淮南子虽言神农尝百草以和药，亦无本草之名。惟帝王世纪云：黄帝使岐伯尝味草木，定本草经，造医方以疗众疾。乃知本草之名，自黄帝始。盖上古圣贤，具生知之智，故能辨天下品物之性味，合世人疾病之所宜。后世贤智之士，从而和之，又增其品焉。〔韩保昇曰〕药有玉石、草、木、虫、兽，而云本草者，为诸药中草类最多也。

名医别录〔二〕〔李时珍曰〕神农本草药分三品，计三百六十五种，以应周天之数。梁陶弘景复增汉、魏以下名医所用药三百六十五种，谓之名医别录。凡七卷，首叙药性之源〔三〕，论病名之诊〔四〕，次分玉石一品，草一品，木一品，虫兽一品〔五〕，果菜一品，米食一品，有名未用三品。以朱书神农，墨书别录，进上梁武帝。弘景字通明，宋末为诸王侍读，归

〔一〕李世勣：按旧唐书·李勣本传云：「本姓徐氏，名世勣。永徽中，以犯太宗讳，单名勣焉。」因此，本书此处作「李世勣」，下唐本草条又作「李勣」。

〔二〕名医别录：据燉煌残卷本·本草集注第一·序录（以下简称燉煌残卷）应作「本草集注」。下同。

〔三〕源：燉煌残卷作「本源」，大观、政和本草作「源本」。（政和本草系「重修政和经史证类备用本草」之简称，今用本社影印晦明轩本，下同。）

〔四〕诊：燉煌残卷及大观、政和本草俱作「形诊」。

〔五〕虫兽一品：原脱，今据燉煌残卷及大观、政和本草补。

隐勾曲山，号华阳隐居，武帝每咨访之，年八十五卒，谥贞白先生。其书颇有裨补，亦多谬误。〔弘景自序曰〕隐居先生在乎茅山之上，以吐纳余暇，游意方技，览本草药性，以为尽圣人之心，故撰而论之。旧称神农本经，予以为信然。昔神农氏之王天下也，画八卦以通鬼神之情，造耕种以省杀生之弊，宣药疗疾以拯夭伤之命。此三道者，历众圣而滋彰。文王、孔子彖、象、繇、辞，幽赞人天。后稷、伊尹，播厥百谷，惠被群生。岐、黄、彭、扁，振扬辅导，恩流含气。岁逾三千，民到于今赖之。但轩辕已前，文字未传。药性所主，当以识识相因，不尔何由得闻。至于桐、雷，乃著在编简。此书应与素问同类，但后人多更修饬之尔。秦皇所焚，医方、卜术不预，故犹得全录。而遭汉献迁徙，晋怀奔迸，文籍焚糜，十〔一〕不遗一。今之所存，有此三〔二〕卷。其所出郡县乃后汉时制，疑仲景、元化等所记。又有桐君采药录，说其花叶形色。药对四卷，论其佐使相须。魏、晋以来，吴普、李当之等更复损益。或五百九十五，或四百四十一，或三百一十九。或三品混糅，冷、热舛错，草、石不分，虫、兽无辨。且所主治，互有得失。医家不能备见，则智识有浅深。今辄苞综诸经，研括烦省。以神农本经三品合三百六十五为主，又进名医别〔三〕品亦三百六十五，合七百三十种。精粗皆取，无复遗落，分别科条，区畛物类，兼注詺时用土地所出，及仙经道术所须，并此序录〔四〕合为七卷。虽未足追踵前良，盖亦一家撰制，吾去世之后，可贻诸知音尔。

桐君采药录 〔时珍曰〕桐君，黄帝时臣也。书凡二卷，纪其花叶形色，今已不传。后人又有四时采药、太常采药时月等书。

雷公药对 〔禹锡曰〕北齐徐之才撰。以众药名品、君臣、性毒、相反及所主疾病，分类记之，凡二卷。〔时珍曰〕陶氏前已有此书，吴氏本草所引雷公是也。盖黄帝时雷公所著，之才增饰之尔。之才丹阳人，博识善医，历事北齐诸帝得宠，仕终尚书左仆射，年八十卒，赠司徒，封西阳郡王，谥文明。北史有传。

李氏药录 〔保昇曰〕魏李当之，华佗弟子。修神农本草三卷，而世少行。〔时珍曰〕其书散见吴氏、陶氏本草中，颇有发明。

〔一〕十：敦煌残卷及大观、政和本草俱作「千」。
〔二〕三：敦煌残卷及大观、政和本草俱作「四」。濒湖从掌禹锡说改为「三」，极是。
〔三〕别：敦煌残卷及大观、政和本草俱作「副」。
〔四〕录：原缺，今据敦煌残卷及大观、政和本草补。

吴氏本草〔保昇曰〕魏吴普，广陵人，华佗弟子。凡一卷。〔时珍曰〕其书分记神农、黄帝、岐伯、桐君、雷公、扁鹊、华佗、李氏所说性味甚详，今亦失传。

雷公炮炙论〔时珍曰〕刘宋时雷敩所著，非黄帝时雷公也。自称内究守国安正公，或是官名也。胡洽居士重加定述。药凡三百种，为上中下三卷。其性味、炮炙、熬煮、修事之法多古奥，文亦古质，别是一家，多本于乾宁晏先生。其首序论述物理，亦甚幽玄，录载于后。乾宁先生名晏封，著制伏草石论六卷，盖丹石家书也。

唐本草〔时珍曰〕唐高宗命司空英国公李勣等修陶隐居所注神农本草经增为〔一〕七卷。世谓之英公唐本草，颇有增益。显庆中右监门长史苏恭〔二〕重加订注〔三〕，表請修定。帝复〔四〕命太尉赵国公长孙无忌等二十二人与恭详定。增药一百一十四种，分为玉石、草、木、人、兽、禽、虫鱼、果、米谷、菜、有名未用十一部，凡二十卷，目录一卷，别为药图二十五卷，图经七卷，共五十三卷。世谓之唐新本草。苏恭所释虽明，亦多驳误。礼部郎中孔志约序曰：天地之大德曰生，运阴阳以播物；含灵之所保曰命，资亭育以尽年。蛰穴栖巢，感物之情盖寡；范金揉木，逐欲之道方滋。而五味或爽，时昧甘辛之节；六气斯沴，易愆寒燠之宜。中外交侵，形神分战。饮食伺衅，成肠胃之眚；风湿候隙，构手足之灾。机〔五〕缠肤腠，莫知〔六〕救止；渐固〔七〕膏肓，期于夭折。暨炎晖纪物，识药石之功；云瑞名官，穷诊候之术。草木咸得其性，鬼神无所遁情。

〔一〕增为：政和本草卷一·唐新修本草条云「唐司空英国公李勣等奉敕修。初，陶隐居因神农本经三卷增修为七卷。」濒湖引用此节时，略去「初」「因」两字，而忘却略去「增为」两字，易使读者误解作李勣「增为」七卷。

〔二〕恭：旧唐书·经籍志及新唐书·艺文志俱作「敬」。宋时避讳作「恭」，以后相沿未改。下同，不另加注。

〔三〕重加订注：政和本草卷一·唐新修本草条无，此乃濒湖所加。

〔四〕复：政和本草卷一·唐新修本草条作「因」。按新唐书·艺文志注云：「显庆四年，英国公李勣、太尉长孙无忌……右监门府长史苏敬等撰。」具列二十二人官衔姓名。可见唐本草是李勣、长孙无忌和苏敬等二十二人同时参加，一次修成。濒湖加「重加订注」四字，又改「因」为「复」，认为两次修成，显系误会。即在修成之显庆四年，长孙无忌贬官自缢，故新修本草削去其名。见龚喜庐丛书之二·唐卷子本新修本草卷十五末题名。

〔五〕机：大观、政和本草夹注云：当作「几」。按「机」「几」二字，古互通假。

〔六〕知：原作「之」，今据大观、政和本草·唐本序改。

〔七〕固：政和本草同。大观本草误作「因」。

刹麝劏犀，驱泄邪恶；飞丹炼石，引纳清和。大庇苍生，普济黔首；功侔造化〔一〕，恩迈裁〔二〕成。日用不知，于今是赖。岐、和、彭、缓，腾绝轨于前；李、华、张、吴，振英声于后。昔秦政煨燔，兹经不预；永嘉丧乱，斯道尚存。梁陶弘景雅好摄生，研精药术。以为本草经者，神农之所作，不刊之书也。惜其年代寖远，简编残蠹，与桐、雷众记，颇或踳驳。兴言撰缉，勒成一家，亦以雕琢经方，润色医业。然而时钟鼎峙，闻见阙于殊方；事非佥议，诠释拘于独学。至如重建平之防己，弃槐里之半夏。秋采榆仁，冬收云实。谬粱米之黄白，混荆子之牡蔓。异繁蒌于鸡肠，合由跋于鸢尾。防葵狼毒，妄曰同根；钩吻黄精，引为连类。铅锡莫辨，橙柚不分。凡此比例，盖亦多矣。自时厥后，以迄于今。虽方技分镳，名医继轨，更相祖述，罕能厘正。乃复采杜衡于及己，求忍冬于络石。舍陟厘而取莂藤，退飞廉而用马蓟。承疑行妄，曾无有觉。疾瘵多殆，良深慨叹。既而朝议郎行右监门府长史骑都尉臣苏恭，摭陶氏之乖违，辨俗用之纰紊。遂表請修定，深副圣怀。乃诏太尉扬州都督监修国史上柱国赵国公臣无忌、大中大夫行尚药奉御臣许孝崇等二十二人，与苏恭详撰。窃以动植形生，因方舛性；春秋节变，感气殊功。离其本土，则质同而效异；乖于采摘，乃物是而时非。名实既爽，寒温多谬。用之凡庶，其欺已甚；施之君父，逆莫大焉。于是上禀神规，下询众议；普颁天下，营求药物。羽毛鳞介，无远不臻；根茎花实，有名咸萃。遂乃详探秘要，博综方术。本经虽缺，有验必书；别录虽存，无稽必正。考其同异，择其去取。铅翰昭章，定群言之得失；丹青绮焕〔三〕，备庶物之形容。撰本草并图经目录等，凡成五十四卷。庶以网罗今古，开涤耳目。尽医方之妙极，拯生灵之性命。传万祀而无昧，悬百王而不朽。

药总诀

〔禹锡曰〕梁陶隐居撰，凡二卷，论药品五味寒热之性、主疗疾病及采蓄时月之法。一本题曰药象口诀，不著撰人名。

药性本草

〔禹锡曰〕药性论凡四卷，不著撰人名氏，分药品之性味，君臣佐使主病之效。一本云陶隐居撰。然其药性之功，有与本草相戾者，疑非隐居书也。〔时珍曰〕药性论即药性本草，乃唐甄权所著也。权扶沟人，仕隋为秘省正字。唐太宗时，年百二十岁，帝幸其第，访以药性，因上此书，授朝散大夫，其书论主治亦详。又著脉经、明堂人形图各一卷。详见唐史。

〔一〕化：原作「凡」，今据大观、政和本草改。

〔二〕裁：大观、政和本草均作「财」。

〔三〕焕：原作「焕」，今据大观、政和本草改。

千金食治〔时珍曰〕唐孙思邈撰千金备急方三十卷，采摭素问、扁鹊、华佗、徐之才等所论补养诸说，及本草关于食用者，分米谷、果、菜、鸟兽、虫鱼为食治附之，亦颇明悉。思邈隐于太白山，隋、唐征拜皆不就，年百余岁卒，所著有千金翼方、枕中素书、摄生真录、福禄论、三教论、老子庄子注。

食疗本草〔禹锡曰〕唐同州刺史孟诜撰。张鼎又补其不足者八十九种，并旧为二百二十七条，凡三卷。〔时珍曰〕诜，梁人也。武后时举进士，累迁凤阁舍人，出为台州司马，转同州刺史。睿宗召用，固辞。卒年九十。因周礼食医之义，著此书，多有增益。又撰必效方十卷，补养方三卷。唐史有传。

本草拾遗〔禹锡曰〕唐开元中三原县尉陈藏器撰。以神农本经虽有陶、苏补集之说，然遗沉尚多，故别为序例一卷，拾遗六卷，解纷三卷，总曰本草拾遗。〔时珍曰〕藏器，四明人。其所著述，博极群书，精核物类，订绳谬误，搜罗幽隐，自本草以来，一人而已。肤谫之士，不察其该详，惟诮其僻怪。宋人亦多删削。岂知天地品物无穷，古今隐显亦异，用舍有时，名称或变，岂可以一隅之见，而遽讥多闻哉。如辟虺雷、海马、胡豆之类，皆隐于昔而用于今；仰天皮、灯花、败扇之类，皆万家所用者。若非此书收载，何从稽考。此本草之书，所以不厌详悉也。

海药本草〔禹锡曰〕南海药谱二卷，不著撰人名氏，杂记南方药物所产郡县及疗疾之功，颇无伦次。〔时珍曰〕此即海药本草也，凡六卷，唐人李珣所撰。珣盖肃、代时人，收采海药亦颇详明。又郑虔有胡本草七卷，皆胡中药物，今不传。

四声本草〔禹锡曰〕唐兰陵处士萧炳撰。取本草药名上一字，以平、上、去、入四声相从，以便讨阅，无所发明，凡五卷，进士王收序之。

删繁本草〔禹锡曰〕唐润州医博士兼节度随军杨损之撰。删去本草不急及有名未用之类为五卷，开元以后人也，无所发明。

本草音义〔时珍曰〕凡二卷，唐李含光撰。又甄立言、殷子严皆有音义。

本草性事类〔禹锡曰〕京兆医工杜善方撰，不详何代人，凡一卷。以本草药名随类解释，附以诸药制使、畏恶、相反、相宜、解毒者。

食性本草〔禹锡曰〕南唐陪戎副尉、剑州医学助教陈士良撰。取神农、陶隐居、苏恭、孟诜、陈藏器诸家药，关于饮食者类之，附以食医诸方，及五时调养脏腑之法。〔时珍曰〕书凡十卷，总集旧说，无甚新义。古有淮南王食经一百二十卷，崔浩食经九卷，竺暄食经十卷，膳馐养疗二十卷，昝殷食医心鏡〔一〕三卷，娄居中食治通说一卷，陈直奉亲养老书二卷，并有食治诸方，皆祖食医之意也。

蜀本草〔时珍曰〕蜀主孟昶命翰林学士韩保昇等与诸医士，取唐本草参校增补注释，别为图经凡二十卷，昶自为序，世谓之蜀本草。其图说药物形状，颇详于陶、苏也。

开宝本草〔时珍曰〕宋太祖开宝六年，命尚药奉御刘翰、道士马志等九人，取唐、蜀本草详校，仍取陈藏器拾遗诸书相参，刊正别名，增药一百三十三种，马志为之注解，翰林学士卢多逊等刊正。七年复诏志等重定，学士李昉等看详。凡神农者白字，名医所传者墨字，别之。并目录共二十一卷。序曰三坟之书，神农预其一；百药既辨，本草存其录旧经三卷，世所流传；名医别录，互为编纂。至梁贞白先生陶弘景，乃以别录参其本经，朱墨杂书，时谓明白，而又考彼功用，为之注释，列为七卷，南国行焉。逮乎有唐，别加参校，增药余八百味，添注为二十一卷，本经漏功则补之，陶氏误说则证之。然而载历年祀，又逾四百。朱字墨字，无本得同；旧注新注，其文互缺。非圣主抚大同之运，永无疆之休，其何以改而正之哉。乃命尽考传误，刊为定本，类例非允，从而革焉。至于笔头灰，兎毫也，而在草部，今移附兎头骨之下；半天河、地浆，皆水也，亦在草部，今移附玉〔二〕石类之间。败鼓皮移附于兽皮，胡桐泪改从于木类。紫矿亦木也，自玉石品而取焉；伏翼实禽也，由虫鱼部而移焉。橘柚附于果实，食盐附于光盐。生姜干姜，同归一说。至于鸡肠、繁缕、陆英、蒴藋，以类相似，从而附之。仍采陈藏器拾遗、李含光音义，或讨源于别本，或传效于医家，参而较之，辨其臧否。至于突厥白，旧说灰类也〔三〕，今是木根；天麻根，解以〔四〕赤箭，今又全异。去非取是，特立新条。自余刊正，不可悉数。下采众议，定为印板。乃以白字为神农所说，墨字为名医所传。唐附今附，各加显注。详其解释，审其形性。证谬误而辨之者，署为今

〔一〕鏡：原作「鉴」，今据政和本草卷首·证类本草所出经史方书及本书本卷引用医家书目改，使本书前后一致。
〔二〕玉：大观、政和本草均作「土」。
〔三〕也：衍文。大观、政和本草均无。
〔四〕以：大观、政和本草均作「似」。

注；考文记而述之者，又为今按。义既刊定，理亦详明。今〔一〕以新旧药合九百八十三种，并目录二十一卷，广颁天下，传而行焉。

嘉祐补注本草 〔时珍曰〕宋仁宗嘉祐二年，诏光禄卿直秘阁掌禹锡、尚书祠部郎中秘阁校理林亿等，同诸医官重修本草。新补八十二种，新定一十七种，通计一千八十二条，谓之嘉祐补注本草，共二十卷。其书虽有校修，无大发明。其序略云：神农本草经三卷，药止三百六十五种。至陶隐居又进名医别录，亦三百六十五种，因而注释，分为七卷。唐苏恭等又增一百一十四种，广为二十卷，谓之唐本草。国朝开宝中，两诏医工刘翰、道士马志等修，增一百三十三种，为开宝本草。伪蜀孟昶，亦尝命其学士韩保昇等稍有增广，谓之蜀本草。嘉祐二年八月，诏臣禹锡、臣亿等再加校正。臣等被命，遂更研核。窃谓前世医工，原诊用药，随效辄记，遂至增多。概见诸书，浩博难究；虽屡加删定，而去取非一。或本经已载，而所述粗略；或俚俗常用，而太医未闻。向非因事详著，则遗散多矣。乃请因其疏捂〔二〕，更为补注。应〔三〕诸家医书、药谱所载物品功用，并从采掇；惟名近迂僻，类乎怪诞，则所不取。自余经史百家，虽非方饵之急，其间或有参说药验较然可据者，亦兼收载，务从该洽，以副诏意。凡名本草者非一家，今以开宝重定本为正。其分布卷类，经注杂糅，间以朱墨，并从旧例，不复厘改。凡补注并据诸书所说，其意义与旧文相参者，则从删削，以避重复；其旧已著见而意有未完，后书复言，亦具存之，欲详而易晓。仍每条并以朱书其端云：臣等谨按某书云某事。其别立条者，则解于其末，云见某书。凡所引书，唐、蜀二本草为先，他书则以所著先后为次第。凡书旧名本草者，今所引用，但著其所作人名曰某人〔四〕，惟唐、蜀本则曰唐本云、蜀本云。凡字朱墨之别：所谓神农本经者，以朱字；名医因神农旧条而有增补者，以墨字间于朱字；馀所增者，皆别立条，并以墨字。凡陶隐居所进者，谓之名医别录，并以其注附于末。凡显庆所增者，亦注其末曰唐本先附。凡开宝所增者，亦注其末曰今附。凡今所增补，旧经未有，于逐条后开列云新补。凡药旧分上、中、下三品，今之新补难于详辨，但以类附见，如绿矾次于矾石，山姜花次于豆蔻，扶移次于水杨之类是也。凡药有功用本经未见，而旧注已曾引注，今之所增，但涉相类，更不立条，并附本注之末，曰续注，如地衣附于垣衣，燕覆附于通草，马藻附于海藻之类是也。凡旧注出于陶氏者，

〔一〕今：原作「又」，今据大观、政和本草改。

〔二〕捂：原作「语」，据改同上。

〔三〕应：原作「因」，据改同上。

〔四〕人：原脱，今据大观、政和本草补。

曰陶隐居云。出于显庆者，曰唐本注。出于开宝者，曰今注。其开宝考据传记者，别曰今按、今详、又按。皆以朱字别书于其端。凡药名本经已见，而功用未备，今有所益者，亦附于本注之末。凡药有今世已尝用，而诸书未见，无所辨证者，如胡卢巴、海带之类，则请从太医众论参议，别立为条，曰新定。旧药九百八十三种，新补八十二种，附于注者不预焉。新定一十七种，总新旧一千八十二条，皆随类附著之。英公、陶氏、开宝三序，皆有义例，所不可去，仍载于首卷云。

图经本草 〔时珍曰〕宋仁宗既命掌禹锡等编绎本草，累年成书；又诏天下郡县，图上所产药物，用唐永徽故事，专命太常博士苏颂撰述成此书，凡二十一卷。考证详明，颇有发挥。但图与说异，两不相应。或有图无说，或有物失图，或说是图非。如江州菝葜乃仙遗粮，滁州青木香乃兜铃根，俱混列图；棠毬子即赤爪木，天花粉即栝楼根，乃重出条之类，亦其小小疏漏耳。颂字子容，同安人，举进士，哲宗朝位至丞相，封魏国公。

证类本草 〔时珍曰〕宋徽宗大观二年，蜀医唐慎微取嘉祐补注本草及图经本草合为一书，复拾唐本草、陈藏器本草、孟诜食疗本草旧本所遗者五百余种，附入各部，并增五种。仍采雷公炮炙及唐本、食疗、陈藏器诸说收未尽者，附于各条之后。又采古今单方，并经、史、百家之书有关药物者，亦附之。共三十一卷，名证类本草。上之朝廷〔一〕，改名大观本草。慎微貌寝陋而学该博，使诸家本草及各药单方，垂之千古，不致沦没者，皆其功也。政和中，复命医官曹孝忠校正刊行，故又谓之政和本草。

本草别说 〔时珍曰〕宋哲宗元祐中，阆中医士陈承合本草及图经二书为一，间缀数语，谓之别说。高宗绍兴末，命医官王继先等校正本草，亦有所附。皆浅俚无高论。

日华诸家本草 〔禹锡曰〕国初开宝中，四〔二〕明人撰。不著姓氏，但云日华子大明。序集诸家本草近世所用药，各以寒、温、性、味、华、实、虫、兽为类，其言功用甚悉，凡二十卷。〔时珍曰〕按千〔三〕家姓大姓出东莱，日华子盖姓大名明也。或云其姓田。未审然否。

〔一〕上之朝廷：据大观本草艾晟序，当大观二年在杭州孙氏刻板艾晟作序之时，慎微书成已久，行将失传，且不知其为何许人。则谓慎微此时著书上之朝廷者，殆非事实。

〔二〕四：原脱，今据政和本草补。

〔三〕千：原作「十」，今据四库总目·存目·类书三改。

本草衍义〔时珍曰〕宋政和中，医官通直郎寇宗奭撰。以补注及图经二书，参考事实，核其情理，援引辨证，发明良多，东垣、丹溪诸公亦尊信之；但以兰花为兰草，卷丹为百合，是其误也。书及序例凡二十〔一〕卷。平阳张魏卿以其说分附各药之下，合为一书。

洁古珍珠囊〔时珍曰〕书凡一卷，金易州明医张元素所著。元素字洁古，举进士不第，去学医，深阐轩、岐秘奥，参悟天人幽微。言古方新病不相能，自成家法。辨药性之气味、阴、阳、厚、薄，升、降、浮、沉、补、泻，六气、十二经，及随证用药之法，立为主治、秘诀、心法、要旨，谓之珍珠囊，大扬医理，灵素之下，一人而已。后人翻为韵语，以便记诵，谓之东垣珍珠囊谬矣。惜乎止论百品，未及遍评。又著病机气宜保命集四卷，一名活法机要。后人误作河间刘完素所著，伪撰序文词调于卷首以附会之。其他洁古诸书，多是后人依托，故驳杂不伦。

用药法象〔时珍曰〕书凡一卷，元真定明医李杲所著。杲字明之，号东垣。通春秋、书、易，忠信有守，富而好施，援例为济源监税官。受业于洁古老人，尽得其学，益加阐发，人称神医。祖洁古珍珠囊，增以用药凡例，诸经向导，纲要活法，著为此书。谓世人惑于内伤外感，混同施治，乃辨其脉证，元气阴火，饮食劳倦，有余不足，著辨惑论三卷、脾胃论三卷。推明素问、难经、本草、脉诀及杂病方论，著医学发明九卷，兰室秘藏五卷。辨析经络脉法，分比伤寒六经之则，著此事难知二卷。别有痈疽、眼目诸书及试效方，皆其门人所集述者也。

汤液本草〔时珍曰〕书凡二卷，元医学教授古赵王好古撰。好古字进之，号海藏，东垣高弟，医之儒者也。取本草及张仲景、成无己、张洁古、李东垣之书，间附己意，集而为此。别著湯液大法四卷，医垒元戎十卷，阴证略例、瘢论萃英、錢氏补遗各一卷。

日用本草〔时珍曰〕书凡八卷。元海宁医士吴瑞，取本草之切于饮食者，分为八门，间增数品而已。瑞字瑞卿，元文宗时人。

本草歌括〔时珍曰〕元瑞州路医学教授胡仕可，取本草药性图形作歌，以便童蒙者。我明刘纯、熊宗立、傅滋辈，皆有歌括及药性赋，以授初学记诵。

〔一〕二十：原作「三」，乃将序例卷数误作全书卷数。今据原书总序及付寇宗奭扎改，与现存原书卷数相合。

本草衍义补遗〔时珍曰〕元末朱震亨所著。震亨，义乌人，字彦修，从许白云讲道，世称丹溪先生。尝从罗太无学医，遂得刘、张、李三家之旨而推广之，为医家宗主。此书盖因寇氏衍义之义而推衍之，近二百种，多所发明；但兰草之为兰花，胡粉之为锡粉，未免泥于旧说，而以诸药分配五行，失之牵强耳。所著有格致余论、局方发挥、伤寒辨疑、外科精要新论、风木问答诸书。

本草发挥〔时珍曰〕书凡三卷，洪武时丹溪弟子山阴徐彦纯用诚所集。取张洁古、李东垣、王海藏、朱丹溪、成无己数家之说，合成一书尔，别无增益。

救荒本草〔时珍曰〕洪武初，周定〔一〕王因念旱涝民饥，咨访野老田夫，得草木之根苗花实可备荒者四百四十种，图其形状，著其出产、苗叶、花子、性味、食法凡四卷，亦颇详明可据。近人翻刻，削其大半，虽其见浅，亦书之一厄也。王号诚斋〔二〕，性质聪敏，集普济方一百六十八卷，袖珍方四卷，诗、文、乐府等书。嘉靖中，高邮王磐著野菜谱一卷，绘形缀语，以告救荒，略而不详。

庚辛玉册〔时珍曰〕宣德中，宁献王取崔昉外丹本草、土宿真君造化指南、独孤滔丹房鏡〔三〕源、轩辕述宝藏论、青霞子丹台录诸书所载金石草木可备丹炉者，以成此书。分为金石部、灵苗部、灵植部、羽毛部、鳞甲部、饮馔部、鼎器部，通计二卷，凡五百四十一品。所说出产形状，分别阴阳，亦可考据焉。王号臞仙，该通百家，所著医、卜、农、圃、琴、棋、仙学、诗家诸书，凡数百卷。造化指南三十三篇，载灵草五十三种，云是土宿昆元真君所说，抱朴子注解，盖亦宋、元时方士假托者尔。古有太清草木方、太清服食经、太清丹药录、黄白秘法、三十六水法、伏制草石论诸书，皆此类也。

本草集要〔时珍曰〕弘治中，礼部郎中慈溪王纶，取本草常用药品，及洁古、东垣、丹溪所论序例，略节为八卷，别无增益，斤斤泥古者也。纶字汝言，号节斋，举进士，仕至都御史。

〔一〕定：原作「宪」，此濒湖沿一五五五年汴人陆柬重刊救荒本草序文之误。今据明史本传及四库总目·子部·农家改。下同。

〔二〕号诚斋：四库总目·子部·医家类二：普济方云「时珍称为周宪王，则以为橚子有燉所作，未免舛误」。据此，则「号诚斋」三字应删。

〔三〕鏡：原作「鉴」，书存道藏·如字号中，亦作「鉴」。今据政和本草统一作「鏡」，与本书卷八「金、银」各条一致。

食物本草〔时珍曰〕正德时，九江知府江陵汪颖撰。东阳卢和字廉夫，尝取本草之系于食品者编次此书。颖得其稿，厘为二卷，分为水、谷、菜、果、禽、兽、鱼、味八类云。

食鉴本草〔时珍曰〕嘉靖时，京口宁原所编。取可食之物，略载数语，无所发明。

本草会编〔时珍曰〕嘉靖中，祁门医士汪机所编。机字省之。惩王氏本草集要不收草木形状，乃削去本草上、中、下三品，以类相从，菜谷通为草部，果品通为木部，并诸家序例共二十卷。其书撮约似乎简便，而混同反难检阅，冠之以荠，识陋可知，掩去诸家，更觉零碎，臆度疑似，殊无实见，仅有数条自得可取尔。

本草蒙筌〔时珍曰〕书凡十二卷，祁门医士陈嘉谟撰。谟字廷采。嘉靖末，依王氏集要部次集成，每品具气味、产采、治疗、方法，创成对语，以便记诵。间附己意于后，颇有发明。便于初学，名曰蒙筌，诚称其实。

本草纲目明楚府奉祠、敕封文林郎、蓬溪知县，蕲州李时珍东璧撰。搜罗百氏，访采四方。始于嘉靖壬子，终于万历戊寅，稿凡三易。分为五十二卷，列为一十六部，部各分类，类凡六十。标名为纲，列事为目。增药三百七十四种，方八千一百六十〔一〕。

引据古今医家书目

〔时珍曰〕自陶弘景以下，唐、宋诸本草引用医书，凡八十四家，而唐慎微居多。时珍今所引，除旧本外，凡二百七十七〔二〕家。

黄帝素问王冰注。

唐玄宗开元广济方

天宝单方图

唐德宗贞元广利方

太仓公方

宋太宗太平圣惠方

〔一〕八千一百六十：本书卷首凡例中作「八千一百六十一」。按此二数均与实际不合，待全书校完后统一说明。

〔二〕七：原作「六」，今据所引书籍实数核改，后同。

扁鹊方三卷。

华佗方十卷。

支太医方

徐文伯方

秦承祖方

华佗中藏经

范汪东阳方

孙真人食忌

孙真人枕中记

孙真人千金髓方

箧中秘宝方

钱氏箧中方

王绍颜〔一〕续传信方

柳州救三死方

御药院方

刘涓子鬼遗方

陈延之小品方

张仲景金匮玉函方

张仲景伤寒论成无己注。

张文仲随身备急方

初虞世古今录验方

王焘外台秘要方

姚和众延龄至宝方

孙真人千金备急方

孙真人千金翼方

席延赏方

叶天师枕中记

许孝宗箧中方

刘禹锡传信方

延年秘录

李绛兵部手集方

崔行功纂要方

乘闲集效方

葛洪肘后百一方

〔一〕王绍颜：崇文总目及艺文略均作「王颜」。

服气精义方
胡洽居士百病方
梅师集验方
深师脚气论即梅师。
孙氏集验方
平尧卿伤寒类要
韦宙独行方
胜金方
周应简要济众方
王衮博济方
救急方
崔知悌劳瘵方
陈抃经验方〔一〕
苏沈良方东坡、存中。
昝殷食医心镜
张杰子母秘录

谢士泰删繁方
孙兆口诀
崔元亮海上集验方
姚僧坦集验方
孟诜必效方
斗门方
王珉伤寒身验方
文潞公药准
塞上方
沈存中灵苑方
张路大效方
近效方
陈氏经验后方
十全博救方
必用方
杨氏产乳集验方

〔一〕陈抃经验方：宋史·艺文志载有陈抃手集备急经效方一卷。别有陈氏经验方五卷。注云：「不知名。」此间似濒湖将「陈抃经效方」与「陈氏经验方」牵混。

昝殷产宝
谭氏小儿方
小儿宫气方
万全方
太清草木方
李翱何首乌传
普救方
神仙服食方
嵩阳子威灵仙传
寒食散方
贾相公牛经
贾诚马经已上八十四家，系旧本所引。
灵枢经
王冰玄密〔一〕
张杲医说
黄帝书
褚氏遗书
李濂医史
秦越人难经
圣济总录
刘氏病机赋
皇甫谧甲乙经
宋徽宗圣济经
刘克用药性赋
王叔和脉经
张仲景金匮要略
彭祖服食经
巢元方病原论
神农食忌
神仙服食经
宋侠经心录
魏武帝食制
李氏食经
王执中资生经

〔一〕玄密：金陵本作「玄珠密语」。

娄居中食治通说　饮膳正要
刘河间原病式　太清灵宝方
玄明粉方　刘河间宣明方
戴起宗脉诀刊误　吴猛服椒诀
许洪本草指南　黄氏本草权度
陆[一]氏证治本草　土宿真君造化指南
医余录　月池人参传李言闻。
胡演升炼丹药秘诀　名医录
月池艾叶传　张子和儒门事亲
张洁古医学启源　菖蒲传
医鉴龚信。　活法机要
杨天惠附子传　洁古家珍
李东垣医学发明　东垣辨惑论
东垣脾胃论　东垣兰室秘藏
东垣试效方　王海藏医家大法
海藏医垒元戎　海藏此事难知

[一] 陆：金陵本作「祝」，与本书凡例「祝氏证治亦约而不纯」一致。但日本·国译本草纲目注云：「陆之祝撰。一五七一年序刊。」此书中国已佚。果日本尚有其书，则当是濒湖误名为氏。夏刻版时其书尚存，故改「祝」为「陆」。凡例中「祝氏证治」，则遗漏未改。

海藏阴证发明
丹溪格致余论
卢和丹溪纂要
杨珣丹溪心法
丹溪活套
滑伯仁撄宁心要
陈言三因方
严用和济生方
杨子建万全护命方
是斋指迷方王贶。
余居士选奇方
杨氏家藏方杨倓。
胡濙卫生易简方
许学士本事方许叔微。
孙用和传家秘宝方
真西山卫生歌
王方庆岭南方
初虞世养生必用方

罗天益卫生宝鉴
丹溪局方发挥
丹溪医案
方广丹溪心法附余
程充丹溪心法
惠民和剂局方
孙真人千金月令方
王氏易简方王硕。
继洪澹寮方
杨士瀛仁斋直指方
黎居士易简方
济生拔萃方杜思敬。
朱端章卫生家宝方
王隐君养生主论
鸡峰备急方张锐。
赵士衍九龠卫生方
岭南卫生方
周定〔一〕王普济方一百七十卷。

虞抟医学正传

周定〔二〕王袖珍方

萨谦斋瑞竹堂经验方

叶氏医学统旨

戴原礼证治要诀

孙氏仁存堂经验方

医学指南

刘纯玉机微义

陆氏积德堂经验方

王玺医林集要

臞仙乾坤秘韫

法生堂经验方

周良采医方选要

窥玄子法天生意

陈日华经验方

医方大成

李仲南永类钤方

傅滋医学集成

王履溯洄集

万表积善堂经验方

医学纲目

戴原礼金匮钩玄

杨氏颐真堂经验方

医学切问

刘纯医经小学

德生堂经验方

饶氏医林正宗

臞仙乾坤生意

刘松石保寿堂经验方

杨拱医方摘要

梁氏总要

王仲勉经验方

〔一〕 定：原作「宪」，今据四库总目·子部·医家类二改。下同。

〔二〕 定：原作「宪」。按袖珍方乃周定王命本府良医李恒所编（见医籍考卷五十四），因据改。下同。

吴球活人心统
刘长春经验方[一]
阎孝忠集效方
赵氏儒医精[二]要
戴古渝经验方
试效录验方
濒湖集简方
蔺氏经验方
孙一松试效方
坦仙皆效方
赵氏经验方
朱端章集验方
居家必用方
唐瑶经验方
救急易方
王英杏林摘要

方贤奇效良方
吴球诸证辨疑
禹讲师经验方
孙天仁集效方
濒湖医案
龚氏经验方
经验济世方
杨起简便方
阮氏经验方
董炳集验方
危氏得效方危亦林。
杨氏经验方
经验良方
邓笔峰卫生杂兴
张氏经验方
急救良方

[一] 方：原缺，今据张本补。
[二] 精：原作「集」，今据本书自序及刘桂续医说改（见医籍考卷五十七）。

龚氏经验方
白飞霞韩氏医通
白飞霞方外奇方
徐氏家传方
张三丰仙传方
温隐居海上方
郑氏家传方
王氏奇方
海上仙方
谈野翁试验方
丘琼山群书日抄〔一〕
海上名方
包会应验方
何子元群书续抄
十便良方
孟氏诜方
张氏潜江切要
李楼怪证奇方
生生编
邵真人青囊杂纂
夏子益奇疾方
摘玄方
赵宜真济急仙方
纂要奇方
端效方
王永辅惠济方
奚囊备急方
史堪指南方
王璆百一选方
臞仙寿域神方
陈直奉〔二〕亲养老书
世医通变要法

〔一〕丘琼山群书日抄：焦竑国史经籍志卷四下子类作「丘濬群书抄方一卷」。按濬字仲深，琼山人，世称琼山先生。明史卷一八一有传。

〔二〕奉　四库总目・子部・医家一作「寿」。

吴旻扶寿精方
何大英发明证治
保庆集
神医普救方
彭用光体仁汇编
王氏究源方
摄生妙用方
济生秘览
萧静观方
唐仲举方
金匮名方
郑师甫方
通妙真人方
葛可久十药神书
上清紫庭追劳方
韩祗和伤寒书
吴绶伤寒蕴要
成无己伤寒明理论

李廷飞三元延寿书
王氏医方捷径
保生余录
杨炎南行方
传信适用方
王节斋明医杂著
艾元英如宜方
王氏手集
锦囊秘览
杨尧辅方
严月轩方
芝隐方
三十六黄方
苏道玄感传尸论
朱肱南阳活人书
庞安时伤寒总病论
赵嗣真伤寒论
刘河间伤寒直格

陶华伤寒六〔一〕书　李知先活人书括
陈自明妇人良方　郭稽中妇人方
熊氏妇人良方补遗　胡氏济阴方
妇人明理论　妇人千金家藏方
便产须知　二难宝鉴
妇人经验方　钱乙小儿直诀
刘昉幼幼新书　幼科类萃
陈文中小儿方　曾世荣活幼心书
徐用宣袖珍小儿方　张焕小儿方
寇衡全幼心鉴　演山活幼口议
阮氏小儿方　鲁伯嗣婴童百问
活幼全书　郑氏小儿方
汤衡婴孩宝书〔二〕　卫生总微论即保幼大全。
鲍氏小儿方　汤衡婴孩妙诀
姚和众童子秘诀　全婴方

〔一〕六：金陵本作「十」。按杭州府志：陶华字尚文，所著六书：琐言、家秘、杀车槌法、截江纲、一提金、明理续论等。又据浙江通志及医藏目录，陶又著有治例点金（医藏目录作点金）、治例直指、直格标本论及段段锦（伤寒全生集作十段锦）共为十书。（见医籍考卷二十六及三十三。）

〔二〕书：原作「鉴」，今据宋史·艺文志改。

王日新小儿方　小儿宫气集〔一〕

魏直博爱心鉴　高武痘疹管见又名正宗。

李言闻痘疹证治　痘疹要诀

李实痘疹渊源　闻人规痘疹论〔二〕八十一篇。

张清川痘疹便览　陈自明外科精要

薛己外科心法　外科通玄论

齐德之外科精义　薛己外科发挥

薛己外科经验方　杨清叟外科秘传

李迅痈疽方论〔三〕　周文〔四〕采外科集验方

眼科龙木论　飞鸿集

倪维〔五〕德原机启微集　明目经验方

宣明眼科　眼科针钩方

咽喉口齿方已上二百七十七〔六〕家，时珍所引者。

〔一〕小儿宫气集：崇文总目「宫」作「官」。按前一四页已据政和本草引有「小儿宫气方」，当是一书重出。

〔二〕论：原脱，又下「篇」字原作「论」。今并据焦竑国史经籍志及原书前后序跋补订。

〔三〕痈疽方论：陈振孙直斋书录解题及四库总目·子部·医家一均作「集验背疽方」。

〔四〕文：原作「良」，疑涉官衔「良医副」而误。今据原书自序及兴王序改。

〔五〕维：原作「惟」，今据明洪武三年本书自序及苏州府志改。

〔六〕七：原作「六」，今据上所引书类核改。

引据古今经史百家书目

〔时珍曰〕：自陶弘景、唐、宋已下所引用者，凡一百五十一家。时珍所引用者，除旧本外，凡四百四十家。

易经注疏王弼。

诗经注疏孔颖达、毛苌。

尔雅注疏李巡、邢昺、郭璞。

尚书注疏孔安国。

春秋左传注疏杜预。

孔子家语

礼记注疏郑玄。

周礼注疏

张湛注列子

郭象注庄子

杨倞注荀子

淮南子鸿烈解

吕氏春秋

葛洪抱朴子

战国策

司马迁史记

班固汉书

范晔后汉书

陈寿三国志

王隐晋书

沈约宋书

萧显明梁史

李延寿北史

魏征隋书

欧阳修唐书

王瓘轩辕本纪

穆天子传

秦穆公传

蜀王本纪

鲁定公传

汉武故事

汉武内传

壶居士传　崔魏公传
李宝臣传　何君谟传
李孝伯传　李司封传
柳宗元传　梁四公子记
唐武后别传　南岳魏夫人传
三茅真君传　葛洪神仙传
干宝搜神记　紫灵元君传
刘向列仙传　徐铉稽神录
玄中记　洞微志
郭宪洞冥记　乐史广异记
刘敬叔异苑　王子年拾遗记
太平广记　吴均续齐谐记
段成式酉阳杂俎　异术
王建平典术　杜祐通典
异类　何承天纂文
张华博物志　魏略
东方朔神异经　盛宏之荆州记
郭璞注山海经　何晏九州记

宗懔荆楚岁时记

顾微广州记

嵩山记

万震南州异物志

杨孚异物志

太原地志

孟琯岭南异物志

朱应扶南记

南城志

王氏番禺记

轩辕述宝藏论

斗门经

东华真人煮石法

太清草木记

异鱼图

灵芝瑞草经

魏王花木志

华山记

徐表南州记

裴渊广州记

南蛮记

房千里南方异物志

刘恂岭表录异[一]

永嘉记

张氏燕吴行纪

五溪记

白泽图

青霞子丹台录

独孤滔丹房镜源

房室图

神仙芝草经

太清石壁记

狐刚子粉图

夏禹神仙经

[一] 异：原脱，今据四库总目・史部・地理三补。

四时纂要　贾思勰音叶。齐民要术
三洞要录　郭义恭广志
氾胜之种植书　八帝圣化经
崔豹古今注　丁谓天香传
八帝玄变经　陆机诗义疏[一]
陆羽茶经　神仙感应篇
李畋该闻录　张鷟朝野佥载
神仙秘旨　杨亿谈苑
开元天宝遗事　修真秘旨
宣政录　郑氏明皇杂录
颖阳子修真秘诀　五行书
孙光宪北梦琐言　左慈秘诀
广五行记　欧阳公归田录
陶隐居登真隐诀　遁甲书
沈括梦溪笔谈　耳珠先生诀
龙鱼河图　景焕野人闲话

[一] 陆机诗义疏：机为晋人，本不治诗。吴人陆玑著有「毛诗草木鸟兽虫鱼疏」，唐宋人引此书往往称为「陆玑毛诗义疏」。濒湖既列陆氏草木疏于下，此间实系重出。

韩终采药诗　王充论衡
黄休复茄亭客话　金〔一〕光明经
颜氏家训　范子计然
宋齐丘化书　楚辞
李善注文选　张协赋
本事诗　江淹集
宋王微赞　庾肩吾集
陈子昂集　陆龟蒙诗
梁简文帝劝医文已上一百五十一家，旧本所引者。
许慎说文解字　吕忱字林
周弼六书正讹　周弼说文字原
王安石字说　赵古则六书本义
顾野王玉篇　孙愐唐韵
魏子才六书精蕴　仓颉解诂
丁度集韵　黄公武古今韵会
洪武正韵　阴氏韵府群玉
包氏续韵府群玉　急就章

〔一〕金：原作「全」，今据政和本草卷首「证类本草所出经史方书」改。

张揖广雅　孙炎尔雅正义
孔鲋小尔雅　曹宪博雅
罗愿尔雅翼　杨雄方言
陆佃埤雅　埤雅广义
刘熙释名　司马光名苑
陆玑[一]毛诗草木鸟兽[二]虫鱼疏　师旷禽经
袁达禽虫述　淮南八公相鹤经
黄省曾兽经　王元之蜂记
朱仲相贝经　龟经
张世南质龟论　锺毓果然赋
马经　傅肱蟹谱
李石续博物志　韩彦直橘谱
毛文锡茶谱　唐蒙博物志
蔡襄荔枝谱　蔡宗颜茶对
张华感应类从志　欧阳修牡丹谱
刘贡父芍药谱　赞宁物类相感志

[一] 玑：原作「机」，今据四库总目·经部·诗类一改。后文统一改动，不另加注。
[二] 毛诗草木鸟兽：原作「鸟兽草木」，今据四库总目·经部·诗类一补订。

范成大梅谱　范成大菊谱
杨泉物理论　刘蒙菊谱
史正志菊谱　王佐格古论
陈翥桐谱　沈立海棠记
天玄主物簿　陈仁玉菌谱
王西楼野菜谱　穆修靖灵芝记
戴凯之竹谱　叶庭珪香谱
李德裕平泉草木记　僧赞宁竹谱
洪驹父香谱　周叙洛阳花木记
苏易简纸谱　苏氏笔谱
洛阳名园记　苏氏砚谱
苏氏墨谱　张果〔二〕丹砂秘诀
杜季阳云林石谱　九鼎神丹秘诀
张果〔一〕玉洞要诀　李德裕黄冶论
昇玄子伏汞图　桓宽〔三〕盐铁论

〔一〕果：原作「杲」，今据新唐书·艺文志·神仙家改。

〔二〕果：原作「杲」，今据正统道藏·清字号及本书卷十「空青」条改。

〔三〕宽：原作「谭」，今据汉书·艺文志·诸子略·儒家及盐铁论改。

大明一统志
宝货辨疑
祝穆方舆要览
逸周书
沈莹临海水土记
陆禋续水经
左氏国语
陈祈畅异物志
三辅故事
法盛晋中兴书
薛氏荆扬异物志
环氏吴纪
南齐书
刘欣期交州记
刘义庆世说
五代史
东方朔林邑记
类编

韦述两京记
太平寰宇记
嵇含南方草木状
郦道元注水经
汲冢竹书
临海异物志
三辅黄图
谢承续汉书
曹叔雅异物志
张勃吴录
后魏书
万震凉州异物志
东观秘记
唐会要
范成大桂海虞衡志
世本
南唐书
东方朔十洲记

宋史　逸史
任豫益州记　辽史
野史　宋祁剑南方物赞
元史　费信星槎胜览
周达观真腊记　吾学编
顾玠海槎录　刘郁出使西域记
大明会典　朱辅[一]溪蛮丛笑
袁滋云南记　太平御览
陈彭年江南别录　永昌志
册府元龟　江南异闻录
蜀地志　集事渊海
李肇国史补　华阳国志
马端临文献通考　楚国先贤传
茅山记　白孔六帖
葛洪西京杂记　太和山志
古今事类合璧　周密齐东野语
西凉记　祝穆事文类聚

〔一〕辅：此下原衍「山」字，今据四库总目·史部·地理类四删。

周密癸辛杂志
欧阳询艺文类聚
永州记
周密志雅堂杂钞
陶九成说郛
竺法真罗浮山疏
陶九成辍耕录
贾似道悦生随钞
南郡记
徐氏总龟对类
文苑英华
郡国志
毛直方诗学大成
洪迈夷坚志
廉州记
鲜于枢钩玄
高氏事物纪原

荆南记
周密浩然斋日钞
郑樵通志
南裔记
罗大经鹤林玉露
虞世南北堂书钞
田汝〔一〕成西湖志
叶盛水东日记
徐坚初学记
伏深齐地记
邵桂子瓮天语
锦绣万花谷
邺中记
苏子仇池笔记
淮南万毕术
辛氏三秦记
松窗杂记

〔一〕汝：原作「九」，今据四库总目・史部・地理类三改。

金门记　伏侯〔一〕中华古今注
杜宝大业拾遗录　周处风土记
应劭风俗通　苏鹗杜阳编
嵩高记　班固白虎通
方勺泊宅编　襄沔记
服虔通俗文　方镇编年录
邓显明南康记　颜师古刊谬正俗
杨慎丹铅录　方国志
杜台卿玉烛宝典　刘绩霏雪录
荀伯子临川记　河图玉版
叶梦得水云录　洪迈松漠纪闻
河图括地象　孙柔之瑞应图记
河〔二〕湖纪闻　春秋题辞
许善心符瑞记　王安贫武陵记
春秋运斗枢　夏小正
赵蔡行营杂记　春秋元命包

〔一〕侯：原作「候」，今据后汉书卷五十六·伏湛传改。
〔二〕河：金陵本作「江」。

崔实四时月令
张匡业行程记
春秋考异邮
月令通纂
金幼孜北征录
礼斗威仪
王桢农书
张师正倦游录
孝经援神契
王旻山居录
段公路北户录
周易通卦验
山居四要
胡峤陷卢记
京房易占
居家必用
隋炀帝开河记
刘向洪范五行传
便民图纂
玉策记
遁甲开山图
刘伯温多能鄙事
述征记
南宫从岣嵝神书
臞仙神隐书[一]
任昉述异记
皇极经世书
务本新书
祖冲之述异记
性理大全
俞宗本种树书
薛用弱集异记
五经大全
起居杂记

[一] 书：四库存目道家、续通志道家及江西通志道家俱作「志」，而现存明·胡文焕校刻本则「书」「志」二字俱无。后见不再加校记。

陈翱卓异记
洞天保生录
程氏遗书
李元独异志
闺阁事宜
老子
戴祚甄异传
事海文山
管子
祖台之志怪
奚囊杂纂
晏子春秋
杨氏洛阳伽蓝记
陶隐居杂录
贾谊新书
太清外术
琅琊漫钞
刘向说苑
通鉴纲目
神异记
林洪山家清供
朱子大全
录异记
陈元靓事林广记
鹖冠子
异闻记
万宝事山
墨子
陶氏续搜神记
三洞珠囊
董子
太上玄科
西樵野记
韩诗外传
鲁至刚俊灵机要
姚福庚己编[一]

地镜图　杜恕笃论
王明清〔二〕挥麈余话　五雷经
卢谌祭法　景焕牧竖闲谈
雷书　王睿炙毂子
陈霆两山墨谈　乾象占
叶世杰草木子　韦航细谈
列星图　梁元帝金楼子
孙升谈圃　演禽书
蔡邕独断　庞元英谈薮
吐纳经　王浚川雅述
爱竹谈薮　谢道人天空经
章俊卿山堂考索　彭乘墨客挥犀
魏伯阳参同契　洪迈容斋随笔
蔡绦铁围山丛话　萧了真金丹大成
百川学海　侯延赏退斋闲览

〔一〕姚福庚己编：按姚福著有「青溪暇笔」，未闻有「庚己编」之作。现存「烟霞小说」中有「庚己编」四卷，吴郡陆粲撰。书后云：「是编始正德庚午，终于己卯，盖纪其十年间所闻也。初以岁一为卷，后又并为四卷。」似应据改。

〔二〕明清：原作「清明」，又，下「麈」字，原作「尘」，今并据四库总目·子部·小说家二改。

许真君书　翰墨全书
遁斋闲览　陶弘景真诰
文系　顾文荐负暄录
朱真人灵验篇　朱子离骚辨证
陆文量菽园杂记　太上玄变经
何孟春余冬录　王性之挥麈[一]录
李筌太白经注　黄震慈溪日钞
赵与时宾退录　八草灵变篇
类说　叶石林避暑录
鹤顶新书　吴淑事类赋
刘禹锡嘉话录　造化指南
左思三都赋　姚宽[二]西溪丛语[三]
修真指南　葛洪遐观赋
俞琰席上腐谈　周颠仙碑
鲁褒钱神论　胡仔渔隐丛话

[一] 麈：原作「尘」，今据四库总目·子部·小说家二改。
[二] 宽：原作「亮」，今据本书卷十一·消石条集解及四库总目·子部·杂家类二改。
[三] 语：原作「话」，今据四库总目·子部·杂家类二改。

刘根别传
綦毋钱神论
熊太古冀越集
法华经
稽康养生论
王济日询手记
涅盘经
王之纲通微集
李氏仕学类钞
圆觉经
储咏祛疑说
周必大阴德录
楞严经
文字指归
翰苑丛记
变化论
造化权舆
解颐新语
自然论
潘埙楮记室
赵溍养疴漫笔
刘义庆幽明录
仇远稗史
江邻几杂志
百感录
魏武帝集
张耒明道杂志
海录碎事
魏文帝集
唐小说
琐碎录
曹子建集
林氏小说
治闻说
韩文公集
晁以道客话

龙江录　柳子厚文集
刘跂暇日记　灵仙录
欧阳公文集　康誉之昨梦录
白獭髓　三苏文集
邢坦斋笔衡　异说
宛委录　苏黄手简
张世南游宦纪闻　高氏蓼花洲闲录
山谷刀笔　何薳春渚纪闻
毕氏幕府燕闲录　李太白集
东坡诗集　吴澄草庐集
杜子美集　黄山谷集
吴莱渊颖集　王维诗集
宋徽宗诗　杨维祯铁崖集
岑参诗集　王元之集
宋景濂潜溪集　钱起诗集
梅尧臣诗集　方孝孺逊志斋集
白乐天长庆集　王荆公临川集
吴玉昆山小稿　元稹长庆集

邵尧夫集

刘禹锡集

何仲默集

杨万里诚斋集

李绅文集

杨升庵集

陆放翁集

左贵嫔集

焦希程集

张宛丘集

葛氏韵语阳秋

古今诗话

陈白沙集

周必大集

张籍诗集

张东海集

范成大石湖集

李义山集

唐荆川集

陈止斋集

王梅溪集

方虚谷集

蔡氏诗话

锦囊诗对已上四百四十家，时珍所引者。

采集诸家本草药品总数〔一〕

神农本草经三百四十七种除并入一十八种外，草部一百六十四种，谷部七种，菜部一十三种，果部一十一种，木部四十四种，土部二种，金石部四十一种，虫部二十九种，介部八种，鳞部七种，禽部五种，兽部一十五种，人部一种。

陶弘景名医别录三百七〔二〕种除并入五十九种外，草部一百三十种，谷部一十九种，菜部一十七种，果部一十七种，木部二十三种，服器部四〔三〕种，水部二种，土部三种，金石部三十二种，虫部一十七种，介部五种，鳞部十种，禽部一十一种，兽部一十二种，人部五种。

李当之药录一种草部。

吴普本草一种草部。

雷敩炮炙论一种兽部。

苏恭唐本草一百一十一种草部三十四种，谷部二种，菜部七种，果部一十一种，木部二十二种，服器部三种，土部三种，金石部一十四种，虫部一种，介部二种，鳞部一种，禽部二种，兽部八种，人部一种。

甄权药性本草四种草部一种，谷部一种，服器部一种，金石部一种。

孙思邈千金食治二种菜部。

孟诜食疗本草一十七种草部二种，谷部三种，菜部三种，果部一种，鳞部六种，禽部二种。

陈藏器本草拾遗三百六十八〔四〕种草部六十八种，谷部一十一种，菜部一十三种，果部二十种，木部三

〔一〕总数：下列各家种数，与实际很有出入，待全书校完后统一说明。

〔二〕七：原作「六」，今总计各部种数改。

〔三〕四：原作「三」。按本书卷三十八「败天公」本采自别录，服器部分目中误作拾遗，以致将别录「四」种误计为「三」。今改正。

〔四〕八：原作「九」，今总计各部种数改。

十九种，服器部三十四〔一〕种，火部一种，水部二十六种，土部二十八种，金石部一十七种，虫部二十四种，介部一十种，鳞部二十八种，禽部二十六种，兽部一十五种，人部八种。

李珣海药本草一十四种草部四种，谷部一种，果部一种，木部五种，虫部一种，介部二种。

萧炳四声本草三〔二〕种草部一种，服器部一种，土部一种〔三〕

陈士良食性本草二种菜部一种，果部一种。

韩保昇蜀本草五种菜部二种，木部一种，介部一种，兽部一种。

马志开宝本草一百一十一种草部三十七种，谷部二种，菜部六种，果部一十九种，木部一十五种，服器部一种，土部一种，金石部九种，虫部二种，介部二种，鳞部一十一种，禽部一种，兽部四种，人部一种。

掌禹锡嘉祐本草七十八种草部一十七种，谷部三种，菜部十种，果部二种，木部六种，服器部一种，水部四种，金石部八种，鳞部一种〔四〕，介部八种，禽部一十三种，兽部一种，人部四种。

苏颂图经本草七十四种草部五十四种，谷部二种，菜部四种，果部五种，木部一种，金石部三种，虫部二种，介部一种，禽部一种，兽部一种。

大明日华本草二十五种草部七种，菜部二种，果部二种，木部一种，金石部八种，虫部一种，鳞部一种，禽部一种，人部二〔五〕种。

唐慎微证类本草八种菜部一种，木部一种，土部一种，金石部一种，虫部二种，兽部一种，人部一种。

〔一〕四：原作「五」。按本书卷三十八「败天公」本采自别录，服器部分目中误作拾遗，以致将拾遗三十四种误计为三十五种。今改正。

〔二〕三：原作「二」，今总计各部种数改。

〔三〕土部一种：原脱，今据本书卷七土部分目及釜脐墨条补。

〔四〕鳞部一种：原脱，今据本书卷四十三鳞部分目及卷四十四鲈鱼条补，与上列七十八种相合。

〔五〕二：原作「一」，今据本书卷五十二人部分目、耳塞及牙齿条改，与上列二十五种相合。

寇宗奭本草衍义一种兽部。

李杲用药法象一种草部。

朱震亨本草补遗四〔一〕种草部一种，谷部一种，木部一种，土部一种〔二〕。

吴瑞日用本草七种谷部一种，菜部三种，果部二种，兽部一种。

周定王救荒本草三〔三〕种草部一种〔四〕，谷部一种，菜部一种。

汪颖食物本草一十七种谷部三种，菜部二种，果部一种，禽部十种，兽部一种。

宁原食鉴本草四种谷部一种，菜部一种，鳞部一种，兽部一种。

汪机本草会编三种草部一种，果部一种，虫部一种。

陈嘉谟本草蒙筌二种介部一种，人部一种。

李时珍本草纲目三百七十四种草部八十六种，谷部一十五种，菜部一十七种，果部三十四种，木部二十一种，服器部三十五种，火部十种，水部十一种，土部二十一种，金石部二十六种，虫部二十六种，介部五种，鳞部二十八种，禽部五种，兽部二十三种，人部一十一种。

〔一〕四：原作「三」，今总计各部种数改。

〔二〕土部一种：原脱，今据本书卷七土部分目及石硷条补。

〔三〕三：原作「二」，今总计各部种数改。

〔四〕草部一种：原脱。按本书卷十六有采自救荒本草金盏草一种，而卷十二草部小序中漏列，今据补。

神农本经名例

上药一百二十种为君，主养命以应天，无毒，多服久服不伤人。欲轻身益气，不老延年者本上经。

中药一百二十种为臣，主养性以应人，无毒有毒，斟酌其宜。欲遏病补虚羸者本中经。

下药一百二十五种为佐使，主治病以应地，多毒，不可久服。欲除寒热邪气，破积聚愈疾者本下经。

三品合三百六十五种，法三百六十五度，一度应一日，以成一岁。倍其数，合七百三十名也。〔陶弘景曰〕今按上品药性，亦能遣疾，但势力和厚，不为速效，岁月常服，必获大益，病既愈矣，命亦兼申，天道仁育，故曰应天。一百二十种者，当谓寅、卯、辰、巳之月，法万物生荣时也。中品药性，疗病之辞渐深，轻身之说稍薄，祛患为速，延龄为缓，人怀性情，故曰应人。一百二十种，当谓午、未、申、酉之月，法万物成熟时也。下品药性，专主攻击，毒烈之气，倾损中和，不可常服，疾愈即止，地体收杀，故曰应地。一百二十五种者，当谓戌、亥、子、丑之月，法万物枯藏时也，兼以闰之盈数焉〔一〕。若单服或配隶，自随人患，参而行之，不必偏执也。〔掌禹锡曰〕陶氏本草例：神农以朱书，别录以墨书。本经药止三百六十五种，今此言倍其数合七百三十名，是并别录副品而言。则〔二〕此一节乃别录之文，传写既久，错乱所致。遂令后世捃摭此类，以为非神农之书，率以此故也。〔时珍曰〕神农本草，药分三品。陶氏别录倍增药品，始分部类。唐、宋诸家大加增补，兼或退出。虽有朱、墨之别，三品之名，而实已紊矣。或一药而分数条，或二物而同一处；或木居草部，或虫入木部；水土共居，虫鱼杂处；淄渑罔辨，玉珷不分；名已难寻，实何由觅。今则通合古今诸家之药，析为十六部。当分者分，当并者并，当移者移，当增者增。不分三品，惟逐各部。物以类从，目随

〔一〕焉：敦煌残卷及政和本草均作「加之」。

〔二〕则：原脱，今据大观、政和本草补。

纲举。每药标一总名，正大纲也。大书气味、主治，正小纲也。分注释名、集解、发明，详其目也。而辨疑、正误、附录附之，备其体也。单方又附于其末，详其用也。大纲之下，明注本草及三品，所以原始也。小纲之下，明〔一〕注各家之名，所以注实也。分注则各书人名，一则古今之出处不没，一则各家之是非有归。虽旧章似乎剖析，而支脉更觉分明。非敢僭越，实便讨寻尔。

药有君臣佐使，以相宣摄。合和宜一君、二臣、三佐、五使，又可一君、三臣、九佐使也。〔弘景曰〕用药犹如立人之制，若多君少臣，多臣少佐，则气力不周也。然检仙经世俗诸方，亦不必皆尔。大抵养命之药多君，养性之药多臣，疗病之药多佐，犹依本性所主，而复斟酌之。上品君中，复有贵贱；臣佐之中，亦复如之。所以门冬、远志，别有君臣；甘草国老，大黄将军，明其优劣，皆不同秩也。〔岐伯曰〕方制君臣者，主病之谓君，佐君之谓臣，应臣之谓使，非上、中、下三品之谓也，所以明善恶之殊贯也。〔张元素曰〕为君者最多，为臣者次之，佐者又次之。药之于证，所主同者，则各等分。或云力大者为君。〔李杲曰〕凡药之所用，皆以气味为主。补泻在味，随时换气，主病为君。假令治风，防风为君；治寒，附子为君；治湿，防己为君；治上焦热，黄芩为君；中焦热，黄连为君。兼见何证，以佐使药分治之，此制方之要也。本草上品为君之说，各从其宜尔。

药有阴阳配合，子母兄弟，〔韩保昇曰〕凡天地万物皆有阴阳，大小各有色类，并有法象。故羽毛之类，皆生于阳而属于阴；鳞介之类，皆生于阴而属于阳。所以空青法木，故色青而主肝；丹砂法火，故色赤而主心；云母法金，故色白而主肺；雌黄法土，故色黄而主脾；慈石法水，故色黑而主肾。余皆以此例推之。子母兄弟，若榆皮为母，厚朴为子之类是也。

根茎花实，苗皮〔二〕骨肉。〔元素曰〕凡药根之在土中者，中半已上，气脉之上行也，以生苗者为根；中半已下，气脉之下行也，以入土者为梢。病在中焦与上焦者用根，在下焦者用梢，根升梢降。人之身半已上，天之阳也，用头；中焦用身；身半已下，地之阴也，用梢。乃述类象形者也。〔时珍曰〕草木有单使一件者，如羌活之根，木通之茎，款

〔一〕明：原作「名」，今从张本改。

〔二〕苗皮：燉煌残卷及大观、政和本草均作「草石」。备急千金要方（本社影印江户医学影北宋本。以下简称千金）卷一第六引用此文时亦作「草石」。

冬之花，葶苈之实，败酱之苗，大青之叶，大腹之皮，郁李之核，檗木之皮，沉香之节，苏木之肌，胡桐之泪，龙脑之膏是也。有兼用者，远志、小草，蜀漆、常山之类是也。有全用者，枸杞、甘菊之类是也。有一物两用者，当归头尾，麻黄根节，赤白茯苓，牛膝春夏用苗、秋冬用根之类是也。羽毛、鳞介、玉石、水火之属，往往皆然，不可一律论也。

有单行者，有相须者，有相使者，有相畏者，有相恶者，有相反者，有相杀者。凡此七情，合和视之〔一〕。当用相须相使者良，勿用相恶相反者。若有毒宜制，可用相畏相杀者；不尔，勿合用也。〔保昇曰〕本经三百六十五种中：单行者七十一种，相须者十二种，相使者九十种，相畏者七十八种，相恶者六十种，相反者十八种，相杀者三十六种。凡此七情，合和视之。〔弘景曰〕凡检旧方用药，亦有相恶相反者。如仙方甘草丸有防己、细辛，俗方玉石散用栝蒌、干姜之类，服之乃不为害。或有制持之者，譬如寇、贾辅汉，程、周佐吴，大体既正，不得以私情为害。虽尔，不如不用尤良。半夏有毒，须用生姜，取其相畏相制也。〔又〔二〕曰〕相反为害深于相恶者，谓彼虽恶我，我无忿心，犹如牛黄恶龙骨，而龙骨得牛黄更良，此有以制伏故也。相反者，则彼我交雠，必不和合。今画家用雌黄、胡粉相近，便自黯妒，可证矣。〔时珍曰〕药有七情：独行者，单方不用辅也。相须者，同类不可离也，如人参、甘草，黄檗、知母之类。相使者，我之佐使也。相恶者，夺我之能也。相畏者，受彼之制也。相反者，两不相合也。相杀者，制彼之毒也。古方多有用相恶相反者。盖相须相使同用者，帝道也。相畏相杀同用者，王道也。相恶相反同用者，霸道也。有经有权，在用者识悟尔。

药有酸、咸、甘、苦、辛五味，又有寒、热、温、凉四气，〔宗奭曰〕凡称气者，是香臭之气。其寒、热、温、凉，是药之性。且如白鹅〔三〕脂性冷，不可言气冷也。四气则是香、臭、腥、臊。如蒜、阿魏、鲍鱼、汗袜，则其气臭；鸡、鱼、鸭、蛇，则其气腥；狐狸、白马茎、人中白，则其气臊；沉、檀、龙、麝，则其气香是也。则气字当改为性字，于义方允。〔时珍曰〕寇氏言寒、热、温、凉是性，香、臭、腥、臊是气，其说与礼记文合。但自素问

〔一〕合和视之：政和本草同。燉煌残卷增为「合和当视之」。大观本草增为「合和时视之」。千金卷一第六引用此文时，更增为「合和之时，用意视之。」

〔二〕又：原作「宗奭」。检寇氏本草衍义，不见下文。据燉煌残卷及政和本草卷二，此段仍是弘景之言，故改「又」字。

〔三〕白鹅：原作「鹅白」。查燉煌残卷「耳聋」条及政和本草卷二、卷十九引用此药，均作「白鹅」。今据本草衍义卷一改。

以来，只以气味言，卒难改易，姑从旧尔。〔好古曰〕味有五，气有四。五味之中，各有四气。如辛则有石膏之寒，桂、附之热，半夏之温，薄荷之凉是也。气者天也，味者地也。温、热者天之阳，寒、凉者天之阴；辛、甘者地之阳，咸、苦者地之阴。本草五味不言淡，四气不言凉；只言温、大温、热、大热、寒、大寒、微寒、平、小毒、大毒、有毒、无毒，何也？淡附于甘，微寒即凉也。

及有毒无毒。〔岐伯曰〕病有久新，方有大小，有毒无毒，固宜常制。大毒治病，十去其六；常毒治病，十去其七；小毒治病，十去其八；无毒治病，十去其九。谷、肉、果、菜，食养尽之，无使过之，伤其正也。〔又曰〕耐毒者以厚药，不胜毒者以薄药。〔王冰云〕药气有偏胜，则脏气有偏绝，故十分去其六、七、八、九而止也。

阴干暴干，采造时月生熟，〔弘景曰〕凡采药时月，皆是建寅岁首，则从汉太初后所记也。其根物多以二月八月采者，谓春初津润始萌，未充〔一〕枝叶，势力淳浓也。至秋枝叶干枯，津润归流于下也。大抵春宁宜早，秋宁宜晚，花、实、茎、叶，各随其成熟尔。岁月亦有早晏，不必都依本文也。所谓阴干者，就六甲阴中干之也。又依遁甲法，甲子旬阴中在癸酉，以药著酉地也。实不必然，但露暴于阴影处干之尔。若可两用，益当为善。〔孙思邈曰〕古之医者，自解采取，阴干暴干皆如法，用药必依土地，所以治病十愈八九。今之医者，不知采取时节，至于出产土地，新、陈、虚、实，一皆不悉〔二〕，所以治病十不得五也。〔马志曰〕今按法阴干者多恶，如鹿茸阴干悉烂，火干且良。草木根苗，九月以前采者，悉宜日干；十月以后采者，阴干乃好。〔时珍曰〕生产有南北，节气有早迟，根苗异收采，制造异法度。故市之地黄以锅煮熟，大黄用火焙干，松黄和蒲黄，樟脑杂龙脑，皆失制作伪者也。孔志约云：动植形生，因地舛性；春秋节变，感气殊功。离其本土，则质同而效异；乖于采取，则物是而时非。名实既虚，寒温多谬，施于君父，逆莫大焉。〔嘉谟曰〕医药贸易多在市家。谚云：卖药者两眼，用药者一眼，服药者无眼。非虚语也。古圹灰云死龙骨，苜蓿根为土黄芪，麝香捣荔核搀藿香，采茄叶杂煮半夏为玄胡索，盐松梢为肉苁蓉，草仁充草豆蔻，西呆代南木香，熬广胶入荞面作阿胶，煮鸡子及鱼枕为琥珀，枇杷蕊代款冬，驴脚胫作虎骨，松脂混麒麟竭，番消和龙脑香。巧诈百般，甘受其侮，甚致杀人，归咎用药，乃大关系，非比寻常，不可不慎也。

〔一〕充：燉煌残卷及政和本草均作「衝」。

〔二〕一皆不悉：原无，上下文义不通。今据千金卷一第六补「皆不悉」三字，又从外台卷三十一引千金文补上「一」字。（外台系唐·王焘「外台秘要」之简称，今用本社影印新安程敬通订梓本。下同。）

土地所出，真伪陈新，并各有法。〔弘景曰〕诸药所生，皆的有境界。秦、汉已前，当言列国。今郡县之名，后人所增尔。江东以来，小小杂药，多出近道，气力性理，不及本邦。假令荆、益不通，则全用历阳当归，錢塘三建，岂得相似。所以疗病不及往人，亦当缘此。又且医不识药，惟听市人；市人又不辨究，皆委采送之家。采送之家〔一〕，传习造作，眞伪好恶，并皆莫测。所以钟乳醋煮令白，细辛水渍使直，黄芪蜜蒸为甜，当归酒洒取润，蜈蚣朱足令赤，螵蛸胶于桑枝，以虺床当蘼芜，以荠苨乱人参。此等既非事实，合药不量剥除。只如远志、牡丹，才不收半；地黄、门冬，三分耗一。凡去皮除心之属，分两不应，不知取足。王公贵胜合药之日，群下窃换好药，终不能觉。以此疗病，固难责效。〔宗奭曰〕凡用药必须择土地所宜者，则药力具〔二〕，用之有据。如上党人参，川西当归，齐州半夏，华州细辛。东壁土、冬月灰、半天河水、热湯、浆水之类，其物至微，其用至广，盖亦有理。若不推究厥理，治病徒费其功。〔杲曰〕陶隐居本草言狼毒、枳实、橘皮、半夏、麻黄、吴茱萸皆须陈久者良，其余须精新也。然大黄、木贼、荆芥、芫花、槐花之类，亦宜陈久，不独六陈也。凡药味须要专精。至元庚辰六月，许伯威年五十四，中气本弱，病伤寒八九日，热甚。医以凉药下之，又食梨，冷伤脾胃，四肢逆冷，时发昏愦，心下悸动，吃噫不止，面色青黄，目不欲开。其脉动中有止，时自还，乃结脉也。用仲景复脉湯加人参、肉桂，急扶正气；生地黄减半，恐伤阳气。服二剂，病不退。再为诊之，脉证相对。因念莫非药欠专精陈腐耶？再市新药与服，其证减半，又服而安。凡诸草、木、昆虫，产之有地；根、叶、花、实，采之有时。失其地，则性味少异；失其时，则气味不全。又况新陈之不同，精粗之不等。倘不择而用之，其不效者，医之过也。唐耿沣诗云：老医迷旧疾，朽药误新方。是矣。　岁物专精见后。

药性有宜丸者，宜散者，宜水煮者，宜酒渍者，宜膏煎者，亦有一物兼宜者，亦有不可入汤酒者，并随药性，不得违越。〔弘景曰〕又按病有宜服丸、服散、服湯、服酒、服膏煎者，亦兼参用，察病之源〔三〕，以为其制。〔华佗曰〕病有宜湯者〔四〕宜丸者，宜散者，宜下者，宜吐者，宜汗者。湯可以蕩

〔一〕采送之家：原脱，今据敦煌残卷及大观、政和本草补。
〔二〕药力具：原作「眞」，今据本草衍义卷二及政和本草卷一改。
〔三〕察病之源：原脱，今据敦煌残卷及政和本草补。
〔四〕者：原脱，今据池阳周氏校刊本中藏经补。

涤脏腑，开通经络，调品阴阳。丸可以逐风冷，破坚积，进饮食。散可以去风寒暑湿之邪，散五脏之结伏，开肠利胃。可下而不下，使人心腹胀满烦乱。可汗而不汗，使人毛孔闭塞，闷绝而终。可吐而不吐，使人结胸上喘，水食不入而死。〔杲曰〕湯者蕩也，去大病用之。散者散也，去急病用之。丸者缓也，舒缓而治之也。㕮咀者，古制也。古无铁刃，以口咬细，煎汁饮之，则易升易散而行经络也。凡治至高之病，加酒煎。去湿以生姜，补元气以大枣，发散风寒以葱白，去膈上痰以蜜。细末者，不循经络，止去胃中及脏腑之积。气味厚者，白湯调；气味薄者，煎之和滓服。去下部之疾〔一〕，其丸极大而光且圆；治中焦者次之；治上焦者极小。稠面糊取其迟化，直至下焦〔二〕。或酒或醋，取其收〔三〕散之意也。犯半夏、南星，欲去湿者，丸以姜汁稀糊，取其易化也。水浸宿炊饼，又易化；滴水丸，又易化。炼蜜丸者，取其迟化而气循经络也。蜡丸取其难化而旋旋取效，或毒药不伤脾胃也。〔元素曰〕病在头面及皮肤者，药须酒炒；在咽下脐上者，酒洗之；在下者，生用。寒药须酒浸曝干，恐伤胃也。当归酒浸，助发散之用也。〔嘉谟曰〕制药贵在适中，不及则功效难求，太过则气味反失。火制四：煅、炮、炙、炒也。水制三：渍、泡、洗也。水火共制，蒸、煮二者焉。法造虽多，不离于此。酒制升提，姜制发散。入盐走肾而软坚，用醋注肝而住痛。童便制，除劣性而降下；米泔制，去燥性而和中。乳制润枯生血，蜜制甘缓益元。陈壁土制，窃真气骤补中焦；麦麸皮制，抑酷性勿伤上膈。乌豆湯、甘草湯渍曝，并解毒致令平和；羊酥油、猪脂油涂烧，咸渗骨容易脆断。去瓤者免胀，抽心者除烦。大概具陈，初学熟玩。

欲疗病先察其源，先候病机。五脏未虚，六腑未竭，血脉未乱，精神未散，服药必活。若病已成，可得半愈。病势已过，命〔四〕将难全。〔弘景曰〕自非明医听声察色诊脉，孰能知未病之病乎？且未病之人，亦无肯自疗。故齐侯怠于皮肤之微，以致骨髓之痼。非但识悟之为难，亦乃信受之弗易。仓公有言：信巫不信医，死不治也。〔时珍曰〕素问云：上古作湯液，故为而弗服。中古道德稍衰，邪气时至，服之万全。当今之世，必齐毒药攻其中，鑱石针艾治其外。又曰：中古治病，至而治之，湯液十日不已，治以草苏荄枝，本末为助，标本

〔一〕疾：原作「痰」，张本作「病」，今据湯液本草改。
〔二〕下焦：原作「中下」，今据湯液本草改。
〔三〕收：原脱，今据本草发挥卷四补。湯液本草「收」下衍「其」字。
〔四〕命：原作「愈」，今据燉煌残卷本及政和本草改。

已得，邪〔一〕气乃服。暮世治〔二〕病，不本四时，不知日月，不审逆从，病形已成，以为可救〔三〕，故病未已，新病复起。〔淳于意曰〕病有六不治：骄恣不论于理，一不治；轻身重财，二不治；衣食不适，三不治；阴阳脏气不定，四不治；形羸不能服药，五不治；信巫不信医，六不治。六者有一，则难治也。〔宗奭曰〕病有六失：失于不审，失于不信，失于过时，失于不择医，失于不识病，失于不知药〔四〕。六失有一，即为难治。又有八要：一曰虚，二曰实，三曰冷，四曰热，五曰邪，六曰正，七曰内，八曰外也。素问言凡治病，察其形气色泽，观人勇怯、骨肉、皮肤，能知其情，以为诊法。若患人脉病不相应，既不得见其形，医止据脉供药，其可得乎。今豪富之家，妇人居帷幔之内，复以帛蒙手臂。既无望色之神，听声之圣，又不能尽切脉之巧，未免详问。病家厌繁，以为术疏，往往得药不服。是四诊之术，不得其一矣，可谓难也。呜呼！

若用毒药疗病，先起如黍粟，病去即止，不去倍之，不去十之，取去为度。

〔弘景曰〕今药中单行一两种有毒，只如巴豆、甘遂、将军，不可便令尽剂。如经所云：一物一毒，服一丸如细麻；二物一毒，服二丸如大麻；三物一毒，服三丸如胡豆；四物一毒，服四丸如小豆；五物一毒，服五丸如大豆；六物一毒，服六丸如梧子；从此至十，皆以梧子为数。其中又有轻重，且如狼毒、钩吻，岂如附子、芫花辈耶？此类皆须量宜。〔宗奭曰〕虽〔五〕有此例，更合论人老少虚实，病之新久，药之多毒少毒，斟量之，不可执为定法。

疗寒以热药，疗热以寒药，饮食不消以吐下药，鬼疰蛊毒以毒药，痈肿疮瘤以疮药，风湿以风湿药，各随其所宜。〔弘景曰〕药性一物兼主十余病者，取其偏长为本，复观人之虚实补泻，男女老少，苦乐荣悴，乡壤风俗，并各不同。褚澄疗寡妇尼僧，异乎妻妾，此是达其性怀之所致也。〔时珍曰〕气味有厚薄，性用有躁静，治体有多少，力化有浅深。正者正治，反者反治。用热远热，用寒远寒，用凉远凉，用温远温。发表不远热，攻里不远寒；不远热则热病至，不远寒则寒病至。治热以寒，温而行之；治寒以热，凉而行之；治温以清，冷而行之；治清以温，热而行之。木郁达之，火郁发之，土郁夺之，金郁泄之，水郁折之。气之胜也，微者随之，甚者制之；气之

〔一〕邪：原作「神」，今据素问·移精变气论改。（素问系「黄帝内经素问」之简称，今用本社影印明·顾从德刻本。下同。）
〔二〕治：原作「之」，今据素问改。因上文引「中古之治病」时，已将「之」字省去，故此处径改「之」为「治」。
〔三〕救：素问作「攻」。
〔四〕失于不知药：五字原脱，今据本草衍义卷一补。
〔五〕虽：原作「须」，今据本草衍义卷一及政和本草卷一改。

复也，和者平之，暴者夺之。高者抑之，下者举之，有余折之，不足补之，坚者削之，客者除之，劳者温之，结者散之，留者行之，燥者濡之，急者缓之，散者收之，损者益之，逸者行之，惊者平之，吐之、汗之、下之、补之、泻之，久新同法。又曰：逆者正治，从者反治。反治者，热因寒用，寒因热用，塞因塞用，通因通用。必伏其所主，而先其所因。其始则同，其终则异。可使破积，可使溃坚，可使气和，可使必已。又曰：诸寒之而热者取之阴，热之而寒者取之阳，所谓求其属以衰之也。此皆约取素问之粹言。

病在胸膈已上者，先食后服药；病在心腹已下者，先服药而后食。病在四肢血脉者，宜空腹而在旦；病在骨髓者，宜饱满而在夜。〔弘景曰〕今方家先食后食，盖此义也。又有须酒服者，饮服者，冷服者，热服者。服湯则有疏有数，煮湯则有生有熟。各有法用，并宜详审。〔杲曰〕：古人服药活法：病在上者，不厌频而少；病在下者，不厌顿而多。少服则滋荣于上，多服则峻补于下。凡云分再服、三服者，要令势力相及，并视人之强弱，病之轻重，以为进退增减，不必泥法。

夫大病之主，有中风伤寒，寒热温疟，中恶霍乱，大腹水肿，肠澼下痢，大小便不通，奔豚上气，咳逆呕吐，黄疸消渴，留饮癖食，坚积癥瘕，惊邪癫痫〔一〕鬼疰，喉痹齿痛，耳聋目盲，金疮踒折，痈肿恶疮，痔瘘瘿瘤；男子五劳七伤，虚乏羸瘦；女子带下崩中，血闭阴蚀；虫蛇蛊毒所伤。此大略宗兆，其间变动枝叶，各宜依端绪以取〔二〕之。〔弘景曰〕药之所主，止说病之一名，假令中风乃有数十种，伤寒证候亦有二十余条，更复就中求其类例，大体归其始终，以本性为根宗，然后配证以合药尔。病之变状，不可一概言之。所以医方千卷，犹未尽其理。春秋已前及和、缓之书蔑闻，而道经略载扁鹊数法，其用药犹是本草家意。至汉淳于意及华佗等方，今时有存者，亦皆条理药性。惟张仲景一部，最为众方之祖，又悉依本草，但其善诊脉、明气候以意消息之尔。至于刳肠剖臆，刮骨续筋之法，乃别术所得，非神农家事。自晋代以来，有张苗、宫泰、刘德、史脱、靳邵、赵泉、李子豫等，一代良医。其贵胜阮德

〔一〕惊邪癫痫：原作「癫邪惊痫」，今据燉煌残卷及政和本草改。
〔二〕取：原作「收」，今据燉煌残卷及大观、政和本草改。

如、张茂先辈，逸民皇甫士安，及江左葛洪、蔡谟、殷仲堪诸名人等，并研精药术。宋有羊欣、元徽、胡洽、秦承祖，齐有尚书褚澄、徐文伯、嗣伯群从兄弟，疗病亦十愈八九。凡此诸人，各有所撰用方，观其指趣，莫非本草者。或时用别药，亦循其性度，非相逾越。范汪方百余卷，及葛洪肘后，其中有细碎单行经用者，或田舍试验之法，或殊域异识之术。如藕皮散血，起自庖人；牵牛逐水，近出野老。饼店蒜齑，乃是下蛇之药；路边地菘，而为金疮所秘。此盖天地间物，莫不为天地间用，触遇则会，非其主对矣。颜光禄亦云：道经仙方，服食断谷，延年却老，乃至飞丹炼石之奇，云騰羽化之妙，莫不以药道为先。用药之理，一同本草，但制御之途，小异世法。所用不多，远至二十余物，或单行数种。岁月深积，便致大益，即本草所云久服之效，不如俗人微觉便止。今庸医处疗，皆耻看本草，或倚约旧方，或闻人传说，便揽笔疏之，以此表奇。其畏恶相反，故自寡昧，而药类违〔一〕僻，分两参差，不以为疑。偶尔值瘥，则自信方验；旬月未瘳，则言病源深结。了不反求诸己，虚构声称，自应贻譴矣。其五经四部，军国礼服，少有乖越，止于事迹非宜尔。至于湯药，一物有谬，便性命及之。千乘之君，百金之长，可不深思戒慎耶！〔宗奭曰〕人有贵贱少长，病当别论；病有新久虚实，理当别药。盖人心如面，各各不同，惟其心不同，脏腑亦异。欲以一药通治众人之病，其可得乎？张仲景曰：有土地高下不同，物性刚柔食居亦异。是故黄帝兴四方之问，岐伯举四治之能。且如贵豪之家，形乐志苦者也。衣食足则形乐而外实，思虑多则志苦而内虚。故病生于脉，与贫下异，当因人而治。后世医者，委此不行，所失甚矣。又凡人少长老，其气血有盛壮衰三等。故岐伯曰少火之气壮，壮火之气衰。盖少火生气，壮火散气，况衰火乎。故治法亦当分三等。其少日服饵之药，于壮老之时皆须别处，决不可忽。　又云：人以气血为本。世有童男室女，积想在心，思虑过当，多致劳损。男则神色先散，女则月水先闭。盖忧愁思虑则伤心，心伤则血逆竭，故神色先散而月水先闭也。火既受病，不能营养其子，故不嗜食。脾既虚则金气亏，故发嗽。嗽既作，水气绝，故四肢干。木气不充，故多怒，鬢发焦，筋痿。俟五脏传遍，故卒不能死，然终死矣。此于诸劳最为难治。或能改易心志，用药扶接，间得九死一生耳。　有人病久嗽，肺虚生寒热。以款冬花焚三两芽，俟烟出，以笔管吸其烟，满口则咽之，至倦乃已。日作五七次，遂瘥。　有人病疟月余，又以药吐下之，气遂弱。观其脉病，乃夏伤暑，秋又伤风。因与柴胡湯一剂安。后又饮食不节，寒热复作，吐逆不食，胁下急痛，此名痰疟。以十枣湯一服，下痰水数升；服理中散二錢，遂愈。　有妇人病吐逆，大小便不通，烦乱，四肢冷，渐无脉，凡一日半。与大承气湯二剂，至夜半大便渐通，脉渐生，翌日乃安。此关格之病，极难治。经曰关则吐逆，格则不得小便，亦有不得大便者。　有人苦风痰头痛，颤掉吐逆，饮食减。医

〔一〕违：原作「远」，今据燉煌残卷及大观、政和本草改。

以为伤冷物，溫之不愈，又以丸下之，遂厥。复与金液丹，后谵言吐逆，顫掉不省人，狂若见鬼，循衣摸床，手足冷，脉伏。此胃中有结热，故昏瞀不省人。以阳气不能布于外，阴气不持于内，即顫掉而厥。遂与大承气湯，至一剂，乃愈。　有妇人病溫，已十二日。诊其脉，六七至而澀，寸稍大，尺稍小。发寒热，颊赤口干，不了了，耳聋。问之，病后数日，经水乃行。此属少阳热入血室，治不对症，必死。乃与小柴胡湯。二日，又加桂枝干姜湯，一日寒热止。但云：我脐下急痛。与抵当〔一〕丸，微利，痛止身凉，尚不了了。复与小柴胡湯。次日云：我胸中热燥，口鼻干。又少与调胃承气湯，不利。与大陷胸丸半服，利三行。次日虛烦不宁，妄有所见，狂言。知有燥屎，以其极虛，不敢攻之。与竹叶湯，去其烦热，其大便自通，中有燥屎数枚，狂烦尽解。惟咳嗽唾沫，此肺虛也，不治恐乘虛作肺痿。以小柴胡去人参、姜、枣加干姜、五味子湯，一日咳减，二日悉痊。　有人年六十，脚肿生疮，忽食猪肉，不安。医以药下之，稍愈。时出外，中风汗出，头面暴肿，起紫黑色，多睡，耳轮上有浮泡小疮，黃汁出。乃与小续命湯倍加羌活服之，遂愈。　有人年五十四，素羸，多中寒，小年常服生硫黃数斤，近服菟絲有效。脉左上二部、右下二部弦紧有力。五七年来，病右手足筋急拘挛，言语稍迟。遂与仲景小续命湯，加薏苡仁一两以治筋急，减黃芩、人参、芍药各半以避中寒，杏仁只用一百五枚。后云：尚觉大冷。因尽去人参、芩、芍，加当归一两半，遂安。小续命湯今人多用，不能逐证加减，遂至危殆，故举以为例。

陶隐居名医别录合药分剂法则

古秤惟有铢两而无分名。今则以十黍为一铢，六铢为一分，四分成一两，十六两为一斤。虽有子谷秬黍之制，从来均之已久，依此用之。〔苏恭曰〕古秤皆复，今南秤是也。后汉以来，分一斤为二斤，一两为二两。古方惟张仲景，而已涉今秤，若用古秤，则水为殊少矣。〔杲曰〕：六铢为一分，即二錢半也。二十四铢为一两。古云三两，即今之一两；云二两，即今之六錢半也。〔时珍曰〕蚕初吐絲曰忽。十忽曰絲。十絲曰厘。四厘曰累（音垒）。十厘曰分。四累曰字，二分半也。十累曰铢，四分也。四字曰錢，十分也。六铢曰一分（去声），二錢半也。四分曰两，二十四铢也。八两曰錙。二錙曰斤。二十四两曰镒，一斤半也，准官秤十二两。三十斤曰钧。四钧曰石，一百二十斤也。方中有曰少许者，些子也。今古异制，古之一两，今用一錢可也。

〔一〕当：江西、梅墅烟萝阁本及政和本草皆作「党」，今据本草衍义、伤寒论及湖北本改。

今方家云等分者，非分两之分，谓诸药斤两多少皆同尔，多是丸散用之。凡[一]散云刀圭者，十分方寸匕之一，准如梧桐子大也。方寸匕者，作匕正方一寸，抄散取不落为度。钱[二]五匕者，即今五铢钱边五字者抄之，不落为度。一撮者，四刀圭也。匕即匙也。

药以升合分者，谓药有虚实轻重，不得用斤两，则以升平之。十撮为一勺，十勺为一合，十合为一升。升方作上径一寸，下径六分，深八分。内散药，勿[三]按抑之，正尔微动令平尔。〔时珍曰〕古之一升，即今之二合半也。量之所起为圭，四圭为撮，十撮为勺，十勺为合，十合为升，十升为斗，五斗曰斛，二斛曰石。

凡汤酒膏药云㕮咀者，谓秤毕捣之如大豆，又吹去细末；药有易碎难碎，多末少末，今皆细切如㕮咀也。〔恭曰〕㕮咀，商量斟酌之也。〔宗奭曰〕㕮咀有含味之意，如人以口齿咀啮，虽破而不尘。古方多言㕮咀，此义也。〔杲曰〕㕮咀，古制也。古无铁刃，以口咬细，令如麻豆煎之。今人以刀锉细尔。

凡丸药云如细麻者，即胡麻也，不必扁扁，略相称尔。黍粟亦然。云如大麻子者，准三细麻也。如胡豆者，即今青斑豆也，以二大麻准之。如小豆者，今赤小豆也，以三大麻准之。如大豆者，以二小豆准之。如梧子者，以二大豆准之。如弹丸及鸡子黄者，以四[四]十梧子准之。〔宗奭曰〕今人用古方多不效者何也？不知古人之意尔。如仲景治胸痹，

〔一〕凡：原作「丸」，今据燉煌残卷及政和本草改。
〔二〕钱：原无，今据燉煌残卷及政和本草补。
〔三〕勿：原作「物」，今据燉煌残卷及政和本草改。
〔四〕四：燉煌残卷及政和本草均无。政和本草引唐本注云：「方寸匕散为丸如梧子，得十六丸如弹丸一枚。若鸡子黄者，准四十丸。今弹丸同鸡子黄，此甚不等」。濒湖据此，增补「四」字。

心中痞坚，逆气抢心，用治中湯。人参、术、干姜、甘草四物，共一十二两，水八升，煮取三升，每服一升，日三服，以知为度；或作丸，须鸡子黄大，皆奇效。今人以一丸如杨梅许服之，病既不去，乃曰药不神。非药之罪，用药者之罪也。

凡方云巴豆若干枚者，粒有大小，当去心皮秤之，以一分准十六枚。附子、乌头若干枚者，去皮毕，以半两准一枚。枳实若干枚者，去瓤毕，以一分准二枚。橘皮一分准三枚。枣大小三枚准一两。干姜一累者，以一两为正。

凡方云半夏一升者，洗毕秤五两为正。蜀椒一升，三两为正。吴茱萸一升，五两为正。菟丝子一升，九两为正。庵蕳子一升，四两为正。蛇床子一升，三两半为正。地肤子一升，四两为正。其子各有虚实轻重不可秤准者，取平升为正。

凡方云用桂一尺者，削去皮重半两为正。甘草一尺者，二两为正。云某草一束者，三两为正。云一把者，二两为正。

凡方云蜜一斤者，有七合。猪膏一斤者，有一升二合也。

凡丸散药，亦先切细暴燥乃捣之。有各捣者，有合捣者，并随方。其润湿药，如天门冬、地黄辈，皆先增分两切暴，独捣碎更暴。若逢阴雨，微火烘之，既燥，停冷捣之。〔时珍曰〕凡诸草木药及滋补药，并忌铁器，金性克木之生发之气，肝肾受伤也。惟宜铜刀、竹刀修治乃佳。亦有忌铜器者，并宜如法。丸散须用青石碾、石磨、石臼，其砂石者不良。

凡筛丸散，用重密绢，各筛毕，更合于臼中，捣数百遍，色理和同，乃佳也。巴豆、杏仁、胡麻诸膏腻药，皆先熬黄，捣令如膏，指擵莫结切。视泯泯，乃稍稍入散中，合研捣散，以轻疏绢筛度之，再合捣匀。

凡煮汤，欲微火令小沸。其水依方，大略二十两药，用水一斗，煮取四升，以此为准。然利汤欲生，少水而多取汁；补汤欲熟，多水而少取汁。不得令水多少。用新布两人以尺木绞之，澄去垽浊，纸覆令密。温汤勿用铁器。服汤宁小沸，热则易下，冷则呕涌。〔之才曰〕湯中用酒，须临熟乃下之。〔时珍曰〕陶氏所说，乃古法也。今之小小湯剂，每一两用水二瓯为准，多则加，少则减之。如剂多水少，则药味不出；剂少水多，又煎耗药力也。凡煎药并忌铜铁器，宜用银器瓦罐，洗淨封固，令小心者看守，须识火候，不可太过不及。火用木炭、芦苇为佳。其水须新汲味甘者，流水、井水、沸湯等，各依方，详见水部。若发汗药，必用紧火，热服。攻下药，亦用紧火煎熟，下消黄再煎，温服。补中药，宜慢火，温服。阴寒急病，亦宜紧火急煎服之。又有阴寒烦躁及暑月伏阴在内者，宜水中沉冷服。

凡渍药酒，皆须细切，生绢袋盛，入酒密封，随寒暑日数漉出。滓可暴燥，微捣更渍，亦可为散服。〔时珍曰〕别有酿酒者，或以药煮汁和饭，或以药袋安置酒中，或煮物和饭同酿，皆随方法。又有煮酒者，以生绢袋药入坛密封，置大锅中，水煮一日，埋土中七日，出火毒乃饮。

凡建中、肾沥诸补汤，滓合两剂，加水煮竭饮之，亦敌一剂，皆先暴燥。〔陈藏器曰〕：凡湯中用麝香、牛黄、犀角、羚羊角、蒲黄、丹砂、芒消[一]、阿胶辈，须细末如粉，临时纳湯中，搅和服之。

凡合膏，初以苦酒渍令淹浃，不用多汁，密覆勿泄。云晬时者，周时也，从今旦至明旦。亦有止一宿者。煮膏当三上三下，以泄其热势，令药味得出。上之使匝匝沸，乃下之使沸静良久乃止。中有薤白者，以两头微焦黄为候。有白芷、附子者，以小黄色为度。以新布绞去滓，滓亦可酒煮饮之。摩膏滓可傅病上。膏中有雄黄、朱砂、麝香辈，皆别捣如面，绞膏毕乃投中，疾搅勿使沉聚在下。有水银、胡粉者，于凝膏中研令消散。〔时珍曰〕凡熬贴痈、疽、风、湿诸病膏者，先以药浸油中三日乃煎之，煎至药

〔一〕消：原作「硝」，今统一作「消」，不另加注。

枯，以绢滤净，煎热下黄丹或胡粉或密陀僧，三上三下，煎至滴水成珠不散，倾入器中，以水浸三日，去火毒用。若用松脂者，煎至成丝，倾入水中，拔扯数百遍乃止。俱宜谨守火候，勿令太过不及也。其有朱砂、雄黄、龙脑、麝香、血竭、乳香、没药等料者，并待膏成时投之。黄丹、胡粉、密陀僧并须水飞瓦炒过。松脂须炼数遍乃良。

凡丸中用蜡，皆烊投少蜜中搅调以和药。〔杲曰〕：丸药用蜡，取其固护药之气味势力以过关膈而作效也。若投以蜜，下咽亦易散化，如何得到脏中。若有毒药，反又害之，非用蜡之本意也。

凡用蜜，皆先火〔一〕煎，掠去其沫，令色微黄，则丸药经久不坏。〔雷敩曰〕凡炼蜜，每一斤止得十二两半是数，火少火过，并不得用也。修合丸药，用蜜只用蜜，用饧只用饧，用糖只用糖，勿交杂用，必泻人也。

采药分六气岁物

岐伯曰：厥阴司天为风化，在泉为酸化，清毒不生。少阴司天为热化，在泉为苦化，寒毒不生。太阴司天为湿化，在泉为甘化，燥毒不生。少阳司天为火化，在泉为苦化，寒毒不生。阳明司天为燥化，在泉为辛化，湿毒不生。太阳司天为寒化，在泉为咸化，热毒不生。治病者，必明六化分治，五味五色〔二〕所生，五脏所宜，乃可言盈虚病生之绪。本乎天者天之气，本乎地者地之气。谨候气宜，无失病机。司岁备物，则无遗主矣。岁物者，天地之专精也。非司岁物则气散，质同而异等也。气味有厚薄，性用有躁静，治保有多少，力化有浅深。上淫于下，所胜平之；外淫于内，所胜治之。〔王冰曰〕化于天者为天气，化于地者为地气。五毒皆五行之气所为，故所胜者不

〔一〕火：原作「大」，今据敦煌残卷及政和本草改。
〔二〕五色：原脱，今据素问·至真要大论补。

生，惟司天在泉之所生者其味正。故药工专司岁气，所收药物，则所主无遗略矣。五运有余，则专精之气，药物肥浓，使用当其正气味也。不足则药不专精而气散，物不纯，形质虽同，力用则异矣。故天气淫于下、地气淫于内者，皆以所胜平治之，如风胜湿、酸胜甘之类是也。

七方

岐伯曰：气有多少，形有盛衰，治有缓急，方有大小。又曰：病有远近，证有中外，治有轻重。近者奇之，远者偶之。汗不以奇，下不以偶。补上治上制以缓，补下治下制以急。近而偶奇，制小其服；远而奇偶，制大其服。大则数少，小则数多。多则九之，少则二〔一〕之。奇之不去则偶之，偶之不去则反佐以取之，所谓寒热温凉，反从其病也。〔王冰曰〕脏位有高下，腑气有远近，病证有表里，药用有轻重。单方为奇，复方为偶。心肺为近，肝肾为远，脾胃居中。肠膻胞胆，亦有远近。识见高远，权以合宜。方奇而分两偶，方偶而分两奇。近而偶制，多数服之；远而奇制，少数服之。则肺服九，心服七，脾服五，肝服三，肾服一，为常制也。方与其重也宁轻，与其毒也宁善，与其大也宁小。是以奇方不去，偶方主之；偶方不去，则反佐以同病之气而取之。夫微小之热，折之以寒；微小之冷，消之以热。甚大寒热，则必能与异气相格。声不同不相应，气不同不相合。是以反其佐以同其气，复令寒热参合，使其始同终异也。〔时珍曰〕逆者正治，从者反治。反佐，即从治也。谓热在下而上有寒邪拒格，则寒药中入热药为佐，下膈之后，热气既散，寒性随发也。寒在下而上有浮火拒格，则热药中入寒药为佐，下膈之后，寒气既消，热性随发也。此寒因热用，热因寒用之妙也。温凉仿此。〔完素曰〕流变在乎病，主病在乎方，制方在乎人。方有七：大、小、缓、急、奇、偶、复也。制方之体，本于气味。寒、热、温、凉，四气生于天；酸、苦、辛、咸、甘、淡，六味成于地。是以有形为味，无形为气。气为阳，味为阴。辛甘发散为阳，酸苦涌泄为阴；咸味涌泄为阴，淡味渗泄为阳。或收或散，或缓或急，或燥或润，或软或坚，各随脏腑之证，而施药之品味，乃分七方之制也。故奇、偶、复者，三方也。大、小、缓、急者，四制之法也。故曰：治有缓急，方有大小。

〔一〕二：明刻各本皆作「一」，今据素问·至真要大论及后「大方」条引文改。

大方

〔岐伯曰〕君一臣二佐九，制之大也。君一臣三佐五，制之中也。君一臣二，制之小也。又曰：远而奇偶，制大其服；近而奇偶，制小其服。大则数少，小则数多。多则九之，少则二之。〔完素曰〕身表为远，里为近。大小者，制奇偶之法也。假如小承气汤、调胃承气汤，奇之小方也；大承气汤、抵当汤，奇之大方也，所谓因其攻里而用之也。桂枝、麻黄，偶之小方也；葛根、青龙，偶之大方也，所谓因其发表而用之也。故曰：汗不以奇，下不以偶。〔张从正曰〕大方有二：有君一臣三佐九之大方，病有兼证而邪不一，不可以一二味治者宜之；有分两大而顿服之大方，肝肾及下部之病道远者宜之。王太仆以心肺为近，肾肝为远，脾胃为中。刘河间以身表为远，身里为近。以予观之，身半以上其气三，天之分也。身半以下其气三，地之分也。中脘，人之分也。

小方

〔从正曰〕小方有二：有君一臣二之小方，病无兼证，邪气专一，可一二味治者宜之；有分两少而频服之小方，心肺及在上之病者宜之，徐徐细呷是也。〔完素曰〕肝肾位远，数多则其气缓，不能速达于下；必大剂而数少，取其迅急下走也。心肺位近，数少则其气急下走，不能升发于上；必小剂而数多，取其易散而上行也。王氏所谓肺服九、心服七、脾服五、肝服三、肾服一，乃五脏生成之数也。

缓方

〔岐伯曰〕补上治上制以缓，补下治下制以急，急则气味厚，缓则气味薄，适其至所〔一〕。病所远而中道气味之〔二〕者，食而过之，无越其制度也。〔王冰曰〕假如病在肾而心气不足，服药宜急过之，不以气味饲心，肾药凌心，心复益衰矣。余上下远近例同。〔完素曰〕圣人治上不犯下，治下不犯上，治中上下俱无犯。故曰：诛伐无过，命曰大惑。〔好古曰〕治上必妨下，治表必连里。用黄芩以治肺必妨脾，用苁蓉以治肾必妨心，服干姜以治中必僭上，服附子以补火必涸水。〔从正曰〕缓方有五：有甘以缓之之方，甘草、糖、蜜之属是也，病在胸膈，取其留恋也。有丸以缓之之方，比之汤散，其行迟慢也。有品件众多之缓方，药众则递相拘制，不得各骋其性也。有无毒治病之缓方，无毒则性纯功缓也。有气味俱薄之缓方，气味薄则长于补上治上，比至其下，药力已衰矣〔三〕。

急方

〔完素曰〕味厚者为阴，味薄者为阴中之阳；故味厚则下泄，味薄则通气。气厚者为阳，气薄为阳中之阴；故

〔一〕至所：原脱，今据素问·至真要大论补。
〔二〕之：疑为「乏」字之误。
〔三〕矣：江西、湖北本皆作「失」，今据梅墅烟萝阁及复印江西本改。按儒门事亲原文无此字。

气厚则发热，气薄则发汗是也。〔好古曰〕：治主宜缓，缓则治其本也；治客宜急，急则治其标也。表里汗下，皆有所当缓、所当急。〔从正曰〕：急方有四：有急病急攻之急方，中风关格之病是也。有湯散蕩涤之急方，下咽易散而行速也。有毒药之急方，毒性能上涌下泄以夺病势也。有气味俱厚之急方，气味俱厚，直趋于下而力不衰也。

奇方〔王冰曰〕单方也。〔从正曰〕奇方有二：有独用一物之奇方，病在上而近者宜之。有药合阳数一、三、五、七、九之奇方，宜下不宜汗。〔完素曰〕假如小承气、调胃承气〔一〕，奇之小方也；大承气、抵当湯，奇之大方也，所谓因其攻下而为之也。桂枝、麻黄，偶之小方也；葛根、青龙，偶之大方也，所谓因其发散而用之也。

偶方〔从正曰〕偶方有三：有两味相配之偶方；有古之二方相合之偶方，古谓之复方，皆病在下而远者宜之；有药合阴数二、四、六、八、十之偶方，宜汗不宜下。王太仆言汗药不以偶，则气不足以外发；下药不以奇，则药毒攻而致过。意者下本易行，故单行则力孤而微；汗或难出，故并行则力齐而大乎？而仲景制方，桂枝汗药，反以五味为奇；大承气下药，反以四味为偶，何也？岂临事制宜，复有增损乎？

复方〔岐伯曰〕奇之不去则偶之，是谓重方。〔好古曰〕奇之不去复以偶，偶之不去复以奇，故曰复。复者，再也，重也。所谓十补一泄，数泄一补也。又伤寒见风脉，伤风得寒脉，为脉证不相应，宜以复方主之。〔从正曰〕复方有三：有二方、三方及数方相合之复方，如桂枝二越婢一湯、五积散之属是也。有本方之外别加余药，如调胃承气加连翘、薄荷、黄芩、巵子为凉膈散之属是也。有分两均齐之复方，如胃风湯各等分之属是也。王太仆以偶为复方，今七方有偶又有复，岂非偶乃二方相合、复乃数方相合之谓乎？

十剂

徐之才曰：药有宜、通、补、泄、轻、重、涩、滑、燥、湿十种，是药之大体，而本经不言，后人未述。凡用药者，审而详之，则靡所遗失矣。

宣剂〔之才曰〕宣可去壅，生姜、橘皮之属是也。〔杲曰〕外感六淫之邪，欲传入里，三阴实而不受，逆于胸中，天

〔一〕调胃承气：原脱，今据保命集卷上第九补。（保命集系「素问病机气宜保命集」之简称，今用本社排印本。下同。）

分气分窒塞不通，而或噦或呕，所谓壅也。三阴者，脾也。故必破气药，如姜、橘、藿香、半夏之类，泻其壅塞。〔从正曰〕俚人以宣为泻，又以宣为通，不知十剂之中已有泻与通矣。仲景曰：春病在头，大法宜吐，是宣剂即涌剂也。经曰：高者因而越之；木郁则达之。宣者升而上也，以君召臣曰宣是矣。凡风痫中风，胸中诸实，痰饮寒结，胸中热郁，上而不下，久则嗽喘满胀，水肿之病生焉，非宣剂莫能愈也。吐中有汗，如引涎追泪嚏鼻，凡上行者，皆吐法也。〔完素曰〕郁而不散为壅，必宣以散之，如痞满不通之类是矣。攻其里，则宣者上也，泄者下也。涌剂则瓜蒂、卮子之属是矣。发汗通表亦同。〔好古曰〕经有五郁：木郁达之，火郁发之，土郁夺之，金郁泄之，水郁折之，皆宣也。〔敩曰〕宣，扬制曰宣朗，君召臣曰宣唤，臣奉君命宣布上意，皆宣之意也。〔时珍曰〕壅者，塞也；宣者，布也，散也。郁塞之病，不升不降，传化失常。或郁久生病，或病久生郁。必药以宣布敷散之，如承流宣化之意，不独涌越为宣也。是以气郁有余，则香附、抚芎之属以开之，不足则补中益气以运之。火郁微则山卮、青黛以散之，甚则升阳解肌以发之。湿郁微〔一〕则苍术、白芷之属以燥之，甚则风药以胜之。痰郁微则南星、橘皮之属以化之，甚则瓜蒂、藜芦之属以涌之。血郁微则桃仁、红花以行之，甚则或吐或利以逐之。食郁微则山查、神曲以消之，甚则上涌下利以去之。皆宣剂也。

通剂〔之才曰〕通可去滞，通草、防己之属是也。〔完素曰〕留而不行，必通以行之，如水病为痰澼之类。以木通、防己之属攻其内，则留者行也。滑石、茯苓、芫花、甘遂、大戟、牵牛之类是也。〔从正曰〕通者，流通也。前后不得溲便，宜木通、海金沙、琥珀、大黄之属通之。痹痛郁滞，经隧不利，亦宜通之。〔时珍曰〕滞，留滞也。湿热之邪留于气分，而为痛痹癃闭者，宜淡味之药上助肺气下降，通其小便，而泄气中之滞，木通、猪苓之类是也。湿热之邪留于血分，而为痹痛肿注、二便不通者，宜苦寒之药下引，通其前后，而泄血中之滞，防己之类是也。经曰味薄者通，故淡味之药谓之通剂。

补剂〔之才曰〕补可去弱，人参、羊肉之属是也。〔杲曰〕人参甘温，能补气虚；羊肉甘热，能补血虚。羊肉补形，人参补气。凡气味与二药同者皆是也。〔从正曰〕五脏各有补泻，五味各补其脏，有表虚、里虚、上虚、下虚、阴虚、阳虚、气虚、血虚。经曰：精不足者补之以味，形不足者补之以气。五谷、五菜、五果、五肉，皆补养之物也。〔时珍曰〕经云：不足者补之。又云：虚则补其母。生姜之辛补肝，炒盐之咸补心，甘草之甘补脾，五味子之酸补肺，黄檗之苦补肾。又如茯神之补心气，生地黄之补心血；人参之补脾气，白芍药之补脾血；黄芪之补肺气，阿胶之补肺血；杜仲之补肾气，熟地黄之补肾血；芎藭之补肝气，当归之补肝血之类，皆补剂。不特人参、羊肉为补也。

〔一〕微：原脱，今据前后文体例补。

泄剂〔之才曰〕泄可去闭，葶苈、大黄之属是也。〔杲曰〕葶苈苦寒，气味俱厚，不减大黄，能泄肺中之闭，又泄大肠。大黄走而不守，能泄血闭肠胃渣秽之物。一泄气闭利小便，一泄血闭利大便。凡与二药同者皆然。〔从正曰〕实则泻之。诸痛为实，痛随利减。芒消、大黄、牵牛、甘遂、巴豆之属，皆泻剂也。其催生下乳，磨积逐水，破经泄气，凡下行者，皆下法也。〔时珍曰〕去闭当作去实。经云实者泻之，实则泻其子，是矣。五脏五味皆有泻，不独葶苈、大黄也。肝实泻以芍药之酸，心实泻以甘草之甘，脾实泻以黄连之苦，肺实泻以石膏之辛，肾实泻以泽泻之咸，是矣。

轻剂〔之才曰〕轻可去实，麻黄、葛根之属是也。〔从正曰〕风寒之邪，始客皮肤，头痛身热，宜解其表，内经所谓轻而扬之也。痈疮疥痤，俱宜解表，汗以泄之，毒以熏之，皆轻剂也。凡熏洗蒸炙，熨烙刺砭，导引按摩，皆汗法也。〔时珍曰〕当作轻可去闭。有表闭里闭，上闭下闭。表闭者，风寒伤营，腠理闭密，阳气怫郁，不能外出，而为发热、恶寒、头痛、脊强诸病，宜轻扬之剂发其汗，而表自解也。里闭者，火热郁抑，津液不行，皮肤干闭，而为肌热、烦热、头痛、目肿、昏瞀、疮疡诸病，宜轻扬之剂以解其肌，而火自散也。上闭有二：一则外寒内热，上焦气闭，发为咽喉闭痛之证，宜辛凉之剂以扬散之，则闭自开。一则饮食寒冷抑遏阳气在下，发为胸膈痞满闭塞之证，宜扬其清而抑其浊，则痞自泰也。下闭亦有二：有阳气陷下，发为里急后重，数至圊而不行之证，但升其阳而大便自顺，所谓下者举之也。有燥热伤肺，金气膹郁，窍闭于上，而膀胱闭于下，为小便不利之证，以升麻之类探而吐之，上窍通而小便自利矣，所谓病在下取之上也。

重剂〔之才曰〕重可去怯，慈石、铁粉之属是也。〔从正曰〕重者，镇缒之谓也。怯则气浮，如丧神守，而惊悸气上，朱砂、水银、沉香、黄丹、寒水石之伦，皆体重也。久病咳嗽，涎潮于上，形羸不可攻者，以此缒之。经云重者因而减之，贵其渐也。〔时珍曰〕重剂凡四：有惊则气乱，而魂气飞扬，如丧神守者；有怒则气逆，而肝火激烈，病狂善怒者，并铁粉、雄黄之类以平其肝。有神不守舍，而多惊健忘，迷惑不宁者，宜朱砂、紫石英之类以镇其心。有恐则气下，精志失守而畏，如人将捕者，宜慈石、沉香之类以安其肾。大抵重剂压浮火而坠痰涎，不独治怯也。故诸风掉眩及惊痫痰喘之病，吐逆不止及反胃之病，皆浮火痰涎为害，俱宜重剂以坠之。

滑剂〔之才曰〕滑可去着，冬葵子、榆白皮之属是也。〔完素曰〕涩则气着，必滑剂以利之。滑能养窍，故润利也。〔从正曰〕大便燥结，宜麻仁、郁李之类；小便淋沥，宜葵子、滑石之类。前后不通，两阴俱闭也，名曰三焦约。约者，束也。宜先以滑剂润养其燥，然后攻之。〔时珍曰〕着者，有形之邪，留着于经络脏腑之间也，便尿浊带、痰涎、胞胎、痈肿之类是矣。皆宜滑药以引去其留着之物。此与木通、猪苓通以去滞相类而不同。木通、猪苓，淡泄之物，去湿热无形之邪；葵子、榆皮，甘滑之类，去湿热有形之邪。故彼曰滞，此曰着也。大便涩者，菠薐、牵牛之属；小便涩者，车前、榆皮之属；精窍涩者，黄檗、葵花之属；胞胎涩者，黄葵子、王不留行之属；引痰涎自小便去者，则半夏、茯苓之属；引疮毒自小便去者，则五叶藤、萱草根之属，皆滑剂也。半夏、南星皆辛而涎滑，能泄湿气、通大便，盖辛能润，能走气，能化液也。或以为燥物，谬矣。湿去则土燥，非二物性燥也。

涩剂 〔之才曰〕涩可去脱，牡蛎、龙骨之属是也。〔完素曰〕滑则气脱，如开肠洞泄，便溺遗失之类，必涩剂以收敛之。〔从正曰〕寝汗不禁，涩以麻黄根、防风。滑泄不已，涩以豆蔻、枯矾、木贼、罂粟壳。喘嗽上奔，涩以乌梅、诃子。凡酸味同乎涩者，收敛之义也。然此种皆宜先攻其本，而后收之可也。〔时珍曰〕脱者，气脱也，血脱也，精脱也，神脱也。脱则散而不收，故用酸涩温平之药，以敛其耗散。汗出亡阳，精滑不禁，泄痢不止，大便不固，小便自遗，久嗽亡津，皆气脱也。下血不已，崩中暴下，诸大亡血，皆血脱也。牡蛎、龙骨、海螵蛸、五倍子、五味子、乌梅、榴皮、诃黎勒、罂粟壳、莲房、棕灰、赤石脂、麻黄根之类，皆涩药也。气脱兼以气药，血脱兼以血药及兼气药，气者血之帅也。脱阳者见鬼，脱阴者目盲，此神脱也，非涩药所能收也。

燥剂 〔之才曰〕燥可去湿，桑白皮、赤小豆之属是也。〔完素曰〕湿气淫胜，肿满脾湿，必燥剂以除之，桑皮之属。湿胜于上，以苦吐之，以淡渗之是也。〔从正曰〕积寒久冷，吐利腥秽，上下所出水液澄彻清冷，此大寒之病，宜姜、附、胡椒辈以燥之。若病湿气，则白术、陈皮、木香、苍术之属除之，亦燥剂也。而黄连、黄檗、卮子、大黄，其味皆苦，苦属火，皆能燥湿，此内经之本旨也，岂独姜、附之俦为燥剂乎。〔好古曰〕湿有在上、在中、在下、在经、在皮、在里。〔时珍曰〕湿有外感，有内伤。外感之湿，雨露岚雾地气水湿，袭于皮肉筋骨经络之间；内伤之湿，生于水饮酒食及脾弱肾强，固不可一例言也。故风药可以胜湿，燥药可以除湿，淡药可以渗湿，泄小便可以引湿，利大便可以逐湿，吐痰涎可以祛湿。湿而有热，苦寒之剂燥之；湿而有寒，辛热之剂燥之，不独桑皮、小豆为燥剂也。湿去则燥，故谓之燥。

湿〔一〕剂 〔之才曰〕湿可去枯，白石英、紫石英之属是也。〔从正曰〕湿者，润湿也。虽与滑类，少有不同。经云辛以润之，辛能走气、能化液故也。盐消味虽咸，属真阴之水，诚濡枯之上药也。人有枯涸皴揭之病，非独金化，盖有火以

〔一〕湿：原改作「润」，不但与下之才、从正的解释不合，而濒湖「湿剂当作润剂」之说，亦成无的放矢，因改回。

乘之，故非湿剂不能愈。〔完素曰〕津耗为枯。五脏痿弱，荣卫涸流，必湿剂以润之。〔好古曰〕有减气而枯，有减血而枯。〔时珍曰〕湿剂当作润剂。枯者燥也，阳明燥金之化，秋令也，风热怫甚，则血液枯涸而为燥病。上燥则渴，下燥则结，筋燥则强，皮燥则揭，肉燥则裂，骨燥则枯，肺燥则痿，肾燥则消。凡麻仁、阿胶膏润之属，皆润剂也。养血则当归、地黄之属，生津则麦门冬、栝蒌根之属，益精则苁蓉、枸杞之属。若但以石英为润药则偏矣，古人以服石为滋补故尔。

刘完素曰：制方之体，欲成七方十剂之用者，必本于气味也。寒、热、温、凉，四气生于天；酸、苦、辛、咸、甘、淡，六味成乎地。是以有形为味，无形为气。气为阳，味为阴。阳气出上窍，阴味出下窍。气化则精生，味化则形长。故地产养形，形不足者温之以气；天产养精，精不足者补之以味。辛甘发散为阳，酸苦涌泄为阴；咸味涌泄为阴，淡味渗泄为阳。辛散、酸收、甘缓、苦坚、咸软，各随五脏之病，而制药性之品味。故方有七，剂有十。方不七，不足以尽方之变；剂不十，不足以尽剂之用。方不对证〔一〕，非方也；剂不蠲疾，非剂也。此乃太古先师，设绳墨而取曲直；叔世方士，乃出规矩以为方圆。夫物各有性，制而用之，变而通之，施于品剂，其功用岂有穷哉。如是有因其性为用者，有因其所胜而为制者，有气同则相求者，有气相克则相制者，有气有余而补不足者，有气相感则以意使者，有质同而性异者，有名异而实同者。故蛇之性上窜而引药，蝉之性外脱而退翳，虻饮血而用以治血，鼠善穿而用以治漏，所谓因其性而为用者如此。弩牙速产，以机发而不括也；杵糠下噎，以杵筑下也，所谓因其用而为使者如此。浮萍不沉水，可以胜酒；独活不摇风，可以治风，所谓因其所胜而为制也如此。麻，木谷而治风；

〔一〕证：保命集卷上第九作「病」。

豆，水谷而治水，所谓气相同则相求者如此。牛土畜，乳可以止渴疾；豕水畜，心可以镇恍惚，所谓因其气相克则相制也如此。熊肉振羸，兔肝明视，所谓其气有余补不足也如此。鲤之治水，鹜之利水，所谓因其气相感则以意使者如此。蜜成于蜂，蜜温而蜂寒；油生于麻，麻温而油寒，兹同质而异性也。蘼芜生于芎䓖，蓬蘽生于覆盆，兹名异而实同者也。所以如此之类，不可胜举。故天地赋形，不离阴阳，形色自然，皆有法象。毛羽之类，生于阳而属于阴；鳞甲之类，生于阴而属于阳。空青法木，色青而主肝；丹砂法火，色赤而主心；云母法金，色白而主肺；慈石法水，色黑而主肾；黄石脂法土，色黄而主脾。故触类而长之，莫不有自然之理也。欲为医者，上知天文，下知地理，中知人事，三者俱明，然后可以语人之疾病。不然，则如无目夜游，无足登涉，动致颠殒，而欲愈疾者，未之有也。

雷敩炮炙论序曰：若夫世人使药，岂知自有君臣；既辨君臣，宁分相制。只如栨毛今盐草也。沾溺，立销斑肿之毒；象胆挥粘，乃知药有情异。鲑鱼插树，立便干枯；用狗涂之，以犬胆灌之，插鱼处立如故也。却当荣盛。无名无名异形似玉，仰面〔一〕又如石炭〔二〕味别。止楚，截指而似去甲毛；圣石开盲，明目而如云离日。当归止(血)破(血)，头尾效各不同；头止血，尾破血。蕤子熟生，足睡不眠立据。弊箄淡卤，常使者〔三〕甑中箄，能淡盐味。

〔一〕仰面：大观、政和本草均作「柳石」。

〔二〕炭：原作「灰」，今据政和本草卷三・无名异条改。

〔三〕者：大观、政和本草同。疑「着」之误。

如酒沾交。今蜜枳〔一〕缴枝，又云交加枝。**铁遇神砂，如泥似粉；石经鹤粪，化作尘飞。杴见橘，花似髓。断弦折剑，遇鸾血而如初；**以鸞血炼〔二〕作胶，粘折处，铁物永不断。**海竭江枯，投游波**燕子是也。**而立泛。令铅拒火，须仗修天；**今呼为补天石。**如要形坚，岂忘紫背。**有紫背天葵，如常食葵菜，只是背紫面青，能坚铅形。**留砒住鼎，全赖宗心。**别有宗心草，今呼石竹，不是食者粽心恐误。其草出欻州，生处多虫兽。**雌得芹花，**其草名为立起，其形如芍药，花色青，可长三尺已来，叶上黄斑色，味苦涩，堪用，煮雌黄立住火。**立便成庚〔三〕；硇遇赤须，**其草名赤须，今呼为虎须草是，用煮硇砂即生〔四〕火。**水〔五〕留金鼎。水中生火，非猾髓而莫能；**海中有兽名曰猾，以髓入在油中，其油〔六〕粘水，水中火生，不可救之，用酒喷之即止，勿于屋下收。**长齿生牙，赖雄鼠之骨末。**其齿若年多不生者，取雄鼠脊骨作末，揩折处，齿立生如故。**发眉堕落，涂半夏而立生；**眉发堕落者，以生半夏茎杵之取涎，涂发落处立生。**目辟眼䁾，有五花而自正。**五加皮，其叶有雄雌，三叶为雄，五叶为雌，须使五叶者，作末酒浸饮之，其目䁾者正。**脚生肉杴，裩系菪根；**脚有肉杴者，取莨菪根于裩带上系之，感应永不痛。**囊皱漩多，夜煎竹木。**多小便者，夜煎萆薢一件〔七〕服之，永不夜起也。**体寒腹大，全赖鸬鹚；**若患腹大如鼓，米饮调鸕鷀末服，立枯如故

〔一〕枳：原空格脱字，今据大观、政和本草补。

〔二〕炼：原作「烧」，今据大观、政和本草改。

〔三〕庚：大观、政和本草卷一俱作「庚」。

〔四〕生：大观、政和本草卷一亦作「生」。但本书卷十五灯心草条濒湖引文改作「住」，义长。

〔五〕水：大观、政和本草卷一亦作「水」。但本书卷十五灯心草条濒湖引文改作「永」，与上「立」字为对文，义长。

〔六〕其油：原脱，今据大观、政和本草卷一补。

〔七〕件：原作「片」，今据大观、政和本草卷一改。

也。血泛经过，饮调瓜子。甜瓜子内仁捣作末，去油，饮调服之，立绝。咳逆数数，酒服熟雄；天雄泡过，以酒调一钱服，立定也。遍体疹风，冷调生侧。附子旁生者为侧子，作末冷酒服，立瘥也。肠虚泻痢，须假草零；捣五倍子作末，以熟水下之，立止也。久渴心烦，宜投竹沥。除癥去块，全仗消硇；消、硇即硇砂、消石二味，于乳钵中研作粉，同煅了，酒服，神效也。益食加觞，须煎芦朴。不食者，并饮酒少者，煎逆水芦根并厚朴二味汤服。强筋健骨，须是苁鳝；苁蓉并鳝鱼二味，作末，以黄精汁丸服之，可力倍常也。出乾宁记中。驻色延年，精蒸神锦。黄精自然汁拌细研神锦，于柳木甑中蒸七日了，以木蜜丸服，颜貌可如幼女之容色也。知疮所在，口点阴胶；阴胶即是甑中气垢，少许于口中，可知脏腑所起，直至住处知痛，乃可医也。产后肌浮，甘皮酒服。产后肌浮，酒服甘皮立愈。口疮舌坼〔一〕，立愈黄苏〔二〕。口疮舌坼，以根黄涂苏〔二〕炙作末，含之立差。脑痛欲亡，鼻投消末；头痛者，以消石作末内鼻中，立止。心痛欲死，速觅延胡。以延胡索作散，酒服之立愈。如斯百种，是药之功。某忝遇明时，谬看医理；虽寻圣〔三〕法，难可穷微。略陈药饵之功能，岂溺仙人之要术，其制药炮、熬、煮、炙，不能记年月哉？欲审元由，须看海集。某不量短见，直录炮、熬、煮、炙，列药制方，分为上、中、下三卷，有三百件名，具陈于后。

气味阴阳

阴阳应象论曰：积阳为天，积阴为地。阴静阳躁，阳生阴长，阳杀阴藏。阳化

〔一〕坼：原作「拆」，今据大观、政和本草卷一改。
〔二〕苏：疑当作「酥」。
〔三〕圣：原脱，今据大观、政和本草卷一补。

气，阴成形。阳为气，阴为味。味归形，形归气，气归精，精归化，精食气，形食味，化生精，气生形。味伤形，气伤精，精化为气，气伤于味。阴味出下窍，阳气出上窍。清阳发腠理，浊阴走五脏；清阳实四肢，浊阴归六腑。味厚者为阴，薄者为阴中之阳；气厚者为阳，薄者为阳中之阴。味厚则泄，薄则通；气薄则发泄，厚则发热。辛甘发散为阳，酸苦涌泄为阴；咸味涌泄为阴，淡味渗泄为阳。六者或收或散，或缓或急，或润或燥，或软或坚，以所利而行之，调其气使之平也。〔元素曰〕清之清者发腠理，清之浊者实四肢；浊之浊者归六腑，浊之清者走五脏。附子气厚，为阳中之阳；大黄味厚，为阴中之阴。茯苓气薄，为阳中之阴，所以利小便，入手太阳，不离阳之体也；麻黄味薄，为阴中之阳，所以发汗，入手太阴，不离阴之体也。凡同气之物必有诸味，同味之物必有诸气。气味各有厚薄，故性用不等。〔杲曰〕味之薄者则通，酸、苦、咸、平是也。味之厚者则泄，咸、苦、酸、寒是也。气之厚者发热，辛、甘、温、热是也。气之薄者渗泄，甘、淡、平、凉是也。渗谓小汗，泄谓利小便也。〔宗奭曰〕天地既判，生万物者五气耳。五气定位，则五味生。故曰生物者气也，成之者味也。以奇生则成而偶，以偶生则成而奇。寒气坚，故其味可用以软；热气软，故其味可用以坚；风气散，故其味可用以收；燥气收，故其味可用以散。土者冲气之所生，冲气则无所不和，故其味可用以缓。气坚则壮，故苦可以养气。脉软则和，故咸可以养脉。骨收则强，故酸可以养骨。筋散则不挛，故辛可以养筋。肉缓则不壅，故甘可以养肉。坚之而后可以软，收之而后可以散。欲缓则用甘，不欲则弗用，用之不可太过，太过亦病矣。古之养生治疾者，必先通乎此，否则能已人之疾者盖寡矣。

李杲曰：夫药有温、凉、寒、热之气，辛、甘、淡、酸、苦、咸之味也。升、降、浮、沉之相互，厚、薄、阴、阳之不同。一物之内，气味兼有；一药之中，理性具焉。或气一而味殊，或味同而气异。气象天，温热者天之阳，凉寒者天之阴；天有阴、阳，风、寒、暑、湿、燥、火，三阴、三阳上奉之也。味象地，辛、甘、淡者地之阳，酸、苦、咸者地之阴；地有阴、阳，金、木、水、火、土，生、长、化、收、藏下应之也。气味薄者，轻清成象，本乎天者亲上也。气味厚者，重浊成形，本乎地者亲下也。〔好古曰〕本草之味有五，气有四。然一味之中有四气，如辛味则石膏寒、桂附热、半夏温、薄荷凉之类是也。夫气者天也，温热天之阳，寒凉天之阴；阳则升，阴则降。味者地也，辛、甘、淡地之阳，酸、苦、咸地之阴；阳则浮，阴则沉。有使气者，使味者，气味俱使者，先使气而后使味者，先使味而后使气者。有一物一味者，一物三味者；一物一气者，一物二气者。或生熟异气味，或根苗异气味。或温多而成热，或凉多而成寒，或寒热各半而成温。或热者多，寒者少，寒不为之寒；或寒者多，热者少，热不为之热，不可一途而取也。或寒热各半，昼服则从热之属而升，夜服则从寒之属而降，或晴则从热，阴则从寒，变化不一如此。况四时六位不同，五运六气各异，可以轻用为哉。

六节脏象论云：天食人以五气，地食人以五味。五气入鼻，藏于心肺，上使五色修明，音声能彰。五味入口，藏于肠胃，味有所藏，以养五气，气和而生，津液相成，神乃自生。又曰：形不足者温之以气，精不足者补之以味。〔王冰曰〕五气者，臊气凑肝，焦气凑心，香气凑脾，腥气凑肺，腐气凑肾也。心荣色，肺主音，故气藏于心〔一〕肺，而明色彰声也。气为水之母，故味藏于肠胃而养五气。〔孙思邈曰〕精以食气，气养精以荣色；形以食味，味养形以生力。精顺五气以灵，形受五味以成。若食气相反则伤精，食味不调则损形。是以圣人先用食禁以存生〔二〕，后制药物以防命〔三〕，气味温补以存精形。

五味宜忌

岐伯曰：木生酸，火生苦，土生甘，金生辛，水生咸。辛散，酸收，甘缓，苦

〔一〕心：原脱，今据素问·六节藏象论王注补。

〔二〕生：千金卷二十六作「性」。

〔三〕防命：千金卷二十六同。「防命」二字费解。千金同卷引河东卫泛记云：「不知食宜者，不足以存生也。不明药忌者，不能以除病也。」据此，似「防命」乃「除病」之误。

坚，咸软。毒药攻邪，五谷为养，五果为助，五畜为益，五菜为充，气味〔一〕合而服之，以补精益气。此五味各有所利，四时五脏，病随所宜也。又曰：阴之所生，本在五味；阴之五宫，伤在五味。骨正筋柔，气血以流，腠理以密，骨气以精〔二〕，长有天命。又曰：圣人春夏养阳，秋冬养阴，以从其根，二气常存。春食凉，夏食寒，以养阳；秋食温，冬食热，以养阴。

五欲肝欲酸，心欲苦，脾欲甘，肺欲辛，肾欲咸，此五味合五脏之气也。

五宜青色宜酸，肝病宜食麻、犬、李、韭。赤色宜苦，心病宜食麦、羊、杏、薤。黄色宜甘，脾病宜食粳、牛、枣、葵。白色宜辛，肺病宜食黄黍、鸡、桃、葱。黑色宜咸，肾病宜食大豆黄卷、猪、栗、藿。

五禁肝病禁辛，宜食甘：粳、牛、枣、葵。心病禁咸，宜食酸：麻、犬、李、韭。脾病禁酸，宜食咸：大豆、豕、栗、藿。肺病禁苦，宜食苦〔三〕：麦、羊、杏、薤。肾病禁甘，宜食辛：黄黍、鸡、桃、葱。〔思邈曰〕春宜省酸增甘以养脾，夏宜省苦增辛以养肺，秋宜省辛增酸以养肝，冬宜省咸增苦以养心，四季宜省甘增咸以养肾。〔时珍曰〕五欲者，五味入胃，喜归本脏，有余之病，宜本味通之。五禁者，五脏不足之病，畏其所胜，而宜其所不胜也。

五走酸走筋，筋病毋多食酸，多食令人癃。酸气涩收，胞得酸而缩卷，故水道不通也。苦走骨，骨病毋多食苦，多食令人变呕。苦入下脘，三焦皆闭，故变呕也。甘走肉，肉病毋多食甘，多食令人悗心。甘气柔润，胃柔则缓，缓则虫动，故悗心也。辛走气，气病毋多食辛，多食令人洞心。辛走上焦，与气俱行，久留心下，故洞心也。咸走血，血病毋多食咸，多食令人渴。血与咸相得则凝，凝〔四〕则胃汁注之，故咽路焦而舌本干。九针论作咸走骨，骨病毋多食咸。苦走血，血病毋

〔一〕味：原脱，今据素问·藏气法时论补。

〔二〕精：原作「清」，今据素问·生气通天论改。

〔三〕苦：原脱，今据灵枢·五味篇及素问·藏气法时论补。但与上文「禁苦」义正相反。（灵枢系「灵枢经」之简称，今用本社排印刘衡如校勘本。下同。）

〔四〕凝：原脱，今据灵枢·五味篇补。

多食苦。

五伤酸伤筋，辛胜酸。苦伤气，咸胜苦。甘伤肉，酸胜甘。辛伤皮毛，苦胜辛。咸伤血，甘胜咸。

五过味过于酸，肝气以津，脾气乃绝，肉胝〔一〕䏰而唇揭。味过于苦，脾气不濡，胃气乃厚，皮槁而毛拔。味过于甘，心气喘满，色黑，肾气不平，骨痛而发落。味过于辛，筋脉沮绝〔二〕，精神乃失〔三〕，筋急而爪枯。味过于咸，大骨气劳，短肌〔四〕，心气抑，脉凝涩而变色。〔时珍曰〕五走五伤者，本脏之味自伤也，即阴之五宫伤在五味也。五过者，本脏之味伐其所胜也，即脏气偏胜也。

五味偏胜

岐伯曰：五味入胃，各归所喜。酸先入肝，苦先入心，甘先入脾，辛先入肺，咸先入肾。久而增气，物化之常；气增而久，夭之由也。〔王冰曰〕入肝为温，入心为热，入肺为清，入肾为寒，入脾为至阴而四气兼之，皆为增其味而益其气。故各从本脏之气，久则从化。故久服黄连、苦参反热，从苦化也。余味仿此。气增不已，则脏气偏胜，必有偏绝；脏有偏绝，必有暴夭。是以药不具五味，不备四气，而久服之，虽暂获胜，久必致夭。故绝粒服饵者不暴亡，无五味资助也。〔杲曰〕一阴一阳之谓道，偏阴偏阳之谓疾。阳剂刚胜，积若燎原，为消狂痈疽之属，则天癸竭而荣涸。阴剂柔胜，积若凝水，为洞泄寒中之病，则真火微而卫散。故大寒大热之药，当从权用之，气平而止。有所偏助，令人脏气不平，夭之由也。

标本阴阳

李杲曰：夫治病者当知标本。以身论之，外为标，内为本；阳为标，阴为本。

〔一〕胝：此下原衍「伤」字，今据素问·五藏生成篇删。

〔二〕绝：素问·生气通天论及王注俱作「弛」，此似濒湖有意改写。

〔三〕失：素问·生气通天论及王注俱作「央」。新校正云：「央乃殃也，古文通用。」此间似濒湖有意改写。

〔四〕肌：原脱，今据素问·生气通天论补。

故六腑属阳为标，五脏属阴为本；脏腑在内为本，十二经络在外为标。而脏腑阴阳气血经络又各有标本焉。以病论之，先受为本，后传为标。故百病必先治其本，后治其标。否则邪气滋甚，其病益蓄。纵先生轻病，后生重病，亦先治其轻，后治其重，则邪气乃伏。有中满及病大小便不利，则无问先后标本，必先治满及大小便，为其急也。故曰缓则治其本，急则治其标。又从前来者为实邪，后来者为虚邪。实则泻其子，虚则补其母。假如肝受心火为前来实邪，当于肝经刺荥穴以泻心火，为先治其本；于心经刺荥穴以泻心火，为后治其标。用药则入肝之药为引，用泻心之药为君。经云本而标之，先治其本，后治其标是也。又如肝受肾水为虚邪，当于肾经刺井穴以补肝木，为先治其标；后于肝经刺合穴以泻肾水，为后治其本。用药则入肾之药为引，补肝之药为君。经云标而本之，先治其标，后治其本是也。

升降浮沉

李杲曰：药有升降浮沉化，生长收藏成，以配四时。春升夏浮，秋收冬藏，土居中化。是以味薄者升而生，气薄者降而收，气厚者浮而长，味厚者沉而藏，气味平者化而成。但言补之以辛、甘、温、热及气味之薄者，即助春夏之升浮，便是泻秋冬收藏之药也。在人之身，肝心是矣。但言补之以酸、苦、咸、寒及气味之厚者，即助秋冬之降沉，便是泻春夏生长之药也。在人之身，肺肾是矣。淡味之药，渗即为升，泄即为降，佐使诸药者也。用药者循此则生，逆此则死；纵令不死，亦危困矣。王好古曰：升而使之降，须知抑也；沉而使之浮，须知载也。辛散也，而行之也横；甘发也，而行之也上；苦泄也，而行之也下；酸收也，其性缩；咸软也，其性舒，其不同如此。鼓掌成声，沃火成沸，二物相合，象在其间矣。五味相制，四气相和，其变可轻用哉。本草不言淡味、凉气，亦缺文也。

味薄者升：甘平、辛平、辛微温、微苦平之药是也。

气薄者降：甘寒、甘凉、甘淡寒凉、酸温、酸平、咸平之药是也。

气厚者浮：甘热、辛热之药是也。

味厚者沉：苦寒、咸寒之药是也。

气味平者，兼四气四味：甘平、甘温、甘凉、甘辛平、甘微苦平之药是也。

李时珍曰：酸咸无升，甘辛无降，寒无浮，热无沉，其性然也。而升者引之以咸寒，则沉而直达下焦；沉者引之以酒，则浮而上至颠顶。此非窥天地之奥而达造化之权者，不能至此。一物之中，有根升梢降，生升熟降，是升降在物亦在人也。

四时用药例

李时珍曰：经云：必先岁气，毋伐天和。又曰：升降浮沉则顺之，寒热温凉则逆之。故春月宜加辛温之药，薄荷、荆芥之类，以顺春升之气；夏月宜加辛热之药，香薷、生姜之类，以顺夏浮之气；长夏宜加甘苦辛温之药，人参、白术、苍术、黄檗之类，以顺化成之气；秋月宜加酸温之药，芍药、乌梅之类，以顺秋降之气；冬月宜加苦寒之药，黄芩、知母之类，以顺冬沉之气，所谓顺时气而养天和也。经又云：春省酸增甘以养脾气，夏省苦增辛以养肺气，长夏省甘增咸以养肾气，秋省辛增酸以养肝[一]气，冬省咸增苦以养心[二]气。此则既不伐天和而又防其太过，所以体天地之大德也。昧者舍本从标，春用辛凉以伐木，夏用咸寒以抑火，秋用苦温以泄金，冬用辛热以涸水，谓之时药。殊背素问逆顺之理，以夏月伏阴，冬月伏阳，推之可知矣。虽然月有四时，日有四时，或春得秋病，夏得冬病，神而明之，机而行之，变通权宜，又不可泥一也。王好古曰：四时总以芍药为脾剂，苍术为胃剂，柴胡为时剂，十一脏皆取决于少阳，为发生之始故也。凡用纯寒纯热之药，及寒热相杂，并宜用甘草以调和之，惟中满者禁用甘尔。

五运六淫用药式

厥阴司天，巳亥年。风淫所胜，平以辛凉，佐以苦甘，以甘缓之，以酸泻之。王注云：厥阴气未为盛热，故以凉药平之。清反胜之，治以酸温，佐以甘苦。

少阴司天，子午年。热淫所胜，平以咸寒，佐以苦甘，以酸收之。寒反胜之，治以甘温，佐以苦酸辛。

太阴司天，丑未年。湿淫所胜，平以苦热，佐以酸辛，以苦燥之，以淡泄之。湿上甚而热，治以苦温，佐以甘辛，以汗为故。身半以上，湿气有余，火气复郁，则宜解表流汗而

〔一〕肝：原作「肺」，今从张本改。
〔二〕心：原作「肾」，今从张本改。

祛之也。**热反胜之，治以苦寒，佐以苦酸。**

少阳司天，寅申〔一〕年。**火淫所胜，平以酸冷，佐以苦甘，以酸收之，以苦发之，以酸复之。**热气已退，时发动者，是为心虚气散不敛，以酸收之，仍兼寒助，乃能除根。热见太甚，则以苦发之。汗已便凉，是邪气尽。汗已犹热，是邪未尽，则以酸收之。已汗又热，又汗复热，是脏虚也，则补其心可也。**寒反胜之，治以甘热，佐以苦辛。**

阳明司天，卯酉年。**燥淫所胜，平以苦温，佐以酸辛，以苦下之。**制燥之法以苦温。宜下必以苦，宜补必以酸，宜泻必以辛。**热反胜之，治以辛寒，佐以苦甘。**

太阳司天，辰戌年。**寒淫所胜，平以辛热，佐以苦甘，以咸泻之。热反胜之，治以咸冷，佐以苦辛。**

厥阴在泉，寅申年。**风淫于内，治以辛凉，佐以苦，以甘缓之，以辛散之。**风喜温而恶清，故以辛凉胜之。佐〔二〕以苦，随所利也。木苦急，以甘缓之。木苦抑，以辛散之。**清反胜之，治以酸温，佐以苦甘，以辛平之。**

少阴在泉，卯酉年。**热淫于内，治以咸寒，佐以甘苦，以酸收之，以苦发之。**热性恶寒，故以咸寒。热甚于表，以苦发之；不尽，复寒制之；寒制不尽，复苦发之，以酸收之。甚者再方，微者一方，可使必已。时发时止，亦以酸收之。**寒反胜之，治以甘热，佐以苦辛，以咸平之。**

太阴在泉，辰戌年。**湿淫于内，治以苦热，佐以酸淡，以苦燥之，以淡泄之。**湿与

〔一〕寅申：原作「子午」。素问・至眞要大论云：「少阳司天为火化。」王注：「寅申之岁也。」因据改。
〔二〕佐：原脱，今据素问・至眞要大论王注补。

燥反，故以苦热。佐以酸淡，利窍也。热反胜之，治以苦冷，佐以咸甘，以苦平之。

少阳在泉，巳亥年。火淫于内，治以咸冷，佐以苦辛，以酸收之，以苦发之。火气大行于心腹，咸性柔软以制之。以酸收其散气。大法须汗者，以辛佐之。寒反胜之，治以甘热，佐以苦辛[一]，以咸平之。

阳明在泉，子午年。燥淫于内，治以苦温，佐以[二]甘辛，以苦下之。温利凉性，故以苦下之。热反胜之，治以平[三]寒，佐以苦甘，以酸平之，以和为利。

太阳在泉，丑未年。寒淫于内，治以甘热，佐以苦辛，以咸泻之，以辛润之，以苦坚之。以热治寒，是为摧胜，折其气也。热反胜之，治以咸冷，佐以甘辛，以苦平之。

李时珍曰：司天主上半年，天气司之，故六淫谓之所胜，上淫于下也，故曰平之。在泉主下半年，地气司之，故六淫谓之于内，外淫于内也，故曰治之。当其时而反得胜己之气者，谓之反胜。六气之胜，何以征之？燥甚则地干，暑胜则地热，风胜则地动，湿胜则地泥，寒胜则地裂，火胜则地涸是也。其六气胜复主客、证治病机甚详，见素问·至真要大论，文多不载。

六腑六脏用药气味补泻

肝胆温补凉泻。辛补酸泻。　**心小肠**热补寒泻。咸补甘泻。

〔一〕苦辛：原作「辛苦」，今据素问·至真要大论改。

〔二〕苦温佐以：原脱，今据素问·至真要大论补。

〔三〕平：原作「辛」，今据素问·至真要大论及王注改。

肺大肠凉补温〔一〕泻。酸补辛泻。　**肾膀胱**寒补热泻。苦补咸泻。

脾胃温〔二〕热补，寒凉泻，各从其宜。甘补苦泻。　**三焦命门**同心。

张元素曰：五脏更相平也。一脏不平，所胜平之。故云安谷则昌，绝谷则亡。水去则营散，谷消则卫亡，神无所居。故血不可不养，卫不可不温。血温气和，营卫乃行，常有天命。

五脏五味补泻

肝　苦急，急食甘以缓之，甘草。以酸泻之，赤芍药。实则泻子。甘草。欲散，急食辛以散之，川芎。以辛补之，细辛。虚则补母。地黄、黄檗。

心　苦缓，急食酸以收之，五味子。以甘泻之，甘草、参、芪。实则泻子。甘草。欲软，急食咸以软之，芒消。以咸补之，泽泻。虚则补母。生姜。

脾　苦湿，急食苦以燥之，白术。以苦泻之，黄连。实则泻子。桑白皮。欲缓，急食甘以缓之，炙甘草。以甘补之，人参。虚则补母。炒盐。

肺　苦气上〔三〕逆。急食苦以泄之，诃子。以辛泻之，桑白皮。实则泻子。泽泻。欲收，急食酸以收之，白芍药。以酸补之，五味子。虚则补母。五味子。

肾　苦燥，急食辛以润之，黄檗、知母。以咸泻之，泽泻。实则泻子。芍药。欲坚，急

〔一〕温：原作「湿」，今据湯液本草改。
〔二〕温：同上。
〔三〕上：原脱，今据素问·藏气法时论补。

食苦以坚之，知母。以苦补之，黄檗。虚则补母。五味子。

张元素曰：凡药之五味，随五脏所入而为补泻，亦不过因其性而调之。酸入肝，苦入心，甘入脾，辛入肺，咸入肾。辛主散，酸主收，甘主缓，苦主坚，咸主软。辛能散结润燥，致津液，通气；酸能收缓敛散；甘能缓急调中；苦能燥湿坚软；咸能软坚；淡能利窍。李时珍曰：甘缓、酸收、苦燥、辛散、咸软、淡渗，五味之本性，一定而不变者也；其或补或泻，则因五脏四时而迭相施用者也。温、凉、寒、热，四气之本性也；其于五脏补泻，亦迭相施用也。此特洁古张氏因素问饮食补泻之义，举数药以为例耳，学者宜因意而充之。

脏腑虚实标本用药式

肝　藏魂[一]，属木，胆火寄于中，主血，主目，主筋，主呼，主怒。

本病：诸风眩运，僵仆强直惊痫，两胁肿痛，胸肋满痛，呕血，小腹疝痛痃瘕，女人经病。

标病：寒热疟，头痛吐涎，目赤面青多怒，耳闭颊肿，筋挛卵缩，丈夫㿗疝，女人少腹肿痛阴病。

有余泻之

泻子甘草

[一]魂：原作「血」，脏腑标本药式同。今据灵枢·九针论及素问·宣明五气篇改。

行气 香附　芎藭　瞿麦　牵牛　青橘皮

行血 红花　鳖甲　桃仁　莪茂　京三棱　穿山甲　大黄　水蛭　虻虫　苏木　牡丹皮

镇惊 雄黄　金薄　铁落　真珠　代赭石　夜明砂　胡粉　银薄　铅丹　龙骨　石决明

搜风 羌活　荆芥　薄荷　槐子　蔓荆子　白花蛇　独活　防风　皂荚　乌头　白附子　僵蚕　蝉蜕

不足补之

补母 枸杞　杜仲　狗脊　熟地黄　苦参　萆薢　阿胶　菟丝子

补血 当归　牛膝　续断　白芍药　血竭　没药　芎藭

补气 天麻　柏子仁　白术　菊花　细辛　密蒙花　决明　谷精草　生姜

本热寒之

泻木 芍药　乌梅　泽泻

泻火 黄连　龙胆草　黄芩　苦茶　猪胆

攻里 大黄

标热发之

和解 柴胡　半夏

解肌 桂枝　麻黄

心　藏神，为君火，包络为相火，代君行令，主血，主言，主汗，主笑。

本病：诸热瞀瘛，惊惑谵妄烦乱，啼笑骂詈，怔忡健忘，自汗，诸痛痒疮疡。

标病：肌热畏寒战栗，舌不能言，面赤目黄，手心烦热，胸胁满痛，引腰背肩胛肘臂。

火实泻之

泻子 黄连 大黄

气 甘草 人参 赤茯苓 木通 黄檗

血 丹参 牡丹 生地黄 玄参

镇惊 朱砂 牛黄 紫石英

神虚补之

补母 细辛 乌梅 酸枣仁 生姜 陈皮

气 桂心 泽泻 白茯苓 茯神 远志 石菖蒲

血 当归 乳香 熟地黄 没药

本热寒之

泻火 黄芩 竹叶 麦门冬 芒消 炒盐

凉血 地黄 卮子 天竺黄

标热发之

散火甘草　独活　麻黄　柴胡　龙脑

脾　藏意〔一〕，属土，为万物之母，主营卫，主味，主肌肉，主四肢。

本病：诸湿肿胀，痞满噫气，大小便闭，黄疸痰饮，吐泻霍乱，心腹痛，饮食不化。

标病：身体胕肿，重困嗜卧，四肢不举，舌本强痛，足大趾不用，九窍不通，诸痉项强。

土实泻之

泻子诃子　防风　桑白皮　葶苈

吐豆豉　卮子　萝卜子　常山　瓜蒂　郁金　虀汁　藜芦　苦参　赤小豆　盐汤　苦茶

下大黄　芒消　青礞石　大戟　甘遂　续随子　芫花

土虚补之

补母桂心　茯苓

气人参　黄芪　升麻　葛根　甘草　陈橘皮　藿香　葳蕤　缩砂仁　木香　扁豆

血白术　苍术　白芍药　胶饴　大枣　干姜　木瓜　乌梅　蜂蜜

本湿除之

燥中宫白术　苍术　橘皮　半夏　吴茱萸　南星　草豆蔻　白芥子

〔一〕意：原作「智」，脏腑标本药式作「志」。今据灵枢·九针论及素问·宣明五气篇改。

洁净府木通　赤茯苓　猪苓　藿香

标湿渗之

开鬼门葛根　苍术　麻黄　独活

肺　藏魄，属金，总摄一身元气，主闻，主哭，主皮毛。

本病：诸气膹郁，诸痿喘呕，气短，咳嗽上逆，咳唾脓血，不得卧，小便数而欠，遗失不禁。

标病：洒淅寒热，伤风自汗，肩背痛冷，臑臂前廉痛。

气实泻之

泻子泽泻　葶苈　桑白皮　地骨皮

除湿半夏　白矾　白茯苓　薏苡仁　木瓜　橘皮

泻火粳米　石膏　寒水石　知母　诃子

通滞枳壳　薄荷　干生姜　木香　厚朴　杏仁　皂荚　桔梗　紫苏梗

气虚补之

补母甘草　人参　升麻　黄芪　山药

润燥蛤蚧　阿胶　麦门冬　贝母　百合　天花粉　天门冬

敛肺乌梅　粟壳　五味子　芍药　五倍子

本热清之

清金黄芩　知母　麦门冬　卮子　沙参　紫苑　天门冬

本寒温之

温肺丁香　藿香　款冬花　檀香　白豆蔻　益智　缩砂　糯米　百部

标寒散之

解表麻黄　葱白　紫苏

肾　藏志[一]，属水，为天一之源，主听，主骨，主二阴。

本病：诸寒厥逆，骨痿腰痛，腰冷如冰，足胻肿寒，少腹满急疝瘕，大便闭泄，吐利腥秽，水液澄彻清冷不禁，消渴引饮。

标病：发热不恶热，头眩头痛，咽痛舌燥，脊股后廉痛。

水强泻之

泻子大戟　牵牛

泻腑泽泻　猪苓　车前子　防己　茯苓

水弱补之

补母人参　山药

[一] 志：灵枢·九针论作「精志」，脏腑标本药式误作「智」。

气。

气知母　玄参　补骨脂　砂仁　苦参

血黄檗　枸杞　熟地黄　锁阳　肉苁蓉　山茱萸　阿胶　五味子

本热攻之

下伤寒少阴证，口燥咽干，大承气汤。

本寒温之

温里附子　干姜　官桂　蜀椒　白术

标寒解之

解表麻黄　细辛　独活　桂枝

标热凉之

清热玄参　连翘　甘草　猪肤

命门　为相火之原，天地之始，藏精生血，降则为漏，升则为铅，主三焦元气。

本病：前后癃闭，气逆里急，疝痛奔豚，消渴膏淋，精漏精寒，赤白浊，溺血，崩中带漏。

火强泻之

泻相火 黄檗　知母　牡丹皮　地骨皮　生地黄　茯苓　玄参　寒水石

火弱补之

益阳 附子　肉桂　益智子　破故纸　沉香　川乌头　硫黄　天雄　乌药　阳起石　舶茴香　胡桃　巴戟天　丹砂　当归　蛤蚧〔一〕　覆盆

精脱固之

涩滑 牡蛎　芡实　金樱子　五味子　远志　山茱萸　蛤粉〔二〕

三焦　为相火之用，分布命门元气，主升降出入，游行天地之间，总领五脏六腑营卫经络内外上下左右之气，号中清之府。上主纳，中主化，下主出。

本病：诸热瞀瘛，暴病暴死暴喑，躁扰狂越，谵妄惊骇，诸血溢血泄，诸气逆冲上，诸疮疡痘疹瘤核。

上热则喘满，诸呕吐酸，胸痞胁痛，食饮不消，头上出汗。

中热则善饥而瘦，解㑊中满，诸胀腹大，诸病有声，鼓之如鼓，上下关格不通，霍乱吐利。

下热则暴注下迫，水液浑浊，下部肿满，小便淋沥或不通，大便闭结下痢。

上寒则吐饮食痰水，胸痹，前后引痛，食已还出。

〔一〕蛤蚧：脏腑标本药式作「蛤蜊」。

〔二〕蛤粉：脏腑标本药式作「蛤蚧」。

中寒则饮食不化，寒胀，反胃吐水，湿泻不渴。

下寒则二便不禁，脐腹冷，疝痛。

标病：恶寒战栗，如丧神守，耳鸣耳聋，嗌肿喉痹，诸病胕肿，疼酸惊骇，手小指次指不用。

实火泻之

汗 麻黄 柴胡 葛根 荆芥 升麻 薄荷 羌活 石膏

吐 瓜蒂 沧盐 齑汁

下 大黄 芒消

虚火补之

上 人参 天雄 桂心

中 人参 黄芪 丁香 木香 草果

下 附子 桂心 硫黄 人参 沉香 乌药 破故纸

本热寒之

上 黄芩 连翘 卮子 知母 玄参 石膏 生地黄

中 黄连 连翘 生苄 石膏

下 黄檗 知母 生苄 石膏 牡丹 地骨皮

标热散之

解表柴胡　细辛　荆芥　羌活　葛根　石膏

胆　属木，为少阳相火，发生万物，为决断之官，十一脏之主。主同肝。

本病：口苦，呕苦汁，善太息，澹澹如人将捕状，目昏不眠。

标病：寒热往来，痁疟，胸胁痛，头额痛，耳痛鸣聋，瘰疬结核马刀，足小指次指不用。

实火泻之

泻胆龙胆　牛胆　猪胆　生蕤仁　生酸枣仁　黄连　苦茶

虚火补之

温胆人参　细辛　半夏　炒蕤仁　炒酸枣仁　当归　地黄

本热平之

降火黄芩　黄连　芍药　连翘　甘草

镇惊黑铅　水银

标热和之

和解柴胡　芍药　黄芩　半夏　甘草

胃　属土，主容受，为水谷之海。主同脾。

本病：噎膈反胃，中满肿胀，呕吐泻痢，霍乱腹痛，消中善饥，不消食，伤饮食，胃管当心痛，支两胁。

标病：发热蒸蒸，身前热，身前寒，发狂谵语，咽痹，上齿痛，口眼㖞斜，鼻痛鼽衄赤皶。

胃实泻之

湿热大黄　芒消

饮食巴豆　神曲　山查　阿魏　硇砂　郁金　三棱　轻粉

胃虚补之

湿热苍术　白术　半夏　茯苓　橘皮　生姜

寒湿干姜　附子　草果　官桂　丁香　肉豆蔻　人参　黄芪

本热寒之

降火石膏　地黄　犀角　黄连

标热解之

解肌升麻　葛根　豆豉

大肠　属金，主变化，为传送之官。

本病：大便闭结，泄痢下血，里急后重，疽痔脱肛，肠鸣而痛。

标病：齿痛喉痹，颈肿口干，咽中如核，鼽衄目黄，手大指次指痛，宿食发热寒栗。

肠实泻之

热大黄　芒消　桃花〔一〕　牵牛　巴豆　郁李仁　石膏

气枳壳　木香　橘皮　槟榔

肠虚补之

气皂荚

燥桃仁　麻仁　杏仁　地黄　乳香　松子　当归　肉苁蓉

湿白术　苍术　半夏　硫黄

陷升麻　葛根

脱龙骨　白垩　诃子　粟壳　乌梅　白矾　赤石脂　禹余粮　石榴皮

本热寒之

清热秦艽　槐角　地黄　黄芩

本寒温之

〔一〕桃花：脏腑标本药式作「芫花」。

温里干姜　附子　肉豆蔻

标热散之

解肌石膏　白芷　升麻　葛根

小肠　主分泌水谷，为受盛之官。

本病：大便水谷利，小便短，小便闭，小便血，小便自利，大便后血，小肠气痛，宿食夜热旦止。

标病：身热恶寒，嗌痛颔肿，口糜耳聋。

实热泻之

气木通　猪苓　滑石　瞿麦　泽泻　灯草

血地黄　蒲黄　赤茯苓　卮子　牡丹皮

虚寒补之

气白术　楝实　茴香　砂仁　神曲　扁豆

血桂心　玄胡索

本热寒之

降火黄檗　黄芩　黄连　连翘　卮子

标热散之

解肌藁本　羌活　防风　蔓荆

膀胱　主津液，为胞之府，气化乃能出，号州都之官，诸病皆干之。

本病：小便淋沥，或短数，或黄赤，或白，或遗失，或气痛。

标病：发热恶寒，头痛，腰脊强，鼻窒，足小指不用。

实热泻之

泄火滑石　猪苓　泽泻　茯苓

下虚补之

热黄檗　知母

寒桔梗　升麻　益智　乌药　山茱萸

本热利之

降火地黄　巵子　茵陈　黄檗　牡丹皮　地骨皮

标寒发之

发表麻黄　桂枝　羌活　苍术　防己　黄芪　木贼

引经报使洁古珍珠囊〔一〕

〔一〕洁古珍珠囊：珍珠囊原书所列诸经次序与此不同，药亦较少。此濒湖所增订。

手少阴心黄连　细辛

足少阴肾独活　桂　知母　细辛

手太阴肺桔梗　升麻　葱白　白芷

足太阴脾升麻　苍术　葛根　白芍

手厥阴心主柴胡　牡丹皮

足厥阴肝青皮　吴茱萸　川芎　柴胡

手太阳小肠藁本　黄檗

足太阳膀胱羌活

手阳明大肠白芷　升麻　石膏

足阳明胃白芷　升麻　石膏　葛根

手少阳三焦连翘　柴胡　上地骨皮　中青皮　下附子〔一〕

足少阳胆柴胡　青皮〔二〕

〔一〕三焦……下附子：此十六字原作「胆柴胡青皮」五字，与下「足少阳」条倒置。今参考灵枢·经脉篇及洁古珍珠囊改。

〔二〕胆柴胡青皮：此五字原作「三焦……下附子」十六字，与上「手少阳」条倒置。今参考灵枢·经脉篇及洁古珍珠囊改。

本草纲目序例目录第二卷

序例

本草纲目序例第二卷

序例

药名同异

〔五物同名〕独摇草羌活　鬼臼　鬼督邮　天麻　薇衔

〔四物同名〕堇堇菜　蒴藋　乌头　石龙芮

鬼目白英　羊蹄　紫葳　麂目

白药桔梗　白药子　栝楼　会州白药

〔三物同名〕美草甘草　旋花　山姜

蜜香木香　多香木〔一〕　沉香

鬼督邮徐长卿　赤箭　独摇草

百枝萆薢　防风　狗脊

虎须款冬花　沙参　灯心草

解毒子苦药子　鬼臼　山豆根

豕首猪头　蠡实　天门冬

狗骨犬骨　鬼箭　猫儿刺木

苦菜贝母　龙葵　苦苣　败酱

红豆赤小豆　红豆蔻　相思子　海红豆

豚耳猪耳　菘菜　马齿苋　车前

山姜美草　苍术　杜若

女萎萎蕤　蔓楚　紫葳

王〔二〕孙黄芪　猢狲　牡蒙

接骨草山蒴藋　续断　攀倒甑

鹿肠败酱　玄参　斑龙肠

羊乳羖羊乳　沙参　枸杞

山石榴金罂子　小檗　杜鹃花

苦荬败酱　苦参　酸浆草

〔一〕多香木：江西、湖北等本皆作「多木香」，今据金陵本改，与本书卷三十四蜜香条相合。

〔二〕王：原作「土」，今据本书卷十二黄芪条改。

仙人杖枸杞　仙人草　立死竹
白幕天雄　白英　白微
守田半夏　菵草　狼尾草
芑地黄　薏苡　白黍
石花琼枝菜　乌韭　钟乳石汁
牛舌牛之舌　车前　羊蹄
酸浆米浆水　灯笼草　三叶酸草
木蜜大枣　蜜香　枳椇
〔一物同名〕淫羊藿仙灵脾　天门冬
黑三棱京三棱　乌芋
龙衔蛇含　黄精
神草人参　赤箭
仙茅长松　婆罗门参
千两金淫羊藿　续随子
逐马玄参　丹参
香菜香薷　罗勒
杜蘅杜若　马蹄香
孩儿菊兰草　泽兰

木莲木馒头　木兰　木芙蓉
立制石理石　礜石　石胆
水玉半夏　玻璃　水精石
黄牙金　硫黄　金牙石
淡竹叶水竹叶　碎骨子　鸭跖草
虎膏虎脂　豨莶　天南星
石龙蜥蜴　荭草　络石
石蜜乳糖　樱桃　蜂蜜

知母蝭母　沙参
金钗股钗子股　忍冬藤
芰草黄芪　菱
水香兰草　泽兰
墙蘼蛇床　营实
百两金牡丹　百两金草
地筋白茅根　菅茅根
香苏爵床　水苏
漏卢飞廉　鬼油麻

黄芝芝草　黄精
地精人参　何首乌
荠苨桔梗　杏叶沙参
长生草羌活　红茂草
儿草知母　芫花
香草兰草　零陵草
牡蒙紫参　王孙
都梁香兰草　泽兰
鼠姑牡丹　鼠妇虫
兰根兰草　白茅

地血紫草　茜草

蔄根兰草　防风

黄昏合欢　王孙

甘露子地蚕　甘蕉子

龙珠赤珠　石龙刍

乌韭石发　麦门冬

伏兔飞廉　茯苓

马肝石何首乌　乌须石

益明茺蔚　地肤

香茅鼠曲草　菁茅〔一〕

旱莲鳢肠　连翘

羊婆奶沙参　萝藦子

鬼针鬼钗草　鬼齿烂竹

地椒野小椒　水杨梅

鹿葱萱草　藜芦

凤尾草金星草　贯众

妓女萱草　地肤苗

木芍药牡丹　赤芍药

药实贝母　黄药子

夜合合欢　何首乌

雷丸竹苓　菟葵

不死草卷柏　麦门冬

地葵苍耳　地肤子

草蒿青蒿　青葙子

火杴茺蔚　豨莶

千金藤解毒之草　陈思岌

丽春罂粟　仙女蒿

石发乌韭　陟厘

大蓼荭草　马蓼

血见愁茜草　地锦

斑杖虎杖　攀倒甑

地节葳蕤　枸杞

扁竹萹蓄　射干

紫金牛草根似巴戟　射干

白及连及　黄精

夏枯草乃东草　茺蔚

戴椹黄芪　旋覆花

马蓟术　大蓟

苦薏野菊　莲子心

紫河车蚤休　人胞衣

黄蒿鼠曲　黄花蒿

露葵葵菜　莼

忍冬金银藤　麦门冬

仙人掌草　射干

兰华兰草　连翘

石衣乌韭　陟厘

山葱茖葱　藜芦

鸡肠草蘩缕之类　鹅不食草

芒草芭茅　莽草

莞草白芷　茵芋

通草木通　通脱木

〔一〕菁茅：原脱，今据本书卷十三白茅条补。

天豆云实　石龙芮
羊肠羊之肠　羊桃
燕尾草兰草　慈姑
地菵草　赤地利
水萍浮萍　慈姑
象胆象之胆　卢会
冬葵子葵菜　姑活
屏风防风　水萫
天葵菟葵　落葵
鹿藿野绿豆　葛苗
菩提子薏苡　无患子
鬼盖人参　地菌
石南风药　南藤
黄瓜胡瓜　栝楼
白马骨兽之骨　又木名

重台蚤休　玄参
白草白敛　白英
白昌商陆　水菖蒲
红内消紫荆皮　何首乌
林兰石斛　木兰
水葵水萫　莼
马尾马之尾　商陆
三白草候农之草　牵牛
赤葛何首乌　乌敛莓
水花浮萍　浮石
景天慎火草　萤火虫
相思子木红豆　郎君子虫
萝藦雀瓢　百合〔三〕
胡菜胡荽　芸薹
金罂金樱子　安石榴

胭脂菜藜　落葵
更生菊　雀翘〔一〕
臭草云实　茺蔚
龙须席草　海菜
承露仙〔二〕人肝藤　伏鸡子根
杜兰石斛　木兰
水芝芡实　冬瓜
猢狲头鳢肠　地锦
鸦臼乌柏木　鹁鸠乌
酸母酸模　酢浆草
山芋山药　旱芋
王瓜土瓜　菝葜
鸡骨香沉香　降真香
甜藤甘藤　忍冬
胡豆蚕豆　豌豆

〔一〕雀翘：原缺，今据本书卷十六「青黛」条「附录」补。
〔二〕仙：原版坏，今据本书卷十八「伏鸡子根」条补。
〔三〕百合：按本书卷十六女青条及卷十八萝藦条「雀瓢」可名「萝藦」，而政和本草卷八及本书卷二十七则云：「百合」一名「摩罗」。据此，似不应认为二物同名。

机子 山查 杨梅
水栗 菱实 苹蓬草根
獐头 獐首 土菌
桑上寄生 桑耳
日及 木槿 扶桑
梫木 桂 又木名
文蛤 海蛤 五倍子
榛 榛子 厚朴
将军 大黄 硫黄
冬青 冻青 女贞
铅华 胡粉 黄丹
寒水石 石膏 凝水石
石盐 礜石 光明盐
占斯 樟寄生 雀瓮虫

金盏银台 水仙花 王不留行
阳桃 猕猴桃 五敛子
独摇 白杨 扶栘〔一〕
鼠矢 鼠粪 山茱萸
茇 堇 乌头
大青 大青草 扁青石
桦木 桦皮 木芙蓉
果蠃 蠮螉 栝楼
椑 鼠李 漆柿
石芝 芝草 石脑
处石 慈石 玄石
石绿 绿青 绿盐
蜃 车螯 蜃蛟
鹬 田间小鸟 鱼狗鸟

木绵 古贝 杜仲
胡王使者 羌活 白头翁
菥蓂 大荠 白棘
苦心 知母 沙参
乌犀 犀角 皂荚
茆 莼 女菀〔二〕
终石〔三〕 草 石
风药 石南 泽兰
櫬 梧桐 木槿
石鲮 络石藤 穿山甲
石脑 石芝 太一余粮
石英 紫石英 水晶
石蚕 沙虱 甘露子
地蚕 蛴螬 甘露子

〔一〕 栘：原作「移」，今据本书卷三十五扶栘条改。

〔二〕 女菀：原缺。本书卷十六女菀条「女菀」一名「茆」，因据补。

〔三〕 终石：本书卷十一「附录诸石」中有「终石」，大观、政和本草卷三十亦有。但未闻有「终石草」。疑濒湖与草部「络石」牵混，误认为「络石草」与「终石」二物同名。虽「络石」亦有「是石类」之说，但陶隐居已早斥其非。况络石若云是石即非草，是草即非石，亦非二物同名。

地鸡土菌　鼠妇[一]

青蚨蚨蝉[二]　铜錢

飞生飞生虫　鼯鼠

负盘蜚蠊　行夜

白鱼鱎鱼　衣鱼

人鱼鯑[三]鱼　鲵鱼

水狗獭　鱼狗鸟

鬼鸟姑获鸟　鬼车鸟

朝开暮落花木槿　狗溺台

〔比类隐名〕

鬼油麻漏卢

草续断石龙刍

甜葶苈菥蓂

草甘遂蚤休

野鸡冠青葙子

沙虱水虫　石蚕

蟪蛄蝉　蝼蛄

蜗蠃蜗牛　螺蛳

黄颊鱼鳡鱼　黄颡鱼

鱼师有毒之鱼　鱼狗鸟

鲨鱼吹沙鱼　鲛鱼

山鸡翟雉　鷩雉

醴泉瑞水名　人口中津

土青木香马兜铃

甜桔梗荠苨

杜牛膝天名精

木羊乳丹参

黄芫花荛花

山苋菜牛膝

鸩伯劳　杜鹃

鼯鼠蝼蛄　鼺鼠

负蠜鼠负　蠜螽

土龙蚯蚓　鼍龙

鱼虎土奴鱼　鱼狗鸟

天狗獾　鱼狗鸟

扶老秃鹙　灵寿木

无心薇衔　鼠曲草

野天麻茺蔚

山牛蒡大蓟

野脂麻玄参

天蔓菁天名精

杏叶沙参荠苨

黄大戟芫花

〔一〕鼠妇：原缺。本书卷四十一鼠妇条：「鼠妇」一名「地鸡」。因据补。

〔二〕蝉：原作「蟫」，今据本书卷四十青蚨条改。

〔三〕鯑：原缺。按本书卷四十四：「鯑鱼，一名人鱼」。因据补。

胡薄荷积雪草
野红花大戟
野胡萝卜
野甜瓜土瓜
黑狗脊贯众
土细辛杜衡
草天雄草如兰状
木藜芦鹿骊
鬼蒟蒻天南星
土萆薢土茯苓
赤薜荔赤地利
便牵牛牛蒡
木甘草
草锺乳韭菜
羞天草海芋
茅质汗
木芙蓉拒霜

龙脑薄荷水苏
竹园荽海金沙
草鸱头贯众
野萱花射干
草血竭地锦
獐耳细辛及己
草附子香附
山荞麦赤地利
山大黄酸模
刺猪苓土茯苓
龙鳞薜荔常春藤
山甘草紫金藤
草云母云实[一]
草鳖甲干茄
羞天花鬼臼
野兰漏卢
木莲蓬木馒头

青蛤粉青黛
野园荽鹅不食草
野茴香马芹
野天门冬百部
水巴戟香附
草鸢头鸢尾
土附子草乌头
牛舌大黄羊蹄
金荞麦羊蹄
白菝葜萆薢
夜牵牛紫葳
水甘草
草硫黄芡实
山地栗土茯苓
土质汗茺蔚
木天蓼
胡韭子补骨脂

[一] 实：原作「贯」，今据本书卷十七云实条改。

野槐苦参　**草麝香**郁金香　**石庵蔄**骨碎补

硬石膏长石　**白灵砂**粉霜　**野茄**苍耳

木半夏　**野生姜**黄精

相须相使相畏相恶诸药

出徐之才药对，今益以诸家本草续增者。

甘草术、苦参、干漆为之使。恶远志。忌猪肉。

黄芪茯苓为之使。恶白鲜、龟甲。

人参茯苓、马蔺为之使。恶卤咸、溲疏。畏五灵脂。

沙参恶防己。

桔梗节皮为之使。畏白及、龙胆、龙眼。忌猪肉。伏砒。

黄精忌梅实。

葳蕤畏卤咸。

知母得黄檗及酒良。伏蓬砂、盐。

术防风、地榆为之使。忌桃、李、雀肉、菘菜、青鱼。

狗脊萆薢为之使。恶莎草、败酱。

贯众雚菌、赤小豆〔一〕为之使。伏石钟乳。

巴戟天覆盆子为之使。恶雷丸、丹参、朝生。

远志得茯苓、龙骨、冬葵子良。〔二〕畏真珠、蜚蠊〔三〕、藜芦、齐蛤。

淫羊藿薯蓣、紫芝为之使。得酒良。

玄参恶黄芪、干姜、大枣、山茱萸。

地榆得发良。恶麦门冬。伏丹砂、雄黄、硫黄。

丹参畏咸水。

紫参畏辛夷。

白头翁蠡实为之使。得酒良。

白及紫石英为之使。恶理石。畏杏仁、李核仁。

〔一〕豆：原缺，今据大观、政和本草卷二、卷十及本书卷十二贯众条补。

〔二〕良：大观、政和本草卷二远志条此下有「杀天雄、附子毒」。

〔三〕蜚蠊：原作「飞廉」，今据大观、政和本草卷二、卷六及本书卷十二远志条改。

〔右草之一〕

黄连黄芩、龙骨、理石为之使。忌猪肉。畏牛膝、款冬。恶冷水、菊花、玄参、白僵蚕、白鲜、芫花。

胡黄连忌猪肉。恶菊花、玄参、白鲜。

黄芩龙骨、山茱萸为之使。恶葱实。畏丹砂、牡丹、藜芦。

秦艽菖蒲为之使。畏牛乳。

柴胡半夏为之使。恶皂荚。畏女菀、藜芦。

前胡半夏为之使。恶皂荚。畏藜芦。

防风畏萆薢。恶干姜、藜芦、白敛、芫花。

羌独活蠡实为之使。

苦参玄参为之使。恶贝母、漏卢、菟丝子。伏汞、雌黄、焰消。

白鲜恶桔梗、茯苓、萆薢、螵蛸。

贝母厚朴、白微为之使。恶桃花。畏秦艽、莽草、礜石。

龙胆贯众、赤小豆为之使。恶地黄、防葵。

细辛曾青、枣根为之使。忌生菜、狸肉。恶黄芪、狼毒、山茱萸。畏滑石、消石。

白微恶黄芪、干姜、大枣、山茱萸、大黄、大戟、干漆。

〔右草之二〕

当归恶藺茹、湿面。制雄黄。畏菖蒲、生姜、海藻、牡蒙。

蛇床恶牡丹、贝母、巴豆。

芎藭白芷为之使。畏〔一〕黄连。伏雌黄。

白芷当归为之使。恶旋覆花。制雄黄、硫黄。

藁本恶藺茹。畏青葙子。

芍药须丸、乌药、没药为之使。恶石斛、芒消。畏消石、鳖甲、小蓟。

牡丹忌蒜、胡荽。伏砒。畏菟丝子、贝母、大黄。

杜若得辛夷、细辛良。恶柴胡、前胡。

补骨脂得胡桃、胡麻良。恶甘草。忌诸血、芸薹。

〔一〕畏：按大观、政和本草卷二芎藭条引日华子作「畏」，同条掌禹锡引唐本作「恶」。

缩砂蔤白檀香、豆蔻、人参、益智、黄檗、茯苓、赤白石脂为之使。得诃子、鳖甲、白芜荑良。

蓬莪茂得酒、醋良。

零陵香伏三黄、朱砂。

积雪草伏硫黄。

香附子得芎藭、苍术、醋、童子小便良。

泽兰防己为之使。

香薷忌白山[一]桃。

〔右草之三〕

菊花术、枸杞根、桑根白皮、青葙叶为之使。

艾叶苦酒、香附为之使。

薇衔得秦皮良。

红蓝花得酒良。

漏卢连翘为之使。

枲耳忌猪肉、马肉、米泔。

芦笋忌巴豆。

庵䕡荆子、薏苡为之使。

茺蔚制三黄、砒石。

夏枯草土瓜为之使。伏汞、砂。

续断地黄为之使。恶雷丸。

飞廉得乌头良。恶[二]麻黄。

天名精垣衣、地黄为之使。

麻黄厚朴、白微为之使。恶辛夷、石韦。

〔右草之四〕

地黄得酒、麦门冬、姜汁、缩砂良。恶贝母。畏芜荑。忌葱、蒜、萝卜[三]、诸血。

牛膝恶萤火、龟甲、陆英。畏白前。忌牛肉。

紫菀款冬为之使。恶天雄、藁本、雷丸、远志、瞿麦。

〔一〕白山：原作「山白」，本书卷十四「香薷」条同。今并据政和本草卷二十八香薷条改。

〔二〕恶：原作「忌」，今据大观、政和本草卷二、卷七及本书卷十五飞廉条改。

〔三〕卜：原缺，今据本书卷十六地黄条补。

畏茵陈。

女菀畏卤咸。

冬葵子黄芩为之使。

麦门冬地黄、车前为之使。 恶款冬、苦芙〔一〕、苦瓠。 畏苦参、青蘘〔二〕、木耳。 伏石钟乳。

款冬花杏仁为之使。 得紫菀良。 恶玄参、皂荚、消石。 畏贝母、麻黄、辛夷、黄芩、黄芪、黄连〔三〕、青葙。

佛耳草款冬为之使。

决明子蓍实为之使。 恶大麻子。

瞿麦牡丹、蘘〔四〕草为之使。 恶螵蛸。 伏丹砂。

葶苈榆皮为之使。 得酒、大枣良。 恶白僵蚕、石龙芮。

车前子常山为之使。

女青蛇衔为之使。

荩草畏鼠负。

蒺藜乌头为之使。

〔右草之五〕

大黄黄芩为之使。 恶干漆。 忌冷水。

商陆得大蒜良。 忌犬肉。 伏硇砂、砒石、雌黄。

狼毒大豆为之使。 恶麦句姜。 畏醋、占斯、密陀僧。

狼牙芜荑为之使。 恶地榆、枣肌。

蔄茹甘草为之使。 恶麦门冬。

大戟小豆为之使。 得枣良。 恶薯蓣。 畏菖蒲、芦苇、鼠屎。

泽漆小豆为之使。 恶薯蓣。

〔一〕芙：原作「芙」，今据政和本草卷二、卷六、及本书卷十六麦门冬条改。

〔二〕蘘：原作「葙」，今据大观、政和本草卷二、卷六及本书卷十六麦门冬条改。

〔三〕黄连：原作「连翘」，今据大观、政和本草卷二及卷九款冬花条改。

〔四〕蘘：原刻及本书卷十六瞿麦条俱作「蓑」。字书：蓑，草衣也。所以备雨。本字作衰。蓑非草名，更不是药。政和本草卷二及卷八俱似「蘘」字而中缺「吅」，殆当时之简体字，致后人误认为「蓑」。大观本草卷八虽误作「蓑」而卷二独保存「蘘」之正字，因据改。本书卷十六同改。不另加注。

甘遂瓜蒂为之使。恶远志。

莨菪畏蟹、犀角、甘草、升麻、绿豆。

蓖麻忌炒豆。伏丹砂、粉霜。

常山畏玉札。忌葱、菘菜。伏砒石。

藜芦黄连为之使。恶大黄。畏葱白。

附子地胆为之使。得蜀椒、食盐，下达命门。恶蜈蚣、豉汁。畏防风、黑豆〔一〕、甘草、人参、黄芪、绿豆、乌韭、童溲、犀角。

天雄远志为之使。恶腐婢、豉汁。

白附子得火良。

蜀漆〔二〕栝楼、桔梗为之使。恶贯众。畏橐吾。

乌头远志、莽草为之使。恶藜芦、豉汁。畏饴糖、黑豆、冷水。伏丹砂、砒石。

天南星蜀漆为之使。得火、牛胆良。恶莽草。畏附子、干姜、防风、生姜。伏雄黄、丹砂、焰消。

半夏射干、柴胡为之使。恶皂荚。忌海藻、饴糖、羊血。畏生姜、干姜、秦皮、龟甲、雄黄。

鬼臼畏垣衣。

羊踯躅畏卮子。恶诸石及面。伏丹砂、硇砂、雌黄。

芫花决明为之使。得醋良。

莽草畏黑豆、紫河车。

石龙芮巴戟为之使。畏蛇蜕皮、吴茱萸。

荨麻畏人溺。

钩吻半夏为之使。恶黄芩。

〔右草之六〕

菟丝子薯蓣、松脂为之使。得酒良。恶雚菌。

五味子苁蓉为之使。恶葳蕤。胜乌头。

牵牛子得干姜、青木香良。

紫葳畏卤咸。

栝楼根枸杞为之使。恶干姜。畏牛膝、干漆。

黄环鸢尾为之使。恶茯苓、防己、干姜。

〔一〕黑豆：原脱，今据大观、政和本草卷十及本书卷十七附子条补。大观、政和本草卷二作「大豆」。

〔二〕蜀漆：本条及注原无，今据大观、政和本草卷二蜀漆条并参考张本补。

天门冬地黄、贝母、垣衣为之使。忌鲤鱼。畏曾青、浮萍。制雄黄、硇砂。

何首乌茯苓为之使。忌葱、蒜、萝卜、诸血、无鳞鱼。

萆薢薏苡为之使。畏前胡、柴胡、牡蛎、大黄、葵根。

土茯苓忌茶。

白敛代赭为之使。

威灵仙忌茶、面湯。

茜根畏鼠姑。制雄黄。

防己殷糵为之使。恶细辛。畏萆薢、女菀、卤咸。杀雄黄、消石毒。

络石杜仲、牡丹为之使。恶铁落、铁精〔一〕。畏贝母、菖蒲。杀殷〔二〕糵毒。

〔右草之七〕

泽泻畏海蛤、文蛤。

石菖蒲秦皮、秦艽为之使。恶麻黄、地胆。忌饴糖、羊肉、铁器。

石斛陆英为之使。恶凝水石、巴豆。畏雷丸、僵蚕。

石韦滑石、杏仁、射干为之使。得菖蒲良。制丹砂、矾石。

乌韭垣衣为之使。

〔右草之八〕

柏叶、柏实瓜子、桂心、牡蛎为之使。畏菊花、羊蹄、诸石及面曲。

桂得人参、甘草、麦门冬、大黄、黄芩，调中益气。得柴胡、紫石英、干地黄，疗吐逆。畏生葱、石脂。

辛夷芎藭为之使。恶五石脂。畏菖蒲、黄连、蒲黄、石膏、黄环。

沉香、檀香忌见火。

骐驎竭得密陀僧良。

〔一〕铁精：原脱，今据大观、政和本草卷二、卷七「络石」条引药性论补。

〔二〕殷：原脱，今据本书卷十八络石条补。

丁香畏郁金。忌火。

〔右木之一〕

黄檗木恶干漆。伏硫黄。

厚朴干姜为之使。恶泽泻、消石、寒水石。忌豆。

杜仲恶玄参、蛇蜕皮。忌猪脂。

干漆半夏为之使。畏鸡子、紫苏、杉木、漆姑草、蟹。

桐油畏酒。忌烟。

楝实茴香为之使。

槐实景天为之使。

秦皮大戟为之使。恶吴茱萸、苦瓠、防葵〔一〕。伏丹砂、粉霜、硫黄、硇砂。

皂荚柏实为之使。恶麦门冬。畏人参、苦参、空青。

巴豆芫花为之使。得火良。恶蘘〔二〕草、牵牛。畏大黄、藜芦、黄连、芦笋、菰笋〔三〕、酱、豉、豆汁、冷水。

栾华决明为之使。

〔右木之二〕

桑根白皮桂心、续断、麻子为之使。

酸枣恶防己。

山茱萸蓼实为之使。恶桔梗、防风、防己。

五加皮远志为之使。畏玄参，蛇皮。

溲疏漏卢为之使。

牡荆实防风〔四〕为之使。恶石膏。

蔓荆子恶乌头、石膏。

栾荆子决明为之使。恶石膏。

石南五加皮为之使。恶小蓟。

〔一〕 **苦瓠防葵**：原在「大戟为之使」之前，今据大观、政和本草卷二、卷十三及本书卷三十五秦皮条移此。

〔二〕 **蘘**：原作「蓑」，今据政和本草卷十四及本书卷三十五巴豆条改。

〔三〕 **菰笋**：原脱，今据本书卷三十五巴豆条补，与本书卷十九菰条「服巴豆人不可食」文合。

〔四〕 **风**：原刻及本书卷三十六牡荆条皆作「己」，今并据政和本草卷二及卷十二牡荆实条改。

〔右木之三〕

茯苓、茯神马蔺〔一〕为之使。得甘草、防风、芍药、麦门冬、紫石英，疗五脏。恶白敛、米醋、酸物。畏地榆、秦艽、牡蒙、龟甲、雄黄。

雷丸荔实、厚朴、芫花〔二〕为之使。恶蓄根〔三〕葛根。

桑寄生忌火。

竹沥姜汁为之使。

占斯茱萸为之使。

〔右木之四〕

杏仁得火良。恶黄芩、黄芪、葛根。畏蘘〔四〕草。

桃仁香附为之使。

榧实壳反绿豆，杀人。

秦椒恶栝楼、防葵。畏雌黄。

蜀椒杏仁为之使。得盐良。畏款冬花、防风、附子、雄黄〔五〕、冷水、麻仁、浆。

吴茱萸蓼实为之使。恶丹参、消石、白垩。畏紫石英。

食茱萸畏紫石英。

石莲子得茯苓、山药、白术、枸杞子良。

莲蕊须忌地黄、葱、蒜。

荷叶畏桐油。

〔一〕蔺：原作「间」。按政和本草卷十二茯苓条引陶隐居云：「药无马间，或是马茎，声相近故也」。唐本注引李氏本草云「马刀为茯苓使」。开宝注谓：「当是马蔺」。今据大观、政和本草卷二掌禹锡引蜀本改「蔺」。

〔二〕芫花：此下原有「蓄根」两字。按大观、政和本草卷二掌禹锡引药性论文「蓄根」上脱「恶」字，与下「芫花为使」连读，使人误会为蓄根亦可为使，故此下衍「蓄根」二字。今据大观、政和本草卷十四雷丸条删。

〔三〕蓄根：原脱，今据大观、政和本草卷十四雷丸条补。

〔四〕蘘：原作「蓑」，今据大观、政和本草卷二、卷二十三杏核人及本书卷二十九杏条改。

〔五〕雄黄：此下原有「橐吾」两字。按政和本草卷九：「款冬花，一名橐吾」。是橐吾为款冬花之异名重出，因据删，与本书卷三十二蜀椒条相合。

〔右果部〕

麻花 畏牡蛎〔一〕。䗪虫为之使。

麻仁 恶〔二〕茯苓。畏〔三〕牡蛎、白微。

小麦面 畏汉椒、萝卜。

大麦 石蜜为之使。

罂粟壳 得醋、乌梅、橘皮良。

大豆 得前胡、杏仁、牡蛎、乌喙、诸胆汁良。恶五参、龙胆、猪肉。

大豆黄卷 得前胡、杏子、牡蛎、天雄、乌喙、鼠屎、石蜜良。恶海藻、龙胆。

诸豆粉 畏杏仁。

〔右谷部〕

生姜 秦椒、秦艽〔四〕为之使。恶黄芩、黄连、天鼠粪。杀半夏、南星、莨菪毒。

干姜 同。

蘹香 得酒良。

菥蓂子 得荆实、细辛良。恶干姜、苦参〔五〕。

薯蓣 紫芝为之使。恶甘遂。

藿菌 得酒良。畏鸡子。

六芝 并薯蓣为之使。得发良。得麻子仁、牡桂、白瓜子，益人。畏扁青、茵陈蒿。恶常山〔六〕

〔右菜部〕

〔一〕畏牡蛎：原无，今据本书卷二十二大麻条麻勃补。

〔二〕恶：原作「畏」，今据大观、政和本草卷二及卷二十四麻子条改。

〔三〕畏：原脱，今据大观、政和本草卷二及卷二十四麻子条补。

〔四〕秦艽：原脱，今据大观、政和本草卷二及卷八生姜条引药性论补。

〔五〕苦参：本书卷二十七菥蓂条此下有「一云：苦参为之使。」按大观、政和本草卷二及卷六菥蓂子条引药性论俱云：「苦参为使」。

〔六〕恶常山：原脱，今据大观、政和本草卷二、卷六及本书卷二十八芝条补。

金恶锡。畏水银、翡翠石、余甘子、驴马脂。

朱砂银畏石亭脂、慈石、铁。忌诸血。

生银恶锡。畏石亭脂、慈石、荷叶、蕈灰、羚羊角、乌贼骨、黄连、甘草、飞廉、鼠尾、龟甲、生姜、地黄、羊脂、苏子油。恶羊血、马目毒公。

赤铜畏苍术、巴豆、乳香、胡桃、慈姑、牛脂。

黑铅畏紫背天葵。

胡粉恶雌黄。

锡畏五灵脂、伏龙肝、羖羊角、马鞭草、地黄、巴豆、蓖麻、姜汁、砒石、硇砂。

诸铁制石亭脂。畏慈石、皂荚、乳香、灰炭、朴消、硇砂、盐卤、猪犬脂、荔枝。

〔右金石之一〕

玉屑恶鹿角。畏蟾肪。

玉泉畏款冬花、青竹。

青琅玕得水银良。杀锡毒。畏鸡骨。

白石英恶马目毒公。

紫石英长石为之使。得茯苓、人参、芍药，主心中结气。得天雄、菖蒲，主霍乱。恶鮀甲、黄连、麦句姜。畏扁青、附子及酒。

云母泽泻为之使。恶徐长卿。忌〔一〕羊血。畏鮀甲、矾石、东流水、百草上露、茅屋漏水。制汞。伏丹砂。

〔右金石之二〕

丹砂恶慈石。畏咸水、车前、石韦、皂荚、决明、瞿麦、南星、乌头、地榆、桑椹、紫河车、地丁、马鞭草、地骨皮、阴地厥、白附子。忌诸血。

水银畏慈石、砒石、黑铅、硫黄、大枣、蜀椒、紫河车、松脂、松叶、荷叶、谷精草、金星草、萱草、夏枯草、莨菪子、雁来红、马蹄香、独脚莲、水慈姑、瓦松、忍冬。

汞粉畏慈石、石黄、黑铅、铁浆、陈酱、黄连、土茯苓。忌一切血。

〔一〕忌：原脱，今据大观、政和本草卷二、卷三及本书卷八云母条补。

粉霜畏硫黄、荞麦秆灰。

雄黄畏南星、地黄、莴苣、地榆、黄芩、白芷、当归、地锦、苦参、五加皮、紫河车、五叶藤、鹅肠草、鸡肠草、鹅不食草、圆桑叶、猬脂。

雌黄畏黑铅、胡粉、芎藭、地黄、独帚、益母、羊不食草、地榆、瓦松、五加皮、冬瓜汁。

石膏鸡子为之使。畏铁。恶莽草、巴豆、马目毒公。

理石滑石为之使。恶麻黄。

方解石恶巴豆。

滑石石韦为之使。恶曾青。制雄黄。

不灰木制三黄、水银。

五色石脂畏黄芩、大黄、官桂。

赤石脂恶大黄、松脂。畏芫花、豉汁。

白石脂燕屎为之使。恶松脂。畏黄芩、黄连、甘草、飞廉、毒公。

黄石脂曾青为之使。恶细辛。畏蜚蠊、黄连、甘草。忌卵味〔一〕

孔公孽木兰为之使。恶术、细辛。忌羊血。

石钟乳蛇床为之使。恶牡丹、玄石、牡蒙、人参、术。忌羊血。畏紫石英、蘘〔二〕草、韭实、独蒜、胡葱、胡荽、麦门冬、猫儿眼草。

殷孽恶防己。畏术。

〔右金石之三〕

阳起石桑螵蛸为之使。恶泽泻、雷丸、菌桂、石葵、蛇蜕皮。畏菟絲子。忌羊血。

慈石柴胡为之使。恶牡丹、莽草。畏黄石脂。杀铁毒。消金。伏丹砂。养水银。

玄石恶〔三〕松脂、柏实、菌桂。

代赭石干姜为之使。畏天雄、附子。

禹余粮牡丹为之使。制五金、三黄。

太一余粮杜仲为之使。畏贝母、菖蒲、铁落。

〔一〕味：原作「末」，今据政和本草卷三黄石脂及本书卷九五色石脂条改。

〔二〕蘘：原作「蓑」，今据政和本草卷二及卷三石钟乳条改。本书卷九石钟乳条同改，不另注。

〔三〕恶：原作「畏」，今据大观、政和本草卷二及卷四玄石条改。

空青、曾青畏菟絲子。

石胆水英、陆英〔一〕为之使。 畏牡桂、菌桂、辛夷、白微、芫花。

礜石得火良。 铅丹、棘针为之使。 畏水。 恶马目毒公、虎掌、细辛、鹜屎。 忌羊血。

砒石畏冷水、绿豆、醋、青盐、蒜、消石、水蓼、常山、益母、独帚、菖蒲、木〔二〕律、菠薐、萵苣、鹤顶草、三角酸、鹅不食草。

礞石得焰消良。

〔右金石之四〕

大盐漏卢为之使。

朴消大黄〔三〕、石韦为之使。 畏麦句姜、京三棱。

凝水石畏地榆。

消石火为之使。 恶曾青、苦参、苦菜。 畏女菀、杏仁、竹叶、粥。

硇砂制五金、八石。 忌羊血。 畏一切酸浆水、醋、乌梅、牡蛎、卷柏、萝卜、独帚、羊蹄、商陆、冬瓜、苍耳、蚕沙、海螵蛸、羊䯞骨、羊踯躅、鱼腥草、河豚鱼胶。

蓬砂畏知母、芸薹、紫苏、甑带、何首乌、鹅不食草。

石硫黄曾青、石亭脂为之使。 畏细辛、飞廉〔四〕、朴消、铁、醋、黑锡、猪肉、鸭汁、余甘子、桑灰、益母、天盐、车前、黄檗、何首乌〔五〕、石韦、荞麦、独帚、地骨皮、地榆、蛇床、蓖麻、菟絲、蚕沙、紫荷、菠薐、桑白皮、马鞭草。

矾石甘草为之使。 恶牡蛎。 畏麻黄、红心灰藋。

绿矾畏醋。

〔右金石之五〕

〔一〕 陆英：原脱，今据大观、政和本草卷二及卷三引药性论补。

〔二〕 木：原作「术」，今据本书卷十砒石条及卷三十四胡桐泪条改。

〔三〕 大黄：原无，今据大观、政和本草卷二及卷三掌禹锡引蜀本补，惟掌氏在两卷中俱将「大黄为使」文误隶消石条下。

〔四〕 飞廉：原脱，今据大观本草卷二（政和本草卷二误作「蜚廉」）与大观、政和本草卷四以及本书卷十一石硫黄条补。

〔五〕 何首乌：原脱，今据本书卷十一石硫黄条补。

蜜蜡恶芫花、齐蛤。

蜂子畏黄芩、芍药、白前、牡蛎、紫苏、生姜、冬瓜、苦荬。

露蜂房恶干姜、丹参、黄芩、芍药、牡蛎。

桑螵蛸得龙骨，止泄〔一〕精。畏旋覆花、戴椹。

白僵蚕恶桔梗、茯苓、茯神、萆薢、桑螵蛸。

晚蚕沙制硇砂、焰消、粉霜。

斑蝥马刀为之使。得糯米、小麻子良。恶曾〔二〕青、豆花、甘草。畏巴豆、丹参、空青、黄连、黑豆、靛汁、葱、茶、醋。

芫青、地胆、葛上亭长并同斑蝥。

蜘蛛畏蔓菁、雄黄。

水蛭畏石灰、食盐。

蛴螬蜚蠊为之使。恶附子。

蜣螂畏石膏、羊角、羊肉。

衣鱼畏芸草、莽草、萵苣。

䗪虫畏皂荚、菖蒲、屋游。

蜚虻恶麻黄。

蜈蚣畏蛞蝓、蜘蛛、白盐、鸡屎、桑白皮。

蚯蚓畏葱、盐。

蜗牛、蛞蝓畏盐。

〔右虫部〕

龙骨、龙齿得人参、牛黄、黑豆良。畏石膏、铁器。忌鱼。

龙角畏蜀椒、理石、干漆。

鼍甲蜀漆为之使。畏芫花、甘遂、狗胆。

蜥蜴恶硫黄、斑蝥、芜荑。

蛇蜕得火良。畏慈石及酒。

白花蛇、乌蛇得酒良。

鲤鱼胆蜀漆为之使。

〔一〕泄：原缺，今据政和本草卷二十桑螵蛸及本书卷三十九螳螂桑螵蛸条补。

〔二〕曾：原作「朕」，乃沿大观、政和本草卷二及卷二十二「斑猫」条之误。按曾青亦作「层青」，「层」「朕」繁体，字形相近，易误。今据本书卷四十斑蝥条改。

乌贼鱼骨恶白及、白敛、附子。

河豚鱼畏橄榄、甘蔗、芦根、粪汁、鱼茗木、乌蓲草根。

〔右鳞部〕

龟甲恶沙参、蜚蠊。畏狗胆。

鳖甲恶矾石、理石。

牡蛎贝母为之使。得甘草、牛膝、远志、蛇床子良。恶麻黄、吴茱萸、辛夷。伏硇砂。

蚌粉制石亭脂、硫黄。

马刀得火良。

海蛤蜀漆为之使。畏狗胆、甘遂、芫花。

〔右介部〕

伏翼苋实、云实为之使。

夜明沙恶白敛、白微。

五灵脂恶人参。

〔右禽部〕

羖羊角菟絲子为之使。

羊胫骨伏硇砂。

羖羊屎制粉霜。

牛乳制秦艽、不灰木。

马脂、驼脂柔五金。

阿胶得火良。薯蓣为之使。畏大黄。

牛黄人参为之使。得牡丹、菖蒲，利耳目。恶龙骨、龙胆、地黄、常山、蜚蠊。畏牛膝、干漆。

犀角松脂、升麻为之使。恶雷丸、雚菌、乌头、乌喙。

熊胆恶防己、地黄。

鹿茸麻勃为之使。

鹿角杜仲为之使。

鹿角胶得火良。畏大黄。

麋脂忌桃、李。畏大黄。

麝香忌大蒜。

猬皮得酒良。畏桔梗、麦门冬。

猬脂制五金、八石。伏雄黄。

〔右兽部〕

相反诸药凡三十六种

甘草反大戟、芫花、甘遂、海藻。

大戟反芫花、海藻。

乌头反贝母、栝楼、半夏、白敛、白及。

藜芦反人参、沙参、丹参、玄参、苦参、细辛、芍药、狸肉。

河豚反煤炲、荆芥、防风、菊花、桔梗、甘草、乌头、附子。

蜜反生葱。

柿反蟹。

服药食忌

甘草忌猪肉、菘菜、海菜。

黄连、胡黄连忌猪肉、冷水。

苍耳忌猪肉、马肉、米泔。

桔梗、乌梅忌猪肉。

仙茅忌牛肉、牛乳。

半夏、菖蒲忌羊肉、羊血、饴糖。

牛膝忌牛肉。

阳起石、云母、钟乳、硇砂、礜石并忌羊血。

商陆忌犬肉。

丹砂、空青、轻粉并忌一切血。

吴茱萸忌猪心、猪肉。

地黄、何首乌忌一切血、葱、蒜、萝卜。

补骨脂忌猪血、芸薹。

细辛、藜芦忌狸肉、生菜。

荆芥忌驴肉。反河豚、一切无鳞鱼、蟹。

紫苏、天门冬、丹砂、龙骨忌鲤鱼。

巴豆忌野猪肉、菰笋、芦笋、酱、豉、冷水。

苍术、白术忌雀肉、青鱼、菘菜、桃、李。

薄荷忌鳖肉。

常山忌生葱、生菜。

牡丹忌蒜、胡荽。

鳖甲忌苋菜。

当归忌湿面。

麦门冬忌鲫鱼。

附子、乌头、天雄忌豉汁、稷米。

厚朴、蓖麻忌炒豆。

威灵仙、土茯苓忌面汤、茶。

丹参、茯苓、茯神忌醋及一切酸。

凡服药，不可杂食肥猪犬肉、油腻羹鲙、腥臊陈臭诸物。

凡服药，不可多食生蒜、胡荽、生葱、诸果、诸滑滞之物。

凡服药，不可见死尸、产妇、淹秽等事。

妊娠禁忌

乌头　附子　天雄　乌喙　侧子　野葛　羊踯躅　桂　南星　半夏　巴豆　大戟　芫花　藜芦　薏苡仁　薇衔　牛膝　皂荚　牵牛　厚朴　槐子　桃仁　牡丹皮　梲根　茜根　茅根　干漆　瞿麦　䕡茹　赤箭　草三棱　鬼箭　通草　红花　苏木　麦蘖　葵子　代赭石　常山　水银　锡粉　硇砂　砒石　芒消　硫黄　石蚕　雄黄　水蛭　虻虫　芫青　斑蝥　地胆　蜘蛛　蝼蛄　葛上亭长　蜈蚣　衣鱼　蛇蜕　蜥蜴　飞生　䗪虫　樗鸡　蚱蝉　蛴螬　猬皮　牛黄　麝香　雌黄　兔肉　蟹爪甲　犬肉　马肉　驴肉　羊肝　鲤鱼　蛤蟆　鳅鳝　龟鳖　蟹　生姜　小蒜　雀肉　马刀

饮食禁忌

猪肉忌生姜　荞麦　葵菜　胡荽　梅子　炒豆　牛肉　马肉　羊肝　麋鹿　龟鳖　鹌鹑　驴肉

猪肝忌鱼鲙　鹌鹑　鲤鱼肠子

羊肉忌梅子　小豆　豆酱　荞麦　鱼鲙　猪肉　醋　酪　鲊

白狗血忌羊　鸡

驴肉忌凫茈　荆芥茶　猪肉

牛肝忌鲇鱼

马肉忌仓米　生姜　苍耳〔一〕　粳米　猪肉　鹿肉

獐肉忌梅　李　生菜　鹄〔二〕　虾

鸡肉忌胡蒜　芥末　生葱　糯米　李子　鱼汁　犬肉　鲤鱼　兔肉　獭肉　鳖肉　野鸡

鸡子忌同鸡

野鸭忌胡桃　木耳

鸭子忌李子　鳖肉

雀肉忌李子　酱　诸〔三〕肝

鲫鱼忌芥菜〔四〕　蒜　糖　猪肝　鸡雉　鹿肉　猴肉〔五〕

猪心肺忌饴　白花菜　吴茱萸

羊心肝忌梅　小豆　生椒　苦笋

犬肉忌菱角　蒜　牛肠　鲤鱼　鳝鱼

牛肉忌黍米　韭薤　生姜　猪肉　犬肉　栗子

牛乳忌生鱼　酸物

兔肉忌生姜　橘皮　芥末　鸡肉　鹿肉　獭肉

麋鹿忌生菜　菰蒲　鸡　鮠鱼　雉　虾

雉肉忌荞麦　木耳　蘑菇　胡桃　鲫鱼　猪肝　鲇鱼　鹿肉

鹌鹑忌菌子　木耳

鲤鱼忌猪肝　葵菜　犬肉　鸡肉

青鱼忌豆藿

〔一〕耳：原版残缺，今据本书卷五十马及卷十五枲耳条补。

〔二〕鹄：明刻各本皆误作「鸽」，今据政和本草卷十七獐骨及本书卷五十一獐条改。

〔三〕诸：原作「生」，今据本书卷四十八雀条改。

〔四〕菜：原作「末」，今据本书卷四十四鲫鱼条及卷二十六芥条改。

〔五〕肉：原脱，今据金陵本补，与本书卷四十四鲫鱼条合。

鱼鲊忌豆藿　麦酱　蒜　葵〔一〕　绿豆

鲈鱼忌乳酪

鲴鱼忌野猪　野鸡

鳅鳝忌犬肉　桑柴煮

螃蟹忌荆芥　柿子　橘子　软枣

李子忌蜜　浆水　鸭　雀肉　鸡　獐

桃子忌鳖肉

枇杷忌热面

银杏忌鳗鲡

诸瓜忌油饼

荞麦忌猪肉　羊肉　雉肉　黄鱼

绿豆忌榧子，杀人。　鲤鱼鲊

生葱忌蜜　鸡　枣　犬肉　杨梅

胡荽忌猪肉

苋菜忌蕨　鳖

梅子忌猪肉　羊肉　獐肉

黄鱼忌荞麦

鲟鱼忌干笋

鲐鱼忌牛肝　鹿肉　野猪

鳖肉忌苋菜　薄荷　芥菜　桃子　鸡子　鸭肉　猪肉　兔肉

虾子忌猪肉　鸡肉

橙橘忌槟榔　獭肉

枣子忌葱　鱼

杨梅忌生葱

慈姑忌茱萸

沙糖忌鲫鱼　笋　葵菜

黍米忌葵菜　蜜　牛肉

炒豆忌猪肉

韭薤忌蜜　牛肉

胡蒜忌鱼鲙　鱼鲊　鲫鱼　犬肉　鸡

白花菜忌猪心肺

凫茈忌驴肉

〔一〕葵：原脱，今据金陵本补，与本书卷四十四鱼鲊条合。

生姜忌猪肉　牛肉　马肉　兔肉

芥末忌鲫鱼　兔肉　鸡肉　鳖

干笋忌沙糖　鲟鱼　羊心肝

木耳忌雉肉　野鸭　鹌鹑

胡桃忌野鸭　酒　雉

栗子忌牛肉

李东垣随证用药凡例

风中六腑手足不遂，先发其表，羌活、防风为君，随证加药。然后行经养血，当归、秦艽、独活之类，随经用之。

风中五脏耳聋目瞀，先疏其里，三化汤。然后行经，独活、防风、柴胡、白芷、川芎随经用之。

破伤中风脉浮在表，汗之；脉沉在里，下之。背搐，羌活、防风；前搐，升麻、白芷；两傍搐，柴胡、防风；右搐，加白芷。

伤风恶风防风为君，麻黄、甘草佐之。

伤寒恶寒麻黄为君，防风、甘草佐之。

六经头痛须用川芎。加引经药：太阳，蔓荆；阳明，白芷；太阴，半夏；少阴，细辛；厥阴，吴茱萸；巅顶，藁本。

眉棱骨痛羌活、白芷、黄芩。

风湿身痛羌活。

嗌痛颔肿黄芩、鼠粘子、甘草、桔梗。

肢节肿痛羌活

眼暴赤肿防风、芩、连泻火，当归佐酒煎服。

眼久昏暗熟苄、当归为君，羌、防为臣，甘草、甘菊之类佐之。

风热牙疼喜冷恶热，生苄、当归、升麻、黄连、牡丹皮、防风。

肾虚牙疼桔梗、升麻、细辛、吴茱萸。

风湿诸病须用羌活、白术。

风冷诸病须用川乌。

一切痰饮须用半夏。风加南星，热加黄芩，湿加白术、陈皮，寒加干姜。

风热诸病须用荆芥、薄荷。

诸咳嗽病五味为君，痰用半夏，喘加阿胶佐之。不拘有热无热，少加黃芩。春加川芎、芍药，夏加卮子、知母，秋加防风，冬加麻黃、桂枝之类。

咳嗽无痰五味、杏仁、贝母、生姜、防风。

寒喘痰急麻黃、杏仁。

水饮湿喘白矾、皂荚、葶苈。

气短虚喘人参、黃芪、五味。

脾胃困倦参、芪、苍术。

脾胃有湿嗜卧有痰，白术、苍术、茯苓、猪苓、半夏、防风。

上焦湿热黃芩泻肺火。

下焦湿热酒洗黃檗、知母、防己。

腹中胀满须用姜制厚朴、木香。

腹中实热大黃、芒消。

宿食不消须用黃连、枳实。

胸中痞塞实用厚朴、枳实，虚用芍药、陈皮，痰热用黃连、半夏，寒用附子、干姜。

六郁痞满香附、抚芎。湿加苍术，痰加陈皮，热加卮子，食加神曲，血加桃仁。

诸气刺痛枳壳、香附，加引经药。

胁痛寒热须用柴胡。

少腹疝痛须加青皮、川楝子。

诸嗽有痰半夏、白术、五味、防风、枳壳、甘草。

有声有痰半夏、白术、五味、防风。

热喘咳嗽桑白皮、黃芩、诃子。

热喘燥喘阿胶、五味、麦门冬。

诸疟寒热柴胡为君。

不思饮食木香、藿香。

中焦湿热黃连泻心火。

下焦湿肿酒洗汉防己、龙胆草为君，甘草、黃檗为佐。

腹中窄狭须用苍术。

过伤饮食热物大黃为君。冷物，巴豆为丸散。

胸中烦热须用卮子仁、茯苓。

诸血刺痛须加当归，详上下用根梢。

胃脘寒痛须加草豆蔻、吴茱萸。

脐腹疼痛加熟苄、乌药。

诸痢腹痛下后白芍、甘草为君，当归、白术佐之。先痢后便，黄檗为君，地榆佐之。先便后痢，黄芩为君，当归佐之。里急，消、黄下之。后重，加木香、藿香、槟榔和之。腹痛用芍药，恶寒加桂，恶热加黄芩，不痛芍药减半。

水泻不止须用白术、茯苓为君，芍药、甘草佐之。谷不化，加防风。

小便黄涩黄檗、泽泻。

小便不利黄檗、知母为君，茯苓、泽泻为使。

心烦口渴干姜、茯苓、天花粉、乌梅。禁半夏、葛根。

小便余沥黄檗、杜仲。

茎中刺痛生甘草梢。

肌热有痰须用黄芩。

虚热有汗须用黄芪、地骨皮、知母。

虚热无汗用牡丹皮、地骨皮。

潮热有时黄芩。午加黄连，未加石膏，申加柴胡，酉加升麻，辰、戌加羌活，夜加当归。

自汗盗汗须用黄芪、麻黄根。

惊悸恍惚须用茯神。

一切气痛调胃，香附、木香。破滞气，青皮、枳壳。泄气，牵牛、萝卜子。助气，木香、藿香。补气，人参、黄芪。冷气，草蔻、丁香。

一切血痛活血补血，当归、阿胶、川芎、甘草。凉血，生地黄。破血，桃仁、红花、苏木、茜根、玄胡索、郁李仁。止血，发灰、棕灰。

上部见血须用防风、牡丹皮、剪草、天麦门冬为使。

中部见血须用黄连、芍药为使。

下部见血须用地榆为之使。

新血红色生地黄、炒卮子。

陈血瘀色熟地黄。

诸疮痛甚苦寒为君，黄芩、黄连。佐以甘草，详上下用根梢及引经药。十二经皆用连翘。知母、生地黄酒洗为用。参、芪、甘草、当归，泻心火，助元气，止痛。解结，用连翘、当归、藁本。活血去血，用苏木、红花、牡丹皮。脉沉病在里，宜加大黄利之。脉浮为表，宜行经，芩、连、当归、人参、木香、槟榔、黄檗、泽泻。自腰已上至头者，加枳壳引至疮所。加鼠粘子，出毒消肿。加肉桂，入心引血化脓。坚不溃者，加王瓜根、黄药子、三棱、莪茂、昆布。

上身有疮须用黄芩、防风、羌活、桔梗。上截黄连，下身黄檗、知母、防风，用酒水各半煎。引药入疮，用皂角针。

下部痔漏苍术、防风为君，甘草、芍药佐之，详证加减。

妇人胎前有病，以黄芩、白术安胎，然后用治病药。发热及肌热者，芩、连、参、芪。腹痛者，白芍、甘草。

产后诸病忌柴胡、黄连、芍药。渴去半夏加白茯苓，喘嗽去人参，腹胀去甘草，血痛加当归、桃仁。

小儿惊搐与破伤风同。

心热摇头咬牙额黄，黄连、甘草、导赤散。

肝热目眩，柴胡、防风、甘草、泻青丸。

脾热鼻上红，泻黄散。

肺热右腮红，泻白散。

肾热额上红，知母、黄檗、甘草。

陈藏器诸虚用药凡例

夫众病积聚，皆起于虚也，虚生百病。积者五脏之所积，聚者六腑之所聚，如斯等疾，多从旧方，不假增损。虚而劳者，其弊万端，宜应随病增减。古之善为医者，皆自采药，审其体性所主，取其时节早晚，早则药势未成，晚则盛势已歇〔一〕。今之为医，不自采药，且不委节气早晚，又不知冷热消息分两多少，徒有疗病之名，永无必愈之效，此实浮惑。聊复审其冷热，记增损之主尔。

虚劳头痛复热，加枸杞、萎蕤。

虚而欲吐，加人参。

虚而不安，亦加人参。

虚而多梦纷纭，加龙骨。

虚而多热，加地黄、牡蛎、地肤子、甘草。

虚而冷，加当归、芎藭、干姜。

〔一〕歇：原作「欺」，今据政和本草卷一改。

虚而损，加钟乳、棘刺、苁蓉、巴戟天。

虚而多忘，加茯神、远志。

虚而吸吸，加胡麻、覆盆子、柏子仁。

虚而惊悸不安，加龙齿、沙参、紫石英、小草。若冷，则用紫石英、小草；若客热，即用沙参、龙齿；不冷不热，皆用之。

虚而多冷，加桂心、吴茱萸、附子、乌头。

虚而客热，加地骨皮、白水黄芪。白水，地名。

虚而痰，复有气，加生姜、半夏、枳实。

虚而小肠不利，加茯苓、泽泻。

髓竭不足，加生地黄、当归。

心气不足，加上党参、茯神、菖蒲。

脾气不足，加白术、白芍药、益智。

胆气不足，加细辛、酸枣仁、地榆。

虚而大热，加黄芩、天门冬。

虚而口干，加麦门冬、知母。

虚而多气兼微咳，加五味子、大枣。

虚而身强，腰中不利，加磁石、杜仲。

虚而劳，小便赤，加黄芩。

虚而冷，加陇西黄芪。

虚而小肠利，加桑螵蛸、龙骨、鸡肶胵。

虚而损，溺白，加厚朴。

肺气不足，加天门冬、麦门冬、五味子。

肝气不足，加天麻、川芎䓖。

肾气不足，加熟地黄、远志、牡丹皮。

神昏不足，加朱砂、预知子、茯神。

张子和汗吐下三法

人身不过表里，气血不过虚实。良工先治其实，后治其虚。粗工或治实，或治虚。谬工则实实虚虚。惟庸工能补其虚，不敢治其实，举世不省其误，此余所以著三法也。夫病非人身素有之物，或自外入，或自内生，皆邪气也。邪气中人，去之可也，搅而留之可乎？留之轻则久而自尽，甚则久而不已，更甚则暴死矣。若不去邪而先以补剂，是盗未出门而先修室宇，真气未胜而邪已横骛矣。惟脉脱下虚无邪无积之人，始可议补尔。他病惟先用三法，攻去邪气，而元气自复也。素问一书，言辛甘发散、淡渗泄为阳，酸、苦、咸涌泄为阴。发散归于汗，涌归于吐，泄归于下。渗为解表同于汗，泄为利小便同于下，殊不言补。所谓补者，辛补肝，咸补心，甘补肾，酸补脾，苦补肺，更相君臣佐使，皆以发腠理、致津液、通气血而已，非今人所用温燥邪僻之补也。盖草木皆以治病，病去则五谷、果、菜、肉皆补物也，犹当辨其五脏所宜，毋使偏倾可也。若以药为补，虽甘草、苦参，久服必有偏胜增气而夭之虑，况大毒有毒乎。是故三法犹刑罚也，粱肉犹德教也。治乱用刑，治治用德，理也。余用三法，常兼众法，有按有跷，有揃有导，有减增，有续止。医者不得余法而反诬之，哀哉！如引涎漉涎，取嚏〔一〕追泪，凡上行者，皆吐法也。熏蒸、渫洗、熨烙、针刺、砭射、导引、按摩，凡解表者，皆汗法也。催生、下乳，磨积、逐水，破经、泄气，凡下行者，皆下法也。天之六气，风、寒、暑、湿、燥、火，发病多在上；地之六气，雾、露、雨、雪、水、泥，发病多在乎下；人之六味，酸、苦、甘、辛、咸、淡，发病多在乎中。发病者三，出病者亦三。风寒之邪，结搏于皮肤之间，滞于经络之内，留而不去，或发痛注麻痹，肿痒拘挛，皆可汗而出之。痰饮宿食在胸膈为诸病，皆可涌而出之。寒湿固冷火热客下焦发为

〔一〕取嚏：儒门事亲卷二第十三作「嚏气」。

诸病，皆可泄而出之。吐中有汗，下中有补。经云知其要者，一言而终，是之谓也。

吐法凡病在胸膈中脘已上者，皆宜吐之。考之本草：吐药之苦寒者，瓜蒂、巵子、茶末、豆豉、黄连、苦参、大黄、黄芩。辛苦而寒者，常山、藜芦、郁金。甘而寒者，桐油。甘而温者，牛肉。甘苦而寒者，地黄、人参芦。苦而温者，青木香、桔梗芦、远志、厚朴。辛苦而温者，薄荷、芫花、菘萝。辛而温者，萝卜子、谷精草、葱根须、杜衡、皂荚。辛而寒者，胆矾、石绿、石青。辛而温者，蝎梢、乌梅、乌头、附子尖、轻粉。酸而寒者，晋矾、绿矾、齑汁。酸而平者，铜绿。甘酸而平者，赤小豆。酸而温者，饭浆。咸而寒者，青盐、沧盐、白米饮。甘而寒者，牙消。辛而热者，砒石。诸药惟常山、胆矾、瓜蒂有小毒，藜芦、芫花、乌、附、砒石有大毒，他皆吐药之无毒者。凡用法：先宜少服，不涌渐加之，仍以鸡羽撩之；不出，以齑投之；不吐再投，且投且探，无不吐者。吐至瞑眩，慎勿惊疑，但饮冰水新水立解。强者可一吐而安，弱者作三次吐之。吐之次日，有顿快者；有转甚者，引之未尽也，俟数日再吐之。吐后不禁物，惟忌饱食酸咸硬物干物油肥之物。吐后心火既降，阴道必强，大禁房室悲忧，病人既不自责，必归罪于吐法也。不可吐者有八：性刚暴好怒喜淫者，病势已危老弱气衰者，自吐不止者，阳败血虚者，吐血咯血衄血嗽血崩血溺〔一〕血者，病人粗知医书不辨邪正者，病人无正性反复不定者，左右多嘈杂之言者，皆不可吐。吐则转生他病，反起谤端；虽恳切求之，不可强从也。

汗法风寒暑湿之邪，入于皮肤之间而未深，欲速去之，莫如发汗，所以开玄府而逐邪气也。然有数法：有温热发汗，寒凉发汗，熏渍发汗，导引发汗，皆所以开玄府而逐邪气也。以本草校之：荆芥、薄荷、白芷、陈皮、半夏、细辛、苍术、天麻、生姜、葱白，皆辛而温者也。蜀椒、胡椒、茱萸、大蒜，皆辛而热者也。青皮、防己、秦艽，其辛而平者乎。麻黄、人参、大枣，其甘而温者乎。葛根、赤茯苓，其甘而平者乎。桑白皮，其甘而寒者乎。防风、当归，其甘辛而温者乎。官桂、桂枝，其甘辛而大热者乎。厚朴、桔梗，其苦而温者乎。黄芩、知母、枳实、苦参、地骨皮、柴胡、前胡，其苦而寒者乎。羌活、独活，其苦辛而微温者乎。升麻，其苦甘且平者乎。芍药，其酸而微寒者乎。浮萍，其辛酸而寒者乎。凡此皆发散之属也。善择者，当热而热，当寒而寒；不善择者反此，则病有变也。发汗中病则止，不必尽剂。凡破伤风、小儿惊风、飧泄不止、酒病火病，皆宜汗之，所谓火郁则发之也。

〔一〕溺：原作「弱」，儒门事亲卷二第十四作「失」。今从张本改。

下法积聚陈莝于中，留结寒热于内，必用下之。陈莝去而肠胃洁，癥瘕尽而营卫通，下之者所以补之也。庸工妄投，当寒反热，当热反寒，故谓下为害也。考以本草：下之寒者，戎盐之咸，犀角之酸咸，沧盐、泽泻之甘咸，枳实之苦酸，腻粉之辛，泽漆之苦辛，杏仁之苦甘。下之微寒者，猪胆之苦。下之大寒者，牙消之甘，大黄、牵牛、瓜蒂、苦瓠、牛胆、蓝汁、羊蹄根苗之苦，大戟、甘遂之苦甘，朴消、芒消之苦咸。下之温者，槟榔之辛，芫花之苦辛，石蜜之甘，皂角之辛咸。下之热者，巴豆之辛。下之凉者，猪羊血之咸。下之平者，郁李仁之酸，桃花之苦。皆下药也。惟巴豆性热，非寒积不可轻用；妄下则使人津液涸竭，留毒不去，胸热口燥，转生他病也。其不可下者凡四：洞泄寒中者，表里俱虚者，厥而唇青手足冷者，小儿病后慢惊者，误下必致杀人。其余大积大聚、大痞大秘、大燥大坚，非下不可，但须寒热积气用之，中病则止，不必尽剂也。

病有八要六失六不治注见神农名例。

药对岁物药品

立冬之日，菊、卷柏先生时〔一〕，为阳起石、桑螵蛸〔二〕凡十物使，主二百草为之长。立春之日，木兰、射干先生〔三〕，为柴胡、半夏使，主头痛四十五节。立夏之日，蜚蠊先生，为人参、茯苓使，主腹中七节，保神守中。夏至之日，豕首、茱萸先生，为牡蛎、乌喙使，主四肢三十二节。立秋之日，白芷、防风先生，为细辛、蜀漆〔四〕使，主胸背二十四节。〔禹锡曰〕五条出药对中，义旨渊深，非俗所究，而是主统之本，故载之。〔时珍曰〕此亦素问岁物之意，出上古雷公药对中，而义不传尔。按杨慎卮言云：白字本草，相传出自神农。今观

〔一〕时：原脱，今据燉煌残卷及政和本草卷二补。
〔二〕蛸：此下原衍「使」字，今据燉煌残卷及政和本草卷二删。
〔三〕先生：原脱，今据燉煌残卷及政和本草卷二补。
〔四〕漆：政和本草卷二同。燉煌残卷作「椒」。

其中，如肠鸣幽幽，劳极洒洒，发鬓仍自还神化，及此五条，文近素问，决非后世医所能为也。此文以立冬日为始，则上古以建子为正也。

神农本草经目录

〔时珍曰〕神农古本草凡三卷，三品共三百六十五种，首有名例数条。至陶氏作别录，乃拆分各部，而三品亦移改，又拆出青葙、赤小豆二条，故有三百六十七种。逮乎唐、宋，屡经变易，旧制莫考。今又并入已多，故存此目，以备考古云耳。

上品药一百二十种

丹砂 云母 玉泉 石钟乳 矾石 消石 朴消 滑石 空青 曾青 禹余粮 太一余粮 白石英 紫石英 五色石脂 菖蒲 菊花 人参 天门冬 甘草 干地黄 术 菟絲子 牛膝 茺蔚子 女萎 防葵 麦门冬 独活 车前子 木香 薯蓣 薏苡仁 泽泻 远志 龙胆 细辛 石斛 巴戟天 白英 白蒿 赤箭 菴蕳子 菥蓂子 蓍实 赤芝 黑芝 青芝 白芝 黄芝 紫芝 卷柏 蓝实 蘼芜 黄连 络石 蒺藜子 黄芪 肉苁蓉 防风 蒲黄 香蒲 续断 漏芦 天名精 决明子 丹参 飞廉 五味子 旋花 兰草 蛇床子 地肤子 景天 茵陈蒿 杜若 沙参 徐长卿 石龙刍 云实 王不留行 牡桂 菌桂 松脂 槐实 枸杞 橘柚 柏实 茯苓 榆皮 酸枣 干漆 蔓荆实 辛夷 杜仲 桑上寄生 女贞实 蕤核 藕实茎 大枣 葡萄 蓬蘽 鸡头实 胡麻 麻蕡 冬葵子 苋实 白瓜〔一〕子 苦菜 龙骨 麝香 熊脂 白胶 阿胶 石蜜 蜂子 蜜蜡 牡蛎 龟甲 桑螵蛸

中品药一百二十种

雄黄 雌黄 石硫黄 水银 石膏 慈石 凝水石 阳起石 理石 长石 石胆 白青 扁青 肤青 干姜 枲耳实 葛根 栝楼 苦参 茈胡 芎藭 当归 麻黄 通草 芍药 蠡实 瞿麦 玄参 秦艽 百合 知母 贝母 白芷 淫羊藿 黄芩 石龙芮 茅根 紫菀 紫草 茜根 败酱 白鲜皮 酸浆 紫参 藁本 狗脊 萆薢 白兔藿 营实 白薇 薇衔 翘根 水萍 王瓜 地榆 海藻 泽兰 防己 牡丹 款冬花 石韦 马先蒿 积雪草 女菀 王孙 蜀羊泉 爵床 卮子 竹叶 蘗木 吴茱萸 桑根白皮 芜荑 枳实 厚朴 秦皮 秦椒 山茱萸 紫葳 猪苓 白棘 龙眼 木兰 五加皮 卫

〔一〕瓜：原作「冬」，今据政和本草卷二十七白瓜子条及本书卷二十八冬瓜条改。

矛 合欢 彼〔一〕子 梅实 桃核仁 杏核仁 蓼实 葱实 薤 假苏 水苏 水蕲 发髲 白马茎 鹿茸 牛角䚡 羖羊角 牡狗阴茎 羚羊角 犀角 牛黄 豚卵 麋脂 丹雄鸡 雁肪 鳖甲 鮀鱼甲 蠡鱼 鲤鱼胆 乌贼鱼骨 海蛤 文蛤 石龙子 露蜂房 蚱蝉 白僵蚕

下品药一百二十五种

孔公蘖 殷蘖 铁精〔二〕 铁落 铁 铅丹 粉锡 锡镜鼻 代赭 戎盐 大盐 卤硷 青琅玕 礜石 石灰 白垩 冬灰 附子 乌头 天雄 半夏 虎掌 鸢尾 大黄 葶苈 桔梗 莨菪子 草蒿 旋覆花 藜芦 钩吻 射干 蛇含 常山 蜀漆 甘遂 白敛 青葙子 雚菌 白及 大戟 泽漆 茵芋 贯众 荛花 牙子 羊踯躅 芫花 姑活 别羁 商陆 羊蹄 萹蓄 狼毒 鬼臼 白头翁 羊桃 女青 连翘 石下长卿 閭茹 乌韭 鹿藿 蚤休 石长生 陆英 荩草 牛扁 夏枯草 屈草 巴豆 蜀椒 皂荚 柳华 楝实 郁李仁 莽草 雷丸 梓白皮 桐叶 石南 黄环 溲疏 鼠李 松萝 药实根 蔓椒 栾华 淮木 大豆黄卷 腐婢 瓜蒂 苦瓠 六畜毛蹄甲 燕屎 天鼠屎 鼹鼠 伏翼 蛤蟆 马刀 蟹 蛇蜕 猬皮 蠮螉 蜣螂 蛞蝓 白颈蚯蚓 蛴螬 石蚕 雀瓮 樗鸡 斑猫 蝼蛄 蜈蚣 马陆 地胆 萤火 衣鱼 鼠妇 水蛭 木虻 蜚虻 蜚蠊 䗪虫 贝子

宋本草旧目录

〔李时珍曰〕旧目不录可也，录之所以存古迹也，又以见三品之混乱，不必泥古也。

新旧药合一千八十二种

三百六十种神农本经白字。

一百八十二种名医别录墨字。

一百一十四种唐本先附

一百三十三种今附开宝所附。

〔一〕彼：原作「披」，今据政和本草卷三十改。苏恭谓：当从木作「柀」。详见本书卷三十一榧实条。

〔二〕精：原作「粉」。按大观、政和本草卷四及本书卷八，「铁粉」乃开宝所增而「铁精」始为本经原有，因据改。

一百九十四种有名未用　八十二种新补

一十七种新定已上皆宋嘉祐本草所定者。

四百八十八种陈藏器余　二种唐本余

一十三种海药余　八种食疗余

一百种图经外类已上皆唐慎微续收补入者。

玉石部上品七十三种。　中品八十七种。　下品九十三种。

草部上品之上八十七种。　上品之下五十三种。　中品之上六十二种。　中品之下七十八种。　下品之上六十二种。　下品之下一百五种。

木部上品七十二种。　中品九十二种。　下品九十九种。

人部三品二十五种。

兽部上品二十种。　中品一十七种。　下品二十一种。

禽部三品五十六种。

虫鱼部上品五十种。　中品五十六种。　下品八十一种。

果部三品五十三种。

米谷部上品七种。　中品二十三种。　下品一十八种。

菜部上品三十种。　中品一十三种。　下品二十二种。

有名未用一百九十四种。

图经外类一百种。

本草纲目主治目录第三卷

百病主治药

本草纲目主治第三卷

百病主治药

诸风

有中脏、中腑、中经、中气、痰厥、痛风、破伤风、痲痹。

【吹鼻】皂荚末　细辛末　半夏末　梁上尘　葱茎插鼻耳

【熏鼻】巴豆烟　蓖麻烟　黄芪汤

【擦牙】白梅肉　南星末　蜈蚣末　苏合丸　白矾、盐　龙脑南星。

【吐痰】藜芦或煎，或散。皂荚末酒服。食盐煎湯。人参芦或煎，或散。瓜蒂、赤小豆齑汁调服。莱菔子擂汁。桐油扫入。桔梗芦为末，湯服二錢。牙皂、莱菔子为末，煎灌。附子尖研末，茶服。牛蒡子末羌活，酒服。常山末水煎。醋、蜜和服。胆矾末醋调灌。牙皂、晋矾末水服。大虾煮熟，食虾饮汁，探吐。苦茗茶探吐。石绿醋糊为丸，每化一丸。砒霜研末，湯服少许。地松捣汁。豨莶捣汁。离鬲草汁。芭蕉油汁。石胡荽汁。三白草汁。苏方木煎酒调乳香末二錢服，治男女中风口噤，立吐恶物出。橘红一斤，熬逆流水一碗服，乃吐痰圣药也。

【贴㖞】南星末姜汁调贴。蓖麻仁捣贴。炒石灰醋调贴。乌头末龟血调贴。鸡冠血　蜗牛捣贴。生鹿肉切贴。鲇鱼尾切贴。皂荚末醋调贴。伏龙肝鳖血调贴。鳝鱼血　蛞蝓捣贴。寒食面醋贴。桂末水调贴。马膏、桂酒　大麦面栝楼汁调。蟹膏贴。衣鱼摩之。蜘蛛向火摩之。牛角䚡炙熨。水牛鼻火炙熨之。大蒜膏贴合谷穴。巴豆贴手掌心。

【各经主治】藁本手太阳。羌活足太阳。白芷手阳明。葛根足阳明。黄芪手少阳。柴胡足少阳。

防风手太阴。升麻足太阴。细辛手少阴。独活足少阴。芎䓖手足厥阴。

【发散】麻黄发散贼风、风寒、风热、风湿，身热麻痹不仁。熬膏服之，治风病取汗。荆芥散风热，祛表邪，清头目，行瘀血。主贼风、顽痹、喎斜。同薄荷熬膏服，治偏风。研末，童尿、酒服，治产后中风，神效。薄荷治贼风，散风热风寒，利关节，发毒汗，为小儿风涎要药。葛根发散肌表风寒风热，止渴。白芷解利阳明及肺经风寒风热，皮肤风痹瘙痒，利九窍，表汗不可缺之。升麻发散阳明风邪。葱白散风寒风热风湿，身痛。生姜散风寒风湿。桂枝治一切风冷风湿，骨节挛痛，解肌开腠理，抑肝气，扶脾土，熨阴痹。黄荆根治肢体诸风、心风、头风，解肌发汗。铁线草治男女诸风、产后风，发出粘汗。水萍治热毒风湿麻痹，左瘫右痪，三十六风，蜜丸酒服取汗。治风热瘙痒，煎水浴取汗。

【风寒风湿】〔草部〕羌活一切风寒风湿，不问久新，透关利节，为太阳厥阴少阴要药。防风三十六般风，去上焦风邪，头目滞气，经络留湿，一身骨节痛，除风去湿仙药。藁本一百六十恶风，头面身体风湿，手足軃曳。石菖蒲浸酒服，治三十六风，一十二痹，主骨痿。丸服，治中风湿痹，不能屈伸。豨莶治肝肾风气，麻痹瘫缓诸病，九蒸九晒丸服。枲耳大风湿痹，毒在骨髓，为末水服，或丸服，百日病出，如瘑〔一〕如疥，如驳起皮，亦可酿酒。牛蒡根风毒缓弱，浸酒服。老人中风，口目瞤动，风湿久痹，筋挛骨痛，一二十年风疾病。茵陈蒿风湿挛缩，酿酒服。浴风痹。白术逐风湿，舌本〔二〕强，消痰益胃。苍术大风㾓〔三〕痹，筋骨软弱，散风除湿解郁。汁酿酒，治一切风湿筋骨痛。车前子　水蓼　陆英　飞廉　忍冬　坐拿草　蒴藋　伏牛花　石南藤　百灵藤酒。青藤酒。钩吻并主风邪湿痹，骨痛拘挛。防己中风湿，不语拘挛，口目喎斜，泻血中湿热。茵芋年久风湿痹痛，拘

〔一〕瘑：原作「丹」，今据本书卷十五枲耳条茎叶主治改。
〔二〕本：原作「木」，今据本书卷十二术条主治改。
〔三〕㾓：原作「顽」，今据政和本草卷六及本书卷十二术条苍术主治改。

急软弱。**艾叶**灸诸风口噤。浴风湿麻痹。**白附子**诸风冷气失音，头面游风，足弱无力。风喎，同僵蚕、全蝎研末，酒服。**附子** **乌头** **天雄**并主风湿痰气麻痹，拘挛不遂，通经络，开气道，燥湿痰。**草乌头**恶风冷痰瘫缓，年久麻痹。**芫花**毒风冷痰，四肢拘挛。**羊踯躅**贼风走皮中淫淫痛。风湿痹痛，不遂言蹇，酒蒸为末，牛乳酒服，亦效。**蓖麻子油**酒煮日服，治偏风不遂。作膏，通关，拔风邪出外。〔谷菜〕**大豆**炒焦投酒中饮，主风痹瘫缓，口噤口喎，破伤中风，产后风痉头风。煮食，治湿痹膝痛。醋蒸卧，治四肢挛缩。**豆豉**浸酒，治膝挛不遂，骨痛。**大豆黄卷** **巨胜**酿酒，治风痹痛。**麻仁**骨髓风毒，痛不能动，炒香浸酒饮。**麻勃**一百二十种恶风，黑色遍身苦痹挛。**麦麸**醋蒸，熨风湿痹痛。**薏苡**久风湿痹，筋急拘挛，亦煮酒服。**茄子**腰脚风血积冷，筋挛痛，煎汁熬膏，入粟粉、麝香、朱砂，丸服。〔果木〕**秦椒**治风湿痹。**蜀椒**大风肉枯，生虫游走，痹痛死肌，寒热，腰脚不遂，散寒除湿，为丸。**吴茱萸**煎酒，治顽风痹痒。同姜、豉煎酒，冷服取汗，治贼风口喎不语。**柏叶**酿酒。**松节**酒。**秦皮**风寒湿痹。**五加皮**名追风使，治一切风湿，痿痹挛急，宜酿酒。**皂荚**通关节，搜肝风，泻肝气。**蔓荆实**除贼风，搜肝气，筋骨间寒湿痹，头旋脑鸣。**栾荆子**大风诸风不遂。〔虫部〕**蚕沙**风缓顽痹不随，炒浸酒服，亦蒸熨。**蝎**半身不遂，抽掣，口目喎斜，研入麝香，酒服。**竹虱**半身不遂，同麝香浸酒服，出汗。〔鳞介〕**守宫**中风瘫缓，同诸药煎服。**鲮鲤甲**中风瘫缓，寒热风痹，及风湿强直，痛不可忍。**乌蛇**酒。**白花蛇**酒。**蚺蛇**酒。并主贼风，顽痹痛痒，大风，疮癣有虫。**鳝鱼**逐十二风邪湿气，作臛取汗。**水龟**酿酒，主大风缓急拘挛。煮食，除风痹痛。〔禽部〕**鸡屎白**炒研，豆淋酒服，主风寒湿痹，口噤不省人事。**五灵脂**散血活血引经有功。瘫缓，热酒服二钱。风冷痹痛，同乳、没、川乌，丸服。**雁肪** **鹈鹕油**主风痹，透经络，引药气入内。〔兽部〕**羊脂**贼风痿痛肿痛，彻毒气，引药入内。**熊脂**风痹。**青羖羊角**炒研酒服，治风痰恍惚，闷绝复苏。**驴毛**骨中一切风，炒黄浸酒服，取汗。**狸骨**一切游风。**羊胫骨**酒。**虎胫骨**酒。并主诸风注痛。〔金石〕**雄黄**除百节中大风，搜肝气。**金牙石**一切腰脚不遂，火煅酒淬饮。**河**

砂风湿顽痹，冷风瘫缓，晒热坐之，冷即易，取汗。鼠壤土蒸熨中风冷痹，偏枯死肌。

【风热湿热】〔草部〕甘草泻火，利九窍百脉。黄芩　黄连　菊花　秦艽并治风热湿热。玄参　大青　苦参　白鲜皮　白头翁　白英　青葙子　败酱　桔梗并治风热。大黄荡涤湿热，下一切风热。柴胡治湿痹拘挛，平肝胆三焦包络相火，少阳寒热必用之药。升麻去皮肤肌肉风热。白微暴中风，身热腹满，忽忽不知人。龙葵治风消热，令人少睡。麦门冬清肺火，止烦热。天门冬风湿偏痹及热中风。牡丹皮寒热，中风瘈瘲，惊痫烦热，手足少阴厥阴四经伏火。钓藤肝风心热，大人头眩，小儿十二惊痫。紫葳及茎叶热风游风风刺。蒺藜诸风瘙痒，大便结。〔谷果〕胡麻久食不生风热，风病人宜食之。绿豆浮风风疹。白扁豆行风气，除湿热。茶茗中风昏愦多睡。梨汁除风热不语。叶亦作煎。〔木部〕槐实气热烦闷。枝酿酒，治大风痿痹。白皮治中风，皮肤不仁，身直不得屈伸，煎酒及水服。胶一切风热，口噤筋挛，四肢不收，顽痹周身如虫行。侧柏叶凡中风不省口噤，手足亸曳，便取一握同葱白捣酒煎服，能退风和气，不成废人。花桑枝炒香煎饮，治风气拘挛，身体风疹。久服终身不患偏风。叶煎酒，治一切风。蒸罨风痛，出汗。白杨皮毒风缓弱，毒〔一〕气在皮肤中，浸酒服。皂荚子疏导五脏风热。丸服，治腰脚风痛不能行。卮子去热毒风，除烦闷。黄檗皮肾经风热。地骨皮肾家风湿痹。柽叶远近一切风，煎汁和竹沥服。荆沥除风热，开经络，导痰涎，日饮之。竹沥暴中风痹，大热烦闷，失音不语，子冒风痓，破伤风噤，养血清痰，并宜同姜汁饮之。竹叶痰热，中风不语，烦热。天竹黄诸风热痰涎，失音不语。〔虫兽〕蝉花一切风热瘙痒。犀角大热风毒，毷氉烦闷，中风失音。羚羊角一切热，温风注毒〔二〕，伏在骨间，及毒风卒死，

〔一〕毒：原脱，今据本书卷三十五白杨条补。

〔二〕温风注毒：原作「毒风湿注」，今据大观、政和本草卷十七及千金翼卷三羚羊角条引别录文改。本书卷五十一作「湿风注毒」，「温」「湿」二字，形近易误，已据改。况羚角咸寒，本不治湿。彼条所引诸家本草及所附各方，绝无一语涉及治湿者，可以为正。

子痫痉疾。〔金石〕**石膏**风热烦躁。**铁华粉**平肝，除风热。**铁落** **劳铁** **赤铜**并除贼风反折，烧赤浸酒饮。

【痰气】〔草部〕**天南星**中风中气痰厥，不省人事，同木香煎服。 诸风口噤，同苏叶、生姜煎服。**半夏**消痰除湿。 痰厥中风，同甘草、防风煎服。**前胡**化痰热，下气散风。**旋覆花**风气湿痹，胸上痰结留饮。 中风壅滞，蜜丸服。**香附子**心肺虚气客热，行肝气，升降诸气。 煎湯浴风疹。**木香**中气不省人事，研末服之，行肝气，调诸气。**藿香**升降诸气。**苏叶**散风寒，行气利肺。**苏子**治腰脚中湿风结气〔一〕，治风顺气化痰，利膈宽肠。煮粥食，治风寒湿痹，四肢挛急，不能践地。**玄胡索**除风治气，活血通经络。**兰叶**浴风痛，俗名风药。**大戟** **甘遂**并治经络痰饮留滞，痲痹隐痛，牵引走注。**威灵仙**治诸风，宣通五脏，去冷滞痰水，利腰膝。**牵牛子**除风毒，下一切壅滞。〔果木〕**杏仁**头面风气，往来烦热，散风降气化痰。 逐日生吞，治偏风不遂，失音不语，肺中风热。**陈橘皮**理气除湿痰。**枳实** **枳壳**大风在皮肤中如痲豆，苦痒痲木，破气胜湿化痰。**枳茹**渍酒服，治中风身直，及口僻目斜。**槟榔**除一切风、一切气，宣利脏腑。**乌药**治中风中气，气顺则风散，气降则痰下。**龙脑香**入骨治骨痛，散经络壅滞。**苏合香** **安息香**通诸窍脏腑，辟〔二〕一切不正之气。〔虫兽〕**麝香**入骨〔三〕，治风在骨髓。 中风不省，香油灌二钱。**白僵蚕**散风痰。酒服七枚，治口噤发汗，并一切风疾〔四〕、风疹。〔金石〕**铅霜**坠中风痰湿。**矾石**除风消痰。

【血滞】〔草部〕**当归** **芎䓖**并主一切风，一切气，一切虚。破恶血，养新血。 蜜丸服，治风痰，行气解郁。**丹参**除风邪留热，骨节痛，四肢不遂。破宿血，生新血。 渍酒饮，治风毒足软，名奔马草。**芍药**治风，除血痹，

〔一〕风结气：原作「气风结」，今据政和本草卷二十八苏条改。

〔二〕辟：原脱，今据本书卷三十四苏合香条补。

〔三〕骨：原作「肉」，今据本书卷五十一「麝」条「发明」改。

〔四〕疾：原作「症」，本书卷三十九白僵蚕主治亦作「症」。覆江西、梅墅烟萝阁本则作「症」。今据大观、政和本草卷二十一白僵蚕条引日华子文改。

泻肝，安脾肺。风毒在骨髓痛，同虎骨浸酒饮。**地黄**逐血痹，填骨髓。**茺蔚子**治风解热。茎叶，治血风痛。**地榆**汁酿酒，治风痹补脑。**虎杖**煮酒，治风在骨节间。**姜黄**止暴风痛，除风热，理血中之气。**红蓝花**治六十二种风，及血气痛。子煎服，治女子中风烦渴。〔谷菜〕**麻仁**中风汗出〔一〕，下气，逐一切风，利血脉。**韭汁**肥白人中风失音。〔果木〕**桃仁**血滞风痹，大便结。酒浸作丸，治偏风。**苏方木**男女中风口噤，同乳香服。**乳香**中风口噤。烧烟熏口目喎斜。活血止痛。〔虫兽〕**蜜蜡**暴风身冷如瘫，化贴并裹手足。**阿胶**男女一切风病，骨节痛不随。**醍醐**酒服，治中风烦热。**野驼脂**一切风疾，皮肤急痹，酒服并摩之。

【风虚】〔草部〕**天麻**主肝气不足，风虚内作，头运目旋，麻痹不仁，语言不遂，为定风神药。**黄芪**风虚自汗。逐五脏恶血，泻阴火，去虚热。无汗则发，有汗则止。**人参**补元气，定魂魄，止烦躁，生津液，消痰。**沙参**去皮肌浮风，宣五脏风气，养肝气。**长松**煮酒，治一切风虚。**黄精**补中，除风湿。**葳蕤**治中风暴热，不能动摇，虚风湿毒，风温自汗灼热，一切虚乏。**牛膝**寒湿痿痹，拘挛膝痛，强筋，补肝脏风虚。**石龙芮**　**骨碎补**　**巴戟天**　**狗脊**　**萆薢**　**菝葜**　**土茯苓**　**何首乌**并主风虚风湿，痹痛软弱，补肝肾，利关节。**列当**煮酒，去风血，补腰肾。**白及**胃〔二〕中邪气，风痱不收，补肺气。**仙茅**一切风气，腰脚风冷，挛痹不能行，九蒸九晒，浸酒服。**淫羊藿**一切冷风，挛急不仁〔三〕，老人昏耄。浸酒服，治偏风。**蛇床子**男女风虚，湿痹毒风，腰胯酸痛。浴大风身痒。**补骨脂**风虚冷痹，骨髓伤败，一切风气痛，作丸服。**菟丝子**补肝风虚，利腰脚。**覆盆子**劳损风虚，补肝明目。**石斛**脚膝软弱，久冷风痹。酥浸蒸，服至一镒，永不骨痛。**络石**　**木莲叶**　**扶芳藤**并主风血，暖腰脚，一切冷气，浸酒

〔一〕汗出：原作「出汗」，今据政和本草卷二十四麻蕡条麻子及本书卷二十二大麻条麻仁主治文改。

〔二〕胃：原作「肾」，今据政和本草卷十及本书卷十二白及条改。

〔三〕仁：原缺，今据湖北本及大观本草卷八、本书卷十二淫羊藿条补。但政和本草卷八淫羊藿条引日华子作「任」，于义为长。

饮。〔菜果〕**薯蓣**去冷风，头面游风，强筋骨，壮脾胃。**栗**肾虚腰脚无力，日食十颗。栗楔，治筋骨风痛。**松子**诸风，骨节风。〔木部〕**松叶**风痛脚痹，浸酒服，出汗。**松节**风虚久痹，骨节痛，能燥血中之湿。**杜仲** **海桐皮** **山茱萸** **枸杞子**并主风虚，腰脚痛。**冬青子**浸酒，去风虚。**神木**治周痹偏风，毒风不语。**石南**逐诸风，脚弱。**南烛**熬膏，治一切风，强筋益气。**不雕木**浸酒，去风气补虚。**放杖木**为风痹肾弱要药。**木天蓼**酿酒，治风劳虚冷有奇效。〔石部〕**慈石**周痹风湿，肢节中痛，男女风虚，同白石英浸水，煮粥食。**白石英**风虚冷痹，诸阳不足，烧淬酒饮。**孔公蘖**风冷膝痹，同石斛浸酒饮。**石脑** **石锺乳** **阳起石** **代赭石** **禹余粮** **石硫黄**并主风冷湿痹。**云母粉**中风寒热，如在舟车。**海蚕**诸风冷气虚劳。**乌鸡**中风舌强，烦热麻痹，酒煮食。**练鹊**浸酒饮，治风。**麋角**风虚冷痹，暖腰膝，壮阳。

痓风

即痓病，属〔一〕太阳、督脉二经。其证发热口噤如痫，身体强直，角弓反张，甚则搐搦〔二〕。伤风有汗者，为柔痓。伤寒湿无汗者，为刚痓。金疮折伤，痈疽产后，俱有破伤风湿发痓之证。

【风寒风湿】〔草部〕**麻黄** **桂枝** **术**并主风寒风湿痓。**羌活**风寒风湿，伤金疮痫痓。产后中风，口噤不知人，酒水煎服。**葛根**金疮中风寒，发痓欲死，煮汁服。干者为末。**荆芥**散风湿风热。产后中风口噤，四肢强直，角弓反张，或搐搦欲死，为末，豆淋酒服，入童尿尤妙。**防风**主金疮中风湿内痓。**天南星**打扑伤损，金疮，破伤风及伤湿，牙关紧急，角弓反张，同防风末，热酒小便调服，名玉真散，三服即苏。南星、半夏等分为末，姜汁、竹沥灌服一錢，仍灸印堂。口噤，生研同姜汁或龙脑揩牙，名开关散。**薇衔**小儿破伤风口噤，同白附子末、薄荷，酒服一字。

〔一〕属：原作「厉」，今从张本改。
〔二〕搦：原作「弱」，从改同上。

细辛督脉为病，脊强而厥。防己除风湿，手足挛急。芍药 芎䓖一切风气。当归客血内塞〔一〕，中风痓，汗不出。 产后中风不省，吐涎瘈瘲，同荆芥末，童尿、酒服，下咽即有生意。附子阴痓自汗。草乌破伤风病，同白芷、葱白煎酒，取汗。威灵仙破伤风病，同独蒜、香油捣服，取汗〔二〕。〔菜谷〕大蒜产后中风，角弓反张不语，煎酒服，取汗。或煎水服。黑大豆破伤风湿，炒半熟，研蒸，以酒淋汁服，取汗，仍傅疮上。 亦同朱砂末酒服。〔石部〕雄黄破伤中风，同白芷煎酒服，取汗。〔鳞介〕白花蛇破伤中风，项强身直，同乌蛇、蜈蚣末服。土虺蛇破伤中风，口噤目斜，同地龙、南星丸服，取汗。守宫破伤风病，同南星、腻粉丸服，取汗。龙齿主诸痓。鳔胶破伤风搐强直，炒研同麝香，苏木酒服，仍封疮口。 有表症，同蜈蚣末，煎羌活、防风、川芎汤服。 产后搐搦，乃风入子脏，与破伤风同，炒研，蝉蜕汤服三錢。牡蛎破伤湿病，口噤强直，酒服二錢，并傅之。〔虫〕蜜蜡破伤风湿如疟，以热酒化一块服，与玉真散对用立效。蝎破伤中风，同天麻、蟾酥为丸，豆淋酒服，取汗，仍同麝香贴之。蟾蜍破伤风病，剥烂入花椒，同酒炒熟，再入酒热服，取汗。蜈蚣破伤中风，同蝎梢、附子、乌头末，热酒服一字，仍贴疮上，取汗。 研末掺牙，立苏。僵蚕口禁，发汗。〔禽兽〕鸡子痫痓。鸡屎白破伤中风，产后中风，小儿脐风，口禁反张，强直瘈瘲，以黑豆同炒黄，用酒沃之，少顷温服，取汗。或入竹沥。野鸽屎破伤风病传入里，炒研，同江鳔、白僵蚕、雄黄末，蒸饼丸服。雀屎破伤风，疮作白痂无血者，杀人最急，研末酒服五分。鸭涎小儿痓风反张，滴之。黄明胶破伤风，烧研酒服，取汗。狐目同上，神效无比。狐肝 狼屎中骨破伤风，同蝉蜕、桑花末，米饮服。六畜毛蹄甲痫痓。〔人〕手足爪甲破伤中风，油炒，热酒服，取汗便愈。 手足颤掉加南星。

【风热湿热】〔石部〕铁落炒热，淬酒饮，主贼风痓。〔草〕黄连破伤风，煎酒入黄蜡化服。地黄产后风痓，取汁同姜汁交浸焙研，酒服。〔果木〕杏仁金疮及破伤中风，角弓反张，杵蒸绞汁服，并涂疮上，仍以烛火炙之，

〔一〕塞：原作「寒」，今据政和本草卷八及本书卷十四当归条改。
〔二〕汗：原作「汁」，今据本书卷十八威灵仙附方改。

取效。**槐胶** **桑沥**破伤中风，和酒饮至醉。**篁叶**痉风。**竹沥**去痰热子冒风痉。金疮中风，破伤中风，产后中风，小儿中风，发痉口禁，反张欲死，饮一二升，或入姜汁。**栾荆**狂痉。**苏方木**破伤中风，产后中风，为末，酒服三錢，立效。〔虫兽〕**蝉蜕**破伤风病发热，炒研，酒服一錢，仍以葱涎调涂，去恶汗。小儿脐风口禁，入全蝎、轻粉。**羚羊角**子痫痉疾。**牛黄**热痉。**乌牛尿**刺伤中水，热饮一〔一〕升。〔人〕**人尿**痉风及产后风痉，入酒饮。**发髲灰**大人痉，小儿惊。

【外傅】贝母 **茅花**并金疮伤风。**刘寄奴** **麦面**同烧盐。**白芋** **炒盐** **鹭头灰** **鼠灰** **乱发灰**并傅风入疮中肿痛。**胡粉**主疮入水湿肿痛，同炭灰傅。**煨葱**傅金疮伤水，同干姜、黄檗煎水，洗诸疮伤风水。**薤白** **韭叶**并主诸疮中风寒及水湿肿痛，捣烘用之，冷即易，或加炙至水出。**箭笴漆**刮涂。**鲤鱼目**灰。**鲇鱼目**灰。并主刺疮伤风及水，傅取汗出。**猪肉**乘热贴之，连易三次，立消。**人耳塞**破伤中风或水，痛不可忍，封之一夕，水尽即安。**【洗浸】鸡肠草**手足疮伤水。**桑灰汁**疮伤风水，入腹杀人。**自己尿**金疮中风，日洗数次。**【熨灸】商陆**疮伤水湿，捣炙，熨之，冷即易。**蜀椒**诸疮中风肿痛，和面煨熨。**槐白皮**安疮上，灸百壮。**桑枝**刺伤疮，犯露水肿痛多杀人，炮热烙之，冷即易。**黍穰** **青布** **牛屎** **白马通** **骡屎**并主诸疮，伤风及水，肿痛欲死者，单烧熏令〔二〕水出尽愈。

项强

【风湿】防风凡腰痛项强，不可回头，乃手足太阳症，必须用此。**荆芥**秋后作枕及铺床下，立春去之。**羌活** **白芷** **藁本** **薄荷** **菊花** **贝母**

〔一〕一：本书卷五十牛条「溺」附方作「二」。
〔二〕令：原作「冷」，今据外台卷二十九及本书卷五十牛条「屎」附方改。

癫痫有风热、惊邪，皆兼虚与痰。

【吐痰】**瓜蒂**　**藜芦**　**乌头尖**　**附子尖**　**石胆**　**石绿**并吐癫痫暗风痰涎。　**芭蕉油**暗风痫疾，眩运仆倒，饮之取吐。　**白梅**擦牙追涎。或加白矾。　**皂荚**水浸，挼汁熬膏，入麝摊晒，每以一片化浆水，灌鼻取涎。

【风热惊痰】〔草木〕**羌活**　**防风**　**荆芥**　**薄荷**　**细辛**　**龙胆**　**防己**　**藁本**　**升麻**　**青黛**　**白鲜皮**并主风热惊痫。　**百合**　**鸭跖草**并主癫邪，狂叫身热。　**钓藤**卒痫，同甘草煎服。　**防葵**癫痫狂走者，研末酒服。　**莨菪子**癫狂风痫，浸酒煎丸服。　**蛇含**　**紫菀**　**半夏**并主寒热惊痫瘈瘲。　**天南星**风痫痰迷，九蒸九晒，姜汁丸服。　**郁金**失心风癫，痰血络聚心窍，同明矾丸。　**甘遂**心风癫痫，痰迷心窍，猪心煮食。　**黄连**泄心肝火，去心窍恶血。　**苦参**童尿煎汁，酿酒饮，主三十年痫。　**天门冬**风癫发则作吐，耳鸣引胁痛，为末酒服。　**紫河车**惊痫癫疾，摇头弄舌，热在腹中。　**薇衔**惊痫吐舌。　**附子**暗风痫疾，同五灵脂末，猪心血丸服。　**苍耳**大风痫疾。　**艾叶**癫痫诸风，灸谷道正门当中，随年壮。　**茯神**　**琥珀**　**雷丸**　**莽草**　**蔓荆子**　**木兰皮**并主风癫惊邪狂走。　**苦竹笋**　**竹叶**　**竹沥**　**天竹黄**并主风热痰涎发癫狂痫疾。　**卢会**小儿癫痫。　**苏合香**痫痓邪气。　**皂荚**搜肝通肺，风痫五种，烧研，同苍耳、密陀僧丸服。　**蓖麻仁**五种风痫〔一〕，用黄连、石膏煮食。　**桑白皮**惊痫客忤，泻肺气。　**桂心**伐肝扶脾。　**芜荑**小儿虫痫，发则恶症昏搐。同漆灰水服。　**紫葳花根叶**久近风痫，酒服三钱，后梳发漱水四十九口愈。　**震烧木**火〔二〕惊失心，煮汁服。　〔金石〕**丹砂**猪心煮过，同茯神丸服。　**黄丹**同白矾末服。　**黑铅**同水银、南星丸服。　**密陀僧**　**金屑**　**银屑**　**生银**　**生铁**　**铁粉**　**铁落**　**铁精**　**铁华粉**　**铁浆**　**古镜**　**珊瑚**　**紫石英**　**菩萨石**　**雄黄**同丹砂研末，丸服。　**雌黄**同黄丹、麝香丸服。　**矾石**同细茶丸服。　**慈**

〔一〕痫：原作「痛」，今据金陵本改，与本书卷十七蓖麻条子附方合。

〔二〕火：原作「大」，今据政和本草卷十二及本书卷三十七震烧木条改。

石 玄石 石青 消石 青礞石 代赭石已上二十五味，并主风热痰涎癫痫。水银失心风，同藕节炒丸服。蛇黄暗风痫疾，火煅醋淬末服。伏龙肝狂癫风邪不识人，为末水服。天子籍田三推犁下土惊悸癫邪。安神定魄。〔虫部〕蜂房 雀瓮 蚯蚓 全蝎 蜈蚣 蜣螂 白僵蚕并主癫痫发搐。蚕退纸癫狂乱走，悲泣妄言，及风痫病，烧灰酒服。蚱蝉癫病寒热，小儿痫绝不能言。衣鱼小儿痫，同竹沥煎酒服。〔鳞介〕龙角 龙骨 龙齿癫疾狂走，五惊十二痫。白花蛇 乌蛇定痫搐。蛇蜕蛇痫，癫疾瘛疭，摇头弄舌。玳瑁热痫。〔禽部〕鸭涎癫痫发搐。雁毛小儿佩之辟痫。啄木鸟久年风痫，同荆芥煅服。乌鸦暗风痫疾，煅研入朱砂服，不过十日愈。又煅研，同苍耳子、胡桃服。鸱头癫痫眩冒瘛疭，同黄丹为丸服。肉亦可食。鸮肉食之主风痫。凤凰台鸡痫，癫痫发狂，水磨服。〔兽部〕狗齿及粪中骨 白狗血并狗痫。豚卵 猪屎并猪痫。羊齿 羊头骨羊痫。羖羊角风痫，烧灰酒服。牛齿 牛屎中豆 牛拳木并牛痫。马齿 马目 马悬蹄 马绳索 野马肉并马痫。驴乳心热气痫。驴脂酒服，主狂癫不能语，不识人。六畜毛蹄甲惊痫癫痓。牡鼠煎油，主惊痫。羚羊角 犀角 犛牛角 象牙 牛黄 鲊荅 野猪黄及胆 熊胆并主风热癫痫。麝香 虎睛、鼻 狐肝 狐肉并主癫痫，恍惚歌笑。猴头骨癫痫口噤。人发痫痓。人胞煮食，治久癫失志，亦和药作丸服。人魄磨水服，定癫狂。

【风虚】〔草部〕人参消胸中痰，治惊痫。 小儿风痫，同辰砂、蛤粉末，猪心血丸服。石菖蒲开心孔，通九窍，出音声。为末，猪心汤日服，治癫痫风疾。远志安心志。天麻小儿风痫，善惊失志。补肝定风。蛇床子 芍药 牡丹 女萎并主惊痫，寒热瘛疭。当归 芎䓖 地黄并养血。缩砂 桔梗 香附并惊痫邪气。萆薢关〔一〕节老血，头旋风痫。〔果木〕酸石榴小儿痫，酿蝎五枚，泥煅研，乳服五分。柏实定痫养血。〔虫禽〕

〔一〕关：此上原有「缓」字。按政和本草卷八及本书卷十八萆薢条，「缓」字乃指「老人五缓」，与此文义无关，因据删。

蜂蜜　**鸡子**并痫痓。**白雄鸡及脑**癫邪狂妄。

卒厥有尸厥、气厥、火厥、痰厥、血厥、中恶、魇死、惊死。

【外治】**半夏**　**菖蒲**　**皂角**　**雄黄**　**梁上尘**并主卒死尸厥魇死，客忤中恶，为末吹鼻。**葱黄**插入鼻中七八寸，及纳下部。**薤汁**　**韭汁**并灌鼻。**醋**鬼击卒死，灌少许入鼻。**酒**惊怖卒死，灌之，并吹两鼻。**乳香**　**安息香**　**樟木**并烧烟熏之。**鸡冠血**寝死，中恶卒死，涂面及心，并纳口鼻。**东门上鸡头**为末酒服。**犬肉**搨心上。**青牛蹄**魇死，安头上即苏。**牛黄**　**麝香**水服。**热汤**忤恶卒死，隔衣熨腹，冷即易。**井底泥**卧忽不寤，勿以火照，但痛啮足拇趾甲际，多唾其面，以泥涂目，令人垂头于井中呼之即苏。**瓦甑**魇死不寤，覆面打破之。**鞋履**卧时一仰一覆，则不魇。**人尿**中恶不醒，尿其面上即苏。**烧人灰**置枕中，辟魇寐。

【内治】**女青**诸卒死，捣末酒灌，立活。**菖蒲汁**　**蠡实根汁**并灌之。**南星**　**木香**　**附子**同木香煎服。**陈粟米**卒得鬼打，擂水服。**白微**妇人无故汗多，卒厥不省人事，名血厥。同当归、人参、甘草煎服。**巴豆**鬼击，同杏仁汁服，取利。**常山**小儿惊忤，中恶卒死，同牡蛎煎服吐痰。**盐胆水**吐痰厥。**烧尸场上土**尸厥，泡湯灌。**食盐**卒鬼击，水灌并噀之。**锅底土**魇寐死，末灌二錢，并吹鼻。**白鸭血**　**白犬血**　**猪心血、尾血**并灌之。**犀角**中恶鬼气，卒死厥逆，口鼻出清血，须臾不救，似乎尸厥，但腹不鸣，心下暖，同麝香、朱砂末服二錢，即苏。**羚羊角**热毒风攻注，中恶毒气，卒不识人。**狐胆**人卒暴亡，即取温水化灌，入喉即活，移时者无及。**马屎**卒中恶死，绞汁灌之。**白马夜眼**卒死尸厥，同尾烧丸服。**裈裆**　**汗衫**并中鬼昏厥，口鼻出血，烧灰湯服。**铁锥柄**鬼打鬼排中恶，和桃奴、鬼箭丸服。**刀鞘**鬼打，烧灰水服。

伤寒热病寒乃标，热乃本。春为温，夏为热，秋为瘅，冬为寒，四时天行为疫疠。

【发表】〔草部〕**麻黄　羌活**太阳、少阴。**葛根　升麻　白芷**阳明，太阴。**细辛**少阴。**苍术**太阴。**荆芥　薄荷　紫苏**并发四时伤寒不正之汗。**香薷**四时伤寒不正之气，为末，热酒服，取汗。**香附**散时气寒疫。**艾叶**时气温疫，煎服取汗。**苍耳叶**发风寒头痛汗。**浮萍**夹惊伤寒，同犀角、钓藤末服取汗。**天仙藤**治伤寒，同麻黄发汗。**牛蒡根**捣汁服，发天行时疾汗。〔谷菜〕**豆豉**治数种伤寒，同葱白，发汗通关节。汗后不解，同盐吐之。**胡麻**煎酒，发汗。**生姜　小蒜　葱白**〔果木〕**茗茶**并发汗。**杏仁**同酢煎，发时行温病汗。**桃叶**蒸卧，发伤寒汗。**胡桃**同葱、姜擂茶服，发汗。**桂枝**太阳解肌。**皂荚**伤寒初起，烧赤水服取汗。研汁和姜、蜜服，取汗。〔水石〕**百沸汤**多饮取汗。**丹砂**伤寒时气，始得一二日，煮服取汗。涂身向火亦出汗。**石膏**阳明发热，解肌出汗。**代赭石**伤寒无汗，同干姜末热醋调，涂掌心合定，暖卧取汗。

【攻里】〔草部〕**大黄**阳明、太阴、少阴、厥阴，燥热满痢诸证。**栝楼实**利热实结胸。**甘遂**寒实结胸。**葶苈**结胸狂躁。**大戟　芫花**胁下水饮。**荛花**行水。**蜀漆**行水。**千里及**主天下疫气，煮汁吐利。〔果木〕**桃仁**下瘀血。**巴豆**寒热结胸。〔虫石〕**水蛭　虻虫**下瘀血。**芒消**下痞满燥结。

【和解】〔草部〕**柴胡**少阳寒热诸证。伤寒余热，同甘草煎服。**半夏　黄芩　芍药　牡丹　贝母　甘草**并主寒热。**白术　白微　白鲜皮　防风　防己**并主风温、风湿。**泽泻　秦艽　海金沙　木通　海藻**并主湿热。**黄连　大青　黄药　白药　荠苨　船底苔　陟厘**并主天行热毒狂烦。**知母　玄参　连轺　天门冬　麦门冬　栝楼根**并主热病烦渴。**前胡　恶实　射干　桔梗**并主痰热咽痛。**蕙草　白头翁**热痢。**五味子**咳嗽。**苦参**热病狂邪，不避水火，蜜丸服。**龙胆草**伤寒发狂，末服二钱。**青黛**阳毒发斑，及天行头痛寒热，水研服。**地黄**温毒发斑，熬黑膏服。同薄荷汁服，主热瘴昏迷。**青葙苗**捣汁服，大治温疠。**蘘荷**温病初得，头痛壮热，捣汁服。**芦根**伤寒内热，时疾烦闷，煮汁服。**葎草**汗后虚热，杵汁服。蛇莓伤寒大热，杵汁服。番木鳖热病，磨汁服。虎杖时疫流毒攻手足，肿痛欲断，煮汁渍之。含水藤天行时气烦渴。〔谷部〕黑大豆疫疠发肿，炒熟，同甘草煎服。豆豉伤寒头痛，寒热瘴气，及汗后不解，身热懊憹，同卮子煎服。余毒攻手足，煎酒服。暴痢，同薤白煎服。赤小豆除湿热。薏苡仁风湿痛。粳米烦热。饧建中。麻子脾约秘结。〔菜部〕百合百合病。葱白少阴下利。干姜痞湿及下利。茄子温疾。甜菜汁解时行壮热。生瓜菜汁解阳毒壮热头痛。〔果部〕大枣和营卫。杏仁利肺气。桃仁行血。乌梅烦渴及蛔厥。橘皮呕哕痰气。槟榔伤寒痞满结胸，末服。马槟榔伤寒热病，每嚼数枚水吞。梨汁热毒烦渴。木皮，伤寒温病，同甘草、秫米、锅煤服。芰实伤寒积热。吴茱萸厥阴头痛，多涎。蜀椒阴毒时气及蛔厥。盐麸子天行寒热。〔木部〕卮子烦热懊憹。黄檗热毒下利及吐血。厚朴满痞头痛。枳壳痞满。枳实满实。竹叶烦热。竹茹温气寒热。秦皮热痢。梓白皮时行温病，壮热发黄，煎服。桐木皮伤寒发狂，煎服，取吐下。榉木皮时行头痛，热结在肠胃。柳叶天行热病。楝实温疾伤寒，大热烦狂。李根白皮奔豚。茯苓行湿利小便。猪苓热渴水逆，小便不利。〔水土〕腊雪解伤寒时气温疾大热。冬霜解伤寒内热。夏冰阳毒热盛，置于膻中。凉水阳毒，浸青布贴胸中。蚯蚓粪谵语狂乱，凉水服。蜣螂转丸时气烦热，绞汁服。梁上尘　釜底墨并主阳毒发狂、斑。〔金石〕黑铅伤寒毒气。铅丹火劫惊邪。古文钱时气欲死，煮汁入麝香服，取吐或下。铁粉阳毒发狂，同龙胆草，磨刀水服。铁铧小儿百日伤寒壮热，烧赤淬水服。石膏伤寒头痛如裂，壮热如火，解肌发汗。阳明潮热大渴。同黄连煎服，治伤寒发狂。滑石解利四时一切伤寒，同甘草末服。凝水石时气热盛。雄黄伤寒咳逆，煎酒服。烧烟熏狐惑。食盐伤寒寒热。赤石脂　禹余粮少阴下利。石蟹天时热疾。〔鳞介〕龙骨火劫惊邪。下利不止。鳖甲阴毒。玳瑁热结狂言，磨水服。牡蛎伤寒寒热，及自汗水结。海蛤伤寒血结，同芒消、滑石、甘草服。文蛤伤寒大汗，烦热口渴，末服。贝子伤寒狂热。〔禽部〕鸡子伤寒发斑下痢。生吞一枚，治伤寒发狂烦躁。打破煮浑入浆啜之，治天行不解。井中浸冷，吞七枚，治妊娠时疾，安胎。**鸡屎白**伤寒寒热。〔兽部〕**猪胆**少阳证热渴，又导大便不通。**猪膏**伤寒时气，温水服一弹丸，日三。**猪肤**少阴咽痛。**犀角**伤寒热毒，发狂发斑，吐血下血。**牛黄**天行热病。**羚羊角**伤寒热在肌肤。**牛角**时气寒热头痛。**马屎**　**羊屎**　**羊屎**伤寒手足疼欲脱，并洗之。**阿胶**热毒下痢。〔人部〕**人尿**少阴下痢，入白通汤。**人屎**大热狂走，水渍服。**人中黄**研水。**胞衣水**并主热病发狂，饮之。

【温经】〔草部〕**人参**伤寒厥逆发躁，脉沉，以半两煎汤，调牛胆南星末服。坏证不省人事，一两煎服，脉复即苏。夹阴伤寒，小腹痛，呕吐厥逆，脉伏，同姜、附煎服，即回阳。**附子**治三阴经证，及阴毒伤寒，阴阳易病。**蓼子**女劳复，卵缩入腹绞痛，煮汁服。**草乌头**阴毒，插入谷道中。〔谷菜〕**黑大豆**阴毒，炒焦投酒热服，取汗。**干姜**阴毒，同附子用，补中有发。**韭根**阴阳易病。**葱白**阴毒，炒热熨脐。**芥子**阴毒，贴脐，发汗。〔果部〕**蜀椒**阴毒，入湯液用。**胡椒**阴毒，同葱白、麝香和蜡作挺，插入茎内，出汗愈。**吴茱萸**阴毒，酒拌蒸熨足心。〔木部〕**松节**炒焦投酒服，治阴毒。**乌药子**阴毒，炒黑水煎服，取汗。**青竹皮**女劳复，外肾肿，腹中绞痛，水煎服。**皂荚仁**阴毒。〔石禽〕**雄黄**阴毒，入湯药。**消石**　**石硫黄**阴毒，二味为末，服三錢，取汗。硫黄同巴豆丸服，治阴阳二毒。**太阴玄精石**阴毒，正阳丹用之。**鸡屎白**阴毒，同黑豆、乱发、地肤子炒焦入酒服，取汗。**鸽屎**阴毒，炒焦酒服，取汗。〔兽人〕**鼠屎**阴易腹痛，同韭根煮汁服，取汗。**豚卵**阴阳易病，小腹急痛，热酒吞二枚。**麝香**阴毒。**男女**〔一〕**爪甲**阴阳易病，同中衣裆烧灰酒服。**妇人阴毛**阴阳易病，卵缩欲死，烧灰，以洗阴水服。〔服器〕**裈裆**女劳复及阴阳易，烧灰水服。下裳带烧服，病免劳复。**月经衣**烧末，水服。

【食复劳复】〔草部〕**麦门冬**伤寒后小劳，复作发热。同甘草、竹叶、粳米煎服。**胡黄连**劳复，同卮子丸服。**芦根**劳复食复，煮汁服。〔谷果〕**饭**伤寒多食，复作发热，烧末饮服。**曲**食复，煮服。**橘皮**食复，水煎服。〔木

〔一〕男女：原作「父母」，今据本书卷五十二爪甲条附方改。

石〕枳壳劳复发热，同卮子、豉，浆水煎服。卮子食复发热，上方加大黄。劳复发热，同枳壳、豭鼠屎、葱白煎服。胡粉食复劳复，水服少许。凝水石解伤寒劳复。鳖甲食复劳复，烧研水服。抱出鸡子壳劳复，炒研汤服一合，取汗。马屎劳复，烧末冷酒服。豭鼠屎　人屎劳复，烧灰酒服。头垢劳复，含枣许水下。洗手足水食复劳复，饮一合。头巾劳复口渴，浸汁服。缴脚布劳复，洗汁服。砧上垢食复劳复，同病人足下土、鼠屎煎服。饭箩食复，烧灰水服。

瘟疫

【辟禳】〔草部〕苍术山岚瘴气，温疾恶气，弭灾沴。烧烟熏，去鬼邪。升麻吐温疫时气毒疠。苍耳为末水服，辟恶邪，不染疫疾。虎耳擂酒服，治瘟疫。木香　辟虺雷　徐长卿　鬼督邮　藁本　女青　山柰　菝葜　葎草并辟毒疫温鬼邪气。白茅香　茅香　兰草并煎汤浴，辟疫气。艾纳香　兜纳香　蜘蛛香〔木部〕沉香　蜜香　檀香　降真香　苏合香　安息香　詹糖香　樟脑　返魂香　兜木香　皂荚　古厕木并烧之辟疫。钓樟叶置门上。乌药　预知子　阿魏　乳香腊月二十四日五更，取初汲水浸至元旦五更，人嚼一块，饮水三呷，一年无疫。松叶细切酒服，日三，能辟五年瘟。柏叶时气瘴疫　社中东南枝，为末，日服。桃枝　桃橛　桃符并辟疫。桃仁茱萸、青盐炒过，每嚼一二十枚，预辟瘴疠。三岁陈枣核中仁常服百邪不干。〔谷菜〕椒柏酒　屠苏酒元旦饮之，辟瘟疠。黑豆布袋一斗，纳井中一夜取出，每服七粒，辟禳时气。赤小豆除夕正月朔望投井中，辟瘟病。正月七日，囊盛置井中，三日取出，男吞七粒，女吞二七，一年无病。元旦向东吞三七粒，一年无疫。立秋日面西吞七粒，不病痢。豉和白术浸酒常饮，除瘟疫病。麻子仁除夜同小豆投井中，辟疫。穄米为末水服，不染瘟疫。蒜时气温病，捣汁服。立春元旦，作五辛盘食，辟温疫。**蔓菁**立春后庚子日，饮汁，一年免时疾。**马齿苋**元旦食之，解疫气。**生姜**辟邪。**淡竹叶**解疫。〔服器〕**初病人衣**蒸过，则一家不染。**草绳**度所住户中壁，屈结之，则不染。〔水土〕**半天河水**饮之辟疫。**东壁土** **冢上土石**五月五日取，埋户外，一家不患时气。〔石部〕**丹砂**蜜丸，太岁日平旦，各吞三七丸，永无疫疾。**阳起石**解温疫冷气。**婆娑石**瘴疫，热闷头痛。〔鳞介〕**蚺蛇肉** **鳜鱼** **鲩鱼** **牛鱼** **鲍鱼头灰** **贲龟** **珠鳖** **蚬肉**并食辟疫。〔禽兽〕**雄鸡**冬至作腊，立春食之，辟疫。**东门上鸡头**辟疫禳恶。**雄鹊**冬至埋圊前，辟时疾温气。**石燕肉**炒浸酒饮，辟温疫岚瘴。**五灵脂**辟疫。**獭肉**煮服，主疫气温病及牛马疫。**狸肉**温鬼毒气，皮中如针刺。**麝香** **灵猫阴** **雄狐屎**烧之辟疫。**马骨及蹄**佩之辟疫。**貘皮**寝之辟疠。

【瘴疠】〔草部〕**升麻**吐。**钗子股**吐。**葛根** **草犀** **大黄**温瘴。**附子**冷瘴。**恒山**吐。**芫花**下。**金丝草** **锦地罗** **千金藤** **伏鸡子根** **解毒子** **含水藤** **千里及** **肉豆蔻** **苍术**〔菜谷〕**葱** **茖葱** **蒜** **白菘** **苦茄** **豉** **红曲** **烧酒**〔果木〕**茶** **盐麸子** **槟榔** **乌梅** **大腹皮** **安息香** **苏合香** **阿魏** **相思子**吐。〔石部〕**丹砂** **雄黄** **砒石** **婆娑石**〔鳞部〕**蚺蛇肉** **鲮鲤甲** **海豚鱼**作脯。**海鹞鱼**烧服。〔兽部〕**猪血** **猪屎** **羖羊角** **山羊肉** **羚羊角** **犀角** **麝香** **果然肉** **猴头骨及肉**〔人部〕**天灵盖**

暑

有受暑中暍，受凉中暑。

【中暍】〔草谷〕**水蓼**煮汁灌。**胡麻**炒黑，井水擂灌。**寒食面**井水灌。〔菜果〕**大蒜**同道中热土捣，水澄服。**瓜蒂**吐之即省。〔水土〕**热汤**布蘸熨心即苏，仍徐灌之。**地浆**灌。**道中热土**壅脐上，令人溺于中，即苏。**车辇土**澄水服。**仰天皮**新水调灌。**热瓦**互熨心上。

【中[一]暑】〔草部〕香薷解暑利小便，有彻上彻下之功。夏月解表之药，能发越阳气，消散畜水。黄连酒煮丸服，主伏暑在心脾，发热吐泻痢渴诸病。石香薷 紫苏叶 苍术 白术 木通 车前 泽泻 半夏 藿香 缩砂〔谷菜〕白扁豆 薏苡仁 稷米 大蒜〔果木〕木瓜 枇杷叶 赤茯苓 厚朴 猪苓并主伤暑有湿热诸病。桂心大解暑毒，同茯苓丸服。同蜜作渴水饮。黄檗去湿热，泻阴火，滋肾水，去痿弱。〔水石〕雪水 夏冰 滑石 石膏 朱砂解渴。雄黄暑毒在脾，湿气连脚，或吐或痛，或痢或疟，炼过丸服。消石 硫黄二味结砂，主外伤暑热，内伤生冷，发为头痛寒热，吐泻霍乱，心腹痛诸病。 三伏吞硫黄百粒，去积滞甚妙。玄精石解暑消积。

【泻火益元】〔草部〕黄芪伤暑自汗，喘促肌热。人参暑伤元气，大汗痿躄，同麦门冬、五味子煎服，大泻阴火，补元气，助金水。甘草生泻火，熟补火，与参、芪同为泻火益气之药。麦门冬清肺金，降心火，止烦渴咳嗽。黄芩 知母泻肺火，滋肾水。虎杖同甘草煎饮，压一切暑毒烦渴，利小便。〔果木〕苦茗同姜煎饮，或醋同饮，主伤暑泻痢。石南叶煎服解暑。乌梅生津止渴。西瓜 甜瓜 椰子浆解暑毒。

湿有风湿、寒湿、湿热。

【风湿】〔草部〕羌独活 防风 细辛 麻黄 木贼 浮萍 藁本 芎䓖 蛇床子 黄芪 黄精 葳蕤 秦艽 菖蒲 漏卢 菊花 马先蒿 白蒿 庵䕡 旋覆 豨莶 苍耳 薇衔 蒴藋 石龙芮 茵蓣 防己 茜根 忍冬 苏子 南星 萆薢 土茯苓 龙常 葱白 薏苡 胡麻 大豆 秦椒 蔓椒 蜀椒红 柏实 松叶 沉香

[一] 中：原作「清」。按本门暑下云：「有受暑中暍，受凉中暑。」前段已说「中暍」，此段当说「中暑」，因据改。

龙脑　蔓荆　皂荚　枸杞　五加皮　桂枝　伏牛花　厚朴与苍术、橘皮同除湿病。〔石部〕慈石　白石英〔虫鳞〕蝎风淫湿痹，炒研入麝香，酒服。鳝鱼湿风恶气，作臛食。

【寒湿】〔草部〕苍术除上中下三焦湿，发汗利小便，逐水功最大。湿气身重作痛，熬膏服。诸方详见本条。草乌头除风湿，燥脾胃，同苍术制煮作丸服。附子　乌头　芫花　王孙　狗脊　牛膝　山柰　红豆蔻　草果　蠡实　艾叶　木香　杜若　山姜　廉姜〔谷菜〕葡萄酒　烧酒　豆黄　生姜　干姜　芥子　蒜、葫　䓮香〔果木〕吴茱萸　胡椒　榄子　莲实　桂心　丁香　樟脑　乌药　山茱萸〔兽部〕貘皮　木狗皮　诸兽毛皮毡　火针

【湿热】〔草部〕山茵陈　黄芩　黄连　防己　连翘　白术　柴胡　苦参　龙胆草　车前　木通　泽泻　通草　白鲜　莸草　半夏　海金沙　地黄　甘遂　大戟　萱草　牵牛气分。大黄血分。营实根　夏枯草〔谷菜〕赤小豆　大豆黄卷　薏苡仁　旱芹丸服。干姜　生姜〔木部〕椿白皮　茯苓　猪苓　酸枣　柳叶　木槿　榆皮〔介石〕蚬子下湿热气。滑石　石膏　矾石　绿矾

火热有郁火、实火、虚火，气分热、血分热、五脏热、十二经热。

【升散】〔草部〕柴胡平肝胆三焦包络相火，除肌热潮热，寒热往来，小儿骨热疳热，妇人产前产后热。虚劳发热，同人参煎服。升麻解肌肉热，散郁火。葛根解阳明烦热，止渴散郁火。羌活散火郁发热。白芷散风寒身热，浴小儿热。薄荷汁骨蒸劳热。水萍暴热身痒，能发汗。香附散心腹客热气郁。

【泻火】〔草部〕黄连泻肝胆心脾火，退客热。黄芩泻肺及大肠火，肌肉骨蒸诸热。肺热如火燎，烦躁咳嗽

引饮，一味煎服。**胡黄连**骨蒸劳热，小儿疳热，妇人胎蒸。**秦艽**阳明湿热，劳热潮热骨蒸。**沙参**清肺热。**桔梗**肺热。**龙胆**肝胆火，胃中伏热。**青黛**五脏郁火。**蛇莓**　**白鲜皮**　**大青**并主时行腹中大热。**连翘**少阳阳明三焦气分之火。**青蒿**热在骨间。**恶实**食前挼吞三枚，散诸结节筋骨烦热毒。**灯笼草**骨热肺热。**积雪草**暴热，小儿热。**虎杖**压一切热毒。**茵陈**去湿热。**景天**身热，小儿惊热。**钓藤**平心肝火〔一〕，利小便。同甘草、滑石服，治小儿惊热。**酸浆**　**防己**　**木通**　**通草**　**灯心**　**泽泻**　**车前**　**地肤**　**石韦**　**瞿麦**并利小便，泄火热。**乌韭**热在肠胃。**屋游**热在皮肤。**土马骔**骨热烦败。**大黄**泻诸实热不通，足太阴手足阳明厥阴五经血分药。〔菜果〕**莙荙子**　**李叶**　**桃叶**　**枣叶**〔木部〕**楮叶**　**楝实**　**羊桃**　**秦皮**　**梓白皮**并浴小儿身热。**卮子**心肺胃小肠火，解郁利小便。**鼠李根皮**身皮热毒。**木兰皮**身热面疱。**桑白皮**虚劳肺火。**地骨皮**泻肺火肾火胞中火，补正气，去骨间有汗之蒸，同防风、甘草煎服。**溲疏**皮肤热，胃中热。**竹叶**　**竹茹**　**竹沥**并主烦热有痰。**荆沥**热痰。〔水石〕**雪水**　**冰水**　**井水**并除大热。**石膏**除三焦肺胃大肠火，解肌发汗退热，潮热骨蒸发热，为丸散服。食积痰火，为丸服。小儿壮热，同青黛丸服。**长石**胃中热，四肢寒。**理石**营卫中大热烦毒。**方解石**胸中留热。**玄精石**风热。**凝水石**身热，皮中如火烧，烦满，水饮之，凉血降火。**食盐**　**卤硷**除大热。**消石**五脏积热。**朴消**胃中结热。紫雪、碧雪、红雪、金石凌，皆解热结药也。**玄明粉**胃中实热，肠中宿〔二〕垢。〔虫介〕**白颈蚯蚓**解热毒狂烦。**雪蛆**　**玳瑁**凉心解毒。〔兽部〕**犀角**泻肝凉心清胃，解大热诸毒气。**牛黄**凉心肝。**羚羊角**风热寒热。**象牙**骨蒸热。**牛胆**　**猪胆**　**熊胆**并除肝火。**白马胫骨**煅过，降火可代芩、连。〔人部〕**人中白**降三焦膀胱肝经相火。**人溺**滋降火甚速。**人屎**大解五脏实热，骨蒸劳热。

〔一〕火：原作「大」，今据本书卷十八钓藤条「发明」改。

〔二〕宿：原作「缩」，今据本书卷十一玄明粉条改。

【缓火】〔草部〕**甘草**生用，泻三焦五脏六腑火。**黄芪**泻阴火，补元气，去虚热。无汗则发，有汗则止。**人参**与黄芪、甘草三味，为益气泻火、除肌热躁热之圣药，甘温除大热也。**麦门冬**降心火，清肺热虚劳客热，止渴。**五味子**与人参、麦门冬三味，为清金滋水泻火止渴止汗生脉之剂。**天门冬**肺劳风热，丸服。阴虚火动有痰热，同五味子丸服。妇人骨蒸，同生地黄丸服。**葳蕤**五劳七伤虚热。煎服，治发热口干小便少。**白术**除胃中热、肌热，止汗。妇人血虚发热，小儿脾虚骨蒸，同茯苓、甘草、芍药煎服。**茅根** **地筋**客热在肠胃。**甘蕉**〔一〕**根** **菰根** **芦根** **天花粉**并主大热烦渴。**栝楼根**润肺降火化痰。饮酒发热，同青黛、姜汁丸服。妇人月经不调，夜热痰嗽，同青黛、香附末服。〔菜谷〕**山药**除烦热，凉而补。**小麦**客热烦渴，凉心。**粱米**脾胃客热。**麻仁**虚劳客热，水煎服。〔果部〕**梨**消痰降火，凉心肺。**柿**凉肺，压胃热。**李**曝食，去骨间劳热。**乌梅**下气除热。**马槟榔**热病，嚼食。**蕉子**凉心。**甘蔗**解热。〔介禽〕**鳖肉**同柴胡诸药丸服，治骨蒸。**鸭肉** **鸽肉**并解热。〔兽人〕**兔肉**凉补。**豪猪肉** **猪肉**肥热人宜食之。**猪乳** **酥酪** **醍醐** **人乳**

【滋阴】〔草部〕**生地黄**诸经血热，滋阴退阳。蜜丸服，治女人发热成劳。蜜煎服，治小儿壮热，烦渴昏沉。**熟地黄**血虚劳热，产后虚热，老人虚燥。同生地黄为末，姜汁糊丸，治妇人劳热。**玄参**烦躁骨蒸，滋阴降火，与地黄同功。治胸中氤氲之气，无根之火，为圣剂。同大黄、黄连丸服，治三焦积热。**当归**血虚发〔二〕热，困渴引饮，目赤面红，日夜不退，脉洪如白虎证者，同黄芪煎服。**丹参**冷热劳，风邪留热。同鼠屎末服，主小儿中风，身热拘急。**牡丹**治少阴厥阴血分伏火，退无汗之骨蒸。**知母**心烦，骨热劳往来，产后蓐劳，热劳。泻肺命火，滋肾水。〔木部〕**黄檗**下焦湿热，滋阴降火。

〔一〕蕉：原作「焦」，今据本书卷十五甘蕉条改。
〔二〕发：原脱，今据本书卷十四当归条附方补。

【各经火药】肝气，柴胡；血，黄芩。心气，麦门冬；血，黄连。脾气，白芍药；血，生地黄。肺气，石膏；血，卮子。肾气，知母。血，黄檗。胆气，连翘；血，柴胡。小肠气，赤茯苓；血，木通。大肠气，黄芩；血，大黄。膀胱气，滑石；血，黄檗。胃气，葛根；血，大黄。三焦气，连翘；血，地骨。包络气，麦门冬；血，牡丹皮。

【各经发热药】肝气，柴胡；血，当归。心气，黄连；血，生地黄。脾气，芍药；血，木瓜。肺气，石膏；血，桑白皮。肾气，知母；血，地黄。胆气，柴胡；血，栝楼。小肠气，赤茯苓；血，木通。大肠气，芒消。血，大黄。膀胱气，滑石；血，泽泻。胃气，石膏；血，芒消。三焦气，石膏；血，竹叶。包络气，麦门冬；血，牡丹皮。

诸气怒则气逆，喜则气散，悲则气消，恐则气下，惊则气乱，劳则气耗，思则气结，炅则气泄，寒则气收。

【郁气】〔草部〕香附心腹膀胱连胁下气妨，常日忧愁。总解一切气郁，行十二经气分，有补有泻，有升有降。苍术消气块，解气郁。抚芎与香附、苍术，总解诸郁。木香心腹一切滞气。和胃气，泄肺气，行肝气。凡气郁而不舒者，宜用之。冲脉为病，逆气里急。同补药则补，同泻药则泻。中气，竹沥、姜汁调灌。气胀，同诃子丸服。一切走注，酒磨服。藿香快气。鸡苏　紫苏顺气。薄荷去愤气。〔谷菜〕赤小豆缩气，散气。莱菔子练五脏恶气，化积滞。葱白除肝中邪气，通上下阳气。胡荽热气结滞，经年数发，煎饮。莴苣　白苣开胸膈拥气。马齿苋诸气不调，煮粥食。黄瓜菜通结气。〔果木〕杏仁下结气，同桂枝、橘皮、诃黎勒丸服。青橘皮疏肝散滞，同茴香、甘草末服。槟榔宣利五脏六腑壅滞，破胸中一切气，性如铁石。大腹皮下一切气。卮子五脏结气，炒黑煎服。梨木灰气积郁冒。橄榄　毗黎勒开胃下气。榆荚仁消心腹恶气，令人能食。〔石兽〕铁落胸膈热气，食不下。长石胁肋肺间邪气。麝香　灵猫阴〔人部〕人尿一切气块，煎苦参酿酒饮。

【痰气】〔草部〕半夏消心腹胸胁痰热结气。贝母散心胸郁结之气，消痰。桔梗　前胡　白前　苏子并主消痰，一切逆气。**射干**散胸中痰结热气。**芫花**诸般气痛，醋炒，同玄胡索服。**威灵仙**宣通五脏，去心腹冷滞，推陈致新。男妇气痛，同韭根、乌药、鸡子煮酒服。**牵牛**利一切气壅滞。三焦壅滞，涕唾痰涎，昏眩不爽，皂角汁丸服。气筑奔冲，同槟榔末服。〔谷菜〕**荞麦**消气宽肠。**黑大豆**调中下气。**生姜**心胸冷热气。暴逆气上，嚼数片〔一〕即止。**莱菔子**消痰下气。〔果部〕**山楂**行结气。**橘皮**痰隔气胀，水煎服。下焦冷气，蜜丸服。**橙皮**消痰下气，同生姜、檀香、甘草作饼服。**柚皮**消痰下气，及愤懑之痰，酒煮蜜拌服。**枸橼皮**除痰，止心下气痛。**金橘**下气快肠。**枇杷叶**下气止呕。**杨梅**除愤愦恶气。〔木部〕**枳实** **枳壳** **茯苓**破结气，逐痰水。**桑白皮**下气消痰。**皂荚**一切痰气，烧研，同萝卜子、姜汁、蜜丸服。〔介部〕**龟甲**抑结气不散，酒炙，同柏叶、香附丸服。**牡蛎**惊恚怒气，结气老血。**担罗**同昆布作羹，消结气。

【血气】〔草部〕**当归**气中之血。**芎藭**血中之气。**蓬莪茂**气中之血。**姜黄**血中之气。**三棱**血中之气。**郁金**血气。**玄胡索**〔木部〕**乳香** **没药** **骐驎竭** **安息香**并活血散气。

【冷气】〔草部〕**艾叶**心腹一切冷气恶气，捣汁服。**附子**升降诸气，煎汁入沉香服。**乌头**一切冷气，童尿浸，作丸服。**肉豆蔻** **草豆蔻** **红豆蔻** **高良姜** **益智子** **荜茇** **毕勃没** **缩砂** **补骨脂** **胡卢巴** **蒟酱**并破冷气。**五味子**奔豚冷气，心腹气胀。〔菜部〕**蒜葫** **芸苔** **蔓菁** **芥** **干姜** **蔊菜** **秦荻藜** **马芹**〔二〕并破冷气。**茴香**肾邪冷气，同附子制为末服。**白芥子**腹中冷气，微炒为丸服。〔果木〕**蜀椒**解郁结。其性下行通三焦。凡人食饱气上，生吞一、二十枚即散。**秦椒** **胡椒** **毕澄茄** **吴茱萸** **食茱萸** **桂** **沉香** **丁香** **丁皮** **檀香** **乌药** **樟脑** **苏合香** **阿魏** **龙脑树子**并

〔一〕片：原作「升」，今据本书卷二十六生姜条附方改。
〔二〕芹：原作「荓」，本书卷二十六马蕲主治去冷气。据经典释文，芹蕲古通，今统一改芹。

破冷气，下恶气。**厚朴**男女气胀，饮食不下，冷热相攻，姜汁炙研末，饮服。**诃黎勒**一切气疾，宿食不消，每夜嚼咽。

〔金石〕**金屑**破冷气。**黑铅**肾脏气发，同石亭〔一〕脂、木香、麝香丸服。**铜器**炙熨冷气痛。**车辖**冷气走痛，烧淬水服。**白石英**心胃中冷气。**紫石英**寒热邪气。补心气，养肺气。**灵砂**治冷气。升降阴阳，既济水火。**玄精石**　**砒石**　**硇砂**元脏虚冷气痛，同桃仁丸服。又同川乌头丸服。**硫黄**一切冷气积痛，同青盐丸服。同消石、青皮、陈皮丸服。

〔鱼禽〕**鳢鱼**下一切气，同胡椒、大蒜、小豆、葱，水煮食。**黄雌鸡**　**乌雌鸡**并治冷气着床。

痰饮

痰有六：湿、热、风、寒、食、气也。饮有五：支、留、伏、溢、悬也。皆生于湿。

【风寒湿郁】

〔草〕**半夏**行湿下气，湿去则涎燥，气下则痰降，乃痰饮主药。法制半夏可咀嚼。　胸膈痰壅，姜汁作饼煎服。　停痰冷饮，同橘皮煎服。　中焦痰涎，同枯矾丸服。　结痰不出，同桂心、草乌头丸服。　支饮作呕，同生姜、茯苓煎服。　风痰湿痰，清壶丸。　风痰，辰砂化痰丸。　气痰，三仙丸。　惊痰，辰砂半夏丸。　老人风痰，半夏消石丸。　小儿痰热，同南星入牛胆阴干丸服。**天南星**除痰燥湿。　壮人风痰，同木香、生姜煎服。　痰迷心窍，寿星丸。　小儿风痰，抱龙丸。**苍术**消痰水，解湿郁，治痰夹淤血成囊。**白术**消痰水，燥脾胃。　心下有水，同泽泻煎服。　五饮酒癖，同姜、桂丸服。**旋覆花**胸上痰结，唾如胶漆，及膀胱留饮，焙研蜜丸服。**威灵仙**心膈痰水，宿脓久积。　停痰宿饮，喘咳呕逆，同半夏，皂角水丸。**麻黄**散肺经火郁，止好唾痰喘。**细辛**破痰利水，开胸中滞结。**薄荷**小儿风涎要药。**苏子**治风顺气消痰。**佛耳草**除痰压时气。**附子**胃冷湿痰呕吐，同半夏、生姜丸服。**乌头**　**天雄**　**白附子**并主风痰湿痰。**草乌头**胸上冷痰，食不下，心腹冷痰作痛。**紫金牛**风痰。**百两金**风涎。**艾叶**口吐清水，煎服。**防己**膈间支饮喘满，木〔二〕防己汤。**葶苈**胸中痰饮结气。**人参**胸中痰，变酸水，逆黄。**肉豆蔻**冷气呕沫，同

〔一〕亭：原作「膏」，今据本书卷八铅条附方改。

〔二〕木：原作「水」，今据本书卷十八防己条附方改。

半夏、木香丸。**益智子**上膈客寒，吐沫。**草豆蔻**　**高良姜**　**廉姜**　**荜茇**　**红豆蔻**　**蒟酱**　**狼毒**

〔菜谷〕**干姜**并主冷痰，燥湿温中。**生姜**除湿去痰下气。痰厥卒风，同附子煎服。**芥及子**　**白芥子**痰在胁下及皮里膜外，非此莫除。同白术丸服。同苏子、莱菔子丸，下痰。**米醋**　**烧酒**〔果木〕**木瓜**　**楂子**　**榅桲**　**橙皮**　**柚皮**并去湿痰水唾。**橘皮**除湿痰留饮，呕哕反胃。二陈汤。润下丸。宽中丸。痰膈胸中热胀，水煎服。嘈杂吐清水，为末舐之。下焦冷痰，丸服。**槟榔**消谷下气，逐水除痰澼〔一〕，为末汤服。呕吐痰水，同橘皮煎或末服。**大腹皮**　**都念子**　**都咸子**　**蜀椒**温中除湿，心腹留饮。椒目，同巴豆丸服，治留饮腹痛。**吴茱萸**厥阴痰涎。**胡椒**　**毕澄茄**　**厚朴**消痰温中。痰壅呕逆，姜汁制末服。**沉香**冷痰虚热，同附子煎服。**杉材**肺壅痰滞。**皂荚**胸中痰结，挼汁熬膏丸服。一切痰气，烧研同莱菔子丸服。钓痰丸，同半夏、白矾丸含。子及木皮，并治风痰。**白杨皮**浸酒化痰澼〔二〕。**槐胶**一切风涎。〔石虫〕**矾石**痰涎饮澼。**赤石脂**饮水成澼，吐水不止，末服一斤良。**白僵蚕**散风痰结核。一切风痰，研末姜汁服。**桂蠹**寒澼。

【湿热火郁】〔草〕**栝楼**降火清金，涤痰结。清痰利膈，同半夏熬膏服。胸痹痰嗽，取子同薤白煎服。饮酒痰澼，胁胀呕吐腹鸣，同神曲末服。**贝母**化痰降气，解郁润肺。痰胀，同厚朴丸服。**前胡**　**柴胡**　**黄芩**　**桔梗**　**知母**　**白前**　**紫菀**　**麦门冬**　**灯笼草**　**鸭跖草**　**悬钩子**　**解毒子**　**辟虺雷**　**草犀**　**泽泻**　**舵菜**　**山药**　**竹笋**〔果木〕**乌梅**　**林檎**　**白柹**〔三〕　**盐麸子**　**甘蔗汁**　**梨汁**　**藕汁**　**茗**　**皋芦叶**　**蕤核**　**枳实**　**枳壳**胸膈〔四〕痰澼，停水痞胀，为末服。**桑白皮**上焦痰气。

〔一〕澼：原作「湿」，今据本书卷三十一槟榔条主治改。

〔二〕澼：原作「辟」，今据本书卷三十五白杨条木皮主治改。

〔三〕柹：原作「楝」，今据金陵本改。

〔四〕膈：原作「胁」，今据政和本草卷十三枳壳条及本书卷三十六枳条枳壳主治改。

荆沥烦热痰唾，瀁瀁欲吐。竹沥去烦热，清痰养血。痰在经络四肢，及皮里膜外，非此不达不行。竹茹　竹叶痰热呕逆。木槿花风痰壅逆，研末湯服。茯苓膈中痰水，淡渗湿热。叶亦下气消痰。天竹黄

〔金石〕铅　铅霜　铅丹　胡粉　铁华粉并降风热惊痰。诃黎勒降火消痰。密陀僧痰结胸中不散，醋、水煮过，为末，每〔一〕酒水煎二錢饮。灵砂上盛下虚，痰涎壅逆。水银小儿惊热风涎。蓬砂　浮石〔虫鳞〕五倍子并化顽痰，解热毒。百药煎清金化痰，同细茶、海螵蛸丸服。海螵蛸〔介兽〕海蛤　文蛤　蛤粉　牡蛎并化湿痰热痰老痰。烂蚬壳心胸痰水吞酸，烧服。牛黄化热痰。阿胶润肺化痰，利小便。

【气滞食积】〔草部〕香附子散气郁，消饮食痰饮，利胸膈。停痰宿饮〔二〕，同半夏、白矾、皂角水，丸服。鸡苏消谷，除酸水。苏叶〔谷菜〕曲　神曲　麦蘖并消食积痰饮，下气。醋　莱菔及子消食下痰，有推墙倒壁之功。仙人杖菜去冷痰澼。蔊菜消食，豁冷痰。桑耳澼饮积聚。留饮宿食，同巴豆蒸过丸服。蘑菰　茼蒿〔果石〕山楂并消食积痰。盐杨梅消食去痰，作屑服。银杏生食降痰。杏仁　雄黄　粉霜　轻粉　金星石　青礞石　硇砂　绿矾并消痰涎积癖。银朱痰气结胸，同矾石丸服，有声自散。石膏食积痰火，煅研醋糊丸服。〔介禽〕马刀　牡蛎　魁蛤痰积。蚌粉痰涎结于胸膈，心腹痛日夜不止，或干呕，以巴豆炒赤，去豆，醋糊丸服。鬼眼睛痰饮积及湿痰心腹痛，烧研酒服。五灵脂痰血凝结，同半夏姜汁丸服。

【宣吐】人参芦　桔梗芦　藜芦　三白草汁。恒山　蜀漆　郁金同藜芦末。杜衡　石苋　石胡荽汁。离鬲草汁。附子尖　土瓜根　及已　苦参　地松　豨莶　羊踯躅　紫河车　虎耳草　芭蕉油　萝卜子　苦瓠　瓜蒂　苦茗　乌梅　酸榴皮　梨汁　桐油

〔一〕每：原缺，今据本书卷八密佗僧条附方补。

〔二〕饮：原作「食」，今据本书卷十四莎草香附子条附方改。

皂荚　卮子　相思子　松萝　热汤　齑水　盐卤水　石绿　石青　石胆　白青　砒石　密陀僧　矾石　大盐　虾汁

【荡涤】甘遂直达水气所结之处。芫花胸中痰水，胁下饮澼。荛花肠胃留澼。大戟湿热水澼。续随子痰饮宿滞。牵牛痰饮宿胀。大黄　射干　桃花宿水痰饮积滞，为末水服，或作饼食，取利。接骨木下水饮。巴豆寒澼宿食，大便闭，酒煮三日夜，煎丸水下。风痰湿病，安掌心取汗。芒消　朴消

脾胃

有劳倦内伤，有饮食内伤，有湿热，有虚寒。

【劳倦】（草部）甘草补脾胃，除邪热，益三焦元气，养阴血。人参劳倦内伤，补中气，泻邪火。煎膏合姜、蜜服。黄芪益脾胃，实皮毛，去肌热，止自汗。黄精　葳蕤补中益气。白术熬膏服良。苍术安脾除湿，熬膏作丸散，有四制、八制、坎离、交感诸丸。柴胡平肝，引清气自左而上。升麻入胃，引清气自右而上。芍药泻肝，安脾肺，收胃气。石斛厚脾胃，长肌肉。使君子健脾胃，除虚热。连翘脾胃湿热。木香　甘松香　藿香　缩砂蔤　白豆蔻　紫苏（菜谷）罗勒　莳萝　马芹抃理元气。茠香同生姜炒黄丸服，开胃进食。同蒿　荠菜　苜蓿　萘菜　仙人杖草　草豉　胡萝卜　芋　山药　石耳　蘑菰　鸡纵　五芝　胡麻　小麦　大麦　雀麦　糯　粳　籼　稷　黍　蜀秫　粱　粟　秫　䅟子　稗子　稂　东墙　雕胡　蓬子　水粟　莔草米　蒒草米　薏苡　罂子粟　黑大豆　赤小豆　绿豆　白豆　豌豆　蚕豆　豇豆　扁豆　刀豆　豆豉　豆腐　豆黄壮气润肌。以猪脂和丸，每服百丸，即易肥健，甚验。脾弱不食，同麻子熬香研，日服。陈廪米　青精饭　诸米粥　饴糖　酒　糟　（果木）大枣同姜末点服。仲思枣　木瓜　柰　白柿　橘皮　钩栗　橡子　榛

子　龙眼　橄榄　榧子　槟榔　大腹皮　桄榔面　莎木面　波罗蜜　无花果　摩厨子　芡实　莲实　藕　甘蔗　沙糖　凫茈　清明柳枝脾弱食不化似翻胃，煎汤煮小米，滚面晒收，每用烹食。沉香　檀香　诃黎勒　厚朴　茯苓〔水石〕潦水　甘澜水　立春清明水　太一余粮　白石脂　石面　代赭石〔虫部〕蜂蜜　蚕蛹　乳虫〔鳞介〕龙齿　鳟　鲻　鲩　鳡鲐　鲫　鲂　鲤　鲈　鳜　鲳　鲨　白鲞　鲙残鱼　比目鱼　虾　鳖　淡菜　海蛇〔禽兽〕鸡　雉　鹳雉　英鸡　凫　鹧鸪　鹭　鹬　雀　突厥雀　鸠　青䳡　桑鳸莺　鹘嘲　猪脾舌　狗肉　羊肉　牛肉　牛膍　虎肉　兔肉

【虚寒】〔草部〕附子　草豆蔻　高良姜　山姜　廉姜　益智子　荜茇　蒟酱　肉豆蔻〔菜谷〕干姜　生姜　蒜　韭　薤　芥　芜菁　糯米　秫　烧酒〔果木〕胡椒　毕澄茄　秦椒　蜀椒　吴茱萸　食茱萸　丁香　桂

【食滞】〔草部〕大黄荡涤宿食，推陈致新。地黄去胃中宿食。香附　三棱　莪茂　木香　柴胡消谷。荆芥　薄荷　苏荏　水苏并消鱼鲙。青黛　越王余筭　海藻　肉豆蔻　草果　缩砂　蒟酱　红豆蔻　仙茅〔谷菜〕大麦　荞麦　豆黄　蒸饼　女曲　黄蒸　曲　神曲同苍术丸服。红曲　糵米　麦糵　饴糖　酱　醋　酒　糟　蒜　葱　胡葱　胡荽　白菘莱菔　芜菁　姜〔果木〕杏仁停食，用巴豆炒过，末服。橘皮为末，煎饮代茶。青皮盐、醋、酒、汤四制为末，煎服。柑皮　橙皮　柚皮　木瓜　榅桲　山楂消肉。柰子　杨梅　银杏生食。槟榔　大腹子　榧子　无漏子　茶　凫茈　蜀椒　胡椒　毕澄茄　茱萸　巴豆一切生冷硬物。阿魏消肉。皂荚　楸白皮　厚朴　乌药　樟材　檀香　桂食果腹胀，饭丸吞七枚。诃黎勒　枳实

郁李仁〔水土〕 畜水吐。 浆水消。 生熟汤消。 百草霜 梁上尘〔金石〕 朴消食饮热结。 青礞石食积宿滞，同巴豆等丸服。 水中白石食鲙成瘕，烧淬水服七次，利下。 食盐酒肉过多胀闷，擦牙漱下，如汤沃雪。 硇砂消肉。 蓬砂 孔公蘖〔介禽〕 鳖甲 淡菜 海月 白鲞弁消宿食。 鳝头烧服，去痞癥，食不消。 凫

鸡屎白 鹰屎白 雀屎白 鸽屎 五灵脂

【酒毒】〔草部〕 葛花 葛根汁 白茅根汁 水萍 菰笋 秦艽 苦参 地榆 菊花酒醉不语，为末酒服。 悬钩子 木鳖子醋磨。 天南星同朱砂丸服，解酒毒积毒。 五味子 山姜花

高良姜 红豆蔻 缩砂 白豆蔻 蒟酱 肉豆蔻 蠡实 蕉子〔谷菜〕 麦苗汁 丹黍米饮酒不醉。 黑大豆 赤小豆 腐婢 绿豆 蚕豆苗煮食。 扁豆 豆腐烧酒醉死，切片贴身。 豉同葱白煎。 曲 萝卜 蔓菁大醉不堪，煮粥饮汁。根蒸三次研末，酒后水服二钱，不作酒气。 白菘解酒醉不醒，研子一合，井水服。 水芹 苦苣 白苣 苦竹笋 酸笋 越瓜 甜瓜〔果木〕 橘皮 柑皮

橙皮 柚皮 金橘 杨梅干屑服之，止呕吐酒。 乌梅 榔梅 梨 楂子 榅桲 柿 椑柿

银杏 橄榄 槟榔 波罗蜜 都桷子 枳椇子 盐麸子 醋林子 甘蔗 沙糖 石蜜 藕 芰 西瓜 丁香 长寿仙人柳酒病，为末酒服。 河边木端午投酒中饮之，令人不醉。 桑椹汁 苦竹叶〔水石〕 新汲水烧酒醉死，浸发及手足，仍少灌之。 食盐擦牙漱咽，解酒毒。先食一匙，饮酒不醉。

蓬砂服之，饮酒不醉。 雄黄饮酒成癖，遇酒即吐，同巴豆、蝎梢、白面丸服。 石灰酒毒下痢，泥煅，醋糊丸服。 铅霜〔虫鱼〕 五倍子 鲻鱼 黄颡鱼〔介部〕 蚌 蛎黄 蛤蜊 车螯 田螺 蜗螺 海月

〔禽兽〕 鸡内金消酒积，同豆粉丸服。 五灵脂酒积黄肿，入麝丸服。 豭猪项肉酒积黄胀，同甘遂服，取下酒布袋。 猪肾酒积，掺葛粉炙食。 牛膍 狐胆 麝香弁解酒毒。 鹿茸饮酒成泄，冲任虚寒，同狗脊、白敛丸服。

驴蹄底饮酒过度，欲至穿肠，水煮浓汁冷饮。

吞酸嘈杂

有痰食热证，有阳气下陷虚证。

痰食〔草部〕**苍术**　**香附**　**黄连**　**蓬莪茂**　**缩砂仁**　**半夏**　**鸡苏**生食。**荠苎**生食，去肠间酸水。**旋覆花**〔菜谷〕**萝卜**食物作酸，生食即止。**米醋**破结气，心中酸水痰饮。**神曲**　**麦糵**〔果木〕**橘皮**　**木瓜**　**楂子**　**榠楂**　**榅桲**　**山楂**并除心间酸水，止恶心。**胡桃**食物醋心，以干姜同嚼下，立止。**槟榔**醋心吐水，同橘皮末服。**大腹皮**痰隔醋心，同疏气药、盐、姜煎服。**厚朴**吐酸水，温胃气。**樟材**宿食不消，常吐酸臭水，煎汤服。**皂荚子心**嚼食，治膈痰吞酸。**卮子**〔虫兽〕**蚬壳**吞酸心痛，烧服。**羊屎**煎酒服。**头垢**噫吐酸浆，以浆水煎服一杯。

【阳陷】〔草部〕**人参**消胸中痰变酸水。　妊娠吐水，心酸痛，不能饮食，同干姜丸服。**柴胡**除痰热。**升麻**　**葛根**凡胃弱伤冷，郁遏阳气者，宜三味升发之。**荜茇**胃冷口酸流清水，心连脐痛，同厚朴末、鲫鱼肉丸服。**廉姜**胃口冷，吐清水。**草豆蔻**　**益智子**　**红豆蔻**　**高良姜**〔木鳞〕**吴茱萸**醋心甚者，煎服。有人服之，二十年不发也。**鱼鲙**心下酸水。

噎膈

噎病在咽嗌，主于气，有痰有积。膈病在膈膜，主于血，有挟积、挟饮澼、挟瘀血及虫者。

【利气化痰】〔草部〕**半夏**噎膈反胃，大便结者，同白面、轻粉作丸煮食，取利。**山豆根**研末，橘皮汤下。**昆布**气噎，咽中如有物，吞吐不出，以小麦煮过，含咽。**栝楼**胸痹咽塞，同薤白、白酒煮服。**芦根**五噎吐逆，煎服。**天南星**　**前胡**　**桔梗**　**贝母**　**香附子**　**紫苏子**　**木香**　**藿香**　**泽泻**　**缩砂**　**茴香**　**高良姜**　**红豆蔻**　**草果**　**白豆蔻**　**生姜**咽中有物，吞吐不出，含之一月愈。　噎气，姜入厕内浸过，漂晒研末，入甘草末服。橘皮卒气噎，去白焙研，水煎服。胸痹咽塞，习习如痒，唾沫，同枳实、生姜煎服。槟榔五膈五噎，同杏仁以童尿煎服。青橘皮 厚朴 茯苓 沉香膈气，同木香、乌药、枳壳为末，盐湯下。檀香 苏合香 丁香 枳壳 枳实

【开结消积】〔草部〕三棱治气胀，破积气。反胃，同丁香末服。蓬莪茂破积气，治吐酸水。郁金破恶血，止痛。阿魏五噎膈气，同五灵脂丸服。威灵仙噎膈气，同蜜煎服，吐痰。凤仙子噎食不下，酒浸晒研，酒丸服。马蹄香噎食膈气，为末，酒熬膏服。紫金牛治噎膈。板蓝汁治噎膈，杀虫，频饮。红蓝花噎膈拒食，同血竭浸酒服。荛花 甘遂梅核气，同木香末服。大黄食已即吐，大便结，同甘草煎服。〔谷菜〕杵头糠膈气噎塞，蜜丸噙咽。卒噎，噙之咽汁，或煎饮。荞麦秸灰淋取硷，入蓬砂服，治噎食。韭汁去胃脘血。入盐，治噎膈。入姜汁、牛乳，治反胃。〔果木〕乌芋主五噎膈气。乌梅 杏仁 山楂 桃仁 桑霜消噎食积块。巴豆霜〔水石〕粮罂中水饮之，主噎疾杀虫。浸蓝水主噎疾，温饮一杯，杀虫。梁上尘主噎膈食积。硇砂噎膈吐食，有积癥，用之神效。荞面包煅，同槟榔、丁香末，烧酒服。同人言、黄丹各升打过，同桑霜末，烧酒服。同平胃散末，点服三錢，当吐黑物如石。黑铅膈气，同水银、人言结砂，入阿魏丸服。灰，同醋熬膏，蒸饼和丸服。绿矾面包泥固煅研，枣肉丸服。鲫鱼留胆去肠，酿煅末服。白矾治噎膈，化痰澼，蒸饼丸服。或同硫黄炒过，入朱砂丸服。雄黄 轻粉 石硷 蓬砂 砒石幷化积垢，通噎膈。〔服器〕寡妇木梳烧灰，钥匙湯下。〔虫鳞〕蛇含蛤蟆煅研酒服。蜣螂同地牛儿用，治噎膈。壁虎噎膈反胃，炒焦入药用。鲫鱼膈气，酿大蒜，泥包煨焦，和平胃散，丸服。〔禽兽〕鸠食之不噎。巧妇窠噎膈，烧研酒服，神验。鹏雏煅研酒服。五灵脂噎膈痰涎夹血。鸬鹚头烧研酒服。鹰粪食哽，烧灰，水服。白鹅尾毛噎食，烧灰，饮服。鸡嗉噎气不通，烧研，入木香，沉香、丁香，红枣丸服。狼喉结噎疾，晒研，以五分入饭食。白水牛喉噎膈，结肠不通，醋炙五次，为末，每服一錢，饮

下，立效。狗宝噎食病，每用一分，以威灵仙、食盐浸水服，日三服，三日愈。黄狗胆和五灵脂末，丸服。狗屎中粟噎膈吐食，淘淨煮粥，入薤白、沉香末食。狸骨噎病不通饮食，炒研白湯服。羚羊角噎塞不通，研末，饮服二錢，日三。野人粪治噎膈，同阿魏末，以姜片蘸食。人溺　秋石噎病，每服一錢。人淋石治噎食，俗名涩饭病，磨汁服。人癖石消坚，治噎膈。天灵盖噎膈，用七个同黑豆煅研，酒服一錢。人胆噎膈病，盛糯米阴干取黑色者，每服十五粒，通草湯下。胞衣水膈气反胃，饮一鍾，当有虫出。头垢主噎疾，以酸浆煎膏用之，立愈。人屎烧服。

反胃主于虚，有兼气、兼血、兼火、兼寒、兼痰、兼积者。病在中下二焦。食不能入，是有火；食入反出，是无火。

【温中开结】〔草部〕附子温中破积。反胃不下食，以石灰泡热，姜汁淬三次，同丁香、粟米煎服，或为末舐〔一〕，或为丸噙。或包丁香，以姜汁煮焙丸服。白豆蔻脾虚反胃，同丁香、缩砂、陈廪米，姜汁丸服。白芷血风反胃，猪血蘸食。木香同丁香煎服，治反胃关格。王瓜反胃，烧研酒服。或入平胃散末。木鳖子三十个去皮油，牛涎、蜂蜜各半斤，石器慢熬干研，日取一匙入粥食。火杴草焙末蜜丸。荜茇　草豆蔻　红豆蔻　高良姜　肉豆蔻　藿香　抚芎　苏子　前胡　香附　半夏并温中消食止吐。三棱同丁香末服。益智子客寒犯胃，多唾沫。〔谷菜〕干饧糟同姜捣饼焙研，入甘草、食盐服。韭菜炸熟，盐醋〔二〕吃十顿，治噎膈反胃。生姜汁煮粥食。　麻油煎研，软柿蘸食。白芥子酒服二錢。紫芥子　大蒜　干姜　兰香作饼。莳萝　茴香　杵头糠　萝卜蜜煎细嚼。薤白〔果木〕槟榔　青皮　橘皮西壁土炒，姜、枣煎服。胡椒醋浸七次，酒糊丸服，或加半夏或同煨姜煎服。毕澄茄吐出黑汁者，米糊丸服。枇杷叶同人参、丁香煎服。栗子壳煮汁。

〔一〕舐：原作「纸」，今据本书卷十七附子条附方改。
〔二〕醋：原脱，今据政和本草卷二十八及本书卷二十六韭条补。

松节煎酒。千槌花煮汁。丁香盐梅丸咽。 姜、蔗汁丸服。 木香同煎服。 桂心 沉香 檀香 茯苓 厚朴 枳实〔金石〕雄黄 雌黄同甘草丸服。铅灰醋煮，蒸饼丸服。铅丹墜痰消积，同白矾、石亭脂煅研，丸服。水银同铅结砂，入硫黄、官桂为末，姜汁服，清鎮反胃。灵砂鎮墜反胃神丹也。赤石脂蜜丸服。砒石同巴豆、附子、黄蜡丸服。白矾 丹砂 釜煤 朴消 蓬砂 轻粉 硇砂〔鳞介〕烂蛤烧服。蚌粉姜汁服。 同田螺壳灰、乌梅烧研，人参湯服。鲫鱼酿绿矾煅研服。鲤鱼童尿浸煨，研末入粥食。〔禽兽〕抱出鸡子壳酒服。鸡膍胵皮烧研酒服。鹈鹕皮毛烧研酒服。五灵脂狗胆汁丸，热姜酒磨服。 或加沉香、木香、阿魏。猫衣煅研，入朱砂噙。虎肚煅研，入平胃散末服。虎脂切块，麻油浸收，每以酒一鍾，和油一杯服，不问久近皆效。猬皮煮汁服，或炙食，或烧灰酒服。白马尿热饮。驴尿已上并能杀虫。驴屎 羊屎五錢，童尿煎服。牛齝草同杵头糠、糯米粉、牛乳和丸煮食。羊胲子煅研，入枣肉、平胃散末，沸湯点服。

【和胃润燥】〔草部〕人参止反胃吐食，煎饮或煮粥食，或同半夏、生姜、蜜煎服。白术 芍药 芦根止反胃五噎吐逆，去膈间客热，煮汁服。茅根反胃上气，除客热在胃，同芦根煎汁饮。〔谷菜〕山药 粟米作丸，醋煮吞。罂粟同人参、山药煮食。陈仓米水煎服，或炊焙为末，入沉香末服。马齿苋饮汁。柳蕈煎服。莼心 麻仁 胡麻油〔果木〕杏仁 桃仁 梨插丁香十五粒煨食，止反胃。棠梨叶炒研酒服，止反胃。甘蔗汁同姜汁饮，治反胃。干柿连蒂捣酒服，止反胃，开胃化痰。干枣叶同丁香、藿香煎服，止反胃。石莲入少肉豆蔻末，蜜湯服，止反胃。乌芋主五噎膈气。梓白皮主反胃。淡竹茹 竹沥 醴泉 井华水并主反胃。螺蛳泥每火酒服一錢，止反胃。地龙屎同木香、大黄末，水服，止反胃。白善土醋煅。西壁土 灶中土米饮服三錢。蚕茧反胃吐食，煎汁煮鸡子食之。缲丝汤煮粟米粥食，止反胃。牛羊乳反胃燥结，时时咽之，或入湯剂。牛涎噎膈反胃，以水服二匙，或入蜜，或入麝香，或和糯米粉作丸，煮食。羊肉蒜、薤作生食。羊胃作羹食。

乌雄鸡虚冷反胃，入胡荽子煮，食二只愈。**乌雌鸡**炒香，投酒中一夜饮。**反毛鸡**同人参、当归煮食。

呕吐有痰热，有虚寒，有积滞。

【痰热】〔草部〕**葛根**大热呕吐，小儿呕吐，荡粉食。**泽泻**行水止吐。**香附**妊娠恶阻，同藿香、甘草煎服。**黄连**　**苦耽**劳乏呕逆。**麦门冬**止呕吐燥渴。**前胡**化痰止吐。**芦根**主呕逆不食，除膈间客热，水煮服。或入童尿。**干苔**煮汁。**赤小豆**　**豌豆**止呕逆。**绿豆粉**　**蒜草子**〔果木〕**茯苓**　**猪苓**　**卮子**　**楸白皮**　**梓白皮**止呕逆，下气。**苏方木**人常呕吐，用水煎服。**杨梅**止呕吐，除烦愦。**枇杷**止吐下气。**木白皮**止呕逆，煮服大佳。**叶**止呕吐不止。〔水石〕**黄丹**止吐逆。**胡粉**　**水银**　**铅**　**滑石**暴得吐逆，汤服二钱。**石膏**胃火吐逆。**阴阳水**饮数口即定。〔虫兽〕**蝉蜕**胃热吐食，同滑石末水服。**芦蠹虫**小儿乳后吐逆，二枚煮汁服。**羊屎**呕吐酸水，以十枚煎酒服。**牛乳**小儿吐乳，入葱姜煎服。**兔头骨**天行吐不止，烧研饮服。**人乳**小儿初生吐乳，同籧篨篾、盐少许，煎汁入牛黄服。

【虚寒】〔草部〕**细辛**虚寒呕吐，同丁香末服。**苍术**暖胃消谷，止呕吐。**白术**胃虚呕逆，及产后呕吐。**人参**止呕吐，胃虚有痰，煎汁入姜汁、竹沥服。胃寒，同丁香、藿香、橘皮煎服。妊娠吐水，同干姜丸服。**艾叶**口吐清水，煎服。**半夏**呕逆厥冷，内有寒痰，同面作弹丸，煮吞之。妊娠呕吐，同人参、干姜丸服。小儿痰吐，同面包丁香煨熟丸服。**南星**除痰下气止呕。**旋覆花**止呕逆不下食，消痰下气。**苏子**止吐。**香薷**伤暑呕吐。**藿香**脾胃吐逆为要药。**木香**　**当归**温中，止呕逆。**茅香**温胃止吐。**白豆蔻**止吐逆，散冷气，胃冷忽恶心，嚼数枚酒下。小儿胃寒吐乳，同缩砂、甘草末饮服。**生附子**胃寒有痰，同半夏、生姜煎服。**缩砂仁**　**廉姜**　**白芷**　**红豆蔻**　**高良姜**温中下气消食。忽呕清水，含咽即平。**肉豆蔻**温中下气〔一〕止吐，及小儿乳霍。**益智子**胃冷。〔谷菜〕

〔一〕下气：原缺，张本作「散寒」，今据覆江西、梅墅烟萝阁本及本书卷十四肉豆蔻条主治补。

糯米虚寒吐逆。**烧酒** **白扁豆** **豇豆** **干姜** **生姜**煎醋食。 又同半夏煎服，去痰下气，杀虫止呕吐。**芥子**胃寒吐食。**白芥子**〔果木〕**橘皮**止吐消痰温中。 嘈杂吐清水，去白研末，时舐之。**蜀椒**止吐杀虫。**胡椒**去胃中寒痰，食已即吐水，甚验。**毕澄茄** **吴茱萸** **食茱萸**并止冷吐。**槟榔**止吐水，同橘皮煎服。**沉香** **檀香** **丁香**治吐，同陈皮煎服，小儿丸服，或同半夏丸服。**厚朴**痰壅呕逆不食，姜汁炙研，米饮服。 主胃冷，吐不止。**诃黎勒**止呕吐不食，消痰下气，炒研糊丸服。〔石兽〕**赤石脂**饮食冷过多，成澼吐水，每酒服方寸匕，尽一斤，终身不吐痰水。**硫黄**诸般吐逆，同水银研，姜汁糊丸服。**鹿髓**主呕吐。**熊脂**饮食呕吐。

【积滞】〔草谷〕**香附子**止呕吐，下气消食。**缩砂蔤**温中消食止吐。**大黄**口中常呕淡泔，煎服。**续随子**痰饮不下食，呕吐。**牵牛** **神曲** **麦糵**〔木禽〕**巴豆** **五灵脂**治呕吐汤药不能下者，狗胆丸服。

哕啘

有痰热，有虚寒。

【痰热】芦根客热呕哕，煮汁服。**茅根**温病热哕，同葛根煎服。 温病冷哕，同枇杷叶煎服。**苏叶**卒啘不止，浓煎呷。**葛根汁**干呕不止，呷之。**前胡** **胡麻**呕啘不止，合清油煎服。**大麻仁**止呕逆，炒研，水绞汁服。**小麦** **小麦面**呕哕不止，醋作弹丸煮熟，热茶吞之，未定再作。**赤小豆**止呕逆。**生姜**干呕厥逆时嚼之，亦同半夏煎服，乃呕家圣药。**萝卜** **蔓菁子**〔果木〕**枇杷**止吐逆。 叶下气消痰。啘哕不止，煮汁或嚼汁咽。**杨梅**止呕哕去痰。**枳椇**止呕哕，解酒毒。**甘蔗**止呕哕不息，入姜汁服。**茯苓** **猪苓** **淡竹茹** **仙人杖**哕气呕逆，煮汁服。〔水石〕**阴阳水** **古砖**煮汁。**滑石**〔虫鳞〕**蠮螉** **黄蜂子**干呕。**蝉蜕**胃热呕逆。**芦蠹虫** **海蛤** **蛤粉** **白蚬壳**并止呕啘。**蛇蜕**止呕。〔禽兽〕**鸡子**天行呕逆，水煮浸冷吞之。**鸡卵黄**炼汁服。**雁肪**治结热呕逆。**水牛肉**主啘。

【虚寒】〔草部〕细辛虚寒呕哕，同丁香、柿蒂湯服。半夏伤寒干啘，为末，姜湯服。胃寒噦逆，停痰留饮，同藿香、丁皮煎服。支饮作呕，噦逆欲死，同生姜煎服。燕蓐草烧服，止呕哕。白术产后呕哕，同生姜煎服。草豆蔻胃弱呕逆，同高良姜煎汁和面煮食。高良姜止胃寒呕哕。荜茇冷痰恶心，末服。胃冷流清水，心腹痛，同厚朴、鲫鱼和丸服。白豆蔻胃冷忽恶心，嚼之酒下。益智子　麻黄并止客寒犯胃多唾。桔梗止寒呕。木香　藿香　旋覆花　红豆蔻　肉豆蔻　附子　乌头　蒟酱　苍术〔谷菜〕糯米　糟笋中酒止哕气呕逆，或加人参及牛乳。烧酒　白扁豆　干姜止干呕。薤止干呕，煮服。芥　兰香啘呕，取汁服。〔果部〕橘皮除湿消痰止呕。凡呕清水者，去白研末，时舐之。橙皮止恶心，下气消痰。木瓜止呕逆，心膈痰呕。榠楂止恶心，去胸中酸水。楂子同。山楂　葡萄藤叶　蘡薁藤并主呕啘厥逆，煮汁饮。五子实　柿蒂煮汁饮，止咳逆哕气。同丁香、生姜煎服。寒加良姜、甘草，痰加半夏，虚加人参，气加陈皮、青皮。槟榔　毕澄茄止寒呕。吴茱萸〔木石〕梓白皮温病感寒，变为胃啘，煮汁服。丁香胃寒咳逆哕气，煮汁服。诃黎勒呕逆不食，炒研糊丸服。厚朴痰壅呕哕。黄丹　代赭石　硫黄〔鳞兽〕鱤鱼食之已呕。鲫鱼　石首鱼　鳖肉　羊乳大人干呕，小儿哕啘，时时呷之。青羊肝病后呕逆，作生淡〔一〕食，不过三次。牛膍　鹿角食后喜呕，烧研同人参末姜湯服。小儿哕痰，同大豆末涂乳饮之。獭骨呕哕不止，煮汁饮。

呃逆

呃音噫，不平也。有寒有热，有虚有实。其气自脐下冲上，作呃呃声，乃冲脉之病。世亦呼为咳逆，与古之咳嗽气急之咳逆不同。朱肱以哕为咳逆，王履以咳嗽为咳逆，皆非也。

【虚寒】〔草谷菜部〕半夏伤寒呃逆，危证也，以一两，同生姜煎服。紫苏咳逆短气，同人参煎服。乌头阴毒咳逆，同干姜等分，研炒色变，煎服。缩砂同姜皮冲酒服。麻黄烧烟嗅之立止。细辛卒客忤逆，口不能言，同桂安

〔一〕淡：原作「痰」，今据本书卷十羊肝条附方改，与外台卷三天行呕逆方：「取羊子肝……作生淡食」之说相合。

口中。**旋覆花**心痞噫不息，同代赭石服。**高良姜**　**蒟酱**　**苏子**　**荏子**　**紫菀**　**女菀**　**肉豆蔻**　**刀豆**病后呃逆，连壳烧服。**姜汁**久患咳噫，连至四五十声，以汁和蜜煎服，三次立效。亦擦背。**兰香叶**咳噫，以二两同生姜四两捣，入面四两，椒盐作烧饼，煨熟食。〔果木〕**橘皮**呃逆，二两去白煎服，或加丁香。**荔枝**呃噫，七个烧末汤下，立止。**胡椒**伤寒咳逆，日夜不止，寒气攻胃也，入麝煎酒服。**毕澄茄**治上证，同高良姜末煎，入少醋服。**吴茱萸**止咳逆。肾气上筑于咽喉，逆气连属不能出，或至数十声，上下不得喘息，乃寒伤胃脘，肾虚气逆，上乘于胃，与气相并也，同橘皮、附子丸服。**蜀椒**呃噫，炒研糊丸，醋汤下。**梨木灰**三十年结气咳逆，气从脐旁起上冲，胸满气促郁冒，同麻黄诸药丸服。**石莲子**胃虚呃逆，炒末水服。一加丁香、茯苓。**榄子**　**丁香**伤寒呃逆及哕逆，同柿蒂末，人参汤下。**沉香**胃冷久呃，同紫苏、白豆蔻末，汤服。**乳香**阴证呃逆，同硫黄烧烟熏之，或煎酒嗅。**桂心**〔土石〕**伏龙肝**产后咳逆，同丁香、白豆蔻末，桃仁、茱萸煎汤下。**代赭石**心痞噫逆。**硫黄**〔虫〕**黄蜡**阴病打呃，烧烟熏之。

【湿热】〔草果〕**大黄**伤寒阳证呃逆便闭者下之，或蜜兑导之。**人参芦**因气昏瞀呃噫者，吐之。**人参**吐利后胃虚膈热而咳逆者，同甘草、陈皮、竹茹煎服。**干柿**产后咳逆心烦，水煮呷。**柿蒂**煮服，止咳逆哕气。**青橘皮**伤寒呃逆，末服。〔木石〕**枳壳**伤寒呃噫，同木香末，白汤服。**淡竹叶**　**竹茹**　**牡荆子**　**滑石**病后呃噫，参、术煎服益元散。

霍乱

有湿热、寒湿，并七情内伤，六气外感。

【湿热】〔草部〕**香薷**霍乱转筋腹痛，水煮汁服。**石香薷**　**术**健〔一〕胃安脾，除湿热，止霍乱吐下。**蓼子**霍乱烦渴，同香薷煎服。**前胡**　**桔梗**并下气，止霍乱转筋。**苏子**　**紫苏**水煮服，止霍乱胀满。**薄荷**　**鸡苏**

〔一〕健：原作「建」，今据本书卷十二术条苍术主治引李杲说改，与汤液本草卷中苍术条引东垣「健胃安脾」之说相合。

扁竹霍乱吐利，入豉煮羹服。**芦根茎叶**霍乱烦闷，水煮汁服。胀痛加姜、橘。**蓬莪**煮汁服。**蘡薁藤汁** **通草** **防己**同白芷末服。**木通** **泽泻** **芍药**霍乱转筋。**干苔**霍乱不止，煮汁服。**麋舌** **女菀** **水堇** **海根**〔谷菜〕**黄仓米** **粟米** **丹黍米** **蜀黍** **黄、白粱米**并主霍乱大渴杀人，煮汁或水研绞汁饮。**粟米泔** **粳米**霍乱烦渴，水研汁，入竹沥、姜汁饮。**白扁豆**霍乱吐利不止，研末醋服。花、叶皆可绞汁，入醋服。同香薷、厚朴煎服。**豌豆**同香薷煎服。**豇豆** **大豆**霍乱腹胀痛，生研水服。**绿豆叶**绞汁入醋服。**绿豆粉**新水调服。**水芹**止小儿吐泻。〔果木〕**木瓜**霍乱大吐下，转筋不止，水煎或酒煎服。核及枝、叶、皮、根皆可用。**榠樝** **樝子**并同。**梨叶**煮汁服。**棠梨枝叶**同木瓜煎服。**梅叶**煮汁服。**乌梅**止吐逆霍乱，下气消痰止渴。**盐梅**煎汁呷。**藕汁**入姜汁同饮。**莲薏**止霍乱。**卮子**霍乱转筋，烧研汤服。**桑叶**煎饮。**桑白皮**止霍乱吐泻。**荆叶**煎饮。**柏木**洗转筋。**槐叶**同桑叶、甘草煎饮。**苏方木**煎饮。**枫皮**〔服器〕**厕筹**中恶霍乱转筋，烧烟床下熏之。**厕户帘**烧灰酒服，主小儿霍乱。**尿桶板**煎服。**败木梳**霍乱转筋，一枚烧灰酒服。**寡妇荐**三七茎，煮汁，止小儿霍乱疾。**头缯**霍乱吐利，本人者，泡汁呷之。**故麻鞋底**霍乱转筋，烧投酒中饮。**路旁草鞋**洗净煎饮。**绵絮**霍乱转筋，酒煮裹之。**青布**〔一〕浸汁和姜汁服，止霍乱。〔水土〕**东流水** **井泉水**饮之，仍浸两足。**山岩泉水**多饮令饱，名洗肠。**醴水** **热汤**转筋，器盛熨之。**生熟汤**饮之即定。**酸浆水**煎干姜屑呷。**地浆**干霍乱欲死，饮之即愈。**东壁土**煮汁饮。**釜脐墨**泡汤，饮一二口即止。**倒挂尘**泡汤饮。**土蜂窠**小儿吐泻，炙研服。**蜣螂转丸**烧研酒服。〔金石〕**铅丹**主霍乱。**黑铅**同水银结砂，作丸服。**水银**不拘冷热吐泻霍乱，同硫黄研末服，亦丸服。**古文钱**霍乱转筋，以七枚同木瓜、乌梅煎服。**朱砂**霍乱转筋已死，心下微温者，以二两和蜡三两烧烟，熏令汗出而苏。**石膏**小儿伤热，吐泻黄色，同寒水石、甘草末服。**滑石**伏暑吐泻，同藿香、丁香末服。**玄精石**冷热霍乱，同硫黄、

〔一〕布：原作「皮」，今据政和本草卷七蓝实条及本书卷三十八布条改。

半夏丸服。**消石**同硫黄、滑石、矾石、白面丸服，治暑月吐泻诸病。**白矾**沸湯服二錢。〔虫兽〕**蜜蜡**霍乱吐利，酒化一弹丸服。**牛涎**小儿霍乱，入盐少许服。**牛齝草**霍乱，同人参、生姜，浆水煎服。**乌牛尿** **黄牛屎**绞汁服。**白狗屎**绞汁服。**人尿**小儿霍乱，抹乳上乳之。

【寒湿】〔草部〕**藿香**霍乱腹痛垂死，同橘皮煎服。暑月同丁香、滑石末服。**木香**霍乱转筋，为末酒服。**香附子** **附子**霍乱吐下，为末四錢，盐半錢，水煎服。小儿吐泻，小便白，熟附子、白石脂、龙骨丸服。**南星**吐泻厥逆，不省人事，为末，姜、枣同煎服，仍以醋调贴足心。**半夏**霍乱腹满，同桂末服。**人参**止霍乱吐利，煎汁入鸡子白服，或加丁香，或加桂心。**缩砂蔤** **荜茇** **蒟酱** **山姜** **杜若** **山柰** **刘寄奴** **藒车香**并温中下气消食，止霍乱。**肉豆蔻**温中消食。霍乱胀痛，为末，姜湯服。**白豆蔻**散冷滞，理脾胃。**草豆蔻**温中消食下气。霍乱烦渴，同黄连、乌豆煎饮。**高良姜**温中消食下气。霍乱腹痛，炙香煮酒。或水煎冷服。**蓬莪茂**霍乱冷气。**艾叶**霍乱转筋，煎服。**水蓼**霍乱转筋，煎饮，并捋脚。〔谷菜〕**糯米**止霍乱后吐逆不止，水研汁服。**糯米泔**止霍乱烦渴。**烧酒**和新汲水饮。**醋**霍乱吐利，或不得吐利，煎服。转筋，绵蘸搨之。**葱白**霍乱转筋，同枣煎服。**薤**霍乱干呕，煮食数次。**小蒜**煮汁饮，并贴脐，灸七壮。**胡蒜**转筋，捣贴足心。**芥子**捣末傅脐。**白芥子** **蔓菁子**煮汁服。**干姜**霍乱转筋，茶服一錢。**生姜**煎酒服。**莳萝** **茴香**〔果木〕**橘皮**除湿痰霍乱，但有一点胃气者，服之回生，同藿香煎服，不省者灌之。**槟榔** **大腹皮** **椰子皮**煮汁饮。**桃叶**止霍乱腹痛，煮汁服。**胡椒**二七粒吞之，或同绿豆研服。**毕澄茄** **吴茱萸**煮服，或入干姜。叶亦可。**食茱萸** **丁香**末服。**丁皮** **桂心** **沉香** **白檀香**磨汁。**乳香** **安息香** **苏合香** **樟脑** **樟材** **楠材** **钓樟**磨汁。**乌药**并主中恶霍乱，心腹痛。**乌木屑**酒服。**诃黎勒**风痰霍乱，为末酒服，小儿湯服。**皂荚**霍乱转筋，吹鼻。**厚朴**霍乱胀满腹痛，为末服。或加桂心、枳实、生姜煎服。**海桐皮**中恶霍乱，煎服。〔金石〕**硫黄**伏暑伤冷吐泻，同消石炒成砂，糯糊丸服。或同水银研黑，姜汁服。　暑月吐泻，同滑石末，米饮服。**阳起石**　**不灰木**霍乱厥逆，同阳起石、阿魏、巴豆丸服。**炒盐**霍乱腹痛，熨之。　转筋欲死者，填脐灸之。**铜器**霍乱转筋腹痛，炙热熨之。

【积滞】〔草谷〕**大黄**同巴豆、郁金丸服，治干霍乱。**陈仓米**吐泻，同麦芽、黄连煎服。**穬麦糵**　**神曲**〔木部〕**巴豆**伏暑伤冷，同黄丹、蜡丸服。**樟木**干霍乱不吐不利，煎服取吐。〔石部〕**食盐**吐干霍乱。〔器部〕**屠砧上垢**干霍乱，酒服一团，取吐。〔禽部〕**雄雀粪**干霍乱胀闷欲死，取三七枚研，酒服。〔人部〕**百齿霜**小儿霍乱，水服少许。

泄泻

泄泻有湿热、寒湿、风暑、积滞、惊痰、虚陷。

【湿热】〔草部〕**白术**除湿热，健脾胃。　湿泄，同车前子末服。　虚泄，同肉豆蔻、白芍药丸服。　久泄，同茯苓、糯米丸服。　小儿久泄，同半夏、丁香丸服。　老人脾泄，同苍术、茯苓丸服。　老小滑泄，同山药丸服。**苍术**湿泄如注，同芍药、黄芩、桂心煎服。　暑月暴泄，同神曲丸服。**车前子**暑月暴泄，炒研服。**苎叶**骤然水泄，阴干研服。**秦艽**暴泄引饮，同甘草煎。**黄连**湿热脾泄，同生姜末服。　食积脾泄，同大蒜丸服。**胡黄连**疳泻。**泽泻**　**木通**　**地肤子**　**灯心**〔谷菜〕**粟米**并除湿热，利小便，止烦渴，燥脾胃。**青粱米**　**丹黍米**　**山药**湿泄，同苍术丸服。**薏苡仁**〔木石〕**卮子**食物直出，十个微炒，煎服。**黄檗**小儿热泻，焙研米汤服，去下焦湿热。**茯苓**　**猪苓**　**石膏**水泄腹鸣如雷，煅研饭丸服二十丸，不〔一〕二服，愈。**雄黄**暑毒泄痢，丸服。**滑石**〔兽部〕**猪胆**入白通汤，止少阴下利。

【虚寒】〔草部〕**甘草**　**人参**　**黄芪**　**白芍药**平肝补脾，同白术丸服。**防风**　**藁本**治风泄，风胜湿。**火杴草**风气行于肠胃，泄泻，醋糊丸服。**蘼芜**湿泄，作饮服。**升麻**　**葛根**　**柴胡**并主虚泄风泄，阳气下

〔一〕不：原脱，今据本书卷九石膏条附方「水泄腹鸣」补。

陷作泄。**半夏**湿痰泄，同枣煎服。**五味子**五更肾泄，同茱萸丸服。**补骨脂**水泄日久，同粟壳丸服。脾胃虚泄，同豆蔻丸服。**肉豆蔻**温中消食，固肠止泄。热泄，同滑石丸服。冷泄，同附子丸服。滑泄，同粟壳丸服。久泄，同木香丸服。老人虚泄，同乳香丸服。**木香**煨热，实大肠，和胃气。**缩砂**虚劳冷泄，宿食。**草豆蔻**暑月伤冷泄。**益智子**腹胀忽泄，日夜不止，诸药不效，元气脱也，浓煎二两服。**荜茇**暴泄，身冷自汗脉微，同干姜、肉桂、高良姜丸服，名已寒丸。**附子**少阴下利厥逆，同干姜、甘草煎服。脏寒脾泄，同肉豆蔻丸服。大枣煮丸服。暴泄脱阳，久泄亡阳，同人参、木香、茯苓煎服。老人虚泄，同赤石脂丸服。**草乌头**水泄寒利，半生半炒丸服。**艾叶**泄泻，同吴茱萸煎服。同姜煎服。**莨菪子**久泄，同大枣烧服。**菝葜**〔谷菜〕**陈廪米**涩肠胃，暖脾。**糯米粉**同山药、沙糖食，止久痢泄。**烧酒**寒湿泄。**黄米粉** **干麸** **干糕**并止老人久泄。**罂粟壳**水泄不止，宜涩之，同乌梅、大枣煎服。**神曲** **白扁豆** **薏苡仁** **干姜**中寒水泄，炮研饮服。**葫蒜** **薤白** **韭白**〔果木〕**栗子**煨食，止冷泄如注。**乌梅**涩肠止渴。**酸榴皮**一二十年久泄，焙研米饮服，便止。**石莲**除寒湿，脾泄肠滑，炒研米饮服。**胡椒**夏月冷泄，丸服。**蜀椒**老人湿泄，小儿水泄，醋煮丸服。久泄飧泄不化谷，同苍术丸服。**吴茱萸**老人脾冷泄，水煎入盐服。**橡斗子** **大枣** **木瓜** **榅桲** **都桷** **槠子** **诃黎勒**止泄实肠。久泄，煨研入粥食。同肉豆蔻末服。长服方：同厚朴、橘皮丸服。**厚朴**止泄厚肠温胃，治腹中鸣吼。**丁香**冷泄虚滑，水谷不消。**乳香**泄澼腹痛。**桂心** **没石子** **毗〔一〕梨勒**〔石虫鳞介〕**白垩土**水泄，同干姜、楮叶丸服。**石灰**水泄，同茯苓丸服。**赤石脂**滑泄疳泄，煅研米饮服。大肠寒泄遗精，同干姜、胡椒丸服。**白石脂**滑泄，同干姜丸服。同龙骨丸服。**白矾**止滑泄水泄，醋糊丸服。老人加诃子。**消石**伏暑泄泻，同硫黄炒，丸服。同硫黄、白矾、滑石、飞面，水丸服。**硫黄**元脏冷泄，黄蜡丸服。久泄加青盐。脾虚下白涕，同炒面丸服。气虚暴泄，同枯矾丸服。伏暑伤冷，

〔一〕毗：原作「昆」，今据本书卷三十一毗梨勒条改。下同。

同滑石末服，或同胡椒丸服。禹余粮冷劳肠泄不止，同乌头丸服。阳起石虚寒滑泄，厥逆精滑，同鍾乳、附子丸服。锺乳粉大肠冷滑，同肉豆蔻丸服。霹雳砧止惊泄。五倍子久泄，丸服。水泄，加枯矾。龙骨滑泄，同赤石脂丸服。龟甲久泄。〔禽兽〕乌鸡骨脾虚久泄，同肉豆蔻、草果煮食。黄雌鸡　羖羊角灰久泄，同矾丸服。鹿茸饮酒即泄，同苁蓉丸服。猪肾冷利久泄，掺骨碎补末，煨食。猪肠脏寒久泄，同吴茱萸蒸丸服。猪肝冷劳虚泄。牛髓泄利。

【积滞】神曲　麦糵　荞麦粉脾积泄，沙糖水服三錢。芫荑气泄久不止，小儿疳泄，同豆蔻、訶子丸服。楮叶止一切泄利，同巴豆皮炒研蜡丸服。巴豆积滞泄泻，可以通肠，可以止泄。夏月水泄，及小儿吐泻下痢，灯上烧，蜡丸水服。黄丹　百草霜并治积泄。

【外治】田螺傅脐。木鳖子同丁香、麝香贴脐上，虚泄。蛇床子同熟艾各一两，木鳖子四个，研匀，绵包安脐上，熨斗熨之。蓖麻仁七个，同熟艾半两，硫黄二錢，如上法用。猪苓同地龙、针砂末，葱汁和，贴脐。椒红小儿泄，酥和贴顖。蓖麻九个贴顖亦可。巴豆纸小儿泄，剪作花，贴眉心。大蒜贴两足心，亦可贴脐。赤小豆酒调，贴足心。

痢

有积滞、湿热、暑毒、虚滑、冷积、蛊毒。

【积滞】大黄诸痢初起，浸酒服，或同当归煎服。巴豆治积痢，同杏仁丸服。小儿用百草霜同化蜡丸服。巴豆皮同楮叶烧丸服，治一切泻痢。藜芦主泄痢。紫苋　马苋和蜜食，主产后痢。莱菔汁和蜜服，干者嚼之，止噤口痢。莱菔子下痢后重。青木香下痢腹痛，气滞里急，实大肠。山楂煮服，止痢。曲消谷止痢。一日百起，同马蔺子为散服。蒸饼　捻头汤调地榆末服，止血痢。槟榔消食下气，治下痢后重如神。枳实　枳壳止痢顺气。荞麦粉消积垢。鸡子白丸服，主噤口痢。百草霜消食积。同黄连末服，止热痢。腻粉消积滞。同定粉丸服，止血痢。**定粉**止久积痢，鸡子白和炙研服。**黄丹**消积痢，同蒜服。又同黄连丸服。**密陀僧**煅研，醋湯服。**硇砂**一切积痢，同巴豆、朱砂，蜡丸服。**砒霜**积痢休息，同黄丹末，蜡丸服。**红矾**止积痢。**鸡内金**焙服，主小儿痢。

【湿热】〔草部〕**黄连**热毒赤痢，水煎露一夜热服。小儿入蜜，或炒焦，同当归末、麝香，米湯服。下痢腹痛，酒煎服。伤寒痢，同艾水煎服。暴痢，同黄芩煎服。气痢后重，同干姜末服。赤白日久，同盐梅烧末服。鸡子白丸服。诸痢脾泄，入猪肠煮丸。湿痢，同吴茱萸炒丸服。香连丸加减，通治诸痢。四治黄连丸，治五痔八痢。**胡黄连**热痢，饭丸服。血痢，同乌梅、灶下土末，茶服。**白头翁**一切毒痢，水煎服。赤痢咽肿，同黄连、木香煎服。赤痢下重，同黄连、黄檗、秦皮煎服。**柴胡**积热痢，同黄芩半水半酒煎服。**大青**热病下痢困笃者，同甘草、胶、豉、赤石脂煎服。**龙牙草**热痢，同陈茶煎服。根为末，米饮服。**青蒿**冷热久痢，同艾叶、豆豉作饼，煎服。**白蒿**夏月暴水痢，为末服。**地榆**冷热痢，煮汁熬服，止久痢疳痢。**青黛**疳痢，末服。**益母草**同米煮粥，止疳痢。同盐梅烧服，止杂痢。**枲耳**熬膏。**荆芥**烧末。**蛇含**水煎，并主产后痢。**山苏**末服，止休息痢。**黄芩**下痢腹痛日久，同芍药、甘草用。**地黄**止下痢腹痛。汁，主蛊痢。**蘘荷汁**蛊痢。**葛谷**十年赤白痢。**马蔺子**水痢，同面服。**鸡肠草**汁，和蜜服。**车前汁**和蜜服。**蒲根**同粟米煎服。**鸭跖草**煎。**牛膝** **龙胆** **赤地利**煎。**女萎**〔一〕 **王瓜子**炒服。**风延母** **甘藤** **陟厘** **水藻**十三味，并主热痢。**菰手**小儿水痢。**冬葵子**同末茶服。**刘寄奴**同乌梅、白姜煎。**地肤子**同地榆、黄芩末服。苗、叶用汁。**千里及**同小青煎。**山漆**米泔服。**旱莲**末服。**苦参**炒焦，水服。**榼藤子**烧灰。**狼牙**水煎。**贯众**酒煎。**地锦**末服。**山豆根** **忍冬**煎。**蓝汁** **紫参**同甘草煎服。**桔梗** **白及** **蒲黄** **昨叶何草**〔谷菜〕**绿豆**火麻汁煮。皮蒸食，二三年赤痢。**赤小豆**合蜡煎服。**黑豆**二十一味，并主血痢。**胡麻**和蜜食。**麻子仁**炒研。**豆豉**炒焦酒服，入口即定。**小豆花**热痢，入豉汁作

〔一〕萎：原作「葳」。按本书卷十八：紫葳一名女葳，但未见有治痢之文。同卷女萎条主治「止下痢」，因据改。

羹食。　痢后气满不能食，煮食一顿即愈。**豇豆**　**豌豆**　**荠根茎**烧灰水服。**白扁豆**并主赤白痢。**豆腐**休息痢，醋煎服。**葱白**下痢腹痛，煮粥食，又煮鲫鱼鲊食。**菾菜**夏月毒痢，煮粥食。**黄瓜**小儿热痢，同蜜食。**冬瓜叶**积热痢，拖面食。**丝瓜**酒痢便血，烧灰酒服。**茄根茎叶**同榴皮末，沙糖水服。**胡荽**炒末服。**木耳**血痢，姜醋煮食，或烧灰水服。　久痢，炒研酒服。　久者加鹿角胶。**芸薹汁**和蜜服。**苦荬菜**〔果木〕**乌芋**火酒浸收用。**胡桃**同枳壳、皂荚烧服。　并治血痢。**柿**止小儿秋痢血痢。**柿根**　**荷蒂**　**杨梅**烧服。**刺蜜**　**无花果**　**甜瓜**　**乌药**烧灰丸服。**槐花**炒研服。**榉皮**同犀角煎服。**盐麸子及树皮**煮服。　并止血痢。**楮白皮**除湿热杀虫。　血痢，醋糊丸服。　脏毒下痢，为末服。　水谷痢、小儿疳痢，并水和作馄饨煮食。　休息痢，同木香为丸，或加诃子、丁香。**柏叶**血痢，同芍药炒，水煎服。　血痢蛊痢疳痢，同黄连煎。　小儿洞痢，煎代茶。**卮子**主热痢下重。　血痢连年，同鼠尾草、蔷薇汁熬丸服。**黄檗**除下焦湿热及血痢，同黄连、醋煎服。　孕痢，同大蒜丸服，神验。**天蓼**末服，止气痢。**桑寄生**治毒痢，同川芎、防风、甘草煎服。**木槿花**噤口痢，煎面食。　皮煮汁，止血痢渴。**茯苓**渗湿热。**棕灰**　**败船茹**并止血痢。〔水土石部〕**新汲水**　**滑石**俱治热痢。**黄土**热毒痢，水煮澄清服。**雄黄**暑毒泄痢，蒸〔一〕过丸服。**古文钱**煮酒，止痢。**白盐**血痢，烧服或入粥食。**石绿**〔鳞介虫禽〕**蜗螺**热痢。**水蛇**毒痢。**贝子**　**五灵脂**俱血痢。**白鸭血**小儿白痢如鱼冻，酒泡服。**白鸭通**〔兽人〕**犀角**俱热毒痢。**猪胆**盛黑豆吞之。　犬胆、牛胆俱同。**熊胆**疳痢。**野猪黄**血痢，水服。**童子尿**休息痢，煮杏仁、猪肝食。

【虚寒】〔草部〕**甘草**泻火止痛。　久痢，煎服。　又浆水炙，同生姜煎服。　同肉豆蔻煎服。**芍药**补脾散血，止腹痛后重。**人参**冷痢厥逆，同诃子、生姜煎服。　禁口痢，同莲肉煎呷。　老人虚痢，同鹿角末服。**当归**止腹痛里急后重，生血养血。　久痢，吴茱萸炒过蜜丸服。**白术**胃虚及冷痢多年。**苍术**久痢，同川椒丸服。**熟艾叶**止腹痛及痢

〔一〕蒸：原作「径」，今据本书卷九雄黄条发明改。

后寒热，醋煎服，或入生姜。久痢，同橘皮，酒糊丸服。**乌头**久痢，烧研蜡丸服。**附子**休息痢，鸡子白丸服。**草乌头**寒痢，半生半烧，醋糊丸服。**肉豆蔻**冷痢，醋面包煨研服。气痢，煨熟同栀子、仓米末服。**蕙草**伤寒下痢，同当归、黄连煮酒服。五色诸痢，同木香末服。**漏卢**冷劳泄痢，同艾叶丸服。**独用将军**酒服，治禁口痢。**玄胡索**下痢腹痛，酒服二錢。**缩砂仁**赤白痢、休息痢，腹中虚痛。同干姜丸服，治冷痢。**草豆蔻**泄痢寒痛。**荜茇**虚痢呕逆。气痢〔一〕，用牛羊乳汁煎服。**破故纸**久痢胃虚。**黄芪**泄痢腹痛。**漏篮子**休息恶痢。**云实** **肉苁蓉** **艾纳香**〔谷菜〕**秫米** **丹黍米** **粳米**幷主泄痢肠澼。**火麻叶**冷痢白冻，为末，冷水服。**小豆花**痢后气满不能食，煮食一顿即愈。**白扁豆花**同胡椒作馄饨煮食。**糯壳**爆米花，以姜汁服，治禁口痢、虚寒痢。**山药**半生半炒末服，治禁口痢。**大蒜**禁口痢及小儿痢，同冷水服，或丸黄丹服。**薤白**疳痢久痢，煮粥、作饼、炒黄皆宜。**韭白**醋炒食。**生姜**久痢，同干姜作馄饨食。**浮麦**和面作饼食。**麦面**炒焦服。**小麦粉**〔果木〕**蜀椒** **梲子**幷止冷痢。**胡椒**赤白痢，同绿豆丸服。**吴茱萸**燥湿热，止泻痢，同黄连丸服。同黑豆搓热吞之。**石莲**禁口痢，末服。**沙糖**禁口痢，同乌梅煎呷。**桃胶**产痢疠痛后重，同沉香、蒲黄末服。**桂心**久痢，姜汁炙紫，同黄连等分，为末服。**肥皂荚**风湿下痢，同盐烧入粥食。**皂荚刺**风入大肠，久痢脓血，同枳实、槐花丸服。子，治久痢，焙研米糊丸服。里急后重，子，同枳壳丸服。**厚朴**止泄痢，厚肠胃。水谷痢，同黄连煎服。**乳香**虚冷腹痛。**沉香**气痢。**丁香**禁口痢，同莲肉末，米饮服。〔土石〕**白垩** **赤壁土** **代赭**幷止泄痢。**蚯蚓泥**久痢，一升，炒烟尽，沃水半升饮。**墨**赤白痢，同干姜，醋糊丸服。**锺乳粉**冷滑不止，同肉豆蔻，枣肉丸服。**石硫黄**虚冷久痢，蛤粉丸服。〔虫鳞介部〕**蜂蜜**赤白痢，和姜汁服。**黄蜡**厚肠胃，同阿胶、当归、黄连、黄檗、廪米煮服。**蝮蛇骨**烧服。**鳝头**烧。**鳗鲡头**烧服，幷止疳痢。**鲤鱼**暴痢，烧灰，饮服。**鲫鱼**久痢，酿五倍子烧服。血痢，酿白矾烧服。头灰，止痢。**白鲞**

〔一〕痢：原脱，今据本书卷十四荜茇条发明及卷五十牛条乳发明补。

金鱼　**鳖臛**　**龟臛**　**龟甲**〔禽兽〕**乌骨鸡**并止虚痢。**黄雌鸡**煮汁，止噤口痢。**鸡卵**久痢产痢，醋煮食。小儿痢，和蜡煎食。疳痢，同定粉炒食。**鸡卵黄**白痢，同胡粉煅，酒服。胎痢，同黄丹烧服。**雉**虚痢产痢，作馄饨食。**阿胶**赤白虚痢，同黄连、茯苓丸服。**乳腐**赤白痢，浆水煮食。**牛乳**冷气痢，同荜茇煎服。**牛肝**　**牛膍**虚冷痢，并醋煮食。**羊脂**痢痛，同阿胶煮粥食。孕痢，煮酒服。**羊肾**劳痢，作羹食。**羊肝**冷滑久痢，缩砂末逐片掺上，焙研，入干姜末等分，饭丸服。下痢垂死，掺白矾炙食。**羊脊骨**通督脉，止痢。**羊骨灰**洞泄下痢，水服。**牛骨灰**水谷痢。**狗骨灰**休息痢，饮服。**狗头骨灰**久痢劳痢，同干姜、莨菪灰丸服。**羚羊角**热毒痢，末服。小儿痢，烧服。**鹿角**小儿痢，烧同发灰服。**鹿茸**　**狗肝**煮粥。**猪肾**作馄饨食。**山羊肉**作脯，并主虚冷久痢。**貒肉**丹石毒痢。**猪肉**禁口痢，作脯炙食。**猪肠**热毒酒痢，同黄连蒸丸服。**猪肝**休息痢，同杏仁、童尿煮食。**猬皮灰**五色痢，酒服。**虎骨**休息痢，炙研服。小儿洞注下痢，烧服。**诸朽骨**水痢，同面服。

【止涩】〔草部〕**赤白花鼠尾草**赤白诸痢，浓煮作丸，或末，或煎服。**狼把草**久痢、血痢、疳痢，或煎或末服。**赤白鸡冠花**酒煎。**木贼**煎水。**菝葜**同蜡茶，白梅丸服。**营实根**疳痢，煎服。**五味子**〔谷果〕**罂粟**同壳炙，蜜丸服。**粟壳**醋炙，蜜丸服。同陈皮末服。同槟榔末服。同厚朴末服。**阿芙蓉**　**苦茶**热毒痢，末服，或同醋，或同姜煎服。同白梅丸服。**乌梅**止渴，除冷热痢，水煎服。血痢，同茶、醋服。同黄连丸服。休息痢，同建茶、干姜丸服。**梅叶**煮汁，止休息痢〔一〕。**林檎**止痢，煮食。小儿痢，同楮实杵汁服。**荔枝壳**同橡斗、榴皮、甘草煎服。**酸榴**捣汁或烧服。**酸榴皮及根**或煎，或散，或丸，或烧服。**大枣**疳痢，和光粉烧食。**蛀枣**止小儿痢。**橡实**同楮叶，末服。**槲白皮**煮汁熬膏服。**橡斗**　**阿月浑子**　**木瓜**　**海红**　**棠梨**煨食。**鹿梨**煨食。**榠楂**煨食。**胡颓子**　**毗梨勒**　**韶子**　**棎子**生食。**醋林子**　**李根白皮**煮。**荷叶灰**〔木部〕

〔一〕痢：原缺，今据本书卷二十九梅条叶主治补。

楮叶炒研，和面作饼食，断痢。小儿痢，浸水煮木瓜服。没石子虚滑久痢、血痢，饭丸服。产后痢，烧研酒服。枸橘叶同萆薢炒研服。白杨皮孕痢，煎服。赤松皮三十年痢，研面一斗和粥食。松杨木皮冷热水谷痢，煮服。水杨枝叶久痢，煮服。金樱子久痢，同粟壳丸服，花、叶、子、根并可用。海桐皮疳痢久痢。诃子止久痢，实大肠。枫皮煎饮。山矾叶　城东腐木〔石服虫部〔一〕〕　桃花石　禹余粮　五石脂并止泄痢。赤石脂末服。冷痢，加干姜作丸。伤寒下痢，同干姜、粳米煎服。白石脂小肠澼便血，米饮服。久痢，加干姜丸服。矾石醋糊丸服。冷劳痢，加羊肝。石灰十年血痢，熬黄澄水，日三服。酒积下痢，水和泥裹煅研，醋糊丸服。云母粉米饮服。故衣帛主胎前痢、小儿痢。五倍子久痢，半生半烧丸服，或加枯矾。赤痢，加乌梅。百药煎酒痢，同五倍子、槐花丸服。露蜂房　蛤蟆灰并止小儿痢。柳蠹粪　桑蠹粪并主产后痢。蝉蜕烧服。蜣螂烧。蚕连〔鳞介〕　龙骨涩虚痢。伤寒痢、休息痢，煮汁服，或丸服。鲮鲤甲久痢里急，同蛤粉炒研服。蚺蛇胆止疳痢、血痢，䗪虫为使。鲎骨及尾〔二〕产后痢。蚌粉　海蛤　魁蛤　烂蚬壳　牡蛎　甲香〔禽兽〕　猪蹄甲　马粪灰水服一丸。獭屎灰并止久痢。鹈鹕嘴　牛屎汁　羊屎汁　兔头灰　狸头灰　豺皮灰并主疳痢。牛角鳃冷痢、小儿痢，饮服。

【外治】木鳖子六个研，以热面饼挖孔，安一半，热贴脐上，少顷再换即止。芥子同生姜捣膏封脐。黄丹同蒜捣封脐，仍贴足心。水蛙入麝捣，贴脐。田螺入麝捣，贴脐。蓖麻同硫黄捣，填脐。针砂同官桂、枯矾，水调贴脐。

疟

疟有风、寒、暑、热、湿、食、瘴、邪八种，五脏疟，六腑疟，劳疟，疟母。

〔一〕石服虫部：原在「禹余粮」下，今按药品分部移此。
〔二〕骨及尾：原作「壳」，今据政和本草卷二十一及本书卷四十五鲎鱼条改。

【暑热】〔草部〕柴胡少阳本经药，通治诸疟为君，随寒热虚实，入引经佐使。黄芩去寒热往来，入手少阴阳明、手足少阳〔一〕太阴六经。甘草五脏六腑寒热。黄芪太阴疟寒热，自汗虚劳。牛膝久疟劳疟，水煎日服。茎叶浸酒服。苍耳子久疟不止，酒糊丸服。叶捣汁。马鞭草久疟，捣汁酒服。马兰诸疟寒热，捣汁，发日早服。香薷同青蒿末，酒服。暑疟，加桂枝、麦芽。青蒿虚疟寒热，捣汁服，或同桂心煎酒服。温疟但热不寒，同黄丹末服。截疟，同常山、人参末酒服。人参虚疟食少，必同白术用。孕疟、产后疟、瘴疟，未分阴阳，一两煎冷服。白术同苍术、柴胡，为疟家必用之药。升麻邪入阴分者，同红花，入柴胡四物提之。葛根无汗者加之。久疟，同柴胡、二术用，一补一发。芎䓖　知母　葳蕤　牛蒡根并主劳疟。当归水煎，日服。地黄　菖蒲　玄参　紫参　白及　胡黄连　女青　防己　青木香〔谷菜〕麦苗汁。胡麻并主温疟。粳米热疟、肺疟，白虎汤用。秫米肺疟有痰，同恒山、甘草煎服。豆豉心疟、肾疟。寒食面热疟，青蒿汁丸服二钱。翻白草煎酒。冬瓜叶断疟，同青蒿、马鞭草、官桂，糊丸服。翘摇〔果木〕蜀椒并温疟。甘蔗劳疟。竹叶温疟、心疟。地骨皮虚疟、热疟。猪苓　茯苓〔水石虫部〕冬霜热疟，酒服一钱。石膏热甚口渴头痛者加之。鼠负七枚，饴糖包吞即断。同豆豉丸服。蚯蚓热疟狂乱，同薄荷、姜、蜜服。泥，同白面丸服。蝉花〔鳞介〕乌贼骨并温疟。龟壳断疟，烧研酒服。鳖甲久疟，病在血分。劳疟、老疟，醋炙末服。牡蛎虚疟寒热自汗。牡疟，同麻黄、蜀漆、甘草煎服。

【寒湿】〔草部〕附子五脏气虚，痰饮结聚发疟，同红枣、葱、姜，水煎冷服。眩仆厥逆，加陈皮、甘草、诃子。瘴疟，同生姜煎服。断疟，同人参、丹砂丸服，取吐。草乌头秋深久疟，病气入腹，腹高食少，同苍术、杏仁煎服。草豆蔻虚疟自汗，煨入平胃散。瘴疟，同熟附子煎服。山岚发疟，同常山浸酒饮。一切疟，同恒山炒焦糊

〔一〕阳：原作「阴」，今据本书卷十三黄芩条发明改。

丸，冷酒服，名瞻仰丸。**苍术**　**麻黄**　**羌活**　**高良姜**脾虚，同干姜炮研，猪胆丸服〔一〕。〔谷菜〕**火麻叶**炒研服。**生姜汁**露一夜服。孕疟尤效。**干姜**炒黑，发时酒服。**独蒜**烧研酒服。**薤白**　**韭白**〔果木石部〕**乌梅**劳疟，同姜、豉、甘草、柳枝、童便服。**橘皮**痎疟，以姜汁浸煮，焙研，同枣煎服。**青橘皮**治疟疏肝，当汗而不透者，须再汗之，以此佐紫苏。止疟，烧研，发日早，酒服一錢，临发再服。**桂心**寒多者加之。同青蒿，看寒热多少，三七分为末，姜酒服。**丁香**久疟，同常山、槟榔、乌梅，浸酒服。**硫黄**朱砂等分，糊丸服。同茶末，冷水服。**云母石**牝疟，但寒不热，同龙骨、蜀漆为散服。**代赭石**〔鳞禽兽部〕**龙骨**老疟，煮服取汗。**鸡子白**久疟。**鹧鸪**煮酒饮。**猪脾**虚寒疟，同胡椒、高良姜、吴茱萸末，作馄饨食。**牛肝**醋煮食。**羊肉**　**黄狗肉**并作臛食，取汗。**山羊肉**久疟，作脯食。**果然肉**食，去瘴疟。皮，亦辟疟。**驴脂**多年疟，和乌梅丸服。**鹿角**小儿疟，生研服。

【痰食】〔草部〕**常山**疟多痰水饮食，非此不能破癖利水。醋煮干，水煎服，不吐不泻。鸡子清丸，煮熟服。同茯苓、甘草浸酒服。同草果、知母、贝母煎酒服。同大黄、甘草煎水服。同小麦、竹叶煎水服。同黄丹丸服。瘴疟，同知母、青蒿、桃仁煎服。孕疟，同乌梅、甘草、石膏，酒、水浸服。**芫花**久疟结癖在胁，同朱砂丸服。**醉鱼花**鲫鱼酿煨服，治久疟成癖，并捣花贴之。**大黄**疟多败血痰水，当下不尽者，须再下之，必此佐常山。**阿魏**痰癖寒热，同雄黄、朱砂丸服。**半夏**痰药必用，痰多者倍加。同白豆蔻、生姜、大枣、甘草各二十五块，如皂子大，同葱根煎一碗，露一夜，分三服，热疟重者极效。**三棱**　**莪茂**〔谷果〕**神曲**　**麦蘖**并治食疟，消疟母。**槟榔**消食辟瘴。同酒蒸常山丸服，名胜金丸，或加穿山甲。**桃仁**同黄丹丸服，或加蒜。**桃花**末服，取利。**杏仁**〔木石〕**巴豆**　**砒霜**为劫痰截疟神剂。同硫黄、绿豆丸。同雄黄、朱砂、白面丸。同绿豆、黑豆、朱砂丸。同恒山、丹砂作饼，麻油炸熟研末，并冷水服。**黄丹**墜痰消积。诸疟，蜜水调服一錢。同青蒿丸。同百草霜丸。同独蒜丸。同桃仁

〔一〕脾虚……丸服：以上十一字，原在下干姜「发时酒服」后，今据本书卷十四高良姜条附方移此。

丸。同建茶丸。同恒山丸。并止疟。**矾红**食疟，同蒜丸服。**绿矾**阴疟，同干姜、半夏，醋湯服。**矾石**醋糊丸服。**古石灰**同五灵脂、头垢丸服。**密陀僧**〔虫禽〕**白僵蚕**痰疟，丸服。**鲮鲤甲**瘴疟、牡疟、寒热疟，同干枣烧研服。同酒蒸当归、柴胡、知母，丸服。**夜明砂**五疟不止及胎前疟，冷茶服二錢，或加朱砂、麝香，丸服。**鸡膍胵**

黄皮小儿疟，烧服。**雄鸡屎**

【邪气】〔谷果服器〕**端午粽尖**丸疟药。**桃枭**水丸服。五种疟，同巴豆、黑豆、朱砂丸服。**锺馗**烧服。**历日**烧灰丸服。**故鞋底**灰。**甑带**〔虫介禽兽〕**蜈蚣**　**勒鱼骨**入断疟药。**疟龟**瘖疟，烧服，或浴，或佩。**鸱鸮**炸食。**犬毛**烧服。**白狗屎**烧服。**白驴蹄**同砒霜丸服，治鬼疟。**猴头骨**烧水服。**黑牛尾**烧酒服。**乌猫屎**小儿疟，桃仁湯下。**狸屎灰**鬼疟，发无期度。**灵猫阴**〔人部〕**头垢**　**天灵盖**　**小儿脐带**烧灰，饮服。**人胆**装糯米，入麝香熏干。青者治久疟连年，陈皮湯下十五粒。

【吐痰】常山　**蜀漆**　**藜芦**煎。**地菘**汁。**豨莶**汁。**葎草**汁。**石胡荽**汁。**离鬲草**汁。**三白草**汁。**泽漆**　**荛花**　**豉汤**　**瓜蒂**　**相思子**擂水。**逆流水**　**人尿**和蜜，取吐。

【外治】旱莲　**毛茛〔一〕草**　**石龙芮**　**马齿苋**　**小蒜**同胡椒、百草霜杵。同阿魏、胭脂。同桃仁罨。**蜘蛛**　**蛤蟆**　**烧人场上黑土**并系臂。**吴葵华**挼手。**鱼腥草**擦身，取汗。**乌头末**发时，酒调涂背上。**鬼箭羽**同鲮鲤甲末，发时嗃鼻。**燕屎**泡酒，熏鼻。**野狐粪**同夜明砂，醋糊丸，把嗅。**野狐肝**糊丸，绯帛裹系中指。**虎睛**　**虎骨**　**虎爪皮**　**麝香**　**狸肝**　**野猪头骨**　**驴皮骨**　**牛骨**　**天牛**　**马陆**　**两头蛇**佩。**蛇蜕**塞耳。**人牙**　**人胆**

〔一〕茛：按大观及政和本草卷十一毛茛条亦皆作「茛」，惟本书卷十七毛茛条作「茛」，疑误。详彼条校记。

心下痞满痛者为结胸胸痹，不痛者为痞满。有因下而结者，从虚及阳气下陷；有不因下而痞结者，从土〔一〕虚及痰饮食郁湿热治之。

【湿热气郁】〔草部〕**桔梗**胸胁痛刺，同枳壳煎。**黄连**湿热痞满。**黄芩**利胸中气，脾经湿热。**柴胡**伤寒心下诸痰热结实，胸中邪气，心下痞，胸胁痛。**前胡**痰满胸胁中痞，心腹结气。**贝母**主胸胁逆气，散心胸郁结之气，姜汁炒丸。**芎䓖**治一切气、一切血，燥湿开郁，搜肝气。**木香**能升降诸气，专泄胸腹滞塞。阳衰气胀懒食，同訶子，糖和丸服。**甘松**理元气，去郁病。**香附子**利三焦，解六郁，消饮食痰饮。一切气疾，同砂仁、甘草末服。同乌药末点服。同茯神丸服。一味浸酒服之。**泽泻**主痞满，渗湿热，同白术、生姜煎服。**芍药**脾虚中满，心下痞。**白豆蔻**散脾中滞气。**射干**胸膈热满，腹胀。**大黄**泄湿热，心下痞满。伤寒下早，心下满而不痛，同黄连煎服。**草豆蔻 吴茱萸**湿热痞满，同黄连煎服。**枳实**除胸膈痰澼，逐停水，破结实，消胀满，心下急，痞痛逆气，解伤寒结胸，胃中湿热。卒胸痹痛，为末，日服。胸痹结胸，同厚朴、栝楼、薤白煎服。同白术丸服。**枳壳 厚朴**幷泄脾消痰，除胸痞胁胀。**皂荚**破痰囊，腹胀满欲令瘦者，煨丸取利。**卮子**解火郁，行结气。**蘹核**破心下结痰痞气。**茯苓**胸胁气逆胀满，同人参煎服。

【痰食】〔草部〕**半夏**消痰热满结。小结胸，痛止在心下，同黄连、栝楼煎服。**旋覆花**汗下后，心下痞满，噫气不止。**缩砂**痰气膈胀，以萝卜汁浸，焙研汤服。**泽漆**心下伏瘕如杯，同大黄、葶苈丸服。**栝楼**胸痹痰结，痛彻心背，痞满喘咳，取子丸服，或同薤白煎酒服。**三棱**胸满，破积。**牵牛**胸膈〔二〕食积，以末一两，同巴豆霜，水丸服。〔谷菜〕**神曲**同苍术丸服，除痞满食气。**麦蘖**同神曲、白术、橘皮丸服，利膈消食。**生姜**心下坚痞，同半夏煮服。**姜皮**

〔一〕土：原作「上」。按本门下有「脾虚」主治药一节。素问·太阴阳明论云：「脾者土也。」是「脾虚」即「土虚」。金陵本正作「土」，因据改。

〔二〕膈：原作「胀」，今据本书卷十八牵牛子条附方改。

消痞。**白芥子**冷痰痞满，同白术丸服。〔果木〕**橘皮**痰热痞满，同白术丸服，或煎服。**青橘皮**胸膈气滞，同茴香、甘草、白盐制末，点服。四制为末，煎服，名快膈湯。**瓜蒂**吐痰痞。**槟榔**消水谷，下痰气。伤寒痞满不痛者，同枳实研末，黄连湯下。结胸痛者，酒煎二两服。**大腹皮**痞满醋心。**诃黎勒**胸膈结气。**巴豆**阴证寒实结胸，大便不通，貼脐灸〔一〕之。〔金石〕**密陀僧**胸中痰结，醋水煎干为末，酒水煎服，取吐。**银朱**痰气结胸，同明矾丸服。**芒消**

【脾虚】〔草部〕**人参**主胸胁逆满，消胸中痰，消食变酸水，泻心肺脾胃火邪。心下结硬，按之无，常觉痞满，多食则吐，气引前后，噫呃不除，由思虑郁结，同橘皮去白丸服。**术**除热消食，消痰水。胸膈烦闷，白术末，湯服。消痞强胃，同枳实为丸服。心下坚大如盘，水饮所作，腹满胁鸣，实则失气，虚则遗尿，名气分，同枳实水煎服。**苍术**除心下急满，解郁燥湿。**远志**去心下膈气。**升麻** **柴胡**升清气，降浊气。**附子**〔兽部〕**羊肉**老人膈痞不下食，同橘皮、姜、面作臛食。

胀满

有湿热，寒湿，气积，食积，血积。

【湿热】**术**除湿热，益气和中。脾胃不和，冷气客之为胀满，同陈皮丸服。**黄连**去心火及中焦湿热。**黄芩**脾经诸湿，利胸中热。**柴胡**宣畅气血，引清气上行。**桔梗**腹满肠鸣，伤寒腹胀，同半夏、橘皮煎服。**射干**主胸胁满，腹胀气喘。**薄荷** **防风** **车前** **泽泻** **木通** **白芍药**去脏腑壅气，利小便，于土中泻木而补脾。**大黄**主肠结热，心腹胀满。**半夏**消心腹痰热满结，除腹胀。小儿腹胀，以酒和丸，姜湯下，仍姜汁调，贴脐中。**牵牛**除气分湿热，三焦壅结。湿气中满，足胫微肿，小便不利，气急咳嗽，同厚朴末服。水蛊胀满，白黑牵牛末各二錢，大麦面四两，作饼食。小儿腹胀，水气流肿，小便赤少，生研一錢，青皮湯下。**忍冬**治腹胀满。**泽泻**渗湿热。**赤小豆**治热，利小便，下腹胀满，散气。**豌豆**利小便，腹胀满。**荠菜**子，治腹胀。根，主胀满腹大，四肢枯瘦，尿涩，以根同

〔一〕灸：原作「炙」，今据本书卷三十五巴豆条附方改。

甜葶苈丸服。**木瓜**治腹胀善噫。**厚朴**消痰下气，除胀满，破宿血，化水谷，治积年冷气雷鸣。　腹胀脉数，同枳实、大黄煎服。　腹痛胀满，加甘草、桂、姜、枣。　男女气胀，冷热相攻，久不愈，姜汁炙研，米饮日服。**皂荚**主腹胀满。胸腹胀满，煨研丸服，取利甚妙。**枳实**消食破积，去胃中湿热。**枳壳**逐水消胀满，下气破结。　老幼气胀，气血凝滞，四制丸服。**茯苓**主心腹胀满，渗湿热。**猪苓**　**鸬鹚**大腹鼓胀，体寒，烧研，米饮服。**鸡屎白**下气，利大小便，治心腹鼓胀，消积。　鸡屎醴：治鼓胀，旦食不能暮食，以袋盛半升渍酒，日饮三次，或为末酒服。　欲下，则煮酒顿服。**野鸡**心腹胀满，同茴香、马芹诸料，入蒸饼作馄饨食。**豪猪肚及屎**主热风鼓胀，烧研酒服。**猪血**中满腹胀，旦食不能暮食，晒研酒服，取利。**牛溺**主腹胀，利小便气胀，空心温服一升。　癥癖鼓胀，煎如饴，服枣许，取利。**蛤蟆**鼓气，煅研酒服。　青蛙，入猪肚内煮食。

【寒湿】**草豆蔻**除寒燥湿，开郁破气。**缩砂蔤**治脾胃结滞不散，补肺醒脾。**益智子**主客寒犯胃。　腹胀忽泻，日夜不止，二两煎汤服，即止。**胡卢巴**治肾冷，腹胁胀满，面色青黑。**胡椒**虚胀腹大，同全蝎丸服。**附子**胃寒气满，不能传化，饥不能食，同人参、生姜末，煎服。**丁香**小儿腹胀，同鸡屎白，丸服。**诃黎勒**主冷气，心腹胀满，下气。**禹余粮**

【气虚】**甘草**除腹胀满，下气。**人参**治心腹鼓痛，泻心肺脾中火邪。**萎蕤**主心腹结气。**青木香**主心腹一切气，散滞气，调诸气。**香附子**治诸气胀满，同缩砂、甘草为末服。**紫苏**治一切冷气，心腹胀满。**莱菔子**气胀气蛊，取汁浸缩砂炒七次，为末服。**生姜**下气，消痰喘胀满，亦纳下部导之。**姜皮**消胀痞，性凉。**马芹子**主心腹胀满，开胃下气。**山药**心腹虚胀，手足厥逆，或过服苦寒者，半生半炒为末，米饮服。**百合**除浮肿，胪胀痞满。**败瓢**酒炙三、五[一]次，烧研[二]服，治中满鼓胀。**槟榔**治腹胀，生捣末服。**沉香**升降诸气。**全蝎**病转下后，腹胀如鼓，烧灰，入

〔一〕五：此下原有「百」字，今据本书卷二十八败瓢条附方删。

〔二〕研：原脱，今据本书卷二十八败瓢条附方补。

癖，米饮服。

【积滞】**蓬莪茂**治积聚诸气胀。**京三棱**治气胀，破积。**刘寄奴穗**血气胀满，为末，酒服三錢，乃破血下胀仙药也。**马鞭草**行血活血。　鼓胀烦渴，身干黑瘦，锉曝，水煮服。**神曲**补虚消食。　三焦滞气，同莱菔子煎服。少腹坚大如盘，胸满食不消化，湯服方寸匕。**蘗米**消食下气，去心腹胀满。　产后腹胀，不得转气，坐卧不得，酒服一合，气转即愈。**葫蒜**下气，消谷化肉。**山楂**化积消食，行结气。**橘皮**下气破癖，除痰水滞气。**胡椒**腹中虚胀，同蝎尾、莱菔子丸服。**车脂**少〔一〕小腹胀，和轮下土服。**胡粉**化积消胀。　小儿腹胀，盐炒摩腹。**古文钱**心腹烦满，及胸胁痛欲死，水煮汁服。**钢铁**主胸膈气塞，不化食。**水银**治积滞鼓胀。**黑盐**腹胀气满，酒服六铢。　酒肉过多，胀满不快，用盐擦牙，溫水漱下，二三次即消。**芒消**治腹胀，大小便不通。**绿矾**消积滞，燥脾湿，除胀满，平肝，同苍术丸服，名伐木丸。**猪项肉**酒积，面黄腹胀，同甘遂捣丸服。取下酒布袋也。

诸肿

有风肿，热肿，水肿，湿肿，气肿，虚肿，积肿，血肿。

【开鬼门】〔草部〕**麻黄**主风肿、水肿，一身面目浮肿，脉浮，小便不利，同甘草煮湯服，取汗。　水肿脉沉，浮者为风，虚肿者为气，皆非水也，麻黄、甘草、附子煮湯服。**羌活**疗风用独活，疗水用羌活。　风水浮肿，及妊娠浮肿，以萝卜子炒过研末，酒服二錢，日二。**防风**治风行周身，及经络中留湿，治风去湿之仙药也。**柴胡**主大肠停积水胀。**浮萍**去风湿，下水气，治肿，利小便，为末，酒服方寸匕。**鼠粘子**除肤风，利小便。　风水身肿欲裂，炒末，每服二錢，日三。　风热浮肿，半炒研末酒服。　水蛊腹大，面糊丸服。　根、茎亦主风肿，逐水效。**天仙藤**妊娠浮肿，谓之子气，乃素有风气，勿作水治，同香附、陈皮、甘草、乌药、紫苏煎服。**忍冬**去寒热身肿，风湿气。**蒺藜**洗浮肿。

〔一〕少：原缺，今据千金卷五下第八及本书卷三十八车脂条附方改。千金卷五上第一引小品方云：「凡人年六岁已上为小，十六岁已上为少。」

陆英洗水气虚肿。**狗脊**〔谷菜〕**黍穰** **葱白根**〔果木〕**杏叶**并洗足肿。**楠材**肿自足起，同桐木煎洗，并少饮之。**桐叶**手足浮肿，同小豆煮汁渍洗，并少饮之。**柳枝及根皮**洗风肿。

【洁净府】泽泻逐三焦停水，去旧水，养新水，消肿胀，渗湿热。水湿肿胀，同白术末服。**鸭跖草**和小豆煮食，下水。**苍耳子**大腹水肿，烧灰，同葶苈末服。**苏子**消渴变水，同莱菔子服，水从小便出。**木通**利大小便，水肿，除诸经湿热。**通脱木**利小便，除水肿。**香薷**散水肿，利小便。大叶者浓煎汁熬，丸服，治水甚捷，肺金清而热自降也。暴水、风水、气水，加白术末丸，至小便利为效。**灯心草**除水肿癃闭。**冬葵子**利小便，消水气。妊娠水肿，同茯苓末服，小便利则愈。**蜀葵子**利小便，消水肿。**葶苈**利水道，下膀胱水，皮间邪水上出，面目浮肿，大降气，与辛酸同用，以导肿气。通身肿满，为末，枣肉丸服，神验。或用雄鸡头捣丸。阳水暴肿，喘渴尿涩，同防己末，以绿头鸭血，和丸服之效。**马鞭草**大腹水肿，同鼠尾草煮汁熬稠丸服，神效。**马兰**水肿尿涩，同黑豆、小麦，酒、水煎服。**益母草**服汁，主浮肿，下水。**旋覆花**除水肿大腹，下气。**萱草根、叶**通身水肿，晒研，二錢，入席下尘，米饮服。**蓼子**下水气，面浮肿。**海金沙**脾胃肿满，腹胀如鼓，喘不得卧，同白术、甘草、牵牛为末服。**汉防己**利大小便，主水肿，通行十二经，去下焦湿肿，泄膀胱火，必用之药。皮水，胕肿在皮肤中，不恶风，按之不没指，同黄芪、桂枝、茯苓、甘草煎服。**水蘋**主暴热，下气，利小便。**海藻**下十二水肿，利小便。**海带** **昆布**利水道，去面肿。**越王余筭**去水肿浮气。**天蓼**主水气。**茅根**虚病后，饮水多，小便不利作肿，同赤小豆煮食，水随小便下。**蒲公英**煮服，消水肿。**薇**利大小便，下浮肿。〔谷部〕**薏苡仁**水肿喘急，以郁李仁绞汁煮粥食。**黑大豆**逐水去肿。桑柴灰煮食，下水鼓。范汪方：煮汁入酒，再煮服，水从小便出。肘后方：煮干为末服。**赤小豆**下水肿，利小便。桑灰汁煮食代饭，冬灰亦可。同姜、蒜煮食。水蛊，腹大有声，皮〔一〕黑者，同白茅根煮食。足肿，煮汁

〔一〕皮：原作「支」，今据本书卷二十四赤小豆条附方改。

渍洗。**腐婢**下水气。**绿豆**煮食，消肿下气。十种水气，同附子逐日煮食。〔菜部〕**葫蒜**同蛤粉丸服，消水肿。同田螺、车前，贴脐，通小便。**胡葱**浮肿，同小豆、消石煮食。**罗勒**消水气。**百合**除浮肿胪胀。**冬瓜**小腹水胀，利小便。酿赤小豆煨熟，丸服。瓜瓤淡煮汁饮，止水肿烦渴。**胡瓜**水病肚胀肢浮，以醋煮食，须臾水下。〔果部〕**李核仁**下水气，除浮肿。**杏核仁**浮肿喘急，小便少，炒研入粥食。头面风肿，同鸡子黄涂帛上贴之，七八次愈。**乌梅**水气满急，同大枣煮汁，入蜜咽之。**桃白皮**水肿，同秫米酿酒服。**椒目**治十二种水气胀满，行水渗湿。炒研，酒服方寸匕。**败荷叶**阳水浮肿，烧研水服。足肿，同藁本煎洗。〔木部〕**木兰皮**主水肿。**柳叶**下水气。**榉皮**通身水肿，煮汁日饮。**榆皮、叶**消水肿，利小便。皮末，同米煮粥食之。**柯树皮**大腹水病，煮汁熬丸服，病从小便出也。**桑白皮**去肺中水气，水肿腹满胪胀，利水道也。**桑椹**利水气，消肿。水肿胀满，以桑白皮煎水煮椹，同糯米酿酒饮。**桑叶**煎饮代茶，除水肿，利大小肠。**桑枝**同上。**桑柴灰**淋汁煮小豆食，下水胀。**楮实**水气蛊胀，用洁净釜〔一〕熬膏，和茯苓、白丁香丸服，效。**楮叶**通身水肿，煎汁如饴，日服。虚肥〔二〕积年气上〔三〕，面肿如水病〔四〕，煎汁煮粥食。**楮白皮**逐水肿气满，利小便。煮汁酿酒，治水肿入腹，短气咳嗽，及妇人新产，风入脏内，肿胀短气。风水肿浮，同木通、猪苓、桑白皮、陈皮煎服。膀胱石水，肢削，小腹胀，取根皮同桑白皮、白术、黑大〔五〕豆煎汁，入酒服之效。**楮汁**天行病后，脐下如水肿，日服一杯，小便利即消。**卮子**热水肿疾，炒研饮服。妇人胎肿，属湿，丸服有验。**茯苓及皮**主水肿，利水道。皮同椒目煎水，日饮。**猪苓**利水发汗，主肿胀满急，消胎肿。**皂荚**身面卒肿，炙渍酒饮。

〔一〕釜：原作「府」，今据本书卷三十六楮条附方改。

〔二〕虚肥：原脱，今据本书卷三十六楮条叶附方补，与外台卷二十水病杂疗方合。

〔三〕气上：原作「水气」，今据本书卷三十六楮条叶附方改，与外台合。

〔四〕病：原脱，今据本书卷三十六楮条叶附方补，与外台合。

〔五〕黑大：原作「同黑」，今据本书卷三十六楮条树白皮附方改。

或加黑锡。**五加皮**风湿肿。**枳茹**水胀暴风。〔石部〕**滑石**利水，燥湿，除热。**白石英**石水，腹坚胀满，煮酒服。**凝水石**除胃中热，水肿，小腹痹，泻肾。**矾石**却水。水肿，同青矾、白面丸服。**青矾**水肿黄病，作丸服。〔虫部〕**蝼蛄**利大小便，治肿甚效。十种水病，腹满喘促，五枚焙研，汤服。肘后方：每日炙食十枚。普济方：左右用，同大戟、芫花、甘遂服。同轻粉嗃鼻，消水病。**青蛙**消水肿，同胡黄连末，入猪肚内煮食。水蛊，腹大有声，皮黑，酥炙，同蝼蛄、苦瓠末服。〔介鳞〕**海蛤**治十二种水气浮肿，利大小肠。水癖肿病，同杏仁、防己、葶苈、枣肉丸服。水肿发热，同木通、猪苓、泽泻、滑石、葵子、桑皮煎服。石水肢瘦腹独大者，同防己、葶苈、茯苓、桑皮、橘皮、郁李丸服。气肿，同昆布、凫茈、海螵蛸、荔枝壳煎饮服。**蛤粉**清热利湿，消浮肿，利小便。气虚浮肿，同大蒜丸服。**贝子**下水气浮肿。**田螺**利大小便，消手足浮肿，下水气。同大蒜、车前贴脐，水从小便出。**鲤鱼**煮食，下水气，利小便。用醋煮食。赤小豆煮食。酿白矾，泥包煨，为粥食〔一〕，随上下用。**白鱼**开胃下气，去水气。**鲫鱼**合小豆、商陆煮食，消水肿。**鲈鱼**治水气。**鳢鱼**合小豆煮食，下大水面目浮肿及妊娠水气。入冬瓜、葱白，主十种水垂死。**鳡鱼**疗水肿，利小便。**黄颡鱼**合大蒜、商陆煮食，消水，利小便。绿豆同煮亦可。〔禽兽〕**青头鸭**大腹水肿垂死，煮汁服取汗，亦作粥食。**雄鸭头**治水肿，利小便。捣，和甜葶苈膏〔二〕、汉防己末，丸服。**凫肉**治热毒水肿。**鸬鹚**利水道。**鸡子**身面肿满，涂之频易。**猪脂**主水肿。**猪肾**包甘遂煨食，下水。**羊肺**水肿，尿短喘嗽，同葶苈子、醋、蜜丸服。**豪猪肚及屎**水病，热风鼓胀，烧研酒服。**牛溺**水肿腹胀，利小便，空腹饮之。喘促者，入诃子皮末熬，丸服，当下水。**水牛角鳃** **人中白**水气肿满，煎令可丸，每服一豆。**秋石**拌食代盐。

【逐陈莝】〔草〕**三白草**水肿，服汁取吐。**蒴藋根**浑身水肿，酒和汁服，取吐利。**蓖麻子仁**水癥肿满，

〔一〕为粥食：原作「研食粥」，今据本书卷四十四鲤鱼条附方改。
〔二〕甜葶苈膏：原脱，今据本书卷四十六鹜条头附方补。

研水服，取吐利。**商陆**主水肿胀满，疏五脏水气，泻十种水病，利大小肠。切根，同赤小豆、粳米煮饭，日食甚效。或同粟米煮粥食。或取汁和酒饮，利水为妙。或同羊肉煮食。**大戟**主十二水，腹满痛，发汗，利大小便。水肿喘急及水蛊，同干姜末服。或同当归、橘皮煎服。或同木香末，酒服。或同木香、牵牛末，猪肾煨食。或煮枣食。并取利水为神效。**泽漆**去大腹水气，四肢面目浮肿。十肿水气，取汁熬膏，酒服。**甘遂**主面目浮肿，下五水，泄十二水疾，泻肾经及隧道水湿痰饮，直达水气所结之处，乃泄水之圣药。水肿腹满，同牵牛煎呷。膜外水气，同荞麦面作饼食，取利。身面浮肿，以末二錢入猪肾煨食，取利。正水胀急，大小便不利欲死，半生半炒为末，和面作棋子煮食，取利。小儿疳水，同青橘皮末服。水蛊喘胀，同大戟煎呷，不过十服。妊娠肿满，白蜜丸服。**续随子**治肺中水气，日服十粒，下水最速，不可多服。一两去油，分作七服，治七人，用酒下。阳水肿胀，同大黄丸服。**芫花**主五水在五脏皮肤及饮澼。水蛊胀满，同枳壳醋煮丸服。**荛花**主十二水，肠中留澼。**莨菪子**　**狼毒**破水癖。**防葵**肿满洪大，为末酒服。**牵牛**利大小便，除虚肿水病，气分湿热。阴水阳水，俱同大黄末，锅焦饭丸服。诸水饮病，同茴香末服。水肿气促，坐卧不得，用二两炒，取末，乌牛尿浸一夜，入葱白一握，平旦煎，分二服，水从小便出。小儿肿病，二便不利，白黑牵牛等分，水丸服。水蛊胀满，同大麦面作饼烧食，降气。**马兜铃**去肺中湿气，水肿腹大喘急，煎湯服。**羊桃根**去五脏五水，大腹，利小便，可作浴湯。水气鼓，大小便涩，同桑白皮、木通、大戟煎汁熬稠服，取利。**紫藤**煎汁熬服，下水痫病。**大豆黄卷**除胃中热，消水病胀满。同大黄醋炒为末服。**荞麦**水肿喘急，同大戟末作饼食，取利。**米醋**散水气。**葱白**水痫病，煮汁服，当下水。病已困者，烂捣坐之，取气，水自下。**老丝瓜**巴豆炒过，入陈仓米同炒，取米去豆，丸服。**巴豆**十种水病。水蛊大腹有声，同杏仁丸服。煮汁，拭身肿。**郁李仁**大腹水肿，面目皆浮，酒服七七粒，能泻结气，利小便。肿满气急，和面作饼食，大便通即愈。**乌桕木**暴水癥结，利大小便。水气虚肿，小便少，同木通、槟榔末服。**鼠李**下水肿腹胀。**接骨木根**下水肿。**楤木**煮服，下水。**针砂**消积平肝。水肿尿短，同猪苓、地龙、葱涎贴脐。**轻粉**　**粉霜**消积，下水。**银朱**正水病，大便利者，同硫黄丸服。

【调脾胃】〔草部〕**白术**逐皮间风水结肿，脾胃湿热。四肢肿满，每用半两，同枣煎服。**苍术**除湿发汗，消痰饮，治水肿胀满。**黄连**湿热水病，蜜丸，每服四五丸，日三服。**黄芪**风肿自汗。**香附子**利三焦，解六郁，消胕肿。酒肿虚肿，醋煮丸服。气虚浮肿，童尿浸焙丸服。**藿香**风水毒肿。**砂仁**遍身肿满，阴肿，同土狗一个等分研，和老酒服。**葳蕤**小儿痫后，气血尚虚，热在皮肤，身面俱肿，同葵子、龙胆、茯苓、前胡煎服。**使君子**小儿虚肿，上下皆浮，蜜炙末服。**附子**脾虚湿肿，同小豆煮焙丸服。男女肿因积得，积去肿再作，喘满，小便不利，医者到此多束手，盖中下二焦气不升降，用生附子一个，入生姜十片，煎〔一〕水入沉香汁冷服，须数十枚乃效。**乌头**阴水肿满，同桑白皮煮汁熬膏服〔菜果〕**姜皮**消浮肿腹胀。**萝卜**酒肿及脾虚足肿，同皂荚煮熟，去皂荚，入蒸饼，捣丸服。**柑皮**产后虚浮，四肢肿，为末酒服。**槟榔**逐水消胀。**椰子浆**消水。**沙棠果**食之却水病。**吴茱萸**燥脾行水。**苏合香**下水肿，同水银、白粉服。〔禽兽〕**白雄鸡** **黄雌鸡**并同小豆煮食，消肿。**猪肝**肝虚浮肿，同葱、豉、蒜、醋炙食。**牛脁**热气脊肉亦可。**狗肉**气水鼓胀，尿少，蒸食。**羊肉**身面浮肿，同当陆煮臛食。**水牛肉**消水除湿，头尾皆宜。水气。**貒肉**水胀垂死，作羹下水大效。**獭肉**水胀热毒，煮汁服。**鼠肉**水鼓石水〔二〕，身肿腹胀，煮粥食。

【血肿】〔草部〕**红蓝花**捣汁服，不过三服。**刘寄奴**下气，治水胀。**泽兰**产后血虚浮肿，同防己末，醋湯服。**紫草**胀满，通水道。

黄疸

黄疸有五，皆属热湿。有瘀热，脾虚，食积，瘀血，阴黄。

【湿热】〔草部〕**茵陈**治通身黄疸，小便不利。阳黄，同大黄用；阴黄，同附子用。湿热黄疸，五苓散加之。酒疸，同巵子、田螺擂烂，酒服。痫黄如金，同白鲜皮煎服。同生姜，擦诸黄病。**白鲜皮**主黄疸、热黄、急黄、谷

〔一〕煎：原作「用」，今据本书卷十七附子条附方改。
〔二〕水：原作「鼓」，今据本书卷五十一鼠条附方改。

黃、劳黃、酒黃。**秦艽**牛乳煎服，利大小便，疗酒黃黃疸，解酒毒，治胃热。　以一两酒浸饮汁，治五疸。**大黃**治湿热黃疸。　伤寒瘀热发黃者，浸水煎服，取利。**栝楼根**除肠胃痼热，八疸，身面黃。　黑疸危疾，捣汁服，小儿加蜜。　酒疸黃疸，青栝楼焙研煎服，取利。　时疾发黃，黃栝楼绞汁，入芒消服。**胡黃连**小儿黃疸，同黃连末入黃瓜內，面裹煨熟，捣丸服。**黃连**诸热黃疸。**柴胡**湿热黃疸，同甘草、茅根水煎服。**苦参**主黃疸，除湿热。**贝母**主时行黃疸。**山慈姑**同苍耳擂酒服，治黃疸。**茅根**利小便，解酒毒，治黃疸。　五种疸疾，用汁合猪肉作羹食。**葛根**酒疸，煎汤服。**紫草**火黃，身有赤点，午前即热，同吴蓝、黃连、木香煎服。**恶实**治急黃，身热发狂，同黃芩煎服。**苍耳叶**挼安舌下，出涎，去目黃。**麦门冬**身重目黃。**龙胆**除胃中伏热，时疾热黃，去目中黃，退肝经邪热。　谷疸因食得，劳疸因劳得，用一两，同苦参末二两，牛胆汁丸服亦效。**马蔺**解酒疸。**荆芥**除湿疸。**丽春草**疗时患变成瘑黃疸，采花末服，根杵汁服，取利。**大青**主热病发黃。**麻黃**伤寒发黃表热，煎酒服取汗。**灯心根**四两，酒水各半，煎服。**萱草根**治酒疸，捣汁服。**苦耽**治热结发黃，目黃，大小便涩，捣汁服，多效，除湿热。**漆草**主黃疸，杵汁和酒服。**鬼臼**黑疸不妨食者，捣汁服。**翘根**治伤寒瘀热发黃。**萹蓄**治黃疸，利小便，捣汁顿服一斤。多年者，日再服。**紫花地丁**黃疸內热，酒服末三錢。**大戟**泄天行黃病。**藜芦**黃疸肿疾，为末水服，取吐。**芫花**酒疸尿黃，同椒目烧末，水服。**木鳖子**酒疸脾黃，磨醋服一二盏，取利。**土瓜根**利大小便，治酒黃病。　黃疸变黑及小儿发黃，取汁服，病从小便出。**百条根**同糯米饭捣，罨脐上，黃肿自小便出。**伏鸡子根**主诸热急黃，天行黃疸。**山豆根**治五般急黃，水服末二錢。**茜根**主黃疸。**木通**主脾疸，常欲眠，心烦，利小便。**白英**主寒热八疸，煮汁饮。**泽泻**利小便。**菰笋**除目黃，利大小便，解酒毒。**莼**治热疸。**地锦**主脾劳黃疸，同皂矾诸药丸服。**乌韭**　**垣衣**主疸。〔谷部〕**胡麻**杀五黃、下三焦热毒气。　伤寒发黃，乌麻油和水，搅鸡子白服之。**麦苗**消酒毒，酒疸目黃，捣汁日饮。**谷颖**主黃病，为末酒服。**薏苡根**主黃疸如金，捣汁和酒服。**丽春花**治黃病，麻油服三錢。**蔓菁子**利小便，煮汁服。　黃疸如金，生研水服。

急黄〔一〕便结，生捣，水绞汁服，当鼻中出水及下诸物则愈。**萵苣子**肾黄如金，水煎服。**翘摇**杵汁服，主五种黄疾。**芹菜**煮饮。**苦瓠**嗃鼻，去黄水。〔果部〕**桃根**黄疸如金，煎水日服。**瓜蒂**嗃鼻取黄水，或揩牙追涎。**乌芋**消疸。**盐麸子**解酒毒黄疸。根白皮捣，米〔二〕泔浸一夜，温服一二升，治酒疸。〔木部〕**卮子**解五种黄病。**黄檗**胃中结热黄疸。**黄栌**解酒疸目黄，水煮服。**柳华**黄疸面〔三〕黑。**柳根皮**黄疸初起，水煎服。**桦皮**诸疸煮服。**柞木皮**黄疸，烧末水服。**木兰皮**酒疸，利小便，同黄芪末服。〔石部〕**滑石**化食毒，除热黄疸。**方解石**热结黄疸。**朴消**积热黄疸。〔介部〕**蟹**湿热黄疸，烧研丸服。**田螺**利大小便，去目黄。生擂酒服，治酒疸。〔兽部〕**猪脂**五疸，日服取利。**牛脂**走精黄，面目俱黄，舌紫面裂，同豉煎热，绵裹贴舌上。**牛乳**老人黄疸，煮粥食。**牛胆**谷疸食黄，和苦参、龙胆丸服。**牛屎**黄疸，绞汁服。或为末丸服。**豪猪屎**烧服，治疸。〔人部〕**发髲**伤寒发黄，烧研水服。女劳黄疸，发热恶寒，小腹满，用一团，猪膏煎化服，病从小便出。**女人月经衣**女劳黄疸，烧灰酒服。

【脾胃】〔草部〕**黄芪**酒疸，心下懊痛，胫肿发斑，由大醉当风入水所致，同木兰皮末，酒服。**白术**主疸，除湿热，消食，利小便。泻血萎黄积年者，土〔四〕炒，和熟地黄丸服。苍术亦可。**远志**面目黄。**当归**白黄，色枯舌缩，同白术煎服。〔菜果〕**老茄**妇人血黄，竹刀切，阴干为末，每服二钱，酒下。**椒红**治疸。〔服石〕**妇人内衣**房劳黄病，块起若瘕，十死一生，烧灰酒服。**白石英** **五色石脂**〔禽部〕**黄雌鸡**时行黄疾，煮食饮汁。**鸡子**三十六黄，用一个连壳烧研，醋一合温服，鼻中虫出为效，甚者不过三次神效。时行发黄，以酒、醋浸鸡子一夜，吞白数枚。

【食积】〔谷部〕**神曲** **麦蘖** **黄蒸**食黄黄汗，每夜水浸，平旦绞汁温服。**米醋**黄疸、黄汗。〔菜木〕

〔一〕黄：原作「急」，今据本书卷二十六芜菁条子附方改。
〔二〕米：原作「水」，今据本书卷三十二盐麸子条根白皮主治改。
〔三〕面：原作「而」，今据本书卷三十五柳条柳华主治改。
〔四〕土：原作「上」，今据本书卷十二术条附方改。

丝瓜食黄，连子烧研，随所伤物煎汤，服二钱。**皂荚**食气黄肿，醋炙，同巴豆丸服。〔金石〕**针砂**消积，平肝，治黄。　脾劳黄病，醋炒七次，同干漆、香附、平胃散，丸服。　湿热黄疸，同百草霜、粳米丸服。**矾石**黄疸水肿，同青矾、白面丸服。　女劳黄疸，变成黑疸，腹胀如水，同消石丸服。　妇人黄疸，因经水时房劳所致，同橘皮化蜡丸服。**绿矾**消积燥湿，化痰除胀。　脾病黄肿，同百草霜、当归丸服。　同百草霜、五倍子、木香丸服。　同平胃散，丸服。　酒黄，同平胃散、顺气散，丸服。　食劳黄，枣肉丸服。　血证黄肿，同百草霜、炒面丸服，或同小麦、枣肉丸服。**百草霜**消积滞，治黄疸。〔禽部〕**白丁香**急黄欲死，汤服立苏。**五灵脂**酒积黄肿〔一〕，入麝香，丸服。

脚气有风湿，寒湿，湿热，食积。

【风寒湿气】〔草部〕**牛蒡**脚气风毒，浸酒饮。**忍冬**脚气筋骨引痛，热酒服末。**木鳖子**麸炒去油，同桂末，热酒服，取汗。**高良姜**脚气人晚食不消，欲作吐者，煎服即消。**苏子**风湿脚气，同高良姜、橘皮丸服。**丹参**风痹足软，渍酒饮。**胡卢巴**寒湿脚气，酒浸，同破故纸末，入木瓜蒸熟，丸服。**麻黄**　**羌活**　**细辛**　**苍术**　**白术**　**天麻**　**牡蒙**　**夏枯草**　**附子**　**侧子**　**艾叶**　**秦艽**　**白蒿**　**庵蕳**　**薇衔**　**马先蒿**　**水苏**　**紫苏**　**漏卢**　**飞廉**　**青葙**　**苍耳**　**茵芋**　**马蔺子**　**茜根**　**菊花**　**旋覆**　**菖蒲**　**水萍**　**萆薢**　**青藤**酒。**石南藤**酒。**菝葜**酒浸服。**土茯苓**〔谷菜〕**芸薹**并主风寒湿痹脚气。**豉**患脚人常渍酒饮，以滓傅之。**薏苡仁**干湿脚气，煮粥食，大验。**蘹香**干湿脚气，为末酒服。**葱白**〔果木〕**杏仁**　**秦椒**　**蜀椒**　**蔓椒**　**大腹皮**并主风寒湿脚气。**槟榔**风湿脚气冲心，不识人，为末，童尿服。　沙牛尿亦可。　老人弱人脚气胀满，以豉汁服。**吴茱萸**寒湿脚气，利大肠壅气。　冲心，同生姜擂汁服。**乌药**脚气掣痛，浸酒服。**五加皮**风湿脚痛五缓，煮酒饮，或酒制作丸服。**枎栘**　**白杨皮**毒风脚气缓弱，浸酒饮。**松节**风虚脚痹痛，酿酒饮。

〔一〕肿：原作「腥」，今据本书卷四十八寒号虫条五灵脂附方改。

松叶十二风痹脚气，酿酒尽一剂，便能行远。**棉芽**作蔬，去风毒脚气。**乳香**同血竭〔一〕、木瓜丸服，主久新脚气。**苏合香** **厚朴** **皂荚子** **官桂** **栾荆** **干漆** **石南叶** **海桐皮**〔金石〕**石亭脂**同川乌、无名异、葱汁丸服。**礜石**浸酒。**硫黄**牛乳煎。**慈石** **玄精石** **白石英**〔虫鳞〕**晚蚕沙**浸酒。**青鱼** **鳢鱼** **鳗鲡** **秦龟甲**〔禽兽〕**乌雄鸡** **牛酥** **羊脂** **麋脂** **熊肉**并主风湿脚气。**猪肚**烧研酒服。**羊乳** **牛乳**调硫黄末服，取汗。**牛皮胶**炒研酒服，寒湿脚气痛立止。

【湿热流注】〔草部〕**木通** **防己** **泽泻** **香薷** **荆芥** **豨莶** **龙常草** **车前子** **海金沙** **海藻** **大黄** **商陆**合小豆、绿豆煮饭食。**甘遂**泻肾脏风湿下注〔二〕，脚气肿痛生疮，同木鳖子入猪肾煨食，取利。**牵牛**风毒脚气肠秘，蜜丸日服，亦生吞之。**威灵仙**脚气入腹，胀闷喘急，为末，酒服二钱，或为丸服，痛减药亦减。**莸草**湿痹脚气尿少，同小豆煮食。**三白草**脚气风毒，擂酒服。**巴戟天**饮酒人脚气，炒过同大黄炒研，蜜丸服。**香附子**〔谷菜〕**胡麻**腰脚痛痹，炒末，日服至一年，永瘥。**大麻仁**脚气腹痹，浸酒服。肿渴，研汁煮小豆食。**赤小豆**同鲤鱼煮食，除湿热脚气。**黑大豆**煮汁饮，主风毒脚气冲〔三〕心，烦闷不识人。**马齿苋**脚气浮肿尿涩，煮食。**百合** **竹笋**风热脚气。**紫菜**〔果木〕**木瓜**湿痹脚气冲〔四〕心，煎服。枝、叶皆良。**橘皮**脚气冲〔五〕心，同杏仁丸服。**桃仁**脚气腰痛，为末酒服，一夜即消。**枇杷叶**脚气恶心。**杨梅核仁**湿热脚气。**枳壳**同甘草末服，疏导脚气。**桑叶及枝**脚气水气，浓煎汁服，利大小肠。**郁李仁**脚气肿喘，大小便不利，同薏苡煮粥食。**紫荆**

〔一〕竭：原作「蝎」，今据本书卷三十四骐驎竭条附方改。
〔二〕注：原作「漥」，今据本事方卷四及本书卷十七甘遂条附方改。
〔三〕冲：原作「衡」，今据本书卷二十四大豆条黑大豆附方改。
〔四〕冲：原作「衡」，今据本书卷三十木瓜条主治改。
〔五〕冲：原作「衡」，今据本书卷三十橘条黄橘皮附方改。

皮煎酒服。**茯神木**脚气痹痛，为末酒服。**赤茯苓**　**猪苓**〔石部〕**滑石**〔介部〕**淡菜**　**蚬肉**〔兽部〕**猪肝、肾、肚**作生食，治老人脚气。**乌特牛尿**热饮，利小便，主风毒脚气肿满，甚妙。

【洗渫】**水蓼**　**水荭**　**毛蓼**　**甘松**　**水英**　**陆英**　**曼陀罗花**　**螺厣草**　**大戟**　**猫儿眼睛草**　**苦参**　**落雁木**　**黍瓤**同椒目。**生葱**　**莱菔根**　**荷心**同藁本。**苏木**同忍冬。**杉材**　**楠材**　**樟材**　**钓樟**　**枎移**并煎水熏洗。**白矾汤**　**鳖肉**同苍术、苍耳、寻风藤煮汁洗。

【敷贴】**附子**姜汁调。**天雄**　**草乌头**姜汁调，或加大黄、木鳖子末。**白芥子**同白芷末。**皂荚**同小豆末。**蓖麻仁**同苏合香丸贴足心，痛即止。**乌桕皮**脚气生疮有虫，末傅追涎。**人中白**脚气成漏孔，煅水滴之。**羊角**烧研酒调傅之，取汗，永不发。**田螺**脚气攻注，同盐杵傅股上，即定。**木瓜**袋盛踏之。**蜀椒**袋盛踏之。**樟脑**　**柳华**　**治鸟巢**　**萝卜花**并藉鞋靴。**木狗皮**　**豺皮**　**麂皮**并裹足。

【熨熏】**麦麸**醋蒸热熨。**蚕沙**蒸热熨。**蒴藋根**酒、醋蒸热熨。**蓖麻叶**蒸裹频易。**荆叶**蒸热卧之，取汗。烧烟熏涌泉穴〔一〕。**针砂**同川乌末炒包熨。**食盐**蒸热踏之，或擦腿膝后洗之，并良。**火针**

痿

有湿热，湿痰，瘀血。血虚属肝肾，气虚属脾肺。

【湿热】〔草部〕**黄芩**去脾肺湿热，养阴退阳。**秦艽**阳明湿热，养血荣筋。**知母**泻阴火，滋肾水。**生地黄**　**黄连**　**连翘**　**泽泻**　**威灵仙**　**防己**　**木通**并除湿热。**薇衔**治痿躄，去风湿。**卷柏**治痿躄，强阴。**陆英**足膝寒痛，阴痿短气。**升麻**　**柴胡**引经。〔木部〕**黄檗**除湿热，滋肾水。益气药中加之，使膝中气力涌出，痿软即去，为痿病要药。**茯苓**　**猪苓**并泄湿热。**五加皮**主痿躄，贼风伤人，软脚。

〔一〕穴：原作「血」，今据本书卷三十六牡荆条「叶」发明改。

【痰湿】〔草部〕**苍术**除湿，消痰，健脾，治筋骨软弱，为治痿要药。**白术　神曲　香附子　半夏**并除湿消痰。**天南星**筋痿拘缓。**白附子**诸风冷气，足弱无力。**附子　天雄**风痰冷痹，软脚毒风，为引经药。**豨莶　类鼻**并风湿痿痹。〔果木〕**橘皮**利气，除湿痰。**松节**酿酒，主脚弱，能燥血中之湿。**桂**引经。酒调，涂足躄筋急。

【虚燥】〔草部〕**黄芪**益元气，泻阴火，逐恶血，止自汗，壮筋骨，利阴气，补脾肺。**人参**益元气，泻阴火，益肺胃，生津液，除痿痹，消痰生血。**麦门冬**降心火，定肺气，主痿躄，强阴益精。**知母**泻阴火，滋肾水，润心肺。**甘草**泻火调元。**山药**补虚羸，强筋骨，助肺胃。**石斛**脚膝冷疼痹弱，逐皮肌风，壮筋骨，益气力。**牛膝**痿痹，腰膝软怯冷弱，不可屈申。或酿酒服。**菟丝子**益精髓，坚筋骨，腰疼膝冷，同牛膝丸服。**何首乌**骨软行步不得，腰膝痛，遍身瘙痒，同牛膝丸服。**萆薢**腰脚痹软，同杜仲丸服。**菝葜**风毒脚弱，煮汁酿酒服。**土茯苓**除风湿，利关节，治拘挛，令人健行。**狗脊**男女脚弱腰痛，补肾。**骨碎补**治痢后远行，或房劳，或外感，致足痿软，或痛或痹，汁和酒服。**菖蒲**酿酒饮，主骨痿。**芎藭　芍药　当归　地黄　天门冬　紫菀　紫葳**并主痿躄，养血润燥。**肉苁蓉　琐阳　列当　五味子　覆盆子　巴戟天　淫羊藿**〔木部〕**山茱萸　枸杞子　杜仲**〔兽部〕**白胶　鹿茸　鹿角　麋角　腽肭脐**并强阴气，益精血，补肝肾，润燥养筋，治痿弱。

转筋

有风寒外束，血热，湿热吐泻。

【内治】〔草部〕**木香**木瓜汁入酒调服。**桔梗　前胡　艾叶　紫苏　香薷　半夏　附子　五味子　菖蒲　缩砂　高良姜**〔菜部〕**葱白　薤白　生姜　干姜**〔果木〕**木瓜**利筋脉，主转筋、筋挛诸病。枝、叶、皮、根并同。**棠梨枝、叶　楂子　榠楂　吴茱萸**炒煎酒服，得利安。叶，同艾、醋罨之。**松节**转筋挛急，同乳香炒焦研末，木瓜酒服。**桂**霍乱转筋。足躄筋急，同酒涂之。**沉香**止转筋。**厚朴**

卮子〔器水土禽〕厕筹并霍乱转筋。故麻鞋底烧赤，投酒中饮。梳篦烧灰，酒服。败蒲席烧服。屠几垢酒服取吐。山岩泉水多服令饱，名洗肠。釜底墨酒服。古文钱同木瓜、乌梅煎服。鸡矢白转筋入腹，为末水服。羊毛醋煮裹脚。

【外治】蓼洗。蒜盐捣敷脐，灸七壮。擦足心，并食一瓣。柏叶捣裹，并煎汁淋。枝、叶亦可。楠木洗。竹叶熨。皂荚末嗃鼻。热汤熨之。车毂中脂涂足心。青布　绵絮并酢煮搨之。铜器炙，熨肾堂。朱砂霍乱转筋，身冷心下温者，蜡丸烧笼中熏之，取汗。蜜蜡脚上转筋，销化贴之。

喘逆

古名咳逆上气。有风寒，火郁，痰气，水湿，气虚，阴虚，脚气，齁䶎。

【风寒】〔草部〕麻黄风寒，咳逆上气。羌活诸风湿冷，奔喘逆气〔一〕。苏叶散风寒，行气，消痰，利肺。感寒上气，同橘皮煎服。款冬花咳逆上气，喘息呼吸，除烦消痰。南藤上气咳嗽，煮汁服。细辛　荩草　破故纸〔果木〕蜀椒并主虚寒喘嗽。松子仁小儿寒嗽壅喘，同麻黄、百部、杏仁丸服。桂咳逆上气，同干姜、皂荚丸服。皂荚咳逆上气不得卧，炙研蜜丸，服一丸。风痰，同半夏煎服。痰喘咳嗽，以三挺分夹杏仁、巴豆〔二〕、半夏，以姜汁、香油、蜜分炙为末，舐之。巴豆寒痰气喘，青皮一片夹一粒烧研，姜汁、酒服，到口便止。〔鳞部〕鲤鱼烧末，发汗定喘。咳嗽，入粥中食。

【痰气】〔草部〕半夏痰喘，同皂荚煎服。失血喘急，姜汁和面煨研，丸服。桔梗痰喘，为末，童尿煎服。白前下胸胁逆气，呼吸欲绝。久咳上气不得卧，同紫菀、半夏、大戟渍水饮。喉呷作声不得眠，焙末酒服。蓬莪茂上气喘急，五钱煎酒服。气短不接，同金铃子末，入蓬砂，酒服。苏子消痰利气定喘，与橘皮相宜。上气咳逆，

〔一〕气：原脱：今据政和本草卷六及本书卷十三独活条补。

〔二〕杏仁巴豆：原作「巴豆杏仁」，今据本书卷三十五皂荚条附方分炙法改。

研汁煮粥食。**缩砂仁**上气咳逆，同生姜擂，酒服。**莨菪子**积年上气咳嗽，羊肺蘸末服。**葶苈**肺壅上气喘促。肺湿痰喘，枣肉丸服，亦可浸酒。**甘遂**水气喘促，同大戟末，服十枣丸。控涎丹。**泽漆**肺咳上气，煮汁，煎半夏诸药服。**大戟**水喘，同荞面作饼食，取利。**栝楼**痰喘气急，同白矾末，萝卜蘸食。小儿痰喘膈热，去子，以寒食面和饼炙研，水服。**贝母** **荏子** **射干** **芫花** **荛花** **黄环** **前胡** **蔄茹** **荞麦粉**咳逆上气，同茶末、生蜜水服，下气不止，即愈。**芥子**并消痰下气，定喘咳。**白芥子**咳嗽支满，上气多唾，每酒吞七粒。老人痰喘，同莱菔子、苏子煎服。**莱菔子**老人气喘，蜜丸服。痰气喘，同皂荚炭，蜜丸服。久嗽痰喘，同杏仁丸服。**生姜**暴逆上气，嚼之屡效。**蘹香**肾气上冲胁痛，喘息不得卧，擂汁和酒服。〔果木〕**橘皮** **杏仁**咳逆上气喘促，炒研蜜和，含之。上气喘息，同桃仁丸服，取利。久患喘急，童尿浸换半月，焙研，每以枣许，同薄荷、蜜煎服，甚效。浮肿喘急，煮粥食。**桃仁**上气咳嗽喘满，研汁煮粥食。**槟榔**痰喘，为末服。四磨汤。**椒目**诸喘不止，炒研，汤服二〔一〕钱劫之，乃用他药。**崖椒**肺气喘咳，同干姜末，酒服一钱。**茗茶**风痰喘嗽不能卧，同白僵蚕末，汤服。子，同百合丸服。**银杏**降痰，定喘，温肺，煨食。**瓜蒂**吐痰。**柿蒂** **都咸子** **马兜铃**肺气喘急，酥炒，同甘草末煎服。**楸叶**上气咳嗽，腹满瘦弱，煎水熬膏，纳入下部。**诃黎勒** **桑白皮** **厚朴** **枳实** **茯苓** **牡荆**〔金石〕**青礞石**并泻肺气，消痰定喘。**雌黄**停痰在胃，喘息欲绝，同雄黄作大丸，半夜投糯粥中食。**硫黄**冷澼在胁，咳逆上气。**轻粉**小儿涎喘，鸡子蒸食，取吐利。**金屑** **玉屑** **白石英** **紫石英** **石硷**〔介虫〕**海蛤** **文蛤** **蛤粉** **白僵蚕**〔禽兽〕**蝙蝠**久咳上气，烧末饮服。**猪蹄甲**久咳痰喘，入半夏、白矾煅研。入麝香服。或同南星煅，丸服。**阿胶**肺风喘促，涎潮目窜，同紫苏、乌梅煎服。**驴尿**卒喘，和酒服。

〔一〕二：金陵本作「一」，其他明刻本皆作「二」，本书卷三十二蜀椒条椒目主治亦作「二」，丹溪心法卷二喘十五作「一、二」，宜随证增减。

【火郁】〔草部〕**知母**久嗽气急，同杏仁煎服，次〔一〕以杏仁、萝卜子丸服。**茅根**肺热喘急，煎水服，名如神湯。**蓝叶**上气咳嗽，呀呷有声，捣汁服，后食杏仁粥。**大黄**人忽喘急闷绝，涎出吐逆，齿动，名伤寒并热霍乱〔二〕，同人参煎服。**天门冬　麦门冬　黄芩　沙参　前胡　荩草　蔛草**〔谷菜果服〕**丹黍根**煮服，并主肺热喘息。**生山药**痰喘气急，捣烂，入蔗汁热服。**沙糖**上气喘嗽，同姜汁煎咽。**桃皮**肺热喘急欲死，客热往来，同芫花煎湯薄胸口，数刻即止。**故锦**上气喘急，烧灰茶服，神效。〔石鳞〕**石膏**痰热喘急，同寒水石末，人参湯下。或同甘草末服。**龙骨**恚怒气伏在心下，不得喘息，咳逆上气。〔人部〕**人溺**久嗽，上气失声。

【虚促】〔草部〕**人参**阳虚喘息，自汗，头运欲绝，为末湯服。甚者，加熟附子同煎。产后发喘，血入肺窍，危证也，苏木湯调服五錢。**五味子**咳逆上气，以阿胶为佐，收耗散之气。痰嗽气喘，同白矾末，猪肺蘸食。**马兜铃**肺热喘促，连连不止，清肺补肺。酥炒，同甘草末煎服。**黄芪　紫菀　女菀　款冬花**〔菜果木部〕**韭汁**喘息欲绝，饮一升。**大枣**上气咳嗽，酥煎含咽。**胡桃**虚寒喘嗽，润燥化痰，同生姜嚼咽。老人喘嗽，同杏仁、生姜，蜜丸服。产后气喘，同人参煎服。**沉香**上热下寒喘急，四磨湯。**蒲颓叶**肺虚喘咳甚者，焙研，米饮服，三十年者亦愈。**乌药**〔金石〕**石锺乳**肺虚喘急，蜡丸服。**太乙余粮**〔鳞禽〕**蛤蚧**虚喘面浮，同人参蜡丸，入糯粥呷之。**鱼鲙**风人，脚气人，上气喘咳。**鸐雉**五脏气喘不得息，作臛食。**鸡卵白**〔兽部〕**阿胶**虚劳喘急，久嗽经年，同人参末，日服。**猪肉**上气咳嗽烦满，切作餡子，猪脂煎食。**猪肪**煮熟切食。**猪胰**肺干胀喘急，浸酒服。**羊肺　青羊角**吐血喘急，同桂末服。**貒骨**炙研酒服，日三。**獭肝**虚劳上气。

【䶎齁】〔草部〕**石胡荽**寒齁，擂酒服。**醉鱼草花**寒齁，同米粉作果炙食。**半边莲**寒齁，同雄黄煅，丸

〔一〕次：原作「欠」，今据本书卷十二知母条附方改。
〔二〕霍乱：原脱，今据本书卷十七大黄条附方补。

服。**石苋**同甘草煎服，取吐。**苎根**痰齁，煅研，豆腐蘸食。**蓖麻仁**炒，取甜者食。叶，同白矾，猪肉裹煨食。年久者，同桑叶、御米壳丸服。**马蹄香**末。**藜芦**幷吐。**木鳖子**小儿咸齁，磨水饮，即吐出痰，重者三服即效。〔谷菜〕**脂麻秸灰**小儿盐齁，淡豆腐蘸食。**淡豉**齁喘痰积，同砒霜、枯矾丸，水服即止。**莱菔子**遇厚味即发者，蒸研，蒸饼丸服。〔果木〕**银杏**同麻黄、甘草煎服。定喘湯：加半夏、苏子、杏仁、黄芩、桑白皮、款冬花。**茶子**磨米泔汁，滴鼻取涎。喘急咳嗽，同百合蜜丸服。**苦丁香** **皂荚**酥炙，蜜丸服，取利。**榆白皮**阴干为末煎，日二服。**柏树皮汁**小儿盐齁，和面作饼烙食，取吐下。**白瓷器**为末蘸食。〔鳞介禽兽〕**鲫鱼**人尿浸死，煨食，主小儿齁。**海螵蛸**小儿痰齁，米〔一〕饮服一錢。**烂螺壳**小儿齁，为末，日落时服。**鸡子**尿内浸三日，煮食，主年深齁。**蝙蝠**一二十年上气，烧研服。**猫屎灰**痰齁，沙糖水服。

咳嗽

有风寒，痰湿，火热，燥郁。

【风寒】〔草菜〕**麻黄**发散风寒，解肺经火郁。**细辛**去风湿，泄肺破痰。**白前**风寒上气，能保定肺气，多以温药佐使。久咳唾血，同桔梗、桑白皮、甘草煎服。**百部**止暴嗽，浸酒服。三十年嗽，煎膏服。小儿寒嗽，同麻黄、杏仁丸服。**款冬花**为温肺治嗽要药。**牛蒡根**风寒伤肺壅咳。**飞廉**风邪咳嗽。**佛耳草**除寒嗽。同款冬花、地黄，烧烟吸，治〔二〕久近咳嗽。**缩砂** **紫苏** **芥子**幷主寒嗽。**生姜**寒湿嗽，烧含之。久嗽，以白餳或蜜煮食。小儿寒嗽，煎湯浴之。**干姜**〔果木〕**蜀椒** **桂心**幷主寒嗽。〔土石〕**釜月下土**卒咳嗽，同豉丸服。**车釭**妊娠咳嗽，烧投酒中，冷饮。**石灰**老小暴嗽，同蛤粉丸服。**锺乳石**肺虚寒嗽。〔虫鱼〕**蜂房**小儿咳嗽，烧灰服。**鲫鱼**烧服，止咳嗽。〔禽兽〕**白鸡**卒嗽，煮苦酒服。**鸡子白皮**久咳，同麻黄末服。**羊胰**远年咳嗽，同大枣浸酒

〔一〕米：原脱，今据本书卷四十四乌贼鱼条附方补。
〔二〕治：原脱，今据本书卷十六鼠曲草条发明补。

服。

【痰湿】〔草部〕**半夏**湿痰咳嗽，同南星、白术丸服。气痰咳嗽，同南星、官桂丸服。热痰咳嗽，同南星、黄芩丸服。肺热痰嗽，同栝楼仁丸服。**天南星**气痰咳嗽，同半夏、橘皮丸服。风痰咳嗽，炮研煎服。**莨菪子**久嗽不止，煮炒研末，同酥煮枣食。三十年呷嗽，同木香、熏黄烧烟吸。**葶苈**肺壅痰嗽，同知母、贝母、枣肉丸服。**芫花**卒得痰嗽，煎水煮枣食。有痰，入白糖，少少服。**玄胡索**老小痰嗽，同枯矾和饧食。**旋覆花** **白药子** **千金藤** **黄环** **荛花** **大戟** **甘遂** **草犀** **苏子** **荏子**〔菜谷〕**白芥子** **蔓菁子**并主痰气咳嗽。**莱菔子**痰气咳嗽，炒研和糖含。上气痰嗽，唾脓血，煎汤服。**莱菔**痨瘦咳嗽，煮食之。**丝瓜**化痰止嗽，烧研，枣肉丸服。**烧酒**寒痰咳嗽，同猪脂、茶末、香油、蜜浸服。〔果木〕**白果** **榧子** **海枣** **棎子** **都念子** **盐麸子**并主痰嗽。**香橼**煮酒，止痰嗽。**橘皮**痰嗽，同甘草丸服。经年气嗽，同神曲、生姜、蒸饼丸服。**枳壳**咳嗽痰滞。**皂荚**咳嗽囊结。卒寒嗽，烧研，豉汤服。咳嗽上气，蜜炙丸服。又同桂心、干姜丸服。**淮木**久嗽上气。**楮白皮**水气咳嗽。**桑白皮**去肺中水气。咳血，同糯米末服。**厚朴**〔金石〕**矾石**化痰止嗽，醋糊丸服，或加人参，或加建茶。或同炒卮子丸服。**浮石**清金，化老痰。咳嗽不止，末服或丸。**雌黄**久嗽，煅过丸服。**雄黄**冷痰劳嗽。**密陀僧** **礞石** **硇砂**〔介虫〕**马刀** **蛤蜊粉**并主痰嗽。**鲎鱼壳**积年咳嗽，同贝母、桔梗、牙皂丸服。**蚌粉**痰嗽面浮，炒红，齑水入油服。**鬼眼睛** **白蚬壳**卒嗽不止，为末酒服。**海蛤** **白僵蚕**酒后痰嗽，焙研茶服。

【痰火】〔草部〕**黄芩** **桔梗** **荠苨** **前胡** **百合** **天门冬** **山豆根** **白鲜皮** **马兜铃**并清肺热，除痰咳。**甘草**除火伤肺咳。小儿热嗽，猪胆汁浸炙，蜜丸服。**沙参**益肺气，清肺火，水煎服。**麦门冬**心肺虚热，火嗽，嚼食甚妙，寒多人禁服。**百部**热咳上气，火炙，酒浸服。暴咳嗽，同姜汁煎服。三十年嗽，汁和蜜炼服。　小儿寒嗽，同麻黄、杏仁丸服。　**天花粉**虚热咳嗽，同人参末服。　**栝楼**润肺，降火，涤痰，为咳嗽要药。干咳，汁和蜜炼含。　痰嗽，和明矾丸服。　痰咳不止，同五倍子丸噙。　热咳不止，同姜、蜜蒸含。　肺热痰嗽，同半夏丸服。　酒痰咳嗽，同青黛丸服。　妇人夜咳，同香附、青黛末服。　**灯笼草**肺热咳嗽喉痛，为末汤服，仍傅喉外。　**贝母**清肺消痰止咳，沙糖丸食。　又治孕嗽。　小儿晬嗽，同甘草丸服。　**知母**消痰润肺，滋阴降火。　久近痰嗽，同贝母末，姜片蘸食。　**石韦**气热嗽，同槟榔，姜汤服。　**射干**老血在心脾间，咳唾气臭。　散胸中热气。　**马勃**肺热久嗽，蜜丸服。　**桑花**

〔谷菜〕**丹黍米**并止热咳。　**百合**肺热咳嗽，蜜蒸含之。　**土芋**

〔果木〕**枇杷叶**并止热咳。　**杏仁**除肺中寒〔一〕热咳嗽，童尿浸，研汁熬丸，酒〔二〕服。　**巴旦杏**　**梨汁**消痰降火，食之良。　卒咳，以一碗入椒四十粒，煎沸入黑餳一块，细服。　又以一枚刺孔，纳椒煨食。　又切片酥煎冷食。　又汁和酥、蜜、地黄汁熬稠含。　**干柿**润心肺，止热咳。　嗽血，蒸熟，掺青黛食。　**柿霜**　**余甘子**丹石伤肺咳嗽。　**甘蔗汁**虚热咳嗽涕唾，入青粱米煮粥食。　**大枣**　**石蜜**　**刺蜜**　**桑叶**并主热咳。

〔金石〕**金屑**风热咳嗽。　**石膏**热盛喘咳，同甘草末服。　热嗽痰涌如泉，煅过，醋糊丸服。　**浮石**热咳，丸服。　**不〔三〕灰木**肺热，同玄精石诸药末服。　**玄精石**　**硼砂**消痰止咳。　**五倍子**敛肺降火，止嗽。　**百药煎**清肺化痰。　敛肺劫嗽，同诃子、荆芥丸含。　化痰，同黄芩、橘皮、甘草丸咽〔四〕。

【虚劳】〔草〕**黄芪**补肺泻火，止痰嗽、自汗及咳脓血。　**人参**补肺气。　肺虚久嗽，同鹿角胶末煎服。　化痰止嗽，同明矾丸服。　喘嗽有血，鸡子清五更调服。　小儿喘嗽，发热自汗，有血，同天花粉服。　**五味子**收肺气，止咳嗽，乃火热必用之药。　久咳肺胀，同粟壳丸服。　久嗽不止，同甘草、五倍子、风化消末噙。　又同甘草、细茶末噙。

〔一〕寒：原作「风」，今据本书卷二十九杏条附方改。
〔二〕丸酒：原作「酒丸」，今据本书卷二十九杏条附方补肺丸改。
〔三〕不：原作「石」，今据本书卷九不灰木条附方改。
〔四〕咽：原作「含」，今据本书卷三十九五倍子条百药煎附方改。

紫菀止咳脓血，消痰益肺。肺伤咳嗽，水煎服。吐血咳嗽，同五味子丸服。久嗽，同款冬花、百部末服。小儿咳嗽，同杏仁丸服。**款冬花**肺热劳咳，连连不绝，涕唾稠粘，为温肺治嗽之最。痰嗽带血，同百合丸服。以三两烧烟，筒吸之。**仙灵脾**劳气，三焦咳嗽，腹满不食，同五味子、覆盆子丸服。**地黄**咳嗽吐血，为末酒服。**柴胡**除劳热胸胁痛，消痰止嗽。**牛蒡子**咳嗽伤肺。**鬼臼**咳劳。〔谷果〕**罂粟壳**久咳多汗，醋炒，同乌梅末服。**阿芙蓉**久劳咳，同牛黄、乌梅诸药丸服。同粟壳末服。**寒具**〔一〕消痰润脾止咳。**桃仁**急劳咳嗽，同猪肝、童尿煮，丸服。**胡桃**润燥化痰。久咳不止，同人参、杏仁丸服。**金果**补虚，除痰嗽。**仲思枣**　**乌梅**〔木石〕**干漆**并主劳嗽。**诃梨勒**敛肺降火，下气消痰。久咳，含之咽汁。**锺乳粉**虚劳咳嗽。**赤石脂**咳则遗屎，同禹余粮煎服。〔诸虫鳞介〕**蜜蜡**虚咳，发热声嘶，浆水煮，丸服。**蛇含蛙**久劳咳嗽，吐臭痰，连蛇煅末，酒服。**鲫鱼头**烧研服。**鳖**骨蒸咳嗽，同柴胡诸药煮食。**生龟**一二十年咳嗽，煮汁酿酒服。**龟甲**　**蛤蚧**〔禽兽〕**鸜鹆**　**鹦鹉**并主劳咳。**慈乌**骨蒸劳咳，酒煮食。**乌鸦**骨蒸劳咳嗽，煅末酒服。心，炙食。**五灵脂**咳嗽肺胀，同胡桃仁丸服，名敛肺丸。**猪肾**同椒煮食。卒嗽，同干姜煮食，取汗。**猪胰**二十年嗽，浸酒饮。同腻粉煅研服。**猪肺**肺虚咳嗽，麻油炒食。**猪胆**瘦病咳嗽，同人尿、姜汁、橘皮、诃子煮汁服。**羊胰**久嗽，温肺润燥，同大枣浸酒服。**羊肺**　**羊肉**　**貒骨**　**獭肝**　**阿胶**并主劳咳。**黄明胶**久嗽，同人参末、豉汤日服。**人尿**虚劳咳嗽。

【外治】木鳖子肺虚久嗽，同款冬花烧烟，筒吸之。**榆皮**久嗽欲死，以尺许出入喉中，吐脓血愈。**熏黄**三十年呷嗽，同木通、莨菪子烧烟，筒熏之。**锺乳粉**一切劳嗽，同雄黄、款冬花、佛耳草烧烟，吸之。**故茅屋上尘**老嗽不止，同石黄诸药烧烟吸。

〔一〕寒具：按本书卷二十五寒具条，无消痰止咳之文，「润脾」作「润肠」。因疑「寒具」当作「寒食粥」。本书卷二十五粥条寒食粥主治咳嗽，下热气，调中，是其证。并疑此处润脾当作「润肺」。

肺痿肺痈

有火郁。分气虚，血虚。

【排逐】〔草谷〕**鸡苏** 肺痿吐血咳嗽，研末米饮服。**防己** 肺痿咯血，同葶苈末，糯米汤服。肺痿喘咳，浆水煎呷。**桔梗** 肺痈，排脓养血，补内漏。仲景治胸满振寒，咽干吐浊唾，久久吐脓血，同甘草煎服，吐尽脓血愈。**苇茎** 肺痈，咳嗽烦满，心胸甲错，同桃仁、瓜瓣、薏苡煎服，吐脓血愈。**芦根** 骨蒸肺痿，不能食，同麦门冬、地骨皮、茯苓、橘皮、生姜煎服。**甘草** 去肺痿之脓血。久咳肺痿，寒热烦闷，多唾，每以童尿调服一钱。肺痿吐涎沫，头眩，小便数而不咳，肺中冷也，同干姜煎服。**王瓜子** 肺痿吐血，炒研服。**升麻** **紫菀** **贝母** **败酱** 并主肺痈，排脓破血。**知母** **黄芩** 并主肺痿，咳嗽喉腥。**薏苡仁** 肺痈，咳脓血，水煎入酒服。煮醋服，当吐血出。〔果木〕**橘叶** 肺痈，捣汁一盏服，吐出脓血愈。**柘黄** 肺痈不问已成未成，以一两，同百草霜二钱，糊丸，米饮服三十丸，甚捷。**夜合皮** 肺痈唾浊水，煎服。**竹沥** 老小肺痿，咳臭脓，日服三五次。**淡竹茹** **茯苓** 〔人部〕**人尿** 肺痿寒热，气急面赤，调甘草服。**人中白** **天灵盖** 热劳肺痿。

【补益】〔草部〕**人参** 消痰，治肺痿，鸡子清调服。**天门冬** 肺痿，咳涎不渴，捣汁入饴、酒，紫菀末丸含。**栝楼** 肺痿咳血，同乌梅、杏仁末，猪肺蘸食。**款冬花** 劳咳肺痿，同百合末服。**麦门冬** 肺痿肺痈，咳唾脓血。**蒺藜子** 肺痿唾脓。**五味子** **女菀** **沙参** 〔果石〕**白柿** 并润肺[一]止咳。**白石英** 肺痿唾脓〔鳞兽〕**鲫鱼** 肺痿咳血，同羊肉、莱菔煮服。**蛤蚧** 久咳，肺痿，肺痈，咯血。**羊肺** 久咳肺痿，同杏仁、柿霜、豆粉、真酥、白蜜炙食。**羊脂髓** 肺痿骨蒸，同生苄汁、姜汁、白蜜炼服。**猪肺** 肺痿嗽血，蘸薏苡食。**猪胰** 和枣浸酒服。**鹿血** 酒服。**阿胶** **醍醐** **鹿角胶** **黄明胶** 肺痿唾血，同花桑叶末服。

〔一〕肺：原作「脾」，今据本书卷三十柿条改。

虚损

有气虚，血虚，精虚，五脏虚，虚热，虚寒。

【气虚】〔草部〕**甘草**五劳七伤，一切虚损，补益五脏。 大人羸瘦，童尿煮服。 小儿羸瘦，炙焦蜜丸服。**人参**五劳七伤，虚而多梦者加之，补中养营。 虚劳发热，同柴胡煎服。 房劳吐血，独参汤煎服。**黄芪**五劳羸瘦，寒热自汗，补气实表。**黄精**五劳七伤，益脾胃，润心肺，九蒸九晒食。**青蒿**劳热在骨节间作寒热，童尿熬膏，或为末服，或入人参、麦门冬丸服。**石斛**五脏虚劳羸瘦，长肌肉，壮筋骨，锁涎。涩丈夫元气，酒浸酥蒸服满镒，永不骨痛。**骨碎补**五劳六极，手足不收，上热下寒，肾虚。**五味子**壮水锁阳，收耗散之气。**忍冬藤**久服轻身长年益寿，煮汁酿酒饮。**补骨脂**五劳七伤，通命门，暖丹田，脂麻炒过丸服。同茯苓、没药丸服，补肾养心养血。**附子**补下焦阳虚。**天雄**补上焦阳虚。**蛇床子**暖男子阳气、女子阴气。**仙茅**丸服。**淫羊藿** **狗脊**并主冷风虚劳。**柴胡** **秦艽** **薄荷**并解五劳七伤虚热。**羌活**五劳七伤酸痛。**苏子**补虚劳，肥健人。**青木香**气劣不足。同补药则补，同泻药则泻。**天门冬** **沙参** **葳蕤** **白茅根** **白英** **地肤子** **黄连** **术** **熏草** **石蕊** **玉柏** **千岁蘽**〔菜谷〕**五芝** **石耳** **韭白** **薤白** **山药** **甘薯**并补中益气。**大麻子**虚劳内热，大小便不利，水煎服。**胡麻**〔果木〕**柿霜** **藕**并补中益元气，厚肠。**莲实**补虚损，交心肾，固精气，利耳目，厚肠胃，酒浸入猪肚煮丸服。或蒸熟蜜丸服，仙方也。**柏子仁**恍惚虚损吸吸。**枸杞叶**五劳七伤，煮粥食。**地骨皮**去下焦肝肾虚热。虚劳客热，末服。 热劳如燎，同柴胡煎服。 虚劳寒热苦渴，同麦门冬煎服。**五加皮**五劳七伤，采茎叶末服。**冬青**风热，浸酒服。**女贞实**虚损百病，同旱莲、桑椹丸服。**柘白皮**酿酒，补虚损。**厚朴**虚而尿白者加之。**沉香**补脾胃命门。**桂**补命门营卫。**松根白皮** **茯苓** **白棘** **桑白皮**〔石虫〕**云母粉**并主五劳七伤虚损。**五色石脂**补五脏。**白石英** **紫石英**补心气下焦。**枸杞虫**起阳益精，同地黄丸服。**蚕蛹**炒食，治劳瘦，杀虫。**海蚕**

虚劳冷气，久服延年。〔鳞介禽兽〕**鲫鱼**　**鲥鱼**　**嘉鱼**　**石首鱼**　**鳜鱼**　**鳖肉**　**淡菜**　**海蛇**　**鸡肉**　**白鹭**炙食。**桑扈**　**鸠**　**雀**并补虚羸。**犬肉**　**牛肉**　**牛肚**　**狐肉**作脍生食〔一〕。**貉肉**　**猯肉**并主虚劳。**狗肾**产后肾劳，如疟体冷。**猪肚**同人参、粳米、姜、椒煮食，补虚。**猴肉**风劳，酿酒。**山獭**　**紫河车**一切男女虚劳。

【血虚】〔草木〕**地黄**男子五劳七伤，女子伤中失血。同人参、茯苓熬，琼玉膏。酿酒、煮粥皆良。面炒研末酒服，治男女诸虚积冷。同菟絲子丸服。**麦门冬**五劳七伤客热。男女血虚，同地黄熬膏服。**泽兰**妇人频产劳瘦，丈夫面黄，丸服。**黄檗**下焦阴虚，同知母丸服，或同糯米丸服。**当归**　**芎䓖**　**白芍药**　**丹参**　**玄参**　**续断**　**牛膝**　**杜仲**　**牡丹皮**〔介兽〕**龟版**　**绿毛龟**　**鳖甲**　**阿胶**　**醍醐**　**酥酪**　**驼脂**　**牛骨髓**　**牛乳**　**羊乳**并补一切虚，一切血。**羊肉**益产妇。**羊脂**产后虚羸，地黄汁、姜汁、白蜜煎服。**羊肝**同枸杞根汁作羹食。**羊胃**久病虚羸，同白术煮饮。

【精虚】〔草木〕**肉苁蓉**五劳七伤，茎中寒热痛，强阴益精髓。同羊肉煮食。**列当**　**锁阳**同上。**菟丝子**五劳七伤，益精补阳，同杜仲丸服。**覆盆子**益精强阴，补肝明目。每旦水服三錢，益男子精，女人有子。**何首乌**益精血气，久服有子，服食有方。**萝藦子**益精气，同枸杞、五味、地黄诸药末服，极益房室。**巴戟天**　**车前子**　**远志**　**蓬蘽**　**百脉根**　**决明子**　**蒺藜子**　**五味子**　**旋花根**　**萆薢**　**菝葜**　**土茯苓**　**杜仲皮**〔石虫〕**石锺乳**　**阳起石**　**石脑**　**石髓**并补益精气，五劳七伤。**慈石**养胃益精，补五脏，同白石英浸水煮粥，日食。**石硫黄**〔二〕　**桑螵蛸**　**青蚨**　**九香虫**　**牡蛎**　**羊脊髓**　**猪脊髓**并补虚

〔一〕作脍生食：原作「作生」，今据政和本草卷十八狐阴茎条及本书卷五十一狐条补。
〔二〕黄：原作「石」，今据本书卷十一石硫黄条改。

劳，益精气。**羊肾**虚劳精竭，作羹食。五劳七伤，同肉苁蓉煮羹食。虚损劳伤，同白术煮〔一〕饮。**鹿茸**虚劳洒洒如疟，四肢酸痛，腰脊痛，小便数，同当归丸服。同牛膝丸服。**白胶**同茯苓丸服。**麋茸**研末，同酒熬膏服。**麋角**　**鹿髓**　**鹿血、肾**　**獐肉、骨**酿酒。**腽肭脐**并补精血。

瘵疰有虫积，尸气。

【除邪】〔草部〕**青蒿**骨蒸鬼气，熬膏，入猪胆，甘草末丸服。子，功同。**王瓜子**传尸劳瘵，焙研，酒服一钱。**玄参**传尸邪气，作香烧。**甘松**同玄参，熏劳瘵。**茅香花**〔二〕冷劳久病，同艾叶烧，丸服。**苦耽**传尸伏连鬼气。**鬼臼**尸疰殗殜，传尸劳瘵。**天麻**　**鸢尾**　**海根**并主飞尸〔三〕鬼气殗殜，传尸劳瘵。**知母**　**秦艽**　**胡黄连**　**芦根**　**酸浆子**　**百部**　**紫菀**　**甘草**　**桔梗**　**人参**　**黄芪**〔谷菜〕**浮麦**并主传尸，骨蒸劳热，自汗。**阿芙蓉**　**鹿角菜**小儿骨蒸热劳。**茄子**传尸劳气。〔果木〕**李**去骨节间劳热。**杏核仁**男女五劳七伤，童尿煮七次，蜜蒸食。**乌梅**虚劳骨蒸。**冬桃**解劳热。**桃核仁**主骨蒸作热，一百二十颗杵为丸，平旦井水下，饮酒令醉，任意吃水，隔日一作。急劳咳嗽，同猪肝、童尿煮丸服。冷劳减食，茱萸炒收，日食二十粒，酒下，重者服五百粒愈。传尸鬼气，咳嗽痃癖，煮汁作粥食。五尸鬼疰，九十九种，传及傍人，急以桃仁五十枚研泥，水四升煮服，取吐，不尽再吐。**蜀椒**丸服。**槟榔**　**安息香**　**苏合香**并杀传尸劳瘵虫。**樟木节**风劳有虫，同天灵盖诸药服。**干漆**传尸劳瘵，五劳七伤，同柏子仁、酸枣、山茱萸丸服。**皂荚**卒热劳疾，酥炙丸服。急劳烦热，同刺及木皮烧灰淋煎凝〔四〕，入麝香，以童尿浸，蒸饼丸服。**桑柴灰**尸疰鬼疰，三十六种，变动九十九种，死复传人，淋汁煮赤小豆，同羊肉作羹食。

〔一〕煮：此下原有「粥」字，今据本书卷五十羊条肾附方删，与肘后卷四治虚损羸瘦方合。
〔二〕花：原脱，今据本书卷十四茅香条附方补。
〔三〕尸：原脱，今据本书卷十六海根条及卷十七鸢尾条附方补。
〔四〕凝：原作「嗽」，今据本书卷三十五皂荚条附方改。

樗白皮鬼疰传尸，童尿、豆豉煎服。地骨皮骨蒸烦热，同防风、甘草煎服。酸枣仁骨蒸劳热，擂汁煮粥食。阿魏传尸冷气。无患子皮飞尸。柳叶 阿勒勃 黄蘗〔金石〕金薄并主骨蒸劳热。石膏骨蒸劳热，研粉服。雄黄五尸劳病，同大蒜丸服。骨蒸发热，小便研，烧石熏之。鹅管石熏劳嗽。白矾冷劳泄痢，同羊肝丸服。禹余粮冷劳肠泄，同乌头丸服。阳起石 慈石并主五劳七伤虚乏。霹雳砧〔诸虫鳞介〕虫白蜡并杀余虫。石决明骨蒸劳极。纳鳖传尸劳。鳖甲冷痛劳瘦，除骨节间劳热结实，补阴补气。鳖肉益气补不足，去血热。骨蒸潮热咳嗽，同前胡、贝母等药煮食，丸服。蛤蚧治肺劳传尸，咳嗽咯血。蛇吞蛙劳嗽吐臭痰，煅研酒服。鳗鲡鱼传尸疰气劳损。骨蒸劳瘦，酒煮服。〔禽兽〕啄木乌取虫，煅研酒服。慈乌补劳治瘦，止咳嗽骨蒸，五味淹食。乌鸦瘦病咳嗽，骨蒸劳痰，煅研酒服。五劳七伤，吐血咳嗽，酿栝楼根，日煮食。鹰矢白杀劳虫。猪脊髓骨蒸劳伤，同猪胆、童尿、柴胡等煎服。猪肝急劳瘦悴寒热，同甘草丸服。猪肾传尸劳瘵，童尿、酒煮服。猪肚骨蒸热劳，四时宜食。猪胆骨蒸劳极。羊肉骨蒸久冷，同山药作粥食。骨蒸传尸，同皂荚、酒煮食，当吐虫出。白羊头蹄五劳七伤，同胡椒、荜茇、干姜煮食。诸朽骨骨蒸劳热，煮汁淋之，取汗。猫肝杀劳瘵虫，生晒研，每朔望五更酒服。獭肝传尸伏连殗殜，劳瘵虚汗，咳嗽发热，杀虫，阴干为末，水服，日三。鹿茸 腽肭脐虚劳。熊脂酒服，杀劳虫，补虚损。象牙骨蒸。獭肉 狸骨 虎牙 鼠肉并杀劳虫。〔人部〕人屎骨蒸劳极，名伏连传尸，同小便各一升，入新粟米饭五升，曲半饼，密[一]封二七日，每旦服一合，午再服，并去恶气。人尿浸水早服之，晚服童尿。人尿滋阴降火。男女劳证，日服二次。骨蒸发热，以五升煎一升，入蜜三匙，每服一[二]碗，日二服。人中白传尸热劳，肺痿消瘦，降火，消瘀血。秋石虚劳冷疾，有服法。人乳补五脏，治瘦悴。虚损劳瘵，同麝香、木香服，或同

〔一〕密：原作「蜜」，今据本书卷五十二人屎条附方改。

〔二〕一：本书卷五十二人尿条作「二」，外台卷十三作「一大升为两服」。

胞衣末服。人牙烧用，治劳。天灵盖传尸尸疰，鬼疰伏连〔一〕。肺瘘，骨蒸盗汗，退邪气，追劳虫，炙黄，水煎服。同麝香丸服。小儿骨蒸，加黄连，末服。追虫，有天灵盖散。人胞男女一切虚损劳极，洗煮，入茯神丸服。河车大造丸。人胆尸疰伏连〔二〕。人肉瘵疾。

邪祟

邪气乘虚，有痰、血、火、郁。

【除辟】〔草部〕升麻杀百精老物，殃鬼邪气。中恶腹痛，鬼附啼泣。徐长卿鬼疰精物邪恶气，百精老魅注易，亡走啼哭恍惚。鬼督邮　马目毒公　鬼臼杀鬼疰精物，辟恶气不祥，尸疰传尸。忍冬飞尸、遁尸、风尸、沉尸、尸疰、鬼击〔三〕，并煮汁服，或煎膏化酒服。丹参中恶，百邪鬼魅，腹痛气作，声音鸣吼，定精。防葵狂邪，鬼魅精怪。白鲜皮大热饮水，狂走大呼。白蒺藜卒中五尸，丸服。女青　赤箭　天麻　野葛　海根　雷丸　蓝实　败芒箔　卷柏　桔梗　知母　小草　远志　甘松　藁本　迷迭香　白微　人参　苦参　沙参　紫菀　狼毒　草犀　白茅香　茅香　白及　商陆　木香　缩砂　藿香　瓶香　藒车香　兰草　山柰　山姜　蒟酱　蕙草　姜黄　莪茂　郁金香　鸡苏　菖蒲　艾叶　苦耽　云实　蓖麻　蜀漆　艾纳香　射罔　射干　鸢尾　芫花　荛花　水堇　钩吻　羊踯躅　海藻　蘼芜　青蒿　石长生　独行根　白兔藿　续随子　蜘蛛香　屋四角茅　赤车使者〔谷菜〕豌豆煮汁。白豆　大豆并主鬼毒邪气疰忤。酒醋　陈粟米并主鬼击。粳米五种尸病，日煮汁服。芥子邪恶鬼疰气，浸酒服。白芥子御〔四〕恶气，飞尸遁尸，

〔一〕连：原脱，今据本书卷五十二天灵盖条补。
〔二〕连：原脱，今据本书卷五十二人胆条补。
〔三〕击：原缺，今据本书卷十八忍冬条主治及附方补。

邪魅。**大蒜**杀鬼去痛，同香墨、酱汁服。鬼毒风气，同杏仁、雄黄服。**百合**百邪鬼魅，啼泣不止。**胡荽** **罗勒** **旱芹**

〔果木器服〕**桃枭** **桃花** **桃白皮** **桃胶** **桃毛**并主邪恶鬼疰精气。**桃仁**鬼疰寒热疼痛，研服。**陈枣核中仁**疰忤恶气。常服，百邪不干。**榧子** **蜀椒** **毕澄茄** **吴茱萸** **柏实** **鬼箭** **沉香** **蜜香** **丁香** **檀香** **乌药** **必栗香** **竹叶** **鬼齿**并主中恶邪鬼疰气。**降真香**带之辟邪恶气，宅舍怪异。**安息香**心腹恶气，鬼疰，魍魉，鬼胎，中恶魇寐。常烧之，去鬼来神。妇人夜梦鬼交，烧熏永断。**苏合香**辟恶，杀鬼精物。**詹糖香** **樟脑** **乳香** **阿魏** **桦皮脂** **樗白皮** **干漆** **皂荚** **桑柴灰** **无患子** **巴豆** **琥珀**并杀鬼精尸疰。**卮子**五尸注病，烧研水服。**乌臼根皮**尸疰中恶，煎入朱砂服。**古厕木**鬼魅传尸，魍魉神祟，烧之。**古榇板**鬼气疰忤，中恶心腹痛，梦悸，常为鬼神祟挠，和桃枝煎酒服，取吐下。**死人枕** **桃橛** **甑带**煮汁。**铳楔** **败芒箔**

〔水土金石〕**粮罂水**并主尸疰鬼气。**半天河水**鬼疰，狂邪气，恍惚妄言。**铸钟黄土** **鼢鼠壤土** **伏龙肝** **釜脐墨** **京墨** **黑铅** **铅丹**并主疰忤邪气。**古镜** **铜镜鼻** **铁落** **朱砂** **水银** **硫黄** **石膏** **生银** **雄黄** **代赭** **金牙石** **金刚石** **砺石** **蛇黄** **食盐** **霹雳砧**

〔诸虫鳞介〕**露蜂房** **芫青** **龙骨** **龙齿** **鼍甲**并主疰病鬼邪。**鲮鲤**五邪惊啼悲伤，妇人鬼魅哭泣。**蛤蚧** **鳗鲡** **鲛鱼皮** **海虾** **蟹爪** **贝子** **牡蛎**

〔禽兽〕**丹雄鸡** **黑雌鸡** **乌骨鸡** **鸡冠血** **东门鸡头**并主邪气鬼物疰忤。**鸡卵白**五遁尸气冲心，或牵腰脊，顿吞七枚。**胡燕卵黄** **乌鸦** **鹊巢**烧服。**白鸭血**并主鬼魅邪气。**鹰肉**食之，去野狐邪魅。觜、爪烧灰，水服。屎白烧灰，酒服。**牛黄** **野猪黄** **羊脂** **猪脂** **白犬血** **猪心血** **尾血** **猪乳** **豚卵** **羖羊角**烧。**羚羊角及鼻** **犀角** **鹿角及茸** **鹿头** **麂头骨** **猴头骨** **狐头、尾**及

〔四〕御：原作「熨」，今据本书卷二十六白芥条改。

屎烧灰，辟邪恶。五脏，主狐魅及人见鬼，作羹食。**兔头及皮**　**猫头骨**　**猫肉**　**狸肉及骨**　**豹肉**〔一〕**及鼻**　**虎肉及骨**取二十六种魅。爪、牙、皮、屎同。**象牙**　**狼牙**　**熊胆**　**麝香**　**灵猫阴**　**獭肝**鬼疰邪魅，烧末服。**腽肭脐**鬼气尸疰狐魅。**六畜毛**　**蹄甲**　**马悬蹄**　**马屎**　**狮屎**　**底野迦**　**鼠屎**　**彭侯**〔人部〕**乱发**尸疰，烧灰服。**头垢**　**人屎**鬼气疰病，日日服之。**天灵盖**尸疰鬼气。**人胆**

寒热有外感，内伤，火郁，虚劳，疟，疮，瘰疬。

【和解】〔草部〕**甘草**五脏六腑寒热邪气，凡虚而多热者加之。**知母**肾劳，憎寒烦热。**丹参**虚劳寒热。**白头翁**狂⿰犭昜〔二〕寒热。**胡黄连**小儿寒热。**黄芩**寒热往来，及骨蒸热毒。**柴胡**寒热邪气，推陈致新，去早辰潮热，寒热往来，妇人热入血室。**前胡**伤寒寒热，推陈致新。**白鲜皮**主壮热恶寒。**茅根**　**大黄**并主血闭寒热。**旋覆花**五脏间寒热。**茵预**寒热如疟。**屋游**浮热在皮肤，往来寒热。**乌韭**　**龙胆**骨间寒热。**白微**寒热酸痛。**秦艽**　**当归**　**芎䓖**　**芍药**并主虚劳寒热。**荆芥**　**积雪草**　**紫草**　**夏枯草**　**蠡实**　**芦根**　**云实**　**木通**　**蒲黄**　**吴蓝**　**连翘**　**蛇含**　**鸭跖草**　**凌霄花**　**土瓜根**〔菜果〕**冬瓜**泡汁饮。**茄子**　**马齿苋**　**苋实**　**薤白**　**杏花**女子伤中寒热痹。**桃毛**血瘕寒热。〔木石〕**厚朴**解利风寒寒热。**牡荆**　**蔓荆**并除骨间寒热。**冷水**服丹石，病发恶寒，冬月淋至百斛，取汗乃愈。**松萝**　**枳实**　**竹茹**　**雄黄**肝病寒热。**石膏**中风寒热。**滑石**胃热寒热。**曾青**养肝胆，除寒热。**石青**　**石胆**　**食盐**　**朴消**　**矾石**〔虫介兽人〕**雀**

〔一〕肉：原作「骨」，今据金陵、湖北、梅墅烟萝阁本改，与本书卷五十一豹条合。

〔二〕⿰犭昜：金陵本同。字书无「⿰犭昜」字。本书卷十二白头翁条作「⿰犭昜」。政和本草卷十一白头翁条作「易」，原注：「音羊」。御览九九〇同。说文段注谓「昜」即阴阳之阳正字。按狂阳、狂⿰犭昜俱不成辞。汉书外戚传：「素有狂易病」。注：「狂而变易常性也」。后汉书陈忠传：「狂易杀人，得减重论」。千金翼卷三白头翁条正作「狂易」，似应据改。

瓮 龟甲骨中寒热，或肌体寒热欲死，作湯良。海蛤胸痛寒热。蛤蜊老癖为寒热。贝子温疰寒热，解肌，散结热。龙齿大人骨间寒热。鼍甲伏坚寒热。猪悬蹄甲小儿寒热，烧末乳服。牛黄 人尿

【补中清肺】〔草谷〕黄芪虚疾寒热。沙参 黄精 葳蕤 术并除寒热，益气和中。桔梗除寒热，利肺。灯笼草 麦门冬 紫菀 旋花根 黄环 天门冬 白英 忍冬 豌豆 绿豆 赤小豆 秫 百合 山药〔果木〕吴茱萸 椒红 桂利肝肺气，心腹寒热。辛夷五脏身体寒热。沉香诸虚寒热冷痰，同附子煎服。乌药解冷热。桑叶除寒热，出汗。茯苓 酸枣 山茱萸〔石部〕殷蘗瘀血寒热。阳起石 禹余粮〔禽兽〕鹜肪风虚寒热。猳猪头肉寒热。熊脂 鹿角 麋脂

吐血衄血

有阳乘阴者，血热妄行；阴乘阳者，血不归经。血行清道出于鼻，血行浊道出于口。呕血出于肝，吐血出于胃，衄血出于肺。耳血曰衈，眼血曰衈，肤血曰血汗，口鼻并出曰脑衄，九窍俱出曰大衄。

【逐瘀散滞】〔草部〕大黄下瘀血血闭。心气不足，吐血衄血，胸胁刺胀，同芩、连煎服。亦单为散，水煎服。甘遂 芫花 大戟吐血痰涎，血不止者，服此下行即止。杜衡吐血有瘀，用此吐之。红蓝花 郁金破血。为末，井水服，止吐血。茜根活血行血。为末，水煎服，止吐衄诸血。或加黑豆、甘草丸服。同艾叶、乌梅丸服。剪草一切失血，为末和蜜，九蒸九晒服。三七吐衄诸血，米泔服三錢。蓖麻叶涂油炙，熨囟上，止衄。三棱末，醋调涂五椎上，止衄。〔谷菜〕麻油衄血，注鼻，能散血。醋衄血，和胡粉服，仍和土敷阴囊上。韭汁止吐血。和童尿服，消胃脘瘀血。葱汁散血。塞鼻，止衄。蔓菁汁止吐血。莱菔汁止吐血大衄，仍注鼻中。桑耳塞鼻，止衄。〔果木〕栗楔破血。烧服，止吐衄。壳亦可。荷叶破恶血，留好血。口鼻诸血，生者擂汁服，干者末服，或烧服，或加蒲黄。藕汁散瘀血，止口鼻诸血，亦注鼻止衄。桃仁破瘀血血闭。桃枭破血。止吐血，诸药不效，烧服。榴花散

血。为末服，止吐衄。同黄葵花煎服，或为末服，亦塞鼻止衄。干柿脾之果，消宿血，治吐血咯血。棕灰消瘀血。止吐衄诸血，水服。血竭吹鼻，止衄。山茶吐衄，为末，酒入童尿服。胡颓子根吐血，煎水服。蕤核衄血。枫香吐衄，为末水服，或加蛤粉，或加绵灰。椰子皮止衄。苏木〔服器〕红绵灰水服。黄丝绢灰水服。白纸灰水服，止吐衄，效不可言。麻纸灰　藤纸灰入麝香，酒服，止衄血。屏风故纸灰酒服，止衄。败船茹止吐血。〔土石〕白垩土衄血，水服二錢，除根。伏龙肝水淘汁，入蜜服，止吐血。金墨吐衄，磨汁服。铛墨炒过，水服二錢，止吐衄诸血。百草霜水服，并吹鼻止衄。白瓷器末吐血，皂角仁湯服二錢。衄血，吹鼻。地龙粪吐血，水服二錢。花乳石能化血为水，主诸血。凡喷血出升斗者，煅研，童尿入酒服三、五錢。金星石主肺损吐血嗽血。石灰散瘀血。凡卒吐血者，刀头上烧研，水服三錢。白矾吹鼻，止衄。硇砂衄血不止，水服二錢。食盐散血。戎盐主吐血。芒消下瘀血。珊瑚吹鼻，止衄。〔虫鳞〕蚕退纸灰吐血不止，蜜丸含咽。蛴螬主吐血在胸腹不出。蜘蛛网卒吐血者，米饮吞一团。露蜂房主吐衄血。蜗牛焙研，同乌贼骨吹鼻，止衄。虻虫　水蛭　五倍子末水服，并吹鼻，止衄。壁钱窠塞鼻，止衄。龙骨服，止吐血；吹鼻，止衄；吹耳，止衈。鲤鱼鳞灰散血。衄不止，水服二錢。乌贼骨末服，治卒吐血；吹鼻，止衄。鳔胶散瘀血，止呕血。鳝血滴鼻，止衄。胆滴耳，止衈。〔禽兽〕五灵脂吐血，同卢会丸服。同黄芪末，水服。鸡屎白　老鸱骨　驼屎灰　骡屎灰　马悬蹄灰　牛骨灰　猬皮灰并吹鼻止衄。白马通服汁，塞鼻，并止吐衄。牛耳垢塞鼻，止衄。黄明胶贴山根，止衄。炙研，同新绵灰饮服，止吐血。〔人部〕发灰散瘀血。止上下诸血，并水服方寸匕，日三。吹鼻，止衄。人尿止吐衄，姜汁和服，降火散瘀血，服此者十无一死。吐出血炒黑研末，麦门冬湯服三分，以导血归源。衄血接取点目角，并烧灰水服一錢。人爪甲刮末吹鼻，止衄妙。

【滋阴抑阳】〔草部〕生地黄凉血生血。治心肺损，吐血衄血，取汁和童尿煎，入白胶服。心热吐衄，取汁和大黄末丸服。同地龙〔一〕、薄荷末，服之。**紫参**唾血鼽衄。同人参、阿胶末服，止吐血。**丹参**破宿血，生新血。**地榆**止吐衄，米醋煎服。**牡丹皮**和血，生血，凉血。**当归**头止血，身和血，尾破血。衄血不止，末服一錢。**芎䓖**破宿血，养新血，治吐衄诸血。**芍药**散恶血，逐贼血，平肝助脾。太阳鼽衄不止，赤芍药为末，服二錢。咯血，入犀角汁。**黄芩**诸失血。积热吐衄，为末水煎服。**黄连**吐衄不止，水煎服。**胡黄连**吐衄，同生地黄、猪胆汁丸服。**黄药子**凉血降火。吐血，水煎服。衄血，磨汁服，或末服。**白药子**烧服。**蒲黄** **青黛**水服。**蓝汁** **车前汁** **大小蓟**汁。**马兰** **泽兰** **水苏**煎或末。**紫苏**熬膏。**薄荷** **青蒿**汁。**青葙**汁。**马蔺子** **阴地厥** **鳢肠**汁。**蘘荷根**汁。**生葛**汁。**浮萍**末。**桑花**末。**船底苔**煎。**土马鬃**并止吐血衄血。**荆芥**吐血，末服。口鼻出血，烧服。九窍出血，酒服。**茅根**汁或末。**茅针** **茅花** **金丝草** **白鸡冠花**并主吐血衄血。**屋上败茅**浸酒。**地菘**末。**龙葵**同人参末。**螺厣草**擂酒，并止吐血。**苍耳**汁。**贯众**末。**黄葵子**末。**王不留行**煎。**萱根**汁。**决明**末。**龙鳞薜荔**末。**垣衣**汁。**屋游**末服，并止衄血。**地肤**九窍出血，同卮子、甘草、生姜、大枣、灯草，水煎服。**麦门冬**吐衄不止，杵汁和蜜服，或同地黄煎服，即止。**马勃**积热吐血，沙糖丸服。妊娠吐血，米饮和服。〔谷菜〕**小麦**止唾血。**淅泔**饮，止吐血。**麦面**水服，止吐衄。**粟米粉**绞汁，止衄。**翻白草**吐血，煎服。〔果木〕**莲花**酒服末，止损血。**柏叶**煎、丸、散、汁，止吐衄诸血。**卮子**清胃脘血，止衄。**桑叶**末。**地骨皮**煎服，并主吐血。**柳絮**末服，止吐咯血。**槐花**末服，主吐唾咯血。同乌贼骨，吹衄血。**楮叶**汁。**黄檗**末。**槲若**末。**竹叶** **竹茹**并主吐血衄血。**荆叶**九窍出血，杵汁入酒服。〔金石〕**朱砂**同蛤粉酒服，主诸般吐血。**滑石**水服。**铅霜**水服。**胡粉**炒醋。**黄丹**水服。**玄明粉**水服。**水银**并主热衄。〔介兽〕**螺蛳**服汁，主黄疸吐血。**蛤粉**同槐花末，水服。**犬胆**并止衄血。**犀角**汁，止积热吐衄。〔人部〕**人中白**入麝，酒服，止衄。**人中黄**末

〔一〕龙：原作「黄」，今据本书卷十六地黄条附方改。

服，主呕血。烧灰，吹鼻衄。

【理气导血】〔草木〕香附童尿调末服，或同乌药、甘草煎服。桔梗末。箬叶灰。乌药　沉香并止吐血衄血。防风上部见血须用。白芷破宿血，补新血。涂山根，止衄。半夏散瘀血。天南星散血，末服。贝母末。芦荻皮灰。栝楼灰。榧子末服，并主吐血。石菖蒲肺损吐血，同面，水服。芎䓖同香附末服，主头风即衄。灯心草末。香薷末。谷精草末。枇杷叶末。玄胡索塞耳。并止衄。折弓弦口鼻大衄，烧灰同白矾吹之。

【调中补虚】〔草谷〕人参补气生血，吐血后煎服一两。内伤，血出如涌泉，同荆芥灰、蒸柏叶、白面水服。黄芪逐五脏恶血。同紫萍末服，止吐血。甘草养血补血，主唾脓血。白及羊肺蘸食，主肺损吐血。水服，止衄。百合汁，和蜜蒸食，主肺病吐血。稻米末服，止吐衄。萆薢叶香油炒食。饴糖　白扁豆　白术〔石虫〕锺乳粉　五色石脂　代赭石并主虚劳吐血。灵砂暴惊九窍出血，人参汤服三十粒。鳖甲　蛤蚧　淡菜　阿胶　白狗血热饮。鹿角胶并主虚损吐血。水牛脑劳伤吐血，同杏仁、胡桃、白蜜、麻油熬干，末服。羊血热饮，主衄血经月。酥酪　醍醐灌鼻，止涕血。

【从治】附子阳虚吐血，同地黄、山药丸服。益智子热伤心系吐血，同丹砂、青皮、麝香末服。桂心水服。干姜童尿服。并主阴乘阳吐血衄血。艾叶服汁，止吐衄。姜汁服汁，仍滴鼻。芥子涂囟。葫蒜贴足心。并主衄血。又服蒜汁，止吐血。

【外迎】冷水耳目鼻血不止，以水浸足、贴囟、贴顶、噀面、薄胸皆宜。

齿衄

有阳明风热，湿热，肾虚。

【除热】防风　羌活　生苄　黄连

【清补】人参齿缝出血成条，同茯苓、麦门冬煎服，奇效。　上盛下虚，服凉药益甚者，六味地黄丸，黑锡丹。

【外治】香附姜汁炒研，或同青盐、百草霜。蒲黄炒焦。苦参同枯矾。骨碎补炒焦。丝瓜藤灰。寒水石同朱砂、甘草、片脑。五倍子烧。地龙同矾、麝。紫矿 枯矾 百草霜并揩掺。麦门冬 屋游 地骨皮 苦竹叶 盐并煎水漱。童尿热漱。蜀椒 苦竹茹并煎醋漱。蟾酥按。铁钉烧烙。

血汗

即肌衄，又名脉溢，血自毛孔出。心主血，又主汗，极虚有火也。

【内治】人参气散血虚，红汗污衣，同归、芪诸药煎服。又建中湯、辰砂妙香散皆宜。抓伤血络，血出不止，以一两煎服。葎草产妇大喜，汗出赤色污衣，喜则气出也。捣汁一升，入醋一合，时服一杯。黄芩灸疮血出不止，酒炒末下。生姜汁毛窍节次血出，不出则皮胀如鼓，须臾口目皆胀合，名脉溢，以水和汁各半服。郁李仁鹅梨〔一〕汁调末服，止血汗。朱砂血汗，入麝，水服。人中白血从肤腠出，入麝，酒服二錢。水银毛孔出血，同朱砂、麝香服。黄犊脐中屎九窍四肢指歧间血出，乃暴怒所致，烧末水服方寸匕，日五次。

【外治】旱莲傅灸疮血出不止。蜣螂灰同上。粪桶箍烧傅搔痒血出不止。五灵脂掺抓痣血出不止。男子胎发医毛孔血出。煮酒瓶上纸同上。

咳嗽血

咳血出于肺，嗽血出于脾，咯血出于心，唾血出于肾。有火郁，有虚劳。

【火郁】麦门冬 片黄芩 桔梗 生地黄 金丝草 茅根 贝母 姜黄 牡丹皮 芎䓖 白芍药 大青 香附子 茜根 丹参 知母 荷叶末。藕汁 桃仁 柿霜 干柿入脾肺，消宿血、咯血、痰涎血。杏仁肺热咳血，同青黛、黄蜡作饼，干柿夹煨，日食。水苏研末饮服。紫菀同五味子蜜丸服。并治吐血后咳。白前久咳唾血，同桔梗、甘草、桑白皮煎服。荆芥穗喉脘痰血，同甘、桔煎服。蒲

〔一〕梨：原缺，今据本书卷三十六郁李条附方补。

黄　桑白皮　茯神　柳絮末。韭汁，和童尿。生姜蘸百草霜。黄檗　槐花末服。槲若水煎。发灰　童尿并主咳咯唾血。卮子炒焦，清胃脘血。诃子火郁嗽血。乌鸦劳嗽吐血。

【虚劳】人参　地黄　百合　紫菀　白及　黄芪　五味子　阿胶　白胶　酥酪　黄明胶肺损嗽血，炙研汤服。猪胰一切肺病，咳唾脓血。猪肺肺虚咳血，蘸薏苡仁末食。猪心心虚咯血，包沉〔一〕香、半夏末，煨食。乌贼骨女子血枯伤肝唾血。

诸汗

有气虚，血虚，风热，湿热。

【气虚】黄芪泄邪火，益元气，实皮毛。人参一切虚汗。　同当归、猪肾煮食，止怔忡自汗。白术末服，或同小麦煎服，止自汗。同黄芪、石斛、牡蛎末服，主脾虚自汗。麻黄根止诸汗必用，或末，或煎，或外扑。葳蕤　知母　地榆并止自汗。附子亡阳自汗。艾叶盗汗，同茯神、乌梅煎服。何首乌贴脐。郁金涂乳。粳米粉外扑。麻勃中风汗出。糯米同麦麸炒，末服。韭根四十九根煎服，止盗汗。〔果木〕酸枣仁睡中汗出，同参、苓末服。茯神虚汗盗汗，乌梅汤服。　血虚心头出汗，艾汤调服。柏实养心止汗。桂主表虚自汗。杜仲产后虚汗，同牡蛎服。吴茱萸产后盗汗恶寒。雷丸同胡粉扑。〔虫兽〕五倍子同荞麦粉作饼，煨食，仍以唾和填脐中。牡蛎粉气虚盗汗，同杜仲酒服。　虚劳盗汗，同黄芪、麻黄根煎服。　产后盗汗，麸炒研，猪肉汁服。　阴汗，同蛇床子、干姜、麻黄根扑之。龙骨止夜卧惊汗。黄雌鸡伤寒后虚汗，同麻黄根煮汁，入肉苁蓉、牡蛎粉煎服。猪肝脾虚，食即汗出，为丸服。羊胃作羹食。牛羊脂酒服，止卒汗。

【血虚】〔草兽〕当归　地黄　白芍药　猪膏产后虚汗，同姜汁、蜜、酒煎服。猪心心虚自汗，同

〔一〕沉：原作「洗」，今据本书卷五十豕条心附方改。

参、归煮食。**肾**产后汗蓐劳，煮粥臛食。

【风热】〔草部〕**防风**止盗汗，同人参、芎藭末服。自汗，为末，麦湯服。**白芷**盗汗，同朱砂服。**荆芥**冷风出汗，煮汁服。**龙胆**男女小儿及伤寒一切盗汗，为末酒服，或加防风。**黄连**降心火，止汗。**胡黄连**小儿自汗。**麦门冬**〔谷菜〕**小麦** **浮麦** **麦面**盗汗，作丸煮食。**豉**盗汗，熬末酒服。**蒸饼**每夜食一枚，止自汗盗汗。**黄蒸米醋**并止黄汗。**胡瓜**小儿出汗，同黄连、胡黄连、黄檗、大黄诸药，丸服。〔果木〕**桃枭**止盗汗，同霜梅、葱白、灯心等，煎服。**椒目**盗汗，炒研，猪唇湯服。**盐麸子**收汗。**经霜桑叶**除寒热盗汗，末服。**竹沥**产后虚汗，热服。〔服器〕**败蒲扇灰**水服并扑。**甑蔽灰**水服。**死人席灰**煮浴。**五色帛**拭盗汗，乃弃之。

怔忡血虚，有火，有痰。

【养血清神】〔草木〕**人参**同当归末，猪肾煮食。**当归** **地黄** **黄芪** **远志** **黄芩** **黄连**泻心火，去心窍恶血。**巴戟天**益气，去心痰。**香附**忧愁心忪，少气疲瘦。**牡丹皮**主神不足，泻包络火。**麦门冬** **茯神** **茯苓** **酸枣** **柏实**安魂定魄，益智宁神。

健忘心虚，兼痰，兼火。

【补虚】〔草木〕**甘草**安魂魄，泻火养血，主健忘。**人参**开心益智，令人不忘，同猪肪炼过，酒服。**远志**定心肾气，益智慧不忘，为末，酒服。**石菖蒲**开心孔，通九窍，久服不忘不惑，为末，酒下。**仙茅**久服通神，强记聪明。**淫羊藿**益气强志，老人昏耄，中年健忘。**丹参** **当归** **地黄**并养血安神定志。**预知子**心气不足，恍惚错忘，忪悸烦郁，同人参、菖蒲、山药、黄精等，为丸服。〔谷菜果木〕**麻勃**主健忘。七夕日收一升，同人参二两为末，蒸熟，每卧服一刀圭，能尽知四方事。**山药**镇心神，安魂魄，主健忘，开达心孔，多记事。**龙眼**安志强魂，主思虑伤脾，健忘怔忡，自汗惊悸，归脾汤用之。莲实清心宁神，末服。乳香心神不足，水火不济，健忘惊悸，同沉香、茯神丸服。茯神　茯苓　柏实　酸枣〔鳞兽〕白龙骨健忘，同远志末，汤服。虎骨同龙骨、远志，末服。六畜心心昏多忘，研末酒服。

【痰热】〔草果〕黄连降心火，令人不忘。玄参补肾止忘。麦门冬　牡丹皮　柴胡　木通通利诸经脉壅寒热之气，令人不忘。商陆花人心昏塞，多忘喜误，为末，夜服，梦中亦醒悟也。桃枝作枕及刻人佩之，主健忘。〔金石兽〕旧铁铧心虚恍惚健忘，火烧淬酒浸水，日服。铁华〔一〕粉　金薄　银薄　银膏　朱砂　空青　白石英心脏风热，惊悸善忘，化痰安神，同朱砂为末服。牛黄除痰热健忘。

惊悸有火，有痰，兼虚。

【清镇】〔草谷〕黄连泻心肝火，去心窍恶血，止惊悸。麦门冬　远志　丹参　牡丹皮　玄参　知母并定心，安魂魄，止惊悸。甘草惊悸烦闷，安魂魄。伤寒心悸脉代，煎服。半夏心下悸忪，同麻黄丸服。天南星心胆被惊，神不守舍，恍惚健忘，妄言妄见，同朱砂、琥珀丸服。柴胡除烦止惊，平肝胆包络相火。龙胆退肝胆邪热，止惊悸。芍药泻肝，除烦热惊狂。人参　黄芪　白及　胡麻　山药　淡竹沥　黄檗　柏实　茯神　茯苓　乳香　没药　血竭　酸枣仁　厚朴　震烧木火惊失志，煮汁服。〔金石〕霹雳砧大惊失心恍惚，安神定志。天子籍田犁下土惊悸颠邪，水服。金屑　银屑　生银　朱砂银　朱砂银膏　自然铜　铅霜　黄丹　铁精　铁粉　紫石英煮汁。雄黄　玻璃　白石英　五色石脂〔鳞介禽兽〕龙骨　龙齿　夜明沙　鼍甲　牛黄　羚羊角　虎睛、骨、胆　羖

〔一〕华：原作「铧」，此字涉上而误，今据本书卷八铁华粉条改。

羊角 **象牙** **麝脐香** **犀角** **醍醐**并镇心平肝，除惊悸。**猪心**除惊补血，产后惊悸，煮食。**猪心血**同青黛、朱砂丸服，治心病邪热。**猪肾**心肾虚损，同参、归煮食。**六畜心**心虚作痛，惊悸恐惑。**震肉**因惊失心，作脯食。**人魄**磨水服，定惊悸狂走。

狂惑有火，有痰，及畜血。

【清镇】〔草部〕**黄连** **蓝汁** **麦门冬** **荠苨** **茵陈** **海金沙**并主伤寒发狂。**葳蕤** **紫参** **白头翁**并主狂疟。**白微**暴中风热，忽忽不知人，狂惑邪气。**白鲜皮**腹中大热饮水，欲走发狂。**龙胆**伤寒发狂，为末，入鸡子清、生蜜，凉水服。**撒法即**即番红花，水浸服，主伤寒发狂。**葛根** **栝楼根** **大黄**热病谵狂，为散服。**攀倒甑汁**主风热狂躁，服。**苦参**热病发狂，不避水火，蜜丸服。**麦门冬** **芍药** **景天** **鸭跖草**并主热狂。**葶苈**卒发狂，白犬血丸服。**郁金**失心颠狂，同明矾丸服。**莨菪子** **防葵**并主颠狂，多服令人狂走。〔谷菜〕**麦苗**汁，主时疾狂热。**麦奴**阳毒热狂大渴。**葱白**天行热狂。**百合**颠邪狂叫涕泣。**淡竹笋**热狂有痰。〔果木〕**瓜蒂**热水服，取吐。**甘蔗**天行热狂，腊月瓶封粪坑中，绞汁服。**苦枣** **桃花** **楝实** **淡竹叶**并主热狂。**竹沥**痰在胸膈，使人颠狂。小儿狂语，夜后便发，每服二合。**卮子**蓄热狂躁，同豉煎服，取吐。**桐木皮**吐下。**雷丸**颠痫狂走。**栾花**诸风狂痓。**经死绳灰**卒发狂，水服。〔水土金石〕**半天河**鬼狂。**腊雪**热狂。**伏龙肝**狂颠风邪，水服。**釜墨** **百草霜**并阳毒发狂。**车脂**中风发狂，醋服一团。**朱砂**颠痫狂乱，猪心煮过，同茯神丸服。产后败血入心，狂颠见祟，为末，地龙滚过，酒服。**寒水石**伤寒发狂，逾垣上屋，同黄连末服。**玄明粉**伤寒发狂，同朱砂服。**粉霜**伤寒积热，及风热生惊如狂，同铅霜、轻粉、白面，作丸服。**玄精石** **菩萨石** **雄黄**并热狂。**铁落**平肝去怯，善怒发狂，为饮服，下痰气。**铁甲**忧结善怒，狂易。**铁浆**发热狂走。**银屑** **银膏** **金**

屑〔鳞介〕龙齿并镇神，定狂热。文鳐食之已狂。贝子　玳瑁并主伤寒热狂。〔虫禽〕蚕退纸灰颠狂邪祟，狂走悲泣自高，酒服一匕。白雄鸡颠邪狂妄，自贤自圣，作羹粥食。惊愤邪僻，志气错越，入真珠、薤白煮食。鸡子天行热疾狂走，生吞一枚。鸥燥渴狂邪，五味腌食。鹊巢灰服，主颠狂。凤凰台磨水服，主热狂。〔兽人〕羚羊角惊梦狂越僻谬，平肝安魂。犀角时疾热毒入心，狂言妄语，镇肝退热，消痰解毒。牛黄　犛牛黄并惊。驴脂狂颠，和乌梅丸服。驴肉风狂忧愁不乐，安心止烦，煮食，或作粥食之。六畜毛、蹄甲颠狂妄走。猳猪肉狂病久不愈。白犬血热病发狂，见鬼垂死，热贴胸上。狗肝心风发狂，擦消石、黄丹，煮嚼。灵猫阴狂邪鬼神，镇心安神。人中黄热病发狂如见鬼，久不得汗，及不知人，煅研水服。人屎时行大热狂走，水服。人尿血闷热狂。人魄磨水服，定惊悸颠狂。胞衣水诸热毒狂言。紫河车煮食，主失心风。耳塞颠狂鬼神。

烦躁肺主烦，肾主躁。有痰，有火，有虫厥。

【清镇】〔草部〕黄连　黄芩　麦门冬　知母　贝母　车前子　丹参　玄参　甘草　柴胡　甘蕉根　白前　葳蕤　龙胆草　防风　蠡实　芍药　地黄　五味子　酸浆　青黛　栝楼子　葛根　菖蒲　菰笋　萱根　土瓜根　王不留行并主热烦。海苔研饮，止烦闷。胡黄连主心烦热，米饮末服。牛蒡根服汁，止热攻心烦。款冬花润心肺，除烦。白术烦闷，煎服。苎麻　蒲黄并主产后心烦。〔谷菜〕小麦　糯米泔　淅二泔　赤小豆　豉　麨　蘖米　酱汁　米醋　芋　堇　水芹菜　白菘菜　淡竹笋　壶卢　冬瓜　越瓜〔果木〕西瓜　甜瓜　乌梅及核仁　李根白皮　杏仁　大枣　榅桲　椑柹　荔枝　巴旦杏　橄榄　波罗蜜　梨汁　枳椇　葡萄　甘蔗　刺蜜　都咸子　都桷子　藕　荷叶　芡茎　猴桃　竹沥

竹叶 淡竹叶 楝实 厚朴 黄栌 卢会 卮子 荆沥 猪苓 酸枣仁 胡桐泪 茯神 茯苓 槐子大热心烦，烧研酒服。黄檗〔金石〕铅霜 不灰木 真玉 禹余粮 滑石煎汁煮粥。五色石脂 朱砂 理石 凝水石 石膏 玄明粉 石硷 甜消〔鳞介〕龙骨 文蛤 真珠合知母服。蛏肉〔禽兽〕抱出鸡子壳小儿烦满欲死，烧末酒服。鸡子白 诸畜血 驴肉 羚羊角并主热烦。犀角磨汁服，镇心，解大热，风毒攻心，毷氉热闷。水羊角灰气逆烦满，水服。白犬骨灰产后烦懑，水服。

不眠有心虚，胆虚，兼火。

【清热】〔草部〕灯心草夜不合眼，煎汤代茶。半夏阳盛阴虚，目不得瞑，同秫米，煎以千里流水，炊以苇火，饮之即得卧。地黄助心胆气。麦门冬除心肺热，安魂魄。〔谷菜〕秫米 大豆日夜不眠，以新布火炙熨目，并蒸豆枕之。干姜虚劳不眠，研末二钱，汤服取汗。苦竹笋 睡菜 蕨菜 马蕲子〔果木〕乌梅 榔榆并令人得睡。榆荚仁作糜羹食，令人多睡。蕤核熟用。酸枣胆虚烦心不得眠，炒熟为末，竹叶汤下，或加人参、茯苓、白术、甘草，煎服。 或加人参、辰砂、乳香，丸服。大枣烦闷不眠，同葱白煎服。木槿叶炒煎饮服，令人得眠。郁李仁因悸不得眠，为末酒服。松萝去痰热，令人得睡。乳香治不眠，入心活血。茯神 知母 牡丹皮〔金石〕生银 紫石英 朱砂〔虫兽〕蜂蜜 白鸭煮汁。马头骨灰胆虚不眠，同乳香、酸枣，末服。

多眠脾虚，兼湿热，风热。

【脾湿】〔草木〕木通脾病，常欲眠。术 葳蕤 黄芪 人参 沙参 土茯苓 茯苓 荆

沥　南烛并主好睡。　蕤核生用治足睡。　花构叶人耽睡，晒研汤服，日二。〔鳞禽〕龙骨主多寐泄精。　鸤鸠安神定志，令人少睡。

【风热】〔草部〕苦参　营实并除有热好眠。　甘蓝及子久食益心力，治人多睡。　龙葵　酸浆并令人少睡。　当归　地黄并主脾气痿躄嗜卧。　苍耳　白微风温灼热多眠。　白苣　苦苣〔果木〕茶治风热昏愦，多睡不醒。　皋卢除烦消痰，令人不睡。　酸枣胆热好眠，生研汤服。　枣叶生煎饮。〔兽部〕马头骨灰胆热多眠，烧灰水服，日三夜一。亦作枕。　又同朱砂、铁粉、龙胆，丸服。

消渴

上消少食，中消多食，下消小便如膏油。

【生津润燥】〔草部〕栝楼根为消渴要药，煎汤、作粉、熬膏皆良。　黄栝楼酒洗熬膏，白矾丸服。　王瓜子食后嚼二三两。　王瓜根　生葛根煮服。　白芍药同甘草煎服，日三，渴十年者亦愈。　兰叶生津止渴，除陈气。　芭蕉根汁日饮。　牛蒡子　葵根消渴，小便不利，煎服；消中尿多，亦煎服。　甘藤汁　大瓠藤汁〔谷菜〕菰米煮汁。　青粱米　粟米　麻子仁煮汁。　沤麻汁　波棱根同鸡内金末，米饮日服，治日饮水一石者。　出了子萝卜杵汁饮，或为末，日服，止渴润燥。　蔓菁根　竹笋　生姜鲫鱼胆和丸服。〔果木〕乌梅止渴生津，微研水煎，入豉再煎服。　椑柿止烦渴。　君迁子　李根白皮　山矾〔石虫〕矾石　五倍子生津止渴，为末，水服，日三。　百药煎　海蛤　魁蛤　蛤蜊　真珠　牡蛎煅研，鲫鱼汤服，二三服即止。〔禽兽〕𬊈鸡汤澄清饮，不过三只。　𬊈猪汤澄清日饮。　酥酪　牛羊乳　驴马乳

【降火清金】〔草部〕麦门冬心肺有热，同黄连丸服。　天门冬　黄连三消，或酒煮，或猪肚蒸，或冬瓜汁浸，为丸服。小便如油者，同栝楼根丸服。　浮萍捣汁服。　同栝楼根丸服。　葎草虚热渴，杵汁服。　紫葛产后烦渴，煎水服。　凌霄花水煎。　泽泻　白药　贝母　白英　沙参　荠苨　茅根煎水。　茅针　芦根

菰根　凫葵　水蘋　水莼　水藻　陟厘　莸草　灯心草　苎根　苦杖　紫菀　荭草

白芷风邪久渴。款冬花消渴喘息。苏子消渴变水，同萝卜子末，桑白皮汤，日三服，水从小便出。燕蓐草烧灰，同牡蛎、羊肺为末服。〔谷菜〕小麦作粥饭食。麦麸止烦渴。薏苡仁煮汁。乌豆置牛胆百〔一〕日，吞之。大豆苗酥炙末服。赤小豆煮汁。腐婢　绿豆煮汁。豌豆淡煮。冬瓜利小便，止消渴，杵汁饮。干瓤煎汁。苗〔二〕、叶、子俱良。〔果木〕梨汁　庵罗果煎饮。林檎　芰实　西瓜　甘蔗　乌芋　黄檗止消渴，尿多能食，煮汁服。桑白皮煮汁。地骨皮　荆沥　竹沥日饮。竹叶　茯苓上盛下虚，火炎水涸，消渴，同黄连等分，天花粉糊丸服。猪苓〔衣服〕故麻鞋底煮汁服。井索头灰水服。黄绢煮汁。〔水石〕新汲水

腊雪水　夏冰　甘露　醴泉　乌古瓦煮汁。黑铅同水银结如泥，含豆许咽汁。铅白霜同枯矾丸噙。

黄丹新水服一錢。密陀僧同黄连丸服。锡吝脂主三焦消渴。滑石　石膏　长石　无名异同黄连丸服。

朱砂主烦渴。凝水石　卤硷　汤瓶硷粟米和丸，人参汤，每服二十丸。同葛根、水萍煎服。同菝葜、乌梅末煎服。浮石煮汁服。同青黛、麝香服。同蛤粉、蝉蜕末，鲫鱼胆调服。〔虫兽〕石燕煮汁服，治久患消渴。蚕茧煮汁饮。蚕蛹煎酒服。晚蚕沙焙研，冷水服二錢，不过数服。缲丝汤　雪蚕　蜗牛浸水饮，亦生研汁。

田螺浸水饮。蜗螺　蚬浸水饮。海月　猪脬烧研，酒服。雄猪胆同定粉丸服。牛胆除心腹热渴。

【补虚滋阴】〔草部〕地黄　知母　葳蕤止烦渴，煎汁饮。人参生津液，止消渴，为末，鸡子清调服。同栝楼根，丸服。同粉草、猪胆汁，丸服。同葛粉、蜜，熬膏服。黄芪诸虚发渴，生痈或痈后作渴，同粉草半生半炙末服。香附消渴累年，同茯苓末，日服。牛膝下虚消渴，地黄汁浸曝，为丸服。五味子生津补肾。菟丝子

〔一〕百：原作「日」，今据金陵本改，与本书卷二十四大豆条附方及卷五十牛条俱合。

〔二〕苗：原作「黄」，今据本书卷二十八冬瓜条附方改。

煎饮。蔷薇根水煎。菝葜同乌梅煎服。覆盆子　悬钩子〔谷菜果木〕糯米粉作糜一斗食，或绞汁和蜜服。糯谷炒取花，同桑白皮煎饮，治三消。稻穰心灰浸汁服。白扁豆栝楼根汁和丸服。韭菜淡煮，吃至十斤效。藕汁　椰子浆　栗壳煮汁服。枸杞　桑椹单食。松脂〔石鳞禽兽〕礜石　石锺乳　蛤蚧　鲤鱼　嘉鱼　鲫鱼酿茶煨食，不过数枚。鹅煮汁。白雄鸡　黄雌鸡煮汁。野鸡煮汁。白鸽切片，同土苏煎汁，咽之。雄鹊肉　白鸥肉主躁渴狂邪。雄猪肚煮汁饮。仲景方：黄连、知母、麦门冬、栝楼根、粱米同蒸，丸服。猪脊骨同甘草、木香、石莲、大枣，煎服。猪肾　羊肾下虚消渴。羊肚胃虚消渴。羊肺　羊肉同瓠子、姜汁、白面，煮食。牛胃　牛髓　牛脂同栝楼汁，熬膏服。牛脑　水牛肉　牛鼻同石燕，煮汁服。兔及头骨煮汁服。鹿头煮汁服。

【杀虫】〔木石〕苦楝根皮消渴有虫，煎水入麝香服，人所不知。研末，同茴香末服。烟胶同生姜浸水，日饮。水银主消渴烦热，同铅结砂，入酥炙皂角、麝香，末服。雌黄肾消尿数，同盐炒干姜，丸服。〔鳞禽〕鳝头　鳅鱼烧研，同薄荷叶，新水服二钱。鲫鱼胆　鸡肠　鸡内金膈消饮水，同栝楼根炒为末，糊丸服。五灵脂同黑豆末，每服三钱，冬瓜皮汤下。〔兽人〕犬胆止渴杀虫。牛粪绞汁服。麝香饮酒食果物成渴者，研末酒丸，以枳椇子汤下。牛鼻拳煮汁饮，或烧灰酒服。众人溺坑水服之。

遗精梦泄

有心虚，肾虚，湿热，脱精。

【心虚】〔草木果石〕远志　小草　益智　石菖蒲　柏子仁　人参　菟丝子思虑伤心，遗沥梦遗，同茯苓、石莲丸服。又主茎寒精自出，溺有余沥。茯苓阳虚有余沥，梦遗，黄蜡丸服。心肾不交，同赤茯苓熬膏，丸服。莲须清心，通肾，固精。莲子心止〔一〕遗精，入辰砂末服。石莲肉同龙骨、益智等分末服。酒浸，猪肚

丸，名水芝丹。**厚朴**心脾不调，遗沥，同茯苓，酒、水煎服。**朱砂**心虚遗精，入猪心煮食。**紫石英**

【肾虚】〔草菜〕**巴戟天**夜梦鬼交精泄。**肉苁蓉**茎中寒热痛，泄精遗沥。**山药**益肾气，止泄精，为末酒服。**补骨脂**主骨髓伤败，肾冷精流，同青盐末服。**五味子**肾虚遗精，熬膏日服。**石龙芮**补阴气不足，失精茎冷。**葳蕤** **蒺藜** **狗脊**固精强骨，益男子，同远志、茯神、当归丸服。**益智仁**梦泄，同乌药、山药丸服。**木莲**惊悸遗精，同白牵牛末服。**覆盆子** **韭子**宜肾壮阳，止泄精。为末酒服，止虚劳梦泄，亦醋煮丸服。**茖葱子** **葱实**

〔果木〕**胡桃**房劳伤肾，口渴精溢自出，大便燥，小便或赤或利，同附子、茯苓丸服。**芡实**益肾固精，同茯苓、石莲、秋石丸服。**樱桃** **金樱子**固精，熬膏服，或加芡实丸，或加缩砂丸服。**柘白皮**劳损梦交泄精，同桑白皮煮酒服。**乳香**卧时含枣许嚼咽，止梦遗。**棘刺**阴痿精自出，补肾益精。**沉香**男子精冷遗失，补命门。**安息香**男子夜梦鬼交遗失。**杜仲** **枸杞子** **山茱萸**〔金石〕**石硫黄** **五石脂** **赤石脂**小便精出，大便寒滑，干姜、胡椒丸服。**石锺乳**止精壮阳，浸酒日饮。**阳起石**精滑不禁，大便溏泄，同锺乳、附子丸服。〔虫鳞〕**桑螵蛸**男子虚损，昼寐泄精，同龙骨末服。**晚蚕蛾**止遗精白浊，焙研丸服。**九肋鳖甲**阴虚梦泄，烧末酒服。**龙骨**多寐泄精，小便泄精，同远志丸服，亦同韭子末服。**紫稍花**〔禽兽〕**鸡膍胵** **黄雌鸡** **乌骨鸡**遗精白浊，同白果、莲肉、胡椒煮食。**鹿茸**男子腰肾虚冷，夜梦鬼交，精溢自出，空心酒服方寸匕，亦煮酒饮。**鹿角**水磨服，止脱精梦遗。酒服，主妇人梦与鬼交，鬼精自出。**白胶**虚遗，酒服。**阿胶**肾虚失精，酒服。**猪肾**肾虚遗精，入附子末，煨食。**狗头骨皮**梦遗，酒服。**獐肉** **秋石**

【湿热】〔草木〕**半夏**肾气闭，精无管摄妄〔二〕遗，与下虚不同，用猪苓炒过，同牡蛎丸服。**薰草**梦遗，同参、

〔一〕止：原作「上」，今据本书卷三十三莲藕条莲薏附方改。

〔二〕妄：原作「忘」，今据本事方卷三猪苓圆条及本书卷十七半夏条附方改。

术〔一〕等药煮服。**车前草**服汁。**续断** **漏卢** **泽泻** **苏子**梦中失精，炒研服。**黄檗**积热心忪梦遗，入片脑丸服。**龙脑** **五加皮**〔金介〕**铁锈**内热遗精，冷水服一钱。**牡蛎粉**梦遗便溏，醋糊丸服。**蛤蜊粉** **烂蚬壳** **田螺壳** **真珠**并止遗精。

赤白浊

赤属血，白属气。有湿热，有虚损。

【湿热】〔草谷菜〕**猪苓**行湿热，同半夏末酒煮，羊卵丸服。**半夏**猪苓炒过，同牡蛎丸服。**黄连**思想无穷，发为白淫，同茯苓丸服。**知母**赤白浊及梦遗，同黄檗、蛤粉、山药、牡蛎丸服。**茶茗叶**尿白如泔，小腹气痛，烧入麝香服。**生地黄**心虚热赤浊，同木通、甘草煎服。**大黄**赤白浊，以末入鸡子内蒸食。**苍术**脾湿下流，浊沥。**荞麦粉**炒焦，鸡子白丸服。**稻草**煎浓汁，露一夜服。**神曲** **萝卜**酿茱萸蒸过，丸服。**冬瓜仁**末，米饮服。**松蕈**〔果木〕**银杏**十枚，擂水日服，止白浊。**榧子** **椿白皮**同滑石等分，饭丸服。一加黄檗、干姜、白芍、蛤粉。**榆白皮**水煎。**楮叶**蒸饼丸服。**柳叶**清明日采，煎饮代茶。**牡荆子**酒饮二钱。**厚朴**心脾不调，肾气浑浊〔二〕，姜汁炒，同茯苓服。

【虚损】〔草果木兽〕**黄芪**气虚白浊，盐炒，同茯苓丸服。**五味子**肾虚白浊脊痛，醋糊丸服。**肉苁蓉**同鹿茸、山药、茯苓丸服。**菟丝子**思虑伤心肾，白浊遗精，同茯苓、石莲丸服。又同麦门冬丸服。**络石**养胃气，土邪干〔三〕水，小便白浊，同人参、茯苓、龙骨，末服。**木香**小便浑如精状，同当归、没药丸服。**萆薢**下焦虚寒，白浊茎痛，同菖蒲、益智、乌药煎服。**附子**白浊便数，下寒，炮末，水煎服。**益智**白浊，同厚朴煎服；赤浊，同茯神、远志、甘草丸

〔一〕术：原作「茱」，今据外台卷十六薰草汤及本书卷十四薰草零陵香条附方改。
〔二〕浊：原缺，今据本书卷三十五厚朴条附方补。
〔三〕干：原作「于」，今据本书卷十八络石条发明改。

服。**远志**心虚赤浊，同益智、茯神丸服。**石莲**心虚赤浊，研末六錢，甘草一錢，煎服；白浊，同茯苓煎服。**芡实**白浊，同茯苓、黄蜡丸服。**土瓜根**肾虚，小便如淋。**石菖蒲**心虚白浊。**茱萸**　**巴戟天**　**山药**　**茯苓**心肾气虚，梦遗白浊，赤白各半，地黄汁及酒熬膏丸服。阳虚甚，黄蜡丸服。**羊骨**虚劳白浊，为末酒服。小便膏淋，橘皮湯服。**羊胫骨**脾虚白浊，同厚朴、茯苓丸服。**鹿茸**

癃淋

有热在上焦者，口渴；热在下焦者，不渴；湿在中焦，不能生肺者。前后关格者，下焦气闭也。转胞者，系了戾也。五淋者，热淋、气淋、虚淋、膏淋、沙石淋也。

【通滞利窍】〔草部〕**瞿麦**五淋小便不通，下沙石。**龙葵根**同木通、胡荽，煎服，利小便。**蜀葵花**大小便关格，胀闷欲死，不治则杀人，以一两捣入麝香五分，煎服。根亦可。**子**末服，通小便。**赤藤**五淋，同茯苓、芦根末，每服一錢。**车前汁**和蜜服。**子**煎服，或末。**杜衡**吐痰，利水道。**泽泻**　**灯心草**　**木通**　**扁竹**煎服。**石韦**末服。**通草**　**防己**　**羊桃**汁。**蒲黄**　**败蒲席**煮汁。**芦根**　**石龙刍**　**葵根**煎。**葵子**　**地肤**　**旋花**　**黄藤**煮汁。**黄环根**汁。**酸浆**　**乌敛莓**　**黄葵子**末服。**王不留行**　**含水藤**〔菜谷〕**苦瓠**小便不通胀急者，同蝼蛄末，冷水服，亦煮汁渍阴。**蘩缕**　**水芹**　**苋**　**马齿苋**　**莴苣**　**波棱**　**蕨萁**　**麦苗**　**蜀黍根**煮汁。**黍茎**汁。**粟奴**　**粟米**　**粱米**　**仓米**　**米泔**　**米粥**〔果木〕**葡萄根**　**猪苓**　**茯苓**　**榆叶**煮汁。**榆皮**煮汁。**木槿**　**桑枝**　**桑叶**　**桑白皮**　**楮皮**〔水石〕**井水**　**浆水**　**东流水**　**长石**　**滑石**燥湿，分水道，降心火，下石淋为要药，湯服之。

【清上泄火】〔草部〕**桔梗**小便不通，焙研，热酒频服。**葎草**膏淋，取汁和醋服，尿下如豆汁。**黄芩**煮汁。**卷柏**　**船底苔**煎服。**麦门冬**　**天门冬**　**苦杖**并清肺利小便。**鸡肠草**气淋胀痛，同石韦煎服。**土马鬃**

水荇菜　水蘋　海藻　石莼（菜谷）菰笋　越瓜　壶卢　冬瓜　小麦五淋，同通草煎服。大麦卒淋，煎汁和姜汁饮。乌麻热淋，同蔓菁子浸水服。赤小豆　黑豆　绿豆　麻仁　捻头（果木）甘蔗　沙糖　干柿热淋，同灯心煎服。苦茗　皋卢　枳椇　淡竹叶煎饮。琥珀清肺利小肠，主五淋，同麝香服。转脬，用葱白汤下。卮子利五淋，通小便，降火从小便出。枸杞叶　溲疏　柳叶（石土）戎盐通小便，同茯苓、白术煎服。白盐和醋服，仍烧吹入孔中。蚯蚓泥小便不通，同朴消服。（虫禽介兽）蚯蚓擂水服，通小便。老人加茴香。小儿入蜜，傅茎卵上。田螺煮食，利大小便。同盐傅脐。甲香下淋。鸭肉　豚卵　猳猪头寒热五癃。猪脂水煎服，通小便。猪胆酒服。猪乳小儿五淋。

【解结】（草木）大黄　大戟　郁李仁　乌桕根　桃花并利大小肠宿垢。古文钱气淋，煮汁服。黑铅通小便，同生姜、灯心煎服。寒水石男女转脬，同葵子、滑石煮服。芒消小便不通，茴香酒服二钱。亦破石淋。消石小便不通，及热、气、劳、血、石五淋，生研服，随证换引。石燕伤寒尿涩，葱汤服之。白石英煮汁。云母粉水服。白瓷器淋痛，煅研，同地黄服。石槽灰下土井水服，通小便。（鳞虫禽兽）白鱼小便淋閟，同滑石、发灰服，仍纳茎中。小儿以摩脐腹。蛲螂利大小便及转脬，烧二枚水服。鼠妇气癃不便，为末酒服。亦治产妇尿闭。蚕蜕烧灰，主热淋如血。蛇蜕通小便，烧末酒服。伏翼利水，通五淋。鸡屎白利大小便。孔雀屎　胡燕屎　败笔头　牛屎　象牙煎服，通小便；烧服，止小便。人爪甲灰水服，利小便及转脬。头垢通淋闭。

【湿热】（草谷）葳蕤卒淋，以一两同芭蕉四两煎，调滑石末服。苎根煮汁服，利小便。又同蛤粉水服，外傅脐。莸草合小豆煮食。海金沙小便不通，同蜡茶末，日服。热淋急痛，甘草汤调服。膏淋如油，甘草、滑石同服。三白草　葶苈　马先蒿　章柳　茵陈蒿　白术　秦艽　水萍　葛根　薏苡子、根、叶并主热淋。黄麻皮热淋，同甘草煎服。烧酒（果木）椒目　樗根白皮并除湿热，利小便。（土部）梁上尘水服。松墨水服。

【沙石】〔草部〕人参沙淋石淋，同黄芪等分为末，以蜜炙萝卜片蘸，食盐湯下。马蔺花同败笔灰、粟米末酒服，下沙石。菝葜饮服二錢，后以地榆湯浴腰腹，即通。地钱同酸枣汁、地龙同饮。瞿麦末服。车前子煮服。黄葵花末服。菟葵汁。葵根煎。萱根煎。牛膝煎。虎杖煎。石帆煎。瓦松煎水熏洗。〔谷菜〕薏苡根煎。黑豆同粉草、滑石服。玉蜀黍 苜蓿根煎。黄麻根汁。壶卢 萝卜蜜炙嚼食。〔果部〕胡桃煮粥。桃胶 桃花 乌芋煮食。胡椒同朴消服，日二。猕猴桃〔器石〕故甑蔽烧服。越砥烧淬酒服。滑石下石淋要药。河沙炒热，沃酒服。霹雳砧磨汁。石胆 浮石煮酢服。消石 硇砂〔虫鳞介部〕蝼蛄焙末酒服。葛上亭长腹中子水吞。地胆 斑蝥 鲤鱼齿古方多用烧服。石首鱼头中石研水服。鳖甲末酒服。蜥蜴 蛤蚧 马刀〔禽兽〕鸡屎白炒末服。雄鸡胆同屎白，酒服。伏翼 雄鹊肉 胡燕屎冷水服。牛角烧服。牛耳毛、阴毛烧服。淋石磨水服。

【调气】〔草部〕甘草梢茎中痛，加酒煮玄胡索、苦楝子尤妙。玄胡索小儿小便不通，同苦楝子末服。木香 黄芪小便不通，二錢煎服。芍药利膀胱大小肠。同槟榔末煎服，治五淋。马蔺花同茴香、葶苈末，酒服，通小便。白芷气淋，醋浸焙末服。附子转脬虚闭，两脉沉伏，盐水浸炮，同泽泻煎服。箬叶烧同滑石服。亦治转脬。徐长卿小便关格，同冬葵根诸药煎服。酸草汁合酒服，或同车前汁服。桔梗 半夏〔菜器〕胡荽通心气。小便不通，同葵根煎水，入滑石服。葱白初生小儿尿闭，用煎乳汁服。大人炒热熨脐，或加艾灸，或加蜜捣合阴囊。大蒜煨熟，露一夜，嚼以新水下，治淋沥。小儿气淋，同豆豉蒸饼丸服。萝卜末服，治五淋。多年木梳烧灰，水服。甑带洗〔一〕汁，煮葵根服。连枷关转脬，烧灰水服。好绵烧入麝酒服，治气结淋病。〔果木〕陈橘皮利小便五淋。

〔一〕洗：原作「烧」，今据本书卷三十八甑条附方改。

产后尿闭，去白二钱，酒服即通。**杏仁**卒不小便，二七个炒研服。**槟榔**利大小便气闭，蜜汤服，或童尿煎服。亦治淋病。**茱萸**寒湿患淋。**槲若**冷淋茎痛，同葱白煎服。孩子淋疾，三片煮饮即下。**苦楝子**利水道，通小肠，主膏淋，同茴香末服。**棕毛**烧末，水、酒服二钱，即通。**沉香**强忍房事，小便不通，同木香末服。**紫檀**　**皂荚刺**烧研，同破故纸末酒服，通淋。**大腹皮**　**枳壳**〔禽部〕**鸡子壳**小便不通，同海蛤、滑石末服。

【滋阴】〔草部〕**知母**热在下焦血分，小便不通而不渴，乃无阴则阳无以化，同黄檗酒洗各一两，入桂一钱，丸服。**牛膝**破恶血，小便不利，茎中痛欲死，以根及叶煮酒服。或云：热淋、沙石淋，以一两水煎日饮。**牛蒡叶**汁同地黄汁蜜煎，调滑石末服，治小便不通急痛。**蓟根**热淋，服汁。**续断**服汁。**菟丝子**煎服。**恶实**炒研煎服。**紫菀**妇人小便卒不得出，井水服末三撮即通。有血，服五撮。**益母草**　**生地黄**〔果木〕**生藕汁**同地黄、葡萄汁，主热淋。**紫荆皮**破宿血，下五淋，水煮服。产后诸淋，水、酒煎服。〔石虫〕**白石英**煮汁。**云母粉**水服。**桑螵蛸**小便不通，及妇人转脬，同黄芩煎服。〔鳞介〕**牡蛎**小便淋闭，服血药不效，同黄檗等分，末服。**贝子**五癃。利小便不通，烧研酒服。**石决明**水服，通五淋。**蚬**　**石蜐**　**鲤鱼**　**鮧鱼**　**黄颡鱼**〔禽兽〕**白雄鸡**并利小便。**鸡子黄**小便不通，生吞数枚。**阿胶**小便及转脬，水煮服。**牛耳毛、尾毛、阴毛**并主诸淋，烧服。**发灰**五癃，关格不通，利水道，下石淋。

【外治】蓖麻仁研入纸捻，插孔中。**瓦松**熏洗沙石淋。**苦瓠汁**渍阴。**萵苣**贴脐。**茴香**同白蚯蚓贴脐。**大蒜**同盐贴脐。　蒜、盐、卮子贴脐。　同甘遂贴脐，以艾灸二七壮。百药无效，用此极效。**葱管**插入三寸，吹之即通。**葱白**同盐炒贴脐。　葱、盐、姜、豉贴脐。　葱、盐、巴豆、黄连贴脐上，灸七壮取利。**高良姜**同苏叶、葱白煎湯，洗后服药。**苎根**贴脐。**炒盐**吹入孔内。**滑石**车前汁和，涂脐阔四寸，热即易。**白矾**同麝香贴脐。**蝼蛄**焙末吹入孔中。**白鱼**纳数枚入孔中。**田螺**同麝贴脐。**猪胆**连汁笼阴头，少顷汁入即消，极效。**猪脬**吹气法。

溲数遗尿

有虚热，虚寒。肺盛则小便数而欠，虚则欠咳小便遗。心虚则少气遗尿。肝实则癃闭，虚则遗尿。脬遗热于膀胱则遗尿。膀胱不约则遗，不藏则水泉不禁。脬损，则小便滴沥不禁。

【虚热】〔草菜〕**香附**小便数，为末酒服。**白微**妇人遗尿，同白芍末酒服。**败船茹**妇人遗尿，为末酒服。**菰根汁** **麦门冬** **土瓜根**并止小便不禁。**牡丹皮**除厥阴热，止小便。**生地黄**除湿热。**续断** **漏卢**并缩小便。**桑耳**遗尿，水煮，或为末酒服。**松蕈**食之，治溲浊不禁。〔木石〕**茯苓**小便数，同矾煮山药为散服。不禁，同地黄汁熬膏，丸服。小儿尿床，同茯神、益智，末服。**黄檗**小便频数，遗精白浊，诸虚不足，用糯米、童尿，九浸九晒，酒糊丸服。**溲疏**止遗尿。**椿白皮** **石膏**小便卒数，非淋，人瘦，煮汁服。**雌黄**肾消尿数不禁，同盐炒干姜，丸服。**乌古瓦**煮汁服，止小便。**胡粉** **黄丹** **象牙** **象肉**水煮服，通小便；烧服，止小便多。

【虚寒】〔草部〕**仙茅**丈夫虚劳，老人失尿，丸服。**补骨脂**肾气虚寒，小便无度，同茴香丸服。小儿遗尿，为末，夜服。**益智子**夜多小便，取二十四枚入盐煎服。心虚者，同茯苓、白术末服，或同乌梅丸服。**覆盆子**益肾脏，缩小便，酒焙末服。**草乌头**老人遗尿，童尿浸七日，炒盐，酒糊丸，服二十〔一〕丸。**萆薢**尿数遗尿，为末，盐汤服，或为丸服。**菝葜**小便滑数，为末酒服。**狗脊**主失尿不节，利老人，益男子。**葳蕤**茎中寒，小便数。**人参** **黄芪**气虚遗精。**牛膝**阴消，老人失尿。**蔷薇根**止小便失禁及尿床，捣汁为散，煎服，并良。**甘草头**夜煎服，止小儿遗尿。**鸡肠草**止小便数遗，煮羹食。**菟丝子** **五味子** **肉苁蓉** **蒺藜** **菖蒲**并暖水脏，止小便多。**附子**暖丹田，缩小便。〔菜谷〕**山药**矾水煮过，同茯苓末服。**茴香**止便数，同盐蘸糯糕食。**韭子**入命门，治小便频数遗尿，同糯米煮粥食。**山韭**宜肾，主大小便数。**干姜**止夜多小便。**小豆叶**煮食，止小便数。杵汁，止遗尿。**豇**

〔一〕十：原作「三」，今据本书卷十七乌头条附方改。

豆止小便。**糯米**暖肺，缩小便。**粢糕**〔果木〕**芡实**小便不禁，同茯苓、莲肉、秋石丸服。**莲实**小便数，入猪肚煮过，醋糊丸服。**银杏**小便数，七生七煨食之。温肺益气。**胡桃**小便夜多，卧时煨食，酒下。**蜀椒**通肾，缩小便。**桂**小儿遗尿，同龙骨、雄鸡肝丸服。**乌药**缩小便。叶，煎代茶饮。**山茱萸**〔石虫〕**硇砂**冷病，夜多小便。**桑螵蛸**益精止遗尿，炮熟[一]为末，酒服。**紫稍花**　**青蚨**　**露蜂房**　**海月**〔禽兽〕**雀肉、卵**并缩小便。**鸡子**作酒，暖水脏，缩小便。**黄雌鸡**　**雄鸡肝、肠、嗉、膍胵、翎羽**并止小便遗失不禁。**鸡屎白**产后遗尿，烧灰酒服。**鹿茸**小便数，为末服。**鹿角**炙末酒服。**鹿角霜**上热下寒，小便不禁，为丸服。频数加茯苓。**麝香**止小便利水，服一錢。**羊肺**　**羊肚**作羹食，止小便。**羊脬**下虚遗尿，炙熟食。**猪脬**梦中遗尿，炙食。同猪肚盛糯米，煮食。**猪肠**　**秋石**并主梦中遗尿数。

【止塞】〔果木〕**酸石榴**小便不禁，烧研，以榴白皮煎湯服二錢，枝亦可，日二。**荷叶**　**金樱子**　**诃黎勒**〔服器〕**麻鞋带鼻**水煮服，治尿床。又尖头烧，水服。**本人荐草**烧水服。**白纸**安床下，待遗上，晒干烧末，酒服。〔禽介〕**鹊巢中草**小便不禁，烧研，蔷薇根湯服。**燕蓐草**遗尿，烧研水服。**鸡窠草**烧研酒服。**牡蛎**不渴而小便大利欲死，童尿煎二两服。〔鳞石〕**龙骨**同桑螵蛸为末服。**白矾**男女遗尿，同牡蛎服。**赤石脂**同牡蛎、盐末，丸服。

小便血

不痛者为尿血，主虚；痛者为血淋，主热。

【尿血】〔草部〕**生地黄**汁，和姜汁、蜜服。**蒲黄**地黄汁调服，或加发灰。**益母草**汁。**车前草**汁。**旱莲**同车前取汁服。**芭蕉根**旱莲等分，煎服。**白芷**同当归末服。**镜面草**汁。**五叶藤**汁。**茅根**煎饮。劳加干姜。**玄胡索**同朴消煎服。**升麻**小儿尿血，煎服。**刘寄奴**末服。**龙胆草**煎服。**荆芥**同缩砂末服。**甘草**小儿尿血，

〔一〕熟：原作「食」，今据本书卷三十九螳螂桑螵蛸条改。

煎服。人参阴虚者，同黄芪〔一〕，蜜炙萝卜蘸食。郁金破恶血，血淋尿血，葱白煎。当归煎酒。香附煎酒，服后服地榆汤。狼牙草同蚌粉、槐花、百药煎，末服。葵茎烧灰酒服。败酱化脓血。苎根煎服。牛膝煎服。地榆 菟丝子 肉苁蓉 蒺藜 续断 漏卢 泽泻〔菜谷〕苦荬酒、水各半，煎服。水芹汁日服〔二〕。韭汁和童尿服。韭子 葱汁 葱白水煎。莴苣贴脐。淡豉小便血条，煎饮。黍根灰酒服。胡麻水浸绞汁。火麻水煎。麦麸炒香，猪脂蘸食。胡燕窠中草灰妇人尿血，酒服。〔果木〕荷叶水煎。乌梅烧末，醋糊丸服。棕榈半烧半炒，水服。地骨皮新者，浓煎入酒服。柏叶同黄连末，酒服。竹茹煎水。琥珀灯心汤调服。槐花同郁金末，淡豉汤服。卮子水煎。棘刺水煎。荆叶汁，和酒服。乳香末，饮服。〔器用〕墨大小便血，阿胶汤化服二钱。败船茹妇人尿血，水煎。〔虫鳞禽兽〕衣鱼妇人尿血，纳入二十枚。五倍子盐梅丸服。蚕茧大小便血，同蚕连、蚕沙、僵蚕为末，入麝香服。龙骨酒服。鸡膍胵 鹿角末服。白胶水煮服。鹿茸 丈夫爪甲烧灰酒服。发灰酒服。

【血淋】〔草部〕牛膝煎。车前子末服。海金沙沙糖水服一钱。生地黄同车前汁温服。又同生姜汁服。地锦服汁。小蓟 葵根同车前子煎服。茅根同干姜煎服。黑牵牛半生半炒，姜汤服。香附同陈皮、赤茯苓煎服。酢浆草汁，入五苓散服。山箬叶烧，入麝香服。山慈姑花同地檗花煎服。白微同芍药酒服。地榆 鸡苏 葵子〔菜谷〕水芹根汁。茄叶末，盐、酒服二钱。赤小豆炒末，葱汤服。大豆叶煎服。青粱米同车前子煮粥，治老人血淋。大麻根水煎。〔果木〕桃胶同木通、石膏，水煎服。莲房烧，入麝香，水服。槟榔磨，麦门冬汤服。干柿三枚，烧服。槲白皮同桑黄煎服。琥珀末服。山卮子同滑石末，葱汤服。藕节汁。竹茹水

〔一〕芪：原作「芩」，今据三因方卷九尿血证治及本书卷十二人参条附方改。

〔二〕服：原作「汁」，今据本书卷二十六水蘄条附方改。

煎。〔石虫〕**浮石**甘草湯服。**石燕**同赤小豆、商陆、红花，末服。**百药煎**同黄连、车前、滑石、木香，末服。**晚蚕蛾**末，热酒服二錢。**蜣螂**研水服。**海螵蛸**生地黄汁调服。又同地黄、赤茯苓，末服。**鲟鱼**煮汁。**鲤鱼齿**〔禽兽〕**鸡屎白**小儿血淋，糊丸服。**阿胶**　**黄明胶**　**发灰**米湯入醋服，大小便血。血淋，入麝香。

阴痿有湿热者，属肝脾；有虚者，属肺肾。

【湿热】〔草菜〕**天门冬**　**麦门冬**　**知母**　**石斛**并强阴益精。**车前子**男子伤中。养肺强阴，益精生子。**葛根**起阴。**牡丹皮**　**地肤子**　**升麻**　**柴胡**　**泽泻**　**龙胆**　**庵蔺**并益精补气，治阴痿。**丝瓜汁**阴茎挺长，肝经湿热也，调五倍子末傅之，內服小柴胡加黄连。〔果木〕**枳实**阴痿有气者加之。**茯苓**　**五加皮**　**黄檗**〔水石〕**菊花上水**益色壮阳。**丹砂**同茯苓，丸服。

【虚弱】〔草部〕**人参**益肺肾元气，熬膏。**黄芪**益气利阴。**甘草**益肾气內伤，令人阴不痿。**熟地黄**滋肾水，益真阴。**肉苁蓉**茎中寒热疼痒，强阴，益精气，多子。男子绝阳不生，女子绝阴不产，壮阳，日御过倍，同羊肉煮粥食之。**锁阳**益精血，大补阴气，润燥治痿，功同苁蓉。**列当**兴阳，浸酒服。**何首乌**长筋骨，益精髓，坚阳道，令人有子。**牛膝**治阴痿补肾，强筋填髓。**远志**益精强志，坚阳道，利丈夫。**巴戟天**同上。**百脉根**除劳，补不足，浸酒服。**狗脊**坚腰脊，利俯仰，宜老人。**仙茅**丈夫虚劳，老人无子，益阳道，房事不倦。**附子**　**天麻**益气长阴，助阳强筋。**牡蒙**　**淫羊藿**阴痿茎中痛，丈夫绝阳无子，女人绝阴无子，老人昏耄，煮酒饮。**蓬虆**益精长阴，令人坚强有子。**覆盆子**强阴健阳，男子精虚阴痿，酒浸为末，日服三錢，能令坚长。**菟丝子**强阴，坚筋骨，茎寒精出。**蛇床子**主阴痿，久服令人有子，益女人阴气，同五味、菟絲，丸服。**五味子**强阴，益男子精，壮水鎮阳，为末酒服，尽一斤，可御十女。**补骨脂**主骨髓伤败肾冷，通命门，暖丹田，兴阳事，同胡桃诸药丸服。**艾子**壮阳，助水脏，暖子宫。

萝藦子益精气，强阴道。叶同。**木莲**壮阳。**木香**〔菜果〕**山药**益气强阴。**韭**　**薤**归肾壮阳。**葫**温补。**胡桃**阳痿，同补骨脂、蜜丸服。**阿月浑子**肾虚痿弱，得山茱萸良。**吴茱萸**女〔一〕子阴冷，嚼细纳入，良久如火。〔木石〕**山茱萸**补肾气，添精髓，兴阳道，坚阴茎。**枸杞**补肾强阴。**石南**肾气内伤，阴衰脚弱，利筋骨皮毛。**白棘**丈夫虚损，阴痿精出。**女贞实**强阴。**没石子**烧灰，治阴毒痿。**石锺乳**下焦伤竭，强阴益阳，煮牛乳或酒服。**阳起石**男子阴痿，茎头寒，腰酸膝冷，命门不足，为末酒服。又同地肤子服。**慈石**浸酒服。**硇砂**除冷病，暖水脏，大益阳事，止小便。**白石英**阴痿，肺痿。**石硫黄**阳虚寒，壮阴道。〔虫鱼〕**雄蚕蛾**益精气，强阴道，交接〔二〕不倦，炒蜜丸服。**枸杞虫**和地黄丸服，大起阴，益精。**蜂窠**阴痿，烧研酒服，并傅之。**紫稍花**益阳秘精，治阴痿，同龙骨、麝香丸服。**鲤鱼胆**同雄鸡肝丸服。**虾米**补肾兴阴，以蛤蚧、茴香、盐治之良。**九香虫**补脾胃，壮元阳。**蜻蛉**　**青蚨**　**樗鸡**　**桑螵蛸**　**海马**　**泥鳅**食之。**海蛤**　**魁蛤**〔禽兽〕**雀卵**阴痿不起，强之令热，多精有子，和天雄、菟絲丸服。**雀肉**冬月食之，起阳道，秘精髓。**雀肝**　**英鸡**　**蒿雀**　**石燕**　**雄鸡肝**起阴，同菟絲子、雀卵丸服。**鹿茸**　**鹿角**　**鹿髓及精**　**鹿肾**　**白胶**　**麋角**　**麝香**　**豭猪肾**同枸杞叶、豆豉汁，煮羹食。**牡狗阴茎**伤中阴痿，令强热生子。**狗肉**　**羊肉**　**羊肾**　**灵猫阴**　**腽肭脐**　**白马阴茎**和苁蓉丸服，百日见效。**山獭阴茎**阴虚阴痿，精寒而清，酒磨服。**败笔头**男子交婚之夕茎痿，烧灰，酒服二錢。〔人部〕**秋石**　**紫河车**

强中有肝火盛强，有金石性发。其证茎盛不衰，精出不止，多发消渴痈疽。

【伏火解毒】知母　**地黄**　**麦门冬**　**黄芩**　**玄参**　**荠苨**　**黄连**　**栝楼根**　**大豆**

〔一〕女：原作「男」，今据本书卷三十二吴茱萸条附方改。

〔二〕接：原作「精」，今据本书卷三十九原蚕条改。

黄檗　地骨皮　冷石　石膏　猪肾　白鸭通

【补虚】补骨脂玉茎长硬不痿，精出捏之则脆痒如刺针，名肾漏，韭子各一两，为末，每服三錢，水煎服，日三。山药　肉苁蓉　人参　茯神　慈石　鹿茸

囊痒阴汗、阴臊、阴疼皆属湿热，亦有肝肾风虚。厥阴实则挺长，虚则暴痒。

【内服】白芷　羌活　防风　柴胡　白术　麻黄根　车前子　白蒺藜　白附子　黄芩　木通　远志　藁本香　黑牵牛　石菖蒲　生地黄　当归　细辛　山药　荆芥穗　补骨脂男子阴囊湿痒。黄芪阴汗，酒炒为末，猪心蘸食。毕勃没止阴汗。苍术　龙胆草　川大黄　天雄　大蒜阴汗作痒，同淡豉丸服。卮子仁　茯苓　黄檗　五加皮男女阴痒。杜仲　滑石　白僵蚕男子阴痒痛。猪脬肾风囊痒，火炙[一]，盐酒下。

【熏洗】蛇床子　甘草　水苏　车前子　狼牙草　莨菪子　墙头烂草妇人阴痒，同荆芥、牙皂煎洗。荷叶阴肿痛及阴痿囊痒。同浮萍、蛇床煎洗。阿月浑子　木皮　茱萸　槐花　松毛　牡荆叶　木兰皮　白矾　紫稍花

【傅扑】五味子阴冷。蒲黄　蛇床子　生大黄嚼傅。麻黄根同牡蛎、干姜扑。又同硫黄末扑之。没石子　菖蒲同蛇床子傅。干姜阴冷。胡麻嚼涂。大豆黄嚼涂。吴茱萸　蜀椒同杏仁傅，又主女人阴冷。杏仁炒，塞妇人阴痒。银杏阴上生虱作痒，嚼涂。桃仁粉涂。茶末　松香同花椒浸香油、烧灰滴搽。皂角糯禾烧烟日熏。肥皂烧搽。麸炭同紫苏叶，香油调涂。铸铧锄孔中黄土　炉甘石同蚌粉扑。密陀僧

[一] 风囊痒火炙：原作「气阴痒多食」，今据本书卷五十豕条脬附方改。

滑石同石膏入少矾傅。阳起石涂湿痒臭汗。雄黄阴痒有虫，同枯矾、羊蹄汁搽。五倍子同茶末涂。龙骨　牡蛎　乌贼骨　鸡肝　羊肝　猪肝并塞妇人阴痒。牛屎烧傅。

大便燥结

有热，有风，有气，有血，有湿，有虚，有阴，有脾约，三焦约，前后关格。

【通利】〔草部〕大黄　牵牛利大小便，除三焦壅结，气秘〔一〕气滞，半生半炒服，或同大黄末服，或同皂荚丸服。芫花　泽泻　荛花并利大小便。射干汁服，利大小便。独行根利大肠。甘遂下水饮，治二便关格，蜜水服之，亦傅脐。续随子利大小肠，下恶滞物。〔果木〕桃花水服，通大便。桃叶汁服，通大小便。郁李仁利大小肠，破结气血燥，或末或丸，作面食。乌桕皮煎服，利大小便；末服，治三焦约，前后大小便关格不通。巴豆　樗根白皮　雄楝根皮〔石虫〕腻粉通大肠壅结，同黄丹服。白矾利大小肠〔二〕，二便关格，填〔三〕脐中，滴冷水。蜣螂二便不通，焙末水服。蝼蛄二便不通欲死，同蜣螂末服。

【养血润燥】〔草部〕当归同白芷末服。地黄　冬葵子　吴葵华　羊蹄根　紫草利大肠。痈疽痘疹闭结，煎服。土瓜根汁灌肠。〔谷菜〕胡麻　胡麻油　麻子仁老人虚人产后闭结，煮粥食之。粟米　秫　荞麦　大小麦　麦酱汁　马齿苋　苋菜　芋　百合　葫　苦耽　波棱菜　苦荬菜　白苣　菘　苜蓿　薇　落葵　笋〔果木〕甘蔗　桃仁血燥，同陈皮服。产后闭，同藕节煎服。杏仁气闭，同陈皮服。苦枣　梨　菱　柿子　柏子仁老人虚閟，同松子仁、麻仁，丸服。〔石虫〕食盐润燥，通大小便，傅脐及灌肛内，并饮之。炼盐黑丸通治诸病。蜂蜜　蜂子　螺蛳　海蛤并利大小

〔一〕秘：原缺：今据本书卷十八牵牛子条补。
〔二〕肠：原作「服」，依前续随子、郁李仁等条例改。
〔三〕填：原作「围」，今据本书卷十一矾石条附方改。

便。**田螺**傅脐。〔禽兽〕**鸡屎白**　**牛乳**　**驴乳**　**乳腐**　**酥酪**　**猪脂**　**诸血**　**羊胆**下导。**猪胆**下导。**猪肉**冷利。**兔**　**水獭**　**阿胶**利大小肠，调大肠圣药也。老人虚闭，葱白汤服。　产后虚闭，同枳壳、滑石，丸服。**黄明胶**〔人部〕**发灰**二便不通，水服。**人溺**利大肠。

【导气】〔草部〕**白芷**风闭，末服。**蒺藜**风闭，同皂荚末服。**烂茅节**大便不通，服药不利者，同沧盐，吹入肛内一寸。**生葛**　**威灵仙**　**旋覆花**　**地蜈蚣汁**并冷利。**草乌头**二便不通，葱蘸插入肛内，名霹雳箭。**羌活**利大肠。〔菜谷〕**石莼**风闭，煮饮。**萝卜子**利大小肠风闭气闭，炒，擂水服。　和皂荚末服。**蔓菁子油**二便闭，服一合。**葱白**大肠虚闭，同盐捣贴脐。　二便闭，和酢傅小腹，仍灸七壮。　小儿虚闭，煎汤调阿胶末服。仍蘸蜜，插肛内。**生姜**蘸盐，插肛内。**茴香**大小便闭，同麻仁、葱白煎汤，调五苓散服。**大麦蘖**产后闭塞，为末服。〔果木〕**枳壳**利大小肠。同甘草煎服，治小儿闭塞。**枳实**下气破结。同皂荚丸服，治风气闭。**陈橘皮**大便气闭，连白酒煮，焙研，酒服二钱。老人加杏仁，丸服。**槟榔**大小便气闭，为末，童尿、葱白煎服。**乌梅**大便不通，气奔欲死，十枚纳入肛内。**瓜蒂**末，塞肛内。**厚朴**大肠干结，猪脏煮汁丸服。**茶末**产后闭结，葱涎和丸，茶服百丸。**皂荚子**〔一〕风人虚人脚气人〔二〕，大肠或闭或利，酥炒，蜜丸服。　便闭，同蒜捣，傅脐内。**白胶香**同鼠屎，纳下部。〔器兽〕**甑带**大小便闭，煮汁和蒲黄服。**雄鼠屎**二便不通，水调傅脐。

【虚寒】〔草部〕**黄芪**老人虚闭，同陈皮末，以麻仁浆、蜜煎匀和服。**人参**产后闭，同枳壳、麻仁，丸服。**甘草**小儿初生，大便不通，同枳壳一钱，煎服。**肉苁蓉**老人虚闭，同沉香、麻仁，丸服。**锁阳**虚闭，煮食。**半夏**辛能润燥，主冷闭，同硫黄丸服。**附子**冷闭，为末蜜水服。〔果石〕**胡椒**大小便关格，胀闷杀人，二十一粒煎，调芒消半两

〔一〕子：原脱，今据本书卷三十五皂荚条「子」附方补。

〔二〕人：原作「入」，今据本书卷三十五皂荚条「子」附方改。

服。**吴茱萸枝**二便卒关格，含一寸自通。**硫黄**性热而利，老人冷闭。

脱肛

有泻痢，痔漏，大肠气虚也。附肛门肿痛。

【内服】〔草部〕**防风**同鸡冠花丸服。**茜根**榴皮煎酒服。**蛇床子**同甘草末服。**黄栝楼**服汁，或入矾煅为丸。**防己实**焙煎代茶。**榼藤子**烧服。**卷柏**末服。**鸡冠花**同棕灰、羌活末服。**益奶草**浸酒服。**紫堇花**同慈石毛服，并傅。**阿芙蓉**〔果木〕**荷钱**酒服，并傅。**蜀椒**每旦嚼一钱，凉水下，数日效。**槐角**同槐花炒末，猪肾蘸食。**花构叶**末服，并涂。**诃黎勒** **桑黄**并治下痢肛门急疼。**甑带**煮汁。〔石虫〕**慈石**火煅醋淬末服，仍涂囟上。**百药煎**同乌梅、木瓜煎服。〔介兽〕**鳖头**烧服，并涂。**虎胫骨**蜜炙丸服。**猬皮灰**同慈石、桂心服。

【外治】〔草部〕**木贼** **紫萍** **莨菪子** **蒲黄** **蕙草根中涕**并涂。**苎根**煎洗。**苦参**同五倍子、陈壁土煎洗，木贼末傅之。**香附子**同荆芥煎洗。**女萎**烧熏。**曼陀罗子**同橡斗、朴消煎洗。**酢浆草**煎洗。〔菜谷〕**生萝卜**捣贴脐中，束之。**胡荽**烧熏。**胡荽子**痔漏脱肛，同粟糠、乳香烧烟熏。**蕺菜**捣涂。**粟糠**烧熏。**榴皮**洗。**枳实**蜜炙〔一〕熨。**橡斗**可洗可傅。**巴豆壳**同芭蕉汁洗后，以麻油、龙骨、白矾傅。**皂荚**烧熏，亦炙熨。**黄皮桑树叶**洗。**龙脑**傅。**槿皮**洗。**故麻鞋底**同鳖头烧灰傅之。〔土金石部〕**东壁土**傅。**孩儿茶**同熊胆、片脑傅。**梁上尘**同鼠屎烧熏。**石灰**炒热坐。**食盐**炒坐。**赤石脂** **铁精** **铁华粉**并傅。**生铁汁**热洗。**朴消**同地龙涂。**白矾**〔虫介鳞兽〕**蛞蝓** **缘桑螺**烧灰。**蜗牛**烧灰。**蜣螂**烧灰。**蜘蛛**烧灰。并涂。**蛱蝶**研末，涂手心。**蛤蟆皮**烧熏。**五倍子**可傅可洗。**田螺**捣坐，化水洗。**烂螺壳** **龟血** **鳖血** **鲫鱼头灰** **白龙骨** **狗涎** **羊脂** **败笔头灰**并涂。**熊胆**贴肛边肿痛极效。

〔一〕蜜炙：原作「炙蜜」，今据千金卷二十四治积冷利脱肛方及本书卷三十六枳条枳实附方改。

痔漏初起为痔，久则成漏。痔属酒色郁气血热或有虫，漏属虚与湿热。

【内治】〔草部〕**黄连**煮酒丸服。大便结者，加枳壳。**黄芩**　**秦艽**　**白芷**　**牡丹**　**当归**　**木香**　**苦参**　**益母草**饮汁。**茜根**　**海苔**　**木贼**下血，同枳壳、干姜、大黄，炒焦服之。**蘘荷根**下血，捣汁服。**苍耳茎、叶**下血，为末服。**萹蓄**汁服。**苦杖**焙研，蜜丸服。**酢浆草**煮服。**连翘**　**旱莲**捣酒服。**蒲黄**酒服。**羊蹄**煮炙。**忍**〔一〕**冬**酒煮丸服。**萆薢**同贯众末，酒服。**何首乌**　**榼藤子**烧研饮服。**牵牛**痔漏有虫，为末，猪肉蘸食。〔谷菜〕**神曲**主食痔。**赤小豆**肠痔有血，苦酒煮晒为末服。**腐婢**积热痔漏下血。**粟糠**　**粟浆**五痔饮之。**糯米**以骆驼作饼食。**胡麻**同茯苓入蜜作麨〔二〕，日食。**胡荽子**炒研酒服。**芸苔子**主血痔。**莙荙子**治漏，同诸药、鲫鱼烧研服。**莴苣子**痔瘘下血。**桑耳**作羹食。**鸡㙡**　**槐耳**烧服。〔果木〕**胡桃**主五痔。**橡子**痔血，同糯米粉炒黄和蒸，频食。**杏仁汁**煮粥，治五痔下血。**莲花蕊**同牵牛、当归末，治远年痔漏。**黄檗**肠痔脏毒，下血不止，四制作丸服。**棉芽**肠痔下血，作蔬及煎汁服。**梧桐白皮**主肠痔。**苦楝子**主虫痔。**槐实**五痔疮瘘，同苦参丸服，或煎膏纳窍中。**槐花**外痔长寸许，日服，并洗之。**槐叶**肠风痔疾，蒸晒，代茗饮。**枳实**蜜丸服，治五痔。**冬青子**主痔，九蒸九晒吞之。**紫荆皮**煎服，主痔肿。**伏牛花**五痔下血。**赤白茯苓**同没药、破故纸酒浸蒸饼研丸服，治痔漏效。**槲若**血痔，同槐花末服。**椒目**痔漏肿痛，水服。**都桷子**　**枳椇木皮**　**醋林子**痔漏下血。**蔓椒根**主痔，烧末服，并煮汁浸之。**槟榔**虫痔，研末服。〔服石〕**针线袋**烧灰水服。**新绵灰**酒服二钱。**石灰**虫痔，同川乌头丸服。**赤石脂**　**白石脂**　**白矾**痔漏，同生盐末，白汤服五钱。**石燕**治肠风痔瘘年久者。**禹余粮**主痔漏。〔虫鳞〕**蚕纸灰**酒服止血。**蟾蜍**烧研，煮猪脏蘸食。**蝛𧏠**食之。**蚌**食之，主痔。**鲎鱼**杀虫痔。**鮹**

〔一〕忍：原作「心」，今据本书卷十八忍冬条附方改。

〔二〕麨：原作「炒」，本书卷二十二胡麻条发明作「面」，今据苏长公二妙集东坡尺牍卷七与程正辅书第五十四改。

鱼主五痔下血，瘀血在腹。鳡鱼五痔下血肛痛，同葱煮食。鲫鱼酿白矾烧研服，主血痔。鼍皮骨烧服，杀痔虫。鲮鲤甲烧服，杀痔虫。〔禽兽〕鹰嘴爪烧服，主五痔虫。鹰头痔瘘，烧灰入麝香，酒服。鹳鹆五痔止血，炙或为末服。竹鸡炙食，杀虫痔。鸳鸯炙食，主血痔。猬皮痔漏多年，炙研饮服，并烧灰涂之。鼹鼠食之，主痔瘘。獭肝烧研水服，杀虫痔。土拨鼠痔瘘，煮食。狐四足痔瘘下血，同诸药服。野狸肠风痔瘘，作羹臛食。野猪肉久痔下血，炙食。豭猪头煮食，主五痔。犬肉煮食，引痔虫。牛脾痔瘘，腊月淡煮，日食一度。牛角䚡烧灰酒服。虎胫骨痔瘘脱肛，蜜炙丸服。

【洗渍】苦参　飞廉　苦芙[一]　白鸡冠　白芷　连翘　酢浆草　木鳖子洗并涂。稻藁灰汁。胡麻　丁香　槐枝　柳枝洗痔如瓜，后以艾灸。芜荑　棘根　木槿根煎洗。花，末傅之。仙人杖　桃根　猕猴桃　无花果　冬瓜　苦瓠　苦荬菜　鱼腥草煎洗，并入枯矾、片脑傅。马齿苋洗，并食之。葱白　韭菜　五倍子　童尿

【涂点】胡黄连鹅胆调。草乌头反内痔。白头翁捣烂。白及　白敛　黄连汁。旱莲汁。山豆根汁。土瓜根　通草花粉　繁缕傅积年痔。荞麦秸灰点痔。卢会　耳环草　龙脑葱汁化搽。木瓜鳝涎调，贴反花痔。桃叶杵坐。血竭血痔。没药　楮叶杵。孩儿茶同麝香，唾调贴。无名异火煅醋淬研，塞漏孔。密陀僧同铜青涂。黄丹同滑石涂。石灰点。硇砂点。石胆煅点。孔公蘖　殷蘖　硫黄　黄矾　绿矾　水银枣研塞漏孔。铁华粉　白蜜同葱捣涂。肛门生疮，同猪胆熬膏导之。乌烂死蚕　露蜂房　蛞蝓研，入龙脑傅之。蜈蚣痔漏作痛，焙研，入片脑傅之。或香油煎过，入五倍子末收搽之。蜣螂焙末搽之。为末，入冰片，纸捻蘸入孔内，渐渐生肉退出。蛴螬研末傅。田螺入片脑取水搽，白矾亦可。甲香五痔。

[一] 芙：原作「笑」，按药无「苦笑」。本书卷十五苦芙条主治云：「煎湯洗痔，甚验」。因据改。

鱼鲊　**鱼鲙**　**海豚鱼**　**鳝鱼**　**鳢鱼**炙贴，引虫。**鲤鱼肠**　**鲤鱼鳞**绵裹坐，引虫。**蝮蛇屎**杀痔瘘虫。**蚺蛇胆**　**蛇蜕**　**啄木**痔瘘，烧研纳之。**胡燕屎**杀痔虫。**鸡胆**搽。**鸭胆**　**鹅胆**　**牛胆**　**鼠膏**　**猬胆**　**熊胆**入片脑搽。**麝香**同盐涂。**猯肉及皮**　**男子爪甲灰**涂之。

【熏灸】**马兜铃**　**粟糠烟**　**酒**痔蟨，掘土坑烧赤沃之，撒茱萸入内，坐之。**艾叶**灸肿核上。**枳壳**炙熨痔痛，煎水熏洗。**干橙烟**　**茱萸**蒸肠痔，杀虫。**灯火**焠痔肿甚妙。**毡袜**烘熨之。**鳗鲡**烧熏痔瘘，杀虫。**羊粪**烧熏痔瘘。**猪悬蹄**烧烟。

下血

血清者，为肠风，虚热生风，或兼湿气。　血浊者，为脏毒，积热食毒，兼有湿热。　血大下者为结阴，属虚寒。便前为近血，便后为远血。　又有蛊毒虫痔。

【风湿】〔草菜〕**羌活**　**白芷**肠风下血，为末，米饮服。**秦艽**肠风泻血。**赤箭**止血。**升麻**　**天名精**止血破瘀。**木贼**肠风下血，水煎服。　肠痔下血，同枳壳、干姜、大黄，炒研末服。**胡荽子**肠风下血，和生菜食，或为末服。**皂角蕈**泻血，酒服一钱。**葱须**治便血肠澼。〔木部〕**皂角**羊肉和丸服。　同槐实为散服。　里急后重，同枳壳丸服。**皂角刺灰**〔一〕同槐花、胡桃、破故纸为末服。**肥皂荚**烧研丸服。**槐实**去大肠风热。**槐花**炒研酒服，或加柏叶，或加卮子，或加荆芥，或加枳壳，或煮猪脏为丸服。〔虫兽〕**干蝎**肠风下血，同白矾末，饮服半钱。**野猪肉**炙食，不过十顿。　外肾烧研，饮服。

【湿热】〔草部〕**白术**泻血萎黄，同地黄丸服。**苍术**脾湿下血，同地榆煎服。　肠风下血，以皂荚汁煮焙，丸服。**贯众**肠风酒痢痔漏诸下血，焙研米饮服，或醋糊丸服。**地榆**下部见血必用之。　结阴下血，同甘草煎服。　下血二十年者，同鼠尾草煎服。　虚寒人勿用。**黄连**中部见血须用之。　积热下血，四制丸服。　脏毒下血，同蒜丸服。　酒痔下

〔一〕灰：原作「皮」，当是形近而误，今据本书卷三十五皂荚条附方改。

血，酒煮丸服。 肠风下血，茱萸炒过，丸服。**黄芩**水煎服。**苦参**肠风泻血。**木香**同黄连入猪肠煮，捣丸服。**郁金**肠毒入胃，下血频痛，同牛黄，浆水服。**香附子**诸般下血，童尿浸，米醋炒，服二钱，或醋糊丸服。 或入百草霜、麝香，尤效。**水苏**煎服。**青蒿**酒痔下血，为末服。**益母草**痔疾下血，捣汁饮。**刘寄奴**大小便下血，为末茶服。**鸡冠**止肠风泻血，白花并子炒煎服。 结阴下血，同椿根白皮丸服。**大小蓟**卒泻鲜血属火热，捣汁服之。**马蔺**〔一〕**子**同何首乌、雌雄黄丸服。**苍耳叶**五痔下血，为末服。**箬叶**烧灰汤服。**芦花**诸失血病，同红花、槐花、鸡冠花煎服。**桔梗**中蛊下血。**蘘荷根**痔血，捣汁服。**萱根**大小便血，和生姜、香油炒热，沃酒服。**地黄**凉血，破恶血，取汁，化牛皮胶服。 肠风下血，生熟地黄、五味子丸服。 小儿初生便血，以汁和酒蜜，与服数匙。**紫菀**产后下血，水服。**地肤叶**泻血，作汤煮粥食。**王不留行**粪后血，末服。**金盏草**肠痔下血。**虎杖**肠痔下血，焙研，蜜丸服。**车前草**捣汁服。**马鞭草**酒积下血，同白芷烧灰，蒸饼丸服。**旱莲**焙末饮服。**凌霄花**粪后血，浸酒服。**蔷薇根**止下血。**栝楼实**烧灰，同赤小豆末服。**王瓜子**烧研，同地黄、黄连丸服。**生葛汁**热毒下血，和藕汁服。**白敛**止下血。**威灵仙**肠风下血，同鸡冠花，米醋煮研服。**茜根**活血，行血，止血。**木莲**风入脏，或食毒积热，下鲜血，或酒痢，烧研，同棕灰、乌梅、甘草等分，末服。 大便涩者，同枳壳末服。**羊蹄根**肠风下血，同老姜炒赤，沃酒饮。**蒲黄**止泻血，水服。**金星草**热毒下血，同干姜末，水服之。**石韦**便前下血，为末，茄枝汤下。**金疮小草**肠痔下血，同甘草浸酒饮。

〔菜部〕**丝瓜**烧灰酒服，或酒煎服。**经霜老茄**烧灰酒服。 蒂及根、茎、叶，俱治肠风下血。**蕨花**肠风热毒，焙末饮服。**败瓢**烧灰，同黄连末服。**翻白草**止下血。**萝卜**下血，蜜炙任意食之。 酒毒，水煮入少醋食，或以皮同〔二〕荷叶烧灰，入生蒲黄末服。**芸苔**同甘草末服，治肠风脏毒。**独蒜**肠毒下血，和黄连丸服。 暴下血，同豆豉丸服。

〔果木〕

〔一〕蔺：原作「兰」，今据本书卷十五蠡实条附方改。

〔二〕同：此下原衍「薄」字，今据普济方卷三十七治便血方及本书卷二十六莱菔条附方删。

银杏生和百药煎丸服，亦煨食。**乌芋**汁，和酒服。**藕节汁**止下血，亦末服。**茗叶**热毒下血，同百药煎末服。**黄檗**主肠风下血，里急后重，热肿痛。小儿下血，同赤芍药丸服。**椿根白皮**肠风泻血，醋糊丸服，或酒糊丸，或加苍术，或加寒食面。经年者，加人参、酒煎服。**椿荚**半生半烧，米饮服。**木槿**肠风泻血，作饮。**山茶**为末，童尿、酒服。**卮子**下鲜血，烧灰水服。**枳壳**烧黑，同羊胫炭末服。根皮亦末服。**枳实**同黄芪末服。**橘核**肠风下血，同樗根皮末服。**楮白皮**为散服。**柏叶**烧服，或九蒸九晒，同槐花丸服。**柏子**酒煎服。**松木皮**焙末服。〔土石〕**黄土**水煮汁服。**车辖**小儿下血，烧赤淬水服。**血师**肠风下血，火煅醋淬七次，为末，每服一錢，白湯下。〔虫兽〕**白僵蚕**肠风泻血，同乌梅丸服。**蚕茧**大小便血，同蚕蜕纸、晚蚕沙、白僵蚕，炒研服。**桑蠹屎**烧研，酒服。**柳蠹屎**止肠风下血。**海螵蛸**一切下血，炙研，木贼湯下。**田螺**酒毒下血，烧焦末服，壳亦止下血。**鲎鱼尾**止泻血。**乌龟肉**炙食，止泻血。**猪血**卒下血不止，酒炒食。**猪脏**煮黄连丸服。煮槐花丸服。煮胡荽食之。**白马通**　**犀角**磨汁服。同地榆、生地黄丸服。

【虚寒】〔草菜〕**人参**因酒色甚下血，同柏叶、荆芥、飞面末，水服。**黄芪**泻血，同黄连丸服。**艾叶**止下血，及产后泻血，同老姜煎服。**附子**下血日久虚寒，同枯矾丸服，或同生黑豆煎服。**草乌头**结阴下血，同茴香、盐煎露服。**天南星**下血不止，用石灰炒黄，糊丸服。**莨菪子**肠风下血，姜汁酒同熬，丸服。**云实**主肠澼。**骨碎补**烧末酒服。**干姜**主肠澼下血。〔木石〕**桂心**结阴下血，水服方寸匕。**天竺桂**　**乌药**焙研，饭丸服。**雄黄**结阴便血，入枣内同铅〔一〕汁煮一日，以枣肉丸服。〔鳞兽〕**鲫鱼**酿五倍子煅研，酒服。**鳜鱼**止泻血。**鹿角胶**

【积滞】〔果木〕**山楂**下血，用寒热脾胃药俱不效者，为末，艾湯服即止。**巴豆**煨鸡子食。**芜荑**猪胆汁丸服，治结阴下血。**苦楝实**蜜丸服。〔虫兽〕**水蛭**漏血不止，炒末酒服。**鸡膍胵黄皮**止泻血。**猬皮**炙末，饮服。

〔一〕铅：原脱，今据本书卷九雄黄条附方补。

猬脂止泻血。**獭肝**肠痔下血，煮食之。

【止涩】〔草部〕**金丝草** **三七**白酒服二錢，或入四物湯。**卷柏**大肠下血，同侧柏、棕榈烧灰酒服。生用破血，炙用止血。远年下血，同地榆煎服。**昨叶何草**烧灰，水服一錢。**血见愁**姜汁和捣，米饮服。〔果木〕**荷叶** **莲房灰** **橡斗壳**同白梅煎服。**酸榴皮**末服，亦煎服。**乌梅**烧研，醋糊丸服。**橄榄**烧研，米饮服。**干柿**入脾消宿血。久下血者，烧服，亦丸服。**黄柿**小儿下血，和米粉蒸食。**柿木皮**末服。**棕榈皮**同栝楼烧灰，米饮服。**诃黎勒**止泻血。**鼠李**止下血。**金樱东行根**炒用，止泻血。〔服器〕**黄丝绢灰**水服。**败皮巾灰** **皮鞋底灰** **甑带灰**涂乳上，止小儿下血。**百草霜**米湯调，露一夜服。〔石虫〕**绿矾**酿鲫鱼烧灰服，止肠风泻血。煅过，入青盐、硫黄再煅，入熟附子末，粟糊丸服，治积年下血，一服见效。**石燕**年久肠风，磨水日服。**蛇黄**醋煅七次，末服。**五倍子**半生半烧丸服，肠风加白矾。**百药煎**半生半炒饭丸服，肠风加荆芥灰，脏毒加白芷、乌梅烧过，酒毒加槐花。〔兽人〕**牛骨灰**水服。**牛角鳃**煅末，豉汁服。**人爪甲**积年泻血，百药不效，同麝香、干姜、白矾、败皮巾灰，等分饮服，极效。**发灰**饮服方寸匕。

瘀血

有郁怒，有劳力，有损伤。

【破血散血】〔草部〕**生甘草**行厥阴、阳明二经污浊之血。**黄芪**逐五脏间恶血。**白术**利腰脐间血。**黄芩**热入血室。**黄连**赤目瘀血，上部见血。**败酱**破多年凝血。**射干**消瘀血老血在心脾间。**萆薢**关节老血。**桔梗**打击瘀血久在肠内时发动者，为末，米饮服。**大黄**煎酒服，去妇人血癖，男女伤损瘀血。醋丸，治干血气，产后血块。**蓬莪茂**消扑损内伤瘀血，通肝经聚血，女人月经血气。**三棱**通肝经积血，女人月水，产后恶血。**牡丹皮**瘀血留舍肠胃，女人一切血气。**芍药**逐贼血，女人血闭，胎前产后一切血病。**红蓝花**多用破血，少用养血。酒煮，下产后血。**常春藤**

腹内诸冷血风血，煮酒服。当归　丹参　芎䓖　白芷　泽兰　马兰　大小蓟　芒箔　芒茎并破宿血，养新血。玄参治血瘕，下寒血。贯众　紫参　玄胡索　茅根　杜衡　紫金牛　土当归　芭蕉根　天名精　牛蒡根　苎麻叶　飞廉　续断　錾菜　茺蔚　蘆蒿　紫苏　荆芥　爵床　野菊　番红花　刘寄奴　庵蕳　薰草　苦杖　马鞭草　车前　牛膝　蒺藜　独用将军　地黄　紫金藤　葎草　茜草　剪草　通草　赤雹儿并破瘀血血闭。半夏　天南星　天雄　续随子　山漆〔谷菜〕赤小豆　米醋　黄麻根　麻子仁并消散瘀血。黑大豆　大豆黄卷　红曲　饴饧　芸苔子并破瘀血。韭汁清胃脘恶血。葱汁　莱菔　生姜　干姜　堇菜　繁缕　木耳　杨栌耳　苦竹肉〔果木〕桃仁　桃胶　桃毛　李仁　杏枝并破瘀血老血。红柿　桄榔子　槠子　山楂　荷叶　藕　蜀椒　秦椒　柳叶　桑叶　琥珀并消瘀血。卮子清胃脘血。茯苓利腰脐血。乳香　没药　骐驎竭　质汗并活血散血止血。松杨破恶血，养新血。枎栘踠跌瘀血。白杨皮去折伤宿血在骨肉间疼。干漆削年深积滞老血。苏方木　椆木　紫荆皮　卫矛　奴柘〔石虫〕朴消并破瘀恶血。雄黄　花乳石　金星石　硇砂　菩萨石并化腹内瘀血。自然铜　生铁　石灰　殷孽　越砥　砺石　水蛭　虻虫〔鳞介〕鳜鱼　鲭鱼　鳔胶　龟甲　鳖甲〔禽兽〕白雄鸡翮并破腹内瘀血。黑雌鸡破心中宿血，补心血。五灵脂生行血，熟止血。鸦翅　牛角鳃　白马蹄　犛牛酥　狮屎　犀角　羚羊角　鹿角〔人部〕人尿　人中白并破瘀血。

积聚癥瘕

左为血，右为食，中为痰气。积系于脏，聚系于腑，癥系于气与食，瘕系于血与虫，痃系于气郁，癖系于痰饮。心为伏梁，肺为息贲，脾为痞气，肝为肥气，肾为奔豚。

【血气】〔草部〕三棱老癖癥瘕积聚结块，破血中之气。小儿气癖，煮汁作羹与乳母食。蓬莪茂破痃癖冷气，血气积块，破气中之血，酒磨服。**郁金**破血积，专〔一〕入血分。**姜黄**癥瘕血块，入脾，兼治血中之气。**香附子**醋炒，消积聚癥瘕。**蒴藋根**鳖瘕坚硬肿起，捣汁服。卒暴癥块如石欲死，煎酒服。**大黄**破癥瘕积聚留饮，老血留结。醋丸，或熬膏服，产后血块尤宜。同石灰、桂心熬醋，贴积块。男子败积，女子败血，以荞面同酒服，不动眞气。**牡丹　芍药　当归　芎藭　丹参　玄参　紫参　白头翁　玄胡索　泽兰　赤车使者　刘寄奴　续断　凤仙子　蔄茹　大戟　蒺藜　虎杖　水荭　马鞭草　土瓜根　麻黄　薇衔**〔谷菜〕**米醋**并除积癥瘕，恶血癖块。醋煎生大黄，治痃癖。**胡麻油**吐发瘕。**白米**吐米瘕。**秫米**吐鸭癥。**丹黍米泔**治鳖瘕。**寒食饧**吐蛟龙癥。**芸苔子**破癥瘕结血。**山蒜**积块，妇人血瘕，磨醋贴。**陈酱茄**烧研，同麝贴鳖瘕。**生芋**浸酒服，破癖气。**桑耳**〔果木〕**桃仁**并破血闭癥瘕。**桃枭**破伏梁结气，为末酒服。**甜瓜子仁**腹内结聚，为肠胃内壅要药。**橄榄　观音柳**腹中痞积，煎汤露一夜服，数次即消。**芜荑**嗜酒成酒鳖，多怒成气鳖，炒煎日服。**橉木灰**淋汁酿酒服，消癥瘕痃癖。**琥珀　鋻　木麻　没药**〔土石〕**土墼**鳖瘕。**白垩　自然铜　铜镜鼻**并主妇女癥瘕积聚。**石灰**同大黄、桂心熬膏，贴腹胁积块。**石炭**积聚，同自然铜、大黄、当归，丸服。**阳起石**破子脏中血结气，冷癥寒瘕。**凝水石**腹中积聚邪气，皮中如火烧。**食盐**五脏癥结积聚。**禹余粮　太一余粮　空青　曾青　石胆**〔虫部〕**水蛭　葛上亭长**〔鳞介〕**龙骨　鼍甲**并主血积癥瘕。**守宫**血块，面煨食数枚，即下。**鳖肉**妇人血瘕，男子痃癖积块，桑灰、蚕沙淋汁煮烂捣，丸服。**鳖甲**癥块痃癖，坚积寒热，冷瘕劳瘦，醋炙牛乳服。血瘕，同琥珀、大黄末，酒服即下。**魁蛤**冷癥血块，烧过，醋淬丸服。**龟甲　秦龟甲　玳瑁　牡蛎　蛤蜊　车螯壳　鲫鱼**并主积瘕。**海马**远年积聚癥块，同大黄诸药丸服。**虾**鳖瘕作痛，久食自消。**夜明沙**〔兽部〕**熊脂**并主积聚寒热。**猫头灰**鳖瘕，酒服。**鼠灰**妇人狐瘕，同桂末服。**麝香**〔人部〕**人**

〔一〕专：原作「传」，今据本书卷十四郁金条改。

尿癥积满腹，服一升，下血片，二十日即出。**癖石**消坚积。

调，贴痞块，化为脓血。

【食气】〔草部〕**青木香**积年冷气痃癖，癥块胀疼。**白蒿**去伏瘕，女人癥瘕。**蓍叶**同独蒜、穿山甲、盐、醋**海苔**消茶积。**木鳖子**痞积痞块。**番木鳖**　**预知子**　**苏子**〔谷菜〕**米秕**并破癥结，下气消食。**麦面**米食成积，同酒曲丸服。**荞麦面**炼五脏滓秽，磨积滞。**神曲**　**麦蘖**　**蘖米**　**蔓菁**并消食下气，化癥瘕积聚。**萝卜**化面积痰癖，消食下气。**水蕨**腹中痞积，淡食二月，即下恶物。**姜叶**食鲙成癥，捣汁服。**皂角蕈**积垢作疼，泡湯饮作泄。**马齿苋**〔果木〕**山楂**化饮食，消肉积癥瘕。子亦磨积。**槟榔**　**桑灰霜**破积块。**阿魏**破癥积肉积。**枳壳**五积六聚，巴豆煮过，丸服。**枳实**〔土石〕**百草霜**　**梁上尘**并消食积。**砂锅**消食块，丸服。**锻灶灰**　**胡粉**　**黄丹**　**密陀僧**　**铁华粉**　**蓬砂**　**玄精石**并主癥瘕食积。**针砂**食积黄肿。**朱砂**心腹癥癖，以饲鸡取屎炒，末服。**雄黄**胁下痃癖及伤食，酒、水同巴豆、白面丸服。竹筒蒸七次，丸服，治癥瘕积聚。同白矾，贴痞块。**青礞石**积年食癥攻刺，同巴豆、大黄、三棱作丸服。一切积病，消石煅过，同赤石脂丸服。**绿矾**消食积，化痰燥湿。**硇砂**冷气痃癖癥瘕，桑柴灰淋过，火煅，为丸服。积年气块，醋煮木瓜酿过，入附子丸服。**石硷**消痰磨积，去食滞宿垢，同山楂、阿魏、半夏丸服。**石髓**〔鳞禽〕**鱼鲙**去冷气痃癖，横关伏梁。**鱼脂**熨癥块。**五灵脂**化食消气，和巴豆、木香丸服。酒积黄肿，同麝丸服。**鸡屎白**食米成癥，合米炒研水服，取吐。**鳖瘕**及宿癥，炒研酒服。**鹰屎白**小儿奶癖，膈下硬，同密陀僧、硫黄、丁香末服。**雀粪**消癥瘕久痼，蜜丸服。和姜、桂、艾叶丸服，烂痃癖伏梁诸块。**鸽粪**痞块。**猪项肉**合甘遂丸服，下酒布袋积。**猪脾**朴消煮过，用水荭花子末服，消痞块。**猪肾**同葛粉炙食，治酒积面黄。**猪肪**食发成瘕，嗜食与油，以酒煮沸，日三服。**猪肚**消积聚癥瘕。**牛肉**同恒山煮食，治癖疾。同石灰蒸食，治痞积。**牛脑**脾积痞气，同朴消蒸饼丸服。又同木香、鸡肫等末服。**鼠肉**煮汁作粥，治小儿癥瘕。**狗胆**痞块，同五灵脂、阿魏丸服。**狗屎**浸酒服，治鱼肉成癥。**驴屎**癥癖诸疼。**驴尿**杀积虫。**白马尿**肉癥思肉，饮之当有虫出。男子伏梁，女子瘕疾，旦旦〔一〕服之。食发成瘕，饮之。痞块心疼，和僵蚕末傅之。**膃肭脐**男子宿癥气块，积冷劳瘦。

【痰饮】〔草部〕**威灵仙**去冷滞痰水，久积癥瘕，痃癖气块，宿脓恶水。停痰宿饮，大肠冷积，为末，皂角熬膏丸服。或加半夏。**牵牛**去痃癖气块。男妇五积，为末蜜丸服。食积，加巴豆霜。**芎䓖**酒癖胁胀呕吐，腹有水声，同三棱为末，每葱湯服二錢。**续随子**一切痃癖。同腻粉、青黛丸服，下涎积。**狼毒**积聚饮食，痰饮癥瘕，胸下积癖。**紫菀**肺积息贲。**商陆**腹中暴癥，如石刺痛。**黄连　天南星**并主伏梁。**柴胡　桔梗　苦参**并寒热积聚。**白术　苍术　黄芪　人参　高良姜　防葵　旋覆花　葶苈　鸢尾　独行根　三白草　常山　蜀漆　甘遂　赭魁　昆布　海藻**并主痃癖痰水。**莨菪子**积冷痃癖，煮枣食之。**附子　天雄　草乌头**〔谷菜〕**烧酒**并主冷毒气块痃癖。**蒜**烂痃癖，日吞三颗。又吐蛇瘕。**韭菜**煮食，除心腹痼冷痃癖。**生芋**浸酒饮，破痃癖。**白芥子**贴小儿乳癖。**仙人杖**〔果木〕**大枣**并去痰癖。**栗子**日食七枚，破冷癖气。**橘皮**胸中瘕热，湿痰痃癖。**青皮**破积结坚癖。**林檎**研末，傅小儿闪癖。**桃花**末服，下痰饮积滞。**榧子**食茶成癖，日食之。**苦茗**嗜茶成癖。**蜀椒**破癥癖。食茶面黄，作丸服。**胡椒**虚寒积癖在两胁，喘急，久则为疽，同蝎尾、木香丸服。**吴茱萸**酒煮，熨癥块。**巴豆**破癥瘕结聚，留饮痰澼。一切积滞，同黄檗、蛤粉丸服。**桂心　沉香　丁香　草豆蔻　蒟酱**并破冷癥痃癖。**郁李仁**破癖气，利冷脓。**乌桕根皮**水癥结聚。**奴柘**痃癖，煎饮。**白杨皮**痰癖，浸酒饮。**枳实　枳壳　婆罗得　木天蓼**〔金石〕**浮石**并化痰癖。**赤白玉**痃癖气块往来痛，糊丸服。**理石**破积聚。酒渍服，治癖。**石硫黄**冷癖在胁，积聚。**消石**破积散坚。**砒石　礜石　特生礜石**并痼冷坚癖积气。**玄明粉**宿滞癥结。**朴消**留澼癥结。同大蒜、大黄，贴痞块。**黑锡灰　水银粉　粉霜　银**

〔一〕旦：原作「匕」，今据千金卷十一治伏梁气方及本书卷五十马条白马溺附方改。

朱〔介禽〕海蛤　蛤蜊粉并主积聚痰涎。蚌粉痰涎积聚，心腹痛，或噦食，巴豆炒过，丸服。蝤蛑小儿痞气，煮饮食。淡菜冷气痃癖，烧食。鹳胫骨及觜　雀胫骨及觜并主小儿乳癖〔一〕，煮汁，烧灰服。〔兽部〕牛乳冷气痃癖。驼脂劳风冷积，烧酒服之。

诸虫有蛔、白、蛲、伏、肉、肺、胃、弱、赤九种。又有尸虫、劳虫、疳虫、瘕虫。

【杀虫】〔草部〕术嗜生米有虫，蒸饼丸服。蓝叶杀虫蚑。应声虫及鳖瘕，并服汁。马蓼去肠中蛭虫。鹤虱杀蛔、蛲及五脏虫，肉汁服末。心痛，醋服。狼毒　狼牙　藜芦并杀腹脏一切虫。葎草杀九虫。龙胆去肠中小虫及蛔痛，煎服。白芷浴身。黄精并去三尸。杜衡　贯众　蘼芜　紫河车　云实　白菖　百部　天门冬　赭魁　石长生并杀蛔、蛲、寸白诸虫。连翘　山豆根下白虫。黄连　苦参　苍耳　飞廉　天名精　蜀羊泉　蒺藜　干苔　酸草　骨碎补　羊蹄根　赤藤　牵牛　蛇含　营实根并杀小虫、疳虫。艾叶蛔痛，捣汁服，或煎水服，当吐下虫。虫食肛，烧熏之。萹蓄小儿蛔痛，煮汁，煎醋，熬膏，皆有效。使君子杀小儿蛔，生食煎饮，或为丸散，皆效。石龙刍　漏卢　肉豆蔻　蒟酱　马鞭草熬膏。瞿麦　灯笼草　地黄　白及〔谷菜〕小麦炒，末服。并杀蛔虫。薏苡根下三虫，止蛔痛，一升煎服，虫尽死。大麻子同茱萸根水服，虫尽下。亦捣汁服。白米米癥嗜米，同鸡屎白炒服，取吐。秫米食鸭成癥瘕，研水服，吐出鸭雏。丹黍米泔服，治鳖瘕。寒食饧〔二〕吐蛟龙癥。生姜杀长虫。槐耳烧末水服，蛔立出。萑菌去三虫，为末，入臛食。天花蕈　藜　灰藋　马齿苋　苦瓠　败瓢〔果部〕柿并杀虫。橘皮去寸白。棑华去赤虫。桃仁　桃叶杀尸虫。槟榔杀三虫、伏、尸，为末，大腹皮汤下。榧子

〔一〕乳癖：原脱，今据本书卷四十八雀条补。
〔二〕饧：原作「锡」，今据本书卷二十五饴糖条附方改。

去三虫，食七日，虫化为水。阿勃勒　酸榴东行根　樱桃东行根　林檎东行根并杀三虫，煎水服。

吴茱萸东行根杀三虫，酒、水煎服。　肝劳生虫，同粳米、鸡子白丸服。　脾〔一〕劳发热有虫，令人好呕，同橘皮、大麻〔二〕子，浸酒服。　醋林子寸白、蛔痛，小儿疳蛔，皆为末，酒服。　藕同蜜食，令人腹脏肥，不生诸虫。　杏仁杀小虫。　蜀椒蛔痛，炒淋酒服。　乌梅煎服，安蛔。　盐麸树皮〔木部〕　乌药并杀蛔。　柏叶杀五脏虫，益人，不生诸虫。　相思子杀腹脏皮肤一切虫。　桑白皮　金樱根　郁李根　蔓荆并杀寸白虫。　阿魏　卢会　黄檗

樗白皮　合欢皮　皂荚及刺、木皮　大风子　苦竹叶　石南并杀小虫、疳虫。　干漆杀三虫。小儿虫痛，烧同芜荑末服。叶亦末服。　楝白皮杀蛔虫，煎水服，或为末，或人麝香，或煮鸡子食。　实，杀三虫。　醋浸塞谷道中，杀长虫。　花，杀蚕虱。　芜荑去三虫、恶虫，为末饮服。　或同槟榔丸服。　炒煎，日服，治气鳖、酒鳖。

大空去三虫。　涂发，杀虮虱。　荚蒾煮粥食，杀三虫。　雷丸　厚朴　梓白皮　楸白皮　桐木皮　山茱萸　丁香　檀香　苏合香　安息香　龙脑香　樟脑香并杀三虫。〔水石〕　神水和獭肝丸，杀虫积。　浸蓝水杀虫，下水蛭。　黑锡灰沙糖服，下寸白。　黄丹　密陀僧　曾青并下寸白。　胡粉葱汁丸服，治女人虫心疼，下寸白。　硫黄杀腹脏虫、诸疮虫。　气鳖、酒鳖，以酒常服。　雌黄　雄黄虫疼吐水，煎醋服。　又杀诸疮虫。　食盐杀一切虫。　霹雳砧杀劳虫。　石灰杀蛲虫。　砒石　理石　长石　白青并杀三虫。　梳篦去虱癥。　死人枕席杀尸疰、石蛔。〔虫鳞〕　蜂子小儿五虫，从口吐出。　蜂窠灰酒服，寸白、蛔虫皆死出。　蚕茧及蛹除蛔。　白蜡　白僵蚕　蚺蛇胆及肉　蝮蛇并杀三虫。　鼍甲　鳜鱼　鲟鱼并杀小虫。　鳗鲡鱼淡煮食，杀诸虫、劳虫。　虾鳖瘕，宜食。　海虾鲊杀虫。　河豚　海豚　海螵蛸〔禽兽〕　鸽头　竹鸡　百

〔一〕脾：原作「肝」，今据本书卷三十二吴茱萸条附方改。

〔二〕麻：原作「黄」，据改同上。

舌　乌鸦并杀虫。𪀦杀三虫及腹脏一切虫。五灵脂心脾虫痛，同槟榔末服。小儿虫痛，同灵矾丸服，取吐。鸡子白蛔痛，打破，合醋服。入好漆在内吞之，虫即出。鸡屎白鳖癥、米瘕。鸽屎杀蛔，烧服。蜀水花杀蛔。啄木鸟　鹰屎白　熊脂　獭肝　猫肝　虎牙并杀劳虫。猪肚杀劳虫。酿黄米蒸丸服。治疳蛔瘦病。猪血嘈杂有虫，油炒食之。猪肪发瘕，煮食。猫头灰酒服，治鳖瘕。獾肉　鼠肉　兔屎并杀疳、劳、蛔虫。羊脂　牛胆　熊胆　麝香　猬皮及脂并杀小虫。鼬鼠心肝虫痛，同乳、没丸服。六畜心包朱砂、雄黄煮食，杀虫。白马溺　驴溺〔人部〕人尿并杀癥瘕有虫。胞衣水　天灵盖杀劳虫。

肠鸣有虚气，水饮，虫积。

〔草部〕丹参　桔梗　海藻并主心腹邪气上下，雷鸣幽幽如走水。昆布　女菀　女萎并主肠鸣游气，上下无常处。半夏　石香薷　荜茇　红豆蔻　越王余筭并主虚冷肠鸣。大戟痰饮，腹内雷鸣。黄芩主水火击搏有声。穬麦蘖　饴糖〔果木〕橘皮　杏仁并主肠鸣。厚朴积年冷气，腹内雷鸣。卮子热鸣。〔石部〕硇砂血气不调，肠鸣宿食。石髓〔虫介〕原蚕沙肠鸣热中。鳝鱼冷气肠鸣。淡菜〔兽部〕羚羊屎久痢肠鸣。

心腹痛有寒气，热气，火郁，食积，死血，痰澼，虫物，虚劳，中恶，阴毒。

【温中散郁】〔草部〕木香心腹一切冷痛、气痛，九种心痛，妇人血气刺痛，并磨酒服。心气刺痛，同皂角末丸服。内钓腹痛，同乳、没丸服。香附子一切气，心腹痛，利三焦，解六郁，同缩砂仁、甘草末点服。心脾气痛，同高良姜末服。血气痛，同荔枝烧研酒服。艾叶心腹一切冷气鬼气，捣汁饮，或末服。同香附，醋煮丸服，治心腹小腹诸痛。芎䓖开郁行气。诸冷痛中恶，为末，烧酒服。藁本大实心痛，已用利药，同苍术煎服，彻其毒。苍术心腹胀痛，解郁宽中。甘草去腹中冷痛。高良姜腹内暴冷久冷痛，煮饮。心脾痛，同干姜丸服。又四制丸服。苏子一切冷气痛，同高良姜、橘皮等分，丸服。姜黄冷气痛，同桂末，醋服。小儿胎寒，腹痛，吐乳，同乳香、没药、木香丸服。附子心腹冷痛，胃寒蛔动，同炒巵子酒糊丸服。寒厥心痛，同郁金、橘红，醋糊丸服。香薷暑月腹痛。石菖蒲 紫苏 藿香 甘松香 山柰 廉姜 山姜 白豆蔻 草豆蔻 缩砂 蒟酱 白茅香 蕙草 益智子 荜茇〔谷部〕胡椒粥 茱萸粥 葱豉酒 姜酒 茴香并主一切冷气，心痛、腹痛、心腹痛。烧酒冷痛，入盐服。阴毒腹痛，尤宜。黑大豆肠痛如打，炒焦，投酒饮。神曲食积心腹痛，烧红淬酒服。〔菜部〕葱白主心腹冷气痛，虫痛，疝痛，大人阴毒，小儿盘肠内钓痛。卒心痛，牙关紧急欲死，捣膏，麻油送下，虫物皆化黄水出。阴毒痛，炒熨脐下，并擂酒灌之。盘肠痛，炒贴脐上，并浴腹，良久尿出愈。葱花心脾如刀刺，同茱萸一升，煎服。小蒜十年五年心痛，醋煮饱食即愈。葫冷痛，同乳香丸服。醋浸煮食之。鬼注心腹痛，同墨及酱汁服。吐血心痛，服汁。韭腹中冷痛，煮食。胸痹痛如锥刺，服汁，吐去恶血。薤白胸痹刺痛彻心背，喘息咳唾，同栝楼实，白酒煮服。生姜心下急痛，同半夏煎服，或同杏仁煎。干姜卒心痛，研末服。心脾冷痛，同高良姜丸服。芥子酒服，止心腹冷痛。阴毒，贴脐。马芹子卒心痛，炒末酒服。莳香 蔊菜 菥蓂子 秦荻藜 蔓菁 芥〔果部〕杏仁并主心腹冷痛。乌梅胀痛欲死，煮服。大枣急心疼，同杏仁、乌梅丸服。陈枣核仁，止腹痛。胡桃急心痛，同枣煨嚼，姜汤下。荔枝核心痛、脾痛，烧研酒服。椰子皮卒心痛，烧研水服。橘皮途路心痛，煎服甚良。木瓜 枸橼并心气痛。胡椒心腹冷痛，酒吞三七粒。茱萸心腹冷痛，及中恶心腹痛，擂酒服。叶亦可。榄子同上。〔木部〕桂秋冬冷气腹痛，非此不除。九种心疼，及寒疝心痛，为末酒服。心腹胀痛，水煎服。产后心痛，狗胆丸服。乌药冷痛，磨水入橘皮、苏叶煎服。松节阴毒腹痛，炒焦入酒服。乳香冷心痛，同胡椒、姜，酒服。同茶末、鹿血丸服。丁香暴心痛，酒服。安息香心痛频发，沸汤泡服。天竺桂 沉

香　**檀香**　**苏合香**　**必栗香**　**龙脑香**　**樟脑香**　**樟材**　**杉材**　**楠材**　**阿魏**　**皂荚**　**白棘**　**枸杞子**　**厚朴**〔金石〕**铁华粉**并主冷气心腹痛。**铜器**炙熨冷痛。**灵砂**心腹冷痛，同五灵脂，醋糊丸服。**硫黄**一切冷气痛，黄蜡丸服。　同消石、青皮、陈皮丸服。**消石**同雄黄末点目眦，止诸心腹痛。**砒石**积气冷痛，黄蜡丸服。**硇砂**冷气，血气，积气，心腹痛，诸疼。**神针火**〔鳞兽〕**鲍鱼灰**妊娠感寒腹痛，酒服。**猪心**急心痛经年，入胡椒十粒煮食。　心血，蜀椒丸服。

【活血流气】〔草部〕**当归**和血，行气，止疼。　心下刺疼，酒服方寸匕。　女人血气，同干漆丸服。　产后痛，同白蜜煎服。**芍药**止痛散血，治〔一〕上中腹痛。　腹中虚痛，以二钱同甘草一钱煎服。恶寒加桂，恶热加黄芩。**玄胡索**活血利气。　心腹少腹诸痛，酒服二钱，有神。　热厥心痛，同川楝末二钱服。　血气诸痛，同当归、橘红丸服。**蓬莪茂**破气，心腹痛，妇人血气，丈夫奔豚。　一切冷气及小肠气，发即欲死，酒、醋和水煎服。　一加木香末，醋汤服。　女人血气，同干漆末服。　小儿盘肠，同阿魏研末服。**郁金**血气冷气痛欲死，烧研醋服，即苏。**姜黄**产后血痛，同桂末酒服，血下即愈。**刘寄奴**血气，为末酒服。**红蓝花**血气，擂酒服。**大黄**干血气，醋熬膏服。　冷热不调，高良姜丸服。**蒲黄**血气心腹诸疼，同五灵脂煎醋或酒服。**紫背金**〔二〕**盘**女人血气，酒服。**丹参**　**牡丹**　**三棱**　**败酱**〔谷菜〕**米醋**并主血气冷气心腹诸痛。**青粱米**心气冷痛，桃仁汁煮粥食。**红曲**女人血气，同香附、乳香末，酒服。**丝瓜**女人干血气，炒研酒服。**桑耳**女人心腹痛，烧研酒服。**杉菌**〔果木〕**桃仁**卒心痛，疰心痛，研末水服。　桃枝，煎酒。**桃枭**血气中恶痛，酒磨服。**没药**血气心痛，酒、水煎服。**乳香**　**骐驎竭**　**降真香**　**紫荆皮**〔金石〕**铜青**　**赤铜屑**并主血气心痛。**自然铜**血气痛，火煅醋淬，末服。**诸铁器**女人心痛，火烧淬酒饮。**石**

〔一〕治：原作「分」，今据本书卷十四芍药条改。

〔二〕金：原作「天」，今据政和本草卷三十及本书卷二十紫背金盘条改。

炭同上。**白石英**　**紫石英**并主女人心腹痛。〔鳞部〕**乌贼鱼血**血刺心痛，磨醋服。**青鱼枕**〔一〕血气心腹痛，磨水服。〔禽兽〕**五灵脂**心腹胁肋少腹诸痛，疝痛，血气，同蒲黄煎醋服，或丸，或一味炒焦酒服。虫痛加槟榔。**狗胆**血气撮痛，丸服。

【痰饮】半夏湿痰心痛，油炒丸服。**狼毒**九种心痛，同吴茱萸、巴豆、人参、附子、干姜丸服。心腹冷痰胀痛，同附子、旋覆花丸服。**草乌头**冷痰成包，心腹㽹〔二〕痛。**百合**　**椒目**留饮腹痛，同巴豆丸服。**牡荆子**炒研服。**枳实**胸痹痰水痛，末服。**枳壳**心腹结气痰水。**矾石**诸心痛，以醋煎一皂子服。同半夏丸服。同朱砂、金薄丸服。**五倍子**心腹痛，炒焦，酒服立止。**牡蛎粉**烦满心脾痛，煅研酒服。**蛤粉**心气痛，炒研，同香附末服。**白螺壳**湿痰心痛及膈气痛，烧研酒服。

【火郁】〔草部〕**黄连**卒热心腹烦痛，水煎服。**苦参**大热腹中痛，及小腹热痛，面色青赤，煎醋服。**黄芩**小腹绞痛，小儿腹痛。得厚朴、黄连，止腹痛。**山豆根**卒腹痛，水研服，入口即定。**青黛**心口热痛，姜汁服一錢。**马兜铃**烧研酒服。**马兰汁**绞肠沙痛。**沙参**　**玄参**〔谷果〕**生麻油**卒热心痛，饮一合。**麻子仁**妊娠心痛，研水煎服。**荞麦粉**绞肠沙痛，炒黄〔三〕，水烹服。**黍米**十年心痛，淘汁温服。**粳米**　**高粱米**并煮汁服，止心痛。**绿豆**心痛，以三七粒同胡椒二七粒研服。**茶**十年五年心痛，和醋服。〔木部〕**川楝子**入心及小肠，主上下腹痛，热厥心痛，非此不除。同玄胡索末，酒服。**槐枝**九种心痛，煎水服。**槐花**　**乌桕根**　**石瓜**并主热心痛。**卮子**热厥心痛，炒焦煎服。冷热腹痛，同附子丸服。**郁李仁**卒心痛，嚼七粒，温水下，即止。**茯苓**　**琥珀**〔石兽〕**戎盐**　**食盐**吐，心腹胀痛。**玄明粉**热厥心腹痛，童尿服三錢。**丹砂**男女心腹痛，同白矾末服。**蜂蜜**卒心痛。**黄蜡**急心

〔一〕枕：原作「鮀」，今据政和本草卷二十一及本书卷四十四青鱼条头中枕主治改。
〔二〕㽹：原作「疠」，今据金陵本改，与政和本草卷十及本书卷十七乌头条合。
〔三〕黄：原作「热」，今据本书卷二十二荞麦条附方改。

痛，烧化丸，凉水下。晚蚕沙男女心痛，泡湯服。驴乳卒心痛连腰脐，热饮二升。羚羊角腹痛热满，烧末水服。犀角热毒痛。阿胶丈夫少腹痛。兔血卒心痛，和茶末、乳香丸服。败笔头心痛不止，烧灰，无根水下。狗屎心痛欲死，研末酒服。山羊屎心痛，同油发烧灰，酒服断根。狐屎肝气心痛，苍苍如死灰，喘息，烧和姜黄服。驴屎汁　马屎汁〔人部〕人屎和蜜、水。人溺幷主绞肠沙痛欲死，服之。虫痛见诸虫下。

【中恶】〔草部〕艾叶鬼击中恶，卒然着人如刀刺状，心腹切痛，或即吐血下血，水煎服。实，亦可用。桔梗　升麻　木香磨汁。藿香　郁金香　茅香　兰草　蕙草　山柰　山姜　缩砂　蘼芜　蜘蛛香　蒟酱　丹参　苦参煎酒。姜黄　郁金　莪茂　肉豆蔻　菖蒲　鸡苏　甘松　忍冬水煎。卷柏　女青末服。芒硝煮服。鬼督邮　草犀　狼毒　海根　藁本　射干　鸢尾　鬼臼　续随子〔谷菜〕醇酒　豌豆　白豆　大豆　胡荽　罗勒　芥子浸酒。白芥子　大蒜〔果木〕榧子　桃枭末服。桃胶　桃符　桃花末服。桃仁研服。桃白皮　三岁枣中仁常服。蜀椒　茱萸　蜜香　沉香　檀香　安息香化酒。乳香　丁香　阿魏　樟材　鬼箭　鬼齿水煎。琥珀　苏合香化酒。城东腐木煎酒。古榇板煎酒。〔服器〕桃橛煮汁。车脂化酒。刀鞘灰水服。砧垢吐。铁椎柄灰丸服。履屧鼻绳灰酒服。毡袜跟灰酒服。网巾灰酒服。〔水土〕粮罂中水黄土画地作五字，取中土，水服。陈壁土同矾丸服。铸钟土酒服。柱下土水服。伏龙肝水服。仰天皮人垢和丸服。釜墨湯服。墨〔石介〕古钱和薏苡根煎服。铅丹蜜服。食盐烧服取吐。雄黄　灵砂　硫黄　金牙　蛇黄　田螺壳烧服。鳖头灰〔禽兽〕乌骨鸡搨心上。白雄鸡煮汁，入醋、麝、眞珠服。肝同。鸡子白生吞七枚。鹳骨　犀角　鹿茸及角　麋角　麝香　灵猫阴　猫肉及头骨　狸肉及骨　腽肭脐　熊胆幷主中恶心腹绞痛。

胁痛有肝胆火，肺气，郁，死血，痰澼，食积，气虚。

【木实】〔草部〕**黄连**猪胆炒，大泄肝胆之火。 肝火胁痛，姜汁炒丸。 左金丸：同茱萸炒，丸服。**柴胡**胁痛主药。**黄芩** **龙胆** **青黛**〔一〕并泻肝胆之火。**芍药** **抚芎**并搜肝气。**生甘草**缓火。**木香**散肝经滞气，升降诸气。**香附子**总解诸郁，治膀胱连胁下气妨。**地肤子**胁下痛，为末酒服。〔果木〕**青橘皮**泻肝胆积气必用之药。**卮子** **卢会** **桂枝**

【痰气】〔草部〕**芫花**心下痞满，痛引两胁，干呕汗出，同甘遂、大戟为散，枣汤服。**大戟** **甘遂**痰饮胁痛。控涎丸。**狼毒**两胁气结痞满，心下停痰鸣转，同附子、旋覆花丸服。**香薷**心烦胁痛连胸欲死，捣汁饮。**防风**泻肺实烦满胁痛。**半夏** **天南星** **桔梗** **苏梗** **细辛** **杜若** **白前** **贝母**〔谷菜〕**生姜**并主胸胁逆气。**白芥子**痰在胸胁支满，每酒吞七粒。又同白术丸服。**薏苡根**胸胁卒痛，煮服即定。〔果木〕**橘皮** **槟榔** **枳壳**心腹结气痰水，两胁胀痛。 因惊伤肝，胁骨痛，同桂末服。**枳实**胸胁痰澼气痛。**茯苓**〔虫介〕**白僵蚕** **牡蛎粉** **文蛤**并主胸胁逆气满痛。〔兽石〕**羚羊角**胸胁痛满，烧末水服。**麝香** **古钱**心腹烦满，胸胁痛欲死，煮汁服。

【血积】〔草部〕**大黄**腹胁老血痛。**凤仙花**腰胁引痛不可忍，晒研，酒服三钱，活血消积。**当归** **芎䓖** **姜黄** **玄胡索** **牡丹皮** **红蓝花**〔谷菜〕**神曲** **红曲**并主死血食积作痛。**韭菜**瘀血，两胁刺痛。〔果木〕**吴茱萸**食积。**桃仁** **苏木** **白棘刺**腹胁刺痛，同槟榔煎酒服。**巴豆**积滞。**五灵脂**胁痛，同蒲黄煎醋服。

【虚陷】〔草谷菜部〕**黄芪** **人参** **苍术** **柴胡** **升麻**并主气虚下陷，两胁支痛。**黑大豆**腰胁卒

〔一〕青黛：此下原有「卢会」。按本书卷三十四，卢会已自草部移入木部。下文果木部既列有卢会，此处不当重出，因删。

痛，炒焦煎酒服。**茴香**胁下刺痛，同枳壳末，盐、酒服。**马芹子**腹冷胁痛。

【外治】食盐　生姜　葱白　韭菜　艾叶并炒熨。**冬灰**醋炒熨。**芥子　茱萸**并醋研傅。**大黄**同石灰、桂心熬醋贴。同大蒜、朴消捣贴。

腰痛

有肾虚，湿热，痰气，瘀血，闪肭，风寒。

【虚损】〔草部〕**补骨脂**骨髓伤败，腰膝冷。肾虚腰痛，为末酒服，或同杜仲、胡桃丸服。妊娠腰痛，为末，胡桃、酒下。**菊花**腰痛去来陶陶。**艾叶**带脉为病，腰溶溶如坐水中。**附子**补下焦之阳虚。**蒺藜**补肾，治腰痛及奔豚肾气，蜜丸服。**萆薢**腰脊痛强，男子臂腰痛，久冷痹软，同杜仲末，酒服。**狗脊　菝葜　牛膝　肉苁蓉　天麻　蛇床子　石斛**〔谷菜〕**山药**并主男子腰膝强痛，补肾益精。**韭子**同安息香丸服。**茴香**肾虚腰痛，猪肾煨食。腰痛如刺，角茴末，盐湯〔一〕服，或加杜仲、木香，外以糯米炒熨。**干姜　菥蓂子　胡麻**〔果木〕**胡桃**肾虚腰痛，同补骨脂丸服。**栗子**肾虚腰脚不遂，风干日食。**山楂**老人腰痛，同鹿茸丸服。**阿月浑子　莲实　芡实　沉香　乳香**并补腰膝命门。**杜仲**肾虚冷臂痛，煎汁煮羊肾作羹食。浸酒服。为末酒服。青娥丸。**枸杞根**同杜仲、萆薢，浸酒服。**五加皮**贼风伤人，软脚臂腰，去多年瘀血。**柏实**腰中重痛，肾中寒，膀胱冷脓宿水。**山茱萸　桂**〔介兽〕**龟甲**并主腰肾冷痛。**鳖甲**卒腰痛，不可俯仰，炙研酒服。**猪肾**腰虚痛，包杜仲末煨食。**羊肾**为末酒服。老人肾硬，同杜仲炙食。**羊头、蹄、脊骨**和蒜、薤煮食。同肉苁蓉、草果煮食。**鹿茸**同菟丝子、茴香丸服。同山药煮酒服。**鹿角**炒研酒服，或浸酒。**麋角及茸**酒服。**虎胫骨**酥炙，浸酒饮。

【湿热】〔草部〕**知母**腰痛，泻肾火。**葳蕤**湿毒腰痛。**威灵仙**宿脓恶水，腰膝冷疼，酒服一錢取利，或丸

〔一〕湯：原作「酒」，今据本书卷二十六蘹香条附方改。

服。青木香气滞腰痛，同乳香酒服。地肤子积年腰痛时发，为末酒服，日五、六次。蛤蟆草湿气腰痛，同葱、枣煮酒常服。牵牛子除湿热气滞，腰痛下冷脓，半生半炒，同硫黄末、白面作丸，煮食。木鳖子 蕙草〔果木〕桃花湿气腰痛，酒服一錢，一宿即消。或酿酒服。槟榔腰重作痛，为末酒服。甜瓜子腰腿痛，酒浸末服。皂荚子腰脚风痛，酥炒丸服。郁李仁宣腰胯冷脓。茯苓利腰脐间血。海桐皮风毒腰膝痛。桑寄生〔介兽〕淡菜腰痛胁急。海蛤 牛黄妊娠腰痛，烧末酒服。

【风寒】羌活 麻黄太阳病腰脊痛。藁本一百六〔一〕十种恶风鬼注，流入腰痛。

【血滞】〔草谷〕玄胡索止暴腰痛，活血利气，同当归、桂心末，酒服。蘘荷根妇人腰痛，捣汁服。甘草 细辛 当归 白芷 芍药 牡丹 泽兰 鹿藿并主女人血沥腰痛。术利腰脐间血，补腰膝。庵䕡子闪挫痛，擂酒服。甘遂闪挫痛，入猪肾煨食。续断折跌，恶血腰痛。神曲闪挫，煅红淬酒服。莳萝闪挫，酒服二錢。莴苣子闪气，同粟米、乌梅、乳、没丸服。丝瓜根闪挫，烧研酒服。子亦良，渣傅之。冬瓜皮折伤，烧研酒服。〔果木〕西瓜皮闪挫，干研酒服。橙核闪挫，炒末酒服。橘核肾疰。青橘皮气滞。桃枭 干漆〔虫介〕红娘子并行血。鳖肉妇人血瘕腰痛。鼍甲腰中重痛。

【外治】桂反腰血痛，醋调涂。白檀香肾气腰痛，磨水涂。芥子痰注及扑损痛，同酒涂。猫屎烧末，和唾涂。天麻半夏、细辛同煮，熨之。大豆 糯米并炒熨寒湿痛。蒴藋寒湿痛，炒热眠之。黄狗皮裹腰痛。爵床 葡萄〔二〕根并浴腰脊痛。

〔一〕一百六：原脱，今据政和本草卷八及本书卷十四藁本条补。

〔二〕萄：原作「菊」，今据本书卷三十三葡萄条根及藤叶主治改。

疝㿗腹病曰疝，丸病曰㿗。有寒气，湿热，痰积，血滞，虚冷。男子奔豚。女子育肠。小儿木肾。

【寒气】〔草部〕**附子**　**乌头**寒疝厥逆，脉弦紧，煎水入蜜服，或蜜煮为丸。寒疝滑泄，同玄胡索、木香煎服。**草乌头**寒气心疝二十年者，同茱萸丸服。**胡卢巴**同附子、硫黄丸服，治肾虚冷痛。得茴香、桃仁，治膀胱气。炒末，茴香酒下，治小肠气。同茴香、面丸服，治冷气疝瘕。同沉香、木香、茴香丸服，治阴㿗肿痛。**马蔺子**小腹疝痛冷积，为末酒服，或拌面煮食。**木香**小肠疝气，煮酒日饮。小儿阴肿，同枳壳、甘草煎服。**玄胡索**散气和血，通经络，止小腹痛。同全蝎等分，盐、酒服。**艾叶**一切冷气少腹痛，同香附醋煮丸服，有奇效。**牡蒿**阴肿，擂酒服。**紫金藤**丈夫肾气。〔菜果〕**䓤香**疝气，膀胱育肠气，煎酒，煮粥皆良。同杏仁、葱白为末，酒服。又同蚕沙丸服。同荔枝末服。同川椒末服。炒熨脐下。**薤白汁**　**木瓜**并主奔豚。**橘核**膀胱小肠气，阴㿗肾冷，炒研酒服，或丸服。**荔枝核**小肠疝气，烧酒服，或加茴香、青皮。阴㿗，同硫黄丸服。**胡桃**心腹疝痛，烧研酒服。**槟榔**奔豚膀胱诸气，半生半熟，酒服。**吴茱萸**寒疝往来，煎酒服。四制丸服，治远近疝气，偏坠诸气。**胡椒**疝痛，散气开郁，同玄胡索末等分，茴香酒下。**蜀椒**　**橄榄核**阴㿗。同荔核、山楂核烧服。**栗根**偏气，煎酒服。**芡根**偏坠气块，切煮食。**桃仁**男子阴肿，小儿卵㿗，炒研酒服，仍傅之。**山楂核**〔木石〕**楝实**癞疝肿痛，五制丸服。叶，主疝入囊痛，煎酒服。**苏方木**偏坠肿痛，煮酒服。**槠叶**疝气入囊，为末酒服。木肾，同雄黄丸服。**阿魏**癞疝痛，败精恶血，结在阴囊，同硇砂诸药丸服。**牡荆子**小肠疝气，炒擂酒服。**杉子**疝痛，一岁一粒，烧研酒服。**鼠李子**疝瘕积冷，九蒸酒渍服。**铁秤锤**疝肿，烧淬酒服。**古镜**小儿疝硬，煮汁服。**硇砂**疝气卵肿，同乳香、黄蜡丸服。〔虫鳞〕**䓤香虫**疝气。**蜘蛛**大人小儿㿗。狐疝偏有大小，炒焦同桂末服。**蜥蜴**小儿阴㿗，烧灰酒服。**杜父鱼**小儿差颓，核有小大，以鱼咬之，七下即消。**淡菜**腰痛疝瘕。〔禽兽〕**乌鸡**寒疝绞痛，同生地黄蒸取汁服，当下出寒癖。**鸡子黄**小肠疝气，温水搅服。**雄鸡翅**阴肿如斗，随左右烧灰饮服。**雀**肾冷偏坠疝气，同茴香、缩砂、椒、桂煨食，酒下。小肠疝，同金絲矾研酒服。**雀卵** **雀屎**弁疝瘕。**乌鸦**偏坠疝气，煅研，同胡桃、苍耳子末，酒服。**狐阴茎** **狸阴茎**男子卵癀，烧灰水服。

【湿热】〔草部〕**黄芩**小腹绞痛，小便如淋，同木通、甘草煎服。**柴〔一〕胡**平肝〔二〕胆三焦火，疝气寒热。**龙胆**厥阴病，脐下至足肿痛。**丹参**通心包络。**沙参** **玄参**弁主卒得疝气，小腹阴中相引痛欲死，各酒服二錢。**地肤子**膀胱疝瘕。 疝危急者，炒研酒服。 狐疝阴卵癀疾，同白术、桂心末服。**马鞭草**妇人疝气，酒煎热服，仍浴身取汗。**羌活**男子奔豚，女人疝瘕。**海藻**疝气下坠，卵肿。**藁本** **蛇床子** **白鲜皮**弁主妇人疝瘕。**泽泻** **屋游**〔谷菜〕**赤小豆**弁小肠膀胱奔豚气。**莴苣子**阴癀肿痛，为末煎服。**丝瓜**小肠气痛连心，烧研酒服。〔果木〕**梨叶**小儿疝痛，煎服。**卮子**湿热因寒气郁抑，劫药，以卮子降湿热，乌头去寒郁，引入下焦，不留胃中，有效。**杏仁** **甘李根皮** **桐木皮** **诃黎勒**〔水石〕**甘烂水**弁主奔豚气。**代赭石**小肠疝气，火煅醋淬末服。**禹余粮育**〔三〕肠气痛，为末饮服。**甘〔四〕锅**偏坠疝，热酒服。

【痰积】〔草木〕**牵牛**肾气作痛，同川椒、茴香入猪肾煨食，取下恶物。**射干**利积痰瘀血疝毒。 阴疝痛刺，捣汁服，取利，亦丸服。**大黄**小腹痛，老血留结。**甘遂**疝瘕。 偏气，同茴香末酒服。**狼毒**阴疝欲死，同防风、附子丸服。**荆芥**破结聚气，下瘀血。 阴癀肿痛，焙末酒服。**蒲黄**同五灵脂，治诸疝痛。**三棱**破积。**蓬莪茂**破痃癖，妇人血气，丈夫奔[illegible]。 一切气痛疝痛，煨研葱、酒服。**香附子**治食积痰气疝痛，同海石末，姜汁服。**商陆** **天南**

〔一〕柴：本书卷十三作「茈」。
〔二〕肝：原作「胀」，今据本书卷十三茈胡条主治改。
〔三〕育：原作「有」，今据本书卷十禹余粮条附方改。
〔四〕甘：今通作「坩」。

星　贝母　芫花　防葵　巴豆　干漆　五加皮　鼠李　山楂核同。枳实末服。青橘皮并主疝瘕积气。胡卢巴小肠疝，同茴香、荞面丸服，取下白脓，去根。〔虫兽〕斑蝥小肠气，枣包煨食。芫青　地胆　桑螵蛸　雀粪　五灵脂并主疝瘕。猬皮疝积，烧灰酒服。

【挟虚】甘草缓火止痛。苍术疝多湿热，有挟虚者，先疏涤，而后用参、术，佐以疏导。虚损偏墜，四制苍术丸。赤箭　当归　芎䓖　芍药并主疝瘕，搜肝止痛。山茱萸　巴戟　远志　牡丹皮并主奔豚冷气。熟地黄脐下急痛。猪脬疝气墜痛，入诸药煮食。

【阴癀】〔外治〕地肤子　野苏　槐白皮并煎汤洗。马鞭草　大黄和醋。白垩土并涂傅。蒺藜粉摩。苋根涂阴下冷痛，入腹杀人。热灰上症，醋调涂。釜月下土同上。白头翁捣涂，一夜成疮，二十日愈。木芙蓉同黄檗末，以木鳖子磨醋和涂。雄鸡翅灰同蛇床子末傅。石灰同卮子、五倍子末，醋和傅。牡蛎粉水癀，同干姜末傅。铁精粉　蓬砂水研。地龙粪　马齿苋并涂小儿阴肿。茱萸冷气，内外肾钓痛，同盐研罨。蜀椒阴冷渐入囊，欲死，作袋包。

本草纲目主治目录第四卷

百病主治药

阴病　阴寒　阴吹　阴肿痛　阴痒阴蚀　阴脱　产门不合　产门生合　脬损〔一〕

小儿初生诸病

沐浴　解毒　便闭　不啼　不乳　吐乳　无皮　目闭　血眼　肾缩　解颅　囟陷　囟肿　项软　龟背　语迟　行迟

流涎　夜啼　脐肿　脐风

惊痫　**诸疳**　**痘疮**　**小儿惊痫**

〔一〕脬损：原脱，今据卷中内容补。

本草纲目主治第四卷

百病主治药

痛风

属风、寒、湿、热、挟痰及血虚、污血。

【风寒风湿】〔草木〕**麻黄**风寒、风湿、风热痹痛，发汗。**羌活**风湿相搏，一身尽痛，非此不除。同松节煮酒，日饮。**防风**主周身骨节尽痛，乃治风去湿仙药。**苍术**散风，除湿，燥痰，解郁，发汗，通治上中下湿气。湿气身痛，熬汁作膏，点服。**桔梗**寒热风痹，滞气作痛，在上者宜加之。**茜根**治骨节痛，燥湿行血。**紫葳**除风热血滞作痛。**苍耳子**风湿周痹，四肢拘痛，为末煎服。**牵牛子**除气分湿热，气壅腰脚痛。**羊踯躅**风湿痹痛走注，同糯米、黑豆，酒、水煎服，取吐利。风痰注痛，同生南星捣饼，蒸四五次收之，临时焙丸，温酒下三丸，静卧避风。**芫花**风湿痰注作痛。**草乌头**风湿痰涎，历节走痛不止，入豆腐中煮过，晒研，每服五分，仍外傅痛处。**乌头** **附子**并燥湿痰，为引经药。**百灵藤**酒。**石南藤**酒。**青藤**酒。并主风湿骨痛顽痹。**薏苡仁**久风湿痹，筋急不可屈伸。风湿身痛，日晡〔一〕甚者，同麻黄、杏仁、甘草煎服。**豆豉** **松节**去筋骨痛，能燥血中之湿。历节风痛，四肢如脱，浸酒日服。**桂枝**引诸药横行手臂。同椒、姜浸酒，絮熨阴痹。**海桐皮**腰膝注痛，血脉顽痹，同诸药浸酒服。**五加皮**风湿骨节挛痛，浸酒服。**枸杞根及苗**去皮肤骨节间风。子，补肾。〔虫兽〕**蚕沙**浸酒。**蝎梢**肝风。**蚯蚓**脚风宜用。**穿山甲**风痹疼痛，引经通窍。**守宫**通经络，入血分。历节风痛，同地龙、草乌头诸药丸服。**白花蛇**骨节风痛。**乌蛇**同上。**水龟**风湿拘挛，筋骨疼痛，同天花粉、枸杞子、雄黄、麝香、槐花煎服。版，亦入阴虚骨痛方。**五灵**

〔一〕晡：原作"脯"，今据本书卷二十三薏苡仁条附方改。

脂散血活血，止诸痛，引经有效。**虎骨**筋骨毒风，走注疼痛，胫骨尤良。白虎风痛膝肿，同通草煮服，取汗。同没药末服。风湿痛，同附子末服。头骨，浸酒饮。

【风痰湿热】〔草部〕**半夏　天南星**并治风痰、湿痰、热痰凝滞，历节走注。右臂湿痰作痛，南星、苍术煎服。**大戟　甘遂**并治湿气化为痰饮，流注胸膈经络，发为上下走注，疼痛麻痹。能泄脏腑经隧之湿。**大黄**泄脾胃血分之湿热。酥炒煎服，治腰脚风痛，取下冷脓恶物即止。**威灵仙**治风湿痰饮，为痛风要药，上下皆宜。腰膝积年冷病诸痛，为末酒下，或丸服，以微利为效。**黄芩**三焦湿热风热，历节肿痛。**秦艽**除阳明风湿、湿热，养血荣筋。**龙胆草　木通**煎服。**防己　木鳖子**并主湿热肿痛，在下加之。**姜黄**治风痹臂痛，能入手臂，破血中之滞气。**红蓝花**活血滞，止痛，瘦人宜之。〔菜果〕**白芥子**暴风毒肿，痰饮流入四肢经络作痛。**桃仁**血滞风痹挛痛。**橘皮**下滞气，化湿痰。风痰麻木，或手木，或十指麻木，皆是湿痰死血，以一斤去白，逆流水五碗，煮烂去滓至一碗，顿服取吐〔一〕，乃吐痰之圣药也。**槟榔**一切风气，能下行。〔木石〕**枳壳**风痒麻〔二〕痹，散痰疏〔三〕滞。**黄檗**除下焦湿热痛肿，下身甚者加之。**茯苓**渗湿热。**竹沥**化热痰。**苏方木**活血止痛。**滑石**渗湿热。〔兽禽〕**羚羊角**入肝平风，舒筋，止热毒风历节掣痛效。**羊胫骨**除湿热，止腰脚筋骨痛，浸酒服。

【补虚】〔草部〕**当归　芎䓖　芍药　地黄　丹参**并养新血，破宿血，止痛。**牛膝**补肝肾，逐恶血，治风寒湿痹，膝痛不可屈伸，能引〔四〕诸药下行，痛在下者加之。**石斛**脚膝冷痛痹弱，酒浸酥蒸，服满一镒，永不骨痛。**天麻**诸风湿痹不仁，补肝虚，利腰膝。腰脚痛，同半夏、细辛袋盛，蒸热互熨，汗出则愈。**萆薢　狗脊**寒湿

〔一〕吐：原作「工」，今据本书卷三十橘条黄橘皮附方改。
〔二〕痒麻：原作「痹淋」，今据政和本草卷十三枳壳条及本书卷三十六枳条改。
〔三〕疏：原作「流」，今据本书卷三十六枳条释名改。
〔四〕引：原作「行」，今据本书卷十六牛膝条发明改。

膝痛腰背强，补肝肾。**土茯苓**治疮毒筋骨痛，去风湿，利关节。**锁阳**润燥养筋。〔谷木〕**罂粟壳**收敛固气，能入肾，治骨痛尤宜。**松脂**历节风酸痛，炼净，和酥煎服。**乳香**补肾活血，定诸经之痛。**没药**逐经络滞血，定痛。历节诸风痛不止，同虎胫骨末，酒服。

【外治】**白花菜**傅风湿痛。**芥子**走注风毒痛，同醋涂。**蓖麻油**入膏，拔风邪出外。**鹈鹕油**入膏，引药气入内。**羊脂**入膏，引药气入内，拔邪出外。**野驼脂**摩风痛。**牛皮胶**同姜汁化，贴骨节痛。**驴骨**浴历节风。**蚕沙**蒸熨。

头痛

有外感，气虚，血虚，风热，湿热，寒湿，痰厥，肾厥，真痛，偏痛。右属风虚，左属痰热。

【引经】**太阳**麻黄、藁本、羌活、蔓荆。**阳明**白芷、葛根、升麻、石膏。**少阳**柴胡、芎藭。**太阴**苍术、半夏。**少阴**细辛。**厥阴**吴茱萸、芎藭。

【湿热痰湿】〔草部〕**黄芩**一味酒浸晒[一]研，茶服，治风湿、湿热、相火、偏、正诸般头痛。**荆芥**散风热，清头目。作枕，去头项风。同石膏末服，去风热头痛。**薄荷**除风热，清头目，蜜丸服。**菊花**头目风热肿痛，同石膏、芎藭末服。**蔓荆实**头痛，脑鸣，目泪。太阳头痛，为末浸酒服。**水苏**风热痛，同皂荚、芫花丸服。**半夏**痰厥头痛，非此不除，同苍术用。**栝楼**热病头痛，洗瓤温服。**香附子**气郁头痛，同川芎末常服。偏头风，同乌头、甘草丸服。**大黄**热厥头痛，酒炒三次，为末，茶服。**钓藤**平肝风心热。**茺蔚子**血逆，大热头痛。**木通** **青黛** **大青** **白鲜皮** **茵陈** **白蒿** **泽兰** **沙参** **丹参** **知母** **吴蓝** **景天**并主天行头痛。**前胡** **旋覆花**〔菜果〕**竹笋**并主痰热头痛。**东风菜** **鹿藿** **苦茗**并治风热头痛。清上止痛，同葱白煎服。用[二]

〔一〕晒：原作「炽」，今据本书卷十三黄芩条附方改。
〔二〕用：原缺，今据梅墅烟萝阁、覆江西本及本书卷三十二茗条附方补。

巴豆烟熏过服，止气虚头痛。**杨梅**头痛，为末茶服。**橘皮**〔木石〕**枳壳**并主痰气头痛。**榉皮**时行头痛，热结在肠。**枸杞**寒热头痛。**竹茹**饮酒人头痛，煎服。**竹叶**　**竹沥**　**荆**〔一〕**沥**并痰热头痛。**黄檗**　**栀子**　**茯苓**　**白垩土**并湿热头痛。　合王瓜为末服，止疼。**石膏**阳明头痛如裂，壮热如火。　并风热，同竹叶煎。　风寒，同葱、茶煎。　风痰，同川芎、甘草煎。**铁粉**头痛鼻塞，同龙脑，水服。**光明盐**〔兽人〕**犀角**伤寒头痛寒热，诸毒气痛。**童尿**寒热头痛至极者，一盏，入葱、豉煎服，陶隐居盛称之。

【风寒湿厥】〔草谷菜果〕**芎**〔二〕**䓖**风入脑户头痛，行气开郁，必用之药。　风热及气虚，为末茶服。　偏头风，浸酒服。　卒厥，同乌药末服。**防风**头面风去来。　偏正头风，同白芷，蜜丸服。**天南星**风痰头痛，同荆芥丸服。　痰气，同茴香丸服。　妇人头风，为末酒服。**乌头**　**附子**浸酒服，煮豆食，治头风。　同白芷末服，治风毒痛。　同川芎或同高良姜服，治风寒痛。　同葱汁丸，或同钟乳、全蝎丸，治气虚痛。　同全蝎、韭根丸，肾厥痛。　同釜墨，止痰厥痛。**天雄**头面风去来痛。**草乌头**偏正头风，同苍术、葱汁丸服。**白附子**偏正头风，同牙皂末服。　痰厥痛，同半夏、南星丸服。**地肤子**雷头风肿，同生姜擂酒服，取汗。**杜衡**风寒头痛初起，末服，发汗。**蒴藋**煎酒取汁。**蓖麻子**同川芎烧服，取汗。**萆薢**同虎骨、旋覆花末服，取汗。**南藤**酿酒服，并治头风。**通草**烧研酒服，治洗头风。**菖蒲**头风泪下。**杜若**风入脑户，痛肿涕泪。**胡卢巴**气攻痛，同三棱、干姜末，酒服。**牛膝**脑中痛。**当归**煮酒。**地黄**　**芍药**并血虚痛。**葳蕤**　**天麻**　**人参**　**黄芪**并气虚痛。**苍耳**　**大豆黄卷**并头风痹。**胡麻**头面游风。**百合**头风目眩。**胡荽**　**葱白**　**生姜**并风寒头痛。**杏仁**时行头痛，解肌。　风虚痛欲破，研汁入粥食，得大汗即解。**茱萸**厥阴头痛呕涎，同姜、枣、人参煎服。**蜀椒**　**枳椇**〔木石虫兽〕**柏实**并主头风。**桂枝**伤风头痛自

〔一〕荆：原作「白」，今据本书卷三十六牡荆条荆沥主治及附方改。
〔二〕芎：原作「草」，今据本书卷十四芎藭条主治及附方改。

汗。**乌药**气厥头痛，及产后头痛，同川芎末，茶服。**皂荚**时气头痛，烧研，同姜、蜜，水服，取汗。**山茱萸**脑骨痛。同食盐丸服。**辛夷** **伏牛花** **空青** **曾青**并风眩头痛。**石硫黄**肾厥头痛、头风，同消石丸服。同胡粉丸服。同乌药丸服。**蜂子** **全蝎** **白僵蚕**葱汤服，或入高良姜，或以蒜制为末服，治痰厥、肾厥痛。**白花蛇**脑风头痛，及偏头风，同南星、荆芥诸药末服。**鱼鳔**八般头风，烧存性[一]末，葱[二]酒热饮，醉醒则愈。**羊肉**头脑大风，汗出虚劳。**羊屎**雷头风[三]，研酒服。

【吐痰】见风及痰饮。

【外治】谷精草为末嗃鼻，调糊贴脑，烧烟熏鼻。**玄胡索**同牙皂、青黛为丸。**瓜蒂** **藜芦** **细辛** **苍耳子** **大黄** **远志** **荜茇** **高良姜** **牵牛**同砂仁、杨梅末。**芸薹子** **皂荚** **白棘针**同丁香、麝香。**雄黄**同细辛。**玄精石** **消石** **人中白**同地龙末，羊胆为丸。**旱莲汁** **萝卜汁** **大蒜汁** **苦瓠汁**并嗃鼻。**艾叶**揉丸嗅之，取出黄水。**蓖麻仁**同枣肉纸卷，插入鼻内。**半夏烟** **木槿子烟** **龙脑烟**并熏鼻。**灯火**焠之。**荞麦面**作大饼，更互合头，出汗。或作小饼，贴四眼角，灸之。**黄蜡**和盐作兜鍪，合之即止。**麝香**同皂荚末，安顶上，炒盐熨之。**茱萸叶**蒸热枕之，治大寒犯脑痛，亦浴头。**桐木皮** **冬青叶** **石南叶** **牡荆根** **槵子皮** **荠草** **葶苈** **豉汁** **驴头汁**并治头风。**全蝎**同地龙、土狗、五倍子末。**柚叶**同葱白。**山豆根** **南星**同川乌。**乌头** **草乌头**同栀子、葱汁。**乳香**同蓖麻仁。**决明子**并贴太阳穴。**露水**八月朔旦取，磨墨点太阳，止头疼。**桂木**阴雨即发痛，酒调，涂顶额。**井底泥**同消、黄傅。**朴消**热痛，涂顶

〔一〕烧存性：原作「同芎芷」，今据本书卷四十四鱁鮧条鳔胶附方改。

〔二〕葱：原作「衡」，今据本书卷四十四鱁鮧条鳔胶附方「八般头风，以葱酒服二钱」改。

〔三〕风：原缺，今据湖北、梅墅烟萝阁本及本书卷五十羊条屎附方补。

上。**河子**同芒消、醋摩之。**牛蒡根**同酒煎膏摩之。**绿豆**作枕去头风。决明、菊花皆良。**麦面**头皮虚肿，薄如裹水，口〔一〕嚼傅之良。**卮子**蜜和傅舌上，追涎去风甚妙。

眩运眩是目黑，运是头旋，皆是气虚挟痰，挟火，挟风，或挟血虚，或兼外感四气。

【风虚】〔草菜〕**天麻**〔二〕目黑头旋，风虚内作，非此不能除，为治风神药，名定风草。首风旋运，消痰定风，同川芎，蜜丸服。**术**〔三〕头忽眩〔四〕运，瘦削食土，同曲〔五〕丸服。**荆芥**头旋目眩。产后血运欲死，童尿调服。**白芷**头风血风眩运，蜜丸服。**苍耳子**诸风头运，蜜丸服。女人血风头旋，闷绝不省，为末酒服，能通顶门。**菊苗**男女头风眩运，发落有痰，发则昏倒，四月收，阴〔六〕干为末，每酒服二钱。秋月收花浸酒，或酿酒服。**蒴藋**〔七〕**根**头风旋运，同独活、石膏煎酒服。产后血运，煎服。**贝母**洗洗〔八〕恶风寒。目眩项直。**杜若**风入脑户，眩倒，目䀮䀮。**钓藤**平肝风心火，头旋目眩。**排风子**目赤头旋，同甘草、菊花末。**当归**失血眩运，芎藭煎服。**芎䓖**首风旋运。**红药子**产后血运。**附子** **乌头** **薄荷** **细辛** **木香** **紫苏** **水苏** **白蒿** **飞廉** **卷柏** **蘼芜** **羌活** **藁本** **地黄** **人参** **黄芪** **升麻** **柴胡** **山药**并治〔九〕风虚眩运。**生姜**〔木虫鳞兽〕**松花**

〔一〕口：原作「水」，今据本书卷二十二小麦条附方改。
〔二〕天麻：原脱，今据本书卷十二赤箭天麻条补。
〔三〕术：原作「木」，今据外台卷十五风头眩方及本书卷十二术条附方改。
〔四〕眩：原作「暗」，据改同上。
〔五〕麯：原作「面」，据改同上。
〔六〕阴：原作「阳」，今据本书卷十五菊条附方改。
〔七〕蒴藋：原作「藋蒴」，今据本书卷十六蒴藋条改。
〔八〕洗：原脱，今据政和本草卷八及本书卷十三贝母条补。
〔九〕治：原作「活」，形近而误，今从张本改。

头〔一〕旋脑肿，浸〔二〕酒饮。**槐实**风眩欲倒，吐涎如醉，漾漾如舟车上。**辛夷**眩冒，身兀兀如在车船上。**蔓荆实**脑鸣昏闷。**伏牛花** **丁香** **茯神** **茯苓** **山茱萸** **地骨皮** **全蝎** **白花蛇** **乌蛇**并头风眩运。**鹿茸**眩运，或见一为二。半两煎酒，入麝服。**驴头**中风头眩，身颤，心肺〔三〕浮热，同豉煮食。**兔头骨及肝** **羚羊角** **羊头蹄及头骨** **羊肉** **牛胃** **猪脑** **猪血** **熊脑**并主风眩瘦弱。

【痰热】〔草菜〕**天南星**风痰眩运吐逆，同半夏、天麻、白面煮丸。**半夏**痰厥昏运，同甘草、防风煎服。风痰眩运，研末水沉粉，入朱砂丸服。　金花丸：同南星、寒水石、天麻、雄黄、白面，煮丸服。**白附子**风痰，同石膏、朱砂、龙脑丸服。**大黄**湿热眩运，炒末茶服。**旋覆花** **天花粉** **前胡** **桔梗** **黄芩** **黄连** **泽泻** **白芥子**热痰烦运，同黑芥子、大戟、甘遂、芒消、朱砂丸服。〔果木〕**橘皮** **荆沥** **竹沥**头风旋运目眩，心头漾漾欲吐。**枳壳** **黄蘗** **卮子**〔金石〕**石胆**女人头运，天地转动，名曰心眩，非血风也。以胡饼剂和，切小块焙干，每服一块，竹茹汤下。**云母**中风寒热，如在舟船上。　同〔四〕恒山服，吐痰饮。**石膏**风热。**铅、汞**结砂。**硫黄** **消石**并除上盛下虚，痰涎眩运。**朱砂** **雄黄**〔虫禽〕**白僵蚕**并风痰。**鹘嘲**头风目眩，炙食一枚。**鹰头**头目虚运，同川芎末服。**鸱头**头风旋运。　同蔺茹、白术丸服。

【外治】**甘蕉油**吐痰。**瓜蒂**吐痰。　痰门吐法可用。**茶子**头中鸣响，为末嗃鼻。

眼目

有赤目传变，内障昏盲，外障翳膜，物伤眯目。

〔一〕头：原缺，今据本书卷三十四松条附方补。

〔二〕浸：同上。

〔三〕肺：原作「肝」，今据政和本草卷十八驴屎条附方及本书卷五十驴条附方改。

〔四〕同：原作「司」，今据本书卷八云母条附方改。

【赤肿】〔草部〕黄连消目〔一〕赤肿，泻肝胆心火，不可久服。赤目痛痒，出泪羞明，浸鸡子白点。蒸人乳点。同冬青煎点。同干姜、杏仁煎点。水调贴足心。烂弦风赤，同人乳、槐花、轻粉蒸熨。风热盲翳，羊肝丸服。胡黄连浸人乳，点赤目。小儿涂足心。黄芩消肿赤瘀血。芍药目赤涩痛，补肝明目。桔梗赤目肿痛。肝风盛，黑睛痛，同牵牛丸服。白牵牛风热赤目，同葱白煮丸。龙胆赤肿瘀肉高起，痛不可忍，除肝胆邪热，去目中黄，佐柴胡，为眼疾必用之药。暑月目涩，同黄连汁点。漏脓，同当归末服。葳蕤目痛眦〔二〕烂泪出。赤目涩痛，同芍药、当归、黄连煎洗。白芷赤目弩肉，头风侵目痒泪。一切目疾，同雄黄丸服。薄荷去风热。烂弦，以姜汁浸研，泡汤洗。荆芥头目一切风热疾，为末酒服。蓝叶赤目热痛，同车前、淡竹叶煎洗。山茵陈赤肿，同车前子末服。王瓜子赤目痛涩，同槐花、芍药丸服。香附子肝虚睛痛羞明，同夏枯草末、沙糖水服。头风睛痛，同川芎末，茶服。防己目睛暴痛，酒洗三次，末服。夏枯草补养厥阴血脉，故治目痛如神。菖蒲诸般赤目，捣汁熬膏点之。同盐，傅挑针。地黄血热，睡起目赤，煮粥食。暴赤痛，小儿蓐内目赤，并贴之。地肤子风热赤目，同地黄作饼，晒研服。苦参　细辛并明目，益肝胆，止风眼下泪。黄芪　连翘又洗烂弦。大黄并主热毒赤目。赤芍药　白及　防风　羌活　白鲜皮　柴胡　泽兰　麻黄并主风热赤目肿痛。野狐丝〔三〕草汁　积雪草汁　瞿麦汁　车前草汁并点赤目。叶亦贴之。千里及汁点烂弦风眼。覆〔四〕盆草汁滴风烂眼，去虫。五味子同蔓荆子煎，洗烂弦。艾叶同黄连煎水，洗赤目。附子暴赤肿痛，纳粟许入目。高良姜吹鼻退赤。狗尾草戛赤目，去恶血。石斛同川芎嗃鼻，起倒睫。木鳖子塞鼻，起倒睫。〔谷菜〕粟泔淀同地黄，贴熨赤目。豆腐热贴。

〔一〕目：原作「末」，今据本书卷十三黄连条改。
〔二〕眦：原作「皆」，今据本书卷十二葳蕤条主治改。
〔三〕丝：原作「浆」，今据本书卷十八菟丝子条附方改。
〔四〕覆：此上原有「五味子同蔓荆子煎」八字，与下文重复，因删。

黑豆袋盛泡热，互熨数十次。烧酒洗火眼。生姜目暴赤肿，取汁点之。干姜目睛久赤，及冷泪作痒，泡湯洗之；取粉点之，尤妙。末，贴足心。东风菜肝热目赤，作羹食。荠菜 枸杞菜〔果部〕西瓜日干，末服。石莲子眼赤痛，同粳米作粥食。梨汁点弩肉。赤目，入腻粉、黄连末。甘蔗汁合黄连煎，点暴赤肿。杏仁同古錢埋之，化水点目中赤脉。同腻粉，点小儿血眼。油烧烟，点胎赤眼。酸榴皮点目泪。盐麸〔一〕子〔木部〕海桐皮 山矾叶同姜浸热水。黄栌弁洗风赤眼。桐油烙风眼。秦皮洗赤目肿。暴肿，同黄连、苦竹叶煎服。黄檗目热赤痛，泻阴火。时行赤目，浸水蒸洗。婴儿赤目，浸人乳点。卮子目赤热痛，明目。枸杞根皮洗天行赤目。楮枝灰泡湯，洗赤目。榉皮洗飞血赤目。栾华目痛眦〔二〕烂肿赤，合黄连作煎点。槐花退目赤。胎赤，以枝磨铜器汁涂之。冬青叶同黄连熬膏，点诸赤眼。子汁，亦可同朴消点之。木芙蓉叶水和，贴太阳，止〔三〕赤目痛。丁香百病在目，同黄连煎乳点之。蕤核仁和胡粉、龙脑，点烂赤眼。郁李仁和龙脑，点赤目。淡竹沥点赤目。荆沥点赤目。诃黎勒磨蜜，点风眼。桑叶赤目涩疼，为末，纸卷烧烟熏鼻中。白棘钩点倒睫。青布目痛磣涩，及病后目赤有翳，炙热，卧时熨之。〔水土〕热汤沃赤目。白垩赤烂眼倒睫，同铜青泡湯洗。古砖浸厕中取出，生霜，点赤目。〔金石〕金环 铜匙弁烙风赤、风热眼。玛瑙熨赤烂。水精 玻璃熨热肿。琉璃水浸，熨目赤。盐药点风赤烂眼。炉甘石火煅，童尿淬研，点风湿烂眼。同朴消泡，洗风眼。芒消洗风赤眼。白矾同铜青洗风赤眼。甘草水调，贴目胞，去赤肿。青矾洗赤烂眼，及倒睫，及暴赤眼。石胆洗风赤眼，止疼。绿盐同蜜，点胎赤眼。光明盐 牙消 消石点赤目疼。卤硷同青梅、古錢浸湯，点风热赤目。纸包风处，日取点一切目疾。同石灰、醋，傅倒

〔一〕麸：原作「面」，今据本书卷三十二盐麸子条改。
〔二〕眦：原作「皆」，今据本书卷三十五欒华条主治改。
〔三〕止：原作「上」，今按上下文义弁参照本书卷三十六木芙蓉条附方改。

睫。**古钱**磨姜汁，点赤目肿痛。磨蜜，艾烟熏过，点赤目生疮。**铜青**和水涂碗中，艾烟熏干，贴烂眼泪出。**无名异**点灯，熏倒睫毛。**石燕**磨水，点倒睫。**铅丹**同乌贼骨末，蜜调，点赤目。贴太阳，止肿痛。**土朱**同石灰，贴赤目肿闭。**玄精石**目生赤脉，同甘草末服。目赤涩痛，同黄檗点之。**井泉石**风毒〔一〕赤目，同谷精草、井中苔、豆豉末服。眼睑赤肿，同大黄、卮子服。**石膏**〔虫部〕**五倍子**主风赤烂眼，研傅之。或烧过，入黄丹。同白善土、铜青泡洗。蔓荆子同煎洗。其中虫，同炉甘石点之。**泥中蛆**洗晒研，贴赤目。**蝇**倒睫，嗃鼻。**人虱**倒睫拔毛，取血点之。〔介鳞〕**穿山甲**倒睫，羊肾脂炙嗃鼻。火眼，烧烟熏之。**守宫粪**涂赤烂眼。**田螺**入盐化汁，点肝热目赤。入黄连、真珠，止目痛。入铜绿，点烂眼。**海螺**同。**蚌**赤目、目暗，入黄连，取汁点。**海螵蛸**同铜绿泡湯，洗妇人血风眼。

鲤鱼胆　**青鱼胆**〔二〕〔禽兽〕**乌鸡胆**　**鸭胆**　**鸡子白**拌点赤目。**鸡卵白皮**风眼肿痛，同枸杞白皮嗃鼻。**鸡冠血**点目泪不止。**驴乳**浸黄连，点风热赤目。**驴尿**同盐，点弩肉。**猪胆**　**犬胆**　**羊胆**蜜蒸九次。**熊胆**拌点赤目。**猬胆**〔人部〕**小儿脐带血**拌点豆风眼。**人乳汁**点赤目多泪。和雀粪，点弩肉。**人尿**洗赤目。

耳塞点一切目疾。**头垢**点赤目。

【昏盲】〔草部〕**人参**益气明目。酒毒目盲，苏木湯调末服。小儿惊后，瞳人不正，同阿胶煎服。**黄精**补肝明目，同蔓荆子九蒸九晒为末，日服之。**苍术**补肝明目，同熟地黄丸服。同茯苓丸服。青盲雀目，同猪肝或羊肝，粟米湯煮食。目昏涩，同木贼末服。小儿目涩不开，同猪胆煮丸服。**玄参**补肾明目。赤脉贯瞳，猪肝蘸末服。**当归**內虚目暗，同附子丸服。**青蒿子**目涩，为末日服，久则目明。**枲耳子**为末，入粥食，明目。**地黄**补阴，主目𥆧𥆧无所见。补肾明目，同椒红丸服。**麦门冬**明目轻身，同地黄、车前丸服。**决明子**除肝胆风热，淫肤赤白膜，青

〔一〕毒：原作「肿」，今据金陵本及本书卷九井泉石条附方「风毒赤目」改。

〔二〕胆：原脱，今据本书卷四十四青鱼条补。

盲。益肾明目，每旦吞一匙，百日后夜见物光。补肝明目，同蔓菁酒煮为末，日服。积年失明，青盲雀目，为末，米饮服。或加地肤子丸服。**地肤子**补虚明目，同地黄末服。叶，洗雀目，去热暗涩疼。汁，点物伤睛陷。**车前子**明目，去肝中风热毒冲眼，赤痛障翳，脑痛泪出。风热目暗，同黄连末服。目昏障翳，补肝肾，同地黄、菟絲子丸服，名驻景丸。**蒺藜**三十年失明，为末日服。**菟丝子**补肝明目，浸酒丸服。**营实**目热暗，同枸杞子、地肤子丸服。**千里及**退热明目，同甘草煮服。**地衣草**治雀目，末服。**葳蕤**眼见黑花，昏暗痛赤，每日煎服。**淫羊藿**病后青盲，同淡豉煎服。小儿雀目，同蚕蛾、甘草、射干末〔一〕，入羊肝内煮食。**天麻**　**芎䓖**　**萆薢**幷补肝明目。**白术**目泪出。**菊花**风热，目疼欲脱，泪出，养目去盲，作枕明目。叶同。**五味子**补肾明目，收瞳子散。**覆盆子**补肝明目。**茺蔚子**益精明目。瞳子散大者勿用。**木鳖子**疳后目盲，同胡黄连丸服。**龙脑薄荷**暑月目昏，取汁点之。**箬叶灰**淋汁，洗一切目疾。**柴胡**目暗，同决明子末，人乳和傅目上，久久目视五色。**荠苨**　**地榆**　**蓍实**　**艾实**　**牛蒡子**　**蓼子**　**款冬花**　**瞿麦**　**通草**　**柴胡**　**细辛**　**鳢肠**　**酸浆子**　**萱草**　**槌胡根**

荭草实〔谷菜〕**赤小豆**　**腐婢**　**白扁豆**幷明目。**大豆**肝虚目暗，牛胆盛之，夜吞三七粒。**苦荞皮**同黑豆绿豆皮、决明子、菊花作枕，至老目明。**葱白**归目益睛〔二〕，除肝中邪气。**葱实**煮粥食，明目。**蔓菁子**明目益气，使人洞视，水煮三遍，去苦味，日干为末，水服。一用醋煮，或醋蒸三遍，末服，治青盲，十得九愈。或加决明子，酒煮。或加黄精，九蒸九晒，花，为末服。治虚劳目暗。**芥子**雀目，炒末，羊肝煮食。挼入目中，去翳。**白芥子**涂足心，引热归下，痘疹不入目。**荠菜**　**菥蓂**　**苋实**　**苦苣**　**莴苣**　**翘摇**　**冬瓜仁**　**木耳**〔果部〕

梅核仁　**胡桃**幷明目。**石蜜**明目，去目中热膜，同巨胜子丸服。**枣皮灰**同桑皮灰煎湯洗，明目。**椒目**眼生黑花年久者，同苍术丸服。**蜀椒**　**秦椒**〔木部〕**桂**　**辛夷**　**枳实**　**山茱萸**幷明目。**沉香**肾虚目黑，同蜀椒

〔一〕末：原作「水」，今据本书卷十二淫羊藿条附方改。
〔二〕睛：原作「精」，今据政和本草卷二十八葱实条及本书卷二十六葱条改。

丸服。**桐花**眼见禽虫飞走，同酸枣、羌活、玄明粉煎服。**槐子**久服除热明目除泪，煮饮，或入牛胆中风干吞之，或同黄连末丸服。**五加皮**明目。浸酒，治目僻目⿰目雕。**牡荆茎**青盲，同乌鸡丸服。**黄檗**目暗，每旦含洗，终身无目疾。**松脂**肝虚目泪，酿酒饮。**椿荚灰**逐月洗头，明目。**楤子皮**洗头，明目。**桑叶及柴灰**　**柘木灰**并逐月按日煎水洗目，明目，治青盲。**蔓荆子**明目除昏，止睛痛。**蕤核**同龙脑，点一切风热昏暗黑花。**梓白皮**主目中疾。**石南**小儿受惊，瞳人不正，视东则见西，名通睛，同瓜丁、藜芦吹鼻。**秦皮**　**逐折**　**栾荆**　**木槿皮**　**桑寄生**洗。**苦竹叶及沥**　**天竹黄**　**卢会**　**密蒙花**〔金石〕**银屑**　**银膏**　**赤铜屑**　**玉屑**　**铁精**　**铅灰**揩牙洗目。**炉甘石**目暗昏〔一〕花，同黄丹炼蜜丸。**锺乳石**　**赤石脂**　**青石脂**　**长石**　**理石**并明目。**石膏**去风热。雀目夜昏，同猪肝煮食。风寒入脑系，败血凝滞作眼寒，同川芎、甘草末服。**丹砂**目昏内障，神水散大，同慈石、神曲丸服。**芒消**逐月按日洗眼，明目。**黄土**目卒无所见，浸水洗之。**食盐**洗目，明目止泪。**戎盐**　**慈石**　**石青**　**白青**　**石硫青**〔水部〕**腊雪**　**明水**　**甘露**　**菖蒲及柏叶上露**〔虫介鳞部〕**萤火**并明目。**蜂蜜**目肤赤胀。肝虚雀目，同蛤粉、猪肝煮食。**蚌粉**雀目夜盲，同猪肝、米泔煮食，与夜明砂同功。**蛤粉**雀目，炒研，油蜡和丸，同猪肝煮食。**玳瑁**迎风目泪，肝肾虚热也，同羚羊角、石燕子末服。**真珠**合鲤鱼胆、白蜜，点肝虚雀目。**鲫鱼**热病目暗〔二〕，作臛食〔三〕。弩肉，贴之。**鲤鱼脑**和胆，点青盲。**青鱼睛汁**〔禽兽〕**乌目汁**并注目，能夜见物。**鸜鹆睛汁**　**鹰睛汁**并主目，能见碧霄〔四〕之物。**鹤脑**和天雄、葱实服，能夜书字。**雀头血**点雀目。**伏翼**主目痒疼，夜视有精光。血及胆滴目中，夜见物。**雄鸡胆**目为物伤，同羊胆、鲤鱼胆点。**乌**

〔一〕暗昏：原作「昏暗」，今据本书卷九炉甘石条附方改。
〔二〕暗：原作「雀」，今据政和本草卷二十及本书卷四十四鲫鱼条附方改。
〔三〕食：政和本草卷二十鲫鱼条附方作「熏」。
〔四〕霄：原作「宵」，今据本书卷四十九鹰条睛主治改。

鸡肝风热目暗，作羹食。鸠补肾，益气，明目。猪肝补肾明目。雀目，同海螵蛸、黄蜡煮食。同石决明、苍术末煮食。青羊肝补肝风虚热，目暗赤痛，及热病后失明，作生食，并水浸贴之。青盲，同黄连、地黄丸服。小儿雀目，同白牵牛末煮食。又同谷精草煮食。赤目失明，同决明子、蓼子末服。风热昏暗生翳，生捣末，黄连丸服。不能远视，同葱子末，煮粥食。目病眈眈，煮热熏之。牛肝补肝明目。兔肝风热上攻，目暗不见物，煮粥食。犬胆肝虚目暗，同萤火末点。目中脓水，上伏日酒服。牛胆明目，酿槐子吞。酿黑豆吞。和柏叶、夜明砂丸服。鼠胆点青盲雀目。目，和鱼膏点，明目。屎，明目。白犬乳点十年青盲。醍醐傅脑，明目。牛涎点损目、破目。鹿茸补虚明目。羖羊角并明目。羚羊角并明目。〔人部〕天灵盖治青盲。

【翳膜】〔草部〕白菊花病后生翳，同蝉花末服。癍豆生翳，同绿豆皮、谷精草末，煮干柿食。淫羊藿目昏生翳，同王瓜末服。苘实目翳瘀肉，倒睫拳毛，同猪肝丸服。谷精草去翳，同防风末服。痘后翳，同猪肝丸服。天花粉痘后目障，同蛇蜕、羊肝煮食。羊肝　覆盆子根粉，点痘后翳。白药子痘眼生翳，同甘草、猪肝煮食。黄芩肝热生翳，同淡豉末，猪肝煮食。水萍癍疮入目，以羊肝煮汁调末服，十服见效。番木鳖癍疮入目，同脑、麝吹耳。马勃癍疮入目，同蛇皮、皂角〔一〕子煅研服。贝母研末点翳。同胡椒末〔二〕，止泪。同眞丹点弩肉，或同丁香。麻黄根内外障翳，同当归、麝香㗜鼻。鳢〔三〕肠同蓝叶浸油摩顶，生发去翳。牛膝叶汁，点目生珠管。青葙子肝热赤障，翳肿青盲。败酱赤目翳障弩肉。白豆蔻白睛翳膜，利肺气。木贼退翳。萿根同诸药点翳。鹅不食草㗜鼻塞耳贴目，为去翳神药。景天花汁　仙人草汁〔菜谷〕苦瓠汁并点翳。小壶卢吸翳。荠根明目去翳，卧时纳入眦内，久久自落。荠实，主目痛青盲去翳，久服视物鲜明。菥蓂子目痛泪出，益精光，去弩肉，为末，

〔一〕皂角：原缺，今据本书卷二十一马勃条附方补。
〔二〕末：原缺，今据本书卷十三贝母条附方补。
〔三〕鳢：原作「鲤」，今据本书卷十六鳢肠条改。

卧时点之。**苋实**青盲目翳黑花，肝家客热。**马齿苋**目中息肉淫肤，青盲白翳，取子为末，蒸熨。**兰香子**安目中磨翳，亦煎服。**黑豆皮**痘后翳。**绿豆皮**痘后翳，同谷精、白菊花末，柿饼、粟米泔煮食，极效。〔果木〕**杏仁**去油，入铜绿，点翳。入腻粉，点弩肉。**李胶**治翳，消肿定痛。**蘡薁藤汁**点热翳，去白障。**龙脑香**明目，去肤翳，内外障，日点数次，或加蓬砂，并嗃鼻。**密蒙花**青盲肤翳，赤涩〔一〕眵多，目〔二〕中赤脉，及疳气攻眼，润肝燥。同黄檗丸服，去障翳。**楮实**肝热生翳，研末日服。同荆芥丸服，治目昏。叶末及白皮灰，入麝，点一切翳。**楸叶**煨取汁熬，点小儿翳。**枸杞汁**点风障赤膜昏疼。榨油点灯，明目。**蕤核**心腹邪热，目赤肿疼，泪出眦烂。同黄连，点风眼翳膜。同蓬砂，或同青盐、猪胰，点膜翳。**没药**目翳晕疼肤赤，肝血不足。**乳香**　**琥珀**磨翳。**瑿**〔水土〕**井华水**洗肤翳。浸目睛突出。**白瓷器**煅研。**东壁土**〔金石〕**锡吝脂**　**珊瑚**　**玛瑙**　**宝石**　**玻璃**　**菩萨石**并点翳。**古文钱**磨汁，点盲去翳，及目卒不见。**丹砂**擦翳，点息肉。同贝母，点珠管。**轻粉**点翳。同黄丹吹鼻，去痘后翳。**粉霜**痘疹入目生翳，同朱砂水调，倾耳中。**炉甘石**明目去翳，退赤收湿，煅赤，童尿淬七次，入龙脑，点一切目疾。或黄连水煮过，亦良。同蓬砂、海螵蛸、朱砂，点目翳昏暗烂赤。**空青**浆，点青盲内障翳膜。瞳人破者，得再见物。一切目疾，同黄连、槐芽、片脑吹鼻。肤翳，同蕤仁点。黑翳，同矾石、贝子点。**曾青**一切风热目病，同白姜、蔓荆子、防风末，嗃鼻。癍疮入目，同丹砂、蛴螬点。**密陀僧**浮翳多泪。**花乳石**多年翳障，同川芎、防风诸药点之。**井泉石**小儿热疳，雀目青盲生翳，同石决明服。**玄精石**赤目失明障翳，同石决明、蕤仁、黄连、羊肝丸服。**越砥**磨汁点翳，去盲止痛。**铅丹**一切目疾，同蜜熬点。同乌贼骨，点赤目生翳。同白矾，点翳。同鲤鱼胆，点目生珠管。同轻粉吹耳，去痘疹生翳。**石燕**磨，点障翳拳毛倒睫。**石蟹**磨，点青盲淫肤丁翳。**矾石**点翳膜胬

〔一〕涩：原作「肿」，本书卷三十六密蒙花条主治同。今据政和本草卷十三蜜蒙花条改。
〔二〕目：原作「脉」，今据政和本草卷十三及本书卷三十六密蒙花条主治改。

肉。**硇砂**去膜翳胬肉，或入杏仁。**蓬砂**点目翳胬肉瘀突，同片脑用。**绿盐**点翳，去赤止痛。**芒消**点障翳赤肿涩痛。或入黃丹、脑、麝。**消石**同黃丹、片脑点翳。**浮石**〔虫鳞介部〕**蚕蜕**并去障翳。**蝉蜕**目昏障翳，煎水服。产后翳，为末，羊肝湯服。**芫青**去顽翳，同樗鸡、斑蝥、蓬砂、蕤仁点。**樗鸡**　**蛴螬汁**滴青翳白膜。**蛇蜕**卒生翳膜，和面炙研湯服。痘后翳，同天花粉、羊肝煮食。**蚺蛇胆**点翳。**乌蛇胆**风毒气眼生翳。**鲤鱼胆**　**青鱼胆**并点翳障。或加黃连、海螵蛸。或加鲤鱼牛羊熊胆、麝香，合决明丸服。**海螵蛸**点一切浮翳及热泪。伤寒热毒攻目生翳，入片脑。赤翳攀睛贯瞳人，加辰砂，黃蜡丸，纳之。小儿疳眼流泪〔一〕，加牡蛎、猪肝煮食。**鳗鲡血**　**鳝血**并点痘疹入目生翳。**鲛鱼皮**去翳，功同木贼。**鱼子**入翳障胬肉药。**石决明**明目磨翳。同甘草、菊花煎服，治羞明。海蚌、木贼水煎服，治肝虚生翳。同谷精草末，猪肝蘸食，治痘后翳。**真珠**点目去翳。合左缠根，治麸豆入目。地榆煮过，醋浸研末，点顽翳。**紫贝**生研，同猪肝煮食，治痘疹生翳。**白贝**烧研，点目花翳痛。**珂**点翳，或入片脑、枯矾。**螺蛳**常食，去痘后翳。**牡蛎**〔禽兽〕**抱出鸡卵壳**点翳障，及痱疹入目。**雀**入内外障翳丸药。**雀屎**点胬肉赤脉贯瞳子者即消，又去目热〔二〕赤白膜。**五灵脂**治血贯瞳人。同海螵蛸末，猪肝蘸食，治浮翳。**夜明砂**目盲障翳，入猪肝煮食。**胡燕屎**　**猪脂**并点翳。**猪胆皮灰**点翳，不过三五度。**猪血**点痘入目。**猪胰**同蕤仁点翳。**猪鼻灰**目中风翳，水服。**猪悬蹄**炒，同蝉蜕、羚羊角末服，治斑豆生翳〔三〕。烧灰，浸湯洗。**羊胆**点青盲赤障白翳风眼〔四〕，病后失明。**羊睛**点翳膜目赤。白珠磨汁点。**白羊髓**点赤翳。**熊胆**明目除翳，清心平肝。水化点。**象胆**功同熊胆。睛，和人乳滴之。**獭胆**目翳黑花，飞蝇上下，视物不明，入点药。**兔屎**去浮翳、痘后翳，日干，茶服一錢，或加

〔一〕泪：原作「胀」，今据本书卷四十四乌贼鱼条附方改。
〔二〕热：原作「痛」，今据本书卷四十八雀条附方改。
〔三〕翳：原缺，今据本书卷五十豕条悬蹄甲附方补。
〔四〕眼：原作「疾」，今据本书卷五十羊条胆附方改。

槟榔末。**羚羊角**　**犀角**清肝明目。**麝香**　**虎骨**〔人部〕**人唾津**幷退翳。**爪甲**刮末点翳，及痘后生翳，或加朱砂。目生珠管，烧灰，同贝子灰、龙齿末调。**胞衣**烧，点赤目生翳。

【诸物眯目】**地肤汁**　**猪脂**　**牛酥**　**鲍鱼头**煮汁。**鸡肝血**幷点诸物入目。**蚕沙**诸物入目，水吞十枚。**甑带**沙石入目，水服一錢。**真珠**　**珊瑚**　**宝石**　**貂皮**幷拭尘沙入目。**乌鸡胆**点尘沙眯目。**食盐**尘物入目，洗之。**羊筋**　**鹿筋**　**新桑白皮**尘物入目，嚼纳粘之。**兰香子**尘物入目，纳入粘之。**墨汁**点飞丝尘物芒屑入目。**蘘荷根汁**　**粟米**嚼汁。**豉**浸水。**大麦**煮汁。幷洗麦稻芒屑入目。**白菘汁**　**蔓菁汁**　**马齿苋灰**　**藕汁**　**柘浆**　**鸡巢草灰**淋汁。**人爪甲**幷点飞丝入目。**菖蒲**塞鼻，去飞丝入目。**瞿麦**眯目生翳，其物不出，同干姜末日服。

耳

耳鸣、耳聋，有肾虚，有气虚，有郁火，有风热。耳痛是风热。聤耳是湿热。

【补虚】〔草谷〕**熟地黄**　**当归**　**肉苁蓉**　**菟丝子**　**枸杞子**肾虚耳聋，诸补阳药皆可通用。**黄芪**　**白术**　**人参**气虚聋鸣，诸补中药皆可通用。**骨碎补**耳鸣，为末，猪肾煨食。**百合**为末，日服。**社日酒**〔果木〕**干柿**同粳米、豆豉煮粥，日食，治聋。**柘白皮**酿酒，主风虚耳聋。**牡荆子**浸酒，治聋。**茯苓**卒聋，黄蜡和嚼。**山茱萸**　**黄蘗**〔石禽兽〕**慈石**养肾气，治聋。老人取汁作猪肾羹食。**鸡子**作酒，止耳鸣。和蜡炒食，治聋。**猪肾**煮粥，治聋。**羊肾**补肾治聋。脊骨，同慈石、白术诸药煎服。**鹿肾**　**鹿茸角**幷补虚治聋。

【解郁】〔草部〕**柴胡**去少阳〔一〕郁火，耳鸣、耳聋。**连翘**耳鸣辉辉焞焞，除少阳三焦火。**香附**卒聋，炒研，莱菔子汤下。**牵牛**疳气耳聋，入猪肾煨食。**栝楼根**煮汁酿酒服，治聋。**黄芩**　**黄连**　**龙胆**　**卢会**　**抚**

〔一〕阳：原作「阴」，今据本书卷十三茈胡条改。

芎 芍药 木通 半夏 石菖蒲 薄荷 防风风热郁火耳鸣，诸流气解郁消风降火药，皆可用也。

〔金石〕生铁热甚耳聋〔一〕，烧赤淬酒饮，仍以慈石塞耳。空青 白青〔虫禽〕蠮螉并治聋。全蝎耳聋，酒服一钱，以闻水声为效。乌鸡屎卒聋，同乌豆炒，投酒取汗为愈。

【外治】〔草木〕木香浸麻油煎，滴聋，日四五次。预知子卒聋，入石榴，酿酒滴。凌霄叶汁滴。地黄骨碎补并煨，塞聋。菖蒲同巴豆塞。附子卒聋，醋浸插耳。烧灰，同石菖蒲塞耳，止鸣。草乌头塞鸣痒聋。甘遂插耳，口含甘草。蓖麻子同大枣作挺插。土瓜根塞耳，灸聋。经霜青箬叶入椒烧吹。栝楼根猪脂煎，塞耳鸣。鸡苏生挼。巴豆蜡和。细辛 狼毒 龙脑 槐胶 松脂同巴豆。并塞耳聋。椒目肾虚耳鸣，如风水钟磬者，同巴豆、菖蒲、松脂塞之，一日一易，神效。胡桃煨研热塞，食顷即通。芥子人乳和，塞聋鸣。葱茎插耳鸣。同蜜水，滴聋鸣。杏仁蒸油滴。石榴入醋煨熟，入黑李子、仙枣子，滴卒聋。生麻油日滴，取耵聍。烧酒耳中有核，痛不可动。滴入半时，即可箝。〔石虫〕慈石入少麝香，淘，鹅油和塞。同穿山甲塞耳，口含生铁。消石 芫青同巴豆、蓖麻。斑蝥同巴豆。真珠并塞。地龙水〔鳞介〕龟尿 蟹膏 吊脂 苟印膏并滴聋。蚺蛇膏 花蛇膏 蝮蛇膏并塞聋。海螵蛸同麝香吹。穿山甲同蝎尾、麝香和蜡，塞鸣聋。鲤鱼胆、脑 鲫鱼胆、脑 乌贼鱼血〔禽兽〕白鹅膏、脬 雁肪 乌鸡肪 鹈鹕油 鸜鹆膏 鼠胆 猬脂 驴脂 猫尿 人尿并滴聋。雀脑 兔脑 熊脑 鼠脑并塞聋。蚯蚓同青盐、鼠脂塞。蚕蜕纸卷麝香，熏聋。

【耳痛】〔草木〕连翘 柴胡 黄芩 龙胆 鼠粘子 商陆塞。楝实 牛蒡根熬汁。蓖麻子并涂。木鳖子耳卒热肿，同小豆、大黄，油调涂。木香以葱黄染鹅脂，蘸末内入。菖蒲作末炒罨，甚效。郁

〔一〕热甚耳聋：原作「甚热耳鸣」，今据本书卷八铁条附方并参照千金卷六下第八改。

金浸水滴。茱萸同大黄、乌头末，贴足心，引热下行，止耳鸣耳痛。〔水石〕矾石化水。芒消水。磨刀水并滴。蚯蚓屎涂。炒盐枕。〔虫兽〕蛇蜕耳忽大痛，如虫在内走，或流血水，或干痛，烧灰吹入，痛立止。桑螵蛸灰掺。鳝血滴。穿山甲同土狗吹。鸠屎末吹。麝香通窍。

【聤耳】〔草木〕白附子同羌活、猪羊肾煨食。附子　红蓝花同矾末。青黛同香附、黄檗末。败酱　狼牙　蒲黄　桃仁炒。杏仁炒。橘皮灰入麝。青皮灰　楠材灰　槟榔　故绵灰。麻秸灰。苦瓠灰。车脂并吹耳。胡桃同狗胆研塞。柳根捣封。薄荷汁。青蒿汁。茺蔚汁。燕脂汁。虎耳草汁。麻子汁。韭汁。柑叶汁并滴耳。〔土石〕伏龙肝　蚯蚓泥　黄矾　白矾同黄丹。雄黄同雌黄、硫黄。炉甘石同矾、麝香。浮石同没药、麝香。密陀僧　轻粉并吹耳。硫黄和蜡作挺塞。〔虫兽〕五倍子　桑螵蛸　蝉蜕灰　蜘蛛　全蝎　龙骨　穿山甲　海螵蛸　鸠屎并同麝香吹耳。羊屎同燕脂末吹。鲤鱼肠、脑　鳗鲡鱼骨　鱼鲊　鼠肝并塞聤耳引虫。石首鱼枕〔一〕　夜明砂并掺入耳。犬胆同矾塞。发灰同杏仁塞。人牙灰吹五般聤耳。

【虫物入耳】半夏同麻油。百部浸油。苍耳汁　葱汁　韭汁　桃叶汁　姜汁　酱汁　蜀椒　石胆　水银　古钱煎猪脂。人乳汁　人尿　猫尿　鸡冠血并滴耳。鳝头灰塞。石斛插耳烧熏。铁刀声并主百〔二〕虫入耳。胡麻油煎饼枕之。车脂涂。绿矾　硇砂同石胆。龙脑并吹耳。羊乳　牛乳　牛酪　驴乳　猫尿并滴蚰蜒入耳。鸡肝枕。猪肪枕之。并主蜈蚣、虫、蚁入耳。穿山甲灰吹。杏仁油滴，并主蚁入耳。灯心浸油，钓小虫、蚁入耳。鳝血同皂角子虫，滴蝇入耳。菖蒲塞蚤、虱入耳。稻秆

〔一〕枕：原作「鱿」，本书卷四十四石首鱼条头中石鱿同。按字书鱿训鱼子。今据政和本草卷二十一石首鱼条引日华子文改为「枕」。

〔二〕百：原作「石」，今据本书卷八诸铁器条铁刀改。

灰煎汁，滴虱入耳。**皂矾**蛆入耳，吹之。**田泥**马蟥入耳，枕之。**生金**水银入耳，枕之引出。**薄荷汁**水入耳中，滴之。

面

面肿是风热。　面〔一〕紫赤是血热。　疱是风热，即谷嘴。　皻是血热，即酒皻。　䵟黵是风邪客于皮肤，痰饮渍〔二〕于腑脏，即雀卵斑，女人名粉滓斑。

【风热】白芷香　白附子　薄荷叶　荆芥穗　零陵香　黄芩　藁本香　升麻　羌活　葛根　麻黄　海藻　防风　远志　白术　苍术并主阳明风热。**菟丝子**浸酒服。**葱根**主发散。**牛蒡根**汗出中风面肿，或连头项，或连手足，研烂，酒煎成膏贴之，并服三匙。**黑豆**风湿面肿，麻黄汤中加入，取小汗。**大黄**头面肿大疼痛，以二两，同僵蚕一两为末，姜汁和丸弹子大，服。**辛夷　黄檗　楮叶**煮粥食。**石膏**并去风热。**蟹膏**涂面肿。**炊帛**甑气熏面浮肿，烧灰傅之即消。

【皻疱䵟黵】〔内治〕**葳蕤**久服，去面上黑䵟，好颜色。**升麻　白芷　防风　葛根　黄芪　人参　苍术　藁本**并达阳明阳气，去面黑。**女菀**治面黑，同铅丹末酒服，男女二十日，黑从大便出。**冬葵子**同柏仁、茯苓末服。**桑耳**末服。**苍耳叶**末服，并去面上黑斑。**天门冬**同蜜捣丸，日用洗面，去黑。**甘松香**同香附、牵牛末，日服。**益母草**煅研日洗。**夏枯草**烧灰，入红豆洗。**续随子茎汁**洗䵟黵，剥人皮。**蒺藜　苦参　白及　零陵香　茅香**并洗面黑，去䵟黵。**蓖麻仁**同硫黄、密陀僧、羊髓和涂，去雀斑。同白枣、大枣、瓦松、肥皂丸洗。**山柰**同鹰屎、密陀僧、蓖麻仁，夜涂旦洗，去雀斑。**白附子**去面上诸风百病。疵〔三〕皯，酒〔四〕和贴

〔一〕面：原缺，今据上下文义补。
〔二〕渍：原作「溃」，今从张本改。
〔三〕疵：原作「疪」，今据本书卷十七白附子条主治改。
〔四〕酒：本书卷十七白附子条附方作「蜜」。

之，自落。**白牵牛**酒浸为末，涂面，去风刺粉滓。**栝楼实**去手面皱，悦泽人面。同杏仁、猪胰研涂，令人面白。**羊蹄根**面上紫块〔一〕，同姜汁、椒末、穿山甲灰，包〔二〕擦之。**土瓜根**面黑面疮，为末夜涂，百日光采射人。**白敛**同杏仁研涂，去粉滓酒皶。**半夏**面上黑气，焙研醋调涂。**术**渍酒，拭䵟疱。**艾灰**淋硷，点皯黶。**山药**　**山慈姑**　**白及**　**蜀葵花及子**　**马蔺花**杵，涂皶疱。**菟丝子汁**涂。**旋花**　**水萍**　**卷柏**　**紫参**　**紫草**　**凌霄花**　**细辛**　**藿香**　**乌头**　**白头翁**　**白微**　**商陆**〔谷菜〕**胡麻油**并涂面䵟䵳、皶疱、粉刺，游风入面。**胡豆**　**毕豆**　**绿豆**　**大豆**并作澡豆，去䵟䵳。**马齿苋**洗面疱及瘢痕。**莙荙子**醋浸揩面，去粉滓，光泽。**菰笋灰**酒皶面赤。**藿灰**点面䵟。**胡荽**洗黑子。**冬瓜仁、叶、瓤**并去䵟䵳，悦泽白晰。仁，为丸服，面白如玉。服汁，去面热。**蔓菁子**　**落葵子**〔果木〕**李花**　**梨花**　**木瓜花**　**杏花**　**樱桃花**并入面脂，去黑䵟皱皮，好颜色。**桃花**去雀斑，同冬瓜仁研，蜜涂。粉刺如米，同丹砂末服，令面红润。同鸡血涂身面，光华鲜洁。**白柿**多食，去面䵟。**杏仁**头面诸风皶疱，同鸡子白涂。两颊赤痒，频揩之。**李仁**同鸡子白夜涂，去䵟好色。**银杏**同酒糟嚼涂，去䵟䵳皶疱。**乌梅**为末，唾调涂。**樱桃枝**同紫萍、牙皂、白梅，洗雀斑。**栗荴**涂面去皱。**橙核**夜涂，去粉刺面皯。**柑核**　**蜀椒**　**海红豆**　**无患子**并入面药，去皯。**白杨皮**同桃花、白冬瓜子服，去面黑令白。**木兰皮**面热赤疱䵟䵳，酒浸百日，为末服，亦入澡药。**菌桂**养精神，久服面生光华，常如童子。**枸杞子**酒服，去皯疱。**山茱萸**面疱。**卮子**面赤皶疱，亦入涂药。**柳华**面热黑。**桂枝**和盐蜜涂。**龙脑香**酥和，涂酒皶赤鼻。**白檀香**磨汁涂。**笃耨香**同附子、冬瓜子、白及、石榴皮，浸酒涂。**没石子**磨汁。**槲若**洗皶疱。**桐油**和黄丹、雄黄，涂酒皶赤鼻。**白茯苓**和蜜涂。**皂荚子**同杏仁涂。**皂荚**　**肥皂荚**　**蔓荆子**　**楸木皮**

〔一〕块：原作「泡」，今据本书卷十九羊蹄条附方改。

〔二〕包：原作「泡」，据改同上。

辛夷 樟脑并入面脂。 榆叶〔水石〕 浆水洗。 冬霜服，解酒后面赤。 密陀僧去瘢皯，乳煎涂面，即生光。同白附子、白鸡屎末，人乳涂。 铅粉抓伤面皮，油调涂。 轻粉入面脂。 抓伤面皮，姜汁调涂。 云母粉同杏仁、牛乳蒸涂。 朱砂水服二匕，色白如莹。 入鸡子，抱雏出，取涂面，去皯黯，面白如玉。 白石脂同白敛、鸡子白涂。 石硫黄酒皶，同杏仁、轻粉搽。 同槟榔、片脑搽。 同黄丹、枯矾搽。 禹余粮同半夏、鸡子涂。 水银同胡粉、诸脂，涂少年面疱。 杓上砂面上风粟，隐暗涩痛，挑去即愈。 白盐擦赤鼻。 珊瑚同马珂、鹰屎白、附子，人乳〔一〕涂。 石膏〔虫介〕 白僵蚕蜜和擦面，灭黑䵟，好颜色，或加白牵牛。 石蜜常服，面如花红。 蜂子炒食，并浸酒涂面，去雀斑面疱，悦白。 蜂房酒服，治皶瘤出脓血。 牡蛎丸服，令面白。 真珠和乳傅面，去皯，润泽。 蛟髓〔禽兽〕 白鹅膏并涂面悦白。 鸡子白酒或醋浸，傅疵皯面疱。 啄木血服之，面色如朱。 鸬鹚骨烧，同白芷末，涂雀斑。 蜀水花和猪脂，涂鼻面酒皶皯黯，入面脂。 鹰屎白同胡粉涂之。 白丁香蜜涂。 蝙蝠脑 夜明砂 麝香并去皯黯。 猪胰面粗丑皯黯，同杏仁、土瓜根、蔓菁子浸酒，夜涂旦洗。 猪蹄煎胶，涂老人面。 羊胆同牛胆、酒，涂皯疱。 羊胫骨皯黯粗陋，身皮粗厚，同鸡子白涂。 羚羊胆煮沸，涂雀斑。 鹿角尖磨汁，涂皯疱，神效。 鹿骨磨汁涂面，光泽如玉。 骨，酿酒饮，肥白。 麋脂涂少年面疱。 羊胰及乳同甘草末涂。 猪鬐膏 马鬐膏 驴鬐膏 犬胰并脂 羊脂、脑 牛脂、脑及髓 熊脂 鹿脂、脑 麋髓、脑并入面脂，去皯黯，灭痕，悦色。 鼠头灰鼻面皶。 〔人部〕 人精和鹰屎涂面，去黑子及瘢。 人胞妇人劳损，面皯皮黑，渐瘦〔二〕，和五味食之。 人口津不语时，涂皶〔三〕疱。

〔一〕人乳：原作「浆水」，今据本书卷四十六珂条附方改。
〔二〕瘦：原脱，今据本书卷五十二人胞条补。
〔三〕皶：原作「渣」，今据本书卷五十二口津唾条主治改。

【瘢痕】蒺藜洗。葵子涂。马齿苋洗。大麦麸和酥傅。秋冬用小麦麸。寒食饭涂。冬青子及木皮灰入面脂。真玉摩面。马蔺根洗。禹余粮身面瘢痕，同半夏、鸡子黄涂，一月愈。白瓷器水摩。冻凌频摩。热瓦频摩。白僵蚕同白鱼、鹰屎涂。鹰屎白灭痕，和人精摩。同僵蚕、蜜摩。同白附子摩。同白鱼、蜜摩。蜀水花入面脂摩。鸡子黄炒黑拭之。鸡屎白炒。羊髓　獭髓　牛髓　牛酥并灭瘢痕。鼠煎猪脂摩。猪脂三斤，饲乌鸡取屎白，入白芷、当归煎，去滓，入鹰屎白傅之。轻粉抓伤面，姜汁调涂。铅粉抓伤面，油调涂。

【面疮】〔草部〕荠苨酒服。紫草　紫菀〔一〕　艾叶煎醋搽之。妇人面疮，烧烟熏，定粉搽。蓖麻子肺风面疮，同大枣、瓦松、白果、肥皂为丸，日洗。土瓜根面上痦癗，夜涂日洗。凌霄花两颊浸淫，连及两耳，煎汤日洗。何首乌洗。牵牛涂。甘松面上风疮，同香附、牵牛末，日洗。蛇床子同轻粉。曼陀罗花〔谷菜果木〕胡麻嚼。白米并涂小儿面上甜疮。黄粱米小儿面疮如火，烧研，和蜜涂。丝瓜同牙皂烧，擦面疮。枇杷叶茶服，治面上风疮。桃花面上黄水疮，末服。杏仁鸡子白和涂。银杏和糟嚼涂〔二〕。柳絮面上脓疮，同腻粉涂。柳叶洗面上恶疮。木槿子烧。〔土石〕胡燕窠土入麝。　并搽黄水肥疮。密陀僧涂面疮。黄矾妇人颊疮频发，同胡粉、水银、猪脂〔三〕涂。绿矾小儿甜疮，枣包烧涂。盐汤搨面上恶疮。〔虫鳞〕斑蝥涂面上痦癗。蚯蚓烧。乌蛇烧。并涂面疮。鲫鱼头烧，和酱汁，涂面上黄水疮。〔禽兽〕鸡内金金腮疮，初生如米豆，久则穿蚀，同郁金傅。羖羊须香瓣疮，生面颐耳下，浸淫出水，同荆芥、干枣〔四〕烧，入轻粉搽。熊脂　鹿角

〔一〕菀：原缺，今据梅墅烟萝阁本补。
〔二〕涂：原脱，今据本书卷三十银杏条附方补。
〔三〕猪脂：原作「尼」，今据肘后卷五及本书卷十一黄矾条附方改。
〔四〕枣：原作「姜」，今据本书卷五十羊条须附方改。

鼻鼻渊，流浊涕，是脑受风热。鼻鼽，流清涕，是脑受风寒，包热在内。脑崩臭秽，是下虚。鼻窒，是阳明湿热，生瘜肉。鼻齇是阳明热，及血热，或脏中有虫。鼻痛，是阳明风热。

【渊鼽】【内治】〔草菜〕苍耳子末，日服二钱，能通顶门。同白芷、辛夷、薄荷为末，葱、茶服。防风同黄芩、川芎、麦门冬、人参、甘草，末服。川芎同石膏、香附、龙脑，末服。草乌头脑泄臭秽，同苍术、川芎，丸服。羌活　藁本　白芷　鸡苏　荆芥　甘草　甘松　黄芩　半夏　南星　菊花　菖蒲　苦参　蒺藜　细辛　升麻　芍药弁去风热痰湿。丝瓜根脑崩腥臭，有虫也，烧研服。〔果木〕藕节鼻渊，同芎藭末服。蜀椒　辛夷辛走气，能助清阳上行通于天，治鼻病而利九窍。头风清涕，同枇杷花末，酒服。卮子　龙脑香　百草霜鼻出臭涕，水服三钱。〔石虫〕石膏　全蝎　贝子鼻渊脓血，烧研酒服。烂螺壳【外治】荜茇吹。白芷流涕臭水，同硫黄、黄丹吹。乌叠泥吹。石绿吹鼻鼽。皂荚汁，熬膏嗃之。大蒜同荜茇捣，安囟上，以熨斗熨之。艾叶同细辛、苍术、川芎末，隔帕安顶门，熨之。破瓢灰同白螺壳灰、白鸡冠灰、血竭、麝香末，酒洒〔一〕艾上作饼，安顶门熨之。车轴脂水调，安顶门熨之。附子葱涎和贴足心。大蒜亦可。

【窒瘜】【内治】〔草菜〕白微肺实鼻塞，不知香臭，同贝母、款冬、百部为末服。天南星风邪入脑，鼻塞结硬，流浊涕，每以二钱，同甘草、姜、枣煎服。小蓟煎服。麻黄　白芷　羌活　防风　升麻　葛根　辛夷　川芎　菊花　地黄　白术　薄荷　荆芥　前胡　黄芩　甘草　桔梗　木通　水芹　干姜〔果木〕干柿同粳米煮粥食。毕澄茄同薄荷、荆芥丸服。槐叶同葱、豉煎服。山茱萸　釜墨水服。石膏〔鳞兽〕蛇肉肺风鼻塞。羊肺鼻瘜，同白术、肉苁蓉、干姜、芎藭为末，日服。人中白【外治】细

〔一〕洒：原作「醋」，今据本书卷二十八败瓢条附方改。

辛鼻齆，不闻香臭，时时吹之。**瓜蒂**吹之。或加白矾，或同细辛、麝香，或同狗头灰。**皂荚**　**麻鞋灰**　**礜石**　**麝香**并吹。**蒺藜**同黄连煎汁，灌入鼻中，嚏出瘜肉如蛹。**苦瓠汁**　**马屎汁**　**地胆汁**　**狗胆**并滴。**狗头骨灰**入硇，日嗜之，肉化为水。**青蒿灰**　**龙脑香**　**硇砂**并滴。**桂心**　**丁香**　**蕤核**　**藜芦**　**石胡荽**，**薰草**并塞。**菖蒲**同皂荚末塞。**蓖麻子**同枣塞，一月闻香臭。**白矾**猪脂同塞。同硇砂点之，尤妙。同蓖麻、盐梅、麝香塞。**雄黄**一块塞，不过十日，自落。**铁锈**和猪脂塞，经日肉出。**蠮螉**　**狗脑**　**雄鸡肾**并塞鼻引虫。**猬皮**炙研塞。**醍醐**小儿鼻塞，同木香、零陵香煎膏，涂顶门，并塞之。

【鼻干】黄米粉小儿鼻干无涕，脑热也，同矾末，贴囟门。

【鼻痛】石硫黄搽。**石硫赤**冷水调搽，一月愈。**酥**　**羊脂**并涂之。

【鼻伤】猫头上毛搽破鼻，剪碎和唾傅。**发灰**搽落耳、鼻，乘热急蘸灰，缀定，缚住勿动。

【鼻毛】硇砂鼻中生毛，昼夜长一二尺，渐圆如绳，痛不可忍，同乳香丸服十粒，自落。

【赤齇】【内治】凌霄花鼻上酒齇，同栀子末日服。　同硫黄、胡桃、腻粉揩搽。**使君子**酒齇面疮，以香油浸润，卧时嚼三五个，久久自落。**苍耳叶**酒蒸焙研服。**卮子**鼻齇面疱，炒研，黄蜡丸服。　同枇杷叶为末，酒服。**橘核**鼻赤酒齇，炒研三钱，同胡桃一个，擂酒服。**木兰皮**酒齇赤疱，醋浸晒研，日服。**百草霜**日服二钱。**蜂房**炙末酒服。**大黄**　**紫参**　**桔梗**　**生地黄**　**薄荷**　**防风**　**苦参**　**地骨皮**　**桦皮**　**石膏**　**蝉蜕**　**乌蛇【外治】黄连**鼻齇，同天仙藤灰，油调搽。**马蔺子**杵傅。**蜀葵花**夜涂旦洗。**蓖麻仁**同瓦松、大枣、白果、肥皂丸洗。**牵牛**鸡子白调，夜涂旦洗。**银杏**同酒糟嚼傅。**槲若**齇疱〔一〕脓血，烧灰纳疮中，先以泔煮槲〔二〕叶汁

〔一〕齇疱：原作「瘡瘤」，今据本书卷三十槲实条槲若附方改。

〔二〕槲：原作「樕」，据改同上。

洗。硫黄同枯矾末，茄汁调涂。或加黄丹，或加轻粉。轻粉同硫黄、杏仁涂。槟榔同硫黄、龙脑涂，仍研蓖麻、酥油搽。大风子同硫黄、轻粉、木鳖子涂。雄黄同硫黄、水粉，乳汁调傅，不过三五次。或同黄丹。鸬鹚屎鼻赤，同猪脂涂。雄雀屎同蜜涂。没石子水调。密陀僧乳调。鹿角磨汁。石胆拌涂擦。

【鼻疮】黄连同大黄、麝香搽鼻中。末，傅鼻下赤䘌。玄参　大黄同杏仁。杏仁和乳汁。桃叶研。盆边零饭烧。辛夷同麝。黄檗同槟榔。卢会　紫荆花贴。密陀僧同白芷。犬骨灰　牛骨灰拌主鼻中疮。海螵蛸同轻粉。马绊绳灰　牛拳灰拌傅小儿鼻下赤疮。

唇

脾热则唇赤或肿，寒则唇青或噤，燥则唇干或裂，风则唇动或喎，虚则唇白无色，湿热则唇渖湿烂，风热则唇生核。　狐则上唇有疮，惑则下唇有疮。

【唇渖】〔草菜〕葵根紧唇湿烂，乍瘥乍发，经年累月，又名唇渖，烧灰和脂涂。赤苋　马齿苋　蓝汁拌洗。马芥子傅。缩砂烧涂。〔果木〕甜瓜噙。西瓜皮烧噙。桃仁　青橘皮烧。橄榄烧。黄檗蔷薇根汁调。松脂化。〔土石〕东壁土拌涂。杓上砂挑去则疮愈。胡粉〔虫鳞〕蛴螬烧。鳖甲烧。乌蛇皮烧。鳝鱼烧。五倍子同诃子。〔禽人〕鸡屎白　白鹅脂　人屎灰　头垢　膝垢拌和脂涂。

【唇裂】〔草谷〕昨叶何草唇裂生疮，同姜、盐捣擦。黄连泻火。生地黄凉血。麦门冬清热。人参生津。当归生血。芍药润燥。麻油〔果服〕桃仁　橄榄仁　青布灰　屠几垢〔虫禽〕蜂蜜　猪脂　猪胰　酥

【唇肿】〔草木〕大黄　黄连　连翘　防风　薄荷　荆芥　蓖麻仁　桑汁〔水石〕石膏　芒消拌涂。井华水下唇肿痛，或生疮，名驴觜风，以水常润之，乃可擦药。上唇肿痛生疮，名鱼口风。〔兽〕猪脂唇肿黑，痛痒不可忍，以瓷刀去血，以古錢磨脂涂之。

【唇核】猪屎汁温服。

【唇动】薏苡仁风湿入脾，口唇瞤动𤸱〔一〕揭，同防己、赤小豆、甘草煎服。

【唇青】青葙子 决明并主唇口青。

【唇噤】〔草〕天南星擦牙，煎服。葛蔓灰，点小儿口噤。艾叶傅舌。荆芥 防风 秦艽 羌活 茶子醋煎，傅舌。大豆炒□酒擦牙〔二〕。〔木土〕苏方木 青布灰，酒服，仍烧刀上取汁搽。白棘钩水服〔三〕。竹沥 荆沥 皂荚 乳香 伏龙肝澄水服。〔虫兽〕白僵蚕发汗。雀屎水丸服。鸡屎白酒服。白牛屎 牛涎 牛黄 猪乳 驴乳并小儿口噤。

【吻〔四〕疮】〔草菜〕蓝汁洗。葵根烧。瓦松烧。缩砂壳烧。越瓜烧。〔果木〕槟榔烧。青皮 竹沥和黄连、黄丹、黄檗涂。白杨枝烧。鸡舌香 梓白皮〔服器〕青布烧涂。木履尾煨，拄两吻，二七次。箸头烧。几屑烧涂。东壁土和胡粉。胡燕窠土 新瓦末 胡粉同黄连搽。蜂蜜 龟甲烧。甲煎 甲香并涂。发灰小儿燕口疮，饮服，并涂。

口舌

舌苦是胆热，甘是脾热，酸是湿热，涩是风热，辛是燥热，咸是脾湿，淡是胃虚，麻是血虚，生胎是脾热闭，出血是心火郁，肿胀是心脾火毒，疮裂是上焦热，木强是风痰湿热，短缩是风热。舌出数寸有伤寒、产后、中毒、大惊数种。 口糜是膀胱移热于小肠，口臭是胃火食郁。 喉腥是肺火痰滞。

〔一〕𤸱：原作「帚」，今参照杂病证治准绳卷八唇条改。

〔二〕炒□酒擦牙：据本书卷二十四大豆条主治，疑当作「炒黑热投酒中饮之」。

〔三〕服：原作「煎」，今据本书卷三十六白棘条附方改。

〔四〕吻：原作「暍」，字形相近之误。今据本书卷十六葵条根附方及卷三十七竹条竹沥附方改。

【舌胀】〔草谷〕甘草木强肿胀塞口，不治杀人，浓煎噙漱。芍药同甘草煎。半夏 羊蹄 络石幷漱。蓖麻油燃熏。附子尖同巴豆。黄葵花同黄丹。蒲黄同干姜。青黛同朴消、片脑。赤小豆同醋。醋和釜墨。粟米〔木器〕桑根汁幷涂之。龙脑香伤寒舌出数寸，掺之随消。冬青叶舌胀出口，浓煎浸之。巴豆伤寒后舌出不收，纸卷一枚纳鼻中，自收。黄檗浸竹沥。木兰皮汁。皂荚刺灰煎汁。幷漱重舌。桂 甑带灰 箕舌灰〔土石〕伏龙肝和醋，或加牛蒡汁。釜墨 黄丹幷涂重舌。铁锁锈 铁落幷为末噙服。铁秤锤舌胀，咽生瘜肉，烧赤淬醋服。蓬砂姜片蘸，擦木舌。玄精石同牛黄、朱砂等掺。白矾同朴消掺。同桂心〔一〕安舌下。消石同竹沥含。芒消同蒲黄掺。 中仙茅毒，舌胀出口，以消、黄下之。 小儿舌胀塞口，紫雪、竹沥多服之。朱砂妇人产子，舌出不收，傅之，仍惊之，则入。石胆 皂矾〔虫鳞禽兽〕五倍子幷掺之。白僵蚕或加黄连。蜂房炙。鼠妇杵。海螵蛸同鸡子黄。鲫鱼头烧。蛇蜕灰重舌重腭。幷醋和掺。鸡冠血中蜈蚣毒，舌胀出口，浸之咽下。五灵脂重舌，煎醋漱。三家屠肉小儿重舌，切片磨之，即啼。鹿角炙熨，亦磨涂。羊乳 牛乳饮。发灰傅。〔草木〕玄参 连翘 黄连 薄荷 升麻 防风 桔梗 赤芍药 大青 生地黄 黄芩 牛蒡子 牡丹皮 黄檗 木通 半夏 茯苓〔石〕芒消 石膏

【舌胎】薄荷舌胎语涩，取汁，同姜、蜜擦。生姜诸病舌上生胎，以青布蘸井水抹后，时时以姜擦之。白矾小儿初生，白膜裹舌，刮出血，以少许傅之，否则发惊。

【舌衄】〔草谷〕生地黄同阿胶末，米饮服。 汁和童尿酒服。 黄药子同青黛水服。蒲黄同青黛水服，幷傅之。 同乌贼骨傅。香薷煎汁，日服三升。大小蓟汁，和酒服。蓖麻油点灯熏鼻自止。茜根 黄芩 大黄 升麻 玄参 麦门冬 艾叶 飞罗面水服。豆豉水煎服。赤小豆绞汁服。〔木石〕黄檗蜜

〔一〕桂心：原缺，今据本书卷十一矾石条附方补。

炙，米饮服。**槐花**炒服并掺。**龙脑**引经。**卮子**　**百草霜**同蚌粉服。醋调涂。**石膏**〔虫人〕**五倍子**同牡蛎、白胶香掺。**紫金沙**蜂房顶也。同贝母、卢会，蜜丸水服。**发灰**水服一錢。或加巴豆，同烧灰。

【强痹】雄黄中风舌强，同荆芥末，豆淋酒服。**醋**小儿舌强肿，和饴含之。**乌药**固〔一〕气舌麻。**皂荚**　**矾石**并擦痰壅舌麻。**人参**主气虚舌短。**黄连**　**石膏**主心热舌短。

【舌苦】柴胡　**黄芩**　**苦参**　**黄连**　**龙胆**泻胆。**麦门冬**清心。**枳椇**解酒毒。

【舌甘】生地黄　**芍药**　**黄连**

【舌酸】黄连　**龙胆**泻肝。**神曲**　**萝卜**消食，嚼。

【舌辛】黄芩　**卮子**泻肺。**芍药**泻脾。**麦门冬**清心。

【舌淡】白术燥脾。**半夏**　**生姜**行水。**茯苓**渗湿。

【舌咸】知母泻肾。**乌贼骨**淡胃。

【舌涩】黄芩泻火。**葛根**生津。**防风**　**薄荷**去风热。**半夏**　**茯苓**去痰热。

【口糜】【内治】〔草部〕**桔梗**同甘草煎服。**麦门冬**　**玄参**　**赤芍药**　**连翘**　**秦艽**　**薄荷**　**升麻**　**黄连**　**黄芩**　**生地黄**　**知母**　**牡丹**　**木通**　**甘草**　**石斛**　**射干**　**附子**口疮，久服凉药不愈，理中加附子反治之，含以官桂。〔果木〕**栗子**小儿口疮，日煮食之。**蜀椒**口疮久患者，水洗面拌煮熟，空腹吞之，以饭压下，不过再服。**龙脑**经络火邪，梦遗口疮，同黄檗〔二〕，蜜丸服。**地骨皮**口舌糜烂，同柴胡煎服。**黄檗**　**茯苓**　**猪苓**〔金石〕**朴消**　**蓬砂**　**石膏**　**滑石**　**青钱**口内热疮，烧淬酒饮。**猪膏**口疮塞咽，同黄连煎

〔一〕固：明刻本皆作「固」，疑「中」或「因」之误。

〔二〕檗：原脱，今据本书卷三十四龙脑香条附方补。

服。【噙漱】细辛口舌生疮糜烂，同黄连或黄檗末掺之，名赴筵散。外以醋调贴脐。黄连煎酒呷含。同干姜末掺之，名水火散。升麻同黄连末噙。甘草同白矾。天门冬口疮连年，同麦门冬、玄参丸噙。蔷薇根日久延及胸中，三年已上者，浓煎含漱。夏用枝叶。大青叶浸蜜。蘘荷根汁。蛇莓汁。牛膝　忍冬并漱口疮。蒲黄　黄葵花烧。赤葵茎　缩砂壳灰。角蒿灰。并涂口疮。贝母小儿口生白疮，如鹅口疮，为末，入蜜抹之，日五、六上。白及乳调。燕脂乳调。黍米嚼。赤小豆醋调。并涂小儿鹅口。豉口舌疮，炒焦，含一夜愈。米醋浸黄檗。萝卜汁　姜汁并漱满口烂疮。瓠烧，涂口鼻中肉烂痛。茄科烧，同盐傅口中生蕈。茄蒂灰　桃枝煎漱。杏仁少入腻粉，卧时细嚼吐涎。槟榔烧，入轻粉掺。甜瓜含。西瓜含。细茶同甘草。皃茈灰　梧桐子灰　没石子同甘草。并掺口疮。黄檗口舌疮，蜜浸含之。同青黛掺。同铜绿掺。同滑石、五倍子掺。同荜茇煎醋漱。乳香白口疮，同没药、雄黄、轻粉涂。赤口疮，同没药、铜绿、枯矾涂。楝根口中漏疮，煎服。冬青叶汁　黄竹沥　小檗汁并含漱。桂同姜汁，涂于虚口疮及鹅口。桑汁　柘浆　甑带灰并涂鹅口。甑垢口舌生疮，刮涂即愈。乌叠泥或加蓬砂。釜墨　胡粉猪髓和。黄丹蜜蒸。密陀僧煅研。铁销〔一〕水调。黑石脂。并涂口疮。铜绿同白芷掺，以醋漱之。水银口疮，同黄连煮热含之。寒水石口疮膈热，煅，和朱砂、片脑掺之。朴消口舌生疮，含之，亦擦小儿鹅口，或加青黛。或入寒水石，少入朱砂。白矾漱鹅口。同朱砂傅小儿鹅口。同黄丹掺。蓬砂同消石含。胆矾煅。蜂蜜　竹蜂蜜并涂口疮。五倍子掺之，立可饮食。同黄檗、滑石。或加密陀僧。或同青黛、铜绿，治大人、小儿白口疮，似木耳状，急者吹入咽喉。蚕茧包蓬砂焙研，掺。白僵蚕炒研蜜和。晚蚕蛾　蚕纸灰　鲫鱼头烧。并掺。蛇皮拭。鸡内金烧傅一切口疮。白鹅屎傅鹅口。羊胫髓同胡粉涂。牛羊乳含。酥含。鹿角磨汁，涂鹅口。人中白同枯矾，涂口疮、鹅口。

〔一〕销：明刻本皆同，据本书卷八铁锈条主治及附方，似应作「锈」。清刻张本作「屑」。

【上治】天南星同密陀僧末，醋调贴眉心，二时洗去。巴豆油纸贴眉心。或贴囟门，起泡，以菖蒲水洗去。

【下治】细辛醋调贴脐。生南星或加草乌，或加黄檗。生半夏　生附子　吴茱萸或加地龙。密陀僧　汤瓶硷并醋调贴足心。生硫黄　生矾　消石俱水入少面调，贴足心。黄连同黄芩、黄檗，水调，贴足心。白矾化汤濯足。

【口臭】〔草菜〕大黄烧研揩牙。细辛同白豆蔻含。香薷　鸡苏　藿香　益智　缩砂　草果　山姜　高良姜　山柰　甘松　杜〔一〕若　香附掺牙。黄连　白芷　薄荷　荆芥　芎䓖　蒲蒻〔二〕　茴香　莳萝　胡荽　邪蒿　莴苣　生姜　梅脯　橄榄　橘皮　橙皮　卢橘　蜀椒　茗　沙糖　甜瓜子　木樨花　乳香　龙脑及子　无患子仁　丁香　檀香〔水石〕井华水正旦含，吐厕中。密陀僧醋调漱。明矾入麝香，擦牙。蓬砂　食盐　石膏　象胆

【喉腥】知母　黄芩并泻肺热，喉中腥气。桔梗　桑白皮　地骨皮　五味子〔三〕　麦门冬

咽喉

咽痛是君火，有寒包热。喉痹是相火，有嗌疸，俗名走马喉痹，杀人最急，惟火及针焠效速，次则拔发咬指，吐痰㗜鼻。

【降火】〔草部〕甘草缓火，去咽痛，蜜炙煎服。肺热，同桔梗煎。桔梗去肺热。利咽嗌，喉痹毒气，煎服。知母　黄芩并泻肺火。薄荷　荆芥　防风并散风热。玄参去无根之火。急喉痹，同鼠粘子末服。发斑咽痛，同升麻、甘草煎服。蠡实同升麻煎服。根、叶同。恶实除风热，利咽膈。喉肿，同马蔺子末服。悬痈肿

〔一〕杜：原作「桂」，今据本书卷十四杜若条主治改。
〔二〕蒻：原作「弱」，今据本书卷十九香蒲条蒲蒻主治改。
〔三〕五味子：原作「知母」，与前重复。今据卫生宝鉴卷十一治梁济民案加减泻白散改。

痛，同甘草煎咽，名开关散。牛蒡根捣汁服，亦煎。射干喉痹咽痛，不得消息，利肺热，捣汁服，取利。灯笼草热咳咽痛，末服，仍醋调外涂。白头翁下痢咽痛，同黄连、木香煎服。麦门冬虚热上攻咽痛，同黄连丸服。缩砂热咳咽痛，为末水服。悬钩子茎喉塞，烧研水服。蔷薇根尸咽，乃尸虫上蚀，痛痒，语声不出，同甘草、射干煎服。栝楼皮咽喉肿痛，语声不出，同僵蚕、甘草末服。乌敛莓同车前、马兰〔一〕杵汁咽。络石喉痹欲死，煎水呷之。马勃蜜水揉呷。马喉痹，同〔二〕火消吹之。龙胆 大青 红花 鸭跖草 紫葳并捣汁服。榼藤子烧。鹅抱 忍冬并煎酒服。通草含咽，散诸结喉痹。灯心草烧灰，同盐吹喉痹甚捷。同蓬砂，同箬叶灰皆可。同红花灰，酒服一钱，即消。葛蔓卒喉痹，烧服。木通咽痛喉痹，煎水呷。商陆熨、灸，及煎酒涂顶。白芷同雄黄水和，涂顶。都管草 百两金 钗子股 辟虺雷 蒺藜 谷精草 蛇含 番木鳖 九仙子 山豆根 朱砂根 黄药子 白药子 苦药子并可咽，及煎服，末服，涂喉外。〔谷菜〕豆豉咽生瘜肉，刺破出血，同盐涂之，神效。白面醋和涂喉外。水苦荬磨服。糟酱茄 丝瓜汁〔果木〕西瓜汁 橄榄 无花果 苦茗并噙咽。吴茱萸醋调涂足心。李根皮磨水涂顶，先以皂末吹鼻。黄檗酒煮含。喉肿，醋傅之。龙脑香同黄檗、灯心、白矾烧吹。梧桐泪磨汁扫。槐花 槐白皮 诃黎勒 盐麸子 皋芦 朴消并含咽，煎服，末服。不灰木同玄精石、真珠丸服。石蟹磨汁，及涂喉外。黑石脂口疮咽痛。食盐点喉风、喉痹、咽痛甚效。戎盐 盐蟹汁〔兽人〕牛涎并含咽。牛齝喉痹。猪肤咽痛。沙牛角喉痹欲死，烧研酒服。牛鼻拳烧灰，缠喉风。猪胆腊月盛黄连、朴消，风干吹之。腊猪尾烧灰，水服。败笔头饮服二钱。鼷鼠肚 人尿并含咽，或入盐。

〔一〕兰：原作「蔺」，今据医学正传卷五喉病祖传方及本书卷十八乌敛莓条附方改。
〔二〕同：原脱，今据本书卷二十一马勃条附方补。

【风痰】〔草部〕羌活喉闭口噤，同牛蒡子煎灌。升麻风热咽痛，煎服，或取吐。半夏咽痛，煎醋呷。喉痹不通，吹鼻。同巴豆、醋同熬膏化服，取吐。天南星同白僵蚕末服。菖蒲汁烧〔一〕铁锤淬〔二〕酒服。贝母 细辛 远志并吹之。蛇床子冬月喉痹，烧烟熏之，其痰自出。蓖麻油烧燃熏焠，其毒自破。仁，同朴消，研水服，取吐。麻黄尸咽痛痒，烧熏。苍耳根缠喉风，同老姜研酒服。木贼烧服一钱，血出即安〔三〕。高良姜同皂荚吹鼻。马蔺根 艾叶 地松 马蹄香 箭头草 益母草 蛤蟆衣同霜梅。萱草根 瑞香花根 紫菀根 牛膝并杵汁入酢灌之，取吐，甚则灌鼻。藜芦 恒山 钩吻 荠草 荛花并末，吐痰。白附子同矾涂舌。草乌头同石胆吹。天雄 附子蜜炙含。蔄茹 云实根汁〔谷菜〕饴糖 大豆汁并含咽。粳谷奴走马喉痹，研服立效。稻穰烧煤和醋灌鼻，追痰。麻子尸咽，烧服。青蘘飞絲入咽，嚼咽。韭根 薤根 芥子并傅喉外。葱白 独蒜并塞鼻。百合 桑耳并浸蜜含。生姜汁和蜜服，治食诸禽中毒，咽肿痹。萝卜子〔果木〕秦椒 瓜蒂并吐风痰。桃皮 荔枝根并煮含。榧子尸咽，杀虫。杏仁炒，和桂末服。白梅同生矾含。山柑皮 桂皮 荆沥并含咽。干漆喉痹欲死，烧烟吸之。巴豆烧烟熏焠。纸卷塞鼻。皂荚急喉痹，生研点之，即破，外以醋调涂之。挼水灌。乌药煎醋。桐油 无患子研灌，并吐风痰。楮实水服一个。枣针烧服。枸橘叶咽喉成漏，煎服。胡颓根喉痹煎酒。紫荆皮 篁竹叶 百草霜并煎服。〔土器〕梁上尘同枯矾、盐、皂、吹。土蜂窠擦舌根。漆箸烧烟熏焠。故甑蔽烧服。履鼻绳尸咽，烧服。牛鼻拳灰〔金石〕绿矾并吹喉。白矾生含，治急喉闭。同盐，点一切喉病。巴豆同枯过，治喉痈〔四〕

〔一〕烧：原作「和」，今据本书卷十九菖蒲条附方改。
〔二〕淬：原脱，今据本书卷十九菖蒲条附方补。
〔三〕血出即安：原作「即血出」，今据本书卷十五木贼条附方改。
〔四〕痈：原作「痹」，今据本书卷十一矾石条附方改。

甚捷。猪胆盛过，吹。　新砖浸取霜，吹。**蓬砂**含咽，或同白梅丸。　或同牙消含。**硇砂**悬痈卒肿，绵裹含之。　喉痹口噤，同马牙消点之。**代赭石**　**马衔**并煎汁服。**车辖**烧，焠酒饮。**铁秤锤**烧焠，菖蒲汁饮。**铅白霜**同甘草含，或同青黛丸噙。**银朱**同海螵蛸吹。**雄黄**磨水服。同巴豆研服，取吐下。或入瓶烧烟熏鼻，追涎。**石胆**吹喉痹神方。或入牙皂末。**马牙消**同僵蚕末、蓬砂，吹。**消石**〔虫部〕**天浆子**并含咽。**白僵蚕**喉痹欲死，姜汁调灌。或加南星。　加石胆。　加白矾。　加甘草。　加蜂房。　同乳香烧烟熏。**蚕退纸灰**蜜丸含。**桑螵蛸**烧，同马勃丸服。**壁钱**同白矾烧吹。**蜘蛛**焙研吹。**五倍子**同僵蚕、甘草、白梅丸含，自破。**土蜂子**嗌痛。**蜂房灰**〔鳞介〕**海螵蛸**并吹。**黄颡鱼颊骨**烧灰，茶服三钱。**鲤鱼胆**〔一〕同灶底灰，涂喉外。**鳢鱼胆**水化灌之。**青鱼胆**含咽。　或灌鼻，取吐。　或盛石胆，阴干，吹。**鲛鱼胆**和白矾扫喉，取吐。**鼋胆**薄荷汁灌，取吐。**蛇蜕**烧烟吸之。　沙糖丸含。裹白梅含。　同当归末酒服，取吐。**牡蛎**〔禽兽〕**鸡内金**烧吹。**鸡屎白**含咽。**雄雀屎**〔二〕水服。**猪脑**喉痹已破，蒸熟，入姜食之〔三〕。

音声

喑〔四〕有肺热，有肺痿，有风毒入肺，有虫食肺。　瘂有寒包热，有狐惑。　不语有失音，有舌强或痰迷，有肾虚喑痱〔五〕。

【邪热】〔草部〕**桔梗**　**沙参**　**知母**　**麦门冬**并除肺热。**木通**　**菖蒲**并出音声。　小儿卒喑，麻油泡汤服。**黄芩**热病声喑，同麦门冬丸服。**人参**肺热声瘂，同诃子末噙。　产后不语，同菖蒲服。**牛蒡子**热时声

〔一〕胆：原脱，今据本书卷四十四鲤鱼条胆附方补。
〔二〕屎：原脱，今据本书卷四十八雀条雄雀屎附方补。
〔三〕之：原作「匕」，今据本书卷五十豕条脑附方改。
〔四〕喑：原作「音」，今据下文菖蒲、黄芩等各项改。
〔五〕痱：原作「俳」，今从张本改。

瘂，同桔梗、甘草煎服。**青黛**同薄荷，蜜丸含。**马勃**失声不出，同马牙消，沙糖丸服。**燕覆子**续五脏断绝气，使语声气足。**灯笼草**　**栝楼**　**甘草**　**贝母**〔谷部〕**赤小豆**小儿不语，研末傅舌。**萝卜**咳嗽失音，同皂荚煎服。汁，和姜汁服。**胡麻油**〔果木〕**梨汁**客热中风不语，卒暗风不语。同竹沥、荆沥、生地汁熬膏服。**柿**润声喉。**槐花**炒嚼，去风热失音。**卮子**去烦闷喑瘂。**诃黎勒**小便煎汁含咽。　感寒失音，同桔梗、甘草、童尿，并水煎服。　久咳嗽失音，加木通。**杉木灰**淋水饮，治肺痿失音。**乳香**中风口噤不语。**荆沥**　**竹沥**　**竹叶**煎汁。**天竹黄**并治痰热失音，中风不语。**地骨皮**　**桑白皮**〔虫兽〕**蝉蜕**瘂病，为末水服。**蛤蟆胆**小儿失音不语，点舌尖上，立效。**鸡子**开喉声。**犀角**风热失音。**猪脂**肺伤失音，同生姜煮，蘸白及末食。**猪油**肺热暴喑，一斤炼，入白蜜，时服一匙。**酥**　**人乳**失音，和竹沥服。　卒不得语，和酒服。　中风不语，舌强，和酱汁服。**人尿**久咳失声。

【风痰】〔草谷〕**羌活**贼风失音。　中风口噤不语，煎酒饮，或炒大豆投之。　小儿，同僵蚕，入麝香、姜汁服。**蘘荷根**风冷失音，汁和酒服。**天南星**诸风口噤不语，同苏叶、生姜煎服。　小儿痫后失音，煨研，猪胆汁服。**荆芥**诸风口噤不语，为末，童尿酒服。**黄芪**风喑不语，同防风煎汤熏之。**红花**男女中风，口噤不语，同乳香服。**远志**妇人血噤失音。**白术**风湿舌木强。**防己**毒风不语。**附子**口卒噤喑，吹之。**白附子**中风失音。**黑大豆**卒然失音，同青竹箅子煮服。　卒风不语，煮汁或酒含之。**豉汁**卒不得语，入美酒服。**酒**咽伤声破，同酥调干姜末服。**干姜**卒风不语，安舌下。**生姜汁**〔果木〕**橘皮**卒失音，煎呷。**杏仁**润声气。　卒瘂，同桂含之。　蜜、酥煮丸噙。　生含，主偏风失音不语。**榧子**尸咽痛痒，语音不出，有虫食咽，同芜荑、杏仁、桂丸噙。**桂**风僻失音，安舌下咽汁。　同菖蒲煎服。**楮枝、叶**卒风不语，煮酒服。**东家鸡栖木**失音不语，烧灰水服，尽〔一〕一升，效。〔石器〕**密陀僧**

〔一〕尽：原作「昼」，今据本书卷三十七东家鸡栖木条改。

惊气入心，喑不能言，茶服一匙，平肝去怯也。**雄黄**中〔一〕风舌强，同荆芥末，豆淋酒服。**矾石**中风失音，产后不语，汤服一钱。痰盛多服，吐之。**孔公蘗**令喉声圆。**履鼻绳**尸咽，语声不出，有虫，烧灰水服。**梭头**失音不语，刺手心，痛即语。〔虫介〕**白僵蚕**中风失音，酒服。**五倍子** **百药煎** **龟尿**中风舌喑不语，小儿惊风不语，点舌下。**真珠**卒忤不语，鸡冠血丸，纳口中。〔禽人〕**鸡屎白**中风失音，痰迷，水煮服。**乱发灰**中风失音，百药不效，同桂末酒服。

牙齿

牙齿牙痛，有风热，湿热，胃火，肾虚，虫龋。

【风热、湿热】〔草部〕**秦艽**阳明湿热。**黄芩**中焦湿热。**白芷**阳明风热。同细辛掺。入朱砂掺。**黄连**胃火湿热。牙痛恶热，揩之立止。**升麻**阳明本经药，主牙根浮烂疳䘌。胃火，煎漱。**羌活**风热，煮酒漱。同地黄末煎服。**当归** **牡丹** **白头翁** **薄荷**风热。**荆芥**风热，同葱根、乌桕根煎服。**细辛**和石灰掺。**缩砂仁**嚼。**荜茇**并去口齿浮热。同〔二〕木鳖子㗜鼻，如神。**附子尖**同天雄〔三〕尖、蝎梢末，点之即止。**大黄**胃火牙痛。烧研揩牙。同地黄贴之。**生地黄**牙痛牙长，并含咋之。食蟹龈肿，皂角蘸汁炙研，掺之。**苍术**盐水浸烧，揩牙，去风热、湿热。**香附**同青盐、生姜，日擦固齿。同艾叶煎漱。**牛蒡根**热毒风肿，取汁入盐熬膏，涂龈上。**积雪草**塞耳。**红豆蔻** **酸草** **鹅不食草**并㗜鼻。**山柰**入麝，擦牙吹鼻。**芎䓖** **山豆根** **大戟**并咬含。**木鳖子**磨醋。**高良姜**同蝎。**青木香**并擦牙。**薰草**同升麻、细辛。**屋游**同盐。**栝楼皮**同蜂房。**鹤虱** **地菘** **红灯笼枝** **芭蕉汁** **苍耳子** **恶实** **青蒿** **猫儿眼睛草** **瓦松**同矾。**蔷薇根**〔谷菜〕**薏**

〔一〕中：原作「同」，今据卫生宝鉴卷八正舌散及本书卷九雄黄条附方改。
〔二〕同：原脱，今据本书卷十四荜茇条附方补。
〔三〕天雄：原作「附子」，与上重复。今据本书卷十七乌头附子尖附方改。

苡根 **胡麻** **黑豆**并煎漱。**萝卜子** **莳萝**并㗜鼻。**水芹**利口齿。**赤小豆** **老姜**同矾。**干姜**同椒。**鸡肠草**同旱莲、细辛。**苋根**烧。**灰藋**烧。**茄科**烧。**丝瓜**烧。并同盐擦。**大蒜**煨擦。**芸苔子**同白芥子、角茴㗜鼻。**马齿苋**汁。**木耳**同荆芥。**壶卢子**〔果木〕**桃白皮**同柳、槐皮。**李根白皮**并煎漱。**胡椒**去齿根浮热。风、虫、寒三痛，同绿豆咬之。　同荜茇塞孔。**荔枝**风牙痛，连壳入盐烧揩。**瓜蒂**风热痛，同麝香咬。**蜀椒**坚齿。风、虫、寒三痛，同牙皂煎醋漱。**吴茱萸**煎酒。**荷蒂**同醋。**秦椒** **杉叶**风虫，同芎䓖、细辛煎酒漱。**松叶** **松节**并煎水，入盐或酒漱。**松脂**揩。**桂花**风虫牙痛。**辛夷**面肿引痛。**乳香**风虫嚼咽。**地骨皮**虚热上攻，同柴胡、薄荷，水煎漱。**槐枝** **柳白皮** **白杨皮** **枳壳** **臭橘皮** **郁李根** **竹沥** **竹叶**同当归尾煎。**荆茎**同荆芥、荜茇煎。**郁李根**并煎漱。**没石子** **皂荚**同盐、矾烧。**肥皂荚**同盐烧。**无患子**同大黄、香附、盐煅。**丁香**远近牙痛，同胡椒、荜茇、全蝎末点之，立止。**枫香**年久齿痛。**龙脑**同朱砂。〔土石〕**蚯蚓泥**烧。并揩牙。**壁上尘土**同盐烧，㗜鼻。**金钗**烧烙。**白银**风牙，烧赤，淬火酒，漱之即止。**石膏**泻胃火。同荆芥、防风、细辛、白芷末，日揩。**白矾**煎漱，止血，及齿碎。**黄矾**漱风热牙疼。**食盐**揩牙洗目，坚牙明目，止宣露。　卧时封龈，止牙痛出血。　槐枝煎过，去风热。　皂角同烧，去风热。**青盐**同上。　川椒煎干，揩牙，永无齿疾。**朴消**皂荚煎过，擦风热，及食蟹龈肿。**雄黄**同干姜㗜鼻。**铅灰**〔虫禽兽部〕**白僵蚕**同姜炒。**蚕退纸灰**并揩擦。**露蜂房**同盐烧擦。　同全蝎擦。　同细辛漱，煎酒漱。**百药煎**风热，泡汤含。　同玄胡索末、雄黄末擦。**白马头蛆**取牙。**全蝎** **五灵脂**恶血齿痛，醋煎漱。**雄鸡屎**烧咬。**羊胫骨灰**湿热，同当归、白芷擦。**诸朽骨**风热，煨咬。

【肾虚】〔草菜〕**旱莲草**同青盐炒焦，揩牙，乌须固齿。**补骨脂**同青盐日揩。　风虫，同乳香。**蒺藜**打动牙痛，擦漱。**骨碎补**同乳香塞。**独蒜**熨。**甘松**同硫黄煎漱。**牛膝**含漱。**地黄**〔石兽〕**石燕子**揩牙，坚固、止痛及齿疏。**硫黄**肾虚，入猪脏煮丸服。**羊胫骨灰**补骨。

【虫䘌】〔草部〕**桔梗**同薏苡根，水煎服。**大黄**同地黄贴。**镜面草** **蜀羊泉** **紫蓝**并点。**雀麦**同苦瓠叶煎醋炮，纳口中，引虫。**覆盆子**点目取虫。**荜茇**同木鳖子㗜鼻。同胡椒塞孔。**细辛** **荠草** **苦参** **恶实**并煎漱。**附子**塞孔。又塞耳。**羊踯躅**蜡丸。**藤黄** **乌头** **草乌头** **天南星** **芫花**并塞孔。**山柰** **莨菪子** **艾叶**〔菜谷〕**韭子**并烧烟熏。**韭根**同泥贴，引虫。**茄根**汁涂。烧灰贴。**烧酒**浸花椒漱。〔果木〕**银杏**食后生嚼一、二枚。**地椒**同川芎揩。**杨梅根皮** **酸榴根皮** **吴茱萸根**并煎漱。**杏仁**煎漱或烧烙。**桃橛**烧汁滴。**桃仁** **柏枝**并烧烙。**皂荚子**醋煮烙之。**胡桐泪**为口齿要药。湿热〔一〕牙痛，及风疳䘌齿骨槽风，为末，入麝，夜夜贴之。宣露臭气，同枸杞根漱。䘌黑，同丹砂、麝香掺。**巴豆**风虫，绵裹咬。烧烟熏。同蒜塞耳。**阿魏**同臭黄塞耳。**丁香**齿疳䘌露黑臭，煮汁食。同射干、麝香揩。**海桐皮**煮汁并漱。**槐白皮** **枸橘刺** **鼠李皮** **地骨皮**醋。**枫柳皮** **白杨皮** **白棘刺**并煎漱。**樟脑**同朱砂揩。同黄丹、肥皂塞孔。**楤白皮**塞孔，牙自烂。**乳香**同椒，或巴豆，或矾，塞孔。**松脂** **卢会** **芜荑** **天蓼根**〔金石〕**花硷** **石碱**并塞孔。**铁**〔二〕**铧头**积年齿䘌，烧赤，入硫黄、猪脂熬沸，柳枝揾药烙之。**砒霜**同黄丹，蜡丸塞耳。**石灰**风虫，和蜜煅擦。沙糖和塞孔。**雄黄**和枣塞。**硇砂**塞孔。**轻粉**同黄连掺。**土朱**同荆芥掺。**绿矾**〔虫鳞〕**五倍子**并掺。**蟾酥**同胡椒丸咬。**蜘蛛**焙研，入麝掺。**地龙**化水和面塞孔，上傅皂荚末。同玄胡索、荜茇末，塞耳。**钱窠**包乳香烧，纳孔中。包胡椒塞耳。**石蜜** **竹蜂** **蚺蛇胆**同枯矾、杏仁掺。**鳞蛇胆** **海虾鲊**〔禽兽〕**雀屎** **燕屎**并塞孔。**夜明砂**同蟾酥丸咬。**啄木鸟**烧纳孔中。舌，同巴豆点〔三〕之。**猪肚**咬之引虫。**熊**

〔一〕湿热：原作「热湿」，今据本书卷三十四胡桐泪条附方改。
〔二〕铁：原作「针」，今据本书卷八诸铁器条铁铧附方改。
〔三〕点：原作「咬」，今据本书卷四十九啄木鸟条舌附方改。

胆同猪胆、片脑搽。**麝香**咬之，二次断根。**豺皮灰**傅。

【齿疏】沥青入细辛掺。**寒水石**煅，同生炉甘石掺。

【齿长】白术牙齿日长，渐至难食，名髓溢，煎水漱之。**生地黄**咋之。

【齿缺】银膏补之。

【生齿】雄鼠脊骨研揩即生。**雌**〔一〕**鼠屎**日拭一枚，三七日止。**黑豆**牛屎内烧存性，入麝掺之，勿见风，治大人小儿牙齿不生，牛屎中豆尤妙。**路旁稻粒**点牙落处，一七下自生。**乌鸡屎**雌雄各半，入旧麻鞋灰、麝香少许，擦之。

【齿䶗】胡桃食酸齿䶗，嚼之即解。

【妒齿】地骨皮妒齿已去，不能食物，煎水漱之。

须发

【内服】〔草部〕**菊花**和巨胜、茯苓，蜜丸服，去风眩，变白不老。**旱莲**内煎膏服，外烧揩牙，乌髭发，益肾阴。　汁涂，眉发生速。　作膏点鼻中，添脑。**常春藤**　**扶芳藤**　**络石**　**木通**　**石松**并主风血，好颜色，变白〔二〕不老，浸酒饮。**白蒿**　**青蒿**　**香附**并长毛发。**茜草**汁，同地黄熬膏服。**地黄**九蒸九晒，日噙。**牛膝**　**麦门冬**　**肉苁蓉**　**何首乌**　**龙珠**　**旱藕**　**瞿麦**〔谷菜〕**青精饭**　**黑大豆**　**白扁豆**　**大麦**　**胡麻**九蒸九晒。**马齿苋**　**繁缕**　**韭**　**姜**　**蔓菁子**〔果木〕**胡桃**　**蜀椒**并久〔三〕服。变白生毛

〔一〕雌：原作「雄」，今据本书卷五十一鼠条粪附方改。

〔二〕白：原缺，今据本书卷十八扶芳藤、常春藤等条补。

〔三〕久：原作「入」，今据本书卷三十二蜀椒条椒红主治改。

发。干柿同枸杞子丸服，治女人蒜发。榴花和铁丹服，变白如墨。松子 槐实 秦皮 桑寄生 放杖木 女贞实 不凋木 鸡桑叶 南烛并久服变白，乌须发。桑椹蜜丸服，变白。〔介石〕鳖肉长须发。自己发灰同椒煅酒服，发不白，名还精丹。石灰发落不止，炒赤浸酒服。

【发落】〔草部〕半夏眉发堕落，涂之即生。骨碎补病后发落，同野蔷薇枝煎刷。香薷小儿发迟，同猪脂涂。茉莉花蒸油。蓬蘽子榨汁。芭蕉油 蓖麻子 金星子 兰草 蕙草 昨叶何草并浸油梳头，长发令黑。土马鬃灰。乌韭灰。水萍 水苏 蜀羊泉 含水藤〔谷菜〕胡麻油及叶 大麻子及叶并沐日梳，长发。蒲〔一〕公英 旱莲并揩牙乌须。生姜擦。莴苣子 白菘子油 芸薹子油〔果木〕甜瓜叶汁并涂发，令长黑。榧子同胡桃、侧柏叶〔二〕浸水，梳发不落。枣根蒸汁。榠楂 木瓜并浸油。蜀椒浸酒。柏子油 辛夷 松叶并浸油、水涂头，生毛发。侧柏叶浸油，生发。烧汁，黑发。和猪脂，沐发长黑。根皮，生发。皂荚地黄、姜汁炙研，揩牙乌须。楮叶同椿根、楸叶汁，涂秃生发。楸叶汁 蔓荆子同猪脂。桑椹浸水。并涂头，生毛发。桐叶同麻子煮米泔，沐发则长。连子蒸取汁，沐发则黑。桑白皮同柏叶，沐发不落。山茶子掺发解䐈。合欢木皮灰 槐枝灰 石荆〔禽兽〕雁骨灰并沐头长发。鸡子白 猪胆沐头解䐈。雁肪 鸨脂 鸡肪 猪鬐膏 熊脂及脑并沐头生发。豹脂朝涂暮生。犬乳涂赤发。羖羊角灰，同牛角灰、猪脂，涂秃发。羊屎灰淋汁沐头，生发。和猪脂，变发黄赤。猪屎灰，涂发落。发灰油煎枯，涂发黑长。

【发白】〔草菜谷部〕栝楼同青盐、杏仁煅末，拔白易黑，亦揩牙。百合 姜皮并拔白易黑。狼把草

〔一〕蒲：原脱，今据本书卷二十七蒲公英条补。
〔二〕柏叶：原作「叶柏」，今据本书卷三十一榧实条附方改。

黑豆煎醋染发。**大麦**同铁砂、没石子。**荞麦**同铁砂。〔果木〕**酸石榴**并染须发。**胡桃**和胡粉，拔白生黑。烧，同贝母，揩牙乌须。青皮皮肉及树皮根，皆染须发。**余甘子**合铁粉，涂头生须发。**橡斗**　**毗黎勒浆**　**椰子浆**　**盐麸子**　**菱壳**　**芰花**　**莲须**　**红白莲花**并涂须发。**鸡舌香**同姜汁，拔白生黑。**詹糖香**同胡桃皮涂，发黑如漆。**梧桐子汁**点孔生黑。木皮，和乳汁涂须。**榧皮**包侧柏，烧熏香油烟，抹须发即黑。**乌桕子油**　**乌桕皮**　**诃黎勒**　**没石子**　**婆罗得**〔金石〕**黑铅**梳白发。烧灰染发。**胡粉**同石灰染须。**铅霜**梳须发。**铅丹**染。**铜钱锈**磨油，涂赤发秃落。**铁熱**染。**生铁**浸水。**铁砂**和没石子染。**石灰**染。**绿矾**同薄荷、乌头、铁浆水染。**赤铜屑**〔虫兽〕**五倍子**炒，同赤铜屑诸药，为染须神方。**百药煎**　**水蛭**同龟尿拈须，自黑。**蜗牛**同京〔一〕墨〔二〕埋马屎中，化水染须妙。**蜜**　**蜡**　**鳖脂**　**猪胆**　**狗胆**　**犬乳**并点白生黑。

【生眉】〔草谷〕**白鲜皮**眉发脆脱。**香附**长须眉。**苦参**　**仙茅**大风，眉发脱落。**昨叶何**〔三〕**草**生眉发膏为要药。**半夏**眉发堕落，涂之即生。茎涎同。**鳢肠汁**涂眉发，生速。**乌麻花**浸油。〔菜木〕**芥子**同半夏、姜汁。**蔓菁子**醋和。并涂。**生姜**擦。**柳叶**同姜汁，擦眉落。**白矾**眉发脱落，蒸饼丸服。**雄黄**和醋涂。**雁肪**涂。**狗脑**眉发火瘢不生，和蒲黄，日三傅之。**蒜汁**眉毛动摇，目不能瞬，唤之不应，和酒服，即愈。

胡臭有体臭，腋臭，漏臭。

【内治】花蜘蛛二枚，捣烂酒服，治胡臭。**鳝鱼**作臛，空肠饱食，覆取汗，汗出如白胶，从腰脚中出，后以五木汤浴之，慎风一日，每五日一作。**水乌鸡**生水中，形似家鸡，香油入姜汁四两，炒熟，用酒醋三、四碗同食，嚼生葱

〔一〕京：原作「金」，今据普济方卷四十九黑髭须方及本书卷四十二蜗牛条附方改。

〔二〕同京墨：本书卷四十二蜗牛条附方作「以京墨水养之三日」，普济方卷四十九黑髭须方作「研京墨水令食之」。

〔三〕叶何：原作「荷叶」，今据本书卷二十一昨叶何草条主治改。

下，被盖出汗，数次断根，不忌口。

【外治】〔草谷〕**苏子**捣涂。**青木香**切片，醋浸一宿夹之，数次愈。**郁金**鸦、鹘等一切臭。**木馒头**煎洗后，以炉底末傅。**甘遂**二两为末，掺新杀牙猪肉上，乘热夹之，内服热甘草汤，必大泄，气不可近。**百草灰**水和熏洗，酥和饼夹之，干即易，疮出愈。**马齿苋**杵团入袋盛，泥裹火烧过，入蜜热夹。**生姜**频擦。**炊饭**热拭腋下，与犬食之，七日一次，愈乃止。**三年醋**和石灰，傅腋下。〔果木〕**小龙眼核**六个，胡椒十四粒，研，遇汗出〔一〕擦之，三次愈。**辛夷**同木香、细辛、芎藭粉涂之。**槲若**洗后，苦瓠烟熏之。**桔枸树汁**同木香、东桃西柳枝、七姓妇人乳，煎热，五月五日洗之，将水〔二〕放在十字街，去勿顾。**鸡舌香**〔金石〕**伏龙肝**掺。**铜屑**热醋和掺。或炒热，袋盛熨之。**镜锈**同密陀僧，醋调掺。**铜绿**同密陀僧、白及灰，醋调掺之。**古文钱**烧赤，焠醋研，入麝，水调涂。**铜矿石**磨汁涂。**密陀僧**油和涂。蒸饼切开〔三〕，掺末夹〔四〕之。**黄丹**入〔五〕少轻粉，唾和涂。同东壁土、铜绿末，以古錢磨泻灯油调掺。**胡粉**水银、面脂研涂。牛脂煎涂，不过三次。**水银**同胡粉掺上。**粉霜**同水银、面脂研涂。**石绿**同轻粉，醋调涂。**石灰**有汗干掺，无汗醋和。**胆矾**入少轻粉，姜汁调搽，热痛乃止。**白矾**常用〔六〕粉之。同密陀僧、轻粉擦。同黄丹、轻粉擦。同蛤粉、樟脑擦。〔虫介〕**蜣螂**揩涂一夜。**田螺**入巴豆一粒在内，待化水，擦腋下，绝根。入麝香，埋露地七七日，点患孔，神妙。入巴豆、麝香、胆矾，待成水，五更不住自擦腋下，待大便行，是其证，不尽再作，后以枯矾、蛤粉、樟脑粉之，断根。**蜘蛛**一个，黄泥入赤石脂包，煅研，入轻粉少许，卧时醋调一字傅腋下，次日泻下黑

〔一〕遇汗出：原作「汁」，今据本书卷三十一龙眼条核主治改。
〔二〕将水：原缺，今据本书卷三十一枳椇条木汁附方补。
〔三〕开：原作「片」，今据本书卷八密陀僧条附方改。
〔四〕夹：原作「涂」，据改同上。
〔五〕入：原作「火」，今据本书卷八铅丹条附方改。
〔六〕用：原缺，今据梅墅烟萝阁本并参照本书卷十一矾石条附方补。

汁，埋之。蝙蝠煅研，田螺水调涂腋下，随服下药。〔禽人〕鸡子煮熟去壳，热夹之，弃路口勿顾。夜明砂豉汁和涂。自己小便热洗，日数次。自己口唾频擦。

丹毒火盛生风，亦有兼脾胃气郁者。

【内解】〔草部〕连翘　防风　薄荷　荆芥　大青　黄连　升麻　甘草　知母　防己　牛蒡子　赤芍药　金银花　生地黄　牡丹皮　麻黄　射干　大黄　漏卢　红内消　萹蓄汁服。积雪草捣汁服。水甘草同甘草煎服。攀倒甑同甘草煎服。旋花根汁服。丹参〔菜木〕马齿苋汁服。芸薹汁服，并傅。青布汁　卮子　黄檗　青木香　鸡舌香　桂心　枳壳　茯苓　竹沥〔金石〕生铁烧，焠水服。生银磨水服。土朱蜜调服。同青黛、滑石、荆芥末，并傅之。〔介〕牡蛎肉〔禽兽〕鹭肉　白雄鸡并食。犀角　羖羊角　猪屎汁　黄龙汤五色丹毒，饮二合，并涂。

【外涂】〔草部〕黄芩　苦芙　马兰　白芷葱汁调，亦煎浴。水苔　水蘋　浮萍并涂〔一〕。景天　蒴藋　蛇衔　生苄　水藻　牛膝同甘草、伏龙肝。蓖麻子　大黄磨水。蓝叶　淀汁　芭蕉根汁。蓼叶灰　栝楼醋调。老鸦眼睛草醋同捣。仙人草　五叶藤　赤薜荔　排风藤　木鳖仁调〔二〕醋。萝摩草　虎刺根叶汁。青黛同土朱。五味子　荏子　红花苗并涂傅。苎根　赤地利　白及　白敛〔谷菜〕赤小豆洗浴，及傅之。绿豆同大黄。豆叶　大麻子　大豆煮汁。麻油　荞面醋和。黄米粉鸡子和。豉炒焦。糯米粉盐和。菘菜　芸薹　大蒜　胡荽　干姜蜜和。鸡肠草　葱白汁。马齿苋〔果木〕李根研油，田中流水调。桃仁　慈姑叶涂。槟榔醋调。枣根洗。栗树

〔一〕涂：原作「服」，今据本书卷十九水萍条附方并参照本段标目「外涂」改。
〔二〕调：原缺，今据梅墅烟萝阁本及本书卷十八木鳖子条附方补。

皮及梂浴。荷叶涂。卮子末水和。榆白皮鸡子白和涂，煎沐。棘根洗。五加皮洗。和铁槽水涂。柳木洗傅。柳叶洗。乳香羊脂调。桐树皮 楸木皮〔服器〕草鞋灰和人乳、发灰调。蒲席灰 甑带灰〔水土〕磨刀水 白垩土同寒水石涂。燕窠土 蜂窠土 蚯蚓泥 猪槽下泥 檐溜下泥 釜下土和屋漏水。伏龙肝 白瓷末猪脂和。屋尘猪脂和。瓷瓯中白灰醋磨。〔金石〕锻铁精猪脂和涂。铁锈磨水。胡粉唾和。银朱鸡子白和。无名异葱汁调。石灰醋调。阳起石煅研，水调。土朱同青黛、滑石。寒水石同白土傅。芒消水和。白矾油和。〔虫鳞〕蜜和干姜末。蚓蝼〔一〕同生姜捣涂。露蜂房煎汁，调芒消。白僵蚕和慎火草傅。烂死蚕傅。蛴螬末傅。水蛭唾。黄蜂子 鲫鱼合小豆捣涂。鲤鱼血 海蛇 鳝鱼 螺蛳 虾〔禽兽〕鸡血 雉尾灰 猪肉贴。青羊脂频摩即消。绵羊脑同朴消涂。酪入盐。羚羊角灰鸡子白调。鹿角末猪脂调。牛屎涂，干即易。猪屎烧涂。发灰和伏龙肝、猪膏涂〔二〕之。

风瘙疹疿

【内治】同丹毒。苍耳花、叶、子各等分为末，以炒焦黑豆浸酒服二钱，治风热瘾疹，搔痒不止。苦参肺风皮肤瘙痒，或生瘾疹疥癣，为末，以皂角汁熬膏丸服。枸橘核为末，酒服，治风瘙痒。赤土风瘙痒甚，酒服一钱。云母粉水服二钱。蜜酒服。黄蜂子 蜂房同蝉蜕末服。白僵蚕酒服。全蝎

【外治】白芷 浮萍 槐枝 盐汤 吴茱萸煎酒。楮枝叶 蚕沙并洗浴。景天汁 石南汁 枳实汁 芒消汤 矾汤并拭摩。枳壳炙熨风疹，肌中如麻豆。燕窠土涂。铁锈磨水摩。石灰醋和涂，随手即消。烂死蚕涂赤白游疹。吊脂涂。虾捣涂。海虾鲊贴。鳝血涂赤游风。鲤鱼皮贴。

〔一〕蚓蝼：原作「蝼蚓」，今据本书卷七蚯蚓泥条释名改。

〔二〕涂：原作「和」，今按上下文义并参照圣惠方卷九十一治小儿身赤方改。

【痱疹】升麻洗。菟丝汁抹。绿豆粉同滑石扑。枣叶和葛粉扑。慈姑叶汁调蚌粉搽。楝花末搽〔一〕。冬霜加蚌粉搽。腊雪抹。屋上旧赤白垩搽。壁土　不灰木　滑石　井泉石同寒水石。石灰同蛤粉、甘草涂。蚌粉

疬瘍癜风

疬瘍是汗斑。癜风是白斑片。赤者名赤疵。

【内治】〔草谷〕蒺藜白癜风，每酒服二三錢。女萎　何首乌白癜，同苍术、荆芥等分，皂角汁煎膏，丸服。胡麻油和酒服。〔木鳞〕桑枝同益母草熬膏服。枳壳紫癜风。牙皂白癜风，烧灰酒服。白花蛇白癜疬瘍斑点，酒浸，同蝎梢、防风末服。乌蛇同天麻诸药，浸酒服。〔禽兽〕白鸽炒熟〔二〕，酒服。猪胰酒浸蒸食，不过十具。猪肚白煮食。

【外治】〔草谷〕附子紫白癜风，同硫黄，以姜汁调，茄蒂蘸擦。白附子同上。贝母紫白癜斑，同南星、姜汁擦。同百部、姜汁擦。同干姜，浴后擦之，取汗。知母醋磨涂。茵陈洗疬瘍。防己同浮萍煎，浴擦。羊蹄根同独科扫帚〔三〕头、枯矾、轻粉、生姜擦，取汗。苍耳草　酸草同水萍。紫背萍并洗擦。菰笋　木莲藤汁并擦。蓖麻汁　续随子汁　灰藋灰并剥白癜风、疬瘍。蒺藜　小麦烧油涂。酱　醋〔果木〕胡桃青皮并同硫黄擦。或入硇砂、酱汁少许。杏仁每夜擦。熏〔四〕陆香同白敛揩。桑柴灰蒸汁热洗。猫儿刺叶烧淋熬膏，涂白癜。〔服器〕故帛灰　麻鞋底灰　甑带　蒸笼片　弊帚　炊帚〔水石〕半天河水

〔一〕搽：原作「扑」，今据本书卷三十五楝条花主治改。
〔二〕熟：原作「热」，今据本书卷四十八鸽条白鸽肉主治改。
〔三〕科扫帚：原脱，今据本书卷十九羊蹄条附方补。
〔四〕熏：原作「薰」，今据本书卷三十四熏陆香乳香条附方改。

树孔中蚰汁　韭上露　车辙、牛蹄涔中水　水银并拭疬疡瘢风。轻粉同水银、姜汁擦。雄黄身面白驳。密陀僧同雄黄，擦汗斑。或加雌黄、白矾、硫黄。胆矾同牡蛎、醋，擦赤白癜。人言入茄中煨擦，或涂姜上擦。硫黄同附子、醋，擦疬疡风。同密陀僧。同轻粉、杏仁。同鸡子白。自然灰淋汁涂。石灰　砒石　银身面赤疵，日揩令热，久久自消。〔虫鳞〕蜣螂捣涂白驳，一宿即瘥。鳝鱼同蒜汁、墨汁，频涂赤疵。小儿赤疵，刺父足心血贴之，即落。蛇皮热摩数百遍，弃之。鳗鲡鱼骨涂白驳风，即时转色，五七度乃愈。臭鱼鲊拭白驳，热擦令汗出。乌贼鱼骨磨醋涂。同硫黄、姜汁擦。〔禽兽〕丹鸡冠血、翅下血涂。驴尿和姜汁洗。诸朽骨磨醋涂之。马尿洗赤疵，日四五度。白马汗雕青，调水蛭末涂之。

瘿瘤疣痣

【内治】〔草部〕杜衡破留血痰饮，消项下瘿瘤。贝母同连翘服，主项下瘿瘤。黄药子消瘿气，煮酒服。传信方，甚神效。海藻消瘿瘤结气，散项下硬核痛。初起，浸酒日饮，滓涂之。海带　昆布蜜丸。海苔　白头翁浸酒。牛蒡根蜜丸。连翘　丹参　桔梗　夏枯草　木通　玄参　当归　常山吐。篱鬲草吐。天门冬　瞿麦　三棱　射干　土瓜根　香附　漏卢〔菜谷〕紫菜　龙须菜　舵菜并主瘿瘤结气。小麦消瘿，醋浸，同海藻末，酒服。山药同蓖麻，生涂项核。败壶卢烧搽腋瘤。赤小豆〔果木〕橙　荔枝并消瘿。瓜蒂　松萝并吐。柳根煮汁酿酒，消瘿气。白杨皮同上。问荆结气瘤痛。〔土石〕螲蟷蚀瘤，熬烧末，猪脂和傅。蜣螂丸烧酒服，治瘿。土黄枯瘤赘痔乳〔一〕。针沙　自然铜并浸水日饮，消瘿。

〔一〕痔乳：此下原衍「傅」字。按本书卷十土黄条主治云：「枯瘤赘痔乳。」巢源（巢元方等著诸病源候论之简称。今用本社影印池阳周氏校刊本。下同。）卷三十四牡痔候云：「肛边生鼠乳出在外（此下原衍者字，今删），时时出脓血者是也。」外台卷二十六引古今录验云：「肛边生乳，此牝痔。」以上皆言狭义之痔乳。若就广义之痔乳而言，如三因方卷十五云：「人于九窍中，凡有小肉突出者皆曰痔。不特于肛门边生，亦有鼻痔、眼痔、牙痔等。」巢源卷三十一鼠乳候云：「身面忽生肉，如鼠乳之状，谓之鼠乳也。」故知「瘤赘痔乳」四字，义并相近。本书刻者不知「痔乳」之义，以为和乳外傅，于此妄加「傅」字。金陵本原无，今据删。

铅　浮石〔介鳞〕牡蛎　马刀　海蛤　蛤蜊　淡菜　海螵蛸〔兽人〕鹿靥并消瘿气结核。羊靥　牛靥并酒浸炙香，含咽。猪靥焙末酒服，或酒浸炙食。旄牛靥烧服，消瘿。獐肉炙热搨瘤，频易，出脓血愈。猪屎血瘤出血，涂之。人精粉瘤，入竹筒内烧沥，频涂。

【疣痣】〔草谷〕地肤子同矾洗疣目。艾叶同桑灰淋汁，点疣痣瘤靥。灸痣，三壮即去。狗尾草穿疣。升麻煎水，入蜜拭。芫花同大戟、甘遂末，焦瘤瘿自去。根煮线，系瘤痣。蒴藋子涂。续随子涂。天南星醋涂。剪刀草涂。博洛回涂。藜芦灰　青蒿灰　麻秸灰　麦秆灰　荞麦秸灰　豆秸灰　茄梗灰　藜灰　灰藋灰　冬瓜藤灰并淋汁，点疣痣，腐痈瘤，去点印。大豆　米醋并厌禳去疣。白粱米炒热研，入唾和涂。马齿苋灰涂瘤。苦苣汁〔果木〕白梅并点疣痣。杏仁　李仁并同鸡子白研，涂疣。柏脂同松脂涂疣。死人枕席拭疣自烂。秃帚每月望子时扫之。栎木灰　桑柴灰〔水石〕冬灰　石灰并蚀黑子疣赘瘤痣。屋漏水涂疣。硫黄纸卷焠疣。砒石同巴豆、糯米点疣。盐涂疣，频舐〔一〕。白矾　铜绿　硇砂并涂痣黡疣赘。〔虫鳞〕斑蝥点疣痣，同人言、糯米炒黄，去米，同大蒜捣涂。螳螂食疣。蜘蛛网缠瘤疣。鳙鱼食之已疣。〔禽人〕鸡内金擦疣。鸡子白醋浸软，涂疣。猪脂　牛涎　人疮脓　人唾并涂疣。发缠疣。

瘰疬附结核。

【内治】〔菜草〕夏枯草煎服，或熬膏服，并贴，入厥阴血分，乃瘰疬圣药也。连翘入少阳，乃瘰疬必用之

〔一〕舐：原作「砥」，今据本书卷十一食盐条附方改。

药。同脂麻末，时食。马刀挟瘿，同瞿麦、大黄、甘草煎服。**海藻**消瘰疬，浸酒日饮，滓为末服。蛇盘疬，同僵蚕丸服。**昆布**为末浸酒，时时含咽，或同海藻。**玄参**散瘰疬结核。久者生捣傅之。**何首乌**日日生服，并嚼叶涂之。**土茯苓**久溃者，水煎服。**白敛**酒调多服，并生捣涂之。**苦参**牛膝汁丸服。**野菊根**擂酒服，渣涂甚效。**薄荷**取汁，同皂荚汁熬膏，丸药服。**木鳖子**鸡子白蒸食。**白鲜皮**煮食。**水荭子**末服。**大黄**乳中瘰疬起，同黄连煎服，取利。**蚤休**吐泻瘰疬。**蓖麻子**每夜吞二三枚。同白胶香熬膏服。同松脂研贴。**芫花根**初起，擂水服，吐利之。**月季花**同芫花，酿鲫鱼煮食。**荆芥**洗。**牛蒡子**　**防风**　**苍耳子**　**续断**　**积雪草**　**白芷**　**芎䓖**　**当归**　**白头翁**　**黄芪**　**淫羊藿**　**柴胡**　**桔梗**　**黄芩**　**海蕴**　**海带**　**胡麻**　**水苦荬**项上风疬，酒磨服。**橙**发瘰疬。**槲皮**吐瘰疬，并洗之。**皂荚子**醋、硇煮过，照疮数吞之。连翘、玄参煮过，嚼之。**胡桐泪**瘰疬，非此不除。**桑椹汁**熬膏内服。**巴豆**小儿瘰疬，入鲫鱼内，草包煨研，粥丸服，取利。**黄檗**〔器虫〕**毡屉灰**酒服，吐瘰疬。**黄蜡**同白矾丸服。**全蝎**　**白僵蚕**水服五分，日服，一月愈。**蜘蛛**五枚，晒末，酥调涂。**斑蝥**粟米炒研，鸡子清丸服。入鸡子内蒸熟，去蝥食，入药甚多。**红娘子**　**芫青**　**葛上亭长**　**地胆**〔鳞介〕**白花蛇**同犀角、牵牛、青皮、腻粉服。**壁虎**初起，焙研，每日酒服。**鼋甲**酒浸炙研服。**牡蛎粉**同玄参丸服。同甘草末服。**蜗牛壳**小儿瘰疬，牛乳炒研，入大黄末服，取利。**鼍甲**〔禽兽〕**左蟠龙**饭丸服。**夜明砂**炒服。**狸头**炙研服。**猫狸**鼠瘘〔一〕，如常作羹食。

【外治】〔草菜〕**山慈姑**磨酒涂。**莽草**鸡子白调涂。**地菘**生涂。**半夏**同南星、鸡子白涂。**草乌头**同木鳖子涂。**猫儿眼草**熬膏涂。**商陆**切片，艾灸。**车前草**同乌鸡屎涂。**紫花地丁**同蒺藜涂。**青黛**同马齿苋涂。**毛蓼**纳入，引脓血。**葶苈**已溃，作饼灸。**白及**同贝母、轻粉傅。**白敛**　**土瓜根**　**半夏**　**水堇**　**藜芦**

〔一〕瘘：原作「疬」，今据本书卷五十一狸条肉主治并参照肘后卷五第四十一改。

通草花上粉〔谷菜〕大麻同艾炙。蒜同茱萸，涂恶核肿结。芥子和醋涂。干姜作挺纳入，蚀脓。山药少阳经分疮瘰，不问浅深，同蓖麻子捣贴。堇菜寒热瘰疬，结核鼠漏，为末煎膏，日摩之。桑菰同百草霜涂。马齿苋　鹿藿〔果木〕胡桃和松脂涂。桃白皮贴。杏仁炒，榨油涂。鼠李寒热瘰疬，捣傅。枫香同蓖麻子贴。楸叶煎膏。柏叶　栎木皮〔器土〕油鞋　鞋底灰　多年茅厕中土同轻粉，傅年久者。〔金石〕黑铅灰和醋，涂瘰疬结核，能内消为水。铁爇涂。砒霜蚀瘰疬败肉，作丸用。磨刀垽涂瘰疬结核。食盐和面烧。消石　芒消并下〔一〕。雄黄同水银、黄蜡、韶脑，作膏贴。轻粉　盐药〔虫〕蜈蚣炙，同茶末涂。蝼蛄同丁香烧贴。矾石　硇砂　红娘子瘰疬结核。蚯蚓同乳、没诸药涂。蜗牛烧，同轻粉涂。蛤蟆烧涂。蜂房烧，和猪脂涂瘰疬漏。蜘蛛晒研，酥调涂。〔鳞介〕黄颡鱼溃烂，同蓖麻子煅涂。穿山甲溃烂，烧傅。一加斑蝥、艾。田螺烧涂。鬼眼精已破，研涂。马刀主肌中窜鼷。〔禽兽〕伏翼年久者，同猫头、黑豆烧涂之。鸭脂同半夏傅。鸡膍胵烧傅。雄鸡屎烧傅。羊屎同杏仁烧傅。狼屎烧涂。猫头骨及皮毛烧傅。舌，生研涂。涎，涂之。屎，烧傅。狸头骨　狐头骨同狸头烧傅。羊膍胵　猬心、肝并烧傅。猪膏淹生地黄煎沸，涂瘰疬瘘。虎肾　羚羊角　女人精汁频涂。乱发灰鼠瘘，同鼠骨入腊猪脂煎消，半酒服〔二〕，半涂，鼠从疮中出。

【结核】〔草菜〕天南星治痰瘤结核，大者如拳，小者如栗，生研涂之。甘遂同大戟、白芥子为丸，治痰核。金星草末服。桔梗　玄参　大黄酒蒸。白头翁　连翘　射干　三棱　莪茂　黄芩　海藻　昆布　海带　蒲公英并散颈下结核。蒜同茱萸捣，涂恶核肿结。堇菜结核聚气，为末，油煎日摩。百合同蓖麻研涂。詹糖香〔土石〕土墼痰核红肿，菜子油和涂，即消。浮石枕后生脑痹痰核，烧研，入轻粉，油调涂。石

〔一〕下：疑当作「涂」，方与本段标目「外治」相合。
〔二〕服：原脱，今据本书卷五十一鼠条附方及千金卷二十三治鼠漏方补。

灰结核红肿，状如瘰疬，煅研，同白果捣贴。慈石鼠瘘项核喉痛。白僵蚕 蜘蛛项下结核，酒浸研烂，去滓服。鲫鱼生捣涂恶核。牡蛎以茶引之，消项下结核；以柴胡引之，去胁下坚。

九漏

虽有九名，皆取象耳，但分部位可也。

【双治】〔草部〕苦参浸酒服。忍冬浸。牵牛煨猪肾。黄芪 何首乌 土茯苓 萆薢 栝楼根 白及 牛蒡叶 地榆 虎蓟根 积雪草 白敛 土瓜根 通草 黄药子 剪草 茜根灰 漏篮子 侧子 马兜铃 半夏 荆芥穗 荠苧 香白芷 蛇含草 糜衔 蓖麻子 狼毒 芫花根 附子 天南星 诸蒿灰 藜灰〔谷草〕麦面和盐炒涂。苦瓠 荞麦灰〔果木〕桃花 大腹皮 楸叶熬膏，神方。柳枝烧熏。柳根须煎洗。乳香 榆白皮 卢会 石南叶 柞木枝〔火土〕烛烬 土蜂窠〔金石〕胡粉 铁华粉 朱砂 炉甘石 孔公孽 殷孽 古冢灰 石灰 赤石脂 水银 水银粉 特生礜 礜石 北亭砂 砒石 代赭石 石胆 禹余粮 慈石毛 黄矾 白矾石 消石 密陀僧 食盐 石硫黄 石硫赤 戎盐 雄、雌黄〔虫〕斑蝥芫青、地胆、葛上亭长同。蜘蛛 胡蜣螂 蟾蜍头 蜈蚣 露蜂房 樗鸡 鲮鲤甲 蜥蜴 白花蛇 自死蛇并骨。蛇蜕 蝮蛇胆并屎。乌蛇 蛇吞蛙 鼍甲 蚺蛇胆 鲤肠、鳞 鲎鲊 鳢肝、肠 鳞鱼并血。鳗鲡鱼 鳔胶 海豚鱼 海鳗鲡 鼋甲 秦龟甲 文蛤 牡蛎粉 甲香 大田螺〔禽兽〕啄木鸟 鸳鸯 乌鸦头 青鸧 子规肉 鹳脑 鹰头烧涂痔漏。鵩鸟鼠漏，炙食。猪膏 豭猪屎 羊屎 牡狗茎 狗肉引虫。狗骨并头骨。马通汁 牛胆并脾。乌牛耳垢胁漏出水。野猪皮 牛屎 猫头骨拚脑，及眼睛、肉、舌、皮、毛。**鹿皮**拚齿。**狸头骨**拚肉。**狐屎**拚足。**兔皮、毛** **鼹鼠** **牡鼠屎** **土拨鼠** **猬心、肝**

痈、疽深为疽，浅为痈。大为痈，小为疖。

【肿疡】〔草部〕**甘草**行污浊之血，消五发之疽，消肿导毒。 一切发背痈疽，用末和大麦粉，湯和热傅，末成者内消，已成者即溃。仍以微〔一〕炙一两，水浸一夜，服之。 或以黑铅汁淬酒服。 或〔二〕取汁熬膏。 阴囊痈，水炙煎服，二十日即消。**忍冬**痈疽，不问发背、发颐、发眉、发脑、发乳诸处，捣叶入少酒涂四围。内以五两同甘草节一两，水煎，入酒再煎，分三服。重者一、二服，大肠通利即效，功胜红内消，其滓亦可丸服。 或捣汁同酒煎服。**远志**一切痈疽、发背、疖毒恶候，死血阴毒在中不痛者，即痛，或忧怒等气在中作痛不可忍者，即止，热者即凉，溃者即敛，为末，每服三錢，溫酒浸，取清服，其滓涂之。**红内消**痈疽毒疮，水熬入酒时饮，滓为丸服。**连翘**消肿止痛，十二经疮药，不可无此。 痈肿初起，煮服取汗。**木莲**一切痈疽初起，四十九个，研细绞汁服，功同忍冬。 背痈，取末服，下利即愈。**常春藤**一切肿痛，研汁入酒服，利恶物，去其根本。**络石**同上。**秦艽**发背初起，同牛乳煎服，取利。**山慈姑**同苍耳擂酒服，取汗。**豨莶**同乳香、枯矾研，酒服，取汗。熬膏，贴一切痈疽，发背恶疮，丁肿喉痹。**地菘**捣汁，日服。**苍耳**擂酒取汗。**紫花地丁**同苍耳擂酒取汗，渣同面涂。**乌敛莓**擂酒热服，取汗，渣涂。**迎春花**酒服末，取汗。**马蔺花叶**同松毛、牛膝煎服。**曲节草**同甘草煎服。**香附子**已溃未溃，以姜汁炒研，日服。**草乌头**阴疽不起，同南星、桂心、姜汁热服，未破内消，久溃能去黑烂。**牵牛**诸毒初起，气壮者，煎醋服，利脓血妙。**决明**同甘草煮服，拚涂。**石韦**发背，冷酒服。**石胡荽**同穿山甲、当归尾擂酒服，拚涂之。**地锦草**同乳、没等擂酒服，拚涂。**积雪**

〔一〕微：原作「水」，今据政和本草卷六及本书卷十二甘草条附方改。

〔二〕或：原作「成」，今从张本改。

草　野菊　栝楼　天门冬幷擂酒服，滓涂。升麻除风肿，行瘀血，为疮家圣药。肿毒卒起，磨醋涂之。羌活散痛肿败血，入太阳经。地榆诸疮痛加之。黄芩痒者加之。黄连诸疮痛痒，皆属心火。龙胆痈肿口干。紫草活血利肠。当归　芍药　芎䓖和血止痛。三棱消坚硬。黄葵花肿痛及恶疮脓水，为疮家圣药。盐收经年用，尤妙。胡黄连同穿山甲贴。芭蕉同生姜贴。生地黄杵涂，木香盖之。龙葵捣涂，或入麝，或同蛤蟆。大黄醋调贴。同五倍、黄檗贴。乌头同黄檗贴。商陆擦石痈。盐捣，傅一切毒。莨菪子贴石痈坚硬。天麻　都管草醋贴。箬叶　红蓝花　苎根　益母草　金丝草　大戟　水仙根　飞廉　马鞭草　漏卢　蘘荷根　鸭跖草　续断　大蓟根　薇衔　火炭母　泽兰　地杨梅　地蜈蚣　姜黄　蒲公英　蓼实　紫河车　半夏　天南星　王不留洗。白芍　栝楼根醋调。三七　蒺藜苗熬膏。苦参　土瓜根　独用将军〔一〕　石蒜　牡丹皮　大青　草乌头　小青　鬼臼根　萝摩叶　射干醋磨。羊蹄根醋磨。蒟蒻　石菖蒲　芫花胶和。金星草　半夏鸡子白调。莽草　螺靥草　水堇　水苔草　毛莨〔二〕　水莼叶　海芋根　蒲黄　海藻叶　海根　水荭草　防己〔谷菜〕　黑大豆生研。豌豆幷主一应痈肿初起。绿豆粉一应痈疽初起，恶心，同乳香、甘草服，以护心。胡麻油大毒发背，以一斤煎沸，入醋二碗，分五次服，毒不内攻。入葱煎黑，热涂，自消。翻白草擂酒服。茄子消石收成膏，酒服，治发背恶疮。磨醋，涂肿毒。生合热毒。豆豉作饼灸。大蒜灸一切肿毒阴毒。苦瓠切片，灸囊痈。葱白米粉炒黑，醋调涂。赤小豆同鸡子白，涂一切痈疽。粢米粉炒黑，鸡子白涂。麦粉一切痈疽发背热痛，炒黑，醋调贴，痛即止，久则肿消。荞麦粉痈疽发背，同硫黄末傅。疽头凹黑，煮食即起。山药生

〔一〕军：原缺，今据本书卷十六独用将军条补。
〔二〕莨：疑当作「茛」，详见本书卷十七毛茛条校记。

涂，或同蓖麻、糯米。**蔓菁**同盐涂，或同芸薹。**紫芥子**同柏叶涂，无不愈者。**麦面**　**米醋**　**冬瓜**合之。**苦茄**醋磨。**蕺菜**〔一〕　**百合**生。**干姜**醋调。**生姜**猪胆调。**白芥子**醋调。**莱菔子**醋研〔二〕。**马齿苋**　**秦狄藜**醋杵。**旱堇**　**皂角蕈**醋磨。**桑黄**〔果木〕　**野葡萄根**晒研，水调。**茱萸**醋和。并涂一切痈肿。**橡子**醋磨，涂石痈。**胡桃**背痛骨疽未成者，同槐花末，热酒服之。　油者，涂诸肿。**乌药**行气止痛。　孕中有痈，同牛皮胶煎服。**槐花**痈疽发背初起，炒冲酒服，取汗即愈。**黄檗**诸疮痛不可忍者，加之。和鸡子白涂。　同川乌头末傅之。**柞木叶**同荷蒂、甘草节、萱草、地榆煎服，痈疽即消，脓血即干。**紫荆皮**活血行气，消肿解毒，同独活、白芷、芍药、木蜡为末，葱汤调涂。　发背痈疽初起，酒调涂之。内同白芷酒服。**皂子**六月六日，吞七枚，可免疮疖。**木芙蓉花、叶**散热解毒。　一切痈疽发背恶疮，蜜调涂之，已成即溃，已溃排脓。　或同苍耳叶烧用。　或同菊花叶煎洗。**扶桑花、叶**同芙蓉、牛蒡叶、蜜捣涂。**巴豆树根**一切痈疽发背大患，末涂之，妙不可言。**松脂**一切痈疽，同铜青、蓖麻捣贴。入膏药用。**枫木皮**痈疽已成，擂酒服，并傅。**櫰香**头疽〔三〕肿毒，麻脂〔四〕，调涂，七日腐落〔五〕。**黄杨**捣涂疖子。**楮实**　**桑白皮**并涂石痈。**桑叶**涂穿掌毒，即愈。**紫檀**磨醋。**皂荚**煎膏。**榆白皮**醋调，涂痈肿。**水杨柳汤**　**热汤**并沃洗，肿毒即消。**新汲水**射肿毒令散。**桑柴火**灸肿疡不破，溃疡不腐不敛，拔毒止痛生肌。〔器土〕**纸钱**烧筒中，吸肿毒。**火针**　**墨**磨醋。**倒挂尘**同葱。**伏龙肝**同蒜。**釜下土**同椒。**鼠壤土**同醋。**土蜂窠**同醋。**蚯蚓泥**同盐。**粪坑土**　**井底泥**　**檐溜下泥**　**无名异**醋磨。并涂痈肿。〔金石〕**黑铅**消痈肿

〔一〕菜：原作「草」，今据本书卷二十七蕺条改。
〔二〕研：原缺，今据本书卷二十六莱菔条「子」主治补。
〔三〕疽：本书卷三十四櫰香条主治作「疖」。
〔四〕脂：原作「木」，今据本书卷三十四櫰香条改。
〔五〕落：原作「肉」，据改同上。

发背诸疮，甘草煮酒，溶铅投入九次，饮之取醉。**铁浆**发背初起，饮二升，取利。**菩萨石**主金石毒作痈疽。**胡粉** **黄丹** **密陀僧**并入膏用。**消石**发背初起，泡湯搨数次即散。**水中白石**背肿如盘，烧赤焠水洗，数次即消。**紫石英**煅研，醋调。**慈石** **石青** **石蟹**磨醋。**蛇黄** **盐药**〔虫部〕**土蜂子**醋调。**赤翅蜂** **独脚蜂**并涂痈肿。**露蜂房**恶疽、附骨疽，根在脏腑。烧灰，同巴豆煎油，涂软疖。**五倍子**炒紫，同蜜涂。或加黄檗〔一〕、大黄。**水蛭**咂血。**蜜蜡**〔介鳞〕**玳瑁** **牡蛎**鸡子白调。**蛤粉**并消痈肿。**车螯壳**消肿，烧赤醋淬，同甘草，酒服，并涂。不问大小浅深，利去病根，则免传变。煅研〔二〕，入轻粉少许，用栝楼、甘草节酒煎，入蜜调服。**龟板**初起，烧研酒服。**穿山甲**炮研酒服。**蛇蜕**烧，醋和涂。石痈，贴之一夜愈。**蛇头灰**醋调。**蛇角** **蚌粉** **鲫鱼**〔禽兽〕**白鹅膏** **雁肪** **天鹅油** **鸨肪**并涂。**鹈鹕油**能透入病所。**鸡冠血**频滴不已，即散。**鸡内金**发背初起，润湿贴之，不过三、五个即消。**毈鸡子**痈疽发背，百药不效，同狗屎熬贴。**白鸭通** **牛胆** **猪胆** **猪脑**并涂。**猪肾**同飞面捣贴。**腊羊脂**一切肿毒初起，抹擦即消，神验。**猪膏** **牛脂**并冷水浸贴，频易。**黄明胶**一切痈疽，活血止痛。水浸贴之，化酒饮之，不内攻〔三〕，不传恶证。同穿山甲烧研，酒服，极妙。已破者，化调黄丹。**犬屎**绞汁服，并涂。**狗宝**痈疽诸毒，同蟾酥诸药为丸。**狗齿**烧研，醋涂发背及马鞍疮。**鹿角**痈肿留血在阴中。发背初起，烧灰醋涂，日五六上。**鹿脂** **麋脂** **鹿胆** **羚羊角**磨水。**貘膏** **阿胶**〔人部〕**人唾**并涂肿。**人屎**一切痈肿未溃，研末，入麝，调贴头上。背发欲死，烧和醋涂。**人乳**痈脓不出，和面傅之，即日即出。**人牙**阴疽头凹沉黯，不痛不热，服内补药不发，必用人牙煅，穿山甲炙，各二錢半，分作二服，当归、麻黄煎湯服，外以姜汁和面

〔一〕檗：原作「药」，今据本书卷三十九五倍子条附方改。
〔二〕研：此下原衍「生」字。本书卷四十六车螯条两附方大同小异。此处所引，自「生」字以上乃前方文，以下乃后方文。「生」是前方「生甘草末」之首字，既用后方，则「生」为赘辞，因删。
〔三〕攻：原作「咬」，今据本书卷五十黄明胶条附方改。

涂之。　又方：人牙煅，川乌头、硫黄末等分，酒服。人髭须烧傅。月经衣洗水调药。

【代针】茅针酒煮服，一针一孔。冬葵子水吞百粒。蜀葵子　恶实　瞿麦并傅之。苘实　薏苡仁并吞一枚。苦荬汁滴之。百合同盐捣涂。皂角刺烧灰，酒服三钱。　发背不溃，同甘草、黄芪末服。白棘针〔一〕烧灰一钱，水服之。巴豆点头。箔经绳烧傅。白瓷器末傅。石胆同雀屎点。硇砂点。雀屎点。白鸡翅下第一毛烧灰，水服。人齿垽点。

【溃疡】〔草部〕黄芪痈疽久败，排脓止痛，生肌内补，为疮家圣药。人参熬膏。术　苍术　远志　当归　黄芩　藁本　芎䓖并排脓止痛生肌。白芷蚀脓。牛膝插疮口，去恶血。地黄熬膏，贴痈疖恶血。地榆　芦叶灰　蒴藋灰　蒿灰　䕡茹并蚀恶血死肌。木香痈疽不敛臭败，同黄连、槟榔傅。芭蕉油抹疮口不合。附子痈疽弩肉，浓醋煎洗。　疮口久冷不合，作饼灸之，数日即生肉。隔蒜灸亦可。蔷薇根　白蔹　白及　丹参　紫参　木通　毛蓼　赤地利　石斛　何首乌〔谷菜〕胡麻炒黑。青大麦炒。丝瓜汁抹。并敛疮口。烂茄酒服。〔果木〕乌梅蚀恶疮弩肉，烧点甚良。荷蒂洗。槲白皮洗败疮。　烧服，治附骨疽。栎木灰淋汁熬膏，蚀痈肿。巴豆炒焦，涂肿疡，解毒；涂瘀肉，自化；作捻，导脓。松脂　枫香　苏方木排脓止痛生肌。没药　血竭　乳香并消肿止痛生肌。　痈疽头颤，熟水研服。番降真同枫、乳香，熏痈疽恶气。丁香傅恶肉。地骨皮洗烂痈。合欢皮煎膏。柳枝煎膏。　实，逐脓血。槐白皮煎膏，止痛长肉。楸叶蚀脓血。　白皮，煎膏贴。桐叶醋蒸，贴疽，退热止痛秘方。梧桐叶炙研，贴发背。桐子油傅。　燃灯，熏肿毒初起。白杨皮傅骨疽。山白竹灰蚀肉。故甑蔽烧傅骨疽。黄檗　桑柴　蒲席灰并敛疮口。松木皮烧傅。木兰皮〔金石〕矾石蚀恶肉，生好肉。　凡痈疽发背人，以黄蜡丸服，能防毒护膜，托里化脓，止痛生肌。麦

〔一〕针：原作「荆」，今据本书卷三十六白棘条附方改。

饭石一切痈疽发背，火煅醋淬，同烧过鹿角末、生白〔一〕敛末、醋熬膏，围贴，未成即消，已成即溃，排脓生肌。**硫黄**诸疮弩肉出数寸，涂之即消。　不合，粉之即合。**慈石**同忍冬、黄丹熬膏，贴溃疡。**银朱**疽疮发背，同矾汤洗，以桑柴火炙〔二〕之。**食盐**溃疡作痒，摩其四围。**密陀僧**熬膏用。　骨疽出骨，同桐油调贴。**砒石**蚀败肉。**石灰**同荞麦秸灰煎霜，点腐肉及溃肿疡。**寒水石**同黄丹，敛疮口。**五色石脂**〔虫〕**蜜蜡**　**虫白蜡**　**紫矿**并生肌止痛敛口。**斑蝥**痈疽不破，或破而无脓，同蒜捣豆许贴之，少顷脓出，去药。**桑螵蛸**烧，涂软疖。**全蝎**诸肿，同巵子煎油，入蜡贴之。**原蚕蛾**玉枕生痈，破后如箸头，同石韦末贴。**地胆**蚀恶肉。**螲蛸**烧，傅恶肉。**壁钱窠**贴。**五倍子**〔鳞介〕**龙骨**并敛疮口。**守宫**痈肿大痛，焙研，油调涂。**水蛇灰**傅骨疽。**鲤鱼**一切肿毒，已溃未溃，烧涂。　积年骨疽，切片搨之，引虫。**鲫鱼**诸毒，包柏叶烧，入轻粉，油搽。　骨疽脓出，包盐炙焦搽。**鳖甲**蚀恶肉，敛口，烧掺。**白螺壳灰**同倒挂尘，傅软疖。**蟹膏**　**石蟹**并涂久疽。〔禽兽〕**黑雌鸡**排脓，生新血。**鸡屎**同艾，熏骨疽。**夜明砂**排脓，同乳香、桂心涂。**猪蹄**煮汁，洗痈疽，溃热毒，去恶肉。　痈疽发乳，同通草煮羹食。**狗头骨**痈疽疖毒，同芸薹子末傅。**兔头**发背发脑，捣贴，热痛即如水也。**鹿角胶**　**鹿茸**　**麝香**蚀一切痈疽脓水。**豮猪屎**蚀恶肉，同雄黄、槟榔傅。**黄鼠**解毒止痛，煎油，入黄丹、黄蜡熬膏。**鼠**溃痈不合，烧涂。　皮，生封附骨疽，即追脓出。烧，傅疮口。**猫头**收疮口，煅，和鸡子白涂。　颈毛、鼠屎，烧，傅鬓疖。**象皮**敛疮口。**鼹鼠**　**猪悬蹄**　**马牙灰**　**猪屎灰**　**发灰**并敛疮口。　又同蜂房、蛇蜕灰酒服。

【乳痈】〔草部〕**天花粉**轻则妒乳，重则乳痈，酒服末二钱。**白芷**同贝母末，酒服。**半夏**煨研，酒服，及吹鼻。**紫苏**　**栝楼**　**忍冬**并煎酒服。**玉簪根**　**萱根**　**马鞭**同姜。**木莲**〔三〕并擂酒服，渣涂之。**何首乌**

〔一〕白：原脱，今据本书卷十麦饭石条发明补。
〔二〕炙：原作「灸」，今据本书卷九银朱条附方改。
〔三〕莲：原作「运」，今据本书卷十八木莲条改。

煮酒。**香蒲**捣汁。**鼠粘子**　**冬葵子**　**粽箬灰**　**莨菪子**　**葛蔓灰**拌研末，酒服。**贝母**　**丹参**同白芷、芍药、猪脂、醋，熬膏涂。**大黄**同甘草熬膏贴，亦末傅。**射干**同萱根涂。**龙舌草**同忍冬涂。**燕脂**乳头裂，同蛤粉涂。**水苔**同芦根涂。**莼**　**水萍**　**黄芩**　**山慈姑**　**益母草**　**大蓟**　**莽草**和醋。**木鳖子**磨醋。**米醋**烧石投之，温渍〔一〕。**蔓菁**同盐涂。**老茄**烧，傅乳裂。**蒲公英**

蒲黄〔谷菜〕**百合**拌涂吹乳妒。**麦面**水煮糊，投酒热饮，仍炒黄，醋煮糊涂之，即散。**赤小豆**酒服拌涂。

〔果〕**橘叶**酒服，未成即消，已成即溃。**银杏**乳痈溃烂，研服拌涂。**白梅**　**水杨**〔二〕**柳根**拌捣贴。**桂心**同甘草、乌头末，酒涂，脓化为水。**枫香**贴小儿奶〔三〕疽。**丁香**奶头花裂，傅之。　妒乳乳痛，水服。**牙皂荚**蜜炙研，酒服。或烧研，同蛤粉服。**皂荚刺**烧，和蚌粉酒服。**柳根皮**捣炙熨之，一夜即消。**桦皮**烧研酒下，一服即消，腐烂者亦可服。**蔓荆子**炒末，酒服，拌涂。**榆白皮**醋捣。**木芙蓉**

〔器石〕**车脂**热酒服。**灯盏油**调炒脂麻涂。**研朱石锤**煮热熨。**石膏**煅研，酒服三钱，取汗。**杓上砂**吹乳，酒服七枚。**姜石**

蚯蚓泥

〔虫介〕**露蜂房**烧灰服，拌涂。**百药煎**煎酒。**蜘蛛**　**龟版**拌烧研，酒服。**穿山甲**乳痈、乳岩，炮研酒服。　吹乳，炙，同木通、自然铜末，酒服。**自死蛇**烧涂。**蛇皮灰**　**鳝头灰**

〔禽兽〕**鸡屎白灰**拌酒服。**白丁香**吹乳，酒服一钱。**母猪蹄**同通草煮羹食。　已破，煎洗。**水胶**腊酒煮涂。**鹿角**磨涂。**鼠屎**吹奶，同红枣烧，入麝，酒服。　乳痈初起，酒服七枚，取汗。　已成，同黄连、大黄末，黍米粥，涂上四边，即消。**猫皮毛**乳痈溃烂，煅，入〔四〕轻粉，油涂。　**猪脂**冷水浸贴。**白狗骨灰**　**牛屎**　**马屎**　**人屎灰**　**人牙灰**拌涂。

〔一〕渍：原作「清」，今据千金卷二十三治乳痈坚方及本书卷二十五醋条附方改。

〔二〕杨：原缺，今据本书卷三十五水杨条补。

〔三〕奶：原作「剑」，今据本书卷三十四枫香脂条附方改。

〔四〕入：原作「汁」，今据本书卷五十一猫条皮毛附方改。

【便毒】〔草部〕贝母初起，同白芷煎酒服，渣傅。栝楼同黄连煎服。鼠粘子炒末，同朴消酒服。忍冬酒煎。木莲擂酒。芫花根擂水服，渣傅〔一〕。黄葵子同皂荚、石灰、醋涂。山慈姑涂。芭蕉叶烧，和轻粉涂。石龙芮挼揉。草乌头磨水涂。菖蒲生涂。山药同沙〔二〕糖涂。冬葵子　贯众〔果木〕胡桃烧。并酒服。皂荚煨研，酒服。　醋和涂。子研，水服。肥皂捣涂。枫香入麝。纺车弦烧。千步峰磨醋、姜。并涂。铜钱同胡桃嚼食。铁秤锤初起，压一夜。枯矾同寒食面糊涂。蜘蛛初起，研酒热服，取利。斑蝥同滑石服，毒从小便出，即消。红娘子入鸡子内煨食，小便去脓血。五倍子炒黄，醋涂，一日夜即消。穿山甲同猪苓、醋炙，研，酒服，外同轻粉、麻油涂之。鲫鱼同山药捣贴。鳔胶煮软研贴，亦烧末酒服。水胶化涂即消。

【解毒】〔草部〕败酱除痈肿，破多年凝血，化脓为水。　肠〔三〕痈有脓，同〔四〕薏苡仁、附子为末，水服，小便当下，即〔五〕愈。大蓟叶肠痈瘀血。人参酒毒，胸生疽疮，同酒炒大黄末，姜汤服，得汗即愈。黄芪除肠胃间恶血。薏苡仁　冬瓜仁　甜瓜仁肠痈已成，小腹肿痛，小便似淋，或大便下脓，同当归、蛇蜕，水煎服，利下恶物。大枣肠痈，连核烧，同百药煎末服。乌药孕中有痈，同牛皮胶煎服。皂角刺腹内生疮，在肠脏，不可药治，酒煎服，脓悉从小便出，极效。楤担尖肠痈已成，烧灰，酒服少许，当作孔出脓。〔土鳞〕死人冢上土外涂〔六〕。龙骨肠痈内疽。鲫鱼猪脂煎服。雄鸡顶毛并屎，烧，空心酒服。犬胆去肠中脓血。马牙肠痈未成，烧灰，和鸡子〔七〕白

〔一〕傅：原作「服」，今据本书卷十七芫花条附方改。
〔二〕沙：原作「炒」，今据本书卷二十七薯蓣条附方改。
〔三〕肠：原作「腹」，今据金匮卷中第十八改。
〔四〕同：原脱，按上下文义补。
〔五〕即：原作「出」，今据本书卷十六败酱条附方改。
〔六〕涂：原缺，今据千金卷二十三肠痈第二及本书卷七冢上土条附方补。
〔七〕子：此下原衍「马」字，今据千金卷二十三肠痈第二及本书卷五十马条牙齿附方删。

涂。**悬蹄**肠痛下瘀血。**猪悬蹄甲**伏热在腹，肠痛内蚀。

诸疮上 丁疮　恶疮　杨梅疮　风癞　疥癣　热疮　瘑疮　手疮　足疮　胻疮

【丁疮】〔草部〕**苍耳根**汁，和童尿服，或葱酒服，取汗。灰，同醋涂，拔根。**山慈姑**同苍耳擂酒服，取汗。**石蒜**煎服取汗。**豨莶**酒服取汗，极效。**大蓟**同乳香、枯矾末，酒服，取汗。**白芷**同姜擂酒服，取汗。**王不留行**同蟾酥服，取汗。**草乌头**同葱白丸服，取汗。同巴豆贴，拔根。同川乌头、杏仁、白面涂。**菊花叶**丁肿垂死，捣汁服，入口即活，神验方也。冬用根。**莼**擂酒服。**常春藤**和蜜服。**荠苨汁**服。**金沸草**　**益母草**捣汁服，渣涂。烧灰纫入，拔根。**荆芥**煮服，及醋捣涂。**紫花地丁**擂水服，同葱、蜜涂。**艾灰汁**和石灰点之，三遍拔根。**地菘**和糟。**附子**和醋。**蒺藜**和醋。**马兜铃**同蛛网捣。**龙葵**　**地黄**　**旱莲**　**水杨梅**　**木鳖子**〔谷菜〕**麦面**和猪脂。**胡麻灰**和针砂。**小豆花**　**寒食饧**拌涂丁。**白米粉**熬黑，蜜涂。**米醋**以面围，热淋之。**翻白草**煎酒服，取汗。**蒲公英**擂酒服，取汗。**丝瓜叶**同葱白、韭菜，研汁和酒服，渣傅。**独蒜**蘸门臼〔一〕灰擦之，即散。又同小蓟、豨莶、五叶草，擂酒服。**马齿苋**和梳垢封。烧，和醋封之。和石灰封。**白苣汁**滴孔中。**土菌**同豨莶涂。**芜菁**同铁衣涂。**蕺菜**　**灰藋灰**　**山丹**　**百合**　**生姜**〔果木〕**野葡萄根**先刺丁上，涂以蟾酥，乃擂汁，入酒，调绿豆粉，饮醉而愈。**银杏**油浸研，盦水丁。**荔枝**同白梅。**胡桃**嚼盦。**榴皮**炙丁。**槐花**四两，煎酒服。叶、皮、茎同。**柳叶**煮汁服。**枸杞**治十三种丁，四时采根茎，同诸药服。**棘钩**同陈〔二〕橘皮，煎服。同丁香烧傅。**乌桕叶**食六畜牛马肉，生丁欲死，捣汁一二碗，取下利。根亦可。又主暗丁昏狂。**皂荚**炙研，同麝涂。子，傅。**巴豆**点。**木芙蓉**涂。**绯帛**同蜂房诸药烧服，并入膏贴。**旧油纸伞灰**同古石灰服，取汗。

〔一〕臼：原作「白」，今据本书卷二十六葫条附方改。
〔二〕陈：原作「橙」，今据本书卷三十六白棘条附方改。

箭笴茹作炷〔一〕灸丁。凉水挑破去血，嗡水频咂。烛烬同胡麻、针砂涂。土蜂窠同蛇皮煅，酒服一钱。铁浆日饮一升。锈钉调鳖水冷服，煅，同人乳傅。浮石同没药，醋糊丸服。银朱水和丸服。矾石煨葱捣丸，酒服二钱。同寒食面涂。鼠壤土童尿调涂。粪下土同全蝎、蝉蜕涂。铁粉同蔓菁根捣涂。铁精同轻粉、麝香点傅。雄黄同蟾酥、葱、蜜插之。石灰同半夏傅。硇砂同雄黄贴。姜石鸡子白和涂。慈石醋和。铜矿石〔虫部〕斑蝥并涂。蟾酥同雄黄、乳香丸，服三丸，外以白面、雄黄和，纳一粒，立效。露蜂房洗。人虱十枚，着疮中，箔绳灸之。蝉蜕丁疮不破，毒入肠胃，和蜜水服，并涂。同僵蚕、醋涂四围，拔根。蜜和葱。独脚蜂烧。赤翅蜂烧。独脚蚁　蜘蛛和醋。草蜘蛛　螲蟷〔鳞介〕蝮〔二〕蛇皮灰并傅之。蛇蜕丁肿鱼脐，水煎服。烧，和鸡子涂。鲍鱼头同发灰烧。穿山甲烧研，同贝母末，傅马丁。海马同雄黄诸药涂。田螺入片脑，取水点。蚬汁洗。海螵蛸〔兽人〕腊猪头灰并掺之。狗宝同蟾酥诸药服，治赤丁。牝猪屎丁毒入腹，绞汁服。牡狗屎绞汁服，并涂。青羊屎煮服。马屎　驴屎并炒熨丁疮中风。獭屎水和封，即脓出痛止。鼠屎头发灰烧，纳之。猪胆和葱涂。白犬血　马齿烧。黑牛耳垢　人耳塞同盐、蒲公英贴。发灰

【恶疮】〔草部〕牛膝卒得恶疮，不识，捣涂。贝母烧灰，油调，傅人畜恶疮，敛口。藿香冷疮败烂，同茶烧傅。黄芩恶疮蚀疽〔三〕。秦艽掺诸疮口不合。苍耳恶疮，捣汁服，并傅。芎䓖同轻粉涂。菖蒲湿疮遍身，为末卧之。忍冬同雄黄，熏恶疮。无心草傅多年恶疮。草乌头　地榆　沙参　黄芩花并涂恶疮脓水。何首乌　燕蓐草　瞿麦　扁竹并傅浸淫恶疮。藜芦　鼠尾草并傅反花恶疮。青蒿灰　马先蒿　蔄

〔一〕炷：原刻及金陵本皆作「柱」，今据本书卷三十八箭笴及镞条主治改。
〔二〕蝮：原作「腹」，今据本书卷四十三蝮蛇条皮主治改。
〔三〕疽：原缺，今据本书卷十三黄芩条主治补。

茹　角蒿　骨碎补并蚀恶疮烂肉。　莽草　萑菌　青葙子　苦参　鹤虱　钩吻并杀恶疮虫。　蛇床子　荩草　漏篮子　杜衡　牛蒡根　狼牙洗。　大蓟根　野菊根　蛇衔　积雪草　商陆　狼跋子　及己　香附子　马鞭草　狼毒　艾纳香　漏卢　藁本香　黄连　虎杖根　地肤子洗。　白敛　石长生　紫草　芫花根　紫参　赤芍药　山慈姑　白及　石蒜　牡丹皮　蜀羊泉　天麻　紫花地丁　紫金藤　天蓼　蔷薇根　当归　赤薜荔　丹参　兔葵叶　紫葛藤　羊桃洗。　冬葵根　马勃　蕲艾叶　剪草　昨叶何〔一〕草　通草及花上粉　羊蹄草　昆布　胡麻油　扁豆　大麻仁炒。　陈仓米和酢。　豆豉　寒食饭并傅一切恶疮。　芸薹菜煨捣，熨异疽。　油涂风疮。　繁缕汁涂恶疮，有神效之功。　鸡肠草灰，和盐，主一切恶疮、反花疮。　马齿苋封积年疮。　烧傅反花疮。　蒲公英　冬瓜叶并傅多年恶疮。　苦苣对口恶疮，同姜擂酒服，并傅。　丝瓜根诸疮久溃，熬水扫之，大凉。　蕺菜竹筒煨捣，封恶疮。　酱瓣同人尿，涂浸淫疮癣。　苦瓠汁　灰藋　邪蒿〔果木〕　慈姑叶并涂恶疮。　桃白皮綴恶疮。　杏仁入轻粉，涂诸疮肿痛。　马槟榔恶疮肿痛，内食一枚，外嚼涂之。　柏沥涂恶疮有虫。　巴豆煎油调硫黄、轻粉，搽一切恶疮。　苦竹叶烧，和鸡子白，涂一切恶疮。　柳华〔二〕及枝叶煎膏，涂反花恶疮。　桑叶肺风毒疮如癞，蒸一夜，晒研，水服二钱。　枫香　松脂　骐驎竭　乳香　没药　詹糖香并入恶疮膏。　槐皮　杨栌叶　胡颓子根并洗。　冬青叶醋煮。　楸叶　桐叶及木皮　榉叶同盐。　皂荚刺烧。　楮叶　占斯　大风子　木绵子油　桐子油　青布灰并傅多年恶疮。　败蒲席灰筋溢恶疮。　三家洗碗水入盐。　半天河水并洗恶疮。　东壁土诸般恶疮，同大黄末傅。　蚯蚓泥傅燕窝疮，及时行腮肿。

〔一〕叶何：原作："荷叶"，今据政和本草卷十一及本书卷二十一昨叶何草条改。

〔二〕华：原作"叶"，与下重复，今据本书卷三十五柳条柳华主治改。

白鳝泥傅火带疮。鬼屎傅人马恶疮。盐车脂角土　胡燕窠土　屋内壖下虫尘土　白蚁泥同黄丹。粪坑泥〔金石〕云母粉并涂一切浸淫恶疮。胡粉反花恶疮，同胭脂涂。　蜂窠恶疮，同朱砂、蜜涂。水银一切恶疮，同黄连、胡粉傅。　恶肉毒疮，状如豆，半在里，包擦之。或同大风子。铁浆蛇皮恶疮，频涂。雄黄蛇缠及一切疮，醋调涂。浮石诸般恶疮，同没药丸服。蓬砂一切恶疮，同甘草浸麻油，每饮一小合。石硫黄一切恶疮，同荞面作饼贴。银朱顽疮日久，同古石灰、松香、油，化〔一〕贴之。石灰多年恶疮，同鸡子白涂。硇砂　石胆并去恶疮败肉。雌黄　熏黄　孔公蘖　黄矾　绿矾　白矾　铜青　锡　铅　铁落　铁锈　铁热

〔虫部〕乌烂死蚕涂一切恶疮。地胆傅恶疮。　岩疮如舌，令人昏迷，速用此同桑白皮、滑石、木通诸药服，以宣其毒。青腰虫蚀恶疮瘜肉，剥人肌皮。蜘蛛晒研，傅一切恶疮。　膜贴积年诸疮，及反花疮。蜂房洗傅。斑蝥〔介鳞〕文蛤并傅恶疮漏烂。鼋脂摩。鼋甲恶疮，酒浸炙研服。鼍甲同。鼍脂摩。穿山甲　蛇蜕　自死蛇　蝮蛇皮并烧傅。蚺蛇　鳞蛇　白花蛇　乌蛇并酿酒、作丸，治恶疮。蛇婆炙食。鲫鱼烧灰，同酱汁，涂诸疮十年不愈者。　浸淫毒疮，生切，和盐捣涂。海螵蛸止疮多脓水不燥。黄颡鱼烧。鳗鲡膏　海豚鱼肪　鱼脂〔禽兽〕孔雀屎并傅恶疮。雀屎傅浸淫恶疮。鸡冠血浸淫疮，不治杀人，日涂四、五次。鸡肉猫睛疮，有光无脓血，痛痒不常，饮食减少，名曰寒疮，多〔二〕食鸡、鱼〔三〕、葱、韭，自愈。白鸽肉解恶疮毒。鸽屎反花疮初生，恶肉如米粒，破之血出，恶肉反出于外，炒研傅。青鹄　蠓𧕓屎　猪脂　猪髓并主恶疮。羊屎反花恶疮，鲫鱼酿烧傅。猪颊骨炙油，涂恶疮。　悬蹄烧，傅十年恶疮。驴悬蹄天柱毒疮，生大椎上，出水，同胡粉、麝香傅。

〔一〕化：原作「熬」，今据本书卷九银朱条附方改。

〔二〕多：原作「但」，今据传信适用方卷四夏子益治奇疾方第二十六及本书卷四十八鸡条乌雄鸡肉附方改。

〔三〕鱼：原作「血」，据改同上。

马屎涂多年恶疮疼痒，不过数次。犬胆傅痂瘍恶疮。㷲猪汤洗。驴脂　野驼脂　麋脂　狼膏　猬脂及心、肝。隐鼠膏　黄鼠煎膏。象胆　熊脂　鹿角　羚羊角及肉。狗头骨灰。虎骨及屎。猫头骨灰。鼠头灰。象皮灰　鼬鼠灰及骨。马鬃灰　野猪皮灰　牛屎　双头鹿胎中屎〔人部〕人中白烧。人唾并主〔一〕一切恶疮。人牙恶疮，同鸡内金等烧傅。发灰瘭岩〔二〕恶疮，米湯服二錢，外同白及、皂荚刺灰傅。小儿胎屎蚀恶疮瘜肉。

【杨梅疮】〔草部〕土茯苓治杨梅疮及杨梅风，并服轻粉成筋骨疼瘫痪痈疽，为必用之药。每用四两，入皂荚子七粒，煎水代茶。　或加牵牛。　或加苦参、五加皮，或加防风、薏苡仁、木通、木瓜、白鲜皮、金银花、皂荚子，煎服。　筋骨疼，虚人，同人参丸服。天花粉同川芎、槐花丸服。栝楼皮末，酒服，先服败毒散。蔷薇根年久筋骨痛，煮酒饮。或加木瓜、五加皮、茯苓、当归。大黄初起者，同皂荚刺、郁金、白牵牛末，酒服。　又方：同白僵蚕、全蝎末，蜜湯服。并取下恶物。　同皂荚刺、轻粉末服，取下恶物，并齿出毒血愈。线香烧烟熏。浮萍洗。野菊同枣根煎洗。金银花　苦参　龙胆　木通　泽泻　柴胡　荆芥　防风　薄荷　威灵仙　蓖麻子　黄芩　黄连　白鲜皮　连翘　胡麻〔果木〕胡桃同槐花、红枣、轻粉丸服。椰子壳筋骨痛，研末，热酒服，取汗。乌梅炒焦，油调搽。葡萄汁调药。杏仁　细茶　木瓜　槐花四两，炒，煎酒热服。黄檗去湿热。　同乳香末、槐花，水和涂。大风子和轻粉涂。五加皮　槐角　皂荚子　巵子　血竭　乳香　没药　卢会〔金石〕铜青醋煮，酒调涂，极痛，出水愈。　或入轻粉、冰片少许。绿矾煅研，香油搽。汞粉或服或熏，劫疮，效最速，但用失法者，有筋骨痛疽之害。　掺猪肾，油煎食。　入鸡子，蒸热食。　同丹砂、雄黄末，酒服。或加黄丹、孩儿茶，或加槐花、龟板，或加槐花、天花粉、孩儿茶，为丸服。　一方：同甘草、百草霜丸服。

〔一〕主：原作「生」，今据本书卷五十二溺白垽条主治改。
〔二〕岩：本书卷五十二发髲条附方作「癌」。

杨梅癣，同大风子末涂。同杏仁涂。**水银**同铅结砂，入乳、没、黄丹，作神灯照之。熏之。**黑铅**同锡结砂，入蜈蚣末，作捻照之。煮酒服，解轻粉毒。**银朱**年久顽疮，同朱砂、枯矾、全蝎丸服。同宫〔一〕香作捻，被中熏鼻。或加孩儿茶、皂荚子。或同雄黄、枯矾作丸，熏之。同铅、汞、白花蛇作捻，照。同轻粉，入黄蜡、麻油，作膏贴。筋骨痛，同枯矾作捻，熏脐取汗。**粉霜**涂。**雄黄**猪髓调搽。同杏仁、轻粉、猪胆搽。同轻粉、黄丹、孩儿茶、朱砂丸服。**白砒**同雄黄、牛黄化蜡丸服。同石黄点之。同轻粉、银朱搽。**丹砂**同雄黄、百草霜丸作捻，被中熏之。**石膏**煅搽。酒服，发汗，解轻粉毒。**铁浆** **盐水**并漱轻粉毒。**孩儿茶** **百草霜** **蓬砂** **胡粉** **枯矾** **黄丹**〔虫鳞〕**蝉蜕** **全蝎** **白僵蚕** **露蜂房** **蜈蚣**同全蝎、香油、水粉、柏油熬膏贴。**白花蛇**同穿山甲诸药丸服。亦入熏照药。**穿山甲**顽疮成风，陈菜子油，作膏贴。**龟甲** **鬼眼睛**同辰砂、片脑涂。**猬皮**杨梅疳泻，同鳖甲、象牙丸服。**麝香**

【风癞】〔草部〕**苦参**热毒风、大风、肺风、肾风生疮，遍身痹痒，皂荚膏丸服。同荆芥丸。浸酒饮。煮猪肚食，取虫数万下。**何首乌**大风，同胡麻九蒸九晒服。**长松**同甘草煎服，旬日即愈。**黄精**蒸食。**草乌头**油、盐炒，为丸服。**马矢蒿**末服。**马鞭草**末服。**浮萍**煎服，末服，并洗。**凌霄花**同地龙、蚕、蝎，末服。**栝楼**浸酒。**白蒿**酿酒。**艾汁**酿酒。**狼毒**同秦艽服。**大黄**同皂荚刺服。**牛膝**骨疽癞病，酒服。**白鲜皮**一切热毒风疮赤烂，眉发脱脆皮急。**羌活** **防风** **巴戟天** **黄芪** **牡丹** **天雄**并主癞风。**蓖麻子**黄连水浸吞。**莨菪子**恶疮似癞，烧傅。**地黄叶**恶疮似癞十年者，捣傅。**百灵藤**煮粥〔二〕，浴毕食取〔三〕汗，并熬膏酒服。**青藤**酒。**葎草** **陆英** **蒴藋** **苦瓠藤**并浴癞。十年不瘥者，汁涂之。〔谷果〕**胡麻油**浸之。**大麻仁**浸酒。**亚麻** **荷**

〔一〕宫：本书卷九银朱条附方作「官」。
〔二〕煮粥：原脱，今据本书卷十八百棱藤条附方补。
〔三〕毕食取：同上。

叶同石灰汁渍。〔木器〕大腹子傅。松脂炼服。松叶浸酒。天蓼酿酒。预知子同雄黄熬膏服。皂荚煎膏丸服。刺，烧灰服，最验。根皮，主肺风恶疮。桦皮肺风毒疮如癞，同枳壳、荆芥诸药服。桑叶肺风如癞，蒸一〔一〕夜，晒研水服。乳香同牛乳、甘草蒸服。杨花同花蛇等丸服。大风子油同苦参丸服。调轻粉搽。桑柴灰洗。卮子赤癞、白癞。皮巾子　皮腰袋烧灰，入癞药。〔水石〕碧海水　古冢中水　石灰拌洗。禹余粮癞风发落，同白矾、青盐煅，丸服。金星石大风虫疮，同诸石末丸服。石硫黄疠风有虫，酒服少许，兼和大风子油涂。玄精石　雄黄　雌黄　握雪礜石　石油〔虫鳞〕葛上亭长拌入涂药。蜂蜜同姜汁炼服。蜜蜂子同诸蛇丸服。五倍子　蛇蜕恶疮似癞，十年不瘥，烧灰酒服，和猪脂涂。白花蛇　乌蛇　蚺蛇　蝮蛇拌酿酒服。乌蛇胆入冬瓜化水服。蚺蛇胆及膏涂。自死蛇恶疮似癞，渍汁涂。鳢鱼顽疮疥癞，酿苍耳煮食。鲫鱼恶疮似癞，十年不瘥，烧灰和酱涂。鲎鱼胆同诸矾末服，杀虫。蝎虎同蚕沙、小麦面末服。鲮鲤甲　蚖〔禽兽〕五灵脂油调涂。驴蹄灰　头发同大豆，入竹筒内，烧汁涂。

【疥、癣】〔草部〕苦参　菖蒲　剪草　百部拌浸酒服。艾叶烧烟熏，煎醋涂，烧灰搽。淫羊藿　青蒿　山茵陈　乌头　马鞭草拌洗。杜衡　白鲜皮　苍耳子　黄连　大蓟汁　白及　青葙叶　紫参　积雪草　蛇床子　丹参　天南星　紫草　木藜芦　地榆　莨菪根　狼牙草　沙参　谷精草　薄荷　三白草　线香　狼把草　狗舌草　姜黄　冬葵子　芍药　酢浆草　芎䓖　石长生　白菖蒲　钩吻　羊蹄根　酸模　木莲藤　荠草　山豆根　何首乌　藜芦　天门冬　蔄茹　狼跋子酒磨。狼毒　蔷薇根　白蒺藜　荩草　地锦草　败酱　防己　葎草　猫儿眼睛草〔谷菜〕大豆沥　黄豆油　秫米炒黑。小麦烧。

〔一〕一：原作「昼」，今据本书卷三十六桑条叶附方改。

胡麻油 **芸薹子油**已上或涂，或洗，或服。**胡麻**生嚼，涂坐板疮。**丝瓜皮**焙研，烧酒涂坐板疮。**粟米泔**

灰藋 **藜叶** **冬瓜藤**并洗疥疮。**韭根**炒黑。**薤叶**煮。**蒜** **马齿苋** **丝瓜叶**擦。**土菌灰** **杏仁**

桃叶 **桃仁** **鹿梨根** **榅桲木皮** **银杏**嚼。并涂疥癣。**胡桃**同雄黄、熟艾捣，裹阴囊。**山楂** **杨梅树皮** **樟材** **钓樟** **柳华及叶**并洗疥癣。**枫香**同黄檗、轻粉涂。**松脂**同轻粉擦。**乳香** **没药**

血竭 **皂荚**煮猪肚食。**樟脑** **卢会** **黄檗** **樗根白皮**及叶。**楸树皮、叶** **海桐皮** **楝实及根** **芜荑** **大风子**并杀疥癣虫。**榆白**捣涎，涂疥癣虫疮。**柏油**涂小儿衣，引疮虫。亦同水银擦。**槿皮**醋调搽癣，或浸汁磨雄黄。**巴豆**擦癣。同腻粉点疥。**楮叶**擦癣。**乌药** **棕木** **槐叶** **檀皮** **桑沥**

荆沥 **松湝**[一] **柏油** **胡颓根** **栾荆** **鼠李子** **木绵子油**并涂疥癣。〔水土〕**秋露**调药。**半天河水** **梅雨水** **温泉** **碧海水** **盐胆水**并洗疥癣顽疮。**燕窠土** **烟胶**搽牛皮风癣。〔金石〕

轻粉牛皮癣，酒服半钱。小儿癣，同猪脂涂。**雌黄**同轻粉、猪脂，涂牛皮顽癣。**明矾**榴皮蘸，掺牛皮癣。**胡粉**掺疥癣。黄脓疮，同松香、黄丹、飞矾熬膏贴。**水银**同胡粉，涂窝疥虫癣。同芜荑涂。同大风子涂。**银朱**同牛髓、桐油，杀疥癣虫。**艌船**[二]**灰**同牛尿，熏下身癣。**矾红**同螺蛳、槿皮，涂癣。**硫黄**鸡子油，搽疥癣。煅过，掺顽疮。**铁落** **铁锈** **青琅玕** **朱砂** **雄黄** **熏黄** **石油** **黄矾** **绿矾** **砒霜** **盐药** **戎盐**并入涂掺药。**石灰** **茧卤汁**并洗疥癣，杀虫。**斑蝥**同蜜和，浸醋涂。**五倍子**一切癣疮，同枯矾涂。**青腰虫**杀虫。**紫矿**〔介鳞〕**蚌粉**并涂疥癣湿疮。**鳢鱼**酿苍耳，淡煮食。**鳣鱼肝**炙食。**河豚子肝**同蜈蚣烧，掺疥癣。**鼍甲**疥癣死肌，炙浸酒服。**鱼鲊**涂虫疮。**海虾** **鳝鱼** **鳗鲡**并涂。**白花蛇**入丸、散。**乌蛇**入丸、散。

〔一〕湝：原作「渚」，今据本书卷三十四松条松湝改。
〔二〕船：原作「舵」，今据本书卷九石灰条艌船油石灰改。

蚺蛇食。自死蛇烧。蝮蛇烧。鲮鲤甲　鼋甲　蟹膏　田螺　螺蛳〔禽兽〕鸡冠血　抱出鸡子壳灰并涂疥癣。鸳鸯炙贴。鸽　猪肚皂荚同煮食。狐肉及五脏作臛食。鼹鼠煮食。猪脂煎芫花，杀疥虫。牛蹄甲同驴屎烧，傅牛皮风癣。驴屎烧，傅湿癣。驴脂　羊脂　牛脂　野猪脂　猬脂　狨脂并涂。羚羊角　虎骨　兔骨　诸朽骨并洗、涂。鼬鼠煎膏。狒肉炙贴。并主疥癣。旧靴鞋底灰同轻粉、皂矾，搽癣。

【热疮】〔草部〕败酱暴热火疮赤气。葛根傅小儿热疮。葵花小儿蓐疮。剪春罗傅火带疮。积雪草恶疮赤熛。仙人草　产死妇人冢上草并治小儿酢疮，头小面硬者。青黛　蓝叶　酸浆子　龙葵　野菊根　天花粉同滑石。黄药子〔菜谷〕丝瓜汁调辰砂。生百合并涂天泡热疮。花同。麦麸涂热疮。芋苗灰擦黄水疮。赤小豆洗。罗勒灰〔果木〕桃仁并傅黄烂疮。茱萸煎酒，拭火烂疮。莲房灰和井泥。荷花并贴天泡疮。枸杞叶涂火赫毒疮。梓白皮小儿热疮。叶，傅手足火烂疮。荆茎洗〔一〕灼疮及〔二〕热焱疮有效。黄蘗入矾。芫菁〔金石〕滑石并涂热疮。铁浆时气生疮内热者，饮之。生铁小儿熛疮，烧，淬水浴。蚯蚓泥炒。无名异并涂天泡湿疮。银朱和盐梅涂。〔鳞介〕青鱼胆　田螺并涂热疮黄水。〔禽兽〕蚬肉诸小热疮，年久不愈，多食之。鸭粪同鸡子白，涂热疮。羚羊角灰身面卒得赤斑或熛子，不治杀人，鸡子白和涂。羊胆时行热熛疮，和酢服。酪涂身面热疮肌疮。牛屎烧，傅小儿烂疮。乱发孩儿热疮，以鸡子黄同熬干，待有液出，取涂疮，粉以苦参。

【瘑疮】桃花瘑疮生手足间，相对生，如茱萸子，疼痒浸淫，久则生虫，有干湿二种，状如蜗牛，同盐捣傅。桃叶同醋。腊饧　鲫鱼生捣。蚕蛹　海豚鱼　白犬血　猪髓　牛屎　荆沥　雄黄　硫黄

〔一〕洗：原脱，今据政和本草卷三十荆茎条补，本书卷三十六牡荆条荆茎主治作「治」误。

〔二〕及：原作「发」，本书卷三十六牡荆条荆茎主治同。今据政和本草卷三十荆茎条改。

水银同胡粉。**燕窠土**并涂瘑疮及癣。

【手疮】热汤代指生指甲旁，结脓脱爪，初时刺汤中浸之，或刺热汤七度，冷汤七度，或刺热饭中二七度，皆良。

甘草　地榆　蜀椒　葱　盐　芒消并煎汤，渍代指。**硇砂**唾、面和成。**蜜蜡　梅核仁**和醋。**人尿**和醋。**鱼鲊**和乌梅杵。**猪膏**和白垩土。**羊胆**并涂代指。**蓝汁**服之，主瘭〔一〕疽喜著十指，状如代指，根深至肌，肿痛应心，能烂筋骨，毒散入脏，能杀人，宜灸百壮，或烙令焦，俗名天蛇毒，南人多病之。**葵根**汁。**升麻**汁。**芸薹**汁。**竹沥　犀角**汁。**青黛**并温服，主瘭疽。**盐汤　醋汤　腊饧**并浸瘭疽。**大麻仁**炒。**麻油滓　黑大豆**生。**蔓菁子　酸模　无心草　车脂**同梁上尘。**灶突土**同梁上尘。**土蜂窠**同乳香、醋。**燕窠土**同胎儿屎。**白狗屎**灰。**虎屎**灰。**马骨**灰。**猪胆　牛耳垢　蜈蚣**焙研，猪胆调。**皂荚**灰。**田螺　鲫鱼**同乱发、猪脂熬膏。并傅瘭疽。**水蛇皮**裹天蛇毒，数日当有虫出，如蛇状。**海苔　麦醋糟**炒末。并傅手背肿痛。**生薤**苦酒煮，涂手指赤色，随月生死。**羊脂**涂脾横爪赤。**猪胰　青琅玕　真珠**并涂手足逆胪。**艾叶　牛屎**并熏鹅掌风。**椒根　烧酒　灰汤**并洗鹅掌风。**油胡桃**擦鹅掌疮。**鳖甲**烧，傅人咬指烂。

【足疮】绿矾甲疽，因甲长侵肉，或割甲伤汤水，肿溃出水，甚则浸淫趾趺，经年不愈，盐汤洗净，煅研，厚傅之，即日〔二〕汁止，十日痂落。女人甲疽肉突，煎汤洗之，并同雄黄、硫黄、乳香、没药掺之。**石胆**煅。**硇砂**同矾。**乳香**同石胆。**血竭　熏黄**同蛇皮灰。**牡蛎**生研服，并傅。**虎骨**橘皮汤洗后，油和傅。**蛇皮**烧，同雄黄傅。**黄芪**同藺茹、猪脂、苦酒，熬膏涂。**知母　麋衔　乌头　鬼针　胡桃树皮**灰。**马齿苋**并傅甲疽。**黑木耳**贴肉刺，自腐。**莨菪子根**汁。**血见愁　红花**同地骨皮。**没石子**同皂荚灰，醋和。**皂矾**煅。**白矾**同黄

〔一〕瘭：原作「熛」，今据圣惠方卷六十二治瘭疽诸方改，与下青黛等项主治一致。
〔二〕日：原作「目」，今据本书卷十一绿矾条附方改。

丹、朴消。羊脑同新酒糟。人虱黑白各一枚。并涂肉刺。焊鸡汤洗鸡眼。茶末 荆芥叶捣，或烧灰。蚌粉 滑石同石膏、矾。花乳石同黄丹、水粉。白矾同黄丹。鹅掌皮灰并傅足趾丫湿烂疮。粪桶箍灰傅脚縫疮血出不止。生面 半夏并涂远行足趼，一夜平。草乌头远行足肿，同细辛、防风掺鞋内。茄根洗夏月趾肿不能行。草鞋远行足肿，尿浸湿，置烧热砖上踏之，即消。黄牛屎足跟肿痛，入盐炒盦。牛皮胶足底木硬，同姜汁、南星末调涂，烘之。朴消女人扎足，同杏仁、桑白皮、乳香煎汤浸之，即软。黄檗猪胆浸晒，研末。白附子末。烟胶油调。轻粉并傅。银朱同黄蜡作隔纸膏。蚯蚓粪同芒消傅。皂荚 乌桕根末傅。并主足上风疮湿痒。男子头垢女人足上裙风疮，和桐油作隔纸膏贴〔一〕。木鳖子湿疮足肿，同甘遂入猪肾煮食，下之。食盐手足心毒，同椒末，醋涂。

【胻疮】即臁疮。艾叶烧烟熏出恶水，或同雄黄、布烧。或同荆叶、鸡屎，坑中烧熏，引虫出。翻白草煎洗。蒺藜叶椒、盐火〔二〕煮贴。野园荽同轻粉、桐油贴。金星草刮星傅〔三〕。覆盆叶浆水洗傅。马勃葱汤洗傅。乌头同黄檗末贴〔四〕。悬钩子叶同地蘼叶、食盐作贴。桑耳同楮耳、牛屎菇、发灰傅。楮叶一日三贴。冬青叶醋煮贴。黄檗同轻粉、猪胆贴。柿霜同柿蒂灰傅。桐油日涂。或入轻粉，或入发熬化。脚肚风疮如癞，同人乳扫之。地骨皮同甘草节、白蜡、黄丹、香油，熬膏贴。左脚草鞋烧灰，同轻粉傅。陈枣核烧。老杉节烧。白棘叶末。白胶 血竭 白垩土煅。蚯蚓泥同轻粉。伏龙肝同黄檗、黄丹、轻粉、赤石脂贴。胡粉炒，同桐油。黄丹同黄蜡、香油熬膏。密陀僧同香油。银朱同黄蜡摊膏。同古石灰、松香、麻油，化膏贴。古

〔一〕贴：原作「涂」，今据本书卷五十二头垢条附方改。
〔二〕火：疑当作「水」。
〔三〕傅：原脱，今据本书卷二十金星草条附方补。
〔四〕贴：原作「服」，今据本书卷十七附子条乌头附子尖附方改。

石灰鸡子油和煅过，桐油调，作夹纸膏贴。**无名异**同黄丹。**盐中黑泥**煅。**铜绿**黄蜡化，拖隔纸。**艌船灰**煅，同轻粉末。**蜜蜡**五枝汤洗后，摊贴十〔一〕层。**生龟壳**烧灰，入轻粉、麝香涂。**鸡子黄**同黄蜡煎。**鸡内金**贴，十日愈。**羊屎**烧，同轻粉末。**牛包衣**烧。**虎骨**末傅，虀汁先洗。**马颊骨**烧。**鹿角**烧。**人骨**烧。**人顶骨**同龙骨、硫黄。**头垢**作饼贴，或入轻粉。又同枯矾、猪胆涂。**乱发**桐油炙干，同水龙骨煅，桐油和。**牛蹄甲灰**冷臁口深，同发灰、轻粉、黄蜡、京墨，作膏贴。**百草霜**热臁口厚，同轻粉、麻油，作隔纸膏贴。**豭猪屎**胻疽深败，百方不效，蚀去恶肉，烧末填之，取效。**白蔺茹**同雄、硫、矾末，傅蚀恶肉尽，乃用上方。**酸榴皮**煎洗。**百药煎**脚肚细疮，久则包脚出水，唾涂四围。**马齿苋**臁疮生虫，蜜调傅，一夜虫出。同葱白、石灰捣团，阴干研傅。**泥矾**同牛羊肚傅。**生鲤鱼**　**鳢鱼肠**　**鲫鱼**同皂荚、穿山甲末。**鳝鱼**　**虾**同糯饭。**蛤蟆**同乱发、猪脂煎化，入盐涂。并引虫出。**乌鸡骨**同三家棓木，三家甑单，烧，导疮中碎骨自出。**牛膝**久成漏疮，酒服。

诸疮下 头疮　软疖　秃疮　炼眉　月蚀　疳疮　蠼疮　阴疳　阴疮

【头疮】**菖蒲**生涂。**艾灰**　**蓼子**同鸡子白、蜜。**镜面草**同轻粉、麻油。**鸡肠草**烧灰，同盐。**蒺藜**　**苦参**　**木耳**蜜和。**小麦**烧傅。**红曲**嚼涂。**胡麻**嚼涂。**糯饭**入轻粉。**豆油**　**豆豉**薄汁，和泥包烧，研涂。**乌梅**烧。**杏仁**烧。**桃枭**烧，入轻粉。**槟榔**磨粉。**黄檗**　**枳实**烧研，同醋。**肥皂**烧，同轻粉、麻油。**木芙蓉**油和。**乌桕根**同雄黄。**鬼齿**烧，同轻粉。**百草霜**同轻粉。**灶下土**同十字道上土，等分。**燕窠土**同麝香。**轻粉**葱汁调。**白矾**半生半枯，酒调。**雄黄**　**皮鞋底**煮烂涂。或烧灰，入轻粉。**草鞋鼻灰**　**尿桶上垢**炒。**蜂房灰**脂和。**蚕退纸灰**入轻粉。**蛇退灰**同上。**象肉**灰。**牛屎**灰。**五倍子**同白芷。**桑蛀屑**同轻

〔一〕十：原作「千」，今据本书卷三十九蜜蜡条附方改。

粉、麻油。**地龙**同轻粉。**蜜蜂**研涂。**鲫鱼**酿附子炙，和蒜研。或酿发灰。**咸鱼**油煎取滓。**海螵蛸**同轻粉、白胶香。**鳖甲**烧。**甲香**　**甲煎**　**猪肾**掺轻粉、五倍子，烧研。**猪䯨髓**入轻粉。**熊脂**弃涂肥疮、烂疮。**古松薄**〔一〕**皮**小儿胎风头疮，入豉少许，炒研〔二〕，入〔三〕轻粉，香油调〔四〕涂。**榆白皮**晒研，醋和绵上，贴头面疮，引虫。**菟丝苗**　**何首乌**　**马齿**弃煎汤洗。**桃花**头上肥疮，为末水服。

【软疖】苍耳叶同生姜杵。**胡麻**烧焦，热嚼。**芸薹子**同狗头骨灰，醋和。**白梅**烧，同轻粉。**松香**同蓖麻、铜青。**白胶香**同蓖麻，入少油，煎膏。**石灰**鸡子白傅〔五〕。**茄**半个，合之。**五倍子**熬香油。**蜂房**烧，同巴豆熬香油。**桑螵蛸**炙研，油和。**鸡子壳**烧，入轻粉。**猪鬃**同猫颈毛烧，入鼠屎一粒，研。**线香**　**益母草**末。**葛蔓**灰。**大芋**研。**鼠粘叶**贴。**天仙莲叶**杵。**赤小豆**末。**糯饭**烧。**桃奴**烧。**肥皂**研。**山黄杨子**研。**枯矾**油和。**木芙蓉**末。**白瓷**末。**水龙骨**烧。**蚯蚓泥**油和。**蛤蟆**灰。**鳜**〔六〕**鱼尾**贴。**雀屎**水和。**男子屎**腊猪脂和。

【秃疮】皂荚　**蓝**　**苦瓠藤**　**盐**弃煎汤洗。**火炭**淬水。**酸泔**　**马肉**煎汁。**马屎**绞汁。**马尿**弃洗头。**羊屎**煎水洗，仍末涂。**羊蹄根**擦。**蒜**擦。**桃皮汁**日服，弃涂。**桑椹汁**日服，治赤秃，先以桑灰汁洗。**香薷**汁，和胡粉。**贯众**烧研，或入白芷。**黄葵花**同黄芩、大黄末。**鸡窠草**同白头翁花、猪脂和。**麦面**同豆豉、

〔一〕薄：按本书卷三十四松条木皮附方云：「古松上自有□□皮。」原缺二字。湖北本作「粗浮」，张本作「赤厚」，而此处又作「薄」。存疑待考。

〔二〕炒研：原作「烧涂」，今据本书卷三十四松条木皮附方改。

〔三〕入：原脱，今据本书卷三十四松条木皮附方补。

〔四〕香油调：原作「油」，今据本书卷三十四松条木皮附方补「香」「调」二字。

〔五〕傅：原作「服」，今据本书卷九石灰条附方改。

〔六〕鳜：原作「⿰鱼贵」，字书无。今据本书卷四十四鳜鱼条尾主治改。

醋。**豆豉**同屋尘煅，入轻粉。**桃花**末，或同椹。**桃奴**同黑豆末。**杏仁**七个，青錢一个，捣烂，灯油调涂。**甘蔗**烧，同柏油。**茱萸**炒焦，同轻粉。**楸叶**捣，或入椿、桃叶。**樟脑**同花椒、脂麻涂，先以退猪湯洗。**松脂**同黄蜡、麻油、石绿，熬膏贴。**燕窠土**同蠮螉窠。**百草霜**入轻粉。**烟胶**同矾。**胆矾**同朱砂、猪脂，入硇砂少许。**轻粉**同黄蜡、鹅油涂。同烟胶，油调。同葱汁。**绿矾**同苦楝子烧傅。同轻粉、淡豉傅。**慈竹虫**同牛尿〔一〕研涂。**鲫鱼灰**酱汁和，或入雄黄末。**雄鸡屎**和酱汁、醋。**羊髓**入轻粉。**人髑髅**同大豆炒研。**人屎**灰。**赤马皮**灰。**马蹄**灰。**马骨**灰。**牛角**灰。**牛屎**灰。**猪屎**灰。**猪悬蹄**灰。**鼠屎**灰。**虎骨**末。**葶苈**末。**藜芦**末。**莽草** **芫花**末。**苇灰** **大豆**炒焦。**大麻子**炒焦。**芜菁叶**灰。**皂荚灰** **慈竹箨**〔二〕灰。**苦竹叶**灰。**苦参**末。**蛇衔**末。**莨草**末。**蜀羊泉** **银朱** **雄黄** **雌黄** **鹅掌皮**灰。**鸽屎**幷用猪脂或香油调涂。**胡荽子** **土细辛** **梁上尘**幷用香油调涂。**山豆根**水调。**马齿苋**灰，或熬膏。**瓜蒂**熬膏。**葱**入〔三〕蜜。**紫草**煎汁。**陈油滓** **鸡子黄**熬油。**榆白皮**醋和，引虫。**蕺菜**竹筒煨捣。**木绵子**烧油。**猪胆**筒盛香油煨沸，下胆涂。**猪肚** **猪脬** **羊脬** **羊脯** **熊脑** **猬脂** **牛脂** **羊脂** **白马脂** **小儿胎屎**幷搨秃，引虫。**猫屎**烧灰，傅鬼舐头。**丝瓜叶**汁，涂头疮生蛆。

【炼眉】即炼银癣。**黄连**研末，油调涂。碗内艾烟熏过，入皂矾一粒、轻粉少许涂之。**菟丝子**炒研。**小麦**烧黑。**卮子**炒研。**百药煎**同生矾末。**穿山甲**炙焦研，入轻粉。**猪骺髓**入轻粉、白胶香。**黑驴屎**灰。**坩锅末**同轻粉。幷油调涂。**麦麸**炒黑，酒调。

〔一〕牛尿：原作「水泉」，今据本书卷四十一竹蠹虫条主治改。
〔二〕箨：原作「节」，今据金陵本及本书卷三十七竹条慈竹箨主治改。
〔三〕入：原脱，今据本书卷二十六葱条葱茎白附方补。

【月蚀】生于耳、鼻、面及下部窍侧，随月盛衰，久则成疳。小儿多在两耳。黄连末，或加轻粉、蛇床子。青黛末，或加黄檗。蔷薇根同地榆、轻粉。土马鬃同井苔。马齿苋同黄檗。肥皂荚灰，同枯矾。苦竹叶灰，同猪脂。绿豆粉同枯矾、黄丹。东壁土同胡粉。轻粉枣包，煅。白矾同黄丹。曾青同雄黄、黄芩。硫黄同斑蝥，䕡茹。蛤蟆灰，同猪膏。同硫黄、枯矾。兔屎入蛤蟆腹中，煅研。虎骨生研，同猪脂。蛇蜕灰。鳔胶灰。龟甲灰。甲煎　鸡屎白炒。马骨灰。败鼓〔一〕皮灰。角蒿灰。救月杖灰。救月鼓椎灰。月桂子　寡妇床头土　蚯蚓泥　胡粉　屠几垢　寒食泔淀。生白米嚼。薤醋煮。鸡子黄炒油。天鹅油调草乌、龙脑。醍醐　羊脂　熊胆　猪胆　鸡胆并涂耳面月蚀疳疮。醋同油煎沸，傅之，二日一易。羚羊须小儿耳面香瓣疮，同白矾、荆芥、小枣，入轻粉傅之。茱萸根同蔷薇根、地榆煎水洗。地骨皮洗并掺。蜡烛照之，使热气相及。

【疳疮】黄连同芦会、蟾灰。同款冬花。桔梗同茴香烧灰。黄矾同白矾、青黛烧。马悬蹄灰，入麝香。蓝淀并涂口鼻急疳。甘松同轻粉、卢会掺猪肾，贴急疳。雄黄同铜绿。同葶苈。同天南星。同枣烧。并涂走马急疳。铜青同人中白，傅走马疳。同枯矾。同蜘蛛、麝香。并傅牙疳。砒霜同石绿。绿矾煅，入麝香。五倍子烧研。同枯矾、青黛。百药煎同五倍、青黛煅，入铜青。人中白煅，入麝。同铜青、枯矾。同壁钱烧。并涂走马疳。鲫鱼酿砒烧，傅急疳。酿当归烧，掺牙疳。胆，滴小儿鼻，治脑疳。鸡内金烧。魁蛤灰。贝子　海螵蛸　猪骨髓　海桐皮　熊胆　牛骨灰。牛耳垢　轻粉　白矾　石硷并主口鼻疳疮。人屎疳蚀口鼻，绵裹末贴，引虫。罗勒同轻粉、铜青，涂鼻䘌赤烂。同轻粉、密陀僧，主牙疳。黄檗同铜青。同大枣煅研。柳华烧，入麝。橄榄烧，入麝。橡斗入盐烧。大麻仁嚼。蒲公英　鸡肠草　繁缕　蔷薇

〔一〕鼓：原作「豉」，今据本书卷五十败鼓皮条附方改。

根　胡桐泪　樗根皮　青黛　杏仁油并涂口鼻疳䘌。飞廉烧，傅口疳、下疳。角蒿灰，涂口齿疳绝胜。鼠李根皮同蔷薇根熬膏，日含，治口疳，万不失一。　疳蚀口鼻及脊骨，煮汁灌之。乌叠泥同雄黄、贝母。同蓬砂。铅白霜同铜青，入少矾。蓬砂　蚕茧同白矾。　同矾、鸡内金、锅盖垢。蚺蛇胆入麝。鼍甲灰，并涂口齿疳。蚕退纸灰，同麝香，傅牙疳。　同乳香、轻粉，傅一切疳疮。紫荆皮涂鼻疳。盐同面煅。卢会并吹鼻疳。丁香吹鼻，杀脑疳。含汁，治齿疳。马屎汁。驴屎汁。马尿　驴尿并漱口鼻疳蚀。银屑　生地黄并煎水，入盐，洗口鼻疳蚀。胡粉　葵根灰。蒸糯米气水并涂身面疳疮。白僵蚕炒研，和蜜。晚蚕蛾入麝。并傅风疳。地骨皮作捻，纴年久疳瘘，自然生肉。羊羔骨灰，同雄黄、麝香，填疳疮成漏。羖羊脂同莨菪子烧烟，熏疳孔。马夜眼末，纳孔中永断。亦烧研塞。羊胆小儿疳疮，和酱汁灌入肛内。没食子末，吹肛内，主口鼻疳。猪肝牙疳危急，煮蘸赤芍药任意食之，后服平胃药。羯羊肝同赤石脂煮食。猫头灰酒服。升麻煎汁。艾叶煎汁。浮石火煅醋淬，同金银花末服。鳗鲡煮食。并主疳䘌。

【䘌疮】蕙草狐惑食肛，默卧汗出，同黄连、酸浆煎服。赤小豆生芽，为末。萹蓄煮汁。蛇莓汁。乌梅炒丸。桃仁盐、醋煎服。升麻　云实末。马鞭草汁。蒜并主下部䘌疮。牡丹下部生疮已洞决者，研末，汤服。生漆一合，入鸡子连白吞之，吐下虫出。猪胆醋熬，饮三口，虫死便愈。亦灌肛内，利出虫物。同蜜熬调，作挺纳入。茱萸下部痔䘌，掘坑烧赤，以酒沃之，内萸于中，坐熏，不过三次。桃叶同梅叶蒸熏。艾叶烧烟熏。食盐炒熨。槲皮同榉皮熬膏。桃白皮煎膏。木鳖子磨水。大枣和水银研。莕叶杵。楝皮　苦参　豨莶　青葙叶　樗白皮　牡荆子　皂荚灰。飞廉灰。角蒿灰。青蛙同鸡骨烧灰。蝮蛇灰。马悬蹄灰。猪脂　犬脂　犬心并导纳下部。蜣螂同牛屎、羊肉杵纳，引虫。鸡内金　鲫鱼骨　雄黄　雌黄　硫黄并傅。

【阴疳】甘草同槐枝、赤皮葱、大豆煎汁，日洗三次。槐皮煎汁。浆水　肥猪肠　沟中恶水并洗后傅药。黄连同黄檗，傅阴疳欲断。黄檗猪胆汁炙研，入轻粉。苦参同蜡茶、蛤粉、密陀僧、猪脂涂。蒲黄同水银。灯草灰，同轻粉、麝香。胡黄连同孩儿茶。绿豆粉同蟾灰、胭脂。枣核同发烧。橄榄烧。银杏嚼。胡麻嚼。杏仁油。诃子同麝。故网巾灰，同孩儿茶。黄蔷薇叶，焙。飞廉末。地骨皮末。桐油伞纸灰。蚯蚓泥同豉，作饼。同繁缕灰，作饼贴。乌叠泥同轻粉、片脑。或加眞珠。轻粉末。炉甘石煅，同孩儿茶。同黄丹、轻粉。矾石同麻仁末。黄丹同枯矾。密陀僧同青黛、海粉、黄连。五倍子同枯矾。同花椒、茶。同鏡锈。田螺烧，同轻粉、脑、麝。鸡内金烧。或同蚕茧、白矾、锅盖垢烧。抱出鸡子壳烧，或入轻粉。外肾痈疮，同黄连、轻粉。蛤蟆灰，同兎屎。驼绒灰，同黄丹。人中白同枯矾、铜青，煅研，入蜜炙黄檗、冰片。天灵盖煅。或入红枣、红褐同烧。头垢蚕茧内烧。鬼眼睛烧。烂蚬壳烧。贝子烧。海螵蛸　龙骨　百药煎　鲫鱼胆　象皮灰。猫骨灰。虎牙生。猬皮灰。鼬鼠灰。发灰　硫黄　赤石脂　铜青并涂下疳阴疮。鼠李根皮同蔷薇根煮汁。膏涂。母猪屎烧，傅男女下疳。室女血衲烧，傅男子阴疮溃烂。

【阴疮】甘草煎蜜，涂阴头粟疮，神妙。青黛地骨汤洗，同款冬、麝末涂。胡粉杏仁或白果炒过，研涂。阴疮浸淫，同枯矾。白矾同麻仁、猪脂。黄矾同麝。没石子烧。荷叶灰，同茶。田螺灰，同轻粉。鳖甲灰。油发灰涂，亦可米汤服。烂蚬壳烧。蚌粉烧。鲤鱼骨烧。鳔胶烧。海螵蛸　鲤胆　鲫胆并涂阴头妒精疮。蚯蚓泥同豉。外肾生疮，同绿豆粉涂。蜂蜜先以黄檗水洗，乃涂。猪脬煅，入黄丹。牛蹄甲灰。马骨灰。并傅玉茎疮。木香同黄连、密陀僧。鸡肠草烧，同蚯蚓泥。并涂阴疮坏烂。黄檗同黄连煎水洗，仍研末，同猪胆搽。松香同椒烧油。五倍子同蜡茶、轻粉。紫梢花　孔公蘗　蒲黄并涂阴囊疮湿痒。黄连同胡粉。大豆皮　狗〔一〕骨灰。狗屎灰。人屎灰。并傅小儿阴疮。青纸贴。皂荚烧熏。麦面小儿歧股生疮，连囊湿痒。蛇床子同浮萍、荷叶煎汁洗。狼牙草　越瓜　蜀椒　茱萸　五加皮　槐枝并煎水洗。

外伤诸疮漆疮　冻疮　皴疮　灸疮　湯火疮

【漆疮】蜀椒洗。涂鼻孔，近漆亦不生疮。芥　苋　薄荷　山楂　茱萸　荷叶　杉材　黄栌　柳叶　铁浆　新汲水并洗。韭汁。白菘汁。鸡肠草汁。蜀羊泉汁。井中苔、萍、蓝汁。贯众末。苦芙末。秫米末。无名异末。白矾化湯。石蟹磨汁。芒消化。蟹黄化。猪脂　羊乳并涂。猪肉内食肉，外嚼穄米涂。

【冻疮】甘草煎水洗，涂以三黄末。麦苗煮汁。茄根、茎、叶煮汁。马屎煮汁。酒糟浸水。米醋　热汤并浸洗。姜汁熬膏。桐油熬发。鼠熬猪脂。附子面调。大黄水调。黄檗乳调，或加白敛。藕蒸杵。柏叶炙研。松叶炙研。橄榄烧。老丝瓜灰。蟹壳灰。鹅掌黄皮灰。原蚕蛾　蜜蜡化。鸭脑　鸡脑　雀脑　蒿雀脑　豚脑并涂抹皴裂。腊酒糟同猪脂、姜汁、盐，炒热掺之。五倍子同牛髓，或同牛鼻绳灰，填之。银杏嚼。白及嚼。铁爇　獭足灰。白鹅膏　猪膏　牛脑　马鬐膏　狼膏　鹧鸪膏并涂。牛皮胶涂尸脚裂。鸡屎煮汁，浸尸脚裂。蜀椒煮洗。含水藤汁洗。酒化猪脑或膏洗。

【灸疮】黄芩灸疮血出不止，酒服二錢即止。白鱼灸疮不发，作脍食。青布灰。鳢肠并贴灸疮。薤白煎猪脂涂。菾菜　茅花　瓦松　木芙蓉　楸根皮、叶　车脂　海螵蛸　牛屎灰。兔皮及毛并涂灸疮不瘥。鹰屎白灸疮肿痛，和人精涂。灶中黄土煮汁淋洗。

【汤火伤疮】柳叶湯火毒入腹热闷，煎服。皮，烧傅。人尿火烧，不识人，发热，顿饮一二升。生萝卜烟

〔一〕狗：原作「枸」，梅墅烟萝阁本尚可辨识为「狗」字，今据改。本书卷五十狗条骨主治云：「烧灰疗诸疮瘘。」可证「狗」字不误。

熏欲死，嚼汁咽。又嚼，涂火疮。当归煎麻油、黄蜡。丹参同羊脂。地黄同油、蜡熬膏。甘草蜜煎。大黄蜜调。蓖麻仁同蛤粉。苦参油调。白及油调。黄葵花浸油。赤地利灭痕。蛇莓止痛。大麦炒黑。小麦炒黑。麦面同卮子研。荞麦炒研。胡麻生研。绿豆粉　黍米炒。粟米炒。蒸饼烧。白饧烧。胡桃烧。杨梅树皮烧，和油。乌柿木皮灰。榆白皮嚼。黄栌木烧。杉皮烧。松皮烧。柏根白皮煎猪脂。柏叶止痛，灭痕。卮子鸡子白调。木芙蓉油调。山茶花油调。经霜桑叶烧。木炭磨汁。坩锅入轻粉。饼炉灰油调。铁锈竹〔一〕油调。银朱菜油调。赤石脂同寒水石、大黄，水调。云母石同羊髓。金刚石磨水。赤土磨水。蚯蚓泥菜油调。井底泥　乌古瓦　胡粉　青琅玕　寒水石烧。石膏　古石灰炒。甘蕉油　刘寄奴　蜀葵花　葵菜　白敛　浮萍　景天　龙舌草　佛甲草　垣衣灰。石苔灰。井中苔、蓝　菰根　稻草灰。生姜　败瓢灰。黄瓜化水。茄花　丝瓜叶汁。榉叶　槐实　荆茎灰。桐油　鸡子黄熬油。鲥鱼蒸油埋土中，七日收。蜂蜜同薤白杵。猪胆调黄檗。牡鼠煎油。虎骨炙研。　屎中骨同。猪毛尾同烧灰，和胶。鹿角胶化。黄明胶　牛屎湿涂。乌毡灰。蜀水花　蚕蛾　海螵蛸　鲤鱼　烂螺壳烧。蛤粉　人精和鹰屎白，或女人精涂。人中白并涂。食盐但汤火伤，先以盐掺护肉，乃用涂药。海蛇贴。梨贴之，免烂。皂矾化水洗，疼即止。酱汁　米醋并洗，以滓傅。薄荷汁。黄檗末。并涂冬月向火，两股生疮湿痒。

金、镞、竹、木伤

【内治】大黄金疮烦痛，同黄芩丸服。甘草　三七　当归　芎䓖　藁本　白芍药　羌活

〔一〕竹：原作「桐」，今据金陵本改，与本书卷八铁锈条附方合。

红蓝花　牛膝　郁金并酒服，活血止痛。木通煮汁酿酒。乌韭　垣衣并渍酒服。紫葛　每始王木　桑寄生　故绵　黑大豆并煎水服。赤小豆醋渍炒研。炒盐酒服，主血出多。童尿热服，止血。所出血和水服。没药未透膜者，同乳香、童尿，酒煎服。牡丹皮内漏血不出〔一〕，末服，立尿出血。葱汁同麻子煮服，吐败血。薤白生肌。蕉子生食，合口。五子实宜食。槟榔金疮恶心，同橘皮末服。蔷薇根为末日服，生肌止痛。金疮小草捣服，破血生肌。杨白皮水服，并涂，止痛。棘刺花金疮内漏。雄黄金疮内漏，同童尿服五錢，血化为水也。花蕊石童尿、酒服，并掺之，血化为水，不作脓。杏仁金疮中风，蒸绞汁服，并涂之。大蒜金疮中风，煮酒服，取汗。米醋金疮昏运。琥珀金疮闷绝，尿服一錢。蝙蝠烧末水服，当下血水。女人中衣带金疮犯内，血出不止，五寸烧灰，水服。人势下蚕室人，疮口不合，取本势烧存性，研末，水服。玳瑁甲，煎汁。或刺血热饮。龟筒煎汁。贝子烧研，水服。白鸭通汁。人屎汁。月经衣烧灰，酒服。裈裆汁并解药箭毒。牡鼠肉箭镞入肉，烧研酒服，疮痒即出。生地黄毒箭入肉，丸服，百日自出。猪腰子毒箭伤，磨酒服，并涂。半夏金刃箭镞入骨肉，同白敛末服。王不留行　瞿麦并主竹木入肉，研末，水服并傅。酸枣仁刺入肉中，烧末，水服，立出。

【外治】石灰傅金疮吐血，定痛神品。或同大黄末，或同槐花末，或同苎麻叶捣收，或同麻叶、青蒿捣收，或同韭汁收，或同晚蚕蛾捣收，或同牡鼠捣收。松烟墨　釜底墨　百草霜　石炭　门臼灰　寒水石同沥青。云母粉　香炉灰　无名异　石蚕　蜜栗子　乌叠泥　黄丹或入白矾。铜屑或入松脂。铜青　石青　石胆　慈石　硇砂　白矾　皂矾　蜜蜡　壁钱窠贴。五倍子　紫矿　白僵蚕　牡蛎粉。蜘蛛网。鸡血破生鸡搨之。牛血伤重者，破牛腹纳入，食久即苏也。象皮灰，合创口。犬胆　狗头骨　白马通　马屎中粟　天鹅绒灰。人精　人屎灰傅金疮肠出。三七内服外傅。白

〔一〕内漏血不出：原脱，今据千金卷二十五第四补。

及同石膏。苎叶　金星草消肿。紫参　白头翁　地榆　白芷　白微　刘寄奴　马蔺子　马兰　贯众　夏枯草　泽兰　大小蓟　苦芙　狼牙草　艾叶　续断　天南星　地菘　马鞭草　漏卢　车前草　青黛　天雄　鹿蹄草　钩吻　野葛叶　蛇衔　蜀葵花　白敛　石韦　白药子　地锦　萝摩子　冬葵　王不留行　金疮小草　葱白炒封，或同蜜捣〔一〕封，或煎汁洗之。糯米浸七七日，炒研。稗根　生面　胡麻　干梅烧。槟榔同黄连末。独栗〔二〕嚼。乌柿　荷叶　藕节　乳香　没药　血竭　元慈勒　降真香或入五倍子。柽乳　质汗　琥珀　紫檀香　地骨皮并〔三〕止血神妙。刺桐花　桑白皮灰，和马屎涂，亦煮汁服。缝金疮肠出。桑叶同苎叶〔四〕、金樱叶〔四〕，军中名一捻金。桑皮汁　桑柴灰。杉皮灰。棕皮灰。柳花　楮实　钓樟　绯帛灰。绵纸灰。拨火杖灰。败船茹灰。甑带灰。灯花并止血定痛。枫香傅金疮筋断。旋花根金疮筋断，杵汁滴入，并贴，日三易，半月愈。苏方木刀斧伤指，或断者，末傅，茧裹，数日如故。鸡子白皮误割舌断，先以套之。牛蒡根、叶傅之，永不畏风。铁热涂金疮，风水不入。朱鳖佩之，刀〔五〕剑不能伤。女人裈裆炙熨，止血。热汤故帛染搨。冷水浸之。并止血。人气吹之，断血。栝楼根箭镞针刺入肉，捣涂，日三易之。莨菪根箭头不出，为丸贴脐。恶刺伤人，煮汁滴之。巴豆箭镞入肉，同蜣螂涂之，拔出。雄黄　盐药　山獭屎并傅药箭毒。蔷薇根　蓖麻子　双杏仁　独栗子　黑豆并嚼涂镞刃针刺入肉不出。桑灰汁　鳞

〔一〕捣：原作「梅」，今据金陵本及本书卷二十六葱条葱茎白附方改。
〔二〕栗：原作「粟」，今据本书卷二十九栗条附方改。
〔三〕并：原作「云」，亦通，今按上下文义改。
〔四〕叶：原作「葉」，字书无。今据本书卷三十六金樱子条叶主治改。
〔五〕刀：原作「刃」，今据政和本草卷二十二及本书卷四十五朱鳖条主治改。

蛇胆 羊屎同猪脂。车脂 石油并涂针箭竹刺入肉。松脂针入肉中，傅裹，五日根出，不痛不痒。鼠脑针刺竹木入肉，捣涂即出。箭镞针刀在咽喉胸膈诸处，同肝捣涂之。象牙诸铁及杂骨鱼刺入肉，刮末厚傅，其刺自软，箭物自出也。人爪针折及竹木刺入肉，并刮末，同酸枣仁涂之，次日出也。齿垢涂竹木入肉，令不烂。或加黑虱一枚。牛膝 白茅根 白梅并嚼。铁华粉 晚蚕蛾 蠮螉 马肉蛆 鱼鳔并捣。鸦炙研，醋调。鸡毛灰。乌雄鸡肉捣。陈熏肉切片。鹿角 鹿脑 狐唇 狐屎并涂竹木刺入肉。人尿刺入肉，温渍之。

跌仆折伤肠出 杖疮

【内治活血】大黄同当归煎服。或同桃仁。玄胡索豆淋酒服。刘寄奴同玄胡索、骨碎补，水煎服。土当归煎酒服。或同葱白、荆芥，水煎服。三七磨酒。虎杖煎酒。蒲黄酒服。黄葵子酒服。五爪龙汁，和童尿、酒服。婆婆针袋儿擂水服，并傅。即萝摩。何首乌同黑豆、皂角等丸服，治损宽筋。黑大豆煮汁频饮。豆豉水煎。寒食蒸饼酒服。红曲酒服。生姜汁，同香油，入酒。补骨脂同茴香、辣桂末，酒服。干藕同茴香末，日服。荷叶烧研，童尿服，利血甚效。白莴苣子同乳香、乌梅、白术服，止痛。胡桃擂酒。杏枝 松节 白杨皮并煎酒服。甜瓜叶 琥珀 没药 桂并调酒服。枎移木皮浸酒。夜合树皮擂酒服，并封之，和血消肿。松杨破恶血，养好血。当归 蓬莪茂 三棱 赤芍药 牡丹皮 苏方木 马兰 泽兰 败蒲灰。童尿酒服。不拘有无瘀血，推陈致新，胜于他药。白马蹄烧研，酒服，化血为水。羊角沙糖水炒焦，酒服，止痛。鹿角恶血骨痛，酒服，日三。黄明胶同冬瓜皮炒焦，酒服，取汗。亦治多年损痛。雄鸡血和酒热饮至醉，痛立止也。鸦右翅瘀血攻心，面青气短，七枚，烧研酒服，当吐血愈。鲍鱼煎服，主损伤，瘀血在四肢不散[一]者。水蛭酒服，行血。或加大黄、牵牛取利。麻油入酒服，烧热地卧之，觉即疼肿俱消。黄茄种消青肿，焙末

〔一〕散：原作「收」，今据政和本草卷二十及本书卷四十四鲍鱼条主治改。

酒服二钱，一夜平。重阳收，化为水服，散恶血。**猪肉**伤损血在胸膈不食者，生剁，温水送下半〔一〕钱，即思食。

【内治接骨】骨碎补研汁和酒服，以滓傅之。或研入黄米粥裹之。**地黄**折臂断筋损骨，研汁和酒服，一月即连续，仍炒热贴。**白及**酒服二钱，不减自然铜也。**黄麻灰**同发灰、乳香，酒服。**接骨木**煎服。**卖子木**去血中留饮，续绝补髓。**自然铜**散血止痛，乃接骨要药。**铜屑**酒服。**古文钱**同真珠、甜瓜子末，酒服。**铜钴𬭁**水飞，酒服二钱，不过再服。**生铁**煎酒，散血。**铁浆粉**闪肭脱臼，同黍米、葱白炒焦，酒服，仍水、醋调傅。**无名异**酒服，散血。入乳、没，接骨。**乌古瓦**煅研酒服，接骨神方。**胡粉**同当归、莪茂末，苏木汤服。**䗪虫**接骨神药，擂酒服。或焙存性，酒服三钱。或入自然铜末。一用乳、没、龙骨、自然铜等分，麝香少许，每服三分，入干䗪末一个，酒服。又可代杖。秘方。又土鳖炒干，巴豆霜、半夏等分，研末，每黄酒服一、二分，接骨如神。**龟血**酒服，捣肉封之。**蟹**擂酒，连饮数碗，以滓封之，半日骨内有声，即接。干者，烧研酒服。**鹗骨**烧研，同煅过古钱等分，每酒服一钱，接骨极效。**雕骨**烧末，酒服二钱，随病上下。**鹰骨**同上。**人骨**同乳香、红绢灰，酒服。**少妇发**一团，包乳香一块，烧过，酒服一字，妙。

【外治散瘀接骨】大黄姜汁调涂，一夜变色。**凤仙花叶**捣涂频上，一夜即平。**半夏**水调涂，一夜即消。**附子**煎猪脂、醋涂。**糯米**寒食浸，至小满晒研，如用，水调涂之。**白杨皮**血沥在骨肉间，痛不可忍，杂五木煎汤服之。**黄土**瘀血凝痛欲死，蒸热布裹，更互熨之，死者亦活也。**白矾**泡汤熨之，止痛。闪出骨窍，同绿豆、蚕沙炒傅。**乌鸡**一切折伤，兽触胸腹者，连毛捣烂醋和，隔布搨之，待振寒欲吐，徐〔二〕取下，再上。**牛马血**折伤垂死，破牛或马腹纳入，浸热血中，愈。**苎叶**和石灰捣收。**地黄**炒热杵泥。**灯心**嚼。**牛膝**　**旋花根**　**紫苏**　**三七**　**莨菪子**　**蛇床**　**栝楼根**　**白敛**　**土瓜根**　**茜根**　**地锦**　**骨碎补**　**水萍**　**威灵仙**　**何首**

〔一〕半：原作「一」，今据本书卷五十豕条豭猪肉附方改。
〔二〕徐：原作「除」，今据本书卷四十八鸡条乌雄鸡肉附方改。

乌稻䆉 黍米烧。麦麸醋炒。麦面水和，幷服。稗草 绿豆粉炒紫。豆黄 豆腐贴，频易。酒糟 葱白煨。萝卜 生姜同葱白、面炒。 汁，同酒调面。 桃仁 李核仁 肥皂醋调。盐杨梅和核研。桑白皮煎膏。降真香 骐驎竭 水桐皮 乳香 没药 落雁木 质汗 桑叶 卮子同面捣。蜜栗子 石青 故绯 炊单布 蛤蚧 吊脂 海螵蛸 鳔胶水煮。鳖肉生捣。龟肉 摄龟幷生捣。熊肉贴。羊脂 野驼脂 犛牛酥 牛髓 猪髓幷摩。黄牛屎炒罯。白马屎炒罯。诸朽骨唾磨涂。猪肉炙贴。牛肉炙贴。乌毡盐、醋煮热裹。幷消瘀血青肿。紫荆皮伤眼[一]青肿，童尿浸研，和姜、苄汁，涂之。釜底墨涂手搔疮肿。母猪蹄煮，洗伤挞诸败疮。栗子筋骨断碎，瘀血肿痛，生嚼涂之，有效。蟹肉筋骨折伤断绝，连黄捣泥，微纳罯，筋即连也。五灵脂骨折肿痛，同白及、乳、没，油调涂。 接骨，同茴香，先傅乳香，次涂小米粥，乃上药，帛裹木夹，三、五日效[二]。狗头骨接骨，烧研，热醋调涂。牛蹄甲接骨，同乳、没烧研，黄米糊和傅。芸薹子同黄米、龙骨，接骨。鞋底灰同面和。

【肠出】热鸡血金疮肠出，干人屎末抹之，桑白皮缝合，以血涂之。慈石金疮肠出，纳入，同滑石末，米饮日服二錢。人参胁腹肠出，急抹油内入，人参、枸杞汁淋之，吃羊肾粥，十日愈。小麦金疮肠出，煮汁噀面。大麦煮汁，洗肠[三]推入，但饮米糜。冷水噀损肠出，喷其身面则入。

【杖疮】（内治） 童尿杖毕，即和酒服，免血攻心。三七酒服三錢，血不冲心，仍嚼涂之。红曲擂酒服。大黄煎酒服，下去瘀血，外以姜汁或童尿调涂，一夜黑者紫，二夜紫者白。无名异临时服之，杖不甚伤。䗪虫方见折

[一] 眼：原作「跟」，今据本书卷三十六紫荆条附方改。
[二] 效：原缺，今据本书卷四十八寒号虫条附方补。
[三] 肠：原作「贴」，今据千金卷二十五第四及本书卷二十二大麦条附方改。

伤。**白蜡**酒服一两。**人骨**烧末酒服。拚杖不痛。〔外治〕**半夏**末破者，水调涂，一夜血散。**凤仙花叶**已破者，频涂，一夜血散。冬用干。**葱白**炒罯。**酒糟**隔纸罯之。**豆腐**热贴，色淡为度。**萝卜**捣贴。**羊肉**热贴。**猪肉**热贴。**芙蓉**同皂角、鸡子白。**绿豆粉**同鸡子白。**黄土**同鸡子、童尿，不住上。**石灰**油调。或和猪血，烧三次，研。**滑石**同大黄、赤石脂。**水粉**同水银、赤石脂。**雄黄**同密陀僧，或同无名异。**乳香**煎油。或入没药、米粉。**牛蒡根、叶**涂之，永不畏风。**大豆黄**末。**黍米**炒焦。**马齿苋**杵。**赤龙皮**烧。**五倍子**醋炒。**血竭**　**密陀僧**香油熬膏。**松香**　**黄蜡**拚熬膏。**鸡子黄**熬油。**猪胆**汁扫。**未毛鼠**同桑椹浸油扫之。**黄瓜**六月六日瓶收，浸水扫之。**猪蹄汤**洗。**羊皮**卧之，消青肿。

五绝 缢死　溺死　压死　冻死　惊死

【缢死】**半夏**五绝死，但心头温者，以末吹鼻，皆可活。**皂荚末**五绝死者，吹其耳鼻。**梁上尘**五绝死，吹耳鼻。**葱心**五绝死，刺其耳鼻出血，即愈。**蓝汁**缢死，灌之。**鸡冠血**缢死者，徐徐抱住，解绳，不得割断，安脚卧之，紧挽其发，一人摩其胸胁，一人屈其臂及足胫，待其气回，刺血滴入口中，即活。或桂汤亦可。**鸡屎白**缢死，心下犹温者，酒服枣许。

【溺死】**皂荚**吹其耳鼻，及绵包纳入下部，出水即活。梁尘亦可。**食盐**溺死，放大凳上，高其后脚，盐擦脐中，待水流出，但心头温者皆活。**石灰**裹纳下部，出水。**灶灰**埋之，露其七孔。白沙亦可。**老姜**溺死人横安牛背上，扶定，牵牛徐行，出水后，以姜擦牙。

【压死】**麻油**墙壁物卒压死，心头温者，将身盘坐，紧提其发，用半夏吹鼻取嚏，以油和姜汁灌之，余同折伤。**豆豉**跌死，煎服。**童尿**热灌。

【冻死】**灶灰**冬月冻死，略有气者，炒灰包熨心上，冷即换，待气回，少与酒、粥。不可近火，即死。

【惊死】醇酒惊怖死，俗名吓死，灌之。

诸虫伤

蛇虺 蜈蚣 蜂蠆 蜘蛛 蠼螋 蚕蛓[一] 蚯蚓蜗牛 射工沙虱 蛭蝼蚁蝇 蚰蜒 辟除诸虫

【蛇、虺伤】〔内治〕贝母酒服至醉，毒水自出。丝瓜根擂生酒饮醉，立愈。白芷水服半两，扎定两头，水出即消。或同雄黄、麝香、细辛，酒服。甘草毒蛇伤人，目黑口噤，毒气入腹，同白矾末，冷水服二钱。蒜一升，乳二升，煮食，仍煮童尿热渍之。麻油 米醋并急饮二碗，毒即散。兔葵 荠苨 长松 恶实 辟虺雷 草犀 白兔藿 黄药子 蘘荷 地榆 鬼臼 决明叶 蛇莓 冬葵根、叶 海根 苋菜并主蛇、虫、虺、蝮伤，捣汁或为末服。五叶藤 茴香 半边莲 樱桃叶 小青 大青 水蘋并捣汁服，滓傅。络石服汁并洗。紫荆皮煎服并洗。木香 青黛同雄黄。鬼针 茱萸并水服，外涂之。水苏 小蓟 苎根、叶 金凤花、叶 苍耳并酒服，外涂之。重台酒服，外同续随子涂。磨刀水 铁浆 雄黄 犀角并服之，令毒不攻内。五灵脂同雄黄、酒灌之[二]，外涂之。〔外治〕艾叶隔蒜灸之。蜀椒涂之。蛇入人口，破尾，纳椒末入内，自出。母猪尾血蛇入人七孔，割血滴之。蛇含草 蛇茵草 马蔺草 天名精 续随子 蜈蚣草 鹿蹄草 益母草 菩萨草 天南星 预知子 鱼腥草 扁豆叶 慈姑叶 山慈姑 山豆根 独行根 赤薜荔 千里及 灰藋叶 乌桕皮 梫木皮 旱堇汁 水芹 马兰 狼牙 荨麻 山漆 薄荷 紫苏 葛根 通草 葎草 蚤休 地菘 豨莶 海芋 荏叶 水荇极效。酸浆 醋草 芋叶 藜叶 甜藤 蕨根 白苣 莴苣 菰根 干姜 姜汁 韭根汁。独蒜 薤白 酒糟 巴豆

〔一〕蛓：原作「蛾」，据下蚕蛓伤条改。
〔二〕之：原作「鼻」，今据政和本草卷三十二五灵脂条及本书卷四十八寒号虫条发明改。

榧子　桑汁　楮汁　楮叶同麻叶。桂心同栝楼末。白矾或入雄黄。丹砂　胡粉　食盐　盐药　铁精粉　蚯蚓泥　檐溜下泥　蜜　蜘蛛　甲煎　牛酥入盐。生蚕蛾捣。蛤蟆捣。五灵脂　猪齿灰　猪耳垢　牛耳垢　人耳塞同头垢、井泥、蚯蚓泥。人齿垢　梳垢　鼠屎　鼬鼠屎　食蛇鼠屎　双头鹿腹中屎并涂一切蛇伤。秦皮洗，并傅。人尿洗之，抹以口津。蛇缠人足，尿之，或沃以温汤。男子阴毛蛇伤，以口含之，咽汁。鸡子合蛇伤处。鸩喙刮末傅之。佩之，辟蛇虺。麝香傅。蜈蚣烧傅。雄黄同干姜傅。并佩之，辟蛇虺。

【蜈蚣伤】蜗牛　蛞蝓　乌鸡屎　五灵脂　独蒜　芸薹子油。蛇含　香附嚼。苋菜　马齿苋　菩萨草　人参　蚯蚓泥　胡椒　茱萸　楝叶汁。生姜汁调蚌粉。桑根汁　雄黄　井底泥　食盐　生铁磨醋。耳塞　头垢同苦参。地上土　尿坑泥　城东腐木渍汁。并涂之。鸡冠血涂。中蜈蚣毒，舌胀出口者，含满咽汁。鸡子合之。蜘蛛咂咬处。麻鞋底炙熨。乱发烧熏。灯火照熏。牛血　猪血并主误吞蜈蚣，饮之至饱，当吐出也。

【蜂、虿伤】〔内治〕贝母酒服。〔外治〕雄黄磨醋。菩萨石　梳垢　麝香　牛酥　牛角灰。牛屎灰。蟹壳烧。甲煎　楮汁　苋汁　茱萸　蛇含　葵花　灰藋　人参嚼。白兔藿　五叶藤　尿坑泥　檐溜下泥并涂蜂伤。小蓟　恶实　葵叶　鬼针并涂蝎伤，仍取汁服。芋叶　苦苣　冬瓜叶　马齿苋　胡麻油　韭汁　干姜　薄荷　青蒿　大麻叶　苦李仁　楝叶汁　蓝汁　酒糟　藜叶　蜀椒　食茱萸　木槿叶　齿中残饭　半夏　附子磨醋。黄丹　硇砂　土槟榔　地上土　白矾同南星。丹砂　食盐　蜗牛　蛞蝓　五灵脂　海螵蛸　驴耳垢　守宫涂蝎伤。蜘蛛咂蝎〔一〕伤。热酒洗。赤龙浴水　冷水　温汤并浸洗。葱白隔灸。槐枝炮熨。皂荚炙熨。油梳炙熨。鸡子 木碗并合之。拨火杖蝎伤，取横井上，自安。

【蜘蛛伤】〔内治〕醇酒山中草蜘蛛毒人，一身生丝，饮醉并洗之。贝母酒服。苍耳叶煎酒。小蓟煎糖饮，并傅之。秦皮煎服。鬼针汁。蓝青汁。羊乳 牛乳并饮及傅。〔外治〕芋叶 葱 胡麻油 山豆根 通草 豨莶 藜叶 灰藋 合欢皮 旧簟灰 蔓菁汁 桑汁 雄黄 鼠负 蚯蚓 土蜂窠 赤翅蜂 驴尿泥 鸡冠血 麝香 猴屎 头垢并涂之。驴屎汁。人屎汁。并浸洗。白矾傅壁镜毒。

【蠼螋伤】〔内治〕醇酒蠼螋，状如小蜈蚣、蚰蜒，六〔二〕足，尾〔三〕有二须，能夹人成疮，又能尿人影，成疮累累蠚人，恶寒且热，但饮酒至醉，良。〔外治〕米醋 豆豉 茶叶 梨叶 鸡肠草 鱼腥草 马鞭草 大黄 豨莶 蒺藜 巴豆 败酱草 故蓑衣灰。旧簟灰 鹿角汁。犀角汁。羊须灰。麝香 乌鸡翅灰。燕窠土 地上土 食盐 胡粉 雄黄 丹砂并涂。槐白皮浸醋洗。鸡子合之。

【蚕截伤】苦苣 莴苣 赤薜荔 苎根 预知子 椰桐皮 百部 灰藋 田父 麝香并涂蚕咬。紫荆皮洗蚕咬。蚕网〔四〕草诸虫如蚕咬，毒入腹，煮饮。草犀服汁，解恶截毒。豉 茖葱 马齿苋 食茱萸 松脂 青黛 韭汁 燕窠土 雄黄 牛耳垢 狐屎并傅恶截虫伤。丁香傅桑蝎伤。麻油灯熏蝎虫伤。蛇退洗恶虫伤。蒜同曲。胡瓜根 灰藋叶 马鞭草 干姜 葱汁

〔一〕蝎：原作「蝠」，今据本书卷四十蜘蛛条附方改。

〔二〕六：原作「八」，今据本书卷四十二山蛩虫条附录改。

〔三〕尾：原作「髯」，今据本书卷四十二山蛩虫条附录改。

〔四〕网：原作「茧」，据改见本书卷十六蚕网草条校记。

韭汁　茶叶　杏仁　巴豆　桑灰　雄黄　丹砂　蚁蛭　蜜蜡　头垢并傅狐尿蛓疮。乌鸡搨狐尿疮。发烟熏狐尿疮。人尿　驴尿　白马尿并浸狐尿刺疮。

【蚯蚓、蜗牛伤】石灰　盐汤并主中蚯蚓咬毒，形如大风，泡汤浸之，良。葱　蜀羊泉同黄丹。百舌窠中土同醋。鸭通并傅蚯蚓咬。吹火筒蚓呵小儿阴肿，吹之即消。蓼子浸蜗牛吹。

【射工、沙虱毒】〔内治〕山慈姑吐之。苍耳叶煎酒。雄黄磨酒。牛膝煎水。草犀汁。苋汁。马齿苋汁。梅叶汁。蘘荷汁。狼毒汁。鬼臼汁。悬钩子汁。浮萍末。知母末。射干末。白矾末，同甘草。丹砂末。斑蝥烧。溪狗虫烧。鸂鶒炙食。鹅血　鸭血并主射工、沙虱、溪毒中人，寒热生疮。〔外治〕莴苣　蒜　白芥子　芥子　葱　茖葱　茱萸同蒜、葱煮汁。鸡肠草　梨叶　皂荚末，和醋。白鸡屎和饧。鸀鳿毛、屎　芜青　鼠负　熊胆　麝香　白矾并涂射工、沙虱、溪毒疮。豉母虫含之，除射工毒。溪鬼虫喙　鹅毛并佩之，辟射工毒。

【蛭、蝼、蚁、蝇伤】黄泥水　浸蓝水　牛血　羊血同猪脂。鸡血　狗涎蒸饼染食。并主误吞水蛭，服之即下出。朱砂傅水蛭伤人疮。灰藋　槲叶　藜叶　盐药　石灰并涂蝼蛄咬。土槟榔　穿山甲　山豆根　檐溜下泥　地上土并涂蚁咬。百部杀蝇蚁咬毒。盐擦黄蝇毒。

【蚰蜒伤】白矾　胡麻并涂蚰蜒咬。

【辟除诸虫】〔辟蚊蚋〕社酒洒壁。蝙蝠血涂帐。腊水浸灯心。荠枝作灯杖。天仙藤同木屑。木鳖同川芎、雄黄。浮萍烧熏，或加羌活。茅香同木鳖、雄黄。菖蒲同楝花、柏子。夜明砂单烧，或同浮萍、苦楝花。鳖甲同夜明砂。并烧熏。〔辟壁虱、蚤、虫〕樟脑　菖蒲　白菖　木瓜　蒴藋　龙葵　茯苓末。辣蓼　荞麦秸并铺席下。白胶香　百部　牛角　骡蹄　白马蹄　蟹壳并烧烟熏。蟹黄同安息香、松鼠烧。〔辟虮、虱〕**虱建草**　**大空**　**藜芦**　**百部**　**白矾**　**水银**　**银朱**　**轻粉**　**铜青**〔辟蝇、蛾〕**绿矾水**　**腊雪水**〔辟蚰蜒〕**春牛泥**〔辟蠹虫〕**莴苣**端午日收。**芸香**　**角蒿叶**并安箱中。**莽草**烧熏。

诸兽伤虎狼　熊罴猪猫　犬猘　驴马　鼠咬　人咬

【虎、狼伤】〔内治〕**醇酒**饮醉。**芒茎**捣汁，或同葛根煎汁。**葛根**汁，或研末。**兔葵**汁。**地榆**汁。**草犀**汁。**胡麻油**　**生姜**汁。**沙糖**　**铁浆**并内饮外涂，则毒不入腹。**妇人月经衣**〔一〕烧服，主虎狼伤。〔外治〕**山漆**　**豨莶**　**粟米**　**干姜**　**薤白**　**独栗**　**白矾**　**蛴螬**　**猬脂**　**菩萨石**并涂虎咬爪伤。**青布**烧熏虎狼咬伤疮。

【熊、罴、猪、猫伤】〔内治〕**蒴藋**汁服。**菾菜**汁服。并主熊罴伤，仍外涂。〔外治〕**独栗**烧。**粟米**嚼。并涂熊兽伤。**松脂**作饼。**龟版**灰。**鼠屎**灰。**薄荷**　**檐溜泥**并涂猫咬。**射罔**杀禽兽毒。

【犬、猘伤】〔内治〕**雄黄**同麝香，酒服。同青黛，水服。**苍耳叶**煎酒。**桃白皮**煎水。**紫荆皮**汁。**地黄**汁。**白兔藿**汁。**蔓菁根**汁。**生姜**汁。**韭根**汁。并内饮、外涂百度。**故梳**同韭根煎。**百家箸**煎汁。**头垢**同猬皮灰，水服。**猬头**烧，同发灰，水服。**驴屎**　**狼牙草灰**水服。**芜青**米炒，酒服。并主猘犬、恶犬伤。**莨菪子**狂犬伤，日吞七粒，及捣根涂。**铁浆**狂犬伤，饮之，毒不入内。**斑蝥**风狗伤，以三个研细，酒煎服，即下肉狗四十个乃止，未尽再服。用七个，糯米一撮，炒黄，去米，入百草霜一錢，米饮服之，取下肉狗。**糯米**一勺，斑蝥三七个，分作三次炒，去蝥研末，分作三服，冷水滴油下，取恶物。**蛤蟆脍**　**蚺蛇脯**并主狂犬伤，食之不发。〔外治〕

〔一〕衣：原脱，今据政和本草卷十五及本书卷五十二妇人月水条附方补。

艾叶猘犬伤，灸七壮，或隔床下土灸之。**瓦松**同雄黄，贴风狗咬，永不发。**卮子**烧，入硫黄末。**栾荆皮**同沙糖。**雄黄**入麝香。**山慈姑**　**苏叶**嚼。**蓼叶**　**荠草**　**蓖麻子**　**韭汁**　**薤白**　**葱白**　**胆矾**　**蚯蚓泥**　**红娘子**　**死蛇灰**　**犬屎**　**虎骨**牙、脂同。**人血**拼涂狂犬、恶犬伤。**人参**狗咬破伤风，桑柴烧存性，掺之。**屋游**　**地榆**　**鹿蹄草**　**黄药子**　**秫米**　**干姜**　**乌柿**　**赤薜荔**　**杏仁**　**马蔺根**同杏仁。**白果**　**白矾**　**菩萨石**　**竹篮耳**灰。**冬灰**　**黄蜡**　**猪耳垢**　**鼠屎**灰。**牛屎**　**人屎**拼涂犬伤。**人尿**　**冷水**　**屋漏水**拼洗犬伤。

【驴、马伤】〔内治〕**马齿苋**马咬毒入心，煎服之。**人屎**马汗、马血入疮，欲死，服汁。**马屎中粟**剥驴马中毒，绞汁服，拼涂之，仍以尿洗。**柽柳**剥驴马毒血入内，浸汁服，拼取木片炙之。**葶苈**马汗毒气入腹，浸汤饮，取下恶血。**醇酒**马毒气入腹，杀人，多饮令醉。〔外治〕**益母草**和醋。**鼠屎**拼涂马咬。**独栗**烧。**白马通**　**鸡冠血**拼涂马咬，及马汗入疮，剥驴马骨刺伤人欲死。**月经水**涂马血入疮，剥马骨伤人，神效。**马头**灰。**马鞭**灰。**鸡毛**灰。**乌梅**和醋。**雄黄**　**白矾**　**石灰**拼傅马汗或毛入疮肿痛，入腹杀人。**水堇**汁。**冷水**　**热汤**拼洗马汗、马毛入疮。

【鼠咬】狸肉食。**狸肝**　**猫头及毛**灰。**猫屎**　**麝香**拼涂。

【人咬】龟版灰。**摄龟甲**灰。拼涂之。**人尿**浸。

诸毒金石　草木　果菜　虫鱼　禽兽

【金、石毒】甘草安和七十二种石，一千二百种草，解百药毒。凡药毒，用麻油浸甘草节嚼之，咽汁良。**大青**　**麦门冬**　**人参汤**　**荠苨汁**　**莼心**　**冬葵子**　**瞿麦**　**蓝**汁。**金星草**　**葳蕤汁**　**苎根汁**　**萱根**　**蕉根汁**　**绿豆**　**胡豆**　**白扁豆**　**黑大豆**　**余甘子**　**冬瓜练**　**乌芋**　**水**

芹汁　寒水石　黑铅溶化淬酒。魁蛤肉　牡蛎肉　蚌肉　蚬子肉　蛏肠　石蟹汁　鳗鲡鱼　田螺　雁肪肉　鸭肉　白鸭通　乌肉　犀角汁　猪膏　猪肉　猪骨　猪血　羊血　兔血　诸血　牛膍　兔肉并解一切丹石毒。〔砒石毒〕米醋吐。乌桕根下。白芷　郁金并井水服。胡粉地浆服。白扁豆水服。蚤休磨汁。黑铅　鲞鱼枕〔一〕并磨汁。蓝汁　荠苨汁　酱汁　绿豆汁　豆粉　大豆汁　杨梅树皮汁　冬瓜藤汁　早稻秆灰汁　地浆　井泉水　白鸭通汁　豭猪屎汁　人屎汁　鸭血　羊血　雄鸡血　胡麻油　〔礜石毒〕黑大豆　白鹅膏　〔硇砂毒〕绿豆汁　浮萍硇砂损阴，同猪蹄煎汁渍洗。〔硫黄毒〕金星草　胡麻油　米醋　飞廉　细辛　余甘子煎水。乌梅煎。黑铅煎。铁浆　朴消　猪血　羊血　冷猪肉　鸭肉　猪脂　〔雄黄毒〕防己煎汁。〔丹砂毒〕蓝青汁　咸水　〔水银毒〕黑铅　炭末煎汁。金器破口，煮汁服。入耳，熨之、枕之引出〔二〕。〔轻粉毒〕黄连　贯众　酱汁　黑铅壶浸酒。斑蝥　猪肉　〔石英毒〕麻鞋煮汁。石燕煮汁。醇酒服紫〔三〕石英乍寒乍热者，饮之良。鸡子　猪肉　〔锺乳毒〕鸡子清　猪肉　〔石炭毒〕冷水中石炭毒，昏瞀，饮之即解。〔生金毒〕白药子　余甘子　翡翠石　鹧鸪肉　鸭血　白鸭通汁。鸡屎淋汁。金蛇煮汁。〔生银毒〕葱汁　鸡子汁。鸭血　鸭通汁。银蛇煮汁。水银服之即出。〔锡毒〕杏仁　〔铜毒〕慈姑　胡桃　鸭通汁　〔铁毒〕慈石　皂荚　猪、犬脂　乳香　貘屎　〔土坑毒气〕猪肉

〔一〕枕：原作「魫」，本书卷四十四石首鱼条头中石魫同。按字书魫训鱼子。今并据政和本草卷二十一石首鱼条引日华子文改为「枕」。

〔二〕出：原作「虫」，今据本书卷八金条附方改。

〔三〕紫：原作「柴」，今据本书卷八紫石英条改。

【草、木毒】防风诸药毒已死，只心头温者，擂水冷灌之。葛根诸药毒吐下欲死，煮汁服。甘草　荠苨　蓝汁。蓝实　承露仙　榼藤子　淡竹叶同甘草、黑豆同煎服。粟米绞汁。土芋取吐。绿豆汁。黑豆汁。白扁豆汁。生姜　葱汁。芽茶同白矾。地浆　黄土煮汁。蚕故纸灰水服。鼋甲　玳瑁　车渠　龟筒　白鹇　白鸽血　鹧鸪　孔雀脯　牛膍　犀角汁。猪屎汁。人屎汁幷解百药毒。〔钩吻毒〕荠苨汁　蕹菜汁　葛根汁　葱汁　桂汁　白鸭血　白鹅血　羊血幷热饮。鸡子清　鸡毈雏同麻油研烂灌之，取吐。犀角汁　猪膏　人屎汁〔射罔毒〕蓝汁　葛根　大麻子汁　大小豆汁　饴糖　藕汁　芰汁　竹沥　冷水　蚯蚓粪　贝齿　六畜血　人屎汁〔乌头、附子、天雄毒〕防风汁　远志汁　甘草汁　人参汁　黄芪　乌韭　绿豆　黑豆　寒食饧　大枣肉〔一〕　井华水　陈壁土泡汤服。〔蒙汗毒〕冷水〔鼠莽毒〕蚤休磨水。镜面草　豇豆汁　黑豆汁　乌桕根　明矾入少茶，水服。鸡血　鸭血　羊血幷热饮。〔羊踯躅毒〕卮子汁〔狼毒毒〕蓝汁　盐汁　白敛　杏仁　木占斯〔防葵毒〕葵根汁〔莨菪毒〕荠苨　甘草　升麻汁。蟹汁。犀角汁。〔山芋毒〕地浆　人屎汁。〔苦瓠毒〕稷米汁。黍瓤汁。〔大戟毒〕菖蒲汁。〔甘遂毒〕黑豆汁〔芫花毒〕防风汁。防己　甘草　桂汁〔仙茅毒〕大黄〔藜芦毒〕葱汁　雄黄　温汤〔瓜蒂毒〕麝香〔半夏、南星毒〕生姜汁　干姜煮汁。防风〔桔梗毒〕白粥〔巴豆毒〕黄连汁　菖蒲汁　甘草汁　葛根汁　白药子　黑豆汁　生藿汁　卢会　冷水　寒水石〔桂毒〕葱汁〔漆毒〕贯众　紫苏　蟹〔桐油毒〕热酒　甘草　干柿

〔一〕肉：原作「肌」，今从张本改。

【果、菜毒】麝香　猪骨灰水服。米醋　头垢　童尿并解诸果、菜毒。山鹊肉解诸果毒。甘草　酱汁　酒糟　葛汁　白兔藿　白花藤　鸡屎灰并解诸菜毒。同贝齿、胡粉为末，酒服。杏根煎汁。〔蜀椒毒〕葵子汁　豉汁　桂汁　蒜汁　大枣　冷水　地浆　黄土　雄鸡毛灰水服。童尿〔烧酒毒〕冷水　绿豆粉　蚕豆苗〔面毒〕萝卜　枸杞苗　贝子烧。胡桐泪〔豆粉毒〕杏仁　豆腐　萝卜〔莴苣毒〕姜汁〔水芹毒〕硬糖　杏仁同乳饼、粳米煮粥食。〔水莨菪毒〕甘草汁〔野芋毒〕地浆　人屎汁〔野菌毒〕甘草煎麻油服。防风汁。忍冬汁。蠡实　酱汁　生姜　胡椒　绿豆汁。梨叶汁。荷叶煎。阿魏　地浆　黄土煮。鹧鸪　石首鱼枕　童尿　人屎汁

【虫、鱼毒】紫苏　荏叶　水苏　芦根　芦花　菩萨草酒服。大黄汁　马鞭草汁。苦参煎醋。缩砂仁　草豆蔻　酱汁　米醋　胡麻油　黑豆汁　冬瓜汁　橘皮煎。乌梅　橄榄　蜀椒　胡椒　莳萝　茴香　胡葱　大蒜　朴消　蓬砂同甘草，浸香油。鱼皮烧。鱼鳞烧。鲛鱼皮烧。獭皮煮汁。并解一切鱼肉、虾、蟹毒。〔河豚毒〕荻芽　芦花　蒌蒿　胡麻油　白扁豆　大豆汁　橄榄　五倍子同白矾，水服。槐花水服。橘皮煮。黑豆汁　紫苏汁　青黛汁　蓝汁　蜈蚣解虫、鱼毒。羊蹄叶捣汁或煎，解胡夷鱼、檀胡鱼、鲑鱼毒。〔黄鲿鱼毒〕地浆黄鲿及无鳞诸鱼，反荆芥，服此解之。〔鳝鱼毒〕蟹食之即解。〔蟹毒〕苏汁　藕汁　冬瓜汁　干蒜汁　芦根汁蟹、柿相反，令人吐血，服此解。橙皮　丁香〔鳖毒〕橄榄　胡椒〔马刀毒〕新汲水〔虾毒〕鸡鹊炙食。〔斑蝥、芫青、地胆、樗鸡毒〕蓝汁　玉簪根　桂汁　黑豆汁　糯米　猪肉　猪胰〔䗪虫毒〕卮子〔蓝蛇头毒〕蓝蛇尾食之即解。〔水虫毒〕秃鹙毛

【禽、兽毒】白兔藿诸肉菜大毒不可入口者，饮汁即解。白花藤　黄藤　黑豆汁　酱汁　米醋　山楂　阿魏　草豆蔻　犀角汁并解一切肉食鱼菜果蕈诸毒。〔诸鸟肉毒〕生姜　白扁豆　狸头骨灰水服。〔雉毒〕姜汁　犀角汁　〔鸡子毒〕米醋　〔鸠毒〕葛粉水服。　绿豆粉　〔六畜肉毒〕乌桕叶汁食牛马六畜肉生疔欲死，顿服三碗取利。白扁豆　小豆汁　豉汁　葱子煮汁。猪屎灰水服。并解六畜肉毒。甘草汁　兰草汁　阿魏　绿豆汁　黄蘗汁　麻鞋底煮汁。黄土煮汁。东壁土水服。地浆　头垢并解六畜牛马诸肉毒。〔牛肉毒〕狼牙烧。圣虀　〔独肝牛毒〕牛肚噉蛇牛独肝，毛发向后，有毒，汁饮。人乳汁和豉汁服。〔马肝毒〕猪骨灰水服。鼠屎末服。头垢　〔猪肉毒〕猪屎灰水服。〔狗毒〕杏仁　芦根　〔猪肝毒〕猪脂顿服五升。垢头巾泡汤服。〔肉脯毒〕韭汁　黄土煮服。地浆　贝子烧，水服。猪骨灰水服。犬屎灰酒服。人屎灰酒服。头垢含咽。

蛊毒

【解毒〔一〕】荠苨解蛊毒、百药毒，饮其汁。蘘荷服汁，蛊立出。卧其叶，即自呼蛊主姓名。山慈姑同大戟、五倍子为紫金丹，服。徐长卿　天麻　钗子股　甘草吐。辟虺雷　升麻吐。锦地罗　吉利草　蘼芜　紫金牛　木香　龙胆草　草犀　格注草吐。独行根　紫菀　马兜铃　郁金下。郁金香　钩吻　金丝草　合子草　芫花下。预知子　荛花下。牵牛子下。鸢尾下。土瓜根吐、下。山豆根　桔梗下。解毒子　鬼臼　白兔藿　连翘　千里及吐、下。羊蹄根

〔一〕毒：此下原有「草部」，以下既不复分部，因删。

泽漆吐。慎火草　常山吐。藜芦　莼　赤车使者　茜根汁　胡麻油吐。糯谷颖煎汁。麦苗汁。小麦面水服。豆豉　胡荽根擂酒。马齿苋汁。大蒜　苦瓠汁吐。鹿藿　百合根　槟榔

大腹皮　桃白皮下。榧子　枣木心吐。龙眼　食茱萸　蜀椒　盐麸子　甜瓜蒂吐。地椒

榴根皮　凫茈　槲树皮　巴豆　椤根皮　苏合香　生漆　相思子　雷丸　桃寄生

猪苓　石南实　桑木心　鬼箭羽　琥珀　半天河　车脂　猪槽水　故锦汁　釜墨

伏龙肝　古镜　朱砂银　铁精　菩萨石　金牙石　雄黄　方解石　长石　代赭石

石胆　黄矾石　白矾石　石蟹　诸盐水　石硷　霹雳砧　斑蝥　蚕蜕纸　五倍子

芫青　露蜂房　蜂子　鲮鲤甲　龙齿　蚺蛇胆及肉。自死蛇　蝮蛇　蛇蜕皮　蛇婆

鲩鱼胆　鱼枕　青鱼枕　鲞鱼枕　龟筒　鲛鱼皮　玳瑁　贝齿子　鹳骨　鹤肫中砂

子磨水服。鸽鸡　白鸡血　鸠血　鸂鸡子　鸡头　鸡屎白　白鸽血　鹧鸪　白鸭血

凫血　孔雀血　白鹇　胡燕屎　鹊脑髓　猪肝　猪屎汁　豚卵　羊肝、肺　羊胆

羖羊角　羖羊皮　犀角　鹿角　灵猫阴　麝香　猫头骨及屎。狐五脏　獭肝　败鼓皮

猬皮　貒膏脑　六畜毛、蹄甲　人牙　头垢　人屎

诸物哽咽

【诸骨哽】缩砂蔤诸骨哽，浓煎咽。艾叶煎酒。地菘同白矾、马鞭草、白梅，丸噙。凤仙子研，水咽。根、叶煎醋。半夏同白芷水服，取吐。云实根研汁咽。瞿麦水服。蔷薇根水服。白敛同白芷，水服。白药煎醋。威灵仙醋浸，丸噙。同砂仁，煎服。鸡苏同朴消，丸噙。丝瓜根烧服。栗荴烧吹。乳香水研。桑椹嚼

咽。金樱根煎醋。浆水脚同慈石、橘红，丸咽。蚯蚓泥擦喉外。蓬砂含咽。桑螵蛸煎醋。蜂蜜噙。鲩鱼胆酒化，取吐。鳜鱼胆取吐。鲫鱼胆点咽。鲇鱼肝同栗子皮、乳香丸，线、绵包吞，钓出。乌贼骨同橘红、寒食面，丸吞。鸭肫衣炙研，水服。雕粪诸鸟兽骨哽，烧灰，酒服。猪膏含咽。羊胫骨〔一〕灰饮服。狗涎频滴。虎骨诸兽骨哽，末，水服。虎屎烧，酒服。狼屎兽骨哽，烧服。鹿角末，咽。筋，吞钓出。〔鸡骨哽〕贯众同缩砂、甘草末，包含。白芷同半夏末服，呕出。缩砂　苎根捣丸，鸡汤化下。凤仙根煎酒。水仙根　玉簪花根汁。萞麻子同百药煎，研服。盐麸子根煎醋，吐。乳香水研。金樱根煎醋。茯苓同楮实末，乳香汤下。五倍子末，掺之，即下。鸡内金烧吹。鸡足距烧水服。翮翎同。〔鱼骨哽〕贯众同前。缩砂浓煎。苎根擂泥，鱼汤下。萞麻子同百药煎，研咽。水仙根　玉簪根并擂汁服。醉鱼草吐。白芍药嚼。马勃蜜丸噙。饴糖含咽。百合涂项外。橘皮噙。橄榄嚼咽。茱萸鱼骨入腹，煎水服，软出。白胶香　木兰皮　皂荚吹鼻。椿子擂酒服，吐之。楮叶汁啜之。嫩皮捣丸，水下二三十丸。桑椹嚼。金樱根煎醋。琥珀珠推〔二〕之。仙人杖煮汁。鬼齿煮汁，或丸含。青鱼胆吐。鲩鱼胆吐。乌贼骨　诸鱼鳞灰水服。鱼笱须烧服。鱼网烧服，或煮汁。鸬鹚头及骨、嗉、喙、翅、屎并烧服。鱼狗烧服，亦煮服。秃鹙喙烧服。獭肝及骨、爪烧服。獭爪项下爬之。海獭皮煮汁。〔金、银、铜、铁哽〕缩砂蔤浓煎服。或加甘草。凤仙子及根擂汁，下铜铁物哽。王不留行误吞铁石，同黄檗，丸服。艾叶煎酒。百部浸酒。木贼为末。并主误吞铜钱。葵汁　薤白并主误吞钱物钗镮，频食取利。饴糖　慈姑汁　凫茈　胡桃并主误吞铜钱，多食之。南烛根水服。白炭烧红研末，水服。石灰同硫黄少许，酒服。胡粉同猪脂服一两。并主误

〔一〕胫骨：原作「骨胫」，今据本书卷五十羊条胫骨附方改。

〔二〕推：原作「椎」，今据外台卷八及本书卷三十七琥珀条附方改。

吞金银铜錢在腹。**水银**误吞金银，服半两即出。**铜弩牙**误吞珠錢，烧，淬水饮。**慈石**误吞铁物，线穿拽之。**古文钱**误吞铁物，用白梅淹烂，捣服一丸，即吐出。**蜂蜜**吞铜錢，服之即出。**鹅羽**误吞金银，烧服。**猪、羊脂**误吞铜錢诸物，多食之，利出。**鸵鸟屎** **貘屎**误吞铜錢砂石入腹，水化服之，即消。**〔竹、木哽〕半夏**服，取吐。**蓖麻子**同凝水石噙，自不见也。**秤锤** **铁锯**弃烧，淬酒饮。**鲩鱼胆**酒服，取吐。**鳜鱼胆**一切骨哽竹木入咽，日久不出，痛刺黄瘦，以一皂子煎酒服，取吐。**鲫鱼胆**点。**象牙**为末，水服。**〔芒刺、谷贼〕舂杵头细糠**含咽。**胡麻**误吞谷麦芒刺，名谷贼，炒研，白湯服。**饴糖**含咽。**鹅涎**下谷贼。**象牙**诸物刺咽，磨水服，即吐。**甑带灰**水服，主草哽。**〔桃、李哽〕狗骨**煮汁，摩头上。**麝香**酒服。**〔发哽〕木梳**烧灰，酒服。**自己发灰**水服一錢。**〔食哽〕鹰屎**烧，水服。

妇人经水

经闭：有血滞，血枯。不调：有血虚者过期，血热者先期，血气滞者作痛。

【活血流气】香附血中之气药。生用上行，熟用下行，炒黑则止血。童尿制，入血分补虚；盐水制，入血分润燥。酒炒行经络，醋炒消积聚，姜炒化痰饮。得参、术，补气；得归、苄，补血；得苍术、芎藭，解郁；得〔一〕卮子、黄连，降火；得厚朴、半夏，消胀；得神曲、枳实，化食；得紫苏、葱白，解表邪；得三棱、莪茂，消积磨块；得茴香、破故纸，引气归元；得艾叶，治血气，暖子宫。乃气病之总司〔二〕，为女科之仙药。**当归**一切气，一切劳。破恶血，养新血，补诸不足。头止血，身养血，尾破血。妇女百病，同地黄丸服。月经逆行，同红花煎服。血气胀痛，同干漆丸服。室女经闭，同没药末，红花酒调服。**丹参**破宿血，生新血，安生胎，落死胎，止血崩带下，调经脉，或前或后，或多或少，兼治冷热劳，腰脊痛，骨节烦疼，晒研，每服二錢，温酒调下。**芎䓖**一切气，一切血，破宿血，养新血，搜肝气，补肝血，润

〔一〕得：原脱，今据本书卷十四莎草香附子条发明补。
〔二〕司：原作「可」，今据本书卷十四莎草香附子条发明改。

肝燥，女人血闭无子，血中气药也。**芍药**女子寒血闭胀，小腹痛，诸老血留结，月候不调。**生地黄**凉血生血，补眞阴，通月水。**兰草**生血和气，养营调经。**泽兰**养营气，破宿血，主妇人劳瘦，女科要药也。**茺蔚子**调经，令人有子，活血行气，有补阴之功。**庵蕳子**同桃仁浸酒，通月经。**玄胡索**月经不调，结块淋露，利气止痛，破血，同当归、橘红丸服。**柴胡**妇人热入血室，寒热，经水不调。**黄芩**下女子血闭淋漏。**茅根**月水不匀，淋沥，除恶血。**莙荙根**通经脉，宜妇人。**醍醐菜**擂酒，通经。**茶汤**入沙糖少许，露一夜，服即通，不可轻视。**铅霜**室女经闭，烦〔一〕热，生地黄汁服。**木香** **乳香** **乌药** **白芷** **桑耳**并主血气。**荔枝核**血气痛，同香附末服。**荜茇**血气痛，经不调，同蒲黄丸服。**附子**通经，同当归煎服。**芥子**酒服末，通月水。**韭汁**治经脉逆行，入童尿饮。**丝瓜**为末，酒服，通月经。**土瓜根**经水不利，同芍药、桂枝、䗪虫为末，酒服。**薏苡根**煎服，通经。**牛膝**血结，经病不调，同干漆，地黄汁丸服。**牛蒡根**月水不通，积块欲死，蒸三次，浸酒日饮。**马鞭草**通月经瘕块，熬膏服。**虎杖**通经，同没药、凌霄花，末服。**蒺藜**通经，同当归末，酒服。**木麻**月闭癥瘕，久服令人有子。**硇砂**月水不通，积聚刺痛，破结血，暖子宫，同皂荚、陈橘皮，丸服。**白垩土**女子寒热癥瘕，月闭无子，子宫冷。**铜镜鼻**血闭癥瘕，伏肠绝孕。**乌金石**通月水，煎湯，服巴豆三丸。**蚕沙**月经久闭，炒，煮酒饮一盏即通。**葛上亭长**血闭癥块，米炒研服。**乌鸦**经闭，炙研，同水蛭等药服。**獭胆**通经，同硇砂等药，丸服。爪同。**白狗屎**月水乍多乍少，烧末酒服。**鼠屎**通经，酒服一錢。**童男童女发**通经，同斑蝥、麝香，末服。**人乳**日饮三合，通经。**水蛭** **地胆** **樗鸡** **五灵脂** **鳖甲** **纳鳖** **穿山甲** **龙胎** **蛤粉** **菩萨石** **铜弩牙** **朴消** **紫荆皮** **木占斯** **桂心** **干漆** **厚朴**煎酒。**栝楼根** **质汗** **甜瓜蔓** **蓬莪茂** **三棱** **枣木** **紫葳** **庵罗果** **桃仁** **牡丹皮** **刘寄奴** **紫参** **姜黄** **郁金** **红蓝花** **瞿麦** **番红花** **续随子**

〔一〕烦：原脱，今据本书卷八铅霜条附方补。

蛇莓 **瓦松** **石帆** **赤孙施** **蒲黄**并破血通经。**大枣**妇人脏燥，悲哭如祟，同小麦、甘草，水煎服。**葶苈**纳阴中，通月水。

【益气养血】**人参**血虚者益气，阳生则阴长也。**术**利腰脐[一]间血，开胃消食。**熟地黄**伤中胞胎，经候不调，冲任伏热，久而无子，同当归、黄连，丸服。**石菖蒲**女人血海冷败。**补骨脂** **泽泻** **阳起石** **玄石** **白玉** **青玉** **紫石英**并主子宫虚冷，月水不调，绝孕。**阿胶**女人血枯，经水不调，无子，炒研酒服。**雀卵** **乌贼鱼骨** **鲍鱼汁**并主女子血枯病，伤肝，唾血下血，通经闭。**驴包衣**天癸不通，煅研，入麝，新汲水下，不过三服。

带下是湿热夹痰，有虚有实。

苍术燥湿强脾，四制丸服。**艾叶**白带，煮鸡子食。**石菖蒲**赤白带下，同破故纸末服。**白芷**漏下赤白，能蚀脓，白带冷痛腥秽，同蜀葵根、白芍、枯矾，丸服。石灰淹过，研末酒服。**草果**同乳香末服。**糯米**女人白淫，同花椒烧研，醋糊丸服。**莲米**赤白带，同白果[二]、江米、胡椒[三]，入乌骨鸡煮食。**白扁豆**炒研，米饮日服。花同。**荞麦**炒焦，鸡子白服。**韭子**白带白淫，醋煮丸服。**芍药**同香附末，煎服。同干姜末服。**沙参**七情内作，或虚冷者，为末，米饮日服。**狗脊**室女白带，冲任虚损，关节重，同鹿茸丸服。亦治妇人。**枸杞根**带下脉数，同地黄，煮酒饮。**椿根白皮**同滑石丸服。同干姜、芍药、黄檗，丸服。**木槿皮**煎酒，止带下，随赤白用。**榆荚仁**和牛肉作羹食，止带下。**茯苓**丸服。**松香**酒煮，丸服。**槐花**同牡蛎末，酒服。**冬瓜仁**炒研，汤服。**牡荆子**炒焦，饮服。**益母**

[一] 脐：原作「髓」，今据政和本草卷六及本书卷十二术条主治改。
[二] 白果：原脱，今据本书卷三十银杏条附方及卷四十八鸡条乌骨鸡附方补。
[三] 椒：原作「粉」，今据本书卷三十银杏条附方及卷四十八鸡条乌骨鸡附方改。

草为末，汤服。夏枯草为末，饮服。鸡冠花浸酒饮，或末服。马齿苋绞汁，和鸡子白服。大蓟根浸酒饮。酢浆草阴干，酒服。椒目炒研，水服。𣗋子同石菖蒲，末服。韭汁同童尿，露一夜，温服。葵叶　葵花治带下，目中溜火，和血润燥，为末酒服，随赤白用。蜀葵根散脓血恶汁，治带下，同白芷、芍药、枯矾，化蜡丸服。败酱治带下，破多年凝血，化脓为水。漏卢产后带下，同艾叶丸服。甑带五色带下，煮汁服。泽兰子女人三十六疾。

马矢蒿　蠡实　紫葳　茜根　白敛　土瓜根　赤地利　鬼箭羽　水芹　蒲黄　景天

猪苓　李根白皮　金樱根　酸榴皮　桃毛　白果　石莲　芡实　城东腐木　橡斗

秦皮　人参　黄芪　肉苁蓉　何首乌　葳蕤　当归　芎䓖　升麻升提。柴胡升提。阳起石　白石脂　五色石脂　玉泉　石胆　代赭石　石硫黄　石硫赤　硇砂并主赤白带下，无子。石灰白带白淫，同茯苓丸服。云母粉水服方寸匕，立见效。禹余粮赤白带，同干姜丸服。石燕月水湛浊，赤带多年，煎饮或末，日服。白矾白淫漏下，经水不利，子肠坚僻，中有干血，烧研，同杏仁丸，纳阴户内。白瓷器主白崩带。伏龙肝炒烟尽，同棕灰、梁上尘服。秋石枣肉丸服。牛角䚡〔一〕烧灰，酒服。狗头骨同上。兔皮灰同上。猪肾宜多食。猪肝同金墨、百草霜，煨食。羊胰酢洗蒸食，数次愈。羊肉产后带下赤白，绝孕，豉、蒜煮熟，入酥食。山羊肉主赤白带。狗阴茎女人带下十二疾。鹿角妇人〔二〕白浊，炒研酒服。鹿茸赤白带，炙末酒服。室女白带，冲任虚寒，同狗脊、白敛〔三〕，丸服。白马左蹄五色带下，烧灰，酒服。驼毛　乌驴皮　牛骨及蹄甲、阴茎　麋角　鹿血　阿胶　丹雄鸡　乌骨鸡　鸡内金　雀肉　雀卵　雀屎

〔一〕䚡：原作「腮」，今据本书卷五十牛条牛角䚡释名及附方改。下同。
〔二〕妇人：原脱，今据本书卷五十一鹿条角附方补。
〔三〕敛：原作「饭」，今据本书卷五十一鹿条茸附方并参照济生方卷六改。

伏翼　五灵脂　鳗鲡鱼　鲤鱼鳞　龙骨　鼍甲　龟甲　鳖肉　鲎鱼骨　海螵蛸　牡蛎粉　马刀　海蛤　蛤粉　蚌粉　蜜蜂子　土蜂子　蚕蜕纸灰。故绵灰。淡菜　海蛇　全蝎　丹参　三七　地榆并主赤白带。贯众醋炙，末服，止赤白带。蛇床子同枯矾，纳阴户。古砖烧赤，安蒸饼坐之。

崩中漏下月水不止，五十行经。

【调营清热】当归漏[一]下绝孕，崩中诸不足。丹参功同当归。芎䓖煎酒。生地黄崩中及经不止，擂汁酒服。芍药崩中痛甚，同柏叶煎服。经水不止，同艾叶煎服。肉苁蓉血崩，绝阴不产。人参血脱益阳，阳生则阴长。升麻升阳明清气。柴胡升少阳清气。防风炙研，面糊煮酒服一錢，经效。白芷主崩漏，入阳明经。香附子炒焦酒服，治血如崩山，或五色漏带，宜常服之。黄芩主淋漏下血，养阴退阳，去脾经湿热。阳乘阴，崩中下血，研末，霹雳酒服一錢。四十九岁，月水不止，条芩醋浸七次，炒研为丸，日服。青蘘汁服半升，立愈。鸡冠花及子为末，酒服。大、小蓟汁煎服。或浸酒饮。菖蒲产后崩中，煎酒服。蒲黄止崩中，消瘀血，同五灵脂末炒，煎酒服。凌霄花为末，酒服。茜根止血内崩，及月经不止。五十后行经，作败血论，同阿胶、柏叶、黄芩、地黄、发灰，煎服。三七酒服二錢。石韦研末，酒服。水苏煎服。柏叶月水不止，同芎药煎服。同木贼炒，末服。槐花漏血，烧研酒服。血崩不止，同黄芩，烧秤锤酒服。淡竹茹崩中，月水不止，微炒，水煎服。黄麻根水煎。甜瓜子月经太过，研末，水服。黑大豆月水不止，炒焦，冲酒。白扁豆花血崩，焙研，饮服。蒸饼烧研，饮服。玄胡索因损血崩，煮酒服。缩砂焙研，汤服。益智子同上。椒目焙研，酒服。胡椒同诸药，丸服。艾叶漏血，崩中不止，

〔一〕漏：原作「酒」，今据政和本草卷八及本书卷十四当归条主治改。

同干姜、阿胶，煎服。**木莓根皮**煎酒，止崩。**续断**　**石莲子**　**蠡实**　**茅根**　**桃毛**　**小檗**　**冬瓜仁**　**松香**　**椿根白皮**　**鹿角**　**鹿茸**　**鹿皿**　**猪肾**　**乌骨鸡**　**丹雄鸡**　**鸡内金**　**雀肉**　**鲎尾**　**蚌壳**　**文蛤**　**海蛤**　**鲍鱼**并主漏下崩中。**毛蟹壳**崩中腹痛，烧研，饮服。**牡蛎**崩中及月水不止，煅研，艾煎醋膏，丸服。**鳖甲**漏下五色，醋炙研，酒服。同干姜、诃黎勒，丸服。**紫矿**经水不止，末服。**鳔胶**崩中赤白，焙研，鸡子煎饼食，酒下。**阿胶**月水不止，炒焦，酒服，和血滋阴。**羊肉**崩中垂死，煮归、节、干姜服。

【止涩】棕灰酒服。**莲房**经不止，烧研，酒服。血崩，同荆芥烧服。产后崩，同香附烧服。**败瓢**同莲房烧服。**丝瓜**同棕烧服。**木耳**炒黑，同发灰服，取汗。**桑耳**烧黑，水服。**槐耳**烧服。**乌梅**烧服。**梅叶**同棕灰服。**荷叶**烧服。**桃核**烧服。**胡桃**十五个，烧研，酒服。壳亦可。**甜杏仁黄皮**烧服。**凫茈**一岁一个，烧研，酒服。**漆器灰**同棕灰服。**故绵**同发烧服。**败蒲席灰**酒服。**木芙蓉花**经血不止，同莲房灰，饮服。**槐枝灰**赤白崩，酒服。**幞头灰**水服。**白纸灰**酒服。**蚕蜕纸灰**同槐子末服。**百草霜**狗胆汁服。**松烟墨**漏下五色，水服。**乌龙尾**月水不止，炒，同荆芥末服。**绵花子**血崩如泉，烧存性，酒服三錢。**贯众**煎酒。**丁香**煎酒。**地榆**月经不止，血崩，漏下赤白，煎醋服。**三七**酒服。**地锦**酒服。**木贼**崩中赤白，月水不断，同当归、芎藭服。漏血不止，五錢，煎水服。血崩气痛，同香附、朴消，末服。**石花**同细茶、漆器末，酒服。**桑花**煎水。**翻白草**擂酒。**醍醐菜**杵汁，煎酒。**夏枯草**研末，饮服。**桂心**煅研，饮服一錢。**何首乌**同甘草，煮酒服。**枎**〔一〕**杨皮**同牡丹、升麻〔二〕、牡蛎煎酒，止白崩。**橡斗壳**　**金樱根**　**榴皮**根同。**鬼箭羽**　**城东腐木**　**石胆**　**代赭石**　**白垩土**　**玄精石**　**硇砂**　**五色石脂**　**太乙余粮**并主赤沃崩中，漏下不止。**赤石脂**月水过多，同补骨脂

〔一〕枎：原作「杕」，今据本书卷三十五枎栘条附方改。

〔二〕升麻：原脱，今据本书卷三十五枎栘条附方补。

末，米〔一〕饮服二錢。**禹余粮**崩中漏下五色，同赤石脂、牡蛎、乌贼骨、伏龙肝、桂心，末服。**伏龙肝**漏下，同阿胶、蚕沙末，酒服。**五灵脂**血崩不止，及经水过多，半生半炒，酒服，能行血止血。为末熬膏，入神曲，丸服。烧存性，铁锤烧淬酒服。**鹊巢**积年漏下，烧研，酒服。**牛角鳃**烧研，酒服。**羊胫骨**月水不止，煅，入棕灰，酒服。**狗头骨**血崩，烧研，糊丸，酒服。**乌驴屎**血崩，及月水不止，烧研，糊丸，酒服。**乌驴皮** **羖羊角**烧。**马悬蹄**煅。**马鬐毛及尾**烧。**牛骨及蹄甲**煅。**孔雀屎**煅。**龙骨**煅。**鼍甲**煅。**海螵蛸** **鲤鱼鳞**并主崩中下血，漏下五色。

胎前子烦，胎啼。

【安胎】黄芩同白术，为安胎清热圣药。**白术**同枳壳丸服，束胎易生。**续断**三月孕，防胎堕，同杜仲丸服。**益母草**子同。胎前宜熬膏服。**丹参**安生胎，落死胎。**青竹茹**八九月伤动作痛，煎酒服。**竹沥**因交接动胎，饮一升。**白药子**胎热不安，同白芷末服。**黄连**因惊胎动出血，酒饮。**知母**月未足，腹痛如欲产状，丸服。**枳壳**腹痛，同黄芩煎服。　同甘草、白术丸服，令胎瘦易生也。**大枣**腹痛，烧研，小便服。**缩砂仁**行气止痛。胎气伤动，痛不可忍，炒研，酒服。　子痫昏瞀，炒黑，酒下。**香附子**安胎顺气，为末，紫苏湯服，名铁罩散。　恶阻，同藿香、甘草末，入盐，湯服。**槟榔**胎动下血，葱湯服末。**益智子**漏胎下血，同缩砂末，湯服。**大腹皮** **榉皮** **陈橘皮** **藿香** **木香** **紫苏**并行气安胎。**芎藭**损动胎气，酒服二錢。亦可验胎有无。**当归**妊娠伤动，或子死腹中，服此，未损即安，已损即下，同芎藭末，水煎服。　堕胎下血，同葱白煎服。**朱砂**上症，用末一錢，鸡子白三枚，和服，未死安，已死出。**葱白**下血抢心困笃，浓煎服，未死安，已死出。**薤白**同当归煎服。**艾叶**妊娠下血，半产下血，仲景胶艾湯主之。　胎动心痛腰胀，或下血，或子死腹中，煮酒服。　胎迫心，煮醋服。**阿胶**胎动下血，葱豉湯化服。　葱、艾

〔一〕米：原作「水」，今据金陵本及本书卷九五色石脂条赤石脂附方改。

同煎服。尿血，饮服。血痢，大便血，煎服。**黄明胶**酒服。**秦艽**同甘草、白胶、糯米，煎服。同阿胶、艾叶，煎服。**木贼**同川芎末，煎服。**生地黄**捣汁，或末，或渍酒，或煮鸡子。**桑寄生**同阿胶、艾叶煎。**酱豆**炒研，酒服。**赤小豆芽**酒服，日三。亦治漏胎。**桃枭**烧服。**莲房**烧服。**百草霜**同棕灰、伏龙肝、童尿、酒服。**鸡子**二枚，生，和白粉食。**鹿角**同当归煎服。腰痛，烧投酒中七次，饮。**生银**煎水，或同苎根煎酒服。**代赭石**　**鹿茸**　**麋角**　**黑雌鸡**　**豉汁**　**大蓟**　**蒲黄**　**蒲蒻**　**卖子木**并止血安胎。**菖蒲**半产下血不止，捣汁服。**荷鼻**胎动见黄水，一个，烧研，糯米湯服。**糯米**胎动下黄水，同黄芪、芎藭，煎服。**秫米**〔一〕同上。**粳米**同上。**蜜蜡**下血欲死，一两，化投酒半升服，立止。**熟地黄**漏胎不止，血尽则胎死，同生地黄末，白术湯服。腹〔二〕痛脉虚，同当归丸服。**苎根**同银煎服。**葵根**烧灰，酒服。**五倍子**酒服。**鸡卵黄**酒煮，日食。**鸡肝**切，和酒食。**龙骨**　**铁秤锤**并主漏胎，下血不止。**人参**　**黄芪**胎前诸虚。〔外治〕**弩弦**胎动上膈，系腰立下。**蛇蜕**胎动欲产，袋盛系腰下。**伏龙肝**研水服。**井底泥**　**犬尿泥**并主妊娠伤寒，涂腹护胎。**嫩卷荷叶**孕妇伤寒，同蚌粉涂腹，并服之。〔子烦〕**竹沥**胎气上冲，烦躁，日频饮之。**葡萄**煎服。擂汁亦佳。**黄连**酒服一錢。**知母**枣肉丸服。**生银**同葱白、阿胶煎服。**蟹爪**煎服。〔胎啼〕**黄连**腹中儿哭，煎汁常呷。

产难

【催生】**香附子**九月十月服此，永无惊恐。同缩砂、甘草末服，名福胎饮。**人参**横生倒产，同乳香、丹砂，以鸡子白、姜汁调服，子母俱安。**白芷**煎服。或同百草霜，童尿、醋湯服。**益母草**难产及子死，捣汁服。**蒺藜子**同贝

〔一〕米：原作「木」，今据本书卷二十三秫条秫米主治及附方改。
〔二〕腹：原作「胎」，本书卷十六地黄条附方同。今并据本事方卷十改。

母末服 催生堕胎，下胞衣。**贝母**末服。**麻子仁**倒产，吞二七〔一〕枚。**黄麻根**煮服，催生破血，下胞衣。**盐豉**烧研，酒服。**皂荚子**吞二〔二〕枚。**柞木皮**同甘草煎服。**乳香**丸服，末服。同丁香、兎胆，丸服。**龙脑**新汲〔三〕水服少许，立下。**凤仙子**水吞。**山楂核**吞。**桃仁**吞。**牛屎中大豆**吞。**槐实**内热难产，吞之。**春杵糠**烧服。

柑橘瓤烧服。**莲花** **胡麻** **赤石脂** **代赭石** **禹余粮** **石蟹** **蛇黄**煮。**鳔胶**烧。**蛟髓**

白鸡距烧，和酒服。**白雄鸡毛**同上。**鸡子白**生吞一枚。**乌鸡冠血** **兎血**同乳香末服。**兎脑**同乳香丸服。头同。**兎皮毛**血上攻心，烧末酒服。**败笔头灰**藕汁服。**鼠灰**酒服。**骡蹄灰**入麝，酒服。**麝香**水服一錢，即下。**羚羊角尖**刮末，酒服。**狗毛灰**酒服。**白狗血**血上攻心，酒服。**猪心血**和乳香、丹砂，丸服。**真珠**酒服一两，即下。**鳖甲**烧末，酒服。**龟甲**烧末，酒服。矮小女子，交骨不开，同〔四〕发灰、川芎〔五〕、当归，酒服。**生龟**临月佩之，临时烧服。**海马** **文鳐鱼**并同。**本妇爪甲**烧末，酒服。**人尿**煎服。**蚕蜕纸灰**同蛇蜕灰，酒服。**土蜂窠**泡湯服。**弹丸**酒服一錢。**松烟墨**水服。**芒消**童尿、酒服。**云母粉**酒服半两，入口即产。**诸铁器**烧赤淬酒。**布针**二七个，烧淬酒。**铁镬锈**同白芷、童尿，入醋服。**马衔**煮汁服，并持之。**铜弩牙**。**古文钱**并淬酒。**铳楔灰**酒服。**箭杆**同弓弦烧，酒服。**弓弩弦**煮汁，或烧灰服。**凿柄木灰**酒服。**破草鞋灰**酒服。**簸箕**淋水服。**车脂**吞二豆许。**夫裩带**烧五寸，酒服。**锺馗左脚**烧末，水服。并主产难，及胞衣不下。**蛇蜕**横生逆产，胎衣不下，炒焦酒服，泡湯浴产门。同蝉蜕、头发，烧研，酒服。**鹿粪**经日不产，干湿各三錢，为末，

〔一〕七：原脱，今据政和本草卷二十四麻蕡条及本书卷二十二大麻条主治补。

〔二〕二：原作「一」，今据千金卷二第五治产难方及本书卷三十五皂荚条「子」附方改。

〔三〕汲：原缺，今据本书卷三十四龙脑香条主治补。

〔四〕同：原作「用」，今据本书卷四十五水龟条龟甲附方改。

〔五〕川芎：原脱，今据本书卷四十五水龟条龟甲附方补。

姜湯下。猪膏化酒，多饮。五灵脂半生半炒，酒服。牛膝酒煎。地黄汁，和酢服。洗儿汤饮。井底泥水服。灶突后黑土酒服。并下胎衣。金箔七片，磨湯服。

【滑胎】榆白皮末。牵牛子末服。并临月服之，滑胎易产。冬葵子末服。同牛膝煎服。根同。葵花横生倒产，酒服。黄葵子湯服。车前子酒服。或同菟絲子。蜀黍根酒服。赤小豆吞之，或煮服。生研水服，治产后月闭。马槟榔细嚼数枚，井水下。当归同芎末，大豆、童尿、流水煎[一]服。慈姑汁，服一升。瞿麦煮汁。酸浆子吞。木通　通草　泽泻　预知子　水松　马齿苋　黄杨叶　海带　麦蘖　滑石　浆水并主产难，横生逆生，胎衣不下。蜂蜜横生难产，同麻油各半碗服，立下。蒲黄日月未足欲产，及胞衣不下，并水服二錢。同地龙、橘皮末服，甚妙。〔外治〕蓖麻仁捣，贴足心。本妇鞋炙，熨腹下。蚁蛭土炒，搨心下。牛屎热涂腹上。并主产难，下生胎、死胎、胞衣。食盐涂儿足，并母腹。釜下墨画儿足。并主逆生。磨刀水盘肠产，摩肠上，內服慈石湯。赤马皮临产坐之。马衔　郎君子　飞生　石燕并临时把之。厕筹烧烟，催生。女中衣覆井上，下胎衣。乳发胎衣不下，撩母口中。市门土八月带之，临产酒服一錢，易产。海马　文鳐鱼　獭皮　生龟并临月佩之。

【胎死】当归同芎末，大豆[二]、童尿、流水煎[三]服。丹参末。黄葵子末。瞿麦煎。益母草汁。贝母末，酒服。鬼臼煎酒。红花煎酒。大麦蘖煎水。麦曲煎水磨胎。紫金藤　苦瓠灰。雀麦煎水。大豆煎醋。胡麻油和蜜。肉桂童尿、酒服末。榆白皮末。皂荚刺灰酒服。木莓根皮破血。炊蔽灰水服。松

〔一〕煎：原脱，今据本书卷十四当归条附方补。
〔二〕大豆：同上。
〔三〕煎：同上。

烟墨水服。蓖麻子四枚，同巴豆三枚，入麝香，贴脐。伏龙肝酒服，仍贴脐下。水银香二两〔一〕，即下。胡粉水服。硇砂同当归酒服。丹砂水煮过，研末酒服。斑蝥一个，烧末，水服。蟹爪同甘草、阿胶，煎服。夜明砂灰酒服。乌鸡煮汁服，仍摩脐下。鸡卵黄和姜汁服。雌鸡屎三七枚，煎水煮米粥食。鹿角屑葱湯服。羊血热饮。人尿煎服。 并下死胎及胎衣。

【堕生胎】附子堕胎，为百药长。天雄 乌喙 侧子 半夏 天南星 玄胡索 补骨脂 莽草 商陆 瞿麦 牛膝 羊踯躅 土瓜根 薏苡根 茜根 蒺藜 红花 茅根 鬼箭羽 牡丹皮 大麦蘖 麦曲 蕳茹 大戟 薇衔 黑牵牛 三棱 野葛 藜芦 干姜 桂心 皂荚 干漆 槐实 巴豆 桡根 衣鱼 蝼蛄 虻虫 水蛭 䗪虫 蛴螬 蚱蝉 斑蝥 芫青 地胆 蜈蚣 蛇蜕 石蚕 马刀 飞生 亭长 蜥蜴 蟹爪同桂心、瞿麦、牛膝为末，煎酒服。鸡卵白三家卵，三家盐，三家水，和服。麝香同桂心。石蟹 硇砂 水银 胡粉 琉璃瓶研末，黄酒服。雄黄 雌黄 朴消 代赭 牛黄 茶汤入沙糖少许，露一夜，胎至三月亦下也。安息香下鬼胎。芫花根下鬼胎癥块，研末一錢，桃仁湯下。内产户，下胎。土牛膝根染麝香，内产户，下胎。苦实把豆儿同上。

产后

【补虚活血】人参血运，同紫苏、童尿，煎酒服。 不语，同石菖蒲、石莲肉〔二〕，煎服。 发喘，苏木湯服末二錢。 秘塞，同麻仁、枳壳，丸服。 诸虚，同当归、猪肾煮食。当归血痛，同干姜末服。 自汗，同黄芪、白芍药，煎

〔一〕二两：水银药性剧毒，量又过大，原书疑误，万勿轻用。
〔二〕石莲肉：原脱，今据本书卷十二人参条附方补。

服。蒲黄血运、血瘕、血烦、血痛、胞衣不下，并水服二钱。或煎服。苏木血运、血胀、血噤，及气喘欲死，并煎服。黄芪产后一切病。杜仲诸病，枣肉丸服。泽兰产后百病。根，作菜食。益母草熬膏，主胎前产后诸病。茺蔚子同上。地黄酿酒，治产后百病。酒服，下恶血。桃仁煮酒。薤白 何首乌并主产后诸疾。麻子仁浸酒，去瘀血，产后余疾。玄参 蜀椒 蚺蛇膏 蛏 淡菜 阿胶并主产乳余疾。童尿和酒，通治产后恶血诸疾。羊肉利产妇字乳余疾。腹痛虚弱，腹痛厥逆，同归、芎、甘草，水煎服。羊脂上症，同地黄、姜汁，煎食。黄雌鸡产后宜食。或同百合、粳米，煮食。黑雌鸡同上。狗头产后血奔入四肢，煮食。繁缕破血，产妇宜食之，或酒炒，或绞汁，或醋糊丸服。马齿苋破血，止产后虚汗及血痢。芸薹子行滞血，治产后一切心腹痛。

【血运】红花煮酒服，下恶血、胎衣。茜根煎水。红曲擂酒。神曲炒研，汤服。虎杖煎水。夏枯草汁。松烟墨磨醋。白纸灰酒服。鳔胶烧末，童尿、酒服。鸡子生吞一枚。产妇血一枣大，和醋服之。接骨木血运烦热，煎服。续断血运寒热，心下硬，煎服。红药子血运腹胀厥逆，同红花煎服。百合血运狂言。香附子血运狂言，生研，姜、枣煎服。漆器烧烟熏。米醋煅炭淬熏。韭菜沃熏。

【血气痛】丹参破宿血，生新血。败芒箔止好血，去恶血，煮酒服。三七酒服。芎䓖 三棱 莪茂 甘蕉根 玄胡索酒服。鸡冠花煎酒。大黄醋丸。虎杖水煎。鏨菜 蒴藋水煎。红蓝花酒煎。赤小豆 羊蹄实 败酱 牛膝 红曲擂酒。槐耳酒服。姜黄同桂，酒服。郁金烧研，醋服。莲薏生研，饮服。生姜水煎。三岁陈枣核烧。山楂水煎。秦椒 桂心酒服。天竺桂 梫木水煎。质汗 芫花同当归末服。榈木水煎。庵蕳苗或子，童尿、酒煎。刘寄奴煎或末。天仙藤炒研，童尿、酒服。没药同血竭、童尿、酒。慈姑汁，服一升，主血闷攻心欲死。荷叶炒香，童尿服。枳实同酒炒芍药，煎服。石刺木煎汁。紫荆皮醋糊丸服。鬼箭羽同当归、红花煎。或同四物汤。琥珀入丸、散。茱萸根白皮 升麻煎酒。

麻黄煎酒。布包盐煅服。釜下墨酒服。伏龙肝酒服立下。户限下土酒服。自然铜煅，淬醋饮之。铁斧烧，淬酒饮。铁秤锤同上。石琅玕磨水。乌金〔一〕石烧赤淬酒，同煅过寒水石，末服。姜石同代赭石丸服。蟹爪酒、醋煎服。血不下，煮蟹食之。鸡子白醋吞一枚。羊血血闷欲绝，热饮一升。鹿角烧末，豉〔二〕汁服。羚羊角烧末，酒服。海马 白僵蚕 五灵脂 伏翼 龙胎 兔头炙热，摩腹痛。干漆产后青肿疼痛，及血气水疾，同麦芽煅研，酒服。

【下血过多】贯众心腹痛，醋炙，研末服。艾叶血不止，同老姜煎服，立止。感寒腹痛，焙熨脐上。紫菀水服。石菖蒲煎酒。槠木皮煎水。椿白皮 桑白皮炙，煎水。百草霜同白芷末服。乌毡皮酒服。并止血。鳝鱼宜食。凌霄花并主产后恶漏淋沥。旋覆花同葱煎服。紫背金盘酒服。小蓟同益母草煎服。代赭石地黄汁和服。松烟墨煅研酒服。 并主堕胎下血不止。

【风痉】荆芥产后中风，痉直口噤，寒热不识人，水煎入童尿、酒服。或加当归。白术同泽泻煮服。羌活研末，水煎。黑大豆炒焦冲酒。穞豆同上。鸡屎炒焦冲酒。白鲜皮余痛，中风，水煎服。竹沥 地榆并主产乳痉疾。鸡苏产后中风，恶血不止，煎服。井泉石产后搐搦。鹿肉产后风虚邪僻。

【寒热】柴胡 白马通灰水服。羖羊角灰酒服。 并主产后寒热闷胀。苦参主产后烦热。甘竹根烦热，煮汁。松花壮热，同芎、归、蒲黄、红花、石膏，煎服。知母 猪肾煮食。狗肾煮食。 并主产后蓐劳寒热。

【血渴】黄芩产后血渴，同麦门冬煎服。紫葛烦渴，煎呷。芋根产妇宜食之，破血。饮汁，止渴。〔咳

〔一〕金：原作「淦」，今据本书卷九石炭条释名及附方改。
〔二〕豉：原作「豆」，今据本书卷五十一鹿条角附方改。

逆】石莲子产后咳逆，呕吐心忡，同茯苓、丁香〔一〕末，米饮〔二〕服。**壁钱窠**产后咳逆，三五日欲死，煎汁呷之。

【下乳汁】母猪蹄同通草煮食，饮汁。**牛鼻**作羹食，不过三日，乳大下。**羊肉**作臛食。**鹿肉**作臛食。**鼠肉**作羹臛食。**死鼠**烧末，酒服。**鲤鱼**烧服二钱。鳞灰亦可。**鲍鱼汁**同麻仁、葱豉，煮羹食。**虾汁**煮汁或羹。**胡麻**炒研，入盐食。**麻子仁**煮汁。**赤小豆**煮汁。**豌豆**煮汁。**丝瓜**烧存性，研，酒服取汗。**莴苣**煎汁服。子，研，酒服。**白苣**同上。**木馒头**同猪蹄煮食。**通草**同上。**贝母**同知母、牡蛎粉，以猪蹄汤日服。**土瓜根**研末，酒服，日二。**栝楼根**烧研酒服，或酒、水煎服。**栝楼子**炒研，酒服二钱。**胡荽**煮汁或酒。**繁缕　泽泻　细辛　殷糵**并下乳汁。**石锺乳粉**漏卢汤调服一钱，乳下止。**石膏**煮汁服。**王不留行**通血脉，下乳汁之神品也。**穿山甲**炮研，酒服二钱，名涌泉散。**蜜蜂子**炒治食。**漏卢　飞廉　荆三棱**并煎水洗乳。

【回乳】神曲产后无子饮乳，欲回转者，炒研，酒服二钱，此李濒湖自制神方也。**大麦糵**炒研，白汤服二钱。**缴脚布**勒乳一夜，即回。

【断产】零陵香酒服二钱，尽一两，绝孕。**薇衔**食之令人绝孕。**凤仙子**产后吞之，即不受胎。**玉簪花根**产后同凤仙子、紫葳、丹砂作丸服，不复孕。**马槟榔**经水后常嚼二枚，井水下，久则子宫冷不孕也。**白面**每经行后，以一升浸酒，三日服尽。**印纸灰**产后以水服二钱，令人断产。**水银　黑铅**并冷子宫。**牛膝　麝香　凌霄花**

阴病

【阴寒】吴茱萸同椒。**丁香　蛇床子**并塞。**硫黄**煎洗。

〔一〕茯苓丁香：原作「黄苓」，今据本书卷三十三莲藕条莲实附方改。
〔二〕米饮：原作「水煮」，据改同上。

【阴吹】乱发妇人胃气下泄，阴吹甚喧，宜猪膏煎乱发化服，病从小便出。

【阴肿痛】白敛　白垩土并主女阴肿痛。　肉苁蓉　牛膝煮酒服。　蛇床子洗。　卷柏洗。　枸杞根洗。　诃黎勒和蜡烧熏。　枳实炒煎。　炒盐熨。　并主女人阴痛。　黄芪主妇人子脏风邪气。　防风得当归、芍药、阳起石主妇人子脏风。　黄连　菊苗　羌活　白芷　藁本　荜茇　白鲜皮　地锦　干漆　槐实　阳起石并主女人疝瘕痛。　蜀羊泉女人阴中内伤，皮间实积〔一〕。　泽兰洗。　大豆和饭杵，纳。　桃仁烧傅。　并主产后阴肿。　青布灰同发灰服。　五倍子末傅。　并主交接后血出不止。

【阴痒、阴蚀】蛇床子　小蓟　狼牙　瞿麦　荆芥同牙皂、墙头腐草，煎洗。　五加皮　槐白皮　槐耳　桑耳　芜荑　胡麻　枸杞根　椿白皮同落雁木煎汤。　城东腐木　猪胆并煎汤熏洗。　鲤鱼骨　桃仁并烧烟熏。　桃叶杵。　杏仁烧研。　羊蹄根末，和鲤鱼脑。　鳗鲡　雄鸡肝　猪肝　羊肝　狗阴茎　狐阴茎并捣内阴中，主阴痒、阴蚀有虫。　石胆　黑石脂　孔公蘗　土殷蘗　白矾　硫黄　龟甲烧。　鲫胆骨灰同。　鲤骨灰。　鸡子同光粉炒。　乌鲗骨并主女人阴痒、阴蚀、阴疮。　箭笱　针线袋并主产后肠痒，密安席下。

【阴脱】土瓜根妇人阴㿗，同桂枝、芍药、䗪虫为末，酒服。　慈石子宫不收，名瘣疾，煅，酒淬丸服。　穿山甲妇人阴㿗，硬如卵状，炙研酒服。　升麻　柴胡并升提。　羌活煎酒服。　枯矾阴脱作痒，酒服，日三。　车脂煮酒。　景天酒服。　鳖头灰水服。　人屎炒赤，酒服，日三。　狐阴茎并主产后子肠脱下。　蓖麻子贴顶心及脐。　蝎吹鼻。　半夏生产，子肠先下，产后不收，以末嗃鼻则上。　白及同乌头末，纳之。　铁炉中紫尘同羊脂熨纳之。　茄根灰纳之。　铁胤粉同龙脑少许，研水刷之。　羊脂频涂。　鲫鱼头烧傅。　兔头烧傅。　五倍子矾汤洗后傅之。　石灰

〔一〕实积：原作「积实」，今据政和本草卷九及本书卷十六蜀羊泉条主治改。

炒，淬水洗。皂荚根皮、子同楝皮、石莲子，煎汤熏洗。蛇床子　老鸦蒜　老鸦眼睛草　簟竹根并煎水熏洗。胡麻油煎热熏洗，皂角末吹鼻。枳壳煎，浴产后肠出。铁精和羊脂炙熨。五灵脂　白鸡翎　鼠屎并烧烟熏。

【产门不合】石灰炒热，淬水洗。

【产门生合】铅作铤日纴。石灰铜錢割开，傅之止血。

【脬损】黄绢女人交接及生产损脬，小便淋沥不断，以炭灰淋汁煮烂，入蜜蜡、茅根、马勃，煎汤日服。一同白牡丹皮、白及末，水煎日服。

小儿初生诸病

沐浴　解毒　便闭　无皮　不啼　不乳　吐乳　目闭　血眼　肾缩　解颅　囟陷
囟肿　项软　龟背　语迟　行迟　流涎　夜啼　脐肿　脐风

【沐浴】猪胆　黄连　梅叶同桃、李叶。益母草　虎骨并煎汤浴儿，不生疮疥诸病。轻粉浴讫，以少许摩身，不畏风，又解诸毒。

【解毒】甘草汁。韭汁并灌少许，吐出恶水、恶血，永无诸疾。豆豉浓煎，喂三、五口〔一〕，胎毒自散。胡麻生嚼，绢包与咂，其毒自下。粟米粥日嚼少许，助谷神。朱砂蜜和豆许。牛黄蜜和豆许。黄连灌一匙。并解胎毒及痘毒。脐带初生下三日，以本带烧灰乳服，可免痘患。

【便闭】胡麻油初生大小便不通，入芒消少许，煎沸，徐灌即通。甘草同枳壳煎水灌。葱白尿不通，煎乳灌之。轻粉先咂胸、背、手足心并脐七处，以蜜化三分，与服即通。

【无皮】白米粉　车辇土　密陀僧初生无皮，并扑之，三日即生。

〔一〕口：原作「日」，今据本书卷二十五大豆豉条附方改。

【不啼】冷水灌少许，外以葱鞭之。

【不乳】水银香米粒大，下咽即乳，咽中有物如麻子也。凌霄花百日儿忽不乳，同蓝汁、消、黄，丸服。

【吐乳】蓬莪茂同绿豆煎乳，调牛黄服。蘧蒢同牛黄、食盐少许，煎人乳服。

【目闭】甘草月内目闭不开，或肿涩，或出血，名慢肝风，猪胆汁炙，研末灌之。苍术上症，用二錢，入猪胆汁中，煮热熏之，嚼汁哺之。芎藭小儿好闭目，或赤肿，脑热也，同朴消、薄荷末，吹鼻中。熊胆蒸水频点之，内服四物加天花粉、甘草。

【血眼】杏仁嚼乳汁点之。

【肾缩】吴茱萸同大蒜、硫黄涂其腹，仍用蛇床子烧烟熏之。

【解颅】防风同白及、柏子仁末，乳和。天南星醋和。漆花 榔榆皮 蟹螯灰同白及末。鼠脑 猪颊车髓 黄狗头炙研，鸡子白和。驴头骨及悬蹄灰油和。拼日涂。丹雄鸡冠血滴上，以赤芍末粉之。

【囟陷】乌鸡骨同地黄末服。乌头同附子、雄黄末贴。半夏涂足心。

【囟肿】黄蘗水和，贴足心。

【项软】附子同南星贴。蓖麻子病后天柱骨倒，同木鳖子仁贴之。

【龟背】红内消龟尿[一]调涂，久久自愈。

【语迟】百舌鸟炙食。伯劳踏枝鞭之。

【行迟】五加皮同木瓜末服。木占斯

〔一〕尿：原作「屎」，今据本书卷十八何首乌条附方改。

【流涎】半夏同皂荚子仁，姜汁丸服。牛噍草服。鹿角末，米饮服。白羊屎频纳口中。东行牛涎涂。桑白皮汁涂。天南星水调贴足。

【夜啼】〔内治〕当归胎寒好啼，日夜不止，焙研，乳和灌。前胡蜜丸服。刘寄奴同地龙为末服。伏龙肝丹砂、麝香丸服。灯花抹乳头吮。胡粉水服三豆。硫黄同黄丹煅，埋过，丸服。白花蛇睛研，竹沥灌。虎睛研，竹沥灌。牛黄乳汁化豆许灌。狼屎中骨烧灰，水服。或加豺皮灰。缚猪绳灰水服。巴豆〔时珍曰〕小儿夜啼，多是停乳腹痛，余每以蜡匮巴豆药一、二丸服之，屡效。〔外治〕牵牛子 五倍子 牛蹄甲 马蹄 马骨并贴脐。狗毛绛袋盛，系儿臂。鸡屎浴儿，并服少许。猪窠草 鸡窠草 井口边草 白雄鸡翎 牛屎并密安席下。土拨鼠头骨 烧尸场土并安枕旁。仙人杖安身畔。树孔中草著户中。古榇板点灯照之。

【脐肿】荆芥煎汤洗后，煨葱贴之，即消。桂心炙熨。东壁土 伏龙肝 白石脂 枯矾 车脂 龙骨 海螵蛸 猪颊车髓同杏仁捣。脐带灰同当归、麝。油发灰 当归 甑带灰 绯帛灰 锦灰 绵灰并傅脐湿或肿。

【脐风】独蒜安脐上，灸至口出蒜气，仍以汁嗜鼻。盐豉贴脐灸之。枣猫同诸药贴灸。鲫鱼先以艾灸人中、承浆，烧研酒服。全蝎酒炙研，入麝服。白僵蚕二枚，炒研，蜜服。守宫以丹砂养赤，为末，薄荷汤服。猴屎烧研蜜服。牛黄竹沥化服。白牛屎涂口中。鸡屎白口噤，面赤属心，白属肺，酒研，或水煮汁服。猪脂百日内噤风，口中有物如蜗牛、白虫者〔一〕，擦之令消。驴毛入麝炒焦，乳汁和服。乌驴乳 猪乳 牛涎 牛龆草汁 大豆黄卷汁并灌之。钓藤同甘草煎服。夜合花枝煮汁，拭小儿撮口。葛蔓烧灰点咽。天浆子同

〔一〕者：原作「也」，今据本书卷五十豕条脂膏附方改。

僵蚕、轻粉灌之。同蜈蚣烧服。甘草浓煎。蛇莓汁并灌之，吐痰涎。

惊痫有阴阳二证。

【阳证】黄连平肝胆心风热。羌活　龙胆草　青黛　金银薄　铁粉　剪刀股　马衔　铁精　铜镜鼻　雄黄　代赭石　鳖甲　鲮鲤甲　全蝎　守宫　龙骨齿、脑、角同。真珠　牡蛎粉　蛇蜕　白花蛇　乌蛇　伏翼　五灵脂　牛胆　牛黄竹沥化服。驼黄　野猪黄　熊胆　鲊答　羚羊角　狐肝、胆　蛇黄并平肝风，定惊痫。甘草泄心火，补元气。煎汁吐撮口风痰。钓藤同甘草煎服，主小儿寒热，十二惊痫，胎风。丹砂色赤入心，安神除热。月内惊风欲死，涂五心。惊热多啼，同牛黄服。客忤卒死，同蜜服。惊忤不语，血入心窍，猪心血丸服。急惊搐搦，同天南星、全蝎末服。卢会　龙脑引经。石菖蒲　柏子仁　茯神　茯苓　牡丹皮　琥珀　荆沥　淡竹沥　淡竹叶　竹茹　木通　天竹黄　铅霜　黄丹　紫石英　菩萨石　玳瑁　象牙　犀角磨汁服。天浆子研汁服。同全蝎、丹砂丸。田螺并主心经痰热惊痫。腊雪止儿热啼。油发灰乳服，止儿惊啼。发髲合鸡子黄煎，消为水服，主小儿惊热百病。月经惊痫发热，和青黛水服二〔一〕钱，入口即定。黄芩肺虚惊啼，同人参末服。桔梗　薄荷　荆芥　防风　藁本　紫菀　款冬花并主惊痫，上焦风热。桑根白皮汁。细辛　驴乳　驴毛　牛鼻津　白狗屎　马屎中粟并主客忤惊热。慈石炼汁。地黄　玄石并主养肾定惊。乳香同没药服。阿魏同炮蒜丸服。并主盘肠痛惊。半夏　天南星　枳壳　杏仁　神曲　僵蚕　青礞石　金牙石　白矾　石绿　石油　水银　粉霜　轻粉　银朱　雷墨并主惊

〔一〕二：本书卷五十二妇人月水条附方作「一」，并云：「量儿加减」。

痫，风痰热痰。薇衔　女萎　女菀　莽草　芜荑　白鲜皮　蜀羊泉　鲤鱼脂　蜂房　鹳屎　鸭血　鸡子　雄鸡血　鸡冠血　鸡屎白　猪心　猪卵　猬皮灰。虎睛魄、鼻、爪并同。猴头骨　狗屎屎中骨同。六畜毛、蹄甲　牛拳木煎服。车脂纳口中。胡燕窠土并主惊痫。蜥蜴同蜈蚣、螳螂嗃鼻，定搐。蓝叶同凝水石傅头上。厕筹烧贴囟，治惊窜。白玉同寒水石涂足心，止惊啼。老鸦蒜同车前子末，水调贴[一]手足心，主急惊。牡鼠煎油，摩惊痫。黄土熨惊风遍身乌色。灯火焠。李叶　榆叶　马绊绳并煎水浴。安息香烧之，辟惊。鹅毛　雁毛并主小儿辟惊痫。

【阴证】黄芪　人参同黄芪、甘草，治小儿胃虚而成慢惊，乃泄火补金、益土平木之神品。天麻定[二]风神药。天南星慢惊，同天麻、麝香服，或丸服，坠痰。暑毒入心，昏迷搐搦，同白附子、半夏生研，猪胆丸服。附子慢惊，同全蝎煎服。尖，吐风痰。吹鼻，治脐风。乌头同上。蜀椒同牡蛎煎醋服。胡椒慢脾风，同丁香、羊屎末服。蚤休惊痫，摇头弄舌，热在腹中。慢惊带阳症，同栝楼根末服。乌药磨汤服。开元钱慢脾惊风，利痰奇妙，以一个烧出珠子，研末，木香汤下。骐驎竭同乳香丸服。麻黄吐泄后慢惊脾风，同白术、全蝎、薄荷末服。桂心平肝。焰消　硫黄金液丹。升麻　远志　蛇床子　缩砂　曼陀罗花并主慢惊阴痫。羊肉头、蹄、头骨并同。羊乳　鹿茸　马阴茎及鬐毛并主阴痫。独头蒜灸脐及汁嗃鼻。芸薹子同川乌末，涂顶。

诸疳虚热有虫。

黄连猪肚蒸丸，治疳杀虫。小儿食土，以汁拌土，晒与之。胡黄连主骨蒸疳痢。潮热，同柴胡服。疳热

〔一〕子末水调贴：原脱，今据本书卷十三石蒜条附方补。

〔二〕定：原作「足」，今据本书卷十二赤箭天麻条释名及发明改。

肚胀，同五灵脂丸服。肥热疳，同黄连、朱砂安猪胆内煮熟，入卢会、麝香丸服。**青黛**水服，主疳热疳痢，杀虫。**使君子**主五疳虚热，杀虫健脾胃，治小儿百病。**卢会**上症，同使君子丸服。**大黄**熬膏丸服，主无辜闪癖瘰疬。**黑牵牛**疳气浮肿，同白牵牛半生半炒、陈皮、青皮等分，丸服。**橘皮**疳瘦，同黄连、麝香、猪胆丸服。**楝实**五疳，同川芎、猪胆丸服。**轻粉**吃泥肚大，沙糖丸服。**绿矾**疳气，火煅醋淬，枣肉丸服。**蚕蛹**煮食，治疳气，退热杀虫。**白僵蚕**久疳，天柱骨倒，炒研，薄荷汤每服半钱。**粪蛆**主一切疳，研末，麝香汤服。或入甘草末。或烧灰拌食物。蛤蟆生蛆尤妙。**蜘蛛**烧啖，主大腹疳。**夜明砂**一切疳病，研末，猪肉汁服，取下胎毒。无辜疳，末拌饭食之。魃病，绛袋佩之。**五灵脂**五疳潮热有虫，同胡黄连、猪胆丸服。**野猪黄**水研日服。胆同。**牡鼠**炙食，主寒热诸疳。作羹，甚瘦人。哺露大腹，炙食之。**鼠屎**疳病大腹，同葱、豉煎服。**柴胡** **前胡** **甜瓜叶** **阿勃勒**并主疳热。**萹蓄**魃病。**漏卢**煮猪肝食。**苦耽** **离鬲草** **白矾**并主无辜疳疾。**益母草**煮粥。**樗根皮**丸服。**胡粉**同鸡子蒸，或炒。**鸡子**入轻粉、巴豆蒸食。**大枣** **狼把草** **鳖血** **鳗鲡** **狸头骨**猫骨同。**豺皮** **兔屎** **獾肉** **鹑**并主疳痢。**葛勒蔓**疳痢，吹肛。**鹈鹕觜**久痢成疳，烧末水服。**蔷薇根** **芜荑** **羊蹄根** **虎胆** **熊胆** **猪胆**并杀疳虫。**蚺蛇胆**灌鼻，治脑疳。灌肛，治疳痢。**鲫鱼胆**灌鼻，治脑疳。**白棘针**同瓜丁研末〔一〕，嗃鼻，主诸疳。**菖蒲** **冬瓜** **柳枝及白皮** **郁李根** **楮叶**并煎汤浴儿。**伯劳**〔二〕 **白马眼**并小儿魃病佩之。

痘疮

【预解】**黄连** **脐带**并见初生下。**葵根**煮食。**黑大豆**同绿豆、赤小豆、甘草煮食饮汁。**胡麻油**煎浓

〔一〕同瓜丁研末：原倒置作「研末同瓜丁」，今据本书卷三十六白棘条附方改正。

〔二〕伯劳：本书卷四十九伯劳条毛主治云：「小儿继病，取毛带之」。据此伯劳下应补「毛」字。

食，外同葱涎摻周身。朱砂蜜调服。白水牛虱焙研，作面饼食。生玳瑁同生犀磨汁，日服。兔肉腊月作酱食。兔血同朱砂或雄黄作丸服。白鸽除夕食之，以毛煎水浴儿。卵，入厕中半日，取白和丹砂丸服，毒从二便出。鸡卵入蚯蚓蒸熟，立春日食。　童尿或厕坑中浸七日，洗净煮食。鹤卵煮食。鹳卵煮食。丝瓜蔓　壶卢须　兔头　鳢鱼并除夕煎湯浴儿，令出多者少，少者无。

【内托】升麻解毒，散痘疹前热。柴胡退痘后热。牛蒡子痘出不快，便闭，咽不利，同荆芥、甘草煎服。贯众同升麻、芍药煎。老丝瓜烧研，沙糖水服。山楂水煎。　干陷，酒煎。荔枝浸酒。　壳，煎湯。葡萄擂酒服。橄榄研。胡桃烧研，胡荽酒服。胡荽浸酒服。泰和老鸡五味煮食。竹笋湯。虾汤　鱼汤　生蚬水并主痘出不快。　黄芪主气虚色白不起。人参同上。甘草初出干淡不长，色白不行浆，不光泽，既痂而胃弱不食，痘后生痈肿，或溃后不收，皆元气不足也，并宜参、芪、甘草三味主之，以固营卫，生气血。或加糯米助肺，芎藭行气，芍药止痛，肉桂引血化脓。芎藭　芍药　肉桂　糯米　肉豆蔻止泻。丁香灰白不起，脾胃虚弱。麻黄风寒倒陷，蜜炒酒服。猪心血痘疮倒黡，同片脑酒服。引入心经，同乳香丸服。猪齿　猫头　猫牙同人、猪、犬[一]牙烧灰，水服。猫屎同人、狗、猪屎烧灰，水服。狗屎中粟末服一[二]錢。人牙烧，入麝香酒服。人中白烧研，湯服。天灵盖烧研，酒服三分。或加雄黄。白丁香研末，入麝，酒服。鹗头烧研，水服。老鸦左翅烧灰，猪血丸服。　并主陷下。大戟变黑归肾，研末水服。威灵仙上症，同片脑服。紫草血热紫赤便闭者宜之。同红花、蝉蜕煎服。红花和血。燕脂干红，同胡桃服。　点痘疔。　点目，令不入目。犀角磨汁。玳瑁磨汁。桦皮煮汁。　并主紫赤干红。抱过鸡子壳倒陷便血昏睡，焙研，湯服五分，仍涂胸、背、风池。猪膘便闭，煮食。灯

[一] 犬：原作「獭」，今据本书卷五十一猫条牙主治及本书卷五十二人部牙齿条附方无价散改。

[二] 一：本书卷五十狗条屎中粟附方作「二」，宜量儿加减。

心草烦喘，小便不利，同鳖甲煎服。**牛黄**紫黑，谵语发狂，同丹砂、蜜服。**丹砂**入心狂乱，同益元散、片脑、麝香，每灯草汤〔一〕服。**山豆根**咽痛不利。**白柹**痘入目，日食之。**真珠**痘疔，研末，水服。**桃胶**痘后发搐，酒化服。**象牙**痘不收，炒研，水服。**黄明胶**瘢痕，水化服。

【外治】沉香同乳香、檀香烧烟，辟恶气，托痘。**稻草** **猪爪壳**并烧烟，辟恶气。**胡荽**〔二〕煎酒喷儿，并洒床帐席下。**杨柳根**〔三〕风寒出不快，煎汤浴。**茱萸**口噤，嚼一二粒抹之。**茶叶**烧熏痘痒。**马齿苋**灰。**败茅** **黄绢**灰。**海螵蛸**末。**黄牛屎**灰。**荞麦** **大豆** **赤小豆** **豌豆** **绿豆**并研傅烂痘及痈。**枇杷叶**洗烂痘。**青羊脂**摩豆疮如疥。**姜石** **芒消**并涂豆毒。**雄黄**痘疔，同紫草末，燕脂水涂。**蚕茧**同白矾煅，傅痘痈。**蜂蜜** **酥油**并润痘痂欲落不落，且无瘢痕。**白僵蚕**用雄鸡尾浸酒，和涂豆瘢。**密陀僧**人乳调涂豆瘢。**猪肉汁** **马肉汁**并洗痘瘢。**柳叶**暑月生蛆，铺卧引之。**毕澄茄**嚏鼻，治痘入目。

小儿惊痫〔四〕有阴阳二证。

【阳证】甘草补元气，泻心火。小儿撮口发噤，煎汁灌之，吐去痰涎。**黄连**平肝胆心火。**胡黄连** **黄芩**小儿惊啼，同人参末服。**防风**治上焦风邪，四肢挛急。**羌活**诸风痫痓，去肾间风，搜肝风。**白鲜皮**小儿惊痫。**老**

〔一〕麝香每灯草汤：原作「水」，今据本书卷九滑石条附方补正。

〔二〕胡荽：此下杨柳根等二十七味，原误列在小儿惊痫阴证桔梗之后，今移回。又，原本胡荽下尚有缚猪绳及注十一种，均系夜啼方，已见前，今删去。

〔三〕杨柳根：本书卷三十五水杨条枝叶发明作「水杨枝叶」应据改。

〔四〕小儿惊痫：前已有惊痫一门，此处重出。阳证用药大致相同而味数稍多；阴证除参、芪、桔梗外，误列痘疮外治药杨柳根等二十七味，今已移回。

鸦蒜主急惊，同车前子末，水调〔一〕贴手足心〔二〕。**龙胆**骨间寒热，惊痫入心。**细辛**小儿客忤，同〔三〕桂心纳口中。**薇衔**惊痫吐舌。**薄荷**去风热。**荆芥**一百二十惊，同白矾丸服。**牡丹**惊痫瘈瘲。**藁本**痫疾脊厥而强。**莽草**摩风痫，日数十发。**半夏**吹鼻。**青黛**水服。**蓝叶**同凝水石傅头上。**女萎** **女菀** **紫菀** **款冬花**惊痫寒热。**蜀羊泉**小儿惊。**蛇莓**孩子口噤，以汁灌之。**凌霄花**百日儿无故口青〔四〕不乳，同蓝叶、消、黄丸服。**葛蔓**小儿口噤，病在咽中，烧灰点之。**钩藤**小儿寒热，十二惊痫瘈瘲，客忤胎风，同甘草煎服。**石菖蒲**客忤惊痫。**曲**食痫。**淡竹笋**消痰热，小儿惊痫天吊。**李叶**浴惊痫。**杏仁** **柏子仁**小儿躽〔五〕啼惊痫，温水服之。**乳香**同甘遂服。**没药**盘肠气痛，同乳香服。**阿魏**盘肠痛，同蒜炮，丸服。**安息香**烧之，辟惊。**芦荟**镇心除热。**夜合花枝**小儿撮口，煮汁拭洗。**榆花**浴小儿痫热。**芜荑**惊后失音，同曲、蘖黄连丸服。**龙脑**入心经，为诸药使。**桑根白皮汁**治天吊惊痫客忤。**枳壳**惊风搐搦痰涎，同豆豉末，薄荷汁服。**荆沥**心热惊痫。**茯苓** **茯神**惊痫。**琥珀**胎惊，同防风、朱砂末服。 胎痫，同朱砂、全蝎末服。**淡竹叶** **青竹茹** **竹沥**惊痫天吊，口噤烦热。**天竹黄**惊痫天吊，去诸风热。**车脂**止惊啼，纳口中。**马绊绳**煎洗儿痫。**木牛拳**煎服，止儿痫。**厕筹**贴囟，治惊窜。**灯火**焠惊风。**腊雪**小儿热啼。**黄土**熨惊风，遍身乌色。**胡燕窠土**小儿惊痫。**金箔** **银箔**风热惊痫，镇心安魂。**锡吝脂**小儿天吊搐搦，同水银、牛黄丸服。**铅霜**去积热痰涎，镇惊，同牛黄、铁粉服。 惊风喉闭口紧，同蟾酥少许，乌梅蘸擦牙关。**黄丹**惊痫，镇心安神。**铜镜鼻**客忤惊痫面青，烧焠酒饮。**铁粉**惊痫发热多涎，镇心抑肝，水服少许。或加丹砂。**铁**

〔一〕子末水调：原脱，今据本书卷十三石蒜条附方补。
〔二〕心：同上。
〔三〕同：原脱，今据本书卷十三细辛条附方并按上下文义补。
〔四〕青：原脱，今据本书卷十八紫葳条附方补。
〔五〕躽：原缺，今据本书卷三十四柏条柏实附方补。

精风痫。**铁华粉**虚痫。**剪刀股**惊风。**马衔**风痫。**白玉**小儿惊啼，同寒水石涂足心。**紫石英**补心定惊。风热瘈瘲，同寒水石诸药煎服。**菩萨石**热狂惊痫。**朱砂**色赤入心，心热非此不除。月内惊风欲死，磨水涂五心。惊热多啼，同牛黄末服。客忤卒死，蜜服方寸匕。惊忤不语，血入心窍，猪心血丸服。急惊搐搦，同天南星、全蝎末服。**水银**惊〔一〕热涎潮，同南星、麝香服。**粉霜** **轻粉**并下痰涎惊热。**银朱**内钓惊啼，同乳香、大蒜丸服。**雄黄**惊痫，同朱砂末服。**石油**小儿惊风，化和丸散服。**慈石**养肾止惊，炼水饮。**玄石** **代赭**小儿惊风入腹。急惊搐搦不定，火煅醋淬，金箔汤服一钱。**石绿**同轻粉，吐急惊。**礞石**惊风痰涎，煅研服，亦丸服。**金牙石** **蛇黄** **雷墨** **盐豉**小儿撮口，贴脐灸之。**露蜂房**惊痫瘈瘲寒热，煎汁服。**螳螂**定惊搐，同〔二〕蜈蚣、蜥蜴嗃鼻。**天浆子**急慢惊风，研汁服。同全蝎、朱砂丸服。噤风，同蜈蚣烧，丸服。脐风，同僵蚕、腻粉灌之。**白僵蚕**惊痫客忤，去风痰。撮口噤风，为末蜜服。烧地，以大蒜泥制，嗃鼻〔三〕。**枣猫**脐风。**全蝎**小儿惊痫风搐，薄荷包炙研服。胎惊天吊，入朱砂、麝香。或丸服。风痫及慢惊，用石榴煅过末服。慢惊，同白术、麻黄末服。脐风，同麝服。**玳瑁**清热，止急惊客忤。**鳖甲**小儿惊痫，炙研乳服。**真珠**小儿惊热。**田螺壳**惊风有痰。**牡蛎**安神去烦，小儿惊痫。**龙骨**小儿热气惊痫，安神定魂魄。**龙齿**小儿五惊十二痫，身热不可近。**龙角**惊痫瘈瘲，身热如火。**鲮鲤甲**〔四〕肝惊。**乌蛇** **守宫**风痉惊痫。心虚惊痫。**蛇蜕**小儿百二十种惊痫瘈瘲，弄舌摇头。**白花蛇**小儿风热，急慢惊风搐搦。**鲤鱼脂**小儿惊忤诸痫。**鹳屎**天吊惊风发不止，炒研，入麝香、牛黄、蝎，末服。**鹅毛**小儿衣之，辟惊痫。**雁毛**同上。**鸭肉**小儿热惊。**鸡冠血**小儿卒惊客忤搐吊。**白雄鸡血**惊风不醒，抹唇、口、脑。亦治惊痫。**鸡子**止惊。**伏**

〔一〕惊：此下原有「风」字，今据本草衍义卷五及本书卷九水银条主治删。
〔二〕同：原脱，今据本书卷三十九螳螂桑螵蛸条附方中分散补。
〔三〕嗃鼻：原作「服」，今据本书卷三十九蚕条白僵蚕附方改。
〔四〕甲：原作「鱼」，今据本书卷四十三鲮鲤条甲主治改。

翼小儿惊，酿朱砂烧研服。　慢惊，炙焦，同人中白、蝎、麝，丸服。　**五灵脂**小儿惊风五痫。　**鸡屎白**小儿惊忤惊啼，烧灰，水服。　**猪心血**心热惊痫，调朱砂末服，引入心。　**猪心、肝、肾**并主惊痫。　**豚卵**　**猪乳、齿、屎**并主惊痫。　**白狗屎**小儿惊痫客忤，烧服。　**狗屎中骨**寒热惊痫。　**牛胆**治惊风有奇功。　**鼻津**客忤，灌之。　**马屎**烧末煮酒，浴儿卒忤。　**尾**烧烟熏客忤。　**屎中粟**烧，治小儿客忤。　**马绊绳**煎浴小儿痫。　**驴乳**小儿痫疾，客忤天吊，风痰咳，服之。　**驴毛**煎饮，治客忤。　**牛黄**惊痫寒热，竹沥调服，或蜜调，或入朱砂。　**驼黄**风热惊疾。　**六畜毛、蹄甲**客热惊痫。　**鲊答**　**虎睛**　**虎魄**　**虎鼻、爪**　**象牙**　**犀角**浓磨汁服。　**牛黄及角**　**野猪黄及脂**　**熊胆**惊痫瘈疭，竹沥化服。　**羚羊角**平肝定风。　**麝香**惊痫客忤惊啼，通诸窍，开经络，透肌骨，辟邪气。　**狐肝、胆**惊痫寒热搐搦。　**牡鼠**煎油，摩惊痫。　**猬皮**惊啼，烧服。　**猴头骨及手**惊痫寒热口噤。　**发髲**合鸡子黄煎，消为水服，主小儿惊热百病。　**油发灰**乳服，止小儿惊啼。　**月经血**小儿惊痫发热，和青黛水服二钱，入口即瘥。

小儿惊痫〔一〕。

【阴证】**黄芪**补脾泻心。　**人参**同黄芪、甘草，治小儿胃虚而成慢惊，为泻火补金、益土平木之神剂。　**桔梗**主

〔一〕儿惊痫：原作「水」，今据本书卷十二桔梗条主治改。

本草纲目水部目录第五卷

李时珍曰：水者，坎之象也。其文横则为☵，纵则为川。其体纯阴，其用纯阳。上则为雨露霜雪，下则为海河泉井。流止寒温，气之所钟既异；甘淡咸苦，味之所入不同。是以昔人分别九州水土，以辨人之美恶寿夭。盖水为万化之源，土为万物之母。饮资于水，食资于土。饮食者，人之命脉也，而营卫赖之。故曰：水去则营竭，谷去则卫亡。然则水之性味，尤慎疾卫生者之所当潜心也。今集水之关于药食者，凡四十三种，分为二类：曰天，曰地。旧本水类共三十二种，散见玉石部。

名医别录二〔一〕种梁陶弘景注。　本草拾遗二十六种唐陈藏器。

嘉祐本草四种宋掌禹锡。　本草纲目一十一种明李时珍。

〔附注〕魏李当〔二〕之药录　吴普本草　宋雷斅〔三〕炮炙　齐徐之才药对

唐苏恭本草　孙思邈千金　唐李珣海药　甄权药性

杨损之删繁　唐孟诜食疗　陈士良食性　蜀韩保昇重注

宋马志开宝　苏颂图经　唐慎微证类　寇宗奭衍义

大明日华　金张元素珍珠囊　元李杲法象　王好古汤液

朱震亨补遗　明汪颖食物　汪机会编　王纶集要

〔一〕二：原作「一」，本卷引用别录有半天河及地浆二种，与总数四十三种相合，因据改。

〔二〕当：原作「常」，今据本书卷一历代诸家本草李氏药录条改。

〔三〕斅：原作「效」，今据本书卷一历代诸家本草雷公炮炙论条改。下同。

水之一　天水类一十三种

雨水拾遗　潦水纲目　露水拾遗　甘露拾遗　甘露蜜拾遗　明水拾遗
冬霜拾遗　腊雪嘉祐　雹拾遗　夏冰拾遗　神水纲目　半天河别录
屋漏水拾遗

右附方旧一新三

水之二　地水类三十种

流水拾遗　井泉水嘉祐　节气水纲目　醴泉拾遗　玉井水拾遗　乳穴水拾遗　温汤拾遗
碧海水拾遗　盐胆水拾遗　阿井水纲目　山岩泉水拾遗　古冢中水拾遗　粮罂中水拾遗
赤龙浴水拾遗　车辙中〔一〕水纲目　地浆别录　热汤嘉祐　生熟汤拾遗　齑水纲目
浆水嘉祐　甑气水拾遗　铜壶滴漏水纲目　三家洗碗水拾遗　磨刀水纲目　浸蓝水纲目
猪槽中水拾遗　市门溺坑水拾遗　洗手足水纲目　洗儿汤纲目　诸水有毒拾遗

右附方旧一十八新四十七

互考铁浆　淬铁水　玉泉　石脑油　菊潭水　石中黄水　沤麻湯　米泔水
酒　醋　餳糖　沙糖　茶　蜜　蚯蚓水　蜗牛水
缫絲湯　螺蛳水　蚬子水　燖鸡湯　燖猪湯　洗裈水　蟹化漆水　胞衣水

〔一〕中：原脱，今据本卷车辙中水条补，使目录与内容一致。

本草纲目水部第五卷

水之一 天水类一十三种。

雨水拾遗

【释名】〔时珍曰〕地气升为云，天气降为雨，故人之汗，以天地之雨名之。

【气味】咸，平，无毒。

立春[一]雨水 〔主治〕夫妻各饮一杯，还房，当获时有子，神效。藏器 宜煎发散及补中益气药。时珍

〔发明〕〔时珍曰〕虞抟医学正传云：立春节雨水，其性始是[二]春升生发之气，故可以煮中气不足、清气不升之药。古方妇人无子，是日夫妇各饮一杯，还房有孕，亦取其资始发育万物之义也。

梅雨水 〔主治〕洗疮疥，灭瘢痕，入酱易熟。藏器

〔发明〕〔藏器曰〕江淮以南，地气卑湿，五月上旬连下旬尤甚。月令土润溽暑，是五月中气。过此节以后，皆须曝书画。梅雨沾衣，便腐黑。浣垢如灰汁，有异他水。但以梅叶汤洗之乃脱，余并不脱。〔时珍曰〕梅雨或作霉雨，言其沾衣及物，皆生黑霉也。芒种后逢壬为入梅，小暑后逢壬为出梅。又以三月为迎梅雨，五月为送梅雨。此皆湿热之气，郁遏熏蒸，酿为霏雨。人受其气则生病，物受其气则生霉，故此水不可造酒醋。其土润溽暑，乃六月中气，陈氏之说误矣。

液雨水 〔主治〕杀百虫，宜煎杀虫消积之药。时珍

〔发明〕〔时珍曰〕立冬后十日为入液，至小雪为出液，得雨谓之液雨，亦曰药雨。百虫饮此皆伏蛰，至来春雷鸣起蛰乃出也。

潦水纲目

〔一〕立春：政和本草卷五作「正月」。

〔二〕是：医学正传卷一作「得」。

【释名】〔时珍曰〕降注雨水谓之潦，又淫雨为潦。韩退之诗云，潢潦无根源，朝灌〔一〕夕已除，是矣。

【气味】甘，平，无毒。

【主治】煎调脾胃、去湿热之药。时珍

【发明】〔成无己曰〕仲景治伤寒瘀热在里，身发黄，麻黄连轺赤小豆汤，煎用潦水者，取其味薄则〔二〕不助湿气〔三〕。

露水 拾遗

【释名】〔时珍曰〕露者，阴气之液也，夜气着物而润泽于道傍也。

【气味】甘，平，无毒。

【主治】秋露繁时，以盘收取，煎如饴，令人延年不饥。藏器 禀肃杀之气，宜煎润肺杀祟之药，及调疥癣虫癞诸散。虞抟

百草头上秋露，未晞时收取，愈百疾，止消渴，令人身轻不饥，肌肉〔四〕悦泽。别有化云母作粉服法。藏器 八月朔日收取，摩墨点太阳穴，止头痛，点膏肓穴，治劳瘵，谓之天灸。时珍

百花上露，令人好颜色。藏器

〔一〕灌：昌黎先生集卷二符读书城南诗作「滿」。
〔二〕则：原作「而」，今据注解伤寒论卷五改。
〔三〕气：此下原有「利热也」三字，今据注解伤寒论卷五删。
〔四〕肌肉：原脱，今据政和本草卷五秋露水条补。

柏叶上露，菖蒲上露，并能明目，旦旦洗之。时珍

韭叶上露，去白癜风，旦旦涂之。时珍

凌霄花上露，入目损目。时珍〔一〕

【发明】〔藏器曰〕薛用弱〔二〕续齐谐记云：司〔三〕农邓绍〔四〕，八月朝入华山，见一童子，以五采囊盛〔五〕取柏叶下〔六〕露珠满囊。绍问之。答云：赤松先生取以明目也。今人八月朝作露华囊〔七〕，象此也。又郭宪洞冥记云：汉武帝时，有吉云国，出吉云草，食之不死。日照之，露皆五色。东方朔得玄、青、黄三露，各盛五合，以献于帝。赐群臣服之，病皆愈。朔曰：日初出处，露皆如饴。今人煎露如饴，久服不饥。吕氏春秋云，水之美者，有三危之露，为水即〔八〕重于水也。〔时珍曰〕秋露造酒最清冽。姑射神人吸风饮露。汉武帝作金盘承露，和玉屑服食。杨贵妃每晨吸花上露，以止渴解醒。番国有蔷薇露，甚芬香，云是花上露水，未知是否？〔藏器曰〕凡秋露春雨着草，人素有疮及破伤者触犯之，疮顿不痒痛，乃中风及毒水，身必反张似角弓之状。急以盐豉和面作碗子，于疮上灸一百壮，出恶水数升，乃知痛痒而瘥也。

甘露 拾遗

【释名】膏露纲目 **瑞露**纲目 **天酒**纲目 **神浆**〔时珍曰〕按瑞应图云：甘露，美露也。神灵之精，仁瑞之泽，其凝如脂，其甘如饴，故有甘、膏、酒、浆之名。晋中兴书云：王者敬养耆老，则降于松柏；尊贤容众，则降于竹苇。列星

〔一〕时珍：原脱，今据本书卷十八紫葳条补。

〔二〕薛用弱：政和本草卷五繁露水条藏器引文无。按续齐谐记为梁吴均撰。薛用弱唐人，著集异记。疑濒湖误记。

〔三〕司：政和本草同，续齐谐记作「弘」。司农，官名；弘农，地名。

〔四〕绍：续齐谐记同。政和本草作「沼」，似误。

〔五〕盛：政和本草及续齐谐记均作「承」。

〔六〕下：政和本草同。续齐谐记作「上」，是。

〔七〕露华囊：政和本草作「露华明」，续齐谐记作「眼明袋」。

〔八〕即：政和本草此下有「味」字。

图云：天乳一星明润，则甘露降。已上诸说，皆瑞气所感者也。吕氏春秋云：水之美者，三危之露。和之美者，揭雩〔一〕之露，其色紫〔二〕。拾遗记云：昆仑之山有甘露，望之如丹，着草木则皎莹如雪。山海经云：诸沃之野，摇山之民，甘露是饮，不寿者八百岁。一统志云：雅州蒙山常有甘露。已上诸说，皆方域常产者也。杜镐言，甘露非瑞也，乃草木将枯，精华顿发于外，谓之雀饧，于理甚通。

【气味】甘，大寒，无毒。

【主治】食之润五脏，长年，不饥，神仙。藏器

甘露蜜 拾遗

【集解】〔藏器曰〕生巴西绝域中，状如饧也。〔时珍曰〕按方国志云，大食国秋时收露，朝阳曝之，即成糖霜，盖此物也。又一统志云，撒马儿罕地在西番，有小草丛生，叶细如蓝，秋露凝其上，味如蜜，可熬为饧，夷人呼为达即古宾，盖甘露也。此与刺蜜相近，又见果部。

【气味】甘，平，无毒。

【主治】胸膈诸热，明目止渴。藏器

明水 拾遗

【释名】方诸水〔藏器曰〕方诸，大蚌也。熟摩令热，向月取之，得水二三合，亦如朝露。阳燧向日，方诸向月，皆能致水火也。周礼明诸承水于月，陈馔为玄酒是也。〔时珍曰〕明水者，取其清明纯洁，敬之至也。周礼：司烜氏，以夫燧取明火于日，鉴取明水于月，以恭祭祀。魏伯阳参同契云：阳燧以取火，非日不生光；方诸非星月，安能得水浆。淮南子云：方诸见月，则津而为水。注者或以方诸为石，或以为大蚌，或以为五石炼成，皆非也。按考工记云，铜锡相半，谓之鉴燧之剂，是火为燧、水为鉴也。高堂隆云：阳燧一名阳符，取火于日。阴燧一名阴符，取水于月。并以铜作之，谓之水

〔一〕揭雩：吕氏春秋孝行览本味篇作「宰揭」。
〔二〕紫：吕氏春秋孝行览本味篇作「如玉」。

火之鑑。此说是矣。干宝搜神记云：金锡之性，一也。五月丙午日午时铸，为阳燧；十一月壬子日子时铸，为阴燧。

【气味】甘，寒，无毒。

【主治】明目定心，去小儿烦热，止渴。藏器

冬霜 拾遗

【释名】〔时珍曰〕阴盛则露凝为霜，霜能杀物而露能滋物，性随时异也。乾象占云：天气下降而为露，清风薄之而成霜。霜所以杀万物，消祲沴。当降而不降，当杀物而不杀物，皆政弛而慢也。不当降而降，不当杀物而杀物，皆政急而残也。许慎说文云，早霜曰䨝，白霜曰皑。又有玄霜。〔承曰〕凡取霜，以鸡羽扫之，瓶中密封阴处，久亦不坏。

【气味】甘，寒，无毒。

【主治】食之解酒热，伤寒鼻塞，酒后诸热面赤者。藏器 和蚌粉，傅暑月痱疮，及腋下赤肿，立瘥。陈承

【附方】新一。寒热疟疾秋后霜一钱半，热酒服之。集玄方。

腊雪 宋嘉祐

【释名】〔时珍曰〕按刘熙释名云：雪，洗也〔一〕。洗除瘴疠虫蝗也。凡花五出，雪花六出，阴之成数也。冬至后第三戊为腊。腊前三雪，大宜菜麦，又杀虫蝗。腊雪密封阴处，数十年亦不坏；用水浸五谷种，则耐旱不生虫；洒几席间，则蝇自去；淹藏一切果食，不蛀蠹，岂非除虫蝗之验乎。〔藏器曰〕春雪有虫，水亦易败，所以不收。

【气味】甘，冷，无毒。

〔一〕洗也：刘熙释名云：「雪，绥也，水下遇寒气而凝，绥绥然也」。未见有「洗也」之文。此处如引广雅释诂三：「雪，除也」，即与下文连贯。

【主治】解一切毒，治天行时气温疫，小儿热痫狂啼，大人丹石发动，酒后暴热，黄疸，仍小温服之。藏器 洗目，退赤。张从正 煎茶煮粥，解热止渴。吴瑞 宜煎伤寒火暍之药，抹痱亦良。时珍

【发明】〔宗奭曰〕腊雪水，大寒之水也，故治已上诸病。

雹音驳。拾遗。

【释名】〔时珍曰〕程子云，雹者阴阳相搏之气，盖沴气也。或云：雹者，炮也，中物如炮也。曾子云：阳之专气为雹，阴之专气为霰。陆农师云：阴包阳为雹，阳包阴为霰。雪六出而成花，雹三出而成实。阴阳之辨也。五雷经云：雹乃阴阳不顺之气结成。亦有懒龙鳞甲之内，寒冻生冰，为雷所发，飞走堕落，大〔一〕者如斗升，小者如弹丸。又蜥蜴含水，亦能作雹，未审果否？

【气味】咸，冷，有毒。〔时珍曰〕按五雷经云：人食雹，患疫疾大风颠邪之证。〔藏器曰〕酱味不正者，当时取一二升纳入瓮中，即还本味也。

夏冰拾遗

【释名】凌去声。〔时珍曰〕冰者，太阴之精，水极似土，变柔为刚，所谓物极反兼化也。故字从水，从仌。周礼：凌人掌冰，以供祭祀宾客。左传：古〔二〕者日在北陆而藏冰，西陆朝觌而出之。其藏之也，深山穷谷，涸〔三〕阴沍寒；其用之也，录位宾客丧祭。郎顗曰：藏冰以时，则雷出不震；弃冰不用，则雷不发而震。今人冬月藏冰于窖，登之以盐，是也。淮南万毕术，有凝水石作冰法，非眞也。

〔一〕大：此下原衍「生」字，今按上下文义删。
〔二〕古：原作「占」，今据左传昭公四年改。
〔三〕涸：左传昭公四年作「固」。

【气味】甘，冷，无毒。

【主治】去热烦，熨人乳石发热肿。藏器 解烦渴，消暑毒。吴瑞 伤寒阳毒，热盛昏迷者，以冰一块置于膻中良，亦解烧酒毒。时珍

【发明】〔藏器曰〕夏暑盛热食冰，应与气候相反，便非〔一〕宜人，诚恐入腹冷热相激，却致诸疾也。食谱云：凡夏用水，止可隐映饮食，令气凉尔，不可食之。虽当时暂快，久皆成疾也。〔时珍曰〕宋徽宗食冰太过，病脾疾，国医不效，召杨介诊之。介用大理中丸。上曰：服之屡矣。介曰：疾因食冰，臣因以冰煎此药，是治受病之原也。服之果愈。若此，可谓舌机之士矣。

【附方】新一。灭瘢痕以冻凌频熨之，良。千金方。

神水 纲目

【集解】〔时珍曰〕金门记云：五月五日午时有雨，急伐竹竿，中必有神水，沥取为药。

【气味】甘，寒，无毒。

【主治】心腹积聚及虫病，和獭肝为丸服。又饮之，清热化痰，定惊安神。时珍

半天河 别录下品

【释名】上池水〔弘景曰〕此竹篱头水，及空树穴中水也。〔时珍曰〕战国策云：长桑君饮扁鹊以上池之水，能洞见脏腑。注云：上池水，半天河也。然别有法。

【气味】甘，微寒，无毒。

【主治】鬼疰，狂，邪气，恶毒。别录 洗诸疮。弘景 主蛊毒。日华〔二〕 杀鬼精，恍惚妄

〔一〕非：原作「作」，今据政和本草卷五夏冰条改。

〔二〕日华：原脱，今据政和本草卷五半天河条补。

语，与饮之，勿令知之。甄权槐树间者，主诸风及恶疮风瘙疥痒。藏器

【发明】〔宗奭曰〕半天河水，在上天泽之水也，故治心病鬼疰狂邪恶毒。

【附方】旧一，新一。辟禳时疫半天河水，饮之。医林集要。身体白驳取树木孔中水洗之，捣桂末唾和傅之，日再上。张文仲备急方。

屋漏水拾遗

【气味】辛、苦，有毒。〔李廷飞曰〕水滴脯肉，食之，成癥瘕，生恶疮。又檐下雨滴菜，亦有毒，不可食之。

【主治】洗犬咬疮，更以水浇屋檐，取滴下土傅之，效。藏器涂疣目，傅丹毒。时珍

水之二地水类三十种。

流水拾遗

【集解】〔时珍曰〕流水者，大而江河，小而溪涧，皆流水也。其外动而性静，其质柔而气刚，与湖泽陂塘之止水不同。然江河之水浊，而溪涧之水清，复有不同焉。观浊水流水之鱼，与清水止水之鱼，性色迥别；淬剑染帛，各色不同；煮粥烹茶，味亦有异。则其入药，岂可无辨乎。

千里水　东流水　甘烂〔一〕水一名劳水。〔气味〕甘，平，无毒。〔主治〕病后虚弱，扬之万遍，煮药禁神最验。藏器主五劳七伤，肾虚脾弱，阳盛阴虚，目不能瞑，及霍乱吐利，伤寒后欲作奔豚。时珍

〔一〕烂：赵开美本伤寒、成注及金匮，在茯苓桂枝甘草大枣汤条均作「烂」。说文：「烂，熟也」。成注：「煎用甘烂水者，扬之无力，取不助肾气也」。无力即熟烂之意。惟金匮玉函经卷七本方作「澜」，今通作「澜」。

逆流水

〔主治〕中风、卒厥、头风、疟疾、咽喉诸病，宣吐痰饮。时珍

【发明】〔藏器曰〕千里水、东流水二水，皆堪荡涤邪秽，煎煮湯药，禁咒神鬼。潢汙行潦，尚可荐之王公，况其灵长者哉。本经云，东流水为云母石所畏。炼云母用之，与诸水不同，即其效也。〔思邈曰〕江水，流泉远涉，顺势归海，不逆上流，用以治头，必归于下。故治五劳七伤羸弱之病，煎药宜以陈芦、劳水，取其水不强、火不盛也。无江水，则以千里东流水代之，如泾、渭之类。〔时珍曰〕劳水即扬泛水，张仲景谓之甘烂水。用流水二斗，置大盆中，以杓高扬之千万遍，有沸珠相逐，乃取煎药。盖水性本咸而体重，劳之则甘而轻，取其不助肾气而益脾胃也。虞抟医学正传云：甘烂水甘温而性柔，故烹伤寒阴证等药用之。顺流水性顺而下流，故治下焦腰膝之证，及通利大小便之药用之。急流水湍上峻急之水，其性急速而下达，故通二便风痹之药用之。逆流水洄澜之水，其性逆而倒上，故发吐痰饮之药用之也。〔宗奭曰〕东流水取其性顺疾速，通膈下关也。倒流水取其回旋流止，上而不下也。〔张从正曰〕昔有患小便閟者，众工不能治，令取长川急流之水煎前药，一饮立溲，则水可不择乎。

【附方】新三。**目不得瞑** 乃阳气盛不得入于阴，阴气盛，故目不得瞑。治法饮以半夏湯，用流水千里外者八升，扬之万遍，取其清五升煮之，炊苇薪火，置秫米一升，半夏五合，徐炊令竭为一升半〔一〕，去滓饮汁一小杯，日三饮，以知为度。详半夏下。　灵枢经。**汗后奔豚** 茯苓桂枝甘草大枣〔二〕湯，治发汗后，脐下悸，欲作奔豚者。茯苓一两，炙甘草二錢半，桂枝三錢，大枣二枚，以甘烂水二升，先〔三〕煮茯苓，内诸药煮〔四〕，服之，日三〔五〕。张仲景金匮要略。**服药过剂** 烦闷，东流水饮一、二升。　肘后方。

井泉水 宋嘉祐

〔一〕半：原脱，今据灵枢·邪客篇及本书卷十七半夏条发明补。
〔二〕甘草大枣：原脱，今据金匮卷上第八补。
〔三〕先：同上。
〔四〕内诸药煮：原作「减半」，今据金匮卷上第八改。
〔五〕三，原作「再」，据改同上。

【释名】〔时珍曰〕井字象井形，泉字象水流穴中之形。

【集解】〔颖曰〕井水新汲，疗病利人。平旦第一汲，为井华水，其功极广，又与诸水不同。凡井水有远从地脉来者为上，有从近处江湖渗来者次之，其城市近沟渠污水杂入者成硷，用须煎滚，停一时，候硷澄乃用之，否则气味俱恶，不堪〔一〕入药食茶酒也。雨后水浑，须擂入桃、杏仁澄之。〔时珍曰〕凡井以黑铅为底，能清水散结，人饮之无疾；入丹砂镇之，令人多寿。按麻知几水解云：九畴〔二〕昔访灵台太史，见铜壶之漏水焉。太史召司水者曰：此水已三周环，水滑则漏迅，漏迅则刻差，当易新水。子因悟曰：天下之水，用之灭火则同，濡槁则同；至于性从地变，质与物迁，未尝同也。故蜀江濯锦则鲜，济源烹楮则皛。南阳之潭渐于菊，其人多寿；辽东之涧通于参，其人多发。晋之山产矾石，泉可愈疽；戎之麓伏硫黄，湯可浴疠。扬子宜荈，淮菜〔三〕宜醪；沧卤能盐，阿井能胶。澡垢以污，茂田以苦。瘿消于藻带之波，痰破于半夏之洳。冰水咽而霍乱息，流水饮而癃閟通。雪水洗目而赤退，咸水濯肌而疮干。菜之为齑，铁之为浆，曲之为酒，蘗之为醋，千派万种，言不可尽。至于井之水一也，尚数名焉，况其他者乎。反酌而倾曰倒流，出甃未放曰无根，无时初出曰新汲，将旦首汲曰井华。夫一井之水，而功用不同，岂可烹煮之间，将行药势，独不择夫水哉？昔有患小溲閟者，众不能瘥。张子和易之以长川之急流，煎前药，一饮立溲。此正与灵枢经治不瞑半夏湯，用千里流水同意味。后之用水者，当以子和之法为制。予于是作水解。

井华水

〔气味〕甘，平，无毒。〔主治〕酒后热痢，洗目中肤翳，治人大惊九窍四肢指歧皆出血，以水噀面。和朱砂服，令人好颜色，镇心安神。治口臭，堪炼诸药石。投酒醋，令不腐。嘉祐　宜煎补阴之药。虞抟　宜煎一切痰火气血药。时珍

新汲水

〔主治〕消渴反胃，热痢热淋，小便赤涩，却邪调中，下热气，并宜

〔一〕堪：原作「甚」，今据食物本草卷一改。

〔二〕九畴：儒门事亲卷三作「余」，后文「张子和」亦作「余」，「一饮立溲」下有「九畴闻之曰」，是访灵台太史者，乃子和而非知几。「九畴」似应改为「子和」。

〔三〕菜：儒门事亲卷三同。疑当作「蔡」，形近音同，易于致误。韩愈平淮西碑屡言「淮蔡」，吴澄雪谷早行诗「夜发文城薄淮蔡」，可证。

饮之。射痈肿令散，洗漆疮。治坠损肠出，冷喷其身面，则肠自入也。又解闭口椒毒，下鱼骨哽。嘉祐 解马刀毒。之才 解砒石、乌喙、烧酒、煤炭毒，治热闷昏瞀烦渴。时珍

【发明】〔禹锡曰〕凡饮水疗疾，皆取新汲清泉，不用停污浊暖，非直无效，亦且损人。〔虞抟曰〕新汲井华水，取天一真气，浮于水面，用以煎补阴之剂，乃炼丹煮茗，性味同于雪水也。〔时珍曰〕井泉地脉也，人之经血象之，须取其土厚水深，源远而质洁者，食用可也。易曰，井泥不食，井冽寒泉食，是矣。人乃地产，资禀与山川之气相为流通，而美恶寿夭，亦相关涉。金石草木，尚随水土之性，而况万物之灵者乎。贪淫有泉，仙寿有井，载在往牒，必不我欺。淮南子云：土地各以类生人。是故山气多男，泽气多女，水气多瘖，风气多聋，林气多癃，木气多伛，岸〔一〕下气多尰，石气多力，险阻〔二〕气多瘿，暑气多夭，寒气多寿，谷气多痹，丘气多狂〔三〕，广〔四〕气多仁，陵气多贪。坚土人刚，弱土人脆，垆土人大，沙土人细，息土人美，耗土人丑，轻土多利，重土多迟。清水音小，浊水音大，湍水人轻，迟水人重。皆应其类也。又河图括地象云：九州殊题，水泉刚柔各异。青州角徵会，其气慓轻，人声急，其泉酸以苦。梁州商徵接，其气刚勇，人声塞，其泉苦以辛。兖豫宫徵会，其气平静，人声端，其泉甘以苦。雍冀商羽合，其气快〔五〕烈，人声捷，其泉咸以辛。观此二说，则人赖水土以养生，可不慎所择乎。〔时珍曰〕按后汉书云：有妇人病经年，世谓寒热注病。十一月，华佗令坐石槽中，平旦用冷水灌，云当至百。始灌七十，冷颤欲死，灌者惧欲止，佗不许。灌至八十，热气乃蒸出，嚣嚣然高二三尺。满百灌，乃使然火温床，厚覆而卧，良久冷汗出，以粉扑之而愈。又南史云：将军房伯玉，服五石散十许剂，更患冷疾，夏月常复衣。徐嗣伯诊之，曰：乃伏热也，须以水发之，非冬月不可。十一月冰雪大盛时，令伯玉解衣坐石上，取新汲冷水，从头浇之，尽二十斛，口噤气绝。家人啼哭请止，嗣伯执挝谏者。又尽水百斛，伯玉始能动，背上彭彭有气。俄而起坐，云热不可忍，乞冷饮。嗣伯以水一升饮之，疾遂愈。自尔常发热，冬月犹单衫，体更肥壮。时珍窃谓二人所病，皆伏火之证，素问所谓诸禁

〔一〕岸：原脱，今据淮南地形补。

〔二〕阻：同上。

〔三〕狂：王念孙云：「狂」当为「尪」。酉阳杂俎正作「尪」。

〔四〕广：今本淮南作「衍」，高注：下而汗者为衍也。御览十五作「广」。注云：下而平者为广。

〔五〕快：原作「驮」，当是「駃」字之误，今简为「快」。

鼓慄，皆属于火也。治法火郁则发之，而二子乃于冬月平旦浇以冷水者，冬至后阳气在内也，平旦亦阳气方盛时也，折之以寒，使热气郁遏至极，激发而汗解，乃物不极不反，是亦发之之意。素问所谓逆〔一〕者正治，从〔二〕者反治，逆而从之，从而逆之，疏通道路，令气调和者也。春月则阳气已泄，夏秋则阴气在内，故必于十一月至后，乃可行之。二子之医，可谓神矣。

【附方】旧八，新二十一。**九窍出血**方见主治下。**衄血不止**叶氏用新汲水，随左右洗足即止，累用有效。一方：用冷水噀面。一方：冷水浸纸贴囟上，以熨斗熨之，立止。一方：用冷水一瓶，淋射顶上及哑门上。或以湿纸贴之。**金疮血出**不止，冷水浸之即止。延寿方。**犬咬血出**以水洗，至血止，绵裹之。千金方。**蝎虿螫伤**以水浸故布搨之，暖即易。千金方。**马汗入疮**或马毛入疮，肿入腹，杀人。以冷水浸之，频易水，仍饮好酒，立瘥。千金方。**鱼骨哽咽**取水一杯，合口向水，张口取水气，哽当自下。肘后方。**中砒石毒**多饮新汲井水，得吐利佳。集简方。**中乌喙毒**方同上。**中蒙汗毒**饮冷水即安。济急方。**中煤炭毒**一时运倒，不救杀人。急以清水灌之。唐瑶经验方。**服药过剂**卒呕不已。饮新汲水一升。肘后方。**烧酒醉死**急以新汲水浸其发，外以故帛浸湿，贴其胸膈，仍细细灌之，至苏乃已。濒湖集简方。**饮酒齿痛**井水频含漱之。直指方。**破伤风病**用火命妇人取无根水一盏，入百草霜调捏作饼，放患处，三、五换如神，此蒋亚香方也。谈野翁试验方。**坠损肠出**方见主治下。**眼睛突出**一二寸者。以新汲水灌渍睛中，数易之，自入。梅师方。**时行火眼**患人每日于井上。视井旋匝三遍，能泄火气。集玄方。**心闷汗出**不识人。新汲水和蜜饮之，甚效。千金方。**呕吐阳厥**卒死者。饮新汲水三升佳。千金方。**霍乱吐泻**勿食热物，饮冷水一碗，仍以水一盃浸两足，立止。急救良方〔三〕。**厌禳瘟疫**腊旦除〔四〕夜，以小豆〔五〕、

〔一〕逆：原作「正」，今据素问至真要大论改。
〔二〕从：原作「反」，据改同上。
〔三〕救急良方：按本书卷一引据医家书目除「救急方」外，有「救急易方」及「救急良方」。二书同出一源，大同小异。经查阅二书，未见上方，待考。
〔四〕旦除：政和本草卷五泉水条作「日」。
〔五〕小豆：政和本草卷五泉水条无。但本书卷二十四赤小豆条附方小豆投井，亦辟瘟疫。

川椒各七七粒投井中，勿令人知，能却瘟疫。又法：元旦以大麻子三七粒，投井中。**口气臭恶**正旦含井华水吐弃厕下，数度即瘥也。肘后方。**心腹冷痛**男子病，令女人取水一杯饮之；女人病，令男子取水一杯饮之。肘后方。**寒热注病**方见发明下。**火病恶寒**方见发明下。**丁毒疽疮**凡手指及诸处有疮起，发痒，身热恶寒，或麻木，此极毒之疮也。急用针刺破，挤去恶血，候血尽，口噙凉水吮之，水温再换，吮至痛痒皆住即愈，此妙法也。保寿堂方。**妇人将产**井华水服半升，不作运。千金方。**初生不啼**取冷水灌之，外以葱白茎细鞭之，即啼。全幼心鉴。

节气水纲目

【集解】〔时珍曰〕一年二十四节气，一节主半月，水之气味，随之变迁，此乃天地之气候相感，又非疆域之限也。月令通纂云：正月初一至十二日止，一日主一月。每旦以瓦瓶秤水，视其轻重，重则雨多，轻则雨小。观此，虽一日之内，尚且不同，况一月乎。

立春、清明二节贮水，谓之神水。〔主治〕宜浸造诸风脾胃虚损诸丹丸散及药酒，久留不坏。

寒露、冬至、小寒、大寒四节，及腊日水。〔主治〕宜浸造滋补五脏及痰火积聚虫毒诸丹丸，并煮酿药酒，与雪水同功。

立秋日五更井华水〔主治〕长幼各饮一杯，能却疟痢百病。

重午日午时水〔主治〕宜造疟痢疮疡金疮百虫蛊毒诸丹丸。

小满、芒种、白露三节内水〔主治〕并有毒。造药，酿酒醋一应食物，皆易败坏。人饮之，亦生脾胃疾。并时珍

醴泉 拾遗

【释名】甘泉〔时珍曰〕醴，薄酒也，泉味如之，故名。出无常处，王者德至渊泉，时代升平，则醴泉出，可以养老。瑞应图云：醴泉，水〔一〕之精也，味甘如醴，流之所及，草木皆茂，饮之令人多寿。东观记云：光武中元元年，醴泉出京师，人饮之者，痼疾皆除。

【气味】甘，平，无毒。

【主治】心腹痛，疰忤鬼气邪秽之属，并就泉空腹饮之。又止热消渴及反胃霍乱为上，亦以新汲者为佳。藏器

玉井水 拾遗

【集解】〔藏器曰〕诸有玉处山谷水泉皆是也。山有玉而草木润，身有玉而毛发黑。玉既重宝，水又灵长，故有延生之望。今人近山多寿者，岂非玉石津液之功乎。太华山有玉水溜下，土人得服之，多长生。

【气味】甘，平，无毒。

【主治】久服神仙，令人体润，毛发不白。藏器

乳穴水 拾遗

【集解】〔藏器曰〕近乳穴处流出之泉也。人多取水作饮酿酒，大有益。其水浓者，秤之重于他水。煎之上有盐花，此真乳液也。

【气味】甘，温，无毒。

【主治】久服肥健人，能食，体润不老，与钟乳同功。藏器

〔一〕水：原作「井」，今据金陵本改，与御览八七三引孙氏瑞应图合。

温汤拾遗

【释名】温泉纲目 沸泉〔藏器曰〕下有硫黄，即令水热，犹有硫黄臭。硫黄主诸疮，故水亦宜然。当其热处，可燖猪羊、熟鸡子也。〔时珍曰〕温泉有处甚多。按胡仔渔隐丛话云：湯泉多作硫黄气，浴之则袭人肌肤。惟新安黄山是朱砂泉，春时水即微红色，可煮茗。长安骊山是礜〔一〕石泉，不甚作气也。朱砂泉虽红而不热，当是雄黄尔。有砒石处亦有湯泉，浴之有毒。

【气味】辛，热，微毒。

【主治】诸风筋骨挛缩，及肌皮顽痹，手足不遂，无眉发，疥癣诸疾，在皮肤骨节者，入浴。浴讫，当大虚惫，可随病与药，及饮食补养。非有病人，不宜轻入。藏器

【发明】〔颖曰〕庐山有温泉，方士往往教患疥癣风癞杨梅疮者，饱食入池，久浴得汗出乃止，旬日自愈也。

碧海水拾遗

【集解】〔藏器曰〕东方朔十洲记云：夜行海中，拨之有火星者，咸水也。色既碧，故曰碧海。〔时珍曰〕海乃百川之会。天地四方，皆海水相通，而地在其中。其味咸，其色黑，水行之正也。

【气味】咸，小温，有小毒。

【主治】煮浴，去风瘙疥〔二〕癣。饮一合，吐下宿食胪胀。藏器

盐胆水拾遗

〔一〕礜：原作「砉」，字书无，当是「礜」之简字，如旧刊「誉」作「畨」之例。苕溪渔隐丛话后集卷二十六正作「礜」，举李贺诗「华清源中礜石湯」为证。因据改。

〔二〕疥：原脱，今据政和本草卷五碧海水条补。

【释名】卤水〔藏器曰〕此乃盐初熟，槽中沥下黑汁也。〔时珍曰〕盐下沥水，则味苦不堪食。今人用此水，收豆腐。独孤滔云：盐胆煮四黄，焊物。

【气味】咸，苦，有大毒。

【主治】䘌蚀〔一〕疥癣，瘘疾虫咬，及马牛为虫蚀，毒虫入肉生子。六畜饮一合，当时死，人亦然。凡疮有血者，不可涂之。藏器　痰厥不省，灌之取吐，良。时珍

阿井水〔二〕纲目

【气味】甘、咸，平，无毒。

【主治】下膈，疏痰，止吐。时珍

【发明】〔时珍曰〕阿井在今兖州阳谷县，即古东阿县也。沈括笔谈云：古说济水伏流地中，今历下凡发地下皆是流水。东阿亦济水所经，取井水煮胶谓之阿胶。其性趣下，清而且重，用搅浊水则清，故以治淤浊及逆上之痰也。又青州范公泉，亦济水所注，其水用造白丸子，利膈化痰。管子云：齐之水，其泉青白，其人坚劲，寡有疥瘙，终无痟酲〔三〕。水性之不同如此。陆羽烹茶，辨天下之水性美恶，烹药者反不知辨此，岂不戾哉！

山岩泉水拾遗

【释名】〔时珍曰〕此山岩土石间所出泉，流为溪涧者也。尔雅云：水正出曰滥〔四〕泉，悬出曰沃泉，仄〔五〕出曰

〔一〕䘌蚀：原作「蚀䘌」，今据政和本草卷五盐胆水条改。
〔二〕水，原作「泉」，据本卷分目改。
〔三〕齐之水……终无痟酲：管子水地篇作「齐之水，道躁而复，故其民贪粗而好勇」。其泉等十六字，乃地员篇五沃之土文，濒湖误以属「齐之水」。
〔四〕滥：原作「槛」，今据尔雅释水改。
〔五〕仄：原作「反」，据改同上。

氿〔一〕泉。其泉源远清冷，或山有玉石美草木者为良；其山有黑土毒石恶草者不可用。陆羽云：凡瀑涌漱湍之水，饮之令人有颈疾。〔颖曰〕昔在浔阳，忽一日城中马死数百。询之，云：数日前雨，洗出山谷中蛇虫之毒，马饮其水然也。

【气味】甘，平，无毒。

【主治】霍乱烦闷，呕吐腹空，转筋恐入腹，宜多服之，名曰洗肠，勿令腹空，空则更服。人皆惧此，然尝试有效。但身冷力弱者，防致脏寒，当以意消息之。藏器

古冢中水拾遗

【主治】有毒，杀人。洗诸疮皆瘥〔二〕。藏器

粮罂中水拾遗

【集解】〔藏器曰〕乃古冢中食罂中水也，取清澄久远者佳。古文曰：蔗留余节，瓜表遗犀〔三〕。言二物不烂，余皆成水也。

【气味】辛，平，有小毒。

【主治】鬼气中恶疰忤，心腹痛，恶梦鬼神，杀蛔虫。进一合，不可多饮，令人心闷。又云，洗眼见鬼，未试。藏器

【附方】新一。噎疾古冢内罐罂中水，但得饮之即愈，极有神效。寿域方。

赤龙浴水拾遗

〔一〕氿：原作「汍」，今据尔雅释水改。

〔二〕洗诸疮皆瘥：政和本草卷五冢中水条未见此文，疑误，慎用。

〔三〕表遗犀：原作「毒溃尸」，今据文选卷六十谢惠连祭古冢文改。善注：「尔雅曰：瓠犀，瓣。说文曰：瓣，瓜中实也。」谢文原序云：「水中有甘蔗节及梅李核、瓜瓣皆浮出，不甚烂坏。」

【集解】〔藏器曰〕此泽间小泉有赤蛇在中者，人或遇之，经雨取水服。

【气味】有小毒。

【主治〔一〕】瘕结气，诸瘕，恶虫入腹，及咬人生疮者。藏器

车辙中水纲目

【释名】〔时珍曰〕辙，乃车行迹也。

【主治】疬疡风，五月五日取洗之，甚良。牛蹄〔二〕中水亦可。时珍

地浆别录下品

【释名】土浆〔弘景曰〕此掘黄土地作坎，深三尺，以新汲水沃入搅浊，少顷取清用之，故曰地浆，亦曰土浆。

【气味】甘，寒，无毒。

【主治】解中毒烦闷。别录　解一切鱼肉果菜药物诸菌毒，疗霍乱及中暍卒死者，饮一升妙。时珍

【发明】〔弘景曰〕枫上菌，食之令人笑不休，饮此即解。〔时珍曰〕按罗天益卫生宝鉴云：中暑霍乱，乃暑热内伤，七神迷乱所致。阴气静则神藏，躁则消亡，非至阴之气不愈。坤为地，地属阴，土平〔三〕曰静顺〔四〕。地浆作于墙阴坎中，为阴中之阴，能泻阳中之阳也。

〔一〕治：原脱，今据本书前后例改。

〔二〕蹄：食物本草卷一此下有「迹」字，似可据补。

〔三〕平：原脱，今据卫生宝鉴卷十六补。

〔四〕静顺：据素问五常政大论，土平曰备化，水平曰静顺。罗氏错引，李氏沿误未改。

【附方】旧一，新六。**热渴烦闷**地浆一盏，饮之。圣惠方。**干霍乱病**不吐不利，胀痛欲死。地浆三、五盏服即愈，大忌米湯。千金方。**服药过剂**闷乱者。地浆饮之。肘后方。**闭口椒毒**吐白沫，身冷欲死者。地浆饮之。张仲景金匮方。**中野芋毒**土浆饮之。集简方。**黄鲿鱼毒**食此鱼，犯荆芥，能害人。服地浆解之。集简方。**中砒霜毒**地浆调铅粉服之，立解。集玄方。

热汤宋嘉祐

【释名】百沸汤纲目 麻沸汤仲景 太和汤

【气味】甘，平，无毒。〔时珍曰〕按汪颖云：热湯须百沸者佳。若半沸者，饮之反伤元气，作胀。或云，热湯漱口损齿。病目人勿以热湯洗浴。冻僵人勿以热湯灌之，能脱指甲。铜瓶煎湯服，损人之声。

【主治】助阳气，行经络。宗奭　熨霍乱转筋入腹及客忤死。嘉祐

【发明】〔宗奭曰〕热湯能通经络，患风冷气痹人，以湯渫〔一〕脚至膝上，厚覆取汗周身，然别有药，亦假湯〔二〕气而行尔。四时暴泄痢，四肢冷，脐腹疼，深湯中坐，浸至腹上，频频作之，生阳佐〔三〕药，无速于此。虚寒人始坐湯中必颤，仍常令人伺守之。〔张从正曰〕凡伤寒伤风伤食伤酒，初起无药，便饮太和湯碗许，或酸齑汁亦可，以手揉肚，觉恍惚，再饮再揉，至无所容，探吐，汗出则已。〔时珍曰〕张仲景治心下痞，按之濡，关上脉浮，大黄黄连泻心湯，用麻沸湯煎之，取其气薄而泄虚热也。朱真人灵验篇云：有人患风疾数年，掘坑令坐坑内，解衣，以热湯淋之，良久以簟盖之，汗出而愈，此亦通经络之法也。时珍常推此意，治寒湿加艾煎湯，治风虚加五枝或五加煎湯淋洗，觉效更速也。

【附方】旧四，新九。**伤寒初起**取热湯饮之，候吐则止。陈藏器本草。**初感风寒**头痛憎寒者。用水七碗，烧锅令赤，投水于内，取起再烧再投，如此七次，名沸湯，乘热饮一碗，以衣被覆头取汗，神效。伤寒蕴要。**忤**

〔一〕渫：原作「淋」，今据本草衍义卷六热湯条改。渫亦作「渫」，政和本草卷五热湯条此字虽有损坏，但仍可识其为「渫」。
〔二〕湯：原作「阳」，今据本草衍义卷六及政和本草卷五热湯条改。
〔三〕佐：原作「诸」，据改同上。

恶卒死铜器或瓦器盛热湯，隔衣熨其腹上，冷即易，立愈。陈藏器本草。**霍乱转筋**以器盛湯熨之，仍令蹋器，使足底热彻，冷则易。嘉祐本草。**暑月暍死**以热湯徐徐灌之，小举其头，令湯入腹，即苏。千金方。**火眼赤烂**紧闭目，以热湯沃之，湯冷即止，频沃取安，妙在闭目。或加薄荷、防风、荆芥煎湯沃之，亦妙。赵原阳济急方。**金疮血出**不止。以故布蘸热湯盦之。延寿书。**代指**〔一〕**肿痛**麻沸湯渍之，即安。千金方。**痈肿初起**以热湯频沃之，即散也。集简方。**冻疮不瘥**热湯洗之。陈藏器。**马汗入疮**肿痛欲死。沸湯温洗即瘥。千金方。**蝎虿螫伤**温湯渍之，数易，至旦愈。华陀治彭城夫人方。**蛇绕不解**热湯淋之，即脱。千金方。

生熟汤拾遗

【释名】阴阳水〔时珍曰〕以新汲水百沸湯合一盏和匀，故曰生熟，今人谓之阴阳水。

【气味】甘，咸，无毒。

【主治】调中消食。凡痰疟，及宿食毒恶之物，胪胀欲作霍乱者，即以盐投中，进一二升，令吐尽痰食，便愈。藏器 **凡霍乱及呕吐，不能纳食及药，危甚者，先饮数口即定。**时珍

【发明】〔时珍曰〕上焦主纳，中焦腐化，下焦主出。三焦通利，阴阳调和，升降周流，则脏腑畅达。一失其道，二气淆乱，浊阴不降，清阳不升，故发为霍乱呕吐之病。饮此湯輒定者，分其阴阳，使得其平也。〔藏器曰〕凡人大醉，及食瓜果过度者，以生熟湯浸身，则湯皆为酒及瓜味。博物志云：浸至腰，食瓜可五十枚，至颈则无限也。未试。

齑水纲目

【集解】〔时珍曰〕此乃作黄齑菜水也。

〔一〕指：原作「脂」，今据千金卷二十二治代指方改。

【气味】酸，咸，无毒。

【主治】吐诸痰饮宿食，酸苦涌泄为阴也。时珍

浆水宋嘉祐

【释名】酸浆〔嘉谟曰〕浆，酢也。炊粟米热，投冷水中，浸五六日，味酢，生白花，色类浆，故名。若浸至败者，害人。

【气味】甘、酸，微温，无毒。〔宗奭曰〕不可同李食，令人霍乱吐利。妊妇勿食，令儿骨瘦。水浆尤不可饮，令绝产。醉后饮之，失音。

【主治】调中引气，宣和强力，通关开胃止渴，霍乱泄利，消宿食。宜作粥薄暮啜之，解烦去睡，调理腑脏。煎令酸，止呕哕，白人肤，体如缯帛。嘉祐 利小便。时珍

【发明】〔震亨曰〕浆水性凉善走，故解烦渴而化滞物。

【附方】旧五，新一。霍乱吐下酸浆水，煎干姜屑，呷之。兵部手集。过食脯腊筋痛闷绝。浆水煮粥，入少鹰屎，和食。孙真人方。滑胎易产酸浆水和水少许，顿服。产宝。手指肿痛浆水入少盐，热渍之，冷即易之。孙真人方。面上黑子每夜以暖浆水洗面，以布揩赤，用白檀香磨汁涂之。外台秘要。骨哽在咽慈石火煅醋淬，陈橘红焙，多年浆水脚炒，等分为末，别以浆水脚和丸芡子大，每含咽一丸。圣济录。

甑气水拾遗

【主治】以器承取，沐头，长毛发，令黑润；朝朝用梳摩小儿头，久觉有益也。藏器

【附方】新一。小儿诸疮〔一〕遍身或面上生疮，烂成孔臼，如大人杨梅疮，用蒸糯米时甑蓬四边滴下气水，以盘

〔一〕疮：原作「疳」，今从张本改，与下文合。

承取，扫疮上，不数日即效，百药不效者，用之神妙。集简方。

铜壶滴漏水纲目

【主治】性滑，上可至颠，下可至泉，宜煎四末之药。虞抟[一]

三家洗碗水拾遗

【主治】恶疮久不瘥，煎沸入盐洗之，不过三五度，立效[二]。藏器

磨刀水纲目

【气味】咸，寒，无毒。〔时珍曰〕洗手则生癣。

【主治】利小便，消热肿。时珍

【附方】新五。小便不通磨刀交股水一盏，服之效。集简方。肛门肿痛欲作痔疮。急取屠刀磨水服，甚效。集简方。盘肠生产肠干不上者。以磨刀水少润肠，煎好慈石一杯，温服，自然收上，乃扁鹊方也。蛇咬毒攻入腹。以两刀于水中相摩，饮其汁。救急方。耳中卒痛磨刀铁浆，滴入即愈。活人心统。

浸蓝水纲目

【气味】辛、苦，寒，无毒。

【主治】除热，解毒，杀虫。治误吞水蛭成积，胀痛黄瘦，饮之取下则愈。时珍

〔一〕虞抟：按医学正传中未见此文。
〔二〕立效：原脱，今据政和本草卷五·三家洗碗水条补。

染布水，疗咽喉病及噎疾，温服一锺良。时珍

【发明】〔时珍曰〕蓝水、染布水，皆取蓝及石灰能杀虫解毒之义。昔有人因醉饮田中水，误吞水蛭，胸腹胀痛，面黄，遍医不效。因宿店中渴甚，误饮此水，大泻数行，平明视之，水蛭无数，其病顿愈也。

猪槽中水 拾遗

【气味】无毒〔一〕。

【主治】蛊毒，服一盏。又疗蛇咬疮，浸之效。藏器

市门溺坑水 拾遗

【气味〔二〕】无毒。

【主治〔三〕】止消渴，重者服一小盏，勿令知之，三度瘥。藏器

洗手足水 纲目

【主治】病后劳复，或因梳头，或食物复发，取一合饮之，效。圣惠

洗儿汤 纲目

【主治】胎衣不下，服一盏，勿令知之。延年秘录

〔一〕气味无毒：原脱，今据政和本草卷五猪槽中水条补。

〔二〕气味：原脱，今据本书前后例补。

〔三〕主治：原作「主治无毒」，今据本书前后例改正。

诸水有毒拾遗

水府龙宫，不可触犯。〔藏器曰〕水之怪魍魉，温峤然犀照水，为神所怒是也。水中有赤脉，不可断之。井水沸溢，不可饮。〔时珍曰〕但于三十步内取青石一块投之，即止。古井眢井不可入，有毒杀人。〔时珍曰〕夏月阴气在下，尤忌之。但以鸡毛投之，盘旋而舞不下者，必有毒也。以热醋数斗投之，则可入矣。古冢亦然。古井不可塞，令人盲聋。阴地流泉有毒，二、八月行人饮之，成瘴疟，损脚力。泽中停水，五、六月有鱼鳖精，人饮之，成瘕病。沙河中水，饮之令人瘖。两山夹水，其人多瘿。流水有声，其人多瘿。花瓶水，饮之杀人，腊梅尤甚。炊汤洗面，令人无颜色；洗体，令人成癣；洗脚，令人疼痛生疮。铜器上汗入食中，令人生疽，发恶疮。冷水沐头，热泔沐头，并成头风，女人尤忌之。水经宿，面上有五色者，有毒，不可洗手。时病后浴冷水，损心胞。盛暑浴冷水，成伤寒。汗后入冷水，成骨痹。〔时珍曰〕顾闵远行，汗后渡水，遂成骨痹痿蹶，数年而死也。产后洗浴，成痓风，多死。酒中饮冷水，成手颤。酒后饮茶水，成酒癖。饮水便睡，成水癖。小儿就瓢及瓶饮水，令语讷。夏月远行，勿以冷水濯足。冬月远行，勿以热汤濯足。

本草纲目火部目录第六卷

李时珍曰：水火所以养民，而民赖以生者也。本草医方，皆知辨水而不知辨火，诚缺文哉。火者南方之行，其文横则为☲卦，直则为火字，炎上之象也。其气行于天，藏于地，而用于人。太古燧人氏上观下察，钻木取火，教民熟食，使无腹疾。周官司烜氏以燧取明火于日，鉴取明水于月，以供祭祀。司爟氏掌火之政令，四时变国火以救时疾。曲礼云：圣王用水火金木，饮食必时。则古先圣王之于火政，天人之间，用心亦切矣，而后世慢之何哉？今撰火之切于日用灸焫者凡一十一种，为火部云。

本草拾遗一种唐陈藏器。　本草纲目一十〔一〕种明李时珍。　附注元朱震亨。

火之一　凡一十一种

阳火阴火纲目　燧火纲目　桑柴火纲目　炭火纲目　芦火竹火纲目

艾火纲目　阳燧、火珠附　神针火纲目　火针纲目　灯火纲目　灯花拾遗

烛烬纲目

右附方新一十三

〔一〕十：此下原有「一」字，今据本卷列纲目种数删。加拾遗一种，与上「凡十一种」文合。

本草纲目火部第六卷

火之一凡一十一种

阳火、阴火纲目

【集解】〔李时珍曰〕火者五行之一，有气而无质，造化两间，生杀万物，显仁藏用，神妙无穷，火之用其至矣哉。愚尝绎而思之，五行皆一，惟火有二。二者，阴火、阳火也。其纲凡三，其目凡十有二。所谓三者，天火也，地火也，人火也。所谓十有二者，天之火四，地之火五，人之火三也。试申言之，天之阳火二：太阳，真火也；星精，飞火也。赤物暾暾，降则有灾，俗呼火殃。天之阴火二：龙火也，雷火也。龙口有火光，霹雳之火，神火也。地之阳火三：钻木之火也，击石之火也，戛金之火也。地之阴火二：石油之火也，见石部石脑油。水中之火也。江湖河海，夜动有火。或云：水神夜出，则有火光。人之阳火一，丙丁君火也。心、小肠，离火也。人之阴火二：命门相火也，起于北海，坎火也，游行三焦，寄位肝胆。三昧之火也。纯阳，乾火也。合而言之，阳火六，阴火亦六，共十二焉。诸阳火遇草而焫，得木而燔，可以湿伏，可以水灭。诸阴火不焚草木而流金石，得湿愈焰，遇水益炽。以水折之，则光焰诣天，物穷方止；以火逐之，以灰扑之，则灼性自消，光焰自灭。故人之善反于身者，上体于天而下验于物，则君火相火正治从治之理，思过半矣。此外又有萧丘之寒火，萧丘在南海中，上有自然之火，春生秋灭。

生一种木，但小焦黑。出抱朴子外篇。又陆游云：火山军，其地锄耘深入，则有烈焰，不妨种植。亦寒火也。泽中之阳焰，状如火焰，起于水面。出素问王冰注。野外之鬼磷，其火色青，其状如炬，或聚或散，俗呼鬼火。或云：诸血之磷光也。金银之精气，凡金银玉宝，皆夜有火光。此皆似火而不能焚物者也。至于樟脑、猾髓，皆能水中发火；樟脑见木部，猾髓见兽部。浓酒、积油，得热气则火自生。烧酒、醇酒，得火气则自焚。油满百石，则火自生。油纸、油衣、油铁，得热蒸激，皆自生火也。南荒有厌火之民，国近黑昆仑，人能食火炭。食火之兽；原化记云：祸斗兽，状如犬而食火，粪复为火，能烧人屋。西戎有食火之鸟。驼鸟，见禽部。火鸦蝙蝠，能食焰烟；火龟火鼠，生于火地。火龟见介部龟下，火鼠见兽部鼠下。此皆五行物理之常，而乍闻者目为怪异，盖未深诣乎此理故尔。复有至人，入水不溺，入火不焚，入金石无碍，步日月无影。斯人也，与道合真，不知其名，谓之至人。蔡九峰止言木火、石火、雷火、水火、虫火、磷火，似未尽该也。〔震亨曰〕太极动而生阳，静而生阴，阳动而变，阴静而合，而生水火木金土，各一其性。惟火有二：曰君火，人火也；曰相火，天火也。火内阴而外阳，主乎动者也，故凡动皆属火。以名而言，形气相生，配于五行，故谓之君；以位而言，生于虚无，守位禀命，因其动而可见，故谓之相。天主生物，故恒于动；人有此生，亦恒于动。动者，皆相火之为也。见于天者，出于龙雷则木之气，出于海则水之气也；具于人者，寄于肝肾二部，肝木而肾水也。胆者肝之腑，膀胱者肾之腑，心包络者肾之配，三焦以焦言，而下焦司肝肾之分，皆阴而下者也。天非此火不能生物，人非此火不能自生。天之火虽出于木，而皆本乎地。故雷非伏，龙非蛰，海非附于地；则不能鸣，不能飞，不能波也。鸣也，飞也，波也，动而为火者也。肝肾之阴，悉具相火，人而同乎天也。然而东垣以火为元气之贼，与元气不两立，一胜则一负者，何哉？周子曰：神发知矣。五性感物而万事出。有知之后，五者之性，为物所感而动，即内经五火也。五性厥阳之火，与相火相扇，则妄动矣。火起于妄，变化莫测，煎熬真阴，阴虚则病，阴绝则死。君火之气，经以暑与湿言之；相火之气，经以火言之，盖表其暴悍酷烈甚于君火也。故曰，相火元气之贼。周子又曰：圣人定之以中正仁义而主静。朱子曰：必使道心常为一身之主，而人心每听命焉。夫人心听命而又主之以静，则彼五火之动皆中节，相火惟有裨补造化，以为生生不息之运用尔，何贼之有？或曰：内经止于六气言火，未言及脏腑也。曰：岐伯历举病机一十九条，而属火者五：诸热瞀瘛，皆属于火；诸逆冲上，皆属于火；诸躁狂越，皆属于火；诸禁鼓栗，如丧神守，皆属于火；诸病胕肿，疼酸惊骇，皆属于火，是也。刘河间云：诸风掉眩属于肝，风火也；诸气膹郁属于肺，燥火也；诸湿肿满属于脾，湿火也。诸痛痒疮属于心，郁火也。是皆火之为病，出于脏腑者然也。以陈无择之通敏，犹以暖温为君火，日用之火为相火，无怪乎后人之聋瞽也。

燧火纲目

【集解】〔时珍曰〕周官司爟氏四时变国火以救时疾，季春出火，季秋纳火，民咸从之。盖人之资于火食者，疾病寿夭生焉。四时钻燧，取新火以为饮食之用，依岁气而使无亢不及，所以救民之时疾也。榆柳先百木而青，故春取之，其火色青。杏枣之木心赤，故夏取之，其火色赤。柞楢之木理白，故秋取之，其火色白。槐檀之木心黑，故冬取之，其火色黑。

桑柘之木肌黄，故季夏取之，其火色黄。天文大火之次，于星为心。季春龙见于辰而出火，于时为暑。季秋龙伏于戌而纳火，于时为寒。顺天道而百工之作息皆因之，以免水旱灾祥之流行也。后世寒食禁火，乃季春改火遗意，而俗作介推事，谬矣。道书云：灶下灰火谓之伏龙屎，不可爇香事神。

桑柴火 纲目

【主治】痈疽发背不起，瘀肉不腐，及阴疮瘰疬流注，臁疮顽疮，然火吹灭，日灸二次，未溃拔毒止痛，已溃补接阳气，去腐生肌。凡一切补药诸膏，宜此火煎之。但不可点艾，伤肌。时珍

【发明】〔震亨曰〕火以畅达拔引郁毒，此从治之法也。〔时珍曰〕桑木能利关节，养津液。得火则拔引毒气，而祛逐风寒，所以能去腐生新。抱朴子云：一切仙药，不得桑煎不服。桑乃箕星之精，能助药力，除风寒痹诸痛，久服终身不患风疾故也。〔藏器曰〕桑柴火灸蛇，则足见。

炭火 纲目

【集解】〔时珍曰〕烧木为炭。木久则腐，而炭入土不腐者，木有生性，炭无生性也。葬家用炭，能使虫蚁不入，竹木之根自回，亦缘其无生性耳。古者冬至、夏至前二日，垂土炭于衡两端，轻重令匀，阴气至则土重，阳气至则炭重也。

【主治】栎炭火，宜煅炼一切金石药。桴〔一〕炭火，宜烹煎焙炙百药丸散。时珍

白炭　〔主治〕误吞金银铜铁在腹，烧红，急为末，煎汤呷之；甚者，刮末三钱，井水调服，未效再服。又解水银、轻粉毒。带火炭纳水底，能取水银出也。上立炭带之，辟邪恶鬼气。除夜立之户内，亦辟邪恶。时珍

〔一〕桴：原作「烰」。陆游老学庵笔记云：「浮炭者，谓投之水中而浮，今人谓之桴炭。白居易诗，日暮半炉桴炭火是也。」因据改。下同。

【附方】新六。**卒然咽噎**炭末蜜丸，含咽。千金方。**白虎风痛**日夜走注，百节如啮。炭灰五升，蚯蚓屎一升，红花七捻，和熬，以醋拌之，用故布包二包，更互熨痛处，取效。圣惠方。**久近肠风**下血。用紧炭三钱，枳壳烧存性五钱，为末。每服三钱，五更米饮下一服，天明再服，当日见效。忌油腻毒物。普济方。**汤火灼疮**炭末，香油调涂。济急方。**白癞头疮**白炭烧红，投沸湯中，溫洗之取效。百一方。**阴囊湿痒**桴炭、紫苏叶末，扑之。经验方。

芦火、竹火纲目

【主治】**宜煎一切滋补药。**时珍

【发明】〔时珍曰〕凡服湯药，虽品物专精，修治如法，而煎药者卤莽造次，水火不良，火候失度，则药亦无功。观夫茶味之美恶，饭味之甘餲，皆系于水火烹饪之得失，即可推矣。是以煎药须用小心老成人，以深罐密封，新水活火，先武后文，如法服之，未有不效者。火用陈芦、枯竹，取其不强，不损药力也。桑柴火取其能助药力，桴炭取其力慢，栎炭取其力紧。溫养用糠及马屎、牛屎者，取其缓〔一〕而能使药力匀遍也。

艾火纲目

【主治】**灸百病。若灸诸风冷疾，入硫黄末少许，尤良。**时珍

【发明】〔时珍曰〕凡灸艾火者，宜用阳〔二〕燧火珠承日，取太阳眞火。其次则钻槐取火，为良。若急卒难备，即用眞麻油灯，或蜡烛火，以艾茎烧点于炷，滋润灸疮，至愈不痛也。其戛金击石钻燧入木之火，皆不可用。邵子云：火无体，因物以为体，金石之火，烈于草木之火，是矣。八木者，松火难瘥，柏火伤神多汗，桑火伤肌肉，柘火伤气脉，枣火伤内吐血，橘火伤营卫经络，榆火伤骨失志，竹火伤筋损目也。南齐书载武帝时，有沙门从北齐赍赤火来，其火赤于常火而小，云

〔一〕缓：原作「暖」，今从张本改。

〔二〕阳：原作「湯」，今据本条附录「阳燧」改。

以疗疾，贵贱争取之，灸至七炷，多得其验。吴兴杨道庆虚疾二十年，灸之即瘥。咸称为圣火，诏禁之不止。不知此火，何物之火也。

【附录】阳燧〔时珍曰〕火镜也。以铜铸成，其面凹，摩热向日，以艾承之，则得火。周礼司烜氏以火燧取明火于日，是矣。**火珠**见石部水精下。

神针火纲目

【主治】心腹冷痛，风寒湿痹，附骨阴疽，凡在筋骨隐痛者，针之，火气直达病所，甚效。时珍

【发明】〔时珍曰〕神针火者，五月五日取东引桃枝，削为木针，如鸡子大，长五、六寸，干之。用时以绵纸三、五层衬于患处，将针蘸麻油点着，吹灭，乘热针之。又有雷火神针法，用熟蕲艾末一两，乳香、没药、穿山甲、硫黄、雄黄、草乌头、川乌头、桃树皮末各一錢，麝香五分，为末，拌艾，以厚纸裁成条，铺药艾于内，紧卷如指大，长三、四寸，收贮瓶内，埋地中七七日，取出。用时，于灯上点着，吹灭，隔纸十层，乘热针于患处，热气直入病处，其效更速。并忌冷水。

火针纲目

【释名】燔针素问 **焠针**素问 **烧针**伤寒论 **煨针**〔时珍曰〕火针者，素问所谓燔针、焠针也，张仲景谓之烧针，川蜀人谓之煨针。其法：麻油满盏，以灯草二七茎点灯，将针频涂麻油，灯上烧令通赤用之。不赤或冷，则反损人，且不能去病也。其针须用火箸铁造之为佳。点穴墨记要明白，差则无功。

【主治】风寒筋急挛引痹痛，或瘫缓不仁者，针下疾出，急按孔穴则疼止，不按则疼甚。癥块结积冷病者，针下慢出，仍转动，以发出污浊。痈疽发背有脓无头者，针令脓溃，勿按孔穴。凡用火针，太深则伤经络，太浅则不能去病，要在消息得中。针后发热恶寒，此为中病。凡面上及夏月湿热在两脚时，皆不可用此。时珍

【发明】〔时珍曰〕素问云：病在筋，调之筋，燔针劫刺其下，及筋急者。病在骨，调之骨，焠针药熨之。又灵枢经叙十二经筋所发诸痹痛，皆云治在燔针劫刺，以知为度，以痛为输。又云：经筋之病，寒则反折筋急，热则纵弛不收，阴痿不用。焠刺者，焠寒急也。纵缓不收者，无用燔针。观此，则燔针乃为筋寒而急者设，以热治寒，正治之法也。而后世以针积块，亦假火气以散寒涸，而发出污浊也。或又以治痈疽者，则是以从治之法，溃泄其毒气也。而昧者以治伤寒热病，则非矣。张仲景云：太阳伤寒，加温针必发惊。营气微者，加烧针则血流不行，更发热而烦躁。太阳病，下之，心下痞，表里俱虚，阴阳俱竭，复加烧针，胸烦、面色青黄、肤润者，难治。此皆用针者不知往哲设针之理，而谬用以致害人也。又凡肝虚目昏多泪，或风赤，及生翳膜顽厚，或病后生白膜失明，或五脏虚劳风热，上冲于目生翳，并宜熨烙之法。盖气血得温则宣流，得寒则凝涩故也。其法用平头针如翳大小，烧赤，轻轻当翳中烙之，烙后翳破，即用除翳药傅点。

灯火 纲目

【主治】小儿惊风昏迷搐搦窜视诸病。又治头风胀痛，视头额太阳络脉盛处，以灯心蘸麻油点灯焠之，良。外痔肿痛者，亦焠之。油能去风解毒，火能通经也。小儿初生，因冒寒气欲绝者，勿断脐，急烘絮包之，将胎衣烘热，用灯炷于脐下往来燎之，暖气入腹内，气回自苏。又烧铜匙柄熨烙眼弦内，去风退赤，甚妙。时珍

【发明】〔时珍曰〕凡灯惟胡麻油、苏子油然者，能明目治病。其诸鱼油、诸禽兽油、诸菜子油、棉花子油、桐油、豆油、石脑油诸灯烟，皆能损目，亦不治病也。

【附方】新七。**搅肠沙痛**阴阳腹痛，手足冷，但身上有红点。以灯草蘸油点火，焠于点上。济急方。**小儿诸惊**仰向后者，灯火焠其囟门、两眉际〔一〕之上下。眼翻不下者，焠其脐之上下。不省人事者，焠其手足心、心之上下。手拳不开目〔二〕往上者，焠其顶心、两手心。撮口出白沫者，焠其口上下、手足心。小儿惊风秘诀。**百虫咬伤**以灯火

〔一〕际：原作「齐」，今从张本改。
〔二〕目：原作「口」，今从张本改。

熏之，出水妙。济急方。**杨梅毒疮**方广心法附余：用铅汞结砂、银朱各二錢，白花蛇一錢，为末，作纸捻七条。初日用三条，自后日用一条，香油点灯于烘炉中，放被内盖卧，勿透风。须食饱口含椒茶，热则吐去，再含。神灯熏法：用银朱二錢，孩儿茶、龙挂香、皂角子各一錢，为末，以纸卷作灯心大，长三寸，每用一条，安灯盏内，香油浸点，置水桶中，以被围坐，用鼻吸烟咽之。口含冷茶，热则吐去。日熏二次。三日后口中破皮，以陈酱水漱之。神灯照法：治杨梅疮，年久破烂坑陷者。用银朱、水粉、线香各三錢，乳香、沒药各五分，片脑二分，为末，以纸卷作捻，浸油点灯照疮，日三次，七日见效。须先服通圣散数帖，临时口含椒茶，以防毒气入齿也。**年深疥癬**遍身延蔓者。硫黄、艾叶研匀作捻，浸油点灯，于被中熏之。以油涂口鼻耳目，露之。集玄方。

灯花拾遗

【气味】缺。

【主治】傅金疮，止血生肉。藏器 小儿邪热在心，夜啼不止，以二、三颗，灯心汤调，抹乳吮之。时珍

【发明】〔时珍曰〕昔陆贾言灯花爆而百事喜，汉书艺文志有占灯花术，则灯花固灵物也。錢乙用治夜啼，其亦取此义乎。我明宗室富顺王一孙，嗜灯花，但闻其气，即哭索不已。时珍诊之，曰：此癖也。以杀虫治癖之药丸服，一料而愈。

烛烬纲目

【集解】〔时珍曰〕烛有蜜蜡烛、虫蜡烛、柏油烛、牛脂烛，惟蜜蜡、柏油者，烬可入药。

【气味】缺。

【主治】丁肿，同胡麻、针砂等分，为末，和醋傅之。治九漏，同阴干马齿苋等分，为末，以泔水洗净，和腊猪脂傅之，日三上。时珍

本草纲目土部目录第七卷

李时珍曰：土者五行之主，坤之体也。具五色而以黄为正色，具五味而以甘为正味。是以禹贡辨九州之土色，周官辨十有二壤之土性。盖其为德，至柔而刚，至静有常，兼五行生万物而不与其能，坤之德其至矣哉。在人则脾胃应之，故诸土入药，皆取其裨助戊己之功。今集土属六十一种为土部。旧本三十九种，散见玉石部。

神农本经二种梁陶弘景注。　名医别录三种梁陶弘景。　唐本草三种唐苏恭。

本草拾遗二十八种唐陈藏器。　四声本草一种唐萧炳。　开宝本草一种宋马志。

证类本草一种宋唐慎微。　衍义补遗一种元朱震亨。　本草纲目二十一种明李时珍。

〔附注〕魏李当之药录　吴普本草　宋雷敩炮炙　齐徐之才药封　唐甄权药性　孙思邈千金

唐杨损之删繁　李珣海药　蜀韩保昇重注　宋掌禹锡补注　苏颂图经　大明日华

宋寇宗奭衍义　金张元素珍珠囊　元王好古汤液　明汪机会编　元李杲法象　陈嘉谟蒙筌

土之一　凡六十一种

白垩本经　甘土拾遗　赤土纲目〔一〕　黄土拾遗　东壁土别录

太阳土纲目　天星上土〔二〕、六癸上土、上壬日土、清明戊上土、神后土附

天子藉田三推犁下土拾遗　社稷坛土、春牛土、富家土、亭部中土附　道中热土拾遗

〔一〕纲目：原作「拾遗」，今据本卷赤土条改。

〔二〕土：原脱，今据本卷太阳土条附录执日天星上土补。

车辇土拾遗　市门土拾遗　户限下土拾遗　千步峰纲目　鞋底下土拾遗
柱下土拾遗　床脚下土拾遗　烧尸场上土纲目　冢上土拾遗　桑根下土拾遗
胡燕窠土拾遗　百舌窠中土拾遗　土蜂窠拾遗　蜣螂转丸拾遗　鬼屎拾遗
鼠壤土拾遗　鼢鼠壤土拾遗　屋内壖下虫尘土拾遗　蚁垤土拾遗
白蚁泥纲目　蚯蚓泥纲目　螺蛳泥纲目　白鳝泥纲目　猪槽上垢土拾遗
犬尿泥纲目　驴尿泥拾遗　尿坑泥纲目　粪坑底泥纲目　檐溜下泥纲目
田中泥纲目　井底泥证类　乌爹泥纲目　弹丸土拾遗　自然灰拾遗
伏龙肝别录　土墼纲目　甘锅纲目　砂锅纲目　白瓷器唐本　乌古瓦唐本
古砖拾遗　烟胶纲目　墨开宝　釜脐墨四声　百草霜纲目　梁上尘唐本
门臼尘纲目　寡妇床头尘土拾遗　瓷瓯中白灰拾遗　香炉灰纲目
锻灶灰别录　冬灰本经　石硷补遗

右附方旧五十六新一百七十四[一]

[一] 四：原作「五」。按本卷末石硷条附方中治「多年反胃」方，已计入本书卷八铅条新附方数内，本卷不当重计，因据改。

本草纲目土部第七卷

土之一 凡六十一〔一〕种

白垩 音恶 本经下品

【释名】白善土别录 白土粉衍义 画粉〔时珍曰〕土以黄为正色，则白者为恶色，故名垩。后人讳之，呼为白善。

【集解】〔别录曰〕白垩生邯郸山谷，采无时。〔弘景曰〕即今画家用者，甚多而贱，俗方稀用。〔颂曰〕胡居士云，始兴小桂县晋阳乡有白善，而今处处皆有之，人家往往用以浣衣。西山经云：大次之山，其阳多垩。中山经云：葱聋之山，其中有大谷，多白黑青黄垩。垩〔二〕有五色，入药惟白者耳。〔宗奭曰〕白善土。京师谓之白土子〔三〕，切成方块，卖于人浣衣。〔时珍曰〕白土处处有之，用烧白瓷器坯者。

【修治】〔敩曰〕凡使勿用色青并底白者，捣筛末，以盐汤飞过，晒干用，则免结涩人肠也。每垩二两，用盐一分。〔大明曰〕入药烧用，不入汤饮。

【气味】苦，温，无毒。〔别录曰〕辛，无毒。不可久服，伤五脏，令人羸瘦。〔权曰〕甘，平〔四〕，温暖。

【主治】女子寒热癥瘕，月闭积聚。本经 阴肿痛，漏下，无子，泄痢。别录 疗女子血结，涩肠止痢。甄权 治鼻洪吐血，痔瘘泄精，男子水脏冷，女子子宫冷。大明 合王瓜等分，为末，汤点二钱服，治头痛。宗奭

〔一〕一：原脱，今据本卷种数及卷初小序「今集土属六十一种为土部」补。

〔二〕垩：原脱，今据政和本草卷五代赭石条补。

〔三〕子：原作「粉」，今据本草衍义卷六代赭附白垩及政和本草卷五代赭条改。

〔四〕平：原脱，今据政和本草卷五白垩条补。

【发明】〔时珍曰〕诸土皆能胜湿补脾，而白垩土，则兼入气分也。

【附方】新九。**衄血不止**白土末五錢，井华水调服，二服除根。瑞竹堂方。**水泄不化**日夜不止。白垩煅、干姜炮各一两，楮叶生研二两，为末，糊丸绿豆大，每米饮下二十丸。普济方。**翻胃吐食**男妇皆治。白善土煅赤，以米醋一升淬之，再煅再淬，醋干为度，取一两研，干姜二錢半炮，为末。每服一錢调下，服至一斤以上为妙。千金翼。**卒暴咳嗽**白善土粉、白矾各〔一〕一两，为末，姜汁糊丸梧子大，临卧姜湯服二十丸。普济方。**风赤烂眼**倒睫拳毛。华佗方：用白土一两，铜青一錢，为末。每以半錢泡湯洗。乾坤生意，加焰消半两，为末，湯泡杏仁杵，和丸皂子大。每用凉水浸一丸，洗眼。乾坤秘韫。**小儿热丹**白土一分〔二〕，寒水石半两，为末，新水调涂。錢乙小儿方。**痱子瘙痒**旧屋梁上刮赤白垩末，傅之。普济方。**代指肿痛**猪膏和白善土傅之。肘后方。**臁疮不干**白善土煅研末，生油调搽。集玄方。

甘土拾遗

【集解】〔藏器曰〕甘土出安西及东京龙门，土底澄取之，洗腻服如灰，水和涂衣，去油垢。

【气味】无毒〔三〕。

【主治】草药及诸菌毒，热汤调末服之。藏器

赤土纲目

【气味】甘，温，无毒。

【主治】主汤火伤，研末涂之。时珍

〔一〕各：原脱，今据普济方卷一五八·二白丸补。
〔二〕一分：小儿药证直诀卷下白玉散白土作「一钱五分」。按本书卷一合药分剂法则，时珍曰：「六铢曰一分（去声），二钱半也」。
〔三〕气味无毒：原脱，今据政和本草卷四甘土条补。

【附方】新三。**牙宣疳䘌**赤土、荆芥叶同研，揩之，日三次。普济方。**风疹瘙痒**甚不能忍者。赤土研末，空心溫酒服一錢。御药院方。**身面印文**刺破，以醋调赤土傅之，干又易，以黑灭为度。千金方。

黃土拾遗

【释名】〔藏器曰〕张司空言：三尺以上曰粪，三尺以下曰土。凡用当去上恶物，勿令入客水。

【气味】甘，平，无毒。〔藏器曰〕土气久触，令人面黃。掘土犯地脉，令人上气身肿。掘土犯神杀，令人生肿毒。

【主治】**泄痢冷热赤白，腹内热毒绞结痛，下血，取干土，水煮三、五沸，绞去滓，暖服一、二升。又解诸药毒，中肉毒，合口椒毒，野菌毒。**藏器

【发明】〔时珍曰〕按刘跂錢乙传云：元丰中，皇子仪国公病瘛疭，国医未能治，长公主举乙入，进黃土湯而愈。神宗召见，问黃土愈疾之状。乙对曰：以土胜水，木〔一〕得其平，则风自退尔。上悦，擢太医丞。又夷坚志云：吴少师得疾，数月消瘦，每日饮食入咽，如万虫攒攻，且痒且病，皆以为劳瘵，迎明医张锐诊之。锐令明旦勿食，遣卒诣十里外，取行路黃土至，以溫酒二升搅之，投药百粒饮之。觉痛几不堪，及登溷，下马蝗千余，宛转，其半已困死，吴亦惫甚，调理三日乃安。因言夏月出师，燥渴，饮涧水一杯，似有物入咽，遂得此病。锐曰：虫入人脏，势必孳生，饥则聚咂精血，饱则散处脏腑。苟知杀之而不能扫取，终无益也。是以請公枵腹以诱之，虫久不得土味，又喜酒，故乘饥毕集，一洗而空之。公大喜，厚赂谢之，以礼送归。

【附方】旧二，新十。**小儿吃土**用干黃土一块，研末，浓煎黃连湯调下。救急方。**乌纱惊风**小儿惊风，遍身都乌者。急推向下，将黃土一碗，捣末，入久醋一钟，炒热包定熨之，引下至足，刺破为妙。小儿秘诀。**卒患心痛**画地作王字，撮取中央土，水和一升服，良。陈藏器本草。**目卒无见**黃土搅水中，澄清洗之。肘后方。**牛马肉毒**及肝毒。取好土三升，水煮清一升服，即愈。一方：入头发寸截和之，发皆贯肝而出也。肘后方。**内痔痛肿**朝

〔一〕木：原作「水」，今据小儿药证直诀钱仲阳传改。

阳黄土、黄连末、皮消各一两，用猪胆汁同研如泥，每日旋丸枣大，纳入肛内，过一夜，随大便去之。内服乌梅、黄连二味丸药。孙氏集效方。**颠扑欲死**一切伤损，从高坠下，及木石所迮，落马扑车，瘀血凝滞，气绝欲死者，亦活。用净土五升蒸热，以故布重裹作二包，更互熨之。勿大热，恐破肉，取痛止则已，神效之方。孙眞人千金方。**杖疮未破**干黄土末，童尿入鸡子清调涂刷上，干即上，随以热水洗去，复刷复洗，数十次，以紫转红为度。仍刷两胯，以防血攻阴也。摄生方。**汤火伤灼**醋调黄土，涂之。谈野翁方。**蜈蚣螫伤**画地作王字，内取土掺之，即愈。集简方。**蜂虿叮螫**反手取地上土傅之。或入醋调。千金方。**蠼螋尿疮**画地作蠼螋形，以刀细取腹中土，唾和涂之，再涂即愈。孙眞人云：予得此疾，经五、六日不愈，或教此法，遂瘳。乃知万物相感，莫晓其由也。千金方。

铸钟黄土拾遗

〔主治〕卒心痛，疰忤恶气，温酒服一钱。藏器

铸铧钼孔中黄土拾遗

〔主治〕丈夫阴囊湿痒，及阴汗，细末扑之。藏器

东壁土 别录下品

【气味】甘，温，无毒。

【主治】下部疮，脱肛。别录 止泄痢霍乱烦闷。藏器 温疟，点目去翳。同蚬壳为末，傅豌豆疮。甄权 疗小儿风脐。弘景 摩干、湿二癣，极效。苏恭

【发明】〔弘景曰〕此屋之东壁上土也，常先见日故尔。又可除油垢衣，胜石灰、滑石。〔藏器曰〕取其向阳久干也。〔宗奭曰〕久干之说不然。盖东壁先得太阳眞火烘炙，故治瘟疫。初出少火之气壮，及当午则壮火之气衰，故不用南壁而用东壁。〔时珍曰〕昔一女，忽嗜河中污泥，日食数碗。玉田隐者以壁间败土调水饮之，遂愈。又凡脾胃湿多，吐泻霍乱者，以东壁土，新汲水搅化，澄清服之，即止。盖脾主土，喜燥而恶湿，故取太阳眞火所照之土，引眞火生发之气，补土而胜湿，则吐泻自止也。岭南方治瘴疟香椿散内用南壁土，近方治反胃呕吐用西壁土者，或取太阳离火所照之气，或取西方收敛之气，然皆不过借气补脾胃也。

【附方】旧三，新九。**急心痛**五十年陈壁土、枯矾各〔一〕二錢，为末，蜜丸，艾湯服。集玄方。**霍乱烦闷**向阳壁土，煮汁服。圣济录。**药毒烦闷**欲死者。东壁土调水三升，顿饮之。肘后方。**解乌头毒**不拘川乌、草乌毒，用多年陈壁土泡湯服之。冷水亦可。通变要法。**六畜肉毒**东壁土末，水服一錢，即安。集玄方。**目中翳膜**东壁土细末，日点之，泪出佳。肘后方。**肛门凸出**故屋东壁上土一升，研末，以长皂荚挹末粉之，仍炙皂荚，更互熨之。外台秘要。**痱子瘙痒**干壁土末傅之，随手愈。普济方。**耳疮唇疮**东壁土和胡粉傅之。救急方。**疬破经年**脓水不绝。用百年茅屋厨中壁土为末，入轻粉调傅，半月即干愈。永类方。**诸般恶疮**拔毒散：东墙上土、大黄等分，为末，用无根井华水调搽，干再上。瑞竹堂方。**发背痈疖**多年烟熏壁土、黄檗等分，为末，姜汁拌调摊贴之，更以茅香湯调服一錢匕。经验方。

太阳土纲目

【主治】人家动土犯禁，主小儿病气喘，但按九宫，看太阳在何宫，取其土煎汤饮之，喘即定。时珍。出正传。

【附录】**执日天星上土**〔藏器曰〕取和薰草、柏叶以涂门户，方一尺，令盗贼不来。**执日六癸上土**〔时珍曰〕抱朴子云：常以执日取六癸上土、市南门土、岁破土、月建土，合作人，着朱鸟地上，辟盗。**二月上壬日土**〔藏器曰〕泥屋之四角，宜蚕。**清明日戌上土**〔时珍曰〕同狗毛作泥，涂房户内孔穴，蛇鼠诸虫永不入。**神后土**〔时珍曰〕逐月旦日取泥屋之四角，及塞鼠穴，一年鼠皆绝迹，此李处士禁鼠法也。神后，正月起申顺行十二辰。

天子藉田三推犁下土拾遗

【释名】〔时珍曰〕月令：天子以元日祈谷于上帝，亲载耒耜，率三公、九卿、诸侯、大夫躬耕。天子三推，三公

〔一〕各：原脱，今从张本补。

五推，卿、诸侯九推。反执爵于太寝，命曰劳酒。

【气味】无毒[一]。

【主治】水服，主惊悸癫邪，安神定魄强志。藏之，人官不惧，利见大官，宜婚市。王者封禅五色土次之。藏器

【附录】社稷坛土 〔藏器曰〕牧宰临官，自取涂门户，令盗贼不入境也。 春牛土 〔藏器曰〕收角上土置户上，令人宜田。〔时珍曰〕宋时立春日进春牛，御药院取牛睛以充眼药。今人鞭春时，庶民争取牛土，云宜蚕；取土撒檐下，云辟蚰蜒。 富家土 〔藏器曰〕七月丑日，取中庭土泥灶，令人富。勿令人知。〔时珍曰〕除日取富家田中土泥灶，招吉。 亭部中土 〔时珍曰〕取作泥涂灶，水火盗贼不经；涂屋四角，鼠不食蚕；涂仓囷，鼠不食稻；塞穴百日，鼠皆绝去。出阴阳杂书云。

道中热[二]土 拾遗

【主治】夏月暍死，以土积心口，少冷即易，气通则苏。藏器 亦可以热土围脐旁，令人尿脐中；仍用热土、大蒜等分，捣水去滓灌之，即活。时珍

十字道上土 〔主治〕主头面黄烂疮，同灶下土等分傅之。时珍

车辇土 拾遗

【主治】恶疮出黄汁，取盐车边脂角上土涂之。藏器 行人暍死，取车轮土五钱，水调澄清服，一碗即苏。又小儿初生，无肤色赤，因受胎未得土气也。取车辇土碾

〔一〕气味无毒：原脱，今据政和本草卷四本条补。

〔二〕热：政和本草卷四本条此下有「尘」字。

傅之，三日后生肤。时珍

市门土 拾遗

【释名】（时珍曰）日中为市之处门栅也。

【气味】无毒〔一〕。

【主治】妇人易产，入月带之。产时，酒服一钱。藏器

户限〔二〕下土 拾遗

【释名】（时珍曰）限，即门阈也。

【气味】无毒〔三〕。

【主治】产后腹痛，热酒服一钱。又治吹奶，和雄雀粪，暖酒服方寸匕。藏器

千步峰 纲目

【集解】（时珍曰）此人家行步地上高起土也，乃人往来鞋履沾积而成者。技家言人宅有此，主兴旺。

【主治】便毒初发，用生姜蘸醋磨泥涂之。时珍

鞋底下土 拾遗

【主治】适他方不伏水土，刮下，和水服，即止。藏器

〔一〕气味无毒：原脱，今据政和本草卷四市门土条补。

〔二〕限：政和本草卷四作「垠」。汉书叙传注：「垠，限也」。濒湖改作「限」，较为通俗。

〔三〕气味无毒：原脱，今据政和本草卷四戸垠下土条补。

柱下土 拾遗

【气味】无毒[一]。

【主治】腹痛暴卒，水服方寸匕。藏器 胎衣不下，取宅中柱下土，研末[二]，鸡子清[三]和服之。思邈

床脚下土 拾遗

【主治】猘犬咬，和水傅之，灸七壮。藏器

烧尸场上土 纲目

【主治】邪疟，取带黑土同葱捣作丸，塞耳，或系膊上，即止。男左女右。时珍

【附方】新四。好魇多梦 烧人灰，置枕中、履中，自止。本草拾遗。尸厥卒死 不知人者。烧尸场土二、三钱，擂细，湯泡灌之，即活。如无，以灶心土代之。何氏方。小儿夜啼 烧尸场土，置枕边。集简方。脚底多汗 烧人场上土，铺于鞋底內蹉之。灰亦可。集玄方。

冢上土 拾遗

【主治】瘟疫。五月一日，取土或砖石，入瓦器中，埋着门外阶下，合家不患时气。又正旦取古冢砖，咒悬大门上，一年无疫疾。藏器

【附方】新一。肠痛 死人冢上土，作泥涂之，良。千金方。

[一] 气味无毒：原脱，今据政和本草卷四柱下土条补。

[二] 研末：千金卷二治胞衣不出方作「大如」。

[三] 清：千金卷二治胞衣不出方作「酒」。

桑根下土 拾遗

【主治】中恶风恶水而肉肿者，水和傅上，灸二三十壮，热气透入，即平。藏器

胡燕窠土 拾遗

【气味[一]】无毒。

【主治[二]】同屎。作汤，浴小儿，去惊邪。弘景 主风瘙瘾疹，及恶刺疮，浸淫病疮绕[三]身至心者死，并水和傅之，三两日瘥。藏器 治口吻白秃诸疮。时珍

【附方】旧三，新八。**湿瘑疥疮** 胡燕窠大者，用抱[四]子处土，为末，以淡盐汤洗拭，干傅之，日一上。小品[五]方。**黄水肥疮** 燕窠土一分，麝香半分，研傅之。善[六]济方。**浸淫湿疮** 发于心下者，不早治杀人。用胡燕窠中土，研末，水和傅。葛氏。**口角烂疮** 燕窠泥傅之，良。救急方。**白秃头疮** 百年屋下燕窠泥、蠮螉窠，研末，剃后麻油调搽。圣济录。**蠼螋尿疮** 绕身汁出。以燕窠中土和猪脂、苦酒[七]傅之。外台秘要。**瘭疽恶疮** 着手足肩背，累累如赤豆，出汁。剃痂，以温醋、米泔洗净，用胡燕窠土和百日男儿屎，傅之。千金方。**皮肤中毒** 名瘷疰。

〔一〕气味：原脱，今据本书前后体例补。

〔二〕主治：原作「主治无毒」，今据本书前后体例改正。

〔三〕绕：原作「遍」，今据政和本草卷四胡燕窠内土条改。

〔四〕抱：原作「托」，今据梅墅烟萝阁本及圣惠方卷六十五改。

〔五〕小品：小品久佚，方多存外台中，外台卷三十治瘑疮中无此方。普济方引此方谓出自圣惠，圣惠卷六十五正有此方。因疑「小品」当作「圣惠」。

〔六〕善：未闻有「善济方」，疑当作「普」。普济方卷二九八治头生恶疮与此略同，惟多生牛皮烧灰一味。

〔七〕苦酒：千金卷五下第九及外台卷三十六俱无，当是濒湖所加。

用醋和燕窠土傅之。千金方。**风瘙瘾疹**胡燕窠土，水和傅之。千金方。**小儿丹毒**向阳燕窠土，为末，鸡子白和傅。卫生易简方。**一切恶疮**燕窠内外泥粪，研细，油调搽。一加黄檗末。瑞竹堂方。

百舌窠中土 拾遗

【主治】蚯蚓及诸恶虫咬疮，醋调傅之。藏器

土蜂窠 拾遗

【释名】蠮螉窠〔时珍曰〕即细腰蜂也。

【气味】甘，平，无毒。

【主治】痈肿风头。别录　小儿霍乱吐泻，炙研，乳汁服一钱。圣惠　醋调涂肿毒，及蜘蛛咬。藏器　醋调涂蜂虿毒。宗奭　治丁肿乳蛾，妇人难产。时珍

【附方】新六。**女人难产**土蜂儿窠，水泡汤饮之。取时逢单是男，双是女，最验。妇人良方。**肿毒焮痛**陈藏器本草：用醋和泥蜂窠涂之。直指：加川乌头等分，云未结则散，已结则破也。**丁疮肿痛**土蜂窠煅，蛇皮烧，等分，酒服一錢。直指方。**咽喉乳蛾**土蜂窠一个，为末。先用楮叶擦破病人舌，令血出。以醋和末，用翎点之。令痰涎出为效。后用扁〔一〕竹根擂水服数口，取利。瑞竹堂方。**手足发指**毒痛不可忍。用壁间泥蜂窠为末，入乳香少许研匀，以醋调涂，干即以醋润之。奇效方。**蠼螋尿疮**螟蛉窠，水调傅之。集玄方。

蜣螂转丸 拾遗

【释名】土消〔藏器曰〕此蜣螂所推丸也。藏在土中，掘地得之，正圆如人捻作，弥久者佳。

〔一〕扁：原脱，今据金陵本及瑞竹堂方卷五疮科补。

【气味】咸，苦，大寒，无毒。

【主治】汤淋绞汁服，疗伤寒时气，黄疸烦热，及霍乱吐泻。烧存性酒服，治项瘿。涂一切瘘疮。藏器

鬼屎 拾遗

【集解】〔藏器曰〕生阴湿地，如屎，亦如地錢，黄白色。

【主治】人马反花疮，刮取，和油涂之。藏器

鼠壤土 拾遗

【释名】〔时珍曰〕柔而无块曰壤。

【主治】中风筋骨不随，冷痹骨节疼，手足拘急，风掣痛，偏枯死肌，多收曝干，蒸热袋盛，更互熨之。藏器 小儿尿和，涂丁肿。思邈

鼢鼠壤土 拾遗

【集解】〔藏器曰〕此是田中尖嘴小鼠也。阴穿地中，不能见日。

【主治】鬼疰气痛，秫米泔汁和作饼，烧热绵裹熨之。又主肿毒，和醋傅之，极效。藏器 孕妇腹内钟鸣，研末二钱，麝香汤下，立愈。时珍

屋内壖下虫尘土 拾遗

【释名】〔时珍曰〕壖音软平声。河边地及垣下地，皆谓之壖。

【主治】恶疮久不干，油调傅之。藏器

蚁垤[一]土 拾遗

【释名】蚁封〔时珍曰〕垤音迭，高起也。封，聚土也。

【主治】狐刺疮，取七粒和醋搽。又死胎在腹，及胞衣不下，炒三升，囊盛，搨心下，自出也。藏器

白蚁泥 纲目

【主治】恶疮肿毒，用松木上者，同黄丹各炒黑，研和香油涂之，取愈乃止。时珍

蚯蚓泥 纲目

【释名】蚓蝼音娄 六一泥

【气味】甘、酸，寒，无毒。

【主治】赤白久热痢，取一升炒烟尽，沃汁半升，滤净饮之。藏器 小儿阴囊忽虚热肿痛，以生甘草汁入轻粉末调[二]涂之。以盐研傅疮，去热毒，及蛇犬伤。日华 傅狂犬伤，出犬毛，神效。苏恭

【附方】旧五，新十七。

断截热疟 邵氏青囊方：用五月五日午时取蚯蚓粪，以面和丸梧子大，朱砂为衣。每服三丸，无根水下，忌生冷，即止。皆效[三]。或加菖蒲末、独蒜头同丸。

伤寒谵语 蚯蚓屎凉水调服。简便方。

小便

[一] 垤：原作「蛭」，今据下文释名改。按蚁垤土政和本草卷四作蚁穴中出土。

[二] 入轻粉末调：大观、政和本草卷二十二白颈蚯蚓条作「调，轻轻」。

[三] 皆效：疑此二字当在句末「同丸」下。

不通蚯蚓粪、朴消等分，水和傅脐下，即通。 皆效方。**小儿吐乳**取田中地龙粪一两，研末，空心以米湯服半錢，不过二、三服效。 圣惠方。**小儿卵肿**地龙粪，以薄荷汁和涂之。 危氏得效方。**妇人吹乳**用韭地中蚯蚓屎，研细筛过，米醋调，厚傅，干则换，三次即愈。凉水调亦可。 蔺氏经验方。**时行腮肿**柏叶汁调蚯蚓泥涂之。 丹溪方。**一切丹毒**水和蛐蟮泥傅之。 外台。**脚心肿痛**因久行久立致者。以水和蚯蚓粪厚傅，一夕即愈。 永类钤方。**耳后月蚀**烧蚯蚓粪，猪脂和傅。 子母秘录。**聤耳出水**成疮。蚯蚓粪为末傅之，并吹入。 千金方。**齿断宣露**蚯蚓泥，水和成团，煅赤，研末，腊猪脂调傅之，日三。 千金方。**咽喉骨哽**五月五日午时韭畦中，面东勿语，取蚯蚓泥收〔一〕之。每用少许，搽喉外，其骨自消，名六一泥。 **蜈蚣螫伤**蚯蚓泥傅之，效。 集效方。**金疮困顿**蚯蚓屎末，水服方寸匕，日三服。 千金方。**解射罔毒**蚯蚓屎末，井水服二方寸匕。 千金方。**吐血不止**石榴根下地龙粪，研末，新汲水服三錢。 圣惠。**反胃转食**地龙粪一两，木香三錢，大黄七錢，为末，每服五錢，无根水调服，忌煎煿酒醋椒姜热物，一、二服其效如神。 邵真人经验方。**燕窝生疮**韭地蛐蟮屎，米泔水和，煅过，入百草霜等分，研末，香油调涂之。 摘玄方。**小儿头热**鼻塞不通。湿地龙粪研饼，贴顖上，日数易之。 圣惠方。**足臁烂疮**韭地蚯蚓泥，干研，入轻粉，清油调傅。 便民图纂〔二〕。**外肾生疮**蚯蚓屎二分，绿豆粉一分，水研涂之，干又上之。 便民图纂。

螺蛳泥 纲目

【气味〔三〕】性凉。

【主治〔四】】反胃吐食，取螺蛳一斗，水浸，取泥晒干，每服一钱，火酒调下。 时珍

〔一〕收：原作「取」，今从张本改。
〔二〕纂：原脱，今据本书卷一引据经史百家书目改。
〔三〕气味：原脱，今据本书前后例补。
〔四〕主治：同上。

白鳝泥纲目

【主治】火带疮，水洗取泥炒研，香油调傅。时珍

猪槽上垢土拾遗

【主治】难产，取一合和面半升，乌豆二十颗，煮汁服。藏器 火焰丹毒，赤黑色，取槽下泥傅之，干又上。时珍

犬尿泥纲目

【主治】妊娠伤寒，令子不落，涂腹上，干即易。时珍

驴尿泥拾遗

【主治】蜘蛛咬傅之。藏器

尿坑泥纲目

【主治】主蜂蝎诸虫咬，取涂之。时珍

粪坑底泥纲目

【主治】发背诸恶疮，阴干为末，新水调傅，其痛立止。时珍

【附方】新一。丁肿粪下土、蝉蜕、全蝎等分，捣作錢大饼，香油煎滚，温服。以滓傅疮四围，丁自出也。圣

济总录。

檐溜下泥纲目

【主治】猪咬、蜂螫、蚁叮、蛇伤毒，并取涂之。又和羊脂，涂肿毒、丹毒。时珍

【附方】新一。**蝎虿螫叮**蝎有雌雄：雄者痛在一处，以井底泥封之，干则易；雌者痛牵诸处，以瓦沟下泥封之。若无雨，以新汲水，从屋上淋下取泥。肘后方。

田中泥纲目

【主治】马蝗入人耳，取一盆枕耳边，闻气自出。人误吞马蝗入腹者，酒和一、二升服，当利出。时珍。

井底泥证类

【气味】至冷[一]。

【主治】涂汤火疮。证类 疗妊娠热病，取傅心下及丹田，可护胎气。时珍

【附方】新五。**头风热痛**井底泥和大黄、芒硝末，傅之。千金方。**胎衣不下**井底泥，以鸡子大，井华水服即下。集玄方。**卧忽不寤**勿以火照，但痛啮其踵及足拇趾甲际，而多唾其面，以井底泥涂其目，令人垂头入井中，呼其姓名，便苏也。肘后方。**小儿热疖**井底泥傅其四围。谈野翁方。**蜈蚣螫人**井底泥频傅之。千金方。

乌爹泥纲目

〔一〕气味至冷，原脱，今据政和本草卷五井底沙条补。

【释名】乌叠〔一〕泥纲目孩儿茶〔时珍曰〕乌爹或作乌丁，皆番语，无正字。

【集解】〔时珍曰〕乌爹泥，出南番爪哇、暹罗、老挝诸国，今云南等地造之。云是细茶末入竹筒中，坚塞两头，埋污泥沟中，日久取出，捣汁熬制而成。其块小而润泽者为上，块大而焦枯者次之。

【气味】苦、涩，平，无毒。

【主治】清上膈热，化痰生津，涂金疮、一切诸疮，生肌定痛，止血收湿。时珍

【附方】新八。**鼻渊流水**孩儿茶末吹之，良。本草权度。**牙疳口疮**孩儿茶、硼砂等分，为末搽之。积德堂方：治走马牙疳，用孩儿茶、雄黄、贝母等分，为末，米泔漱淨搽之。**下疳阴疮**外科用孩儿茶末，米泔洗淨，傅之神效。或加胡黃连等分。纂奇方：孩儿茶一錢，眞珠一分，片脑半分，为末傅之。唐氏用孩儿茶一錢，轻粉一分，片脑一字，为末搽之。**痔疮肿痛**孩儿茶、麝香为末，唾津调傅。孙氏集效方。**脱肛气热**孩儿茶二分，熊胆五分，片脑一分，为末，人乳搽肛上，热汁自下而肛收也。亦治痔疮。董炳方。

弹丸土拾遗

【主治】妇人难产，热酒服一钱。藏器

自然灰拾遗

【集解】〔藏器曰〕生南海畔，状如黄土，灰可浣衣。琉璃、玛瑙、玉石以此灰埋之，即烂如泥，至易雕刻。

【主治】白癜风、疬疡风〔二〕，重淋取汁，和醋傅之。以布揩破乃傅之，为疮勿怪。藏器

〔一〕叠：原作「垒」，今据梅墅烟萝阁本及本书卷四口舌门口糜噙漱段改。
〔二〕风：政和本草卷四自然灰条无此字。

伏龙肝 别录下品

【释名】灶心土〔弘景曰〕此灶中对釜月下黄土也。以灶有神，故号为伏龙肝，并以迂隐其名尔。今人又用广州盐城屑，以疗漏血瘀血，亦是近月之土，盖得火烧之义也。〔斅曰〕凡使勿误用灶下土。其伏龙肝，是十年以来，灶额内火气积久自结，如赤色石，中黄，其形貌八棱，取得研细，以水飞过用。〔时珍曰〕按广济历作灶忌日云：伏龙在不可移作。则伏龙者，乃灶神也。后汉书言：阴子方〔一〕腊日晨炊而灶神见形。注云：宜市买猪肝泥灶，令妇孝。则伏龙肝之名义，又取此也。临安陈舆言：砌灶时，纳猪肝一具于土，俟其日久，与土为一，乃用之，始与名符。盖本于此。独孤滔丹书言：伏龙肝取经十年灶下，掘深一尺，有色如紫瓷者是眞，可缩贺，伏丹砂。盖亦不知猪肝之义，而用灶下土以为之也。

【气味】辛，微温，无毒。〔权曰〕咸。〔大明曰〕热，微毒。

【主治】妇人崩中吐血，止咳逆血。醋调，涂痈肿毒气。别录 **止鼻洪，肠风带下，尿血泄精，催生下胞，及小儿夜啼。**大明 **治心痛狂颠，风邪蛊毒，妊娠护胎，小儿脐疮重舌，风噤反胃，中恶卒魇，诸疮。**时珍

【附方】旧十六，新十七。**卒中恶气**伏龙肝末，一鸡子大，水服取吐。千金方。**魇寐暴绝**灶心对锅底土，研末，水服二錢，更吹入鼻。千金方。**中风口噤**不语，心烦恍惚，手足不随，或腹中痛满，或时绝而复苏。伏龙肝末五升，水八升搅，澄清灌之。千金方。**狂颠谬乱**不识人。伏龙肝末，水服方寸匕，日三服。千金方。**小儿夜啼**伏龙肝末二錢，朱砂一錢，麝香少许，为末，蜜丸绿豆大，每服五丸，桃符湯下。普济方。**小儿重舌**釜下土，和苦酒涂之。千金方。**重舌肿木**伏龙肝末，牛蒡汁调涂之。圣惠方。**冷热心痛**伏龙肝末。方寸匕，热以水溫，冷以酒服。外台秘要。**反胃吐食**灶中土年久者，为末，米饮服三錢，经验。百一选方。**卒然咳嗽**釜月土一分，

〔一〕方：原作「万」，今据后汉书卷三十二阴识传改。

豉七分，捣丸梧桐子大。每饮下四十丸。　肘后方。　**吐血衄血**伏龙肝末半升，新汲水一升，淘汁和蜜服。　广利方。　**吐血泻血**心腹痛。伏龙肝、地垆土、多年烟壁土，等分，每服五錢，水二碗，煎一碗，澄清。空心服，白粥补之。　普济方。　**妇人血漏**伏龙肝半两，阿胶、蚕沙炒各一两，为末。每空肚酒服二、三錢，以知为度。　寇氏衍义。　**赤白带下**日久黄瘁，六脉微涩。伏龙肝炒令烟尽，棕榈灰、屋梁上尘炒烟尽，等分，为末，入龙脑、麝香各少许，每服三錢，温酒或淡醋湯下。一年者，半月可安。　大全方。　**产后血气**攻心痛，恶物不下。用灶中心土研末，酒服二錢，泻出恶物，立效。　救急方。　**妊娠热病**伏龙肝末一鸡子许，水调服之，仍以水和涂脐方寸，干又上。　伤寒类要。　**子死腹中**母气欲绝。伏龙肝末三錢，水调下。　十全博救[一]方。　**横生逆产**灶中心对锅底土，细研。每服一錢，酒调，仍搽母脐中。　救急方。　**胞衣不下**灶下土一寸，醋调，纳脐中，续服甘草湯三、四合。　产宝。　**中诸蛊毒**伏龙肝末一鸡子大，水服取吐。　千金方。　**六畜肉毒**方同上。　**阴冷发闷**冷气入腹，肿满杀人。釜月下土，和鸡子白傅之。　千金方。　**男阴卒肿**方同上。　**诸腋狐臭**伏龙肝末，频傅之。　千金方。　**聤耳出汁**绵裹伏龙肝末塞之，日三易。　圣济录。　**小儿脐疮**伏龙肝末傅之。　圣惠方。　**小儿丹毒**多年灶下黄土末，和屋漏水傅之，新汲水亦可，鸡子白或油亦可，干即易。　肘后方。　**小儿热疖**釜下土、生椒末等分，醋和涂之。　千金方。　**臁疮久烂**灶内黄土年久者，研细，入黄檗、黄丹、赤石脂、轻粉末，等分，清油调入油绢中贴之，勿动，数日愈。纵痒，忍之良。　济急方。　**发背欲死**伏龙肝末，酒调，厚傅之，干即易，平乃止。　千金。　**一切痈肿**伏龙肝以蒜和作泥贴之，干再易。或鸡子黄和亦可。　外台秘要。　**杖疮肿痛**釜月下土为末，油和涂之，卧羊皮上，频涂。　千金方。　**灸疮肿痛**灶中黄土末，煮汁淋之。　千金方。

〔一〕救：原作「效」，今据本书卷一引据医家书目及政和本草卷五伏龙肝条附方改。

土墼音急　纲目

【释名】煤赭〔时珍曰〕此是烧石灰窑中流结土渣也，轻虚而色赭。

【主治】妇人鳖瘕，及头上诸疮。凡人生痰核如指大红肿者，为末，以菜子油调搽，其肿即消；或出脓，以膏药贴之。时珍

【附方】新一。白秃腊梨灰窑内烧过红土墼四两，百草霜一两，雄黄一两，胆矾六錢，榆皮三錢，轻粉一錢，为末，猪胆汁调，剃头后搽之，百发百中，神方也。陆氏积德堂方。

甘〔一〕锅纲目

【释名】销金银锅吴人收瓷器屑，碓舂为末，筛澄取粉，呼为滓粉，用胶水和剂作锅，以销金银者。

【主治】偏坠疝气，研末，热酒调服二钱。又主炼眉疮、汤火疮，研末，入轻粉少许傅之。锅上黝，烂肉。时珍

砂锅纲目

【集解】〔时珍曰〕沙土埏埴烧成者。

【主治】消积块黄肿，用年久者，研末，水飞过，作丸，每酒服五钱。时珍

白瓷器唐本草

【集解】〔恭曰〕定州者良，余皆不如。〔时珍曰〕此以白土为坯，坯烧成者，古人以代白垩用，今饶州者亦良。

〔一〕甘：今通作「坩」。

【气味】平，无毒。

【主治】妇人带下白崩，止呕吐，破血止血。水磨，涂疮灭瘢。唐本 研末，傅痈肿，可代针。又点目，去翳。时珍

【附方】旧二，新七。**鼻衄不止**定州白瓷细末，吹少许，立止。经验方。**吐血不止**上色白瓷器末二錢，皂莢子仁煎湯下，连服三服，即愈。圣济录〔一〕。**小便淋痛**眞定瓷器煅研二两，生熟地黄末各一两。每用二錢，木通煎湯服。传信适用方。**一切䶎〔二〕齁**处州瓷器为末。发时用二錢，以手指点津液蘸药，点舌下咽之，即效。普济方。**目生翳膜**用细料白瓷钟一个，大火煅过，研末，纸筛，加雄黄二分，为末。早晚各点少许，不可多用，牛角簪拨出翳膜为妙。若红，用人退末点四角即愈。孙天仁〔三〕集效方。**身面白丹**白瓷瓦末，和猪脂涂之。梅师方。**赤黑丹疥**或痒或燥，不急治，遍身即死。白瓷末，猪脂和涂之。圣济录。**汤火伤灼**多能鄙事：用青瓷碗片为末，水飞过，和桐油傅，数次瘥。活幼口议：用景德鎮瓷器打碎，埋灶內，炭火铺上，一夜取出，去火毒，为末，入黄丹少许傅之，立愈。

乌古瓦唐本草

【集解】〔时珍曰〕夏桀始以泥坯烧作瓦。

【气味】甘，寒，无毒。

【主治】以水煮及渍汁饮，止消渴，取屋上年深者良。唐本 煎汤服，解人心中大热。甄权 止小便，煎汁服。大明 研末，涂汤火伤。藏器 治折伤，接骨。时珍

〔一〕录：原作「方」。上方见圣济总录卷六十八，名如圣散。依本书前后各条例，改「方」为「录」。

〔二〕䶎：原作「⿰鼻殳」，普济方卷一六三同。字书无「⿰鼻殳」字。普济方同卷哮呴附论云：「夫哮呴嗽者一名䶎齁，鼻息」。因据改。下同。

〔三〕仁：原作「人」，今据本书卷一引据医家书目改。

【附方】旧一，新六。**暑月暍死**屋上两畔瓦，热熨心头，冷即易之。千金方。**折伤筋骨**秘傳神效散：治跌扑伤损，骨折骨碎，筋断，痛不可忍。此药极能理伤续断，累用累验。用路上墙脚下，往来人便溺处，久碎瓦片一块，洗净火煅，米醋淬五次，黄色为度，刀刮细末。每服三錢，好酒调下，在上食前，在下食后。不可以轻易而贱之，诚神方也。邵以正眞人经验方。**汤火伤灼**取多年屋上吻兽为末，油和涂之，立效。儒门事亲方。**灸牙痛法**取土底年深，既古且润，三角瓦一块。令三姓童子，候星初出时，指第一星，下火于瓦上灸之。本草拾遗。**唇吻生疮**新瓦为末，生油调涂。集玄方。**瘢痕凸起**热瓦频熨之。千金方。**蜂虿螫伤**瓦摩其上，唾二七遍，置瓦于故处，千金。

古砖 拾遗

【主治】哕气，水煮汁服之。久下白痢虚寒者，秋月小腹多冷者，并烧热，布裹坐之，令热气入腹，良。又治妇人五色带下，以面作煎饼七个，安于烧赤黄砖上，以黄栝楼傅面上，安布两重，令患者坐之，令药气入腹熏之，当有虫出如蚕子，不过三、五度瘥。藏器

【附方】新三。**寒湿脚气**砖烧红，以陈臭米泔水淬之，乘热布包三块，用膝夹住，绵被覆之，三、五次愈。扶寿方。**赤眼肿痛**新砖浸粪池中，年久取放阴处，生花刷下，入脑子和点之。普济方。**臀生湿疮**日以新砖坐之，能去湿气。集玄方。

烟胶 纲目

【集解】〔时珍曰〕此乃熏消牛皮灶上及烧瓦窑上黑土也。

【主治】头疮白秃，疥疮风癣，痒痛流水，取牛皮灶岸为末，麻油调涂。或和轻

粉少许。时珍

【附方】新三。**牛皮血癣**烟胶三錢，寒水石三錢，白矾二錢，花椒一錢半，为末，腊猪脂调搽。积德堂方。**消渴引饮**瓦窑突上黑煤，干似铁屎者，半斤，为末，入生姜四两，同捣，绢袋盛，水五升浸汁，每饮五合。圣济录。**胞衣不下**灶突后黑土三指撮，五更酒下。陈藏器。

墨宋开宝

【释名】**乌金**纲目**陈玄**纲目**玄香**纲目**乌玉玦**〔时珍曰〕古者以黑土为墨，故字从黑土。许慎说文云：墨，烟煤所成，土之类也，故从黑土。刘熙释名云：墨者，晦也。

【集解】〔宗奭曰〕墨，松之烟也。世有以粟草灰伪为者，不可用；须松烟墨方可入药，惟远烟细者为佳，粗者不可用。今高丽国所餽墨于中国，不知何物合，不宜入药。鄜延有石油，其烟甚浓，其煤可为墨，黑光如漆，不可入药。〔时珍曰〕上墨，以松烟用梣皮汁解胶和造，或加香药等物。今人多以窑突中墨烟，再三以麻油入内，用火烧过造墨，谓之墨烟，墨光虽黑，而非松烟矣，用者详之。石墨见石炭下。乌贼鱼腹中有墨，马之宝墨，各见本条。

【气味】**辛，温，无毒。**

【主治】**止血，生肌肤，合金疮，治产后血运，崩中卒下血，醋磨服之。又止血痢，及小儿客忤，捣〔一〕筛温水服之。又眯目物芒入目，点摩瞳子上。**开宝**利小便，通月经，治痈肿。**时珍

【发明】〔震亨曰〕墨属金而有火，入药甚健，性又能止血。

【附方】旧十，新六。**吐血不止**金墨磨汁，同莱菔汁饮。或生地黄汁亦可。集简方。**衄血不止**眩冒欲死。浓墨汁滴入鼻中。梅师方。**热病衄血**出数升者。取好墨为末，鸡子白丸梧子大。用生地黄汁下一、二十丸，少顷

〔一〕捣：原作「揭」，今据政和本草卷十三墨条改。

再服。仍以葱汁磨墨，滴入鼻内，即止。外台秘要。**大小便血**好墨细末二錢，阿胶化湯调服。热多者尤相宜。寇氏本草衍义。**卒淋不通**好墨烧一两，为末。每服一字，温水服之。普济方。**赤白下痢**姜墨丸：用干姜、好墨各五两，为末，醋浆和丸梧子大。每服三、四十丸，米饮下，日夜六、七服愈。肘后方。**崩中漏下**青黄赤白，使人无子。好墨一錢，水服，日二服。肘后方。**堕胎血溢**不止。墨三两，火烧醋淬三次，出火毒，没药一两，为末。每服二錢，醋湯下。普济方。**妇人难产**墨一寸，末之，水服立产〔一〕。肘后方。**胎死腹中**新汲水磨金墨服之。普济方。**胞衣不出**痛引腰脊。好墨，温酒服二錢。肘后方。**痈肿发背**醋磨浓墨涂四围，中以猪胆汁涂之，干又上，一夜即消。赵氏方。**客忤中恶**多于道间、门外得之，令人心腹绞痛，胀满，气冲心胸，不即治杀人。捣墨，水和服二錢。肘后方。**飞丝入目**磨浓墨点之，即出。千金方。**尘物入目**方同上。**产后血运**心闷气绝。以丈夫小便研浓墨一升服。子母秘录。

釜脐墨四声

【释名】釜月中墨四声 **铛墨**开宝 **釜煤**纲目 **釜炲**纲目 **锅底墨**〔时珍曰〕大者曰釜，曰锅，小者曰铛。

【气味】辛，温，无毒。

【主治】中恶蛊毒，吐血血运，以酒或水温服二钱。亦涂金疮，止血生肌。开宝 **消食积，舌肿喉痹口疮，阳毒发狂。**时珍

【发明】〔颂曰〕古方治伤寒黑奴丸，用釜底墨、灶突墨、梁上尘三物同合诸药，为其功用相近耳。

【附方】旧七，新六。**卒心气痛**铛墨二錢，热小便调下。千金方。**中恶心痛**铛墨五錢，盐一錢，研匀，热水一盏调下。千金方。**转筋入腹**釜底墨末，和酒服一錢。肘后方。**霍乱吐下**锅底墨煤半錢，灶额上墨半錢，

〔一〕产：原作「瘥」，今据政和本草卷十三墨条附方改。

百沸湯一盏，急搅数千下，以碗覆之，通口服，一、二口立止。经验方。**吐血咯血**锅底墨炒过，研细，井华水服二錢，连进三服。济急方。**妇人逆产**以手中指取釜下墨，交画儿足下，即顺。千金方。**产血不下**锅底墨烟，热酒服二錢。生生编。**舌卒肿大**如猪脬状，满口，不治杀人。釜墨和酒涂之。千金方。**鼻气壅塞**水服釜墨一錢。千金方。**鼻中瘜肉**方同上，三、五日愈。普济方。**聤耳脓血**月下灰吹满耳，深入无苦，即自出。肘后方。**小儿口疮**釜底墨，时时搽之。普济方。**手搔疮肿**作脓。用锅脐墨研细，清油调搽。简便方。

百草霜纲目

【释名】灶突墨纲目 **灶额墨**〔时珍曰〕此乃灶额及烟炉中墨烟也。其质轻细，故谓之霜。

【气味】辛，温，无毒。

【主治】消化积滞，入下食药中用。苏颂 **止上下诸血，妇人崩中带下、胎前产后诸病，伤寒阳毒发狂，黄疸，疟痢，噎膈，咽喉口舌一切诸疮。**时珍

【发明】〔时珍曰〕百草霜、釜底墨、梁上倒挂尘，皆是烟气结成，但其体质有轻虚结实之异。重者归中下二焦，轻者入心肺之分。古方治阳毒发狂，黑奴丸，三者并用，而内有麻黄、大黄，亦是攻解三焦结热，兼取火化从治之义。其消积滞，亦是取其从化，故疸膈疟痢诸病多用之。其治失血胎产诸病，虽是血见黑则止，亦不离从化之理。

【附方】新二十。**衄血不止**百草霜末吹之，立止也。**衄血吐血**刘长春经验方：治吐血，及伤酒食醉饱，低头掬损肺脏，吐血汗血，口鼻妄行，但声未失者。用乡外人家百草霜末，糯米湯服二錢。一方：百草霜五錢，槐花末二两。每服二錢，茅根湯下。**齿缝出血**百草霜末掺之，立止。集简方。**妇人崩中**百草霜二錢，狗胆汁拌匀，分作二服，当归酒下。经验方。**胎动下血**或胎已死。百草霜二錢，棕灰一錢，伏龙肝五錢，为末。每服一、二錢，白湯入酒及童尿调下。笔峰杂兴方。**胎前产后**逆生横生，瘦胎，产前产后虚损，月候不调，崩中。百草霜、白芷等分，为末。

每服二錢，童子小便、醋各少许调匀，热湯化服，不过二服。杜壬方。**妇人白带**百草霜一两，香金墨半两，研末。每服三錢，猪肝一叶，批开入药在内，纸裹煨熟，细嚼，温酒送之。永类方。**脏毒下血**百草霜五錢，以米湯调，露一夜，次早空心服。邵眞人经验方。**暴作泻痢**百草霜末，米饮调下二錢。续十全方。**一切痢下**初起一服如神，名铁刷丸。百草霜三錢，金墨一錢，半夏七分，巴豆煮十四粒，研匀，黄蜡三錢，同香油化开，和成剂。量大小，每服三、五丸，或四、五十丸，姜湯下。灊江方。**小儿积痢**驻车丸：用百草霜二錢，巴豆煨去油一錢，研匀，以飞罗面糊和丸绿豆大。每服三、五丸，赤痢甘草湯下，白痢米饮下，红白姜湯下。全幼心鉴。**挟热下痢**脓血。灶突中墨、黄连各一两，为末。每酒下二錢，日二服。圣惠方。**寒热疟疾**方见铅丹下。**魇寐卒死**锅底墨，水灌二錢，并吹鼻。医说。**尸厥不醒**脉动如故。灶突墨弹丸，浆水和饮，仍针百会、足大趾中趾甲侧。千金方。**咽中结块**不通水食，危困欲死。百草霜，蜜和丸芡子大。每新汲水化一丸灌下，甚者不过二丸，名百灵丸。普济方。**鼻疮脓臭**百草霜末，冷水服二錢。三因方。**白秃头疮**百草霜和猪脂涂之。简便方。**头疮诸疮**以醋湯洗淨，百草霜入腻粉少许，生油调涂，立愈。证类本草。**瘭疽出汁**着手足肩〔一〕背，累累如米。用灶突墨、灶屋尘、釜下土研匀，水一斗，煮三沸，取汁洗，日三、四度。外台秘要。

梁上尘 唐本草。

【释名】倒挂尘名乌龙尾纲目 **烟珠**

【修治】〔敩曰〕凡梁上尘，须去烟火大远，高堂殿上者，拂下，筛淨末用。〔时珍曰〕凡用倒挂尘，烧令烟尽，筛取末入药。雷氏所说，似是梁上灰尘，今人不见用。

【气味】辛、苦，微寒，无毒。〔大明曰〕平。

〔一〕肩：原作「有」，今据外台卷二十四改。

【主治】腹痛，噎膈，中恶，鼻衄，小儿软疮。唐本　食积，止金疮血出，齿断出血。时珍

【附方】旧七，新十二。翻胃吐食梁上尘，黑驴尿调服之。集简方。霍乱吐利屋下倒挂尘，滚湯泡，澄清服，即止。卫生易简方。小便不通梁上尘二指撮，水服之。外台秘要。大肠脱肛乌龙尾即梁上尘，同鼠屎烧烟于桶内，坐上熏之，数次即不脱也。济急。喉痹乳蛾乌龙尾、枯矾、猪牙皂荚以盐炒黄，等分，为末。或吹或点皆妙。孙氏集效方。牙疼嗜鼻壁上扫土，用盐炒过，为末。随左右嗜鼻。普济方。鼻中瘜肉梁尘吹之。普济方。夜卧魇死勿用火照，急取梁尘纳鼻中，即活。琐碎录。卒自缢死梁上尘如豆大，各纳一筒中，四人同时极力吹两耳及鼻中，即活。外台秘要。经血不止乌龙尾炒烟尽、荆芥穗各半两，为末。每服二錢，茶下。圣济录。妇人胎动日月未足欲产。梁上尘、灶突墨等分，酒服方寸匕。千金方。横生逆产梁上尘，酒服方寸匕。子母秘录。妇人妒乳醋和梁上尘涂之。千金方。石痈不脓〔一〕梁上尘灰、葵根茎灰等分，用醋和傅之。千金翼〔二〕。发背肿痛厨内倒吊尘，为末，以生葱极嫩心同捣膏傅之，留顶，一日一换，干则以水润之。濒湖集简方。无名恶疮梁上倒挂尘二条，韭地蚯蚓泥少许，生蜜和捻作饼如錢大，阴干，用蜜水调，频傅之。杨起简便方。小儿头疮浸淫成片。梁上尘和油瓶下滓，以皂荚湯洗后涂之。子母秘录。小儿赤丹屋尘和腊猪脂傅之。千金方。老嗽不止故茅屋上尘，年久着烟火者，和石黄、款冬花、妇人月经衣带为末，水和涂茅上待干，入竹筒中烧烟吸咽，无不瘥也。陈藏器本草。

门臼尘纲目

【主治】止金疮出血。又诸般毒疮，切蒜蘸擦，至出汗即消。时珍

〔一〕石痈不脓：千金翼卷二十三治用生商陆根，另是一条，濒湖误引。本项所引方凡痈皆可用，千金翼在石痈不脓方前一条。

〔二〕翼：原作「方」，今据千金翼卷二十三搨湯又方及政和本草卷五梁上尘土条附方改。

寡妇床头尘土拾遗

【主治】耳上月割疮，和油涂之。藏器

瓷瓯中白灰拾遗

【集解】〔藏器曰〕瓷器物初烧时，相隔皆以灰为泥，然后烧之。但看〔一〕瓷里有灰，即收之备用。

【主治】游肿，醋磨〔二〕傅之。藏器

香炉灰纲目

【主治】跌扑金刃伤损，罨之，止血生肌。香炉岸，主疥疮。时珍

锻灶灰别录下品

【集解】〔弘景曰〕此锻铁灶中灰尔，兼得铁力故也。

【主治】癥瘕坚积，去邪恶气。别录。〔恭曰〕疗暴癥有效，古方贰车丸中用之。

【附方】新一。产后阴脱铁炉中紫尘、羊脂，二味和匀，布裹炙热，熨推纳上。徐氏胎产方。

冬灰本经下品

【释名】〔宗奭曰〕诸灰一爇面成，其体轻力劣；惟冬灰则经三四月方撤炉，其灰既晓夕烧灼，其力全燥烈，而体益重故也。

〔一〕看：原作「为」，今据政和本草卷四瓷瓯中里白灰条改。

〔二〕磨：原作「摩」，据改同上。

【集解】〔别录曰〕冬灰，生方谷川泽。〔弘景曰〕此即今浣衣黄灰尔，烧诸蒿藜积聚炼作之，性亦烈，荻灰尤烈。〔恭曰〕冬灰本是藜灰，余草不真。又有青蒿灰、柃灰（一作苓字），乃烧木叶作。并入染家用，亦蚀恶肉。〔时珍曰〕冬灰，乃冬月灶中所烧薪柴之灰也。专指作蒿藜之灰，亦未必然。原本一名藜灰，生方谷川泽，殊为不通。此灰既不当言川泽，又岂独方谷乃有耶？今人以灰淋汁，取硷浣衣，发面令皙，治疮蚀恶肉，浸蓝靛染青色。

【气味】辛，微温，有毒。

【主治】去黑子、疣、瘜肉、疽，蚀疥瘙。本经 **煮豆食，大下水肿。**苏恭 **醋和热灰，熨心腹冷气痛，及血气绞痛，冷即易。**藏器 **治犬咬，热灰傅之。又治溺死、冻死，蚀诸痈疽恶肉。**时珍

【发明】〔时珍曰〕古方治人溺水死，用灶中灰一石埋之，从头至足，惟露七孔，良久即苏。凡蝇溺水死，试以灰埋之，少顷即便活，甚验，盖灰性暖而能拔水也。

【附方】新五[一]。**人溺水死** 方见上。**堕水冻死** 只有微气者，勿以火炙，用布袋盛热灰，放在心头，冷即换，待眼开，以温酒与之。普济方。**阴冷疼闷** 冷气入腹，肿满杀人，醋和热灰，频熨之。千金方。**汤火伤灼** 饼炉中灰，麻油调傅。不得着水，仍避风。寇氏衍义。**犬咬伤人** 苦酒和灰傅之，或热汤和之。千金方。

石硷 补遗

【释名】灰硷　花硷〔时珍曰〕状如石类硷，故亦得硷名。

【集解】〔时珍曰〕石硷，出山东济宁诸处。彼人采蒿蓼之属，开窖浸水，漉起晒干烧灰，以原水淋汁，每百引入粉面二三斤，久则凝淀如石，连汁货之四方，浣衣发面，甚获利也。他处以灶灰淋浓汁，亦去垢发面。

〔一〕五：原作「七」，今按下新附方数改。

【气味】辛，苦，温，微毒。

【主治】去湿热，止心痛，消痰，磨积块，去食滞，洗涤垢腻，量虚实用，过服损人。震亨 杀齿虫，去目翳，治噎膈反胃，同石灰烂肌肉，溃痈疽瘰疬，去瘀血〔一〕，点痣黡疣赘痔核，神效。时珍

【附方】新五〔二〕。**多年反胃**方见铅下。**消积破气**石硷三钱，山查三两，阿魏五钱，半夏皂荚水制过一两，为末，以阿魏化醋煮糊丸服。摘玄方。**一切目疾**石硷拣去黑碎者，厚纸七层，包挂风处，四十九日取，研极细，日日点之。普济方。**拳毛倒睫**用刀微划动，以药泥眼胞上，睫自起也。石硷一钱，石灰一钱，醋调涂之。摘玄方。**虫牙疼痛**花硷填孔内，立止。儒门事亲。**痣黡疣赘**花硷、矿灰，以小麦秆灰汁煎二味令干，等分为末，以针刺破，水调点之，三日三上，即去，须新合乃效。圣济录。

〔一〕瘀血：原作「瘀肉」。按说文卷七疒部：「瘀，积血也」。医籍中罕见「瘀肉」一辞。今从张本改。
〔二〕五：原作「六」。按下治「多年反胃」一方，已计入本书卷八铅条新附方数内，此处不当重计，因据改。

本草纲目金石部目录第八卷

李时珍曰：石者，气之核，土之骨也。大则为岩巖，细则为砂尘。其精为金为玉，其毒为礜为砒。气之凝也，则结而为丹青；气之化也，则液而为矾汞。其变也：或自柔而刚，乳卤成石是也；或自动而静，草木成石是也；飞走含灵之为石，自有情而之无情也；雷震星陨之为石，自无形而成有形也。大块资生，鸿钧炉鞴，金石虽若顽物，而造化无穷焉。身家攸赖，财剂卫养，金石虽曰死瑶，而利用无穷焉。是以禹贡、周官列其土产，农经、轩典详其性功，亦良相、良医之所当注意者也。乃集其可以济国却病者一百六十一〔一〕种为金石部，分为四类：曰金，曰玉，曰石，曰卤。旧本玉石部三品，共二百五十三种。今并入二十八种，移三十二种入水部，三十九种入土部，三种入服器部，一种入介部，一种入人部。

神农本草经四十一种梁陶弘景注。　名医别录三十二种同上。

唐本草一十四种唐苏恭。　本草拾遗一十七种唐陈藏器。

药性本草一种唐甄权。　开宝本草九种宋马志。

嘉祐本草八种宋掌禹锡。　图经本草三种宋苏颂。

日华本草八种宋人大明。　证类本草一种宋唐慎微。

本草纲目二十七〔二〕种明李时珍。

〔一〕一：原脱，今按本部所集种数补。

〔二〕七：原作「六」，今按本部中采自本草纲目种数改。

〔附注〕魏李当之药录　吴普本草　宋雷敩炮炙　齐徐之才药对　唐孙思邈千金　李珣海药
唐杨损之删繁　萧炳四声　蜀韩保昇重注　宋寇宗奭衍义　陈承别说　金张元素珍珠囊
元李杲法〔一〕象　王好古汤液　朱震亨补遗　明汪机会编　徐用诚发挥　王纶集要

金石之一

金类二十八种

金别录　**银**别录　黄银、乌银附　**锡吝脂**纲目（即银矿）　**银膏**唐本

朱砂银日华　**赤铜**唐本　**自然铜**开宝　**铜矿石**唐本

铜青嘉祐　**铅**日华　**铅霜**日华　**粉锡**本经　即胡粉

铅丹本经（即黄丹）　**密陀僧**唐本　**锡**拾遗　**古镜**拾遗

古文钱日华　**铜弩牙**别录

诸铜器纲目〔二〕　铜〔三〕鈷鉧　铜〔三〕秤锤　铜匙柄〔四〕

铁本经　**钢铁**别录　**铁落**本经　**铁精**本经

铁华粉开宝　**铁锈**拾遗　**铁爇**拾遗　**铁浆**拾遗

诸铁器纲目　铁杵　铁〔五〕秤锤　铁铳〔六〕　铁斧　铁刀　大〔七〕刀环　剪刀股　故锯　布针

〔一〕法：原作「注」，今据本书卷一历代诸家本草·用药法象条改。
〔二〕纲目：此下原有「铜盆」，今据本卷诸铜器条删。
〔三〕铜：原脱，今据本卷诸铜器条补。
〔四〕柄：原脱，今据本卷诸铜器条补。又此下原有「铜瓶」，今据本卷同条删。
〔五〕铁：原脱，今据本卷诸铁器条补。
〔六〕铁铳：同上。
〔七〕大：同上。

铁〔一〕镰　铁甲〔二〕　铁锁〔三〕　钥匙　铁钉　铁铧　铁犁镵尖〔四〕　车辖　马衔　马镫

右附方旧五十二新一百八十六〔五〕

金石之二

玉类一十四种

右附方旧一十三〔六〕新一十八

〔一〕铁：原作「箭」，今据本卷诸铁器条改。

〔二〕铁甲：原脱，今据本卷诸铁器条补。

〔三〕铁锁：同上。

〔四〕铁犁镵尖：原作「镵犁」，今据本卷诸铁器条补正。

〔五〕六：原作「三」，今按卷中金类新附方总数改。

〔六〕三：原作「二」，今按卷中玉类旧附方总数改。

本草纲目金石部第八卷

金石之一 金类二十八种

金 别录中品

〔校正〕并入拾遗金浆。

【释名】黃牙 镜源 太真 〔时珍曰〕按许愼说文云：五金黃为之长，久埋不生衣，百炼不轻，从革不违，生于土，故字左右注，象金在土中之形。尔雅云：黃金谓之璗，美者谓之鏐，饼金谓之鈑，绝泽谓之铣。独孤滔云：天生牙谓之黃牙。梵书谓之苏伐罗。〔弘景曰〕仙方名金为太眞。

【集解】〔别录曰〕金屑生益州，采无时。〔弘景曰〕金之所生，处处皆有，梁、益、宁三州多有，出水沙中，作屑，谓之生金。建平、晋安亦有金沙，出石中，烧熔鼓铸为碢，虽被火亦未熟，犹须更炼。高丽、扶南及西域等地成器，皆炼熟可服。〔藏器曰〕生金生岭南夷獠峒穴山中，如赤黑碎石、金铁屎之类。南人云：毒蛇齿落在石中。又云：蛇屎着石上，及鸩鸟屎着石上皆碎，取毒处为生金，有大毒，杀人。本草言黃金有毒，误矣。生金与黃金全别也。常见人取金，掘地深丈余，至纷子石，石皆一头黑焦，石下有金，大者如指，小者犹麻豆，色如桑黃，咬时极软，即是眞金。夫匠窃而吞者，不见有毒。其麸金出水沙中，毡上淘取，或鹅鸭腹中得之，即便打成器物，亦不重炼。煎取金汁，便堪鎭心。〔志曰〕今医家所用，皆炼熟金箔，及以水煮金器，取汁用之，则无毒矣。皇朝收复岭表，询访彼人，并无蛇屎之说，藏器传闻之言，非矣。〔颂曰〕今饶、信、南剑、登〔一〕州所出，采亦多端，或有若山石状者，若米豆粒者，此类皆未经火，并为生金。〔珣曰〕山海经所说诸山出金极多，不能备录。广州记云：大食国出金最多，货易并用金钱。异物志云：金生丽水。又蔡州出〔二〕瓜子金，云南出颗块金，在山石间采之。黔南、遂府、吉州水中，并产麸金。岭表录异〔三〕云：五岭内富州、宾州、澄州、涪县，江溪河皆产金。居人多养鹅鸭取屎，以淘金片，日得一两或半两，有经日不获一星者。其金夜明。〔宗奭曰〕颗块金，

〔一〕登：原作「澄」，今据政和本草卷四金屑条改。

〔二〕出：原脱，今据政和本草卷四金屑条补。

〔三〕异：原脱，今据政和本草卷四金屑条及四库总目史部地理三补。

即穴山至百十尺，见伴金石，定见金也。其石褐色，一头如火烧黑之状，其金色深赤黃。麸金，即在江沙水中淘汰〔一〕而得，其色浅黃。皆是生金，得之皆当铸炼，麸金耗多。入药当用块金，色既深，则金气足余。须防药制成及点化者，此等焉得有造化之气。如紫雪之类，用金煮汁，盖假其自然之气尔。又东南金色深，西南金色淡，亦土地所宜也。〔时珍曰〕金有山金、沙金二种。其色七青、八黃、九紫、十赤，以赤为足色。和银者性柔，试石则色青；和铜者性硬，试石则有声。宝貨辨疑云：马蹄〔二〕金象马蹄，难得。橄榄金出荆湖岭南。胯子金象带胯，出湖南北。瓜子金大如瓜子，麸金如麸片，出湖南等地。沙金细如沙屑，出蜀中。叶子金出云南。地鏡图云：黃金之气赤，夜有火光及白鼠。或云：山有薤，下有金。凡金曾在冢墓间及为钗钏溲器者，陶隐居谓之辱金，不可合炼。宝藏论云：金有二十种。又外国五种。还丹金，出丹穴中，体含丹砂，色尤赤，合丹服之，希世之宝也。麸金出五溪、汉江，大者如瓜子，小者如麦，性平无毒。山金出交广南韶诸山，衔石而生。马蹄金乃最精者，二蹄一斤。毒金即生金，出交广山石内，赤而有大毒，杀人，炼十余次，毒乃已。此五种皆眞金也。水银金、丹砂金、雄黃金、雌黃金、硫黃金、曾青金、石绿金、石胆金、母砂金、白锡金、黑铅金，并药制成者。铜金、生铁金、熟铁金、鍮石金，并药点成者。已上十五种，皆假金也，性顽滞有毒。外有五种，乃波斯紫磨金、东夷青金、林邑赤金、西戎金、占城金也。

金屑〔气味〕辛，平，有毒。〔大明曰〕无毒。〔珣曰〕生者有毒，熟者无毒。〔宗奭曰〕不曰金而更加屑字者，是已经磨屑可用之义，必须烹炼锻屑为箔，方可入药。金箔亦同生金，有毒能杀人，且难解。有中其毒者，惟鹧鸪肉可解之。若不经锻，屑即不可用。金性恶锡，畏水银，得余甘子则体柔，亦相感耳。〔时珍曰〕洗金以盐。骆驼、驴、马脂，皆能柔金。金遇铅则碎，翡翠石能屑金，亦物性相制也。金蛇能解生金毒。晋贾后饮金屑酒而死，则生金有毒可知矣。凡用金箔，须辨出铜箔。

〔主治〕镇精神，坚骨髓，通利五脏邪气，服之神仙。别录 疗小儿惊伤五脏，风痫失志，镇心安魂魄。甄权 癫痫风热，上气咳嗽，伤寒肺损吐血，骨蒸劳极作渴，并以箔入丸散服。李珣 破冷气，除风。青霞子。

金浆 拾遗 〔气味〕同金。〔主治〕长生神仙。久服，肠中尽为金色。藏器

〔一〕汰：原作「沃」，今据本草衍义卷五及政和本草卷四金屑条改。
〔二〕蹄：原作「啼」，今从张本改。

【发明】〔弘景曰〕生金辟恶而有毒，不炼服之杀人。仙经以醯、蜜及猪肪、牡荆、酒辈炼至柔软，服之成仙，亦以合水银作丹砂。医方都无用者，当是虑其有毒尔。〔损之曰〕生者杀人，百炼者乃堪服，水银合膏饮即不炼。〔颂曰〕金屑古方木见用者，惟作金箔，入药甚便。又古方金石凌、红雪、紫雪辈，皆取金银煮汁，此通用经炼者，假其气尔。〔时珍曰〕金乃西方之行，性能制木，故疗惊痫风热肝胆之病，而古方罕用，惟服食家言之。淮南三十六水法，亦化为浆服饵。葛洪抱朴子言：饵黄金不亚于金液。其法用豕负革肪、苦酒炼之百遍即柔，或以樗皮治之，或以牡荆酒、慈石消之为水，或以雄黄、雌黄合饵，皆能地仙。又言丹砂化为圣金，服之昇仙。别录、陈藏器亦言久服神仙。其说盖自秦皇、汉武时方士传流而来，岂知血肉之躯，水谷为赖，可能堪此金石重坠之物久在肠胃乎？求生而丧生，可谓愚也矣。故太清法云：金禀中宫阴己之气，性本刚，服之伤损肌肉。又东观秘记云：亡人以黄金塞九窍，则尸不朽。此虽近于理，然亦诲盗矣，曷若速化归虚之为愈也哉。

【附方】新五。**风眼烂弦**金环烧红，掠上下睑肉，日数次，甚妙。集简方。**牙齿风痛**火烧金钗针之，立止。集简方。**轻粉破口**凡水肿及疮病，服轻粉后口疮龈烂。金器煮汁频频含漱，能杀粉毒，以愈为度。外台秘要。**水银入耳**能蚀人脑。以金枕耳边，自出也。张仲景方。**水银入肉**令人筋挛。惟以金物熨之，水银当出蚀金，候金白色是也，频用取效，此北齐徐王〔一〕方也。本草拾遗。

银别录中品

〔校正〕并入开宝生银。

【释名】**白金**纲目**鋈**〔时珍曰〕尔雅：白金谓之银，其美者曰鏐。说文云：鋈，白金也。梵书谓之阿路巴。

【集解】〔别录曰〕银屑生永昌，采无时。〔弘景曰〕银之所出处，亦与金同，但是生土中也。炼饵法亦似金。永昌属益州，今属宁州。〔恭曰〕银与金，生不同处，所在皆有，而以虢州者为胜，此外多铅秽为劣。高丽作帖者，云非银矿所出，然色青不如虢州者。〔志曰〕生银出饶州乐平诸坑银矿中，状如硬锡，文理粗错自然者眞。〔颂曰〕银在矿中与铜相杂，土人采得，以铅再三煎炼方成，故为熟银。生银则生银矿中，状如硬锡。其金坑中所得，乃在土石中渗漏成条，若絲发

〔一〕王：原作「玉」，今据政和本草卷四水银条改。徐王谓北齐西阳郡王徐之才，见北齐书卷三十三。

状，土人谓之老翁须，极难得。方书用生银，必得此乃眞。〔珣曰〕按南越志：波斯国有天生药银，用为试药指环。又烧朱粉甕下，多年沉积有银，号杯铅银，光软甚好，与波斯银功力相似，只是难得。今时烧炼家，每一斤生铅，只得一、二铢。山海经云，东北乐平郡堂〔一〕少山出银〔二〕甚多。黔中生银体硬，不堪入药。〔宗奭曰〕银出于矿，须煎炼成，故名熟银。其生银即不自矿中出而特然生者，又谓之老翁须，其入用不同。世之术士，以朱砂而成，以铅汞而成，以焦铜而成者，既无造化之气，岂可入药，不可不别。〔时珍曰〕闽、浙、荆、湖、饶、信、广、滇、贵州诸处，山中皆产银，有矿中炼出者，有沙土中炼出者。其生银，俗称银笋、银牙者也，亦曰出山银。独孤滔丹房鏡源所谓铅坑中出褐色石，形如笋，打破即白，名曰自然牙，曰自然铅，亦曰生铅，此有变化之道，不堪服食者，是也。管子云：上有铅，下有银。地鏡图云：山有葱，下有银。银之气，入夜正白，流散在地，其精变为白雄鸡。宝藏论云：银有十七种。又外国四种。天生牙，生银坑内石縫中，状如乱絲，色红者上，入火紫白如草根者次之，衔黑石者最奇，生乐平、鄱阳产铅之山，一名龙牙，一名龙须，是正生银无毒，为至药根本也。生银生石矿中，成片块，大小不定，状如硬锡。母砂银，生五溪丹砂穴中，色理红光。黑铅银，得子母之气。此四种为眞银。有水银银、草砂银、曾青银、石绿银、雄黄银、雌黄银、硫黄银、胆矾银、灵草银，皆是以药制成者；丹阳银、铜银、铁银、白锡银，皆以药点化者，十三种皆假银也。外有四种：新罗银、波斯银、林邑银、云南银，并精好。

银屑

〔修治〕〔弘景曰〕医方鎮心丸用之，不可正服。为屑，当以水银研令消也。〔恭曰〕方家用银屑，取见成银箔，以水银消之为泥，合消石及盐研为粉，烧出水银，淘去盐石，为粉极细，用之乃佳，不得只〔三〕磨取屑耳。〔时珍曰〕入药只用银箔易细，若用水银盐消制者，反有毒矣。龙木论谓之银液。又有锡箔可伪，宜辨之。

〔气味〕辛，平，有毒。〔珣曰〕大寒，无毒。详生银下。**〔主治〕安五脏，定心神，止惊悸，除邪气，久服轻身长年。**别录 **定志，去惊痫，小儿癫疾狂走。**甄权 **破冷除风。**青霞子 **银箔坚〔四〕骨，镇心明目，去风热癫痫〔五〕，入丸散用。**李珣

〔一〕堂：政和本草卷四银屑条作「党」，今本山海经卷三无此字。
〔二〕出银：今本山海经卷三仅言「乐平郡少由其下有铜」，未见「出银」之文。
〔三〕只：政和本草卷四银屑条作「已」。

生银〔气味〕辛，寒，无毒。〔独孤滔云〕铅内银有毒。〔保昇曰〕畏黄连、甘草、飞廉、石亭脂、砒石，恶羊血、马目毒公。〔大明曰〕冷，微毒。畏慈石，恶锡，忌生血。〔时珍曰〕荷叶、蕈灰能粉银。羚羊角、乌贼鱼骨、鼠尾、龟壳、生姜、地黄、慈石，俱能瘦银。羊脂、紫苏子，皆能柔银。

〔主治〕**热狂惊悸，发痫恍惚，夜卧不安谵语，邪气鬼祟。服之明目镇心，安神定志。小儿诸热丹毒，并以水磨服之，功胜紫雪。**开宝 **小儿中恶，热毒烦闷，水磨服之。**大明 **煮水入葱白、粳米作粥食，治胎动不安，漏血。**时珍

【发明】〔好古曰〕白银属肺。〔颂曰〕银屑，葛洪肘后方治痈肿五石汤中用之。〔宗奭曰〕本草言银屑有毒，生银无毒，释者略漏不言。盖生银已发于外，无蕴郁之气，故无毒；矿银蕴于石中，郁结之气全未敷畅，故有毒也。〔时珍曰〕此说非矣。生银初煎出如缦理，乃其天眞，故无毒。熔者投以少铜，则成絲文金花，铜多则反败银，去铜则复还银，而初入少铜终不能出，作伪者又制以药石铅锡。且古法用水银煎消，制银箔成泥入药，所以银屑有毒。银本无毒，其毒则诸物之毒也。今人用银器饮食，遇毒则变黑；中毒死者，亦以银物探试之，则银之无毒可征矣。其入药，亦是平肝鎮怯之义。故太清服炼书言，银禀西方辛阴之神，结精为质，性刚戾，服之能伤肝，是也。抱朴子言银化水服，可成地仙者，亦方士谬言也，不足信。〔敩曰〕凡使金银铜铁，只可浑安在药中，借气生药力而已，勿入药服，能消人脂。

【附方】旧二，新四。**妊娠腰痛**如折者。银一两，水三升，煎二升，服之。子母祕录。**胎动欲堕**痛不可忍。银五两，苎根二两，清酒一盏，水一大盏，煎一盏温服。妇人良方。**胎热横闷**生银五两，葱白三寸，阿胶炒半两，水一盏，煎服。亦可入糯米，作粥食。圣惠方。**风牙疼痛**文银一两，烧红淬烧酒一盏，热漱饮之，立止。集简方。**口鼻疳蚀**穿唇透颊。银屑一两，水三升，铜器煎一升，日洗三、四次。圣济录。**身面赤疵**常以银揩，令热，久久自消。千金翼。

〔四〕坚：政和本草卷四银屑条此下有「筋」字。
〔五〕痈：政和本草卷四银屑条作「疾」。

【附录】黄银拾遗。〔恭曰〕黄银本草不载，俗云为器辟恶，乃为瑞物。〔藏器曰〕黄银载在瑞物图经，既堪为器，明非瑞物。〔时珍曰〕按方勺泊宅编云：黄银出蜀中，色与金无异，但上石则白色。熊太古冀越集云：黄银绝少，道家言鬼神畏之。六帖载唐太宗赐房玄龄带云：世传黄银鬼神畏之。春秋运斗枢云：人君秉金德而生，则黄银见世。人以鍮石为黄银，非也。鍮石，即药成黄铜也。**乌银**〔藏器曰〕今人用硫黄熏银，再宿泻之，则色黑矣。工人用为器。养生者以器煮药，兼于庭中高〔一〕一二丈处，夜承露醴饮之，长年辟恶。

锡吝脂纲目

【集解】〔时珍曰〕此乃波斯国银矿也。一作悉蔺脂。

【主治】目生翳膜，用火烧铜针轻点，乃傅之，不痛。又主一切风气，及三焦消渴饮水，并入丸药用。时珍

【附方】新一。**小儿天吊**多涎，搐搦不定。锡吝脂一两，水淘黑汁令尽，水银一分，以少枣肉研，不见星，牛黄半分，麝香半分，研匀，粳米饭丸黍米大。每服三十二丸，新汲水下，名保命丹。普济方。

银膏唐本草

【集解】〔恭曰〕其法用白锡和银薄及水银合成之，凝硬如银，合炼有法。〔时珍曰〕今方士家有银脆，恐即此物也。

【气味】辛，大寒，有毒。

【主治】热风，心虚惊悸〔二〕**，恍惚狂走，膈上热，头面热，风冲心上下，安神定志，镇心明目，利水道，治人心风健忘，亦补牙齿缺落。**苏恭

〔一〕庭中高：原脱，今据政和本草卷三黄银条补。
〔二〕悸：政和本草卷四银膏条作「痫」。

朱砂银日华

【集解】〔时珍曰〕此乃方士用诸药合朱砂炼制而成者。鹤顶新书云：丹砂受青阳之气，始生矿石，二百年成丹砂而青女孕，三百年而成铅，又二百年而成银，又二百年复得太和之气，化而为金。又曰：金公以丹砂为子，是阴中之阳，阳死阴凝，乃成至宝。

【气味】冷，无毒。〔大明曰〕畏石亭脂、慈石、铁，忌一切血。

【主治】延年益色，镇心安神，止惊悸，辟邪，治中恶蛊毒，心热煎烦，忧忘虚劣。大明

赤铜唐本草。

【释名】红铜纲目 赤金弘景 屑名铜落 铜末 铜花 铜粉 铜砂 〔时珍曰〕铜与金同，故字从金、同也。

【集解】〔弘景曰〕铜为赤金，生熟皆赤，而本草无用。今铜青及大錢皆入方用，并是生铜，应在下品之例也。〔时珍曰〕铜有赤铜、白铜、青铜。赤铜出川、广、云、贵诸处山中，土人穴山采矿炼取之。白铜出云南，青铜出南番，惟赤铜为用最多，且可入药。人以炉甘石炼为黄铜，其色如金。砒石炼为白铜，杂锡炼为响铜。山海经言出铜之山四百六十七，今则不知其几也。宝藏论云：赤金一十种：丹阳铜、武昌白慢铜、一生铜、生银铜，皆不出陶冶而生者，无毒，宜作鼎器。波斯青铜，可为鏡。新罗铜，可作钟。石绿、石青、白、青等铜，并是药制成。铁铜以苦胆水浸至生赤，煤熬炼成而黑坚。锡坑铜大软，可点化。自然铜见本条。鹤顶新书云：铜与金银同一根源也，得紫阳之气而生绿，绿二百年而生石，铜始生于中，其气禀阳，故质刚戾。管子云：上有陵石，下有赤铜。地鏡图云：山有慈石，下有金若铜。草茎黄秀，下有铜器。铜器之精，为马为僮。抱朴子云：铜有牝牡。在火中尚赤时，令童男、童女以水灌之，铜自分为两段，凸起者牡也，凹下者牝也。以牝为雌剑，牡为雄剑，带之入江湖，则蛟龙水神皆畏避也。

赤铜屑

〔修治〕〔时珍曰〕即打铜落下屑也。或以红铜火煅水淬，亦自落下。以水淘净，用好酒入沙锅内炒见火星，取研末用。

〔气味〕苦，平，微毒。〔时珍曰〕苍术粉铜，巴豆、牛脂软铜，慈姑、乳香哑铜，

物性然也。

〔主治〕贼风反折，熬使极热，投酒中，服五合，日三。或以五斤烧赤，纳二斗酒中百遍，如上服之。又治腋臭，以醋和如麦饭，袋盛，先刺腋下脉去血，封之，神效。唐本 明目，治风眼，接骨焊齿，疗女人血气及心痛。大明 同五倍子，能染须发。时珍

【发明】〔时珍曰〕太清服炼法云：铜禀东方乙阴之气结成，性利，服之伤肾。既云伤肾，而又能接骨，何哉？〔藏器曰〕赤铜屑主折伤〔一〕，能焊人骨，及六畜有损者，细研酒服，直入骨损处，六畜死后，取骨视之，犹有焊痕，可验。打熟铜不堪用。〔慎微曰〕朝野佥载云：定州崔务坠马折足，医者取铜末和酒服之，遂瘥，及亡后十年改葬，视其胫骨折处，犹有铜束之也。

【附方】旧一。**腋下狐臭** 崔氏方：用清水洗净，又用清酢浆洗净，微揩破，取铜屑和酢热揩之，甚验。外台。

自然铜 宋开宝

【释名】**石髓铅**〔志曰〕其色青黄如铜，不从矿炼，故号自然铜。

【集解】〔志曰〕自然铜生邕州山岩间出铜处，于坑中及石间采得，方圆不定，其色青黄如铜。〔颂曰〕今信州、火山军铜坑中及石间皆有之。信州出一种如乱铜絲状，云在铜矿中，山气熏蒸，自然流出，亦若生银老翁须之类，入药最好。火山军出者，颗块如铜，而坚重如石，医家谓之鍮石，用之力薄。采无时。今南方医者说：自然铜有两三体：一体大如麻黍，或多方解，累累相缀，至如斗大者，色煌煌明烂如黄金、鍮石，入药最上。一体成块，大小不定，亦〔二〕光明而赤。一体如姜石〔三〕、铁屎之类。又有如不治〔四〕而成者，形大小不定，皆出铜坑中，击之易碎，有黄赤，有青黑〔五〕，炼之乃成

〔一〕折伤：原作「伤寒」，今据大观、政和本草卷五赤铜屑条改。
〔二〕亦：原作「一」，今据大观、政和本草卷五自然铜条改。
〔三〕石：原脱，大观、政和本草卷五自然铜条亦脱。同卷铜矿石条，苏恭引别本注云：「状如姜石而有铜星，熔取铜也」。因据补。
〔四〕治：原沿大观本草之误作「治」，今据政和本草卷五自然铜条改。
〔五〕黑：原作「赤」，今据大观、政和本草卷五自然铜条改。

铜也。其说分析颇精，而未尝〔一〕见似乱絲者。又云：今市人多以鉐石为自然铜，烧之成青焰如硫黄者是也。此亦有二、三种：一种有壳如禹余粮，击破其中光明如鉴，色黄类鍮石也。一种青黄而有墙壁，成〔二〕文如束针。一种碎理如团砂者，皆光明如铜，色多青白而赤少者，烧之皆成烟焰，顷刻都尽。今医〔三〕家多误以此为自然铜，市中所貨往往是此，而自然铜用须火煅，此乃畏火，不必形色，只此可辨也。〔独孤滔曰〕自然铜出信州铅山县，银场铜坑中深处有铜矿，多年矿气结成，似马屁〔四〕勃也。色紫重，食之苦〔五〕涩者是眞。今人以大碨〔六〕石为自然铜，误矣。〔承曰〕今辰州川泽中，出一种自然铜，形圆似蛇含，大者如胡桃，小者如栗，外有皮，黑色光润，破之与鉐石无别，但比鉐石不作臭气耳，入药用之殊验。〔斅曰〕石髓铅即自然铜。勿用方金牙，眞相似，若误饵之，吐杀人。石髓铅似干银泥，味微甘也。〔时珍曰〕按宝藏论云：自然铜生曾青、石绿穴中，状如寒林草根，色红腻，亦有墙壁。又一类似丹砂，光明坚硬有棱，中含铜脉，尤佳。又一种似木根，不红腻，随手碎为粉，至为精明，近铜之山则有之。今俗中所用自然铜，皆非也。

【修治】〔斅曰〕采得石髓铅捶碎，同甘草湯煮一〔七〕伏时，至明漉出，摊令干，入臼中捣了，重筛过，以醋浸一宿，至明，用六一泥〔八〕泥瓷盒子，盛二升，文武火中养三日夜，才干用盖盖了，火煅两伏时，去土研如粉用。凡修事五两，以醋两镒为度。〔时珍曰〕今人只以火煅醋淬七次，研细水飞过用。

【气味】辛，平，无毒。〔大明曰〕凉。

【主治】折伤，散血止痛，破积聚。开宝　消瘀血，排脓，续筋骨，治产后血邪，安心，止惊悸，以酒磨服。大明

〔一〕尝：原作「常」，大观、政和本草卷五自然铜条俱无此字，今按上下文义改。
〔二〕成：大观、政和本草卷五自然铜条俱作「或」。
〔三〕医：大观、政和本草卷五自然铜条俱作「药」。
〔四〕马屁：原作「焉气」，今据大观、政和本草卷五自然铜条改。
〔五〕苦：大观、政和本草卷五自然铜条俱作「若」。
〔六〕碨：原作「磈」，今据大观、政和本草卷五自然铜条改。
〔七〕一：原作「二」，今据大观、政和本草卷五自然铜条改。
〔八〕泥：原作「混」，今据大观、政和本草卷五自然铜条改。

【发明】〔宗奭曰〕有人以自然铜饲折翅胡雁，后遂飞去。今人打扑损，研细水飞过，同当归、没药各半錢，以酒调服，仍手摩病处。〔震亨曰〕自然铜，世以为接骨之药，然此等方尽多，大抵宜补气、补血、补胃。俗工惟在速效，迎合病人之意，而铜非煅不可用，若新出火者，其火毒、金毒相扇，挟香药热毒，虽有接骨之功，燥散之祸，甚于刀剑，戒之。〔时珍曰〕自然铜接骨之功，与铜屑同，不可诬也。但接骨之后，不可常服，即便理气活血可尔。

【附方】新三。**心气刺痛**自然铜，火煅醋淬九次，研末，醋调一字服，即止。卫生易简方。**项下气瘿**自然铜贮水甕中，逐日饮食，皆用此水，其瘿自消。或火烧烟气，久久吸之，亦可。杨仁斋直指方。**暑湿瘫痪**四肢不能动。自然铜烧红，酒浸一夜，川乌头炮、五灵脂、苍术酒浸，各一两，当归二錢酒浸，为末，酒糊丸梧子大。每服七丸，酒下，觉四肢痲木即止。陆氏积德堂方。

铜矿石 矿音古猛切，亦作鉚。唐本草

【释名】〔时珍曰〕矿，粗恶也。五金皆有粗石衔之，故名。麦之粗者曰麱，犬之恶者亦曰犷。

【集解】〔恭曰〕铜矿石，状如姜石而有铜星，熔之取铜也，出铜山中。许慎说文云：矿，铜铁朴〔一〕石也。

【气味】酸，寒，有小毒。

【主治】丁肿恶疮，为末傅之。驴马脊疮，臭腋，磨汁涂之。唐本

铜青 宋嘉祐

【释名】铜绿

【集解】〔藏器曰〕生熟铜皆有青，即是铜之精华，大者即空绿，以次空青也。铜青则是铜器上绿色者，淘洗用之。〔时珍曰〕近时人以醋制铜生绿，取收晒干貨之。

〔一〕朴：原作「扑」，今据说文解字卷九下石部改。

【气味】酸，平，微毒。

【主治】妇人血气心痛，合金疮止血，明目，去肤赤瘜肉。藏器 主风烂眼泪出。之才 治恶疮、疳疮，吐风痰，杀虫。时珍

【发明】〔时珍曰〕铜青乃铜之液气所结，酸而有小毒，能入肝胆，故吐利风痰，明目杀疳，皆肝胆之病也。抱朴子云：铜青涂木，入水不腐。

【附方】旧二，新十一。**风痰卒中** 碧琳〔一〕丹：治痰涎潮盛，卒中不语，及一切风瘫。用生绿二两，乳细，水化去石，慢火熬干，取辰日、辰时、辰位上修合，再研入麝香一分，糯米粉糊和丸弹子大，阴干。卒中者，每丸作二服，薄荷酒研下；余风，朱砂酒化下。吐出青碧涎，泻下恶物，大效。治小儿，用绿云丹：铜绿不计多少，研粉，醋面糊丸芡子大。每薄荷酒化服一丸，须臾吐涎如胶，神效。经验方。**烂弦风眼** 铜青，水调涂碗底，以艾熏干，刮下，涂烂处。卫生易简方。**赤发秃落** 油磨铜錢衣〔二〕，涂之即生。普济方。**面黡黑痣** 以草划破，铜绿末傅之，三日勿洗水，自落。厚者，再上之。圣济录。**走马牙疳** 铜青、滑石、杏仁等分，为末，擦之立愈。邵真人经验方。**口鼻疳疮** 铜青、枯矾等分，研傅之。又方：人中白一錢，铜绿三分，研傅之。**杨梅毒疮** 铜绿醋煮研末，烧酒调搽，极痛出水，次日即干。或加白矾等分，研掺。简便方。**臁疮顽癣** 铜绿七分研，黄蜡一两化熬，以厚纸拖过，表里别以纸隔贴之。出水妙。亦治杨梅疮及虫咬。笔峰杂兴。**肠风痔瘘** 方见密陀僧下。**诸蛇螫毒** 铜青傅之。千金方。**百虫入耳** 生油调铜绿滴入。卫生家宝方。**头上生虱** 铜青、明矾末掺之。摘玄方。

铅 日华

【释名】**青金**说文 **黑锡** **金公**纲目 **水中金**〔时珍曰〕铅易沿流，故谓之铅。锡为白锡，故此为黑锡。而

〔一〕琳：原作「林」，今据政和本草卷五铜青条改。
〔二〕衣：原作「末」，今据圣惠方卷四十一及普济方卷四十八改。

神仙家拆其字为金公，隐其名为水中金。

【集解】〔颂曰〕铅生蜀郡平泽，今有银坑处皆有之，烧矿而取。〔时珍曰〕铅生山穴石间，人挟油灯，入至数里，随矿脉上下曲折斫取之。其气毒人，若连月不出，则皮肤痿黄，腹胀不能食，多致疾而死。地镜图云：草青茎赤，其下多铅。铅锡之精为老妇。独孤滔云：嘉州、利州〔一〕出草节铅，生铅未锻者也。打破脆〔二〕，烧之气如硫黄。紫背铅，即熟铅，铅之精华也，有变化，能碎金刚钻。雅州出钓脚铅，形如皂子大，又如蝌蚪子，黑色，生山涧沙中，可干汞。卢氏铅粗恶力劣，信州铅杂铜气，阴平铅出剑州，是铜铁之苗，并不可用。宝藏论云：铅有数种：波斯铅，坚白为天下第一。草节铅，出犍为，银之精也。衔银铅，银坑中之铅也，内含五色。并妙。上饶乐平铅，次于波斯、草节。负版铅，铁苗也，不可用。倭铅，可勾金。土宿真君〔三〕本草云：铅乃五金之祖，故有五金狴犴、追魂使者之称，言其能伏五金而死八石也。雌黄乃金之苗，而中有铅气，是黄金之祖矣。银坑有铅，是白金之祖矣。信铅杂铜，是赤金之祖矣。与锡同气，是青金之祖矣。朱砂伏于铅而死于硫，硫恋于铅而伏于硇，铁恋于磁而死于铅，雄恋于铅而死于五加〔四〕。故金公变化最多，一变而成胡粉，再变而成黄丹，三变而成密陀僧，四变而为白霜。雷氏炮炙论云：令铅住火，须仗修天；如要形坚，岂忘紫背。注云：修天，补天石也。紫背，天葵也。

【修治】〔时珍曰〕凡用以铁铫熔化泻瓦上，滤去渣脚，如此数次收用。其黑锡灰，则以铅沙取黑灰。白锡灰，不入药。

【气味】甘，寒，无毒。〔藏器曰〕小毒。

【主治】镇心安神，治伤寒毒气，反胃呕哕，蛇蜴所咬，炙熨之。大明 疗瘿瘤，鬼气疰忤。错为末，和青木香，傅〔五〕疮肿恶毒。藏器 消瘰疬痈肿，明目固牙，乌须发，治实女，杀虫坠痰，治噎膈消渴风痫，解金石药毒。时珍

〔一〕利州：政和本草卷五铅条及丹房镜源金银篇俱无利州出草节铅之文，但嘉州、利州俱出紫背铅，故濒湖合并言之。

〔二〕破脆：丹房镜源金银篇同。政和本草卷五铅条作「着碎」。

〔三〕君，原作「言」，今据本书卷一引据医家书目改。

〔四〕加：原刻及金陵本均作「知」，今据本书卷九雄黄条气味引土宿语改。

〔五〕傅：政和本草卷五铅条此下有「风」字。

黑锡灰 **〔主治〕积聚，杀虫，同槟榔末等分，五更米饮服。**震亨

【发明】〔好古曰〕黑锡属肾。〔时珍曰〕铅禀北方癸水之气，阴极之精，其体重实，其性濡滑，其色黑，内通于肾，故局方黑锡丹、宣明补眞丹皆用之。得汞交感，即能治一切阴阳混淆，上盛下虚，气升不降，发为呕吐眩运、噎膈反胃危笃诸疾，所谓镇坠之剂，有反正之功。但性带阴毒，不可多服，恐伤人心胃耳。铅性又能入肉，故女子以铅珠纴耳，即自穿孔；实女无窍者，以铅作铤，逐日纴之，久久自开，此皆昔人所未知者也。铅变化为胡粉、黄丹、密陀僧、铅白霜，其功皆与铅同。但胡粉入气分，黄丹入血分，密陀僧镇坠下行，铅白霜专治上焦胸膈，此为异耳。方士又铸为梳，梳须发令光黑，或用药煮之，尤佳。

【附方】旧四，新十七。**乌须明目** 黑铅半斤，锅内熔汁，旋入桑条灰，柳木搅成沙，筛末。每早揩牙，以水漱口洗目，能固牙明目，黑须发。胜金方。**揩牙乌髭** 黑铅消化，以不蛀皂荚寸切投入，炒成炭，入盐少许，研匀。日用揩牙。摘去白髭，黑者更不白也。又方：黑锡一斤，炒灰埋地中五日，入升麻、细辛、诃子同炒黑。日用揩牙，百日效。普济。**牙齿动摇** 方同上。**乌须铅梳** 铅十两，锡三两，婆罗得三个，针砂、熟地黄半两，茜根、胡桃皮一两，没石子、诃黎勒皮、硫黄、石榴皮、磁石、皂矾、乌麻油各二錢半，为末。先化铅锡，入末一半，柳木搅匀，倾入梳模子，印成修齿。余末同水煮梳，三日三夜，水耗加之，取出故帛重包五日。每以熟皮衬手梳一百下，须先以皂荚水洗净拭干。普济。**肾脏气发**攻心，面黑欲死，及诸气奔豚喘急。铅二两，石亭脂二两，丁香一两〔一〕，木香一两，麝香一錢〔二〕。先化铅炒干，入亭脂急炒，焰起以醋〔三〕喷之，倾入地坑内覆住，待冷取研，粟饭丸芡子大。每用二丸，热酒化服，取汗或下或通气即愈。如大便不通，再〔四〕用一丸，入玄明粉五分〔五〕服。圣济录。**妇人血气**冷痛攻心。方同上。**风痫吐沫**反

〔一〕丁香一两：原脱，今据圣济总录卷七十一应急撞气丸方补。

〔二〕钱：圣济总录卷七十一作「分」。

〔三〕醋：圣济总录卷七十一作「水」。

〔四〕再：圣济总录卷七十一作「每」。

〔五〕五分：圣济总录卷七十一作「半两」。

目抽掣，久患者。黑铅、水银结砂，南星炮，各一两，为末，糯饭丸绿豆大。一岁一丸，乳汁下。普济方。**反胃哕逆**黑铅化汁，入纸灰〔一〕以柳木槌研成粉，一两，入米醋一升，砂锅熬膏，入蒸饼末少许，捣丸小豆大。每服一〔二〕丸，姜汤下。圣济录。**多年反胃**不止。紫背铅二两，石亭脂二两，盐卤汁五两，烧铅以卤汁淬尽，与亭脂同炒，或〔三〕焰起，铫子盖〔四〕上焰即〔五〕止，研匀，蒸饼和丸梧子大。每服二十丸，煎石莲、干柿〔六〕汤下。圣济录。**消渴烦闷**黑铅、水银等分，结如泥，常含豆许，吞津。圣惠方。**寸白虫病**先食猪肉一片，乃以沙糖水调黑铅灰四钱，五更服之，虫尽下，食白粥一日。许学士病嘈杂，服此〔七〕下二虫，一寸断，一长二尺五寸，节节有斑文也。本事方。**水肿浮满**乌锡五两，皂荚一挺炙，酒二斗，煮六沸。频服，至小便出二、三升，即消。千金翼。**小便不通**黑铅错末一两，生姜半两，灯心一握，井水煎服，先以炒葱贴脐。圣惠方。**卒然咳嗽**炉中铅屑、桂心、皂荚等分，为末，蜜丸如梧子大。每饮下十五丸，忌葱。备急方。**瘰疬结核**铅三两，铁器炒取黑灰，醋和涂上，故帛贴之，频换，去恶汁。如此半月，不痛不破，内消为水而愈。刘禹锡传信方。**痈疽发背**黑铅一斤，甘草三两微炙。瓶盛酒一斗浸甘草，乃熔铅投酒中，如此九度，去滓。饮酒醉卧即愈。经验方。**金石药毒**黑铅一斤，熔化，投酒一升，如此十余次，待酒至半升，顿饮。胜金方。**取轻粉毒**出山黑铅五斤，打壶一把，盛烧酒十五斤，纳土茯苓半斤，乳香三钱，封固，重汤煮一日夜，埋土中，出火毒。每日早晚任性饮数杯，后用瓦盆接小便，自有粉出为验。服至筋骨不痛，乃止。医方摘要。**解砒霜毒**烦

〔一〕入纸灰：原脱，今据圣济总录卷四十七铅丹丸方补。
〔二〕一：圣济总录卷四十七作「十」。
〔三〕或：原脱，今据圣济总录卷四十七石亭脂丸方补。
〔四〕铫子盖：原作「挑于水」，今据圣济总录卷四十七改。
〔五〕即：原脱，今据圣济总录卷四十七补。
〔六〕干柿：圣济总录卷四十七此上有「干枣」，此下有「干姜」。
〔七〕服此：按本事方卷七，许学士所服乃良方用锡沙、芜荑、槟榔者，非服此方。

躁如狂，心腹疼痛，四肢厥冷，命在须臾。黑铅四两，磨水一碗灌之。华佗危病方。**解硫黄毒**黑锡煎湯服，即解。集简方。

铅霜日华

【释名】铅白霜

【修治】〔颂曰〕铅霜，用铅杂水银十五分之一合炼作片，置醋甕中密封，经久成霜。〔时珍曰〕以铅打成錢，穿成串，瓦盆盛生醋，以串横盆中，离醋三寸，仍以瓦盆覆之，置阴处，候生霜刷下，仍合住。

【气味】甘、酸，冷，无毒。〔宗奭曰〕铅霜涂木瓜，即失酸味，金克木也。

【主治】消痰，止惊悸，解酒毒，去胸膈烦闷，中风痰实，止渴。大明 **去膈热涎塞。**宗奭 **治吐逆，镇惊去怯，黑须发。**时珍

【发明】〔颂曰〕铅霜性极冷，治风痰及婴孺惊滞药，今医家用之尤多。〔时珍曰〕铅霜乃铅汞之气交感英华所结，道家谓之神符白雪，其墜痰去热，定惊止泻，盖有奇效，但非久服常用之物尔。病在上焦者，宜此清鎮。

【附方】旧二，新九。**小儿惊热**心肺积热，夜卧多惊。铅霜、牛黄各半分，铁粉一分，研匀。每服一字，竹沥调下。圣济录。**惊风痫疾**喉闭牙紧。铅白霜一字，蟾酥少许，为末，乌梅肉蘸药于龈上揩之，仍吹通关药，良久便开。普济方。**消渴烦热**铅白霜、枯白矾等分，为末，蜜丸芡子大。绵裹，含化咽汁。又方：铅白霜一两，根黄、消石各一两，为末。每冷水服一錢。圣济录。**喉痹肿痛**铅白霜、甘草半两，青黛一两，为末，醋糊丸芡子大。每含咽一丸，立效。圣济录。**悬痈肿痛**铅白霜一分，甘草半生半炙一分，为末，绵裹含咽。圣惠方。**口疳龈烂**气臭血出，不拘大人小儿。铅白霜、铜绿各二錢，白矾豆许，为末扫之。宣明方。**鼻衄不止**铅白霜末，新汲水服一字。十全博救方。**痔疮肿痛**铅白霜、白片脑各半字，酒调涂之，随手见效。婴童百问。**室女经闭**恍惚烦热。铅霜半两，

生地黄汁一合，调下，日三服。圣惠方。**梳发令黑**铅霜包梳，日日梳之，胜于染者。普济方。

粉锡 本经下品

【释名】**解锡**本经 **铅粉**纲目 **铅华**纲目 **胡粉**弘景 **定粉**药性 **瓦粉**汤液 **光粉**日华 **白粉**汤液 **水粉**纲目 **官粉**

〔弘景曰〕即今化铅所作胡粉也，而谓之粉锡，以与今乖〔一〕。〔时珍曰〕铅、锡一类也，古人名铅为黑锡，故名粉锡。释名曰：胡者糊也，和脂以糊面也。定、瓦言其形，光、白言其色。俗呼吴越者为官粉，韶州者为韶粉，辰州者为辰粉。

【正误】〔恭曰〕铅丹、胡粉，实用炒锡造，陶言化铅误矣。〔震亨曰〕胡粉是锡粉，非铅粉也。古人以锡为粉，妇人用以附面者，其色类肌肉，不可入药。〔志曰〕粉锡、黄丹二物，俱是化铅为之。英公李勣序云铅锡莫辨者，谓此也。按李含光音义云：黄丹、胡粉皆是化铅，未闻用锡者。参同契云：胡粉投炭中，色坏，还为铅。抱朴子内篇云：愚人不信黄丹、胡粉是化铅所作。苏恭以二物俱炒锡作，大误矣。〔时珍曰〕锡炒则成黑灰，岂有白粉。苏恭已误，而朱震亨复踵其误，何哉？

【集解】〔时珍曰〕按墨子云：禹造粉。张华博物志云：纣烧铅锡作粉。则粉之来亦远矣。今金陵、杭州、韶州、辰州皆造之，而辰粉尤真，其色带青。彼人言造法：每铅百斤，熔化，削成薄片，卷作筒，安木甑内，甑下、甑中各安醋一瓶，外以盐泥固济，纸封甑缝。风炉安火四两，养一七，便扫入水缸内，依旧封养，次次如此，铅尽为度。不尽者，留炒作黄丹。每粉一斤，入豆粉二两，蛤粉四两，水内搅匀，澄去清水。用细灰按成沟，纸隔数层，置粉于上，将干，截成瓦定形，待干收起。而范成大虞衡志言：桂林所作铅粉最有名，谓之桂粉，以黑铅着糟瓮中罨化之。何孟春余冬录云：嵩阳产铅，居民多造胡粉。其法：铅块悬酒缸内，封闭四十九日，开之则化为粉矣。化不白者，炒为黄丹。黄丹滓为密陀僧。三物收利甚博。其铅气有毒，工人必食肥猪犬肉、饮酒及铁浆以厌之。枵腹中其毒，辄病至死。长幼为毒熏蒸，多痿黄瘫挛而毙。其法略皆不同，盖巧者时出新意，以速化为利故尔。又可见昔人炒锡之谬。相感志云：韶粉蒸之不白，以萝卜瓮子蒸之则白。

〔一〕以与今乖：大观、政和本草卷五粉锡条俱作「事与经乖」。

【气味】辛，寒，无毒〔一〕。〔权曰〕甘、辛，凉。〔时珍曰〕胡粉能制硫黄。又雌黄得胡粉而失色，胡粉得雌黄而色黑，盖相恶也。又入酒中去酸味，收蟹不沙。

【主治】伏尸毒螫，杀三虫。本经 去鳖瘕，疗恶疮，止小便利，堕胎。别录 治积聚不消。炒焦，止小儿疳痢。甄权 治痈肿瘘烂，呕逆，疗癥瘕，小儿疳气。大明 止泄痢、久积痢。宗奭 治食复劳复，坠痰消胀，治疥癣狐臭，黑须发。时珍

【发明】〔弘景曰〕胡粉金色者，疗尸虫弥良。〔藏器曰〕久痢成疳者，胡粉和水及鸡子白服，以粪黑为度，为其杀虫而止痢也。〔时珍曰〕胡粉，即铅之变黑为白者也。其体用虽与铅及黄丹同，而无消盐火烧之性，内有豆粉、蛤粉杂之，止能入气分，不能入血分，此为稍异。人服食之，则大便色黑者，此乃还其本质，所谓色坏还为铅也。亦可入膏药代黄丹用。

【附方】旧十四，新三十。**劳复食复**欲死者。水服胡粉少许。肘后方。**小儿脾泄**不止。红枣二十个去核，将官粉入内，以阴阳瓦焙干，去枣研粉。每服三分，米汤下。孙眞人〔二〕集效方。**赤白痢下**频数，肠痛。定粉一两，鸡子清和，炙焦为末，冷水服一錢。肘后方。**小儿无辜**疳，下痢赤白。胡粉熟蒸，熬令色变，以饮服半錢。子母秘录。**小儿腹胀**胡粉、盐熬色变，以摩腹上。子母秘录。**腹皮青色**不速治，须臾死。方同上。**小儿夜啼**水服胡粉三豆大，日三服。子母秘录。**身热多汗**胡粉半斤，雷丸四两，为末粉身。千金方。**妇人心痛**急者。好官粉为末，葱汁和丸小豆大。每服七丸，黄酒送下即止。粉能杀虫，葱能透气故也。邵眞人方。**寸白蛔虫**胡粉炒燥，方寸匕，入肉臛中，空心服，大效。张文仲备急方。**服药过剂**闷乱者。水和胡粉服之。千金方。**鼻衄不止**胡粉炒黑，醋服一錢，即止。圣惠方。**齿缝出血**胡粉半两，麝香半錢，为末。卧时揩牙。圣济录。**坠扑瘀血**从高落

〔一〕无毒：本草纲目拾遗卷首正误言其「有毒」，详见彼书。
〔二〕眞人：据本书卷一引据医家书目，疑当作「天仁」。

下，瘀血抢心，面青气短欲死。胡粉一錢，和水服即安。肘后方。**折伤接骨**官粉、硼砂等分，为末。每服一錢，苏木湯调下，仍频饮苏木湯，大效。接骨方。**杖疮肿痛**水粉一两，赤石脂生一錢，水银一分，以麻油杵成膏，摊油纸贴之。肉消者，填满紧缚。救急方。**抓伤面皮**香油调铅粉搽之，一夕愈。集简方。**食梅牙齼**韶粉揩之。相感志。**染白须发**胡粉、石灰等分，水和涂之，以油纸包，烘令温暖，候未燥间洗去，以油润之，黑如漆也。博物志。**腋下胡臭**胡粉常粉之。或以胡粉三合，和牛脂煎稠涂之。千金方。**阴股常湿**胡粉粉之。备急方。**干湿癣疮**方同上。**黄水脓疮**官粉煅黄、松香各三錢，黄丹一錢，飞矾二錢，为末，香油二两，熬膏傅之。邵真人方。**小儿耳疮**月蚀。胡粉和土涂之。子母秘录。**小儿疳疮**熬胡粉、猪脂和涂。张文仲方。**小儿舌疮**胡粉和猪髑骨中髓，日三傅之。食医心鏡[一]。**燕口吻疮**胡粉炒一分，黄连半两，为末，傅之。普济方。**痘疮瘢痕**或凸或凹。韶粉一两，轻粉一定，和研，猪脂调傅。陈文中小儿方。**妒精阴疮**铅粉二錢，银杏仁七个，铜铫内炒至杏黄，去杏取粉，出火毒，研搽效。集简方。**反花恶疮**胡粉一两，胭脂一两，为末。盐湯洗净傅之，日五次。圣惠方。**疮似蜂窠**愈而复发。胡粉、朱砂等分，为末，蜜和涂之。圣济录。**血风臁疮**孙氏集效方：用官粉四两，水调入碗内，以蕲州艾叶烧烟熏干，入乳香少许同研，香油调作隔纸膏，反复贴之。杨氏简便方：用官粉炒过，桐油调作隔纸贴之。**小儿丹毒**唾和胡粉，从外至内傅之良。千金方。**汤火烧疮**胡粉，羊髓和，涂之。孙真人方。**疮伤水湿**胡粉、炭灰等分，脂和涂孔上，水即出也。千金方。**蠼螋尿疮**酢和胡粉涂之。千金方。**诸蛇螫伤**胡粉和大蒜捣涂。千金方。**误吞金银**及錢。胡粉一两，猪脂调，分再服，令消烊出也。外台秘要。**三年目翳**胡粉涂之。圣惠方。**口中干燥**烦渴无津。雄猪胆五枚，酒煮皮烂，入定粉一两研匀，丸芡子大。每含化一丸咽汁。太平圣惠方。**腹中鳖瘕**胡粉、黍米淋汁温服，大效。卫生易简方。**接骨续筋**止痛活血。定粉、当归各一錢，硼砂一錢半，为末。每服

[一] 鏡：原作「鉴」，今据政和本草卷五粉锡条改，与本书卷一引据医家书目一致。

一錢，苏木煎湯调下，仍频饮湯。同上。**发背恶疮**诸痈疽。好光粉二两，眞麻油三两，慢火熬，以柳枝急搅，至滴水成珠，入白胶末少许，入器水浸两日，油纸摊贴，名神应膏。直指方。

铅丹本经下品

【释名】黄丹弘景**丹粉**唐本**朱粉**纲目**铅华【正误】**见粉锡下。

【集解】〔别录曰〕铅丹生于铅，出蜀郡平泽。〔弘景曰〕即今熬铅所作黄丹也。俗方稀用，惟仙经涂丹釜所须。云化成九光者，当谓九光丹以为釜尔，无别法也。〔宗奭曰〕铅丹化铅而成，别录言生于铅，则苏恭炒锡作成之说误矣。不为〔一〕难辨，锡则色黯〔二〕，铅则明白，以此为异。〔时珍曰〕按独孤滔丹房镜源云：炒铅丹法：用铅一斤，土硫黄十两，消石一两。熔铅成汁，下醋点之，滚沸时下硫一块，少顷下消少许，沸定再点醋，依前下少许消、黄，待为末，则成丹矣。今人以作铅粉不尽者，用消石、矾石炒成丹。若转丹为铅，只用连须葱白汁拌丹慢煎，煅成金汁倾出，即还铅矣。货者多以盐消砂石杂之。凡用以水漂去消盐，飞去砂石，澄干，微火炒紫色，地上去火毒，入药。会典云：黑铅一斤，烧丹一斤五錢三分也。

【气味】辛，微寒，无毒。〔大明曰〕微咸，凉，无毒。伏砒，制硇、硫。〔震亨曰〕一妇因多子，月内服铅丹二两，四肢冰〔三〕冷，食不入口。时正仲冬，急服理中湯加附子数十帖乃安。谓之凉无毒可乎？〔时珍曰〕铅丹本无甚毒，此妇产后冬月服之过剂，其病宜矣。

【主治】吐逆胃反，惊痫癫疾，除热下气，炼化还成九光，久服通神明。本经 **止小便，除毒热脐挛，金疮血溢。**别录 **惊悸狂走，消渴。煎膏用，止痛生肌。**甄权 **镇心安神，止吐血及嗽，傅疮长肉，及汤火疮，染须〔四〕。**大明 **治疟及久积。**宗奭 **坠痰杀**

〔一〕为：原作「惟」，今据本草衍义卷六及政和本草卷五铅丹条改。
〔二〕黯：本草衍义及政和本草此下俱有「暗」字，与下「明白」为对文。
〔三〕冰：原作「水」，今据本草衍义补遗铅丹条改。
〔四〕须：政和本草卷五铅丹条此下有「发」字。

虫，去怯除忤恶，止痢明目。时珍

【发明】〔成无己曰〕仲景龙骨牡蛎湯中用鉛丹，乃收斂神气以鎮惊也。〔好古曰〕涩可去脱而固气。〔时珍曰〕鉛丹体重而性沉，味兼盐、矾，走血分，能墜痰去怯，故治惊痫癫狂、吐逆反胃有奇功。能消积杀虫，故治疳疾下痢疟疾有实绩。能解热拔毒，长肉去瘀，故治恶疮肿毒，及入膏药，为外科必用之物也。

【附方】旧八，新二十五。**消渴烦乱**黄丹，新汲水服一錢，以荞麦粥压之。圣惠方。**吐逆不止**碧霞丹：用北黄丹四两，米醋半升，煎干，炭火三秤，就銚内煅红，冷定为末，粟米饭丸梧子大。每服七丸，醋湯下。集验方。**伏暑霍乱**水浸丹，见木部巴豆下。**小儿吐逆**不止，宜此清鎮。烧针丸：用黄丹研末，小枣肉和丸芡子大。每以一丸，针签于灯上烧过，研细，乳汁调下。一加朱砂、枯矾等分。谢氏小儿方。**反胃气逆**胃虚。鉛丹二两，白矾二两，生石亭脂半两。以丹、矾研匀，入坩锅内，以炭半秤煅赤，更养一夜，出毒两日，入亭脂同研，粟米饭和丸绿豆大。每日米饮下十五丸。圣济录。**泄泻下痢**赤白。用枣肉捣烂，入黄丹、白矾各皂子大，粳米饭一团，和丸弹子大，铁线穿，于灯上烧过，为末。米饮服之。摘玄方。**赤白痢下**黄丹炒紫，黄连炒，等分为末，以糊丸麻子大。每服五十丸，生姜、甘草湯下。普济方。**妊娠下痢**疼痛〔一〕。用乌鸡卵一个，开孔去白留黄，入鉛丹五錢搅匀，泥裹煨干研末。每服二錢，米饮下。一服愈，是男；二服愈，是女。三因方。**吐血咯血**咳血。黄丹，新汲水服一錢。经验方。**寒热疟疾**体虚汗多者。黄丹、百草霜等分，为末。发日，空心米饮服三錢，不过二服愈。或糊丸，或蒜丸，皆效。肘后方：用飞炒黄丹一两，恒山末三两，蜜丸梧子大。每服五十丸，温酒下。平旦及未发、将发时，各一服，无不效。普济方：端午日，用黄丹炒二两，独蒜一百个，捣丸梧子大。每服九丸，空心长流水面东下。二、三发后乃用，神效。亦治痢疾。三因方：用黄丹炒、建茶等分，为末。温酒服二錢。又黄丹飞焙，面糊丸芡子大。每枣子一枚，去核，包一丸，纸裹煨熟食之。**温疟不止**黄丹炒半两，青蒿童尿浸二两，为末。每服二錢，寒多酒服，热多茶服。仁存堂方。**小儿瘅疟**壮热

〔一〕疼痛：金陵本作「疞痛」，三因方卷十七鸡黄散作「绞刺疼痛」。

不寒。黄丹二錢，蜜水和服，冷者酒服，名鬼哭丹。　刘涓子鬼遗方。**风痫发止**驱风散：用铅丹二两，白矾二两为末。用三角砖相斗，以七层纸铺砖上，铺丹于纸上，矾铺丹上，以十斤柳木柴烧过为度，取研。每服二錢，溫酒下。　王氏博济方。**客忤中恶**道间门外得之，令人心腹刺痛，气冲心胸胀满，不治害人。眞丹方寸匕，蜜三合，和灌之。　肘后方。**一切目疾**昏障治，只障不治。蜂蜜半斤，铜锅熬起紫色块，入飞过眞黄丹二两，水一碗，再炼，至水气尽，以细生绢铺薄纸一层，滤淨，瓶封埋地内三七。每日点眼七次，药粘则洗之。一方：入訶子肉四个。　保寿堂方。**赤眼痛**黄丹、蜂蜜调贴太阳穴，立效。　明目经验方。**赤目及翳**铅丹、白矾等分，为末点之。　又方：铅丹、乌贼骨等分，合研，白蜜蒸点之。　千金方。**眼生珠管**铅丹半两，鲤鱼胆汁和如膏。日点三、五次。　圣惠方。**痘疹生翳**黄丹、轻粉等分，为末。吹少许入耳内，左患吹右，右患吹左。　痧痘方。**小儿重舌**黄丹一豆大，安舌下。　子母秘录。**小儿口疮**糜烂。黄丹一錢，生蜜一两，相和蒸黑。每以鸡毛蘸搽，甚效。　普济方。**腋下胡臭**黄丹入轻粉，唾调，频掺之。　普济方。**妇人逆产**眞丹涂儿足下。　集验方。**蚰蜒入耳**黄丹、酥、蜜、杏仁等分，熬膏。绵裹包塞之，闻香即出，抽取。　圣惠方。**蝎虿螫人**醋调黄丹涂之。　肘后方。**金疮出血**不可以药速合，则内溃伤肉。只以黄丹、滑石等分，为末傅之。　集玄方。**外痔肿痛**黄丹、滑石等分，为末。新汲水调，日五上之。　婴童百问。**血风臁疮**黄丹一两，黄蜡一两，香油五錢，熬膏。先以葱椒湯洗，贴之。　陆氏积德堂方。**远近臁疮**黄丹飞炒，黄檗酒浸七日焙，各一两，轻粉半两，研细。以苦茶洗淨，轻粉塡满，次用黄丹护之，外以檗末摊膏贴之，勿揭动，一七见效。　孙氏集效方。

密陀僧唐本草

【释名】没多僧唐本**炉底**〔恭曰〕密陀、没多，幷胡言也。

【集解】〔恭曰〕出波斯国，形似黄龙齿而坚重，亦有白色者，作理石文。〔颂曰〕今岭南、闽中银铜冶处亦有之，是银铅脚。其初采矿时，银铜相杂，先以铅同煎炼，银随铅出。又采山木叶烧灰，开地作炉，塡灰其中，谓之灰池。置银铅于灰上，更加火煅，铅渗灰下，银住灰上，罢火候冷，出银。其灰池感铅银气，积久成此物，未必自胡中来也。〔承曰〕今市中所货，是小瓶实铅丹锻成者，大块尚有瓶形。银治所出最良，而罕有货者。外国者未尝见之。〔时珍曰〕密陀僧原取银冶者，今既难得，乃取煎销银铺炉底用之。造黄丹者，以脚滓炼成密陀僧，其似瓶形者是也。

【修治】〔敩曰〕凡使捣细，安瓷锅中，重纸袋盛柳蛀末焙之，次下东流水浸满，火煮一伏时，去柳末、纸袋，取用。

【气味】咸、辛，平，有小毒。〔大明曰〕甘，平，无毒。〔时珍曰〕制狼毒。

【主治】久痢，五痔，金疮，面上瘢䵟，面膏药用之。唐本。〔保昇曰〕五痔，谓牡、酒、肠、血、气也。**镇心，补五脏，治惊痫咳嗽，呕逆吐痰。**大明 **疗反胃消渴，疟疾下痢。止血，杀虫，消积。治诸疮，消肿毒，除胡臭，染髭发。**时珍

【发明】〔时珍曰〕密陀僧感铅银之气，其性重坠下沉，直走下焦，故能坠痰、止吐、消积，定惊痫，治疟痢，止消渴，疗疮肿。洪迈夷坚志云：惊气入心络，瘖不能言语者，用密陀僧末一匕，茶调服，即愈。昔有人伐薪，为狼所逐而得是疾，或授此方而愈。又一军校采藤逢恶蛇病此，亦用之而愈。此乃惊则气乱，密陀僧之重以去怯而平肝也。其功力与铅丹同，故膏药中用代铅丹云。

【附方】旧三，新一十五。**痰结胸中**不散。密陀僧一两，醋、水各一盏，煎干为末。每服二钱，以酒、水各一小盏，煎一盏，温服，少顷当吐出痰涎为妙。圣惠方。**消渴饮水**神效丸：用密陀僧二两，研末，汤浸蒸饼丸梧子大。浓煎蚕茧、盐汤，或茄根汤，或酒下，一日五丸，日增五丸，至三十丸止，不可多服。五、六服后，以见水恶心为度。恶心时，以干物压之，日后自定，甚奇。选奇方。**赤白下痢**密陀僧三两，烧黄色研粉。每服一钱，醋、茶下，日三服。圣惠方。**肠风痔瘘**铜青、密陀僧各一钱，麝香少许，为末，津和涂之。济急方。**小儿初生**遍身如鱼脬，又如水晶，破则成水，流渗又生者。密陀僧生研掞之，仍服苏合香丸。救急方。**惊气失音**方见发明。**腋下胡臭**浆水洗净，油调密陀僧涂之。以一钱，用热蒸饼一个，切开掺末夹之。集简方。**香口去臭**密陀僧一钱，醋调漱口。普济方。**大人口疮**密陀僧锻研掺之。圣济方。**小儿口疮**不能吮乳。密陀僧末，醋调涂足心，疮愈洗去。蔡医博方也。

黎居士简易方。**鼻内生疮**密陀僧、香白芷等分，为末。蜡烛油调涂之。简便方。**鼻齇赤疱**密陀僧二两，细研，人乳调，夜涂旦洗。圣惠方。**痘疮瘢黡**方同上。谭氏。**鼾䵟斑点**方同上。外台。**夏月汗斑**如疹。用密陀僧八錢，雄黄四錢，先以姜片擦热，仍以姜片蘸末擦之，次日即焦。活人心统。**骨疽出骨**一名多骨疮，不时出细骨，乃母受胎未及一月，与六亲骨肉交合，感其精气，故有多骨之名。以密陀僧末，桐油调匀，摊贴之，即愈。寿域方。**血风臁疮**密陀僧、香油入粗碗内磨化，油纸摊膏，反覆贴之。孙氏集效方。**阴汗湿痒**密陀僧末傅之。戴氏，加蛇床子末。

锡 拾遗

【释名】白镴音腊 **鈏**音引 **贺**〔时珍曰〕尔雅：锡谓之鈏。郭璞注云：白镴也。方术家谓之贺，盖锡以临贺出者为美也。

【集解】〔别录曰〕锡生桂阳山谷。〔弘景曰〕今出临贺，犹是桂阳地界。铅与锡相似，而入用大异。〔时珍曰〕锡出云南、衡州。许慎说文云：锡者，银铅之间也。土宿本草云：锡受太阴之气而生，二百年不动成砒，砒二百年而锡始生。锡禀阴气，故其质柔。二百年不动，遇太阳之气乃成银。今人置酒于新锡器内，浸渍日久或杀人者，以砒能化锡，岁月尚近，便被采取，其中蕴毒故也。又曰：砒乃锡根。银色而铅质，五金之中独锡易制，失其药则为五金之贼，得其药则为五金之媒。星槎胜览言：满剌加国，于山溪中淘沙取锡，不假煎炼成块，名曰斗锡也。

【正误】〔恭曰〕临贺采者名铅，一名白镴，惟此一处资天下用。其锡，出银处皆有之。体相似，而入用大异。〔时珍曰〕苏恭不识铅锡，以锡为铅，以铅为锡。其谓黄丹、胡粉为炒锡，皆由其不识故也。今正之。

【气味】甘，寒，微毒。〔独孤滔曰〕羖羊角、五灵脂、伏龙肝、马鞭草皆能缩贺。硇、砒能硬锡。巴豆、蓖麻、姜汁、地黄能制锡。松脂焊锡。锡矿缩银。

【主治】恶毒风疮。大明

【发明】〔时珍曰〕洪迈夷坚志云：汝人多病瘿。地饶风沙，沙入井中，饮其水则生瘿。故金房间人家，以锡为井阑，皆夹锡錢鏆之，或沉锡井中，乃免此患。

【附方】新二。**解砒霜毒**锡器，于粗石上磨水服之。济急方。**杨梅毒疮**黑铅、广锡各二錢半，结砂，蜈蚣二条，为末，纸卷作小捻，油浸一夜，点灯日照疮二次，七日见效。集玄方。

古镜 拾遗

〔校正〕并入本经锡铜鏡鼻。

【释名】**鉴　照子**〔时珍曰〕鏡者景也，有光景也。鉴者监也，监于前也。轩辕内传言：帝会王母，铸鏡十二，随月〔一〕用之。此鏡之始也。或云始于尧臣尹寿。

【气味】**辛，无毒。**〔大明曰〕平，微毒。

【主治】**惊痫邪气，小儿诸恶，煮汁和诸药煮服，文字弥古者佳。**藏器　**辟一切邪魅，女人鬼交，飞尸蛊毒，催生，及治暴心痛，并火烧淬酒服。百虫入耳鼻中，将鏡就敲之，即出。**大明　**小儿疝气肿硬，煮汁服。**时珍

【发明】〔时珍曰〕鏡乃金水之精，内明外暗。古鏡如古剑，若有神明，故能辟邪魅忤恶。凡人家宜悬大鏡，可辟邪魅。刘根传云：人思形状，可以长生。用九寸明鏡照面，熟视令自识己身形，久则身神不散，疾患不入。葛洪抱朴子云：万物之老者，其精悉能托人形惑人，唯不能易鏡中眞形。故道士入山，以明鏡径九寸以上者背之，则邪魅不敢近，自见其形，必反却走。转鏡对之，视有踵者山神，无踵者老魅也。群书所载，古鏡灵异，往往可证，谩撮于左方：龙江录云：汉宣帝有宝鏡，如八铢錢，能见妖魅，帝常佩之。异闻记云：隋时王度有一鏡，岁疫令持鏡诣〔二〕里中，有疾者照之即愈。樵牧闲谈云：孟昶时张敌得一古鏡，径尺余，光照寝室如烛，举家无疾，号无疾鏡。西京杂记云：汉高祖得始皇方鏡，广四尺，高五尺，表里有明，照之则影倒见；以手捧心，可见肠胃五脏；人疾病照之，则知病之所在；女子有邪心，则胆张心动。酉阳杂俎云：无劳县舞溪石窟有方鏡，径丈，照人五脏，云是始皇照骨鏡。松窗录云：叶法善有一铁鏡，照物如水。人有疾

〔一〕月：原作「日」，据事物纪原卷八第四十一鏡条引黄帝内传改。若据云笈七签卷一百轩辕本纪及平津馆丛书中轩辕黄帝传，帝铸鏡十五面以像蓂荚，则当作「日」。

〔二〕诣：原作「诸」，形近而误，今从张本改。

病，照见脏腑。宋史云：秦宁县耕夫得鏡，厚三寸，径尺二，照见水底，与日争辉。病热者照之，心骨生寒。云仙录云：京师王氏有鏡六鼻，常有云烟，照之则左右前三方事皆见。黄巢将至，照之，兵甲如在目前。笔谈云：吴僧一鏡，照之知未来吉凶出处。又有火鏡取火，水鏡取水，皆鏡之异者也。

【附方】新一。**小儿夜啼**明鉴挂床脚上。圣惠方。

锡铜镜鼻本经下品 〔释名〕〔弘景曰〕此物与胡粉异类而共条者，古无纯铜作鏡，皆用锡杂之，即今破古铜鏡鼻尔。用之当烧赤纳酒中〔一〕。若醯中出入百遍，乃可捣也。〔志曰〕凡铸鏡皆用锡，不尔即不明白，故言锡铜鏡鼻，今广陵者为胜。〔时珍曰〕锡铜相和，得水浇之极硬，故铸鏡用之。考工记云，金锡相半，谓之鉴燧之剂，是也。

〔气味〕**酸，平，无毒。**〔权曰〕微寒。〔药诀曰〕冷，无毒。〔主治〕**女子血闭癥瘕，伏肠〔二〕绝孕。**本经 **伏尸邪气。**别录 **产后余疹刺痛，三十六候，取七枚投醋中熬，呷之。亦可入当归、芎药煎服。**甄权

〔附方〕新一。**小儿客忤**面青惊痛。铜照子鼻烧赤，少酒淬过，与儿饮。圣惠方。

镜锈即鏡上绿也。俗名杨妃垢。〔主治〕**腋臭，又疗下疳疮，同五倍子末等分，米泔洗后傅之。**时珍

古文钱日华

【释名】**泉　孔方兄　上清童子**纲目 **青蚨**〔时珍曰〕管子言禹以历山之金铸币，以救人困，此錢之始也。至周太公立九府泉法，泉体圆含方，轻重以铢，周流四方，有泉之象，故曰泉。后转为錢。鲁褒錢神论云：为世神宝，亲爱如兄，字曰孔方。又昔有錢精，自称上清童子。青蚨血涂子母錢，见虫部。

【集解】〔颂曰〕凡铸铜之物，多和以锡。考工记云，攻金之工，金有六剂，是也。药用古文錢、铜弩牙之类，皆有锡，故其用近之。〔宗奭曰〕古錢其铜焦赤有毒，能腐蚀坏肉，非特为有锡也。此说非是。但取周景王时大泉五十及宝

〔一〕酒中：政和本草卷五锡铜鏡鼻条此下有「饮之」两字。

〔二〕肠：原作「阳」，今据千金翼卷二、政和本草卷五铜锡鏡鼻条及本书卷四妇人经水门活血流气段铜鏡鼻项改。

貨，秦半两，汉荚錢、大小五銖，吳大泉五百、大錢当千，宋四銖、二銖，及梁四柱、北齐常平五銖之类，方可用。〔时珍曰〕古文錢但得五百年之外者即可用，而唐高祖所铸开元通宝，得轻重大小之中，尤为古今所重。綦毋氏錢神论云，黄金为父，白银为母，铅为长男，锡为适妇，其性坚刚，须水终始，体圆应天，孔方效地，此乃铸錢之法也。三伏铸錢，其汁不清，俗名炉冻，盖火克金也。唐人端午于江心铸鏡，亦〔一〕此意也。

【气味】辛，平，有毒。〔时珍曰〕同胡桃嚼即碎，相制也。

【主治】翳障，明目，疗风赤眼，盐卤浸用。妇人生产横逆，心腹痛，月膈五淋，烧以醋淬用。大明 **大青钱煮汁服，通五淋；磨入目，主盲障肤赤；和薏苡根煮服，止心腹痛。**藏器

【发明】〔宗奭曰〕古錢有毒，治目中障瘀，腐蚀坏肉，妇人横逆产，五淋，多用之。予少时常患赤目肿痛，数日不能开。客有教以生姜一块，洗净去皮，以古青铜錢刮汁点之。初甚苦，热泪蔑面，然终无损。后有患者，教之，往往疑惑；信士点之，无不一点遂愈，更不须再。但作疮者，不可用也。〔时珍曰〕以胡桃同嚼食二、三枚，能消便毒。便毒属肝，金伐木也。

【附方】旧一，新二十一。**时气欲死**大錢百文，水一斗煮八升，入麝香末三分，稍饮至尽，或吐或下〔二〕愈。肘后方。**时气温病**头痛壮热脉大，始得一日者。比轮錢一百五十七文，水一斗，煮取七升，服汁。须臾复以水五升，更煮一升，以水二升投中，合得三升，出錢饮汁，当吐毒出也。肘后方。**心腹烦满**及胸胁痛欲死者。比轮錢二十枚，水五升，煮三升，分三服。肘后方。**急心气痛**古文錢一个，打碎，大核桃三个，同炒热，入醋一碗冲服。杨诚经验方。**霍乱转筋**青铜錢四十九枚，木瓜一两，乌梅炒五枚，水二盏，煎分温服。圣济录。**慢脾惊风**利痰奇效。用开元通宝錢背后上下有两月痕者，其色淡黑，颇小。以一个放铁匙上，炭火烧四围上下，各出珠子，取出候冷，倾入盏中，作

〔一〕亦：原脱，今从张本补。
〔二〕或吐或下：肘后卷二第十三作「或汗或吐」。

一服，以南木香湯送下，或人参湯亦可。錢虽利痰，非胃家所好，须以木香佐之。杨仁斋直指方。**下血不止**大古錢四百文，酒三升，煮二升，分三服。普济方。**赤白带下**铜錢四十文，酒四升，煮取二升，分三服。千金方。**小便气淋**比轮錢三百文，水一斗，煮取三升，溫服。千金方。**沙石淋痛**古文錢，煮汁服。普济方。**伤水喘急**因年少饮冷水惊恐所致者。古文錢七枚洗淨，白梅七个，水一钟，同浸三宿，空心一呷，良久得吐效。仁存方。**唇肿黑痛**痒不可忍。四文大錢于石上磨猪脂汁涂之，不过数遍愈。幼幼新书。**口内热疮**青錢二十文，烧赤投酒中服之，立瘥。陈藏器本草。**眼赤生疮**连年不愈。古錢一文，青江〔一〕石一个，洗淨，以錢于石上磨蜜，取浓汁三四滴在盏，覆瓦上，以艾灸瓦内七壮熏蜜，取点之效。普济方。**赤目浮翳**古錢一文，盐方寸匕，治筛点之。千金方。**目卒不见**錢于石上磨汁，注眦中。普济方。**目生珠管**及肤瞖。铜錢青一两，细墨半两，为末，醋丸白豆大。每以一丸，乳汁、新汲水各少许，浸化点之。圣惠方。**腋下胡臭**古文錢十文，铁线串烧，醋淬十次，入麝香研末，调涂。应急良方。**跌扑伤损**半两錢五个，火煅醋淬四十九次，甜瓜子五錢，眞珠二錢，研末。每服一字，好酒调，随上下，食前后。青囊。**误吞铁钱**古文铜錢十个，白梅肉十个，淹过即烂，捣丸绿豆大。每服一丸，流水吞下，即吐出。圣济录。**百虫入耳**青錢十四文，煎猪膏二合，少少滴之。圣济录。**便毒初起**方见发明下。

铜弩牙 别录下品

【释名】〔时珍曰〕黄帝始作弩。刘熙释名云：弩，怒也，有怒势也。其柄曰臂，似人臂也。钩弦者曰牙，似人牙也。牙外曰郭。下曰悬刀。合名之曰机。〔颂曰〕药用铜弩牙，以其有锡也。

【气味】平，微毒。

【主治】妇人难产，血闭，月水不通，阴阳隔塞。别录

〔一〕青江：原作「生姜」，今据普济方卷七十三改。

【发明】〔弘景曰〕铜弩牙治诸病，烧赤纳酒中饮汁，古者弥胜。〔刘完素曰〕弩牙速产，以机发而不括，因其用而为使也。

【附方】旧一。**误吞珠钱**哽在咽者。铜弩牙烧赤，纳水中，冷饮汁，立愈。圣惠方。

诸铜器纲目

【气味】有毒。〔时珍曰〕铜器盛饮食茶酒，经夜有毒。煎汤饮，损人声。〔藏器曰〕铜器上汗有毒，令人发恶疮內疽。

【主治】霍乱转筋，肾堂及脐下疰痛，并炙器隔衣熨其脐腹肾堂。大明　古铜器畜之，辟邪祟。时珍

【发明】〔时珍曰〕赵希鹄洞天录云：山精水魅多历年代，故能为邪祟。三代钟鼎彝器，历年又过之，所以能辟祟也。

铜钴鉧一作鈷䥈，熨斗也。〔主治〕折伤接骨，捣末研飞，和少酒服，不过二方寸匕。又盛灰火，熨脐腹冷痛。时珍

铜秤锤〔主治〕产难横生，烧赤淬酒服。大明

铜匙柄〔主治〕风眼赤烂，及风热赤眼翳膜，烧热烙之，频用妙。时珍

铁本经中〔一〕品

〔校正〕并入别录生铁，拾遗劳铁。

【释名】黑金说文。乌金〔时珍曰〕铁，截也，刚可截物也。于五金属水，故曰黑金。

【集解】〔别录曰〕铁出牧羊平泽及祊〔二〕城，或析〔三〕城，采无时。〔弘景曰〕生铁是不破鑐，枪、釜之类。钢铁是杂炼生鑐，作刀、镰者。鑐音柔。〔颂曰〕铁今江南、西蜀有炉冶处皆有之。初炼去矿，用以铸泻〔四〕器物者，为生铁。再三销拍，可以作鍱〔五〕者，为鑐铁，亦谓之熟铁。以生柔相杂和，用以作刀剑锋刃者，为钢铁。锻家烧铁赤沸，砧上打下细皮

屑者，为铁落。鍛灶中飞出如尘，紫色而轻虚，可以莹磨铜器者，为铁精。作针家磨鑢细末者，谓之针砂。取诸铁于器中水浸之，经久色青沫出可以染皂者，为铁浆。以铁拍作片段，置醋糟中积久衣生刮取者，为铁华粉。入火飞炼者，为铁粉。又马衔、秤锤、车辖及锯、杵、刀、斧，幷俗用有效。〔时珍曰〕铁皆取矿土炒成。秦、晋、淮、楚、湖南、闽、广诸山中皆产铁，以广铁为良。甘肃土锭铁，色黑性坚，宜作刀剑。西番出宾铁尤胜。宝藏论云：铁有五种：荆铁出当阳，色紫而坚利；上饶铁次之；宾铁出波斯，坚利可切金玉；太原、蜀山之铁顽滞；刚铁生西南瘴海中山石上，状如紫石英，水火不能坏，穿珠切玉如土也。土宿本草云：铁受太阳之气。始生之初，卤石产焉。一百五十年而成慈石，二百年孕而成铁，又二百年不经采炼而成铜，铜复化为白金，白金化为黄金，是铁与金银同一根源也。今取慈石碎之，内有铁片，可验矣。铁禀太阳之气，而阴气不交，故燥而不洁。性与锡相得。管子云：上有赭，下有铁。

铁本经　〔恭曰〕此柔铁也，即熟铁。〔藏器曰〕经用辛苦者，曰劳铁。

〔气味〕辛，平，有毒。〔大明曰〕畏慈石、灰〔六〕炭，能制石亭脂毒。〔敩曰〕铁遇神砂，如泥似粉。〔时珍曰〕铁畏皂荚、猪犬脂、乳香、朴消、硇砂、盐卤、荔枝。貘食铁而蛟龙畏铁。凡诸草木药皆忌铁器，而补肾药尤忌之，否则反消肝肾，盖〔七〕肝伤则〔八〕母气愈虚矣。

〔主治〕坚肌耐痛。本经　**劳铁疗贼风，烧赤投酒中饮。**藏器

生铁别录中品

〔气味〕辛，微寒，微毒。见铁下。

〔主治〕下部及脱肛。别录　**镇心安五脏，治痫疾，黑鬓发。治癣及恶疮疥，蜘蛛咬，蒜磨，生油调傅。**大明。**散瘀**

〔一〕中：原作「下」，今据政和本草总目、卷四分目及千金翼卷二改。

〔二〕⿰石方：原作「枋」，今据政和本草卷四铁条改。政和原注音「仿」，则为「⿰石方」字无疑。

〔三〕析：原作「折」，今据政和本草卷四铁条改。

〔四〕泻：政和本草卷四铁条作「钙」，即是范金。

〔五〕镤：政和本草卷四铁条作「镤」。铜铁椎炼成片者曰镤。

〔六〕灰：原作「火」，今据政和本草卷四铁条改。

〔七〕盖：原作「上」，今从张本改。

〔八〕则：原作「气」，据改同上。

血，消丹毒。时珍

【发明】〔恭曰〕诸铁〔一〕疗病，并不入丸〔二〕散，皆煮取汁用之。〔藏器曰〕铁砂铁精，并入丸散。〔时珍曰〕铁于五金，色黑配水，而其性则制木，故痫疾宜之。素问治阳气太盛，病狂善怒者，用生铁落，正取伐木之义。日华子言其镇心安五脏，岂其然哉？本草载太清服食法，言服铁伤肺者，乃肝字之误。

【附方】旧五，新一。**脱肛历年**不入者。生铁二〔三〕斤，水一斗，煮汁五升，洗之，日再。集验方。**热甚耳聋**烧铁投酒中饮之，仍以慈石塞耳，日易，夜去之。千金方。**小儿丹毒**烧铁淬水，饮一合。陈氏本草。**小儿熛〔四〕疮**一〔五〕名烂疮。烧铁淬水中二七遍，浴之二三遍〔六〕，起作浆。子母秘录。**打扑瘀血**在骨节及胁外不去。以生铁一斤，酒三升，煮一升服。肘后方。**熊虎伤毒**生铁煮令有味，洗之。肘后方。

钢铁别录中品

〔校正〕并入开宝铁粉，拾遗针砂。

【释名】跳铁音条。

【集解】〔时珍曰〕钢铁有三种：有生铁夹熟铁炼成者，有精铁百炼出钢者，有西南海山中生成状如紫石英者。凡刀剑斧〔七〕凿诸刃，皆是钢铁。其针砂、铁粉、铁精，亦皆用钢铁者。按沈括笔谈云：世用钢铁，以柔铁包生铁泥封，炼令相入，谓之团钢，亦曰灌钢，此乃伪钢也。眞钢是精铁百炼，至斤两不耗者，纯钢也。此乃铁之精纯，其色明莹，磨之黯然

〔一〕铁：原作「药」，今据政和本草卷四铁精条改。
〔二〕丸：原脱，今据政和本草卷四铁精条补。
〔三〕二：政和本草卷四生铁条附方作「三」。
〔四〕熛：原作「燥」，今据政和本草卷四生铁条附方改。
〔五〕一：原缺，今据政和本草卷四生铁条附方补。
〔六〕遍：同上。
〔七〕斧：原作「釜」，今从张本改。

青且黑，与常铁异。亦有炼尽无钢者，地产不同也。又有地溲，淬柔铁二、三次，即钢可切玉，见石脑油下。凡铁內有硬处不可打者，名铁核，以香油涂烧之即散。

【气味】甘，平，无毒。

【主治】金疮，烦满热中，胸膈气塞，食不化。别录

铁粉 宋开宝〔恭曰〕乃钢铁飞炼而成者。人多取杂铁作屑飞之，其体重，眞钢者不尔也。

〔气味〕咸，平，无毒。

〔主治〕安心神，坚骨髓，除百病，变黑〔一〕，润肌肤，令人不老，体健能食，久服令人身重肥黑。合和诸药，各有所主。开宝 **化痰镇心，抑肝邪，特异。**许叔微。

〔发明〕见铁落下。

〔附方〕新六。**惊痫发热** 铁粉，水调少许服之。圣惠方。**急惊涎潮** 壮热闷乱。铁粉二錢，朱砂一錢，为末。每服一字，薄荷湯调下。杨氏家藏方。**伤寒阳毒** 狂言妄语乱走，毒气在脏也。铁粉二两，龙胆草一两，为末。磨刀水调服一錢，小儿五分。全幼心鉴。**头痛鼻塞** 铁粉二两，龙脑半分，研匀。每新汲水服一錢。圣惠方。**雌雄疔疮** 铁粉一两，蔓菁根三两，捣如泥封之，日二换。集玄方。**风热脱肛** 铁粉研，同白斂末傅上，按入。直指方。

针砂 拾遗〔藏器曰〕此是作针家磨鑢细末也。须眞钢砂乃堪用，人多以柔铁砂杂和之，飞为粉，人莫能辨也。亦堪染皂。

〔主治〕功同铁粉。和没食子染须，至黑。藏器 **消积聚肿满黄疸，平肝气，散瘿。**时珍

〔附方〕新十。**风湿脚痛** 针砂、川乌头为末，和匀炒热，绵包熨之。摘玄方。**风痹暖手** 针〔二〕砂四两，硇砂三錢，黑脚白矾六錢，研末，以热醋或水拌湿，油纸裹置袋內，任意执之，冷再拌。圣济录。**脾劳黄病** 针砂四两醋炒七次，干漆烧存性二錢，香附三錢，平胃散五錢，为末，蒸饼丸梧子大。任湯使下。摘玄方。**湿热黄疮** 助脾去

〔一〕变黑：政和本草卷四铁粉条作「变白」，同卷铁华粉条亦云：「延年变白」。

〔二〕针，原作「铁」，今从张本改。

湿。针砂丸：用针砂不拘多少，擂尽锈，淘洗白色，以米醋于铁铫内浸过一指，炒干，再炒三、五次，候通红取出。用陈粳米半升，水浸一夜，捣粉作块，煮半熟，杵烂，入针砂二两半，百草霜炒一两半，捣千下，丸梧子大。每服五十丸，用五加皮、牛膝根、木瓜浸酒下。初服若泄泻，其病源去也。乾坤生意。**水肿尿少**针砂醋煮炒干、猪苓、生地龙各三钱，为末，葱涎研和，傅脐中约一寸厚，缚之，待小便多为度，日二易之。入甘遂更妙。德生堂方。**泄泻无度**诸药不效。方同上，不用甘遂。医学正传。**虚寒下痢**肠滑不禁。针砂七钱半，官桂一钱，枯矾一钱，为末，以凉水调摊脐上下，缚之。当觉大热，以水润之。可用三、四次，名玉胞肚。仁存方。**项下气瘿**针砂入水缸中浸之，饮食皆用此水，十日一换砂，半年自消散。杨仁斋直指方。**染白须发**针砂醋炒七次一两，诃子、白及各四钱，百药煎六钱，绿矾二钱，为末，用热醋调刷须发，菜叶包住，次早酸浆洗去。此不坏须，亦不作红。又方：针砂、荞面各一两，百药煎为末，茶调，夜涂旦洗。再以诃子五钱，没石子醋炒一个，百药煎少许，水和涂一夜，温浆洗去，黑而且光。

铁落本经中品

【释名】铁液别录 **铁屑**拾遗 **铁蛾**〔弘景曰〕铁落，是染皂铁浆也。〔恭曰〕是锻家烧铁赤沸，砧上锻之，皮甲落者。若以浆为铁落，则钢浸之汁，复谓何等？落是铁皮，滋液黑于余铁，故又名铁液。〔时珍曰〕生铁打铸，皆有花出，如兰如蛾，故俗谓之铁蛾，今烟火家用之。铁末浸醋书字于纸，背后涂墨，如碑字也。

【气味】辛，平，无毒。〔别录曰〕甘。

【主治】风热恶疮，疡疽疮痂，疥气在皮肤中。本经 **除胸膈中热气，食不下，止烦，去黑子，可以染皂。**别录 **治惊邪癫痫，小儿客忤，消食及冷气，并煎汁**〔一〕**服之。**大明 **主鬼打鬼疰邪气，水渍沫出，澄清，暖饮一二杯。**藏器 **炒热投酒中饮，疗贼风痉。又裹以熨腋下，疗胡臭，有验。**苏恭 **平肝去怯，治善怒发狂。**时珍

〔一〕汁：原脱，今据政和本草卷四铁精条补，始与下文发明中引文相合。

【发明】〔时珍曰〕按素问病态论云：帝曰：有病怒狂者，此病安生？岐伯曰：生于阳也。阳气者，暴折而不决，故善怒，病名阳厥。曰：何以知之？曰：阳明者常动，巨阳、少阳不动而动大疾，此其候也。治之当夺其食即已。夫食入于阴，长气于阳，故夺其食即已。以生铁落为饮。夫生铁落者，下气疾也。此素问本文也，愚尝释之云：阳气怫郁而不得疏越，少阳胆木，挟三焦少阳相火、巨阳阴火上行，故使人易怒如狂，其巨阳、少阳之动脉，可诊之也。夺其食，不使胃火复助其邪也。饮以生铁落，金以制木也。木平则火降，故曰下气疾速，气即火也。又李仲南永类方云：肿药用铁蛾及针砂入丸子者，一生须断盐。盖盐性濡润，肿若再作，不可为矣。制法：用上等醋煮半日，去铁蛾〔一〕，取醋和蒸饼为丸。每姜湯服三、四十丸，以效为度。亦只借铁气尔，故日华子云煎汁服之。不留滞于脏腑，借铁虎之气以制肝木，使不能克脾土，土不受邪，则水自消矣。铁精、铁粉、铁华粉、针砂、铁浆入药，皆同此意。

【附方】新一。**小儿丹毒**煅铁屎研末，猪脂和傅之。千金方。

铁精本经中品

【释名】**铁花**〔弘景曰〕铁精，铁之精华也。出煅灶中，如尘紫色，轻者为佳，亦以磨莹铜器用之。

【气味】**平，微温。**

【主治】**明目，化铜。**本经 **疗惊悸，定心气，小儿风痫，阴㿉脱肛。**别录

【发明】见铁落。

【附方】旧五，新一〔二〕。**下痢脱肛**铁精粉傅〔三〕之。至宝方。 **女人阴脱**铁精、羊脂，布裹炙热，熨推之。圣惠方。 **男〔四〕子阴肿**铁精粉傅之。子母秘录。 **疔肿拔根**铁渣一两，轻粉一錢，麝香少许，为末。针画十

〔一〕蛾：原作「人」，今从张本改。
〔二〕一：原作「二」，今按下新附方数改。
〔三〕傅：原脱，今据政和本草卷四铁精条附方补。
〔四〕男：按政和本草卷四铁精条附方仅云阴肿，未别男女；但此方引自「子母秘录」，乃儿妇科专书，疑当作「女」。

字口，点药入内，醋调面糊，傅之，神效。普济方。**食中有蛊**腹内坚痛，面目青黄，淋露骨立，病变无常。用炉中铁精研末，鸡肝和丸梧子大。食前〔一〕酒下五〔二〕丸，不过十日愈。肘后。**蛇骨刺人**毒痛。铁精粉豆许，吹入疮内。肘后方。

铁华粉宋开宝

【释名】铁胤粉日华 **铁艳粉　铁霜**

【修治】〔志曰〕作铁华粉法：取钢煅作叶，如笏或团，平面磨错，令光净，以盐水洒之，于醋甕中，阴处埋之，一百日铁上衣生，即成粉矣。刮取细捣筛，入乳钵研如面，和合诸药为丸散，此铁之精华，功用强于铁粉也。〔大明曰〕悬于酱瓿上生霜者，名铁胤粉。淘去粗滓咸味，烘干用。

【气味】咸，平，无毒。

【主治】安心神，坚骨髓，强志力，除风邪，养血气，延年变白〔三〕**，去百病，随所冷热，和诸药用，枣膏为丸。**开宝 **止惊悸虚痫，镇五脏，去邪气，治健忘，冷气心痛，痃癖癥结，脱肛痔瘘，宿食等，及傅竹木刺入肉。**大明

【发明】见铁落。

【附方】新一。**妇人阴挺**铁胤〔四〕粉一钱，龙脑半钱，研，水调刷产门。危氏得效方。

〔一〕前：圣惠方卷五十六及政和本草卷四铁精条附方，此下俱有「后」字。

〔二〕五，圣惠方卷五十六同，肘后卷七第六十三作「三」。

〔三〕白：原作「病」，今据政和本草卷四铁华粉条改。

〔四〕胤：原作「孕」，今从张本改，与本条释名及修治文一致。

铁锈拾遗

【释名】铁衣〔藏器曰〕此铁上赤衣也。刮下用。

【主治】恶疮疥癣，和油涂之。蜘蛛虫咬，蒜磨涂之。藏器 平肝坠热，消疮肿、口舌疮。醋磨，涂蜈蚣咬。时珍

【发明】〔时珍曰〕按陶华云：铁锈水和药服，性沉重，最能坠热开结有神也。

【附方】新八。风瘙瘾疹 锈铁磨水涂之。集简方。汤火伤疮 青竹烧油，同铁锈搽之。积德堂方。丁肿初起 多年土内锈钉，火煅醋淬，刮下锈末，不论遍次，煅取收之。每用少许，人乳和，挑破傅之。仍炒研二钱，以齑水煎滚，待冷调服。普济方。脚腿红肿 热如火炙，俗名赤游风。用铁锈水涂解之。惠济方。重舌肿胀 铁锈锁烧红，打下锈，研末，水调一钱，噙咽。生生编。小儿口疮 铁锈末，水调傅之。集简方。内热遗精 铁锈末，冷水服一钱，三服止。活人心统。妇人难产 杂草烧镬锈、白芷等分，为末。每服一钱，童尿、米醋各半，和服见效。救急方。

铁爇拾遗

【释名】刀烟拾遗〔一〕 刀油〔藏器〔二〕曰〕以竹木爇火，于刀斧刃上烧之，津出如漆者，是也。江东人多用之。

【主治】恶疮蚀䘌，金疮毒物伤皮肉，止风水不入，入水不烂，手足皲坼〔三〕，疮根结筋，瘰疬毒肿，染髭发，令永黑，及热未凝时涂之，少顷当干硬。用之须防

〔一〕拾遗：原作「纲目」，今据政和本草卷四铁精条改。

〔二〕藏器：原作「时珍」，据改同上。

〔三〕坼：原作「折」，据改同上。

水。又杀虫立效。藏器

【附方】新一。项边疬子以桃核于刀上烧烟熏之。陈氏本草。

铁浆拾遗

【集解】〔藏器曰〕陶氏谓铁落为铁浆，非也。此乃取诸铁于器中，以水浸之，经久色青沫出，即堪染皂者。〔承曰〕铁浆是以生铁渍水服饵者。旋入新水，日久铁上生黄膏，则力愈胜。唐太妃所服者，乃此也。若以染皂者为浆，其酸苦臭涩不可近，矧服食乎？

【气味】咸，寒，无毒。

【主治】镇心明目。主癫痫发热，急黄狂走，六畜颠狂，人为蛇、犬、虎、狼、毒〔一〕恶虫等啮，服之毒不入内〔二〕也。兼解诸毒入腹。藏器

【附方】旧二，新三。时气生疮胸中热。铁浆饮之。梅师方。一切丁疮铁浆日饮一升。千金方。发背初起铁浆饮二升，取利。外台秘要。蛇皮恶疮铁浆频涂之。谈野翁方。漆疮作痒铁浆频洗，愈。外台。

诸铁器纲目

【集解】〔时珍曰〕旧本铁器条繁，今撮为一。大抵皆是借其气，平木解毒重坠，无他义也。

铁杵拾遗　即药杵也。〔气味〕无毒〔三〕。〔主治〕妇人横产，胞衣不下，烧赤淬酒饮，自顺。藏器

〔一〕毒：此下原衍「刺」字，今据政和本草卷四铁精条删。
〔二〕内：原作「肉」，今据政和本草卷四铁精条改。
〔三〕气味无毒：原脱，今据政和本草卷四秤锤条补。

铁秤锤宋开宝　〔气味〕辛，温，无毒。〔主治〕贼风。止产后血瘕腹痛，及喉痹热塞，烧赤淬酒，热饮。开宝　治男子疝痛，女子心腹妊娠胀满，漏胎，卒下血。时珍

〔附方〕新四。喉痹肿痛菖蒲根嚼汁，烧秤锤淬一杯，饮之。普济方。舌肿咽痛咽生瘜肉，舌肿。秤锤烧赤，淬醋一盏，咽之。圣惠方。误吞竹木秤锤烧红，淬酒饮之。集玄方。便毒初起极力提起，令有声。以铁秤锤摩压一夜，即散。集简方。

铁铳纲目　〔主治〕催生，烧赤，淋酒入内，孔中流出，乘热饮之，即产。旧铳尤良。时珍〔一〕

铁斧纲目　〔主治〕妇人产难横逆，胞衣不出，烧赤淬酒服。亦治产后血瘕，腰腹痛。时珍　〔发明〕〔时珍曰〕古人转女为男法：怀妊三月，名曰始胎，血脉未流，象形而变，是时宜服药，用斧置床底，系刃向下，勿令本妇知。恐不信，以鸡试之，则一窠皆雄也。盖胎化之法，亦理之自然。故食牡鸡，取阳精之全于天产者；佩雄黄，取阳精之全于地产者；操弓矢，藉斧斤，取刚物之见于人事者。气类潜感，造化密移，物理所必有。故妊妇见神像异物，多生鬼怪，即其征矣。象牙、犀角，纹逐象生；山药、鸡冠，形随人变。以鸡卵告灶而抱雏，以茗〔二〕帚扫猫而成孕。物且有感，况于人乎？〔藏器曰〕凡人身有弩肉，可听人家钉棺下斧声之时，便下手速擦二七遍，以后自得消平。产妇勿用。

铁刀拾遗　〔气味〕辛，平，无毒〔三〕。〔主治〕蛇咬毒入腹，取两刀于水中相摩，饮其汁。百虫入耳，以两刀于耳门上摩敲作声，自出。藏器　磨刀水，服，利小便。涂脱肛痔核，产肠不上，耳中卒痛。时珍

〔一〕时珍：原脱，今照本书前后例补。
〔二〕茗：本书卷五十一猫条集解作「竹」。
〔三〕气味辛平无毒：原脱，今据政和本草卷四铁精条补。

大刀环纲目　〔主治〕产难数日不出，烧赤淬酒一杯，顿服。时珍

剪刀股纲目　〔主治〕小儿惊风。钱氏有剪刀股丸，用剪刀环头研破，煎汤服药。时珍

故〔一〕锯拾遗　〔气味〕无毒〔二〕。〔主治〕误吞竹木入咽，烧故锯令赤，渍酒热饮。藏器

布针拾遗〔三〕　〔主治〕妇人横产，取二七枚烧赤淬酒七遍，服。藏器〔四〕　〔附方〕新一。

眼生偷针　布针一个，对井睨视，已而折为两段，投井中，勿令人见。张杲医说。

铁镞纲目　〔主治〕胃热呃逆，用七十二个，煎汤啜之。时珍

铁甲纲目　〔主治〕忧郁结滞，善怒狂易，入药煎服。时珍

铁锁纲目　〔主治〕齆鼻不闻香臭，磨石上取末，和猪脂绵裹塞之，经日肉出，瘥。普济

钥匙日华　〔主治〕妇人血噤失音冲恶，以生姜、醋、小便同煎服。弱房人亦可煎服。大明

铁钉拾遗　〔主治〕酒醉齿漏出血不止，烧赤注孔中即止。时珍。〔藏器曰〕有犯罪者，遇恩赦免，取枷上铁及钉等收之。后入官带之，得除免。

〔一〕故：原作「铁」，今据政和本草卷四秤锤条改，使与本卷目录及本条主治文一致。

〔二〕气味无毒：原脱，今据政和本草卷四秤锤条补。

〔三〕拾遗：原作「纲目」，今据政和本草卷三布针条改。

〔四〕藏器：原作「时珍」，据改同上。

铁铧即锸也。纲目　〔主治〕心虚风邪，精神恍惚健忘，以久使者四斤，烧赤投醋中七次，打成块，水二斗，浸二七日，每食后服一小盏。时珍　〔附方〕新三。小儿伤寒百日内患壮热。用铁铧一斤，烧赤，水二斗，淬三七次，煎一半，入柳叶七片，浴之。圣济录。积年齿䘌旧铁铧头一枚，炭火烧赤，捻硫黄一分，猪脂一分，于上熬沸。以绵包柳杖揾药，热烙齿缝，数次愈。普济方。灌顶油法治脑中热毒风，除目中翳障，镇心明目。生油二斤，故铁铧五两打碎，消石半两〔一〕，寒水石一两，马牙消半两，曾青一两，绵裹入油中浸七日。每以一钱顶上摩之，及滴少许入鼻内，甚妙。此大食国胡商方〔二〕。圣惠方。

铁犁镵尖日华　〔主治〕得〔三〕水，制朱砂、水银、石亭脂毒。大明

车辖即车轴铁辖头，一名车缸。宋开宝　〔气味〕无毒〔四〕。〔主治〕喉痹及喉中热塞，烧赤，投酒中热饮。开宝　主小儿大便下血，烧赤，淬水服。外台〔五〕　〔附方〕旧二〔六〕，新一。小儿下血方见上。妊娠咳嗽车缸一枚，烧赤投酒中，冷饮。圣惠方。走注气痛车缸烧赤，湿布裹熨病上。千金方。

马衔即马勒口铁也。〔大明曰〕古旧者好，亦可作医工针也。开宝。〔气味〕平，无毒〔七〕。〔主治〕小儿痫，妇人难产，临时持之，并煮汁服一盏。开宝　治马喉痹，肿连颊，壮热〔八〕，

〔一〕消石半两：按圣惠方卷三十二无，当是濒湖所加。
〔二〕方：此下原有「上」字，今据圣惠方卷三十二删。
〔三〕得：政和本草卷四铁精条作「浸」。
〔四〕气味无毒：原脱，今据政和本草卷四车辖条补。
〔五〕外台：原作「时珍」，今据政和本草卷四车辖条改。
〔六〕二：原作「一」，今按下旧附方数改，与本卷分目金类附方旧五十二总数相合。
〔七〕气味平无毒：原脱，今据政和本草卷四马衔条补。
〔八〕壮热：原脱，今据圣惠方卷三十五及政和本草卷四马衔条补。

吐〔一〕气数，煎水服之。圣惠

马镫纲目　〔主治〕田野磷火，人血所化，或出或没，来逼夺人精气，但以马镫相戛作声即灭。故张华云：金叶一振，游光敛色。时珍

金石之二 玉类一十四种。

玉别录上品　〔校正〕并入别录玉屑。

【释名】玄真〔时珍曰〕按许慎说文云：玉乃石之美者。有五德：润泽以温，仁也；䚡理自外可以知中，义也；其声舒扬远闻，智也；不挠而折，勇也；锐廉而不技，洁也。其字象三玉连贯之形。葛洪抱朴子云：玄真者，玉之别名也，服之令人身飞轻举。故曰：服玄真者，其命不极。

【集解】〔别录曰〕玉泉、玉屑，生蓝田山谷，采无时。〔弘景曰〕好玉出蓝田及南阳徐善亭部界中，日南、卢容水中，外国于阗、疏勒诸处皆善。洁白如猪膏，叩之鸣者，是真也。其比类者，甚多相似，宜精别之。所以燕石入笥，卞氏长号也。〔珣曰〕异物志云：玉出昆仑。别宝经云：凡石韫玉，但将石映灯看之，内有红光，明如初出日，便知有玉也。〔颂曰〕今蓝田、南阳、日南不闻有玉，惟于阗出之。晋平居诲为〔二〕鸿胪卿张匡邺使于阗，作行程记，载其采玉之地云：玉河，在于阗城外。其源出昆山，西流一千三百里，至于阗界牛头山，乃疏为三河：一曰白玉河，在城东三十里；二曰绿玉河，在城西二十里；三曰乌玉河，在绿玉河西七里。其源虽一，而其玉随地而变，故其色不同。每岁五、六月大水暴涨，则玉随流而至。玉之多寡，由水之大小。七、八月水退，乃可取，彼人谓之捞玉，其地有禁，器用服食，往往用玉。各地所有，亦自彼来。王逸玉论，载玉之色曰，赤如鸡冠，黄如蒸栗，白如截肪，黑如纯漆，谓之玉符，而青玉独无说焉。今青白者常有，黑者时有，黄赤者绝无，虽礼之六器，亦不能得其真者。今仪州出一种石，如蒸栗色，彼人谓之栗玉，或云亦黄玉之类，但少润泽，声不清越，为不及也。然服食者，惟贵纯白，他色亦不取焉。〔承曰〕仪州栗玉，乃黄石之光莹者，

〔一〕吐：此下原有「血」字，今据圣惠方卷三十五及政和本草卷四马衔条删。
〔二〕平居诲为：原脱，今据政和本草卷三玉屑条补。

非玉也。玉坚而有理，火刃不可伤。此石小刀便可雕刻，与阶州白石同体而异色尔。〔时珍曰〕按太平御览云：交州出白玉，夫余出赤玉，挹娄出青玉，大秦出菜玉，西蜀出黑玉。蓝田出美玉，色如蓝，故曰蓝田。淮南子云：钟山之玉，炊以炉炭，三日三夜，而色泽不变，得天地之精也。观此诸说，则产玉之处亦多矣，而今不出者，地方恐为害也，故独以于阗玉为贵焉。古礼玄珪苍璧，黄琮赤璋，白琥玄璜，以象天地四时而立名尔。礼记云，石蕴玉则气如白虹，精神见于山川也。博物志云：山有瑴者生玉。尸子云：水圆折者有珠，方折者有玉。地镜图云：二月山中草木生光下垂者有玉，玉之精如美女。玉书云：玉有山玄文，水苍文，生于山而木润，产于水而流芳，藏于璞而文采露于外。观此诸说，则玉有山产、水产二种。各地之玉多在山，于阗之玉则在河也。其石似玉者，珷玞、琨、珉、璁、璎也。北方有罐子玉，雪白有气眼，乃药烧成者，不可不辨，然皆无温润。稗官载火玉色赤，可烹鼎；暖玉可辟寒；寒玉可辟暑；香玉有香；软玉质柔；观日玉，洞见日中宫阙，此皆希世之宝也。〔宗奭曰〕燕玉出燕北，体柔脆如油，和粉色，不入药用。

玉屑别录

〔修治〕〔弘景曰〕玉屑是以玉为屑，非别一物也。仙经服瑴玉，有捣如米粒，乃以苦酒辈，消令如泥，亦有合为浆者。凡服玉皆不得用已成器物，及冢中玉璞。〔恭曰〕饵玉当以消作水者为佳。屑如麻豆服者，取其精润脏腑，滓秽当完出也。又为粉服者，即使人淋壅。屑如麻豆，其义殊深。化水法，在淮南三十六水法中。

〔气味〕甘，平，无毒。〔珣曰〕咸，寒，无毒。〔时珍曰〕恶鹿角，养丹砂。

〔主治〕除胃中热，喘息烦满，止渴，屑如麻豆服之，久服轻身长年。别录 **润心肺**〔一〕**，助声喉，滋毛发。**大明 **滋养五脏，止烦躁，宜共金、银、麦门冬等同煎服，有益。**李珣

〔附方〕新三。

小儿惊啼白玉二钱半，寒水石半两，为末，水调涂心下。圣惠方。**痃癖鬼气**往来疼痛，及心下不可忍者，不拘大人小儿。白玉、赤玉等分，为末，糊丸梧子大。每服三十丸，姜汤下。圣惠方。**面身瘢痕**真玉日日磨之，久则自灭。圣济录。

玉泉本经

〔释名〕玉札本经 **玉浆**开宝 **琼浆**〔普曰〕玉泉，一名玉屑。〔弘景曰〕此当是玉之精华，白〔二〕

〔一〕肺：政和本草卷三玉屑条此下有「明目」二字。
〔二〕白：原脱，今据大观、政和本草卷三玉泉条补。

者质色明澈，可消之为水，故名玉泉。今人无复的识者，通一为玉尔。〔志曰〕按别本注云：玉泉者，玉之泉液也。以仙室玉池中者为上，故一名玉液。今仙经三十六水法中，化玉为玉浆，称为玉泉，服之长年不老，然功劣于自然泉液也。〔宗奭曰〕本经言：玉泉生蓝田山谷，采无时。今蓝田无玉，而泉水古今不言采。陶氏言玉为水，故名玉泉。如此则当言玉水，不当言玉泉，泉乃流布之义。今详泉字乃浆之误，去古既远，文字脱误也。道藏经有金饭玉浆之文，唐李商隐有琼浆未饮结成冰之诗，是采玉为浆，断无疑矣。别本所注不可取也。若如所言，则举世不能得，亦漫立此名耳。〔时珍曰〕玉泉作玉浆甚是。别本所注乃玉髓也，别录自有条，诸家未深考尔。

〔修治〕〔青霞子曰〕作玉浆法：玉屑一升，地榆草一升，稻米一升，取白露二升，铜器中煮，米熟绞汁，玉屑化为水，以药纳入，所谓神仙玉浆也。〔藏器曰〕以玉投[一]朱草汁，化成醴。朱草，瑞草也。术家取蟾蜍膏软玉如泥，以苦酒消之成水。

〔气味〕甘，平，无毒。〔普曰〕神农、岐伯、雷公：甘。李当之：平。畏款冬花、青竹。

〔主治〕五脏百病，柔筋强骨，安魂魄，长肌肉，益气，利血脉[二]**，久服耐寒暑，不饥渴，不老神仙。人临死服五斤，三年色不变。**本经 **疗妇人带下十二病，除气癃，明耳目，久服轻身长年。**别录 **治血块。**大明

【发明】〔慎微曰〕天宝遗事：杨贵妃含玉咽津，以解肺渴。王莽遗孔休玉曰：君面有疵，美玉可以灭瘢。后魏李预得餐玉之法，乃采访蓝田，掘得若环璧杂器形者，大小百余枚，捶作屑，日食之，经年云有效验，而好酒损志。及疾笃，谓妻子曰：服玉当屏居山林，排弃嗜欲，而吾酒色不绝，自致于死，非药之过也。尸体必当有异于人，勿使速殡，令后人知餐服之功。时七月中旬，长安毒热，停尸四日，而体色不变，口无秽气。〔弘景曰〕张华云：服玉用蓝田谷玉白色者，平常服之，则应神仙。有人临死服五斤，死经三年，其色不变。古来发冢见尸如生者，其身腹内外，无不大有金玉。汉制，王公皆用珠襦玉匣，是使不朽故也。炼服之法，水屑随宜。虽曰性平，而服玉者亦多发热，如寒食散状。金玉既天地重宝，不比余石，若未深解节度，勿轻用之。〔志曰〕抱朴子云：服金者，寿如金；服玉者，寿如玉。但其道迟成，须服一二百斤，乃

〔一〕投：原作「杀」，今据大观、政和本草卷三玉膏条改。

〔二〕利血脉：大观、政和本草卷三玉泉条俱作墨字，认为别录文，应在「疗妇人带下十二病」之前，濒湖移此作本经文。

可知也。玉可以乌米酒及地榆酒化之为水，亦可以葱浆〔一〕消之为粘〔二〕，亦可饵以为丸，亦可以烧为粉。服之一年以上，入水不沾，入火不灼，刃之不伤，百毒不死。不可用已成之器，伤人无益，得璞玉乃可用也。赤松子以玄虫血渍玉为水服之，故能乘烟霞上下。玉屑与水服之，俱令人不死。所以不及金者，令人数数发热，似寒食散状也。若服玉屑，宜十日一服雄黄、丹砂各一刀圭，散发洗沐冷水，迎风而行，则不发热也。董君异常以玉醴与盲人服，旬日而目愈也。〔时珍曰〕汉武帝取金茎露和玉屑服，云可长生，即此物也。但玉亦未必能使生者不死，惟使死者不朽尔。养尸招盗，反成暴弃，曷若速朽归虚之为见理哉。

白玉髓 别录有名未用

〔校正〕并入拾遗玉膏。

【释名】玉脂纲目 玉膏拾遗 玉液

【集解】〔别录曰〕生蓝田玉石间。〔时珍曰〕此即玉膏也，别本以为玉泉者是矣。山海经云：密山上多丹木，丹水出焉，西流注于稷泽。其中多白玉，是有玉膏。其源沸沸汤汤，黄帝是食是飨。是生玄玉，玉膏所出，以灌丹木。黄帝乃取密山之玉，禜〔三〕而投之钟山之阳，瑾瑜之玉为良，坚栗精密，泽而有光，五色发作，以和柔刚。天地鬼神，是食是飨。君子服之，以御不祥。谨按密山亦近于阗之间。是食者，服食也。是飨者，祭祀也。服之者，佩服也。玉膏，即玉髓也。河图玉版云：少室之山，有白玉膏，服之成仙。十洲记云：瀛洲有玉膏如酒，名曰玉醴，饮数升辄醉，令人长生。抱朴子云：生玉之山，有玉膏流出，鲜明如水精，以无心草末和之，须臾成水，服之一升长生。皆指此也。〔藏器曰〕今玉石间水饮之，亦长生润泽。

【气味】甘，平，无毒。

【主治】妇人无子，不老延年。别录

青玉 别录有名未用

【释名】谷玉〔时珍曰〕谷，一作瑴，又作珏，谷、角二音。二玉相合曰瑴，此玉常合生故也。

〔一〕浆：大观、政和本草卷三玉屑条此下俱有「水」字。
〔二〕粘：大观、政和本草卷三玉屑条俱作「粘」。
〔三〕禜：山海经卷二作「荣」，属上。玉荣，郭注：「谓玉华也」。

【集解】〔别录曰〕生蓝田。〔弘景曰〕张华言合玉浆用瑴玉，正缥白色，不夹石者。大如升，小者如鸡子，取于穴中者，非今作器物玉也。出襄〔一〕乡县旧穴中。黄初时，诏征南将军夏侯尚〔二〕求之。〔时珍曰〕按格古论云：古玉以青玉为上，其色淡青，而带黄色。绿玉深绿色者佳，淡者次之。菜玉非青非绿，如菜色，此玉之最低者。

【气味】甘，平，无毒。

【主治】妇人无子，轻身不老长年。别录

【附录】璧玉〔别录曰〕味甘，无毒。主明目益气，使人多精生子。〔时珍曰〕璧，瑞玉圜也。此玉可为璧，故曰璧玉。璧外圆象天，内方象地。尔雅云：璧大六寸谓之瑄，肉倍好谓之璧，好倍肉谓之瑗。**玉英**〔别录曰〕味甘，主风瘙皮肤痒。生山窍中，明白可作镜，一名石镜，十二月采。**合玉石**〔别录曰〕味甘，无毒。主益气，疗消渴，轻身辟谷。生常山中丘，如彘肪〔三〕。〔时珍曰〕此即碝玉砂也，玉须此石碝之乃光。

青琅玕本经下品

〔校正〕并入拾遗石阑干。

【释名】石阑干拾遗　石珠本经〔四〕　青珠别录〔五〕〔时珍曰〕琅玕，象其声也。可碾为珠，故得珠名。

【集解】〔别录曰〕青琅玕〔六〕，生蜀郡平泽，采无时。〔弘景曰〕此蜀都赋所称青珠、黄环者也。琅玕亦是昆仑山上树名，又九真经中大丹名。〔恭曰〕琅玕有数种色，以青者入药为胜，是琉璃之类，火齐宝也。今出巂〔七〕州以西乌白蛮中，及于阗。〔藏器曰〕石阑干生大海底，高尺余，如树，有根茎，茎上有孔，如物点之。渔人以网罾得之，初从水出微

〔一〕襄：原作「裹」，今据大观、政和本草卷三十青玉条改。
〔二〕尚：原作「上」，今据大观、政和本草卷三十青玉条改。
〔三〕肪：原作「肋」，今据政和本草卷三十合玉石条改。
〔四〕本经：原作「别录」。按大观、政和本草卷五青琅玕条「一名石珠」俱作白字，认为本经文。因据改。
〔五〕别录：原脱，今据大观、政和本草卷五青琅玕条补。
〔六〕青琅玕：原作「石阑干」，今据政和本草卷五青琅玕条改。
〔七〕巂：原作「雋」，今据政和本草卷五青琅玕条改。

红，后渐青。〔颂曰〕今秘书中有异鱼图，载琅玕青色，生海中。云海人以网于海底取之，初出水红色，久而青黑，枝柯似珊瑚，而上有孔窍，如虫蛀，击之有金石之声，乃与珊瑚相类。其说与别录生蜀郡平泽，及苏恭所云不同，人莫能的识。谨按尚书：雍州厥贡球、琳、琅玕。尔雅云：西北之美者，有昆仑墟之璆、琳、琅玕。孔安国、郭璞注，皆以为石之似珠者。而山海经云，昆仑山有琅玕。若然是石之美者，明莹若珠之色，而状森植尔。大抵古人谓石之美者，多谓之珠，广雅谓琉璃、珊瑚皆为珠是也。已上所说，皆出西北山中，而今图乃云海底得之。盖珍贵之物，山海或俱产焉，今医家亦以难得而稀用也。〔宗奭曰〕书云：雍州厥贡球、琳、琅玕。西域记云，天竺国正出此物。苏恭云，是琉璃之类。琉璃乃火成之物，琅玕非火成者，安得同类？〔时珍曰〕按许慎说文云：琅玕，石之似玉者。孔安国云：石之似珠者。总龟云：生南海石厓间，状如笋，质似玉。玉册云：生南海崖石内，自然感阴阳之气而成，似珠而赤。列子云：蓬莱之山，珠玕之树丛生。据诸说，则琅玕生于西北山中及海山厓间。其云生于海底网取者，是珊瑚，非琅玕也。在山为琅玕，在水为珊瑚，珊瑚亦有碧色者。今回民地方出一种青珠，与碧靛相似，恐是琅玕所作者也。山海经云：开明山北有珠树。淮南子云：曾城九重，有珠树在其西。珠树即琅玕也。余见珊瑚下。

【气味】辛，平，无毒。〔之才曰〕杀锡毒，得水银良，畏鸡骨。

【主治】身痒，火疮痈疡[一]，疥瘙死肌。本经 **白秃，浸淫在皮肤中，煮炼服之，起阴气，可化为丹。**别录 **疗手足逆胪。**弘景 **石阑干：主石淋，破血，产后恶血，磨服，或煮服，亦火烧投酒中服。**藏器

珊瑚 唐本草

【释名】钵摆娑福罗 梵书

【集解】〔恭曰〕珊瑚生南海，又从波斯国及师子国来。〔颂曰〕今广州亦有，云生海底作枝柯状，明润如红玉，中多有孔，亦有无孔者，枝柯多者更难得，采无时。谨按海中经云：取珊瑚，先作铁网沉水底，珊瑚贯中而生，岁高三二尺，有枝无叶，因绞网出之，皆摧折在网中，故难得完好者。不知今之取者果尔否？汉积翠池中，有珊瑚高一丈[二]二尺，

〔一〕疡：大观、政和本草卷五及千金翼卷二青琅玕条俱作「伤」。
〔二〕丈：此下原衍「三」字，今据政和本草卷四珊瑚条删。

一〔一〕本三柯，上有四百六十三〔二〕条，云是南越王赵佗所献，夜有光景。晋石崇家有珊瑚高六七尺。今并不闻有此高大者。〔宗奭曰〕珊瑚有红油色者，细纵文可爱。有如铅丹色者，无纵文，为下品。入药用红油色者。波斯国海中有珊瑚洲，海人乘〔三〕大舶堕铁网水底取之。珊瑚初〔四〕生磐石上，白如菌，一岁而黄，三〔五〕岁变赤，枝干交错，高三四尺。人没水以铁发其根，系网舶上，绞而出之，失时不取则腐蠹。〔时珍曰〕珊瑚生海底，五七株成林，谓之珊瑚林。居水中直而软，见风日则曲而硬，变红色者为上，汉赵佗谓之火树是也。亦有黑色者不佳，碧色者亦良。昔人谓碧者为青琅玕，俱可作珠。许慎说文云：珊瑚色赤，或生于海，或生于山。据此说，则生于海者为珊瑚，生于山者为琅玕，尤可征矣。互见琅玕下。

【气味】甘，平，无毒。

【主治】去目中翳，消宿血。为末吹鼻，止鼻衄。唐本　明目镇心，止惊痫〔六〕。大明　点眼，去飞丝。时珍

【发明】〔珣曰〕珊瑚主治与金相似。〔宗奭曰〕今人用为点眼筋，治目翳。〔藏器曰〕珊瑚刺之汁流如血，以金投之为丸名金浆，以玉投之为玉髓，久服长生。

【附方】旧一。小儿麸翳未坚，不可乱药。宜以珊瑚研如粉，日少少点之，三日愈。钱相公箧中方。

马脑宋嘉祐

【释名】玛瑙　文石　摩罗迦隶佛书。〔藏器曰〕赤烂红色，似马之脑，故名，亦云马脑珠。胡人云是马口吐出者，谬言也。〔时珍曰〕按增韵云：玉属也。文理交错，有似马脑，因以名之。拾遗记云是鬼血所化，更谬。

〔一〕一：原脱，今据政和本草卷四珊瑚条补。
〔二〕三：原脱，今据政和本草卷四珊瑚条补。
〔三〕乘：原作「采」，今据本草衍义卷五及政和本草卷四珊瑚条改。
〔四〕初：原作「所」，本草衍义卷五珊瑚条同，今据政和本草卷四珊瑚条改。
〔五〕三：原作「二」，今据本草衍义卷五及政和本草卷四珊瑚条改。
〔六〕痫：政和本草卷四珊瑚条无，当是濒湖所加。

【集解】〔藏器曰〕马脑生西国玉石间，亦美石之类，重宝也。来中国者，皆以为器。又出〔一〕日本国。用砑木不热者为上，热者非真也。〔宗奭曰〕马脑非玉非石，自是一类。有红、白、黑三种，亦有文如缠丝者。西人以小者为玩好之物，大者研为器。〔时珍曰〕马脑出西南诸国，云得自然灰即软，可刻也。曹昭格古论云：多出北地、南番、西番，非石非玉，坚而且脆，刀刮不动，其中有人物鸟兽形者最贵。顾荐负暄录云：马脑品类甚多，出产有南北，大者如斗，其质坚硬，碾造费工。南马脑产大食等国，色正红无瑕，可作杯斝。西北者色青黑，宁夏、瓜、沙、羌地砂碛中得者尤奇。有柏枝马脑，花如柏枝。有夹胎马脑，正视莹白，侧视则若凝血，一物二色也。截子马脑，黑白相间。合子马脑，漆黑中有一白线间之。锦江马脑，其色如锦。缠丝马脑，红白如丝。此皆贵品。浆水马脑，有淡水花。酱斑马脑，有紫红花。曲蟮马脑，粉红花。皆价低。又紫云马脑出和州，土马脑出山东沂州，亦有红色云头、缠丝、胡桃花者，又竹叶马脑，出淮右，花如竹叶，并可作桌面、屏风。金陵雨花台小马脑，止可充玩耳。试马脑法：以砑木不热者为真。

【气味】辛，寒，无毒。

【主治】辟恶，熨目赤烂。藏器 主目生障翳，为末日点。时珍

宝石 纲目

【集解】〔时珍曰〕宝石出西番、回鹘地方诸坑井内，云南、辽东亦有之。有红、绿、碧、紫数色：红者名剌子，碧者名靛子，翠者名马价珠，黄者名木难珠，紫者名蜡子。又有鸦鹘石、猫精石、石榴子、红扁豆等名色，皆其类也。山海经言骒山多玉，凄水出焉，西注于海，中多采石。采石，即宝石也。碧者，唐人谓之瑟瑟。红者，宋人谓之靺鞨。今通呼为宝石。以镶首饰器物，大者如指头，小者如豆粒，皆碾成珠状。张勃吴录云：越巂、云南河中出碧珠，须祭而取之，有缥碧、绿碧。此即碧色宝石也。

【主治】去翳明目，入点药用之。灰尘入目，以珠拭拂即去。时珍

玻璃 拾遗

【释名】颇黎纲目 水玉拾遗。〔时珍曰〕本作颇黎。颇黎，国名也。其莹如水，其坚如玉，故名水玉，与水精同名。

〔一〕出：原作「入」，今据政和本草卷四马脑条改。

【集解】〔藏器曰〕玻璃，西国之宝也。玉石之类，生土中。或云千岁冰〔一〕所化，亦未必然。〔时珍曰〕出南番。有酒色、紫色、白色，莹澈与水精相似，碾开有雨点花者为真。外〔二〕丹家亦用之。药烧者有气眼而轻。玄中记云：大秦国有五色颇黎，以红色为贵，梁四公子记云：扶南人来卖碧颇黎镜，广一尺半，重四十斤，内外皎洁，向明视之，不见其质。蔡绦云：御库有玻璃母，乃大食所产，状如铁滓，煅之但作珂子状，青、红、黄、白数色。

【气味】辛，寒，无毒。

【主治】惊悸心热，能安心明目，去赤眼，熨热肿。藏器 摩翳障。大明

水精 拾遗

【释名】水晶纲目 水玉纲目 石英〔时珍曰〕莹澈晶光，如水之精英，会意也。山海经谓之水玉，广雅谓之石英。

【集解】〔时珍曰〕水精亦颇黎之属，有黑、白二色。倭国多水精，第一。南水精白，北水精黑，信州、武昌水精浊。性坚而脆，刀刮不动，色澈如泉，清明而莹，置水中无瑕、不见珠者佳。古语云水化，谬言也。药烧成者，有气眼，谓之硝子，一名海水精。抱朴子言，交广人作假水精碗，是此。

【气味】辛，寒，无毒。

【主治】熨目，除热泪。藏器 亦入点目药。穿串吞咽中，推引诸哽物。时珍

【附录】火珠〔时珍曰〕说文谓之火齐珠。汉书谓之玫瑰（音枚回）。唐书云：东南海中有罗刹国，出火齐珠，大者如鸡卵，状类水精，圆白，照数尺。日中以艾承之则得火，用灸艾炷不伤人。今占城国有之，名朝霞大火珠。又续汉书云，哀牢夷出火精、琉璃，则火齐乃火精之讹，正与水精对。

碝石 音软。

〔时珍曰〕出雁门。石次于玉，白色如冰，

〔一〕冰：原作「水」，今据政和本草卷三玻璃条改。
〔二〕外：原作「列」，形近而误，今按上下文义改。

亦有赤者。山海经云：北山多碝石。礼云，士佩碝玫，是也。

琉璃拾遗

【释名】火齐〔时珍曰〕汉书作流离，言其流光陆离也。火齐，与火珠同名。

【集解】〔藏器曰〕集韵云：琉璃，火齐珠也。南州异物志云：琉璃本质是石，以自然灰治之可为器，石不得此则不可释。佛经所谓七宝者，琉璃、车渠、马脑、玻璃、真珠是也。〔时珍曰〕按魏略云：大秦国出金银琉璃，有赤、白、黄、黑、青、绿、缥、绀、红、紫十种。此乃自然之物，泽润光采，逾于众玉。今俗所用，皆销冶石汁，以众药灌而为之，虚脆不贞。格古论云：石琉璃出高丽，刀刮不动，色白，厚半寸许，可点灯，明于牛角者。异物志云：南天竺诸国出火齐，状如云母，色如紫金，重沓可开，析〔一〕之则薄如蝉翼，积之乃如纱縠，亦琉璃、云母之类也。按此石今人以作灯球，明莹而坚耐久。苏颂言亦可入药，未见用者。

【主治】身热目赤，以水浸冷熨之。藏器

云母本经上品

【释名】云华　云珠　云英　云液　云砂　磷石本经〔二〕。〔时珍曰〕云母以五色立名，详见下文。按荆南志云：华容方台山出云母，土人候云所出之处，于下掘取，无不大获，有长五、六尺可为屏风者，但掘时忌作声也。据此，则此石乃云之根，故得云母之名，而云母之根，则阳起石也。抱朴子有云：服云母十年，云气常覆其上。服其母以致其子，理自然也。

【集解】〔别录曰〕云母生太山山谷、齐山、庐山及琅琊北定山石间，二月采之。云华五色具，云英色多青，云珠色多赤，云液色多白，云砂色青黄，磷石色正白。〔弘景曰〕按仙经云母有八种：向日视之，色青白多黑者名云母，色黄白

〔一〕析：原作「折」，今据政和本草卷三云母条改。

〔二〕本经：原在云砂下，今据政和本草卷三云母条移此。

多青者名云英，色青黄〔一〕多赤者名云珠，如冰〔二〕露乍黄乍白者名云砂，黄白皛皛者名云液，皎然纯白明澈者名磷石，此六种幷好服，各有时月；其黯黯纯黑、有文斑斑如铁者名云胆，色杂黑而强肥者名地涿，此二种幷不可服。炼之有法，宜精细；不尔，入腹大害人。今江东惟用庐山者为胜，青州者亦好，以沙土养之，岁月生长。〔颂曰〕今兖州云梦山及江州、淳州、杭越间亦有之，生土石间。作片成层可析，明滑光白者为上。其片有绝大而莹洁者，今人以饰灯笼，亦古扇屏之遗意也。江南生者多青黑，不堪入药。谨按方书用云母，皆以白泽者为贵；惟中山卫叔卿单服法，用云母五色具者。葛洪抱朴子云：云母有五种，而人不能别，当举以向日看之，阴地不见杂色也。五色幷具而多青者名云英，宜春服之；五色幷具而多赤者名云珠，宜夏服之；五色幷具而多白者名云液，宜秋服之；五色幷具而多黑者名云母，宜冬服之；但有青黄二色者名云砂，宜季夏服之；皛皛纯白者名磷石，四时可服也。古方服五云甚多，然修炼节度，恐非文字可详，不可轻饵也。〔损之曰〕青赤黄紫白者幷堪服，白色轻薄通透者为上，黑者不任用，令人淋沥发疮。

【修治】〔斅曰〕凡使，黄黑者厚而顽，赤色者，经妇人手把者，幷不中用。须要光莹如冰〔三〕色者为上。每一斤，用小地胆草、紫背天葵、生甘草、地黄汁各一镒，干者细锉，湿者取汁了，于瓷埚中安置，下天池水三镒，着火煮七日夜，水火勿令失度，云母自然成碧玉浆在埚底，却以天池水猛投其中，搅之，浮如蜗涎者即去之。如此三度淘淨，取沉香一两捣作末，以天池水煎沉香湯三〔四〕升以来〔五〕，分为三度，再淘云母浆了，日晒任用。〔抱朴子曰〕服五云之法：或以桂葱水玉化之为水，或以露于铁器中，以玄〔六〕水熬之为水，或以消石合于筒中埋之为水，或以蜜溲为酪，或以秋露渍之百日，韦囊挺〔七〕以为粉，或以无颠草樗血合饵之。服至一年百病除，三年反老成童，五年役使鬼神。〔胡演曰〕炼粉法：八九月间取云母，以矾石拌匀，入瓦罐内封口，三伏时则自柔软，去矾，次日取百草头上露水渍之，百日，韦囊挺以为粉。〔时珍曰〕道书言盐湯煮云母可为粉。又云：云母一斤，盐一斗渍之，铜器中蒸一日，臼中捣成粉。又云：云母一斤，白盐一升，同捣

〔一〕黄：原作「白」，今据政和本草卷三云母条改。
〔二〕冰：原作「沐」，据改同上。
〔三〕冰：原作「水」，据改同上。
〔四〕三：原作「二」，据改同上。
〔五〕来：原作「末」，据改同上。
〔六〕玄：原作「原」，今据抱朴子内篇卷十一改。政和本草卷三云母条讳「玄」为「元」。
〔七〕挺：原作「挻」，今据抱朴子内篇卷十一及政和本草卷三云母条改，与千金卷二十七饵云母水方「鹿皮为囊揉挻之」文合。

细，人重布袋挼之，沃令盐味尽，悬高处风吹，自然成粉。

【气味】甘，平，无毒。〔权曰〕有小毒。恶徐长卿，忌羊血、粉。〔之才曰〕泽泻为之使，畏鮀甲及流水。〔弘景曰〕炼之用矾则柔烂，亦是相畏也。百草上露乃胜东流水，亦有用五月茅屋溜水者。〔独孤滔曰〕制汞，伏丹砂。

【主治】身皮死肌，中风寒热，如在车船上，除邪气，安五脏，益子精，明目，久服轻身延年。本经 **下气坚肌，续绝补中，疗五劳七伤，虚损少气，止痢，久服悦泽不老，耐寒暑，志高神仙。**别录 **主下痢肠澼，补肾冷。**甄权

【发明】〔保昇曰〕云母属金，故色白而主肺。〔宗奭曰〕古虽有服炼法，今人服者至少，谨之至也。惟合云母膏，治一切痈毒疮等，方见和剂局方。〔慎微曰〕明皇杂录云：开元中，名医纪朋，观人颜色谈笑，知病浅深，不待诊脉。帝召入掖庭，看一宫人，每日昃则笑歌啼号若狂疾，而足不能履地。朋视之曰：此必因食饱而大促力，顿仆于地而然。乃饮云母湯，熟寐而失所苦。问之，乃言太华公主载诞，某当主讴，惧声不能清长，因吃豘蹄羹，饱而歌大曲，唱罢觉胸中甚热，戏于砌台，因坠下，久而方苏，遂病此也。又经效方云：青城山丈人观主康道丰，治百病云母粉方：用云母一斤，拆开揉入大瓶内筑实，上浇水银一两封固，以十斤顶火煅赤取出，却拌香葱、紫连翘草二件，合捣如泥，后以夹绢袋盛，于大水盆内摇取粉，余滓未尽，再添草药重捣取粉。以木盘一面，于灰上印一浅坑，铺纸倾粉在内，候干焙之，以面糊丸梧子大。遇有病者，服之无不效。知成都府辛谏议，曾患大风，众医不愈，道丰进此，服之神验。〔抱朴子曰〕他物埋之即朽，着火即焦；而五云入猛火中经时不焦，埋之不腐。故服之者长生，入水不濡，入火不烧，践棘不伤。〔时珍曰〕昔人言云母壅尸，亡人不朽。盗发冯贵人冢，形貌如生，因共奸之；发晋幽公冢，百尸纵横及衣服皆如生人，中并有云母壅之故也。

【附方】旧七，新七。**服食云母**上白云母二十斤薄擘，以露水八斗作湯，分半淘洗二次。又取〔一〕二斗作湯，纳芒消十斤，木器中渍二十日，取出绢袋盛，悬屋上，勿见风日，令燥。以鹿皮为囊揉之，从旦至午，筛滓复揉，得好粉五斗，余者弃之。以粉一斗纳崖蜜二斤，搅糊，入竹筒中，薄削封口漆固，埋北垣南崖下，入地六尺，覆土。春夏四十日、秋冬三十日出之，当成水。若洞洞不消，更埋三十日。此水能治万病，及劳气风疹〔二〕。每以温水一合和服之，日三服。十日

〔一〕取：原作「作」，今据千金卷二十七饵云母水方改。
〔二〕疹：原作「疼」，据改同上。

小便当变黄，二十日腹中寒澼消，三十日龋齿更生，四十日不畏风寒，五十日诸病皆愈，颜色日少，长生神仙。　千金方。**痰饮头痛**往来寒热。云母粉二两炼过，恒山一两，为末。每服方寸匕，汤服取吐。忌生葱、生菜。　深师方。**牝疟多寒**云母烧二日夜，龙骨，蜀漆烧去腥，等分为散。未发前，浆水服半钱。　仲景金匮方。**小儿下痢**赤白及水痢。云母粉半两，煮白粥调食之。　食医心镜〔一〕。**赤白久痢**积年不愈。饮调云母粉方寸匕服，二服立见神效。　千金方。**妇人带下**水和云母粉方寸匕服，立见神效。　千金方。**小便淋疾**温水和云母粉服三钱。　千金方。**妇人难产**经日不生。云母粉半两，温酒调服，入口即产，不顺者即顺，万不失一。陆氏云：此是何德扬方也，已救三五十人。　积德堂方。**粉滓面䵟**云母粉、杏仁等分为末，黄牛乳拌，略蒸，夜涂旦洗。　圣济录。**风疹遍身**百计不愈。煅云母粉，清水调服二钱良。　千金方。**一切恶疮**云母粉傅之。　千金方。**火疮败坏**云母粉和生羊髓涂之。　圣惠方。**金疮出血**云母粉傅之绝妙。　事林广记。**风热汗出**水和云母粉服三钱，不过再服立愈。　千金翼。

白石英本经上品

【释名】〔时珍曰〕徐锴云：英，亦作瑛，玉光也。今五种石英，皆石之似玉而有光莹者。

【集解】〔别录曰〕白石英生华阴山谷及太山，大如指，长二三寸，六面如削，白澈有光，长五六寸者弥佳。其黄端白棱，名黄石英；赤端白棱，名赤石英；青端赤棱，名青石英；黑泽有光，名黑石英。二月采，亦无时。〔弘景曰〕今医家用新安所出，极细长白澈者；寿阳八公山多大者，不正用之。仙经大小并有用，惟须精白无瑕杂者。如此说，则大者为佳。其四色英，今不复用。〔恭曰〕白石英所在皆有，今泽州、虢州、洛州山中俱出。虢州者大，径三四寸，长五六寸。今通以泽州者为胜。〔宗奭曰〕白石英状如紫石英，但差大而六棱，白色若水精。〔时珍曰〕泽州有英鸡，食石英，性最补。见禽部。

【气味】甘，微温，无毒。〔别录曰〕辛。〔普曰〕神农：甘，岐伯、黄帝、雷公、扁鹊：无毒。〔之才曰〕恶马目毒公。

〔一〕镜：原作「鉴」，今据政和本草卷三云母条改，与本书卷一引据医家书目一致。下同。

【主治】消渴，阴痿不足，咳逆，胸膈间久寒，益气，除风湿痹，久服轻身长年。本经 疗肺痿，下气，利小便，补五脏，通日月光，耐寒热。别录 治肺痈吐脓，咳逆上气，疸黄。甄权 实大肠。好古

五色石英 〔主治〕心腹邪气，女人心腹痛，镇心，胃中冷气，益毛发，悦颜色，治惊悸，安魂定魄，壮阳道，下乳。随脏而治：青治肝，赤治心，黄治脾，白治肺，黑治肾。大明

【发明】〔藏器曰〕湿可去枯，白石英、紫石英之属是也。〔时珍曰〕白石英，手太阴、阳明气分药也，治痿痹肺痈枯燥之病。但系石类，止可暂用，不宜久服。〔颂曰〕古人服食，惟白石英为重。紫石英但入五石饮。其黄赤青黑四种，本草虽有名，而方家都不见用者。乳石论以钟乳为乳，以白石英为石，是六英之贵，惟白石也。又曰：乳者阳中之阴，石者阴中之阳。故阳生十一月后甲子服乳，阴生五月后甲子服石。然而相反畏恶，动则为害不浅。故乳石之发，方治虽多，而罕有济者，诚不可轻饵也。〔宗奭曰〕紫、白二石英，攻疾可暂煮汁用，未闻久服之益。张仲景只令㕮咀，不为细末，岂无意焉？若久服，宜详审。

【附方】旧二，新八〔一〕。服石英法 白石英一斤，打成豆大，于砂盆中和粗砂，着水挼二三千下，洗净又挼，仍安柳箕中，入蒿叶少许，同水熟挼至光净，即以绵袋盛，悬门上。每日未梳前，以水或酒吞七粒，用饭二匙压下小腹。一切秽恶、白酒、牛肉，石家所忌者，皆不忌。久则新石推出陈石，石常在小腹内温暖，则气息调和，经脉通达，腰肾坚强，百病自除。石若得力，一斤即止；若不得力，十斤亦须服。此物光滑，既无浮碎着人肠胃作疮，又无石气发作诸病也。 又法：泽州白石英，光净无点翳者，打小豆大，去细者，水淘净，袋盛，悬铛内，清水五大升，煮汁一升，澄清，平早服。以汁煮粥更佳。服后饮酒三、二杯，可行百步。一袋可煮二十度。如无力，以布裹埋南墙下三尺土内，百日又堪用也。 石煮猪肉法：白石英一两，袋盛，水三斗〔二〕，煮四升，猪肉一斤，同葱椒盐豉煮，以汁作羹食。 石蒸羊肉法：白石英三两，

〔一〕八：原作「七」，今按下新附方数改。
〔二〕斗：原作「升」，今据外台卷三十七石汁中煮猪肉饵法改。

打作小块，精羊肉一斤包之，荷叶裹之，于一石米饭中蒸熟，取出去石，切肉和葱椒作小馄饨，煮熟。每旦空腹冷浆水吞一百个，后以冷饭压之。百无所忌，永不发动。　石煮牛乳法：白石英五两，捣碎密绢盛，以牛乳三升，酒三升，同煎至四升，去石，以瓶收之。每食前暖服三合。治虚损劳瘦，皮燥阴痿，脚弱烦疼。　石饲牸牛法：白石英三斤，捣筛。取十岁以上生犊牸牛一只，每日和豆与食，经七日，即可收乳。每旦热服一升，余者作粥食。百无所忌。润养脏腑，悦泽肌肉，令人体健。　凡服石并忌芥菜、蔓菁、芜荑、葵菜、荠苨，宜食冬瓜、龙葵，压石气。　孙真人千金翼。**风虚冷痹**诸阳不足，及肾虚耳聋，益精保神。白石英三两，坩锅内火煅酒淬三次，入瓶中密封，勿泄气。每早温服一钟，以少饭压之。　一法：磁石火煅醋淬五次，白石英各五两，绢袋盛，浸一升酒中五六日，温服。将尽，更添酒。　千金翼。**惊悸善忘**心脏不安，上膈风热，化痰安神。白石英一两，朱砂一两，为散。每服半錢，食后煎金银汤下。　简要济众方。**石水腹坚**胀满。用白石英十两，捶豆大，瓷瓶盛好酒二斗浸之，以泥重封，将马粪及糠火烧之，常令小沸，从卯至午住火。次日暖一中盏饮之，日三度。酒尽可再烧一度。　圣惠方。

紫石英 本经上品

【集解】〔别录曰〕紫石英生太山山谷，采无时。〔普曰〕生太山或会稽，欲令如削，紫色达头如樗蒲者。〔弘景曰〕今第一用太山石，色重澈下有根。次出雹零山，亦好。又有南城〔一〕石，无根。又有青绵石，色亦重黑〔二〕明澈。又有林邑石，腹里必有一物如眼。吴兴石，四面才有紫色，无光泽。会稽诸暨石，形色如石榴子。先时并杂用，今惟采太山最胜。仙经不正用，而俗〔三〕方重之。〔禹锡曰〕按岭表录异〔四〕云：泷州山中多紫石英，其色淡紫，其质莹澈，随其大小皆五棱，两头如箭镞。煮水饮之，暖而无毒，比之北中白石英，其力倍矣。〔宗奭曰〕紫石英明澈如水精，但色紫而不匀。〔时珍曰〕按太平御览云：自大岘至太山，皆有紫石英。太山所出，甚瓌玮。平氏阳山县所出，色深特好。乌程县北垄山所出，甚光

〔一〕城：原作「成」，今据政和本草卷三紫石英条改。
〔二〕黑：按大观、政和本草卷三紫石英条此下俱有「不」字。
〔三〕俗：原作「浴」，今据政和本草卷三紫石英条改。
〔四〕异：原脱，今据政和本草卷三紫石英条及四库总目史部地理三补。

明，但小黑。东莞县爆〔一〕山所出，旧以贡献。江夏矾山亦出之。永〔二〕嘉固陶村小山所出，芒角甚好，但色〔三〕小薄尔。

【修治】〔时珍曰〕凡入丸散，用火煅醋淬七次，碾末水飞过，晒干入药。

【气味】甘，温，无毒。〔别录曰〕辛。〔普曰〕神衣、扁鹊：味甘，平。李当之：大寒。雷公：大温。岐伯：甘，无毒。〔之才曰〕长石为之使。畏扁青、附子。恶鮀甲、黄连、麦句姜。得茯苓、人参〔四〕，疗心中结气。得天雄、菖蒲，疗霍乱。〔时珍曰〕服食紫石英，乍寒乍热者，饮酒良。

【主治】心腹咳逆邪气，补不足，女子风寒在子宫，绝孕十年无子。久服温中，轻身延年。本经 **疗上气心腹痛，寒热邪气结气，补心气不足，定惊悸，安魂魄，填下焦，止消渴，除胃中久寒，散痈肿，令人悦泽。**别录 **养肺气，治惊痫，蚀脓。**甄权

【发明】〔好古曰〕紫石英，入手少阴、足厥阴经。〔权曰〕虚而惊悸不安者，宜加用之。女子服之有子。〔颂曰〕乳石论，无单服紫石者，惟五石散中用之。张文仲备急方，有镇心单服紫石煮水法。胡洽〔五〕及千金方，则多杂诸药同用。今方治妇人及心病，时有使者。〔时珍曰〕紫石英，手少阴、足厥阴血分药也。上能镇心，重以去怯也。下能益肝，湿以去枯也。心生血，肝藏血，其性暖而补，故心神不安，肝血不足，及女子血海虚寒不孕者宜之。别录言其补心气，甄权言其养肺者，殊昧气阳血阴营卫之别。惟本经所言诸证，甚得此理。

【附方】旧三〔六〕。

虚劳惊悸　补虚止惊，令人能食。紫石英五两，打如豆大，水淘一遍，以水一斗，煮取二〔七〕

〔一〕爆：御览九八七紫石英条作「瀑」。
〔二〕永：原作「求」，今据御览九八七紫石英条改。
〔三〕色：原脱，今据御览九八七紫石英条补。
〔四〕参：政和本草卷三紫石英条此下有「芍药」一味。
〔五〕洽：原作「治」，今据政和本草卷三紫石英条改。
〔六〕旧三：原作「旧二新一」。按下列三方俱为政和本草卷三紫石英条旧有，因据改。
〔七〕二：原作「三」，今据政和本草卷三紫石英条及圣惠方卷二十八紫石英汤方改。

升，细细服，或煮粥食，水尽可再煎之。张文仲〔一〕方。**风热瘛疭**风引湯：治风热瘛瘲，及惊痫瘛瘲。紫石英、赤石脂〔二〕、白石脂〔三〕、寒水石、石膏、干姜、大黃、龙齿、桂枝〔四〕、牡蛎、甘草、滑石等分〔五〕，㕮咀，水一升，煎去三分，食后溫呷，无不效者。仲景金匮方。**痈肿毒气**紫石英火烧醋淬，为末，生姜、米醋煎傅之，摩亦得。日华本草。

菩萨石日华

【释名】放光石　阴精石纲目义见下。

【集解】〔宗奭曰〕嘉州峨眉山出菩萨石，色莹白明澈，若太山狼牙石、上饶水精之类，日中照之有五色，如佛顶圆光，因以名之。〔时珍曰〕出峨眉、五台、匡庐岩竇间。其质六棱，或大如枣栗，其色莹洁，映日则光采微芒，有小如樱珠，则五色粲然可喜，亦石英之类也。丹炉家煅制作五金三黃匱。

【气味】甘，平，无毒。

【主治】解药毒蛊毒，及金石药发动作痈疽渴疾，消扑损瘀血，止热狂惊痫，通月经，解风肿，除淋，并水磨服。蛇虫蜂蝎狼犬毒箭等伤，并末傅之。大明 **明目去翳。**时珍

〔一〕张文仲：濒湖据苏颂说「张文仲备急方有镇心单服紫石煮水法」，以为即是本方。但政和本草卷三紫石英条标明本方出自圣惠，与圣惠方卷二十八紫石英湯方完全相合。

〔二〕赤石脂：原脱，今据金匮卷上第五补。

〔三〕脂：原作「英」，今据金匮卷上第五改。

〔四〕桂枝：原脱，今据金匮卷上第五补。

〔五〕等分：金匮卷上第五风引湯及外台卷十五紫石湯，诸药用量，互不相同，各详彼书。

本草纲目石部目录第九卷

金石之三　石类上三十二种

丹砂本经　水银本经　水银粉嘉祐（即轻粉）　粉霜纲目

银朱纲目　灵砂证类　雄黄本经　雌黄本经

石膏本经（即寒水石）玉火石、龙石膏附　理石本经　白肌石附　长石本经

方解石别录　滑石本经　不灰木开宝　松石附　五色石脂本经

桃花石唐本　炉甘石纲目　井泉石嘉祐　无名异开宝

蜜栗子纲目　石锺乳本经　孔公孽本经　殷孽本经　石床、石花、石骨附

土殷孽别录　石脑别录　石髓拾遗　石脑油嘉祐　地溲附

石炭纲目　然石附　石灰本经　石面纲目　浮石日华　晕石附

石芝纲目

右附方旧七十[一]新三百零八[二]

[一] 七十：原作「六十九」，今按卷中旧附方数改。

[二] 零八：原作「一十七」，今按卷中新附方数改。

本草纲目石部第九卷

金石之三 石类上三十二种

丹砂 本经上品

【释名】朱砂〔时珍曰〕丹乃石名，其字从井中一点，象丹在井中之形，义出许慎说文。后人以丹为朱色之名，故呼朱砂。

【集解】〔别录曰〕丹砂生符陵山谷，采无时。光色如云母可拆者良，作末名真朱。〔弘景曰〕即今朱砂也。俗医别取武都仇池雄黄夹雌黄者，名为丹砂用之，谬矣。符陵是涪州接巴郡南，今无复采者。乃出武陵、西川诸蛮夷中，皆通属巴地，故谓之巴砂。仙经亦用越砂，即出广州临漳者。此二处并好，惟须光明莹澈〔一〕为佳。如云母片者，谓之云母砂。如樗蒲子、紫石英形者，谓之马齿砂，亦好。如大小豆及大块圆滑者，谓之豆砂。细末碎者，谓之末砂。此二种粗，不入药用，但可画用尔。采〔二〕砂皆凿坎入数丈许。虽同出一郡县，亦有好恶。地有水井，胜火井也。仙方炼饵，最为长生之宝。〔恭曰〕丹砂大略二种，有土砂、石砂。其土砂，复有块砂、末砂，体并重而色黄黑，不任画，用疗疮疥亦好，但不入心腹之药，然可烧之，出水银乃多也。其石砂有十数品：最上者为光明砂，云一颗别生一石龛内，大者如鸡卵，小者如枣栗，形似芙蓉，破之如云母，光明照彻，在龛中石台上生，得此者带之辟恶，为上。其次或出石中，或出水内，形块大者如拇指，小者如杏仁，光明无杂，名马牙砂，一名无重砂，入药及画俱善，俗间亦少有之。其磨䇥〔三〕新井、别井、水井、火井、芙蓉、石末、石堆、豆末等砂，形类颇相似。入药及画，当择去其杂土石，便可用矣。别有越砂，大者如拳，小者如鸡鸭卵，形虽大，其杂土石，不如细而明净者。经言末之名真朱者，谬矣，岂有一物以全末殊名乎？〔敩曰〕砂凡百等，不可一一论。有妙硫砂，如拳许大，或重一镒，有十四面，面如镜，若遇阴沉天雨，即镜面上有红浆汁出。有梅柏砂，如梅子许大，夜有光

〔一〕澈：原作「散」，今据大观、政和本草卷三丹砂条改。
〔二〕采：原作「朱」，据改同上。
〔三〕䇥：按大观、政和本草卷三丹砂条俱作「嵳」，即「嵯」。疑当作「磋」。

生，照见一室。有白庭砂，如帝珠子许大，面上有小星现。有神座砂、金座砂、玉座砂，不经丹灶，服之而自延寿命。次有白金砂、澄水砂、阴成砂、辰锦砂、芙蓉砂、镜面砂、箭镞砂、曹末砂、土砂、金星砂、平面砂、神末砂等，不可一一细述也。〔颂曰〕今出辰州、宜州、阶州，而辰砂为最。生深山石崖间，土人采之，穴地数十尺〔一〕始见其苗，乃白石，谓之朱砂床。砂生石上，其大块者如鸡子，小者如石榴子，状若芙蓉头、箭镞，连床者紫黯若铁色，而光明莹澈，碎之崭岩作墙壁，又似云母片可拆者，眞辰砂也，无石者弥佳。过此皆淘土石中得之，非生于石床者。宜砂绝有大块者，碎之亦作墙壁，但罕有类物状，而色亦深赤，为用不及辰砂，盖出土石间，非白石床所生也。然近宜州邻地春州、融州皆有砂，故其水尽赤。每烟雾郁蒸之气，亦赤黄色，土人谓之朱砂气，尤能作瘴疠为人患也。阶砂又次之，都〔二〕不堪入药，惟可画色尔。凡砂之绝好者，为光明砂，其次谓之颗块，其次谓之鹿簌，其下谓之末砂。惟光明砂入药，余并不用。〔宗奭曰〕丹砂今人谓之朱砂。辰州砂多出蛮峒锦州界猎獠峒老鸦井。其井深广数十丈，先聚薪于井焚之。其青石壁迸裂处，即有小龛。龛中自有白石床，其石如玉。床上乃生砂，小者如箭镞，大者如芙蓉，光明可鉴，研之鲜红，砂洎床大者重七八两至十两。晃州所出形如箭镞带石者，得自土中，非此比也。〔承曰〕金州、商州亦出一种砂，色微黄，作土气，陕西、河东、河北、汴东、汴西并以入药，长安、蜀州研以代银朱作漆器。又信州近年出一种砂，极有大者，光芒墙壁，略类宜州所产。然有砒气，破之多作生砒色。若入药用，见火恐杀人。今浙中市肆往往货之，不可不审。〔时珍曰〕丹砂以辰、锦者为最。麻阳即古锦州地。佳者为箭镞砂，结不实者为肺砂，细者为末砂。色紫不染纸者为旧坑砂，为上品；色鲜染纸者为新坑砂，次之。苏颂、陈承所谓阶州、金、商州砂者，乃陶弘景所谓武都雄黄，非丹砂也。范成大桂海志云：本草以辰砂为上，宜砂次之。然宜州出砂处，与湖北大牙山相连。北为辰砂，南为宜砂，地脉不殊，无甚分别，老者亦出白石床上。苏颂乃云，宜砂出土石间，非石床所生，是未识此也。别有一种色红质嫩者，名土坑砂，乃土石间者，不甚耐火。邕州亦有砂，大者数十、百两，作块黑暗，少墙壁，不堪入药，惟以烧取水银。颂云融州亦有，今融州无砂，乃邕州之讹也。臞仙庚辛玉册云：丹砂石以五溪山峒中产者，得正南之气为上。麻阳诸山与五溪相接者，次之。云南、波斯、西胡砂，并光洁可用。柳州一种砂，全似辰砂，惟块圆如皂角子，不入药用。商州、黔州土丹砂，宣、信州砂，皆内含毒气及金银铜铅气，不可服。张果丹砂要诀云：丹砂者，万灵之主，居之南方。或赤龙以建号，或朱鸟以为名。上品生于辰、锦二州石穴，中品生于交、桂，下品生于衡、邵。

〔一〕尺：原作「丈」，今据政和本草卷三丹砂条改，与前弘景「入数丈许」文合。
〔二〕都：原脱，今据政和本草卷三丹砂条补。

名有数种，清浊体异，眞伪不同。辰、锦上品砂，生白石床之上，十二枚为一座，色如未开莲花，光明耀日。亦有九枚为一座。七枚、五枚者次之。每座中有大者为主，四围小者为臣朝护，四面杂砂一二斗抱之。中有芙蓉头成颗者，亦入上品。又有如马牙光明者，为上品；白光若云母，为中品。又有紫灵砂，圆长似笋而红紫，为上品；石片棱角生青光，为下品。交、桂所出，但是座上及打石得，形似芙蓉头面光明者，亦入上品；颗粒而通明者，为中品；片段不明澈者，为下品。衡、邵所出，虽是紫砂，得之砂石中者，亦下品也。有溪砂，生溪州砂石之中；土砂，生土穴之中，土石相杂，故不入上品，不可服饵。唐李德裕黄冶论云：光明砂者，天地自然之宝，在石室之间，生雪床之上。如初生芙蓉，红苞未拆。细者环拱，大者处中，有辰居之象，有君臣之位。光明外澈，采之者，寻石脉而求，此造化之所铸也。〔土宿眞君曰〕丹砂受青阳之气，始生矿石，二百年成丹砂而青女孕，又二百年而成铅，又二百年成银，又二百年复得太和之气，化而为金，故诸金皆不若丹砂金为上也。

【修治】〔斅曰〕凡修事朱砂，静室焚香斋沐后，取砂以香水浴过，拭干，碎擣之，钵中更研三伏时。取一瓷锅子，每朱砂五〔一〕两，用〔二〕甘草二两，紫背天葵一镒，五方草一镒，著砂上下〔三〕，以东流水煮三伏时，勿令水火〔四〕阙。去药，以东流水淘净干晒〔五〕，又研如粉。用小瓷瓶入青芝草、山须草半两盖之，下十斤火煅，从巳至子〔六〕方歇，候冷取出，细研用。如要服，则以熬蜜丸细麻子大，空腹服一丸。〔时珍曰〕今法惟取好砂研末，以流水飞三次用。其末砂多杂石末、铁屑，不堪入药。又法：以绢袋盛砂，用荞麦灰淋汁，煮三伏时取出，流水浸洗过，研粉飞晒用。又丹砂以石胆、消石和埋土中，可化为水。

【气味】甘，微寒，无毒。〔普曰〕神农：甘。岐伯：苦，有毒。扁鹊：苦。李当之：大寒。〔权曰〕有大毒。〔大明曰〕凉，微毒。〔之才曰〕恶慈石，畏碱水，忌一切血。〔时珍曰〕丹砂，别录云无毒，岐伯、甄权言有毒，似

〔一〕五：原作「一」，今据政和本草卷三丹砂条改。
〔二〕用：原作「同」，据改同上。
〔三〕下：原脱，今据政和本草卷三丹砂条补。
〔四〕火：同上。
〔五〕晒：原作「熬」，今据政和本草卷三丹砂条改。
〔六〕子：原作「午」，据改同上。

相矛盾。按何孟春余冬录云：丹砂性寒而无毒，入火则热而有毒，能杀人，物性逐火而变。此说是也。丹砂之畏慈石、碱水者，水克火也。〔敩曰〕铁遇神砂，如泥似粉。〔土宿眞君曰〕丹砂用阴地厥、地骨皮、车前草、马鞭草、皂荚、石韦、决明、瞿麦、南星、白附子、乌头、三角酸、藕荷、桑椹、地榆、紫河车、地丁，皆可伏制。而金公以砂为子，有相生之道，可变化。

【主治】身体五脏百病，养精神，安魂魄，益气明目，杀精魅邪恶鬼。久服通神明不老。能化为汞。 本经 **通血脉，止烦满消渴，益精神，悦泽人面，除中恶腹痛，毒气疥瘘诸疮。轻身神仙。** 别录 **镇心，主尸疰抽风。** 甄权 **润心肺，治疮〔一〕痂瘜肉，幷〔二〕涂之。** 大明 **治惊痫，解胎毒痘毒，驱邪疟，能发汗。** 时珍

【发明】〔保昇曰〕朱砂法火色赤而主心。〔杲曰〕丹砂纯阴，纳浮溜之火而安神明，凡心热者非此不能除。〔好古曰〕乃心经血分主药，主命门有余。〔青霞子曰〕丹砂外包八石，内含金精，禀气于甲，受气于丙，出胎见壬，结块成庚，增光归戊，阴阳升降，各本其原，自然不死。若以气衰血败，体竭骨枯，八石之功，稍能添益。若欲长生久视，保命安神，须饵丹砂。且八〔三〕石见火，悉成灰烬；丹砂伏火，化为黄银。能重能轻，能神能灵，能〔四〕黑能白，能暗能明。一斛人擎，力难升举；万斤遇火，轻速上腾。鬼神寻求，莫知所在。〔时珍曰〕丹砂生于炎方，禀离火之气而成，体阳而性阴，故外显丹色而内含眞汞。其气不热而寒，离中有阴也。其味不苦而甘，火中有土也。是以同远志、龙骨之类，则养心气；同当归、丹参之类，则养心血；同枸杞、地黄之类，则养肾；同厚朴、川椒之类，则养脾；同南星、川乌之类，则祛风。可以明目，可以安胎，可以解毒，可以发汗，随佐使而见功，无所往而不可。夏子益奇疾方云：凡人自觉本形作两人，幷行幷卧，不辨眞假者，离魂病也。用辰砂、人参、茯苓，浓煎日饮，眞者气爽，假者化也。类编云：钱丕少卿夜多恶梦，通宵不寐，自虑非吉。遇邓州推官胡用之曰：昔常如此。有道士教戴辰砂如箭镞者，涉旬即验，四五年不复有梦。因解髻中一绛囊遗

〔一〕疮：政和本草卷三丹砂条此下有「疥」字。
〔二〕幷：政和本草卷三丹砂条此上有「服」字。
〔三〕八：原作「丹」，今据政和本草卷三丹砂条改。
〔四〕灵能：原作「云黄」，据改同上。

之。即夕无梦，神魂安静。道书谓丹砂辟恶安魂，观此二事可征矣。〔抱朴子曰〕临沅县廖氏家，世世寿考。后徙去，子孙多夭折。他人居其故宅，复多寿考。疑其井水赤，乃掘之，得古人埋丹砂数十斛也。饮此水而得寿，况炼服者乎？〔颂曰〕郑康成注周礼，以丹砂、石胆、雄黄、礜〔一〕石、慈石为五毒。古人惟以攻疮疡，而本经以丹砂为无毒，故多炼治服食，鲜有不为药患者，岂五毒之说胜乎？当以为戒。〔宗奭曰〕朱砂鎮养心神，但宜生使。若炼服，少有不作疾者。一医疾，服伏火者数粒，一旦大热，数夕而毙。沈存中云：表兄李善〔二〕胜炼朱砂为丹，岁余，沐浴再入鼎，误遗一块。其徒丸服之，遂发懵冒，一夕而毙。夫生朱砂，初生小儿便可服；因火力所变，遂能杀人，不可不谨。〔陈文中曰〕小儿初生，便服朱砂、轻粉、白蜜、黃连水，欲下胎毒。此皆伤脾败阳之药，轻粉下痰损心，朱砂下涎损神，儿实者服之软弱，弱者服之易伤，变生诸病也。〔时珍曰〕叶石林避暑录载：林彦振、谢任伯皆服伏火丹砂，俱病脑疽死。张杲医说载：张慤服食丹砂，病中消数年，发鬓疽而死。皆可为服丹之戒。而周密野语载：临川周推官平生孱弱，多服丹砂、乌、附药，晚年发背疽。医悉归罪丹石，服解毒药不效。疡医老祝诊脉曰：此乃极阴证，正当多服伏火丹砂及三建湯。乃用小剂试之，复作大剂，三日后用膏敷贴，半月而疮平，凡服三建湯一百五十服。此又与前诸说异。盖人之脏腑禀受万殊，在智者辨其阴阳脉证，不以先入为主。非妙入精微者，不能企此。

【附方】旧八，新二十七〔三〕。**服食丹砂** 三皇眞人炼丹方：丹砂一斤，研末重筛，以醇酒沃之如泥状。盛以铜盘，置高阁上，勿令妇人见。燥则复以酒沃，令如泥，阴雨疾风则藏之。尽酒三斗，乃暴之，三百日当紫色。斋戒沐浴七日，静室饭丸麻子大，常以平旦向日吞三丸。一月三虫出，半年诸病瘥，一年须发黑，三年神人至。太上玄变经。**小神丹方** 眞丹末三斤，白蜜六斤，搅合日曝，至可丸，丸麻子大，每旦服十丸。一年白发反黑，齿落更生，身体润泽，老翁成少。抱朴子内编。**明目轻身** 去三尸，除疮癞。美酒五升，浸朱砂五两，五宿，日干研末，蜜丸小豆大。每服二十丸，白湯下，久服见效。卫生易简方。**神注丹方** 白茯苓四两，糯米酒煮，软竹刀切片，阴干为末，入朱砂末二錢，以乳香水打糊丸梧子大，朱砂末二錢为衣。阳日二丸，阴日一丸。要秘精，新汲水下；要逆气过精，溫酒下。并空心。王好古医垒

〔一〕礜：原作「矾」，今据周礼天官疡医郑注改。
〔二〕善：原脱，今据本草衍义卷四及政和本草卷三丹砂条补。
〔三〕七：原作「六」，今按下新附方数改。

元戎。**乌髭变白**小雌鸡二只，只与乌油麻一件同水饲之。放卵时，收取先放者打窍，以朱砂末填入糊定，同众卵抱出鸡取出，其药自然结实，研粉，蒸饼和丸绿豆大。每酒下五、七丸。不惟变白，亦且愈疾。张潞方。**小儿初生**六日，解胎毒，温肠胃，壮气血。朱砂豆大，细研，蜜一枣大，调与吮之，一日令尽。姚和众至宝方。**预解痘毒**初发时或未出时。以朱砂末半錢，蜜水调服。多者可少，少者可无，重者可轻也。丹溪方。**初生儿惊**月内惊风欲死。朱砂磨新汲水涂五心，最验。斗门方。**小儿惊热**夜卧多啼。朱砂半两，牛黄一分，为末。每服一字，犀角磨水调下。普济方。**急惊搐搦**丹砂半两，天南星一个，一两重者，炮裂酒浸，大蝎三个，为末。每服一字，薄荷湯下。圣济录。**惊忤不语**打扑惊忤，血入心窍，不能言语。朱砂为末，以雄猪心血和，丸麻子大。每枣湯下七丸。直指方。**客忤卒死**眞丹方寸匕，蜜三合，和灌之。肘后方。**癫痫狂乱**归神丹：治一切惊忧，思虑多忘，及一切心气不足，癫痫狂乱。豶猪心二个，切，入大朱砂二两、灯心三两在内，麻扎，石器煮一伏时，取砂为末，以茯神末二两，酒打薄糊丸梧子大。每服九丸至十五丸，至二十五丸，麦门冬湯下，甚者乳香、人参湯下。百一选方。**产后癫狂**败血及邪气入心，如见祟物，颠狂。用大辰砂一、二錢，研细飞过，用饮儿乳汁三、四茶匙调湿，以紫项地龙一条入药滚三滚，刮净，去地龙不用，入无灰酒一盏，分作三、四次服。何氏方。**心虚遗精**猪心一个，批片相连，以飞过朱砂末摻入，线缚，白水煮熟食之。唐瑶经验方。**离魂异病**方见发明。**夜多恶梦**方见发明。**男妇心痛**朱砂、明矾枯等分，为末。沸湯调服。摘玄方。**心腹宿癥**及卒得癥。朱砂研细，搜饭，以雄鸡一只，餓二日，以饭饲之，收粪曝燥为末。温酒服方寸匕，日三服。服尽更服，愈乃止。外台秘要。**霍乱转筋**身冷，心下微温者。朱砂研二两，蜡三两，和丸著火笼中熏之，周围厚覆，勿令烟泄。兼床下着火，令腹微暖，良久当汗出而苏。外台秘要。**辟瘴正阳**丹砂三两，水飞。每服半錢，温蜜湯下。圣[一]济录。**伤寒发汗**外台秘要：治伤寒时气温疫，头痛壮热脉盛，始得一二日者。取眞丹一两，水一斗，煮一升，

[一] 圣：原作「普」。按圣济总录卷三十七有此方，名丹砂散，因据改。

顿服，覆被取汗。忌生血物。肘后：用真丹末酒调，遍身涂之，向火坐，得汗愈。**辟禳温疫**上品朱砂一两，细研，蜜和丸麻子大。常以太岁日平旦，一家大小勿食诸物，向东各吞三七丸，勿令近齿，永无温疫。外台。**诸般吐血**朱砂、蛤粉等分，为末。酒服二钱。又方：丹砂半两，金箔四片，蚯蚓三条，同研，丸小豆大。每冷酒下二丸。圣济录。**妊妇胎动**朱砂末一钱，和鸡子白三枚，搅匀顿服。胎死即出，未死即安。普济方。**子死腹中**不出。朱砂一两，水煮数沸，为末。酒服立出。十全博救方。**目生障翳**生辰砂一块，日日擦之，自退。王居云病此，用之如故。普济方。**目膜瘜肉**丹砂一两，五月五日研匀，铜器中以水浆一盏，腊水一盏，浸七日，暴干，铜刀刮下，再研瓶收。每点少许眦上。圣济录。**目生弩肉**及珠管。真丹、贝母等分，为末。点注，日三、四度。肘后方。**面上皯黯**鸡子一枚去黄，朱砂末一两，入鸡子内封固，入白伏雌下，抱至雏出，取涂面即去。不过五度，面白如玉。此乃陈朝张贵妃常用方，出西王母枕中方。外台秘要。**沙蜂叮螫**朱砂末，水涂之。摘玄方。**木蛭疮毒**南方多雨，有物曰木蛭，大类鼻涕，生于古木之上，闻人气则闪闪而动。人过其下，堕人体间，即立成疮，久则遍体。惟以朱砂、麝香涂之，即愈。张杲医说。**产后舌出**不收。丹砂傅之，暗掷盆盎作堕地声惊之，即自收。集简方。

水银本经中品

【释名】汞别录**澒**汞同。**灵液**纲目**姹女**药性。〔时珍曰〕其状如水似银，故名水银。澒者，流动貌。方术家以水银和牛、羊、豕三脂杵成膏，以通草为炷，照于有金宝处，即知金银铜铁铅玉龟蛇妖怪，故谓之灵液。〔颂曰〕广雅：水银谓之澒。丹灶家名汞，其字亦通用尔。

【集解】〔别录曰〕水银生符陵平土，出于丹砂。〔弘景曰〕今水银有生熟。此云生符陵平土者，是出朱砂腹中，亦有别出沙地者，青白色，最胜。出于丹砂者，是今烧粗末朱砂所得，色小白浊，不及生者。甚能消化金银，使成泥，人以镀物是也。烧时飞着釜上灰，名汞粉，俗呼为水银灰，最能去虱〔一〕。〔恭曰〕水银出于朱砂，皆因热气，未闻朱砂腹中

〔一〕虱：原作「风」，今据政和本草卷四水银条改。

自出之者。火烧飞取，人皆解法。南人蒸取之，得水银虽少，而朱砂不损，但色少变黑尔。〔颂曰〕今出秦州、商州、道州、邵武军，而秦州乃来自西羌界。经云出于丹砂者，乃是山石中采粗次朱砂，作炉置砂于中，下承以水，上覆以盆，器外加火煅养，则烟飞于上，水银溜于下，其色小白浊。陶氏言别出沙地者青白色，今不闻有此。西羌人亦云如此烧取，但其山中所生极多，至于一山自拆裂，人采得砂石，皆大块如升斗，碎之乃可烧煅，故西来水银极多于南方者。又取草汞法：用细叶马齿苋干之，十斤得水银八两或十两。先以槐木槌之，向日东作架晒之，三、二日即干。如经年久，烧存性，盛入瓦甕内，封口，埋土坑中四十九日，取出自成矣。〔时珍曰〕汞出于砂为真汞。雷斅言有草汞。陶弘景言有沙地汞。淮南子言弱土之气生白礜石，礜石生白澒。苏颂言陶说者不闻有之。按陈霆墨谈云：拂林国当日没之处，地有水银海，周围四五十里。国人取之，近海十里许掘坑井数十，乃使健夫骏马，皆贴金箔，行近海边。日照金光晃耀，则水银滚沸如潮而来，其势若粘裹。其人即回马疾驰，水银随赶。若行缓，则人马俱扑灭也。人马行速，则水银势远力微，遇坑堑而溜积于中。然后取之，用香草同煎，则成花银，此与中国所产不同。按此说似与陶氏沙地所出相合；又与陈藏器言人服水银病拘挛，但炙金物熨之，则水银必出蚀金之说相符。盖外番多丹砂，其液自流为水银，不独炼砂取出，信矣。胡演丹药秘诀云：取砂汞法：用瓷瓶盛朱砂，不拘多少，以纸封口，香湯煮一伏时，取入水火鼎内，炭塞口，铁盘盖定。凿地一孔，放碗一个盛水，连盘覆鼎于碗上，盐泥固缝，周围加火煅之，待冷取出，汞自流入碗矣。邕州溪峒烧取极易，以百两为一铫，铫之制似猪脬，外糊厚纸数重，贮之即不走漏。若撒失在地，但以川椒末或茶末收之，或以真金及鍮石引之即上。〔嘉谟曰〕取去汞之砂壳，名天流，可点化。

【修治】〔斅曰〕凡使勿用草汞并旧朱漆中者，经别药制过者，在尸中过者，半生半死者。其朱砂中水银色微红，收得后用葫芦贮之，免遗失。若先以紫背天葵并夜交藤自然汁二味同煮一伏时，其毒自退。若修十两，二汁各〔一〕七镒。

【气味】辛，寒，有毒。〔权曰〕有大毒。〔大明曰〕无毒。〔之才曰〕畏慈石、砒霜。〔宗奭曰〕水银得铅则凝，得硫则结，并枣肉研则散，别法煅为腻粉、粉霜，唾研之死虱，铜得之则明，灌尸中则后腐，以金银铜铁置其上则浮，得紫河车则伏，得川椒则收。可以勾金，可为〔二〕涌泉匮，盖借死水银之气也。〔土宿真君曰〕荷叶、松叶、松脂、谷精草、萱草、金星草、瓦松、夏枯草、忍冬、莨菪子、雁来红、马蹄香、独脚莲、水慈姑，皆能制汞。

〔一〕各：原作「合」，今据政和本草卷四水银条改。

〔二〕为：原作「以」，今据政和本草卷四水银条改，与丹房鏡源金银篇合。

【主治】疥〔一〕瘘痂疡白秃，杀皮肤中虱，堕胎除热，杀金银铜锡毒。熔化还复为丹，久服神仙不死。本经 以傅男子阴，阴消无气。别录 利水道，去热毒。藏器 主天行热疾，除风，安神镇心，治恶疮瘑疥，杀虫，催生，下死胎。大明 治小儿惊热涎潮。宗奭 镇坠痰逆，呕吐反胃。时珍

【发明】〔弘景曰〕还复为丹，事出仙经。酒和日暴，服之长生。〔权曰〕水银有大毒，朱砂中液也。乃还丹之元母，神仙不死之药，能伏炼五金为泥。〔抱朴子曰〕丹砂烧之成水银，积变又还成丹砂，其去凡草木远矣，故能令人长生。金汞在九窍，则死人为之不朽，况服食乎？〔藏器曰〕水银入耳，能食人脑至尽；入肉令百节挛缩，倒阴绝阳。人患疮疥，多以水银涂之，性滑重，直入肉，宜谨之。头疮切不可用，恐入经络，必缓筋骨，百药不治也。〔宗奭曰〕水银入药，虽各有法，极须审谨，有毒故也。妇人多服绝娠。今有水银烧成丹砂，医人不晓误用，不可不谨。唐韩愈云：太学士李于〔二〕遇方士柳泌〔三〕，能烧水银为不死药。以铅满一鼎，按中为空，实以水银，盖封四际，烧为丹砂。服之下血，四年病益急，乃死。余不知服食说自何世起，杀人不可计，而世慕尚之益至，此其惑也。在文书所记及〔四〕耳闻者不说。今直取目见，亲与之游，而以药败者六、七公，以为世诫。工部尚书归登，自说服水银得病，有若烧铁杖自颠贯其下，摧而为火，射窍节以出，狂痛呼号泣〔五〕绝。其裀席得水银，发且止，唾血十数年以毙。殿中御史李虚中，疽发其背死。刑部尚书李逊谓余曰：我为药误。遂死。刑部侍郎李建，一旦无病死。工部尚书孟简，邀我于万〔六〕州，屏人曰：我得秘药，不可独不死。今遗子一器，可用枣肉为丸服之。别一年而病。后有人至，讯之，曰：前所服药误，方且下之，下则平矣。病二岁卒。东川节度御史大夫卢坦，溺血，肉痛不可忍，乞死。金吾将军李道古，以柳泌得罪，食泌药，五十死海上。此皆可为戒者也。蕲不死乃

〔一〕疥：原作「疹」，今据大观、政和本草卷四及千金翼卷二水银条改。
〔二〕于：昌黎先生集卷三十四故太学博士李君墓志铭同。注云：「一本作干」。政和本草及本草衍义卷五水银条正作「干」。
〔三〕泌：昌黎先生集李君墓志铭同。注云：「或作贲」。政和本草及本草衍义正作「贲」。
〔四〕及：原脱，今据政和本草卷四及本草衍义卷五水银条补与昌黎先生集李君墓志铭合。
〔五〕泣：政和本草、本草衍义及昌黎先生集均作「乞」。
〔六〕万：政和本草及本草衍义同，昌黎先生集作「萧」。

速得死，谓之智，可不可也？五谷三牲，盐醢果蔬，人所常御。人相厚勉，必曰强食。今惑者皆曰：五谷令人夭，三牲皆杀人，当务减节。一箧之〔一〕馔，禁忌十之二三。不信常道而务鬼怪，临死乃悔。后之好者又曰：彼死者皆不得其道也，我则不然。始动曰：药动故病，病去药行，乃不死矣。及且死又悔。呜呼！可哀也已。〔时珍曰〕水银乃至阴之精，禀沉着之性。得凡火煅炼，则飞腾灵变；得人气熏蒸，则入骨钻筋，绝阳蚀脑。阴毒之物无似之者。而大明言其无毒，本经言其久服神仙，甄权言其还丹元母，抱朴子以为长生之药。六朝以下贪生者服食，致成废笃而丧厥躯，不知若干人矣。方士固不足道，本草其可妄言哉？水银但不可服食尔，而其治病之功，不可掩也。同黑铅结砂，则镇坠痰涎；同硫黄结砂，则拯救危病。此乃应变之兵，在用者能得肯綮而执其枢机焉。余见铅白霜及灵砂下。

【附方】旧五，新二十四。**初生不乳**咽中有噤物如麻豆许。用水银米粒大与之，下咽即愈。圣惠方。**小儿痫疾**能压一切热。水银小豆许，安盏中，沉汤内煮一食顷，与服。勿仰儿头，恐入脑也。圣济方。**急惊坠涎**水银半两，生南星一两，麝香半分，为末，入石脑油同捣，和丸绿豆大。每服一丸，薄荷汤下。**失心风疾**水银一两，藕节八个，研成砂子，丸如芡子大。每服二丸，磨刀水下，一二服。经验方。**精魅鬼病**水银一两，浆水一升，炭火煎减三分。取水银一豆许，神符裹吞之，晚又服，一、二日止。广济方。**反胃吐食**水不能停。黑铅、水银各一钱半，结砂，舶硫黄五钱，官桂一钱，为末。每服六钱，一半米汤，一半自然姜汁，调作一处服。圣济录。**消渴烦热**水银一两，铅一两，结砂，皂荚一挺酥炙，麝香一钱，为末。每服半钱，白汤下。圣济录。**胆热衄衊**血上妄行。水银、朱砂、麝香等分，为末。每服半钱，新汲水下。宣明方。**血汗不止**方同上。**妊妇胎动**母欲死，子尚在，以此下之。水银、朱砂各半两，研膏。以牛膝半两，水五大盏，煎汁，入蜜调服半匙。圣惠方。**妇人难产**水银二两〔二〕，先煮后服，立出。梅师方。**胎死腹中**其母欲死。水银二两吞之，立出。梅师方。**妇人断产**水银以麻油煎一日，空心服枣大一丸，永断，不损人。妇人良方。**解金银毒**水银一两，服之即出。千金方。**误吞金银**及环子钗子。以汞半两吞

〔一〕之：原和「一」，今据昌黎先生集李君墓志铭改。

〔二〕二两：按水银剧毒，分量又大，务须审慎，不可妄用。下数方同。

之，再服即出。　圣惠方。**百虫入耳**水银豆许，倾入耳中，以耳向下，击铜物数声即出。能食人脑，非急切勿用。　圣济录。**头上生虱**水银和蜡烛油揩之，一夜皆死。　摘玄方。**腋下胡臭**水银、胡粉等分，以面脂和，频掺之。　千金方。**少年面疱**水银、胡粉等分，研，腊猪脂和。夜涂旦拭，勿见水，三度瘥。　肘后方。**老小口疮**水银一分，黄连六分，水二升，煮五合。含之，日十次。　普济方。**白癜风痒**水银数拭之，即消。　千金方。**虫癣瘙痒**水银、胡粉等分，研傅。　又水银、芜荑，和酥傅之。　外台秘要。**痔虫作痒**水银、枣膏各二两同研，绵裹纳下部，明日虫出。　梅师方。**恶肉毒疮**一女年十四，腕软处生物如黄豆大，半在肉中，红紫色，痛甚，诸药不效。一方士以水银四两，白纸二张揉熟，蘸银擦之，三日自落而愈。　李楼怪证方。**一切恶疮**水银、黄连、胡粉熬黄，各一两，研匀傅之，干则以唾调。　肘后方。**杨梅毒疮**水银、黑铅各一錢结砂，黄丹一錢，乳香、没药各五分，为末。以纸卷作小捻，染油点灯，日照疮三次，七日见效。　方广附余：用水银、黑铅结砂、银朱各二錢，白花蛇一錢，为末，作纸捻七条。头日用三条，自后日用一条，香油点灯于炉中，放被内熏之，勿透风。头上有疮，连头盖之。　一方：水银一錢二分，黑铅、白锡各八分，共结砂，黄丹四分，朱砂六分，为末，分作十二纸捻，以香油浸灯盏内，点于小桶中。以被围病人坐之，以鼻细细吸烟，三日后口出恶物为效。**痘后生翳**水银一錢，虢丹五錢，研作六丸，坩锅糊定，火煅一日取出，薄绵裹之。左翳塞右耳，右翳塞左耳，自然坠下。　危氏方。

水银粉宋嘉祐

【释名】汞粉　**轻粉**拾遗　**峭粉**日华　**腻粉**〔时珍曰〕轻言其质，峭言其状，腻言其性。昔萧史与秦穆公炼飞云丹，第一转乃轻粉，即此。

【修治】〔时珍曰〕升炼轻粉法：用水银一两，白矾二两，食盐一两，同研不见星，铺于铁器内，以小乌盆覆之。筛灶灰，盐水和，封固盆口。以炭打二炷香取开，则粉升于盆上矣。其白如雪，轻盈可爱。一两汞，可升粉八錢。又法：水银一两，皂矾七錢，白盐五錢，同研，如上升炼。又法：先以皂矾四两，盐一两，焰消五錢，共炒黄为曲。水银一两，又曲二两，白矾二錢，研匀，如上升炼。海客论云：诸矾不与水银相合，而绿矾和盐能制水银成粉，何也？盖水银者金之魂魄，绿矾者铁之精华，二气同根，是以暂制成粉。无盐则色不白。

【气味】辛，冷，无毒。〔大明曰〕畏慈石、石黄，忌一切血，本出于丹砂故也。〔时珍曰〕温燥有毒，升也，浮也。黄连、土茯苓、陈酱、黑铅、铁浆，可制其毒。

【主治】通大肠，转小儿疳并〔一〕瘰疬，杀疮疥癣虫，及鼻上酒齇，风疮瘙痒。藏器　**治痰涎积滞，水肿鼓胀，毒疮。**时珍

【发明】〔宗奭曰〕水银粉下膈涎，并小儿涎潮瘛疭药多用。然不可常服及过多，多则损人。若兼惊则危，须审之。盖惊为心气不足，不可下。下之里虚，惊气入心，不可治。其人本虚，更须禁此，慎之至也。〔刘完素曰〕银粉能伤牙齿。盖上下齿龈属手足阳明之经，毒气感于肠胃，而精神气血水谷既不胜其毒，则毒即循经上行，而至齿龈嫩薄之分为害〔二〕也。〔时珍曰〕水银乃至阴毒物，因火煅丹砂而出，加以盐、矾炼而为轻粉，加以硫黄升而为银朱，轻飞灵变，化纯阴为燥烈。其性走而不守，善劫痰涎，消积滞。故水肿风痰湿热毒疮被劫，涎从齿龈而出，邪郁为之暂开，而疾因之亦愈。若服之过剂，或不得法，则毒气被蒸，窜入经络筋骨，莫之能出。痰涎既去，血液耗亡，筋失所养，营卫不从。变为筋挛骨痛，发为痈肿疳漏，或手足皲裂，虫癣顽痹，经年累月，遂成废痼，其害无穷。观丹客升炼水银轻粉，鼎器稍失固济，铁石撼透，况人之筋骨皮肉乎？陈文中言轻粉下痰而损心气，小儿不可轻用，伤脾败阳，必变他证，初生尤宜慎之；而演山氏谓小儿在胎，受母饮食热毒之气，畜在胸膈，故生下个个发惊，宜三日之内与黄连去热，腻粉散毒，又与人参朱砂蜜湯解清心肺，积毒既化，儿可免此患。二说不同，各有所见：一谓无胎毒者，不可轻服；一谓有胎毒者，宜预解之。用者宜审。

【附方】旧三，新三十一〔三〕。**小儿初生**浴湯中入盐少许，拭干，以腻粉少许摩其身，既不畏风，又散诸气。全幼心鉴。**初生锁肚**证由胎中热毒，结于肛门，儿生之后，闭而不通三日者。急令妇人咂儿前后心手足心并脐七处，四、五

〔一〕并：原作痹，今据大观、政和本草卷四水银粉条改。
〔二〕害：原作「审」，今从张本改。
〔三〕一：原作「二」，今按下新附方数改。

次。以轻粉半錢，蜜少许，温水化开，时时与少许，以通为度。　全幼心鉴。小儿涎喘服药不退者。用无雄鸡子一个取清，入轻粉抄十錢拌和，银器盛，置湯瓶上蒸熟。三岁儿尽食，当吐痰或泄而愈。气实者乃可用。　演山活幼口议。幼儿哯乳不止，服此立效。膩粉一錢，盐豉七粒，去皮研匀，丸麻子大。每服三丸，藿香湯下。　活幼口议。小儿吃泥及䑋肚。用膩粉一分，沙糖和丸麻子大。空心米饮下一丸，良久泄出泥土，瘥。　经验方〔一〕。大小便闭胀闷欲死，二三日则杀人。膩粉一錢，生麻油一合，相和，空心服。　圣惠方。大便壅结膩粉半錢，沙糖一弹丸，研丸梧子大。每服五丸，临卧温水下。　又方：膩粉二錢，黄丹一錢，为末。每米饮服一錢。　普济方。血痢腹痛膩粉五錢，定粉三錢，同研，水浸蒸饼心少许，和丸绿豆大。每服七丸或十丸。艾一枚，水一盏，煎湯下。　秘宝方。消中嗜食多因外伤瘅〔二〕热，内积忧思，啖食咸物及面，致脾胃干燥，饮食倍常，不生肌肉，大便反坚，小便无度。轻粉一錢为末，姜汁拌匀，长流水下，齿浮是效，后服〔三〕猪肚丸补之。　危氏得效方。一切虚风不二散：用膩粉一两，湯煎五度如麻〔四〕脚，慢火焙干，麝香半两，细研。每服一字，温水调下。　孙用和秘宝方。水气肿满汞粉一錢，乌鸡子去黄，盛粉，蒸饼包，蒸熟取出，苦葶苈炒一錢，同蒸饼杵丸绿豆大。每车前湯下三、五丸，日三服，神效。　医垒元戎。痘疮生翳轻粉、黄丹等分，为末。左目患吹右耳，右目吹左耳，即退。　王氏痘疹方。女人面脂太眞红玉膏：轻粉、滑石、杏仁去皮等分，为末，蒸过，入脑、麝少许，以鸡子清调匀，洗面毕傅之。旬日后，色如红玉。　闺阁事宜。抓破面皮生姜自然汁调轻粉末搽之，更无痕迹。　救急方。牙齿疼痛轻粉一錢，大蒜一瓣，杵饼，安膈骨前陷中。先以铜錢隔了，用蚬壳盖定扎住，一宿愈。左疼安右，右疼安左。　摘玄方。风虫牙疳脓血有虫。轻粉一錢，黄连一两，为末掺之。　普济方。小儿

〔一〕方：原作「也」，今据政和本草卷四水银粉条附方改。
〔二〕瘅：原作「脾」，今据危氏得效方卷七姜粉散改。
〔三〕后服：危氏得效方卷七姜粉散，此下有「附子」。
〔四〕麻：大观本草卷四水银粉条亦作「麻」，但政和本草作「茶」。

耳烂轻粉、枣子灰等分，研，油调傅。摘玄方。**底耳肿痛**汁水不绝。轻粉一錢，麝香一分，为末掺之。简便方。**烂弦风眼**腻粉末，口津和，点大眦，日二、三次。圣惠方。**小儿头疮**葱汁调腻粉涂之。又方：鸡子黄炒出油，入麻油及腻粉末，傅之。集简方。**小儿生癣**猪脂和轻粉抹之。直指方。**牛皮恶癣**五更食炙牛肉一片，少刻以轻粉半錢，温酒调下。直指方。**杨梅疮癣**岭南卫生方：用汞粉、大风子肉等分，为末，涂之即愈。医方摘玄：用轻粉二錢，杏仁四十二个去皮，洗疮拭干搽之，不过三次即愈。干则以鹅胆汁调。**杨梅毒疮**医学统旨：用轻粉一錢，雄黄、丹砂各二錢半，槐花炒、龟版炙各一两，为末，糊丸梧子大。每服一錢，冷茶下，日二服，七日愈。杨诚经验方：用轻粉、胡桃仁、槐花炒研、红枣肉各二錢，捣丸。分作三服，初日鸡汤下，二日酒下，三日茶下，三日服尽，五日疮干，七日痂落。一方：用豮猪肾一对，去膜批开，各掺轻粉一錢扎定，麻油二两炸熟。顿食，不破口肿牙。仍服金银花药。一方：用大鸡卵一个，去黄留白，入轻粉一錢搅匀，纸糊饭上蒸熟食。**下疳阴疮**轻粉末干掺之，即结靨而愈。万表积善堂方。**臁疮不合**以齑汁温洗拭干，用葱汁调轻粉傅之。一方：轻粉五分，黄蜡一两，以粉掺纸上，以蜡铺之。缚在疮上，黄水出即愈。永类方。**痈疽恶疮**杨梅诸疮。水银一两，朱砂、雄黄各二錢半，白矾、绿矾各二两半，研匀罐盛，灯盏盖定，盐泥固济，文武火炼，升罐口扫收。每以三錢，入乳香、没药各五分，洒太乙膏上贴之，绝效，名曰五宝霜。

粉霜 纲目

【释名】水银霜　白雪纲目 **白灵砂**〔时珍曰〕以汞粉转升成霜，故曰粉霜。抱朴子云：白雪，粉霜也。以海卤为匮，盖以土鼎。勿泄精华，七日乃成。要足阳气，不为阴侵。惟姜、藕、地丁、河车可以炼之点化。在仙为玄壶，在人为精原，在丹为木精，在造化为白雪，在天为甘露。

【修治】〔时珍曰〕升炼法：用真汞粉一两，入瓦罐内令匀。以灯盏仰盖罐口，盐泥涂缝。先以小炭火铺罐底四围，以水湿纸不住手在灯盏内擦，勿令间断。逐渐加火，至罐颈住火。冷定取出，即成霜如白蜡。按外台秘要载古方崔氏造水银霜法云：用水银十两，石硫黄十两，各以一铛熬之。良久银热黄消，急倾入一铛，少缓即不相入，仍急搅之。良久硫成灰，银不见，乃下伏龙肝末十两，盐末一两，搅之。别以盐末铺铛底一分，入药在上，又以盐末盖面一分，以瓦盆覆之，盐土和泥涂縫，炭火煅一伏时，先文后武，开盆刷下，凡一转。后分旧土为四分，以一分和霜，入盐末二两，如前法飞之讫。又以土一分，盐末二两，和飞如前，凡四转。土尽更用新土，如此七转，乃成霜用之。此法后人罕知，故附于此云。

【气味】辛，温，有毒。〔时珍曰〕畏荞麦秆灰、硫黄。

【主治】下痰涎，消积滞，利水，与轻粉同功。时珍

【发明】〔元素曰〕粉霜、轻粉，亦能洁净府，去膀胱中垢腻，既毒而损齿，宜少用之。〔时珍曰〕其功过与轻粉同。

【附方】新六。**小儿急惊**搐搦涎盛。粉霜二錢，白牵牛炒、轻粉各一錢，为末。每服一字，薄荷湯下，吐涎为效。全婴方。**小儿躁渴**粉霜一字，大儿半錢，莲花湯调下。冬月用莲肉。保幼大全。**风热惊狂**神白丹：治伤寒积热，及风生惊搐，或如狂病，诸药不效。粉霜一两，以白面六錢，和作饼子，炙熟同研，轻粉半两，铅白霜二錢半，为末，滴水丸梧子大。每服十丸至十五丸，米饮下。宣明方。**瘢疹生翳**粉霜八分，朱砂一錢，为末。水调少许，倾入耳内。鸿飞集。**腋下胡臭**粉霜、水银等分，以面脂和涂之。圣济录。**杨梅恶疮**粉霜一味搽之。集简方。

银朱纲目

【释名】猩红　紫粉霜〔时珍曰〕昔人谓水银出于丹砂，熔化还复为朱者，即此也。名亦〔一〕由此。

【集解】〔时珍曰〕胡演丹药秘诀云：升炼银朱，用石亭脂二斤，新锅内熔化，次下水银一斤，炒作青砂头，炒不见星。研末罐盛，石版盖住，铁线缚定，盐泥固济，大火煅之。待冷取出，贴罐者为银朱，贴口者为丹砂。今人多以黄丹及矾红杂之，其色黃黯，宜辨之。眞者谓之水华朱。每水银一斤，烧朱一十四两八分，次朱三两五錢。

【气味】辛，温，有毒。

【主治】破积滞，劫痰涎，散结胸，疗疥癣恶疮，杀虫及虱，功同粉霜。时珍

〔一〕名亦：原作「亦名」，倒之文理较顺。

【发明】〔时珍曰〕银朱乃硫黄同汞升炼而成，其性燥烈，亦能烂龈挛筋，其功过与轻粉同也。今厨人往往以之染色供馔，宜去之。

【附方】新二十〔一〕。**小儿内钓**多啼。银朱半錢，乳香、煨蒜各一錢，为末，研丸黍米大。半岁五丸，薄荷湯下。心鉴。**男女阴毒**银朱、轻粉各一錢，用五日独蒜一枚，捣和作饼。贴手心，男左女右，两手合定，放阴下，顷间气回，汗出即愈。但口中微有气，即活。唐瑶经验方。**痰气结胸**鶴顶丹：不问阴阳虚实，炒过陷胸、泻心等药。用银朱半两，明矾一两，同碾。以熨斗盛火，瓦盏盛药，熔化，急刮搓丸。每服一錢，眞茶入姜汁少许服之。心上隐隐有声，结胸自散。不动脏腑，不伤眞气，明矾化痰，银朱破积，故也。曾世荣活幼全书。**正水肿病**大便利者。银朱半两，硫黄煅四两，为末，面糊丸梧子大。每饮下三十丸。普济方。**咽喉疼痛**银朱、海螵蛸末等分，吹之取涎。救急方。**火焰丹毒**银朱调鸡子清涂之。李楼怪症方。**汤火灼伤**银朱研细，菜油调傅，二次愈。多能鄙事。**疽疮发背**银朱、白矾等分，煎湯溫洗，却用桑柴火远远炙之，日三次，甚效。救急方。**鱼脐丁疮**四面赤，中央黑。银朱，水和丸。每服一丸，溫酒下，名走马丹。普济方。**杨梅毒疮**银朱、官〔二〕香等分，为末，以纸卷作捻，点灯置桶中。以鼻吸烟，一日一作，七日愈。又方：银朱二錢，孩儿茶一錢，龙挂香一錢，皂角子一錢，为末。如上法用。又方：银朱、轻粉各一錢，黄蜡、清油各一两，化开和收。以油纸摊贴，疮痂自脱也。**筋骨疼痛**猩红三錢，枯矾四錢，为末，作三纸捻。每旦以一捻蘸油点火熏脐，被覆卧之，取汗。纂要奇方。**日久顽疮**不收者。银朱一錢，千年地下石灰五分，松香五錢，香油一两，为末。化摊纸上贴之。应急良方。**臁疮不敛**方同上。**血风臁疮**生脚股上，乃湿毒成风也。黄蜡一两溶化，入银朱一两，搅摊纸上，刺孔贴之。简便方。**黄水湿疮**银朱、盐梅和捣傅之。集玄方。**癣疮有虫**银朱、牛骨髓，桐油调搽。医方摘要。**头上生虱**银朱浸醋，日日梳头。包银朱纸，以碗覆烧之，茶清洗下烟子揉之。包头一夜，至旦虱尽死。积德堂方。

〔一〕二十：原作「十二」，今按下新附方数改。

〔二〕官：本书卷四诸疮门杨梅疮段银朱项作「宫」。

灵砂 证类

【释名】二气砂〔慎微曰〕茅亭客话载，以灵砂饵胡孙、鹦鹉、鼠、犬等，变其心，辄会人言，丹之通为灵者。〔时珍曰〕此以至阳勾至阴，脱阴反阳，故曰灵砂。

【修治】〔慎微曰〕灵砂，用水银一两，硫黄六铢，细研炒作青砂头，后入水火既济炉，抽之如束针纹者，成就也。

〔时珍曰〕按胡演丹药秘诀云：升灵砂法：用新锅安逍遥炉上，蜜揩锅底，文火下烧，入硫黄二两熔化，投水银半斤，以铁匙急搅，作青砂头。如有焰起，喷醋解之。待汞不见星，取出细研，盛入水火鼎内，盐泥固济，下以自然火升之，干水十二盏为度，取出如束针纹者，成矣。庚辛玉册云：灵砂者，至神之物也。硫汞制而成形，谓之丹基。夺天地造化之功，窃阴阳不测之妙。可以变化五行，炼成九还。其未升鼎者，谓之青金丹头；已升鼎者，乃曰灵砂。灵砂有三：以一伏时周天火而成者，谓之金鼎灵砂；以九度抽添用周天火而成者，谓之九转灵砂；以地数三十日炒炼而成者，谓之医家老火灵砂。并宜桑灰淋醋煮伏过用，乃良。

【气味】甘，温，无毒。

【主治】五脏百病，养神安魂魄，益气明目，通血脉，止烦满，益精神，杀精魅恶鬼气。久服通神明不老，轻身神仙，令人心灵。慎微 主上盛下虚，痰涎壅盛，头旋吐逆，霍乱反胃，心腹冷痛，升降阴阳，既济水火，调和五脏，辅助元气。研末，糯糊为丸，枣汤服，最能镇坠，神丹也。时珍

【发明】〔时珍曰〕硫黄，阳精也；水银，阴精也。以之相配夫妇之道，纯阴纯阳二体合璧。故能夺造化之妙，而升降阴阳，既济水火，为扶危拯急之神丹，但不可久服尔。苏东坡言：此药治久患反胃，及一切吐逆，小儿惊吐，其效如神，有配合阴阳之妙故也。时珍常以阴阳水送之，尤妙。

【附方】新七。**伏热吐泻** 阴阳丸：用硫黄半两，水银一錢，研黑〔一〕，姜汁糊丸小豆大。三岁三丸，冷水下；大

〔一〕黑：原作「墨」。按小儿药证直诀卷下二气散用药与此方同。彼云：「研不见星，如黑煤色为度。」因据改。

人三、四十丸。郑氏小儿方。**诸般吐逆**方同上。**霍乱吐逆**不问虚实冷热。二气散，一名青金丹：用水银、硫黄等分〔一〕，研不见星。每服一字至半钱，生姜汤调下〔二〕。钱氏小儿方。**脾疼反胃**灵砂一两，蚌粉一两，同炒赤，丁香、胡椒各四十九粒，为末，自然姜汁煮，半夏粉糊丸梧子大。每姜汤下二十丸。普济方。**冷气心痛**灵砂三分，五灵脂一分，为末，稀糊丸麻子大。每服二十丸，食前石菖蒲、生姜汤下。直指方。**九窍出血**因暴惊而得，其脉虚者。灵砂三十粒，人参汤下，三服愈。此证不可错认作血得热则流，妄用凉药误事。杨仁斋直指方。**养正丹**又名交泰丹，乃宝林眞人谷伯阳方也。却邪辅正，助阳接眞。治元气亏虚，阴邪交蕩，上盛下虚，气不升降，呼吸不足，头旋气短，心怯惊悸，虚烦狂言，盗汗，腹痛腰痛，反胃吐食，霍乱转筋，咳逆。又治中风涎潮，不省人事，阳气欲脱，四肢厥冷。伤寒阴盛自汗，唇青脉沉。妇人产后月候不匀，带下腹痛。用黑盏一只，入黑铅熔〔三〕汁，次下水银，次下朱砂末，炒不见星，少顷乃下硫黄末，急搅。有焰，酒醋解〔四〕之。取出研末，糯粉煮糊丸绿豆大。每服二十丸，盐汤下。四味皆等分。此药升降阴阳，既济心肾，神效不可具述。和济局方。

雄黄 本经中品

【释名】黄金〔五〕**石**本经 **石黄**唐本 **熏黄**〔普曰〕雄黄生山之阳，是丹之雄，所以名雄黄也。〔恭曰〕出石门者名石黄，亦是雄黄，而通名黄金石，石门者为劣尔。恶者名熏黄，止用熏疮疥，故名之。〔藏器曰〕今人敲取石黄中精明者为雄黄，外黑者为熏黄。雄黄烧之不臭，熏黄烧之则臭，以此分别。〔权曰〕雄黄，金之苗也。故南方近金坑〔六〕

〔一〕等分：小儿药证直诀二气散，硫黄用「半两」，水银用「二钱半」。
〔二〕调下：小儿药证直诀二气散，此下有「或同炒结砂为圆。」张山雷笺正云：「生汞入药，究嫌不妥，宜以二物同炒结砂。」
〔三〕熔：原作「溶」，今据局方卷五养正丹改。
〔四〕酒醋解：局方卷五养正丹作「以醋洒」。
〔五〕金：按大观、政和本草卷四及千金翼卷二雄黄条均作「食」。下同。
〔六〕坑：原脱，今据政和本草卷四雄黄条补。

治〔一〕处时有之，但不及西来者眞好尔。〔宗奭曰〕非金苗也。有金窟处无雄黃。〔时珍曰〕雄黃入点化黃金用，故名黃金石，非金苗也。

【集解】〔别录曰〕雄黃生武都山谷、敦煌山之阳，采无时。〔弘景曰〕武都，氐羌也，是为仇池。宕昌亦有之，小劣。敦煌在凉州西数千里，近来纷扰，皆用石门、始兴石黃之好者耳。凉州黃好者作鸡冠色，不臭而坚实。其黯黑及虚软者，不好也。〔恭曰〕宕昌、武都者为佳，块方数寸，明澈如鸡冠，或以为枕，服之辟恶。其青黑坚者，不入药用。贞观年中，以宕州新出有得方数尺者，但重脆不可全致之耳。〔禹锡曰〕水经注云：黃水出零陵县，西北连巫山，溪出雄黃，颇有神异。常以冬月祭祀，凿石深数丈，方采得之，故溪水取名焉。又抱朴子云：雄黃当得武都山中出者，纯而无杂，其赤如鸡冠，光明晔晔者，乃可用。其但纯黃似雌黃色无光者，不任作仙药，可合理病药耳。〔颂曰〕今阶州即古武都山中有之。形块如丹砂，明澈不夹石，其色如鸡冠者眞。有青黑色而坚者名熏黃，有形色似眞而气臭者名臭黃，并不入服食，只可疗疮疥。其臭以醋洗之便去，足以乱眞，尤宜辨。又阶州接西戎界，出一种水窟雄黃，生于山岩中有水流处。其石名青烟石、白鲜石。雄黃出其中，其块大者如胡桃，小者如粟豆，上有孔窍，其色深红而微紫，体极轻虚而功用更胜，丹灶家尤贵重之。〔时珍曰〕武都水窟雄黃，北人以充丹砂，但研细色带黃耳。丹房镜源云：雄黃千年化为黃金。武都者上，西番次之。铁色者上，鸡冠次之。以沉水银脚铁末上拭了，旋有黃衣生者为眞。一云：验之可以熁虫死者为眞，细嚼口中含湯不臭辣者次之。〔敩曰〕凡使勿用臭黃，气臭；黑鸡〔二〕黃，色如乌鸡头；夹腻黃，一重黃，一重石，并不堪用。眞雄黃，似鹧鸪鸟肝色者为上。

【修治】〔敩曰〕每雄黃三两，以甘草、紫背天葵、地胆、碧棱花各五两，细剉，东流水入坩锅中，煮三伏时，漉出，捣如粉，水飞澄去黑者，晒干再研用。其内有劫铁石，又号赴矢黃，能劫于铁，并不入药用。〔思邈曰〕凡服食用武都雄黃，须油煎九日九夜，乃可入药；不尔有毒，愼勿生用。〔时珍曰〕一法：用米醋入萝卜汁煮干用良。〔抱朴子曰〕饵法：或以蒸煮，或以消石化为水，或以猪脂裹蒸之于赤土下，或以松脂和之，或以三物炼之，引之〔三〕如布，白如冰〔四〕。服之令

〔一〕治：原作「治」，今据政和本草卷四雄黃条改。

〔二〕鸡：原作「雄」，据改同上。

〔三〕引之：原脱，今据抱朴子内篇卷十一仙药篇及政和本草卷四雄黃条补。

〔四〕冰：原作「水」，今据抱朴子内篇卷十一仙药篇及政和本草卷四雄黃条改。

人长生，除百病，杀三虫。伏火者，可点铜成金，变银成金。

【气味】苦，平、寒，有毒。〔别录曰〕甘，大温。〔权曰〕辛，有大毒。〔大明曰〕微毒。〔土宿真君曰〕南星、地黄、萵苣、五加皮、紫河车、地榆、五叶藤、黄芩、白芷、当归、地锦、鹅肠草、鸡肠草、苦参、鹅不食草、圆桑、猬脂，皆可制雄黄。

【主治】寒热，鼠瘘恶疮，疽痔死肌，杀精物恶鬼邪气百虫毒，胜五兵。炼食之，轻身神仙。本经　疗疥虫䘌疮，目痛，鼻中瘜肉，及绝筋破骨，百节中大风，积聚癖气，中恶腹痛鬼疰，杀诸蛇虺毒，解藜芦毒，悦泽人面。饵服之者，皆飞入脑中，胜鬼神，延年益寿，保中不饥。得铜可作金。别录　主疥癣风邪，癫痫岚瘴，一切虫兽伤。大明　搜肝气，泻肝风，消涎积。好古　治疟疾寒热，伏暑泄痢，酒饮成癖，惊痫，头风眩运，化腹中瘀血，杀劳虫疳虫。时珍

【发明】〔权曰〕雄黄能杀百毒，辟百邪，杀蛊毒。人佩之，鬼神不敢近；入山林，虎狼伏；涉川水，毒物不敢伤。〔抱朴子曰〕带雄黄入山林，即不畏蛇。若蛇中人，以少许傅之，登时愈。吴楚之地，暑湿郁蒸，多毒虫及射工、沙虱之类，但以雄黄、大蒜等分，合捣一丸佩之。或已中者，涂之亦良。〔宗奭曰〕焚之，蛇皆远去。治蛇咬方，见五灵脂下。唐书云：甄立言究习方书，为太常丞。有尼年六十余，患心腹鼓胀，身体羸瘦，已二年。立言诊之，曰：腹内有虫，当是误食发而然。令饵雄黄一剂，须臾吐出一蛇，如拇指，无目，烧之犹有发气，乃愈。又明皇杂录云：有黄门奉使交广回。太医周顾曰：此人腹中有蛟龙。上惊问黄门有疾否？曰：臣驰马大庾岭，热困且渴，遂饮涧水，竟腹中坚痞如石。周遂以消石、雄黄煮服之。立吐一物，长数寸，大如指，视之鳞甲皆具。此皆杀蛊毒之验也。〔颂曰〕雄黄治疮疡尚矣。周礼：疡医，疗疡以五毒攻之。郑康成注云：今医方有五毒之药，作之，合黄堥，置石胆、丹砂、雄黄、礜[一]石、慈石其中，烧之三日三夜，其烟上着，鸡羽扫取以注疮，恶肉破骨则尽出也。杨亿笔记载：杨嵎少时，有疡生于颊，连齿辅车，外肿若覆瓯，内溃出脓血，痛楚难忍，百疗弥年不瘥。人令依郑法烧药注之，少顷，朽骨连牙溃出，遂愈，信古方攻病之速也。黄堥音武，即今有

〔一〕礜：原作「矾」，今据周礼天官疡医郑注及政和本草卷四雄黄条改。

盖瓦合也。〔时珍曰〕五毒药，范汪东阳方变为飞黄散，治缓疽恶疮，蚀恶肉。其法取瓦盆一个，安雌黄于中，丹砂居南，慈石居北，曾青居东，白石英居西，礬石居上，石膏次之，钟乳居下，雄黄覆之，云母布于下，各二两末。以一盆盖之，羊毛泥固济，作三隅灶，以陈苇烧一日，取其飞黄用之。夫雄黄乃治疮杀毒要药也，而入肝经气分，故肝风肝气、惊痫痰涎、头痛眩运、暑疟泄痢、积聚诸病，用之有殊功。又能化血为水。而方士乃炼治服饵，神异其说，被其毒者多矣。按洪迈夷坚志云：虞雍公允文感暑痢，连月不瘥。忽梦至一处，见一人如仙官，延之坐。壁间有药方，其辞云：暑毒在脾，湿气连脚；不泄则痢，不痢则疟。独炼雄黄，蒸饼和药；别作治疗，医家大错。公依方，用雄黄水飞九度，竹筒盛，蒸七次，研末，蒸饼和丸梧子大。每甘草湯下七丸，日三服，果愈。太平广记载成都刘无名服雄黄长生之说，方士言尔，不可信。

【附方】旧十四〔一〕，新三十八〔二〕。**卒中邪魔** 雄黄末吹鼻中。集验方。**鬼击成病** 血漏〔三〕腹中，烦满欲绝。雄黄粉酒服一刀圭，日三服，化血为水也。孙眞人千金方。**辟禳魘魔** 以雄黄带头上，或以枣许系左腋下，终身不魘。张文仲方。**家有邪气** 用眞雄黄三錢，水一碗，以东南桃枝咒洒满屋，则绝迹。勿令妇女见知。集简方。**女人病邪** 女人与邪物交通，独言独笑，悲思恍惚者。雄黄一两，松脂二两，溶化，以虎爪搅之，丸如弹子。夜烧于笼中，令女坐其上，以被蒙之，露头在外，不过三剂自断。仍以雄黄、人参、防风、五味子等分为末，每旦井水服方寸匕，取愈。肘后方。**小丹服法** 雄黄、柏子仁各二斤，松脂炼过十斤，合捣为丸。每旦北向服五丸。百日后，拘魂制魄，与神人交见。太上玄变经。**转女为男** 妇人觉有妊，以雄黄一两，绛囊盛之，养胎转女成男，取阳精之全于地产也。千金方。**小儿诸痫** 雄黄、朱砂等分为末。每服一錢，猪心血入齑水调下。直指方。**骨蒸发热** 雄黄末一两，入小便一升，研如粉。乃取黄理石一枚，方圆一尺者，炭火烧之三食顷，浓淋汁于石上。置薄毡于上，患人脱衣坐之，衣被围住，勿令泄气，三、五度瘥。外台秘要。**伤寒咳逆** 服药无效。雄黄二錢，酒一盏，煎七分，乘热嗅其气，即止。活人书。**伤寒狐惑** 虫蚀下部，痛痒不止。雄黄半两，烧于瓶中，熏其下部。圣惠方。**偏头风病** 至灵散：用雄黄、细辛等分为末。每以一

〔一〕四：原作「三」，今按下列旧附方数改。
〔二〕三十八：原作「四十九」，今按下列新附方数改。
〔三〕血漏：原脱，今据千金卷二十五第一及政和本草卷四雄黄条附方补。

字吹鼻，左痛吹右〔一〕，右痛吹左。　博济方。

五〔二〕尸注病发则痛变无常，昏恍〔三〕沉重，缠结脏腑，上冲心胁，即身中尸鬼接引为害也。雄黄、大蒜各一两，杵丸弹子大。每热酒服一丸。　肘后方。

腹胁痞块雄黄一两，白矾一两，为末，面糊调膏摊贴，即见功效。未效再贴，待大便数百斤之状乃愈，秘方也。　集玄方。

胁下痃癖及伤饮食。煮黄丸：用雄黄一两，巴豆五錢，同研，入白面二两，滴水为丸梧子大。每服二十四丸，浆水煮三十沸，入冷浆水沉冷吞下，以利为度，如神。　保命集。

饮酒成癖酒癥丸：治饮酒过度，头旋恶心呕吐，及酒积停于胃间，遇饮即吐，久而成癖。雄黄皂角子大六个，巴豆连皮油十五个，蝎梢十五个，同研，入白面五两半，滴水丸豌豆大，将干，入麸內炒香。将一粒放水试之，浮则取起收之。每服二丸，温酒下。　和剂局方。

发癥饮油有饮油五升以来方快者，不尔则病。此是发入于胃，气血裹之，化为虫也。雄黄半两为末，水调服之，虫自出。　夏子益奇疾方。

癥瘕积聚去三尸，益气延年却老。雄黄二两为末，水飞九度，入新竹筒內，以蒸饼一块塞口，蒸七度，用好粉脂一两，和丸绿豆大。每服七丸，酒下，日三服。　千金方。

小腹痛满不得小便。雄黄末蜜丸，塞阴孔中。　伤寒类要。

阴肿如斗痛不可忍。雄黄、矾石各二两，甘草一尺，水五升，煮二升，浸之。　肘后方。

中饮食毒雄黄、青黛等分，为末。每服二錢，新汲水下。　邓笔峰方。

虫毒蛊毒雄黄、生矾等分，端午日研化，蜡丸梧子大。每服七丸，念药王菩萨七遍，熟水下。　苏东坡良方。

结阴便血雄黄不拘多少，入枣內，线系定，煎湯。用铅一两化汁，倾入湯內同煮，自早至晚，不住添沸湯，取出为末，共枣杵和丸梧子大。每服三十丸，煎黑铅湯空心下，只三服止。　普济方。

暑毒泄痢方见发明下。

中风舌强正舌散：用雄黄、荆芥穗等分，为末。豆淋酒服二錢。　卫生宝鉴。

破伤中风雄黄、白芷等分，为末。酒煎灌之，即苏。　邵眞人经验方。

风狗咬伤雄黄五錢，麝香二錢，为末，酒下，作二服。　救急良方。

百虫入耳雄黄烧捻熏之，自出。　十便良方。

〔一〕吹右：原作「右吹」，今据政和本草卷四雄黄条附方改。

〔二〕五：原作「三」，今据肘后卷一治卒中五尸方第六改。

〔三〕恍：原作「光」，据改同上。

马汗入疮雄黄、白矾各一錢，乌梅三个，巴豆一个，合研。以油调半錢傅之良。经验方。**蜘蛛伤人**雄黄末傅之。朝野佥载。**金疮内漏**雄黄末〔一〕豆大，纳之。仍以小便服五錢，血皆化为水。肘后方。**杖疮肿痛**雄黄二分，密陀僧一分，研末。水调傅之，极妙。救急方。**中药箭毒**雄黄末傅之，沸汁出愈。外台秘要。**解藜芦毒**水服雄黄末一錢。外台。**小儿痘疔**雄黄一錢，紫草三錢，为末，胭脂汁调。先以银簪挑破，搽之极妙。痘疹证治。**白秃头疮**雄黄、猪胆汁和傅之。圣济录。**眉毛脱落**雄黄末一两，醋和涂之。圣济录。**筋肉化虫**有虫如蟹走于皮下，作声如小儿啼，为筋肉之化。雄黄、雷丸各一两为末，掺猪肉上炙熟〔二〕，吃尽自安。夏氏奇疾方。**风痒如虫**成炼雄黄、松脂等分，研末，蜜丸梧子大。每饮下十丸，日三服，百日愈〔三〕。忌酒肉盐豉。千金方。**丁疮恶毒**千金方：刺四边及中心，以雄黄末傅之，神验。积德堂方：用雄黄、蟾酥各五分，为末，葱、蜜捣丸小米大，以针刺破疮顶，插入，甚妙。**广东恶疮**雄黄一錢半，杏仁三十粒去皮，轻粉一錢，为末，洗净，以雄猪胆汁调上，二、三日即愈。百发百中，天下第一方，出武定侯府内。积德堂方。**蛇缠恶疮**雄黄末，醋调傅之。普济方。**缠喉风痹**雄黄磨新汲水一盏服，取吐、下愈。续十全〔四〕方。**风热〔五〕痛**用〔六〕雄黄、干姜各〔七〕等分，为末。嗃鼻，左痛嗃右，右痛嗃左。**牙齿虫痛**雄黄末，和枣肉丸〔八〕，塞孔中。类要。**走马牙疳**臭烂出血。雄黄豆大七粒，每粒以淮枣去核包之，铁线串，于灯上烧化为末。每以少许掺之，去涎，以愈为度。全幼心鉴。**小儿牙疳**雄黄一錢，铜绿二錢，为末贴之。陈氏小儿方。

〔一〕末：原作「半」，今据政和本草卷四雄黄条附方改。
〔二〕熟：原作「热」，今据传信适用方卷四夏子益治奇疾方第二十三改。
〔三〕愈：原作「不」，今据千金卷二十三第五改。
〔四〕十全：原作「千金」，今据大观、政和本草卷四雄黄条附方改。
〔五〕风热：此下疑脱「头」字。
〔六〕用：原作「有」，今从张本改。
〔七〕各：原作「不」，从改同上。
〔八〕和枣肉丸：按大观、政和本草卷四雄黄条附方俱作「如枣」，乃言用量。

疳虫蚀齿〔一〕雄黃、葶苈等分，研末，腊〔二〕猪胆和，以〔三〕槐枝点之。金匮方。**耳出臭脓**雄黃、雌黃、硫黃等分为末，吹之。圣济方。**臁疮日久**雄黃二錢，陈艾〔四〕五錢，青布卷作大捻，烧烟熏之，热水流出，数次愈。笔峰杂兴。**鼻准赤色**雄黃、硫黃各五錢，水粉二錢，用头生乳汁调傅，不过三、五次愈。摄生妙用方。

熏黃〔主治〕恶疮疥癣，杀虫虱，和诸药熏嗽。藏器〔五〕〔附方〕新五。**小便不通**熏黃末豆许，内孔中，良。崔氏方。**卅年呷嗽**熏黃、木香、莨菪子等分为末。羊脂涂青纸上，以末铺之，竹筒烧烟，吸之。崔氏方。**咳嗽熏法**熏黃一两，以蜡纸调卷作筒十枚，烧烟吸咽，取吐止。一日一熏，惟食白粥，七日后以羊肉羹补之。千金方。**水肿上气**咳嗽腹胀。熏黃一两，款冬花二分，熟艾一分，以蜡纸铺艾，洒二末于上，苇〔六〕管卷成筒，烧烟〔七〕吸咽三十口则瘥。三日尽一剂，百日断盐、醋。外台秘要。**手足甲疽**熏黃、蛇皮等分为末。以泔洗净，割去甲，入肉处傅之，一顷痛定，神效。近效方。

雌黃本经中品

【释名】坐，七火切〔八〕。〔时珍曰〕生山之阴，故曰雌黃。土宿本草云：阳石气未足者为雌，已足者为雄，相距五百年而结为石。造化有夫妇之道，故曰雌雄。

〔一〕齿：原作「鼻」，今据金匮卷下第二十二改。
〔二〕腊：原作「猎」，据改同上。
〔三〕以：原作「不」，据改同上。
〔四〕艾：原作「皮」，今据本书卷四诸疮门胻疮段艾叶项改。
〔五〕藏器：原脱，今据政和本草卷四雄黃条补。
〔六〕苇：原作「狄」，当是「荻」字之误。今据外台卷九改为「苇」。
〔七〕烟：原作「炮」，今据外台卷九改。
〔八〕坐七火切：当是错简。

【集解】〔别录曰〕雌黄生武都山谷，与雄黄同山生。其阴山有金，金精熏则生雌黄。采无时。〔弘景曰〕今雌黄出武都仇池者，谓之武都仇池黄，色小赤。出扶南林邑者，谓之昆仑黄，色如金，而似云母甲错，画家所重。既有雌雄之名，又同山之阴阳，合药便当以武都为胜。仙经无单服法，惟以合丹砂、雄黄飞炼为丹尔。金精是雌黄，铜精是空青，而服空青反胜于雌黄，其义难了。〔敩曰〕雌黄一块重四两，拆开得千重，软如烂金者，佳；其夹石及黑如铁色者，不可用。〔时珍曰〕按独孤滔丹房镜源云：背阴者，雌黄也。淄成者，即黑色轻干，如焦锡块。臭黄作者，硬而无衣。试法：但于甲上磨之，上色〔一〕者好。又烧熨斗底，以雌划之，如赤黄线一道者好。舶上来如喋血者上，湘南者次之，青者尤佳。叶子者为上，造化黄金非此不成。亦能柔五金，干汞，转硫黄，伏粉霜。又云：雄黄变铁，雌黄变锡。

【修治】〔敩曰〕凡修事，勿令妇人、鸡、犬、新犯淫人、有患人、不男人、非形人，及曾是刑狱臭秽之地；犯之则雌黄黑如铁色，不堪用也，反损人寿。每四两，用天碧枝、和阳草、粟遂子草各五两，入瓷锅中煮三伏时，其色如金汁，一垛在锅底下。用东流水猛投于中，如此淘三度，去水拭干，臼中捣筛，研如尘用。又曰：雌得芹花，立便成庾。芹花一名立起草，形如芍药，煮雌能住火也。

【气味】辛，平，有毒。〔别录曰〕大寒。不入汤用。〔土宿眞君曰〕芎藭、地黄、独帚、益母、羊不食草、地榆、五加皮、瓦松、冬瓜汁，皆可制伏。又雌见铅及胡粉则黑。

【主治】恶疮头秃痂疥，杀毒虫虱身痒邪气诸毒。炼之久服，轻身增年不老。本经 蚀鼻内瘜肉，下部䘌疮，身面白驳，散皮肤死肌，及恍惚邪气，杀蜂蛇毒。久服令人脑满。别录 治冷痰劳嗽，血气虫积，心腹痛，癫痫，解毒。时珍

【发明】〔保昇曰〕雌黄法土，故色黄而主脾。〔时珍曰〕雌黄、雄黄同产，但以山阳山阴受气不同分别。故服食家重雌黄，取其得纯阳之精也；雌黄则兼有阴气故尔。若夫治病，则二黄之功亦仿佛，大要皆取其温中、搜肝杀虫、解毒祛邪焉尔。

〔一〕色：丹房镜源诸黄篇第二作「甲」。

【附方】旧七，新五。**反胃吐食**雌〔一〕黄一分，甘草生半分，为末，饭丸梧子大。以五叶草、糯米煎湯，每服四丸。圣济录。**停痰在胃**喘息不通，呼吸欲绝。雌黄一两，雄黄一錢，为末，化蜡丸弹子大。每服一丸，半夜时投热糯米粥中食之。济生方。**心痛吐水**不下饮食，发止不定。雌黄二两，醋二斤〔二〕，慢火煎成膏，用干蒸饼和丸梧子大，每服七丸，姜湯下。圣惠方。**妇人久冷**血气攻心，痛不止。以叶子雌黄二两，细研，醋一升，煎浓，和丸小豆大，每服十〔三〕五丸，醋湯下。圣惠方。**小腹痛满**天行病，小腹满，不得小便。雌黄末蜜丸，纳尿孔中，入半寸。肘后方。**癫痫瘛疭**眼晤嚼舌。雌黄、黄丹炒各一两，为末，入麝香少许，以牛乳汁半升熬成膏，和杵千下，丸麻子大。每温水服三、五丸。直指方。**肺劳咳嗽**雌黄一两，入瓦合内，不固济，坐地上，以灰培〔四〕之，厚二寸。以炭一斤簇定顶，火煅三分去一，退火出毒，为末，蟾〔五〕酥和丸粟米大。每日空心杏仁湯下三丸。斗门方。**久嗽暴嗽**金粟丸：用叶子雌黄一两研。以纸筋泥固济小合子一个，令干，盛药。水调赤石脂封口，更以泥封，待干，架在地上，炭火十斤簇煅。候火消三分之一，去火候冷取出，当如镜面，光明红色。钵内细研，蒸饼丸粟米大。每服三丸、五丸，甘草水服。服后睡良久。胜金方。**肾消尿数**干姜半两，以盐四錢炒黄成颗，雌黄一两半，为末，蒸饼和丸绿豆大。每服十丸至三十丸，空心盐湯下。圣济录。**小便不禁**颗块雌黄一两半研，干姜半两、盐四錢同炒姜色黄，为末，水和蒸饼丸绿豆大。每服十丸至二十丸，空心盐湯下之。经验方。**乌癞虫疮**雌黄粉，醋和鸡子黄调，涂之。圣惠方。**牛皮顽癣**雌黄末，入轻粉，和猪膏傅之。直指方。

〔一〕雌：原作「雄」，今据圣济总录卷四十七雌黄丸方改，与本书本条标题合。
〔二〕斤：政和本草卷四雌黄条附方作「升」。
〔三〕十：按大观、政和本草卷四雌黄条附方及圣惠方卷七十一俱无，似应据删。
〔四〕灰培：原作「火焙」，今据政和本草卷四雌黄条附方改。
〔五〕蟾：原作「糖」，今据政和本草卷四雌黄条附方改。

石膏本经中品

【释名】细理[一]石别录寒水石纲目。〔震亨曰〕火煅细研醋调，封丹灶，其固密甚于脂膏。此盖兼质与能而得名，正与石脂同意。〔时珍曰〕其文理细密，故名细理石。其性大寒如水，故名寒水石，与凝水石同名异物。

【集解】〔别录曰〕石膏生齐山山谷及齐卢山、鲁蒙山，采无时。细理白泽者良，黄者令人淋。〔弘景曰〕二郡之山，即青州、徐州也。今出钱塘县，皆在地中，雨后时时自出，取之如棋子，白澈最佳。彭城者亦好。近道多有而大块，用之不及彼也。仙经不须此。〔恭曰〕石膏、方解石大体相似，而以未破为异。今市人皆以方解代石膏，未见有真石膏也。石膏生于石旁。其方解不因石而生，端然独处，大者如升，小者如拳，或在土中，或生溪水，其上皮随土及水苔色，破之方解，大者方尺。今人以此为石膏，疗风去热虽同，而解肌发汗不如真者。〔大明曰〕石膏通亮，理如云母者上。又名方解石。〔敩曰〕凡使勿用方解石。方解虽白不透明，其性燥；若石膏则出剡州茗[二]山县义情山，其色莹净如水精，性良善也。〔颂曰〕石膏今汾、孟、虢、耀州、兴[三]元府亦有之。生于山石上，色至[四]莹白，与方解石肌理形段刚柔绝相类。今难得真者。用时，惟以破之皆作方棱者，为方解石。今石膏中时时有莹澈可爱有纵理而不方解者，或以为石膏；然据本草又似长石。或又谓青石间往往有白脉贯彻类肉之膏肪者，为石膏；此又本草所谓理石也。不知石膏定是何物？今且依市人用方解石尔。〔阎孝忠曰〕南方以寒水石为石膏，以石膏为寒水石，正与汴京相反，乃大误也。石膏洁白坚硬，有墙壁。寒水石则软烂，以手可碎，外微青黑，中有细文。又一种坚白全类石膏，而敲之成方者，名方解石也。〔承曰〕陶言钱塘山中雨后时自出。今钱塘人凿山取之甚多，捣作齿药货用，浙人呼为寒水石，入药最胜他处者。〔宗奭曰〕石膏纷辩不决，未悉厥理。本草只言生齐山、卢山、蒙山，细理白泽者良，即知他处者非石膏也。〔震亨曰〕本草药之命名，多有意义，或以色，或以形，或以气，或以质，或以味，或以能，或以时是也。石膏固济丹炉，苟非有膏，岂能为用？此盖兼质与能而得名。昔人以方解为石膏，误矣。石膏味甘而辛，本阳明经药，阳明主肌肉。其甘也，能缓脾益气，止渴去火。其辛也，能解肌出汗，上

〔一〕理：按大观、政和本草卷四及千金翼卷二石膏条俱无，只云「一名细石」。当是涉下「细理白泽者良」而衍，应删。下同。
〔二〕茗：原作「若」，今据政和本草卷四石膏条改。
〔三〕兴：原缺，今据政和本草卷四石膏条补。
〔四〕至：原作「致」，今据政和本草卷四石膏条改。

行至头，又入太阴、少阳。彼方解石，止有体重质坚性寒而已，求其有膏而可为三经之主治者焉在哉？〔时珍曰〕石膏有软、硬二种。软石膏，大块生于石中，作层如压扁米糕形，每层厚数寸。有红白二色，红者不可服，白者洁净，细文短密如束针，正如凝成白蜡状，松软易碎，烧之即白烂如粉。其中明洁，色带微青，而文长细如白丝者，名理石也。与软石膏乃一物二种，碎之则形色如一，不可辨矣。硬石膏，作块而生，直理起棱，如马齿坚白，击之则段段横解，光亮如云母、白石英，有墙壁，烧之亦易散，仍硬不作粉。其似硬石膏成块，击之块块方解，墙壁光明者，名方解石也，烧之则烢散亦不烂。与硬石膏乃一类二种，碎之则形色如一，不可辨矣。自陶弘景、苏恭、大明、雷敩、苏颂、阎孝忠皆以硬者为石膏，软者为寒水石；至朱震亨始断然以软者为石膏，而后人遵用有验，千古之惑始明矣。盖昔人所谓寒水石者，即软石膏也；所谓硬石膏者，乃长石也。石膏、理石、长石、方解石四种，性气皆寒，俱能去大热结气；但石膏又能解肌发汗为异尔。理石即石膏之类，长石即方解之类，俱可代用，各从其类也。今人以石膏收豆腐，乃昔人所不知。

【修治】〔敩曰〕凡使，石臼中捣成粉，罗过，生甘草水飞过，澄晒筛研用。〔时珍曰〕古法惟打碎如豆大，绢包入汤煮之。近人因其性寒，火煅过用，或糖拌炒过，则不妨脾胃。

【气味】辛，微寒，无毒。〔别录曰〕甘，大寒。〔好古曰〕入足阳明、手太阴、少阳经气分。〔之才曰〕鸡子为之使。恶莽草、巴豆、马目毒公。畏铁。

【主治】中风寒热，心下逆气惊喘，口干舌焦，不能息，腹中坚痛，除邪鬼，产乳金疮。本经 **除时气头痛身热，三焦大热，皮肤热，肠胃中结〔一〕气，解肌发汗，止消渴烦逆，腹胀暴气，喘息〔二〕咽热，亦可作浴汤。**别录 **治伤寒头痛如裂，壮热皮如火燥。和葱煎茶，去头痛。**甄权 **治天行热狂，头风旋，下乳，揩齿益齿。**大明 **除胃热肺热，散阴邪，缓脾益气。**李杲 **止阳明经头痛，发热恶寒〔三〕，日晡潮热，大渴引**

〔一〕结：大观、政和本草卷四石膏条作「隔」，千金翼卷二石膏条作「膈」。
〔二〕息：原脱，今据大观、政和本草卷四及千金翼卷二石膏条补。
〔三〕寒：汤液本草卷下石膏条作「热」，与伤寒论阳明病外证「不恶寒反恶热」文合，应据改。下同。

饮，中暑潮热，牙痛。元素

【发明】〔成无己曰〕风，阳邪也；寒，阴邪也。风喜伤阳，寒喜伤阴。营卫阴阳，为风寒所伤，则非轻剂所能独散；必须轻重之剂同散之，乃得阴阳之邪俱去，营卫之气俱和。是以大青龙湯，以石膏为使。石膏乃重剂，而又专达肌表也。又云：热淫所胜，佐以苦甘。知母、石膏之苦甘以散热。〔元素曰〕石膏性寒，味辛而淡，气味俱薄，体重而沉，降也阴也，乃阳明经大寒之药。善治本经头痛牙痛，止消渴中暑潮热。然能寒胃，令人不食，非腹有极热者，不宜轻用。又阳明经中热，发热恶寒〔一〕燥热，日晡潮热，肌肉壮热，小便浊赤，大渴引饮，自汗，苦头痛之药，仲景用白虎湯是也。若无以上诸证，勿服之。多有血虚发热象白虎证，及脾胃虚劳，形体病证，初得之时，与此证同。医者不识而误用之，不可胜救也。〔杲曰〕石膏，足阳明药也。故仲景治伤寒阳明证，身热、目痛、鼻干、不得卧。身以前，胃之经也。胸前，肺之室也。邪在阳明，肺受火制，故用辛寒以清肺气，所以有白虎之名。又治三焦皮肤大热，入手少阳也。凡病脉数不退者，宜用之；胃弱者，不可用。〔宗奭曰〕孙兆言，四月以后天气热时，宜用白虎。但四方气候不齐，岁中运气不一，亦宜两审。其说甚雅。〔时珍曰〕东垣李氏云，立夏前多服白虎湯者，令人小便不禁，此乃降令太过也。阳明津液不能上输于肺，肺之清气亦复下降故尔。甄立言〔二〕古今录验方，治诸蒸病有五蒸湯，亦是白虎加人参、茯苓、地黄、葛根，因病加减。王焘外台秘要：治骨蒸劳热久嗽，用石膏文如束针者一斤，粉甘草一两，细研如面，日以水调三、四服。言其无毒有大益，乃养命上药，不可忽其贱而疑其寒。名医录言，睦州杨士丞女，病骨蒸内热外寒，众医不瘥，处州吴医用此方而体遂凉。愚谓此皆少壮肺胃火盛，能食而病者言也。若衰暮及气虚血虚胃弱者，恐非所宜。广济林训导年五十，病痰嗽发热。或令单服石膏药至一斤许，遂不能食，而咳益频，病益甚，遂至不起。此盖用药者之瞀瞀也，石膏何与焉。杨士瀛云：石膏煅过，最能收疮晕，不至烂肌。按刘跂錢乙传云：宗室子病呕泄，医用温药加喘。乙曰：病本中热，奈何以刚剂燥之，将不得前后溲，宜与石膏湯。宗室与医皆不信。后二日果来召。乙曰：仍石膏湯证也。竟如言而愈。又按：古方所用寒水石，是凝水石；唐宋以来诸方所用寒水石，即今之石膏也，故寒水石诸方多附于后。近人又以长石、方解石为寒水石，不可不辨之。

〔一〕寒：见前。

〔二〕甄立言：原作「初虞氏（世字之误）」。按初虽著有古今录验养生必用方，但此湯方见外台秘要卷十三。初为宋人，不当为唐人所称引。书名偶同，著者各异，濒湖误记，今予改正。

【附方】旧四，新二十五。**伤寒发狂**逾垣上屋。寒水石二錢，黄连一錢〔一〕，为末。煎甘草冷服，名鹊石散。本事方。**风热心躁**口干狂言，浑身壮热。寒水石半斤，烧半日。净地坑内盆合，四面湿土拥起，经宿取出。入甘草末、天竺黄各二两，龙脑二分，糯米糕丸弹子大。蜜水磨下。集验方。**解中诸毒**方同上。**乳石发渴**寒水石一块含之，以瘥为度。圣济录。**男女阴毒**寒水石不拘多少为末，用两餾饭捣丸栗子大，日干。每用一丸，炭火煅红烧研，以滚酒调服，饮葱醋湯投之，得汗愈。蔡氏经验必用方。**小儿丹毒**寒水石末一两，和水涂之。集玄方。**小儿身热**石膏一两，青黛一錢，为末，糕糊丸龙眼大。每服一丸，灯心湯化下。普济方。**骨蒸劳病**外寒内热，附骨而蒸也。其根在五脏六腑之中，必因患后得之。骨肉日消，饮食无味，或皮燥而无光。蒸盛之时，四肢渐细，足趺〔二〕肿起。石膏十两，研如乳粉法〔三〕，水和服方寸匕，日再，以身凉为度。外台秘要。**热盛喘嗽**石膏二两，甘草炙半两，为末。每服三錢，生姜、蜜调下。普济方。**痰热喘嗽**痰涌如泉。石膏、寒水石各五錢，为末。每人参湯服三錢。保命集。**食积痰火**泻肺火胃火。白石膏火煅，出火毒，半斤，为末，醋糊丸梧子大。每服四五十丸，白湯下。丹溪方。**胃火牙疼**好软石膏一两，火煅，淡酒淬过，为末，入防风、荆芥、细辛、白芷五分，为末。日用揩牙，甚效。保寿堂方。**老人风热**内热，目赤头痛，视不见物。石膏三两，竹叶五十片，沙糖一两，粳米三合，水三大盏，煎石膏、竹叶，去滓，取二盏煮粥，入糖食。养老方。**风邪眼寒**乃风入头系，败血凝滞，不能上下流通，故风寒客之而眼寒也。石膏煅二两，川芎二两，甘草炙半两，为末。每服一錢，葱白、茶湯调下，日二服。宣明方。**头风涕泪**疼痛不已。方同上。**鼻衄头痛**心烦。石膏、牡蛎各〔四〕一两，为末。每新汲水服二錢。并滴鼻内。普济方。**筋骨疼痛**因风热者。石膏三錢，飞罗

〔一〕寒水石二钱，黄连一钱：本事方卷九鹊石散作「寒水石、黄连各等分」。
〔二〕趺：原作「跌」，今据外台卷十三崔氏疗五蒸方及大观本草卷四石膏条附方改。政和本草误作「肤」。
〔三〕法：原脱，今据外台卷十三崔氏疗五蒸方及大观、政和本草卷四石膏条附方补。
〔四〕各：原脱，今据普济方卷一八九玉粉散补。

面七錢，为末，水和煅红，冷定。滚酒化服，被盖取汗。连服三日，即除根。笔峰杂兴。**雀目夜昏**百治不效。石膏末每服一錢，猪肝一片薄批，掺药在上纏定，沙瓶煮熟，切食之，一日一服。明目方。**湿温多汗**妄言烦渴。石膏、炙甘草等分为末。每服二錢匕，浆水调下。庞安时伤寒论。**小便卒数**非淋，令人瘦。石膏半斤捣碎，水一斗，煮五升。每服五合。肘后方。**小儿吐泻**黄色者，伤热也。玉露散：用石膏、寒水石各五錢，生甘草二錢半，为末。滚湯调服一錢。錢乙小儿方。**水泻腹鸣**如雷，有火者。石膏火煅，仓米饭和丸梧子大，黄丹为衣。米饮下二十丸。不二服，效。李楼奇方。**乳汁不下**石膏三两，水二升，煮三沸。三日饮尽妙。子母秘录。**妇人乳痈**一醉膏：用石膏煅红，出火毒，研。每服三錢，溫酒下，添酒尽醉。睡觉，再进一服。陈日华经验方。**油伤火灼**痛不可忍。石膏末傅之，良。梅师方。**金疮出血**寒水石、沥青等分，为末。干掺，勿经水。积德堂方。**刀疮伤湿**溃烂不生肌。寒水石煅一两，黄丹二錢，为末，洗敷。甚者，加龙骨一錢，孩儿茶一錢。积德堂方。**疮口不敛**生肌肉，止疼痛，去恶水。寒水石烧赤，研，二两，黄丹半两，为末，掺之。名红玉散。和剂局方。**口疮咽痛**上膈有热。寒水石煅三两，朱砂三錢半，脑子半字，为末，掺之。三因方。

【附录】玉火石〔颂曰〕密州九仙山东南隅地中，出一种石，青白而脆，击之内有火，谓之玉火石。彼医用之。其味甘、微辛，溫。疗伤寒发汗，止头目昏眩痛，功与石膏等，土人以当石膏用之。**龙石膏**〔别录曰〕有名未用，无毒，主消渴益寿。生杜陵，如铁脂中黄。

理石本经中品

【释名】肌石别录**立制石**本经。〔时珍曰〕理石即石膏之顺理而微硬有肌者，故曰理石、肌石。〔弘景曰〕仙经时须〔一〕，呼为长理石。石胆一名立制，此今又名立制，疑必相类〔二〕。

〔一〕须：原脱，今据政和本草卷四理石条补。
〔二〕类：原作「乱」，今据政和本草卷四理石条改。

【集解】〔别录曰〕理石如石膏，顺理而细，生汉中山谷及卢山，采无时。〔弘景曰〕汉中属梁州，卢山属青州。今出宁州。俗用亦稀。〔恭曰〕此石夹两石间如石脉，打用之，或在土中重叠而生。皮黄〔一〕赤，肉白，作斜〔二〕理文，全不似石膏。市人或刮削去皮，以代寒水石，并以当礜石，并是假伪。今卢山亦无此物，见出襄州西泛水侧。〔宗奭曰〕理石如长石。但理石如石膏，顺理而细；其非顺理而细者，为长石。疗体亦不相远。〔时珍曰〕理石即石膏中之长文细直如絲而明洁色带微青者。唐人谓石膏为寒水石，长石为石膏，故苏恭言其不似石膏也。此石与软石膏一类二色，亦可通用，详石膏下。

【气味】辛〔三〕，寒，无毒。〔别录曰〕甘〔四〕，大寒。〔之才曰〕滑石为之使，恶麻黄。

【主治】身热，利胃解烦，益精明目，破积聚，去三虫。本经 除营卫中去来大热结热，解烦毒，止消渴，及中风痿痹。别录 渍酒服，疗癖，令人肥悦。苏恭

【附录】白肌石〔别录有名未用曰〕味辛，无毒。主强筋骨，止渴不饥，阴热不足。一名肌石，一名洞石，生广焦国〔五〕卷山青石间。〔时珍曰〕按此即理石也，其形名气味主疗皆同。

长石本经中品

【释名】方石本经 直石别录 土石别录 硬石膏纲目

【集解】〔别录曰〕长石，理如马齿，方而润泽，玉色。生长子山谷及太山、临淄，采无时。〔弘景曰〕长子县属上党，临淄县属青州。俗方、仙经并无用此者。〔恭曰〕此石状同石膏而厚大，纵理而长，文似马齿。今均州辽坂山有之，土人以为理石。〔颂曰〕今惟潞州有之，如苏恭所说。按本经理石、长石二物，味效亦别。又云：理石似石膏，顺理而细。

〔一〕黄：原作「正」，今据大观、政和本草卷四理石条改。
〔二〕斜：原作「针」，大观本草同。今据政和本草卷四理石条改，与大观、政和本草卷四长石条图经引苏恭说俱合。
〔三〕辛：原作「甘」，今据大观、政和本草卷四理石条改。
〔四〕甘：原脱，今据大观、政和本草卷四理石条补。
〔五〕焦国：原脱，今据大观、政和本草卷三十及千金翼卷四白肌石条补。

陶隐居言，亦呼为长理石。今灵宝丹用长理石为一物。医家相承用者，乃似石膏，与今潞州所出长石无异，而诸郡无复出理石者，医方亦不见单用，往往呼长石为长理石。〔时珍曰〕长石即俗呼硬石膏者，状似软石膏而块不扁，性坚硬洁白，有粗理，起齿棱，击之则片片横碎，光莹如云母、白石英，亦有墙壁似方解石，但不作方块尔。烧之亦不粉烂而易散，方解烧之亦然，但烌声为异尔。昔人以此为石膏，又以为方解，今人以此为寒水石，皆误矣。但与方解乃一类二种，故亦名方石，气味功力相同，通用无妨。唐宋诸方所用石膏，多是此石，昔医亦以取效，则亦可与石膏通用，但不可解肌发汗耳。

【气味】辛、苦，寒，无毒。

【主治】身热，胃中结气〔一〕，四肢寒厥，利小便，通血脉，明目去翳眇，下三虫，杀蛊毒。久服不饥。本经 止消渴，下气，除胁肋肺间邪气。别录

方解石 别录下品

【释名】黄石〔志曰〕敲破，块块方解，故以为名。

【集解】〔别录曰〕方解石生方山，采无时。〔弘景曰〕本经长石一名方石，疗体相似，疑即此也。〔恭曰〕此物大体与石膏相似，不附石而生，端然独处。大者如升，小者如拳，甚大者方尺。或在土中，或生溪水，其上皮随土及水苔色，破之方解。今人以为石膏，用疗风去热虽同，而解肌发汗不及也。〔志曰〕今沙州大鸟山出者佳。〔颂曰〕方解石本草言生方山，陶隐居疑与长石为一物，苏恭云疗热不减石膏。若然，似可通用，但主头风不及石膏也。其肌理形段刚柔皆同，但以附石不附石为言，岂得功力顿异？如雌黄、雄黄亦有端然独处者，亦有附石生者，不闻别有名号，功力相异也。〔时珍曰〕方解石与硬石膏相似，皆光洁如白石英，但以敲之段段片碎者为硬石膏，块块方棱者为方解石，盖一类二种，亦可通用。唐宋诸方皆以此为石膏，今人又以为寒水石，虽俱不是，而其性寒治热之功，大抵不相远，惟解肌发汗不能如硬石膏为异尔。

【气味】苦、辛，大寒，无毒。〔之才曰〕恶巴豆。

〔一〕胃中结气：按大观、政和本草卷四长石条俱作墨字，认为别录文。

【主治】胸中留热结气，黄疸，通血脉，去蛊毒。别录

滑石本经上品

【释名】画石衍义**液石**别录**膋石**音辽**脱石**音夺**冷石**弘景**番石**别录**共石**〔宗奭曰〕滑石今谓之画石，因其软滑可写画也。〔时珍曰〕滑石性滑利窍，其质又滑腻，故以名之。表画家用刷纸代粉，最白腻。膋乃脂膏也，因以名县。脱乃肉无骨也。此物最滑腻，无硬者为良，故有诸名。

【集解】〔别录曰〕滑石生赭阳山谷，及太山之阴，或掖北白山，或卷山，采无时。〔弘景曰〕滑石色正白，仙经用之为泥。今出湘州、始安郡诸处。初取软如泥，久渐坚强，人多以作冢中明器物。赭阳属南阳，掖县属青州东莱，卷县属司州荥阳。又有冷石，小青黄，幷冷利，能熨油污衣物。〔恭曰〕此石所在皆有。岭南始安出者，白如凝脂，极软滑。出掖县者，理粗质青有黑点，惟可为器，不可入药。齐州南山神通寺南谷亦大有，色青白不佳，而滑腻则胜。〔藏器曰〕始安、掖县所出二石，形质既异，所用又殊。始安者软滑而白，宜入药。东莱者硬涩而青，乃作器石也。〔斅曰〕凡使有多般：其白滑石如方解石，色似冰白，画石上有白腻文者，真也。乌滑石似黳，画石上有青白腻文，入用亦妙。绿滑石性寒有毒，不入药用。黄滑石似金颗颗圆。画石上有青黑色者，勿用，杀人。冷滑石青苍色，画石上作白腻文，亦勿用之。〔颂曰〕今道、永、莱、濠州皆有之。凡二种。道、永州出者白滑如凝脂。南越〔一〕志云：膋城〔二〕县出膋石。即滑石也。土人以为烧器，烹鱼食，是也。莱、濠州出者理粗质青，有黑点，亦谓之斑石。二种皆可作器，甚精好。初出软柔，彼人就穴中制作，用力殊少也。本草所载土地皆是北方，而今医家所用白色者，自南方来。或云沂州所出甚白佳，与本草所云太山之阴相合，而彼土不取为药。今濠州所供青滑石，云性寒无毒，主心气涩滞，与本经大同小异。又张勃吴录地理志及大康地记云：郁林州布山县马湖马岭山皆有虺，甚毒杀人，有冷石可以解之。石色赤黑，味苦，屑之著疮中，幷以切齿立苏，一名切齿石。今人多用冷石作粉，治痱疮，或云即滑石也，但味之甘苦不同尔。〔时珍曰〕滑石，广之桂林各邑〔三〕及瑶峒中皆出之，即古之始

〔一〕越：原作「城」，今据政和本草卷三滑石条改。

〔二〕城：原作「成」，据改同上。

〔三〕邑：原作「巴」，今从张本改。

安也。白黑二种，功皆相似。山东蓬莱县桂府村所出者亦佳，故医方有桂府滑石，与桂林者同称也。今人亦以刻图书，不甚坚牢。滑石之根为不灰木，滑石中有光明黄子为石脑芝。

【修治】〔敩曰〕凡用白滑石，先以刀刮净研粉，以牡丹皮同煮一伏时。去牡丹皮，取滑石，以东流水淘过，晒干用。

【气味】甘，寒，无毒。〔别录曰〕大寒。〔之才曰〕石韦为之使，恶曾青，制雄黄。

【主治】身热泄澼，女子乳难癃闭，利小便，荡胃中积聚寒热，益精气。久服轻身耐饥长年。本经。**通九窍六腑津液，去留结，止渴，令人利中。**别录。**燥湿，分水道，实大肠，化食毒，行积滞，逐凝血，解燥渴，补脾胃，降心火，偏主石淋为要药。**震亨。**疗黄疸水肿脚气，吐血衄血，金疮血出，诸疮肿毒。**时珍。

【发明】〔颂曰〕古方治淋沥，多单使滑石。又与石韦同捣末，饮服刀圭，更快。又主石淋，发烦闷〔一〕，取十二分研粉，分作两服，水调下。烦热定，即停后服。〔权曰〕滑石疗五淋，主产难，服其末。又末与丹参、蜜、猪脂为膏，入其月即空心酒下弹丸大，临产倍服，令胎滑易生，除烦热心躁。〔元素曰〕滑石气温〔二〕味甘，治前阴窍涩不利，性沉重，能泄上气令下行，故曰滑则利窍，不与诸淡渗药同。〔好古曰〕入足太阳经。滑能利窍，以通水道，为至燥之剂。猪苓汤用滑石、阿胶，同为滑剂以利水道；葱、豉、生姜同煎，去滓澄清以解利。淡味渗泄为阳，故解表利小便也。若小便自利者，不宜用。〔时珍曰〕滑石利窍，不独小便也。上能利毛腠之窍，下能利精溺之窍。盖甘淡之味，先入于胃，渗走经络，游溢津气，上输于肺，下通膀胱。肺主皮毛，为水之上源。膀胱司津液，气化则能出。故滑石上能发表，下利水道，为荡热燥湿之剂。发表是荡上中之热，利水道是荡中下之热；发表是燥上中之湿，利水道是燥中下之湿。热散则三焦宁而表里和，湿去则阑门通而阴阳利。刘河间之用益元散，通治表里上下诸病，盖是此意，但未发出尔。

【附方】旧六，新一十三。**益元散**又名天水散、太白散、六一散。解中暑伤寒疫疠，饥饱劳损，忧愁思虑，惊恐

〔一〕发烦闷：原脱，今据政和本草卷三滑石条补，与下「烦热定即停后服」文合。

〔二〕温：按卫生宝鉴卷二十一药类法象滑石条与此段文同，惟「温」作「寒」，汤液本草卷上药类法象亦作「寒」，似应据改。

悲怒，传染幷汗后遗热劳复诸疾。兼解两感伤寒，百药酒食邪热毒。治五劳七伤，一切虚损，内伤阴痿，惊悸健忘，痫瘛烦满，短气痰嗽，肌肉疼痛，腹胀闷痛，淋閟涩痛，服石石淋。疗身热呕吐泄泻，肠澼下痢赤白。除烦热，胸中积聚，寒热。止渴，消畜水。妇人产后损液，血虚阴虚热甚，催生下乳。治吹乳乳痈，牙疮齿疳。此药大养脾肾之气，通九窍六腑，去留结，益精气，壮筋骨，和气，通经脉，消水谷，保真元，明耳目，安魂定魄，强志轻身，驻颜益寿，耐劳役饥渴，乃神验之仙药也。白滑石水飞过六两，粉甘草一两，为末。每服三钱，蜜少许，温水调下。实热用新汲水下，解利用葱豉汤下，通乳用猪肉面汤调下，催生用香油浆下。凡难产或死胎不下，皆由风热燥涩，结滞紧敛，不能舒缓故也。此药力至，则结滞顿开而瘥矣。　刘河间伤寒直格。　**膈上烦热**多渴，利九窍。滑石二两捣，水三大盏，煎二盏，去滓，入粳米煮粥食。　圣惠。　**女劳黄疸**日晡发热恶寒，小腹急，大便溏黑，额黑。滑石、石膏等分，研末。大麦汁服方寸匕，日三，小便大利愈。腹满者难治。　千金方。　**伤寒衄血**滑石末，饭丸梧子大。每服十丸，微嚼破，新水咽下，立止。汤晦叔云：鼻衄，乃当汗不汗所致。其血紫黑时，不以多少，不可止之。且服温和药，调其营卫；待血鲜时，急服此药止之也。　本事方。　**乳石发动**烦热烦渴。滑石粉半两，水一盏，绞白汁，顿服。　圣惠方。　**暴得吐逆**不下食。生滑石末二钱匕，温水服，仍以细面半盏押定。　寇氏衍义。　**气壅关格**不通，小便淋结，脐下妨闷兼痛。滑石粉一两，水调服。　广利方。　**小便不通**滑石末一升，以车前汁和，涂脐之四畔，方四寸，干即易之。冬月水和。　杨氏产乳。　**妇人转脬**因过忍小便而致。滑石末，葱汤服二钱。　圣惠方。　**妊娠子淋**不得小便。滑石末水和，泥脐下二寸。　外台秘要。　**伏暑水泄**白龙丸：滑石火煅过一两，硫黄四钱，为末，面糊丸绿豆大。每用淡姜汤随大小服。　普济方。　**伏暑吐泄**或吐，或泄，或疟，小便赤，烦渴。玉液散：用桂府滑石烧四两，藿香一钱，丁香一钱，为末，米汤服二钱。　普济方。　**霍乱及疟**方同上。　**痘疮狂乱**循衣摸床，大热引饮。用益元散，加朱砂二钱，冰片三分，麝香一分。每灯草汤下，二、三服。　王氏痘疹方。　**风毒热疮**遍身出黄水。桂府滑石末傅之，次日愈。先以虎杖、豌豆、甘草等分，煎汤洗后乃搽。　普济方。　**阴下湿汗**滑石一两，石膏煅半两，枯白矾少许，研掺之。　集简方。　**脚指缝烂**方同上。　**杖疮肿痛**滑石、赤石脂、大黄等分为末。茶汤洗净，贴。　赵氏经验方。　**热毒怪病**目赤鼻胀，大喘，浑身出斑，毛发如铁，乃因中热，毒气结于下焦。用滑石、白矾各一两，为末，作一服。水三碗，煎减半，冷〔一〕，不住饮之。夏子益奇疾方。

不灰木宋开宝

【释名】无灰木见下。

【集解】〔颂曰〕不灰木出上党，今泽、潞山中皆有之，盖石类也。其色〔二〕白，如烂木，烧之不然，以此得名。或云滑石之根也，出滑石处皆有之。采无时。〔藏器曰〕要烧成灰，但斫破，以牛乳煮了，黄牛粪烧之，即成灰。〔时珍曰〕不灰木有木、石二种：石类者其体坚重，或以纸裹蘸石脑油然灯，彻夜不成灰，人多用作小刀靶。开山图云：徐无山出不灰之木，生火之石。山在今顺天府玉田县东北。庚辛玉册云：不灰木，阴石也。生西南蛮夷中，黎州、茂州者好，形如针，文全若木，烧之无烟。此皆言石者也。伏深齐地记云：东武城有胜火木，其木经野火烧之不灭，谓之不灰木。杨慎丹铅录云：太平寰宇记云：不灰木俗多为铤子，烧之成炭而不灰，出胶州。其叶如蒲草，今人束以为燎，谓之万年火把。此皆言木者也。时珍常得此火把，乃草叶束成，而中夹松脂之类，一夜仅烧一二寸尔。

【气味】甘，大寒，无毒。〔独孤滔曰〕煮汞，结草砂，煅三黄，匮五金。

【主治】热疿疮，和枣叶、石灰为粉，傅之。开宝 除烦热阳厥。时珍

【发明】〔时珍曰〕不灰木性寒，而同诸热药治阴毒。刘河间宣明方，治阳绝心腹痞痛，金针丸中亦用服之。盖寒热并用，所以调停阴阳也。

【附方】新四。肺热咳嗽卧时盛者。不灰木一两半，太阴玄精石二两，甘草炙半两，贝母一两半〔三〕，天南星白矾水煮过半两，为末。每服半錢，姜〔四〕湯下。圣济录。咽喉肿痛五心烦热。不灰木以牛粪烧赤四两，太阴玄精石煅赤四两，眞珠一錢，为末，糯米粥丸芡子大。每服一丸，以生地黃汁、粟米泔研化服，日二次。圣济录。霍乱烦满气

〔一〕冷：原脱，今据传信适用方卷四夏方第二十二补。
〔二〕色：按大观、政和本草卷五不灰木条此下俱有「青」字。
〔三〕一两半：圣济总录卷六十五玉粉散作「一两」。
〔四〕姜：圣济总录卷六十五玉粉散作「生姜、乌梅」。

逆腹胀，手足厥冷。不灰木、阳起石煅、阿魏各〔一〕半两，巴豆去心，杏仁去皮，各二十五个，为末，粟饭丸樱桃大，穿一孔。每服一丸，灯上烧烟尽，研末〔二〕，米姜湯下〔三〕，以利为度。圣济录。**阴毒腹痛**回阳丹：用不灰木煅、牡蛎煅、高良姜炒、川乌头炮、白芍药各一錢，为末，入麝香少许。每用一錢，男用女唾调涂外肾，女用男唾调涂乳上，得汗即愈。玉机微义。

【附录】松石〔颂曰〕今处州出一种松石，如松干，而实石也。或云松久化为石。人多取饰〔四〕山亭及琢为枕。虽不入药，与不灰相类，故附之。

五色石脂本经上品

〔校正〕并入五种石脂。

【释名】〔时珍曰〕膏之凝者曰脂。此物性粘，固济炉鼎甚良，盖兼体用而言也。

【集解】〔别录曰〕五色石脂生南山之阳山谷中。又曰：青石脂生齐区山及海涯。黄石脂生嵩高山，色如莺雏。黑石脂生颍川阳城。白石脂生太山之阴。赤石脂生济南、射阳，又太山之阴。并采无时。〔普曰〕五色石脂一名五色符。青符生南山或海涯。黄符生嵩山，色如㹠脑、雁雏。黑符生洛西山空地。白符生少室天娄山或太山。赤符生少室或太山，色绛滑如脂。〔弘景曰〕今俗惟用赤石、白石二脂。好者出吴郡，亦出武陵、建平、义阳。义阳者出鄳县界东八十里，状如㹠脑，赤者鲜红可爱，随采复生。余三色石脂无正用，但黑石脂入画用尔。〔恭曰〕义阳即申州，所出乃桃花石，非石脂也。白石脂今出慈州〔五〕诸山，胜于余处者。赤石脂今出虢州卢氏县，泽州陵川县，又慈州吕乡县，宜州诸山亦有，并色理鲜腻为佳。二脂太山不闻有之，旧出苏州、余杭山，今不收采。〔承曰〕今苏州见贡赤白二石脂，但入药不甚佳。惟延州山中所出最良，揭两石中取之。〔颂曰〕白石脂、赤石脂，今惟潞州出之，潞与慈州相近也。〔宗奭曰〕赤、白石脂四方皆有，以理腻

〔一〕各：原脱，今据圣济总录卷三十八金针丸方补。

〔二〕末：同上。

〔三〕米姜湯下：圣济总录卷三十八金针丸方作「生姜米饮调下」。

〔四〕饰：原作「傍」，今据政和本草卷五不灰木条改。

〔五〕州：原作「阳」，今据政和本草卷三白石脂条改。

粘舌缀唇者为上。

【修治】〔敩曰〕凡使赤脂，研如粉，新汲水飞过三度，晒干用。〔时珍曰〕亦有火煅水飞者。

【气味】五种石脂，并甘、平。〔大明曰〕幷温，无毒。畏黄芩、大黄、官桂。

【主治】黄疸，泄痢肠澼脓血，阴蚀下血赤白，邪气痈肿，疽痔恶疮，头疡疥瘙。久服补髓益气，肥健不饥，轻身延年。五石脂各随五色，补五脏。本经 治泄痢，血崩带下，吐血衄血，涩精淋沥，除烦，疗惊悸，壮筋骨，补虚损。久服悦色。治疮疖痔漏，排脓。大明

青石脂〔气味〕酸，平，无毒。〔普曰〕青符：神农：甘。雷公：酸，无毒。桐君：辛，无毒。李当之：小〔一〕寒。

〔主治〕养肝胆气，明目，疗黄疸泄痢肠澼，女子带下百病，及疽痔恶疮。久服补髓益气，不饥延年。别录

黄石脂〔气味〕苦，平，无毒。〔普曰〕黄符：雷公：苦。李当之：小寒。〔之才曰〕曾青为之使，恶细辛，畏蜚蠊、黄连、甘草。〔敩曰〕服之忌卵味。

〔主治〕养脾气，安五脏，调中，大人小儿泄痢肠澼下脓血，去白虫，除黄疸痈疽虫。久服轻身延年。别录

黑石脂〔别录曰〕一名石墨，一名石涅。〔时珍曰〕此乃石脂之黑者，亦可为墨，其性粘舌，与石炭不同，南人谓之画眉石。许氏说文云：黛，画眉石也。

〔气味〕咸，平，无毒。〔普曰〕黑符：桐君：甘，无毒。

〔主治〕养肾气，强阴，主阴蚀疮，止肠澼泄痢，疗口疮咽痛。久服益气不饥延年。别录

〔一〕小：原作「大」，今据大观、政和本草卷三黑石脂条改，与御览九八七黑石脂条引吴氏本草合。

白石脂〔气味〕**甘、酸，平，无毒。**〔普曰〕白符，一名随。岐伯、雷公：酸，无毒。桐君：甘，无毒。扁鹊：辛。李当之：小寒。〔权曰〕甘、辛。〔杲曰〕温。〔之才曰〕得厚朴、米汁饮，止便脓。燕屎为之使，恶松脂，畏黄芩。〔颂曰〕畏黄连、甘草、飞廉、马目毒公。

〔主治〕**养肺气，厚肠，补骨髓，疗五脏惊悸不足，心下烦，止腹痛下水，小肠澼**〔一〕**热溏，便脓血，女子崩中漏下赤白沃，排痈疽疮痔。久服安心不饥，轻身延年。**别录　**涩大肠。**甄权

〔附方〕旧四，新二。**小儿水痢**形羸〔二〕不胜汤药。白石脂半两研粉，和白粥空肚食之。子母秘录。**小儿滑泄**白龙丸：白石脂、白龙骨等分为末，水丸黍米大。每量大小，木瓜、紫苏汤下。全幼心鉴。**久泄久痢**白石脂、干姜等分研，百沸汤和面为稀糊搜之，并手丸梧子大。每米饮下三十丸。斗门方。**儿脐汁出**赤肿。白石脂末熬温，扑之，日三度，勿揭动。韦宙独行方。**儿脐血出**多啼，方同上。寇氏衍义。**粉滓面䵟**白石脂六两，白敛十二两，为末，鸡子白和。夜涂旦洗。圣济录。

赤石脂〔气味〕**甘、酸、辛，大温，无毒。**〔普曰〕赤符：神农、雷公：甘。黄帝、扁鹊：无毒。李当之：小寒。〔之才曰〕畏芫花，恶大黄、松脂。〔颂曰〕古人亦单服食，云发则心痛，饮热酒不解。用绵裹葱、豉，煮水饮之。

〔主治〕**养心气，明目益精，疗腹痛肠澼，下痢赤白，小便利，及痈疽疮痔，女子崩中漏下，产难胞衣不出。久服补髓好颜色，益智不饥，轻身延年。**别录　**补五脏虚乏。**甄权　**补心血，生肌肉，厚肠胃，除水湿，收脱肛。**时珍

〔发明〕〔弘景曰〕五色石脂，本经疗体亦相似，别录分条具载，今俗惟用赤、白二脂断下痢耳。〔元素曰〕赤、白石脂俱甘、酸，阳中

〔一〕小肠澼：难经第五十七难有「小肠泄」，未闻有「小肠澼」。疑「小」下脱「儿」字。「小儿」与下「女子」为对文。千金翼卷二及大观、政和本草卷三白石脂条俱无「儿」字，可见脱落已久。

〔二〕羸：原作「之」，今据大观、政和本草卷三白石脂条附方改。「羸」「乏」义近，「之」疑「乏」字之误。

之阴，固脱。〔杲曰〕降也，阳中阴也。其用有二：固肠胃有收斂之能，下胎衣无推荡之峻。〔好古曰〕涩可去脱，石脂为收斂之剂，赤入丙，白入庚。〔时珍曰〕五石脂皆手足阳明药也。其味甘，其气温，其体重，其性涩。涩而重，故能收湿止血而固下；甘而温，故能益气生肌而调中。中者，肠胃肌肉惊悸黄疸是也；下者，肠澼泄痢崩带失精是也。五种主疗，大抵相同。故本经不分条目，但云各随五色补五脏。别录虽分五种，而性味主治亦不甚相远，但以五味配五色为异，亦是强分尔。赤白二种，一入气分，一入血分，故时用尚之。张仲景用桃花湯治下痢便脓血。取赤石脂之重涩，入下焦血分而固脱；干姜之辛温，暖下焦气分而补虚；粳米之甘温，佐石脂、干姜而润肠胃也。

〔附方〕旧五，新七。**小儿疳泻**赤石脂末，米饮调服半錢，立瘥。加京芎等分，更妙。斗门方。**大肠寒滑**小便精出。赤石脂、干姜各一两，胡椒半两，为末，醋糊丸梧子大。每空心米饮下五、七十丸。有人病此，热药服至一斗二升，不效；或教服此，终四剂而愈〔一〕。寇氏衍义。**赤白下痢**赤石脂末，饮服一錢。普济方。**冷痢腹痛**下白冻如鱼脑。桃花丸：赤石脂煅〔二〕、干姜炮，等分为末，蒸饼和丸。量大小服，日三服。和剂局方。**老人气痢**虚冷。赤石脂五两水飞，白面六两，水煮熟，入葱、酱作臛。空心食三、四次即愈。养老方。**伤寒下痢**便脓血不止，桃花湯主之。赤石脂一斤，一半全用，一半末用，干姜一两，粳米半升，水七升，煮米熟去滓。每服七合，纳末方寸匕，日三服，愈乃止。仲景方。**痢后脱肛**赤石脂、伏龙肝为末，傅之。一加白矾。錢氏小儿方。**反胃吐食**绝好赤石脂为末，蜜丸梧子大。每空腹姜湯下一、二十丸。先以巴豆仁一枚，勿令破，以津吞之，后乃服药。圣惠方。**痰饮吐水**无时节者，其原因冷饮过度，遂令脾胃气弱，不能消化饮食。饮食入胃，皆变成冷水，反吐不停，赤石脂散主之。赤石脂一〔三〕斤，捣筛，服方寸匕，酒饮自任，稍加至三匕。服尽一〔四〕斤，则终身不吐痰水，又不下痢，补五脏，令人肥健。有人痰饮，服诸药不效，用此遂愈。千金翼方。**心痛**

〔一〕愈：原作「息」，今据寇氏衍义卷四及政和本草卷三赤石脂条改。

〔二〕煅：此上原缺一字。今本局方卷六桃花丸赤石脂下无制法。此方出自千金。千金卷十五桃花丸赤石脂下亦无制法。远至伤寒论桃花湯赤石脂亦不煅。因疑「煅」上原缺「不」字。

〔三〕一：此从图经引文。千金翼卷十九赤石脂散作「三」。

〔四〕一：同上。

彻背 赤石脂、干姜、蜀椒各四〔一〕分，附子炮二〔一〕分，乌头炮一分，为末，蜜丸梧子大。先食服一丸。不知，稍增之。张仲景金匮方。**经水过多** 赤石脂、破故纸一两，为末。每服二钱，米饮下。普济方。**小便不禁** 赤石脂煅，牡蛎煅，各三两，盐一两，为末，糊丸梧子大。每盐汤下十五丸。普济方。

桃花石 唐本草

【集解】〔恭曰〕桃花石出申州锺山县，似赤石脂，但舐之不着舌者是也。〔珣曰〕其状亦似紫石英，色若桃花，光润而重，目之可爱。〔颂曰〕今信〔二〕州有之，形块似赤石脂、紫石英辈，采无时。陶弘景言，赤石脂出义阳者，状如㹠脑，鲜红可爱。苏恭非之，云是桃花石，久服肥人，今土人以疗痢。功用亦不相远。〔宗奭曰〕桃花石有赤、白二种：有赤地淡白点如桃花片者，有淡白地赤点如桃花片者。人往往镌磨为器用，人亦罕服之。〔时珍曰〕此即赤白石脂之不粘舌、坚而有花点者，非别一物也，故其气味功用皆同石脂。昔张仲景治痢用赤石脂名桃花汤，和剂局方治冷痢有桃花丸，皆即此物耳。

【气味】甘，温，无毒。

【主治】大肠中冷脓血痢。久服令人肥悦〔三〕能食。 唐本

炉甘石 纲目

【释名】炉先生〔土宿真君曰〕此物点化为神药绝妙，九天三清俱尊之曰炉先生，非小药也。〔时珍曰〕炉火所重，其味甘，故名。

【集解】〔时珍曰〕炉甘石所在坑冶处皆有，川蜀、湘东最多，而太原、泽州、阳城、高平、灵丘、融县及云南者为胜，金银之苗也。其块大小不一，状似羊脑，松如石脂，亦粘舌。产于金坑者，其色微黄，为上。产于银坑者，其色白，或带青，或带绿，或粉红。赤铜得之，即变为黄，今之黄铜，皆此物点化也。造化指南云：炉甘石受黄金、白银之气熏陶，

〔一〕四及二：此从图经引文。金匮卷上乌头赤石脂丸用量与此不同，详见彼书。
〔二〕信：此下原有「阳」，今据大观、政和本草卷四桃花石条删。
〔三〕肥悦：此从蜀本，唐本作「肌热」，见大观、政和本草卷四桃花石条。

三十年方能结成。以大秽浸及砒煮过，皆可点化，不减三黄。崔昉外丹本草云：用铜一斤，炉甘石一斤，炼之即成鍮石一斤半。非石中物取出乎？真鍮石生波斯，如黄金，烧之赤而不黑。

【修治】〔时珍曰〕凡用炉甘石，以炭火煅红，童子小便淬七次，水洗净，研粉，水飞过，晒用。

【气味】甘，温，无毒。

【主治】止血，消肿毒，生肌，明目去翳退赤，收湿除烂。同龙脑点，治目中一切诸病。时珍

【发明】〔时珍曰〕炉甘石，阳明经药也。受金银之气，故治目病为要药。时珍常用炉甘石煅淬、海螵蛸、硼砂各一两，为细末，以点诸目病，甚妙。入朱砂五钱，则性不粘也。

【附方】新十五。**目暴赤肿**炉甘石火煅尿淬，风化消等分，为末。新水化一粟点之。御药院方。**诸般翳膜**炉甘石、青矾、朴消等分，为末。每用一字，沸汤化开，温洗，日三次。宣明方。**一切目疾**真炉甘石半斤，用黄连四两，锉豆大，银石器内，水二碗，煮二伏时，去黄连为末，入片脑二钱半，研匀罐收。每点少许，频用取效。又方：炉甘石煅一钱，盆消一钱，为末，热汤泡洗。**目中诸病**石连光明散：治眼中五轮八廓诸证，神效。炉甘石半斤，取如羊脑、鸭头色者，以桑柴灰一斗，火煅赤研末，用雅州黄连〔一〕各四两，切片，煎水浸石，澄取粉，晒干。用铅粉二定，以二连水浸过，炒之。雄黄研末。每用甘石、铅粉各三分，雄黄一分，片脑半分，研匀，点眼甚妙。张氏方。**目暗昏花**炉甘石火煅童尿淬七次，代赭石火煅醋淬七次，黄丹水飞，各四两为末。白沙蜜半斤，以铜铛炼去白沫，更添清水五、六碗，熬沸下药，文武火熬至一碗，滴水不散，以夹纸滤入瓷器收之。频点日用。卫生易简方。**烂弦风眼**刘长春方：治风眼流泪，烂弦。白炉甘石四两，火煅童尿淬七次，地上出毒三日，细研。每用椒汤洗目后，临卧点三、四次，次早以茶汤洗去，甚妙。又方：炉甘石一斤火煅，黄连四两煎水淬七次，为末，入片脑。每用点目。宣明眼科方：用炉甘石、石膏各一钱，海螵蛸三分，为末。入片脑、麝香各少许，收点。卫生易简方：用炉甘石二两。以黄连一两煎水，入童尿半盏再

〔一〕雅州黄连：据下「各四两」及「二连水」，此下疑脱「胡黄连」。

熬，下朴消一两又熬成。以火煅石淬七次，洗净为末，入蜜陀僧末一两研匀，收点之。**聤耳出汁**炉甘石、矾石各二錢，胭脂半錢，麝香少许，为末，缴净吹之。普济方。**齿疏陷物**炉甘石煅、寒水石等分，为末。每用少许擦牙，忌用刷牙，久久自密。集玄方。**漏疮不合**童尿制炉甘石、牡蛎粉，外塞之，内服滋补药。杂病治例。**下疳阴疮**炉甘石火煅醋淬五次一两，孩儿茶三錢，为末，麻油调傅，立愈。通妙邵真人方。**阴汗湿痒**炉甘石一分，真蚌粉半分，研粉扑之。直指方。

井泉石 宋嘉祐

【释名】〔时珍曰〕性寒如井泉，故名。

【集解】〔禹锡曰〕井泉石，近道处处有之，以出饶阳郡者为胜。生田野中间，穿地深丈余得之。形如土色，圆方长短大小不等，内实而外圆，重重相叠，采无时。又一种如姜石者，时人多指为井泉石，非是。〔颂曰〕深州城西二十里，剧家村出之。

【修治】〔禹锡曰〕凡用，细研水飞过。不尔，令人淋。

【气味】甘，大寒，无毒。

【主治】诸热，解心脏热结，热嗽，小儿热疳，雀目青盲，眼赤肿痛，消肿毒。得决明、菊花，疗小儿眼疳生翳膜。得大黄、卮子，治眼睑肿赤。嘉祐

【附方】新四。**膀胱热闭**小便不快。井泉石、海金沙、车前子、滑石各一两，为末。每服二錢，蜜湯下。圣济录。**风毒赤目**井泉石半两，井中苔焙、谷精草一两，豉焙一合，为末。每服二錢，空心井华水服。圣济录。**产后搐搦**俗名鸡爪风。舒筋散：用井泉石四两另研，天麻酒浸、木香各一两，人参、川芎、官桂、丁香各半两，为末。每服三錢，大豆淋酒调下，出汗即愈。宣明方。**痤疿瘙痒**井泉石生三两，寒水石煅四两，脑子半錢，为末扑之。圣济录。

无名异 宋开宝

【释名】〔时珍曰〕无名异，庾〔一〕词也。

【集解】〔志曰〕无名异出大食国，生于石上，状如黑石炭〔二〕。番人以油炼如黳石，嚼之如饧。〔颂曰〕今广州山石中及宜州南〔三〕八里〔四〕龙济山中亦有之。黑褐色，大者如弹丸，小者如黑〔五〕石子，采无时。〔敩曰〕无名异形似石炭，味别。〔时珍曰〕生川、广深山中，而桂林极多，一包数百枚，小黑石子也，似蛇黄而色黑，近处山中亦时有之。用以煮蟹，杀腥气；煎炼桐油，收水气；涂剪剪灯，则灯自断也。

【气味】甘，平，无毒。〔颂曰〕咸，寒。伏硫黄。

【主治】金疮折伤内损，止痛，生肌肉。开宝 消肿毒痈疽〔六〕，醋磨傅之。苏颂 收湿气。时珍

【发明】〔时珍曰〕按雷敩炮炙论序云：无名止楚，截指而似去甲毛。崔昉外丹本草云：无名异，阳石也。昔人见山鸡被网损其足，脱去，衔一石摩其损处，遂愈而去；乃取其石理伤折大效，人因傅之。

【附方】新十一〔七〕。

打伤肿痛 无名异为末，酒服，赶下四肢之末，血皆散矣。集验方。

损伤接骨 无名异、甜瓜子各一两，乳香、没药各一錢，为末。每服五錢，热酒调服，小儿三錢。服毕，以黄米粥涂纸上，掺左顾牡蛎末裹之，竹篦夹住。多能鄙事。

临杖预服〔八〕 无名异末，临时温服三、五錢，则杖不甚痛，亦不甚伤。谈野翁试效方。

〔一〕庾：原作「庚」。按国语卷十一晋语云：「有秦客庾辞于朝」。注云：「庾，隐也。谓以隐伏谲诡之言闻于朝也。」因据改。下同。
〔二〕炭：原作「灰」，今据政和本草卷三无名异条改。
〔三〕南：原脱，今据政和本草卷三无名异条补。
〔四〕里：原作「星」，今据政和本草卷三无名异条改。
〔五〕黑：政和本草卷三无名异条作「墨」。本书卷三十五，无食子一名墨石子。
〔六〕疽：政和本草卷三无名异条作「疣」。
〔七〕一：原脱，今据下附方数补。
〔八〕服：原作「报」，今从张本改。

赤瘤丹毒无名异末，葱汁调涂立消。简便方。**痔漏肿痛**无名异炭火煅红，米醋淬七次，为细末。以温水洗疮，绵裹筯头塡末入疮口，数次愈。简便方。**天泡湿疮**无名异末，井华水调服之。普济方。**臁疮溃烂**无名异、虢丹细研，清油调搽。湿则干搽之。济急方。**股阴瘨疬**无名异二錢，麝香一字，研。酒半碗，午后空腹服，立效。多能鄙事。**拳毛倒睫**无名异末，纸卷作撚，点灯吹杀熏之，睫自起。保命集。**消渴引饮**无名异一两，黄连二两，为末，蒸饼丸绿豆大。每服百丸，以茄根、蚕茧煎湯送下。圣济录。**脚气痛楚**无名异末，化牛皮胶调涂之，频换。卫生易简方。

蜜栗子 纲目

【集解】〔时珍曰〕蜜栗子生川、广、江、浙金坑中，状如蛇黄而有刺，上有金线缠之，色紫褐，亦无名异之类也。丹炉家采作五金匮药，制三黃。

【主治】金疮折伤，有效。时珍

石鍾乳 本经上品

【释名】公〔一〕**乳**别录**虚中**吴普**芦石**别录**鹅管石**纲目**夏石**别录**黄石砂**药性。〔时珍曰〕石之津气，鍾聚成乳，滴溜成石，故名石鍾乳。芦与鹅管，象其空中之状也。

【集解】〔别录曰〕石鍾乳生少室山谷及太山，采无时。〔普曰〕生太山山谷阴处岸下，溜汁〔二〕所成，如乳汁，黄白色，空中相通，二月、三月采，阴干。〔弘景曰〕第一出始兴，而江陵及东境名山石洞亦皆有。惟通中轻薄如鹅翎管，碎之如爪甲，中无雁齿，光明者为善。长挺乃有一二尺者。色黄，以苦酒洗刷则白。仙经少用，而俗方所重。〔恭曰〕第一始

〔一〕公：此上原有「留」字，今据大观、政和本草卷三及千金翼卷二石钟乳条删。

〔二〕汁：原作「汗」，今据大观、政和本草卷三石钟乳条改。

兴，其次广、连、澧、朗、郴等州者，虽厚而光润可爱，饵之并佳。今峡〔一〕州、青溪、房州三洞出者，亚于始兴。自余非其土地，不可轻服。多发淋渴，止可捣筛，白练裹之，合诸药草浸酒服之。陶云有一二尺者，谬说也。〔思邈曰〕乳石必须土地清白光润，罗纹、鸟翮、蝉翼一切皆成，白者可用。其非土地者，慎勿服之，杀人甚于鸩〔二〕毒。〔志曰〕别本注云：凡乳生于深洞幽穴，皆龙蛇潜伏，或龙蛇毒气，或洞口阴阳不均，或通风气，雁齿涩，或黄或赤，乳无润泽，或煎炼火色不调，一煎已后不易水，则生火毒，服即令人发淋。又乳有三种：石乳者，其山洞纯石，以石津相滋，阴阳交备，蝉翼纹成，其性温；竹乳者，其山洞遍生小竹，以竹津相滋，乳如竹状，其性平；茅山之乳者，其山有土石相杂，遍生茅草，以茅津相滋为乳，乳色稍黑而滑润，其性微寒。一种之中，有上中下色，皆以光泽为好。余处亦有，不可轻信。〔炳曰〕如蝉翅者上，爪甲者次，鹅管者下。明白而薄者可服。〔颂曰〕今道州江华县及连、英、韶、阶、峡州山中皆有之。生岩穴阴处，溜山液而成，空中相通，长者六七寸，如鹅翎管状，色白微红。唐李补阙炼乳法云：取韶州锺乳，无问厚薄，但令颜色明净光泽者，即堪入炼，惟黄、赤二色不任用。柳宗元书亦云：取其色之美而已，不必惟土之信。是此药所重，惟在明白者，不必如上所说数种也。今医家但以鹅管中空者为最。又本经中品载殷孽云：锺乳根也。孔公孽，殷孽根也。石花、石床并与殷孽同。又有石脑，亦锺乳之类。凡此五种，医家亦复稀用，但用钟乳尔。〔时珍曰〕按范成大桂海志所说甚详明。云桂林接宜、融山洞穴中，钟乳甚多。仰视石脉涌起处，即有乳床，白如玉雪，石液融结成者。乳床下垂，如倒数峰小山，峰端渐锐且长如冰柱，柱端轻薄中空如鹅翎。乳水滴沥不已，且滴且凝，此乳之最精者，以竹管仰承取之。炼治家又以鹅管之端，尤轻明如云母爪甲者为胜。

【修治】〔敩曰〕凡使勿用头粗厚并尾大者，为孔公石，不用。色黑及经大火惊过，并久在地上收者，曾经药物制者，并不得用。须要鲜明、薄而有光润者，似鹅翎筒子为上，有长五六寸者。凡修事法：钟乳八两，用沉香、零陵香、藿香、甘松、白茅各一两，水煮过，再煮汁，方用煮乳，一伏时漉出。以甘草、紫背天葵各二两同煮，漉出拭干，缓火焙之，入臼杵粉，筛过入钵中。令有力少壮者二、三人不住研，三日三夜勿歇。然后以水飞澄，过绢笼，于日中晒干，入钵再研二万遍，乃以瓷盒收之。〔慎微曰〕太清经炼钟乳法：取好细末置金银器中，瓦一片密盖，勿令泄气，蒸之，自然化作水也。李补阙炼乳法见后。

〔一〕峡：原作「陕」，今据政和本草卷三石钟乳条改。
〔二〕鸩：原作「鵷」，今据千金卷二十四解五石毒第三改。

【气味】甘，温，无毒。〔普曰〕神农：辛。桐君、黄帝、医和：甘。扁鹊：甘，无毒。〔权曰〕有大毒。〔之才曰〕蛇床为之使。恶牡丹、玄石、牡蒙。畏紫石英、蘘〔一〕草。忌羊血。〔时珍曰〕相感志云：服乳石，忌参、术，犯者多死。〔土宿真君曰〕钟乳产于阳洞之内，阳气所结，伏之可柔五金。麦门冬、独蒜、韭实、胡葱、胡荽、猫儿眼草，皆可伏之。

【主治】咳逆上气，明目益精，安五脏，通百节，利九窍，下乳汁。本经　益气，补虚损，疗脚弱疼冷，下焦伤竭，强阴。久服延年益寿，好颜色，不老，令人有子。不炼服之，令人淋。别录　主泄精寒嗽，壮元气，益阳事，通声。甄权　补五劳七伤。大明　补髓，治消渴引饮。青霞子。

【发明】〔慎微曰〕柳宗元与崔连州书云：草木之生也依于土，有居山之阴阳，或近木，或附石，其性移焉。况石钟乳直产于石，石之精粗疏密，寻尺特异，而穴之上下，土之厚薄，石之高下不可知；则其依而产者，固不一性。然由其精密而出者，则油然而清，炯〔二〕然而辉，其窍滑以夷，其肌廉以微；食之使人荣华温柔，其气宣流，生胃通肠，寿考康宁。其粗疏而下者，则奔突结涩，乍大乍小，色如枯骨，或类死灰，奄悴〔三〕不发，丛齿积類〔四〕，重浊顽璞；食之使人偃蹇壅郁，泄火生风，戟喉痒肺，幽关不聪，心烦喜怒，肝举气刚，不能平和。故君子慎取其色之美，而不必惟土之信，以求其至精，凡为此也。〔震亨曰〕石钟乳为慓悍之剂。内经云，石药之气悍，仁哉言也。凡药气之偏者，可用于暂而不可久，夫石药又偏之甚者也。自唐时太平日久，膏粱之家惑于方士服食致长生之说，以石药体厚气厚，习以成俗，迨宋至今，犹未已也。斯民何辜，受此气悍之祸而莫之能救，哀哉！本草赞其久服延年之功，柳子厚又从而述美之，予不得不深言也。〔时珍曰〕石钟乳乃阳明经气分药也，其气慓疾，令阳气暴充，饮食倍进，而形体壮盛。昧者得此自庆，益肆淫泆，精气暗损，石气独存，孤阳愈炽。久之营卫不从，发为淋渴，变为痈疽，是果乳石之过耶？抑人之自取耶？凡人阳明气衰，用此合诸药以救其衰，疾

〔一〕蘘：原作「蓑」，今据政和本草卷三石钟乳条改。
〔二〕炯：原作「泪」，今据政和本草卷三石钟乳条改，与唐柳先生集卷三十二合。
〔三〕悴：原作「顿」，据改同上。
〔四〕類：原作「类」，据改同上。

平则止，夫何不可？五谷五肉久嗜不已，犹有偏绝之弊，况石药乎？种树书云：凡果树，作穴纳钟乳末少许固密，则子多而味美。纳少许于老树根皮间，则树复茂。信然，则钟乳益气、令人有子之说，亦可类推。但恐嗜欲者未获其福，而先受其祸也。然有禀赋异常之人，又不可执一而论。张杲医说载：武帅雷世贤多侍妾，常饵砂、母、钟乳，日夜煎炼，以济其欲。其妾父苦寒泄不嗜食，求丹十粒服之，即觉脐腹如火，少焉热狂，投井中，救出遍身发紫泡，数日而死；而世贤服饵千计，了无病恼，异哉！沈括笔谈载：夏英公性豪侈，而禀赋异于人。才睡即身冷而僵如死者，常服仙茅、钟乳、硫黄，莫知纪极。每晨以钟乳粉入粥食之。有小吏窃食，遂发疽死。此与终身服附子无恙者，同一例也。沈括又云：医之为术，苟非得之于心，未见能臻其妙也。如服钟乳，当终身忌术，术能动钟乳也。然有药势不能蒸，须要其动而激发者。正如火少，必借风气鼓之而后发；火盛则鼓之反为害。此自然之理也。凡服诸药，皆宜仿此。又十便良方云：凡服乳人，服乳三日，即三日补之；服乳十日，即十日补之。欲饱食，以牛羊獐鹿等骨煎汁，任意作羹食之。勿食仓米、臭肉，及犯房事。一月后精气满盛，百脉流通，身体觉热，绕脐肉起，此为得力，可稍近房事；不可频数，令药气顿竭，弥更害人，戒之慎之！名之为乳，以其状人之乳也。与神丹相配，与凡石迥殊，故乳称石。语云：上士服石服其精，下士服石服其滓。滓之与精，其力远也。此说虽明快，然须眞病命门火衰者宜之，否则当审。

【附方】新十一。

李补阙服乳法 主五劳七伤，咳逆上气，治寒嗽，通音声，明目益精，安五脏，通百节，利九窍，下乳汁，益气补虚损，疗脚弱疼冷，下焦伤竭，强阴，久服延年益寿不老，令人有子。取韶州钟乳，无问厚薄，但颜色明净光泽者即堪入炼，惟黄赤二色不任用。置于金银器中，大铛着水，沉器煮之，令如鱼眼沸，水减即添。乳少三日三夜，乳多七日七夜，候干，色变黄白即熟。如疑生，更煮满十日最佳。取出去水，更以清水煮半日，其水色清不变即止，乳无毒矣。入瓷钵中，玉槌着水研之。觉干涩，即添水，常令如稀米泔状。研至四、五日，揩之光腻，如书中白鱼，便以水洗之，不随水落者即熟，落者更研，乃澄取暴干。每用一錢半，温酒空腹调下，兼和丸散用。其煮乳黄浊水，切勿服。服之损人咽喉，伤肺，令人头痛，或下利不止。其有犯者，但食猪肉解之。孙眞人千金方。

钟乳煎 治风虚劳损，腰脚无力，补益强壮。用钟乳粉炼成者三两，以夹练袋盛之，牛乳一大升，煎减三之一，去袋饮乳，分二服，日一作。不吐不利，虚冷人微溏无苦。一袋可煮三十度，即力尽，别作袋。每煎讫，须濯净，令通气。其滓和面喂鸡，生子食之。此崔尚书方也。孙眞人千金翼。

钟乳酒 安五脏，通百节，利九窍，主风虚，补下焦，益精明目。钟乳炼成粉五两，以夹练袋盛之，清酒六升，瓶封，湯內煮减三之二，取出添满，封七日，日饮三合。忌房事、葱、豉、生食、硬食。外台秘要。

钟乳丸 治

丈夫衰老，阳绝肢冷，少气减食，腰疼脚痹，下气消食，和中长肌。钟乳粉二两，兎絲子酒浸焙、石斛各一两，吴茱萸湯泡七次炒半两，为末，炼蜜和丸梧子大。每服七丸，空心温酒或米湯下，日二服。服讫行数百步，觉胸口热，稍定即食千饭豆酱。忌食粗臭恶食，及闻尸秽等气。初服七日，勿为阳事，过七日乃可行，不宜伤多。服过半剂，觉有功，乃续服。此曹公卓方也。　和剂局方。　**元气虚寒**方见阳起石下。　**一切劳嗽**胸膈痞满。焚香透膈散：用鹅管石、雄黄、佛耳草、款冬花等分，为末。每用一錢，安香炉上焚之，以筒吹烟入喉中，日二次。　宣明。　**肺虚喘急**连绵不息。生钟乳粉光明者五錢，蜡三两化和，饭甑内蒸熟，研丸梧子大。每温水下一丸。　圣济录。　**吐血损肺**炼成钟乳粉，每服二錢，糯米湯下，立止。　十便良方。　**大肠冷滑**不止。钟乳粉一两，肉豆蔻煨半两，为末，煮枣肉丸梧子大。每服七十丸，空心米饮下。　济生方。　**乳汁不通**气少血衰，脉涩不行，故乳少也。炼成钟乳粉二錢，浓煎漏卢湯调下。或与通草等分为末，米饮服方寸匕，日三次。　外台秘要。　**精滑不禁**大腑溏泄，手足厥冷，方见阳起石下。

孔公蘖 本经中品

【释名】孔公石纲目　**通石**〔时珍曰〕孔窍空通，附垂于石，如木之芽蘖，故曰孔空蘖，而俗讹为孔公尔。〔恭曰〕此蘖次于钟乳，状如牛羊角，中有孔通，故名通石。别录误以此为殷蘖之根，而俗犹呼为孔公蘖是也。

【集解】〔别录曰〕孔公蘖，殷蘖根也。青黄色，生梁山山谷。〔弘景曰〕梁山属冯翊郡，此即今钟乳床也，亦出始兴，皆大块，打破之。凡钟乳之类有三种，同一体。从石室上汁溜积久盘结者，为钟乳床，即孔公蘖也。其以次小茏苁者，为殷蘖，大如牛羊角，长一二尺，今人呼此为孔公蘖也。殷蘖复溜，轻好者为钟乳。虽同一类，而疗体各异，贵贱悬殊。三种同根，而所生各处，当是随其土地为胜尔。〔保昇曰〕钟乳之类凡五种：钟乳、殷蘖、孔公蘖、石床、石花也。虽同一体，而主疗各异。〔颂曰〕孔公蘖、殷蘖既是钟乳同生，则有蘖处皆当有乳，今不闻有之。岂用之既寡，则采者亦稀乎？抑时人不知蘖中有乳，不尽采乎？不能尽究也。〔恭曰〕孔公蘖次于钟乳，别录误以为殷蘖之根。殷蘖即孔公蘖之根，俗人乃以孔公蘖为殷蘖，陶氏依之，以孔公蘖为钟乳床，非矣。〔时珍曰〕以姜石、通石二石推之，则似附石生而粗者，为殷蘖；接殷蘖而生，以渐空通者，为孔公蘖；接孔公蘖而生者，为钟乳。当从苏恭之说为优。盖殷蘖如人之乳根，孔公蘖如乳房，钟乳如乳头也。

【气味】辛，温，无毒。〔普曰〕神农：辛。岐伯：咸。扁鹊：酸，无毒。〔大明曰〕甘，暖。〔权曰〕甘，有小毒。〔之才曰〕木兰为之使，恶细辛、术，忌羊血。

【主治】伤食不化，邪结气恶，疮疽瘘痔，利九窍，下乳汁。本经 男子阴疮，女子阴蚀，及伤食病，常欲眠睡。别录 主腰冷膝痹毒气〔一〕，能使喉声圆亮。甄权 轻身充肌。青霞子。

【发明】〔弘景曰〕二蘖不堪丸散，止可水煮湯，并酒浸饮之，甚疗脚弱脚气。

【附方】新一。

风气脚弱 孔公蘖二斤，石斛五两，酒二斗，浸服。肘后方。

殷蘖 本经中品

【释名】姜石〔时珍曰〕殷，隐也。生于石上，隐然如木之蘖也。〔恭曰〕此即孔公蘖根也，盘结如姜，故名姜石。俗人乃以孔公蘖为之，误矣。详孔公蘖下。

【集解】〔别录曰〕殷蘖，钟乳根也。生赵国山谷，又梁山及南海，采无时。〔弘景曰〕赵国属冀州，亦出始兴。

【气味】辛，温，无毒。〔之才曰〕恶防己，畏术。

【主治】烂伤瘀血，泄痢寒热，鼠瘘癥瘕结气。本经〔二〕 脚冷疼弱。别录〔三〕 熏〔四〕筋骨弱并痔瘘，及下乳汁。大明〔五〕

【发明】见孔公蘖下。

〔一〕气：政和本草卷四孔公蘖条作「风」。
〔二〕本经：原脱，今据政和本草卷四殷蘖条补。
〔三〕别录：原作「本经」，今据政和本草卷四殷蘖条改。
〔四〕熏：政和本草卷四殷蘖条作「治」。
〔五〕大明：原作「别录」，今据政和本草卷四殷蘖条改。

【附录】石床 唐本草。〔恭曰〕味甘，温，无毒。酒渍服，与殷蘖同功。一名乳床，一名逆石，一名石笋。生钟乳堂中，采无时。钟乳水滴下凝积，生如笋状，久渐与上乳相接为柱也。陶谓孔公蘖为乳床，非也。殷蘖、孔公蘖在上，石床、石花在下，性体虽同，上下有别。**石花** 唐本草。〔恭曰〕味甘，温，无毒。主腰脚风冷，渍酒服，与殷蘖同功。一名乳花。生乳穴堂中，乳水滴石上，散如霜雪者。三月、九月采之。〔大明曰〕壮筋骨，助阳道。〔宗奭曰〕石花白色，圆如覆大马杓，上有百十枝，每枝各槎牙分歧如鹿角。上有细文起，以指撩之，铮铮然有声。其体甚脆，不禁触击。多生海中石上，世方难得，家中曾得一本。本条所注皆非是。〔时珍曰〕石花是钟乳滴于石上迸散，日久积成如花者。苏恭所说甚明。寇宗奭所说，乃是海中石梅石柏之类，亦名石花，不入药用，非本草石花，正自误矣。**石骨**〔恭曰〕石骨，服之力胜钟乳，似骨，如玉坚润，生五石脂中。

土殷〔一〕蘖 别录下品

【释名】土乳 唐本。〔志曰〕此则土脂液也，生于土穴，状如殷蘖，故名。

【集解】〔别录曰〕生高山厓上之阴，色白如脂，采无时。〔弘景曰〕此犹似钟乳、孔公蘖之类，故亦有蘖名，但在厓上尔，今不知用。〔恭曰〕此即土乳也。出渭州鄣县三交驿西北坡平地土〔二〕窟中，见有六十余坎，昔人采处。土人云：服之亦同钟乳，而不发热。陶及本草云，生厓上，非也。〔时珍曰〕此即钟乳之生于山崖土中者，南方名山多有之。人亦掘为石山，货之充玩，不知其为土钟乳也。

【气味】咸，平，无毒。

【主治】妇人阴蚀，大热，干痂。 别录

石脑 别录中品

【释名】石饴饼 别录 **石芝** 纲目 **化公石**〔时珍曰〕其状如结脑，故名。昔有化公服此，又名化公石。

〔一〕殷：按大观、政和本草卷五及千金翼卷二土阴蘖条俱作「阴」。
〔二〕土：原作「上」，政和本草卷五土阴蘖条亦作「上」，今据大观本草同条改。

【集解】〔别录曰〕石脑生名山土石〔一〕中，采无时。〔弘景曰〕此石亦钟乳之类，形如曾青而白色黑斑〔二〕，软易破。今茅山东及西平山并有之，凿土龛取出。〔恭曰〕出徐州宋里山，初在烂石中，入土一丈以下得之，大如鸡卵，或如枣许，触着即散如面，黄白色。土人号为握雪礜石，云服之长生。〔保昇曰〕苏恭引握雪礜石为注，非矣。〔时珍曰〕按抱朴子内篇云：石脑芝生滑石中，亦如石中黄子状，但不皆有耳。打破大滑石千计，乃可得一枚。初破之，在石中五色光明而自得，服一升得长生。乃石芝也。别录所谓石脑及诸仙服食，当是此物也。苏恭所说本是石脑，而又以注握雪礜石，误矣。握雪乃石上之液，与此不同。见后本条。

【气味】甘，温，无毒。

【主治】风寒虚损，腰脚疼痹，安五脏，益气。别录

【发明】〔弘景曰〕俗方不见用，仙经有刘君导仙散用之。又真诰云：李整采服，疗风痹虚损，而得长生。〔恭曰〕隋时化公所服，亦名石脑。〔时珍曰〕真诰载姜伯真在大横山服石脑，时时使人身热而不渴，即此。

石髓 拾遗

【集解】〔藏器曰〕石髓生临海华盖山石窟。土人采取澄淘如泥，作丸如弹子，有白有黄弥佳。〔时珍曰〕按列仙传言，卬疏煮石髓服，即钟乳也。仙经云：神山〔三〕五百年一开，石髓出，服之长生。王列入山见石裂，得髓食之，因撮少许与嵇康，化为青石。北史云：龟兹北大山中，有如膏者，流出成川，行数里入地，状如醍醐，服之齿发更生，病人服之皆愈。方镇编年录云：高展为并州判官，一日见砌间沫出，以手撮涂老吏面，皱皮顿改，如少年色。展以为神药，问承天道士。道士曰：此名地脂，食之不死。乃发砌，无所见。此数说皆近石髓也。

【气味】甘，温，无毒。

〔一〕石：原脱，今据大观、政和本草卷四及千金翼卷二石脑条补。
〔二〕斑：此下原有「而」字，今据大观、政和本草卷四石脑条删。
〔三〕山：原作「仙」，今从张本改。

【主治】寒热[一]，羸瘦无颜色，积聚，心腹胀满，食饮不消，皮肤枯槁，小便数疾，癖块，腹内肠鸣，下痢，腰脚疼冷[二]性壅，宜寒瘦人。藏器

石脑油宋嘉祐

〔校正〕并入拾遗石漆。

【释名】石油纲目　石漆拾遗　猛火油　雄黄油　硫黄油纲目

【集解】〔禹锡曰〕石脑油宜以瓷器贮之。不可近金银器，虽至完密，直尔透过。道家多用，俗方不甚须。〔宗奭曰〕真者难收，多渗蚀器物。入药最少。烧炼家研生砒入油，再研如膏，入坩锅内，瓦盖置火上，俟油泣尽出之，又研又入油，又上火炼之，砒即伏矣。〔时珍曰〕石油所出不一，出陕之肃州、鄜州、延州、延长，广之南雄，以及缅甸者，自石岩流出，与泉水相杂，汪汪而出，肥如肉汁。土人以草挹入缶中，黑色颇似淳漆，作雄硫气。土人多以然灯甚明，得水愈炽，不可入食。其烟甚浓，沈存中宦西时，扫其煤作墨，光黑如漆，胜于松烟。张华博物志载：延寿县南山石泉注为沟，其水有脂，挹取着器中，始黄后黑如凝膏，然之极明，谓之石漆。段成式酉阳杂俎载：高奴县有石脂水，腻浮水上如漆，采以膏车及然灯。康誉之昨梦录载：猛火油出高丽东，日烘石热所出液也，惟真琉璃器可贮之。入水涓滴，烈焰遽发；余力入水，鱼鳖皆死。边人用以御敌。此数说，皆石脑油也。国朝正德末年，嘉州开盐井，偶得油水，可以照夜，其光加倍。沃之以水则焰弥甚，扑之以灰则灭。作雄硫气，土人呼为雄黄油，亦曰硫黄油。近复开出数井，官司主之。此亦石油，但出于井尔。盖皆地产雄、硫、石脂诸石，源脉相通，故有此物。王冰谓龙火得湿而焰，遇水而燔，光焰诣天，物穷方止，正是此类，皆阴火也。

【气味】辛，苦，有毒。〔独孤滔曰〕化铜，制砒。

【主治】小儿惊风，化涎，可和诸药作丸散。嘉祐　涂疮癣虫癞，治针、箭入肉药中用之。时珍

【发明】〔时珍曰〕石油气味与雄、硫同，故杀虫治疮。其性走窜，诸器皆渗，惟瓷器、琉璃不漏。故钱乙治小儿

〔一〕热：按大观、政和本草卷三石髓条此下俱有「中」字。

〔二〕冷：按大观、政和本草卷三石髓条此下俱有「男子绝阳，女子绝产，血气不调，令人肥健能食，合金疮」等语。

惊热膈实，呕吐痰涎，银液丸中，用和水银、轻粉、龙脑、蝎尾、白附子诸药为丸，不但取其化痰，亦取其能透经络、走关窍也。

【附录】地溲 〔时珍曰〕沟涧流水，及引水灌田之次，多有之。形状如油，又如泥，色如黄金，甚腥烈。冬月收取，以柔铁烧赤投之，二三次，刚可切玉。

石炭 纲目

【释名】煤炭 石墨 铁炭 乌金石纲目 **焦石** 〔时珍曰〕石炭即乌金石，上古以书字，谓之石墨，今俗呼为煤炭，煤墨音相近也。拾遗记言焦石如炭，岭表录言康州有焦石穴，即此也。

【集解】〔时珍曰〕石炭南北诸山产处亦多，昔人不用，故识之者少。今则人以代薪炊爨，煅炼铁石，大为民利。土人皆凿山为穴，横入十余丈取之。有大块如石而光者，有疏散如炭末者，俱作硫黄气，以酒喷之则解。入药用坚块如石者。昔人言夷陵黑土为劫灰者，即此疏散者也。孝经援神契云：王者德至山陵，则出黑〔一〕丹。水经言：石炭可书，然之难尽，烟气中人。酉阳杂俎云：无劳县出石墨，爨之弥年不消。夷坚志云：彰德南郭村井中产石墨。宜阳县有石墨山。汧阳县有石墨洞。燕之西山，楚之荆州、兴国州，江西之庐山、袁州、丰城、赣州，皆产石炭，可以炊爨。并此石也。又有一种石墨，舐之粘舌，可书字画眉，名画眉石者，即黑石脂也。见石脂下。

【气味】甘、辛，温，有毒。〔时珍曰〕人有中煤气毒者，昏瞀至死，惟饮冷水即解。〔独孤滔曰〕去锡晕，制三黄、硇砂、消石。

【主治】妇人血气痛，及诸疮毒，金疮出血，小儿痰痫。时珍

【附方】新五。**金疮出血**急以石炭末厚傅之。疮深不宜速合者，加滑石。医学集成。**误吞金银**及钱，在腹中不下者。光明石炭一杏核大，硫黄一皂子大，为末，酒下。普济方。**腹中积滞**乌金石即铁炭也三两，自然铜为末醋熬一两，当归一两，大黄童尿浸晒一两，为末。每服二钱，红花酒一盏，童尿半盏，同调，食前服，日二服。张子和儒门事亲。**月经不通**巴豆去油，如绿豆大三丸，以乌金石末一钱，调汤送下，即通。卫生易简方。**产后儿枕**刺痛。

〔一〕黑：原作「墨」，今据山海经卷十六大荒西经郭注，文选卷三张平子东京赋善注及御览九八五引孝经援神契文改。

黑白散：用乌金石烧酒淬七次，寒水石煅为末，等分，每用粥饮服一錢半，即止，未止再服。洁古保命集。

【附录】然石〔时珍曰〕曹叔雅异物志云：豫章有石，黄色，如理疏，以水灌之便热，可以烹鼎，冷则再灌。张华谓之然石。高安亦有之。

石灰本经下〔一〕品

【释名】石垩弘景 垩灰本经 希灰别录 锻石日华 白虎纲目 矿灰纲目

【集解】〔别录曰〕石灰生中山川谷。〔弘景曰〕近山生石，青白色，作灶烧竟，以水沃之，即热蒸而解。俗名石垩。〔颂曰〕所在近山处皆有之，烧青石为灰也。又名石鍛。有风化、水化二种：风化者，取鍛了石置风中自解，此为有力；水化者，以水沃之，热蒸而解，其力差劣。〔时珍曰〕今人作窑烧之，一层柴或煤炭一层在下，上累青石，自下发火，层层自焚而散。入药惟用风化、不夹石者良。

【气味】辛，温，有毒。〔大明曰〕甘，无毒。〔独孤滔曰〕伏雄黄、硫黄、硇砂，去锡晕。

【主治】疽疡疥瘙，热气，恶疮癞〔二〕疾，死肌堕眉，杀痔虫，去黑子瘜肉。本经 疗髓骨疽。别录 治瘑疥，蚀恶肉。止金疮血，甚良。甄权 生肌长肉，止血，白癜疬疡，瘢疵痔瘘，瘿赘疣子。妇人粉刺，产后阴不能合。解酒酸，治酒毒，暖水脏，治气〔三〕。大明 堕胎。保昇 散血定痛，止水泻血痢，白带白淫，收脱肛阴挺，消积聚结核，贴口㖞，黑须发。时珍

【发明】〔弘景曰〕石灰性至烈，人以度酒饮之，则腹痛下利。古今多以构冢，用捍水而辟虫。故古冢中水洗诸

〔一〕下：原作「中」，今据大观、政和本草总目、政和卷五分目及千金翼卷二改。本书卷二神农本草经目录亦列入下品。

〔二〕癞：原作「痫」，今据大观、政和本草卷五及千金翼卷二石灰条改。

〔三〕治气：按大观、政和本草卷五石灰条作「疗冷气」。

疮，皆即瘥。〔恭曰〕别录及今人用疗金疮，止血大效。若五月五日采蘩缕、葛叶、鹿活草、槲叶、芍药、地黄叶、苍耳叶、青蒿叶，合石灰捣，为团如鸡卵，暴干末，以疗疮生肌大妙神验。〔权曰〕止金疮血，和鸡子白、败船茹甚良。不入汤饮。〔颂曰〕古方多用合百草团末，治金疮殊胜。今医家或以腊月黄牛胆汁搜和，纳入胆中风干研用，更胜草药者。古方以诸草杂石灰熬煎，点疣〔一〕痣黑子。丹灶家亦用之。〔时珍曰〕石灰，止血神品也。但不可着水，着水即烂肉。

【附方】旧十四，新三十二。**人落水死**裹石灰纳下部中，水出尽即活。千金方。**痰厥气绝**心头尚温者。千年石灰一合，水一盏，煎滚去清水，再用一盏煎极滚，澄清灌之。少顷痰下自愈〔二〕。集玄方。**中风口㖞**新石灰醋炒，调如泥，涂之。左涂右，右涂左，立便牵正。寇氏衍义。**风牙肿痛**二年石灰、细辛等分，研。搽即止。普济方。**虫牙作痛**矿灰，沙糖和，塞孔中。普济方。**风虫牙痛**百年陈石灰为末四两，蜂蜜三两，拌〔三〕匀，盐泥固济，火煅一日，研末。擦牙神效。名神仙失笑散。张三丰方。**干霍乱病**千年石灰，沙糖水调服二钱，或淡醋汤亦可。名落盏汤。摘玄方。**偏坠气痛**陈石灰炒、五倍子、山卮子等分，为末，面和醋调，敷之，一夜即消。医方摘要。**妇人血气**方见兽部猪血下。**产后血渴**不烦者。新石灰一两，黄丹半钱，渴时浆水调服一钱。名桃花散。张洁古活法机要。**白带白淫**风化石灰一两，白茯苓三两，为末，糊丸梧子大。每服二、三十丸，空心米饮下，绝妙。集玄方。**水泻不止**方同上。**酒积下痢**石灰五两，水和作团，黄泥包，煅一日夜，去泥为末，醋糊丸梧子大。每服三十丸，姜汤空心下。摘玄方。**血痢十年**石灰三升熬黄，水一斗投之，澄清。一服一升，日三服。崔知悌方。**虚冷脱肛**石灰烧热，故帛裹坐，冷即易之。圣惠方。**产门不闭**产后阴道不闭，或阴脱出。石灰一斗熬黄，以水二斗投之，澄清熏。肘后方。**产门生合**不开。用铜钱磨利割开，以陈石灰傅之，即愈。通变方。**腹胁积块**风化石灰半斤，瓦器炒极热，入大黄末一两，炒红取起，入桂末半两，略烧，入米醋和成膏，摊绢上贴之。内服消块药，甚效。丹溪心法。**疟疾**

〔一〕疣：原作「瘪」，今据政和本草卷五石灰条改。
〔二〕愈：原作「不」，今从梅墅烟萝阁本改。
〔三〕拌：原作「不」，从改同上。

寒热一日一发或二、三发，或三日一发。古城石灰二錢，头垢、五灵脂各一錢，研末，饭丸皂子大。每服一丸，五更无根水下，即止。集玄方。**老小暴嗽**石灰一两，蛤粉四錢，为末，蒸饼丸豌豆大，焙干。每服三十丸，温齑汁下。普济方。**卒暴吐血**石灰于刀头上烧研，井水下二錢。普济方。**发落不止**乃肺有劳热，瘙痒〔一〕。用石灰三升，水拌炒焦，酒三升〔二〕浸之〔三〕。每服三〔四〕合，常令酒气相接，则新发更生，神验。千金翼〔五〕。**染发乌须**矿灰一两，水化开，七日，用铅粉一两研匀，好醋调搽，油纸包一夜。先以皂角水洗净乃用。集玄方。**身面疣目**苦酒浸石灰，六七日，取汁频滴之，自落。千金方。**面黡疣痣**水调矿灰一盏，好糯米全者，半插灰中，半在灰外，经宿米色变如水精。先以针微拨动，点少许于上，经半日汁出，剔去药，不得着水，二日而愈也。集玄方。**疣痣瘤赘**石灰一两，用桑灰淋汁熬成膏。刺破点之。普济方。**痈疽瘀肉**石灰半斤，荞麦秸灰半斤，淋汁煎成霜，密封。每以针画破涂之，自腐。普济方。**疔疮恶肿**石灰、半夏等分，为末，傅之。普济方。**脑上痈疖**石灰入饭内捣烂，合之。李楼奇方。**痰核红肿**寒热，状如瘰疬。石灰火煅为末，以白果肉同捣，贴之。蜜调亦可。活人心统。**痄腮肿痛**醋调石灰傅之。简便〔六〕方。**多年恶疮**多年石灰研末，鸡子清和成块，煅过再研，姜汁调傅。救急方。**瘘疮不合**古冢中石灰，厚傅之。千金方。**痔疮有虫**古石灰、川乌头炮等分，为末，烧饭丸梧子大。每服二三十丸，白湯下。活法机要。**疥疮有虫**石灰淋汁，洗之数次。孙真人方。**血风湿疮**千年陈石灰研搽，痛即止，疮即愈，神效。蔺〔七〕氏方。**火焰**

〔一〕乃肺有劳热瘙痒：千金翼卷五第八治发落方及大观、政和本草卷五石灰条附方俱无，当是濒湖所加。
〔二〕三升：千金翼同，大观本草作「三斗」，政和本草作「一斗」。
〔三〕浸之：千金翼及大观、政和本草此下俱有「密封，冬二七日，春秋七日」。
〔四〕三：千金翼及大观、政和本草俱作「一」。
〔五〕翼：原作「方」，政和本草同。今据大观本草卷五石灰条附方改，与千金翼卷五第八治发落方相合。
〔六〕简便：原作「便简」，今据本书卷一引据医家书目「杨起简便方」改。
〔七〕蔺：原作「兰」，今据本书卷一引据医家书目「蔺氏经验方」改。

丹毒醋和石灰涂之。或同青靛涂。摘玄方。**卒发风疹**醋浆和石灰涂之，随手灭。元希声侍郎秘方也。外台秘要。**夏月痱疮**石灰煅一两，蛤粉二两，甘草一两，研，扑之。集玄方。**汤火伤灼**年久石灰傅之。或加油调。肘后方。**杖疮肿痛**新石灰，麻油调搽，甚妙。集简方。**刀刃金疮**石灰裹之，定痛止血，又速愈。疮深不宜速合者，入少滑石傅之。肘后方。**误吞金银**或錢，在腹内不下。石灰、硫黄一皂子大，同研为末。酒调服之。孙用和秘宝方。**马汗入疮**石灰傅之。摘玄方。**蝼蛄咬人**醋和石灰涂之。圣惠方。**蚯蚓咬人**其毒如大风，眉须皆落。以石灰水浸之，良。经验方。

古墓中石灰，名地龙骨。〔主治〕**顽疮瘘疮，脓水淋漓，敛诸疮口。棺下者尤佳。**时珍

艌船油石灰，名水龙骨。〔主治〕**金疮跌扑伤损，破皮出血，及诸疮瘘，止血杀虫。**时珍〔附方〕新三。**软疖不愈**烂船底油石灰，研末。油调傅之。胡氏方。**下体癣疮**艌船灰、牛粪，烧烟熏之，一日一次，即安。医方摘玄。**血风臁疮**船上旧油灰，将泥作釜，火煅过研末，入轻粉少许，苦茶洗净傅之。忌食发物。邓眞人经验方。

石面 纲目

【集解】〔时珍曰〕石面不常生，亦瑞物也。或曰饥荒则生之。唐玄宗天宝三载，武威番禾县醴泉涌出，石化为面，贫民取食之。宪宗元和四年，山西云、蔚、代三州山谷间，石化为面，人取食之。宋眞宗祥符五年四月，慈州民饥，乡宁县山生石脂如面，可作饼饵。仁宗嘉祐七年三月，彭城地生面；五月，钟离县地生面。哲宗元丰三年五月，青州临朐、益都石皆化面，人取食之。搜集于此，以备食者考求云。

【气味】甘，平，无毒。

【主治】益气调中，食之止饥。时珍

浮石日华

〔校正〕并入拾遗水花。

【释名】海石纲目 水花

【集解】〔时珍曰〕浮石，乃江海间细沙、水沫凝聚，日久结成者。状如水沫及钟乳石，有细孔如蛀窠，白色，体虚而轻。今皮作家用磨皮垢甚妙。海中者味咸，入药更良。〔抱朴子云〕烧泥为瓦，燔木为炭，水沫为浮石，此皆去其柔脆，变为坚刚也。交州记云：海中有浮石，轻虚可以磨脚，煮水饮之止渴。即此也。

【气味】咸，平，无毒。〔时珍曰〕小〔一〕寒。

【主治】煮汁饮，止渴，治淋，杀野兽毒。大明 止咳。弘景 去目翳。宗奭 清金降火，消积块，化老痰。震亨 消瘤瘿结核疝气，下气，消疮肿。时珍

【发明】〔藏器曰〕水花主远行无水止渴，和苦栝楼为丸，每旦服二十丸，永无渴也。〔震亨曰〕海石治老痰积块，咸能软坚也。〔时珍曰〕浮石乃水沫结成，色白而体轻，其质玲珑，肺之象也。气味咸寒，润下之用也。故入肺除上焦痰热，止咳嗽而软坚。清其上源，故又治诸淋。按余琰席上腐谈云：肝属木，当浮而反沉，肺属金，当沉而反浮，何也？肝实而肺虚也。故石入水则沉，而南海有浮水之石；木入水则浮，而南海有沉水之香。虚实之反如此。

【附方】新十二。**咳嗽不止**浮石末湯服，或蜜丸服。肘后方。**消渴引饮**本事方：浮石、舶上青黛等分，麝香少许，为末。温湯服一錢。又方：白浮石、蛤粉、蝉壳等分，为末。鲫鱼胆汁七个，调服三錢，神效。**血淋砂淋**小便涩痛。用黄烂浮石为末。每服二錢，生甘草煎湯调服。直指方。**石淋破血**浮石满一手，为末，以水三升，酢一升，和煮二升，澄清。每服一升。传信适用方。**小肠疝气**茎缩囊肿者。直指方：用浮石为末。每服二錢，木通、赤茯苓、麦门冬煎湯调下。丹溪方：用海石、香附等分，为末。每服二錢，姜汁调下。**头核脑痹**头枕后生痰核，正者为脑，侧者为痹。用轻虚白浮石烧存性，为末，入轻粉少许，麻油调，扫涂之。勿用手按，即涨。或加焙干黄牛粪尤好。亦治

〔一〕小：原作「不」，形近而误，今详文义改。

头瘨。直指方。**底耳有脓**海浮石一两，没药一錢，麝香一字，为末。缴净吹之。普济方。**疳疮不愈**海浮石烧红醋淬数次二两，金银花一两，为末。每服二錢半，水煎服。病在上食后，在下食前。一年者，半年愈。儒门事亲。**疔疮发背**白浮石半两，没药二錢半，为末，醋糊丸梧子大。每服六、七丸，临卧，冷酒下。普济方。**诸般恶疮**方同上。

【附录】晕石拾遗。〔藏器曰〕生海底，状如姜石，紫褐色，极紧似石，是咸水结成，自然生晕。味咸，寒，无毒。主石淋，磨汁饮之，亦烧赤投酒中饮。

石芝纲目

【集解】〔葛洪曰〕芝有石、木、草、菌、肉五类，各近百种。道家有石芝图。石芝者，石象芝也。生于海隅名山岛屿之涯，有积石处。其状如肉，有头尾四足如生物，附于大石。赤者如珊瑚，白者如截肪，黑者如泽漆，青者如翠羽，黄者如紫金，皆光明洞彻。大者十余斤，小者三、四斤，须斋祭取之，捣末服。其类有七明九光芝，生临水高山石崖之间。状如盘碗，不过径尺，有茎连缀之，起三、四寸。有七孔者名七明，九孔者名九光，光皆如星，百步内夜见其光。常以秋分伺之，捣服方寸匕，入口则翕然身热，五味甘美。得尽一斤，长生不老，可以夜视也。玉脂芝，生于有玉之山。玉膏流出，千百年凝而成芝。有鸟兽之形，色无常彩，多似玄玉、苍玉及水精。得而末之，以无心草汁和之，须臾成水。服至一升，长生也。石蜜芝生少室石戶中。有深谷不可过，但望见石蜜从石戶上入石偃盖中，良久辄有一滴。得服一升，长生不老也。石桂芝生石穴中，有枝条似桂树，而实石也。高尺许，光明而味辛。〔时珍曰〕神仙之说，渺茫不知有无；然其所述之物，则非无也。贵州普定分司署內有假山，山间有树，根干枝条皆石，而中有叶如榴，袅袅茂翠，开花似桂微黄。嘉靖丁巳，佥事焦希程賦诗纪之，以比康于断松化石之事，而不知其名。时珍按图及抱朴子之说，此乃石桂芝也。海边有石梅，枝干横斜，石柏，叶如侧柏，亦是石桂之类云。

【主治】诸芝捣末，或化水服，令人轻身长生不老。葛洪

本草纲目石部目录第十卷

金石之四　石类下四十〔一〕种

〔一〕四十：原作「三十九」，因目录中脱砭石一种。今补入，合计为「四十」。
〔二〕玄黄石附：原脱，今据本卷代赭石条附录并参考政和本草卷三玄黄石条补。
〔三〕别录：原作「本经」，大观、政和本草总目及卷三「绿青」俱作墨字，认为别录，因据改。
〔四〕绿：大观、政和本草卷四及千金翼卷二肤青条俱无。
〔五〕纲目：此下原有「石砮附」三字，今据本卷内容移往砭石之下。
〔六〕砭石纲目：此条原脱，今据本卷砭石条补。
〔七〕砥：此下原有「石」字，今据本卷越砥条删，使目录与内容一致。

石蚕开宝　石鳖纲目　蛇黄唐本　霹雳砧拾遗

雷墨纲目

右附方旧二十五新一百零一〔一〕

〔一〕一百零一：原作「九十五」，今按卷中新附方数改。

本草纲目石部第十卷

金石之四 石类下四十〔一〕种

阳起石 本经中品。

【释名】羊起石别录白石本经石生别录〔二〕。〔时珍曰〕以能命名。

【集解】〔别录曰〕阳起石生齐山山谷及琅琊或云山、阳起山〔三〕，云母根也。采无时。〔普曰〕生太山。〔弘景曰〕：此所出与云母同，而甚似云母，但厚异〔四〕尔。今用〔五〕乃出益州，与矾石同处，色小黄黑。但矾石、云母根未知何者是？俗用乃稀，仙经服之。〔恭曰〕此石以白色肌理似殷蘖，仍夹带云母滋润者为良，故本经一名白石；今用纯黑如炭者，误矣。云母之黑者名云胆，服之损人，则黑阳起石亦必恶矣。今齐山在齐州西北，无阳起石。石乃在齐山西北六七里卢〔六〕山出之。本经云山或卢〔七〕字讹也。太山、沂州惟有黑者，白者独出齐州。〔珣曰〕太山所出黄者绝佳，邢州鹊山出白者亦好。〔颂曰〕今惟出齐州，他处不复有。齐州惟一土山，石出其中，彼人谓之阳起山。其山常有温暖气，虽盛冬大雪遍境，独此山无积白，盖石气熏蒸使然也。山惟一穴，官中常禁闭。至初冬则州发丁夫，遣人监取。岁月积久，其穴益深，鑱凿他石，得之甚难。以白色明莹若狼牙者为上，亦有挟他石作块者不堪。每岁采择上供之余，州中貨之，不尔无由得也。貨者虽多，而精好者亦难得。旧说是云母根，其中犹带云母，今不复见此矣。古方服食不见用者，今补下药多使〔八〕之。〔时珍曰〕

〔一〕四十：原作「三十九」，因目录中脱砭石一种。今补入，合计为「四十」。
〔二〕别录：原脱，今据政和本草卷四阳起石条补。
〔三〕阳起山：原脱，今据大观、政和本草卷四及千金翼卷二阳起石条补。
〔四〕异：政和本草卷四阳起石条作「实」。
〔五〕用：原作「从」，今据政和本草卷四阳起石条改。
〔六〕卢：原作「庐」，今据政和本草卷四阳起石条改。
〔七〕卢：同上。
〔八〕使：原作「便」，今据政和本草卷四阳起石条改。

今以云头雨脚轻松如狼牙者为佳，其铺茸茁角者不佳。王建平典术乃云，黄白而赤重厚者佳，云母之根也。庚辛玉册云，阳起，阳石也。齐州拣金山出者胜，其尖似箭镞者力强，如狗牙者力微，置大雪中倏然没者为真。

【修治】〔大明曰〕凡入药烧后水煅〔一〕用之，凝白者佳。〔时珍曰〕凡用火中煅赤，酒淬七次，研细水飞过，日干。亦有用烧酒浸过，同樟脑入罐升炼，取粉用者。

【气味】咸，微温，无毒。〔普曰〕神农、扁鹊：酸，无毒。桐君、雷公、岐伯：咸，无毒。李当之：小寒。〔权曰〕甘，平。〔之才曰〕桑螵蛸为之使，恶泽泻、菌桂、雷丸、石葵、蛇蜕皮，畏菟丝子，忌羊血，不入汤。

【主治】崩中漏下，破子脏中血，癥瘕结气，寒热腹痛，无子，阴痿不起，补不足。本经 **疗男子茎头寒，阴下湿痒，去臭汗，消水肿。久服不饥，令人有子。**别录 **补肾气精乏，腰疼膝冷湿痹，子宫久冷，冷癥寒瘕，止月水不定。**甄权 **治带下温疫冷气，补五劳七伤。**大明 **补命门不足。**好古 **散诸热肿。**时珍

【发明】〔宗奭曰〕男子妇人下部虚冷，肾气乏绝，子脏久寒者，须水飞用之。凡石药冷热皆有毒，亦宜斟酌。〔时珍曰〕阳起石，右肾命门气分药也，下焦虚寒者宜用之，然亦非久服之物。张子和儒门事亲云：喉痹，相火急速之病也。相火，龙火也，宜以火逐之。一男子病缠喉风肿，表里皆作〔二〕，药不能下。以凉药灌入鼻中，下十余行。外以阳起石烧赤、伏龙肝等分细末，日以新汲水调扫百遍。三日热始退，肿始消。此亦从治〔三〕之道也。

【附方】新三。**丹毒肿痒** 阳起石煅研，新水调涂。儒门事亲。**元气虚寒** 精滑不禁，大腑溏泄，手足厥冷。阳起石煅研、钟乳粉各等分，酒煮附子末同面糊丸梧子大，每空心米饮服五十丸，以愈为度。济生方。**阴痿阴汗** 阳起石煅为末，每服二钱，盐酒下。普济方。

〔一〕煅：按大观、政和本草卷四阳起石条俱同，疑当作「淬」。
〔二〕作：原脱，今据儒门事亲卷三补。
〔三〕治：原作「合」，今从张本改。

慈〔一〕石本经中品

【释名】玄石本经　处石别录　熁铁石衍义　吸针石〔藏器曰〕慈石取铁，如慈母之招子，故名。〔时珍曰〕石之不慈者，不能引铁，谓之玄石，而别录复出玄石于后。

【集解】〔别录曰〕慈石生太山川谷及慈山山阴，有铁处则生其阳。采无时。〔弘景曰〕今南方亦有好者。能悬吸针〔二〕，虚连三、四〔三〕为佳。仙经丹房黄白术中多用之。〔藏器曰〕出相〔四〕州北山。〔颂曰〕今磁〔五〕州、徐州及南海傍山中皆有之，磁〔六〕州者岁贡最佳，能吸铁虚连十数〔七〕针，或一二斤刀器，回转不落者，尤良。采无时。其石中有孔，孔中〔八〕黄赤色，其上有细毛，功用更胜。按南州〔九〕异物志云：涨海崎头水浅而多慈石，徼外大舟以铁叶固之者，至此皆不得过。以此言之，海南所出尤多也。〔敩曰〕凡使勿误用玄中石并中麻石。此二石俱似慈石，只是吸铁不得。而中麻石心有赤，皮粗，是铁山石也。误服令人生恶疮，不可疗。眞慈石一片，四面吸铁一斤者，此名延年沙；四面只吸铁八两者，名续采石；四面吸五两者，名慈石。〔宗奭曰〕慈石其毛〔十〕轻紫，石上颇〔十一〕涩，可吸连针〔十二〕铁，俗谓之熁铁石。其玄石，即慈石

〔一〕慈：按大观、政和本草卷四俱作「磁」，今通用。

〔二〕针：原作「铁」，今据政和本草卷四磁石条改。

〔三〕四：原脱，今据政和本草卷四磁石条补。

〔四〕相：原作「雄」，今据政和本草卷四磁石条改。

〔五〕磁：原作「慈」，（慈州在今山西省）今据政和本草卷四磁石条改。磁州在今河北省，盛产磁铁。

〔六〕磁：原作「慈」，政和本草卷四磁石条同。政和上句既作「磁州」，此句不当又作「慈州」，今据上句改。

〔七〕十数：原作「数十」，今据政和本草卷四磁石条改。

〔八〕中：此下原衍「有」字，今据政和本草卷四磁石条删。

〔九〕州：原作「川」，今据大观、政和本草卷四磁石条改，与本书卷一引据经史百家书目合。

〔十〕毛：政和本草卷四及本草衍义卷五磁石条俱作「色」。

〔十一〕颇：政和本草卷四及本草衍义卷五磁石条俱作「皲」。

〔十二〕针：原脱，今据政和本草卷四及本草衍义卷五磁石条补。

之黑色者。慈磨针〔一〕锋，则能指南，然常偏东，不全南也。其法取新纩中独缕，以半芥子许蜡，缀于针〔二〕腰，无风处垂之，则针常指南。以针横贯灯心，浮水上，亦指南。然常偏丙位，盖丙为大火，庚辛受其制，物理相感尔。〔土宿眞君曰〕铁受太阳之气，始生之初，石产焉。一百五十年而成慈石，又二百年孕而成铁。

【修治】〔斅曰〕凡修事一斤，用五花皮一镒，地榆一镒，故〔三〕绵十五两，三〔四〕件并锉。于石上捶，碎作二三十块。将石入瓷瓶中，下草药，以东流水煮三日夜，漉出拭干，布裹再捶细，乃碾如尘，水飞过再碾用。〔宗奭曰〕入药须火烧醋淬，研末水飞。或醋煮三日夜。

【气味】辛，寒，无毒。〔权曰〕咸，有小毒。〔大明曰〕甘、涩，平。〔藏器曰〕性温，云寒误也。〔之才曰〕柴胡为之使，杀铁毒，消金，恶牡丹、莽草，畏黄石脂。〔独孤滔曰〕伏丹砂，养汞，去铜晕。

【主治】周痹风湿，肢节中痛，不可持物，洗洗酸痟〔五〕，除大热烦满及耳聋。本经　养肾脏，强骨气，益精除烦，通关节，消痈肿鼠瘘，颈核喉痛，小儿惊痫，炼水饮之。亦令人有子。别录　补男子肾虚风虚。身强，腰中不利，加而用之。甄权　治筋骨羸弱，补五劳七伤，眼昏，除烦躁。小儿误吞针铁等，即研细末，以筋肉莫令断，与末同吞，下之。大明　明目聪耳，止金疮血。时珍

【发明】〔宗奭曰〕养肾气，填精髓，肾虚耳聋目昏者皆用之。〔藏器曰〕重可去怯，慈石、铁粉之类是也。〔时珍曰〕慈石法水，色黑而入肾，故治肾家诸病而通耳明目。一士子频病目，渐觉昏暗生翳。时珍用东垣羌活胜风汤加减法与服，而以慈朱丸佐之。两月遂如故。盖慈石入肾，镇养眞精，使神水不外移；朱砂入心，镇养心血，使邪火不上侵；而佐以神

〔一〕针：原作「铁」，今据政和本草卷四及本草衍义卷五磁石条改。
〔二〕针：同上。
〔三〕故：原作「取」，今据政和本草卷四磁石条改。
〔四〕三：原作「二」，据改同上。
〔五〕痟：原作「消」，今据大观、政和本草卷四及千金翼卷二磁石条改。周礼天官疾医注：「痟，酸削也」。

曲，消化滞气，生熟并用，温养脾胃发生之气，乃道家黄婆媒合婴姹之理，制方者宜窥造化之奥乎？方见孙眞人千金方〔一〕神曲丸，但云明目，百岁可读细书，而未发出药微义也，孰谓古方不可治今病耶？独孤滔云：慈石乃坚顽之物，无融化之气，止可假其气〔二〕服食，不可久服渣滓，必有大患。夫药以治病，中病则止，砒硇犹可饵服，何独慈石不可服耶？慈石既炼末，亦匪坚顽之物，惟在用者能得病情而中的尔。淮南万毕术云：慈石悬井，亡人自归。注云：以亡人衣裹慈石悬于井中，逃人自反也。

【附方】旧三，新一十二。

耳卒聋闭熁铁石半錢，入病耳内，铁砂末入不病耳内，自然通透。直指方。

肾虚耳聋眞慈石一豆大，穿山甲烧存性研一字，新绵裹〔三〕塞耳内，口含生铁一块，觉耳中如风雨声即通。济生方。

老人耳聋慈石一斤捣末，水淘去赤汁，绵裹之。猪肾一具，细切。以水五斤煮石，取二斤，入肾，下盐豉作羹食之。米煮粥食亦可。养老方。

老人虚损风湿，腰肢痹痛。慈石三十两，白石英二十两，捶碎甕盛，水二斗浸于露地。每日取水作粥食，经年气力强盛，颜如童子。养老方。

阳事不起慈石五斤研，清酒渍二七日。每服三合，日三夜一。千金。

眼昏内障慈朱丸：治神水宽大渐散，昏如雾露中行，渐睹空花，物成二体，久则光不收，及内障神水淡绿、淡白色者。眞慈石火煅醋淬七次二两，朱砂一两，神曲生用三两，为末。更以神曲末一两煮糊，加蜜丸梧子大。每服二十丸，空心饭湯下。服后俯视不见，仰视微见星月，此其效也。亦治心火乘金、水衰反制之病。久病累发者服之，永不更作。倪维〔四〕德原机启微集。

小儿惊痫慈石炼水饮之。圣济录。

子宫不收名瘣疾，痛不可忍。慈石丸：用慈石酒浸煅研末，米糊丸梧子大。每卧时滑石湯下四十丸。次早用慈石散，米湯服二錢。散用慈石酒浸半两，铁粉二錢半，当归五錢，为末。

大肠脱肛直指方：慈石半两，火煅醋淬七次，为末。每空心米饮服一錢。简便方：用慈石末，面糊调涂顖上。入后洗去。

金疮肠出纳入，以慈石、滑石各三两为末。米饮服方寸匕，日再。刘涓子鬼遗方。

金疮血出慈石末傅之，止

〔一〕千金方：原作「十金石」。按神曲丸见千金方卷六上目病第一，因据改。

〔二〕气：原作「而」，今据丹房鏡源杂论篇第二十五改。

〔三〕裹：原脱，今本济生方未见此方。证治准绳类方卷八有通耳法，与此方同，因据补。

〔四〕维：原作「微」，今据原机启微卷首王庭序改。

痛断血。千金方。**误吞针铁** 真慈石枣核大，钻孔线穿吞，拽之立出。钱相公箧中方。**丁肿热毒** 慈石末，酢和封之，拔根立出。外台秘要。**诸般肿毒** 吸铁石三钱，金银藤四两，黄丹八两，香油一斤，如常熬膏，贴之。乾坤秘韫。

慈石毛 〔气味〕咸，温，无毒。〔主治〕补绝伤，益阳道，止小便白数，治腰脚，去疮瘘，长肌肤，令人有子，宜入酒。〔藏器曰〕本经言石不言毛，毛、石功状殊也。

玄石 别录中品

【释名】玄水石 别录 **处石** 〔时珍曰〕玄以色名。

【集解】〔别录曰〕玄石生太山之阳，山阴有铜。铜者雌，铁者雄。〔弘景曰〕本经慈石一名玄石。别录又出玄石，一名处石。名既同，疗体又相似，而寒温铜铁畏恶有异。俗方不用，亦无识者，不知与慈石相类否？〔恭曰〕此物，铁液也。慈石中有细孔，孔中黄赤色，初破好者能拾针〔一〕吸铁。其无孔而光泽纯黑者，玄石也。不能拾，疗体亦劣于慈石。〔颂曰〕今北番以慈石作礼物，其块多光泽，吸针〔二〕无力，疑即此玄石也。医方罕用。〔时珍曰〕慈石生山之阴有铁处，玄石生山之阳有铜处，虽形相似，性则不同，故玄石不能吸铁。

【气味】咸，温，无毒。〔之才曰〕恶〔三〕松脂、柏实、菌桂。

【主治】大人小儿惊痫，女子绝孕，小腹冷痛，少精身重。服之令人有子。 别录

代赭石 本经下品

【释名】须丸 本经 **血师** 别录 **土朱** 纲目 **铁朱** 〔别录曰〕出代郡者名代赭，出姑幕者名须丸。〔时珍曰〕赭，

〔一〕针：原作「铁」，今据政和本草卷四玄石条改。
〔二〕针：原作「铁」，今据政和本草卷四磁石条改。
〔三〕恶：原作「畏」，今据大观、政和本草卷四玄石条改。

赤色也。代，即雁门也。今俗呼为土朱、铁朱。管子云：山上有赭，其下有铁。铁朱之名或缘此，不独因其形色也。

【集解】〔别录曰〕代赭生齐国山谷，赤红青色如鸡冠，有泽染爪甲不渝者良。采无时。〔弘景曰〕是代郡城门下赤土也。江东久绝，俗用乃疏，而为仙方之要，与戎盐、卤硷皆是急须。〔恭曰〕此石多从代州来，云山中采得，非城门下土也。今齐州亭山出赤石，其色有赤红青者。其赤者亦如鸡冠且润泽，土人惟采以丹楹柱，而紫色且暗，与代州出者相似，古来用之。今灵州鸣沙县界河北，平地掘深四、五尺得者，皮上赤滑，中紫如鸡肝，大胜齐、代所出者。〔颂曰〕今河东京〔一〕东山中亦有之。古方紫丸治小儿用代赭，云无真，以左顾牡蛎代使，乃知真者难得。今医家所用，多择取大块，其上文头有如浮沤丁者为胜，谓之丁头代赭。北山经云：少阳之山，中多美赭。西山经云：石脆之山，灌水出焉。中有流赭，以涂牛马无病。郭璞注云：赭，赤土也。今人以涂牛角，云辟恶。〔时珍曰〕赭石处处山中有之，以西北出者为良。宋时虔州〔二〕岁贡万斤。崔昉外丹本草云：代赭，阳石也。与太一余粮并生山峡中。研之作朱色，可点书，又可罨金益色赤。张华以赤土拭宝剑，倍〔三〕益精明，即此也。

【修治】〔斅曰〕凡使研细，以腊水重重飞过，水面上有赤色如薄云者去之。乃用细茶脚汤煮一伏时，取出又研一万匝。以净铁铛烧赤，下白蜜蜡一两，待化投新汲水冲之，再煮一二十沸，取出晒干用。〔时珍曰〕今人惟煅赤以醋淬三次或七次，研，水飞过用，取其相制，并为肝经血分引用也。相感志云：代赭以酒醋煮之，插铁钉于内，扇之成汁。

【气味】苦〔四〕，寒，无毒。〔别录曰〕甘。〔权曰〕甘，平。〔之才曰〕畏天雄、附子。干姜为之使。

【主治】鬼疰贼风蛊毒，杀精物恶鬼，腹中毒邪气，女子赤沃漏下。本经 带下百病，产难胞不出，堕胎，养血气，除五脏血脉中热，血痹血瘀〔五〕。大人小儿惊气入腹，及阴痿不起。别录 安胎建脾，止反胃吐血鼻衄，月经不止，肠风痔瘘，泻痢脱

〔一〕京：原作「江」，今据大观、政和本草卷四代赭条改。
〔二〕虔州：据大观、政和本草卷五代赭条陈承别说，应是「处州」。
〔三〕倍：原作「陪」，今从张本改。
〔四〕苦：大观、政和本草卷五及千金翼卷二代赭条此下俱有「甘」字。政和作白字，认为本经文。大观作墨字，濒湖据以属别录。
〔五〕瘀：原作「痢」，今据大观、政和本草卷五及千金翼卷二代赭条改。

精，尿血〔一〕，遗溺，夜多小便〔二〕，小儿惊痫疳疾，金疮长肉。大明〔三〕**辟鬼魅**。甄权〔四〕

【发明】〔好古曰〕代赭入手少阴、足厥阴经。怯则气浮，重所以鎮之。代赭之重，以鎮虚逆。故张仲景治伤寒汗吐下后心下痞硬〔五〕噫气不除〔六〕者，旋覆代赭湯主之。用旋覆花三两，代赭石一两，人参二两，生姜五两，甘草三两，半夏半斤〔七〕，大枣十二枚。水一斗，煮六升，去滓，再煎三升，温服一升，日三服。〔时珍曰〕代赭乃肝与包络二经血分药也，故所主治皆二经血分之病。昔有小儿泻后眼上，三日不乳，目黄如金，气将绝。有名医曰：此慢惊风也，宜治肝。用水飞代赭石末，每服半錢，冬瓜仁煎湯调下，果愈。

【附方】旧二，新一十四。

哮呷有声 卧睡不得。土朱末，米醋调，时时进一、二服。普济方。

伤寒无汗 代赭石、干姜等分为末，热醋调涂两手心，合掌握定，夹于大腿内侧，温覆汗出乃愈。伤寒蕴要。

婴儿疟疾 无计可施。代赭石五枚煅红醋淬，朱砂五分，砒霜一豆大，同以纸包七重，打湿煨干，入麝香少许为末。香油调一字，涂鼻尖上及眉心、四肢，神应。保幼大全。

急慢惊风 弔眼撮口，搐搦不定。代赭石火烧醋淬十次，细研水飞，日干。每服一錢，或半錢，煎眞金湯调下，连进三服。儿脚胫上有赤斑，即是惊气已出，病当安也。无斑点者，不可治。直指方。

慢肝惊风 方见发明。

小肠疝气 代赭石火煅醋淬，为末。每白湯服二錢。寿域〔八〕方。

肠风下血 血师一两，火煅，米醋淬，尽醋一升，捣罗如面。每服一錢，白湯下。斗门。

吐血衄血 方同。

堕胎下血 不止。代赭石末一錢，生地黄

〔一〕尿血：原脱，今据大观、政和本草卷五代赭条补。
〔二〕小便：同上。
〔三〕大明：同上。
〔四〕甄权：原作「大明」，今据大观、政和本草卷五代赭条改。
〔五〕硬：原作「鞭」，今据伤寒论太阳篇改。
〔六〕除：原作「深」，据改同上。
〔七〕斤：伤寒论太阳篇作「升」。
〔八〕域：原作「咸」，今据本书卷一引据医家书目「臞仙寿域神方」改。

汁半盏调。日三、五服〔一〕，以瘥为度。圣济录。**妇人血崩**赭石火煅醋淬七次，为末。白湯服二錢。普济方。**赤眼肿闭**土朱二分，石膏一分，为末。新汲水调傅眼头尾及太阳穴。直指方。**喉痹肿痛**紫朱煮汁饮。普济方。**牙宣有𧍠**土朱、荆芥同研，揩〔二〕之，三日。普济方。**诸丹热毒**土朱、青黛各二錢，滑石、荆芥各一錢，为末。每服一錢半，蜜水调下，仍外傅之。直指方。**一切疮疖**土朱、虢丹、牛皮胶等分为末，好酒一碗冲之，澄清服。以渣傅之，干再上。朱氏集验方。**百合病发**已汗下复发者。百合七个擘破，泉水浸一宿，赭一两，滑石三两，泉水二钟，煎一钟，入百合汁，再煎一钟，温服。伤寒蕴要。

【附录】玄黄石〔三〕〔藏器曰〕出淄川、北海山谷土石中，如赤土代赭之类，土人以当朱，呼为赤石，一名零陵，恐是代赭之类。味甘，平、温，无毒。主惊恐，身热邪气，鎮心。久服令人眼明悦泽。〔时珍曰〕此亦他方代赭耳，故其功效不甚相远也。

禹余粮本经上品

【释名】白余粮别录〔四〕。〔时珍曰〕石中有细粉如面，故曰余粮，俗呼为太一禹余粮。见太一下。〔承曰〕会稽山中出者甚多。彼人云昔大禹会稽于此，余粮者本为此尔。

【集解】〔别录曰〕禹余粮生东海池泽，及山岛中或池泽中。〔弘景曰〕今多出东阳，形如鹅鸭卵，外有壳重叠，中有黄细末如蒲黄，无沙者佳。近年茅山凿地大得之，极精好，状如牛黄，重重甲错。其佳处乃紫色靡靡如面，嚼之无复碜〔五〕，仙经服食用之。南人又呼平泽中一种藤，叶如菝葜，根作块有节，似菝葜而色赤，味〔六〕似薯蓣，谓为禹余粮，此与

〔一〕服：原作「次」，今据圣济总录卷一五八改。
〔二〕揩：原作「楷」，今据普济方卷六十九改。
〔三〕玄黄石：原脱，今据大观、政和本草卷三玄黄石条补。
〔四〕别录：原脱，今据大观、政和本草卷三禹余粮条补。
〔五〕碜：原作「嗲」，今据大观、政和本草卷三禹余粮条改。
〔六〕味：大观、政和本草卷三禹余粮条作「根形」。

生池泽者复有仿佛。或疑今石即是太一也。〔颂曰〕今惟泽州、潞州有之。旧说形如鹅鸭卵，外有壳。今图上者全是山石之形，都不作卵状，与旧说小异。采无时。张华博物志言：扶海洲上有茀草，其实食之如大麦，名自然谷，亦名禹余粮，世傅禹治水弃其所余食于江中而为药。则茀草与此异物同名，抑与生池泽者同种乎？〔时珍曰〕禹余粮乃石中黄粉，生于池泽；其生山谷者，为太一余粮。本文明白。陶引藤生禹余粮，苏引草生禹余粮，虽名同而实不同，殊为迂远。详太一余粮下。

【修治】〔弘景曰〕凡用，细研水洮，取汁澄之，勿令有沙土也。〔敩曰〕见太一下。

【气味】甘，寒，无毒。〔别录曰〕平。〔权曰〕咸。〔之才曰〕牡丹为之使。伏五金，制三黄。

【主治】咳逆寒热烦满，下赤白，血闭癥瘕，大热。炼饵服之，不饥轻身延年。本经 **疗小腹痛结烦疼。**别录 **主崩中。**甄权 **治邪气及骨节疼，四肢不仁，痔瘘等疾。久服耐寒暑。**大明 **催生，固大肠。**时珍

【发明】〔成无己曰〕重可去怯，禹余粮之重，为镇固之剂。〔时珍曰〕禹余粮手足阳明血分重剂也。其性涩，故主下焦前后诸病。李知先诗曰：下焦有病人难会，须用余粮、赤石脂。抱朴子云：禹余粮丸日再服，三日后令人多气力，负担远行，身轻不极。其方药多不录。

【附方】旧三，新六。**大肠咳嗽**咳则遗矢者，赤石脂禹余粮汤主之。方同下。洁古家珍。**冷劳肠泄**不止。神效太一丹：禹余粮四两，火煅醋淬，乌头一两，冷水浸一夜，去皮脐焙，为末，醋糊丸梧子〔一〕大。每食前温水下五丸。圣惠方〔二〕。**伤寒下痢**不止，心下痞硬，利在下焦者，赤石脂禹余粮汤主之。赤石脂、禹余粮各一斤，并碎之，水六升，煮取二〔三〕升，去滓，分再〔四〕服。仲景伤寒论〔五〕。**赤白带下**禹余粮火煅醋淬、干姜等分，赤下干姜减半，为

〔一〕梧子：圣惠方卷二十八作「绿豆」。

〔二〕方：原作「丸」。按神效太一丹见圣惠方卷二十八，因据改。

〔三〕二：原作「一」，今据大观、政和本草卷三禹余粮条改，与伤寒论太阳篇合。

〔四〕再：大观、政和本草卷三禹余粮条同，伤寒论太阳篇作「三」。

〔五〕伤寒论：此下原有「要」字。本方见伤寒论太阳篇，因据删。

末。空心服二錢匕。胜金方。**崩中漏下**青黃赤白，使人无子。禹余粮煅研，赤石脂煅研，牡蛎煅研，乌贼骨，伏龙肝炒，桂心，等分为末。溫酒服方寸匕，日二〔一〕服，忌葱、蒜。張文仲备急方。**育肠气痛**妇人少腹痛。禹余粮为末。每米饮服二錢，日二服，极效。卫生易简方。**产后烦躁**禹余粮一枚，状如酸馅者，入地埋一半紧筑，炭灰一斤煅之。湿土罨一宿，打破，去外面石，取里面细者研，水淘五七度，日〔二〕干，再研万遍。用甘草湯服二錢，一服立效。经验方。**身面瘢痕**禹余粮、半夏等分为末，鸡子黃和傅。先以布拭干，勿见风，日三。十日，十年者亦灭。圣济录。**大风疠疾**眉发堕〔三〕落，遍身顽痹。禹余粮二斤，白矾一斤，青盐一斤，为末。罐〔四〕子固济〔五〕，炭火一秤煅之，从辰至戌。候冷研粉，埋土中，三日取出。每一两，入九蒸九暴炒熟胡麻末三两。每服二錢，荆芥茶下，日二服。圣惠方。

太一余粮本经上品

【释名】石脑本经 **禹哀**吳普。〔藏器曰〕太一者，道之宗源。太者大也，一者道也。大道之师，即理化神君，禹之师也。师尝服之，故有太一之名。張司空云：还魂石中黃子，鬼物禽兽守之，不可妄得。会稽有地名蓼，出余粮。土人掘之，以物請买，所請有数，依数必得。此犹有神，岂非太一乎？

【集解】〔别录曰〕太一余粮生太山山谷，九月采。〔普曰〕生太山。上有甲，甲中有白，白中有黃，如鸡子黃色。采无时。〔弘景曰〕本草有太一余粮、禹余粮两种，治体相同。而今世惟有禹余粮，不复识太一。登眞隐诀：长生四鎮丸云，太一禹余粮，定六腑，鎮五脏。合其二名，莫辨何者的是？今人亦总呼为太一禹余粮。有人于铜官采空青于石坎，大得黃赤色石，极似今之余粮，而色过赤好，疑此是太一也。彼人呼为雌黃，涂物正如雄色。〔恭曰〕太一余粮及禹余粮，乃一

〔一〕二：原脱，今据千金卷四第三及外台卷三十四补。
〔二〕日：政和本草卷三禹余粮条附方作「将纸淋」，大观本草作「将纸衬」。
〔三〕堕：原作「落」，今据圣惠方卷二十四青盐散方改。
〔四〕罐：原作「锥」，据改同上。
〔五〕济：原作「齐」，据改同上。

物而以精粗为名尔。其壳若瓷，方圆不定。初在壳中未凝结，犹是黄水，名石中黄子。久凝乃有数色，或青或白，或赤或黄。年多变赤，因赤渐紫。紫及赤者，俱名太一。其诸色通谓禹余粮。今太山不见采得，而会稽、王屋、泽、潞州诸山皆有。陶云黄赤色，疑是太一。然无壳裹，殊非的称。〔斅曰〕凡使，勿误用石中黄并卵石黄，二石眞相似。其石中黄向〔一〕里赤黑黄，味淡微跙〔二〕。卵石黄味酸，个个如卵〔三〕，内有子一块，不堪用。若误饵之，令人肠干。太一余粮看即如石，轻敲便碎如粉，兼重重如叶子雌黄也。〔宗奭曰〕太一余粮，是用其壳也，故入药须火烧醋淬。石中黄是壳中干者及细末〔四〕者。石中黄水，是未成余粮黄浊水也。〔时珍曰〕按别录言，禹余粮生东海池泽及山岛，太一余粮生太山山谷，石中黄出余粮处有之，乃壳中未成余粮黄浊水也。据此则三者一物也。生于池泽者为禹余粮，生于山谷者为太一余粮，其中水黄浊者为石中黄水，其凝结如粉者为余粮，凝干如石者为石中黄。其说本明，而注者臆度，反致义晦。晋宋以来，不分山谷、池泽所产，故通呼为太一禹余粮。而苏恭复以紫赤色者为太一，诸色为禹余粮。皆由未加详究本文也。寇宗奭及医方乃用石壳为禹余粮，殊不察未成余粮黄浊水之文也。其壳粗顽不入药。庚辛玉册云：太一禹余粮，阴石也，所在有之。片片层叠，深紫色。中有黄土，名曰石黄。其性最热，冬月有余粮处，其雪先消。云林石谱云：鼎州祈阁山出石，石中有黄土，目之为太一余粮。色紫黑，礌块大小圆扁，外多粘缀碎石，涤去黄土，即空虚可贮水为砚。丹房鏡源〔五〕云：五色余粮及石中黄，皆可干汞〔六〕，出金色。

【修治】〔斅曰〕凡修事，用黑豆五合，黄精五合，水二斗，煮取五升，置瓷锅中，下余粮四两煮之，旋添，汁尽为度，其药气自然香如新米，捣了，又研一万杵，方用。

【气味】甘，平，无毒。〔普曰〕神农、岐伯、雷公：甘，平。李当之：小寒。扁鹊：甘，无毒。〔之才曰〕

〔一〕向：原作「句」，今据政和本草卷三太一余粮条改。
〔二〕跙：政和本草卷三太一余粮条同，疑当作「粗」。
〔三〕如卵：原作「印印」，今据政和本草卷三太一余粮条改。
〔四〕末：原作「水」，今据本草衍义卷四及政和本草卷三石中黄子条改。
〔五〕丹房鏡源：原作「滴丹方鉴」。按下文见丹房鏡源杂药篇及诸黄篇，因据改。
〔六〕汞：原作「末」，今据丹房鏡源杂药篇第十四及诸黄篇第二改。

杜仲为之使。畏贝母、菖蒲、铁落。

【主治】咳逆上气，癥瘕血闭漏下，除邪气，肢节不利〔一〕。久服耐寒暑不饥，轻身飞行千里，神仙。本经　治大饱绝力身重。别录　益脾，安脏气。雷敩　定六腑，镇五脏。弘景

【发明】〔时珍曰〕禹余粮、太一余粮、石中黄水，性味功用皆同，但入药有精粗之等尔。故服食家以黄水为上，太一次之，禹余粮又次之。列仙传言，巴戎赤斧上华山，饵禹余粮，即此。

石中黄子 唐本草

【释名】〔宗奭曰〕子当作水。既云黄浊水，焉得名子？

【集解】〔恭曰〕此禹余粮壳中，未成余粮黄浊水也。出余粮处有之。〔颂曰〕今惟河中府中条山谷出之。其石形如面剂，紫黑色。石皮内黄色者，谓之中黄。葛洪抱朴子云：石中黄子所在有之，沁〔二〕水山尤多。在大石中，其石常润湿不燥。打其石有数十重，见之赤黄溶溶，如鸡子之在壳中也。即当未坚时饮之。不尔，便渐坚凝如石，不中服也。破一石中，多者有一升，少者数合，可顿服之。〔机曰〕石中干者及细末者，当名余粮，不当名石中黄，详本文未成余粮四字可见。〔时珍曰〕余粮乃石中已凝细粉也，石中黄则坚凝如石者也，石中黄水则未凝者也。故雷敩云，用余粮勿用石中黄，是矣。

【气味】甘，平，无毒。

【主治】久服轻身延年不老。唐本

空青 本经上品

【释名】杨梅青〔时珍曰〕空言质，青言色，杨梅言似也。

【集解】〔别录曰〕空青生益州山谷，及越巂山有铜处。铜精熏则生空青，其腹中空。三月中采，亦无时。能化铜

〔一〕肢节不利：按大观、政和本草卷三太一余粮条俱作墨字，认为别录文。

〔二〕沁：抱朴子内篇卷十一同，大观、政和本草卷三石中黄子条俱作「近」。

铁铅锡作金〔一〕。〔弘景曰〕越巂属益州。益州诸郡无复有，恐久不采之故也。今出铜官者色最鲜深，出始兴者弗如，凉州高平郡有空青山亦甚多。今空青但圆实如铁珠，无空腹者，皆凿土石中取之。而以合丹成，则化铅为金，诸石药中，惟此最贵。医方乃稀用之，而多充画色，殊为可惜。〔恭曰〕出铜处兼有诸青，但空青为难得。今出蔚州、兰州、宣州、梓州。宣州者最好，块段细，时有腹中空者。蔚州、兰州者片块大，色极深，无空腹者。陶氏所谓圆实如铁珠者，乃白青也。〔大明曰〕空青大者如鸡子，小者如相思子，其青厚如荔枝壳，其内有浆酸甜。〔藏器曰〕铜之精华，大者即空绿，次即空青也。〔颂曰〕今饶、信州亦时有之，状若杨梅，故名杨梅青。其腹中空，破之有浆者，绝难得。〔宗奭曰〕眞宗〔二〕尝诏取空青中有水者，久而方得。其杨梅青，信州穴山而取，极难得，治翳〔三〕极有功，中亦或有水者，用与空青同，第有优劣尔。〔时珍曰〕张果玉洞要诀云：空青似杨梅，受赤金之精，甲乙阴灵之气，近泉而生，久而含润。新从坎中出，钻破中有水，久即干如珠，金星灿灿。庚辛玉册云：空青，阴石也。产上饶，似钟乳者佳，大片含紫色有光采。次出蜀严道及北代山，生金坎中，生生不已，故青为之丹。有如拳大及卵形者，中空有水如油，治盲立效。出铜坑者亦佳，堪画。又有杨梅青、石青，皆是一体，而气有精粗。点化以曾青为上，空青次之，杨梅青又次之。造化指南云：铜得紫阳之气而生绿，绿二百年而生石绿，铜始生其中焉。曾、空二青，则石绿之得道者，均谓之矿。又二百年得青阳之气，化为鍮石。观此诸说，则空青有金坑、铜坑二种，或大如拳卵，小如豆粒，或成片块，或若杨梅，虽有精粗之异，皆以有浆为上，不空无浆者为下也。方家以药涂铜物生青，刮下伪作空青者，终是铜青，非石绿之得道者也。

【气味】甘、酸〔四〕**，寒，无毒。**〔别录曰〕大寒。〔权曰〕畏菟絲子。酒浸醋拌制过，乃可变化。

【主治】青盲耳聋，明目，利九窍，通血脉，养精神，益肝气〔五〕**。久服轻身延年。**本经 **疗目赤痛，去肤翳，止泪出，利水道，下乳汁，通关节，破坚积。令人不**

〔一〕能化铜铁铅锡作金：大观、政和本草卷三空青条俱作白字，认为本经文。
〔二〕眞宗：本草衍义卷四及政和本草卷三空青条俱作「仁庙朝」。
〔三〕翳：原作「医」，今据本草衍义卷四及政和本草卷三空青条改。
〔四〕酸：大观、政和本草卷三空青条俱作墨字，认为别录文。
〔五〕益肝气：同上。

忘，志高神仙。别录 治头风，镇肝。瞳人破者，得再见物。甄权 钻孔取浆，点多年青盲内障翳膜，养精气。其壳摩翳。大明 中风口㖞不正，以豆许含咽，甚效。时珍。出范汪〔一〕方。

【发明】〔保昇曰〕空青法木〔二〕，故色青而主肝。〔颂曰〕治眼翳障为最要之药。〔时珍曰〕东方甲乙，是生肝胆，其气之清者为肝血，其精英为胆汁。开窍于目，血五脏之英，皆因而注之为神。胆汁充则目明，汁减则目昏。铜亦青阳之气所生，其气之清者为绿，犹肝血也；其精英为空青之浆，犹胆汁也。其为治目神药，盖亦以类相感应耳。石中空者，埋土中三、五日，自有浆水。

【附方】旧二，新三。**眼目䀮䀮**不明。空青少许，渍露一宿，点之。千金方。**黑翳覆瞳**空青、矾石烧各一两，贝子四枚，研细，日点。圣济录。**肤翳昏暗**空青二錢，蕤仁去皮一两，片脑三錢，细研，日点。圣济录。**一切目疾**雀目、赤目、青盲、内外障翳、风眼用此，觉目中凉冷为验。杨梅青洗淨，胡黃连洗，各二錢半；槐芽，日未出时勿语采之，入青竹筒内，垂于天、月二德方，候干，勿见鸡犬，为末，一錢半。共〔三〕末，入龙脑一字密收。每卧时，漱口仰头，吹一字入两鼻内便睡，隔夜便明。圣济录〔四〕。**中风口㖞**见主治。

曾青本经〔五〕上品。

【释名】〔时珍曰〕曾音层。其青层层而生，故名。或云其生从实至空，从空至层，故曰曾青也。

【集解】〔别录曰〕曾青生蜀中山谷及越巂，采无时。能化金铜。〔普曰〕生蜀郡石山。其山有铜处，曾青出其阳。

〔一〕汪：原作「王」，今据外台卷十四口㖞不正方改。
〔二〕木：原作「水」，今从张本改。
〔三〕共：原作「为」，今从张本改。
〔四〕圣济录：按本方见圣济总录卷一一二，名槐芽散，但用法、剂量俱有出入。详见彼书。
〔五〕本经：按政和本草总目及卷三分目「曾青」俱作白字，认为本经，而曾青本条又作墨字，认为别录，显然错误。大观本草目录及本条俱作白字，认为本经，与本书卷二神农本草经目录相合，可从。

青者铜之精。〔弘景曰〕旧说与空青同山，疗体亦相似。今铜官更无曾青，惟出始兴〔一〕。形累累如黄连相缀，色理小〔二〕类空青，甚难得而贵，仙经少用之。化金之事，法同空青。〔恭曰〕出蔚州者好，鄂州者次之，余州并不任用。〔时珍曰〕但出铜处，年古即生。形如黄连相缀，又如蚯蚓屎，方棱，色深如波斯青黛，层层而生，打之如金声者为眞。造化指南云：层青生铜矿中，乃石绿之得道者。肌肤得东方正色，可以合炼大丹，点化与三黄齐驱。衡山记云：山有层青冈，出层青，可合仙药。

【修治】〔斅曰〕凡使勿用夹石及铜青。每一两要紫背天葵、甘草、青芝草三件，干湿各一镒，细銼，放瓷锅内，安青于中。东流水二镒，缓缓煮之，五昼夜，勿令水火失时。取出以东流水浴过，研乳如粉用。

【气味】酸，小寒，无毒。〔之才曰〕畏菟絲子。〔独孤滔曰〕曾青住火成膏，可结汞，制丹砂，盖含金气所生也。须酒醋渍煮用。〔葛洪曰〕曾青涂铁，色赤如铜。

【主治】目痛，止泪出，风痹，利关节，通九窍，破癥坚积聚。久服轻身不老。本经〔三〕**养肝胆，除寒热，杀白虫，疗头风脑中寒，止烦渴，补不足，盛阴气。**别录

【发明】〔时珍曰〕曾青治目，义同空青。古方辟邪太乙神精丹用之，扁鹊治积聚留饮有层青丸，并见古今录验方，药多不录。

【附方】新三。**斑疮入目**不退者。曾青一錢，丹砂二錢，为末。蛴螬五枚，捣汁和点。圣济录。**风热目病**曾青散：治一切风热毒气上攻，目赤或烂，怕日羞明，隐涩眵泪，或痒或痛。曾青四两，蔓荆子二两，白姜炮、防风各一两，为末。每以少许嗜鼻中，立有功效。和剂局方。**耳内恶疮**曾青五錢，雄黄七錢半，黄芩二錢五分，为末，傅之。卫生宝鉴。

〔一〕兴：原作「与」，今据政和本草卷三曾青条改。

〔二〕小：原作相，今据大观、政和本草卷三曾青条改。

〔三〕本经：政和本草卷三曾青条此段主治文俱作墨字。大观本草作白字，认为本经文，可从。

绿青别录〔一〕上品

【释名】石绿唐本 大绿纲目

【集解】〔别录曰〕绿青生山之阴穴中，色青白。〔弘景曰〕此即用画绿色者，亦出空青中，相挟带。今画工呼为碧青，而呼空青作绿青，正相反矣。〔恭曰〕绿青即扁青也，画工呼为石绿。其碧青即白青也，不入画用。〔颂曰〕旧不著所出州土，但〔二〕云生山之阴穴中。次空青条上云，生益州山谷及越巂山有铜处，此物当是生其山之阴尔。今出韶州、信州。其色青白，画工用为绿色者，极有大块，其中青白花文可爱。信州人琢为腰带器物，及妇人服饰。其入药，当用颗块如乳香者佳。〔宗奭曰〕其色黑绿色者佳。〔时珍曰〕石绿，阴石也。生铜坑中，乃铜之祖气也。铜得紫阳之气而生绿，绿久则成石，谓之石绿，而铜生于中，与空青、曾青同一根源也。今人呼为大绿。范成大桂海志云：石绿，铜之苗也，出广西右〔三〕江有铜处。生石中，质如石者，名石绿。一种脆烂如碎土者，名泥绿，品最下。大明会典云：青绿石矿一斤〔四〕，淘净绿一十一两四錢。暗色绿石〔五〕矿一斤，淘净绿一十两八錢。硇砂一斤，烧造硇砂绿一十五两五錢。

【气味】酸，寒，无毒〔六〕。〔时珍曰〕有小毒。

【主治】益气，止泄痢，疗鼽鼻。别录 吐风痰甚效。苏颂

【发明】〔颂曰〕今医家多用吐风痰。其法拣上色精好者研筛，水飞再研。如风痰眩闷，取二、三錢同生龙脑三、四豆许研匀，以生薄荷汁合酒温调服之。偃卧须臾，涎自口角流出乃愈。不呕吐，其功速于他药，今人用之比比皆效，故著之。〔宗奭曰〕同硇砂作吐上涎药，验则验矣，亦能损心。〔时珍曰〕痰在上宜吐之，在下宜利之，亦须观人之虚实强弱而察其脉，乃可投之。初虞世有金虎、碧霞之戒，正此意也。金虎丹治风痰，用天雄、腻粉诸药者。

〔一〕别录：原作「本经」。按大观、政和本草总目及卷三「绿青」俱作墨字，认为别录。本书卷二神农本草经目录亦无绿青。因据改。

〔二〕但：原作「且」，今据大观、政和本草卷三绿青条改。

〔三〕右：原作「古」，今据桂海虞衡志·志金石改。

〔四〕一斤：原脱，今据大明会典卷一五七补。

〔五〕石：原作「每」，今据大明会典卷一五七改。

〔六〕酸寒无毒：原脱，今据大观、政和本草卷三绿青条补。

【附方】新四。**急惊昏迷**不省人事。石绿四两，轻粉一钱，为末。薄荷汁入酒调一字服，取吐。全婴方。**风痰迷闷**碧霞丹：用石绿十两，乌头尖、附子尖、蝎梢各七十个，为末，糊丸芡子大。每服一丸，薄荷汁入酒半合化下，须臾吐出痰涎。和剂局方。**小儿疳疮**肾疳鼻疳、头疮耳疮、久不瘥者。石绿、白芷等分为末。先以甘草水洗疮，拭净傅之，一日愈。集玄方。**腋下胡臭**石绿三钱，轻粉一钱，浓醋调涂。五次断根。集玄方。

扁青本经上品

【释名】石青纲目**大青**〔时珍曰〕扁以形名。

【集解】〔别录曰〕扁青生朱崖山谷、武都、朱提，采无时。〔弘景曰〕朱提音殊匙，在南海中。仙经俗方都无用者。〔普曰〕生蜀郡。〔恭曰〕此即绿青也。朱崖已南及林邑、扶南舶上来者，形块大如拳，其色又青，腹中亦时有空者。武昌者，片块小而色更佳。简州、梓州者，形扁作片而色浅。〔时珍曰〕苏恭言即绿青者非也，今之石青是矣。绘画家用之，其色青翠不渝，俗呼为大青，楚、蜀诸处亦有之。而今货石青者，有天青、大青、西夷回回青、佛头青，种种不同，而回青尤贵。本草所载扁青、层青、碧青、白青，皆其类耳。

【气味】**甘，平，无毒。**〔普曰〕神农、雷公：小寒，无毒。

【主治】**目痛明目，折跌痈肿，金疮不瘳，破积聚，解毒气，利精神。久服轻身不老。**本经 **去寒热风痹，及丈夫茎中百病，益精。**别录 **治丈夫内绝，令人有子。**吴普 **吐风痰癫痫，平肝。**时珍

【附方】新一。**顽痰不化**石青一两，石绿半两，并水飞为末，面〔一〕糊丸绿豆大。每服十丸，温水下。吐去痰一二碗，不损人。瑞〔二〕竹堂方。

〔一〕面：原作「曲」，今据瑞竹堂方卷二化痰丸改。

〔二〕瑞：原作「端」。按瑞竹堂方卷二化痰丸即此方，因据改。

白青本经上品

【释名】碧青唐本 鱼目青

【集解】〔别录曰〕白青生豫章山谷，采无时。可消为铜剑，辟五兵。〔弘景曰〕医方不用，市无卖者，仙经三十六水方中时有须处。铜剑之法，在九元子术中。〔恭曰〕此即陶氏所云空青，圆如铁珠，色白而腹不空者，是也。研之色白如碧，亦谓之碧青，不入画用。无空青时亦用之，名鱼目青，以形似鱼目故也。今出简州、梓州者好。〔时珍曰〕此即石青之属，色深者为石青，淡者为碧青也。今绘彩家亦用。范子计然云：白青出弘农、豫章、新淦，青色者善。淮南万毕术云：白青得铁，即化为铜也。

【气味】甘、酸、咸，平，无毒。〔普曰〕神农：甘，平。雷公：咸，无毒。

【主治】明目，利九窍，耳聋，心下邪气，令人吐，杀诸毒三虫。久服通神明轻身〔一〕。本经

【附录】绿〔二〕肤青 〔别录曰〕味辛〔三〕、咸，平〔四〕，无毒。主蛊〔五〕毒及蛇菜肉诸毒，恶疮〔六〕。不可久服，令人瘦〔七〕。一名推青〔八〕，一名推石。生益州山谷。〔弘景曰〕俗方仙经无用，人亦不识。 碧石青 〔别录曰〕味甘，无毒。主明目益精，去白癣，延年。

〔一〕身：大观、政和本草卷三及千金翼卷二白青条此下俱有「延年不老」。

〔二〕绿：大观、政和本草卷四及千金翼卷二肤青条俱无。

〔三〕味辛：大观、政和本草卷四肤青条俱作白字，认为本经文。

〔四〕平：大观本草卷四肤青条作白字，政和本草同条作墨字，未知孰是？

〔五〕蛊：原误作「虫」，今据大观、政和本草卷四及千金翼卷二肤青条改。

〔六〕主蛊毒及蛇菜肉诸毒恶疮：大观、政和本草卷四肤青条俱作白字，认为本经文。

〔七〕瘦：原作「瘦」，今据大观、政和本草卷四及千金翼卷二肤青条改。

〔八〕一名推青：政和本草卷四肤青条作白字，认为本经文。大观本草同条则作墨字。未知孰是？

石胆本经上品

【释名】胆矾纲目 黑石吴普〔一〕 毕石本经 君石当之 铜勒吴普 立制石 〔时珍曰〕胆以色味命名，俗因其似矾，呼为胆矾。

【集解】〔别录曰〕石胆生秦州羌道山谷大石间，或羌里句青山。二月庚子、辛丑日采。其为石也，青色多白文，易破，状似空青〔二〕。能化铁为铜，合成金银。〔弘景曰〕仙经时用，俗方甚少，此药殆绝。今人时有采者，其色青绿，状如琉璃而有白文，易破折。梁州、信都无复有，俗乃以青色矾当之，殊无仿佛。〔恭曰〕此物出铜处有之，形似曾青，兼绿相间，味极酸苦，磨铁作铜色，此是眞者。出蒲州虞卿县东亭谷窟及薛集窟中，有块如鸡卵者为眞。陶云似琉璃者，乃绛矾也。比来人亦以充之，又以醋揉青矾为之，并伪矣。〔颂曰〕今惟信州铅山县有之。生于铜坑中，采得煎炼而成。又有自然生者，尤为珍贵。并深碧色。今南方医人多使之，又著其说云：石胆最上出蒲州，大者如拳，小者如桃栗，击之纵横解皆成叠文，色青，见风〔三〕久则绿，击破其中亦青。其次出上饶、曲江铜坑间者，粒细有廉棱，如钗股米粒。本草注〔四〕言，伪者以醋揉青矾为之。今〔五〕不然，但取粗恶石胆合消石销溜而成之。块大色浅，浑浑无脉理，击之则碎无廉棱者，是也。亦有挟〔六〕石者，乃削取石胆床，溜造时投消石中，及凝则相著也。〔时珍曰〕石胆出蒲州山穴中，鸭觜色者为上，俗呼胆矾；出羌里者，色少黑次之；信州又次之。此物乃生于石，其经煎炼者，即多伪也。但以火烧之成汁者，必伪也。涂于铁及铜上烧之红者，眞也。又以铜器盛水，投少许入中，及〔七〕不青碧，数日不异者，眞也。玉洞要诀云：石胆，阳石也。出嵩岳及蒲州中条山。禀灵石异气，形如瑟瑟，其性流通，精感入石，能化五金，变化无穷。沈括〔八〕笔谈载：铅山有苦泉，流为

〔一〕吴普：原作「本经」。大观、政和本草卷三石胆条「一名黑石」俱作墨字，认为非本经文。今据御览九八七石胆条引吴氏本草改。
〔二〕其为……空青：此十五字，大观、政和本草卷三及千金翼卷二石胆条俱无，但御览九八七石胆条引本草经有。
〔三〕风：原作「用」，今据大观、政和本草卷三石胆条改。
〔四〕注：原脱，今据大观、政和本草卷三石胆条补。
〔五〕今：原作「全」，今据大观、政和本草卷三石胆条改。
〔六〕有挟：原作「气扶」，据改同上。
〔七〕及：疑「乃」之误。
〔八〕括：原作「栝」，今据本书卷一引据经史百家书目改。

洞，挹水熬之，则成胆矾。所熬之釜，久亦化为铜也。此乃煎熬作伪，非眞石胆也，不可入药。

【气味】酸、辛，寒，有毒。〔普曰〕神农：酸，小寒。李当之：大寒。桐〔一〕君：辛，有毒。扁鹊：苦，无毒。〔大明曰〕酸、涩，无毒。〔权曰〕有大毒。〔之才曰〕水英为之使。畏牡桂、菌桂、芫花、辛夷、白微。

【主治】明目目痛，金疮诸痫痉，女子阴蚀痛，石淋寒热，崩中下血，诸邪毒气，令人有子。炼饵服之，不老。久服，增寿神仙。本经　散癥积，咳逆上气，及鼠瘘恶疮。别录　治虫牙，鼻内瘜肉。大明　带下赤白，面黄，女子脏急〔二〕。苏恭　入吐风痰药最快。苏颂

【发明】〔时珍曰〕石胆气寒，味酸而辛，入少阳胆经。其性收敛上行，能涌风热痰涎，发散风木相火，又能杀虫，故治咽喉口齿疮毒有奇功也。周密齐东野语云：密过南浦，有老医授治喉痹极速垂死方，用眞鸭觜胆矾末，醋调灌之，大吐胶痰数升，即瘥。临汀一老兵妻苦此，绝水粒三日矣，如法用之即瘥。屡用无不立验，神方也。又周必大阴德录云：治蛊胀及水肿秘方，有用蒲州、信州胆矾明亮如翠琉璃似鸭觜者，米醋煮以君臣之药，服之胜于铁砂、铁蛾。盖胆矾乃铜之精液，味辛酸，入肝胆制脾鬼故也。安城魏清臣肿科黑丸子，消肿甚妙，不传，即用此者。

【附方】旧五，新一十五。**老小风痰** 胆矾末一錢，小儿一字，溫醋湯调下，立吐出涎，便醒。谭氏小儿方。

女人头运 天地转动，名曰心眩，非血风也。胆子矾一两，细研，用胡饼剂子一个，按平一指厚，以篦子勒成骰子，大块勿界断，于瓦上焙干。每服一骰子，为末，灯心竹茹湯调下。许学士本事方。**喉痹喉风** 二圣散：用鸭觜胆矾二錢半，白僵蚕炒五錢，研。每以少许吹之，吐涎。济生方。**齿痛及落** 研细石胆，以人乳和膏擦之，日三、四次。止痛，复生齿，百日后复故乃止。每日以新汲水漱净。王焘外台秘要。**口舌生疮** 众疗不瘥。胆矾半两，入银锅内火煅赤，出毒一夜，细研。每以少许傅之，吐出酸涎水，二、三次瘥。胜金方。**走马牙疳** 北枣一枚去核，入鸭觜胆矾，纸包煅赤，出

〔一〕桐：原作「相」，今据大观、政和本草卷三石胆条改，与御览九八七石胆条合。
〔二〕急：大观、政和本草卷三石胆条俱作「寒」。

火毒，研末傅之，追涎。杨起简便方。**小儿齿疳**鸭觜胆矾一钱，匙上煅红，麝香少许，研匀。傅齿上，立效。活幼口议。**小儿鼻疳**蚀烂。胆矾烧烟尽，研末。掺之，一、二日愈。集简方。**风眼赤烂**胆矾三钱，烧研，泡汤日洗。明目经验方。**百虫入耳**胆矾末和醋灌之，即出。千金方。**风犬咬毒**胆矾末傅之，立愈。济急方。**一切诸毒**胆子矾末，糯米糊丸如鸡头子大，以朱砂为衣，仍以朱砂养之。冷水化一丸服，立愈。胜金方。**挑生蛊毒**胸口痛者。胆矾二钱，茶清泡服，即吐出。岭南卫生方。**腋下胡臭**胆矾半生半熟，入腻粉少许，为末。每用半钱，以自然姜汁调涂，十分热痛乃止。数日一用，以愈为度。黎居士简易方。**赤白癜风**胆矾、牡蛎粉各半两，生研，醋调，摩之。圣济录。**甲疽肿痛**石胆一两，烧烟尽，研末。傅之，不过四、五度瘥。梅〔一〕师方。**痔疮热肿**鸭觜青胆矾煅研，蜜水调傅，可以消脱。直指方。**肿毒不破**胆矾、雀屎各少许，点之。直指方。**杨梅毒疮**醋调胆矾末搽之。痛甚者，加乳香、没药。出恶水，一、二上即干。又方：胆矾、白矾、水银各三钱半，研不见星，入香油、津唾各少许，和匀。坐帐内，取药涂两足心，以两手心对足心摩擦，良久再涂再擦，尽即卧。汗出，或大便去垢，口出秽涎为验。每一次，强者用四钱，弱者二钱，连用三日。外服疏风散，并澡洗。刘氏经验方。

礜石本经下品

【释名】白礜石　**太白石**别录　**立制石**本经　**青分〔二〕石**　**固羊石**本经　**食〔三〕盐**别录　**泽乳**吴普　**鼠乡**〔四〕吴普。〔时珍曰〕礜义不解。许氏说文云：礜〔五〕，毒石也。西山经云：皋涂之山，有白石，其名曰〔六〕礜，可以毒鼠。郭璞注云：鼠食则死，蚕食而肥。则鼠乡之意以此。

〔一〕梅：原作「海」，今据大观、政和本草卷三石胆条附方改。
〔二〕分：原作「介」，今据大观、政和本草卷五、千金翼卷二及御览九八七礜石条改。
〔三〕食：原作「石」，据改同上。
〔四〕乡：大观、政和本草卷五礜石条同。御览九八七礜石条引吴氏本草作「卿」。
〔五〕礜：原作「誉」，今据说文卷九下石部改。
〔六〕曰：原作「白」，今据山海经卷二改，与大观、政和本草卷五礜石条引文合。

【集解】〔别录曰〕礜石生汉中山谷及少室，采无时。〔当之曰〕或生少室，或生魏兴，十二月采。〔弘景曰〕今蜀汉亦有，而好者出南康南野溪及彭城界中、洛阳城〔一〕南堑。又湘〔二〕东新宁及零陵皆有。白礜石，能柔金。以黄泥包，炭火烧之，一日一夕则解，可用。丹房及黄白术多用之。〔恭曰〕此石能拒火，久烧但解散，不可脱其坚。今市人乃取洁白理石当之，烧即为灰也。今汉川武当西辽坂名礜石谷，即是真出处。少室有粒细理，不如汉中者。〔颂曰〕今潞〔三〕州、阶州亦有之。〔时珍曰〕详见特生礜石下。

【气味】辛，大热，有毒。〔别录曰〕甘，生温、熟热。〔普曰〕神农、岐伯：辛，有毒。桐君、黄帝：甘，有毒。〔权曰〕甘，有小毒。铅丹为之使。恶羊血。不入汤。〔之才曰〕得火良。棘针为之使。恶马目毒公、鹜屎、虎掌、细辛，畏水。

【主治】寒热鼠瘘，蚀疮〔四〕死肌风痹，腹中坚癖邪气〔五〕。本经 除热明目，下气，除膈中热，止消渴，益肝气，破积聚，痼冷腹痛，去鼻中瘜肉。久服令人筋挛。火炼百日，服一刀圭。不炼服，则杀人及百兽。别录 除胸膈间积气，去冷湿风痹瘙痒积年者。甄权

【发明】〔弘景曰〕常取生礜石纳水，令水不冰，如此则生者性亦大热矣。〔张仲景云〕生用，破人心肝。〔恭曰〕此药攻击积冷之病为良。若以余物代之，疗病无效，正为此也。〔宗奭曰〕治久积及久病腹冷有〔六〕功，直须慎用，其毒不可试〔七〕也。〔时珍曰〕礜石性气与砒石相近，盖亦其类也。古方礜石、矾石常相混书，盖二字相似，故误耳。然矾石性寒

〔一〕洛阳城：原作「汝阳县」，今据政和本草卷五礜石条改。
〔二〕湘：原作「湖」，今据政和本草卷五礜石条改。
〔三〕潞：原缺，今据政和本草卷五礜石条补。
〔四〕疮：原脱，今据大观、政和本草卷五及千金翼卷二礜石条补。
〔五〕癖邪气：政和本草卷五礜石条作墨字，认为别录文。大观本草「癖」作墨字，「邪气」连下「除热」则作白字。
〔六〕有：原作「用」，今据政和本草卷五及本草衍义卷六礜石条改。
〔七〕试：政和本草卷五礜石条作「尝」，本草衍义卷六礜石条作「当」。

无毒，礜石性热有毒，不可不审。陆农师云：礜石之力，十倍钟乳。按洪容斋随笔云：王子敬静息帖，言礜石深是可疑，凡喜散者辄发痈。盖散者，寒食散也，古人多服之，中有礜石，性热有毒，故云深可疑也。刘表在荆州，与王粲登鄣山，见一冈不生百草。粲曰：此必古冢，其人在世，服生礜石，热不出外，故草木焦灭。表掘之，果有礜石满茔。又今洛水不冰，下亦有礜石，人谓之温洛是也。取此石安甕中，水亦不冰。文鹳伏卵，取石置巢中，以助温气。其性如此，岂可服？予兄文安公镇金陵，秋暑减食。医者湯三益教服礜石丸。已而饮啖日进，遂加意服之。越十月而毒作，衄血斗余。自是数数不止，竟至精液皆竭而死。时珍窃谓洪文安之病，未必是礜石毒发。盖亦因其健啖自恃，厚味房劳，纵恣无忌，以致精竭而死。夫因减〔一〕食而服石，食既进则病去，药当止矣。而犹服之不已，恃药妄作，是果药之罪欤？

【附方】新一。**风冷脚气** 白礜石煅二斤，酒三斗，渍三日，稍稍饮之。肘后方。

特生礜石 别录下品

【释名】苍礜石 苍石别录 鼠毒 〔恭曰〕特生礜石一名苍礜石。梁州礜石亦有青者，汉中人亦以毒鼠，不入方用。〔宗奭曰〕礜石、特生礜石止是一物，但以特生、不特生为异耳〔二〕。所谓特生者，不附著他石为特尔。今用者绝少。〔时珍曰〕礜石有苍、白二种，而苍者多特生，故此云一名苍礜石，则别录苍石系重出矣。其功疗皆相同，今并为一。

【集解】〔别录曰〕特生礜石一名苍礜石，生西域，采无时。〔又曰〕苍石生西域，采无时。〔弘景曰〕旧说鹳〔三〕巢中者佳。鹳常入水冷，故取以壅卵令热。今不可得。惟出汉中者，其外形紫赤色，内白如霜，中央有臼，形状如齿者佳。又出荆州新城郡房陵县缥白色〔四〕者为好。亦先以黄土包烧一日，亦可纳斧孔中烧之，合〔五〕玉壶诸丸。仙经不言特生，止是白礜石耳。〔恭曰〕陶说中如齿臼形者正是。今出梁州，北马道戍涧中亦有之。形块小于白礜石，而肌粒大数倍，乃如小豆许。其白礜粒细如粟米耳。今房陵、汉川、均州、荆州与白礜石同处，有色青者，是也。〔宗奭曰〕博物志言，鹳伏卵，取

〔一〕减：原作「感」，据上「秋暑减食」文改。
〔二〕耳：原作「用」，今据本草衍义卷六及政和本草卷五礜石条改。
〔三〕鹳：原作「鹊」，今据政和本草卷五特生礜石条改。下同。
〔四〕色：原作「赤」，今据政和本草卷五特生礜石条改。
〔五〕合：原作「今」，据改同上。

礜石入巢助暖，方家得此石乃眞。陶氏以注特生礜石，则二石是一物明矣。但屡检鸛巢无此石，况礜石焉得处处有之？若鸛入水冷故取此石，则鸛鵒之类皆食于水，亦自然生化繁息。此则乃俗士之言，未尝究其实而穷其理也。〔时珍曰〕礜石有数种，白礜石、苍礜石、紫礜石、红皮礜石、桃花礜石、金星礜石、银星礜石、特生礜石俱是一物，但以形色立名。其性皆热毒，并可毒鼠制汞，惟苍、白二色入药用。诸礜生于山，则草木不生，霜雪不积；生于水则水〔一〕不冰冻，或有温泉，其气之热可知矣。庚辛玉册云：礜，阳石也，生山谷。水中濯出似矾，有文理横截在中者为佳。伏火，制砂汞。其状颇与方解石相似，但投水不冰者为眞。其出金穴中者，名握雪礜石。

【气味】甘，温有毒。〔之才曰〕火炼之良，畏水。

【主治】明目利耳，腹内绝寒，破坚结及鼠瘘，杀百虫恶兽。久服延年。别录 苍石：主寒热下气瘘蚀，杀禽兽。别录

【发明】〔时珍曰〕别录言，礜石久服令人筋挛，特生礜石久服延年。丹书亦云，礜石化为水，能伏水银，炼入长生药。此皆方士谬说也，与服砒石、汞长生之义同，其死而无悔者乎？

握雪礜石唐本草

【集解】〔恭曰〕握雪礜石出徐州宋里山。入土丈余，于烂土石间得之。细散〔二〕如面，黄白色。土人号为握雪礜石，一名化公〔三〕石，一名石脑，云服之长生。〔时珍曰〕谨按独孤滔丹房镜源云：握雪礜石出曲滩泽〔四〕。盛寒时有髓生于石上，可采。一分结汞十两。又按：南宫从岣嵝神书云：石液，即丹矾之脂液也。此石出襄阳曲滩泽中，或在山，或在水〔五〕，色白而粗糯。至冬月有脂液出其上，旦则见日而伏。当于日未出时，以铜刀刮置器内，火煅通赤，取出，楮汁为丸，其液沾处便如铁色。以液一铢，制水银四两，器中火之立干。但此液亦不多有，乃神理所惜，采时须用白鸡、清酒祭

〔一〕水：原作「冰」，今从张本改。
〔二〕散：大观、政和本草卷五握雪礜石条俱作「软」。
〔三〕公：原缺，今据大观、政和本草卷五握雪礜石条补。
〔四〕泽：丹房镜源诸石篇作「驿」。
〔五〕水：原作「木」，今从张本改。

之。此石华山、嵩山皆出，而有脂液者，惟此曲滩。又熊太古冀越集亦言：丹山矾十两，可干汞十两。此乃人格物之精，发天地之秘也。据三书所引，则握雪礜石乃石之液，非土中石脑也。苏恭所说，自是石脑。其说与别录及陶弘景所注石脑相合，不当复注于此。又按：诸书或作礜石，或作矾石，未知孰是？古书二字每每讹混。以理推之，似是矾石。礜石有毒，矾石无毒故也。

【气味】甘，温，无毒。

【主治】痼冷积聚，轻身延年。多食令人热。唐本　治大风疮。时珍

砒石 宋开宝

【释名】信石　人言纲目　生者名砒黄，炼者名砒霜。〔时珍曰〕砒，性猛如貔，故名。惟出信州，故人呼为信石，而又隐信字为人言。

【集解】〔颂曰〕砒霜不著所出郡县，今近铜山处亦有之，惟信州者佳。其块有甚大者，色如鹅子黄，明澈不杂。此类本处自是难得之物，一两大块真者，人竞珍〔一〕之，不啻千金。古服食方中亦载〔二〕用之，必得此类，乃可入药。其市肆所畜片如细屑，亦夹土石，入药服之，为害不浅。〔承曰〕信州玉山有砒井，官中封禁甚严。生不夹石者，色赤甚于雄黄，以冷水磨，解热毒，近火即杀人，所谓不啻金价者此也。今市货者，取山中夹砂石者，烧烟飞作白霜，乃碎屑而芒刺，其伤火多者，块大而微黄，所谓如鹅子色明澈者此也。古方并不入药，惟烧炼丹石家用之。近人多以治疟，但以疟本伤暑，而此物生者能解热毒也。今俗医不究其理，即以所烧霜服之，必大吐下，因此幸有安者，遂为定法，尔后〔三〕所损极多，不可不慎。初烧霜时，人在上风十余丈外立，下风所近草木皆死；又以和饭毒鼠，死鼠猫犬食之亦死，毒过于射罔远矣。衡山所出一种，力差劣于信州者。〔宗奭曰〕今信凿坑井下取之。其坑常封锁〔四〕。坑中有浊绿水，先绞水尽，然后下凿取。生砒谓

〔一〕珍：原作「作」，今据大观、政和本草卷五砒霜条改。
〔二〕载：大观、政和本草卷五砒霜条俱作「或」。
〔三〕定法尔后：原脱，今据大观、政和本草卷五砒霜条补。
〔四〕锁：原作「销」，今据本草衍义卷六及政和本草卷五砒霜条改。

之砒黄，色如牛肉，或有淡白路，谓石非石，谓土非土。磨酒饮，治癖〔一〕积气〔二〕。有火便有毒，不可造次服也。取法：将生砒就置火上，以器覆之，令烟上飞，着器凝结。累然下垂如乳尖者入药为胜，平短者次之，大块乃是下等片，如细屑者极下也。〔时珍曰〕此乃锡之苗，故新锡器盛酒日久能杀人者，为有砒毒也。生砒黄以赤色者为良，熟砒霜以白色者为良。

【修治】〔斅曰〕凡使用，以小瓷瓶盛，后入紫背天葵、石龙芮二味，火煅从巳至申，便用甘草〔三〕水浸，从申至子，出拭干，入瓶再煅，别研三万下用。〔时珍曰〕医家皆言生砒轻见火则毒甚，而雷氏治法用火煅，今所用多是飞炼者，盖皆欲求速效，不惜其毒也，曷若用生者为愈乎？

【气味】苦，酸，暖，有毒。〔时珍曰〕辛、酸，大热，有大毒。〔大明曰〕畏绿豆、冷水、醋〔四〕。入药，醋煮杀毒用。〔土宿真君曰〕砒石用草制，炼出金花，成汁化铜干汞。青盐、鹤顶草、消石、蒜、水蓼、常山、益母、独帚、木律、菖蒲、三角酸、鹅不食草、菠薐、莴苣，皆能伏砒。

【主治】砒黄：治疟疾肾气，带之辟蚤虱。大明 **冷水磨服，解热毒，治痰壅。**陈承 **磨〔五〕服，治癖积气。**宗奭 **除齁喘积痢，烂肉，蚀瘀腐瘰疬。**时珍 **砒霜：疗诸疟，风痰在胸膈，可作吐药。不可久服，伤人。**开宝 **治妇人血气冲心痛，落胎。**大明 **蚀痈疽败肉，枯痔杀虫，杀人及禽兽。**时珍

【发明】〔宗奭曰〕砒霜疟家用，或过剂，则吐泻兼作，须煎绿豆汁兼冷水饮之。〔刘〔六〕纯曰〕疟丹多用砒霜大毒之药。本草谓主诸疟风痰〔七〕在胸膈，可作吐药。盖以性之至烈〔八〕，大能燥痰〔九〕也。虽有燥痰之功，大伤胸气，脾胃虚者，切宜

〔一〕癖：原脱，今据本草衍义卷六及政和本草卷五砒霜条补，与下主治文合。
〔二〕气：原作「裁」，今据本草衍义卷六及政和本草卷五砒霜条改，与下主治文合。
〔三〕草：原作「从」，今据大观、政和本草卷五砒霜条改。
〔四〕醋：原缺，今据大观、政和本草卷五砒霜补。
〔五〕磨：本草衍义卷六及政和本草卷五砒霜条此下俱有「研酒」两字。
〔六〕刘：原作「徐」，今据本书卷一引据医家书目改。按明·徐彦纯撰医学折衷。刘纯续增，始改名玉机微义。（见四库总目子部医家二）此间若不改「徐」为「刘」，即当于「徐」下补「彦」字。
〔七〕痰：原作「疾」，今据玉机微义卷七改，与本条主治文合。
〔八〕烈：玉机微义卷七作「燥」。
〔九〕痰：原作「疾」，今据玉机微义卷七改。

戒之。〔时珍曰〕砒乃大热大毒之药，而砒霜之毒尤烈。鼠雀食少许即死，猫犬食鼠雀亦殆，人服至一錢许亦死。虽钩吻、射罔〔一〕之力，不过如此，而宋人著本草不甚言其毒，何哉？此亦古者礜石之一种也，若得酒及烧酒，则腐烂肠胃，顷刻杀人，虽绿豆冷水亦难解矣。今之收瓶酒者，往往以砒烟熏瓶，则酒不坏，其亦嗜利不仁者哉？饮酒潜受其毒者，徒归咎于酒耳。此物不入湯饮，惟入丹丸。凡痰疟及齁喘用此，眞有劫病立地之效。但须冷水吞之，不可饮食杯勺之物，静卧一日或一夜，亦不作吐；少物引发，即作吐也。其燥烈纯热之性，与烧酒、焰消同气，寒疾湿痰被其劫而怫郁顿开故也。今烟火家用少许，则爆声更大，急烈之性可知矣。此药亦止宜于山野藜藿之人。若嗜酒膏粱者，非其所宜，疾亦再作，不慎口欲故尔。凡头疮及诸疮见血者，不可用，此其毒入经必杀人。李楼奇方云：一妇病心痛数年不愈。一医用人言半分，茶末一分，白湯调下，吐瘀血一块而愈。得日华子治妇人血气心痛之旨乎？

【附方】旧五，新十。**中风痰壅**　四肢不收，昏愦若醉。砒霜如绿豆大，研，新汲水调下少许，以热水投之，大吐即愈。未吐再服。　圣惠方。　**寒热痞疾**　孙眞宗〔二〕秘宝方：用信砒二两研粉，寒水石三两别捣末。用生铁铫一个，铺石末，后铺砒在上，又以石末盖之。厚盏覆定，醋糊纸条密〔三〕封十余重，炭火一斤煅之。待纸条黑时取出，候冷，刮盏上砒末乳细，粟米饭丸绿豆大，辰砂为衣。每用三、四丸，小儿一、二丸，发日早以腊茶清下，一日不得食热物。男人患，女人着药入口中；女人患，男人着药入口中。　本事方：用人言一錢，绿豆末一两，为末，无根井水丸绿豆大，黄丹为衣，阴干。发日五更冷水下五、七丸。　卫生宝鉴：一剪金：用人言醋煮、硫黄、绿豆等分，为末。每一豆许，用红绢包之，采絲扎定。每剪下一粒，新汲水空心吞下，治疟圣药也。　医垒〔四〕元戎：九转灵砂丹：用砒霜、黄丹、紫河车各一錢〔五〕，为末，雄黑豆一百粒，水浸一夜，研泥，和丸梧子、绿豆、黍米三样大，量虚实老幼大小服之〔六〕。每服一、二丸或三〔七〕丸，

〔一〕罔：原作「冈」，今据本书卷十七乌头条改。

〔二〕眞宗：政和本草卷五砒霜条附石作「尙药」。晁公武郡斋读书志作「尙」。陈振孙直斋书录解题作「氏传家」。

〔三〕密：原作「蜜」，今据政和本草卷五砒霜条附方改。

〔四〕垒：原作「累」，今据本书卷一引据医家书目改。

〔五〕各一钱：医垒元戎卷五「铅」「信」各作一钱，「紫河车」作「一钱八」。

〔六〕量虚实老幼大小服之：原脱，今据医垒元戎卷五补，上文方有着落。

〔七〕丸或三：原作「十」。砒霜剧毒，岂可「每服一、二十丸」。今据医垒元戎卷五改。

不〔一〕发日五更向东无根水下。紫河车、绿豆、黑豆，皆解砒毒也〔二〕。本草权度：不二散：用砒一錢，面二两，和匀，香油一斤煎黄色，以草纸压去油，入茶三两，为末。每服一錢，发日早冷茶下。**一切积痢**砒霜、黄丹等分，蜡和收，旋丸绿豆大。每米饮下三丸。普济方。**休息下痢**经一二年不瘥，羸瘦衰弱。砒霜成块者为末、黄蜡〔三〕各半两，化蜡入砒，以柳条搅〔四〕，焦则换，至七条，取起收之。每旋丸梧子大，冷水送下。小儿，黍米大。和剂局方。**脾疼腰痛**即上方，用冷水下。**妇人血气**心痛。方见发明下。**走马牙疳**恶疮。砒石、铜绿等分，为末，摊纸上贴之，其效如神。又方：砒霜半两，醋调如糊，碗内盛，待干刮下。用粟米大，绵裹安齿缝，来日取出，有虫自死。久患者，不过三日即愈。普济方。**项上瘰疬**信〔五〕州砒黄研末，浓墨汁丸梧子大，铫内炒干，竹筒盛之。每用针破，将药半丸贴之，自落，蚀尽为度。灵苑方。**痰喘齁鮯**方见谷部，豉下。**一切漏疮**有孔。用信石，新瓦火煅，研末，以津调少许于纸捻上，插入，蚀去恶管，漏多勿齐上。最妙。急救良〔六〕方。

土黃 纲目

【修治】〔时珍曰〕用砒石二两，木鳖子仁、巴豆仁各半两，硇砂二錢，为末，用木鳖子油、石脑油和成一块，油裹，埋土坑内，四十九日取出，劈作小块，甆器收用。

【气味】辛、酸，热，有毒。〔独孤滔曰〕土黃制雄黃。

【主治】枯瘤赘痔乳，食瘘疬并诸疮恶肉。时珍

〔一〕不：原脱。医垒元戎卷五云：「不发日服。经曰：当其盛必毁。因其衰也，是必大昌。此之谓也。」因据补。

〔二〕紫河……毒也：此十二字医垒元戎卷五无，当是濒湖所加。本方无绿豆，濒湖殆总上数方而言。

〔三〕蜡：原作「丹」，今据局方卷六，缚虎圆改，与下「化蜡入砒」文合。

〔四〕搅：原作「觉」，今据局方卷六缚虎圆改。

〔五〕信：原作「梁」，今据政和本草卷五砒霜条附方改。

〔六〕良：原作「易」。按本方见急救良方卷二第三十六，因据改。急救良方与救急易方虽同出一源，但本方则此有彼无。

金星石宋嘉祐　附银星石

【集解】〔颂曰〕金星石、银星石并出濠州、并州，采无时。二石主疗大体相似。〔宗奭曰〕二石治大风疾，别有法，须烧用之。金星石生于苍石内，外有金色麸片，银星石有银色麸片。又一种深青色坚润，中有金色如麸片者，不入药用，工人碾为器，或妇人首饰用。〔时珍曰〕金星有数种。苏颂所说二石，武当山亦有之。或云金星出胶东，银星出雁门，盖亦礞石之类也。寇宗奭所说二石治大风者，今考圣惠方大风门，皆作金星礜石、银星礜石，则似是礜石之类。丹房〔一〕镜源礜石篇中，亦载二石名，似与苏说者不同。且金星、银星无毒，主热涎血病；礜石则有毒，主风癞疾。观此，则金星、银星入药，各有二种矣。又歙州砚石，亦有金星、银星者。琼州亦出金星石，皆可作砚。翡翠石能屑金，亦名金星石。此皆名同物异也。刘河间宣明方点眼药方中用金精石、银精石，不知即此金星、银星否也？

【气味】甘，寒，无毒。

【主治】脾肺壅毒，及肺损吐血嗽血，下热涎，解众毒。嘉祐　水磨少许服，镇心神不宁，亦治骨哽。时珍

【附方】新二。吐血嗽血肺损者。金星石、银星石、玄精石、不灰木、阳起石、云母石等分。用坩锅一个，铺冬月水牛粪一、二寸，铺药一层，铺灰二寸，又药一层，重重如此，以灰盖之，盐泥固济。用炭一秤，火煅一日夜，埋土中一夜，取出药块，去灰为末。每一两入龙脑、麝香各半钱，阿胶二钱半炒。每服一钱，糯米汤下，日三服。圣惠方。

大风虫疮有五色虫取下。诸石丸：用金星礜石、银星礜石、云母石、禹余粮石、滑石、阳起石、慈石、凝水石、密陀僧、自然铜、龙涎石等分，捣碎瓶盛，盐泥固济之。炭火十斤，煅过为末，醋糊丸小豆大。每服十五丸，白花蛇酒下，一日三服，以愈为度。太平圣惠方。

【附录】金石拾遗。〔藏器曰〕味甘，温〔二〕，无毒。主久羸瘦，不能食，无颜色，补腰脚冷，令人健壮，益阳，有暴热脱发，飞炼服之。生五台山清凉寺石中，金屑作赤褐色也。

〔一〕房：原作「方」，今据本书卷一引据经史百家书目改。
〔二〕温：大观、政和本草卷三金石条俱无，当是濒湖所加。

婆娑石 宋开宝

【释名】摩挲石〔时珍曰〕姚宽〔一〕西溪丛话云：舶船过产石山下，爱其石，以手扪之，故曰摩挲。不知然否？

【集解】〔志曰〕婆娑石生南海，胡人采得之。其石绿色，无斑点，有金星，磨成乳汁者为上。又有豆斑石，虽亦解毒，而功力不及。复有鄂绿，有文理，磨铁成铜色，人多以此为之，非眞也。验法，以水磨点鸡冠热血，当化成水是也。〔宗奭曰〕石如淡色石绿，间微有金星者佳。又有豆斑石，亦如此石，但有黑斑点，无金星。〔颂曰〕胡人尤珍贵之，以金装饰作指彄带之。每欲食及食罢，辄含吮数次以防毒。今人有得指面许块，则价直百金也。〔时珍曰〕庚辛玉册云：摩挲石，阳石也。出三佛齐。海南有山，五色耸峙，其石有光焰。其水下滚如箭，船过其下，人以刀斧击取。烧之作硫黄气。以形如黄龙齿而坚重者为佳。匮五金，伏三黄，制铅汞。

【气味】甘、淡，寒，无毒。

【主治】解一切药毒，瘴疫热闷头痛。开宝

礞石 宋嘉祐

【释名】青礞石〔二〕〔时珍曰〕其色濛濛然，故名。

【集解】〔时珍曰〕礞石，江北诸山往往有之，以旴山出者为佳。有青、白二〔三〕种，以青者为佳。坚细而青黑，打开中有白星点，煅后则星黄如麸金。其无星点者，不入药用。通城县一山产之，工人以为器物。

【修治】〔时珍曰〕用大坩锅一个，以礞石四两打碎，入消石四两拌匀。炭火十五斤簇定，煅至消尽，其石色如金为度。取出研末，水飞去消毒，晒干用。

【气味】甘、咸，平，无毒。

〔一〕宽：原脱，今据四库总目子部杂家二补。

〔二〕青礞石：原脱。按大观、政和本草卷五礞石条云：「一名青礞石」。因据补。

〔三〕二：原作「三」，今从张本改。

【主治】食积不消，留滞脏腑，宿食癥块久不瘥。小儿食积羸瘦，妇人积年食癥，攻刺心腹。得巴豆、硇砂、大黄、荆三棱作丸服良。嘉祐　治积痰惊痫，咳嗽喘急。时珍

【发明】〔时珍曰〕青礞石气平味咸，其性下行，阴也沉也，乃厥阴之药。肝经风木太过，来制脾土，气不运化，积滞生痰，壅塞上中二焦，变生风热诸病，故宜此药重墜。制以消石，其性疏快，使木平气下，而痰积通利，诸证自除。湯衡婴孩宝书〔一〕，言礞石乃治惊利痰之圣药。吐痰在水上，以石末糁之，痰即随水而下，则其沉墜之性可知。然止可用之救急，气弱脾虚者，不宜久服。杨士瀛谓其功能利痰，而性非胃家所好。如慢惊之类，皆宜佐以木香。而王隐君则谓痰为百病，不论虚实寒热，概用滚痰丸通治百病，岂理也哉？朱丹溪言：一老人忽病目盲，乃大虚证，一医与礞石药服之，至夜而死。吁！此乃盲医虚虚之过，礞石岂杀人者乎？况目盲之病，与礞石并不相干。

【附方】新四。**滚痰丸**通治痰为百病，惟水泻双娠者不可服。礞石、焰消各二两，煅过研飞晒干，一两。大黄酒蒸八两，黄芩酒洗八两，沉香五錢。为末，水丸梧子大。常服一二十丸，欲利大便则服一、二百丸，温水下。王隐君养生主论。**一切积病**金宝神丹：治一切虚冷久积，滑泄久痢，癖块，血〔二〕刺心腹，下痢〔三〕，及妇人崩中漏下。青礞石半斤为末，消石末二两，坩锅内铺头盖底，按实。炭火二十斤，煅过取出，入赤石脂末二两，滴水丸芡子大。候干，入坩锅内，小火煅红，收之。每服一丸至二、三丸，空心温水下，以少食〔四〕压之。久病泻痢，加至五、七丸〔五〕。杨氏家藏方。**急慢惊风**夺命散：治急慢惊风，痰涎壅塞咽喉，命在须臾，服此墜下风痰，乃治惊利痰之圣药也。眞礞石一两，焰消一两，同煅过为末。每服半錢或一錢。急惊痰热者，薄荷自然汁入生蜜调下；慢惊脾虚者，木〔六〕香湯入熟蜜调下。亦或雪糕丸绿豆大，每服二、三丸。湯氏婴孩宝书。**小儿急惊**青礞石磨水服。卫生方。

〔一〕书：原作「鉴」，今据宋史艺文志改。下同。
〔二〕血：杨氏家藏方卷五作「攻」。
〔三〕痢：杨氏家藏方卷五此下有「赤白」。
〔四〕以少食：原作「少许」，今据杨氏家藏方卷五改。
〔五〕丸：杨氏家藏方卷五此下有「或十丸亦不妨」。
〔六〕木：原作「术」，今从张本改。

花乳石 宋嘉祐

【释名】花蕊石〔宗奭曰〕黄石中间有淡白点，以此得花之名。图经作花蕊石，是取其色黄。

【集解】〔禹锡曰〕花乳石出陕、华诸郡。色正黄，形之大小方圆无定。〔颂曰〕出陕州阌乡，体至坚重，色如硫黄，形块有极大者，陕西人镌为器用，采无时。〔时珍曰〕玉册云：花乳石，阴石也。生代州山谷中，有五色，可代丹砂匮药。蜀中汶山、彭县亦有之。

【修治】〔时珍曰〕凡入丸散，以罐固济，顶火煅过，出火毒，研细水飞晒干用。

【气味】酸、涩，平，无毒。

【主治】金疮出血，刮末傅之即合，仍不作脓。又疗妇人血运恶血。嘉祐 治一切失血伤损，内漏目翳。时珍

【发明】〔颂曰〕花乳石古方未有用〔一〕者。近世以合硫黄同煅〔二〕研末，傅金疮，其效如神。人有仓〔三〕卒中金刃〔四〕不及煅合〔五〕者，但刮末傅之亦效。〔时珍曰〕花蕊石旧无气味。今尝试之，其气平，其味涩而酸，盖厥阴经血分药也。其功专于止血，能使血化为水，酸以收之也。而又能下死胎，落胞衣，去恶血，恶血化则胎与胞无阻滞之患矣。东垣所谓胞衣不出，涩剂可以下之，故赤石脂亦能下胞胎，与此同义。葛可久治吐血出升斗，有花蕊石散；和剂局方治诸血及损伤金疮胎产，有花蕊石散，皆云能化血为水。则此石之功，盖非寻常草木之比也。

【附方】新五。花蕊石散 治五内崩损，喷血出斗升，用此治之。花蕊石煅存性，研如粉。以童子小便一锺，男

〔一〕用：原脱，今据政和本草卷五花乳石条补。
〔二〕煅：原作「银」，今据政和本草卷五花乳石条改。
〔三〕仓：原作「疮」，今据政和本草卷五花乳石条改。
〔四〕刃：原作「刅」，乃「创」之异体字。今据政和本草卷五花乳石条改。
〔五〕合：原作「治」，今据政和本草卷五花乳石条改。

入酒一半，女入醋一半，煎溫，食后調服二錢，甚者五錢。能使瘀血化为黄水，后以独参湯补之。葛可久十药神书。**花蕊石散**治一切金刃箭镞伤，及打扑伤损，狗咬至死者，急以药掺伤处，其血化为黄水，再掺便活，更不疼痛。如内损血入脏腑，煎童子小便，入酒少许，热调一錢服，立效。畜生抵伤，肠出不损者，急纳入，桑白皮线縫之，掺药，血止立活。妇人产后败血不尽，血运，恶血奔心，胎死腹中，胎衣不下，至死，但心头溫暖者。急以童子小便调服一錢，取下恶物如猪肝，终身不患血风血气。若膈上有血，化为黄水，即时吐出，或随小便出，甚效。硫黄四两，花蕊石一两，并为粗末拌匀，以胶泥固济，日干，瓦罐一个盛之，泥封口，焙干，安在四[一]方砖上，砖上书八卦五行字。用炭一秤簇匝，从巳午时自下生火，煅至炭消冷定，取出为细末，瓶收用。和剂局方。**金疮出血**方见主治。**多年障翳**花蕊石水飞焙、防风、川芎藭、甘菊花、白附子、牛蒡子各一两，甘草炙半两，为末。每服半錢，腊茶下。卫生家宝方。**脚缝出水**好黄丹，入花蕊石末，掺之。谈野翁试效方。

白羊石宋图经

【集解】〔颂曰〕生兖州白羊山，春中掘地采之，以白莹者为良。又有黑羊石，生兖州宫山之西，亦春中掘地采之，以黑色、有墙壁、光莹者为上。

【气味】淡，生凉、熟热，无毒。

【主治】解药毒。黑羊石同。苏颂

金牙石别录下品

【释名】黄牙石〔时珍曰〕象形。

【集解】〔别录曰〕金牙生蜀郡，如金色者良。〔弘景曰〕今出蜀汉，似粗金，大如棋子而方。又有铜牙亦相似，但外黑、内色小浅，不入药用。〔恭曰〕金牙离本处，入土水中，久皆黑色，不可谓之铜牙也。此出汉中金牙湍，湍两岸石

〔一〕四：原作「西」，今据和剂局方卷八花蕊石散改。

间打出者，内即金色，岸颓〔一〕入水久者皆黑。近南山溪谷、茂州、维州亦有，胜于汉中者。〔颂曰〕今雍州亦有之。〔时珍曰〕崔昉本草云：金牙石，阳石也。生川、陕山中，似蜜栗〔二〕子，有金点形者妙。圣济经治疠风大方中，用金牙石、银牙石。银牙恐即金牙石之白色者尔，方书并无言及者，姑阙。

【修治】〔大明曰〕入药烧赤〔三〕，去粗〔四〕乃用。

【气味】咸，平，无毒。〔大明曰〕甘，平。

【主治】鬼疰毒蛊诸疰。别录 治一切冷风气，筋骨挛急，腰脚不遂，烧浸酒服。甄权 暖腰膝，补水脏，惊悸，小儿惊痫。大明

【发明】〔弘景曰〕金牙惟酒、散及五疰丸用之，余方少用。〔颂曰〕葛洪肘后方，治风毒厥，有大小金牙酒〔五〕，但浸其汁饮之。孙思邈千金方〔六〕，治风毒及鬼疰、南方瘴〔七〕气、传尸等，各有大小金牙散之类是也。小金牙酒主风疰百病，虚劳湿冷，缓弱不仁，不能行步，近人用之多效，故著其法云。金牙、细辛、莽草、防风、地肤子、地黄、附子、茵蓣、续断、蜀椒、蒴藋根各四两，独活一斤，十二物〔八〕。金牙捣末，别盛练囊，余皆薄切，同入一大囊，以清酒四两渍之，密器泥口，四宿〔九〕酒成。温服二合，日二次取效。

金刚石 纲目

〔一〕颓：原作「颓」，形近而误。大观、政和本草卷五金牙条作「摧」。「摧」「颓」义同，因据改。
〔二〕栗：原作「粟」，本书卷九有「蜜栗子」，因据改。
〔三〕赤：政和本草卷五金牙条作「淬」。
〔四〕粗：政和本草卷五金牙条此下有「汁」。
〔五〕大小金牙酒：按今本肘后卷三有「金牙酒」，无「大」「小」之别。千金卷七有「大金牙酒」。
〔六〕千金方：按大、小金牙散在千金翼卷二十。
〔七〕瘴：原作「障」，今据大观、政和本草卷五金牙条及千金翼卷二十大、小金牙散改。
〔八〕十二物：肘后卷三金牙酒有升麻，无续断，另有人参三两，牛膝五两，作「十四物」。
〔九〕四宿：肘后卷三金牙酒作「七日」。宜量季节气候加减。

【释名】金刚钻〔时珍曰〕其砂可以钻玉补瓷，故谓之钻。

【集解】〔时珍曰〕金刚石出天竺诸国及西番。葛洪抱朴子云：扶南出金刚，生水底石上，如鍾乳状，体似紫石英，可以刻玉。人没水取之，虽铁椎击之亦不能伤。惟羚羊角扣之，则漼然冰泮。丹房鏡源云：紫背铅能碎金刚钻。周密齐东野语云：玉人攻玉，以恒河之砂，以金刚钻镂之，其形如鼠矢，青黑色如石如铁。相传出西域及回纥高山顶上，鹰隼粘带食入腹中，遗粪于河北砂碛间。未知然否？玄中记云：大秦国出金刚，一名削玉刀，大者长尺许，小者如稻黍，着环中，可以刻玉。观此则金刚有甚大者，番僧以充佛牙是也。欲辨眞伪，但烧赤淬醋中，如故不酥碎者为眞。若觉钝，则煅赤，冷定即锐也。故西方以金刚喻佛性，羚羊角喻烦恼。十洲记载西海流砂有昆吾石，治之作剑如铁，光明如水精，割玉如泥，此亦金刚之大者。又兽有貘及啮铁、狡兔，皆能食铁，其粪俱可为兵切玉，详见兽部貘下。

【主治】磨水涂汤火伤。作钗镮服佩，辟邪恶毒气。时珍

砭石音边　纲目

【释名】针石

【集解】〔时珍曰〕按东山经云，高氏之山，凫丽之山，皆多针〔一〕石。郭璞注云：可为砭〔二〕针也。素问异法方宜论云：东方之域，鱼盐之地，海滨傍水，其病为痈〔三〕疡，其治宜砭石，故砭石亦从东方来。王冰注云：砭石如玉，可以为针。盖古者以石为针，季世以针代石，今人又以瓷针刺病，亦砭之遗意也。但砭石无识者，岂即石砮之属为之欤？

【主治】刺百病痈肿。时珍〔四〕

【附录】石砮〔时珍曰〕石砮出肃慎。国人以枯木为矢，青石为镞，施毒，中人即死。石生山中。禹贡荆州、梁

〔一〕针：原作「铁」，今据山海经卷四改。
〔二〕砭：山海经卷四高氏之山条郭注作「砥」。
〔三〕痈：原作「疮」，今据素问异法方宜论改。
〔四〕时珍：原脱，今据本书前后各条例补。

州皆贡砮，即此石也。又南方藤州，以青石为刀剑，如铜铁，妇人用作环玦。琉璃〔一〕国人垦田，以石为刀，长尺余。皆此类也。

越砥 别录中品〔二〕

【释名】磨刀石 藏器 羊肝石 纲目 砺石 〔时珍曰〕尚书：荆州厥贡砥砺。注云：砥以细密为名，砺以粗粝为称。俗称者为羊肝石，因形色也。〔弘景曰〕越砥，今细砺石〔三〕也。出临平。

【气味】甘，无毒。

【主治】目盲，止痛，除热瘙。别录〔四〕 磨汁点目，除障翳。烧赤投酒饮，破血瘕痛切〔五〕。藏器

砺石 〔主治〕破宿血，下石淋，除结瘕，伏鬼物恶气，烧赤投酒中饮之。人言，踏之患带下，未知所由。藏器

磨刀垽 一名龙白泉粉。〔主治〕傅蠼螋尿疮，有效。藏器 涂瘰疬结核。时珍

姜石 唐本草

【释名】硗蛎石 〔时珍曰〕姜石以形名。或作礓砾，邵伯温云，天有至戾，地有至幽，石类得之则为礓砾是也。俗作硗蛎。

【集解】〔恭曰〕姜石所在有之，生土石间，状如姜，有五种，以色白而烂不磣者良，齐州〔六〕历城东者好，采无

〔一〕璃：疑当作「球」。
〔二〕别录中品：越砥在政和本草卷三十有名未用草木类，千金翼卷四亦在有名未用中。
〔三〕细砺石：政和本草卷三十越砥条引蜀本注云：「今据此在草木类中，恐非细砺石也。」
〔四〕别录：原作「本经」，今据本条药名下注文改。
〔五〕切：大观、政和本草卷四砺石条俱无。疑是下句「功」字之误，濒湖因以属上。
〔六〕州：原作「城」，今据政和本草卷五姜石条改。

时。〔宗奭曰〕所在皆有，须不见日色旋取，微白者佳。

【气味】咸，寒，无毒。

【主治】热豌豆疮，丁毒等肿。唐本

【附方】旧二，新二〔一〕。**丁疮肿痛**白姜石末，和鸡子清傅之，干即易，丁自出，神效。崔氏方。**乳痈肿大**如碗肿痛。方同上。外台秘要。**产后胀冲**气噎。硗蛎石、代赭石等分，为末，醋糊丸梧子大。每服三、五十丸，醋湯〔二〕下。洁古保命集。**通身水肿**姜石烧赤，纳黑牛尿中，热服，日饮一升。千金方。

麦饭石宋图经

【释名】〔时珍曰〕象形。

【集解】〔时珍曰〕李迅云：麦饭石处处山溪中有之。其石大小不等，或如拳，或如鹅卵，或如盏，或如饼，大略状如握聚一团麦饭，有粒点如豆如米，其色黄白，但于溪间麻石中寻有此状者即是。古方云，曾作磨者佳，误矣。此石不可作磨。若无此石，但以旧面磨近齿处石代之，取其有麦性故耳。

【气味】甘，温，无毒。

【主治】一切痈疽发背。时珍

【发明】〔颂曰〕大凡石类多主痈疽。世传麦饭石膏，治发背疮甚效，乃中岳山人吕子华秘方。裴员外啗之以名第，河南尹胁之以重刑，吕宁绝荣望，守死不传其方。取此石碎如棋子，炭火烧赤，投米醋中浸之，如此十次，研末筛细，入乳钵内，用数人更碾五、七日，要细腻如面，四两。鹿角一具，要生取连脑骨者，其自脱者不堪用，每二三寸截之，炭火烧令

〔一〕二：原作「三」，今按下新附方数改。
〔二〕醋湯：保命集卷下第二十九紫金丹作「酒」。

烟尽即止，为末研细，二两。白敛生研末，二两。用三年米醋入银石器内，煎令鱼目沸，旋旋入药在内，竹杖子不住搅，熬一、二时久，稀稠得所，倾在盆内，待冷以纸盖收，勿令尘入。用时，以鹅翎拂膏，于肿上四围赤〔一〕处尽涂之，中留钱大泄气。如未有脓即内消，已作头即撮小，已溃即排脓如湍水。若病久肌肉烂落，见出筋骨者，即涂细布上贴之，干即易，逐日疮口收敛。但中〔二〕隔不穴者，即无不瘥。已溃者，用时先以猪蹄汤洗去脓血，故帛挹干，乃用药。其疮切忌手触动，嫩肉仍不可以口气吹风，及腋气、月经、有孕人见之，合药亦忌此等。初时一日一洗一换，十日后二日一换。此药要极细，方有效；若不细，涂之即极痛也。此方孙眞人千金月令已有之，但不及此详悉耳。又北齐马嗣明治杨遵彦背疮，取粗黄石如鹅卵大者，猛火烧赤，纳浓醋中，当有屑落醋中，再烧再淬，石至尽，取屑日干捣筛极细末，和醋涂之，立愈。刘禹锡传信方，谓之炼石法，用傅疮肿无不验。

水中白石 拾遗

【集解】〔时珍曰〕此石处处溪涧中有之。大者如鸡子，小者如指头〔三〕，有黑白二色，入药用白小者。

【主治】食鱼鲙多，胀满成瘕，痛闷，日渐羸弱。取数十枚烧赤，投五升水中七遍，热饮。如此三五度，当利出瘕也。又烧淬水中，纳盐三合，洗风瘙瘾疹。藏器

治背上忽肿如盘，不识名者。取一二碗，烧热投水中，频洗之，立瘥。苏颂

【发明】〔时珍曰〕昔人有煮石为粮法，即用此石也。其法用胡葱汁或地榆根等煮之，即熟如芋，谓之石羹。抱朴子云：洛阳道士董威辟谷方：用防风、苋〔四〕子、甘草之属十许种为散，先服三方寸匕，乃吞石子如雀卵十二枚。足百日，不食，气力颜色如故。欲食，则饮葵汤，下去石子。又有赤龙血、青龙膏，皆可煮石。又有引石散，投方寸匕，可煮白石子一斗，立熟如芋，可食。

〔一〕赤：原作「亦」，今从张本改。
〔二〕中：原作「此」，今据政和本草卷五姜石条改。
〔三〕头：原作「项」，今从张本改。
〔四〕苋：原脱，今据抱朴子内篇卷十五杂应篇补。

河砂拾遗

【释名】砂，小石也。字从少石，会意。

【主治】石淋，取细白沙三升炒热，以酒三升淋汁，服一合，日再服。又主绞肠沙痛，炒赤，冷水淬之，澄清服一、二合。时珍 风湿顽痹不仁，筋骨挛缩，冷风瘫缓，血脉断绝。六月取河砂，烈日暴令极热，伏坐其中，冷即易之。取热彻通汗，随病用药。切忌风冷劳役。藏器

【附方】新一。人溺水死白沙炒，覆死人面上下，惟露七孔，冷湿即易。千金。

杓上砂纲目

【集解】〔时珍曰〕此淘米杓也。有木杓、瓢杓，皆可用。

【主治】面上风粟，或青或黄赤，隐暗涩痛，及人唇上生疮者，本家杓上刮去唇砂一二粒，即安。又妇人吹乳，取砂七枚，温酒送下，更以炊帚枝通乳孔。此皆莫解其理。时珍

石燕唐本草

【集解】〔李勣曰〕石燕出零陵。〔恭曰〕永州祁阳县西北一十五里〔一〕土冈上，掘深丈余取之。形似蚶而小，坚重如石也。俗云，因雷雨则自石穴中出，随雨飞堕者，妄〔二〕也。〔颂曰〕祁阳县江畔沙滩上有之。或云：生洞中，凝僵似石者佳，采无时。〔宗奭曰〕石燕如蚬蛤之状，色如土，坚重如石。既无羽翼，焉能飞出？其言近妄。〔时珍曰〕石燕有二：一

〔一〕五里：原作「里有」，今据政和本草卷五石燕条改。
〔二〕妄：原作「安」，今据政和本草卷五石燕条改。

种是此，乃石类也，状类燕而有文，圆大者为雄，长小者为雌；一种是锺乳穴中石燕，似蝙蝠者，食乳汁能飞，乃禽类也，见禽部。禽石燕食乳，食之补助，与锺乳同功，故方书助阳药多用之。俗人不知，往往用此石为助阳药，刊于方册，误矣。

【气味】甘，凉，无毒。

【主治】淋疾，煮汁饮之。妇人难产，两手各把一枚，立验。唐本 疗眼目障翳，诸般淋沥，久患消渴，脏腑频泻，肠风痔瘘，年久不瘥，面色虚黄，饮食无味，妇人月水湛浊，赤白带下多年者，每日磨汁饮之。一枚用三日，以此为准。亦可为末，水飞过，每日服半钱至一钱，米饮服。至一月，诸疾悉平。时珍

【发明】〔时珍曰〕石燕性凉，乃利窍行湿热之物。宋人修本草，以食锺乳禽石燕，混收入此石燕下。故世俗误传此石能助阳，不知其正相反也。

【附方】旧三，新八〔一〕。**伤寒尿涩**小腹胀满。石燕为末，葱白湯调下〔二〕半錢，频服〔三〕，胀通为度。圣惠方。

小便淋痛石燕子七枚，搗黍米大，新桑根白皮三两，剉〔四〕，拌匀，分作七帖。每帖用水一盞，煎七分，空心、午前各一服。简要济众。

血淋心烦石燕子、商陆、赤小豆、红花等分，为末。每服一錢，葱白湯调下。圣惠方。

久年肠风石燕磨水，常服勿歇。灵苑方。

赤白带下多年不止。石燕一枚，磨水服，立效。徐氏家传方。

襁褓吐乳咳嗽，久不愈。石燕子为末，以蜜调少许，涂唇上，日三、五次。卫生宝鉴。

拳毛倒睫石燕子一雌一雄，磨水点搽眼。先以镊子摘去拳毛，乃点药，后以黄连水洗之。乾坤生意。

牢牙止痛石燕三对，火煅醋淬七次，青盐、乳香各一两，细辛半两，为末。揩之，荆芥湯漱口。一方：去乳香、细辛，加麝香。

齿疏不坚石燕子五对，火煅、米醋淬七次，

〔一〕八：原作「七」，今按下新附方数改。
〔二〕下：原脱，大观、政和本草卷五石燕条附方亦脱。今据圣惠方卷十三补。
〔三〕频服：同上。
〔四〕剉：原作「到」，今据政和本草卷五石燕条附方改。

为末，青盐、麝香各少许，研匀。日用揩牙后，以温酒漱咽之。元遗山方。**服石发动**石燕子七个，打碎，水三升，煮二升。频频淋洗，以瘥为度。圣济。

石蟹 宋开宝

【集解】〔志曰〕石蟹生南海，云是寻常蟹尔，年月深久，水沫相着，因化成石，每遇海潮即飘〔一〕出。又有一种入洞穴年深者亦然。皆细研水飞，入诸药相助用之。〔颂曰〕近海州郡皆有之。体质石也，而都与蟹相似，但有泥与粗石相着尔。〔时珍曰〕按顾玠海槎录云：崖州榆林港内半里许，土极细腻，最寒，但蟹入则不能运动，片时成石矣。人获之名石蟹，置之几案，云能明目也。复有石虾似虾，出海边；石鱼似鱼，出湘山县。石鱼、虾〔二〕并不入药用。一统志言，凤翔汧阳县西有山鱼陇，掘〔三〕地破石得之，云可辟蠹。

【气味】咸，寒，无毒。

【主治】青盲目淫，肤翳丁翳，漆疮。开宝 **解一切药毒并蛊毒，天行热疾，催生落胎，疗血运，并熟水磨服。**大明 **醋摩傅痈肿。熟水磨服，解金石毒。**苏颂

【附方】新一。**喉痹肿痛**石蟹磨水饮，并涂喉外。圣济录。

石蛇 宋图经

【集解】〔颂曰〕石蛇出南海水旁山石间，其形盘屈如蛇，无首尾，内空，红紫色，以左盘者良。又似车螺，不知何物所化？大抵与石蟹同类，功用亦相近。〔宗奭曰〕石蛇色如古墙上土，盘结如查梨大，空中，两头巨细一等。不与石蟹同类，蟹则眞蟹所化，蛇非眞蛇。今人用之绝少。〔时珍曰〕按姚宽西溪丛话云：南恩州海边有石山觜，每蟹过之则化为石，蛇过亦然。此说不知果否？若然，则石蛇亦眞蛇所化。

〔一〕飘：原作「瓢」，今据政和本草卷四石蟹条改。
〔二〕虾：原作「山」，今从张本改，与上文合。
〔三〕掘：原作「握」，今从张本改。

【气味】咸，平，无毒。

【主治】解金石毒。苏颂

石蚕 宋开宝

【释名】石僵蚕纲目

【集解】〔志曰〕石蚕生海岸石旁，状如蚕，其实石也。

【气味】苦，热，无毒。〔药诀曰〕苦，热，有毒。〔独孤滔曰〕制丹砂。

【主治】金疮止血生肌，破石淋血结，磨服，当下碎石。开宝

石鳖 纲目

【集解】〔时珍曰〕石鳖生海边，形状大小俨如䗪虫，盖亦化成者。䗪虫俗名土鳖。

【气味】甘，凉，无毒。

【主治】淋疾血病，磨水服。时珍

蛇黄 唐本草

【集解】〔恭曰〕蛇黄出岭南，蛇腹中得之，圆重如锡，黄黑青杂色。〔志曰〕蛇黄多赤色，有吐出者，野人或得之。〔颂曰〕今越州、信州亦有之。今医所用，云是蛇冬蛰时所含土，到春发蛰吐之而去，大如弹丸，坚如石，外黄内黑色，二月采之。与旧说不同，未知孰是？〔时珍曰〕蛇黄生腹中，正如牛黄之意。世人因其难得，遂以蛇含石代之，以其同出于蛇故尔。广西平南县有蛇黄冈，土人九月掘下七八尺，始得蛇黄，大者如鸡子，小者如弹丸，其色紫。庚辛玉册云：蛇含自是一种石，云蛇入蛰时，含土一块，起蛰时化作黄石，不稽之言也。有人掘蛇窟寻之，并无此说〔一〕。

〔一〕说：疑「石」之误。庚辛玉册已佚，无从校正。

【修治】〔大明曰〕入药烧赤醋淬三四次，研末水飞用。

【气味】冷，无毒。

【主治】心痛疰忤，石淋，小儿惊痫，妇人产难，以水煮研服汁。唐本　镇心。大明　磨汁，涂肿毒。时珍

【附方】新六。**暗风痫疾**忽然仆地，不知人事，良久方醒。蛇黄，火煅醋淬七次，为末。每调酒服二钱，数服愈。年深者亦效。危氏得效方。**惊风痫疳**神穴丹：治急惊风、痫疾、天吊、疳热等证。用紫色蛇黄四两煅过，獖猪屎二两小者泥固煅过，铁粉一两，朱砂半两，麝香一钱，为末，糯粉糊丸芡子大，漆盘晒干。看之每丸有一小穴，故名神穴丹。每服一丸，薄荷酒化下，立苏。疳〔一〕热，冷水化下。灵苑方。**小儿项软**因风虚者。蛇含石一块，煅七次，醋淬七次研，郁金等分，为末，入麝香少许，白米饭丸龙眼大。每服一丸，薄荷汤化服，一日一服。活幼全书。**瘴疟鬼疟食疟**。蛇含石末一两，信石末一两，研匀，入水火鼎内，上以盏盖，六一泥固济，煅至药升在盏，刮下为末，米糕糊丸绿豆大，雄黄为衣。每服一丸，黑豆研水，五更送下。摘玄方。**血痢不止**蛇含石二枚，火煅醋淬，研末。每服三钱，米饮下。普济方。**肠风下血**脱肛。蛇黄二颗，火煅醋淬七次，为末。每服三钱，陈米饮下。普济方。

霹雳砧拾遗

【释名】雷楔〔时珍曰〕旧作针及屑，误矣。

【集解】〔藏器曰〕此物伺候震处，掘地三尺得之。其形非一，有似斧刀者，銼刀者，有安二孔者。一云出雷州、并河〔二〕东山泽间，因雷震后得者。多似斧色，青黑斑文，至硬如玉。或言是人间石造，纳与天曹，不知事实。〔时珍曰〕

〔一〕疳：原作「垂」，今据上文改。
〔二〕河：原作「可」，今据政和本草卷三霹雳针条改。

按雷书云：雷斧如斧，铜铁为之。雷碪似碪，乃石也，紫黑色。雷锤重数斤，雷钻长尺余，皆如钢铁，雷神以劈物击物者。雷环如玉环，乃雷神所佩遗落者。雷珠乃神龙所含遗下者，夜光满室。又博物志云：人间往往见细石形如小斧，名霹雳斧，一名霹雳楔。玄中记云，玉门之西有一国，山上立庙，国人年年出钻，以给雷用。此谬言也。雷虽阴阳二气激薄有声，实有神物司之，故亦随万物启蛰，斧钻碪锤皆实物也。若曰在天成象，在地成形，如星陨为石。则雨金石、雨粟麦、雨毛血及诸异物者，亦在地成形者乎？必太虚中有神物使然也。陈时苏绍雷锤重九斤。宋时沈括于震木之下得雷楔，似斧而无孔。鬼神之道幽微，诚不可究极。

【气味〔一〕】无毒。

【主治〔二〕】大惊失心，恍惚不识人，并石淋，磨汁服，亦煮服。作枕，除魔梦不祥。藏器 **刮末服，主瘵疾，杀劳虫，下蛊毒，止泄泻〔三〕。置箱笥间，不生蛀虫。诸雷物佩之，安神定志，治惊邪之疾。**时珍。出雷书。

雷墨 纲目

【集解】〔时珍曰〕按雷书云：凡雷书木石，谓木札，入二三分，青黄色。或云：雄黄、青黛、丹砂合成，以雷楔书之。或云：蓬莱山石脂所书。雷州每雷雨大作，飞下如沙石，大者如块，小者如指，坚硬如石，黑色光艳至重。刘恂岭表录异〔四〕云：雷州骤雨后，人于野中得石如黳石，谓之雷公墨，扣之铮然，光莹可爱。又李肇国史补云：雷州多雷，秋则伏蛰，状如人，掘取食之。观此，则雷果有物矣。

【主治】小儿惊痫邪魅诸病，以桃符汤磨服即安。时珍

〔一〕气味：原作「主治」，今据本书前后体例改。
〔二〕治：原脱，今据本书前后体例补。
〔三〕泄泻：原作「洩泄」。按「洩」即「泄」之异体字。今据后世医书通例改。
〔四〕异：原脱，今据四库总目史部地理三补。

本草纲目石部目录第十一卷

金石之五　卤石类二十种附录二十七种

食盐别录　戎盐本经　光明盐唐本　卤鹹[一]本经

凝水石本经（即寒水石）　玄精石开宝　绿盐唐本　盐药拾遗　悬石附

朴消本经　玄明粉药性　消石本经（即焰消）　硇砂唐本　石药附[二]

蓬砂日华　特蓬杀[三]附　石硫黄本经　石硫赤别录　石硫青别录　硫黄香附

矾石本经　绿矾日华　黄矾纲目　汤瓶内硷纲目

右附方旧一百零四[四]，新二百五十七[五]

附录诸石二十七种

〔一〕鹹：今通作「碱」。

〔二〕石药附：原误在蓬砂条下。按大观、政和本草卷三谓石药似碎石、硇砂之类，因移于此。

〔三〕杀：此下原有「石药」，已移硇砂条下。

〔四〕四：原作「二」，今按卷中旧附方数改。

〔五〕五十七：原作「四十九」，今按卷中新附方数改。

本草纲目石部第十一卷

金石之五 鹵石类二十种，附录二十七种。

食盐 别录中品

〔校正〕〔志曰〕元在米部，今移入此。〔时珍曰〕并入本经大盐。

【释名】鹾音醝〔一〕。〔时珍曰〕鹽字象器中煎鹵之形。礼记：盐曰咸鹾。尔雅云：天生曰鹵，人生曰盐〔二〕。许慎说文云：盐，咸也。东方谓之斥，西方谓之鹵，河东谓之咸。黄帝之臣宿沙氏，初煮海水为盐。本经大盐，即今解池颗盐也。别录重出食盐，今并为一。方士呼盐为海砂。

【集解】〔别录曰〕大盐出邯郸及河东池泽。〔恭曰〕大盐即河东印盐也，人之常食者，形粗于食盐。〔弘景曰〕有东海盐、北海盐、南海盐、河东盐池、梁益盐井、西羌山盐、胡中树盐，色类不同，以河东者为胜。东海盐官盐白草粒细，北海盐黄草粒粗。以作鱼鲊及咸菹，乃言北胜，而藏茧必用盐官者。蜀中盐小淡，广州盐咸苦，不知其为疗体复有优劣否？〔藏器曰〕四海之内何处无之，惟西南诸夷稍少，人皆烧竹及木盐当之。〔颂曰〕并州末盐，乃刮碱煎炼者，不甚佳，所谓鹵碱是也。大盐生河东池泽，粗于末盐，即今解盐也。解州安邑两池取盐，于池旁耕地，沃以池水，每得南风急，则宿夕成盐满畦，彼人谓之种盐，最为精好。东海、北海、南海盐者，今沧、密、楚、秀、温、台、明、泉、福、广、琼、化诸州，煮海水作之，谓之泽盐，医方谓之海盐。海边掘坑，上布竹木，覆以蓬茅，积沙于上。每潮汐冲沙，则鹵碱淋于坑中。水退则以火炬照之，鹵气冲火皆灭。因取海鹵贮盘中煎之，顷刻而就。其煮盐之器，汉谓之牢盆，今或鼓铁为之，南海人编竹为之，上下周以蜃灰，横丈深尺，平底，置于灶背，谓之盐盘。梁益盐井者，今归州及四川诸郡皆有盐井，汲其水以煎作盐，如煮海法。又滨州有土盐，煎炼草土而成，其色最粗黑，不堪入药。通、泰、海州并有停户〔三〕刮碱煎盐输官，如并州末盐之类，而味更优，以供给江湖，极为饶衍。〔时珍曰〕盐品甚多：海盐取海鹵煎炼而成，今辽冀、山东、两淮、闽浙、

〔一〕鹾：原作「磋」，七何切，属清母。当音「醝」，才何切，属从母。今据字书改。

〔二〕天生曰鹵人生曰盐：尔雅未见此文。

〔三〕户：原作「夕」，今据政和本草卷四食盐条改。「停户」亦作「亭户」。宋史食货志：「凡鬻盐之地曰亭场，民曰亭户」。

广南所出是也。井盐取井卤煎炼而成，今四川、云南所出是也。池盐出河东安邑、西夏灵州，今惟解州种之。疏卤地为畦陇，而堑围之。引清水注入，久则色赤。待夏秋南风大起，则一夜结成，谓之盐南风。如南风不起，则盐失利。亦忌浊水淤淀盐脉也。海丰、深州者，亦引海水入池晒成。并州、河北所出，皆鹻盐也，刮取鹻土，煎炼而成。阶、成、凤州〔一〕所出，皆崖盐也，生于土崖之间，状如白矾，亦名生盐。此五种皆食盐也，上供国课，下济民用。海盐、井盐、鹻盐三者出于人，池盐、崖盐二者出于天。周礼云：盐人掌盐之政令。祭祀供其苦盐、散盐，宾客供其形盐，王之膳羞，供其饴盐。苦盐，即颗盐也，出于池，其盐为颗，未炼治，其味咸苦。散盐，即末盐，出于海及井，并煮鹻而成者，其盐皆散末也。形盐，即印盐，或以盐刻作虎形也；或云积卤所结，其形如虎也。饴盐，以饴拌成者；或云生于戎地，味甜而美也。此外又有崖盐生于山崖，戎盐生于土中，伞子盐生于井，石盐生于石，木盐生于树，蓬盐生于草。造化生物之妙，诚难殚知也。

【修治】〔时珍曰〕凡盐，人多以矾、消、灰、石之类杂之。入药须以水化，澄去脚滓，煎炼白色，乃良。

大盐〔气味〕甘、咸，寒，无毒。〔别录曰〕食盐咸，温，无毒。多食伤肺，喜咳。〔权曰〕有小毒。〔时珍曰〕咸、微辛，寒，无毒。〔保昇曰〕多食令人失色肤黑，损筋力。〔之才曰〕漏卢为之使。〔敩曰〕鰍䈬淡卤，乌贼骨亦淡卤。

〔主治〕肠胃结热喘逆，胸中病〔二〕，令人吐。本经　伤寒寒热，吐胸中痰癖，止心腹卒痛，杀鬼蛊邪疰毒气，下部䘌疮，坚肌骨。别录　除风邪，吐下恶物，杀虫，去皮肤风毒，调和脏腑，消宿物，令人壮健。藏器　助〔三〕水脏，及霍乱心痛，金疮，明目，止风泪邪气，一切虫伤疮肿火灼疮，长肉补皮肤，通大小便，疗疝气，滋五味。大明　空心揩齿，吐水洗目，夜见小字。甄权　解毒，凉血润燥，定痛止痒，吐一切时气风热、痰饮关格诸病。时珍

〔一〕州：原作「川」，按阶、成、凤皆州名，因据改。

〔二〕肠胃结热喘逆胸中病：大观、政和本草卷五大盐条俱作墨字，认为别录文。

〔三〕助：大观、政和本草卷四食盐条作「暖」。

【发明】〔弘景曰〕五味之中，惟此不可缺。西北方人食不耐咸，而多寿少病好颜色；东南方人食绝欲咸，而少寿〔一〕多病，便是损人伤肺之效。然以浸鱼肉，则能经久不败，以沾布帛，则易致朽烂，所施各有所宜也。〔宗奭曰〕素问云：咸走血。故东方食鱼盐之人多黑色，走血之验可知。病喘嗽人及水肿者，宜全禁之。北狄用以淹尸，取其不坏也。其烧剥金银熔汁作药，仍须解州大盐为佳。〔时珍曰〕洪范：水曰润下作咸。素问曰：水生咸。此盐之根源也。夫水周流于天地之间，润下之性无所不在，其味作咸凝结为盐亦无所不在。在人则血脉应之。盐之气味咸腥，人之血亦咸腥。咸走血，血病无多食咸，多食则脉凝泣而变色，从其类也。煎盐者用皂角收之，故盐之味微辛。辛走肺，咸走肾。喘嗽水肿消渴者，盐为大忌。或引痰吐，或泣血脉，或助水邪故也。然盐为百病之主，百病无不用之。故服补肾药用盐汤者，咸归肾，引药气入本脏也。补心药用炒盐者，心苦虚，以咸补之也。补脾药用炒盐者，虚则补其母，脾乃心之子也。治积聚结核用之者，咸能软坚也。诸痈疽眼目及血病用之者，咸走血也。诸风热病用之者，寒胜热也。大小便病用之者，咸能润下也。骨病齿病用之者，肾主骨，咸入骨也。吐药用之者，咸引水聚也。能收豆腐与此同义。诸蛊及虫伤用之者，取其解毒也。〔颂曰〕唐柳柳州纂救三死方云：元和十一年十月，得霍乱，上不可吐，下不可利，出冷汗三大斗许，气即绝。河南房伟传此方，入口即吐，绝气复通。其〔二〕法用盐一大匙，熬令黄，童子小便一升，合和温服，少顷吐下，即愈也。

【附方】旧四十二，新二十七。**炼盐黑丸** 崔中丞炼盐黑丸方：盐末一升，纳粗瓷瓶中，实筑泥头。初以煻火烧，渐渐加炭火，勿令瓶破，候赤彻，盐如水汁，即去火，待凝，破瓶取出。豉一升，熬煎。桃仁一两，和麸炒熟。巴豆二两，去心膜，纸中炒令油出，须生熟得所，熟即少力，生又损人。四物捣匀，入蜜和丸梧子大。每服三丸，平旦时服。天行时气，豉汁及茶下。心痛，酒下，入口便止。血痢，饮下，初变水痢，后便止。鬼疟，茶饮下。骨蒸，蜜汤下。忌久〔三〕冷浆水。合药久则稍加之〔四〕。凡服药后吐利，勿怪。吐利若多，服黄连汁止之。或遇杀药人药久不动者，更服一、两丸。药后忌口二、三日。其药腊月合之，瓷瓶密封，勿令泄气。一剂可救百人。或在道途，或在村落，无药可求，但用此药一刀

〔一〕寿：原作「早」，今据大观、政和本草卷四食盐条改。
〔二〕其：原作「一」，据改同上。
〔三〕久：按大观、政和本草卷四食盐条俱无。
〔四〕稍加之：按大观、政和本草卷四食盐条俱作「丸稍加令大」。

圭〔一〕，即敌大黄、朴消数两，曾用有效。小儿、女子不可服，被搅作也。刘禹锡传信方。**卒中尸遁**其状腹胀，气〔二〕急冲心，或块起，或牵腰脊者是。服盐汤取吐。孙真人方。**尸疰鬼疰**下部蚀疮。炒盐布裹，坐熨之。药性论。**鬼击中恶**盐一盏，水二盏，和服，以冷水噀之，即苏。救急方。**中恶心痛**或连腰脐。盐如鸡子大，青布裹，烧赤，纳酒中，顿服。当吐恶物愈。甄权药性论。**中风腹痛**盐半斤，熬水干，着口中，饮热汤二升〔三〕，得吐愈。肘后方。**脱阳虚证**四肢厥冷，不省人事，或小腹紧痛，冷汗气喘。炒盐熨脐下气海，取暖。救急方。**心腹胀坚**痛闷欲死。盐五合，水一升，煎服。吐下即定，不吐更服。梅师方。**腹胀气满**黑盐，酒服六铢。后魏书。**酒肉过多**胀满不快。用盐花擦牙，温水漱下二、三次，即如汤沃雪也。简便方。**干霍乱病**上不得吐，下不得利。方见发明。**霍乱腹痛**炒盐一包，熨其心腹，令气透，又以一包熨其背。救急方。**霍乱转筋**欲死气绝，腹有暖气者。以盐填脐中，灸盐上七壮，即苏。救急方。**肝虚转筋**肝脏气虚，风冷抟于筋，遍体转筋，入腹不可忍。热汤三斗，入盐半斤，稍热渍〔四〕之。圣惠方。**一切脚气**盐三升，蒸热〔五〕分裹，近壁，以脚踏之，令脚心热。又和槐白皮蒸之，尤良。夜夜用之。食疗本草。**脚气疼痛**每夜用盐擦腿膝至足甲，淹少时，以热汤泡洗。有一人病此，曾用验。救急方。**胸中痰饮**伤寒热病疟疾须吐者，并以盐汤吐之。外台秘要。**病后胁胀**天行病后，两胁胀满，熬盐熨之。外台秘要方。**妊娠心痛**不可忍。盐烧赤，酒服一撮。产宝。**妊妇逆生**盐摩产妇腹，并涂儿足底，仍急爪搔之。千金方。**妇**

〔一〕一刀圭：原脱，今据大观、政和本草卷四食盐条补，与下「数两」为对文。
〔二〕气：原脱，今据大观、政和本草卷四食盐条附方补。
〔三〕升：原作「斤」，今据大观、政和本草食盐条附方改。
〔四〕渍：原作「清」，今据圣惠方卷三及大观、政和本草卷四食盐条附方改。
〔五〕热：原作「熱」，今据大观、政和本草卷四食盐条附方改。

人阴痛青布裹盐，熨之。药性论。**小儿疝气**并内吊〔一〕肾气。以葛袋盛盐，于户口悬之，父母用手捻抖〔二〕尽，即愈。日华子本草。**小儿不尿**安盐于脐中，以艾灸之。药性论。**小便不通**湿纸包白盐，烧过，吹少许入尿孔中，立通。普济方。**气淋脐痛**盐和醋服之。广利方。**二便不通**盐和苦酒傅脐中，干即易。仍以盐汁灌肛内，并内用纸裹盐投水中饮之。家藏方。**漏精白浊**雪白盐一两，并筑紧固济，煅一日，出火毒，白茯苓、山药各一两，为末，枣肉和蜜丸梧子大。每枣汤下三十丸。盖甘以济咸，脾肾两得也。直指方。**下痢肛痛**不可忍者。熬盐包坐熨之。肘后方。**血痢不止**白盐，纸包烧研，调粥吃，三、四次即止也。救急方。**中蛊吐血**或下血如肝。盐一升，苦酒一升，煎化顿服，得吐即愈。乃支太医方也。小品方。**金疮血出**甚多，若血冷则杀人。宜炒盐三撮，酒调服之。梅师方。**金疮中风**煎盐令热，以匙抄，沥却〔三〕水，热泻疮上。冷更着，一日勿住，取瘥，大效。肘后方。**小儿撮口**盐豉〔四〕捣贴脐上，灸之。子母秘录。**病笑不休**沧盐煅赤，研入河水煎沸，啜之，探吐热痰数升，即愈。素问曰：神有余，笑不休。神，心火也。火得风则焰，笑之象也。一妇病此半年，张子和用此方，遂愈。儒门事亲。**饮酒不醉**凡饮酒，先食盐一匕，则后饮必倍。肘后方。**明目坚齿**去翳，大利老眼。海盐，以百沸汤泡散，清汁于银石器内，熬取雪白盐花，新瓦器盛。每早揩牙漱水，以大指甲点水洗目，闭坐良久，乃洗面。名洞视千里法，极神妙。永类钤方。**风热牙痛**槐枝煎浓汤二碗，入盐一斤，煮干炒研，日用揩牙，以水洗目。唐瑶经验方。**齿䘌齿动**盐半两，皂荚两挺，同烧赤，研。夜夜揩齿，一月后并瘥，其齿牢固。食疗本草。**齿龈宣露**每旦噙盐，热水含百遍。五日后齿即牢。千金方。**齿疼出血**每夜盐末厚封龈上，有汁沥尽乃卧。其汁出时，叩齿勿住。不过十夜，疼血皆止。忌猪、鱼、油菜等。极

〔一〕吊：按大观、政和本草卷四食盐条俱无。

〔二〕抖：原作「料」，今据大观、政和本草卷四食盐条改。

〔三〕却：大观本草卷四食盐条附方同。政和本草及普济方卷三〇三引肘后俱作「取」。

〔四〕豉：原作「头」，今据本书卷四小儿初生诸病门脐风段盐豉项改，与大观、政和本草卷四食盐条附方合。

验。肘后方。**喉中生肉**绵裹箸头，拄盐揩之，日五、六度。孙真人方。**帝钟**〔一〕**喉风**垂长半寸〔二〕。煅食盐，频点之，即消。圣惠方。**风病耳鸣**盐五〔三〕升蒸热，以耳枕之，冷复易之。肘后方。**耳卒疼痛**方同上。**目中泪出**盐点目中，冷水洗数次，瘥。范汪〔四〕方。**目中浮翳**遮睛。白盐生研少许，频点屡效，小儿亦宜。直指方。**小儿目翳**或来或去，渐大侵睛。雪白盐少许，灯心蘸点，日三、五次。不痛不碍，屡用有效。活幼口议。**尘物眯目**以少盐并豉置水中，视之立出。孙真人方。**酒皶赤鼻**白盐常擦之，妙。直指方。**口鼻急疳**蚀烂腐臭。斗子盐、白面等分，为末。每以吹之。普济方。**面上恶疮**五色者。盐湯浸绵搨疮上，五、六度即瘥。药性论。**体如虫行**风热也。盐一斗，水一石，煎湯浴之，三四次。亦疗一切风气。外台秘要。**疮癣痛痒**初生者。嚼盐频擦之，妙。千金翼。**手足心毒**风气毒肿。盐末、椒末等分，酢和。傅之，立瘥。肘后方。**手足疣目**盐傅上，以舌〔五〕舐之。不过三度，瘥。肘后方。**热病生䘌**下部有疮。熬盐绵裹〔六〕熨之。不过三次瘥〔七〕。梅师方。**一切漏疮**故布裹盐，烧赤为末。每服一錢。外台秘要。**臁疮经年**盐中黑泥，晒研搽之。永类方。**蠼螋尿疮**盐湯浸绵，拓疮上。食疗本草。**蜈蚣咬人**嚼盐涂之，或盐湯浸之，妙。梅师方。**蚯蚓咬毒**形如大风，眉鬓皆落。惟浓煎盐湯，浸身数遍即愈。浙西军将张韶病此，每夕蚯蚓鸣于体，一僧用此方而安，蚓畏盐也。经验方。**蜂虿叮螫**嚼盐涂之。千金方。**解黄蝇毒**乌蒙山峡多小黄蝇，生毒蛇鳞中，啮人初无所觉，渐痒为疮。勿搔，但以冷水沃之，擦盐少许，即不为疮。方與胜览。

〔一〕帝钟：一作「帝中」，乃「悬雍」之别名。圣惠方卷三十五作「悬壅」。
〔二〕垂长半寸：圣惠方三十五作「卒长数寸」。
〔三〕五：肘后卷六第四十七作「七」。
〔四〕范汪：原作「范注」，肘后卷六第四十六附方亦作「范注」。今据大观、政和本草卷四食盐条附方改，与本书卷一引据医家书目合。外台卷二十一作「崔氏」。
〔五〕以舌：按大观本草卷四食盐条附方作「令舌」，此为濒湖所本。但政和本草作「令牛」，与外台卷二十九张文仲方合。
〔六〕绵裹：原脱，今据大观、政和本草卷四食盐条附方补。
〔七〕瘥：同上。

毒蛇伤螫嚼盐涂之，灸三壮，仍嚼盐涂之。徐伯玉方。**虱出怪病**临卧浑身虱出，约至五升，随至血肉俱坏，每宿渐多，痛痒不可言状，惟吃水，卧床昼夜号哭，舌尖出血不止，身齿俱黑，唇动鼻开。但饮盐醋汤十数日〔一〕，即安。夏子益奇疾方。**解狼毒毒**盐汁饮之。千金方。**药箭毒气**盐贴疮上，灸三十壮，良。集验方。**救溺水死**以大凳卧之，后足放高，用盐擦脐中，待水自流出，切勿倒提出水。救急方。**溃痈作痒**以盐摩其四围，即止。外科精义。

戎盐本经下品

【释名】胡盐别录 **羌盐**日华 **青盐**纲目 **秃登盐**唐本 **阴土盐**〔大明曰〕西番所食者，故号戎盐、羌盐。〔恭曰〕：戎盐，即胡盐也。沙州名秃登盐，廓州名为阴土盐，生河岸山坂之阴土石间，故名。

【集解】〔别录曰〕戎盐生胡盐山，及西羌北地、酒泉福禄城东南角。北海青，南海赤。十月采。〔当之曰〕戎盐味苦臭，是海潮水浇山石，经久盐凝着石，取之北海者青，南海者赤。〔弘景曰〕史书言虏中盐有九种：白盐、食盐，常食者；黑盐，主腹胀气满；胡盐，主耳聋目痛；柔盐，主马脊疮；又有赤盐、驳盐、臭盐、马齿盐四种，并不入食。马齿即大盐，黑盐疑是卤碱，柔盐疑是戎盐，而此戎盐又名胡盐，二三相乱。今戎盐虏中甚有，从凉州来，亦从敦煌来。其形作块片，或如鸡鸭卵，或如菱米，色紫白，味不甚咸，口尝气臭正如毈鸡子臭者乃眞。又河南盐池泥中，自有凝盐如石片，打破皆方〔二〕，青黑色，善疗马脊疮，又疑此是戎盐。又巴东朐䏰县北崖有盐井，盐水自凝，生伞子盐，方〔三〕一二寸，中央突张如伞形，亦有方如石膏、博棋者。〔恭曰〕戎盐即胡盐，生河崖山坂之阴土石间，大小不常，坚白似石，烧之不鸣烢〔四〕也。〔宗奭曰〕戎盐成垛，裁之如枕，细白，味甘、咸。〔颂曰〕陶氏所说九种，今人不能遍识。医家治眼及补下药多用青盐，恐即戎盐也。本草云：北海青，南海赤。今青盐从西羌来者，形块方棱，明莹而青黑色，最奇。北海来者，作大块而不光莹，又多孔窍，若蜂窠状，色亦浅于西盐，彼人谓之盐枕，入药差劣。北胡又有一种盐，作片屑，如碎白石，彼人亦谓之青

〔一〕日：传信适用方卷四夏方第二十一作「盏」。
〔二〕方：原脱，今据政和本草卷五戎盐条补，与本书本卷凝水石条集解濒湖引陶注文合。
〔三〕方：原脱，今据政和本草卷五戎盐条补。
〔四〕烢：按字书：音宅，裂也。大观、政和本草卷五戎盐条俱作「炶」，音吒，火声也。于义为长。

盐，缄封于匣，与盐枕并作礼贽，不知是何色类？〔时珍曰〕本草戎盐云，北海青，南海赤。而诸注乃用白盐，似与本文不合。按凉州异物志云：姜赖之墟，今称龙城。刚卤千里，蒺藜之形。其下有盐，累棋而生。出于胡国，故名戎盐。赞云：盐山二岳，二色为质。赤者如丹，黑者如漆。小大从意，镂之为物。作兽辟恶，佩之为吉。或称戎盐，可以疗疾。此说与本草本文相合，亦惟赤、黑二色，不言白者。盖白者乃光明盐，而青盐、赤盐则戎盐也。故西凉记云：青盐池出盐，正方半寸，其形如石，甚甜美。真腊记云：山间有石，味胜于盐，可琢为器。梁杰公传言，交河之间，掘碛下数尺，有紫盐，如红如紫，色鲜而甘。其下丈许，有瑿珀。北户录亦言，张掖池中出桃花盐，色如桃花，随月盈缩。今宁夏近凉州地，盐井所出青盐，四方皎洁如石。山丹卫即张掖地，有池产红盐，红色。此二盐，即戎盐之青、赤二色者。医方但用青盐，而不用红盐，不知二盐皆名戎盐也。所谓南海、北海者，指西海之南北而言，非炎方之南海也。张果玉洞要诀云：赤戎盐出西戎，禀自然水土之气，结而成质。其地水土之气黄赤，故盐亦随土气而生。味淡于石盐，力能伏阳精。但于火中烧汁红赤，凝定色转益者，即真也。亦名绛盐。抱朴子书有作赤盐法。又岭南一种红盐，乃染成者，皆非真红盐也。又丹房镜源云：蛮盐可伏雌雄，作金用〔一〕红盐为上。

【气味】咸，寒，无毒。〔宗奭曰〕甘、咸。〔大明曰〕平。〔独孤滔曰〕戎盐，赤、黑二色，能累卵〔二〕，干汞，制丹砂。

【主治】明目目痛，益气，坚肌骨，去毒蛊。本经 **心腹痛，溺血吐血，齿舌血出。**别录 **助水脏，益精气，除五脏癥结，心腹积聚，痛疮疥癣。**大明 **解芫青、斑蝥毒。**时珍

【发明】〔宗奭曰〕戎盐甘咸，功在却血、入肾，治目中瘀赤涩昏。〔时珍曰〕戎盐功同食盐，不经煎炼，而味咸带甘，入药似胜。周礼注云，饴盐味甜，即戎盐，不知果否？或云以饴拌盐也。

【附方】新五〔三〕 **小便不通** 戎盐汤：用戎盐弹丸大一枚，茯苓半斤，白术二两，水煎，服之。仲景金匮方。

〔一〕作金用：原脱，今据丹房镜源诸盐篇第九补。
〔二〕能累卵：丹房镜源诸盐篇作「出西戎垒外」。垒外，似指玉垒山外。
〔三〕五：原作「六」，今按附方实数改。

风热牙痛青盐一斤，槐枝半斤，水四碗，煎汁二碗，煮盐至干，炒研。日用揩牙洗目。唐氏经验方。**牢牙明目**青盐二两，白盐四两，川椒四两，煎汁拌盐炒干。日用揩牙洗目，永无齿疾目疾。通变要法。**风眼烂弦**戎盐化水，点之。普济方。**痔疮漏疮**白矾四两，青盐四两，为末，猪尿脬一个盛之，阴干。每服五錢，空心溫水下。赵氏经验方。

光明盐 唐本草

【释名】石盐唐本 **圣石**蜀本 **水晶盐**纲目〔时珍曰〕雷斅炮炙论序云：圣石开盲，明目而如云离日。则光明者，乃兼形色与功而名也。

【集解】〔恭曰〕光明盐生盐州五原，盐池下凿取之。大者如升，皆正方光彻。〔颂曰〕今阶州出一种石盐，生山石中，不由煎炼，自然成盐，色甚明莹，彼人甚贵之，云即光明盐也。〔时珍曰〕石盐有山产、水产二种。山产者即厓盐也，一名生盐，生山厓之间，状如白矾，出于阶、成、陵、凤、永、康诸处。水产者生池底，状如水晶、石英，出西域诸处。吴录云：天竺有新淘水，味甘美，下有石盐，白如水晶。又波斯出自然白盐，如细石子。金幼孜北征录云：北虏有盐海子，出白盐，莹洁如水晶。又有盐池盐，色或青或白，军士采食之。此皆水产者也。梁四公子传云：高昌国烧羊山出盐，大者如斗，状白如玉。月望收者，其文理粗，明澈如冰；非月望收者，其文理密。金楼子云：胡中白盐，产于崖，映月光明洞澈如水晶。胡人以供国厨，名君王盐，亦名玉华盐。此则山产者也。皆自然之盐，所谓天成者也。益州记云：汶山有咸石，以水渍而煎之成盐。此亦石盐之类，而稍不同者。

【气味】咸、甘，平，无毒。

【主治】头痛诸风，目赤痛，多眵泪。唐本

【发明】〔时珍曰〕光明盐得清明之气，盐之至精者也，故入头风眼目诸药尤良。其他功同戎盐，而力差次之。

卤鹹[一]本经下品

[一]鹹：今通作「碱」。下同。

【释名】卤盐 **寒石**吴普 **石硷**补遗。〔时珍曰〕鹹音有二：音咸者，润下之味，音減者，盐土之名，后人作硷，作鹼，是矣。许慎说文云：卤，西方鹹地也。故字从西省文，象盐形。东方谓之斥，西方谓之卤，河东谓之鹹。传云，兑为泽，其于地也为刚卤，亦西方之义。

【集解】〔别录曰〕卤鹹生河东池泽〔一〕。〔弘景曰〕今俗不复见卤鹹，疑是黑盐。又云：是煎盐釜下凝滓。二说未详。〔恭曰〕卤鹹生河东，河东盐不釜煎，明非凝滓，又疑是黑盐，皆不然。此是硷土也，今人熟皮用之，于硷地掘取。〔颂曰〕并州人刮鹹煎炼，不甚佳，即卤鹹也。〔机曰〕卤鹹，即卤水也。〔时珍曰〕说文既言卤鹹皆斥地之名，则谓凝滓及卤水之说皆非矣。卤盐与卤硷不同。山西诸州平野，及太谷、榆次高亢处，秋间皆生卤，望之如水，近之如积雪。土人刮而熬之为盐，微有苍黄色者，即卤盐也。尔雅所谓天生曰卤、人生曰盐〔二〕者是矣。凡盐未经滴去苦水，则不堪食，苦水即卤水也。卤水之下，澄盐凝结如石者，即卤硷也。丹溪所谓石硷者，乃灰硷也，见土类。吴普本草谓卤鹹一名卤盐者，指卤水之盐，非卤地之盐也，不妨同名。

【气味】苦，寒，无毒。〔别录〕苦、咸，寒〔三〕。〔独孤滔曰〕卤盐制四黄，作焊药。同硇砂罨铁，一时即软。

【主治】大热消渴狂烦，除邪，及下蛊毒，柔肌肤。本经 **去五脏肠胃留热结气，心下坚，食已呕逆喘满，明目目痛。**别录

【附方】新二。**风热赤眼**虚肿涩痛。卤鹹一升，青梅二十七个，古錢二十一文，新瓶盛，密封，湯中煮一炊时。三日后取点，日三、五度。圣惠方。 **齿腐龈烂**不拘大人小儿。用上好鹹土，热湯淋取汁，石器熬干刮下，入麝香少许研，掺之。宣明方。

凝水石本经中品

【释名】白水石本经 **寒水石** **凌水石**别录 **盐精石** **泥精** **盐枕**纲目 **盐根** 〔时珍曰〕拆片投水

〔一〕池泽：按大观、政和本草卷五及千金翼卷二卤鹹条俱作「盐池」。

〔二〕天生曰卤人生曰盐：尔雅未见此文。

〔三〕苦咸寒：政和本草卷五卤鹹条作白字，认为本经文。大观本草同条「苦寒」作白字而「咸」作墨字。

中，与水同色，其水凝动；又可夏月研末，煮汤入瓶，倒悬井底，即成凌冰，故有凝水、白水、寒水、凌水诸名。生于积盐之下，故有盐精以下诸名。石膏亦有寒水之名，与此不同。

【集解】〔别录曰〕凝水石，色如云母可析〔一〕者，盐之精也。生常山山谷、中水县及邯郸。〔弘景曰〕常山即恒山，属并州。中水属河间。邯郸属赵郡。此处地皆碱卤，故云盐精，而碎之亦似朴消。此石末置水中，夏月能为冰者佳。〔时珍曰〕别录言凝水，盐之精也。陶氏亦云卤地所生，碎之似朴消。范子计然云，出河东。河东，卤地也。独孤滔丹房镜源云：盐精出盐池，状如水精。据此诸说，则凝水即盐精石也，一名泥精，昔人谓之盐枕，今人谓之盐根。生于卤地积盐之下，精液渗入土中，年久至泉，结而成石，大块有齿棱，如马牙消，清莹如水精，亦有带青黑色者，皆至暑月回润，入水浸久亦化。陶氏注戎盐，谓盐池泥中自有凝盐如石片，打破皆方，而色青黑者，即此也。苏颂注玄精石，谓解池有盐精石，味更咸苦，乃玄精之类；又注食盐，谓盐枕作精块，有孔窍，若蜂窠，可缄封为礼贽者，皆此物也。唐宋诸医不识此石，而以石膏、方解石为注，误矣。今正之于下。

【正误】〔恭曰〕凝水石有纵理、横理两种，色清明者为上。或云纵理为寒水石，横理为凝水石。今出同州韩城，色青横理如云母为良；出澄州者，斜理文色白为劣也。〔颂曰〕今河东汾、隰州及德顺军亦有之，三月采。又有一种冷油石，全与此相类，但投沸油铛中，油即冷者，是也。此石性冷有毒，误服令人腰以下不能举。〔宗奭曰〕凝水石文理通澈，人或磨刻为枕，以备暑月之用。入药须烧过。或市人末入轻粉以乱真，不可不〔二〕察。陶氏言夏月能为冰者佳，如此则举世不能得矣。〔阎孝忠曰〕石膏，洁白坚硬，有墙壁。寒水石软烂，可以手碎，外微青黑，中有细文。〔王隐君曰〕寒水石，坚白晶洁，状若明矾、蓬砂之质。或有碎之，粒粒大小皆四方，故又名方解石，今人谓之硬石膏者是也。〔时珍曰〕寒水石有二：一是软石膏，一是凝水石。惟陶弘景所注，是凝水之寒水石，与本文相合。苏恭、苏颂、寇宗奭、阎孝忠四家所说，皆是软石膏之寒水石。王隐君所说，则是方解石。诸家不详本文盐精之说，不得其说，遂以石膏、方解石指为寒水石。唐宋以来相承其误，通以二石为用，而盐精之寒水，绝不知用，此千载之误也。石膏之误近千载，朱震亨氏始明；凝水之误，非时珍深察，恐终于绝响矣。

〔一〕析：原作「折」，今据大观、政和本草卷四及千金翼卷二凝水石条改。

〔二〕不：原脱，今据本草衍义卷五及政和本草卷四凝水石条补。

【修治】〔敩曰〕凡使，须用生姜自然汁煮干研粉用。每十两，用生姜〔一〕一镒〔二〕也。

【气味】辛，寒，无毒。〔别录曰〕甘，大寒。〔普曰〕神农：辛。岐伯、医和、扁鹊：甘，无毒。李当之：大寒。〔时珍曰〕辛、咸。〔之才曰〕解巴豆毒，畏地榆。〔独孤滔曰〕制丹砂，伏玄精。

【主治】身热，腹中积聚邪气，皮中如火烧，烦满，水饮之。久服不饥。本经　**除时气热盛，五脏伏热，胃中热，止渴，水肿，小腹痹。**别录　**压丹石毒风，解伤寒劳复。**甄权　**治小便白，内痹，凉血降火，止牙疼，坚牙明目。**时珍

【发明】〔时珍曰〕凝水石禀积阴之气而成，其气大寒，其味辛咸，入肾走血除热之功，同于诸盐。古方所用寒水石是此石，唐宋诸方寒水石是石膏，近方寒水石则是长石、方解石，俱附各条之下，用者详之。

【附方】旧二，新二。**男女转脬**不得小便。寒水石二两，滑石一两，葵子一合，为末，水一斗，煮五升。时服一升，即利。永类方。**牙龈出血**有窍。寒水石粉三两，朱砂二钱，甘草脑子一字，为末。干掺。普济方。**汤火伤灼**寒水石烧研傅之。卫生易简方。**小儿丹毒**皮肤热赤。寒水石半两，白土一分，为末，米醋调涂之。经验方。

玄精石 宋开宝

【释名】太阴〔三〕**玄精石　阴精石**纲目　**玄英石**〔时珍曰〕此石乃碱卤至阴之精凝结而成，故有诸名。

【集解】〔颂曰〕玄精石出解州解池，及通、泰州积盐仓中亦有之。其色青白龟背者佳，采无时。又解池有盐精石，味更咸苦，亦玄精之类也。〔恭曰〕近地亦有之，色亦青白，片大不佳。〔时珍曰〕玄精是碱卤津液流渗入土，年久结成石片，片状如龟背之形。蒲、解出者，其色青白通彻。蜀中赤盐之液所结者，色稍红光。沈存中笔谈云：太阴玄精生解州盐泽

〔一〕生姜：政和本草卷四凝水石条作「姜汁」。

〔二〕镒：原作「溢」，今据政和本草卷四凝水石条改。

〔三〕阴：原作「乙」，今据政和本草卷四太阴玄精条改，与本书本条集解、附方俱合。

大卤中〔一〕，沟渠土内得之。大者如杏叶，小者如鱼鳞，悉皆六〔二〕角，端正似刻〔三〕，正如龟甲状〔四〕。其裙襕小椭〔五〕，其前则下〔六〕剡，其后则上剡，正如穿山甲相掩之处，全〔七〕是龟甲，更无异也。色绿而莹彻，叩之则直理而拆，莹明如〔八〕鉴，拆处亦六角，如柳叶大〔九〕。烧过则悉解拆，薄如柳叶，片片相离，白如霜雪，平洁可爱。此乃禀积阴之气凝结，故皆六角。今天下所用玄精，乃绛精山中所出绛石，非玄精也。

【气味】咸，温，无毒。〔时珍曰〕甘、咸，寒。〔独孤滔曰〕制硫黄、丹砂。

【主治】除风冷邪气湿痹，益精气，妇人痼冷漏下，心腹积聚冷气，止头痛，解肌。开宝 **主阴证伤寒，指甲面色青黑，心下胀满结硬，烦渴，虚汗不止，或时狂言，四肢逆冷，咽喉不利肿痛〔十〕，脉沉细而疾，宜佐他药服之。又合他〔十一〕药，涂大风疮〔十二〕。**宗奭

【发明】〔颂曰〕古方不见用，近世补药及伤寒多用之。其著者，治伤寒正阳丹出汗也。〔时珍曰〕玄精石禀太阴

〔一〕大卤中：原作「之卤」，今据梦溪笔谈卷二十六太阴玄精条改。
〔二〕六：原作「尖」，梦溪笔谈同。今据苏沈良方卷一论太阴玄精改，与后文合。
〔三〕正似刻：原脱，梦溪笔谈亦脱。今据苏沈良方卷一论太阴玄精补。
〔四〕状：梦溪笔谈卷二十六及苏沈良方卷一俱无，应删。
〔五〕椭：原作「堕」，苏沈良方同。今据梦溪笔谈卷二十六改。
〔六〕下：原脱，今据梦溪笔谈卷二十六及苏沈良方卷一补，与「上」为对文。
〔七〕全：原作「前」，今据梦溪笔谈卷二十六及苏沈良方卷一改。
〔八〕明如：原作「如明」，今据梦溪笔谈卷二十六及苏沈良方卷一改。
〔九〕大：梦溪笔谈卷二十六及苏沈良方卷一俱作「火」，属下。
〔十〕肿痛：本草衍义卷五及政和本草卷四太阴玄精条俱作「腹疼」。
〔十一〕他：原作「大」，今据本草衍义卷五及政和本草卷四太阴玄精条改。
〔十二〕疮：本草衍义卷五及政和本草卷四太阴玄精条俱作「疾」。

之精，与盐同性，其气寒而不溫，其味甘咸而降，同硫黃、消石治上盛下虛，救阴助阳。有扶危拯逆之功。故铁甕申先生来复丹用之，正取其寒，以配消、硫之热也。开宝本草言其性溫，误矣。

【附方】旧一，新八。**正阳丹**治伤寒三日，头痛壮热，四肢不利。太阴玄精石、消石、硫黃各二两，硇砂一两，细研，入瓷〔一〕瓶固济。以火半斤，周一寸熁之，约近半日，候药青紫色，住火。待冷取出，用腊月雪水拌匀，入鑵子中，屋后北阴下阴干。又入地埋二七日，取出细研，面糊和丸鸡头子大。先用热水浴后，以艾湯研下一丸。以衣盖汗出为瘥。图经本草。**小儿风热**挟风蕴热，体热。太阴玄精石一两，石膏七錢半，龙脑半两，为末。每服半錢，新汲水下。普济方。**肺热咳嗽**方见不灰木下。**冷热霍乱**分利阴阳。玄精石、半夏各一两，硫黃三錢，为末，面糊丸梧子大。每米〔二〕饮服三十丸。指南方。**头风脑痛**玄精石末，入羊胆中阴干。水调一字，吹鼻中，立止。千金方。**目赤涩痛**玄精石半两，黃檗炙一两，为末。点之，良。普济方。**赤目失明**内外障翳。太阴玄精石阴阳火煅、石决明各一两，蕤仁、黃连各二两，羊子肝七个，竹刀切晒，为末，粟米饭丸梧子大。每卧时茶服二十丸。服至七日，烙顶心以助药力，一月见效。宋丞相言：黃典史病此，梦神传此方，愈。朱氏集验方。**目生赤脉**玄精石一两，甘草半两，为末。每服一錢，小儿半錢，竹叶煎湯调下。总微论。**重舌涎出**水浆不入。太阴玄精石二两，牛黃、朱砂、龙脑各〔三〕一分，为末。以铍针〔四〕舌上去血，盐湯漱口，掺末咽津，神效。圣惠方。

绿盐唐本草

【释名】盐绿　石绿纲目

【集解】〔恭曰〕绿盐出焉耆，水中石下取之，状若扁青、空青，为眼药之要。今人以光明盐、硇砂、赤铜屑，酿

〔一〕瓷：原作「瓮」，今据政和本草卷四太阴玄精条改。
〔二〕米：原作「服」，今从张本改。
〔三〕各：原脱，今据圣惠方卷三十六牛黃散方补。
〔四〕铍针：原作「铁铁」，今据金陵本改，与圣惠方卷三十六牛黃散方合。

之为块，绿色，以充之。〔珣曰〕出波斯国，生石上，舶上将来，谓之石绿，装色久而不变。中国以铜、醋造者，不堪入药，色亦不久。〔时珍曰〕方家言波斯绿盐色青，阴雨中干而不湿者为真。又造盐绿法：用熟铜器盛取浆水一升，投青盐一两在内，浸七日取出，即绿色。以物刮末，入浆水再浸七日或二七取出。此非真绿盐也。

【气味】咸、苦、辛，平，无毒。

【主治】目赤泪出，肤翳眵暗。唐本 点目，明目消翳。疗小儿无辜疳气。李珣

【附方】新二 胎〔一〕赤眼痛 盐绿一分，蜜半两，于蚌蛤壳〔二〕内相和。每夜卧时浆水洗目，炙热点之，能断根。圣济录。目暗赤涩 多泪。盐绿一錢，蕤仁去皮一錢，研热，入好酥一錢，研匀。每夜点一麻子。圣惠方。

盐药 拾遗

【集解】〔藏器曰〕生海西南雷、罗诸州山谷。似芒消，末细，入口极冷。南人少有服者，恐极冷入腹伤人，宜慎之。

【气味】咸，冷，无毒。

【主治】眼赤眦烂风赤，细研水和点之。又水研服，去热烦痰满头痛，明目镇心。又主蛇虺恶虫毒，药箭镞毒，疥癣痈肿瘰疬，并摩傅之，甚者水化服之。又解独自草箭毒。藏器

【附录】悬石〔保昇曰〕人若常服炼石者，至殁，冢中生悬石，若芒消，其冷如雪，杀火毒。

朴消 本经上品

〔校正〕并入别录芒消、嘉祐马牙消。

〔一〕胎：原作「眙」，字书无，今据圣济总录卷一〇二改。

〔二〕壳：原脱，今据圣济总录卷一〇二补。

【释名】消石朴别录**盐消**纲目**皮消**〔志曰〕消是本体之名，石乃坚白之号，朴者未化之义也。以其芒消、英消皆从此出，故曰消石朴也。〔时珍曰〕此物见水即消，又能消化诸物，故谓之消。生于盐卤之地，状似末盐，凡牛马诸皮须此治熟，故今俗有盐消、皮消之称。煎炼入盆，凝结在下，粗朴者为朴消，在上有芒者为芒消，有牙者为马牙消。神农本经止有朴消、消石，名医别录复出芒消，宋嘉祐本草又出马牙消。盖不知消石即是火消，朴消即是芒消、马牙消，一物有精粗之异尔。诸说不识此，遂致纷纭也。今并芒消、牙消于一云。

【集解】〔别录曰〕朴消生益州山谷有咸水之阳，采无时。色青白者佳，黄者伤人，赤者杀人。又曰：芒消，生于朴消。〔敩曰〕朴消中炼〔一〕出，形似麦芒，号曰芒消。〔志曰〕以暖水淋朴消，取汁炼之，令减半，投于盆中，经宿乃有细芒生，故谓之芒消也。又有英消者，其状若白石英，作四、五棱，莹澈可爱，主疗与芒消同，亦出于朴消，其煎炼自别有法，亦呼为马牙消。〔宗奭曰〕朴消是初采得一煎而成者，未经再炼，故曰朴消。可以熟生牛马皮，及治金银有伪。芒消是朴消淋汁再炼者。〔时珍曰〕消有三品：生西蜀者，俗呼川消，最胜；生河东者，俗呼盐消，次之；生河北、青、齐者，俗呼土消。皆生于斥卤之地，彼人刮扫煎汁，经宿结成，状如末盐，犹有沙土猥杂，其色黄白，故别录云，朴消黄者伤人，赤者杀人。须再以水煎化，澄去滓脚，入萝卜数枚同煮熟，去萝卜倾入盆中，经宿则结成白消，如冰如蜡，故俗呼为盆消。齐、卫之消则底多，而上面生细芒如锋，别录所谓芒消者是也。川、晋之消则底少，而上面生牙如圭角，作六棱，纵横玲珑，洞澈可爱，嘉祐本草所谓马牙消者是也。状如白石英，又名英消。二消之底，则通名朴消也。取芒消、英消，再三以萝卜煎炼去咸味，即为甜消。以二消置之风日中吹去水气，则轻白如粉，即为风化消。以朴消、芒消、英消同甘草煎过，鼎罐升煅，则为玄明粉。陶弘景及唐宋诸人皆不知诸消是一物，但有精粗之异，因名迷实，谬猜乱度，殊无指归。详见消石正误下。

朴消本经

〔气味〕苦，寒，无毒。〔别录曰〕苦、辛，大寒，无毒。炼白如银，能寒能热，能滑能涩，能辛能苦〔二〕，能咸能酸，入地千年不变。〔权曰〕苦、咸，有小毒。〔时珍曰〕别录所列神化之说，乃消石之功。详见消石下。〔之才曰〕大黄〔三〕、石韦为之使，恶麦句姜。〔张从正曰〕畏三棱。

〔主治〕百病，除寒热邪

〔一〕炼：原作「拣」，今据大观、政和本草卷三芒消条改。
〔二〕能苦：原脱，今据大观、政和本草卷三及千金翼卷二「朴消」条补。
〔三〕大黄：原无，今据大观、政和本草卷二及卷三掌禹锡引蜀本补。惟掌氏在两卷中俱将蜀本「大黄为使」文误隶「消石」条下。

气，逐六腑〔一〕积聚，结固留癖。能化七十二种石。炼饵服之，轻身神仙〔二〕。本经 胃中食饮热结，破留血闭绝，停痰痞满，推陈致新。别录 疗热胀，养胃消谷。皇甫谧。治腹胀，大小便不通。女子月候不通。甄权 通泄五脏百病及癥结，治天行热疾，头痛，消肿毒，排脓，润毛发。大明

芒消别录 〔气味〕辛、苦，大寒，无毒。〔权曰〕咸，有小毒。〔主治〕五脏积聚，久热胃闭，除邪气，破留血，腹中痰实结搏，通经脉，利大小便及月水，破五淋，推陈致新。别录 下瘰疬黄疸病，时疾壅热，能散恶血，堕胎，傅漆〔三〕疮。甄权

马牙消宋嘉祐 〔气味〕甘，大寒，无毒。〔时珍曰〕咸、微甘。即英消也。〔主治〕除五脏积热伏气。甄权 末筛点眼赤，去赤肿障翳涩泪痛，亦入点眼药中用。大明 功同芒消。时珍

【发明】〔成无己曰〕内经云：咸味下泄为阴。又云：咸以软之。热淫于内，治以咸寒。气坚者以咸软之，热盛者以寒消之。故张仲景大陷胸汤、大承气汤、调胃承气汤皆用芒消，以软坚去实热，结不至坚者不可用也。〔好古曰〕本草云，朴消味辛，是辛以润肾燥也。今人不用辛字，只用咸字，咸能软坚也。其义皆是。本草言芒消利小便而堕胎，然伤寒妊娠可下者用此，兼大黄引之，直入大肠〔四〕，润燥软坚泻热，而母子俱安。经云，有故无殒，亦无殒也，此之谓欤？以在下言之，则便溺俱阴。以前后言之，则前气后血。以肾言之，总主大小便难。溺涩祕结，俱为水少火盛。经云，热淫于内，治

〔一〕腑：原作「脏」，今据大观、政和本草卷三及千金翼卷二朴消条改。
〔二〕百病……神仙：本经逢原认为与消石条主治「五脏积热……轻身」相互错简。
〔三〕漆：原作「膝」，今据大观、政和本草卷三芒消条改，与本条附方「漆疮作痒」合。
〔四〕肠：原作「腹」，今据汤液本草卷下硝石条改。

以咸寒，佐之以苦，故用芒消、大黄相须为使也。〔元素曰〕芒消气薄味厚，沉而降，阴也。其用有三：去实热，一也；涤肠中宿垢，二也；破坚积热块，三也。孕妇惟三、四月及七、八月不可用，余皆无妨。〔宗奭曰〕朴消是初得一煎而成者，其味酷涩，所以力紧急而不和，治食鱠不消，以此蕩逐之。芒消是朴消淋过炼成，故其性和缓，故今多用治伤寒。〔时珍曰〕朴消澄下，消之粗者也，其质重浊。芒消、牙消结于上，消之精者也，其质清明。甜消、风化消，则又芒消、牙消之去气味而甘缓轻爽者也。故朴消止可施于卤莽之人，及傅涂之药；若湯散服饵，必须芒消、牙消为佳。张仲景伤寒论只用芒消，不用朴消，正此义也。消禀太阴之精，水之子也。气寒味咸，走血而润下，蕩涤三焦肠胃实热阳强之病，乃折治火邪药也。唐时，腊日赐群臣紫雪、红雪、碧雪，皆用此消炼成者，通治积热诸病有神效，贵在用者中的尔。

【附方】旧十七，新一十五。**紫雪**疗伤寒温疟，一切积热烦热，狂易叫走，瘴疫毒疠，卒死脚气，五尸五疰，心腹诸疾，疞刺切痛，解诸热毒，邪热发黃，蛊毒鬼魅，野道热毒，小儿惊痫百病。黃金一百两，石膏、寒水石、滑石、慈石各三斤，捣碎，水一斛，煮四斗，去滓。入犀角屑、羚羊角、青木香、沉香各五两，玄参洗焙、升麻各一斤，甘草炒八两，丁香一两，入前汁中煮取一斗五升，去滓。入炼朴消十斤，消石三十二两，于药汁中，微火煎之，柳木不住搅，至水气欲尽，倾木盆中。待欲凝，入麝香一两二錢半，朱砂末三两，搅匀，收之。每服一、二錢，凉水服。临时加减，甚者一两。和剂局方。**红雪**治烦热，消宿食，解酒毒，开三焦，利五脏，除毒热，破积滞。治伤寒狂躁，胃烂发斑，温瘴脚气，黃疸头痛，目昏鼻塞，口疮喉痹，重舌肠痈等病。用川朴消十斤炼去滓，羚羊角屑、黃芩、升麻各三两，人参、赤芍药、槟榔、枳壳麸炒、生甘草、淡竹叶、木香各二两，木通、卮子、葛根、桑白皮、大青、蓝叶各一两半，苏方木六两，并銼片。水二斗五升，煎至九升，去滓，滤过煎沸。下消不住手搅，待水气将尽，倾入器中。欲凝，下朱砂一两，麝香半两，经宿成雪。每服一、二錢，新汲水调下。欲行，则热湯化服一两。和剂方。**碧雪**治一切积热，天行时疾，发狂昏愦，或咽喉肿塞，口舌生疮，心中烦躁，或大小便不通，胃火诸病。朴消、芒消、马牙消、消石、石膏水飞、寒水石水飞各一斤，以甘草一斤，煎水五〔一〕升，入诸药同煎，不住手搅，令消熔得所，入青黛一斤，和匀，倾盆内，经宿结成雪，为末。每含咽，或吹之，或水调服二、三錢。欲通利，则热水服一两。和剂局方。**凉膈驱积**王旻山人甘露饮：治热壅，凉胸膈，驱积滞。蜀芒消末一大斤，用蜜十二两，冬加一两，和匀，入新竹筒内，半筒已上即止，不得令满。却入炊甑中，令有药处在饭内，

〔一〕五：局方卷六碧雪作「二」。

其虚处出其上，蒸之。候饭熟取出，绵滤入瓷钵中，竹篦搅勿停手，待凝，收入瓷盒。每卧时含半匙，渐渐咽之。如要通转，即多服之。　刘禹锡传信方。**乳石发动**烦闷。芒消，蜜水调服一钱，日三服。　圣惠方。**骨蒸热病**芒消末，水服方寸匕，日二，神良。　千金方。**腹中痞块**皮消一两，独蒜一个，大黄末八分，捣作饼。贴于患处，以消为度。　邵氏经验方。**食物过饱**不消，遂成痞膈。马牙消一两，吴茱萸半斤，煎汁投消，乘热服之。良久未转，更进一服，立效。窦群在常州，此方得效也。　经验方。**关格不通**大小便闭，胀欲死，两三日则杀人。芒消三两，泡汤一升服，取吐即通。　百一方。**小便不通**白花散：用芒消三钱，茴香酒下。　简要济众方。**时气头痛**朴消末二两，生油调涂顶上。圣惠方。**赤眼肿痛**朴消置豆腐上蒸化，取汁收点。　简便方。**风眼赤烂**明净皮消一盏，水二碗煎化，露一夜，滤净澄清。朝夕洗目。三日其红即消，虽半世者亦愈也。　杨诚经验方。**退翳明目**白龙散：用马牙消光净者，厚纸裹实，安在怀内着肉，养一百二十日，研粉，入少龙脑。不计年岁深远，眼生翳膜，远视不明，但瞳人不破散者，并宜日点之。　经验方。**诸眼障翳**牙消十两，汤泡汁，厚纸滤过，瓦器熬干，置地上一夜，入飞炒黄丹一两，麝香半分，再罗过，入脑子。日点。　济急仙方。**逐月洗眼**芒消六钱，水一盏六分，澄清。依法洗目，至一年，眼如童子也。正月初三，二月初八，三月初四，四月初四，五月初五，六月初四，七月初三，八月初一，九月十三，十月十三，十一月十六，十二月初五日。　圣惠方。**牙齿疼痛**皂荚浓浆，同朴消煎化，淋于石上，待成霜。擦之。　普济方。**食蟹龈肿**朴消傅之，即消。　普济方。**喉痹肿痛**外台：用朴消一两，细细含咽，立效。或加丹砂一钱。　气塞不通，加生甘草末二钱半，吹之。**小儿重舌**马牙消涂于舌上下，日三。　姚和众。**口舌生疮**朴消含之良。　孙真人方。**小儿鹅口**马牙消擦舌上，日五度。　简要济众。**豌豆毒疮**未成脓者。猪胆汁和芒消末涂之。　梅师。**代指肿痛**芒消煎汤渍之。　圣惠方。**火焰丹毒**水调芒消末涂之。　梅师。**一切风疹**水煮芒消汤拭之。　梅师。**漆疮作痒**芒消汤涂之。　千金。**灸疮飞蝶**因艾灸火疮痂退落，疮内鲜肉片子，飞如蝶状，腾空飞去，痛不可言，是血肉俱热，怪病也。用朴消、大黄各半两，为末。水调下，微利即愈。　夏子益奇疾方。**妇人难产**芒消末二钱，童子小便温服，无不效者。　信效方。**死胎**

不下方同上。丰城曾尉有猫孕五子，一子已生，四子死腹中，用此灌之即下。又治一牛亦下。信效方。**女人扎足**脱骨湯：用杏仁一錢，桑白皮四錢，水五碗，新瓶煎三碗，入朴消五錢，乳香一錢，封口煎化。置足于上，先熏后洗。三日一作，十余次后，软若束绵也。闺阁事宜。

风化消　**〔修治〕**〔时珍曰〕以芒消于风日中消尽水气，自成轻飘白粉也。或以瓷瓶盛，挂檐下，待消滲出瓶外，刮下收之。别有甜瓜盛消滲出刮收者，或黄牯牛胆收消刮取，皆非甜消也。

〔主治〕上焦风热，小儿惊热膈痰，清肺解暑。以人乳和涂，去眼睑赤肿，及头面暴热肿痛。煎黄连，点赤目。时珍

〔发明〕〔时珍曰〕风化消甘缓轻浮，故治上焦心肺痰热，而不泄利。

玄明粉 药性

【释名】白龙粉〔时珍曰〕玄，水之色也。明，莹澈也。御药院方谓之白龙粉。

【修治】〔时珍曰〕制法：用白淨朴消十斤，长流水一石，煎化去滓，星月下露一夜，去水取消。每一斗，用萝卜一斤切片，同煮熟滤淨，再露一夜取出。每消一斤，用甘草一两，同煎去滓，再露一夜取出。以大沙罐一个，筑实盛之，盐泥固济厚半寸，不盖口，置炉中，以炭火十斤，从文至武煅之。待沸定，以瓦一片盖口，仍前固济，再以十五斤顶火煅之。放冷一伏时，取出，隔纸安地上，盆覆三日出火毒，研末。每一斤，入生甘草末一两，炙甘草末一两，和匀，瓶收用。

【气味】辛、甘，冷，无毒。

【主治】心热烦躁，并五脏宿滞癥结。甄权　**明目，退膈上虚热，消肿毒。**大明

【发明】〔杲曰〕玄明粉，沉也，阴也。其用有二：去胃中之实热，蕩肠中之宿垢。大抵用此以代盆消耳。〔玄明粉传曰〕唐明皇帝闻终南山道士刘玄眞服食多寿，乃诏而问之。玄眞曰：臣按仙经，修炼朴消，号玄明粉，止服此方，遂无病长生。其药无滓性温，阴中有阳，能除一百二十种疾。生饵尚能救急难性命，何况〔一〕修炼长服。益精壮气，助阳证阴。不

〔一〕况：原作「沉」，今据政和本草卷三玄明粉条改。

拘丈夫妇人，幼稚襁褓。不问四时冷热。一切热毒风冷，痃癖气胀满，五劳七伤，骨蒸传〔一〕尸，头痛烦热，五内气塞，大小肠不通，三焦热淋，疰忤，咳嗽呕逆，口苦舌干，咽喉闭塞，惊悸健忘，营卫不调，中酒中鱠，饮食过度，腰膝冷痛，手足酸痹，久冷久热，四肢壅塞，背膊拘急，目昏眩运，久视无力，肠风痔病，血澼不调，妇人产后，小儿疳气，阴毒伤寒，表里疫疠。此药久服，令人悦泽，开关健脾，驻颜明目，轻身延寿，功效不可具载。但用一两，分为十二服，临时酌量加减。似觉壅热伤寒，头痛鼻塞，四肢不举，饮食不下，烦闷气胀，须通泻求安者，即看年纪高下，用药二錢半或半两，以桃花煎湯下为使，最上；次用葱湯下；如未通，以沸湯投之即效。或食诸鱼藕菜饮食诸毒药，用葱白湯调服二錢，毒物立泄下。若女人身怀六甲，长服安胎生子，亦无疮肿疾病。若要微畅不闭塞，但长服之，稍稍得力，朝服夕应，不搜刮人五脏，怡怡自泰。其药初服时，每日空腹，酒饮茶湯任下二錢匕，良久更下三錢匕。七日内常微泄利黄黑水涎沫等，此是搜淘诸疾根本出去，勿用畏之。七日后渐知腹内暖，消食下气，长服除故养新，气血日安。用大麻子湯下为使，惟忌苦参。详见太阴经中。〔好古曰〕玄明粉治阴毒一句，非伏阳在内不可用。若用治真阴毒，杀人甚速。〔震亨曰〕玄明粉火煅而成，其性当温。曰长服久服，轻身固胎，驻颜益寿，大能补益，岂理也哉？予亲见一二朋友，不信予言而亡，故书以为戒。〔时珍曰〕神农本草言朴消炼饵服之，轻身神仙，盖方士窜入之言。后人因此制为玄明粉，煅炼多偏〔二〕，佐以甘草，去其咸寒之毒。遇有三焦肠胃实热积滞，少年气壮者，量与服之，亦有速效。若脾胃虚冷，及阴虚火动者服之，是速其咎矣。

【附方】新三

热厥气痛 玄明粉三錢，热童尿调下。集简方。

伤寒发狂 玄明粉二錢，朱砂一錢，末之，冷水服。伤寒蕴要。

鼻血不止 玄明粉二錢，水服。圣济。

消石 本经上品

【释名】**芒消** 别录 **苦消** 甄权 **焰消** 土宿 **火消** 纲目 **地霜** 蜀本 **生消** 宋本 **北帝玄珠** 〔志曰〕以其消化诸石，故名消石。初煎炼时有细芒，而状若朴消，故有芒消之号。不与朴消及别录芒消同类。〔宗奭曰〕消石是再煎炼时取去芒消凝结在下者，精英既去，但余滓如石而已。入药功力亦缓，惟能发烟火。〔权曰〕芒消一作苦消，言其味苦也。〔时珍

〔一〕传：原作「博」，今据政和本草卷三玄明粉条改。
〔二〕偏：疑当作「遍」。

曰〕消石，丹炉家用制五金八石，银工家用化金银，兵家用作烽燧火药，得火即焰起，故有诸名。狐刚子粉图〔一〕谓之北帝玄珠。开宝本草重出生消、芒消，今并为一，并详下文。

【集解】〔别录曰〕消石生益州山谷及武都、陇西、西羌，采无时。〔弘景曰〕消石疗病与朴消相似，仙经用此消化诸石，今无眞识此者。或云与朴消同山，所以朴消一名消石朴也。又云一名芒消，今芒消乃是炼朴消作之。并未核研其验。有人得一种物，色与朴消大同小异，朏朏如握盐雪不冰〔二〕，烧之紫青烟起，云是眞消石也。今宕昌以北诸山有碱土处皆有之。〔志曰〕此即地霜也。所在山泽，冬月地上有霜，扫取以水淋汁，后乃煎炼而成，状如钗脚，好者长五分以来。陶说多端，盖由不的识之故也。〔又曰〕生消生〔三〕茂州西山岩石间，形块大小不定，色青白，采无时。〔时珍曰〕消石，诸卤地皆产之，而河北庆阳诸县及蜀中尤多。秋冬间遍地生白，扫取煎炼而成。貨者苟且，多不洁净，须再以水煎化，倾盆中，一夜结成。澄在下者，状如朴消，又名生消，谓炼过生出之消也。结在上者，或有锋芒如芒消，或〔四〕有圭棱如〔五〕马牙消，故消石亦有芒消、牙消之名，与朴消之芒、牙同称，而水火之性则异也。崔昉外丹本草云：消石，阴石也。此非石类，乃碱卤煎成，今呼焰消。河北商城及怀、卫界，沿河人家，刮卤淋汁炼就，与朴消小异，南地不产也。昇玄子伏汞图云：消石生乌场，其色青白，用白石英炙热点上，便消入石中者为眞。其石出处，气极秽恶，飞鸟不能过其上。人或单衣过之，身上诸虫悉化为水。能消金石，为水服之长生，以形若鹅管者佳。谨按昇玄子所说，似与今之消石不同，而姚宽西溪丛语〔六〕以其说为眞正消石，岂外国所产与中国异耶？抑别一种耶？当俟博物者订正。

【正误】〔弘景曰〕神农本经无芒消，只有消石，一名芒消。名医别录乃出芒消，疗与消石同，疑即消石也。旧出宁州，黄白粒大，味极辛苦。今医家多用煮炼作者，色〔七〕全白粒细，而味不甚烈。皇甫士安言：无朴消可用消石。消石生

〔一〕粉图：原作「炼粉圆」，今据本书卷一引据经史百家书目改，与政和本草卷首所出经史方书及通志卷六十七艺文略道家俱合。
〔二〕冰：原作「水」，今据政和本草卷三消石条改。
〔三〕生：原作「石」，今据政和本草卷三生消条改。
〔四〕或：原作「如」，今从张本改。
〔五〕如：原作「或」，从改同上。
〔六〕语：原作「话」，今据四库总目子部杂家二改。
〔七〕者色：原作「色者」，今据政和本草卷三芒硝条改。

山之阴，盐之胆也。取石脾与消石以水煮之，一〔一〕斛得三斗，正白如雪，以水投中即消，故名消石。其味苦无毒，主消渴热中，止烦满，三月采于赤山。朴消者，亦生山之阴，有盐咸苦之水，则朴消生于其阳。其味苦无毒，其色黄白，主疗热，腹中饱胀，养胃消谷，去邪气，亦得水而消，其疗与消石小异。按如此说，是取芒消合煮，更成为眞消石，但不知石脾是何物也？以朴消作芒消者，用暖湯淋汁煮之，着木盆中，经宿即成矣。今益州人复炼矾石作消石，绝柔白，而味犹是矾尔。〔又曰〕：朴消今出益州北部汶山郡西川、蚕陵二县界，生山厓上，色多青白，亦杂黑斑。土人择取白软者，以当消石用之，当烧令汁沸出，状如矾石也。〔藏器曰〕石脾、芒消、消石，并出西戎卤地，碱水结成。〔恭曰〕朴消有纵理、缦理二种，用之无别。其白软者，朴消苗也，虚软少力。炼为消石，所得不多；以当消石，功力大劣也。〔又曰〕消石即是芒消，朴消一名消石朴。今炼粗恶朴消，取汁煎作芒消，即是消石。别录复出芒消，误矣。晋宋古方，多用消石，少用芒消；近代诸医，但用芒消，鲜言消石。理既明白，不合重出。〔颂曰〕旧说朴消、芒消、消石三物同种。初采得苗，以水淋汁煎成者为朴消，一名消石朴。又炼朴消或地霜而成，坚白如石者，为消石，一名芒消。又取朴消淋汁炼煎结成有细芒者，为芒消。虽一体异名，而修炼之法既殊，则主治之功亦别。然本经所载，疑是二种。今医方所用，亦不能究。但以未炼成块微青色者为朴消；炼成盆中有芒者为芒消，亦谓之盆消；芒消之底澄凝者，为消石朴。消力紧，芒消次之，消石更缓。未知孰是？苏恭言，晋宋古方，多用消石，少用芒消。按张仲景伤寒论，承气、陷胸皆用芒消。葛洪肘后方，伤寒时气亦多用芒消，惟治食鱠不化云，无朴消，用芒消代之。是晋宋以前通用朴消、芒消矣。胡洽方，十枣湯用芒消，大五饮丸用消石，并云无消石用芒消。是梁隋间通用芒消、消石矣。以此言之，朴消、消石为精，芒消为粗。故陶氏引皇甫士安之言为证，是消石当时已难得其眞，故方书通以相代矣。又古方金石凌法，用朴消、消石、芒消、马牙消四种相参，次第下之。方出唐世，不知当时如何分别也？又南方医人著消说云：本草有朴消、消石、芒消，而无马牙消。诸家所注，三种竟无断决。或言芒消、消石是一物，不合重出。或言煎炼朴消，经宿盆中有细芒为芒消。或言马牙消自是一物。今诸消之体各异，理亦易明，而惑乃如此。朴消味苦而微咸，出蜀郡者，莹白如冰雪，内地者小黑，皆苏脆易碎，风吹之则结霜，泯泯如粉，熬之烊沸，亦可熔铸。以水合甘草、猪胆煮至减半，投大盆中，又下凝水石屑，同渍一宿，则凝结如白石英者，芒消也。扫地霜煎炼而成，试竹上如解盐，而味辛苦，烧之成焰都尽〔二〕者，消石也。能消金石，又性畏火，而能制诸石使拒火，亦天地之神物也。牙消，即是芒消也。又有生消，不因煮炼而成，亦出蜀道，类朴消而小坚也。其论虽辯，然与古人所说殊别，亦未可全信也。〔好古曰〕

〔一〕一：原作「以」，今据政和本草卷三芒硝条改。

〔二〕尽：原作「书」，今据政和本草卷三朴消条改。

消石者，消之总名也。但不经火者，谓之生消；朴消经火者，谓之芒消、盆消。〔时珍曰〕诸消，自晋唐以来，诸家皆执名而猜，都无定见。惟马志开宝本草，以消石为地霜炼成，而芒消、马牙消是朴消炼出者，一言足破诸家之惑矣。诸家盖因消石一名芒消，朴消一名消石朴，之〔一〕名相混，遂致费辨不决。而不知消有水火二种，形质虽同，性气迥别也。惟神农本经朴消、消石二条为正。其别录芒消、嘉祐马牙消、开宝生消，俱系多出，今并归并之。神农所列朴消，即水消也，有二种，煎炼结出细芒者为芒消，结出马牙者为牙消，其凝底成块者通为朴消，其气味皆咸而寒。神农所列消石，即火消也，亦有二种，煎炼结出细芒者亦名芒消，结出马牙者亦名牙消，又名生消，其凝底成块者通为消石，其气味皆辛苦而大温。二消皆有芒消、牙消之称，故古方有相代之说。自唐宋以下，所用芒消、牙消，皆是水消也。南医所辨虽明，而以凝水石、猪胆煎成者为芒消，则误矣。今通正其误。其石脾一名消石者，造成假消石也。见后石脾下。

【修治】〔大明曰〕真消石，柳枝汤煎三周时，如汤少，即加热者，伏火即止。〔斅曰〕凡使消石，先研如粉，用鸡肠菜、柏子仁共二〔二〕十五个，和作一处，丸如小帝珠子，以瓷瓶子于五斤火中煅赤，投消石四两于瓶内，连投药丸入瓶，自然伏火也。〔抱朴子曰〕能消柔五金，化七十二石为水。制之须用地莲子、猪牙皂角、苦参、南星、巴豆、汉防己、晚蚕砂。〔时珍曰〕熔化，投甘草入内，即伏火。

消石　〔气味〕**苦，寒，无毒。**〔别录曰〕辛，大寒，无毒。〔普曰〕神农：苦。扁鹊：甘。〔权曰〕咸，有小毒。〔时珍曰〕辛、苦、微咸，有小毒，阴中之阳也。得陈皮，性疏爽。〔之才曰〕火为之使，恶苦参、苦菜，畏女菀、杏仁、竹叶。

〔主治〕**五脏积热，胃胀闭，涤去蓄结饮食，推陈致新，除邪气。炼之如膏，久服轻身**〔三〕。本经　**疗五脏十二经脉中百二十疾，暴伤寒，腹中大热，止烦满消渴，利小便，及瘘蚀疮。天地至神之物，能化七**〔四〕**十二种石。**别录　**破积散坚，**

〔一〕之：疑当作「二」。
〔二〕二：大观、政和本草卷三消石条无。
〔三〕五脏积热……轻身：本经逢原认为与朴消条主治「百病……神仙」相互错简。
〔四〕七：大观、政和本草卷三及千金翼卷二消石条俱作「成」。

治腹胀，破血，下瘰疬，泻得根出。甄权 含咽，治喉闭。大明 治伏暑伤冷，霍乱吐利，五种〔一〕淋疾，女劳黑疸，心肠疞痛，赤眼，头痛牙痛。时珍

生消 〔气味〕苦，大寒，无毒。〔时珍曰〕辛、苦，大温，无毒。〔主治〕风热癫痫，小儿惊邪瘛疭，风眩头痛，肺壅耳聋，口疮喉痹咽塞，牙颔肿痛，目赤热痛〔二〕，多眵泪。开宝

【发明】〔土宿真君曰〕消石感海卤之气所产，乃天地至神之物，能寒能热，能滑能涩，能辛能苦，能酸能咸，入地千年，其色不变，七十二石，化而为水，制服草木，柔润五金，制炼八石，虽大丹亦不舍〔三〕此也。〔时珍曰〕土宿所说，乃消石神化之妙。别录列于朴消之下，误矣。朴消属水，味咸而气寒，其性下走，不能上升，阴中之阴也。故惟荡涤肠胃积滞，折治三焦邪火。消石属火，味辛带苦微咸，而气大温，其性上升，水中之火也。故能破积散坚，治诸热病，升散三焦火郁，调和脏腑虚寒。与硫黄同用，则配类二气，均调阴阳，有升降水火之功，治冷热缓急之病。煅制礞石，则除积滞痰饮。盖硫黄之性暖而利，其性下行；消石之性暖而散，其性上行。礞石之性寒而下，消石之性暖而上。一升一降，一阴一阳，此制方之妙也。今兵家造烽火铳机等物，用消石者，直入云汉，其性升可知矣。雷公炮炙论序云，脑痛欲死，鼻投消末，是亦取其上升辛散，乃从治之义。本经言其寒，别录言其大寒，正与龙脑性寒之误相似。凡辛苦〔四〕物未有大寒者，况此物得火则焰生，与樟脑、火酒之性同，安有性寒、大寒之理哉？史记仓公传云：菑川王美人怀子不乳，来召淳于意。意往饮以莨菪药一撮，以酒饮之，旋乳。意复诊其脉躁，躁者有余病，即饮以消石一剂，出血，血如〔五〕豆比五六枚而安。此去血〔六〕结之验也。

〔一〕种：原作「肿」，今据本条附方沈存中灵苑方改。

〔二〕痛：原脱，今据政和本草卷三生消条补。

〔三〕舍：原作「拾」，今从梅墅烟萝阁本改。

〔四〕苦：原作「若」，今从张本改。

〔五〕血如：原脱，今据史记卷一〇五扁鹊仓公列传补。

〔六〕血：原作「自」，今从张本改，与本条主治甄权「破血」说合。

【附方】旧四，新十〔一〕。**头痛欲死**消石末吹鼻内，即愈。炮炙论。**诸心腹痛**焰消、雄黄各一錢，研细末。每点少许入眦内。名火龙丹。集玄方。**腰腹诸痛**方同上。**赤眼肿痛**消石末，卧时，以铜筯点黍米大入目眦。至旦，以盐水洗去之。圣惠方。**眼目障翳**男女内外障翳，或三五个月不见效者，一点复明。好焰消一两，铜器熔化，入飞过黄丹二分，片脑二分，铜匙急抄入罐内，收之。每点少许，其效如神。兖州朱秀才忽不见物，朝夕拜天，因梦神传此方，点之而愈。张三丰仙方。**风热喉痹**及缠喉风病。玉钥匙：用焰消一两半，白僵蚕一錢〔二〕，硼砂半两，脑子一字，为末，吹之。三因方。**重舌鹅口**竹沥同焰消点之。普济。**伏暑泻痢**及肠风下血，或酒毒下血，一服见效，远年者不过三服。消石、舶上硫黄各一两，白矾、滑石半两，飞面四两，为末，滴水丸梧子大。每新汲水下三、五十丸。名甘露丸。普济方。**五种淋疾**劳淋、血淋、热淋、气淋、石淋及小便不通至甚者。透格散：用消石一两，不夹泥土雪白者，生研为末。每服二錢，各依湯使。劳淋，劳倦虚损，小便不出，小腹急痛，葵子末煎湯下，通后便须服补虚丸散。血淋〔三〕，小便不出时，下血疼痛满急；热淋，小便热，赤色，脐下急痛，并用冷水调下。气淋，小腹满急，尿后常有余沥，木通煎湯下。石淋，茎内痛，尿不能出，内引小腹膨胀急痛，尿下砂石，令人闷绝，将药末先入铫内，隔纸炒至纸焦为度，再研，用溫水调下。小便不通，小麦湯下。卒患诸淋，只以冷水下。并空心，调药使消如水，乃服之。沈存中灵苑方。**蛟龙癥病**方见雄黄发明下。**服石发疮**疼不可忍。用纸圈围之，中心填消石令满，以匙抄水淋之。觉不热痛，即止。兵部手集。**发背初起**恶寒啬啬，或已生疮肿隐疹。消石三两，暖水一升，泡化，待冷〔四〕，青布折三重，湿〔五〕搨赤处，热即换，频易取瘥。外台秘要。**女劳黑疸**〔六〕〔仲景曰〕黄家日晡发热，反〔七〕恶寒，此为女劳得之。膀胱急，少腹满，身

〔一〕旧四新十：原作「新十四」，查对政和本草卷三消石条附方改。
〔二〕一钱：三因方卷十六作「一分」，即「二钱半」。
〔三〕血淋：原脱，今据政和本草卷三消石条附方补。
〔四〕待冷：原脱，今据外台卷二十四及大观、政和本草卷三消石条附方补。
〔五〕湿：原作「溫」，今据外台卷二十四及大观、政和本草卷三消石条附方改。
〔六〕疸：原作「疽」，今据金匮卷中第十五改，与下文合。
〔七〕反：原作「友」，今据金匮卷中第十五改。

尽黄，额上黑，足下热，因作黑疸。腹胀如水，大便黑，时溏，非水也。腹满者难治。消石、矾石烧等分，为末。以大麦粥汁和服方寸匕，日三。病随大小便去，小便黄，大便黑，是其候也。金匮。**手足不遂**大风，及丹石热风不遂。用消石一两，生乌麻油二斤，置铛中，以土墼盖口，纸泥固济，火煎。初时气腥，熟则气香。更以生麻油二升，合煎得所，收不津器中。服时坐室中，重作小纸屋，然火于内，服一大合，发汗，力壮者日二服。三七日，头面疱疮皆灭也，然必以火为使。波罗门僧方。

硇砂 硇音铙。唐本草

【释名】⿰石依砂音硇 **狄盐**日华 **北庭砂**四声 **气砂**图经 **透骨将军**土宿。〔时珍曰〕硇砂性毒，服之使人硇〔一〕乱，故曰硇砂。狄人以当盐食。土宿本草云：硇性透物，五金借之以为先锋，故号为透骨将军。〔炳曰〕生北庭者为上，人呼为北庭砂。

【集解】〔恭曰〕硇砂出西戎，形如牙硝，光净者良。〔颂曰〕今西凉夏国及河东、陕西近边州郡亦有之。然西戎来者颗块光明，大者有如拳，重三、五两，小者如指面，入药最紧。边界出者，杂碎如麻豆粒，又夹砂石，用之须水飞澄去土石讫，亦无力，彼人谓之气砂。〔时珍曰〕硇砂亦消石之类，乃卤液所结，出于青海，与月华相射而生，附盐而成质，虏人采取淋炼而成。状如盐块，以白净者为良。其性至透，用黝罐盛悬火上则常干，或加干姜同收亦良。若近冷及得湿，即化为水或渗失也。一统志云：临洮兰县有洞出硇砂。张匡邺行程记云：高昌北庭山中，常有烟气涌起而无云雾，至夕光焰若炬火，照见禽鼠皆赤色，谓之火焰山。采硇砂者，乘木屐取之，若皮底即焦矣。北庭即今西域火州也。

【修治】〔宗奭曰〕凡用须水飞过，去尘秽，入瓷器中，重汤煮干，则杀其毒。〔时珍曰〕今时人多用水飞净，醋煮干如霜，刮下用之。

【气味】咸、苦、辛，温，有毒。〔恭曰〕不宜多服。柔金银，可为焊药。〔权曰〕酸、咸，有大毒。能消五金八石，腐坏人肠胃。生食之，化人心为血。中其毒者，生绿豆研汁，饮一二升解之。畏浆水，忌羊血。〔大明曰〕

〔一〕硇：疑当作「恼」或「挠」。

辛、酸，暖，无毒。畏一切酸。凡修治，用黄丹、石灰作柜，煅赤使用，并无毒。世人自疑烂肉，而人被刀刃所伤，以之罨傅，当时生痂。〔藏器曰〕其性大热，服之有暴热损发，云温者误也。〔抱朴子曰〕伏硇药甚多：牡蛎、海螵蛸、晚蚕砂、羊髑骨、河豚鱼胶、鱼腥草、萝卜、独帚、卷柏、羊蹄、商陆、冬瓜、羊踯躅、苍耳、乌梅。〔斅曰〕硇遇赤须，汞〔一〕留金鼎。

【主治】积聚，破结血，止痛下气，疗咳嗽宿冷，去恶肉，生好肌，烂胎。亦入驴马药用。唐本　主妇人丈夫羸瘦积病，血气不调，肠鸣，食饮不消，腰脚痛冷，痃癖痰饮，喉中结气，反胃吐水。令人能食肥健。藏器　除冷病，大益阳事。甄权　补水脏，暖子宫，消瘀血，宿食不消，食肉饱胀，夜多小便，丈夫腰胯酸重，四肢不任，妇人血气心〔二〕疼，气块痃癖，及血崩带下，恶疮瘜肉。傅金疮生肉。大明　去目翳胬肉。宗奭　消内积。好古　治噎膈癥瘕，积痢骨哽，除痣黡疣赘。时珍

【发明】〔藏器曰〕一飞为酸砂，二飞为伏翼，三飞为定精，色如鹅儿黄。入诸补药为丸服之，有暴热。〔颂曰〕此药近出唐世，而方书著古人单服一味伏火作丸子，亦有兼硫黄、马牙消辈合饵者，不知方出何时？殊非古法。此物本攻积聚，热而有毒，多服腐坏人肠胃，生用又能化人心为血，固非平居可饵者。而西土人用淹肉炙以当盐，食之无害，盖积习之久，自不毒也。〔宗奭曰〕金银有伪，投硇砂锅中，伪物尽消化，况人腹中有久积，岂不腐溃？〔元素曰〕硇砂破坚癖，不可独用，须入群队药中用之。〔时珍曰〕硇砂大热有毒之物，噎膈反胃积块内癥之病，用之则有神功。盖此疾皆起于七情饮食所致，痰气郁结，遂成有形，妨碍道路，吐食痛胀，非此物化消，岂能去之？其性善烂金银铜锡，庖人煮硬肉，入硇砂少许即烂，可以类推矣。所谓化人心为血者，亦甚言其不可多服尔。张果玉洞要诀云：北庭砂秉阴石之气，含阳毒之精，能化五金八石，去秽益阳，其功甚著，力并硫黄。独孤滔丹房镜源云：硇砂性有大毒，为五金之贼，有沉冷之疾，则可服之，疾减便止，多服则成拥塞痈肿。二说甚明，而唐宋医方乃有单服之法，盖欲得其助阳以纵欲，而不虞其损阴以发祸也。其方唐

〔一〕汞：当作「永」，见本书卷一雷斅炮炙论序校记。
〔二〕心：原作「疼」，今据政和本草卷五硇砂条改。

慎微已收附本草后，今亦存之，以备考者知警。

【附方】旧四，新二十三〔一〕。

服食法 硇砂丸：硇砂不计多少，入罐子内，上面更坐罐子一个，纸筋白土上下通泥了，晒〔二〕干。上面罐子内盛水，以苍耳干叶为末，铺头盖底，以火烧之。火尽旋添火，水尽旋添水，从辰初起至戌一伏时，住火勿动。次日取出研，米醋面糊和丸梧子大。每服四、五丸，温酒或米饮下，并无忌。久服进食无痰〔三〕。经验方。

元脏虚冷气攻脐腹疼痛。用硇砂一两，以纤霞草末二两和匀，用小砂罐不固济，慢火烧赤，乃入硇在罐内，不盖口，加顶火一秤，待火尽炉寒取出。用川乌头去皮脐，生研末二两，和匀，汤浸蒸饼丸梧子大。每服三丸，木香汤、醋汤任下，日一服。陈巽方。

肾脏积冷气攻心腹疼痛，面青足冷。硇砂二两，桃仁一两去皮，酒一小盏，煎硇十余沸，去砂石，入桃仁泥，旋旋煎成膏，蒸饼和丸梧子大。每热〔四〕酒下二十丸。圣惠方。

积年气块脐腹痛疼。硇砂醋煮二两，木瓜三枚切，须去瓤，入硇在内，碗盛，于日中晒至瓜烂，研匀，以米醋五升，煎如稀饧，密收。用时旋以附子末和丸梧子大，热酒化下一丸。圣惠方。

痃癖癥块硇砂丸：治痃癖癥块，暖水脏，杀三虫，妇人血气，子宫冷。腊月收桑条灰，淋去苦汁，日干。每硇砂一两，用灰〔五〕三两，以水化硇，拌灰干湿得所。以瓶盛灰半寸，入硇于内，以灰填盖固济，文武火煅赤，冷定取出，研。以箕铺纸三重，安药于上，以热水淋之，直待硇味尽即止。以钵盛汁，于热灰火中养之，常令鱼眼沸，待汁干入瓶，再煅一食顷，取出重研，以粟饭和丸绿豆大。每空心，酒下五丸，病去即止。圣惠方。

噎膈反胃邓才清兴：用北庭砂二钱，水和荞麦面包之，煅焦，待冷，取中间湿者，焙干一钱，入槟榔二钱，丁香二个，研匀。每服七厘，烧酒送下，日三服，愈即止。后吃白粥半月，仍服助胃丸药。孙天仁集效方：用北庭砂二两，一两，用人言末一两，同入罐内，文武火升三炷香，取出，灯盏上末；一两，以黄丹末一两，同入罐内，如上法升过，取末。用桑灰霜一两，研匀。每服

〔一〕三：原作「四」，今按下新增方数改。
〔二〕晒：政和本草卷五硇砂条附方作「窨」。
〔三〕痰：政和本草卷五硇砂条附方作「病」。
〔四〕热：原作「熟」，今据圣惠方卷七改。
〔五〕灰：原作「水」，今据圣惠方卷四十九硇砂丸方改。

三分，烧酒下，愈即止。又方：平胃散各〔一〕一錢，入硇砂、生姜各五分，为末。沸湯点服二錢，当吐出黑物如石，屡验。**一切积痢**灵砂丹：用硇砂、朱砂各二錢半，为末。用黄蜡半两，巴豆仁三七粒去膜，同入石器内，重湯煮一伏时，候豆紫色为度。去二七粒，止将一七粒同二砂研匀，溶蜡和收。每旋丸绿豆大，或三丸、五丸，淡姜湯下。本事方。**月水不通**脐腹积聚疼痛。硇砂一两，皂角五挺，去皮子，銼为末，以头醋一大盏，熬膏，入陈橘皮末三两，捣三百杵，丸梧子大。每溫酒下五丸。圣惠方。**死胎不下**硇砂、当归各半两，为末。分作二服，溫酒调下，如人行五里，再一服。瑞竹堂方。**喉痹口噤**硇砂、马牙消等分，研匀，点之。圣济方。**悬痈卒肿**硇砂半两，绵裹含之，咽津即安。圣惠方。**牙齿肿痛**老鼠一个去皮，以硇砂淹擦，三日肉烂化尽，取骨，瓦上焙干，为末，入樟脑一錢，蟾酥二分。每以少许点牙根上，立止。孙氏集效方。**偏头风痛**硇砂末一分，水润豉心一分，捣丸皂子大。绵包露出一头，随左右内鼻中，立效。圣惠方。**损目生瘀**赤肉弩出不退。杏仁百个，蒸熟去皮尖研，滤取淨汁，入硇砂末一錢，水煮化。日点一、二次自落。普济方。**鼻中瘜肉**硇砂点之，即落。白飞霞方。**鼻中毛出**昼夜可长一、二〔二〕尺，渐渐粗圆如绳，痛不可忍，摘去复生，此因食猪羊血过多致生。用〔三〕乳香〔四〕、硇砂各一两为末，饭丸梧子大。每空心临卧各服十丸，水下。自然退落。夏子益奇疾方。**鱼骨哽〔五〕咽**硇砂少许，嚼咽立下。外台秘要。**蚰蜒入耳**硇砂、胆矾等分为末。每吹一字，虫化为水。圣济录。**割甲侵肉**久不瘥。硇砂、矾石为末裹之，以瘥为度。外台秘要。**蝎虿叮螫**水调硇砂涂之，立愈。千金方。**代指肿痛**唾和白硇砂，以面作碗子，套指入内，一日瘥。千金方。**面上疣目**硇砂、硼砂、铁锈、麝香等分研，搽三次自落。集效方。**丁疮肿毒**好硇砂、雄黄等分研。以银篦刺破疮口，挤去恶血，安药一

〔一〕各：疑衍。
〔二〕一二：传信适用方卷四夏方第二十五作「五」。
〔三〕生用：原作「用生」，今据传信适用方卷四夏方第二十五改。
〔四〕香：传信适用方卷四夏方第二十五作「石」。
〔五〕哽：原作「硬」，今据外台卷八改。

豆入内，纸〔一〕花贴住即效。毒气入腹呕吐者，服护心散〔二〕。瑞竹堂方。**疝气卵肿**胀痛不可忍。念珠丸：用硇砂、乳香各二〔三〕錢，黄蜡一两，研溶和丸，分作一百单八丸，以绵縫〔四〕，露一夜，次日取出，蛤粉为衣。每用一丸，乳香湯吞下，日二服，取效。本事方。**诸劳久嗽**方见兽部下。

【附录】〔五〕**石药**拾遗。〔藏器曰〕味苦，寒，无毒。主折伤内损瘀血烦闷欲死者，酒消服之。南人毒箭中人，及深山大蝮伤人，速将病者顶上十字厘之，出血水，药末傅之，幷傅伤处，当上下出黄水数升，则闷解。俚人重之，以竹筒盛，带于腰，以防毒箭；亦主恶疮、热毒痈肿、赤白游风、瘘蚀等疮，幷水和傅之。出贺州山内石上，似碎石、硇砂之类。

蓬砂日华

【释名】鹏砂日华**盆砂**〔时珍曰〕名义未解。一作硼砂。或云：炼出盆中结成，谓之盆砂，如盆消之义也。

【集解】〔颂曰〕硼砂出南海，其状甚光莹，亦有极大块者。诸方稀用，可焊金银。〔宗奭曰〕南番者，色重褐，其味和，入药其效速；西戎者，其色白，其味焦，入药其功缓。〔时珍曰〕硼砂生西南番，有黄白二种。西者白如明矾，南者黄如桃胶，皆是炼结成，如硇砂之类。西者柔物去垢，杀五金，与消石同功，与砒石相得也。

【气味】苦、辛，暖，无毒。〔颂曰〕温、平。〔时珍曰〕甘、微咸，凉，无毒。〔独孤滔曰〕制汞，哑铜，结砂子。〔土宿真君曰〕知母、鹅不食草、芸薹、紫苏、甑带、何首乌，皆能伏硼砂。同砒石煅过，有变化。

【主治】消痰止嗽，破癥〔六〕**结喉痹。**大明**上焦痰热，生津液，去口气，消障翳，**

〔一〕纸：原作「抵」，今据瑞竹堂方卷五金砂散方改。
〔二〕护心散：瑞竹堂方卷五金砂散方作「内托香粉散」。
〔三〕二：本事方卷三作「三」。
〔四〕绵缝：本事方卷三作「线穿」，与「念珠」义合。
〔五〕附录：此段原脱。自「味苦寒」至「硇砂之类」凡一百一十六字，原错在蓬砂条附录特蓬杀「藏器曰」之下，今移回。
〔六〕癥：原作「瘕」，今据政和本草卷五蓬砂条改。

除噎膈反胃，积块结瘀肉，阴癀骨哽，恶疮及口齿诸病。时珍

【发明】〔颂曰〕今医家用硼砂治咽喉，最为要切。〔宗奭曰〕含化咽津，治喉中肿痛，膈上痰热。初觉便治，不能成喉痹，亦缓取〔一〕效可也。〔时珍曰〕硼砂，味甘微咸而气凉，色白而质轻，故能去胸膈上焦之热。素问云，热淫于内，治以咸寒，以甘缓之，是也。其性能柔五金而去垢腻，故治噎膈积聚、骨哽结核、恶肉阴癀用之者，取其柔物也；治痰热、眼目障翳用之者，取其去垢也。洪迈夷坚志云：鄱阳汪友良，因食误吞一骨，哽于咽中，百计不下。恍惚梦一朱衣人曰：惟南蓬砂最妙。遂取一块含化咽汁，脱然而失。此软坚之征也。日华言其苦辛暖，误矣。

【附方】新十二〔二〕。**鼻血不止**硼砂一錢，水服立止。集简方。**劳瘵有虫**硼砂、硇砂、兔屎等分为末，蜜丸梧子大。每服七丸，生甘草一分，新水一钟，揉汁送下。自朔至望，五更时，令病人勿言，服之。乾坤秘韫。**木舌肿强**硼砂末，生姜片蘸揩，少时即消。普济方。**咽喉谷贼**肿痛。蓬砂、牙消等分为末。蜜和半錢，含咽。直指方。**咽喉肿痛**破棺丹：用蓬砂、白梅等分，捣丸芡子大。每噙化一丸。经验方。**喉痹牙疳**盆砂末吹，并擦之。集简方。**骨哽在咽**方见发明。**小儿阴癀**肿大不消。硼砂一分，水研涂之，大有效。集玄方。**饮酒不醉**先服盆砂二錢妙。相感志。**饮食毒物**硼砂四两，甘草四两，眞香油一斤，瓶内浸之。遇有毒者，服油一小盏。久浸尤佳。瑞竹堂经验方。**一切恶疮**方同上。**弩肉瘀突**南鹏砂黄色者一錢，片脑少许，研末。灯草蘸点之。直指方。

【附录】**特蓬杀**拾遗。〔藏器曰〔三〕〕味辛、苦，温，小毒。主飞金石用之，炼丹亦须用。生西国，似石脂、蛎粉之类，能透金、石、铁无碍下通出。

石硫黄 本经中品

〔一〕取：原作「别」，今据政和本草卷五蓬砂条改。

〔二〕二：原作「四」，今按下列方数改。

〔三〕藏器曰：此下原有「味苦寒……硇砂之类」凡一百一十六字，乃前硇砂条附录石药下文，已移彼处。今据大观、政和本草卷三特蓬杀条补「味辛苦温……通出」凡三十七字。

【释名】石留〔一〕黄吴普 黄硇砂海药〔二〕 黄牙 阳侯纲目 将军〔时珍曰〕硫黄秉纯阳火石之精气而结成，性质通流，色赋中黄，故名硫黄。含其猛毒，为七十二石之将，故药品中号为将军。外家谓之阳侯，亦曰黄牙，又曰黄硇砂。

【集解】〔别录曰〕石硫黄生东海牧羊〔三〕山谷中，及太山〔四〕、河西山，矾石液也。〔普曰〕或生易阳，或生河西，或五色黄是潘水石液也。烧令〔五〕有紫焰，八月、九月采。〔弘景曰〕东海郡属北徐州，而箕山亦有。今第一出扶〔六〕南林邑，色如鹅子初出壳者，名昆仑黄。次出外国，从蜀中来，色深而煌煌。此云矾石液，今南方则无矾石，恐不必尔。〔珣曰〕广州记云：生昆仑及波斯国西方明之境〔七〕，颗块莹净，不夹石者良。蜀中雅州亦出之，光腻甚好，功力不及舶上来者。〔颂曰〕今惟出南海诸番。岭外州郡或有，而不甚佳。鹅黄者名昆仑黄，赤色者名石亭脂，青色者名冬结石，半白半黑者名神惊石，并不堪入药。又有一种水硫黄，出广南及资〔八〕州，溪涧水中流出，以茅收取熬出，号真珠黄，气腥臭，止入疮药，亦可煎炼成汁，以模写作器，亦如鹅子黄色。〔时珍曰〕凡产石硫黄之处，必有温泉，作硫黄气。魏书云：悦般〔九〕有火山，山旁石〔十〕皆焦熔，流地〔十一〕数十里乃凝坚〔十二〕，即石硫黄也。张华博物志云：西域硫黄出且弥山。去高昌八百里，有山高数十丈，昼则孔中状如烟，夜则如灯光。庚辛玉册云：硫黄有二种：石硫黄，生南海琉球山中；土硫黄，生于广南。以嚼之无声者为佳，舶上倭硫黄亦佳。今人用配消石作烽燧烟火，为军中要物。

【修治】〔敩曰〕凡使勿用青赤色及半白半青、半赤半黑者。自有黄色，内莹净似物命者，贵也。凡用四两。先以

〔一〕石留：原作一「硫」字，今据大观、政和本草卷四石硫黄条掌禹锡引吴氏改。但御览九八七石流黄条引吴氏本草作「石流」。
〔二〕海药：原作「药性」，今据大观、政和本草卷四石硫黄条改。
〔三〕羊：原作「牛」，今据金陵本改，与大观、政和本草卷四石硫黄条合。
〔四〕山：原作「行」，今据大观、政和本草卷四及千金翼卷二石硫黄条改。
〔五〕令：原作「金」，今据大观、政和本草卷四石硫黄条御览九八七改。
〔六〕扶：原作「湖」，今据大观、政和本草卷四石硫黄条改。
〔七〕及波斯国西方明之境：按大观、政和本草卷四石硫黄条海药引广州记俱无此九字。此乃太清服炼灵砂法文，作「出波斯国南明之境」八字。
〔八〕资：按大观、政和本草卷四石硫黄条俱作「荣」。
〔九〕悦般：原作「盘盘」，御览九八七作「悦盘」。今据魏书卷一〇二改。
〔十〕石：原脱，今据魏书卷一〇二及北史卷九十七补。
〔十一〕地：同上。
〔十二〕坚：北史卷九十七及御览九八七此下俱有「人取以为药」。魏书同，仅少一「以」字。

龙尾蒿自然汁一镒，东流水三镒，紫背天葵汁一镒，粟逐〔一〕子茎汁一镒〔二〕，四件合之搅令匀。一〔三〕坩锅〔四〕，用六乙泥固济底下，将硫黄碎之，入锅中，以前汁旋旋添入，火煮汁尽为度。再以百部末十两，柳蚛末二斤，一簇草二斤，细锉，以东流水同硫黄煮二伏时。取出，去诸药，用熟甘草汤洗了，入钵研二万匝用。〔时珍曰〕凡用硫黄，入丸散用，须以萝卜剜空，入硫在内，合定，稻糠火煨熟，去其臭气；以紫背浮萍同煮过，消其火毒；以皂荚汤淘之，去其黑浆。一法：打碎，以绢袋盛，用无灰酒煮三伏时用。又消石能化硫为水，以竹筒盛硫埋马粪中一月亦成水，名硫黄液。

【气味】酸，温，有毒。〔别录曰〕大热。〔普曰〕神农、黄帝、雷公：咸，有毒。医和、扁鹊：苦，无毒。〔权曰〕有大毒，以黑锡煎汤解之，及食冷猪血〔五〕。〔珣曰〕人能制伏归本色，服之能除百病。如有发动，宜猪肉、鸭羹、余甘子汤并解之。〔葛洪曰〕四黄惟阳侯为尊，金石煅炼者不可用，惟草木制伏者堪入药用。桑灰、益母、紫荷、菠薐、天盐、桑白皮、地骨皮、车前、马鞭草、黄檗、何首乌、石韦、荞麦、独帚、地榆、蛇床、菟丝、蓖麻、蚕砂，或灰或汁，皆可伏之。〔之才曰〕曾青为之使，畏细辛、飞廉、朴消、铁、醋。〔玄寿先生曰〕硫是矾之液，矾是铁之精，慈石是铁之母。故铁砂慈石制，入硫黄立成紫粉。〔独孤滔曰〕硫能干汞，见五金而黑，得水银则色赤也。

【主治】妇人阴蚀疽痔恶血，坚筋骨，除头秃。能化金银铜铁奇物。本经 **疗心腹积聚，邪气冷癖〔六〕在胁，咳逆上气，脚冷疼弱无力，及鼻衄恶疮，下部䘌疮，止血，杀疥虫。**别录 **治妇人血结〔七〕。**吴普 **下气，治腰肾久冷，除冷风顽痹，寒热。生用治疥癣，炼服主虚损泄精。**甄权 **壮阳道，补筋骨劳损，风劳气，止嗽，杀脏虫邪魅。**大明 **长肌肤，益气力，老人风秘，并宜炼服。**李珣 **主虚寒久痢，滑泄霍乱，补命门不**

〔一〕逐：按大观、政和本草卷四石硫黄条俱作「逐」。
〔二〕一镒：原脱，大观本草亦脱，今据政和本草卷四石硫黄条补。
〔三〕一：原作「入」，今据大观、政和本草卷四石硫黄条改。
〔四〕锅：此下原有「内」字，今据大观、政和本草卷四石硫黄条删。
〔五〕血：按大观、政和本草卷四石硫黄条俱作「肉」，与下李珣说合。
〔六〕癖：原作「痛」，今据大观、政和本草卷四及千金翼卷二石硫黄条改。
〔七〕血结：按大观、政和本草卷四石硫黄条俱同，惟御览九八七石流黄条引吴氏本草作「结阴」。

足，阳气暴绝，阴毒伤寒，小儿慢惊。时珍

【发明】〔弘景曰〕俗方用治脚弱及痼冷甚效。仙经颇用之，所化奇物，并是黃白术及合丹法。〔颂曰〕古方未有服饵硫黃者。本经所用，止于治疮蚀、攻积聚、冷气脚弱等，而近世遂火炼治为常服丸散。观其治〔一〕炼服食之法，殊无本源，非若乳石之有论议节度。故服之其效虽紧，而其患更速，可不戒之？土硫黃辛热腥臭，止可治疥杀虫，不可服。〔宗奭曰〕今人治下元虚冷，元气将绝，久患寒泄，脾胃虚弱，垂命欲尽，服之无不效。中病当便已，不可尽剂。世人盖知用而为福，而不知其为祸，此物损益兼行故也。如病势危急，可加丸数服，少则不效，仍加附子、干姜、桂。〔好古曰〕如太白丹、来复丹，皆用硫黃佐以消石，至阳佐以至阴，与仲景白通湯佐以人尿、猪胆汁大意相同。所以治內伤生冷、外冒暑热、霍乱诸病，能去格拒之寒，兼有伏阳，不得不尔。如无伏阳，只是阴证〔二〕，更不必以阴药佐之。何也？硫黃亦号将军，功能破邪归正，返滞还清，挺出阳精，消阴化魄〔三〕。〔时珍曰〕硫黃秉纯阳之精，赋大热之性，能补命门眞火不足，且其性虽热而疏利大肠，又与躁涩者不同，盖亦救危妙药也。但炼制久服，则有偏胜之害。况服食者，又皆假此纵欲，自速其咎，于药何责焉？按孙升谈圃云：硫黃，神仙药也。每岁三伏日饵百粒，去脏腑积滞有验。但硫黃伏生于石下，阳气溶液凝结而就，其性大热，火炼服之，多发背疽。方勺泊宅编云：金液丹，乃硫黃炼成，纯阳之物，有痼冷者所宜。今夏至人多服之，反为大患。韩退之作文戒服食，而晚年服硫黃而死，可不戒乎？夏英公有冷病，服硫黃、钟乳，莫之纪极，竟以寿终，此其禀受与人异也。洪迈夷坚志云：唐与正亦知医，能以意治疾。吴巡检病不得溲，卧则微通，立则不能涓滴，遍用通利药不效。唐问其平日自制黑锡丹常服，因悟曰：此必结砂时，硫飞去，铅不死。铅砂入膀胱，卧则偏重，犹可溲；立则正塞水道，故不通。取金液丹三百粒，分为十服，煎瞿麦湯下。铅得硫气则化，累累水道下，病遂愈。硫之化铅，载在经方，苟无通变，岂能臻妙？类编云：仁和县一吏，早衰齿落不已。一道人令以生硫黃入猪脏中煮熟捣丸，或入蒸饼丸梧子大，随意服之。饮啖倍常，步履轻捷，年逾九十，犹康健。后醉〔四〕牛血，遂洞泄如金水，尪悴而死。內医官管范云：猪肪能制硫黃，此用猪脏尤妙。王枢使亦常服之。

〔一〕治：大观及政和本草卷四石硫黃条俱作「制」。
〔二〕证：原作「虚」，今据湯液本草卷下硫黃条改。
〔三〕化魄：湯液本草卷下硫黃条此下有「生魂」两字。
〔四〕醉：此下疑脱「食」字。

【附方】旧八，新四十一。**硫黄杯**此杯配合造化，调理阴阳，夺天地冲和之气，乃水火既济之方。不冷不热，不缓不急，有延年却老之功，脱胎换骨之妙。大能清上实下，升降阴阳。通九窍，杀九虫，除梦泄，悦容颜，解头风，开胸膈，化痰涎，明耳目，润肌肤，添精髓，蠲疝坠。又治妇人血海枯寒，赤白带下。其法用瓷碗以胡桃擦过，用无砂石硫黄生熔成汁，入明矾少许，则尘垢悉浮，以杖掠去，绵滤过，再入碗熔化，倾入杯内，荡成杯，取出，埋土中一夜，木贼打光用之。欲红入朱砂，欲青则入葡萄，研匀同煮成。每用热酒二杯，清早空心温服，则百病皆除，无出此方也。**紫霞杯**叶石林水云录云：用硫黄袋盛，悬罐内，以紫背浮萍同水煮之，数十沸取出，候干研末十两。用珍珠、琥珀、乳香、雄黄、朱砂、羊起石、赤石脂、片脑、紫粉、白芷、甘松、三柰、木香、血竭、没药、韶脑、安息香各一钱，麝香七分，金箔二十片，为末，入铜杓中，慢火熔化。以好样酒杯一个，周围以粉纸包裹，中开一孔，倾硫入内，旋转令匀，投冷水中取出。每旦盛酒饮二、三杯，功同上方。昔中书刘景辉因遘劳瘵，于太白山中遇一老仙，亲授是方，服之果愈。人能清心寡欲而服此，仙缘可到也。**金液丹**固真气，暖丹田，坚筋骨，壮阳道。除久寒痼冷，补劳伤虚损。治男子腰肾久冷，心腹积聚，胁下冷痛，腹中诸虫，失精遗尿，形羸力劣，腰膝痛弱，冷风顽痹，上气衄血，咳逆寒热，霍乱转筋，虚滑下利。又治痔瘘湿䘌生疮，下血不止，及妇人血结寒热，阴蚀疽痔等。用石硫黄十两研末，用瓷盒盛，以水和赤石脂封口，盐泥固济，日干。地内先埋一小罐，盛水令满，安盒在内，用泥固济。慢火养七日七夜，候足加顶火一片煅，候冷取出研末。每一两，用蒸饼一两，水浸为丸，如梧子大。每服三十丸至百丸〔一〕，空心米饮服。又治伤寒身冷脉微，或吐或利，或自汗不止，或小便不禁，并宜服之，得身热脉出为度。惠民和剂局方。**暖益腰膝**王方平通灵玉粉散：治腰膝，暖水脏，益颜色，其功不可具载。硫黄半斤，桑柴灰五斗，淋取汁，煮三伏时。以铁匙抄于火上试之，伏火即止。候干，以大火煅之。如未伏更煮，以伏为度。煅了研末。穿地坑一尺二寸，投水于中，待水清，取和硫末，坩锅内煎如膏。铁钱抄出，细研，饭丸麻子大。每空心盐汤下十丸，极有效验。乡人王昭遂服之，年九十，颜貌如童子，力倍常人。杜光庭玉函方。**风毒脚气**痹弱。硫黄末三两，钟乳五升，煮沸入水，煎至三升，每服三合。又法：牛乳三升，煎一升半，以五合调硫黄末一两服，厚盖取汗，勿见风。未汗再服，将息调理数日，更服。北人用此多效。亦可煎为丸服。肘后方。**阴证伤寒**极冷，厥逆烦

〔一〕至百丸：原缺此三字，今据局方卷五金液丹补。

躁，腹痛无脉，危甚者。舶上硫黄为末，艾湯服三錢〔一〕，就得睡汗出而愈。　本事方。**阴阳二毒**伤寒〔二〕。黑龙丹：用舶上硫黄一两，柳木槌研二、三日。巴豆一两，和壳，计〔三〕个数，用三〔四〕升铛子一口，将硫铺底，安豆于上，以酽米醋半斤〔五〕浇之。盏子紧合定，醋纸固缝，频以醋润之。文武火熬，候豆作声，可一半为度，急将铛子离火，即便入臼中捣细。再以醋两茶脚〔六〕洗铛中药入臼，旋下蒸饼捣丸鸡头子大。若是阴毒，用椒四十九粒，葱白二茎，水一盏，煎六分，热〔七〕吞下一丸；阳毒，用豆豉四十九粒，葱白一〔八〕茎，水一盏，煎同前，吞下不得嚼破。经五六日方可服之。若未传入，或未及日数，不可服。有孕妇人吐泻，亦可服。　博济方〔九〕。**一切冷气**积块作痛。硫黄、焰消各四两结砂，青皮、陈皮各四两，为末，糊丸梧子大。每空心米饮下三十丸。　鲍氏方。**元脏久冷**腹痛虚泄。应〔十〕急玉粉丹：用生硫黄五两，青盐一两，细研，以蒸饼丸绿豆大。每服五丸，空心热酒下，以食压之。　经验方。**元脏冷泄**腹痛虚极。硫黄一两，黄蜡化丸梧子大。每服五丸，新汲水下。一加青盐二錢，蒸饼和丸，酒下。　普济方。**气虚暴泄**日夜三、二十行，腹痛不止，夏月路行，备急最妙。朝真丹：用硫黄二两，枯矾半两，研细，水浸蒸饼丸梧子大，朱砂为衣。每服十五丸至二十丸，温水

〔一〕艾汤服三钱：本事方卷九还阳散作「新汲水调下二钱」。

〔二〕伤寒：原脱，今据大观、政和本草卷四石硫黄条附方补。

〔三〕计：大观、政和本草卷四石硫黄条附方俱作「记」。

〔四〕三：大观、政和本草卷四石硫黄条附方俱作「二」。

〔五〕斤：大观、政和本草卷四石硫黄条附方俱作「升」。

〔六〕醋两茶脚：大观本草同。政和本草作「米醋些子」，无「洗铛中药入臼」。按「茶脚」有二义：一为煮茶之凝浊，如大观、政和本草柏实条「下黑血茶脚色」；一为盛茶之容器，如三因方卷十七「童子小便、好醋各一茶脚许」。此间用后义。「脚」为「爵」或「角」之借字。「爵」「角」俱为酒器。茶脚犹今言茶钟，故张本径改「脚」为「钟」。

〔七〕热：原作「熟」。政和本草无，今据大观本草卷四石硫黄条附方改。

〔八〕一：大观及政和本草卷四石硫黄条附方俱作「二」。

〔九〕博济方：按黑龙丹不在今辑本博济方中。

〔十〕应：原作「里」，今据大观、政和本草卷四石硫黄条附方改。

下，或米饮〔一〕盐湯任下。孙尙药秘宝方。**伏暑伤冷**二气交错，中脘痞结，或泄或呕，或霍乱厥逆。二气丹：硫黄、消石等分研末，石器炒成砂，再研，糯米糊丸梧子大。每服四十丸，新井水下。济生方。**伤暑吐泻**硫黄、滑石等分为末。每服一錢，米饮下，即止。救急良方〔二〕。**霍乱吐泻**硫黄一两，胡椒五錢，为末，黄蜡一两化，丸皂子大。每凉水下一丸。圣济录。**小儿吐泻**不拘冷热，惊吐反胃，一切吐利，诸治不效者。二气散：用硫黄半两，水银二錢半，研不见星。每服一字至半錢，生姜水调下，其吐立止。或同炒结砂为丸，方见灵砂下。錢氏小儿方。**反胃呕吐**方见水银。**脾虚下白**脾胃虚冷，停水滞气，凝成白涕下出。舶上硫黄一两研末，炒面一分同研，滴冷热水丸梧子大。每米湯下五十丸。杨子建护命方。**下痢虚寒**硫黄半两，蓖麻仁七个，为末。塡脐中，以衣隔，热湯熨之，止乃已。仁存方。**协热下痢**赤白。用硫黄、蛤粉等分为末，糊丸梧子大。每服十五丸，米饮下。指南方。**肠风下血**方见鲫鱼。**老人冷秘**风秘或泄泻，暖元脏，除积冷，温脾胃，进饮食，治心腹一切痃癖冷气。硫黄柳木槌研细，半夏湯泡七次焙研，等分，生姜自然汁调蒸饼和杵百下，丸梧子大。每服十五丸至二十丸，空心温酒或姜湯下，妇人醋湯下。和剂局方。**久疟不止**鲍氏方：用硫黄、朱砂等分为末。每服二錢，腊茶清，发日五更服。当日或大作或不作，皆其效也。寒多倍硫，热多倍砂。朱氏方：用硫黄、腊茶等分为末。发日早冷水服二錢，二服效。寒多加硫，热多加茶。**酒鳖气鳖**嗜酒任气，血凝于气，则为气鳖。嗜酒痼冷，败血入酒，则为血鳖。摇头掉尾，大者如鳖，小者如錢。上侵人喉，下蚀人肛，或附胁背，或隐肠腹。用生硫黄末，老酒调下，常服之。直指方。**咳逆打呃**硫黄烧烟，嗅之立止。医方摘要。**头痛头风**如神丹：光明硫黄、消石各一两，细研，水丸芡子大。空心嚼一丸，茶下。普济方。**肾虚头痛**圣惠方：用

〔一〕米饮：原脱，今据大观、政和本草卷四石硫黄条附方补。

〔二〕救急良方：按本书卷一引据医家书目除救急方外，有「救急易方」及「急救良方」。二书同出一源，大同小异。经查阅二书，未见此方。待考。

硫黃一两〔一〕，胡粉半两〔二〕，为末，饭丸梧子大。痛时冷水服五丸，即止。本事方：用硫黃末、食盐等分，水调生面糊丸梧子大。每薄荷茶下五丸。普济方：用生硫黃六錢，乌药四錢，为末，蒸饼丸梧子大。每服三、五丸，食后茶清下。**鼻上作痛**上品硫黃末，冷水调搽。澹寮方。**酒齇赤鼻**生硫黃半两，杏仁二錢，轻粉一錢，夜夜搽之。瑞竹堂方：用舶上硫黃、鸡心槟榔等分，片脑少许，为末。绢包，日日擦之。加蓖麻油更妙。**鼻面紫风**乃风热上攻阳明经络，亦治风刺瘾疹。舶上硫黃、白矾枯等分，为末。每以黃丹少许，以津液和涂之，一月见效。宣明方。**身面疣目**蜡纸卷硫黃末少许，以火烧〔三〕点之，焠之有声便拨〔四〕，根〔五〕去。普济方。**疬疡风病**白色成片。以布拭，醋摩硫黃、附子涂之，或硫黃、白矾擦之。集验方。**小儿聤耳**硫黃末和蜡作挺插之，日二易。千金方。**小儿口疮**糜烂。生硫黃水调，涂手心、足心。效即洗去。危氏得效方。**耳卒聋〔六〕闭**硫黃、雄黃等分研末。绵裹塞耳，数日即闻人语也。千金方。**诸疮弩肉**如蛇出数寸。硫黃末一两，肉上薄之，即缩。圣惠方。**痈疽不合**石硫黃粉，以箸蘸插入孔中，以瘥为度。外台秘要。**一切恶疮**眞君妙神散：用好硫黃三两，荞麦粉二两，为末，井水和捏作小饼，日干收之。临用细研，新汲水调傅之。痛者即不痛，不痛则即痛而愈。坦仙皆效方。**疥疮有虫**硫黃末，以鸡子煎香油调搽，极效。救急良方〔七〕。**顽癣不愈**倾过银有盖罐子，入硫黃一两熔化，取起冷定打开，取硫同盖研末，搽之。孙氏集效方。**疠风有虫**硫黃末酒调少许，饮汁。或加大风子油更好。直指方。**女子阴疮**硫黃末傅之，瘥乃止。肘后方。**玉门**

〔一〕两：圣惠方卷四十作「分」，即二钱半为一分。
〔二〕半两：原脱，今据圣惠方卷四十补。
〔三〕以火烧：原脱，今据普济方卷五十一补。
〔四〕便拨：同上。
〔五〕根：原作「目」，今据普济方卷五十一改。
〔六〕聋：原作「声」，今据千金方卷六治耳聋方改。
〔七〕救急良方：按本书卷一引据医家书目除救急方外，有「救急易方」及「急救良方」。二书同出一源，大同小异。经查阅二书，未见此方。待考。

宽冷硫黄煎水频洗。心传方。**小儿夜啼**硫黄二钱半，铅丹二两，研匀，瓶固煅过，埋土中七日取出，饭丸黍米大。每服二丸，冷水下。普济方。**阴湿疮疱**硫黄傅之，日三。梅师方。

石硫赤 别录有名未用

【释名】石亭脂图经**石硫丹**弘景**石硫芝**

【集解】〔别录曰〕理〔一〕如石耆〔二〕，生山石间。〔普曰〕生羌道山谷。〔时珍曰〕此即硫黄之多赤者，名石亭脂，而近世通呼硫黄为石亭脂，亦未考此也。按抱朴子云：石硫丹，石之赤精，石硫黄之类也。浸溢于涯岸之间，其濡湿者可丸服，坚结者可散服。五岳皆有，而箕山为多，许由、巢父服之，即石硫芝是矣。

【气味】苦，温，无毒。

【主治】妇人带下，止血。轻身长年。别录 **壮阳除冷，治疮杀虫，功同硫黄。**时珍

【附方】新二。**赤鼻作痛**紫色石亭脂，红色次之，黄色勿用。研末，冷水调搽，半月绝根。圣济录。**风湿脚气**石亭脂生用一两，川乌头生一两，无名异二两，为末，葱白自然 和丸梧子大。每服一钱，空心淡茶、生葱吞下，日一服。瑞竹堂方。

石硫青 别录有名未用

【释名】冬结石〔别录曰〕生武都山石间，青白色，故名。〔时珍曰〕此硫黄之多青色者。苏颂图经言石亭脂、冬结石并不堪入药，未深考此也。

【气味】酸，温，无毒。【主治】疗泄，益肝气，明目。轻身长年。别录 **治疮杀**

〔一〕理：原作「埋」，今据政和本草卷三十石硫赤条改。

〔二〕耆：原作「者」，今据政和本草卷三十石硫赤条改。「石耆」见本书本卷末附录诸石中。

虫，功同硫黄。时珍

【附录】硫黄香拾遗。〔藏器曰〕味辛，温，无毒。去恶气，除冷〔一〕杀虫。似硫黄而香。云出昆南〔二〕国，在扶南南三千〔三〕里。

矾石本经上品

〔校正〕并入海药波斯矾、嘉祐柳絮矾。

【释名】涅石纲目　羽涅本经　羽泽别录　煅枯者名巴石，轻白者名柳絮矾。〔时珍曰〕矾者，燔也，燔石而成也。山海经云：女床之山，其阴多涅石。郭璞注云：矾石也。楚人名涅石，秦人名为羽涅。

【集解】〔别录曰〕矾石生河西山谷，及陇西武都、石门，采无时。能使铁为铜。〔弘景曰〕今出益州北部西川，从河西来。色青白，生者名马齿矾。炼成纯白名白矾，蜀人以当消石。其黄黑者名鸡屎矾，不入药用，惟堪镀作以合熟铜。投苦酒中，涂铁皆作铜色。外虽铜色，内质不变。〔恭曰〕矾石有五种：白矾多入药用；青、黑二矾，疗疳及疮；黄矾亦疗疮生肉，兼染皮；绛矾本来绿色，烧之乃赤，故名绛矾。〔颂曰〕矾石初生皆石也，采得烧碎煎炼，乃成矾也。凡有五种，其色各异，白矾、黄矾、绿矾、黑矾、绛矾也。今白矾出晋州、慈州、无为军〔四〕，入药及染人所用甚多。黄矾丹灶家所须，亦入药。黑矾惟出西戎，亦谓之皂矾，染须鬓药用之，亦染皮用。绿矾入咽喉口齿药及染色。绛矾烧之则赤，今亦稀见。又有矾精、矾蝴蝶、巴石、柳絮矾，皆是白矾也。炼白矾时，候其极沸，盘心有溅溢，如物飞出，以铁匕接之，作虫形者，矾蝴蝶也。但成块光莹如水精者，矾精也。二〔五〕者入药，力紧于常矾。其煎炼而成，轻虚如绵絮者，柳絮矾。其烧汁至尽，色白如雪者，谓之巴石。〔珣曰〕波斯、大秦所出白矾，色白而莹净，内有束〔六〕针文，入丹灶家，功力逾于河西、

〔一〕除冷：原脱，今据政和本草卷三硫黄香条补。
〔二〕昆南：大观、政和本草卷三硫黄香条俱作「都昆」。
〔三〕千：原作「十」，今据政和本草卷三硫黄香条改。
〔四〕军：原作「州」，今据政和本草卷三矾石条改。
〔五〕二：原作「三」，今据政和本草卷三矾石条改。
〔六〕束：按大观、政和本草卷三波斯白矾条俱作「棘」。

石门者，近日文州诸番往往有之。波斯又出金线矾〔一〕，打破内有金线文者为上，多入烧炼家用。〔时珍曰〕矾石折〔二〕而辨之，不止于五种也。白矾，方士谓之白君，出晋地者上，青州、吴中者次之。洁白者为雪矾；光明者为明矾，亦名云母矾；文如束针，状如粉扑者，为波斯白矾，并入药为良。黑矾，铅矾也，出晋地，其状如黑泥者，为昆仑矾；其状如赤石脂有金星者，为铁矾；其状如紫石英，火引之成金线，画刀上即紫赤色者，为波斯紫矾，并不入服饵药，惟丹灶及疮家用之。绿矾、绛矾、黄矾俱见本条。其杂色者，则有鸡屎矾、鸭屎矾、鸡毛矾、粥矾，皆下品，亦入外丹家用。

【修治】〔敩曰〕凡使白矾石，以瓷瓶盛，于火中煅令内外通赤，用钳揭起盖，旋安石蜂巢入内烧之。每十两用巢六两，烧尽为度。取出放冷，研粉，以纸裹，安五寸深土坑中一宿，取用。又法：取光明如水晶，酸、咸、涩味全者，研粉。以瓷瓶用六一泥泥之，待干，入粉三升在内，旋旋入五方草、紫背天葵各自然〔三〕汁一镒，下火逼令药〔四〕汁干，盖了瓶口，更泥上下，用火一百斤煅之。从巳至未，去火取出，其色如银，研如轻粉用之。〔时珍曰〕今人但煅干汁用，谓之枯矾，不煅者为生矾。若入服食，须循法度。按九鼎神丹秘诀，炼矾石入服食法：用新桑合槃一具。于密室净扫，以火烧地令热，洒水于上，或洒苦酒于上，乃布白矾于地上，以槃覆之，四面以灰拥定。一日夜，其石精皆飞于槃上，扫取收之。未尽者，更如前法，数遍乃止，此为矾精。若欲作水，即以扫下矾精一斤，纳三年苦酒一斗中清之，号曰矾华，百日弥佳。若急用之，七日亦可。

【气味】酸，寒，无毒。〔普曰〕神农、岐伯：酸。久服伤人骨。扁鹊：咸。雷公：酸，无毒。〔权曰〕涩，凉，有小毒。〔之才曰〕甘草为之使，恶牡蛎，畏麻黄。〔独孤滔曰〕红心灰藋制矾。

【主治】寒热，泄痢白沃，阴蚀恶疮，目痛，坚骨齿。炼饵服之，轻身不老增年〔五〕。本经 **除固热在骨髓，去鼻中瘜肉。**别录 **除风去热**〔六〕**，消痰止渴，暖水脏，治中**

〔一〕矾：原脱，今据政和本草卷三金线矾条补。
〔二〕折：疑当作「析」。
〔三〕自然：原缺，今据政和本草卷三矾石条补。
〔四〕下火逼令药：原作「待」，今据政和本草卷三矾石条改。
〔五〕年：原缺，今据大观、政和本草卷三及千金翼卷二矾石条补。
〔六〕热：按大观、政和本草卷三矾石条俱作「劳」。

风失音。和桃仁、葱汤浴，可出汗。大明 生含咽津，治急喉痹。疗鼻衄齆鼻，鼠漏瘰疬疥癣。甄权 枯矾贴嵌甲，牙缝中血出如衄。宗奭 吐下痰涎饮澼，燥湿解毒追涎，止血定痛，食恶肉，生好肉，治痈疽疔肿恶疮，癫痫疸疾，通大小便，口齿眼目诸病，虎犬蛇蝎百虫伤。时珍

波斯白矾海药 〔气味〕酸、涩，温，无毒。〔主治〕赤白漏下阴蚀，泄痢疮疥，解一切虫蛇等毒〔一〕，去目赤暴肿齿痛，火炼之良。李珣

柳絮矾嘉祐 〔气味〕同矾石。〔主治〕消痰止渴，润心肺〔二〕。大明

【发明】〔弘景曰〕俗中合药，火熬令燥，以疗〔三〕齿痛，多则坏齿，即伤骨之证〔四〕也。而经云坚骨齿，诚为可疑。〔宗奭曰〕不可多服，损心肺，却水故也。水化书纸上，才〔五〕干则水不能濡，故知其性却水也。治膈下涎药多用者，此意尔。〔时珍曰〕矾石之用有四：吐利风热之痰涎，取其酸苦涌泄也；治诸血痛脱肛阴挺疮瘍，取其酸涩而收也；治痰饮泄痢崩带风眼，取其收而燥湿也；治喉痹痈疽中蛊蛇虫伤螫，取其解毒也。按李迅痈疽方云：凡人病痈疽发背，不问老少，皆宜服黄矾丸。服至一两以上，无不作效，最止疼痛，不动脏腑，活人不可胜数。用明亮白矾一两生研，以好黄蜡七錢熔化，和丸梧子大。每服十丸，渐加至二十丸，熟水送下。如未破则内消，已破即便合。如服金石发疮者，引以白矾末一、二匙，温酒调下，亦三、五服见效。有人遍身生疮，状如蛇头，服此亦效。诸方俱称奇效，但一日中服近百粒，则有力。此药不惟止

〔一〕虫蛇等毒：原作「毒蛇虫等」，今据政和本草卷三波斯白矾条改。
〔二〕肺：原作「肝」，今据政和本草卷三柳絮矾条改。
〔三〕疗：原作「痛」，今据政和本草卷三矾石条改。
〔四〕证：原作「说」，今据政和本草卷三矾石条改。
〔五〕才：原脱，今据政和本草卷三及本草衍义卷四矾石条补。

痛生肌，能防毒气内攻，护膜止泻，托里化脓之功甚大，服至半斤尤佳，不可欺其浅近，要知白矾大能解毒也。今人名为蜡矾丸，用之委有效验。

【附方】旧二十五〔一〕，新六十四〔二〕。

中风痰厥四肢不收，气闭膈塞者。白矾一两，牙皂角五錢，为末。每服一錢，溫水调下，吐痰为度。陈师古方。

胸中痰澼头痛不欲食。矾石一两，水二升，煮一升，纳蜜半合，顿〔三〕服。须臾大吐，未吐，饮少热湯引之。外台秘要。

风痰痫病化痰丸：生白矾一两，细茶五錢，为末，炼蜜丸如梧子大。一岁十丸，茶湯下；大人，五十丸。久服，痰自大便中出，断病根。邓笔峰杂〔四〕兴。

小儿胎寒躽啼发痫。白〔五〕矾煅半日，枣肉丸黍米大。每乳下一丸，愈乃止，去〔六〕痰良。保幼大全。

产后不语胡〔七〕氏孤凤散：用生白矾末一錢，熟水〔八〕调下〔九〕。妇人良方。

牙关紧急不开者。白矾、盐花等分，搽之，涎出自开。集简方。

走马喉痹用生白矾末涂于绵针上，按于喉中，立破。绵针者，用榆条，上以绵缠〔十〕作枣大也。儒门事亲方。

喉痈乳蛾济生帐带散：用矾三錢，铁铫内熔化，入劈开巴豆三粒，煎干去豆，研矾用之，入喉立愈。甚者，以醋调灌之。亦名通关散。法制乌龙胆：用白矾末盛入猪胆中，风干研末。每吹一錢入喉，取涎出妙。

咽喉谷贼肿痛。生矾石末少少点肿处，吐涎，以痒为

〔一〕五：原作「六」，今按下旧附方数改。

〔二〕四：原脱，今按下新附方数补。

〔三〕顿：原作「频」，今据外台卷八及大观、政和本草卷三矾石条改。

〔四〕笔峰杂：原作「事峰惟」，今据本书卷一引据医家书目改。

〔五〕白：小儿卫生总微论方（又名保幼大全）卷一胎中病论躽啼条矾石圆作「马齿」。

〔六〕去：原脱，今据小儿卫生总微论方卷一胎中病论躽啼条矾石圆补。

〔七〕胡：原作「明」，今据妇人良方卷十八第八改。

〔八〕水：原作「之」，据改同上。

〔九〕下：此下原有「日」字，今据妇人良方卷十八第八删。

〔十〕缠：原作「立」，今据儒门事亲卷十五改。

度。圣惠方。**风热喉痛**白矾半斤，研末化水，新砖一片，浸透取晒，又浸又晒，至水干，入粪厕中浸一月，取洗，安阴处，待霜出扫收。每服半錢，水下。普济方。**悬痈垂长**咽中妨〔一〕闷。白矾烧灰、盐花等分，为末。箸头频点药〔二〕在上，去涎。孙用和秘宝方。**小儿舌膜**初生小儿有白膜皮裹舌，或遍舌根。可以指甲刮破令血出，以烧矾末半绿豆许傅之。若不摘去，其儿必哑。姚和众至宝方。**牙齿肿痛**白矾一两烧灰，大露蜂房一两微炙，为散〔三〕。每用二錢，水煎含漱去涎。简要济众方。**患齿碎坏**欲尽者。常以绵裹矾石含嚼，吐去汁。肘后方。**齿龈血出**不止。矾石一两烧，水三升，煮一升〔四〕，含漱〔五〕。千金方。**木舌肿强**白矾、桂心等分，为末。安舌下。圣惠方。**太阴口疮**生甘草二〔六〕寸，白矾一粟〔七〕大，噙之，咽津。活法机要。**口舌生疮**下虚上壅。定斋方：用白矾泡湯濯足。张子和方：用白矾末、黄丹水飞炒等分研，擦之。**小儿鹅口**满口白烂。枯矾一錢，朱砂二分，为末。每以少许傅之，日三次，神验。普济方。**小儿舌疮**饮乳不得。白矾和鸡子〔八〕置醋中，涂儿足底，二七日〔九〕愈。千金方。**口中气臭**明矾入麝香为末，擦牙上。生生编。**衄血不止**枯矾末吹之，妙。圣济方。**鼻中瘜肉**千金：用矾烧末，猪脂和，绵裹塞之。数日瘜肉随药出。一方：用明矾一两，蓖麻仁七个，盐梅肉五个，麝香一字，杵丸。绵裹塞之，化水自下也。**眉毛脱落**白矾十两烧研，蒸饼丸梧子大。每空心温水下七丸，日加一丸，至四十九日减一丸，周而复始，以愈为度。圣

〔一〕妨：原作「烦」，今据大观、政和本草卷三矾石条附方改。就咽而言，「妨」字义长。

〔二〕药：原缺，今据大观、政和本草卷三矾石条附方补。

〔三〕为散：原脱，今据大观、政和本草卷三矾石条附方补。

〔四〕升：按大观、政和本草卷三矾石条附方此下有「先拭齿乃」，千金卷六下齿病第六同，但「齿」作「血」。

〔五〕漱：千金卷六下齿病第六此下有「已后不用，朽人牙根，齿落不用之可也」。

〔六〕二：活法机要卷下第二十六甘矾散作「一」。

〔七〕粟：活法机要卷下第二十六甘矾散作「栗子」。

〔八〕和鸡子：按政和本草卷三矾石条附方同。大观本草作「如鸡子大」，与千金卷五下第九合。

〔九〕日：按大观、政和本草卷三矾石条附方作「即」，千金卷五下第九作「遍」。

济录。**发斑怪证**有人眼赤鼻张，大喘，浑身出斑，毛发如铜铁，乃热毒气结于下焦也。白矾、滑石各一两为末，作一服。水三碗，煎减半，不住服，尽即安。夏子益奇疾方。**目翳努肉**白矾石纳黍米大入目，令泪出。日日用之，恶汁去尽，其疾日减。外台秘要。**目生白膜**矾石一升，水四合，铜器中煎半合，入少蜜调之，以绵滤过。每日点三、四度。姚和众延龄至宝方。**赤目风肿**甘草水磨明矾傅眼胞上效。或用枯矾频擦眉心。集简方。**烂弦风眼**白矾煅一两，铜青三钱，研末，汤泡澄清，点洗。永类方。**聤耳出汁**枯矾一两，铅丹炒一钱，为末，日吹之。圣济录。**卒死壮热**矾石半斤，水一斗半，煮汤浸脚及踝，即得苏也。肘后方。**脚气冲心**白矾三〔一〕两，水一斗五升，煎沸浸洗。千金方〔二〕。**风湿膝痛**脚膝〔三〕风湿，虚汗，少力多痛，及阴汗。烧矾末一匙头，投沸汤，淋洗痛处。御药院方。**黄肿水肿**推车丸：用明矾二两，青矾一两，白面半斤，同炒令赤，以醋煮米粉糊为丸。枣汤下三十丸。济急方。**女劳黄疸**黄家，日晡发热而反恶寒，膀胱急，少腹满，身〔四〕尽黄，额上黑，足下热，因作黑疸。其腹胀如水状，大便必黑，时溏，此女劳之病，非水也。自大劳大热，交接后入水所致。腹满者难治。用矾石烧、消石熬黄等分，为散。以大麦粥汁和服方寸匕。日三服。病从大小便去，小便〔五〕正黄，大便正黑，是其候也。张仲景金匮方。**妇人黄疸**经水不调，房事触犯所致。白矾、黄蜡各半两，陈橘皮三钱，为末，化蜡丸梧子大。每服五十丸，以滋血汤或调经汤下。济阴方。**妇人白沃**经水不利，子脏坚癖〔六〕，中有干血，下白物。用矾石三分〔七〕烧，杏仁一分，研匀，炼蜜丸枣核大，纳入脏〔八〕中，日一易

〔一〕三：大观、政和本草卷三矾石条附方俱作「二」。
〔二〕方：大观、政和本草卷三矾石条附方俱作「翼」。今检千金方及千金翼尙未见到此方。
〔三〕膝：原作「气」，今据大观、政和本草卷三矾石条附方改。
〔四〕身：原作「日」，今据金匮卷中第十五改。
〔五〕小便：原脱，今据金匮卷中第十五补。
〔六〕癖：原作「僻」，今据金匮卷下第二十二改。
〔七〕三分：原脱，今据金匮卷下第二十二补。
〔八〕脏：原作「肠」，今据金匮卷下第二十二改。

之。张仲景金匮方。**妇人阴脱**作痒。矾石烧研，空心酒服方寸匕，日三。千金翼。**男妇遗尿**枯白矾、牡蛎粉等分，为末。每服方寸匕，温酒下，日三服。余居士选奇方。**二便不通**白矾末填满脐中，以新汲水滴之，觉冷透腹内，即自然通。脐平者，以纸围环之。经验方。**霍乱吐泻**枯白矾末一钱，百沸汤调下。华佗危病方。**伏暑泄泻**玉华丹：白矾煅为末，醋糊为丸。量大小，用木瓜汤下。经验方。**老人泄泻**不止。枯白矾一两，诃黎勒煨七钱半，为末。米饮服二钱，取愈。太平圣惠方。**赤白痢下**白矾飞过为末，好醋、飞罗面为丸梧子大。赤痢甘草汤，白痢干姜汤下。生生方。**气痢不止**巴石丸：取白矾一大斤，以炭火净地烧令汁尽，其色如雪，谓之巴石。取一两研末，熟猪肝作丸梧子大。空腹，量人加减。水牛肝更佳。如素食人，以蒸饼为丸。或云白矾中青黑者，名巴石。刘禹锡传信方。**冷劳泄痢**食少，诸药不效。白矾三两烧，羊肝一具去脂，酽醋三升煮烂，擂泥和丸梧子大。每服二十丸，米饮下，早夜各一服。普济方。**泄泻下痢**白龙丹：用明矾枯过为末，飞罗面醋打糊丸梧子大。每服二、三十丸，白痢姜汤下，赤痢甘草汤下〔一〕，泄泻米汤下。经验方。**疟疾寒热**即上方，用东南桃心七个，煎汤下。**反胃呕吐**白矾、硫黄各二两，铫内烧过，入朱砂一分，为末，面糊丸小豆大。每姜汤下十五丸。又方：白矾枯三两，蒸饼丸梧子大。每空心米饮服十五丸。普济方。**化痰治嗽**明矾二两，生参末一两，苦醋二升，熬为膏子，以油纸包收，旋丸豌豆大。每用一丸，放舌下，其嗽立止，痰即消。定西侯方：只用明矾末，醋糊丸梧子大。每睡时茶下二、三十丸。摘要：用明矾半生半烧，山卮子炒黑，等分为末，姜汁糊为丸。如上服。杂兴方：用白明矾、建茶等分为末，糊丸服。**诸心气痛**儒门事亲方：用生矾一皂子大，醋一盏，煎七分服，立止。邵真人方：用明矾一两烧，朱砂一钱，金箔三个，为末。每服一钱半，空心白汤下。**中诸蛊毒**晋矾、建茶等分，为末。新汲水调下二钱，泻吐即效。未吐再服。济生方。**蛇虫诸毒**毒蛇、射工、沙虱等伤人，口噤目黑，手足直，毒气入腹。白矾、甘草等分，为末。冷水服二钱。瑞竹堂方。**驴马汗毒**所伤疮痛。白矾飞

〔一〕下：原脱，今据上下文例补。

过，黄丹炒紫，等分，贴之。王氏博济方。**虎犬伤人**矾末纳入裹之，止痛尤妙。肘后方。**蛇咬**〔一〕**蝎螫**烧刀矛头令赤，置白矾于上，汁出热滴之，立瘥。此神验之方也。眞元十三年，有两僧流南方，到邓州，俱为蛇啮，令用此法便瘥，更无他苦。刘禹锡传信方。**壁镜毒人**必死。白矾涂之。太平广记。**刀斧金疮**白矾、黄丹等分为末。傅之最妙。救急方。**折伤止痛**白矾末一匙，泡湯一碗，帕蘸乘热熨伤处。少时痛止，然后排整筋骨，点药。灵苑方。**漆疮作痒**白矾湯拭之。千金方。**牛皮癣疮**石榴皮蘸明矾末抹之。切勿用醋，即虫沉下。直指方。**小儿风疹**作痒。白矾烧投热酒中，马尾揾酒涂之。子母秘录。**小儿脐肿**出汁〔二〕不止。白矾烧灰傅之。圣惠方。**干湿头疮**白矾半生半煅，酒调涂上。生生编。**身面瘊子**白矾、地肤子等分，煎水。频洗之。多能鄙事。**腋下胡臭**矾石绢袋盛之，常粉腋下，甚妙。许尧臣方。**鱼口疮毒**白矾枯研，寒食面糊调。傅上，即消。救急良方〔三〕。**阴疮作臼**取高昌白矾〔四〕、麻仁等分，研末，猪脂和膏。先以槐白皮煎湯洗过，涂之。外以楸叶贴上。不过三度愈。葛洪肘后方。**足疮生虫**南方地卑湿，人多患足疮，岁久生虫如蛭，乃风毒攻注而然。用牛或羊或猪肚，去粪不洗，研如泥，看疮大小，入煅过泥矾半两。已上研匀，涂帛上贴之。须臾痒入心，徐徐连帛取下，火上炙之。虫出，絲发马尾千万，或青白赤黑，以湯洗之。三日一作，不过数次，虫尽疮愈。南宫从岣嵝神书。**嵌甲作疮**足趾甲入肉作疮，不可履靴。矾石烧灰傅之，蚀恶肉，生好肉。细细割去甲角，旬日取愈，此方神效。肘后方。**鸡眼肉刺**枯矾、黄丹、朴消等分，为末，搽之。次日浴二、三次，即愈。多能鄙事。**冷疮成漏**明矾半生半飞，飞者生肉，生者追脓；五灵脂〔五〕水飞，各半錢为末。以

〔一〕咬：原作「蛟」，今据大观、政和本草卷三矾石条改。

〔二〕汁：原作「汗」，今据圣惠方卷八十二及大观、政和本草卷三矾石条附方改。

〔三〕救急良方：按本书卷一引据医家书目除救急方外，有「救急易方」及「急救良方」。二书同出一源，大同小异。经查阅二书，未见此方。待考。

〔四〕白矾：政和本草卷三矾石条此下有「一两」，无「麻仁等分」。肘后卷五第四十二此下作「一小两捣细，麻仁等分」。大观本草此下同本书。

〔五〕脂：原作「芝」，今从张本改。

皮纸裁条，唾和末作小捻子，香油捏湿，于末拖过，剪作大小捻，安入漏，早安午换。候脓出尽后，有些小血出，方得干水住药，自然生肉痊好。普济方。**鱼睛丁疮**枯矾末，寒食面糊调贴。消肿无脓。崔氏方。**丁疮肿毒**雪白矾末五錢，葱白煨熟，捣和丸梧子大。每服二錢五分，以酒送下，未效再服。久病、孕妇不可服。卫生宝鉴。**痈疽肿毒**方见前发明下。**阴汗湿痒**枯矾扑之。又泡湯沃洗。御药院方。**交接劳复**卵肿或缩入，腹痛欲绝。矾石一分，消三分，大麦粥清服方寸匕，日三服，热毒从二便出也。肘后方。**女人阴痛**矾石三分炒〔一〕，甘草末半分〔二〕，绵裹导之，取瘥。肘后百一方。**丁肿恶疮**二仙散：用生矾、黄丹临时等分。以三棱针刺血，待尽傅之。不过三上，决愈。乃太医李管勾方。卫生宝鉴。**虫蛇兽毒**及蛊毒。生明矾、明雄黄等分，于端午日研末，黄蜡和丸梧子大。每服七丸，念药王菩萨七遍，熟水送下。东坡良方。

绿矾 日华

【释名】皂矾纲目 **青矾　煅赤者名绛矾**唐本 **矾红**〔时珍曰〕绿矾可以染皂色，故谓之皂矾。又黑矾亦名皂矾，不堪服食，惟疮家用之。煅赤者俗名矾红，以别朱红。

【集解】〔颂曰〕绿矾出隰州温泉县、池州铜陵县，并煎矾处生焉。初生皆石也，煎炼乃成。其形似朴消而绿色，取置铁板上，聚炭烧之，矾沸流出，色赤如金汁者，是真也。沸定时，汁尽，则色如黄丹。又有皂荚矾，或云即绿矾也。〔恭曰〕绿矾新出窟未见风者，正如琉璃色，人以为石胆。烧之赤色，故名绛矾。出瓜州者良。〔时珍曰〕绿矾晋地、河内、西安、沙州皆出之，状如焰消。其中拣出深青莹净者，即为青矾；煅过变赤，则为绛矾。入圬墁及漆匠家多用之。然貨者亦杂以沙土为块。昔人往往以青矾为石胆，误矣。

【气味】酸，凉，无毒。

〔一〕三分炒：肘后卷五第四十二作「二分熬」。此下有「大黄一分」。
〔二〕分：原作「方」，今据肘后卷五第四十二改。

【主治】疳及诸疮。苏恭 喉痹虫牙口疮，恶疮疥癣。酿鲫鱼烧灰服，疗肠风泻血。大明 消积滞，燥脾湿，化痰涎，除胀满黄肿疟利，风眼口齿诸病。时珍

【发明】〔时珍曰〕绿矾酸涌涩收，燥湿解毒化涎之功与白矾同，而力差缓。按张三丰仙传方载伐木丸云：此方乃上清金蓬头祖师所传。治脾土衰弱，肝木气盛，木来克土，病心腹中满，或黄肿如土色，服此能助土益元。用苍术二斤，米泔水浸二宿，同黄酒面曲四两炒赤色，皂矾一斤，醋拌晒干，入瓶火煅，为末，醋糊丸梧子大。每服三、四十丸，好酒、米湯任下，日二、三服。时珍常以此方加平胃散，治一贱役中满腹胀，果有效验。盖此矾色绿味酸，烧之则赤，既能入血分伐木，又能燥湿化涎，利小便，消食积，故胀满黄肿疟痢疳疾方往往用之，其源则自张仲景用矾石消石治女劳黄疸方中变化而来。〔颂曰〕刘禹锡传信方治喉痹，用皂荚矾，入好米醋同研含之，咽汁立瘥。此方出于李谟，甚奇妙。皂荚矾，即绿矾也。

【附方】旧一，新三十四〔一〕。**重舌木舌** 皂矾二錢，铁上烧红，研，掺之。陆氏积德堂方。 **喉风肿闭** 皂矾一斤，米醋三斤拌，晒干末，吹之。痰涎出尽，用良姜末少许，入茶內漱口，咽之即愈。孙氏集效方。 **眼暴赤烂** 红枣五斤〔二〕，入绿矾在內，火煨熟，以河水、井水各一碗，桃、柳心各七个，煎稠。每点少许入眦上。摘玄方。 **烂弦风眼** 青矾火煅出毒，细研，泡湯澄清，点洗。永类方。 **倒睫拳毛** 方同上。 **疟疾寒热** 矾红、独蒜头煨等分，捣丸芡〔三〕子大。每白湯嚼下一丸，端午日合之。普济方。 **少阴疟疾** 呕吐。绿矾一錢，干姜泡，半夏姜制，各〔四〕半两，为末。每服半錢，发日早〔五〕以醋湯下。圣济录。 **翻胃吐食** 白面二斤半，蒸作大饅头一个，头上开口，剜空，将皂矾填满，以新瓦围住，盐泥封固，挖土窑安放。文武火烧一日夜，取出研末，枣肉为丸梧子大。每服二十丸，空心酒、湯任

〔一〕三十四：原作「一十九」，今按下新附方数改。
〔二〕五斤：用量过大，疑当作「五个」。
〔三〕芡：原作「茨」，检普济方尚未见到此方，照通例改。
〔四〕各：原脱，今据圣济总录卷三十六治足少阴疟呕吐半夏散方补。
〔五〕发日早：圣济总录卷三十六半夏散方作「未发日」。

下。忌酒色。　医方摘要。**大便不通**皂矾一錢，巴霜二个，同研，入鸡子内搅匀，封头，湿纸裹，煨熟食之，酒下，即通。　集玄方。**肠风下血**积年不止，虚弱甚者，一服取效。绿矾四两，入砂锅内，新瓦盖定，盐泥固济，煅赤取出，入青盐、生硫黄各一两，研匀。再入锅中固济，煅赤取出，去火毒，研。入熟附子末一两，粟米粥糊丸梧子大。每空心米饮、温酒任下三十丸。　永类方。**妇人血崩**青矾二两，轻粉一錢，为末，水丸梧子大。每服二、三十丸，新汲水下。　摘玄方。**血证黄肿**绿矾四两，百草霜一升，炒面半升，为末，沙糖和丸梧子大。每服三、四十丸，食后姜湯下。郑时举所传。　又方：小麦淘浄一斤，皂矾半斤，同炒黄为末，黑枣肉半斤捣匀，米醋打糊丸梧子大。每姜湯下八、九十丸，一日三服。　简便方。**脾病黄肿**青矾四两，煅成赤珠子，当归四两，酒酻〔一〕浸七日焙〔二〕，百草霜三两，为末，以浸药酒打糊丸梧子大。每服五丸至七丸，温水下。一月后黄去立效，此方祖传七世。　又方：绿矾四两，百草霜、五倍子各一两，木香一〔三〕錢，为末，酒煎，飞面丸梧子大。每空心酒下五丸。　又方：平胃散四两〔四〕，青矾二两，为末，醋糊丸，米饮下。或加乌沉湯四两，酒糊丸亦可。　洁古活法机要〔五〕。**酒黄水肿**黄肿积病。青矾半斤，醋一大盏，和匀，瓦盆内煅干为度；平胃散、乌药顺气散各半两，为末，醋煮糊丸梧子大。每酒或姜湯下二、三十丸。不忌口，加锅灰。赵原杨眞人济急方。**食劳黄病**身目俱黄。青矾锅内安，炭煅赤，米醋拌为末，枣肉和丸梧子大。每服二、三十丸，食后姜湯下。救急方。**腹中食积**绿矾二两研，米醋一大碗，瓷器煎之，柳条搅成膏，入赤脚乌一两研，丸绿豆大。每空心温酒下五丸。圣惠方。**疳虫食土**及生物。研绿矾末，猪胆汁丸绿豆大。每米饮下五、七丸。　保幼大全。**小儿疳气**不可疗者。绿矾煅赤，醋淬三次，为末，枣肉和丸绿豆大。每服十丸，温水下，日三。　集验方。**走马疳疮**绿矾入锅内，炭火煅红，

〔一〕酒酻：字书「酻」训「醉」。此间酻当作「浮」。素问病机气宜保命集卷下治黄肿又方正作「浮子酒」。

〔二〕焙：原作「倍」，保命集卷下治黄肿又方无。今从张本改。

〔三〕一：保命集卷下治黄肿方作「二」。

〔四〕四两：原脱，今据保命集卷下治黄肿又方补。

〔五〕洁古活法机要：原作「洁古活江杞要」，今据本书卷一历代诸家本草洁古珍珠囊条改。据云：「又著病机气宜保命集四卷，一名活法机要」。

以醋拌匀，如此三次，为末，入麝香少许。温浆水漱净，掺之。　谈野翁试效方。**白秃头疮**皂矾、楝树子，烧研，搽之。　普济方。**小儿头疮**绛矾一两，淡豉一两，炒黑，腻粉二錢，研匀。以桑灰湯洗净，掺之良。**小儿甜疮**大枣去核，填入绿矾，烧存性研，贴之。　拔萃方。**耳生烂疮**枣子去核，包青矾煅研，香油调傅之。　摘玄方。**蚰蜒入耳**水调绿矾，灌之。　普济方。**蛆入耳中**绿矾掺之，即化为水。　摘玄方。**疮中生蛆**绿矾末掺贴，即化为水。　摘玄方。**汤火伤灼**皂矾和凉水浇之。其疼即止，肿亦消。　杨诚经验方。**癣疮作痒**螺蛳十四个，槿树皮末一两，入碗内蒸熟，入矾红三錢捣匀，搽之。　孙氏集效方。**甲疽延烂**崔氏方：治甲疽，或因割甲伤肌，或因甲长侵肉，遂成疮肿，黄水浸淫相染，五指俱烂，渐上脚趺〔一〕，泡浆四边起，如火烧疮，日夜倍增〔二〕，医不能疗。绿矾石五两，烧至汁尽，研末，色如黄丹，收之。每以盐湯洗拭，用末厚傅之，以软帛纏〔三〕裹，当日即汁断疮干。每日一遍，盐湯洗濯，有脓处使净傅，其痂干处不须近。但有急痛，即〔四〕涂酥少许令润。五日即觉上痂起，依前洗傅。十日痂渐剥尽，软处或更生白脓泡，即擦破傅之，自然瘥也。张侍郎病此，卧经六十日，京医并处方无效，得此法如神。　王焘外台秘要。**妇人甲疽**妇人趾甲内生疮，恶肉突出，久不愈，名臭田螺。用皂矾日晒夜露。每以一两，煎湯浸洗。仍以矾末一两，加雄黄二錢，硫黄一錢，乳香、没药各一錢，研匀，搽之。　医方摘要。**涂染白发**绿矾、薄荷、乌头等分为末，以铁浆水浸。日染之。　相感志。**腋下胡气**绿矾半生半煅为末，入少轻粉。以半錢，浴后姜汁调搽，候十分热痛乃止。　仁斋直指方。

黄矾 纲目

【集解】〔恭曰〕黄矾，丹灶家所须，亦入染皮用。〔时珍曰〕黄矾出陕西瓜州、沙州及舶上来者为上，黄色状如

〔一〕趺：原作「跌」，外台卷二十九同，今从张本改。
〔二〕倍增：原作「怪憎」，今据外台卷二十九改。
〔三〕纏：原作「缓」，据改同上。
〔四〕即：原作「处」，据改同上。

胡桐泪。人于绿矾中拣出黄色者充之，非眞也。波斯出者，打破中有金絲文，谓之金线矾，磨刀剑显花文。丹房鏡源云：五色山脂，吳黄矾也。

【气味】酸、涩，咸，有毒。

【主治】疔疮生肉。苏恭 **野鸡瘘痔，恶疮疥癣。**李珣 **治阳明风热牙疼。**李杲

【附方】新五。**聤耳出汁**黄矾二两烧枯，绵裹二錢塞之。圣惠方。**妇人颊疮**每年频发。水银一两半，以猪脂揉擦，令消尽。入黄矾石末二两，胡粉一两，再加猪脂和令如泥。洗疮淨，涂之。别以胡粉涂膏上。此甘家秘方也。肘后方。**身上瘢痕**黄矾石烧令汁尽，胡粉炒令黄，各八分，细研，以腊月猪脂和研如泥。以生布揩令痛，乃涂药五度。取鹰粪、白燕窠中草烧灰等分，和人乳涂之。其瘢自灭，肉平如故。崔元亮海上集验方。**急疳蚀齿**黄矾、青矾半錢，白矾烧一錢〔一〕，麝香一分，为末。傅之，吐涎。圣惠方。**妒精阴疮**黄矾、青矾、麝香等分，为末。傅之，不过三度。千金方。

汤瓶内硷纲目

【集解】〔时珍曰〕此煎湯瓶內，澄结成水硷，如细砂者也。

【主治】止消渴，以一两为末，粟米烧饭丸梧子大，每人参汤下二十丸。又小儿口疮，卧时以醋调末书十字两足心，验。时珍

【附方】新二。**消渴引饮**湯瓶內硷、葛根、水萍焙等分。每服五錢，水煎服。又方：湯瓶內硷、菝葜根炒各一两，乌梅连核二两焙，为散。每服二錢，水一盏，石器煎七分，温呷，日一服。圣济录。

〔一〕一钱：圣惠方卷八十六，黄矾、青矾及白矾各用「半两」。

附录诸石　二十七种

〔时珍曰〕别录有名未用诸石，及诸家所列而不详，难以类附者，通附于此云。

石脾〔别录有名未用曰〕味甘，无毒。主胃中寒热，益气，令人有子。一名胃石，一名膏石，一名消石。生隐蕃山谷石间，黑如大豆，有赤文，色微黄，而轻薄如棋子，采无时。〔弘景曰〕皇甫士安言消石，取石脾与消石以水煮之，一斛得三斗，正白如雪，以水投中即消，故名消石。按此说，是取消石合煮成为眞消石，不知石脾是何物？本草有石脾、石肺，人无识者。〔藏器曰〕石脾生西戎卤地，碱水结成者。〔时珍曰〕石脾乃生成者，陶氏所说是造成者。按九鼎神丹经云：石脾乃阴阳结气，五盐之精，因矾而成，峨嵋山多有之。俗无识者，故古人作成代用。其法用白矾、戎盐各一斤为末，取苦参水二升，铛中煮五沸，下二物煎减半，去滓熬干，色白如雪，此为石脾也。用石脾、朴消、芒消各一斤为末，苦参水二斗，铜铛煎十沸，入三物煮减半，去滓煎，着器中，冷水渍一夜，即成消石。可化诸石为水，此与焰消之消石不同，皆非眞也。

石肺〔别录曰〕味辛，无毒。主疠咳寒久痿，益气明目。生水中，状如覆肺，黑泽有赤文，出水即干。〔弘景曰〕今浮石亦疗咳，似肺而不黑泽，非此也。

石肝〔别录曰〕味酸，无毒。主身痒，令人色美。生常山，色如肝。

石肾〔别录曰〕味咸〔一〕，无毒〔二〕。主泄痢，色白如珠。

紫石华〔别录曰〕味甘，平，无毒。主渴，去小肠热。一名茈〔三〕石华。生中牟〔四〕山阴，采无时。

白石华〔别录曰〕味辛，无毒。主瘅〔五〕消渴，膀胱热。生腋北乡北邑山，采无时。

〔一〕咸：原作「酸」，今据政和本草卷三十石肾条改。
〔二〕无毒：原脱，今据政和本草卷三十石肾条补。
〔三〕茈：原作「芘」，今据政和本草卷三十紫石华条改。
〔四〕牟：政和本草卷三十紫石华条作「牛」。
〔五〕瘅：原作「脾」，今据政和本草卷三十白石华条改。

黄石华〔别录曰〕味甘，无毒。主阴痿消渴，膈〔一〕中热，去百毒。生腋北山，黄色，采无时。

黑石华〔别录曰〕味甘，无毒。主阴痿消渴，去热，疗月水不利。生弗其劳山阴石间，采无时。

陵石〔别录曰〕味甘，无毒。主益气耐寒，轻身长年。生华山，其形薄泽。〔时珍曰〕按圣济录云：汗后耳聋。用陵石，有窍如银眼者，为末。每服一钱，冷水下。

终石〔别录曰〕味辛，无毒。主阴痿痹，小便难，益精气。生陵阴，采无时。

封石〔别录曰〕味甘，无毒。主消渴热中，女子疽蚀。生常山及少室，采无时。〔时珍曰〕虎尾之山，游戏之山，婴侯之山，丰山、服山，多封石，即此。

遂石〔别录曰〕味甘，无毒。主消渴伤中，益气。生太山阴，采无时。

五羽石〔别录曰〕主轻身长年。一名金黄，生海水中蓬葭山〔二〕中，黄如金。

紫佳〔三〕石〔别录曰〕味酸，无毒。主痹血气。一名赤英，一名石血。生邯郸，石如爵茈，二月采。〔弘景曰〕三十六水方，呼为紫贺石。

火药纲目。〔时珍曰〕味辛、酸，有小毒。主疮癣，杀虫，辟湿气温疫。乃焰消、硫黄、杉木炭所合，以为烽燧铳机诸药者。

石耆〔别录曰〕味甘，无毒。主咳逆气。生石间，色赤如铁脂，四月采。

马肝石纲目。〔时珍曰〕按郭宪洞冥记云：郅支国进马肝石百片，青黑如马肝，以金函盛水银养之。用拭白发，应手皆黑。云和九转丹吞一粒，弥年不饥。亦可作砚。

猪牙石纲目。〔时珍曰〕明目去翳。出西番，文理如象牙，枣红色。

〔一〕膈：原作「隔」，今据政和本草卷三十黄石华条改。

〔二〕山：按大观、政和本草卷三十，五羽石条此下有「上仓」两字。

〔三〕佳：按大观、政和本草卷三十紫加石条作「加」。

碧霞石纲目。〔时珍曰〕明目，去翳障。

龙涎石纲目。〔时珍曰〕主大风疠疮。出齐州。一名龙仙石。

铅光石纲目。〔时珍曰〕主哽骨。

太阳石纲目。〔时珍曰〕刘守真宣明方：治远年近日一切目疾方：用太阳石、太阴石、碧霞石、猪牙石、河洛石、寒水石、紫石英、代赭石、菩萨石、金精石、银精石、禹余石、矾矿石、云母石、炉甘石、井泉石、阳起石、滑石、乌贼骨、青盐、铜青各一两，硇砂半两，密陀僧一两，鹏砂三钱，乳香二钱，麝香、脑子一钱，轻粉一钱半，黄丹四两，各为末，熊胆一斤，白砂蜜二斤，井华水九碗，同熬至四碗，点水内不散为度，滤净收点。此方所用太阳石、太阴石等，多无考证，姑附于〔一〕此。

朵梯牙纲目。〔时珍曰〕周定王普济方，眼科去翳，用水飞朵梯牙，火煅大海螺，碗糖霜，为末，日点。又方：用可铁刺一钱，阿飞勇一钱，李子树胶四钱，白雪粉八钱，为末，鸡子白调作锭，每以乳女儿汁磨点之。又方：安咱芦，出回回地面，黑丁香（即蜡粪），海螵蛸，各为末，日点。所谓朵梯牙、碗糖霜、安咱芦、可铁刺、阿飞勇，皆不知何物也？附录于此以俟。

白狮子石拾遗。〔藏器曰〕主白虎病，江东人呼为历节风是也。置此于病者前自愈，亦厌伏之意也。白虎，粪神名，状如猫。扫粪置门下，令人病此。疗法：以鸡子揩病〔二〕人痛处，咒愿，送于粪堆之头上，勿反顾。

镇宅大石拾遗。〔藏器曰〕主灾异不起。荆楚岁时记：十二月暮日，掘宅四角，各埋一大石为镇宅。又鸿宝万毕术云：埋丸〔三〕石于宅四隅，捶桃核七枚，则鬼无能殃也。

神丹拾遗。〔藏器曰〕味辛，温，有小毒。主万病，有寒温。飞金石及诸药合成，服之长生神仙。

〔一〕于：原作「以」，今从张本改。
〔二〕病：此下原衍「病」字，今据大观、政和本草卷三白师子条删。
〔三〕丸：原作「九」，今据大观、政和本草卷三大石镇宅条改。叶德辉辑淮南万华术引玉烛宝典·十二月作「员」，御览三十三及岁时广记三十九作「圆」。按员、圆、丸古通用。

烟药拾遗。〔藏器曰〕味辛，温，有毒。主瘰疬五痔瘘瘤，疮根恶肿〔一〕。乃石黄、空〔二〕青、桂心并四两，干姜一两，为末，置铁片上烧之。以猪脂涂碗覆之，待药飞上，如此五度。随疮大小，以〔三〕鼠屎大纳孔中，面封之，三度根出也。无孔，针破纳之。

〔一〕肿：原作「种」，今据大观、政和本草卷三烟药条改。
〔二〕空：原作「主」，据改同上。
〔三〕以：原作「似」，据改同上。

本草纲目草部目录第十二卷

李时珍曰：天造地化而草木生焉。刚交于柔而成根荄，柔交于刚而成枝干。叶萼属阳，华实属阴。由是草中有木，木中有草。得气之粹者为良，得气之戾者为毒。故有五形焉，金、木、水、火、土。五气焉，香、臭、臊、腥、膻。五色焉，青、赤、黄、白、黑。五味焉，酸、苦、甘、辛、咸。五性焉，寒、热、温、凉、平。五用焉。升、降、浮、沉、中。炎农尝而辨之，轩岐述而著之，汉、魏、唐、宋明贤良医代有增益。但三品虽存，淄渑交混，诸条重出，泾渭不分。苟不察其精微，审其善恶，其何以权七方、衡十剂而寄死生耶？于是剪繁去复，绳缪补遗，析族区类，振纲分目。除谷、菜外，凡得草属之可供医药者六百一十一〔一〕种，分为十类：曰山，曰芳，曰隰，曰毒，曰蔓，曰水，曰石，曰苔，曰杂，曰有名未用。旧本草部上中下三品，共四百四十七种。今并入三十一种，移二十三种入菜部，三种入谷部，四种入果部，二种入木部，自木部移并一十四种，蔓草二十九种，菜部移并一十三种，果部移并四种，外类有名未用共二百四十七种。

神农本草经一百六十二〔二〕种梁陶弘景注。

名医别录一百三十一〔三〕种陶弘景注。　七十八种有名未用。

〔一〕一：原脱。按本书卷十九分目原漏列苦草一种，以致草部总数少一。今增列，因据补。

〔二〕二：原作「四」。按本书卷十三升麻及卷十七由跋俱采自别录而误为本经，今改正，因减去二种。

〔三〕一：原脱。按本书卷十三升麻及卷十七由跋俱采自别录而误为本经，又卷十六王不留行本采自本经而误为别录，今改正，加二减一，尚应加一，因据补。

李氏药录一种魏李当之。

唐本草三十三〔一〕种唐苏恭〔二〕。

食疗本草二种唐孟诜。

四声本草一种唐萧炳。

嘉祐本草一十七种宋掌禹锡。

日华本草七种宋人大明。

本草补遗一种元朱震亨。

本草会编一种明汪机。

吴氏本草一种魏吴普。

本草拾遗六十八种唐陈藏器。

海药本草六〔三〕种唐李珣。

开宝本草三十八〔四〕种宋马志。

图经本草五十四种宋苏颂。

用药法象一种元李杲。

救荒本草一种明定王〔五〕。

本草纲目八十六种明李时珍。

〔附注〕宋雷敩炮炙论　北齐徐之才药对　唐杨损之删繁　唐孙思邈千金

蜀韩保昇重注　南唐陈士良食性　宋寇宗奭衍义　唐慎微证类

陈承别说　金张元素珍珠囊　元王好古汤液　吴瑞日用

明汪颖食物　王纶集要　陈嘉谟蒙筌　定王救荒

宁原食鉴

〔一〕三：原作「四」。按本书卷十八落雁木本采自海药而分目误为唐本，今改正，因减去一种。

〔二〕恭：此下原有「药性本草一种唐甄权」九字。按本书卷十四山姜本采自拾遗而误为药性，因据删。

〔三〕六：原作「四」。按本书卷十八落雁木及藤黄俱采自海药而分目误为唐本及拾遗，今改正，因增加二种。

〔四〕八：原作「七」。按本书卷十四肉豆蔻本采自开宝而分目误为唐本，今改正，因增加一种。

〔五〕救荒本草一种明定王：原脱，今据本书卷十六金盏草条补。

草之一　山草类上三十一种

甘草本经　黄耆本经　人参本经　沙参本经
荠苨别录　桔梗本经　长松拾遗　黄精别录
萎蕤本经　鹿药　委蛇附　知母本经　肉苁蓉本经　列当开宝
琐阳补遗　赤箭天麻本经及宋开宝〔一〕　术本经
狗脊本经　贯众本经　巴戟天本经　巴棘附　远志本经
百脉根唐本　淫羊藿本经　仙茅开宝　玄参本经
地榆本经　丹参本经　紫参本经　王孙本经
紫草本经　白头翁本经　白及本经　三七纲目

右附方旧八十三〔二〕，新二百六十。

〔一〕及宋开宝：原脱，今据本书本卷本条补。
〔二〕八十三：原作「八十六」，今据本卷各条旧附方总数改。

本草纲目草部第十二卷

草之一 山草类三十一种。

甘草 本经上品

【释名】蜜甘 别录 蜜草 别录 美草 别录 蕗草 别录 灵通 记事珠 国老 别录 〔弘景曰〕此草最为众药之主，经方少有不用者，犹如香中有沉香也。国老即帝师之称，虽非君而为君所宗，是以能安和草石而解诸毒也。〔甄权曰〕诸药中甘草为君，治七十二种乳石毒，解一千二百般草木毒，调和众药有功，故有国老之号。

【集解】〔别录曰〕甘草生河西川谷积沙山及上郡。二月、八月除日采根，暴干，十日成。〔陶弘景曰〕河西上郡今不复通市。今出蜀汉中，悉从汶山诸地中来。赤皮断理，看之坚实者，是抱罕草，最佳。抱罕乃西羌地名。亦有火炙干者，理多虚疏。又有如鲤鱼肠者，被刀破，不复好。青州间有而不如。又有紫甘草，细而实，乏时亦可用。〔苏颂曰〕今陕西、河东州郡皆有之。春生青苗，高一二尺，叶如槐叶，七月开紫花似柰冬，结实作角子如毕豆。根长者三四尺，粗细不定，皮赤色，上有横梁，梁下皆细根也。采得去芦头及赤皮，阴干用。今甘草有数种，以坚实断理者为佳。其轻虚纵理及细韧者不堪，惟貨湯家用之。谨按尔雅云：蘦，大苦。郭璞：蘦似地黄。又诗唐风云，采苓采苓，首阳之巅，是也。蘦与苓通用。首阳之山在河东蒲坂县，乃今甘草所生处相近，而先儒所说苗叶与今全别，岂种类有不同者乎？〔李时珍曰〕按沈括笔谈云：本草注，引尔雅蘦大苦之注为甘草者，非矣。郭璞之注，乃黄药也，其味极苦，故谓之大苦，非甘草也。甘草枝叶悉如槐，高五六尺，但叶端微尖而糙涩，似有白毛，结角如相思角，作一本生，至熟时角拆，子扁如小豆，极坚，齿啮不破，今出河东西界。寇氏衍义亦取此说，而不言大苦非甘草也。以理度之，郭说形状殊不相类，沈说近之。今人惟以大径寸而结紧断纹者为佳，谓之粉草。其轻虚细小者，皆不及之。刘绩霏雪录，言安南甘草大者如柱，土人以架屋，不识果然否也？

根

〔修治〕〔雷敩曰〕凡使须去头尾尖处，其头尾吐人。每用切长三寸，擘作六七片，入瓷器中盛，用酒浸蒸，从巳至午，取出暴干锉细用。一法：每斤用酥七两涂炙，酥尽为度。又法：先炮令内外赤黄用。〔时珍曰〕方书炙甘草皆用长流水蘸湿炙之，至熟刮去赤皮，或用浆水炙熟，未有酥炙、酒蒸者。大抵补中宜炙用，泻火宜生用。

〔气味〕

甘，平，无毒。〔寇宗奭曰〕生则微凉，味不佳；炙则温。〔王好古曰〕气薄味厚，升而浮，阳也。入足太阴厥阴经。〔时珍曰〕通入手足十二经。〔徐之才曰〕术[一]、苦参、干漆为之使，恶远志，反大戟、芫花、甘遂、海藻。〔权曰〕忌猪肉。〔时珍曰〕甘草与藻、戟、遂、芫四物相反，而胡洽居士治痰澼，以十枣汤加甘草、大黄，乃是痰在膈上，欲令通泄，以拔去病根也。东垣李杲治项下结核，消肿溃坚汤加海藻。丹溪朱震亨治劳瘵，莲心饮用芫花。二方俱有甘草，皆本胡居士之意也。故陶弘景言古方亦有相恶相反者[二]，乃不为害。非妙达精微者，不知此理。

〔主治〕五脏六腑寒热邪气，坚筋骨，长肌肉，倍气力，金疮尰，解毒。久服轻身延年。本经。尰音时勇切，肿也。**温中下气，烦满短气，伤脏咳嗽，止渴，通经脉，利血气，解百药毒，为九土之精，安和七十二种石，一千二百种草。**别录 **主腹中冷痛，治惊痫，除腹胀满，补益五脏，养[三]肾气内伤，令人阴不[四]痿，主妇人血沥腰痛，凡虚而多热者加用之。**甄权 **安魂定魄，补五劳七伤，一切虚损，惊悸烦闷健忘，通九窍，利百脉，益精养气，壮筋骨。**大明 **生用泻火热，熟用散表寒，去咽痛，除邪热，缓正气，养阴血，补脾胃，润肺。**李杲 **吐肺痿之脓血，消五发之疮疽。**好古 **解小儿胎毒惊痫，降火止痛。**时珍

稍　〔主治〕生用治胸中积热，去茎中痛，加酒煮玄胡索、苦楝子尤妙。元素

头　〔主治〕生用能行足厥阴、阳明二经污浊之血，消肿导毒。震亨 **主痈肿，**

〔一〕术：原作「木」，今据大观、政和本草卷六甘草条改。

〔二〕反者：原作「相反弁」，今据本书卷一神农本经名例注中引弘景说改，与大观、政和本草卷一合。

〔三〕养：原脱，今据大观、政和本草卷六甘草条补。

〔四〕不：大观、政和本草卷六甘草条无。原意谓能调养因肾气内伤，而令人阴痿之证。濒湖加「不」字，则谓甘草既能养肾气内伤，又能令人阴不痿。

宜人吐药。时珍

【发明】〔震亨曰〕甘草味甘，大缓诸火，黄中通理，厚德载物之君子也。欲达下焦，须用梢子。〔杲曰〕甘草气薄味厚，可升可降，阴中阳也。阳不足者，补之以甘。甘温能除大热，故生用则气平，补脾胃不足而大泻心火；炙之则气温，补三焦元气而散表寒，除邪热，去咽痛，缓正气，养阴血。凡心火乘脾，腹中急痛，腹皮急缩者，宜倍用之。其性能缓急，而又协和诸药，使之不争。故热药得之缓其热，寒药得之缓其寒，寒热相杂者用之得其平。〔好古曰〕五味之用，苦泄辛散，酸收咸敛，甘上行而发，而本草言甘草下气何也？盖甘味主中，有升降浮沉，可上可下，可外可内，有和有缓，有补有泄，居中之道尽矣。张仲景附子理中湯用甘草，恐其僭上也；调胃承气湯用甘草，恐其速下也，皆缓之之意。小柴胡湯有柴胡、黄芩之寒，人参、半夏之温，而用甘草者，则有调和之意。建中湯用甘草，以补中而缓脾急也；凤髓丹用甘草，以缓肾急而生元气也，乃甘补之意。又曰：甘者令人中滿，中滿者勿食甘，甘缓而壅气，非中滿所宜也。凡不滿而用炙甘草为之补，若中滿而用生甘草为之泻，能引诸药直至滿所，甘味入脾，归其所喜，此升降浮沉之理也。经云，以甘补之，以甘泻之，以甘缓之，是矣。〔时珍曰〕甘草外赤中黄，色兼坤离；味浓气薄，资全土德。协和群品，有元老之功；普治百邪，得王道之化。赞帝力而人不知，斂神功而己不与，可谓药中之良相也。然中滿、呕吐、酒客之病，不喜其甘；而大戟、芫花、甘遂、海藻，与之相反。是亦迂缓不可以救昏昧，而君子尝见嫉于宵人之意欤？〔颂曰〕按孙思邈千金方论云：甘草解百药毒，如汤沃雪。有中乌头、巴豆毒，甘草入腹即定，验如反掌。方称大豆汁解百药毒，予每试之不效，加入甘草为甘豆湯，其验乃奇也。又葛洪肘后备急方云：席辯刺史尝言：岭南俚人解蛊毒药，并是常用之物，畏人得其法，乃言三百头牛药。或言三百两银药。久与亲狎，乃得其详。凡饮食时，先取炙熟甘草一寸，嚼之咽汁，若中毒随即吐出。仍以炙甘草三两，生姜四两，水六升，煮二升，日三服。或用都淋藤、黄藤二物，酒煎温常服，则毒随大小溲出。又常带甘草数寸，随身备急。若经含甘草而食物不吐者，非毒物也。三百头牛药，即土常山也。三百两银药，即马兜铃藤也。详见各条。

【附方】旧十五，新二十二〔一〕。**伤寒心悸**脉结代者。甘草二两，水三升，煮一半，服七合，日一〔二〕服。伤寒类要。**伤寒咽痛**少阴证，甘草湯主之。用甘草二两蜜水炙，水二升，煮一升半，服五合，日二服。张仲景伤寒论。

〔一〕二：原脱，今按下新附方数补。
〔二〕一：政和本草卷六甘草条附方作「二」，大观本草作「三」。

肺热喉痛有痰热者。甘草炒二两，桔梗米泔浸一夜一两，每服五錢，水一钟半，入阿胶半片，煎服。　錢乙直诀。**肺痿多涎**肺痿吐涎沫，头眩，小便数而不咳者，肺中冷也，甘草干姜湯溫之。甘草炙四两，干姜炮二两，水三升，煮一升五合，分服。　张仲景金匮要略。**肺痿久嗽**涕唾多，骨节烦闷，寒热。以甘草三两炙，捣为末。每日取小便三合，调甘草末一錢，服之。　广利方。**小儿热嗽**甘草二两，猪胆汁浸五宿，炙研末，蜜丸绿豆大，食后薄荷湯下十丸。名凉膈丸。　圣惠方。**初生解毒**小儿初生，未可便与朱砂蜜。只以甘草一指节长，炙碎，以水二合，煮取一合，以绵染点儿口中，可为一蚬壳，当吐出胸中恶汁。此后待儿饥渴，更与之。令儿智慧无病，出痘稀少。　王璆选方。**初生便闭**甘草、枳壳煨各一錢，水半盏煎服。　全幼心鉴。**小儿撮口**发噤。用生甘草二錢半，水一盏，煎六分，溫服，令吐痰涎，后以乳汁点儿口中。　金匮玉函。**婴儿目涩**月內目闭不开，或肿羞明，或出血者，名慢肝风。用甘草一截，以猪胆汁炙为末，每用米泔调少许灌之。　幼幼新书。**小儿遗尿**大甘草头煎湯，夜夜服之。　危氏得效方。**小儿尿血**甘草一两二錢，水六合，煎二合，一岁儿一日服尽。　姚和众至宝方。**小儿羸瘦**甘草三两，炙焦为末，蜜丸绿豆大。每溫水下五丸，日二服。　金匮玉函。**大人羸瘦**甘草三两炙，每旦以小便煮三四沸，顿服之，良。　外台秘要。**赤白痢下**崔宣州衍所传方：用甘草一尺，炙劈破，以淡浆水蘸三二度，又以慢火炙之，后用生姜去皮半两，二味以浆[一]水一升半，煎取八合，服之立效。　梅师方：用甘草一两炙，肉豆蔻七个煨銼，以水三升，煎一升，分服。**舌肿塞口**不治杀人。甘草煎浓湯，热漱频吐。　圣济总录。**太阴口疮**甘草二寸，白矾一粟[二]大，同嚼咽汁。　保命集。**发背痈疽**崔元亮海上集验方云：李北海言，此方乃神授，极奇秘。用甘草三大两，生捣筛末，大麦面九两，和匀，取好酥少许入內，下沸水搜如饼状，方圆大于疮一分，热傅肿上，以绸片及故纸隔，令通风，冷则换之。已成者脓水自出，未成者肿便內消，仍当[三]吃黄

[一] 三二度……以浆：此二十一字原脱，今据大观、政和本草卷六甘草条附方补。
[二] 粟：保命集卷下第二十六甘矾散作「栗子」。
[三] 当：大观、政和本草卷六甘草条作「常」。

芪粥为妙。又一法：甘草一大两，水〔一〕炙捣碎，水一大升浸之，器上横一小刀子，露一宿，平明以物搅令沫出，去沫服之，但是疮肿发背皆甚效。苏颂图经。**诸般痈疽**甘草三两，微炙切，以酒一斗同浸瓶中，用黑铅一片溶成汁，投酒中取出，如此九度。令病者饮酒至醉，寝后即愈也。经验方。**一切痈疽**诸发，预期服之，能消肿逐毒，使毒不内攻，功效不可具述。用大横文粉草二斤捶碎，河水浸一宿，揉取浓汁，再以密绢过，银石器内慢火熬成膏，以瓷罐收之。每服一、二匙，无灰酒或白湯下，曾服丹药者亦解之，或微利无妨，名国老膏。外科精要方。**痈疽秘塞**生甘草二錢半，井水煎服，能疏导下恶物。直指方。**乳痈初起**炙甘草二錢，新水煎服，仍令人咂之。直指方。**些小痈疖**发热时，即用粉草节，晒干为末，热酒服一、二錢，连进数服，痛热皆止。外科精要方。**痘疮烦渴**粉甘草炙，栝楼根等分，水煎服之。甘草能通血脉，发疮痘也。直指方。**阴下悬痈**生于谷道前后，初发如松子大，渐如莲子，数十日后，赤肿如桃李，成脓即破，破则难愈也。用横文甘草一两，四寸截断，以溪涧长流水一碗，河水、井水不用，以文武火慢慢蘸水炙之，自早至午，令水尽为度，劈开视之，中心水润乃止。细銼，用无灰好酒二小碗，煎至一碗，温服，次日再服，便可保无虞。此药不能急消，过二十日，方得消尽。兴化守康朝病已破，众医拱手，服此两剂即合口，乃韶州刘从周方也。李迅痈疽方。**阴头生疮**蜜煎甘草末，频频涂之神效。千金方。**阴下湿痒**甘草煎湯，日洗三五度。古今录验。**代指肿痛**甘草煎湯渍之。千金方。**冻疮发裂**甘草煎湯洗之。次以黄连、黄檗、黄芩末，入轻粉、麻油调傅。谈野翁方。**汤火灼疮**〔二〕甘草煎蜜涂。李楼奇方。**蛊毒药毒**甘草节，以真麻油浸之，年久愈妙。每用嚼咽，或水煎服，神妙。直指方。**小儿中蛊**欲死者。甘草半两，水一盏，煎五分服，当吐出。金匮玉函。**牛马肉毒**甘草煮浓汁，饮一二升，或煎酒服，取吐或下。如渴，不可饮水，饮之即死。千金方。**饮馔中毒**未审何物，卒急无药。只煎甘草荠苨湯，入口便活。金匮玉函方。**水莨菪毒**菜中有水莨菪，叶圆而光，有毒，误食令人狂乱，状若中风，或作吐〔三〕。

〔一〕水：大观、政和本草卷六甘草条作「微」。
〔二〕灼疮：原作「疮灼」，今从张本改。
〔三〕作吐：金匮卷下第二十五作「吐血」。

以甘草煮汁服之，即解。金匮玉函妙方。

黄耆本经上品

【释名】黄芪纲目 戴糁本经 戴椹别录 又名独椹。芰草别录 又名蜀脂。百本别录 王孙药性论 〔时珍曰〕耆，长也。黄耆色黄，为补药之长，故名。今俗通作黄芪。或作蓍者非矣，蓍乃蓍龟之蓍，音尸。王孙与牡蒙同名异物。

【集解】〔别录曰〕黄耆生蜀郡山谷、白水、汉中，二月、十月采，阴干。〔弘景曰〕第一出陇西洮阳，色黄白甜美，今亦难得。次用黑水宕昌者，色白肌理粗，新者亦甘而温补。又有蚕陵白水者，色理胜蜀中者而冷补。又有赤色者，可作膏贴。俗方多用，道家不须。〔恭曰〕今出原州及华原者最良，蜀汉不复采用。宜州、宁州者亦佳。〔颂曰〕今河东、陕西州郡多有之。根长二三尺以来。独茎，或作丛生，枝干去地二三寸。其叶扶疏作羊齿状，又如蒺藜苗。七月中开黄紫花。其实作荚子，长寸许。八月中采根用。其皮折之如绵，谓之绵黄耆。然有数种，有白水耆、赤水耆、木耆，功用并同，而力不及白水耆。木耆，短而理横。今人多以苜蓿根假作黄耆，折皮亦似绵，颇能乱眞。但苜蓿根坚而脆，黄耆至柔韧，皮微黄褐色，肉中白色，此为异耳。〔承曰〕黄耆本出绵上者为良，故名绵黄耆，非谓其柔韧如绵也。今图经所绘宪州者，地与绵上相邻也。〔好古曰〕绵上即山西沁州，白水在陕西同州。黄耆味甘，柔软如绵，能令人肥；苜蓿根，味苦而坚脆，俗呼为土黄耆，能令人瘦。用者宜审。〔嘉谟曰〕绵上，沁州乡名，今有巡检司，白水、赤水二乡，俱属陇西。〔时珍曰〕黄耆叶似槐叶而微尖小，又似蒺藜叶而微阔大，青白色。开黄紫花，大如槐花。结小尖角，长寸许。根长二三尺，以紧实如箭簳者为良。嫩苗亦可煠淘茹食。其子收之，十月下种，如种菜法亦可。

【修治】〔敩曰〕凡使勿用木耆草，眞相似，只是生时叶短并根横也。须去头上皱皮，蒸半日，擘细，于槐砧上锉用。〔时珍曰〕今人但捶扁，以蜜水涂炙数次，以熟为度。亦有以盐汤润透，器盛，于汤瓶蒸熟切用者。

根 〔气味〕甘，微温，无毒。本经 白水者冷，补。别录 〔元素曰〕味甘，气温、平。气薄味厚，可升可降，阴中阳也。入手足太阴气分，又入手少阳、足少阴命门。〔之才曰〕茯苓为之使，恶龟甲、白鲜皮。

〔主治〕痈疽久败疮，排脓止痛，大风癞疾，五痔鼠瘘，补虚，小儿百病。本经妇人子脏风邪气，逐五脏间恶血，补丈夫虚损，五劳羸瘦，止渴，腹痛泄痢，益气，利阴气。别录 主虚喘，肾衰耳聋，疗寒热，治发背，内补。甄权 助气壮筋骨，长肉补血，破癥癖，瘰疬瘿赘，肠风血崩，带下赤白痢，产前后一切病，月候不匀，痰嗽，头风热毒赤目。日华 治虚劳自汗，补肺气，泻肺火心火，实皮毛，益胃气，去肌热及诸经之痛。元素 主太阴疟疾，阳维为病苦寒热，督脉为病逆气里急。好古

〔发明〕〔弘景曰〕出陇西者溫补，出白水者冷补。又有赤色者，可作膏，用消痈肿。〔藏器曰〕虚而客热，用白水黄耆；虚而客冷，用陇西黄耆。〔大明曰〕黄耆药中补益，呼为羊肉。白水耆凉无毒，排脓治血，及烦闷热毒骨蒸劳。赤水耆凉无毒，治血退热毒，余功并同。木耆凉无毒，治烦排脓之力，微于黄耆，遇阙即倍用之。〔元素曰〕黄耆甘溫纯阳，其用有五：补诸虚不足，一也；益元气，二也；壮脾胃，三也；去肌热，四也；排脓止痛，活血生血，内托阴疽，为疮家圣药，五也。又曰：补五脏诸虚，治脉弦自汗，泻阴火，去虚热，无汗则发之，有汗则止之。〔好古曰〕黄耆治气虚盗汗，并自汗及肤痛，是皮表之药；治咯血，柔脾胃，是中州之药；治伤寒尺脉不至，补肾脏元气，是里药，乃上中下内外三焦之药也。〔杲曰〕灵枢云：卫气者，所以溫分肉而充皮肤，肥腠理而司开阖。黄耆既补三焦，实卫气，与桂同功；特比桂甘平，不辛热为异耳。但桂则通血脉，能破血而实卫气，耆则益气也。又黄耆与人参、甘草三味，为除躁热肌热之圣药。脾胃一虚，肺气先绝，必用黄耆溫分肉，益皮毛，实腠理，不令汗出，以益元气而补三焦。〔震亨曰〕黄耆补元气，肥白而多汗者为宜；若面黑形实而瘦者服之，令人胸满，宜以三拗湯泻之。〔宗奭曰〕防风、黄耆，世多相须而用。唐许胤宗初仕陈为新蔡王外兵参军时，柳太后病风不能言，脉沉而口噤。胤宗曰：既不能下药，宜湯气蒸之，药入腠理，周时可瘥。乃造黄耆防风湯数斛，置于床下，气如烟雾，其夕便得语也。〔杲曰〕防风能制黄耆，黄耆得防风其功愈大，乃相畏而相使也。〔震亨曰〕人之口通乎地，鼻通乎天。口以养阴，鼻以养阳。天主清，故鼻不受有形而受无形；地主浊，故口受有形而兼乎无形。柳太后之病不言，若以有形之湯，缓不及事；今投以二物，湯气满室，则口鼻俱受。非智者通神，不可回生也。〔杲曰〕小儿外物惊，宜用黄连安神丸鎮心药。若脾胃寒湿，呕〔一〕吐腹痛，泻痢青白，宜用益黄散药。如脾胃伏火，劳役不足

〔一〕呕：原脱，今据兰室秘藏卷下治惊论补。

之证，及服巴豆之类，胃虚而成慢惊者，用益黄、理中之药，必伤人命。当于心经中，以甘温补土之源，更于脾土中，以甘寒泻火，以酸凉补金，使金旺火衰，风木自平矣。今立黄耆湯泻火补金益土，为神治之法。用炙黄耆二錢，人参一錢，炙甘草五分，白芍药五分，水一大盏，煎半盏，温服。〔机曰〕萧山魏直著博爱心鉴三卷，言小儿痘疮，惟有顺、逆、险三证。顺者为吉，不用药。逆者为凶，不必用药。惟险乃悔吝之象，当以药转危为安，宜用保元湯加减主之。此方原出东垣，治慢惊土衰火旺之法。今借而治痘，以其内固营血，外护卫气，滋助阴阳，作为脓血，其证虽异，其理则同。去白芍药，加生姜，改名曰保元湯。炙黄耆三錢，人参二錢，炙甘草一錢，生姜一片，水煎服之。险证者，初出圆晕干红少润也，浆长光泽顶陷不起也，既出虽起惨色不明也，浆行色灰不荣也，浆定光润不消也，浆老湿润不敛也，结痂而胃弱内虚也，痂落而口渴不食也，痂后生痈肿也，痈肿溃而敛迟也。凡有诸证，并宜此湯。或加芎藭，加官桂，加糯米以助之。详见本书。〔嘉谟曰〕人参补中，黄耆实表。凡内伤脾胃，发热恶寒，吐泄怠卧，胀满痞塞，神短脉微者，当以人参为君，黄耆为臣；若表虚自汗亡阳，溃疡痘疹阴疮者，当以黄耆为君，人参为臣，不可执一也。

〔附方〕旧五，新九。

小便不通 绵黄耆二錢，水二盏，煎一盏，温服。小儿减半。总微论。

酒疸黄疾 心下懊痛，足胫满，小便黄，饮酒发赤黑黄斑，由大醉当风，入水所致。黄耆二两，木兰一两，为末。酒服方寸匕，日三服。肘后方。

气虚白浊 黄芪盐炒半两，茯苓一两，为末。每服一錢，白湯下。经验良方。

治渴补虚 男子妇人诸虚不足，烦悸焦渴，面色萎黄，不能饮食，或先渴而后发疮疖，或先痈疽而后发渴，并宜常服此药，平补气血，安和脏腑，终身可免痈疽之疾。用绵黄耆箭杆者去芦六两，一半生焙，一半以盐水润湿，饭上蒸三次，焙銼，粉甘草一两，一半生用，一半炙黄为末。每服二錢，白湯点服，早晨、日午各一服，亦可煎服，名黄芪六一湯。外科精要。

老人秘塞 绵黄耆、陈皮去白各半两，为末。每服三錢，用大麻子一合，研烂，以水滤浆，煎至乳起，入白蜜一匙，再煎沸，调药空心服，甚者不过二服。此药不冷不热，常服无秘塞之患，其效如神。和剂局方。

肠风泻血 黄耆、黄连等分，为末，面糊丸绿豆大。每服三十丸，米饮下。孙用和秘宝方。

尿血沙淋 痛不可忍。黄耆、人参等分，为末。以大萝卜一个，切一指厚大，四五片，蜜二两，淹炙令尽，不令焦，点末食无时，以盐湯下。永类方。

吐血不止 黄耆二錢半，紫背浮萍五錢，为末。每服一錢，姜蜜水下。圣济总录。

咳嗽脓血 咽干，乃虚中有热，不可服凉药。以好黄耆四两，甘草一两，为末。每服二〔一〕錢，点湯服。席延赏方。

肺痈得

吐黄耆二两，为末。每服二〔二〕錢，水一中盏，煎至六分，温服，日三、四服。圣惠方。**甲疽疮脓**生足趾甲边，赤肉突出，时常举发者。黄耆二两，蔄茹一〔三〕两，醋浸一宿，以猪脂五合，微火上煎取二合，绞去滓，以封疮口上，日三度，其肉〔四〕自消。外台秘要。**胎动不安**腹痛，下黄汁。黄耆、川芎藭各一两，糯米一合，水一升，煎半升，分服。妇人良方。**阴汗湿痒**绵黄耆，酒炒为末，以熟猪心点吃妙。赵眞人济急方。**痈〔五〕疽内固**黄耆、人参各一两，为末，入眞龙脑一錢，用生藕汁和丸绿豆大。每服二〔六〕十丸，温水下，日三〔七〕服。本事方。

茎叶〔主治〕疗渴及筋挛，痈肿疽疮。别录

人参本经上品

【释名】**人薓**音参。或省作蓡。**黄参**吴普**血参**别录**人衔**本经**鬼盖**本经**神草**别录**土精**别录**地精**广雅**海腴****皱面还丹**广雅〔时珍曰〕人薓年深，浸渐长成者，根如人形，有神，故谓之人薓、神草。薓字从濅，亦浸渐之义。濅即浸字，后世因字文繁，遂以参星之字代之，从简便尔。然承误日久，亦不能变矣，惟张仲景伤寒论尙作蓡字。别录一名人微微乃蓡字之讹也。其成有阶级，故曰人衔。其草背阳向阴，故曰鬼盖。其在五参，色黄属土，而补脾胃，生阴血，故有黄参、血参之名。得地之精灵，故有土精、地精之名。广五行记云：隋文帝时，上党有人宅后每夜闻人呼声，求之不得。去宅一里许，见人参枝叶异常，掘之入地五尺，得人参，一如人体，四肢毕备，呼声遂绝。观此，则土精之名，

〔一〕二：大观、政和本草卷七黄耆条附方作「三」。
〔二〕二：大观、政和本草卷七黄耆条附方作「三」，圣惠方卷六十一作「四」。
〔三〕一：外台卷二十九作「三」。
〔四〕肉：原作「内」，今据外台卷二十九改。
〔五〕痈：原作「痒」，今据本事方卷六改。
〔六〕二：本事方卷六作「三」。
〔七〕三：原作「日」，今据本事方卷六改。

尤可证也。礼斗威仪云：下有人参，上有紫气。春秋运斗枢云：摇光星散而为人参。人君废山渎之利，则摇光不明，人参不生。观此，则神草之名，又可证矣。

【集解】〔别录曰〕人参生上党山谷及辽东，二月、四月、八月上旬采根，竹刀刮暴干，无令见风。根如人形者有神。〔普曰〕或生邯郸，三月生叶小锐，枝黑茎有毛，三月、九月采根，根有手足，面目如人者神。〔弘景曰〕上党在冀州西南，今来者形长而黄，状如防风，多润实而甘。俗乃重百济者，形细而坚白，气味薄于上党者。次用高丽者，高丽地近辽东，形大而虚软，不及百济，并不及上党者。其草一茎直上，四五叶〔一〕相对生，花紫色。高丽人作人参讃云：三桠五叶，背阳向阴。欲来求我，椵树相寻。椵音贾〔二〕，树似桐，甚大，阴广则多生，采作甚有法。今近山亦有，但作之不好。〔恭曰〕人参见用多是高丽百济者，潞州太行紫团山所出者，谓之紫团参。〔保升曰〕今沁〔三〕州、辽州、泽州、箕州、平州、易州、檀州、幽州、嬀州、并州并出人参，盖其山皆与太行连亘相接故也。〔珣曰〕新罗国所产者，有手足，状如人形，长尺余，以杉木夹定，红丝缠饰之。又沙州参，短小不堪用。〔颂曰〕今河东诸州及泰山皆有之，又有河北榷场及闽中来者名新罗人参，俱不及上党者佳。春生苗，多于深山背阴，近椵漆下湿润处。初生小者三四寸许，一桠五叶；四五年后生两桠五叶，未有花茎；至十年后生三桠；年深者生四桠，各五叶。中心生一茎，俗名百尺杵。三月、四月有花，细小如粟，蕊如丝，紫白色。秋后结子，或七八枚，如大豆，生青熟红，自落。根如人形者神。泰山出者，叶干青，根白，殊别。江淮间出一种土人参，苗长一二尺，叶如匙而小，与桔梗相似，相对生，生五、七节。根亦如桔梗而柔，味极甘美。秋生紫花，又带青色。春秋采根，土人或用之。相传欲试上党参，但使二人同走，一含人参，一空口，度走三五里许，其不含人参者必大喘，含者气息自如，其人参乃真也。〔宗奭曰〕上党者根颇纤长，根下垂，有及一尺余者，或十歧者，其价与银等，稍为难得。土人得一窠，则置板上，以新彩绒饰之。〔嘉谟曰〕紫团参，紫大〔四〕稍扁。百济参，白坚且圆，名白条参，俗名羊角

〔一〕叶：原脱，今据大观、政和本草卷六人参条补。

〔二〕椵音贾：大观、政和本草卷六人参条同。按宣室志载：「翁谓赵生曰：吾段氏子，家于山西大木下。生寻其迹，果有椴树蕃茂。发其下，得人参，甚肖翁形。」据此则「椵」当作「椴」，音段。

〔三〕沁：原作「心」，查地志无「心州」。沁州，隋置，在宋时称威胜军。大观、政和本草卷六人参条四图中有威胜军人参。因据改(下同)。同条引唐本注有「潞州」，无「沁州」。

〔四〕大：原作「人」，今据本草蒙筌卷一人参条改。

参。辽东参，黄润纤长有须，俗名黄参，独胜。高丽参，近紫体虚。新罗参，亚黄味薄。肖人形者神，其类鸡腿者力洪。

〔时珍曰〕上党，今潞州也。民以人参为地方害，不复采取。今所用者皆是辽参。其高丽、百济、新罗三国，今皆属于朝鲜矣。其参犹来中国互市。亦可收子，于十月下种，如种菜法。秋冬采者坚实，春夏采者虚软，非地产有虚实也。辽参连皮者黄润色如防风，去皮者坚白如粉，伪者皆以沙参、荠苨、桔梗采根造作乱之。沙参体虚无心而味淡，荠苨体虚无心，桔梗体坚有心而味苦。人参体实有心而味甘，微带苦，自有余味，俗名金井玉阑也。其似人形者，谓之孩儿参，尤多赝伪。宋苏颂图经本草所绘潞州者，三桠五叶，真人参也。其滁州者，乃沙参之苗叶。沁州、兖州者，皆荠苨之苗叶。其所云江淮土人参者，亦荠苨也。并失之详审。今潞州者尚不可得，则他处者尤不足信矣。近又有薄夫以人参先浸取汁自啜，乃晒干复售，谓之汤参，全不任用，不可不察。考月池翁讳言闻，字子郁，衔太医吏目。尝著人参传上下卷甚详，不能备录，亦略节要语于下条云耳。

【修治】〔弘景曰〕人参易蛀蚛，唯纳新器中密封，可经年不坏。〔炳曰〕人参频见风日则易蛀，惟用盛过麻油瓦罐，泡净焙干，入华阴细辛与参相间收之，密封，可留经年。一法：用淋过灶灰晒干罐收亦可。〔李言闻曰〕人参生时背阳，故不喜见风日。凡生用宜㕮咀，熟用宜隔纸焙之，或醇酒润透㕮咀焙熟用，并忌铁器。

根〔气味〕甘，微寒，无毒。〔别录曰〕微温。〔普曰〕神农：小寒。桐君、雷公：苦。黄帝、岐伯：甘，无毒。〔元素曰〕性温，味甘、微苦，气味俱薄，浮而升，阳中之阳也。又曰：阳中微阴。〔之才曰〕茯苓、马蔺为之使，恶溲疏、卤碱，反藜芦。一云：畏五灵脂，恶皂荚、黑豆，动紫石英。〔元素曰〕人参得升麻引用，补上焦之元气，泻肺中之火；得茯苓引用，补下焦之元气，泻肾中之火。得麦门冬则生脉，得干姜则补气。〔杲曰〕得黄耆、甘草，乃甘温除大热，泻阴火，补元气，又为疮家圣药。〔震亨曰〕人参入手太阴。与藜芦相反，服参一两，入藜芦一钱，其功尽废也。〔言闻曰〕东垣李氏理脾胃，泻阴火，交泰丸内用人参、皂荚，是恶而不恶也。古方疗月闭四物汤加人参、五灵脂，是畏而不畏也。又疗痰在胸膈，以人参、藜芦同用而取涌越，是激其怒性也。此皆精微妙奥，非达权衡者不能知。

〔主治〕补五脏，安精神，定魂魄，止惊悸，除邪气，明目开心益智。久服轻身延年。本经 **疗肠胃中冷，心腹鼓痛，胸胁逆满，霍乱吐逆，调中，止消渴，通血脉，破**〔一〕

〔一〕破：原作「补」，今据大观、政和本草卷六人参条改。

坚积，令人不忘。别录 主五劳七伤，虚损痰弱，止呕哕，补五脏六腑，保中守神。消胸中痰，治肺痿及痫疾，冷气逆上，伤寒不下食，凡虚而多梦纷纭者加之。甄权 止烦躁，变酸水。李珣 消食开胃，调中治气，杀金石药毒。大明 治肺胃阳气不足，肺气虚促，短气少气，补中缓中，泻心肺脾胃中火邪，止渴生津液。元素 治男妇一切虚证，发热自汗，眩运头痛，反胃吐食，痎疟，滑泻久痢，小便频数淋沥，劳倦内伤，中风中暑，痿痹，吐血嗽血下血，血淋血崩，胎前产后诸病。时珍

〔发明〕〔弘景曰〕人参为药切要，与甘草同功。〔杲曰〕人参甘溫，能补肺中元气，肺气旺则四脏之气皆旺，精自生而形自盛，肺主诸气故也。张仲景云，病人汗后身热亡血脉沉迟者，下痢身凉脉微血虚者，幷加人参。古人血脱者益气，盖血不自生，须得生阳气之药乃生，阳生则阴长，血乃旺也。若单用补血药，血无由而生矣。素问言：无阳则阴无以生，无阴则阳无以化。故补气须用人参，血虚者亦须用之。本草十剂云：补可去弱，人参、羊肉之属是也。盖人参补气，羊肉补形，形气者，有无之象也。〔好古曰〕洁古老人言，以沙参代人参，取其味甘也。然人参补五脏之阳，沙参补五脏之阴，安得无异？虽云补五脏，亦须各用本脏药相佐使引之。〔言闻曰〕人参生用气凉，熟用气溫；味甘补阳，微苦补阴。气主生物，本乎天；味主成物，本乎地。气味生成，阴阳之造化也。凉者，高秋清肃之气，天之阴也，其性降；溫者，阳春生发之气，天之阳也，其性升。甘〔一〕者，湿土化成之味，地之阳也，其性浮；微苦者，火土相生之味，地之阴也，其性沉。人参气味俱薄。气之薄者，生降熟升；味之薄者，生升熟降。如土虚火旺之病，则宜生参，凉薄之气，以泻火而补土，是纯用其气也；脾虚肺怯之病，则宜熟参，甘溫之味，以补土而生金，是纯用其味也。东垣以相火乘脾，身热而烦，气高而喘，头痛而渴，脉洪而大者，用黄檗佐人参。孙眞人治夏月热伤元气，人汗大泄，欲成痿厥，用生脉散，以泻热火而救金水。君以人参之甘寒，泻火而补元气；臣以麦门冬之苦甘寒，清金而滋水源，佐以五味子之酸溫，生肾精而收耗气。此皆补天元之眞气，非补热火也。白飞霞云：人参炼膏服，回元气于无何有之乡。凡病后气虚及肺虚嗽者，幷宜之。若气虚有火者，合天门冬膏对

〔一〕甘：原作「存」，今从张本改。

服之。

〔正误〕〔敩曰〕夏月少使人参，发心痃之患。〔好古曰〕人参甘温，补肺之阳，泄肺之阴。肺受寒邪，宜此补之。肺受火邪，则反伤肺，宜以沙参代之。〔王纶曰〕凡酒色过度，损伤肺肾眞阴，阴虚火动，劳嗽吐血咳血等证，勿用之。盖人参入手太阴能补火，故肺受火邪者忌之。若误服参、耆甘温之剂，则病日增；服之过多，则死不可治。盖甘温助气，气属阳，阳旺则阴愈消；惟宜苦甘寒之药，生血降火。世人不识，往往服参、耆为补而死者多矣。〔言闻曰〕孙眞人云：夏月服生脉散、肾沥汤三剂，则百病不生。李东垣亦言生脉散、清暑益气汤，乃三伏泻火益金之圣药，而雷敩反谓发心痃之〔一〕患非矣。痃乃脐旁积气，非心病也。人参能养正破坚积，岂有发痃之理？观张仲景治腹中寒气上冲，有头足，上下痛不可触近，呕不能食者，用大建中汤，可知矣。又海藏王好古言人参补阳泄阴，肺寒宜用，肺热不宜用。节斋王纶因而和之，谓参、耆能补肺火，阴虚火动失血诸病，多服必死。二家之说皆偏矣。夫人参能补元阳，生阴血，而泻阴火，东垣李氏之说也明矣。仲景张氏言亡血血虚者，并加人参；又言肺寒者去人参加干姜，无令气壅。丹溪朱氏亦言虚火可补，参、耆之属；实火可泻，芩、连之属。二家不察三氏之精微，而谓人参补火，谬哉。夫火与元气不两立，元气胜则邪火退。人参既补元气而又补邪火，是反复之小人矣，何以与甘草、苓、术谓之四君子耶？虽然，三家之言不可尽废也。惟其语有滞，故守之者泥而执一，遂视人参加蛇蝎，则不可也。凡人面白面黄面青黧悴者，皆脾肺肾气不足，可用也；面赤面黑者，气壮神强，不可用也。脉之浮而芤濡虚大迟缓无力，沉而迟涩弱细结代无力者，皆虚而不足，可用也；若弦长紧实滑数有力者，皆火郁内实，不可用也。洁古谓喘嗽勿用者，痰实气壅之喘也；若肾虚气短喘促者，必用也。仲景谓肺寒而咳勿用者，寒束热邪壅郁在肺之咳也；若自汗恶寒而咳者，必用也。东垣谓久病郁热在肺勿用者，乃火郁于内宜发不宜补也；若肺虚火旺气短自汗者，必用也。丹溪言诸痛不可骤用者，乃邪气方锐，宜散不宜补也；若里虚吐利及久病胃弱虚痛喜按者，必用也。节斋谓阴虚火旺勿用者，乃血虚火亢能食，脉弦而数，凉之则伤胃，温之则伤肺，不受补者也；若自汗气短肢寒脉虚者，必用也。如此详审，则人参之可用不可用，思过半矣。〔机曰〕节斋王纶之说，本于海藏王好古，但纶又过于矫激。丹溪言虚火可补，须用参、芪。又云阴虚潮热，喘嗽吐血，盗汗等证，四物加人参、黄檗、知母。又云好色之人，肺肾受伤，咳嗽不愈，琼玉膏主之。又云肺肾虚极者，独参膏主之。是知阴虚劳瘵之证，未尝不用人参也。节斋，私淑丹溪者也，而乃相反如此。斯言一出，印定后人眼目。凡遇前证，不问病之宜用不宜，辄举以借口。致使良工掣肘，惟求免夫病家之怨。病家亦以此说横之胸中，甘受苦寒，虽至上呕下泄，去死不远，亦不悟也。古今治劳莫过于葛可久，其独参汤、保眞汤，何尝废人参而不用耶？

〔一〕之：原作「久」，今据前引敩语改，与大观、政和本草卷六人参条合。

节斋之说，诚未之深思也。〔杨起曰〕人参功载本草，人所共知。近因病者吝財薄医，医复算本惜费，不肯用参疗病，以致轻者至重，重者至危。然有肺寒、肺热、中满、血虛四证，只宜散寒、消热、消胀、补营，不用人参，其说近是；殊不知各加人参在內，护持元气，力助群药，其功更捷。若曰气无补法，则谬矣。古方治肺寒以溫肺湯，肺热以淸肺湯，中滿以分消湯，血虛以养营湯，皆有人参在焉。所谓邪之所辏，其气必虛。又曰养正邪自除，阳旺则生阴血，贵在配合得宜尔。庸医每谓人参不可轻用，诚哉庸也。好生君子，不可轻命薄医，医亦不可计利不用。书此奉勉，幸勿曰迂。〔附方〕旧七〔一〕，新六十〔二〕。**人参膏** 用人参十两细切，以活水二十盞浸透，入银石器內，桑柴火缓缓煎取十盞，滤汁，再以水十盞，煎取五盞，与前汁合煎成膏，瓶收，随病作湯使。丹溪云：多欲之人，肾气衰惫，咳嗽不止，用生姜、橘皮煎湯化膏服之。浦江郑兄，五月患痢，又犯房室，忽发昏运，不知人事，手撒目暗，自汗如雨，喉中痰鸣如曳锯声，小便遗失，脉大无伦，此阴亏阳绝之证也。予令急煎大料人参膏，仍与灸气海十八壮，右手能动，再三壮，唇口微动，遂与膏服一盞，半夜后服三盞，眼能动，尽三〔三〕斤，方能言而索粥，尽五斤而痢止，至十斤而全安，若作风治则误矣。一人背疽，服內托十宣药已多，脓出作呕，发热，六脉沉数有力，此溃疡所忌也。遂与大料人参膏，入竹沥饮之，参尽一十六斤，竹伐百余竿而安。后经旬余，值大风拔木，疮起有脓，中有红线一道，过肩胛，抵右肋。予曰：急作参膏，以芎、归、橘皮作湯，入竹沥、姜汁饮之。尽三斤而疮溃，调理乃安。若痈疽溃后，气血俱虛，呕逆不食，变证不一者，以参、耆、归、术等分，煎膏服之，最妙。**治中汤**〔颂曰〕张仲景治胸痹，心中痞坚，留气结胸，胸满，胁下逆气抢心，治中湯主之。即理中湯，人参、术、干姜、甘草各三两，四味以水八升，煮三升，每服一升，日三服，随证加減。此方自晋宋以后至唐名医，治心腹病者，无不用之，或作湯，或蜜丸，或为散，皆有奇效。胡洽居士治霍乱，谓之溫中湯。陶隐居百一方云：霍乱余药乃或难求，而治中方、四顺湯、厚朴湯不可暂缺，常须预合自随也。唐石泉公王方庆云：数方不惟霍乱可医，诸病皆疗也。四顺湯，用人参、甘草、干姜、附子炮各二两，水六升，煎二升半，分四服。**四君子汤** 治脾胃气虛，不思饮食，诸病气虛者，以此为主。人参一錢，白术二錢，白茯苓一錢，炙甘草五分，姜三片，枣一枚，水二钟，煎一钟，食前溫服，随

〔一〕七：原作「九」，今按下旧附方数改。
〔二〕六十：此下原有「八」，今按下新附方数删。
〔三〕三：局方发挥作「二」。

证加减。和济局方。**开胃化痰**不思饮食，不拘大人小儿。人参焙二[一]两，半夏姜汁浸焙五钱[二]，为末，飞罗面作糊，丸绿豆大。食后姜汤下三、五十[三]丸，日三服。圣惠方：加陈橘皮五钱。经验后[四]方。**胃寒气满**不能传化，易饥不能食。人参末二钱，生附子末半钱，生姜二钱，水七合，煎二合，鸡子清一枚，打转空心服之。圣济总录。**脾胃虚弱**不思饮食。生姜半斤取汁，白蜜十两，人参末四两，银锅煎成膏，每米饮调服一匙。普济方。**胃虚恶心**或呕吐有痰。人参一两，水二盏，煎一盏，入竹沥一杯，姜汁三匙，食远温服，以知为度，老人尤宜。简便方。**胃寒呕恶**不能腐熟水谷，食即呕吐。人参、丁香、藿香各二钱半，橘皮五钱，生姜三片，水二盏，煎一盏，温服。拔萃方。**反胃呕吐**饮食入口即吐，困弱无力，垂死者。上党人参三[五]大两拍破，水一大升，煮取四合，热服，日再。兼以人参汁，入粟米、鸡子白、薤白，煮粥与啖。李直方司勋，于汉南患此，两月余，诸方不瘥。遂与此方，当时便定。后十余日，遂入京师。绛每与名医论此药，难可为俦也。李绛兵部手集方[六]。**食入即吐**人参半夏汤：用人参一两，半夏一两五钱，生姜十片，水一斗，以杓扬二百四十遍，取三升，入白蜜三合，煮一升半，分服。张仲景金匮方[七]。**霍乱呕恶**人参二两，水一盏半，煎汁一盏，入鸡子白一枚，再煎温服。一加丁香。卫生家宝方。**霍乱烦闷**人参五钱，桂心半钱，水二盏，煎服。圣惠方。**霍乱吐泻**烦躁不止。人参二两，橘皮三两，生姜一两，水六升，煮三升，分三服。圣济总录。**妊娠吐水**酸心腹痛，不能饮食。人参、干姜炮等分，为末，以生地黄汁和丸梧子大。每服五十丸，米汤下。和剂局

〔一〕二：大观、政和本草卷六人参条附方作「四」。
〔二〕五钱：大观、政和本草卷六人参条附方作「一两」。合前条，本书所载适为政和附方之半剂。
〔三〕三五十：大观、政和本草卷六人参条附方作「十」。
〔四〕后：原脱，今据大观、政和本草卷六人参条附方补。
〔五〕三：大观、政和本草卷六人参条作「二」。
〔六〕方：原脱，今据本书卷一引据医家书目补，与大观、政和本草卷六人参条合。
〔七〕金匮方：此与金匮卷中第十七大半夏汤颇有出入，详见彼书。

方。**阳虚气喘**自汗盗汗，气短头运。人参五錢，熟附子一两，分作四帖。每帖以生姜十片，流水二盏，煎一盏，食远溫服。济生方。**喘急欲绝**上气鸣息者。人参末，湯服方寸匕，日五、六服效。肘后方。**产后发喘**乃血入肺窍，危症也。人参末一两，苏木二两，水二碗，煮汁一碗，调参末服，神效。圣惠方。**产后血运**人参一两，紫苏半两，以童尿、酒、水三合，煎服。医方摘要。**产后不语**人参、石菖蒲、石莲肉等分，每服五錢，水煎服。妇人良方。**产后诸虚**发热自汗。人参、当归等分，为末，用猪腰子一个，去膜切小片，以水三升，糯米半合，葱白二茎，煮米熟，取汁一盏，入药煎至八分，食前溫服。永类方。**产后秘塞**出血多。以人参、麻子仁、枳壳麸炒为末，炼蜜丸梧子大。每服五十丸，米饮下。济生方。**横生倒产**人参末、乳香末各一錢，丹砂末五分，研匀，鸡子白一枚，入生姜自然汁三匙，搅匀，冷服，即母子俱安，神效，此施汉卿方也。妇人良方。**开心益智**人参末一两〔一〕，炼成獖猪肥肪十两〔二〕，以淳酒和匀。每服一杯，日再服。服至百日，耳目聪明，骨髓充盈，肌肤润泽，日记千言，兼去风热痰病。千金方。**闻雷即昏**一小儿七岁，闻雷即昏倒，不知人事，此气怯也。以人参、当归、麦门冬各二两，五味子五錢，水一斗，煎汁五升，再以水五升，煎滓取汁二升，合煎成膏。每服三匙，白湯化下。服尽一斤，自后闻雷自若矣。杨起简便方。**忽喘闷绝**方见大黄下。**离魂异疾**有人卧则觉身外有身，一样无别，但不语。盖人卧则魂归于肝，此由肝虚邪袭，魂不归舍，病名曰离魂。用人参、龙齿、赤茯苓各一錢，水一盏，煎半盏，调飞过朱砂末一錢，睡时服。一夜一服，三夜后，真者气爽，假者即化矣。夏子益怪证奇疾方。**怔忡自汗**心气不足也。人参半两，当归半两，用獖猪腰子二个，以水二碗，煮至一碗半，取腰〔三〕子细切，人参、当〔四〕归同煎至八分，空心吃腰子，以汁送下。其滓焙干为末，以山药末作糊，丸绿豆大，每服

〔一〕两：大观、政和本草卷六人参条附方作「分」，即二钱半。
〔二〕两：同上。
〔三〕腰：原作「细」，今从张本改。
〔四〕当：原脱，今从张本补。

五十丸，食远枣湯下，不过两服即愈。此昆山神济大师方也。一加乳香二錢。　王璆百一选方。　**心下结气**凡心下硬，按之则无，常觉膨满，多食则吐，气引前后，噫呃不除，由思虑过多，气不以时而行则结滞，谓之结气。人参一两，橘皮去白四两，为末，炼蜜丸梧子大，每米饮下五六十丸。　圣惠方。　**房后困倦**人参七錢，陈皮一錢，水一盏半，煎八分，食前温服，日再服，千金不传。　赵永庵方。　**虚劳发热**愚鲁湯：用上党人参、银州柴胡各三錢〔一〕，大枣一枚，生姜三片〔二〕，水一钟半〔三〕，煎七〔四〕分，食远温〔五〕服，日再服，以愈为度。　奇效良方。　**肺热声哑**人参二两，诃子一两，为末噙咽。　丹溪摘玄。　**肺虚久咳**人参末二两，鹿角胶炙研一两。每服三錢，用薄荷、豉湯一盏，葱少许，入铫子煎一二沸，倾入盏内。遇咳时，温呷三五口甚佳〔六〕。　食疗本草。　**止嗽化痰**人参末一两，明矾二两，以酽醋二升，熬矾成膏，入参末炼蜜和收。每以豌豆大一丸，放舌下，其嗽即止，痰自消。　简便方。　**小儿喘咳**发热自汗吐红，脉虚无力者。人参、天花粉等分，每服半錢，蜜水调下，以瘥为度。　经济〔七〕方。　**喘咳嗽血**咳喘上气，喘急，嗽血吐血，脉无力者。人参末每服三錢，鸡子清调之，五更初服便睡，去枕仰卧，只一服愈。年深者，再服。咯血者，服尽一两甚好。　一方以乌鸡子水磨千遍，自然化作水，调药尤妙。忌醋咸腥酱，面鲊醉饱。将息乃佳。　沈存中灵苑方。　**咳嗽吐血**人参、黄耆、飞罗面各一两，百合五錢，为末，水丸梧子大。每服五十丸，食前茅根湯下。　朱氏集验方：用人参、乳香、辰砂等分，为末，乌梅肉和丸弹子大。每白湯化下一丸，日一服。　**虚劳吐血**甚者，先以十灰散止之，其人必困倦，法当补阳生阴，独参湯主之。好人参一两，肥枣五枚，水二钟，煎一钟服，熟睡一觉，即减五六，继服调理药。　葛可久十药神书。　**吐血**

〔一〕各三钱：奇效良方卷二十二作「各等分，㕮咀，每服三钱」。
〔二〕片：原作「两」，今据奇效良方卷二十二改。
〔三〕钟半：奇效良方卷二十二作「中盏」。
〔四〕七：奇效良方卷二十二作「六」。
〔五〕食远温：奇效良方卷二十二作「不拘时」。
〔六〕佳：原作「加」，今从张本改。
〔七〕济：疑「验」之误。

下血因七情所感，酒色内伤，气血妄行，口鼻俱出，心肺脉破，血如涌泉，须臾不救。用人参焙，侧柏叶蒸焙，荆芥穗烧存性，各五錢，为末。用二錢入飞罗面二錢，以新汲水调如稀糊服，少倾再啜，一服立止。　华陀中藏经。　**衄血不止**人参、柳枝（寒食采者）等分，为末。每服一錢，东流水服，日三服。无柳枝，用莲子心。　圣济总录。　**齿缝出血**人参、赤茯苓、麦门冬各二錢，水一钟，煎七分，食前温服，日再。苏东坡得此，自谓神奇。后生小子多患此病，予累试之，累如所言。　谈野翁试验〔一〕方。　**阴虚尿血**人参焙，黄耆盐水炙，等分，为末。用红皮大萝卜一枚，切作四片，以蜜二两，将萝卜逐片蘸炙，令干再炙，勿令焦，以蜜尽为度。每用一片，蘸药食之，仍以盐湯送下，以瘥为度。　三因方。　**沙淋石淋**方同上。　**消渴引饮**人参为末，鸡子清调服一錢，日三四服。　集验：用人参、栝楼根等分，生研为末，炼蜜丸梧子大。每服百丸，食前麦门冬湯下，日二服，以愈为度，名玉壶丸。忌酒面炙煿。　郑氏家传消渴方：人参一两，粉草二两，以雄猪胆汁浸炙，脑子半錢，为末，蜜丸芡子大。每嚼一丸，冷水下。　圣济总录：用人参一两，葛粉二两，为末。发时以焊猪湯一升，入药三錢，蜜二两，慢火熬至三合，状如黑饧，以瓶收之，每夜以一匙含咽，不过三服取效也。　**虚疟寒〔二〕热**人参二錢二分〔三〕，雄黄五錢〔四〕，为末，端午日用粽尖捣丸梧子大。发日侵晨，井华水吞下七〔五〕丸，发前再服，忌诸般热物，立效。　一方：加神曲等分。　丹溪纂要。　**冷痢厥逆**六脉沉细。人参、大附子各一两半。每服半两，生姜十片，丁香十五粒，粳米一撮，水二盏，煎七分，空心温服。　经验方。　**下痢禁口**人参、莲肉各三錢，以井华水二盏，煎一盏，细细呷之。或加姜汁炒黄连三錢。　经验良〔六〕方。　**老人虚痢**不止，不能饮食。上党人参一两，鹿角去皮炒研

〔一〕验：原作「效」，今据本书卷一引用医家书目改。
〔二〕寒：原作「发」，今据金陵本改。
〔三〕二钱二分：丹溪纂要卷二截疟丹作「五钱」，半剂当作「二钱五分」。
〔四〕五钱：丹溪纂要卷二截疟丹作「一两」，此适为其半剂。
〔五〕七：丹溪纂要卷二截疟丹作「一」。
〔六〕良：此下原衍「选」字，今据本书卷一引据医家书目删。

五錢，为末。每服方寸匕，米湯调下，日三服。　十便良方。**伤寒坏证**凡伤寒时疫，不问阴阳，老幼妊妇，误服药饵，因重垂死，脉沉伏，不省人事，七日以后，皆可服之，百不失一，此名夺命散，又名复脉湯。人参一两，水二钟，紧火煎一钟，以井水浸冷服之，少顷鼻梁有汗出，脉复立瘥。苏韬光侍郎云：用此救数十人。予作清流宰，县倅申屠行辅之子妇患时疫三十余日，已成壞病，令服此药而安。　王璆百一选方。**伤寒厥逆**身有微热，烦躁，六脉沉细微弱，此阴极发躁也。无忧散：用人参半两，水一钟，煎七分，调牛胆南星末二錢，热服立苏。　三因方。**夹阴伤寒**先因欲事，后感寒邪，阳衰阴盛，六脉沉伏，小腹绞痛，四肢逆冷，呕吐清水，不假此药，无以回阳。人参、干姜炮各一两，生附子一枚，破作八片，水四升半，煎一升，顿服，脉出身温即愈。　吴绶伤寒蕴要。**筋骨风痛**人参四两，酒浸三日，晒干，土茯苓一斤，山慈姑一两，为末，炼蜜丸梧子大。每服一百丸，食前米湯下。　经验方。**小儿风痫**瘛疭。用人参、蛤粉、辰砂等分，为末，以豭〔一〕猪心血和〔二〕丸绿豆大。每服五十丸，金银湯下，一日二服，大有神效。　卫生宝鉴。**脾虚慢惊**黄耆湯，见黄耆发明下。**痘疹险证**保元湯，见黄耆发明下。**惊后瞳斜**小儿惊后瞳人不正者。人参、阿胶糯米炒成珠，各一錢，水一盏，煎七分，温服，日再服，愈乃止，效。　直指方。**小儿脾风**多困〔三〕。人参、冬瓜仁各半两，南星一两，浆水煮过，为末。每用一錢，水半盏，煎二〔四〕、三分，温服。　本事方。**酒毒目盲**一人形实，好饮热酒，忽病目盲而脉涩，此热酒所伤，胃气污浊，血死其中而然。以苏木煎湯，调人参末一錢服，次日鼻及两掌皆紫黑，此滞血行矣。再以四物湯，加苏木、桃仁、红花、陈皮，调人参末服，数日而愈。　丹溪纂要。**酒毒生疽**一妇嗜酒，胸〔五〕生一疽，脉紧而涩。用酒炒人参，酒炒大黄，等分为末，姜湯服一錢，得睡〔六〕汗出而愈，效。　丹溪医案。**狗咬风伤**肿痛。人参置桑

〔一〕豭：牡豕。卫生宝鉴卷九参朱丸作「豵」。豚生六月或一岁，谓之豵。

〔二〕血和：原作「和血」，今据卫生宝鉴卷九参朱丸改。

〔三〕困：原作「因」，今据本事方卷十人参散改。

〔四〕盏煎二：原作「钱」，据改同上。

〔五〕胸：丹溪心法卷五作「脑」。

〔六〕睡：原作「唾」，今据丹溪心法卷五改。

柴炭上烧存性，以碗覆定，少顷为末，掺之立瘥。经验后[一]方。**蜈蚣咬伤**嚼人参涂之。医学集成。**蜂虿螫伤**人参末傅之。证治要诀。**胁破肠出**急以油抹入，煎人参、枸杞汁淋之，内吃羊肾粥，十日愈。危氏得效方。**气奔怪[二]疾**方见虎杖。

芦〔气味〕苦，温，无毒。〔主治〕吐虚劳痰饮。时珍〔发明〕〔吴绶曰〕人弱者，以人参芦代瓜蒂。〔震亨曰〕人参入手太阴，补阳中之阴，芦则反能泻太阴之阳。亦如麻黄，苗能发汗，根则止汗。谷属金而糠之性热，麦属阳而麸之性凉。先儒谓物物具一太极，学者可不触类而长之乎？一女子性躁味厚，暑月因怒而病呃，每作则举身跳动，昏冒不知人。其形气俱实，乃痰因怒郁，气不得降，非吐不可。遂以人参芦半两，逆流水一盏半，煎一大碗饮之，大吐顽痰数碗，大汗昏睡一日而安。又一人作劳发疟，服疟药变为热病，舌短痰嗽，六脉洪数而滑，此痰蓄胸中，非吐不愈。以参芦汤加竹沥二服，涌出胶痰三块，次与人参、黄耆、当归煎服，半月乃安。

沙参本经上品

〔校正〕并入别录有名未用部羊乳。

〔释名〕**白参**吴普 **知母**别录 **羊乳**别录 **羊婆奶**纲目 **铃儿草**别录 **虎须**别录 **苦心**别录。又名文希，一名识美，一名志取。〔弘景曰〕此与人参、玄参、丹参、苦参是为五参，其形不尽相类，而主[三]疗颇同，故皆有参名。又有紫参，乃牡蒙也。〔时珍曰〕沙参白色，宜于沙地，故名。其根多白汁，俚人呼为羊婆奶，别录有名未用羊乳，即此也。此物无心味淡，而别录一名苦心，又与知母同名，不知所谓也。铃儿草，象花形也。

〔集解〕〔别录曰〕沙参生河内川谷及冤句般阳续山，二月、八月采根暴干。又曰：羊乳一名地黄，三月采，立夏后母死。〔恭曰〕出华山者为善。〔普曰〕二月生苗，如葵，叶青色，根白，实如芥，根大如芜菁，三月采。〔弘景曰〕今

〔一〕后：原脱，今据大观、政和本草卷六人参条附方补。
〔二〕怪：原作「恠」，今据本书卷十六虎杖条附方改。
〔三〕主：原作「生」，今据大观、政和本草卷七沙参条改。

出近道，从生，叶似枸杞，根白实者佳。〔保昇曰〕其根若葵根，其花白色。〔颂曰〕今淄、齐、潞、随、江、淮、荆、湖州郡皆有之。苗长一、二尺以来，丛生厓壁间，叶似枸杞而有叉丫，七月开紫花，根如葵根，大如指许〔一〕，赤黄色，中正白实者佳，二月、八月采根。南〔二〕土生者叶有细有大，花白，瓣上仍有白粘，此为小异。〔藏器曰〕羊乳根如荠苨而圆，大小如拳，上有角节，折之有白汁，人取根当荠苨。苗作蔓，折之有白汁。〔时珍曰〕沙参处处山原有之。二月生苗，叶如初生小葵叶，而团扁不光。八、九月抽茎，高一、二尺。茎上之叶，则尖长如枸杞叶，而小有细齿。秋月叶间开小紫花，长二、三分，状如铃铎，五出，白蕊，亦有白花者。并结实，大如冬青实，中有细子。霜后苗枯。其根生沙地者长尺余，大一虎口，黄土地者则短而小。根茎皆有白汁。八、九月采者，白而实；春月采者，微黄而虚。小人亦往往絷蒸压实以乱人参，但体轻松，味淡而短耳。

根 【气味】苦，微寒，无毒。〔别录曰〕羊乳，温，无毒。〔普曰〕沙参，岐伯：咸。神农、黄帝、扁鹊：无毒。〔李当之〕大寒。〔好古曰〕甘、微苦。〔之才曰〕恶防己，反藜芦。

【主治】血积〔三〕惊气，除寒热，补中，益肺气。本经 疗胃〔四〕痹心腹痛，结热邪气头痛，皮间邪热，安五脏。久服利人。又云：羊乳：主头眩〔五〕痛，益气，长肌肉。别录 去皮肌浮风，疝气下坠，治常欲眠，养肝气，宣五脏风气。甄权 补虚，止惊烦，益心肺，并一切恶疮疥癣及身痒，排脓，消肿毒。大明 清肺火，治久咳肺痿。时珍

【发明】〔元素曰〕肺寒者，用人参；肺热者，用沙参代之，取其味甘也。〔好古曰〕沙参味甘微苦，厥阴本经之药，又为脾经气分药。微苦补阴，甘则补阳，故洁古取沙参代人参。盖人参性温，补五脏之阳；沙参性寒，补五脏之阴。虽

〔一〕大如指许：大观、政和本草卷七沙参条作「箸许大」。

〔二〕南：原作「而」，今据大观、政和本草卷七沙参条改。

〔三〕积：原作「结」，今据大观、政和本草卷七及千金翼卷二沙参条改。

〔四〕胃：原作「胸」，金陵本同。今据大观、政和本草卷七及千金翼卷二沙参条改。湯液本草卷中人参条亦作「胃」。

〔五〕眩：原作「肿」，今据大观、政和本草卷三十及千金翼卷四羊乳条改。

云补五脏，亦须各用本脏药相佐，使随所引而相辅之可也。〔时珍曰〕人参甘苦温，其体重实，专补脾胃元气，因而益肺与肾，故内伤元气者宜之。沙参甘淡而寒，其体轻虚，专补肺气，因而益脾与肾，故金能受火克者宜之。一补阳而生阴，一补阴而制阳，不可不辨之也。

【附方】旧一，新二。**肺热咳嗽**沙参半两，水煎服之。卫生易简方。**卒得疝气**小腹及阴中相引痛如绞，白汗出，欲死者。沙参捣筛为末，酒服方寸匕，立瘥。肘后方。**妇人白带**多因七情内伤或下元虚冷所致。沙参为末，每服二钱，米饮调下。证治要诀。

荠苨

音齐尼，拌上声。　别录中品

〔校正〕拌入图经杏参。

【释名】杏参图经　**杏叶沙参**救荒　**菧苨**菧音底。尔雅　**甜桔梗**纲目　**白面根**救荒　**苗名隐忍**〔时珍曰〕荠苨多汁，有济泥之状，故以名之。济泥，浓露也。其根如沙参而叶如杏，故河南人呼为杏叶沙参。苏颂图经杏参，即此也。俗谓之甜桔梗。尔雅云：苨〔一〕，菧苨也。郭璞云：即荠苨也。隐忍，说见下文。

【集解】〔弘景曰〕荠苨根茎都似人参，而叶小异，根味甜绝，能杀毒。以其与毒药共处，毒皆自然歇，不正入方家用也。又曰：魏文帝言荠苨乱人参，即此也。荠苨叶甚似桔梗，但叶下光明滑泽无毛为异，又不如人参相对耳。〔恭曰〕人参苗似五加而阔短，茎圆有三四桠，桠头有五叶，陶引荠苨乱人参，误矣。且荠苨、桔梗又有叶差互者，亦有叶三四对者，皆一茎直上，叶既相乱，惟以根有心为别尔。〔颂曰〕今川蜀、江浙皆有之。春生苗茎，都似人参，而叶〔二〕小异，根似桔梗，但无心为异。润州、陕州尤多，人家收以为果，或作脯啖，味甚甘美，兼可寄远，二月、八月采根暴干。〔承曰〕今人多以蒸过压扁乱人参，但味淡尔。〔宗奭曰〕陶以根言，故云荠苨乱人参；苏以苗言，故以陶为误也。〔机曰〕荠苨苗茎与桔梗相似，其根与人参相乱。今言苗茎都似人参，近于误也。当以人参、荠苨、桔梗三注参看自明矣。〔时珍曰〕荠苨苗似桔梗，根似沙参，故奸商往往以沙参、荠苨通乱人参。苏颂图经所谓杏参，周定王救荒本草所谓杏叶沙参，皆此荠苨

〔一〕苨：原作「泥」，涉上而误，今据尔雅释草改。

〔二〕叶：原脱，今据大观、政和本草卷九荠苨条补。

也。图经云：杏参生淄州田野，根如小菜根。土人五月采苗叶，治咳嗽上气。救荒本草云：杏叶沙参，一名白〔一〕面根。苗高一二尺，茎色青〔二〕白。叶似杏叶而小，微尖而背白，边有叉牙。杪间开五瓣白碗子花。根形如野胡萝卜，颇肥，皮色灰黪，中间白色〔三〕，味甜微寒。亦有开碧花者。嫩苗煠熟水淘，油盐拌食。根换水煮，亦可食，人以蜜煎充果。又陶弘景注桔梗，言其叶名隐忍，可煮食之，治蛊毒。谨按尔雅云：蒡，隐忍〔四〕也。郭璞注云：似苏，有毛〔五〕。江东人藏以为葅，亦可瀹〔六〕食。葛洪肘后方云：隐忍草，苗似桔梗〔七〕，人皆食之。捣汁饮，治蛊毒。据此则隐忍非桔梗，乃荠苨苗也。荠苨苗甘可食，桔梗苗苦不可食，尤为可证。神农本经无荠苨，止有桔梗一名荠苨，至别录始出荠苨。盖荠苨、桔梗乃一类，有甜、苦二种，则其苗亦可呼为隐忍也。

根 **〔气味〕甘，寒，无毒。〔主治〕解百药毒。**别录 **杀蛊毒，治蛇虫咬，热狂温疾，署毒箭。**大明 **利肺气，和中明目止痛，蒸切作羹粥食，或作齑菹食。**昝殷 **食之，压丹石发动。**孟诜 **主咳嗽消渴强中，疮毒丁肿，辟沙虱短狐毒。**时珍 **〔发明〕**

〔时珍曰〕荠苨寒而利肺，甘而解毒，乃良品也，而世不知用，惜哉。按葛洪肘后方云：一药而兼解众毒者，惟荠苨汁浓饮二升，或煮嚼之，亦可作散服。此药在诸药中，毒皆自解也。又张鷟朝野佥载云：各医言虎中药箭，食清泥而解；野猪中药箭，豗荠苨而食。物犹知解毒，何况人乎？又孙思邈千金方，治强中为病，茎长兴盛，不交精出，消渴之后，发为痈疽，有荠苨丸、猪肾荠苨汤方，此皆本草所未及者。然亦取其解热解毒之功尔，无他义。**〔附方〕**旧四，新三。

强中消渴猪肾荠苨汤：治强中之病，茎长兴盛，不交精液自出，消渴之后，即发痈疽。皆由恣意色欲，或饵金石所致，宜此以制

〔一〕白：原作「旬」，今据救荒本草上之后杏叶沙参条改。
〔二〕青：原作「清」，据改同上。
〔三〕色：原作「毛」，据改同上。
〔四〕忍：尔雅释草作「荵」。
〔五〕毛：原作「色」，今据尔雅释草郭注改。
〔六〕瀹：原作「龠」，据改同上。
〔七〕苗似桔梗：今本肘后卷七作「此草桔梗苗」。

肾中热也。用猪肾一具，荠苨、石膏各三两，人参、茯苓、磁石、知母、葛根、黄芩、栝楼根、甘草各二两，黑大豆一升，水一斗半，先煮猪肾、大豆取汁一斗，去滓下药，再煮三升，分三服。后人名为石子荠苨汤。又荠苨丸：用荠苨、大豆、茯神、磁石、栝楼根、熟地黄、地骨皮、玄参、石斛、鹿茸各一两，人参、沉香各半两，为末。以猪肚治净煮烂，杵和丸梧子大。每服七十丸，空心盐汤下。并千金方。**丁疮肿毒**生荠苨根捣汁，服一合，以滓傅之，不过三度。千金翼。**面上皯疱**荠苨、肉桂各一两，为末。每用方寸匕，酢浆服之，日一服。又灭瘢痣。圣济总录。**解诸蛊毒**荠苨根捣末，饮服方寸匕，立瘥。陈延之小品方。**解钩吻毒**钩吻叶与芹叶相似，误食之杀人。惟以荠苨八两，水六升，煮取三〔一〕升，每服五合，日五服〔二〕。仲景金匮玉函。**解五石毒**荠苨生捣汁，多服之，立瘥。苏颂图经。

隐忍叶　〔气味〕甘、苦，寒，无毒。〔主治〕蛊毒腹痛，面目青黄，林露骨立，煮汁一二升饮。时珍　主腹脏风壅，咳嗽上气。苏颂

桔梗本经下品

【释名】白药别录　梗草别录　荠苨本经〔三〕〔时珍曰〕此草之根结实而梗直，故名。吴普本草一名利如，一名符扈，一名房图，方书并无见，盖亦廋辞尔。桔梗、荠苨乃一类，有甜、苦二种，故本经桔梗一名荠苨，而今俗呼荠苨为甜桔梗也。至别录始出荠苨条，分为二物，然其性味功用皆不同，当以别录为是。

【集解】〔别录曰〕桔梗生嵩高山谷及冤句，二、八〔四〕月采根暴干。〔普曰〕叶如荠苨，茎如笔管，紫赤色，二月生苗。〔弘景曰〕近道处处有，二三月生苗，可煮食之。桔梗疗蛊毒甚验，俗方用此，乃名荠苨。今别有荠苨，能解药毒，

〔一〕三：政和本草卷九荠苨条附方同。大观本草作「二」，与金匮卷下第二十五合。

〔二〕每服五合日五服：大观、政和本草卷九荠苨条附方俱作「为两服」，与金匮卷下「分温二服」合。

〔三〕本经：大观、政和本草卷十桔梗条「一名荠苨」作墨字，不认为本经文。

〔四〕八：原脱，大观本草亦脱。今据政和本草卷十及千金翼卷三桔梗条补。

可乱人参，叶甚相似。但荠苨叶下光明滑泽无毛为异，叶生又不如人参相对耳。〔恭曰〕荠苨、桔梗，叶有差互者，亦有叶三四对者，皆一茎直上，叶既相乱，惟以根有心为别耳。〔颂曰〕今在处有之。根如小〔一〕指大，黄白色。春生苗，茎高尺余。叶似杏叶而长椭〔二〕，四叶相对而生，嫩时亦可煮食。夏开小花紫碧色，颇似牵牛花，秋后结子。八月采根，其根有心，若无心者为荠苨。关中所出桔梗，根黄皮，似蜀葵根。茎细，青色。叶小，青色，似菊叶也。

根

〔修治〕〔敩曰〕凡使勿用木梗，真似桔梗，只是咬之腥涩不堪。凡用桔梗，须去头上尖硬二三分已来，幷两畔附枝。于槐〔三〕砧上细锉，用生百合捣膏，投水中浸一伏时滤出，缓火熬令干用。每桔梗四两，用百合二两五錢〔四〕。〔时珍曰〕今但刮去浮皮，米泔水浸一夜，切片微炒用。

〔气味〕辛，微温，有小毒。〔普曰〕神农、医和：苦，无毒。黄帝、扁鹊：辛、咸。岐伯、雷公：甘，无毒。〔李当之〕大寒。〔权曰〕苦、辛〔五〕。〔时珍曰〕当以苦、辛、平为是。〔之才曰〕节皮为之使。畏白及、龙眼〔六〕、龙胆草，忌猪肉。得牡蛎、远志，疗恚怒。得消石、石膏，疗伤寒。白粥解其痖毒〔七〕。〔时珍曰〕伏砒。徐之才所云节皮，不知何物也。

〔主治〕胸胁痛如刀刺，腹满肠鸣幽幽，惊恐悸气。本经 **利五脏肠胃，补血气，除寒热风痹，温中消谷，疗喉咽痛，下蛊毒。**别录 **治下痢，破血去〔八〕积气，消积〔九〕聚痰涎，去肺热〔十〕气促嗽逆，除**

〔一〕小：原脱，今据大观、政和本草卷十桔梗条补。
〔二〕椭：原作「隋」，今据大观、政和本草卷十桔梗条改。
〔三〕槐：原作「块」，据改同上。
〔四〕二两五钱：大观、政和本草卷十桔梗条俱作「五分」。古二钱半为一分，合一两二钱半，此正加倍。
〔五〕辛：大观、政和本草卷十桔梗条俱作「平」。
〔六〕龙眼：原脱，今据大观、政和本草卷十桔梗条补。
〔七〕痖毒：原作「签味」，今据大观、政和本草卷十桔梗条改。
〔八〕去：原脱，今据大观、政和本草卷十桔梗条补。
〔九〕积：同上。
〔十〕去肺热：大观、政和本草卷十桔梗条俱作「主肺气」。

腹中冷痛，主中恶及小儿惊痫。甄权**下一切气，止霍乱转筋，心腹胀痛，补五劳，养气，除邪辟温，破癥瘕肺痈，养血排脓，补内漏及喉痹。**大明**利窍，除肺部风热，清利头目咽嗌，胸膈滞气及痛，除鼻塞。**元素**治寒呕。**李杲**主口舌生疮，赤目肿痛。**时珍

〔发明〕〔好古曰〕桔梗气微温，味苦辛，味厚气轻，阳中之阴，升也。入手太阴肺经气分及足少阴经。〔元素曰〕桔梗清肺气，利咽喉，其色白，故为肺部引经。与甘草同行，为舟楫之剂。如大黄苦泄峻下之药，欲引至胸中至高之分成功，须用辛甘之剂升之。譬如铁石入江，非舟楫不载。所以诸药有此一味，不能下沉也。〔时珍曰〕朱肱活人书治胸中痞满不痛，用桔梗、枳壳，取其通肺利膈下气也。张仲景伤寒论治寒实结胸，用桔梗、贝母、巴豆，取其温中消谷破积也。又治肺痈唾脓，用桔梗、甘草，取其苦辛清肺，甘温泻火，又能排脓血、补内漏也。其治少阴证二三日咽痛，亦用桔梗、甘草，取其苦辛散寒，甘平除热，合而用之，能调寒热也。后人易名甘桔湯，通治咽喉口舌诸病。宋仁宗加荆芥、防风、连翘，遂名如圣湯，极言其验也。按王好古医垒元戎载之颇详，云失音加诃子，声不出加半夏，上气加陈皮，涎嗽加知母、贝母，咳渴加五味子，酒毒加葛根，少气加人参，呕加半夏、生姜，唾脓血加紫菀，肺痿加阿胶，胸膈不利加枳壳，心胸痞满加枳实，目赤加巵子、大黄，面肿加茯苓，肤痛加黄耆，发斑加防风、荆芥，疫毒加鼠粘子、大黄，不得眠加巵子。〔震亨曰〕干咳嗽，乃痰火之邪郁在肺中，宜苦梗以开之。痢疾腹痛，乃肺金之气郁在大肠，亦宜苦梗开之，后用痢药。此药能开提气血，故气药中宜用之。

〔附方〕旧十，新八〔一〕。**胸满不痛**桔梗、枳壳等分，水二钟，煎一钟，温服。南阳活人书。**伤寒腹胀**阴阳不和也，桔梗半夏湯主之。桔梗、半夏、陈皮各三錢，姜五片，水二钟，煎一钟服。南阳活人书。**痰嗽喘急**桔梗一两半，为末，用童子小便半升，煎四合，去滓温服。简要济众方。**肺痈咳嗽**胸满振寒，脉数咽干，不渴，时出浊唾腥臭，久久吐脓如粳米粥者，桔梗湯主之。桔梗一两，甘草二两，水三升，煮一升，分温再服。朝暮吐脓血则瘥。张仲景金匮玉函方。**喉痹毒气**桔梗二两，水三升，煎一升，顿服。千金方。**少阴咽痛**少阴证，二三日咽痛者，可与甘草湯；不瘥者，与桔梗湯主之。桔梗一两，甘草二两，水三升，煮一升，分服。张仲景伤寒论。**口舌生疮**方同上。**齿**

〔一〕八：原作「七」，今按下新附方数改。

䘌〔一〕**肿痛**桔梗、薏苡仁等分，为末服。永类方。**骨槽风痛**牙根肿痛。桔梗为末，枣瓤和丸皂子大，绵裹咬之。仍以〔二〕荆芥湯漱之。经验后〔三〕方。**牙疳臭烂**桔梗、茴香等分，烧研傅之。卫生易简方。**肝风眼黑**目睛痛，肝风盛也，桔梗丸主之。桔梗一斤，黑牵牛头末三两，为末，蜜丸梧子大。每服四十丸〔四〕，温水下，日二服。保命集。**鼻出**〔五〕**衄血**桔梗为末，水服方寸匕，日四服。一加生犀角屑。普济方〔六〕。**吐血下血**方同上。**打击瘀血**在肠内，久不消，时发动者。桔梗为末，米饮下一刀圭。肘后要方。**中蛊下血**如鸡肝，昼夜出血石余，四脏皆损，惟心未毁，或鼻破将死者。苦桔梗为末，以酒服方寸匕，日三服。不能下药，以物拗口灌之。心中当烦，须臾自定，七日止。当食猪肝臛〔七〕以补之，神良。一方加犀角等分。古今录验〔八〕。**妊娠中恶**心腹疼痛。桔梗一两剉，水一钟，生姜三片，煎六分，温服。圣惠方。**小儿客忤**死不能言。桔梗烧研三钱，米湯服之。仍呑麝香豆许。张文仲备急方〔九〕。

芦头　**〔主治〕吐上膈风热痰实，生研末，白汤调服一二钱，探吐。**时珍

长松拾遗

〔一〕䘌：原作「慝」，今从张本改。

〔二〕仍以：大观、政和本草卷十桔梗条附方俱作「肿则」。

〔三〕后：原脱，今据大观、政和本草卷十桔梗条附方补。

〔四〕丸：保命集卷下第二十五此下有「加至百丸」。

〔五〕出：疑当作「卒」。

〔六〕普济方：上方见普济方卷一八九。注云：「出本草」。大观、政和本草卷十桔梗条附此方谓出千金。检今本千金，未见此方。

〔七〕臛：原作「肺」，今据外台卷二十八改。

〔八〕古今录验：此上原有「初虞」二字。本方见外台卷二十八引古今录验。初虞世虽撰有古今录验养生必用方，但初为宋人，其方不当为唐代外台所引。故此应是唐·甄权之弟甄立言所撰之古今录验方。濒湖误记，且遗「世」字，因删。

〔九〕张文仲备急方：大观、政和本草卷十桔梗条附方作「子母秘录」。千金卷五上治少小客忤有呑麝香豆许方，濒湖并入本方。

【释名】仙茆〔时珍曰〕其叶如松，服之长年，功如松脂及仙茆，故有二名。

【集解】〔藏器曰〕长松生关内山谷中，叶〔一〕似松，叶上有脂，山人服之。〔时珍曰〕长松生古松下，根色如荠苨，长三五寸，味甘微苦，类人参，清香可爱。按张天觉文集云：僧普明居五台山，患大风，眉发俱堕，哀苦不堪。忽遇异人，教服长松，示其形状。明采服之，旬余毛发俱生，颜色如故。今并代间土人，多以长松杂甘草、山药为汤煎，甚佳。然本草及方书皆不载，独释慧祥清凉传始叙其详如此。韩悉医通云：长松产太行西北诸山，根似独活而香。

根

【气味】甘，温，无毒。

【主治】风血冷气宿疾，温中去风。藏器　治大风恶疾，眉发堕落，百骸腐溃。每以一两，入甘草少许，水煎服，旬日即愈。又解诸虫毒，补益长年。时珍

【附方】新一　长松酒〔二〕滋补一切风虚，乃庐山休休子所传。长松一两五钱，状似独活而香，乃酒中圣药也。熟地黄八钱，生地黄、黄芪蜜炙、陈皮各七钱，当归、厚朴、黄檗各五钱，白芍药煨、人参、枳壳各四钱，苍术米泔制、半夏制、天门冬、麦门冬、砂仁、黄连各三钱，木香、蜀椒、胡桃仁各二钱，小红枣肉八个，老米一撮，灯心五寸长一百二十根，一料分十剂，绢袋盛之。凡米五升，造酒一尊，煮一袋，窨久乃饮。韩氏医通。

黄精 别录上品

〔校正〕并入拾遗救荒草。

【释名】黄芝瑞草经　戊己芝五符经　菟竹别录　鹿竹别录　仙人余粮弘景　救穷草别录　米铺〔三〕蒙筌　野生姜蒙筌　重楼别录　鸡格别录　龙衔广雅　垂珠〔颂曰〕隋时羊公服黄精法云：黄精是芝草之精也，一名葳蕤，一名白及，一名仙人余粮，一名苟格，一名马箭，一名垂珠，一名菟竹。〔时珍曰〕黄精为服食要药，故别录列于草部之首，仙家以为芝草之类，以其得坤土之精粹，故谓之黄精。五符经云，黄精获天地之淳精，故名为戊己芝，是此义也。余粮、救穷，

〔一〕叶：大观、政和本草卷七长松条作「草」。
〔二〕长松酒：方见韩氏医通卷下方诀无隐章第八，与此略有出入，详见彼书。
〔三〕铺：本草蒙筌卷一黄精条同。但抱朴子内篇卷十一仙药及政和本草卷六黄精条俱作「脯」，义长，应据改。下同。

以功名也。鹿竹、菟竹，因叶似竹，而鹿兎食之也。垂珠，以子形也。陈氏拾遗救荒草即此也，今并为一。〔嘉谟曰〕根如嫩姜，俗名野生姜。九蒸九曝，可以代粮，又名米餔。

【集解】〔别录曰〕黄精生山谷，二月采根阴干。〔弘景曰〕今处处有之。二月始生，一枝多叶，叶状似竹而短。根似萎蕤。萎蕤根如荻根及菖蒲，概节而平直；黄精根如鬼臼、黄连，大节而不平。虽燥，并柔软〔一〕有脂润。俗方无用此，而为仙经所贵，根、叶、花、实皆可饵服，酒散随宜，具在断谷方中。其叶乃与钩吻相似，惟茎不紫、花不黄为异，而人多惑之。其类乃殊，遂致死生之反，亦为奇事。〔斅曰〕钩吻真似黄精，只是叶头尖有毛钩子二个，若误服之害人。黄精叶似竹也。〔恭曰〕黄精肥地生者，即大如拳；薄地生者，犹如拇指。萎蕤肥根，颇类〔二〕其小者，肌理形色，大都相似。今以鬼臼、黄连为比，殊无仿佛。黄精叶似柳及龙胆、徐长卿辈而坚。其钩吻蔓生，叶如柿叶，殊非比类。〔藏器曰〕黄精叶偏生不对者名偏精，功用不如正精。正精叶对生。钩吻乃野葛之别名，二物殊不相似，不知陶公凭何说此？〔保昇曰〕钩吻一名野葛，陶说叶似黄精者当是。苏说叶似柿者，当别是一物。〔颂曰〕黄精南北皆有，以嵩山、茅山者为佳。三月生苗，高一二尺以来。叶如竹叶而短，两两相对。茎梗柔脆，颇似桃枝，本黄末赤。四月开细〔三〕青白花，状如小豆花。结子白如黍粒，亦有无子者。根如嫩生姜而黄色，二月采根，蒸过暴干用。今遇八月采，山中人九蒸九暴作果卖，黄黑色而甚甘美。其苗初生时，人多采为菜茹，谓之笔〔四〕菜，味极美。江南人说黄精苗叶稍类钩吻，但钩吻叶头极尖而根细，而苏恭言钩吻蔓生，恐南北所产之异耳。〔时珍曰〕黄精野生山中，亦可劈根长二寸，稀种之，一年后极稠，子亦可种。其叶似竹而不尖，或两叶、三叶、四、五叶，俱对节而生。其根横行，状如萎蕤，俗采其苗煠熟，淘去苦味食之，名笔管菜。陈藏器本草言青粘是萎蕤，见萎蕤发明下。又黄精、钩吻之说，陶弘景、雷斅、韩保昇皆言二物相似。苏恭、陈藏器皆言不相似。苏颂复设两可之辞。今考神农本草、吴普本草，并言钩吻是野葛，蔓生，其茎如箭，与苏恭之说相合。张华博物志云：昔黄帝问天老曰：天地所生，有食之令人不死者乎？天老曰：太阳之草名黄精，食之可以长生；太阴之草名钩吻，不可食之，入口立死。人信钩吻杀人，不信黄精之益寿，不亦惑乎？按此但以黄精、钩吻相对待而言，不言其相似也。陶氏因此遂谓二物相

〔一〕软：原脱，今据大观、政和本草卷六黄精条补。
〔二〕类：同上。
〔三〕细：同上。
〔四〕笔：原作「毕」，今据大观、政和本草卷六黄精条改。

似〔一〕，与神农所说钩吻不合。恐当以苏恭所说为是，而陶、雷所说别一毒物，非钩吻也。历代本草惟陈藏器辨物最精审，尤当信之。余见钩吻条。

根　**【修治】**〔敩曰〕凡采得以溪水洗净蒸之，从巳至子，薄切暴干用。〔颂曰〕羊公服黄精法：二月、三月采根，入地八九寸为上。细切一石，以水二石五斗，煮去苦味，漉出，囊中压取汁，澄清再煎，如膏乃止。以炒黑黄豆末，相和得所，捏作饼子，如钱大。初服二枚，日益之。亦可焙干筛末，水服。〔诜曰〕饵黄精法：取甕子去底，釜內安置得所，入黄精令满，密盖，蒸至气溜，即暴之。如此九蒸九暴。若生则刺人咽喉。若服生者，初时只可一寸半，渐渐增之，十日不食，服止三尺五寸。三百日后，尽见鬼神，久必升天。根、叶、花、实皆可食之，但以相对者是正，不对者名偏精也。

【气味】甘，平，无毒。〔权曰〕寒。〔时珍曰〕忌梅实，花、叶、子并同。

【主治】补中益气，除风湿，安五脏。久服轻身延年不饥。别录　**补五劳七伤，助筋骨，耐寒暑，益脾胃，润心肺。单服九蒸九暴食之，驻颜断谷。**大明　**补诸虚，止寒热，填精髓，下三尸虫。**时珍

【发明】〔时珍曰〕黄精受戊己之淳气，故为补黄宫之胜品。土者万物之母，母得其养，则水火既济，木金交合，而诸邪自去，百病不生矣。神仙芝草经云：黄精宽中益气，使五脏调良，肌肉充盛，骨髓坚强，其力增倍，多年不老，颜色鲜明，发白更黑，齿落更生。又能先下三尸虫：上尸名彭质，好宝货，百日下；中尸名彭矫，好五味，六十日下；下尸名彭居，好五色，三十日下，皆烂出也。根为精气〔二〕，花实为飞英，皆可服食。又按雷氏炮炙论序云：驻色延年，精蒸〔三〕神锦。注云：以黄精自然汁拌研细神锦，于柳木甑中蒸七日，以木蜜丸服之。木蜜，枳椇也。神锦不知是何物，或云朱砂也。〔禹锡曰〕按抱朴子云：黄精服其花胜其实，服其实胜其根。但花难得，得其生花十斛，干之才可得五六斗尔，非大有力者不能办也。日服三合，服之十年，乃得其益。其断谷不及术。术饵令人肥健，可以负重涉险；但不及黄精甘美易食，凶年可

〔一〕似：原作「对」，今从张本改。
〔二〕精气：大观、政和本草卷六黄精条俱作「气精」。
〔三〕蒸：原作「煎」，今据本书卷一雷序改，与注文合。

与老少代〔一〕粮，谓之米脯也。〔慎微曰〕徐铉稽神录云：临川士家一婢，逃入深山中，久之见野草枝叶可爱，取根食之，久久不饥。夜息大树下，闻草中动，以为虎攫，上树避之。及晓下地，其身欻然凌空而去，若飞鸟焉。数岁家人采薪见之，捕之不得，临绝壁下网围之，俄而腾上山顶。或云此婢安有仙骨，不过灵药服食尔。遂以酒饵置往来之路，果来，食讫，遂不能去，擒之，具述其故。指所食之草，即是黄精也。

【附方】旧一，新四。**服食法**圣惠方：用黄精根茎不限多少，细锉阴干捣末。每日水调末服，任多少。一年内变老为少，久久成地仙。臞仙神隐书：以黄精细切一石，用水二石五斗煮之，自旦至夕，候冷，以手挼碎，布袋榨取汁煎之。渣焙干为末，同入釜中，煎至可丸，丸如鸡头〔二〕子大。每服一丸，日三服。绝粮轻身，除百病。渴则饮水。**补肝明目**黄精二斤，蔓菁子一斤〔三〕淘，同和，九蒸九晒，为末。空心每米饮下二錢，日二服，延年益寿。圣惠方。**大风癞疮**营气不清，久风入脉，因而成癞，鼻坏色败，皮肤痒溃〔四〕。用黄精根去皮洗净〔五〕二斤，日中〔六〕暴令软〔七〕，纳粟米饭甑〔八〕中，同〔九〕蒸至二斗〔十〕米熟，时时食之。圣济总录。**补虚精气**黄精、枸杞子等分，捣作饼，日干为末，炼蜜丸梧子大。每湯下五十丸。奇效良方。

萎蕤音威绥。本经上品

〔一〕代：抱朴子内篇卷十一仙药篇及政和本草卷六黄精条俱作「休」，惟大观本草作「代」。
〔二〕头：原脱，今依本书萎蕤条附方服食法例补。鸡头子即芡实。
〔三〕斤：原作「升」，今据圣惠方卷三十三蔓菁子散方改。
〔四〕皮肤痒溃：原脱，今据圣济总录卷十八补。
〔五〕洗净：原作「洁净共以洗」，今据圣济总录卷十八改。
〔六〕日中：原脱，今据圣济总录卷十八补。
〔七〕令软：同上。
〔八〕甑：同上。
〔九〕同：同上。
〔十〕二斗：同上。

【释名】女萎本经　葳蕤吴普　萎移音威移。委萎尔雅　萎香纲目　荧尔雅。音行。玉竹别录　地节别录。

〔时珍曰〕按黄公绍古今韵会云：葳蕤，草木叶垂之貌。此草根长多须，如冠缨下垂之緌而有威仪，故以名之。凡羽盖旌旗之缨緌，皆象葳蕤，是矣。张氏瑞应图云：王者礼备，则葳蕤生于殿前。一名萎香。则威仪之义，于此可见。别录作萎蕤，省〔一〕文也。说文作萎移，音相近也。尔雅作委萎，字相近也。其叶光莹而象竹，其根多节，故有荧及玉竹、地节诸名。吴普本草又有乌女、虫蝉之名。宋本一名马熏，即乌萎之讹者也。

【正误】〔弘景曰〕本经有女萎无萎蕤，别录无女萎有萎蕤，而功用正同，疑女萎即萎蕤，惟名异尔。〔恭曰〕女萎功用及苗蔓与萎蕤全别。今本经朱书是女萎功效，故别录墨书乃萎蕤功效也。〔藏器曰〕本草女萎、萎蕤同传。陶云是一物。苏云二物不同，于中品别出女萎一条。然其主霍乱泄痢肠鸣，正与上品女萎〔二〕相合，则是更非二物矣。〔颂曰〕观古方书所用，胡洽〔三〕治时气洞下有女萎丸，治伤寒冷下结肠丸中用女萎，治虚劳下痢小黄耆酒中加女萎，详此数方所用，乃似中品女萎，缘其性温主霍乱泄痢故也。又治贼风手足枯痹四肢拘挛茵蓣酒中用女萎，古今录验〔四〕治身体疬疡斑驳有女萎膏，乃似上品本经朱书女萎，缘其主中风不能动摇及去皯好色故也。又治伤寒七、八日不解续命鳖甲汤，及治脚弱鳖甲汤，并用萎蕤，及延年方治风热项急痛四肢骨肉烦热有萎蕤饮，又主虚风热发即头热〔五〕有萎蕤丸〔六〕，乃似上品别录墨书萎蕤，缘其主虚热湿〔七〕毒腰痛故也。三者既别〔八〕，则非一物明矣。且萎蕤甘平，女萎辛〔九〕温，安得为一物？〔时珍曰〕本经女

〔一〕省：原作「有」，今从张本改。

〔二〕萎：原作「蕤」，今据大观、政和本草卷六女萎萎蕤条改。

〔三〕洽：原作「人」，据改同上。

〔四〕古今录验：原作「初虞世」。按初虞世虽撰有古今录验养生必用方，但女萎膏方见外台卷十五引自古今录验。初为宋人，不当为唐人所称引，故外台所引自是唐·甄立言所撰之古今录验方。濒湖误记。今据大观、政和本草卷六女萎萎蕤条改。

〔五〕热：原作「痛」，今据外台卷十五及大观、政和本草卷六女萎萎蕤条改。

〔六〕丸：原脱，今据外台卷十五及大观、政和本草卷六女萎萎蕤条补。

〔七〕湿：原作「温」，今据大观、政和本草卷六女萎萎蕤条引图经文改，与本书引别录主治文合。

〔八〕别：原作「白」，今据大观、政和本草卷六女萎萎蕤条改。

〔九〕辛：原作「甘」，今据大观、政和本草卷六女萎萎蕤条改，与本书卷十八女萎条合。

萎，乃尔雅委萎二字，即别录萎蕤也，上古钞写讹为女萎尔。古方治伤寒风虚用女萎者，即萎蕤也，皆承本草之讹而称之。诸家不察，因中品有女萎名字相同，遂致费辩如此。今正其误，只依别录书萎蕤为纲，以便寻检。其治泄痢女萎，乃蔓草也，见本条。

【集解】〔别录曰〕萎蕤生太山山谷及丘陵，立春后采，阴干。〔普曰〕叶青黄色，相值如姜叶，二月、七月采。〔弘景曰〕今处处有之。根似黄精，小异。服食家亦用之。〔颂曰〕今滁州、舒州及汉中、均州皆有之。茎干强直，似竹箭杆，有节。叶狭而长，表白里青，亦类黄精。根黄〔一〕而多须，大如指，长一二尺。或云可啖。三月开青花，结圆实。〔时珍曰〕处处山中有之。其根横生似黄精，差小，黄白色，性柔多须，最难燥。其叶如竹，两两相值。亦可采根种之，极易繁也。嫩叶及根，并可煮淘食茹。

根　【修治】〔敩曰〕凡使勿用黄精并钩吻，二物相似。萎蕤节上有须毛，茎斑，叶尖处有小黄点，为不同。采得以竹刀刮去节皮，洗净，以蜜水浸一宿，蒸了焙干用。

【气味】甘，平，无毒。〔普曰〕神农：苦。桐君、雷公、扁鹊：甘，无毒。黄帝：辛。〔之才曰〕畏卤碱。

【主治】女萎：主中风暴热，不能动摇，跌筋结肉，诸不足。久服去面黑䵟，好颜色润泽，轻身不老。本经　**萎蕤：主心腹结气，虚热湿毒腰痛，茎中寒，及目痛眦烂泪出。**别录　**时疾寒热，内补不足，去虚劳客热。头痛不安，加而用之，良。**甄权　**补中益气。**萧炳　**除烦闷，止消渴，润心肺，补五劳七伤虚损，腰脚疼痛。天行热狂，服食无忌。**大明　**服诸石人不调和者，煮汁饮之。**弘景　**主风温自汗灼热，及劳疟寒热，脾〔二〕胃虚乏，男子小便频数，失精，一切虚损。**时珍

【发明】〔杲曰〕萎蕤能升能降，阳中阴也。其用有四：主风淫四末，两目泪烂，男子湿注腰痛，女子面生黑䵟。

〔一〕根黄：原脱，今据大观、政和本草卷六女萎萎蕤条补。
〔二〕脾：原作「痹」，今从张本改。

〔时珍曰〕萎蕤性平味甘，柔润可食。故朱肱南阳活人书，治风温自汗身重，语言难出，用萎蕤汤，以之为君药。予每用治虚劳寒热痁疟，及一切不足之证，用代参、耆，不寒不燥，大有殊功，不止于去风热湿毒而已，此昔人所未阐者也。〔藏器曰〕陈寿魏志樊阿传云：青粘一名黄芝，一名地节。此即萎蕤，极似偏精。本功外，主聪明，调血气，令人强壮。和漆叶为散服，主五脏益精，去三虫，轻身不老，变白，润肌肤，暖腰脚，惟有热不可服。晋嵇绍有胸中寒疾，每酒后苦唾，服之得愈。草似竹，取根花叶阴干用。昔华陀入山见仙人所服，以告樊阿，服之寿百岁也。〔颂曰〕陈藏器以青粘即葳蕤。世无识者，未敢以为信然。〔时珍曰〕苏颂注黄精，疑青粘是黄精，与此说不同。今考黄精、萎蕤性味功用大抵相近，而萎蕤之功更胜。故青粘一名黄芝，与黄精同名；一名地节，与萎蕤同名。则二物虽通用亦可。

【附方】旧一，新六。**服食法**二月、九月采萎蕤根，切碎一石，以水二石煮之，从旦至夕，以手挼烂，布囊榨取汁，熬稠。其渣晒为末，同熬至可丸，丸如鸡头子大。每服一丸，白汤下，日三服。导气脉，强筋骨，治中风湿毒，去面皱颜色，久服延年。臞仙神隐书。**赤眼涩痛**萎蕤、赤芍药、当归、黄连等分，煎汤熏洗。卫生家宝方。**眼见黑花**赤痛昏暗。甘露汤：用萎蕤焙四两，每服二钱，水一盏，入薄荷二叶，生姜一片，蜜少许，同煎七分，卧时温服，日一服。圣济总录。**小便卒淋**萎蕤一两，芭蕉根四两，水二大碗，煎一碗半，入滑石二钱，分三服。太平圣惠方。**发热口干**小便涩。用萎蕤五两，煎汁饮之。外台秘要。**乳石发热**萎蕤三两，炙甘草二两，生犀角一两，水四升，煮一升半，分三服。圣惠方。**痫后虚肿**小儿痫病瘥后，血气上虚，热在皮肤，身面俱肿。萎蕤、葵子、龙胆、茯苓、前胡等分，为末。每服一钱，水煎服。圣济总录。

【附录】鹿药开宝。〔志曰〕鹿药甘，温，无毒。主风血，去诸冷，益老起阳，浸酒服之。生姑藏已西，苗根并似黄精，鹿好食其根。〔时珍曰〕胡洽居士言鹿食九种解毒之草，此其一也。或云即是萎蕤，理亦近之。姑附以俟考访〔一〕。

委蛇音威贻。〔别录曰〕味甘，平，无毒。主消渴少气，令人耐寒。生人家园中，大枝长须，多叶而两两相值，子如芥子。〔时珍曰〕此亦似是萎蕤，并俟考访。

〔一〕考访：原脱，今据本条委蛇注文例补。

知母 本经中品。

【释名】蚳母 本经。音迟〔一〕。说文作芪。连母 本经 蝭母 蝭音匙，又音提，或作莐。货母 本经 地参 本经 水参 又名水须〔二〕、水浚。荨 尔雅。音覃。莐藩 音沉烦。苦心〔三〕别录 儿草 别录。又名儿踵草、女雷、女理、鹿列、韭逢、东根、野蓼〔四〕、昌支。〔时珍曰〕宿根之旁，初生子根，状如蚳蝱之状，故谓之蚳母，讹为知母、蝭母也。余多未详。

【集解】〔别录曰〕知母生河内川谷，二月、八月采根暴干。〔弘景曰〕今出彭城。形似菖蒲而柔润，叶至难死，掘出随生，须枯燥乃止。〔禹锡曰〕按范子云：提母出三辅，黄白者善。郭璞释尔雅云：荨，蝭〔五〕母也。生山上，叶如韭。〔颂曰〕今濒河怀、卫、彰德诸郡及解州、滁州亦有之。四月开青花如韭花，八月结实。

根

【修治】〔敩曰〕凡使，先于槐砧上剉细，焙〔六〕干，木臼杵捣，勿犯铁器。〔时珍曰〕凡用，拣肥润里白者，去毛切。引经上行则用酒浸焙干，下行则用盐水润焙。

【气味】苦，寒，无毒。〔大明曰〕苦、甘。〔权曰〕平。〔元素曰〕气寒，味大辛、苦。气味俱厚，沉而降，阴也。又云：阴中微阳，肾经本药，入足阳明、手太阴经气分。〔时珍曰〕得黄檗及酒良，能伏盐及蓬砂。

【主治】消渴热中，除邪气，肢体浮肿，下水，补不足，益气。本经 疗伤寒久疟烦热，胁下邪气，膈中恶，及风汗内疸〔七〕。多服令人泄。别录 心烦躁闷，骨热劳往

〔一〕迟：大观、政和本草卷八知母条作「岐」。

〔二〕水须：大观、政和本草卷八知母条作墨字，认为别录文。

〔三〕苦心：大观、政和本草卷八及千金翼卷二知母条均未见此名。

〔四〕野蓼：大观、政和本草卷八知母条作白字，认为本经文。

〔五〕蝭：尔雅释草郭注作「榐」（即今「匙」字）或「提」。郝懿行云：「提、蝭、莐、蚳、芪、知，并声借字通也。」见尔雅义疏下之一。

〔六〕焙：原作「烧」，今据大观、政和本草卷八知母条改。

〔七〕疸：原作「疽」，今据大观、政和本草卷八及千金翼卷二知母条改。

来，产后蓐劳，肾气劳，憎寒虚烦[一]。甄权 热劳传尸疰病[二]，通小肠，消痰止嗽，润心肺，安心，止惊悸。大明 凉心去热，治阳明火热，泻膀胱、肾经火，热厥头痛，下痢腰痛，喉中腥臭。元素 泻肺火，滋肾水，治命门相火有余。好古 安胎，止子烦，辟射工、溪毒。时珍

【发明】〔权曰〕知母治诸热劳，患人虚而口干者，加用之。〔杲曰〕知母入足阳明、手太阴。其用有四：泻无根之肾火，疗有汗[三]之骨蒸，止虚劳之热，滋化源之阴。仲景用此入白虎汤治不得眠者，烦躁也。烦出于肺，躁出于肾。君以石膏，佐以知母之苦寒，以清肾之源；缓以甘草、粳米，使不速下也。又凡病小便閟塞而渴者，热在上焦气分，肺中伏热不能生水，膀胱绝其化源，宜用气薄味薄淡渗之药，以泻肺火清肺金而滋水之化源。若热在下焦血分而不渴者，乃眞水不足，膀胱干涸，乃无阴则阳无以化，法当用黄檗、知母大苦寒之药，以补肾与膀胱，使阴气行而阳自化，小便自通。方法详载木部黄檗下。〔时珍曰〕肾苦燥，宜食辛以润之。肺苦逆，宜食苦[四]以泻之。知母之辛苦寒凉，下则润肾燥而滋阴，上则清肺金而泻火，乃二经气分药也。黄檗则是肾经血分药。故二药必相须而行，昔人譬之虾与水母，必相依附。补阴之说，详黄檗条。

【附方】旧二，新六[五]。**久近痰嗽** 自胸膈下塞停饮，至于脏腑。用知母、贝母各一两为末，巴豆三十枚去油，研匀。每服一字，用姜三片，二面蘸药，细嚼咽下，便睡，次早必泻一行，其嗽立止。壮人乃用之。一方不用巴豆。医学集成。 **久嗽气急** 知母去毛切五钱，隔纸炒，杏仁姜水泡去皮尖焙五钱，以水一钟半，煎一钟，食远温服。次以萝卜子、杏仁等分，为末，米糊丸，服五十丸，姜汤下，以绝病根。邓笔峰杂兴方。 **妊娠子烦** 因服药致胎气不安，烦不得

〔一〕烦：大观、政和本草卷八知母条俱作「损」。
〔二〕病：原作「痛」，今据大观、政和本草卷八知母条改。
〔三〕汗：原作「干」，今据汤液本草卷中知母条改。
〔四〕苦：原作「辛」，今据素问藏气法时论改，与下文合。
〔五〕六：原作「五」，今按下新附方数改。

卧者。知母一两，洗焙为末，枣肉丸弹子大。每服一丸，人参汤下。医者不识此病，作虚烦治，反损胎气。产科郑宗文得此方于陈藏器本草拾遗中，用之良验。杨归厚产乳集验方。**妊娠腹痛**月未足，如欲产之状。用知母二两为末，蜜丸梧子大，每粥饮下二十丸。圣惠〔一〕方。**溪毒射工**凡中溪毒，知母连根叶捣作散服，亦可投水捣绞汁饮一二升。夏月出行，多取其屑自随。欲入水，先取少许投水上流，便无畏。兼辟射工。亦可煮汤浴之，甚佳。肘后良方。**紫癜风疾**醋磨知母擦之，日三次。卫生易简方。**嵌甲肿痛**知母烧存性研，掺之。多能方。

肉苁蓉本经上品

【释名】肉松容吴普 **黑司命**吴普。〔时珍曰〕此物补而不峻，故有从容之号。从容，和缓之貌。

【集解】〔别录曰〕肉苁蓉生河西山谷及代郡雁门，五月五日采，阴干。〔普曰〕生河西山阴地，丛生，二月至八月采。〔弘景曰〕代郡雁门属并州，多马处便有之，言是野马精落地所生。生时似肉，以作羊肉羹补虚乏极佳，亦可生啖。芮芮〔二〕河南间至多。今第一出陇西，形扁广〔三〕，柔润多花而味甘。次出北地者，形短而少花。巴东建平间亦有，而不嘉也。〔恭曰〕此乃论草苁蓉也，陶未见肉者。今人所用亦草苁蓉刮去花，代肉苁蓉，功力稍劣。〔保昇曰〕出肃州福禄县沙中。三月、四月掘根，长尺余，切取中央好者三四寸，绳穿阴干，八月始好，皮有松子鳞甲。其草苁蓉四月中旬采，长五、六寸至一尺以来，茎圆紫色。〔大明曰〕生教落树下，并土堑上，此即非马交之处，陶说谬尔。又有花苁蓉，即暮春抽苗者，力较微尔。〔颂曰〕今陕西州郡多有之，然不及西羌界中来者，肉厚而力紧。旧说是野马遗沥所生。今西人云〔四〕大木间及土堑垣中多生，乃知自有种类尔。或疑其初生于马沥，后乃滋殖，如茜根生于人血之类是也。五月采取，恐老不堪，故多三月采之。〔震亨曰〕河西混一之后，今方识其真形，何尝有所谓鳞甲者？盖苁蓉罕得，人多以金莲根用盐盆制而为之，又以草苁蓉充之，用者宜审。〔嘉谟曰〕今人以嫩松梢盐润伪之。

〔一〕圣惠：原作「陈延之小品」，今据大观、政和本草卷八知母条附方改，与圣惠方卷七十五知母圆方合。政和又云：「杨氏产乳同」。
〔二〕芮芮：原脱，今据大观、政和本草卷七肉苁蓉条补。芮芮，我国古代北方民族之一，初号柔然，后改号蠕蠕，语转为芮芮。
〔三〕广：原作「黄」，今据大观、政和本草卷七肉苁蓉条改。
〔四〕云：原作「去」，据改同上。

【修治】〔敩曰〕凡〔一〕使先须清酒浸一宿，至明以棕刷去沙土浮甲，劈破中心，去白膜一重，如竹丝草样。有此，能隔人心前气不散，令人上气也。以甑蒸之，从午至酉取出，又用酥炙得所。

【气味】甘，微温，无毒。〔别录曰〕酸、咸。〔普曰〕神农、黄帝：咸。雷公：酸。李当之：小温。

【主治】五劳七伤，补中，除茎中寒热痛，养五脏，强阴，益精气，多子，妇人癥瘕。久服轻身。本经　除膀胱邪气腰痛，止痢。别录　益髓，悦颜色，延年，大补壮阳，日御过倍，治女人血崩。甄权　男子绝阳不兴，女子绝阴不产，润五脏，长肌肉，暖腰膝，男子泄精尿〔二〕血遗沥，女子带下阴痛。大明

【发明】〔好古曰〕命门相火不足者，以此补之，乃肾经血分药也。凡服苁蓉以治肾，必妨心。〔震亨曰〕峻补精血。骤用，反动大便滑也。〔藏器〔三〕曰〕强筋健髓，以苁蓉、鳝鱼二味为末，黄精汁丸服之，力可十倍。此说出乾宁记。〔颂曰〕西人多用作食。只刮去鳞甲，以酒浸洗去黑汁，薄切，合山芋、羊肉作羹，极美好，益人，胜服补药。〔宗奭曰〕洗去黑汁，气味皆尽矣。然嫩者方可作羹，老者〔四〕味苦。入药少则不效。

【附方】旧一，新四。**补益劳伤**　精败面黑。用苁蓉四两，水煮令烂，薄切细〔五〕研精羊肉，分为四度，下五味，以米煮粥空心食。药性论。**肾虚白浊**　肉苁蓉、鹿茸、山药、白茯苓等分，为末，米糊丸梧子大，每枣汤下三十丸。圣济总录。**汗多便秘**　老人虚人皆可用。肉苁蓉酒浸焙二两，研沉香末一两，为末，麻子仁汁打糊，丸梧子大。每服七十〔六〕丸，白汤下。济生方。**消中易饥**　肉苁蓉、山茱萸、五味子为末，蜜丸梧子大，每盐酒下二十丸。医学指南。

〔一〕凡：原作「见」，今据大观、政和本草卷七肉苁蓉条改。

〔二〕尿：原脱，今据大观、政和本草卷七肉苁蓉条补。

〔三〕藏器：原作「敩」，今据大观、政和本草卷七肉苁蓉条改。

〔四〕老者：原脱，今据本草衍义卷八及政和本草卷七肉苁蓉条补。

〔五〕切细：原作「细切」，今据大观、政和本草卷七肉苁蓉条改。

〔六〕十：原作「分」，今据济生方卷四润肠丸改。

破伤风病口禁身强。肉苁蓉切片晒干，用一小盏，底上穿定，烧烟于疮上熏之，累效。卫生总微〔一〕。

列当 宋开宝

【释名】栗〔二〕当开宝 草苁蓉开宝 花苁蓉日华

【集解】〔志曰〕列当生山南岩石上，如藕根，初生掘取阴干。〔保昇曰〕原州、秦州、渭州、灵州皆有之。暮春抽苗，四月中旬采取，长五、六寸至一尺以来，茎圆紫〔三〕色，采取压扁日干。〔颂曰〕草苁蓉根与肉苁蓉极相类，刮去花压扁以代肉者，功力殊劣。即列当也。

根【气味】甘，温，无毒。

【主治】男子五劳七伤，补腰肾，令人有子，去风血，煮酒〔四〕浸酒服之。开宝

【附方】旧一 阳事不兴栗当好者二斤，即列当，捣筛毕，以好酒一斗浸之经宿，随性日饮之。昝殷食医心镜。

锁阳 补遗

【集解】〔时珍曰〕锁阳出肃州。按陶九成辍耕录云：锁阳生鞑靼田地，野马或与蛟龙遗精入地，久之发起如笋，上丰下俭，鳞甲栉比，筋脉连络，绝类男阳，即肉苁蓉之类。或谓里之淫妇，就而合之，一得阴气，勃然怒长。土人掘取洗涤，去皮薄切晒干，以充药货，功力百倍于苁蓉也〔五〕。时珍疑此自有种类，如肉苁蓉、列当，亦未必尽是遗精所生也。

【气味】甘，温，无毒。

【主治】大补阴气，益精血，利大便。虚人大便燥结者，啖之可代苁蓉，煮粥弥

〔一〕微：原作「录」。上方见小儿卫生总微论方卷十九金疮论，因据改。
〔二〕栗：原作「粟」，今据大观政和本草卷十一列当条改。
〔三〕紫：原作「白」，今据大观政和本草卷七肉苁蓉条改，与本书前条肉苁蓉集解引保昇文一致。
〔四〕酒：大观政和本草卷十一列当条俱作「及」。
〔五〕也：原作「此」，今从张本改。

佳。不燥结者勿用。震亨 润燥养筋，治痿弱。时珍

赤箭本经上品 天麻宋开宝

〔校正〕天麻系宋本重出，今并为一。

【释名】赤箭芝〔一〕药性 独摇芝抱朴子 定风草药性 离母本经 合离草抱朴子 神草吴普 鬼督邮本经〔弘景曰〕赤箭亦是芝类。其茎如箭杆，赤色，叶生其端。根如人足〔二〕，又云如芋，有十二子为卫。有风不动，无风自摇。如此，亦非俗所见。而徐长卿亦名鬼督邮。又有鬼箭，茎有羽，其主疗并相似，而益大乖异，并非此赤箭也。〔颂曰〕按抱朴子云：仙方有合离草，一名独摇芝，一名离母。所以谓之合离、离母者，此草下根如芋魁，有游子十二枚周环之，以仿十二辰也。去大魁数尺，皆有细根如白发，虽相须而实不相连，但以气相属尔。如菟丝之草，下有伏菟〔三〕之根。无此则丝不得上，亦不相属也。然则赤箭之异，陶隐居已云非俗所见；菟丝之下有伏菟，亦不闻有见者，殆其种类时有神异者而如此尔。〔时珍曰〕赤箭以状而名，独摇、定风以性异而名，离母、合离以根异而名，神草、鬼督邮以功而名。天麻即赤箭之根，开宝本草重出一条，详后集解下。

【集解】〔别录曰〕赤箭生陈仓川谷、雍州及太山少室，三月、四月、八月采根暴干。〔弘景曰〕陈仓今属雍州扶风郡。〔志曰〕天麻生郓州、利州、太山、劳山诸处，五月采根暴干。叶如芍药而小，当中抽一茎，直上如箭杆。茎端结实，状若续随子。至叶枯时，子黄熟。其根连一、二十〔四〕枚，犹如天门冬之类。形如黄瓜，亦如芦菔，大小不定。彼人多生啖，或蒸煮食之。今多用郓州者佳。〔恭曰〕赤箭是芝类。茎似箭杆，赤色。端有花，叶赤色，远看如箭有羽。四月开花，结实似〔五〕苦楝子，核作五、六棱，中有肉如面，日暴则枯萎。其根皮肉汁，大类天门冬，惟无心脉尔。去根五、六寸，有十余子卫之，似芋，可生啖之，无干服之法。〔颂曰〕赤箭今江湖间亦有之，然不中药用。其苗如苏恭所说，但本经云三月、四月、八月采根，不言用苗。而今方家乃三月、四月采苗，七月、八月、九月采根，与本经参差不同，难以兼著，

〔一〕芝：大观、政和本草卷九天麻条引药性论俱作「脂」。
〔二〕人足：原作「大魁」，今据大观、政和本草卷六赤箭条改。
〔三〕菟：原作「[illegible]」，据改同上。
〔四〕二十：原作「十二」，今据大观、政和本草卷九天麻条改。
〔五〕似：此下原有「枯」字，今据大观、政和本草卷六赤箭条删。

故但从今法。又曰：天麻今汴京东西、湖南、淮南州郡皆有之。春生苗，初出若芍药，独抽一茎直上，高三四尺，如箭杆状，青赤色，故名赤箭芝〔一〕。茎中空，依半以上，贴茎微有尖小叶。梢头生成穗，开花结子，如豆粒大。其子至夏不落，却透虚入茎中，潜生土内。其根形如黄瓜，连生一、二十枚，大者至重半斤，或五、六两。其皮黄白色，名曰龙皮。肉名天麻，二月、三月、五月、八月内采。初得乘润刮去皮，沸汤略煮过，暴干收之。嵩山、衡山人，或取生者蜜煎作果食，甚珍之。〔宗奭曰〕赤箭，天麻苗也。与天麻治疗不同，故后人分为二条。〔承曰〕今医家见用天麻，即是赤箭根。开宝本草又于中品出天麻一条，云出郓州。今之赤箭根苗，皆自齐郓而来者为上。苏颂图经所载天麻之状，即赤箭苗之未长大者也。赤箭用苗，有自表入里之功；天麻用根，有自内达外之理。根则抽苗径直而上，苗则结子成熟而落，返从杆中而下，至土而生，此粗可识其外内主治之理。今翰林沈括最为博识，尝〔二〕云：古方用天麻不用赤箭，用赤箭不用天麻，则天麻、赤箭本为一物明矣。〔机曰〕赤箭、天麻一物也，经分为二，以根与苗主治不同也。产不同地者，各有所宜也。〔时珍曰〕本经止有赤箭，后人称为天麻。甄权药性论云，赤箭芝一名天麻，本自明白。宋人马志重修本草，重出天麻，遂致分辩如此。沈括笔谈云：神农本草明言赤箭采根。后人谓其茎如箭，疑当用茎，盖不然也。譬如鸢尾、牛膝，皆因茎叶相似，其用则根，何足疑哉？上品五芝之外，补益上药，赤箭为第一。世人惑于天麻之说，遂止用之治风，良可惜哉。沈公此说虽是，但根茎并皆可用。天麻子从茎中落下，俗名还筒子。其根暴干，肉色坚白，如羊角色，呼羊角天麻；蒸过黄皱如干瓜者，俗呼酱瓜天麻，皆可用者。一种形尖而空，薄如玄参状者，不堪用。抱朴子云：独摇芝生高山深谷之处，所生左右无草。其茎大如手指，赤如丹素。叶似小苋。根有大魁如斗，细者如鸡子十二枚绕之。人得大者，服之延年。按此乃天麻中一种神异者，如人参中之神参也。〔斆曰〕凡使天麻勿用御风草，二物相似，只是叶茎不同。御风草根茎斑，叶背白有青点。使御风草即勿使天麻。若同用，令人有肠结之患。

【正误】〔藏器曰〕天麻生平泽，似马鞭草，节节生紫花。花中有子，如青葙〔三〕子，子性寒，作饮去热气。茎叶捣傅痈肿。〔承曰〕藏器所说，与赤箭不相干，乃别一物也。〔时珍曰〕陈氏所说，乃一种天麻草，是益母草之类是也。嘉祐本草误引入天麻下耳。今正其误。

〔一〕芝：大观、政和本草卷九天麻条俱作「脂」。

〔二〕尝：原作「常」，今据大观、政和本草卷六赤箭条引别说改。

〔三〕青葙：青，原脱，葙作「箱」，大观本草亦作「箱」。今据政和本草卷九天麻条补正。

【修治】〔敩曰〕修事天麻十两，剉安于瓶中。用蒺藜子一镒，缓火熬焦，盖于天麻上，以三重纸封系，从巳至未取出。蒺藜炒过，盖系如前，凡七遍。用布拭上气汗，刀劈焙干，单捣用。若用御风草，亦同此法。〔时珍曰〕此乃治风痹药，故如此修事也。若治肝经风虚，惟洗净，以湿纸包，于糠火中煨熟，取出切片，酒浸一宿，焙干用。

赤箭　〔气味〕**辛，温，无毒。**〔志曰〕天麻，辛、平，无毒。〔大明曰〕甘，暖。〔权曰〕赤箭芝一名天麻。味甘，平，无毒。〔好古曰〕苦，平，阴中之阳也。

〔主治〕**杀鬼精物，蛊毒恶气。久服益气力，长阴肥健，轻身增年。**本经[一] **消痈肿，下支满，寒疝下血。**别录 **天麻：主诸风湿痹，四肢拘挛，小儿风痫惊气，利腰膝，强筋力。久服益气，轻身长年。**开宝 **治冷气瘰痹，摊缓不随，语多恍惚，善惊失志。**甄权 **助阳气，补五劳七伤，鬼疰，通血脉，开窍。服食无忌。**大明 **治风虚眩运头痛。**元素

〔发明〕〔杲曰〕肝虚不足者，宜天麻、芎藭以补之。其用有四：疗大人风热头痛，小儿风痫惊悸，诸风麻痹不仁，风热语言不遂。〔时珍曰〕天麻乃肝经气分之药。素问云：诸风掉眩，皆属于肝[二]。故天麻入厥阴之经而治诸病。按罗天益云：眼黑头旋，风虚内作，非天麻不能治。天麻乃定风草，故为治风之神药。今有久服天麻药，遍身发出红丹者，是其祛风之验也。〔宗奭曰〕天麻须别药相佐使，然后见其功，仍须加而用之。人或蜜渍为果，或蒸煮食，当深思则得矣。

〔附方〕新二 **天麻丸** 消风化痰，清利头目，宽胸利膈。治心忪烦闷，头运欲倒，项急，肩背拘倦，神昏多睡，肢节烦痛，皮肤瘙痒，偏正头痛，鼻齆，面目虚浮，并宜服之。天麻半两，芎藭二两，为末，炼蜜丸如芡子大。每食后嚼一丸，茶酒任下。普济方。 **腰脚疼痛** 天麻、半夏、细辛各二两，绢袋二个，各盛药令匀，蒸热交互熨痛处，汗出则愈。数日再熨。卫生易简方。

还筒子　〔主治〕**定风补虚，功同天麻。**时珍

〔附方〕新一 **益气固精** 补血黑发益寿，有

〔一〕本经：原在「轻身增年」上。按大观、政和本草卷六赤箭条「轻身增年」俱作白字，认为本经文，因移此。
〔二〕肝：原作「木」，今据素问至真要大论改。

奇效。还筒子半两，芡实半两，金银花二两，破故纸酒浸，春三、夏一、秋二、冬五日，焙研末二两，各研末，蜜糊丸梧子大。每服五十丸，空心盐湯温酒任下。郑西泉所传方。邓才杂兴方。

术直律切。　本经上品

【释名】山蓟本经　杨桴音孚　桴蓟尔雅〔一〕　马蓟纲目　山姜别录　山连别录　吃力伽日华。〔时珍曰〕按六书本义，术字篆文，象其根干枝叶之形。吴普本草一名山芥，一名天蓟。因其叶似蓟，而味似姜、芥也。西域谓之吃力伽，故外台秘要有吃力伽散。扬州之域多种白术，其状如桴，故有杨桴及桴蓟之名，今人谓之吴术是也。桴乃鼓槌之名。古方二术通用，后人始有苍、白之分，详见下。

【集解】〔别录曰〕术生郑山山谷、汉中、南郑，二月、三月、八月、九月采根暴干。〔弘景曰〕郑山，即南郑也。今处处有，以蒋山、白山、茅山者为胜。十一月、十二月采者好，多脂膏而甘。其苗可作饮，甚香美。术有两种：白术叶大有毛而作桠，根甜而少膏，可作丸散用；赤术叶细无桠，根小苦而多膏，可作煎用。东境术大而无气烈，不任用。今市人卖者，皆以米粉涂令白，非自然矣，用时宜刮去之。〔颂曰〕术今处处有之，以茅山、嵩山者为佳。春生苗，青色无桠。茎作蒿干状，青赤色，长三二尺以来。夏开花，紫碧色，亦似刺蓟花，或有黄白色者。入伏后结子，至秋而苗枯。根似姜而旁有细根，皮黑，心黄白色，中有膏液紫色。其根干湿并通用。陶隐居言术有二种，则尔雅所谓桴蓟，即白术也。今白术生杭、越、舒、宣州高山岗上，叶叶相对，上有毛，方茎，茎端生花，淡紫碧红数色，根作桠生。二月、三月、八月、九月采暴干用，以大块紫花为胜。古方所用术者，皆白术也。〔宗奭曰〕苍术长如大拇〔二〕指，肥实，皮色褐，其气味辛烈，须米泔浸洗去皮用。白术粗促，色微褐，其气亦微辛苦而不烈。古方及本经止言术，不分苍、白二种，亦宜两审。〔时珍曰〕苍术，山蓟也，处处山中有之。苗高二三尺，其叶抱茎而生，梢间叶似棠梨叶，其脚下叶有三五叉，皆有锯齿小刺。根如老姜之状，苍黑色，肉白有油膏。白术，桴蓟也，吴越有之。人多取根栽莳，一年即稠。嫩苗可茹，叶稍大而有毛。根如指大，状如鼓槌，亦有大如拳者。彼人剖开暴干，谓之削术，亦曰片术。陈自良言白而肥者，是浙术；瘦而黄者，是幕阜山所出，其

〔一〕尔雅：原缺，今从张本补，与尔雅释草合。
〔二〕拇：原作「小」，政和本草卷六术条同。今据本草衍义卷七苍术条改。

力劣。昔人用术不分赤白。自宋以来，始言苍术苦辛气烈，白术苦甘气和，各自施用，亦颇有理。并以秋采者佳，春采者虚软易坏。嵇含南方草木状云：药有吃力伽，即术也。濒海所产，一根有至数斤者，采饵尤良。〔嘉谟〔一〕曰〕浙术俗名云头术，种平壤，颇肥大，由粪力也，易润油。歙术俗名狗头术，虽瘦小，得土气充也，甚燥白，胜于浙术。宁国、昌化、池州者，并同歙术，境相邻也。

术白术也。〔气味〕甘，温，无毒。〔别录曰〕甘。〔权曰〕甘、辛。〔杲曰〕味苦而甘，性温，味厚气薄，阳中阴也，可升可降。〔好古曰〕入手太阳、少阴，足太阴、阳明、少阴、厥阴六经。〔之才曰〕防风、地榆为之使。〔权曰〕忌桃、李、菘菜、雀肉、青鱼。〔嘉谟曰〕咀后人乳汁润之，制其性也。脾病以陈壁土炒过，窃土气以助脾也。

〔主治〕风寒湿痹，死肌痉疸，止汗除热消食。作煎饵久服，轻身延年不饥。本经　主大风在身面，风眩头痛，目泪出，消痰水，逐皮间风水结肿，除心下急满，霍乱吐下不止，利腰脐间血，益津液，暖胃消谷嗜食。别录　治心腹胀满，腹中冷痛，胃虚下利，多年气痢，除寒热，止呕逆。甄权　止〔二〕反胃，利小便，主五劳七伤，补腰膝，长肌肉，治冷气，痃癖气块，妇人冷癥瘕。大明　除湿益气，和中补阳，消痰逐水，生津止渴，止泻痢，消足胫湿肿，除胃中热、肌热。得枳实，消痞满气分。佐黄芩，安胎清热。元素　理胃益脾，补肝风虚，主舌本强，食则呕，胃脘痛，身体重，心下急痛，心下水痞。冲脉为病，逆气里急，脐腹痛。好古

〔发明〕〔好古曰〕本草无苍白术之名。近世多用白术，治皮间风，止〔三〕汗消痞〔四〕，补胃和中，利腰脐间血，通水道。上而皮毛，中而

〔一〕谟：原作「谋」，今据本书卷一历代诸家本草中，本草蒙筌条改。

〔二〕止：原脱，今据大观、政和本草卷六术条补。

〔三〕止：原作「出」，今据汤液本草卷中白术条改。

〔四〕痞：原作「痰」，据改同上。

心胃，下而腰脐，在气主气，在血主血，无汗则发，有汗则止，与黄耆同功。〔元素曰〕白术除湿益燥，和中补气。其用有九：温中，一也；去脾胃中湿，二也；除胃中热，三也；强脾胃，进饮食，四也；和胃生津液，五也；止肌热，六也；四肢困倦，嗜卧，目不能开，不思饮食，七也；止渴，八也；安胎，九也。凡中焦不受湿不能下利，必须白术以逐水益脾。非白术不能去湿，非枳实不能消痞，故枳术丸以之为君。〔机曰〕脾恶湿，湿胜则气不得施化，津何由生？故曰膀胱者津液之府，气化则能出焉。用白术以除其湿，则气得周流而津液生矣。

〔附方〕旧七，新二十四。**枳术丸**消痞强胃，久服令人食自不停也。白术一两，黄壁土炒过，去土，枳实麸炒去麸一两，为末，荷叶包饭烧熟，捣和丸梧子大。每服五十丸，白汤下。气滞，加橘皮一两。有火，加黄连一两。有痰，加半夏一两。有寒，加干姜五钱，木香三钱。有食，加神曲、麦糵各五钱。　洁古家珍。**枳术汤**心下坚大如盘，边如旋杯，水饮所作。寒气不足，则手足厥逆，腹满胁鸣相逐。阳气不通即身〔一〕冷，阴气不通即骨疼。阳前通则恶寒，阴前通则痹不仁。阴阳相得，其气乃行；大气一转，其气乃散。实则失气，虚则遗尿，名曰气分，宜此主之。白术一〔二〕两，枳实七个，水五升，煮三升，分三服。腹〔三〕中软即散。　仲景金匮玉函。**白术膏**服食滋补，止久泄痢。上好白术十斤，切片，入瓦锅内，水淹过二寸，文武火煎至一半，倾汁入器内，以渣再煎，如此三次，乃取前后汁同熬成膏，入器中一夜，倾去上面清水，收之。每服二三匙，蜜汤调下。　千金良方。**参术膏**治一切脾胃虚损，益元气。白术一斤，人参四两，切片，以流水十五碗浸一夜，桑柴文武火煎取浓汁熬膏，入炼蜜收之，每以白汤点服。　集简方。**胸膈烦闷**白术末，水服方寸匕。　千金方。**心下有水**白术三两，泽泻五两，水三升，煎一升半，分三服。　梅师方。**五饮酒癖**一留饮，水停心下；二癖饮，水在两胁下；三痰饮，水在胃中；四溢饮，水在五脏间；五流饮，水在肠间。皆因饮食冒〔四〕寒，或饮茶过多致此。倍术丸：用白术一斤，干姜炮、桂心各半斤，为末，蜜丸梧子大，每温水服二、三十丸。　惠民和剂局方。**四肢肿满**白术三两，吹咀。每服半两，水一盏半，大枣三枚，煎九

〔一〕身：原作「水」，今据金匮卷中第十四改。
〔二〕一：金匮卷中第十四作「二」，大观、政和本草卷十三枳实条俱作「三」。
〔三〕腹：原作「胸」，今据金匮卷中第十四及大观、政和本草卷十三枳实条改。
〔四〕冒：原作「胃」，今据局方卷四倍术丸改。

分，温服，日三、四服，不拘时候。　本事方。　**中风口噤**不知人事。白术四两，酒三升，煮取一升，顿服。　千金方。

产后中寒遍身冷直，口噤，不识人。白术四两，泽泻一两，生姜五錢〔一〕，水一升，煎服〔二〕。　产〔三〕宝。　**头忽眩运**经久〔四〕不瘥，四体渐羸，饮食无味，好食黄土。用术三斤，曲三斤，捣筛，酒和丸梧子大。每饮服二十丸，日三服。忌菘菜、桃、李、青鱼〔五〕。　外台秘要。　**湿气作痛**白术切片，煎汁熬膏，白湯点服。　集简方。　**中湿骨痛**术一两，酒三盏，煎一盏，顿服。不饮酒，以水煎之。　三因良方。　**妇人肌热**血虚者。吃力伽散：用白术、白茯苓、白芍药各一两，甘草半两，为散，姜、枣煎服。　王焘外台秘要。　**小儿蒸热**脾虚羸瘦，不能饮食。方同上。　**风瘙瘾疹**白术为末，酒服方寸匕，日二服。　千金方。　**面多䵟黯**雀卵色。苦酒渍〔六〕术，日日拭之，极效。　肘后方。　**自汗不止**白术末，饮服方寸匕，日二服。　千金方。　**脾虚盗汗**白术四两，切片，以一两同黄耆炒〔七〕，一两同牡蛎炒，一两同石斛炒，一两同麦麸炒〔八〕，拣术为末。每服三錢，食远粟米湯下，日三服。　丹溪方。　**老小虚汗**白术五錢，小麦一撮，水煮干，去麦为末，用黄耆湯下一錢。　全幼心鉴。　**产后呕逆**别无他疾者。白术一两二錢，生姜一两五錢，酒水各二升，煎一升，分三服。　妇人良方。　**脾虚胀满**脾气不和，冷气客于中，壅遏不通，是为胀满。宽中丸：用白术二两，橘皮四两，为末，酒糊丸梧子大，每食前木香湯送下三十丸，效。　指迷方。　**脾虚泄泻**白术五錢，白芍药一两，

〔一〕泽泻一两生姜五钱：外台卷十四、产宝卷中及大观、政和本草卷六术条附方俱无，疑濒湖加。

〔二〕水一升煎服：大观、政和本草卷六术条附方作「以酒三升，煎取一升，顿服」。与产宝卷中合。外台卷三十四酒作「二升」。

〔三〕产：原作「至」，今据大观、政和本草卷六附方改。本方见产宝卷中。

〔四〕久：原作「夕」，今据外台卷十五崔氏方及大观、政和本草卷六术条附方改。

〔五〕菘菜桃李青鱼：外台卷十五崔氏方作「桃、李、雀肉」，大、观政和本草卷六术条附方作「桃、李、雀、蛤」。

〔六〕渍：肘后卷六第五十二作「煮」。

〔七〕一两同黄耆炒：原脱，今据丹溪心法卷三盗汗五十补。

〔八〕炒：同上。

冬月用肉豆蔻煨，为末，米饭丸梧子大。每米饮下五十丸，日二。丹溪心法。**湿泻暑泻**白术、车前子等分，炒为末，白汤下二三錢。简便方。**久泻滑肠**白术炒、茯苓各一两，糯米炒二两，为末，枣肉拌食，或丸服之。简便方。**老小滑泻**白术半斤黄土炒过，山药四两炒，为末，饭丸。量人大小，米湯服。或加人参三錢。瀕湖集简方。**老人常泻**白术二两，黄土拌蒸，焙干去土，苍术五錢，泔浸炒，茯苓一两，为末，米糊丸梧子大，每米湯下七、八十丸。简便方。**小儿久泻**脾虚，米谷不化，不进饮食。温白丸：用白术炒二錢半，半夏曲二錢半，丁香半錢，为末，姜汁面糊丸黍米大，每米饮随大小服之。全幼心鉴。**泻血萎黄**肠风痔漏，脱肛泻血，面色萎黄，积年不瘥者。白术一斤，黄土炒过，研末，干地黄半斤，饭上蒸熟，捣和，干则入少酒，丸梧子大。每服十五丸，米饮下，日三服。普济方。

孕妇束胎白术、枳壳麸炒等分，为末，烧饭丸梧子大。入月一日，每食前温水下三十丸，胎瘦则易产也。保命集。

牙齿日长渐至难食，名髓溢病。白术煎湯，漱服取效，即愈也。张锐鸡峰备急[一]方。

苍术

〔释名〕**赤术**别录 **山精**抱朴 **仙术**纲目 **山蓟**〔时珍曰〕异术言术者山之精也，服之令人长生辟谷，致神仙，故有山精、仙术之号。术有赤、白二种，主治虽近，而性味止发不同。本草不分苍、白，亦未可据。今将本经并别录、甄权、大明四家所说功用，参考分别，各自附方，庶使用者有所依凭。

〔修治〕〔大明曰〕用术以米泔浸一宿，入药。〔宗奭曰〕苍术辛烈，须米泔浸洗，再换泔浸二日，去上粗皮用。〔时珍曰〕苍术性燥，故以糯米泔浸去其油，切片焙干用。亦有用脂麻同炒，以制其燥者。

〔气味〕**苦、温，无毒。**〔别录曰〕甘。〔权曰〕甘、辛。〔时珍曰〕白术甘而微苦，性温而和。赤术甘而辛烈，性温而燥，阴中阳也，可升可降，入足太阴、阳明、手太阴、阳明、太阳之经。忌同白术。

〔主治〕**风寒湿痹，死肌痉疸。作煎饵久服，轻身延年不饥。**本经 **主头痛，消痰水，逐皮间风水结肿，除心下急满及霍乱吐下不止，暖胃**

〔一〕急：此下原衍「良」字，今据本书卷一引用医家书目删。

消谷嗜食。别录 **除恶气，弭灾沴。**弘景 **主大风𤸷痹，心腹胀痛，水肿胀满，除寒热，止呕逆下泄冷痢。**甄权 **治筋骨软弱，痃癖气块，妇人冷气癥瘕，山岚瘴气温疾。**大明 **明目，暖水脏。**刘完素 **除湿发汗，健胃安脾，治痿要药。**李杲 **散风益气，总解诸郁。**震亨 **治湿痰留饮或挟瘀血成窠囊，及脾湿下流，浊沥带下，滑泻肠风。**时珍

〔发明〕〔宗奭曰〕苍术气味辛烈，白术微辛苦而不烈。古方及本经止言术，未分苍、白。只缘陶隐居言术有两种，自此人多贵白者，往往将苍术置而不用。如古方平胃散之类，苍术为最要药，功效尤速。殊不详本草原无白术之名。嵇康曰：闻道人遗言，饵术、黄精，令人久寿。亦无白字，用宜两审。〔杲曰〕本草但言术，不分苍、白。而苍术别有雄壮上行之气，能除湿，下安太阴，使邪气不传入脾也。以其经泔浸火炒，故能出汗，与白术止汗特异，用者不可以此代彼。盖有止发之殊〔一〕，其余主治则同。〔元素曰〕苍术与白术主治同，但比白术气重而体沉。若除上湿发汗，功最大；若补中焦，除脾胃湿，力少不如白术。腹中窄狭者，须用之。〔震亨曰〕苍术治湿，上中下皆有可用。又能总解诸郁。痰、火、湿、食、气、血六郁，皆因传化失常，不得升降，病在中焦，故药必兼升降。将欲升之，必先降之；将欲降之，必先升之。故苍术为足阳明经药，气味辛烈，强胃强脾，发谷之气，能径入诸经，疏泄阳明之湿，通行敛涩。香附乃阴中快气之药，下气最速。一升一降，故郁散而平。〔杨士瀛曰〕脾精不禁，小便漏浊淋不止，腰背酸疼，宜用苍术以敛脾精，精生于谷故也。〔弘景曰〕白术少膏，可作丸散；赤术多膏，可作煎用。昔刘涓子挼取其精而丸之，名守中金丸，可以〔二〕长生。〔颂曰〕服食多单饵术，或合白茯苓，或合石菖蒲，并捣末，旦〔三〕日水服，晚再进，久久弥佳。劚取生术，去土水浸，再三煎如饴糖，酒调饮之，更善。今茅山所造术煎，是此法也。陶隐居言取其精丸之，今乃是膏煎，恐非眞也。〔慎微曰〕梁庾肩吾答陶隐居赍术煎启云：绿叶抽条，紫花标色。百邪外御，六府内充。山精见书，华神在录。木荣火谢，尽采撷之难；启旦移申，穷淋漉之剂。又谢术蒸启云：味重金浆，芳逾玉液。足使坐致延生，伏深铭感。又葛洪抱朴子内篇云：南阳文氏，汉末逃难壶〔四〕

〔一〕殊：原作「味」，形近而误，今从张本改。湯液本草卷中苍术条作「异」，「殊」、「异」义同。

〔二〕以：原作「作」，今据大观、政和本草卷六术条改。

〔三〕旦：原作「但」，据改同上。

〔四〕壶：大观、政和本草卷六术条引抱朴子同。今本抱朴子内篇卷十一仙药篇无。

山中，饥困欲死。有人教之食术，遂不饥。数十年乃还乡里，颜色更少，气力转胜。故术一名山精，神农〔一〕药经所谓必欲长生，常〔二〕服山精，是也。〔时珍曰〕按吐纳经云：紫微夫人术序云：吾察草木之胜速益于己者，并不及术之多验也。可以长生久视，远而更灵。山林隐逸得服术者，五岳比肩。又神仙传云：陈子皇得饵术要方，其妻姜氏得疲病，服之自愈，颜色气力如二十时也。时珍谨按已上诸说，皆似苍术，不独白术。今服食家亦呼苍术为仙术，故皆列于苍术之后。又张仲景辟一切恶气，用赤术同猪蹄甲烧烟。陶隐居亦言术能除恶气，弭灾沴。故今病疫及岁旦，人家往往烧苍术以辟邪气。类编载越民高氏妻，病恍惚谵语，亡夫之鬼凭之。其家烧苍术烟，鬼遽求去。夷坚志载江西一士人，为女妖所染。其鬼将别曰：君为阴气所浸，必当暴泄，但多服平胃散为良。中有苍术能去邪也。许叔微本事方云：微患饮癖三十年。始因少年夜坐写文，左向伏几，是以饮食多坠左边。中夜必饮酒数杯，又向左卧。壮时不觉，三、五年后，觉酒止从左下有声，胁痛食减嘈杂，饮酒半杯即止。十数日，必呕酸水数升。暑月止右边有汗，左边绝无。遍访名医及海上方，间或中病，止得月余复作。其补如天雄、附子、矾〔三〕石辈，利如牵牛、甘遂、大戟，备尝之矣。自揣必有癖囊，如潦〔四〕水之有科臼，不盈科不行。但清者可行，而浊者停滞，无路以决之，故积至五、七日必呕而去。脾土恶湿，而水则流湿，莫若燥脾以去湿，崇土以填科臼。乃悉屏诸药，只以苍术一斤，去皮切片为末，生〔五〕油麻半两，水二盏〔六〕，研滤汁，大枣五十〔七〕枚，煮去皮核，捣和丸梧子大。每日空腹温服五十丸，增至一、二百丸。忌桃、李、雀肉〔八〕。服三月而疾除。自此常服，不呕不痛，胸膈宽利，饮啖如故，暑月汗亦周身，灯下能书细字，皆术之力也。初服时必觉微燥，以山栀子末沸汤点服解之，久服亦自不燥矣。

〔附方〕旧二，新三十二〔九〕。

服术法 乌髭发，驻颜色，壮筋骨，明耳目，除风气，润肌肤，久服令人轻健。苍

〔一〕农：抱朴子内篇卷十一仙药篇及御览九八九术条俱无。大观、政和本草卷六术条两引此经。
〔二〕常：御览九八九术条引神药经作「当」。政和本草卷六术条两引此经，一作「当」，一作「常」。但大观本草及抱朴子仙药篇引文俱作「常」。
〔三〕矾：原作「礜」，今据本事方卷三停饮服苍术圆论证改。
〔四〕潦：原脱，今据本事方卷三停饮服苍术圆论证补。
〔五〕生：同上。
〔六〕盏：原作「钱」，今据本事方卷三停饮服苍术圆论证改。
〔七〕五十：本事方卷三作「十五」。
〔八〕肉：本事方卷三作「鸽」。
〔九〕旧二，新三十二：原作「旧三，新三十」，今按下旧新附方数改。

术不计多少，米泔水浸三日，逐日换水，取出刮去黑皮，切片暴干，慢火炒黄，细捣为末。每一斤，用蒸过白茯苓末半斤，炼蜜和丸梧子大，空心卧时热水下十五丸。别用术末六两，甘草末一两，拌和作湯点之，吞丸尤妙。忌桃、李、雀、蛤，及三白、诸血。　经验方。

苍术膏 邓才笔峰杂兴方：除风湿，健脾胃，变白驻颜，补虚损，大有功效。苍术新者，刮去皮薄切，米泔水浸二日，一日一换，取出，以井华水浸过二寸，春、秋五日，夏三日，冬七日，漉出，以生绢袋盛之，放在一半原水中，揉洗津液出，纽干。将渣又捣烂，袋盛于一半原水中，揉至汁尽为度。将汁入大砂锅中，慢火熬成膏。每一斤，入白蜜四两，熬二炷香。每膏一斤，入水澄白茯苓末半斤，搅匀瓶收。每服三匙，侵早、临卧各一服，以溫酒送下。忌醋及酸物、桃、李、雀、蛤、菘菜、首〔一〕鱼等物。　吴球活人心统：苍术膏：治脾经湿气，少食，足肿无力，伤食，酒色过度，劳逸有伤，骨热。用鲜白苍术二十斤，浸刮去粗皮，晒切，以米泔浸一宿，取出，同溪水一石，大砂锅慢火煎半干，去渣。再入石南叶三斤，刷去红衣，楮实子一斤，川当归半斤，甘草四两，切，同煎黄色，滤去滓，再煎如稀粥，乃入白蜜三斤，熬成膏。每服三、五錢，空心好酒调服。

苍术丸 萨谦斋瑞竹堂方云：清上实下，兼治内外障，服。茅山苍术洗刮净一斤，分作四分，用酒、醋、糯泔、童尿各浸三日，一日一换，取出，洗捣晒焙，以黑脂麻同炒香，共为末，酒煮面糊丸梧子大，每空心白湯下五十丸。　李仲南永类方：八制苍术丸：疏风顺气养肾，治腰脚湿气痹痛。苍术一斤，洗刮净，分作四分，用酒、醋、米泔、盐水各浸三日，晒干。又分作四分，用川椒红、茴香、补骨脂、黑牵牛各一两，同炒香，拣去不用，只取术研末，醋糊丸梧子大。每服五十丸，空心盐酒送下。五十岁后，加沉香末一两。

苍术散 治风湿，常服壮筋骨，明目。苍术一斤，粟米泔浸过，竹刀刮去皮。半斤以无灰酒浸，半斤以童子小便浸，春五、夏三、秋七、冬十日，取出。净地上掘一坑，炭火煅赤，去炭，将浸药酒、小便〔二〕倾入坑内，却放术在中，以瓦器盖定，泥封一宿，取出为末。每服一錢，空心溫酒或盐湯下。　万表积善堂方：六制苍术散：治下元虚损，偏坠茎痛。茅山苍术净刮六斤，分作六分：一斤，仓米泔浸二日，炒；一斤，酒浸二日，炒；一斤，青盐半斤炒黄，去盐；一斤，小茴香四两炒黄，去茴；一斤，大茴香四两炒黄，去茴；一斤，用桑椹子汁浸二日，炒。取术为末，每服三錢，空心溫酒下。

固真丹 瑞竹堂方：固眞丹〔三〕：燥湿养脾，助

〔一〕首：大观、政和本草卷六术条及本书本条白术气味项下引甄权药性论俱作「青」。
〔二〕小便：原脱，今据辑本瑞竹堂方卷二苍朮散补。
〔三〕固眞丹：辑本瑞竹堂方卷二作「四制苍朮丸」。

胃固眞。茅山苍术刮净一斤，分作四分：一分青盐一两炒，一分川椒一两炒，一分川楝子一两炒，一分小茴香、破故纸各一两炒。并拣术研末，酒煮，面糊丸梧子大，每空心米饮下五十丸。　乾坤生意：平补固眞丹：治元脏久虚，遗精白浊，妇人赤白带下崩漏。金州苍术刮净一斤，分作四分：一分川椒一两炒，一分破故纸一两炒，一分茴香、食盐各一两炒，一分川楝肉一两炒。取净术为末，入白茯苓末二两，酒洗当归末二两，酒煮，面糊丸梧子大，每空心盐酒下五十丸。　**固元丹**治元脏久虚，遗精白浊五淋，及小肠膀胱疝气，妇人赤白带下，血崩便血等疾，以小便频数为效。好苍术刮净一斤，分作四分：一分小茴香、食盐各一两同炒，一分川椒、补骨脂各一两同炒，一分川乌头、川楝子肉各一两同炒，一分用醇醋、老酒各半斤同煮干焙，连同炒药通为末，用酒煮糊丸梧子大。每服五十丸，男以温酒，女以醋汤，空心下。此高司法方也。　王璆百一选方。　**少阳丹**苍术米泔浸半日，刮皮晒干为末一斤，地骨皮温水洗净，去心晒研一斤，熟桑椹二十斤，入瓷盆揉烂，绢袋压汁，和末如糊，倾入盘内，日晒夜露，采日精月华，待干研末，炼蜜和丸赤小豆大。每服二十丸，无灰酒下，日三服。一年变发返黑，三年面如童子。　刘松石保寿堂方。　**交感丹**补虚损，固精气，乌髭发，此铁瓮城申先生方也，久服令人有子。茅山苍术刮净一斤，分作四分，用酒、醋、米泔、盐汤各浸七日，晒研，川椒红、小茴香各四两，炒研，陈米糊和丸梧子大。每服四十丸，空心温酒下。　圣济总录。　**交加丸**升水降火，除百病。苍术刮净一斤，分作四分：一分米泔浸炒，一分盐水浸炒，一分川椒炒，一分破故纸炒。黄檗皮刮净一斤，分作四分：一分酒炒，一分童尿浸炒，一分小茴香炒，一分生用。拣去各药，只取术、檗为末，炼蜜丸梧子大。每服六十丸，空心盐汤下。　邓才笔峰杂兴方。　**坎离丸**滋阴降火，开胃进食，强筋骨，去湿热。白苍术刮净一斤，分作四分：一分川椒一两炒，一分破故纸一两炒，一分五味子一两炒，一分川芎藭一两炒，只取术研末。川檗皮四斤，分作四分：一斤酥炙，一斤人乳汁炙，一斤童尿炙，一斤米泔炙，各十二次，研末。和匀，炼蜜丸梧子大。每服三十丸，早用酒，午用茶，晚用白汤下。　积善堂方。　**不老丹**补脾益肾，服之，七十亦无白发。茅山苍术刮净，米泔浸软，切片四斤：一斤酒浸焙，一斤醋浸焙，一斤盐四两炒，一斤椒四两炒。赤、白〔一〕何首乌各二斤，泔浸，竹刀刮切，以黑豆、红枣各五升，同蒸至豆烂，曝干。地骨皮去骨一斤〔二〕。各取净末，以桑椹汁和成剂，铺盆内，汁高三指，日晒夜露，取日月精华，待干，以石臼捣末，炼蜜和丸梧子大。每空心酒服一百丸。此皇甫敬之

〔一〕白：原脱，今据医垒元戎卷五不老丹歌补，与下「各二斤」义合。

〔二〕地骨皮去骨一斤：按医垒元戎卷五不老丹歌作「地黄二斤通捣细」。

方也。王海藏医垒元戎〔一〕。

灵芝丸治脾肾气虚，添补精髓，通利耳目。苍术一斤，米泔水浸，春、夏五日，秋、冬七日，逐日换水，竹刀刮皮切晒，石臼为末，枣肉蒸，和丸梧子大。每服三、五十丸，枣汤空心服。奇效良方。

补脾滋肾生精强骨，真仙方也。苍术去皮五斤，为末，米泔水漂，澄取底用。脂麻二升半，去壳研烂，绢袋滤去渣，澄浆拌术，暴干。每服三钱，米汤或酒空心调服。孙氏集效方。

面黄食少男妇面无血色，食少嗜卧。苍术一斤，熟地黄半斤，干姜炮冬〔二〕一两，春秋七钱，夏五钱，为末，糊丸梧子大，每温水下五十丸。济生拔萃方。

小儿癖疾苍术四两，为末。羊肝一具，竹刀批开，撒术末线缚，入砂锅煮熟，捣作丸服。生生编。

好〔三〕食生米男子、妇人因食生熟物留滞肠胃，遂至生虫，久则好食生米，否则终日不乐，至憔悴萎黄，不思饮食，以害其生。用苍术米泔水浸一夜，锉焙为末，蒸饼丸梧子大。每服五十丸，食前米饮下，日三服。益昌伶人刘清啸，一娼名曰花翠，年逾笄病此。惠民局监赵尹，以此治之，两旬而愈。盖生米留滞，肠胃受湿，则谷不磨而成此疾，苍术能去湿暖胃消谷也。杨氏家藏经验方。

腹中虚冷不能饮食，食辄不消，羸弱生病。术二斤，曲一斤，炒为末，蜜丸梧子大。每服三十丸，米汤下，日三服。大冷加干姜三两，腹痛加当归三两，羸弱加甘草二两。肘后方。

脾湿水泻注下，困弱无力，水谷不化，腹痛甚者。苍术二两，白芍药一两，黄芩半两，淡桂二钱。每服一两，水一盏半，煎一盏，温服。脉弦头微痛，去芍药，加防风二两。保命集。

暑月暴泻壮脾温胃，及疗〔四〕饮食所伤。曲术丸：用神曲炒，苍术米泔浸一夜焙，等分为末，糊丸梧子大。每服三、五十丸，米饮下。和剂局方。

飧泻久痢椒术丸：用苍术二两，川椒一两，为末，醋糊丸梧子大。每服二十丸，食前温水下。恶痢久者，加桂。保命集。

脾湿下血苍术二两，地榆一两，分作二服，水二盏，煎一盏，食前温服。久痢虚滑，以此下桃花丸。保命集。

肠风下血苍术不拘多少，以皂角挼浓汁浸一宿，煮干，焙研为末，面糊丸如梧子大。每服五十丸，空心米饮

〔一〕戎：原作「成」，今据本书卷一引据医家书目改。
〔二〕冬：原作「各」，今据济生拔萃・洁古家珍・杂方・黑地黄丸改。
〔三〕好：原脱，今据下「久则好食生米」文补，与本书附方，凡言病证多以四字标目例合。
〔四〕及疗：原脱，今据局方卷六补。

下，日三服。妇人良方。**湿气身痛**苍术泔浸切，水煎，取浓汁熬膏，白湯点服。简便方。**补虚明目**健骨和血。苍术泔浸四两，熟地黄焙二两，为末，酒糊丸梧子大。每溫酒下三、五十丸，日三服。普济方。**青盲雀目**圣惠方：用苍术四两，泔浸一夜，切焙研末。每服三錢，猪肝三两，批开掺药在內，扎定，入粟米一合，水一碗，砂锅煮熟，熏眼，临卧食肝饮汁，不拘大人、小儿皆治。又方：不计时月久近。用苍术二两，泔浸，焙擣为末。每服一錢，以好羊子肝一斤，竹刀切破，掺药在內，麻扎，以粟米泔煮熟，待冷食之，以愈为度。**眼目昏涩**苍术半斤〔一〕，泔浸七日，去皮切焙，木贼各二两，为末。每服一錢，茶酒任下。圣惠方。**婴儿目涩**不开，或出血。苍术二錢，入猪胆中扎煮。将药气熏眼后，更嚼取汁与服妙。幼幼新书。**风牙肿痛**苍术盐水浸过，烧存性，研末揩牙，去风热。普济方。**脐虫怪病**腹中〔二〕如铁石，脐中水出，旋变作虫行，绕身匝痒难忍，拨扫不尽。用苍术浓煎湯浴之。仍以苍术末，入麝香少许，水调服。夏子益奇疾方。

苗〔主治〕**作饮甚香，去水。**弘景**亦止自汗。**

狗脊本经中品

【释名】强膂别录**扶筋**别录**百枝**本经**狗青**吳普。〔恭曰〕此药苗似贯众，根长多歧，状如狗之脊骨，而肉作青绿色，故以名之。〔时珍曰〕强膂、扶筋，以功名也。别录又名扶盖，乃扶筋之误。本经狗脊一名百枝，别录萆薢一名赤节，而吳普本草谓百枝为萆薢，赤节为狗脊，皆似误也。

【集解】〔别录曰〕狗脊生常山川谷，二月、八月采根暴干。〔普曰〕狗脊如萆薢，茎节如竹有刺，叶圆赤，根黄白，亦如竹根，毛有刺。岐伯经云：茎无节，叶端圆青赤，皮白有赤脉。〔弘景曰〕今山野处处有之，与菝葜相似而小异。其茎叶小肥，其节疏，其茎大直，上有刺，叶圆有赤脉，根凸凹巃嵸如羊角强细者是。〔颂曰〕今太行山、淄、溫、眉州亦

〔一〕半斤：与木贼下「各」字必有一误。圣惠未见此方，据本书卷十五木贼条附目昏多泪方，「半斤」二字似衍。二方既同，此方即不计入新附方数內。

〔二〕中：传信适用方卷四附夏方第十作「胀」。

有之。苗尖细碎青色，高一尺以来，无花。其茎叶似贯众而细。其根黑色，长三四寸，多歧，似狗之脊骨，大有两指许。其肉青绿色。春秋采根暴干。今方亦有用金毛者。陶氏所说乃有刺萆薢，非狗脊也，今江左俗犹用之。〔敩曰〕凡使狗脊，勿用透山藤〔一〕根，形状一般，只是入顶苦，不可饵也。〔时珍曰〕狗脊有二种：一种根黑色，如狗脊骨；一种有金黄毛，如狗形，皆可入药。其茎细而叶花两两对生，正似大叶蕨，比贯众叶有齿，面背皆光。其根大如拇指，有硬黑发簇之。吴普、陶弘景所说根苗，皆是菝葜；苏恭、苏颂所说，即眞狗脊也。按张揖广雅云：菝葜，狗脊也。张华博物志云：菝葜与萆薢相乱，一名狗脊。观此则昔人以菝葜为狗脊，相承之误久矣。然菝葜、萆薢、狗脊三者，形状虽殊，而功用亦不甚相远。

根

【修治】〔敩曰〕凡修事，火燎去须，细剉了，酒浸一夜，蒸之，从巳至申，取出晒干用。〔时珍曰〕今人惟剉炒去毛须用。

【气味】苦，平，无毒。〔别录曰〕甘，微温。〔普曰〕神农：苦。桐君、黄帝、岐伯、雷公、扁鹊：甘，无毒。李当之：小温。〔权曰〕苦、辛，微热。〔之才曰〕萆薢为之使，恶败酱、莎草。

【主治】腰背强，关机缓急，周痹寒湿膝痛，颇利老人。本经 **疗失溺不节，男子〔二〕脚弱腰痛，风邪淋露，少气目暗，坚脊利俯仰，女子伤中关节重。**别录 **男子女人毒风软脚，肾气虚弱，续筋骨，补益男子。**甄权 **强肝肾，健骨，治风虚。**时珍

【附方】新四 **男子诸风** 四宝丹：用金毛狗脊，盐泥固济，煅红去毛，苏木、萆薢、川乌头生用等分，为末，米醋和丸梧子大。每服二十丸，温酒、盐汤下。普济方。 **室女白带** 冲任虚寒。鹿茸丸：用金毛狗脊燎去毛、白敛各一两，鹿茸酒蒸焙二两，为末，用艾煎醋汁打糯米糊，丸梧子大。每服五十丸，空心温酒下。济生方。 **固精强骨** 金毛狗脊、远志肉、白茯神、当归身等分，为末，炼蜜丸梧子大。每酒服五十丸。集简方。 **病后足肿** 但节食以养胃气，外用狗脊煎汤渍洗。吴绶蕴要。

〔一〕藤：原作「形」，今据大观、政和本草卷八狗脊条改。
〔二〕子：原作「女」，今据大观、政和本草卷八及千金翼卷二狗脊条改。

贯众本经下品

【释名】**贯节**本经 **贯渠**本经 **百头**本经又名虎卷、扁苻〔一〕。**草鸱头**别录 **黑狗脊**纲目 **凤尾草**图经

〔时珍曰〕此草叶茎如凤尾，其根一本而众枝贯之，故草名凤尾，根名贯众、贯节、贯渠。渠者，魁也。吴普本草作贯中，俗作贯仲、管仲者，皆谬称也。尔雅云，泺（音灼），贯众，即此也。别录一名伯萍，一名药〔二〕藻，皆字讹也。金星草一名凤尾草，与此同名，宜互考之。〔弘景曰〕近道皆有之。叶如大蕨。其根形色毛芒，全似老鸱头，故呼为草鸱头。

【集解】〔别录曰〕贯众生玄山山谷及冤句少室山，二月、八月采根阴干。〔普曰〕叶青黄色，两两相对。茎有黑毛从〔三〕生，冬夏不死。四月花白，七月实黑，聚相连卷旁〔四〕生。三月、八月采根，五月采叶。〔保昇曰〕苗似狗脊，状如雉尾，根直多枝，皮黑肉赤，曲者名草鸱头，所在山谷阴处则有之。〔颂曰〕今陕西、河东州郡及荆、襄间多有之，而少有花者。春生苗，赤。叶大如蕨。茎干三棱。叶绿色似〔五〕鸡翎，又名凤尾草。其根紫黑色，形如大爪，下有〔六〕黑须毛，又似老鸱。郭璞注尔雅云，叶员锐，茎毛黑，布地，冬不死，广雅谓之贯节是矣。〔时珍曰〕多生山阴近水处。数根丛生，一根数茎，茎大如箸，其涎滑。其叶两两对生，如狗脊之叶而无锯齿，青黄色，面深背浅。其根曲而有尖嘴，黑须丛族，亦似狗脊根而大，状如伏鸱。

根

〔气味〕**苦，微寒，有毒。**〔之才曰〕雚菌、赤小豆为之使，伏石钟乳。

〔主治〕**腹中邪热气，诸毒，杀三虫。**本经 **去寸白，破癥瘕，除头风，止金疮。**别录 **为末，水服一钱，**

〔一〕苻：原作「府」，今据大观、政和本草卷十贯众条改。千金翼卷三贯众条作「符」。

〔二〕药：千金翼卷三及大观本草卷十贯众条同。政和本草卷十贯众条作「乐」。

〔三〕从：御览九九〇贯众条引吴氏本草作「聚」。

〔四〕旁：御览九九〇贯众条引吴氏本草此下有「行」字。

〔五〕似：大观、政和本草卷十贯众条此下有「小」字。

〔六〕有：此下原衍「一」，今据大观、政和本草卷十贯众条删。

止鼻血有效。苏颂 **治下血崩中带下，产后血气胀痛，斑疹毒，漆毒，骨哽。解猪病。**时珍

〔发明〕〔时珍曰〕贯众大治妇人血气，根汁能制三黄，化五金，伏钟乳，结砂制汞，且能解毒软坚。王海藏治夏月痘出不快，快斑散用之。云贯众有毒，而能解腹中邪热之毒。病因内感而发之于外者多效，非古法之分经也。又黄山谷煮豆帖，言荒年以黑豆一升挼净，入贯众一斤，剉如骰子大，同以水煮，文火斟酌至豆熟，取出日干，覆令展尽余汁，簸去贯众。每日空心啗豆五、七粒，能食百草木枝叶有味可饱。又王璆百一选方，言滁州蒋教授，因食鲤鱼玉蝉羹，为肋肉所哽，凡药皆不效。或令以贯众浓煎汁一盏半〔一〕，分三服，连进至夜，一咯〔二〕而出。亦可为末，水服一钱。观此可知其软坚之功，不但治血治疮而已也。

〔附方〕新一十五。

鼻衄不止贯众根末，水服一钱。普济方。

诸般下血肠风酒痢，血痔鼠痔下血。黑狗脊，黄者不用，须内肉赤色者，即本草贯众也。去皮毛，剉焙为末。每服二钱，空心米饮下。或醋糊丸梧子大，每米饮下三、四十丸。或烧存性，出火毒为末，入麝香少许，米饮服二钱。普济方。

女人血崩贯众半两，煎酒服之，立止。集简方。

产后亡血过多，心腹彻痛者。用贯众状如刺猬者一个，全用不剉，只揉去毛及花萼，以好醋蘸湿，慢火炙令香熟，候冷为末，米饮空心每服二钱，甚效。妇人良方。

赤白带下年深，诸药不能疗者，用上方治之亦验，名独圣汤。方同上。

年深咳嗽出脓血。贯众、苏方木等分，每服三钱，水一盏，生姜三片，煎服，日二服。久咳，渐成劳瘵。凤尾草为末，用鱼鲊蘸食之。圣惠方。

痘疮不快快斑散：用贯众、赤芍药各一钱，升麻、甘草各五分，入淡竹叶三片，水一盏半，煎七分，温服。王海藏方。

头疮白秃贯众、白芷为末，油调涂之。又方：贯众烧末，油调涂。圣惠方。

漆疮作痒油调贯众末涂之。千金方。

鸡鱼骨哽贯众、缩砂、甘草等分，为粗末，绵包少许，含之咽汁，久则随痰自出。普济方。

解轻粉毒齿缝出血，臭肿。贯众、黄连各半两，煎水，入冰片少许，时时漱之。陆氏积德堂方。

血痢不止凤尾草根，即贯众，五钱，煎酒服。陈解元吉言所传。集简方。

便

〔一〕半：原脱，今据是斋百一选方卷十补。

〔二〕略：原作「路」，今据是斋百一选方卷十改。

毒肿痛贯众，酒服二錢良。多能鄙事。

花 〔主治〕恶疮，令人泄。别录

巴戟天本经上品

【释名】不凋草日华 三蔓草〔时珍曰〕名义殊不可晓。

【集解】〔别录曰〕巴戟天生巴郡及下邳山谷，二月、八月采根阴干。〔弘景曰〕今亦用建平、宜都者，根状如牡丹而细，外赤内黑，用之打去心。〔恭曰〕其苗俗名三蔓草。叶似茗，经冬不枯。根如连珠，宿根青色，嫩根白紫，用之亦同，以连珠多肉厚者为胜。〔大明曰〕紫色如小念珠，有小孔子，坚硬难捣。〔宗奭曰〕巴戟天本有心，干缩时偶自落，或抽去，故中心或空，非自有小孔也。今人欲要中间紫色，则多伪以大豆汁沃之，不可不察。〔颂曰〕今江淮、河东州郡亦有，但不及蜀川〔一〕者佳，多生竹〔二〕林内。内地生者，叶似麦门冬而厚大，至秋结实。今方家多以紫色为良。蜀人云：都无紫色者。采时或用黑豆同煮，欲其色紫，殊失气味，尤宜辨之。又有一种山葎根，正似巴戟，但色白。土人采得，以醋水煮之，乃以杂巴戟，莫能辨也。但击破视之，中紫而鲜洁者，伪也；其中虽紫，又有微白，糁有粉色，而理小暗者，真也。真巴戟嫩时亦白，干时亦煮治使紫，力劣弱耳。

根 【修治】〔斅曰〕凡使须用枸杞子湯浸一宿，待稍软漉出，再酒浸一伏时，漉出，同菊花熬焦黄，去菊花，以布拭干用。〔时珍曰〕今法：惟以酒浸一宿，銼焙入药。若急用，只以温水浸软去心也。

【气味】辛、甘，微温，无毒。〔大明曰〕苦。〔之才曰〕覆盆子为之使，恶雷丸、丹参、朝生。

【主治】大风邪气，阴痿不起，强筋骨，安五脏，补中增志益气。本经 疗头面游风，小腹及阴中相引痛，补五劳，益精，利男子。别录 治男子夜梦鬼交精泄，强阴

〔一〕川：原作「州」，今据大观、政和本草卷六巴戟天条改。
〔二〕竹：原作「山」，据改同上。

下气，治风癞。甄权 治一切风，疗水胀。日华 治脚气，去风〔一〕疾，补血海。时珍。出仙经。

【发明】〔好古曰〕巴戟天，肾经血分药也。〔权曰〕病人虚损，加而用之。〔宗奭曰〕有人嗜酒，日须五、七杯，后患脚气甚危。或教以巴戟半两，糯米同炒，米微转色，去米不用，大黄一两，锉炒，同为末，熟蜜丸，温水服五、七十丸，仍禁酒，遂愈。

【附录】巴棘〔别录曰〕味苦，有毒。主恶疥疮出虫。生高地，叶白有刺，根连数十枚。一名女木。

远志 本经上品

【释名】苗〔二〕名小草 本经 细草 本经 棘菀 本经 葽绕 本经。〔时珍曰〕此草服之能益智强志，故有远志之称。世说载郝隆讥〔三〕谢安云：处则为远志，出则为小草。记事珠谓之醒心杖。

【集解】〔别录曰〕远志生太山及冤句川谷，四月采根叶阴干。〔弘景曰〕冤句属兖州济阴郡，今此药犹从彭城北兰陵来。用之去心取皮，一斤止得三两尔。亦入仙方用。小草状似麻黄而青。〔志曰〕茎叶似大青而小。比之麻黄，陶不识也。〔禹锡曰〕按尔雅云：葽绕，棘蒬〔四〕。郭璞注云：今远志也。似麻黄，赤华，叶锐而黄。其上谓之小草。〔颂曰〕今河、陕、洛西州郡亦有之。根形如蒿根，黄色。苗似麻黄而青，又如毕豆。叶亦有似大青而小者。三月开白花。根长及一尺。泗州出者花红，根叶俱大于他处。商州出者根乃黑色。俗传夷门出者最佳。四月采根晒干。古方通用远志、小草。今医但用远志，稀用小草。〔时珍曰〕远志有大叶、小叶二种：陶弘景所说者小叶也，马志所说者大叶也，大叶者花红。

根 〔修治〕〔敩曰〕凡使须去心，否则令人烦闷。仍用甘草汤浸一宿，暴干或焙干用。

〔气味〕苦，温，无毒。〔之才曰〕远志、小草，得茯苓、冬葵子、龙骨良。畏珍珠、藜芦、蜚蠊、齐蛤。〔弘景曰〕药无齐蛤，

〔一〕风：原作「以」，今从张本改。

〔二〕苗：大观、政和本草卷六及千金翼卷二远志条俱作「叶」。

〔三〕郝隆讥：原脱，今据世说排调篇补。

〔四〕蒬：原作「菀」，今据尔雅释草及大观、政和本草卷六远志条改。

恐是百合也。〔权曰〕是蛴螬也。〔恭曰〕药录下卷有齐蛤，陶说非也。

〔主治〕咳逆伤中，补不足，除邪气，利九窍，益智慧，耳目聪明，不忘，强志倍力。久服轻身不老。本经 利丈夫，定心气，止惊悸，益精，去心下膈气，皮肤中热，面目黄〔一〕。别录 杀天雄、附子、乌头毒，煎汁饮之。之才 治健忘，安魂魄，令人不迷，坚壮〔二〕阳道。甄权 长肌肉，助筋骨，妇人血噤失音，小儿客忤。日华 肾积奔豚。好古 治一切痈疽。时珍

叶

〔主治〕益精补阴气，止虚损梦泄。别录

【发明】〔好古曰〕远志，肾经气分药也。〔时珍曰〕远志入足少阴肾经，非心经药也。其功专于强志益精，治善忘。盖精与志，皆肾经之所藏也。肾精不足，则志气衰，不能上通于心，故迷惑善忘。灵枢经云：肾藏精，精合〔三〕志。肾盛怒而不止则伤志，志伤则喜忘其前言，腰脊不可以俯仰屈伸，毛悴色夭。又云：人之善忘者，上气不足，下气有余，肠胃实而心肺虚，虚则营卫留于下，久之不以时上，故善忘也。陈言三因方，远志酒治痈疽，云有奇功，盖亦补肾之力尔。葛洪抱朴子云：陵阳子仲服远志二十年，有子三十七人，能开书所视不忘〔四〕，坐在立亡。

【附方】旧三，新四。

心孔昏塞多忘善误。丁酉日密自至市买远志，着巾角中，还为末服之，勿令人知。肘后方。

胸痹心痛逆气，膈中饮〔五〕不下。小草丸：用小草、桂心、干姜、细辛、蜀椒出汗各三分〔六〕，附子二分炮，六

〔一〕黄：大观、政和本草卷六及千金翼卷二远志条此下俱有「好颜色延年」。

〔二〕壮：原作「状」，今据大观、政和本草卷六远志条改。

〔三〕合：灵枢·本神第八作「舍」。

〔四〕开书所视不忘：原脱，今据四部从刊本抱朴子卷十一补。

〔五〕饮：此下原有「食」字，今据外台卷十二古今录验小草丸及大观、政和本草卷六远志条删。

〔六〕分：原作「两」，今据外台卷十二古今录验小草丸及大观、政和本草卷六远志条改。古方凡言分，即二钱半为一分。

物捣下筛，蜜和丸梧子大。先食米汁下三丸，日三服，不知稍增，以知为度。忌猪肉、冷水、生葱、生〔一〕菜。范汪东阳方。**喉痹作痛**远志肉为末，吹之，涎出为度。直指方。**脑风头痛**不可忍。远志末㗜鼻。宣明方。**吹乳肿痛**远志焙研，酒服二钱，以滓傅之。袖珍方。**一切痈疽**远志酒：治一切痈疽发背疖毒，恶候〔二〕侵大。有死血阴毒在中则不痛，傅之即痛。有忧怒等气积而〔三〕怒〔四〕攻则痛不可忍，傅之即不痛。或蕴热在内，热逼人手不可近，傅之即清凉。或气虚血〔五〕冷，溃而不敛，傅之即敛。此本韩大夫宅用以救人方，极验。若七情内郁，不问虚实寒热，治之皆愈。用远志不以多少，米泔浸洗，捶去心，为末。每服三钱，温酒一盏调，澄少顷，饮其清，以滓傅患处。三因方。**小便赤浊**远志，甘草水煮半斤，茯神、益智仁各二两，为末，酒糊丸梧子大，每空心枣汤下五十丸。普济。

百脉根唐本

【集解】〔恭曰〕出肃州、巴西。叶似苜蓿，花黄，根如远志。二月、三月采根日干。〔时珍曰〕按唐书作柏脉根，肃州岁贡之。千金、外台大方中亦时用之。今不复闻此，或者名称又不同也。

根【气味】甘〔六〕、苦，微寒，无毒。

【主治】下气止渴去热，除虚劳，补不足。酒浸或水煮，丸散兼用。唐本

淫羊藿本经中品

【释名】仙灵脾唐本　放杖草日华　弃杖草日华　千两金日华　干鸡筋日华　黄连祖日华　三枝九叶

〔一〕生：原脱，大观、政和本草卷六远志条同。今据外台卷十二古今录验小草丸补。
〔二〕候：原作「喉」，今据三因方卷十四远志酒改。
〔三〕而：原脱，今据三因方卷十四远志酒补。
〔四〕怒：三因方卷十四远志酒作「内」。
〔五〕血：原脱，今据三因方卷十四远志酒补。
〔六〕甘：原脱，今据大观、政和本草卷九及千金翼卷二·百脉根条补。

草图经 刚前本经〔弘景曰〕服之使人好为阴阳。西川北部有淫羊，一日百遍合，盖食此藿所致，故名淫羊藿。〔时珍曰〕豆叶曰藿，此叶似之，故亦名藿。仙灵脾、千两金、放杖、刚前，皆言其功力也。鸡筋、黄连祖，皆因其根形也。柳子厚文作仙灵毗，入脐曰毗，此物补下，于理尤通。

【集解】〔别录曰〕淫羊藿生上郡阳山山谷。〔恭曰〕所在皆有。叶形似小豆而圆薄，茎细亦坚，俗名仙灵脾是也。〔颂曰〕江东、陕西、泰山、汉中、湖湘间皆有之。茎如粟秆。叶青似杏，叶上有刺。根紫色有须。四月开白花，亦有紫花者。碎小独头子。五月采叶晒干。湖湘出者，叶如小豆，枝茎紧细，经冬不凋，根似黄连。关中呼为三枝九叶草，苗高一、二尺许，根叶俱堪用。蜀本草言生处不闻水声者良。〔时珍曰〕生大山中。一根数茎，茎粗如线，高一、二尺。一茎三〔一〕桠，一桠三叶。叶长二、三寸，如杏叶及豆藿，面光背淡，甚薄而细齿，有微刺。

根叶

【修治】〔敩曰〕凡使时呼仙灵脾，以夹刀夹去叶四畔花枝，每一斤用羊脂四两拌炒，待脂尽为度。

【气味】辛，寒，无毒。〔普曰〕神农、雷公：辛。李当之：小寒。〔权曰〕甘，平。可单用。〔保昇曰〕性温。〔时珍曰〕甘、香、微辛，温。〔之才曰〕薯蓣、紫芝为之使，得酒良。

【主治】阴痿绝伤，茎中痛，利小便，益气力，强志。本经 坚筋骨，消瘰疬赤痈，下部有疮，洗出虫。丈夫久服，令人无子。别录。〔机曰〕无子字误，当作有子。丈夫绝阳无子〔二〕，女人绝阴无子，老人昏耄，中年健忘，一切冷风劳气，筋骨挛急，四肢不仁〔三〕，补腰膝，强心力。大明

【发明】〔时珍曰〕淫羊藿味甘气香，性温不寒，能益精气，乃手足阳明、三焦、命门药也，真阳不足者宜之。

【附方】旧三，新五。仙灵脾酒益丈夫兴阳，理腰膝冷。用淫羊藿一斤，酒一斗，浸三日，逐时饮之。食医

〔一〕三：原作「二」，今据上文「三枝九叶草」改。

〔二〕无子：大观、政和本草卷八淫羊藿条俱作「不起」。

〔三〕仁：大观本草卷八淫羊藿条亦作「仁」。但政和本草作「任」，义长。

心镜。**偏风不遂**皮肤不仁，宜服。仙灵脾酒：仙灵脾一斤，细锉，生绢袋盛，于不津器中，用无灰酒二斗〔一〕浸之，重封，春、夏三日，秋、冬五日后，每日暖饮，常令醺然，不得大醉，酒尽再合，无不效验。合时，切忌鸡犬〔二〕见。圣惠方。**三焦咳嗽**腹满不饮食，气不顺。仙灵脾、覆盆子、五味子炒各一两，为末，炼蜜丸梧子大，每姜茶下二十丸。圣济录。**目昏生翳**仙灵脾，生王瓜即小栝楼红色者，等分，为末。每服一钱，茶下，日二服。圣济总录。**病后青盲**日近者可治。仙灵脾一两，淡豆豉一百粒，水一碗半，煎一碗，顿服即瘳。百一选方。**小儿雀目**仙灵脾根、晚蚕蛾各半两，炙甘草、射干各二钱半，为末。用羊子肝一枚，切开掺药二钱，扎定，以黑豆一合，米泔一盏，煮熟，分二次食，以汁送之。普济方。**痘疹入目**仙灵脾、威灵仙等分，为末。每服五分，米汤下。痘疹便览〔三〕。**牙齿虚痛**仙灵脾为粗末，煎湯频漱，大效。奇效方。

仙茅 开宝

【释名】独茅开宝 **茅爪子**开宝 **婆罗门参**〔珣曰〕其叶似茅，久服轻身，故名仙茅。梵音呼为阿输乾〔四〕陀。〔颂曰〕其根独生。始因西域婆罗门僧献方于唐玄宗，故今江南呼为婆罗门参，言其功补如人参也。

【集解】〔珣曰〕仙茅生西域。叶似茅。其根粗细有筋〔五〕，或如笔管，有节文理。其〔六〕花〔七〕黄色多涎〔八〕。自武

〔一〕斗：原作「升」，今据圣惠方卷二十一及大观、政和本草卷八淫羊藿条附方改。
〔二〕鸡犬：此下原有「妇人」二字，大观、政和本草卷八淫羊藿条附方及圣惠方卷二十一俱无，因据删。
〔三〕痘疹便览：大观、政和本草卷八淫羊藿条附方作「经验方」。
〔四〕阿输乾：原作「河轮勒」，今据大观、政和本草卷十一仙茅条改。
〔五〕筋：原作「节」，据改同上。
〔六〕其：原脱，今据大观、政和本草卷十一仙茅条补。
〔七〕花：原脱，大观、政和本草俱脱。今据下「三月有花，如卮子花，黄色」，并按上下文义补。
〔八〕涎：原作「延」，今据大观、政和本草卷十一仙茅条改。

城来，蜀中诸州亦皆有之。〔颂曰〕〔一〕今大庾岭、蜀川、江湖、两浙诸州亦有之。叶青如茅而软，且略阔，面有纵文。又似初生棕榈秧，高尺许。至冬尽枯，春初乃生。三月有花如巵子花，黄色，不结实。其根独茎而直，大如小指，下有短细肉根相附，外皮稍粗褐色，内肉黄白色。二月、八月采根暴干用。衡山出者花碧，五月结黑子。〔时珍曰〕苏颂所说详尽得之。但四、五月中抽茎四、五寸，开小花深黄色六出，不似巵子。处处大山中有之，人惟取梅岭者用，而会典成都岁贡仙茅二十一斤。

根【修治】〔斅曰〕采得以清水洗，刮去皮，于槐砧上用铜刀切豆许大，以生稀布袋盛，于乌豆水中浸一宿，取出用酒拌湿蒸之，从巳至亥，取出暴干。勿犯铁器及牛乳，斑人鬓须。〔大明曰〕彭祖单服法：以竹刀刮切，糯米泔浸去赤汁出毒，后无妨损。

【气味】**辛，温，有毒。**〔珣曰〕甘，微温，有小毒。又曰：辛，平，宣而复补，无大毒，有小热，有小毒。

【主治】**心腹冷气不能食，腰脚风冷挛痹不能行，丈夫虚劳，老人失溺无子，益阳道。久服通神强记，助筋骨，益肌肤，长精神，明目。**开宝 **治一切风气，补暖腰脚，清安五脏。久服轻身，益颜色。丈夫五劳七伤，明耳目，填骨髓。**李珣 **开胃消食下气，益房事不倦。**大明

【发明】〔颂曰〕五代伪〔二〕唐筠州刺史王颜著续传信方，因国书编录西域婆罗门僧服仙茅方，当时盛行。云五劳七伤，明目益筋力，宣而复补。云十斤乳石不及一斤仙茅，表其功力也。本西域道人所传。开元元年婆罗门僧进此药，明皇服之有效，当时禁方不传。天宝之乱，方书流散，上都僧不空三藏始得此方，传与司徒李勉、尚书路嗣恭〔三〕、给事齐杭、仆射张建封服之，皆得力。路公久服金石无效，得此药，其益百倍。齐给事守缙〔四〕云日，少气力，风疹继作，服之遂愈。八、

〔一〕颂曰：原脱，今据大观、政和本草卷十一仙茅条补。
〔二〕伪：据补同上。
〔三〕恭：原作「供」，今据大观、政和本草卷十一仙茅条改。
〔四〕缙：原作「晋」，据改同上。

九月采得，竹刀刮去黑皮，切如豆粒，米泔浸两宿，阴干捣筛，熟蜜丸梧子大，每旦空心酒饮任便下二十丸。忌铁器，禁食牛乳及黑牛肉，大减〔一〕药力。〔机曰〕五台山有仙茅，患大风者，服之多瘥。〔时珍曰〕按许真君书云：仙茅久服长生。其味甘能养肉，辛能养节，苦能养气，咸能养骨，滑能养肤，酸能养筋，宜和苦酒服之，必效也。又范成大虞衡志云：广西英州多仙茅，其羊食之，举体悉化为筋，不复有血肉，食之补人，名乳羊。沈括笔谈云：夏文庄公禀赋异于人，但睡则身冷如逝者，既觉须令人温之，良久乃能动。常服仙茅、钟乳、硫黄，莫知纪极。观此则仙茅盖亦性热，补三焦命门之药也，惟阳弱精寒、禀赋素怯者宜之。若体壮相火炽盛者服之，反能动火。按张杲〔二〕医说云：一人中仙茅毒，舌胀出口，渐大与肩齐。因以小刀剺之，随破随合，剺至百数，始有血一点出，曰可救矣。煮大黄、朴消与服，以药掺之，应时消缩。此皆火盛性淫之人过服之害也。弘治间东海张弼梅岭仙茅诗，有使君昨日才持去，今日人来乞墓铭之句。皆不知服食之理，惟借药纵恣以速其生者，于仙茅何尤？

【附方】新二　**仙茅丸**　壮筋骨，益精神，明目，黑髭须。仙茅二斤，糯米泔浸五日，去赤水，夏月浸三日，铜刀刮剉阴干，取一斤；苍术二斤，米泔浸五日，刮皮焙干，取一斤；枸杞子一斤；车前子十二两；白茯苓去皮，茴香炒，柏子仁去壳，各八两；生地黄焙，熟地黄焙，各四两；为末，酒煮糊丸如梧子大。每服五十丸，食前温酒下，日二服。圣济总录。　**定喘下气**　补心肾。神秘散：用白仙茅半两，米泔浸三宿，晒炒；团参二钱半；阿胶一两半，炒；鸡膍胵一两，烧；为末。每服二钱，糯米饮空心下，日二。三因方。

玄参 本经中品。

【释名】**黑参**纲目　**玄台**吴普　**重台**本经　**鹿肠**吴普　**正马**别录　**逐马**药性　**馥草**开宝　**野脂麻**纲目　**鬼藏**吴普　〔时珍曰〕玄，黑色也。别录一名端，一名咸，多未详。〔弘景曰〕其茎微似人参，故得参名。〔志曰〕合香家用之，故俗呼馥草。

【集解】〔别录曰〕玄参生河间川谷及冤句，三月、四月采根〔三〕暴干。〔普曰〕生冤句山阳。三月生苗。其叶有

〔一〕减：原作「咸」，今据大观、政和本草卷十一仙茅条改。
〔二〕杲：原作「果」，今据本书卷一引据医家书目改。
〔三〕根：原作「干」，今据大观、政和本草卷八及千金翼卷二玄参条改。

毛，四四相值，似芎药。黑茎，茎方，高四五尺。叶亦生枝间。四月实黑。〔弘景曰〕今出近道，处处有之。茎似人参而长大。根甚黑，亦微香，道家时用，亦以合香。〔恭曰〕玄参根苗并臭，茎亦不似人参，未见合香。〔志曰〕其茎方大，高四五尺，紫赤色而有细毛。叶如掌大而尖长。根生青白，干即紫黑，新者润腻。陶云茎似人参，苏言根苗并臭，似未深识。〔颂曰〕二月生苗。叶似脂麻对生，又如槐柳而尖长有锯齿。细茎青紫色。七月开花青碧色。八月结子黑色。又有白花者，茎方大，紫赤色而有细毛，有节若竹者，高五六尺。其根一根五、七枚，三月、八月采暴干。或云蒸过日干。〔时珍曰〕今用玄参，正如苏颂所说。其根有腥气，故苏恭以为臭也。宿根多地蚕食之，故其中空。花有紫白二种。

根 **【修治】**〔斅曰〕凡采得后，须用蒲草重重相隔，入甑蒸两伏时，晒干用。勿犯铜器，饵之噎人喉，丧人目。

【气味】苦，微寒，无毒。〔别录曰〕咸。〔普曰〕神农、桐君、黄帝、雷公：苦，无毒。岐伯：寒。〔元素曰〕足少阴肾经君药也，治本经须用。〔之才曰〕恶黄耆、干姜、大枣、山茱萸，反藜芦。

【主治】腹中寒热积聚，女子产乳余疾，补肾气，令人目明〔一〕。本经 **主暴中风伤寒，身热支满，狂邪忽忽不知人，温疟洒洒，血瘕，下寒血，除胸中气，下水止烦渴，散颈下核，痈肿，心腹痛，坚癥，定五脏。久服补虚明目，强阴益精。**别录 **热风头痛，伤寒劳复，治暴结热，散瘤瘘**〔二〕**瘰疬。**甄权 **治游风，补劳损，心惊烦躁，骨蒸传尸邪气，止健忘，消肿毒。**大明 **滋阴降火，解斑毒，利咽喉，通小便血滞。**时珍

【发明】〔元素曰〕玄参乃枢机之剂，管领诸气上下，清肃而不浊，风药中多用之。故活人书治伤寒阳毒，汗下后毒不散，及心下懊侬，烦不得眠，心神颠倒欲绝者，俱用玄参。以此论之，治胸中氤氲之气，无根之火，当以玄参为圣剂也。〔时珍曰〕肾水受伤，眞阴失守，孤阳无根，发为火病，法宜壮水以制火，故玄参与地黄同功。其消瘰疬亦是散火，刘守眞言结核是火病。

〔一〕目明：原作「明目」，今据大观、政和本草卷八及千金翼卷二玄参条改。

〔二〕瘘：大观、政和本草卷八玄参条引药性论俱作「瘻」，似是濒湖依同条开宝今注「疗诸毒鼠瘻」文改。

之。【附方】旧二，新七。**诸毒鼠瘘**玄参渍酒，日日饮之。开宝本草。**年久瘰疬**生玄参捣傅上〔一〕，日二易之。广利方。**赤脉贯瞳**玄参为末，以米泔煮猪肝，日日蘸食之。济急仙方。**发斑咽痛**玄参升麻汤：用玄参、升麻、甘草各半两，水三盏，煎一盏半，温服。南阳活人书。**急喉痹风**不拘大人小儿。玄参、鼠粘子半生半炒各一两，为末，新水服一盏立瘥。圣惠方。**鼻中生疮**玄参末涂之。或以水浸软塞之。卫生易简方。**三焦积热**玄参、黄连、大黄各一两，为末，炼蜜丸梧子大。每服三、四十丸，白汤下。小儿丸粟米大。丹溪方。**小肠疝气**黑参㕮咀炒，为丸。每服一钱半，空心酒服，出汗即效。孙天仁集效方。**烧香治痨**经验方：用玄参一斤，甘松六两，为末，炼蜜一斤和匀，入瓶中封闭，地中埋罯十日取出。更用炭〔二〕末六两，炼蜜六两，同和入瓶，更罯五日取出。烧之，常令闻香，疾自愈。〔颂曰〕初入瓶中封固，煮一伏时，破瓶取捣入蜜，别以瓶盛，埋地中罯过用。亦可熏衣。

地榆本经中品

〔校正〕并入别录有名未用酸赭。

【释名】**玉豉　酸赭**〔弘景曰〕其叶似榆而长，初生布地，故名。其花子紫黑色如豉，故又名玉豉。〔时珍曰〕按外丹方言地榆一名酸赭，其味酸、其色赭故也。今蕲州俚人呼地榆为酸赭，又讹赭为枣，则地榆、酸赭为一物甚明，其主治之功亦同，因并别录有名未用酸赭为一云。

【集解】〔别录曰〕地榆生桐柏〔三〕及冤句山谷，二月、八月采根暴干。又曰：酸赭生昌阳山，采无时。〔颂曰〕今处处平原川泽皆有之。宿根三月内生苗，初生布地，独茎直上，高三、四尺，对分出叶。叶似榆叶而稍狭，细长作〔四〕锯齿状，青色。七月开花如椹子，紫黑色。根外黑里红，似柳根。〔弘景曰〕其根亦入酿酒。道方烧作灰，能烂石，故煮石方用之。其叶山人乏茗时，采作饮亦好，又可煠茹。

〔一〕上：原作「之」，与下「之」字重复。今据大观、政和本草卷八玄参条附方改。
〔二〕炭：原作「灰」，政和本草卷八玄参条亦作「灰」。今据大观本草同条文改。
〔三〕柏：原作「伯」，今据大观、政和本草卷九及千金翼卷二地榆条改。
〔四〕作：原作「似」，今据大观、政和本草卷九地榆条改。

根　**〔气味〕苦，微寒，无毒。**〔别录曰〕甘、酸。〔权曰〕苦，平。〔元素曰〕气微寒，味微苦，气味俱薄，其体沉而降，阴中阳也，专主下焦血。〔杲曰〕味苦、酸，性微寒，沉也，阴也。〔之才曰〕得发良，恶麦门冬，伏丹砂、雄黄、硫黄。

〔主治〕妇人乳产〔一〕**痓痛七伤，带下五漏**〔二〕**，止痛止汗**〔三〕**，除恶肉，疗金疮。**本经　**止脓血，诸瘘恶疮热疮，补绝伤，产后内塞，可作金疮膏，消酒，除渴，明目。**别录　**止冷热痢疳痢**〔四〕**，极效。**开宝　**止吐血鼻衄肠风，月经不止，血崩，产前后诸血疾，并水泻。**大明　**治胆气不足。**李杲　**汁酿酒治风痹，补脑。捣汁涂虎犬蛇虫伤。**时珍　**酸赭：味酸。主内漏，止血不足。**别录

〔发明〕〔颂曰〕古者断下多用之。〔炳曰〕同樗皮治赤白痢。〔宗奭曰〕其性沉寒，入下焦。若热血痢则可用。若虚寒人及水泻白痢，即未可轻使。〔时珍曰〕地榆除下焦热，治大小便血证。止血取上截切片炒用。其梢则能行血，不可不知。杨士瀛云：诸疮，痛者加地榆，痒者加黄芩。

〔附方〕旧八，新七〔五〕。

男女吐血　地榆三两，米醋一升，煮十余沸，去滓，食前稍热服一合。圣惠方。

妇人漏下　赤白不止，令人黄瘦。方同上。

血痢不止　地榆晒研，每服二钱，掺在羊血上，炙熟食之，以捻头煎汤送下。一方：以地榆煮汁作饮，每服三合。圣济。

赤白下痢　骨立者。地榆一斤，水三升，煮一升半，去滓，再煎如稠饧，绞滤，空腹服三合，日再服。崔元亮海上方。

久病肠风　痛痒不止〔六〕。地榆五钱，苍术一两，水二钟，煎一钟，空心服，

〔一〕产：大观、政和本草卷九及千金翼卷二地榆条俱无，应是濒湖所加。

〔二〕五漏：大观、政和本草卷九地榆条本经作「病」。千金翼卷二地榆条作「十二病」，乃据唐本注加。

〔三〕止汗：大观、政和本草及千金翼均在「除恶肉」后，应是濒湖移置。

〔四〕痢：大观、政和本草卷九地榆条此下有「热」字。

〔五〕七：原作「六」，今按下新附方数改。

〔六〕止：活法机要卷中第十九作「任」。此下有「大便下血」。

日一服。　活法机要〔一〕。**下血不止**二十年者。取地榆、鼠尾草各二〔二〕两。水二升，煮一升，顿服。若不断，以水渍屋尘饮一小杯投之。　肘后方。**结阴下血**腹痛不已。地榆四两，炙〔三〕甘草三两，每服五钱，水三〔四〕盏，入缩砂仁〔五〕七枚，煎一盏半，分二服。　宣明方。**小儿疳痢**地榆煮汁，熬如饴糖，与服便已。　肘后方。**毒蛇螫人**新地榆根捣汁饮，兼以渍疮。　肘后方。**虎犬咬伤**地榆煮汁饮，并为末傅之。亦可为末，白汤服，日三。忌酒。　梅师方。**代指肿痛**地榆煮汁渍之，半日愈。　千金翼〔六〕。**小儿湿疮**地榆煮浓汁，日洗二次。　千金方。**小儿面疮**焮赤肿痛。地榆八两，水一斗，煎五升，温洗之。　卫生总微方。**煮白石法**七月七日取地榆根，不拘多少阴干，百日烧为灰。复取生者，与灰合捣万下。灰三分，生末一分，合之。若石二、三斗，以水浸过三寸，以药入水搅之，煮至石烂可食乃已。　臞仙神隐书。

叶

〔主治〕作饮代茶，甚解热。苏恭

丹参本经上品

【释名】赤参别录　山参日华　郄蝉草本经　木羊乳吴普　逐马弘景　奔马草〔时珍曰〕五参五色配五脏。故人参入脾曰黄参，沙参入肺曰白参，玄参入肾曰黑参，牡蒙入肝曰紫参，丹参入心曰赤参，其苦参则右肾命门之药也。古人舍紫参而称苦参，未达此义尔。〔炳曰〕丹参治风软脚，可逐奔马，故名奔马草，曾用实有效。

〔一〕活法机要：本方见活法机要卷中第十九，名地榆汤，此用其四分之一剂量。
〔二〕二：千金卷十五下及外台卷二十五俱作「一」。大观、政和本草卷九地榆条俱作「三」。
〔三〕炙：宣明论方卷一结阴证地榆汤作「半炙半生」。
〔四〕三：原作「一」，今据宣明论方卷一结阴证地榆汤改。
〔五〕仁：原作「四」，据改同上。
〔六〕翼：原作「方」，今据大观、政和本草卷九地榆条附方改，与千金翼卷二十四治代指逆肿又方合。

【集解】〔别录曰〕丹参生桐柏山〔一〕川谷及太山，五月采根暴干。〔弘景曰〕此桐柏山〔二〕在义阳，是淮水发源之山，非江东临海之桐柏也。今近道处处有之。茎方有毛，紫花，时人呼为逐马。〔普曰〕茎叶小房如荏有毛，根赤色，四月开紫花，二月、五月采根阴干。〔颂曰〕今陕西、河东州郡及随州皆有之。二月生苗，高一尺许。茎方有棱，青色。叶相对，如薄荷而有毛。三月至九月开花成穗，红紫色，似苏花。根赤色，大者如指，长尺余，一苗数根。〔恭曰〕冬采者良，夏采者虚恶。〔时珍曰〕处处山中有之。一枝五叶，叶如野苏而尖，青色皱毛。小花成穗如蛾形，中有细子。其根皮丹而肉紫。

根　**【气味】苦，微寒，无毒。**〔普曰〕神农、桐君、黄帝、雷公：苦，无毒。岐伯：咸。〔李当之〕大寒。〔弘景曰〕久服多眼赤，故应性热，今云微寒，恐谬也。〔权曰〕平。〔之才曰〕畏鹹水，反藜芦。

【主治】心腹邪气，肠鸣幽幽如走水，寒热积聚，破癥除瘕，止烦满，益气。本经　**养血，去心腹痼〔三〕疾结气，腰脊强脚痹，除风邪留热。久服利人。**别录　**渍酒饮，疗风痹足软。**弘景　**主中恶及百邪鬼魅，腹痛气作，声音鸣吼，能定精。**甄权　**养神定志，通利关脉，治冷热劳，骨节疼痛，四肢不遂，头痛赤眼，热温狂闷，破宿血，生新血，安生胎，落死胎，止血崩带下，调妇人经脉不匀，血邪心烦，恶疮疥癣，瘿赘肿毒丹毒，排脓止痛，生肌长肉。**大明　**活血，通心包络，治疝痛。**时珍

【发明】〔时珍曰〕丹参色赤味苦，气平而降，阴中之阳也。入手少阴、厥阴之经，心与包络血分药也。按妇人明理论云：四物湯治妇人病，不问产前产后，经水多少，皆可通用。惟一味丹参散，主治与之相同。盖丹参能破宿血，补新血，安生胎，落死胎，止崩中带下，调经脉，其功大类当归、地黄、芎藭、芍药故也。

【附方】旧三，新四。**丹参散**　治妇人经脉不调，或前或后，或多或少，产前胎不安，产后恶血不下，兼治冷热

〔一〕山：原脱，今据大观、政和本草卷七及千金翼卷二丹参条补。
〔二〕山：原脱，今据大观、政和本草卷七丹参条补。
〔三〕痼：原作「痛」，今据大观、政和本草卷七及千金翼卷二丹参条改。

劳，腰脊痛，骨节烦疼。用丹参洗净，切晒为末。每服二钱，温酒调下。妇人明理方。**落胎下血**丹参十二两，酒五升，煮取三升，温服一升，一日三服。亦可水煮。千金方。**寒疝腹痛**小腹阴中相引痛，白汗出，欲死。以丹参一两为末。每服二钱，热酒调下。圣惠方。**小儿身热**汗出拘急，因中风起。丹参半两，鼠屎炒三十枚，为末。每服三钱，浆水下。圣济总录。**惊痫发热**丹参摩膏：用丹参、雷丸各半两，猪膏二两，同煎七上七下，滤去滓盛之。每以摩儿身上，日三次。千金方。**妇人乳痛**丹参、白芷、芍药各二两，㕮咀，以醋淹一夜，猪脂半斤，微火煎成膏，去滓傅之。孟诜必效方。**热油火灼**除痛生肌。丹参八两锉，以水微调，取羊脂二斤，煎三上三下，以涂疮上。肘后方。

紫参 本经中品

【释名】牡蒙本经 **童肠**别录 **马行**别录 **众戎**别录 **五鸟花**纲目 〔时珍曰〕紫参、王孙，并有牡蒙之名。古方所用牡蒙，多是紫参也。按钱起诗集云：紫参，幽芳也。五葩连萼，状如飞禽羽举。故俗名五鸟花。

【集解】〔别录曰〕紫参生河西及冤句山谷，三月采根，火炙使紫色。〔普曰〕紫参一名牡蒙，生河西或商山。圆聚生根，黄赤有文，皮黑中紫，五月花紫赤，实黑大如豆。〔弘景曰〕今方家皆呼为牡蒙，用之亦少。〔恭曰〕紫参叶似羊蹄，紫花青穗。其根皮紫黑，肉红白，肉浅皮深。所在有之。长安见用者，出蒲州。牡蒙乃王孙也，叶似及己而大，根长尺余，皮肉亦紫色，根苗不相似。〔颂曰〕今河中、晋、解、齐及淮、蜀州郡皆有之。苗长一二尺，茎青而细。其叶青似槐叶，亦有似羊蹄者。五月开花白色，似葱花，亦有红紫而似水荭者。根淡紫，根皮紫〔一〕黑色，如地黄状，肉红白色，肉浅而皮深。三月采根，火炙紫色。又云：六月采，晒干用。〔时珍曰〕紫参根干紫黑色，肉带红白，状如小紫草。范子计然云：紫参出三辅，有三色，以青赤色为善。

根　【气味】苦、辛〔二〕，寒，无毒。〔别录曰〕微寒。〔普曰〕牡蒙，神农、黄帝：苦。〔李当之〕

〔一〕根皮紫：原脱，今据大观、政和本草卷八紫参条补。

〔二〕辛：原脱，今据大观、政和本草卷八及千金翼卷二紫参条补。

小寒。〔之才曰〕畏辛夷。

【主治】心腹积聚，寒热邪气，通九窍，利大小便。本经 疗肠胃大热，唾血衄血，肠中聚血，痈肿诸疮，止渴益精。别录 治心腹坚胀，散瘀血，治妇人血闭不通。甄权 主狂疟瘟疟，鼽血汗出。好古 治血痢。好古 牡蒙：治金疮，破血，生肌肉，止痛，赤白痢，补虚益气，除脚肿，发阴阳。苏恭

【发明】〔时珍曰〕紫参色紫黑，气味俱厚，阴也，沉也。入足厥阴之经，肝脏血分药也。故治诸血病，及寒热疟痢痈肿积块之属厥阴者。古方治妇人肠覃病乌啄丸，所用牡蒙，即此物也。唐苏恭注王孙，引陈延之小品方牡蒙所主之证，正是紫参。若王孙则止治风湿痹证，不治血病。故今移附于此。

【附方】旧一，新三〔一〕。**紫参汤** 治痢下。紫参半斤，水五升，煎二升，入甘草二〔二〕两，煎取半升〔三〕，分三服。张仲景金匮玉函。**吐血不止** 紫参、人参、阿胶炒等分，为末，乌梅汤服一钱。一方去人参，加甘草，以糯米汤服。圣惠方。**面上酒刺** 五参丸：用紫参、丹参、人参、苦参、沙参各一两，为末，胡桃仁杵和丸梧子大。每服三十丸，茶下。普济。

王孙 本经中品

〔校正〕并入拾遗旱藕。

【释名】**牡蒙**弘景 **黄孙**别录 **黄昏**别录 **旱藕**〔普曰〕楚名王孙。齐名长孙，又名海孙。吴名白功草，又名蔓延。〔时珍曰〕紫参一名牡蒙，木部合欢一名黄昏，皆与此名同物异。

【集解】〔别录曰〕王孙生海西川谷，及汝南城郭垣下。〔普曰〕蔓延赤文，茎叶〔四〕相当。〔弘景曰〕今方家皆呼为黄

〔一〕三：原作「二」，今按下新附方数改。
〔二〕二：大观、政和本草卷八紫参条同，金匮卷中第十七作「三」。
〔三〕半升：大观、政和本草卷八紫参条同，金匮卷中第十七作「一升半」。
〔四〕茎叶：原作「蔓延」今据御览九九三王孙条引吴氏本草改。

昏，云牡蒙，市人少识者。〔恭曰〕按陈延之小品方，述本草牡蒙一名王孙。徐之才药对有牡蒙无王孙。此则一物明矣。牡蒙叶似及己而大，根长尺余，皮肉皆紫色。〔藏器曰〕旱藕生太行山中，状如藕。〔时珍曰〕王孙叶生颠顶，似紫河车叶。按神农及吴普本草，紫参一名牡蒙。陶弘景亦曰，今方家呼紫参为牡蒙。其王孙并无牡蒙之名，而陶氏于王孙下乃云，又名牡蒙，且无形状。唐苏恭始以紫参、牡蒙为二物，谓紫参叶似羊蹄，王孙叶似及己。但古方所用牡蒙，皆为紫参；后人所用牡蒙，乃王孙非紫参也。不可不辨。唐玄宗时隐民姜抚上言：终南山有旱藕，饵之延年，状类葛粉。帝取作汤饼，赐大臣。右骁骑将军甘守诚曰：旱藕者，牡蒙也，方家久不用，抚易名以神之尔。据此牡蒙乃王孙也。盖紫参止治血证积聚疟痢，而王孙主五脏邪气痹痛疗百病之文，自可推也。苏恭引小品方牡蒙所主之证，乃紫参，非王孙，故今移附紫参之下。

根　**【气味】苦，平，无毒。**〔普曰〕神农、雷公：苦，无毒。黄帝：甘。〔藏器曰〕旱藕：甘，平，无毒。

【主治】五脏邪气，寒湿痹，四肢疼酸，膝冷痛。本经　**疗百病，益气。**别录　**旱藕：主长生不饥，黑毛发。**藏器

紫草 本经中品

【释名】紫丹别录　**紫芺**音袄　**茈莀**广雅。音紫戾。　**藐**尔雅。音邈。　**地血**吴普　**鸦衔草**〔时珍曰〕此草花紫根紫，可以染紫，故名。尔雅作茈草。瑶、侗人呼为鸦衔草。

【集解】〔别录曰〕紫草生砀山山谷及楚地，三月采根阴干。〔弘景曰〕今出襄阳，多从南阳新野来，彼人种之，即是今染紫者，方药都不复用。博物志云：平氏阳山紫草特好。魏国者染色殊黑。比年东山亦种之，色小浅于北者。〔恭曰〕所在皆有，人家或种之。苗似兰香，茎赤节青，二月开花紫白色，结实白色，秋月熟。〔时珍曰〕种紫草，三月逐垄下子，九月子熟时刈草，春社前后采根阴干，其根头有白毛如茸。未花时采，则根色鲜明；花过时采，则根色黯恶。采时以石压扁曝干。收时忌人溺及驴马粪并烟气，皆令草黄色。

根　**【修治】**〔敩曰〕凡使，每一斤用蜡三〔一〕两溶水拌蒸之，待水干，取去头并两畔髭，细銼用。

〔一〕三：原作「二」，今据大观、政和本草卷八紫草条补。

【气味】苦，寒，无毒。〔权曰〕甘，平。〔元素曰〕苦，溫。〔时珍曰〕甘、咸，寒。入手、足厥阴经。

【主治】心腹邪气，五疸，补中益气，利九窍，通水道。本经〔一〕**疗腹**〔二〕**肿胀满痛。以合膏，疗小儿疮，及面皶。**别录 **治恶疮㾜癣。**甄权 **治斑疹痘毒，活血凉血，利大肠。**时珍

【发明】〔颂曰〕紫草古方稀用。今医家多用治伤寒时疾发疮疹不出者，以此作药，使其发出。韦宙独行方，治豌豆疮，煮紫草湯饮，后人相承用之，其效尤速。〔时珍曰〕紫草味甘咸而气寒，入心包络及肝经血分。其功长于凉血活血，利大小肠。故痘疹欲出未出，血热毒盛，大便闭涩者，宜用之。已出而紫黑便闭者，亦可用。若已出而红活，及白陷大便利者，切宜忌之。故杨士瀛直指方云：紫草治痘，能导大便，使发出亦轻。得木香、白术佐之，尤为有益。又曾世荣活幼心书云：紫草性寒，小儿脾气实者犹可用，脾气虚者反能作泻。古方惟用茸，取其初得阳气，以类触类，所以用发痘疮。今人不达此理，一概用之，非矣。

【附方】旧三，新六。**消解痘毒**紫草一錢，陈皮五分，葱白三寸，新汲水煎服。直指方。**婴童疹痘**三、四日，隐隐将出未出，色赤便闭者。紫草二两銼，以百沸湯一盞泡，封勿泄气，待溫时服半合，则疮虽出亦轻。大便利者勿用。煎服亦可。经验后方。**痘毒黑疔**紫草三錢，雄黃一錢，为末，以胭脂汁调，银簪挑破，点之极妙。集简方。**痈疽便闭**紫草、栝楼实等分，新水煎服。直指方。**小儿白秃**紫草煎汁涂之。圣惠方。**小便卒淋**紫草一两，为散，每食前用井华水服二錢。圣惠方〔三〕。**产后淋沥**方同上。产宝。**恶虫咬人**紫草煎油涂之。圣惠方。**火黃身热**午后却凉，身有赤点。如生〔四〕黑点者，不可治。宜烙手足心、背心、百会、下廉。内服紫草湯：紫草、吴蓝

〔一〕本经：原在「通水道」之上。按「通水道」三字，大观、政和本草卷八紫草条俱作白字，认为本经文。因将「本经」二字移此。

〔二〕腹：原脱，今据大观、政和本草卷八及千金翼卷二紫草条补。

〔三〕圣惠方：原作「千金翼」。按千金翼治淋无此方。今据大观、政和本草卷八紫草条附方改，与圣惠方卷五十八合。

〔四〕如生：原作「或」，今据圣济总录卷六十一火黃二十四改。

各〔一〕一两，木香、黄连各半〔二〕两，粗捣筛，每服五钱匕〔三〕，水煎服。三十六黄方。

白头翁本经下品

【释名】野丈人本经　胡王使者本经　奈何草别录　〔弘景曰〕处处有之。近根处有白茸，状似白头老翁，故以为名。〔时珍曰〕丈人、胡使、奈何，皆状老翁之意。

【集解】〔别录曰〕白头翁生高山山谷及田野，四月采。〔恭曰〕其叶似芍药而大，抽一茎。茎头一花，紫色，似木槿花。实大者如鸡子，白毛寸余，皆披下，似纛头，正似白头老翁，故名焉。陶言近根有白茸，似不识也。太常所贮蔓生者，乃是女萎。其白头翁根，似续断而扁。〔保昇曰〕所在有之。有细毛，不滑泽，花蕊黄。二月采花，四月采实，八月采根，皆日干。〔颂曰〕处处有之。正月生苗，作丛生，状似白薇而柔细稍长。叶生茎头，如杏叶，上有细白毛而不滑泽。近根有白茸。根紫色，深如蔓菁。其苗有风则静，无风而摇，与赤箭、独活同也。陶注未述茎叶，苏注言叶似芍药，实如鸡子，白毛寸余者，皆误矣。〔宗奭曰〕白头翁生河南洛阳界，其新安山野中屡尝见之，正如苏恭所说。至今本处山中〔四〕人卖白头翁丸，言服之寿考，又失〔五〕古人命名之义。陶氏所说，失于不审，宜其排叱也。〔机曰〕寇宗奭以苏恭为是，苏颂以陶说为是。大抵此物用根，命名取象，当准苏颂图经，而恭说恐别是一物也。

根　〔气味〕苦，温，无毒。〔别录曰〕有毒。〔吴绶曰〕苦、辛，寒。〔权曰〕甘、苦，有小毒。豚实〔六〕为之使。〔大明曰〕得酒良。花、子、茎、叶同。

〔主治〕温疟狂猲〔七〕寒热，癥瘕积聚瘿气，

〔一〕各：原脱，今据圣济总录卷六十一火黄二十四补。
〔二〕各半：原作「一」，今据圣济总录卷六十一火黄二十四改。
〔三〕粗捣筛每服五钱匕：原脱，今据圣济总录卷六十一火黄二十四补。
〔四〕中：此下原衍「及」字，今据政和本草卷十一及本草衍义卷十二白头翁条删。
〔五〕失：原作「夫」，今据政和本草卷十一及本草衍义卷十二白头翁条改。
〔六〕豚实：大观、政和本草卷六独活条陶隐居云：「药名无豚实，恐是蠡实」。
〔七〕猲：大观、政和本草卷十一白头翁条作「昜」，原注：「音羊」。御览九九〇同。说文段注谓「昜」即阴阳之正字。按「狂猲」、「狂阳」俱不成辞。汉书外戚传：「素有狂易病」，注：「狂而变易常性也」。后汉书陈忠传：「狂易杀人，得减重论」。千金翼卷三白头翁条正作「狂易」，似应据改。

逐血止〔一〕**痛，疗金疮。**本经 **鼻衄。**别录 **止毒痢。**弘景 **赤痢腹痛，齿痛，百骨节**〔二〕**痛，项下瘤疬。**甄权 **一切风气，暖腰膝，明目消赘。**大明

【发明】〔颂曰〕俗医合补下药甚验，亦冲人。〔杲曰〕气厚味薄，可升可降，阴中阳也。张仲景治热痢下重，用白头翁汤主之。盖肾欲坚，急食苦以坚之。痢则下焦虚，故以纯苦之剂坚之。男子阴疝偏坠，小儿头秃膻腥，鼻衄无此不效，毒痢有此获功。〔吴绶曰〕热毒下痢紫血鲜血者宜之。

【附方】旧二，新三。**白头翁汤**治热痢下重。用白头翁二两。黄连、黄檗、秦皮各三两，水七升，煮二升，每服一升，不愈更服。妇人产后痢虚极者，加甘草、阿胶各二两。仲景金匮玉函方。**下痢咽痛**春夏病此，宜用白头翁、黄连各一两，木香二两，水五升，煎一升半，分三服。圣惠方。**阴㿗偏肿**白头翁根生者，不限多少，捣傅肿处。一宿当作疮，二十日愈。外台秘要。**外痔肿痛**白头翁草，一名野丈人，以根捣涂之，逐血止痛。卫生易简方。**小儿秃疮**白头翁根捣傅，一宿作疮，半月〔三〕愈。肘后方。

花

【主治】**疟疾寒热，白秃头疮。**时珍

白及 本经下品

【校正】并入别录白给。

【释名】**连及草**本经 **甘根**本经 **白给**〔时珍曰〕其根白色，连及而生，故曰白及。其味苦，而曰甘根，反言也。吴普作白根，其根有白，亦通。金光明经谓之罔〔四〕达罗喝悉多。又别录有名未用白给，即白及也，性味功用皆同，系重出，今并为一。

【集解】〔别录曰〕白及生北山川谷及冤句及越山。又曰：白给生山谷，叶如藜芦，根白相连，九月采。〔普曰〕

〔一〕止：此下原衍「腹」字，今据大观、政和本草卷十一及千金翼卷三白头翁条删。
〔二〕骨节：原作「节骨」，今据大观、政和卷十一白头翁条改。
〔三〕半月：大观、政和本草卷十一白头翁条附方作「二十日」。
〔四〕罔：金光明最胜王经（唐·义净译，清·常熟刻经处刊本）卷七作「因」。

茎叶如生姜、藜芦，十月花，直上，紫赤色，根白连，二月、八月、九月采。〔弘景曰〕近道处处有之。叶似杜若，根形似菱米，节间有毛。方用亦稀，可以作糊。〔保昇曰〕今出申州。叶似初生棕苗叶及藜芦。三四月抽出一苔，开紫花。七月实熟，黄黑色。冬凋。根似菱，有三角，白色，角头生芽。八月采根用。〔颂曰〕今江淮、河、陕、汉、黔诸州皆有之，生石山上。春生苗，长一尺许。叶似栟榈，两指大，青色。夏开紫花。二月七月采根。〔时珍曰〕韩保昇所说形状正是，但一科止抽一茎。开花长寸许，红紫色，中心如舌。其根如菱米，有脐，如凫茈之脐，又如扁扁螺旋纹。性难干。

根〔**气味**〕**苦，平，无毒。**〔别录曰〕辛，微寒。白给：辛，平，无毒。〔普曰〕神农：苦。黄帝：辛。李当之：大寒。雷公：辛，无毒。〔大明曰〕甘、辛。〔杲曰〕苦、甘，微寒，性涩，阳中之阴也。〔之才曰〕紫石英为之使，恶理石，畏李核、杏仁，反乌头。

【主治】痈肿恶疮败疽，伤阴死肌，胃中邪气，贼风鬼击，痱缓不收。本经 **除白癣疥虫。**别录[一] **结热不消，阴下痿，面上皯疱，令人肌滑。**甄权 **止惊邪血邪血痢，痫疾风痹，赤眼癥结，温热疟疾，发背瘰疬，肠风痔瘘，扑损，刀箭疮，汤火疮，生肌止痛。**大明 **止肺血。**李杲

白给：主伏虫白癣肿痛。别录

【发明】〔恭曰〕山野人患手足皲拆者，嚼以涂之有效。为其性粘也。〔颂曰〕今医家治金疮不瘥及痈疽方多用之。〔震亨曰〕凡吐血不止，宜加白及。〔时珍曰〕白及性涩而收，得秋金之令，故能入肺止血，生肌治疮也。按洪迈夷坚志云：台州狱吏悯一大囚。囚感之，因言：吾七次犯死罪，遭讯拷，肺皆损伤，至于呕血。人传一方，只用白及为末，米饮日服，其效如神。后其囚凌迟，刽者剖其胸，见肺间窍穴数十处，皆白及填补，色犹不变也。洪贯之闻其说，赴任洋州，一卒忽苦咯血甚危，用此救之，一日即止也。摘玄云：试血法：吐在水碗内，浮者肺血也，沉者肝血也，半浮半沉者心血也。各随所见，以羊肺、羊肝、羊心煮熟，蘸白及末，日日食之。

〔一〕别录：原脱，今据大观、政和本草卷十及千金翼卷三白及条补。

【附方】旧一，新八。**鼻衄不止**津调白及末，涂山根上，仍以水服一钱，立止。经验方。**心气疼痛**白及、石榴皮各二錢，为末，炼蜜丸黄豆大。每服三丸，艾醋湯下。生生编。**重舌鹅口**白及末，乳汁调涂足心。圣惠方。**妇人阴脱**白及、川乌头等分，为末，绢裹一錢纳阴中，入三寸，腹内热即止，日用一次。广济方。**疔疮肿毒**白及末半錢，以水澄之，去水，摊于厚纸上贴之。袖珍方。**打跌骨折**酒调白及末二錢服，其功不减自然铜、古铢錢也。永类方。**刀斧伤损**白及、石膏煅等分，为末。掺之，亦可收口。济急方。**手足皲裂**白及末水调塞之。勿犯水。济急方。**汤火伤灼**白及末油调傅之。赵眞人方。

三七纲目

【释名】山漆纲目**金不换**〔时珍曰〕彼人言其叶左三右四，故名三七，盖恐不然。或云本名山漆，谓其能合金疮，如漆粘物也，此说近之。金不换，贵重之称也。

【集解】〔时珍曰〕生广西南丹诸州番峒深山中，采根暴干，黄黑色。团结者，状略似白及；长者如老干地黄，有节。味微甘而苦，颇似人参之味。或云：试法，以末糁猪血中，血化为水者乃眞。近传一种草，春生苗，夏高三四尺。叶似菊艾而劲厚，有歧尖。茎有赤棱。夏秋开黄花，蕊如金絲，盘纽可爱，而气不香，花干则吐〔一〕絮如苦荬絮。根叶味甘，治金疮折伤出血，及上下血病甚效。云是三七，而根大如牛蒡根，与南中来者不类，恐是刘寄奴之属，甚易繁衍。

根〔气味〕甘、微苦，温，无毒。〔主治〕止血散血定痛，金刃箭伤跌扑杖疮血出不止者，嚼烂涂，或为末掺之，其血即止。亦主吐血衄血，下血血痢，崩中经水不止，产后恶血不下，血运血痛，赤目痈肿，虎咬蛇伤诸病。时珍**〔发明〕**〔时珍曰〕此药近时始出，南人军中用为金疮要药，云有奇功。又云：凡杖扑伤损，瘀血淋漓者，随即嚼烂，罨之即止，青

〔一〕吐 原缺，今从张本补。

肿者即消散。若受杖时，先服一二錢，则血不冲心，杖后尤宜服之，产后服亦良。大抵此药气温、味甘微苦，乃阳明、厥阴血分之药，故能治一切血病，与骐驎竭、紫矿相同。

〔附方〕新八。**吐血衄血**山漆一錢，自嚼米湯送下。或以五分，加入八核湯。瀕湖集简方。**赤痢血痢**三七三錢，研末，米泔水调服，即愈。同上。**大肠下血**三七研末，同淡白酒调一、二錢服，三服可愈。加五分入四物湯，亦可。同上。**妇人血崩**方同上。**产后血多**山漆研末，米湯服一錢。同上。**男妇赤眼**十分重者，以山漆根磨汁涂四围甚妙。同上。**无名痈肿**疼痛不止，山漆磨米醋调涂即散。已破者，研末干涂。**虎咬蛇伤**山漆研末，米饮服三錢，仍嚼涂之。幷同上。

叶　〔主治〕**折伤跌扑出血，傅之即止，青肿经夜即散，余功同根。**时珍

本草纲目草部目录第十三卷

草之二　山草类下三十九种

〔一〕茈：今通作「柴」。
〔二〕别录：原作「本经」，今据大观、政和本草卷八及本书本卷前胡条改。
〔三〕别录：原作「本经」，本卷升麻条亦作「本经上品」，据改见彼条校记。
〔四〕别：原作「州」，今据本书本卷地筋条改。
〔五〕别录：原作「本经」，今据大观、政和本草卷八及本书本卷杜衡条改。

右附方旧七十三[一] 新二百二十七[二]

〔一〕七十三：原作「七十一」，今据本卷各条旧附方总数改。

〔二〕二百二十七：原作「二百一十四」，今据本卷各条新附方总数改。

本草纲目草部第十三卷

草之二山草类下三十九种

黄连本经上品

【释名】王连本经　支连药性。〔时珍曰〕其根连珠而色黄，故名。

【集解】〔别录曰〕黄连生巫阳川谷及蜀郡太山之阳〔一〕，二月、八月采根。〔弘景曰〕巫阳在建平。今西间者色浅而虚，不及东阳、新安诸县最胜。临海诸县者不佳。用之当布裹〔二〕挼去毛，令如连珠。〔保昇曰〕苗似茶，丛生，一茎生三叶，高尺许，凌冬不凋，花黄色。江左者，节高若连珠。蜀都者，节下不连珠。今秦地及杭州、柳州者佳。〔颂曰〕今江、湖、荆、夔州郡亦有，而以宣城九节坚重相击〔三〕有声者为胜，施、黔者次之，东阳、歙州、处州者又次之。苗高一尺以来，叶似甘菊，四月开花黄色，六月结实似芹子，色亦黄。江左者根若〔四〕连珠，其苗经冬不凋，叶如小雉尾草，正月开花作细穗，淡白微黄色。六七月根紧，始堪采。〔恭曰〕蜀道者粗大，味极浓苦，疗渴为最。江东者节如连珠，疗痢大善。澧州者更胜。〔时珍曰〕黄连，汉末李当之本草，惟取蜀郡黄肥而坚者为善。唐时以澧州者为胜。今虽吴、蜀皆有，惟以雅州、眉州者为良。药物之兴废不同如此。大抵有二种：一种根粗无毛有珠，如鹰鸡爪形而坚实，色深黄；一种无珠多毛而中虚，黄色稍淡。各有所宜。

根

【修治】〔敩曰〕凡使以布拭去肉毛，用浆水浸二伏时，漉出，于柳木火上焙干用。〔时珍曰〕五脏六腑皆有火，平则治，动则病，故有君火相火之说，其实一气而已。黄连入手少阴心经，为治火之主药：治本脏之火，则生用之；治肝胆之实火，则以猪胆汁浸炒；治肝胆之虚火，则以醋浸炒；治上焦之火，则以酒炒；治中焦之火，则以姜汁炒；治下焦

〔一〕之阳：大观　政和本草卷七及千金翼卷二黄连条俱无。

〔二〕裹：原脱，今据大观、政和本草卷七黄连条补。

〔三〕击：原作「擎」，今据大观、政和本草卷七黄连条改。

〔四〕若：原作「黄」，据改同上。

之火，则以盐水或朴消研细调水和〔一〕炒；治气分湿热之火，则以茱萸湯浸炒；治血分块中伏火，则以干漆末调〔二〕水炒；治食积之火，则以黄土研细调水和〔三〕炒。诸法不独为之引导，盖辛热能制其苦寒，咸寒能制其燥性，在用者详酌之。

【气味】苦，寒，无毒。〔别录曰〕微寒。〔普曰〕神农、岐伯、黄帝、雷公：苦，无毒。李当之：小寒。〔之才曰〕黄芩、龙骨、理石为之使，恶菊花、玄参、白鲜皮、芫花、白僵蚕，畏款冬、牛膝，胜乌头，解巴豆毒。〔权曰〕忌猪肉，恶冷水。〔斆曰〕服此药至十两，不得食猪肉；若服至三年，一生不得食也。〔时珍曰〕道书言服黄连犯猪肉令人泄泻，而方家有猪肚黄连丸、猪脏黄连丸，岂只忌肉而不忌脏腑乎？

【主治】热气，目痛眦伤泣出，明目，肠澼腹痛下痢，妇人阴中肿痛。久服令人不忘。本经 **主五脏冷热，久下泄澼脓血，止消渴大惊，除水利骨，调胃厚肠益胆，疗口疮。**别录 **治五劳七伤，益气，止心腹痛，惊悸烦躁，润心肺，长肉止血，天行热疾，止盗汗并疮疥。猪肚蒸为丸，治小儿疳气，杀虫。**大明 **羸瘦气急。**藏器 **治郁热在中，烦躁恶心，兀兀欲吐，心下痞满。**元素 **主心病逆而盛，心积伏梁。**好古 **去心窍恶血，解服药过剂烦闷及巴豆、轻粉毒。**时珍

【发明】〔元素曰〕黄连性寒味苦，气味俱厚〔四〕，可升可降，阴中阳也，入手少阴经。其用有六：泻心脏火一也，去中焦湿热二也，诸疮必用三也，去风湿四也，赤眼暴发五也，止中部见血六也。张仲景治九种心下痞，五等泻心湯，皆用之。〔成无己曰〕苦入心，寒胜热，黄连、大黄之苦寒，以导心下之虚热。蛔得甘则动，得苦则安，黄连、黄檗之苦，以安蛔也。〔好古曰〕黄连苦燥，苦入心，火就燥。泻心者其实泻脾也，实则泻其子也。〔震亨曰〕黄连去中焦湿热而泻心火，

〔一〕研细调水和：原脱。按濒湖此段文出自本草蒙筌。彼书卷二黄连条注云：「硝、茱、漆、土，俱研细调水和炒。」因据补。

〔二〕调末：原脱。本草蒙筌卷二黄连条云：「血瘕火，伴干漆末。」注云：「硝、茱、漆、土，俱研细调水和炒。」因据补。

〔三〕研细调水和：原脱。本草蒙筌卷二黄连条云：「食积泻亦可服，陈壁土（向东者妙）研炒之。」注云：「硝、茱、漆、土，俱研细水调和炒。」因据补。

〔四〕气味俱厚：湯液本草卷中黄连条作「味厚气薄」。

若脾胃气虚，不能转运者，则以茯苓、黄芩代之。以猪胆汁拌炒，佐以龙胆草，则大泻肝胆之火。下痢胃口热禁口者，用黄连、人参煎湯，终日呷之。如吐再强饮，但得一呷下咽便好。〔刘完素曰〕古方以黄连为治痢之最。盖治痢惟宜辛苦寒药，辛能发散开通郁结，苦能燥湿，寒能胜热，使气宣平而已。诸苦寒药多泄，惟黄连、黄檗性冷而燥，能降火去湿而止泻痢，故治痢以之为君。〔宗奭曰〕今人多用黄连治痢，盖执以苦燥之义。下俚但见肠虚滲泄，微似有血，便即用之，又不顾寒热多少，惟欲尽剂，由是多致危困。若气实初病，热多血痢，服之便止，不必尽剂。虚而冷者，慎勿轻用。〔杲曰〕诸痛痒疮瘍，皆属心火。凡诸疮宜以黄连、当归为君，甘草、黄芩为佐。凡眼暴发赤肿，痛不可忍者，宜黄连、当归以酒浸煎之。宿食不消，心下痞满者，须用黄连、枳实。〔颂曰〕黄连治目方多，而羊肝丸尤奇异。今医家洗眼，以黄连、当归、芍药等分，用雪水或甜水煎湯热洗之，冷即再溫，甚益眼目。但是风毒赤目花翳，用之无不神效。盖眼目之病，皆是血脉凝滞使然，故以行血药合黄连治之。血得热则行，故乘热洗也。〔韩悫曰〕火分之病，黄连为主，不但泻心火而与芩、檗诸苦药例〔一〕称者比也。目〔二〕疾入以人乳浸蒸，或点或服之。生用为君，佐以官桂少许，煎百沸，入蜜空心服之，能使心肾交于顷刻。入五苓、滑石，大治梦遗。以黄土、姜汁、酒、蜜四炒为君，以使君子为臣，白芍药酒煮为佐，广木香为使，治小儿五疳。以茱萸炒者，加木香等分，生大黄倍之，水丸，治五痢。此皆得制方之法也。〔时珍曰〕黄连治目及痢为要药。古方治痢：香连丸，用黄连、木香；姜连散，用干姜、黄连；变通丸，用黄连、茱萸；姜黄散，用黄连、生姜。治消渴，用酒蒸黄连。治伏暑，用酒煮黄连。治下血，用黄连、大蒜。治肝火，用黄连、茱萸。治口疮，用黄连、细辛。皆是一冷一热，一阴一阳，寒因热用，热因寒用，君臣相佐，阴阳相济，最得制方之妙，所以有成功而无偏胜之害也。〔弘景曰〕俗方多用黄连治痢及渴，道方服食长生。〔慎微曰〕刘宋王微黄连赞云：黄连味苦，左右相因。断凉涤暑，阐命轻身。缙云昔御，飞跸上旻。不行而至，吾闻其人。又梁江淹黄连颂云：黄连上草，丹砂之次。御孽辟妖，长灵久视。骖龙行天，驯马匝地。鸿飞以仪，顺道则利。〔时珍曰〕本经、别录并无黄连久服长生之说，惟陶弘景言道方久服长生。神仙传载封君达、黑穴公，并服黄连五十年得仙。窃谓黄连大苦大寒之药，用之降火燥湿，中病即当止。岂可久服，使肃杀之令常行，而伐其生发冲和之气乎？素问载岐伯言：五味入胃，各归所喜攻。久而增气，物化之常也。气增而久，夭之由也。王冰注云：酸入肝为溫，苦入心为热，辛入肺为凊，咸入肾为寒，甘入脾为至阴而四气兼之，皆增其味而益其气，故各从本脏之气为用。所以久服黄连、

〔一〕例：原作「列」，今据韩氏医通卷下药性裁成章第七改。

〔二〕目：此上原有「比」，今据韩氏医通卷下药性裁成章第七删。

苦参反热，从火化也。余味皆然。久则脏气偏胜，即有偏绝，则有暴夭之道。是以绝粒服饵之人不暴亡者，无五味偏助也。又秦观与乔希圣论黄连书云：闻公以眼疾饵黄连，至十数两犹不已，殆不可也。医经有久服黄连、苦参反热之说。此虽大寒，其味至苦，入胃则先归于心，久而不已，心火偏胜则热，乃其理也。况眼疾本于肝热，肝与心为子母。心火也，肝亦火也，肾孤脏也，人患一水不胜二火。岂可久服苦药，使心有所偏胜，是以火救火，其可乎？秦公此书，盖因王公之说而推详之也。我明荆端王素多火病，医令服金花丸，乃芩、连、栀、檗四味，饵至数年，其火愈炽，遂至内障丧明。观此则寒苦之药，不但使人不能长生，久则气增偏胜，速夭之由矣。当以素问之言为法，陶氏道书之说，皆谬谈也。杨士瀛云：黄连能去心窍恶血。

【附方】旧二十二，新五十三〔一〕。**心经实热**泻心汤：用黄连七錢，水一盞半，煎一盞，食远溫服。小儿减之。和剂局方。**卒热心痛**黄连八錢，㕮咀，水煎热服。外台秘要。**肝火为痛**黄连，姜汁炒为末，粥糊丸梧子大。每服三十丸，白湯下。左金丸：用黄连六两，茱萸一两，同炒为末，神曲糊丸梧子大。每服三四十丸，白湯下。丹溪方。**伏暑发热**作渴呕恶，及赤白痢，消渴，肠风酒毒，泄泻诸病，并宜酒煮黄龙丸主之。川黄连一斤切，以好酒二升半，煮干焙研，糊丸梧子大。每服五十丸，熟水下，日三服。和剂局方。**阳毒发狂**奔走不定。宜黄连、寒水石等分，为末。每服三錢，浓煎甘草湯下。易简方。**骨节积热**漸漸黄瘦。黄连四分切，以童子小便五大合浸经宿，微煎三四沸，去滓，分作二服。广利方。**小儿疳热**流注，遍身疮蚀，或潮热，肚胀作渴。猪肚黄连丸：用猪肚一个洗淨，宜黄连五两，切碎水和，纳入肚中縫定，放在五升粳米上蒸烂，石臼搗千杵，或入少饭同杵，丸绿豆大。每服二十丸，米饮下。仍服调血清心之药佐之。盖小儿之病，不出于疳，则出于热，常须识此。直指方。**三消骨蒸**黄连末，以冬瓜自然汁浸一夜，晒干又浸，如此七次，为末，以冬瓜汁和丸梧子大。每服三四十丸，大麦湯下。寻常渴，只一服见效。易简方。**消渴尿多**肘后方：用黄连末，蜜丸梧子大。每服三十丸，白湯下。宝鉴：用黄连半斤，酒一升浸，重湯內煮一伏时，取晒为末，水丸梧子大。每服五十丸，溫水下。崔氏：治消渴，小便滑数如油。黄连五两，栝楼根五两，为末，生地黄汁

〔一〕五十三：原作「四十」，今按下新附方数改。

丸梧子大。每牛乳下五十丸，日二服。忌冷水、猪肉。总录：用黄连末〔一〕，入猪肚〔二〕内〔三〕蒸烂，捣丸梧子大〔四〕，饭饮〔五〕下。**湿热水病**黄连末，蜜丸梧子大。每服二丸至四五丸，饮下，日三四服。范汪方。**破伤风病**黄连五錢，酒二盏，煎七分，入黄蜡三錢，溶化热服之。高文虎蓼花洲闲录。**小便白淫**因心肾气不足，思想无穷所致。黄连、白茯苓等分，为末，酒糊丸梧子大。每服三十丸，煎补骨脂湯下，日三服。普济方。**热毒血痢**宣黄连一〔六〕两，水二〔七〕升，煮取半升〔八〕，露一宿，空腹热服，少卧将息，一二日即止。千金方。**赤痢久下**累治不瘥。黄连一两，鸡子白和为饼，炙紫为末，以浆水三升，慢火煎成膏。每服半合，温米饮下。一方：只以鸡子白和丸服。胜金方。**热毒赤痢**黄连二两切，瓦焙令焦，当归一两焙，为末，入麝香少许。每服二錢，陈米饮下。佛智和尚在闽，以此济人。本事方〔九〕。**赤白久痢**并无寒热，只日久不止。用黄连四十九个，盐梅七个，入新瓶内，烧烟尽，热研。每服二錢，盐米湯下。杨子建护命方。**赤白暴痢**如鹅鸭肝者，痛不可忍。用黄连、黄芩各一两，水二升，煎一升，分三次热服。经验方。**冷热诸痢**胡治九盏湯：治下痢，不问冷热赤白，谷滞休息久下，悉主之。黄连长三寸三十枚，重一两半，龙骨如棋子大四枚，重一两〔十〕，大附子一枚，干姜一两半，胶一两半，细切。以水五合着铜器中，去火三寸煎沸，便取下，坐土上，沸止，又上水五合，如此九上九下。纳诸药入水内，再煎沸，輙取下，沸止又上，九上九下，度可得一升，顿服即止。图经

〔一〕黄连末：圣济总录卷五十九猪肚黄连丸方用「五两」。

〔二〕猪肚：圣济总录卷五十九猪肚黄连丸方须先「以大麻子仁二合烂研，以水四升调如杏酪汁，煮猪肚候烂取出」。

〔三〕内：原作「肉」，今据圣济总录卷五十九猪肚黄连丸方改。

〔四〕大：圣济总录卷五十九猪肚黄连丸方此下有「暴干，每服三十丸」。

〔五〕饭饮：圣济总录卷五十九猪肚黄连丸方作「温水」。

〔六〕一：千金卷十五下及大观、政和本草卷七黄连条附方俱作「六」。

〔七〕二：千金及大观、政和本草俱作「七」。

〔八〕半升：千金及大观本草作「二升半」，政和本草作「三升半」。

〔九〕本事方：本事方卷四佛智和尚传治血痢方为木香散，与此方颇有出入，详见彼书。

〔十〕一两：大观、政和本草卷七黄连条作「四分」。古方二钱半为一分，四分正合一两。

本草。**下痢腹痛**赤白痢下，令人下部疼重，故名重下，日夜数十行，脐腹绞痛。以黄连一升，酒五升，煮取一升半，分再服，当止绞痛也。　肘后方。**治痢香连丸**李绛兵部手集：治赤白诸痢，里急后重，腹痛。用宣黄连、青木香等分，捣筛，白蜜丸梧子大。每服二三十丸，空腹饮下，日再服，其效如神。久冷者，以煨蒜捣和丸之。不拘大人婴孺皆效。　易简方：黄连茱萸炒过四两，木香面煨一两，粟米饭丸。　錢仲阳香连丸：治小儿冷热痢，加煨熟诃子肉。　又治小儿泻痢，加煨熟肉豆蔻。　又治小儿气虚泻痢腹痛，加白附子尖。　刘河间治久痢，加龙骨。　朱丹溪治禁口痢，加石莲肉。　王氏治痢渴，加乌梅肉，以阿胶化和为丸。**五疳八痢**四治黄连丸：用连珠黄连一斤，分作四分：一分用酒浸炒，一分用自然姜汁炒，一分用吴茱萸湯浸炒，一分用益智仁同炒，去益智，研末。白芍药酒煮切焙四两，使君子仁焙四两，广木香二两，为末，蒸饼和丸绿豆大。每服三十丸，米饮食前下，日三服。忌猪肉冷水。　韩氏医通。**伤寒下痢**不能食者。黄连一升，乌梅二十枚去核，炙燥为末，蜡一棋子大，蜜一升，合煎，和丸梧子大。一服二十丸，日三服。　又方：黄连二两，熟艾如鸭子大一团，水三升，煮取一升，顿服立止。　并肘后方。**气痢后重**里急或下泄。杜壬方：姜连散：用宣连一两，干姜半两，各为末，收。每用连一錢，姜半錢，和匀，空心溫酒下，或米饮下，神妙。　济生方：秘传香连丸：用黄连四两，木香二两，生姜四两，以姜铺砂锅底，次铺连，上铺香，新汲水三碗，煮焙研，醋调仓米糊为丸，如常，日服五次。**小儿下痢**赤白多时，体弱不堪。以宣连用水浓煎，和蜜，日服五六次。　子母秘录。**诸痢脾泄**脏毒下血。雅州黄连半斤，去毛切，装肥猪大肠内，扎定，入砂锅中，以水酒煮烂，取连焙，研末，捣肠和丸梧子大。每服百丸，米湯下，极效。　直指。**湿痢肠风**百一选方：变通丸：治赤白下痢，日夜无度，及肠风下血。用川黄连去毛，吴茱萸湯泡过，各二两，同炒香，拣出各为末，以粟米饭和丸梧子大，各收。每服三十丸，赤痢甘草湯下黄连丸，白痢姜湯下茱萸丸，赤白痢各用十五丸，米湯下。此乃浙西河山纯老方，救人甚效。　局方戊己丸：治脾胃受湿，下痢腹痛，米谷不化。用二味加白芍药，同炒研，蒸饼和丸服。**积热下血**聚金丸：治肠胃积热，或因酒毒下血，腹痛作渴，脉弦数。黄连四两，分作四分：一分生用，一分切炒，一分炮切，一分水浸晒研末。条黄芩一两，防风一两，为末，面糊丸如梧子大。每服五十丸，米泔浸枳壳水，食前送下。冬月加酒蒸大黄一两。　杨氏家藏方。**脏毒下血**黄连为末，独头蒜煨研，和丸梧子大，每空心陈米饮下四十丸。　济生方。**酒痔下血**黄连酒浸，煮熟为末，酒糊丸梧子大。每服三四十丸，白湯下。　一方：用自然姜汁浸焙炒。医学集成。**鸡冠痔疾**黄连末傅之。加赤小豆末尤良。斗门方。**痔病秘结**用此宽肠。黄连、枳壳等分，为末，糊丸梧子大。每服五十丸，空心米饮下。医方大成。**痢痔脱肛**冷水调黄连末涂之，良。经验良方。**脾积食泄**川黄连二两，为末，大蒜捣和丸梧子大。每服五十丸，白湯下。活人心统。**水泄脾泄**神圣香黄〔一〕散：宣连一两，生姜四两，同以文火炒至姜脆，各自拣出为末。水泄用姜末〔二〕，脾泄用连末，每服二錢，空心白湯下。甚者不过二服。亦治痢疾。博济方。**吐血不止**黄连一两捣散，每服一錢〔三〕，水七分，入豉二十粒，煎至五分，去滓溫服。大人、小儿皆治〔四〕。简要济众方。**眼目诸病**胜金黄连丸：用宣连不限多少，捶碎，以新汲水一大碗，浸六十日，绵滤取汁，入原碗內，重湯上熬之，不住搅之，候干。即穿地坑子可深一尺，以瓦铺底，将熟艾四两坐在瓦上，以火然之。以药碗覆上，四畔泥封，开孔出烟尽，取刮下，丸小豆大，每甜竹叶湯下十丸。刘禹锡传信方：羊肝丸：治男女肝经不足，风热上攻，头目昏暗羞明，及障翳青盲。用黄连末一两，羊子肝一具，去膜，擂烂和丸梧子大。每食后暖浆水吞十四丸，连作五剂瘥。昔崔承元活一死囚，囚后病死。一旦崔病內障，逾年半夜独坐，闻阶除悉窣之声，问之。答曰：是昔蒙活之囚，今故报恩。遂告以此方而沒。崔服之，不数月，眼复明。因传于世。**暴赤眼痛**宣黄连銼，以鸡子清浸，置地下一夜，次早滤过，鸡羽蘸滴目內。又方：苦竹两头留节，一头开小孔，入黄连片在內，油纸封，浸井中一夜。次早服竹节內水，加片脑少许，外洗之。海上方：用黄连、冬青叶煎湯洗之。选奇方：用黄连、干姜、杏仁等分，为末，绵包浸湯，闭目乘热淋洗之。**小儿赤眼**水调黄连末，贴足心，甚妙。全幼心鉴。**烂弦风眼**黄连十文，槐花、轻粉少许，为末，男儿乳汁和之，饭上蒸过，帛裹，熨眼上，三四次即效，屢试有验。仁存方。**目卒痒痛**乳汁浸黄连，频点眦中。抱朴子云：治目中百病。外台秘要。**泪出不止**黄连浸浓汁渍拭之〔五〕。肘后方。**牙痛恶热**黄连末掺之，立止。李楼奇方。

〔一〕黄：大观、政和本草卷七黄连条附方俱同，辑本博济方卷三作「姜」。

〔二〕水泄用姜末：大观、政和本草卷七黄连条附方及辑本博济方俱无，当是濒湖所加。

〔三〕钱：原作「盏」，今据大观、政和本草卷七黄连条附方改。

〔四〕大人小儿皆治：大观、政和本草卷七黄连条附方俱作「量儿大小加减进」。原方专为小儿而设，濒湖则谓兼治大人。

〔五〕拭之：大观、政和本草卷七黄连条附方俱作「绵干拭目」。

口舌生疮肘后：用黄连煎酒，时含呷之。　赴筵散：用黄连、干姜等分，为末掺之。**小儿口疳**黄连、卢会等分，为末，每蜜湯服五分。走马疳，入蟾灰等分，青黛减半，麝香少许。　简便方。**小儿鼻䘌**鼻下两道赤色，有疳。以米泔洗净，用黄连末傅之，日三、四次。　张杰子母秘录。**小儿月蚀**生于耳后。黄连末傅之。　同上。**小儿食土**取好黄土煎黄连汁搜之，晒干与食。　姚和众童子秘诀。**预解胎毒**小儿初生，以黄连煎湯浴之，不生疮及丹毒。　又方：未出声时，以黄连煎汁灌一匙，令终身不出斑；已出声者灌之，斑虽发亦轻。此祖方也。　王海藏湯液本草。**腹中儿〔一〕哭**黄连煎浓汁，母常呷之。　熊氏补遗。**因惊胎动**出血。取黄连末酒服方寸匕，日三服。　子母秘录。**妊娠子烦**口干不得卧。黄连末，每服一錢，粥饮下。或酒蒸黄连丸，亦妙。　妇人良方。**痈疽肿毒**已溃未溃皆可用。黄连、槟榔等分，为末，以鸡子清调搽之。　王氏简易方。**中巴豆毒**下利不止。黄连、干姜等分，为末，水服方寸匕。　肘后方。

胡黄连宋开宝

【释名】割孤露泽〔时珍曰〕其性味功用似黄连，故名。割孤露泽，胡语也。

【集解】〔恭曰〕胡黄连出波斯国，生海畔陆地。苗若夏枯草，根头似乌嘴，折之內似鸜鹆眼者良。八月上旬采之。〔颂曰〕今南海及秦陇间亦有之。初生似芦，干则似杨柳枯枝，心黑外黄，不拘时月收采。〔承曰〕〔二〕折之尘出如烟者，乃为眞也。

根【气味】苦，平，无毒。〔恭曰〕大寒。恶菊花、玄参、白鲜皮，解巴豆毒。忌猪肉，令人漏精。

【主治】补肝胆，明目，治骨蒸劳热三消，五心烦热，妇人胎蒸虚惊，冷热泄痢，五痔，厚肠胃，益颜色。浸人乳汁，点目甚良。苏恭　治久痢成疳，小儿惊痫寒

〔一〕儿：原作「鬼」，今据妇人良方补遗卷十五第九改。
〔二〕承曰：原脱，今据大观、政和本草卷九胡黄连条补。

热不下食，霍乱下痢，伤寒咳嗽温疟，理腰肾，去阴汗。开宝 **去果子积。**震亨

【附方】旧二，新一十二〔一〕。**伤寒劳复**身热，大小便赤如血色。用胡黄连一两，山卮子二两，去壳，入蜜半两，拌和，炒令微焦为末，用猪胆汁和丸梧子大。每服十丸，用生姜二片，乌梅一个，童子小便三合，浸半日去滓，食后暖小便令温吞之，卧时再服，甚效。苏颂图经本草。**小儿潮热**往来盗汗。用南番胡黄连、柴胡等分，为末，炼蜜丸芡子大。每服一丸至五丸〔二〕，安器中，以酒少许化开，更入水五分，重汤煮二三十沸，和滓服。孙兆秘宝方。**小儿疳热**肚胀潮热发焦，不可用大黄、黄芩伤胃之药，恐生别证。以胡黄连五钱，灵脂一两，为末，雄猪胆汁和丸绿豆大。米饮服，每服一二十丸。全幼心鉴。**肥热疳疾**胡黄连丸：用胡黄连、黄连各半两，朱砂二钱半〔三〕，为末，入猪胆内扎定，以杖子钓悬于砂锅内，浆水煮一炊久，取出研烂，入卢会、麝香各一分，饭和丸麻子大。每服五七丸至一二十〔四〕丸，米饮下。钱乙小儿方诀。**五心烦热**胡黄连末，米饮服一钱。易简方。**小儿疳泻**冷热不调。胡黄连半两，绵姜一两炮，为末。每服半钱，甘草节汤下。卫生总微论。**小儿自汗**盗汗，潮热往来。胡黄连、柴胡等分，为末，蜜丸芡子大。每用一二丸，水化开，入酒少许，重汤煮一二十沸，温服。保幼大全。**小儿黄疸**胡黄连、川黄连各一两，为末，用黄瓜一个，去瓤留盖，入药在内合定，面裹煨熟，去面，捣丸绿豆大，每量大小温水下。总微论。**吐血衄血**胡黄连、生地黄等分，为末，猪胆汁丸梧子大，卧时茅花汤下五十丸。普济方。**血痢不止**胡黄连、乌梅肉、灶下土等分，为末，腊茶清下。普济方。**热痢腹痛**胡黄连末，饭丸梧子大，每米汤下三十丸。鲜于枢钩玄。**婴儿赤目**茶调胡黄连末，涂手足心，即愈。济急仙方。**痈疽疮肿**已溃未溃皆可用之。胡黄连、穿山甲烧存性，等分为末，以茶或鸡子清调涂。

〔一〕二：原作「三」。按新附血余怪病方既见本部茯苓下，不应计入，因据改。
〔二〕一丸至五丸：大观、政和本草卷九胡黄连条附方作「二丸至三丸」。
〔三〕二钱半：小儿药证直诀卷下作「一钱」。
〔四〕一二十：小儿药证直诀卷下作「二三十」。

简易方。痔疮疼肿不可忍者。胡黄连末，鹅胆汁调搽之。孙氏集效方。血余怪病〔一〕方见木部茯苓下。

黄芩本经中品

【释名】腐肠本经　空肠别录　内虚别录　妒妇吴普　经芩别录　黄文别录　印头吴普　苦督邮记事　内实者名子芩弘景　条芩纲目　㹠尾芩唐本　鼠尾芩〔弘景曰〕圆者名子芩，破者名宿芩，其腹中皆烂，故名腐肠。〔时珍曰〕芩说文作菳，谓其色黄也。或云芩者黔也，黔乃黄黑之色也。宿芩乃旧根，多中空，外黄内黑，即今所谓片芩，故又有腐肠、妒妇诸名。妒妇心黯，故以比之。子芩乃新根，多内实，即今所谓条芩。或云西芩多中空而色黔，北芩多内实而深黄。

【集解】〔别录曰〕黄芩生秭归川谷及冤句，三月三日采根阴干。〔弘景曰〕秭归属建平郡。今第一出彭城，郁州亦有之。惟深色坚实者好。俗方多用，道家不须。〔恭曰〕今出宜州、鄜州、泾州者佳。兖州大实亦好，名㹠尾芩。〔颂曰〕今川蜀、河东、陕西近郡皆有之。苗长尺余，茎干粗如箸，叶从地四面作丛生，类紫草，高一尺许，亦有独茎者，叶细长青色，两两相对，六月开紫花，根如知母粗细，长四五寸，二月、八月采根暴干。吴普本草云：二月生赤黄叶，两两四四〔二〕相值。其茎空中，或方圆，高三四尺。四月花紫红赤。五月实黑根黄。二月至九月采。与今所说有小异也。

根〔气味〕苦，平，无毒。〔别录曰〕大寒。〔普曰〕神农、桐君、雷公：苦，无毒。李当之：小温。〔杲曰〕可升可降，阴也。〔好古曰〕气寒，味微苦而甘，阴中微阳，入手太阴血分。〔元素曰〕气凉，味苦、甘，气厚味薄，浮而升，阳中阴也，入手少阳、阳明经。酒炒则上行。〔之才曰〕山茱萸、龙骨为之使，恶葱实，畏丹砂、牡丹、藜芦。得厚朴、黄连，止腹痛。得五味子、牡蒙〔三〕、牡蛎，令人有子。得黄芪、白敛、赤小豆，疗鼠瘘。〔时珍曰〕得酒，上行。得猪胆汁，除肝胆火。得柴胡，退寒热。得芍药，治下痢。得桑白皮，泻肺火。得白术，安胎。

〔主治〕诸热黄疸，肠澼泄痢，逐水，下血闭，恶疮疽蚀火疡。本经　疗痰热胃中热，小腹绞痛，消谷，

〔一〕血余怪病：原作「怪病血余」，今据本书卷三十七茯苓条附方改，使前后一致。
〔二〕四：原作「面」，今据大观、政和本草卷八及御览九九二黄芩条改。
〔三〕牡蒙：原脱，今据大观、政和本草卷八黄芩条补。

利小肠，女子血闭淋露下血，小儿腹痛。别录 治热毒骨蒸，寒热往来，肠胃不利，破拥气，治五淋，令人宣畅，去关节烦闷，解热渴。甄权 下气，主天行热疾，丁疮排脓，治乳痈发背。大明 凉心，治肺中湿热，泻肺火上逆，疗上热，目中肿赤，瘀血壅盛，上部积血，补膀胱寒水，安胎，养阴退阳。元素 治风热湿热头疼，奔豚热痛，火咳肺痿喉腥，诸失血。时珍

〔发明〕〔杲曰〕黄芩之中枯而飘者，泻肺火，利气，消痰，除风热，清肌表之热；细实而坚者，泻大肠火，养阴退阳，补膀胱寒水，滋其化源。高下之分与枳实、枳壳同例。〔元素曰〕黄芩之用有九：泻肺热，一也；上焦皮肤风热风湿，二也；去诸热，三也；利胸中气，四也；消痰膈，五也；除脾经诸湿，六也；夏月须用，七也；妇人产后养阴退阳，八也；安胎，九也。酒炒上行，主上部积血，非此不能除。下痢脓血，腹痛后重，身热久不能止者，与芍药、甘草同用之。凡诸疮痛不可忍者，宜芩、连苦寒之药，详上下分身梢及引经药用之。〔震亨曰〕黄芩降痰，假其降火也。凡去上焦湿热，须以酒洗过用。片芩泻肺火，须用桑白皮佐之。若肺虚者，多用则伤肺，必先以天门冬保定肺气而后用之。黄芩、白术乃安胎圣药，俗以黄芩为寒而不敢用，盖不知胎孕宜清热凉血，血不妄行，乃能养胎。黄芩乃上中二焦药，能降火下行，白术能补脾也。〔罗天益曰〕肺主气，热伤气，故身体麻木。又五臭入肺为腥，故黄芩之苦寒，能泻火补气而利肺，治喉中腥臭。〔颂曰〕张仲景治伤寒心下痞满泻心汤，凡四方皆用黄芩，以其主诸热、利小肠故也。又太阳病下之利不止，喘而汗出者，有葛根黄芩黄连汤，及主妊娠安胎散，亦多用之。〔时珍曰〕洁古张氏言黄芩泻肺火，治脾湿；东垣李氏言片芩治肺火，条芩治大肠火；丹溪朱氏言黄芩治上中二焦火；而张仲景治少阳证小柴胡汤，太阳少阳合病下利黄芩汤，少阳证下后心下满而不痛泻心汤，并用之；成无己言黄芩苦而入心，泄痞热。是黄芩能入手少阴阳明、手足太阴少阳六经矣。盖黄芩气寒味苦，色黄带绿，苦入心，寒胜热，泻心火，治脾之湿热，一则金不受刑，一则胃火不流入肺，即所以救肺也。肺虚不宜者，苦寒伤脾胃，损其〔一〕母也。少阳之证，寒热胸胁痞满，默默不欲饮食，心烦呕，或渴或否，或小便不利。虽曰病在半表半里，而胸胁痞满，实兼心肺上焦之邪。心烦喜呕，默默不欲饮食，又兼脾胃中焦之证。故用黄芩以治手足少阳相火，黄芩亦少阳本经药也。成无己注伤寒论，但云柴胡、黄芩之苦，以发传邪之热，芍药、黄芩

〔一〕其：原作「贝」，今从张本改。

之苦，以坚敛肠胃之气，殊昧其治火之妙。杨士瀛直指方云：柴胡退热，不及黄芩。盖亦不知柴胡之退热，乃苦以发之，散火之标也；黄芩之退热，乃寒能胜热，折火之本也。仲景又云：少阳证腹中痛者，去黄芩，加芍药。心下悸，小便不利者，去黄芩，加茯苓。似与别录治少腹绞痛、利小肠之文不合。成氏言黄芩寒中，苦能坚肾，故去之，盖亦不然。至此当以意逆之，辨以脉证可也。若因饮寒受寒，腹中痛，及饮水心下悸，小便不利，而脉不数者，是里无热证，则黄芩不可用也。若热厥腹痛，肺热而小便不利者，黄芩其可不用乎？故善观书者，先求之理，毋徒泥其文。昔有人素多酒欲，病少腹绞痛不可忍，小便如淋，诸药不效。偶用黄芩、木通、甘草三味煎服，遂止。王海藏言有人因虚服附子药多，病小便秘，服芩、连药而愈。此皆热厥之痛也，学者其可拘乎？予年二十时，因感冒咳嗽既久，且犯戒，遂病骨蒸发热，肤如火燎，每日吐痰碗许，暑月烦渴，寝食几废，六脉浮洪。遍服柴胡、麦门冬、荆沥诸药，月余益剧，皆以为必死矣。先君偶思李东垣治肺热如火燎，烦躁引饮而昼盛者，气分热也。宜一味黄芩湯，以泻肺经气分之火。遂按方用片芩一两，水二钟，煎一钟，顿服。次日身热尽退，而痰嗽皆愈。药中肯綮，如鼓应桴，医中之妙，有如此哉。

〔附方〕旧三，新一十四。

三黄丸孙思邈千金方云：巴郡太守奏：加减三黄丸：疗男子五痨七伤，消渴不生肌肉，妇人带下，手足寒热，泻五脏火。春三月，黄芩四两，大黄三两，黄连四两。夏三月，黄芩六两，大黄一两，黄连七两。秋三月，黄芩六两，大黄二〔一〕两，黄连三两。冬三月，黄芩三两，大黄五两，黄连二两。三物随时合捣下筛，蜜丸乌豆大。米饮每服五丸，日三。不知，增至七丸。服一月病愈，久服走及奔马，人用有验。禁食猪肉。图经本草。

三补丸治上焦积热，泻五脏火。黄芩、黄连、黄檗等分，为末，蒸饼丸梧子大，每白湯下二三十丸。丹溪纂要。

肺中有火清金丸：用片芩炒为末，水丸梧子大。每服二三十丸，白湯下。同上。

肤热如燎方见发明下。

小儿惊啼黄芩、人参等分，为末。每服一字，水饮下。普济方。

肝热生翳不拘大人小儿。黄芩一两，淡豉三两，为末。每服三錢，以熟猪肝裹吃，温湯送下，日二服。忌酒面。卫生家宝方。

少阳头痛亦治太阳头痛，不拘偏正。小清空膏：用片黄芩酒浸透，晒干为末。每服一錢，茶酒任下。东垣兰室秘藏。

眉眶作痛风热有痰。黄芩酒浸、白芷等分，为末。每服二錢，茶下。洁古家珍。

吐血衄血或发或止，

〔一〕二：原作「三」，今据政和本草卷八黄芩条改。

积热所致。黄芩一两，去中心黑朽者，为末。每服三錢，水一盏，煎六分，和滓温服。圣惠方。**吐衄下血**黄芩三两，水三升，煎一升半，每温服一盏〔一〕。亦治妇人漏下血。庞安时总〔二〕病论。**血淋热痛**黄芩一两，水煎热服。千金方。**经水不断**芩心丸：治妇人四十九岁已后，天癸当住，每月却行，或过多不止。用条芩心二两，米醋浸七日，炙干又浸，如此七次，为末，醋糊丸梧子大。每服七十丸，空心温酒下，日二次。瑞竹堂方。**崩中下血**黄芩为细末，每服一錢，霹雳酒下，以秤锤烧赤，淬酒中也。许学士云：崩中多用止血及补血药。此方乃治阳乘于阴，所谓天暑地热，经水沸溢者也。本事方。**安胎清热**条芩、白术等分，炒为末，米饮和丸梧子大。每服五十丸，白湯下。或加神曲。凡妊娠调理，以四物去地黄，加白术、黄芩为末，常服甚良。丹溪纂要。**产后血渴**饮水不止。黄芩、麦门冬等分，水煎温服，无时。杨氏家藏方。**灸疮血出**一人灸火至五壮，血出不止如尿，手冷欲绝。以酒炒黄芩二錢为末，酒服即止。李楼怪证奇方。**老小火丹**黄芩末，水调涂之。梅师方。

子

〔**主治**〕**肠澼脓血**。别录

秦艽音交。本经中品

【**释名**】**秦糺**唐本 **秦爪**萧炳。〔恭曰〕秦艽俗作秦胶，本名秦糺，与纠同。〔时珍曰〕秦艽出秦中，以根作罗纹交纠者佳，故名秦艽、秦糺。

【**集解**】〔别录曰〕秦艽生飞鸟山谷，二月八月采根暴干。〔弘景曰〕今出甘松、龙洞、蚕陵〔三〕，以根作罗纹相交长大黄白色者为佳。中多衔〔四〕土，用宜破去。〔恭曰〕今出泾州、鄜州、岐州者良。〔颂曰〕今河陕州郡多有之。其根土

〔一〕盏：原作「钱」，今据伤寒总病论卷三黄芩湯改。
〔二〕总：原作「卒」，今据本书卷一引据医家书目改。
〔三〕陵：原作「咬」，今据大观、政和本草卷八秦艽条改。
〔四〕衔：原作「冲」，据改同上。

黄色而相交纠，长一尺以来，粗细不等。枝干高五六寸。叶婆娑，连茎梗俱青色，如莴苣叶。六月中开花紫色，似葛花，当月结子。每于春秋采根阴干。

根　**【修治】**〔敩曰〕秦艽须于脚文处认取：左文列为秦，治疾；右文列为艽，即发脚气。凡用秦，以布拭去黄白毛，乃用还元汤浸一宿，日干用。〔时珍曰〕秦艽但以左文者为良，分秦与艽为二名，谬矣。

【气味】苦，平，无毒。〔别录曰〕辛，微温。〔大明曰〕苦，冷。〔元素曰〕气微温，味苦、辛，阴中微阳，可升可降，入手阳明经。〔之才曰〕菖蒲为之使，畏牛乳。

【主治】寒热邪气，寒湿风痹，肢节痛，下水利小便。本经　**疗风无问久新，通身挛急。**别录　**传尸骨蒸，治疳及时气。**大明　**牛乳点服，利大小便，疗酒黄、黄疸，解酒毒，去头风。**甄权　**除阳明风湿，及手足不遂，口噤牙痛口疮，肠风泻血，养血荣筋。**元素　**泄热益胆气。**好古　**治胃热虚劳发热。**时珍

【发明】〔时珍曰〕秦艽，手足阳明经药也，兼入肝胆，故手足不遂，黄疸烦渴之病须之，取其去阳明之湿热也。阳明有湿，则身体酸疼烦热；有热，则日晡潮热骨蒸。所以圣惠方〔一〕治急劳烦热，身体酸疼，用秦艽、柴胡各〔二〕一〔三〕两，甘草五錢，为末，每服三錢，白湯调下。治小儿骨蒸潮热，减食瘦弱，用秦艽、炙甘草各一两，每用一二錢，水煎服之。錢乙加薄荷叶五錢。

【附方】旧六〔四〕，新七〔五〕。

五种黄疸　崔元亮海上方云：凡黄有数种：伤酒发黄，误食鼠粪亦作黄，因劳发黄，多痰涕，目有赤脉，益憔悴，或面赤恶心者是也。用秦艽一大两，銼作两帖。每帖用酒半升，浸绞取汁，空腹服，或利

〔一〕圣惠方：检圣惠未见此方。圣济总录卷八十七有此方，名「三安散」。
〔二〕各：原脱，今据圣济总录卷八十七·三安散补。
〔三〕一：圣济总录卷八十七·三安散作「二」。
〔四〕六：原作「五」，今按下旧附方数改。
〔五〕七：原作「六」，今按下新附方数改。

便止。就中饮酒人易治，屡用得力。贞元广利方：治黄病内外皆黄，小便赤，心烦口干者。以秦艽三两〔一〕，牛乳一大升，煮取七合，分温再服。此方出于许仁则。又孙真人方：加芒消六錢〔二〕。**暴泻引饮**秦艽二两，甘草炙半两。每服三錢，水煎服。圣惠方。**伤寒烦渴**心神躁热。用秦艽一两，牛乳一大盏，煎六分，分作二服。太平圣惠方。**急劳烦热**方见发明下。**小儿骨蒸**同上。**小便艰难**或转胞，腹满闷，不急疗，杀人。用秦艽一两，水一盏，煎七〔三〕分，分作二服。又方：加冬葵子等分，为末，酒服一匕。圣惠方。**胎动不安**秦艽、甘草炙、鹿角胶炒，各半两，为末。每服三錢，水一大盏，糯米五十粒，煎服。又方：秦艽、阿胶炒、艾叶等分，如上煎服。圣惠方。**发背初起**疑似者。便以秦艽、牛乳煎服，得快利三五行，即愈。崔元亮海上集验方。**疮口不合**一切皆治。秦艽为末掺之。直指方。

茈胡本经上品

【释名】地熏本经**芸蒿**别录**山菜**吴普**茹草**吴普〔恭曰〕茈是古柴字。上林赋云茈姜，及尔雅云茈草，并作此茈字。此草根紫色，今太常用茈胡是也。又以木代系，相承呼为柴胡。且〔四〕检诸本草无名此者。〔时珍曰〕茈字有柴、紫二音：茈姜、茈草之茈皆音紫，茈胡之茈音柴。茈胡生山中，嫩则可茹，老则采而为柴，故苗有芸蒿、山菜、茹草之名，而根名柴胡也。苏恭之说殊欠明。古本张仲景伤寒论，尚作茈字也。

【集解】〔别录曰〕茈胡叶名芸蒿，辛香可食，生弘农川谷及冤句，二月、八月采根暴干。〔弘景曰〕今出近道，状如前胡而强。博物志云：芸蒿叶似邪蒿，春秋有白蒻，长四五寸，香美可食，长安及河内并有之。〔恭曰〕伤寒大小柴胡

〔一〕三两：大观、政和本草卷八秦艽条俱作「十二分」。古方二钱半为一分，即四分为一两，十二分正合三两。

〔二〕加芒消六钱：大观、政和本草卷八秦艽条附方俱作「取秦艽五两，牛乳三升，煮取一升，去滓，内芒消一两服」。

〔三〕七：原作「六」，今据圣惠方卷五十八及大观、政和本草卷八秦艽条附方改。

〔四〕且：原作「目」，今据大观、政和本草卷六茈胡条改。

湯，为痰气之要。若以芸蒿根为之，大谬矣。〔颂曰〕今关陕、江湖间近道皆有之，以银州者为胜。二月生苗甚香。茎青紫坚硬，微有细线。叶似竹叶而稍紧小，亦有似斜蒿者，亦有似麦门冬叶而短者。七月开黄花。根淡赤色，似前胡而强。生丹州者结青子，与他处者不类。其根似芦头，有赤毛如鼠尾，独窠长者好。〔敩曰〕茈胡出在平州平县，即今银州银县也。西畔生处，多有白鹤、绿鹤于此飞翔，是茈胡香直上云间，若有过往闻者，皆气爽也。〔承曰〕柴胡以银、夏者最良，根如鼠尾，长一二尺，香味甚佳。今图经所载，俗不识其真，市人以同、华者代之。然亦胜于他处者，盖银、夏地方多沙，同、华亦沙苑所出也。〔机曰〕解散用北柴胡，虚热用海阳软柴胡为良。〔时珍曰〕银州即今延安府神木县，五原城是其废迹。所产柴胡长尺余而微白且软，不易得也。北地所产者，亦如前胡而软，今人谓之北柴胡是也，入药亦良。南土所产者，不似前胡，正如蒿根，强硬不堪使用。其苗有如韭叶者，竹叶者，以竹叶者为胜。其如邪蒿者最下也。按夏小正月令云：仲春芸始生。仓颉解诂云：芸，蒿也。似邪蒿，可食。亦柴胡之类，入药不甚良，故苏恭以为非柴胡云。近时有一种，根似桔梗、沙参，白色而大，市人以伪充银柴胡，殊无气味，不可不辨。

根

〔修治〕〔敩曰〕凡采得银州柴胡，去须及头，用银刀削去赤薄皮少许，以粗布拭净，锉用。勿〔一〕令犯火，立便无效也。

〔气味〕苦，平，无毒。〔别录曰〕微寒。〔普曰〕神农、岐伯、雷公：苦，无毒。〔大明曰〕甘。〔元素曰〕气味俱轻，阳也，升也，少阳经药，引胃气上升。苦寒以发散表热。〔杲曰〕升也，阴中之阳，手足少阳厥阴四经引经药也。在脏主血，在经主气。欲上升，则用根，以酒浸；欲中及下降，则用梢。〔之才曰〕半夏为之使，恶皂荚，畏女菀、藜芦。〔时珍曰〕行手足少阳，以黄芩为佐；行手足厥阴，以黄连为佐。

〔主治〕心腹，去〔二〕肠胃中结气，饮食积聚，寒热邪气，推陈致新。久服轻身明目益精。本经 **除伤寒心下烦热，诸痰热结实，胸中邪逆〔三〕，五脏间游气，大肠停积水胀，及湿痹拘挛，亦可作浴汤。**别录 **治热劳骨节烦疼，热气肩背疼痛，劳乏羸瘦，下气消食，宣畅气**

〔一〕勿：原作「物」，今据大观、政和本草卷六茈胡条改。

〔二〕去：原脱，今据大观、政和本草卷六及千金翼卷二茈胡条补。

〔三〕逆：原作「气」，今据大观、政和本草卷六及千金翼卷二茈胡条改。

血，主时疾内外热不解，单煮服之良。甄权 补五劳七伤，除烦止惊，益气力，消痰止嗽，润心肺，添精髓，健忘。大明 除虚劳，散肌热，去早晨潮热，寒热往来，胆瘅，妇人产前产后诸热，心下痞，胸胁痛。元素 治阳气下陷，平肝胆三焦包络相火，及头痛眩运，目昏赤痛障翳，耳聋鸣，诸疟，及肥气寒热，妇人热入血室，经水不调，小儿痘疹余热，五疳羸热。时珍

【发明】〔之才曰〕茈胡得茯苓〔一〕、桔梗、大黄、石膏、麻子仁、甘草、桂，以水一斗，煮取四升，入消石三方寸匕，疗伤寒寒热头痛，心下烦满。〔颂曰〕张仲景治伤寒，有大小柴胡，及柴胡加龙骨、柴胡加芒消等湯，故后人治寒热，此为最要之药。〔杲曰〕能引清气而行阳道，伤寒外，诸有热则加之，无热则不加也。又能引胃气上行，升腾而行春令者，宜加之。又凡诸疟以柴胡为君，随所发时所在经分，佐以引经之药。十二经疮疽中，须用柴胡以散诸经血结气聚，功与连翘同也。〔好古曰〕柴胡能去脏腑内外俱乏，既能引清气上行而顺阳道，又入足少阳。在经主气，在脏主血。证〔二〕前行则恶热，却退则恶寒。惟气之微寒，味之薄者，故能行经。若佐以三棱、广茂、巴豆之类，则能消坚积，是主血也。妇人经水适来适断，伤寒杂病，易老俱用小柴胡湯，加以四物之类，幷秦艽、牡丹皮辈，为调经之剂。又言妇人产后血热必用之药也。〔宗奭曰〕柴胡本经幷无一字治劳，今人治劳方中鲜有不用者。呜呼！凡此误世甚多。尝原病劳，有一种其脏虚损，复受邪热，因虚而致劳，故曰劳者牢也，当须斟酌用之，如经验方中治劳热青蒿煎之用柴胡，正合宜尔，服之无不效，热去即须急止。若或无热，得此愈甚，虽至死，人亦不怨，目击甚多。日华子又谓补五劳七伤，药性论亦谓治劳乏羸瘦。若此等病，苟无实热，医者执而用之，不死何待？注释本草，一字亦不可忽。盖万世之后，所误无穷，可不谨哉？如张仲景治寒热往来如疟状，用柴胡湯，正合其宜也。〔时珍曰〕劳有五劳，病在五脏。若劳在肝、胆、心，及包络有热，或少阳经寒热者，则柴胡乃手足厥阴少阳必用之药。劳在脾胃有热，或阳气下陷，则柴胡乃引清气、退热必用之药。惟劳在肺、肾者，不用可尔。然东垣李氏言诸有热者宜加之，无热则不加。又言诸经之

〔一〕茯苓：原脱，今据大观、政和本草卷六茈胡条补。
〔二〕证：原脱，今据湯液本草卷中柴胡条补。

疟，皆以柴胡为君。十二经疮疽，须用柴胡以散结聚。则是肺疟、肾疟，十二经之疮，有热者皆可用之矣。但要用者精思病原，加减佐使可也。寇氏不分脏腑经络有热无热，乃谓柴胡不治劳乏，一槩摈斥，殊非通论。如和剂局方治上下诸血，龙脑鸡苏丸，用银柴胡浸汁熬膏之法，则世人知此意者鲜矣。按庞元英谈薮云：张知阁久病疟，热时如火，年余骨立。医用茸、附诸药，热益甚。召医官孙琳诊之。琳投小柴胡湯一帖，热减十之九，三服脱然。琳曰：此名劳疟，热从髓出，加以刚剂，气血愈亏，安得不瘦？盖热有在皮肤、在脏腑、在骨髓，非柴胡不可。若得银柴胡，只须一服；南方者力减，故三服乃效也。观此则得用药之妙的矣。寇氏之说，可尽凭乎？

〔附方〕旧一，新五。

伤寒余热 伤寒之后，邪入经络，体瘦肌热，推陈致新，解利伤寒时气伏暑，仓卒幷治，不论长幼。柴胡四两，甘草一两，每用三錢，水一盏煎服。许学士本事方。

小儿骨热 十五岁以下，遍身如火，日渐黄瘦，盗汗咳嗽烦渴。柴胡四两，丹砂三两，为末，豮猪胆汁拌和，饭上蒸熟，丸绿豆大。每服一丸，桃仁、乌梅湯下，日三服。圣济总录。

虚劳发热 柴胡、人参等分，每服三錢，姜、枣同水煎服。澹寮方。

湿热黄疸 柴胡一两，甘草二錢半[一]，作一剂，以水一碗，白茅根一握，煎至七分，任意时时服，一日[二]尽。孙尚药秘宝方。

眼目昏暗 柴胡六铢，决明子十八铢，治筛，人乳汁和傅目上，久久夜见五色。千金方。

积热下痢 柴胡、黄芩等分，半酒半水煎七分，浸冷，空心服之。济急方。

苗

〔主治〕卒聋，捣汁频滴之。千金

前胡 别录中品

【释名】〔时珍曰〕按孙愐唐韵作湔胡，名义未解。

【集解】〔别录曰〕前胡二月、八月采根暴干。〔弘景曰〕近道皆有，生下湿地，出吴兴者为胜。根似柴胡而柔软，

〔一〕二钱半：大观、政和本草卷六茈胡条附方作「一分」。古方二钱半为一分。

〔二〕一日：原脱，今据大观、政和本草卷六茈胡条附方补。

为疗殆欲同，而〔一〕本经上品有茈胡而无此，晚来医乃用之。〔大明曰〕越、衢、婺、睦等处者皆好，七八月采之，外黑里白。〔颂曰〕今陕西、梁汉、江淮、荆襄州郡及相州、孟州皆有之。春生苗，青白色，似斜蒿。初出时有白茅，长三四寸，味甚香美，又似芸蒿。七月内开白花，与葱花相类。八月结实。根青紫色。今鄜延将来者，大与柴胡相似。但柴胡赤色而脆，前胡黄而柔软，为不同尔。一说：今诸方所用前胡皆不同。汴京北地者，色黄白，枯脆绝无气味。江东乃有三四种：一种类当归，皮斑黑，肌黄而脂润，气味浓烈。一种色理黄白，似人参而细短，香味都微。一种如草乌头，肤赤而坚，有两三歧为一本，食之亦戟人咽喉，中破以姜汁渍捣服之，甚下膈解痰实。然皆非真前胡也。今最上者出吴中。又寿春生者，皆类柴胡而大，气芳烈，味亦浓苦，疗痰下气，最胜诸道者。〔斅曰〕凡使勿用野蒿根，缘真似前胡，只是味粗酸。若误用之，令人反胃不受食。若是前胡，味甘微苦也。〔时珍曰〕前胡有数种，惟以苗高一二尺，色似斜蒿，叶如野菊而细瘦，嫩时可食，秋月开黪白花，类蛇床子花，其根皮黑肉白，有香气为真。大抵北地者为胜，故方书称北前胡云。

根　**【修治】**〔斅曰〕修事先用刀刮去苍黑皮并髭土〔二〕了，细锉，以甜竹沥浸令润，日中晒干用。

【气味】苦，微寒，无毒。〔权曰〕甘、辛，平〔三〕。〔之才曰〕半夏为之使，恶皂荚，畏藜芦。

【主治】痰满，胸胁中痞，心腹结气，风头痛，去痰实〔四〕，下气，治伤寒寒热，推陈致新，明目益精。别录　**能去热实，及时气内外俱热，单煮服之。**甄权　**治〔五〕一切气，破癥结，开胃下食，通五脏，主霍乱转筋，骨节烦闷，反胃呕逆，气喘咳嗽，安胎，小儿一切疳气。**大明　**清肺热，化痰热，散风邪。**时珍

【发明】〔时珍曰〕前胡味甘、辛，气微平，阳中之阴，降也。乃手足太阴阳明之药，与柴胡纯阳上升入少阳厥阴

〔一〕而：原作「之」，今据大观、政和本草卷八前胡条改。
〔二〕土：原作「上」，今据金陵本改，与大观、政和本草卷八前胡条合。
〔三〕平：大观、政和本草卷八前胡条引药性论无。
〔四〕实：原脱，今据大观、政和本草卷八及千金翼卷二前胡条补。
〔五〕治：大观、政和本草卷八前胡条此下有「一切劳，下」四字，疑是濒湖有意删去。

者不同也。其功长于下气，故能治痰热喘嗽痞膈呕逆诸疾，气下则火降，痰亦降矣。所以有推陈致新之绩，为痰气要药。陶弘景言其与柴胡同功，非矣。治证虽同，而所入所主则异。

【附方】旧一　**小儿夜啼**　前胡捣筛，蜜丸小豆大。日服一丸，熟水下，至五六丸，以瘥为度。普济方。

防风本经上品

【释名】**铜芸**本经　**茴芸**吴普　**茴草**别录　**屏风**别录　**蕳根**别录　**百枝**别录　**百蜚**〔一〕吴普。〔时珍曰〕防者，御也。其功疗风最要，故名。屏风者，防风隐语也。曰芸、曰茴、曰蕳者，其花如茴香，其气如芸蒿、蕳兰也。

【集解】〔别录曰〕防风生沙苑川泽及邯郸、琅琊、上蔡，二月、十月采根暴干。〔普曰〕正月生叶细圆，青黑黄白。五月黄花。六月结实黑色。〔弘景曰〕郡县无名沙苑。今第一出彭城兰陵，即近琅琊者。郁州百市亦有之。次出襄阳〔二〕、义阳县界，亦可用。惟以实而脂润，头节坚如蚯蚓头者为好。〔恭曰〕今出齐州龙山最善，淄州、兖州、青州者亦佳。叶似牡蒿、附子苗等。沙苑在同州南，亦出防风，轻虚不如东道者，陶云无沙苑误矣。〔颂曰〕今汴东、淮浙州郡皆有之。茎叶俱青绿色，茎深而叶淡，似青蒿而短小。春初时嫩紫红色，江东宋亳人采作菜茹，极爽口。五月开细白花，中心攒聚作大房，似莳萝花。实似胡荽子而大。根土黄色，与蜀葵根相类，二月、十月采之。关中生者，三月、六月采之，然轻虚不及齐州者良。又有石防风，出河中府，根如蒿根而黄，叶青花白，五月开花，六月采根暴干，亦疗头风眩〔三〕痛。〔时珍曰〕江淮所产多是石防风，生于山石之间。二月采嫩苗作菜，辛甘而香，呼为珊瑚菜。其根粗丑，其子亦可种。吴绶云：凡使以黄色而润者为佳，白者多沙条，不堪。

【气味】**甘，温，无毒。**〔别录曰〕辛，无毒。叉头者令人发狂，叉尾者发人痼疾。〔普曰〕神农、黄帝、岐伯、桐君、雷公、扁鹊：甘，无毒。〔李当之〕小寒。〔元素曰〕味辛而甘，气温，气味俱薄，浮而升，阳也。手足太阳经之本药。〔好古曰〕又行足阳明、太阴二经，为肝经气分药。〔杲曰〕防风能制〔四〕黄芪，黄芪得防风其功愈大，乃相畏而相使者也。〔之才曰〕得葱白能行周身，得泽泻、藁本疗风，得当归、芍药、阳起石、禹余粮疗妇人子脏风。畏萆薢，杀

〔一〕蜚：大观、政和本草卷七防风条同，御览九九二防风条引吴氏本草作「韭」。
〔二〕阳：原作「州」，今据大观、政和本草卷七防风条改。
〔三〕眩：原作「胀」，据改同上。
〔四〕制：原作「致」，今据汤液本草卷中防风条改。

附子毒，恶藜芦、白敛、干姜、芫花。

【主治】大风，头眩痛恶风，风邪目盲无所见，风行周身，骨节疼痹〔一〕，烦满〔二〕。久服轻身。本经 胁痛胁〔三〕风，头面去来，四肢挛急，字乳金疮内痉〔四〕。别录 治三十六般风，男子一切劳劣，补中益神，风赤眼，止冷泪及瘫痪，通利五脏关脉，五劳七伤，羸损盗汗，心烦体重，能安神定志，匀气脉。大明 治上焦风邪，泻肺实，散头目中滞气，经络中留湿，主上部见血。元素 搜肝气。好古

叶 〔主治〕中风热汗出。别录。〔颂曰〕江东一种防风，茹其嫩苗，云动风，与此文相反，岂别是一物耶？

花 〔主治〕四肢拘急，行履不得，经脉虚羸，骨节间痛，心腹痛。甄权

子 〔主治〕疗风更优，调食之。苏恭

【发明】〔元素曰〕防风，治风通用，身半已上风邪用身，身半已下风邪用梢，治风去湿之仙药也，风能胜湿故尔。能泻肺实，误服泻人上焦元气。〔杲曰〕防风治一身尽痛，乃卒伍卑贱之职，随所引而至，乃风药中润剂也。若补脾胃，非此引用不能行。凡脊痛项强，不可回顾，腰似折，项似拔者，乃手足太阳证，正当用防风。凡疮在胸膈已上，虽无手足太阳证，亦当用之，为能散结，去上部风。病人身体拘倦者，风也，诸疮见此证亦须用之。钱仲阳泻黄散中倍用防风者，乃于土中泻木也。

【附方】旧二，新十一〔五〕。**自汗不止** 防风去芦为末，每服二钱，浮麦煎汤服。朱氏集验方：防风用麸炒，猪皮煎汤下。**睡中盗汗** 防风二两，芎藭一两，人参半两，为末。每服三钱，临卧饮下。易简方。**消风顺气** 老人大肠

〔一〕痹：原作「痛」，御览九九二同。今据大观、政和本草卷七及千金翼卷二防风条改。
〔二〕烦满：原在下文「胁痛胁风」上，大观、政和本草卷七防风条作白字，认为本经文，因移置于此。
〔三〕胁：原脱，今据大观、政和本草卷七及千金翼卷二防风条补。
〔四〕痉：原作「痓」，字书无，今据大观、政和本草卷七及千金翼卷二防风条改。
〔五〕十一：原作「九」，今按下新附方数改。

秘涩。防风、枳壳麸炒一两，甘草半两，为末，每食前白湯服二錢。简便方。**偏正头风**防风、白芷等分，为末，炼蜜丸弹子大。每嚼一丸，茶清下。普济方。**破伤中风**牙关紧急。天南星、防风等分，为末。每服二三匙，童子小便五升，煎至四升，分二服，即止也。经验后方。**小儿解颅**防风、白及、柏子仁等分，为末。以乳汁调涂，一日一换。养生主论。**妇人崩中**独圣散：用防风去芦头，炙赤为末。每服一〔一〕錢，以面糊酒调下，更以面糊酒投之，此药累经效验。一方：加炒黑蒲黄等分。经验后〔二〕方。**解乌头毒**附子、天雄毒。并用防风煎汁饮之。千金方。**解芫花毒**同上。**解野菌毒**同上。**解诸药毒**已死，只要心间温暖者，乃是热物犯之。只用防风一味，擂冷水灌之。万氏积善堂。

独活本经上品

【释名】羌活本经 **羌青**本经 **独摇草**别录 **护羌使者**本经 **胡王使者**吴普 **长生草**〔弘景曰〕一茎直上，不为风摇，故曰独活。〔别录曰〕此草得风不摇，无风自动，故名独摇草。〔大明曰〕独活，是羌活母也。〔时珍曰〕独活以羌中来者为良，故有羌活、胡王使者诸名，乃一物二种也。正如川芎、抚芎、白术、苍术之义，入用微有不同，后人以为二物者非矣。

【集解】〔别录曰〕独活生雍州川谷，或陇西南安〔三〕，二月、八月采根暴干。〔弘景曰〕此州郡县并是羌地。羌活形细而多节软润，气息极猛烈。出益州北部西川者为独活，色微白，形虚大，为用亦相似而小不如。至易蛀，宜密器藏之。〔颂曰〕独活、羌活今出蜀汉者佳。春生苗叶如青麻。六月开花作丛，或黄或紫。结实时叶黄者，是夹石上所生；叶青者，是土脉中所生。本经云二物同一类。今人以紫色而节密者为羌活，黄色而作块者为独活。而陶隐居言独活色微白，形虚大，用与羌活相似。今蜀中乃有大独活，类桔梗而大，气味亦不与羌活相类，用之微寒而少效。今又有独活，亦自蜀中来，类羌活，微黄而极大，收时寸解干之，气味亦芳烈，小类羌活，又有槐叶气者，今京下多用之，极效验，意此为眞者。而市人或择羌活之大者为独活，殊未为当。大抵此物有两种：西蜀者，黄色，香如蜜；陇西者，紫色，秦陇人呼为山前独活。古方但

〔一〕一：大观、政和本草卷七防风条附方俱作「二」。
〔二〕后：原脱，今据大观政和本草卷七防风条附方补。
〔三〕安：原作「要」，今据大观、政和本草卷六独活条改。

用独活，今方既用独活而又用羌活，兹为谬矣。〔机曰〕本经独活一名羌活，本非二物。后人见其形色气味不同，故为异论。然物多不齐，一种之中自有不同。仲景治少阴所用独活，必紧实者；东垣治太阳所用羌活，必轻虚者。正如黄芩取枯飘者名片芩治太阴，条实者名子芩治阳明之义同也。况古方但用独活无羌活，今方俱用，不知病宜两用耶？抑未之考耶？〔时珍曰〕独活、羌活乃一类二种，以他地者为独活，西羌者为羌活，苏颂所说颇明。按王贶全生指迷〔一〕方云：羌活须用紫色有蚕头鞭节者。独活是极大羌活有臼〔二〕如鬼眼者，寻常皆以老宿前胡为独活者，非矣。近时江淮山中出一种土当归，长近尺许，白肉黑皮，气亦芬香，如白芷气，人亦谓之水白芷，用充独活，解散亦或用之，不可不辨。

根【修治】〔敩曰〕采得细剉，以淫羊藿拌，裛二日，暴干去藿，用，免烦人心。〔时珍曰〕此乃服食家治法，寻常去皮或焙用尔。

【气味】苦、甘，平，无毒。〔别录曰〕微温。〔权曰〕苦、辛。〔元素曰〕独活微温，甘、苦、辛，气味俱薄〔三〕，浮而升，阳也，足少阴行经气分之药。羌活性温，辛苦，气味俱薄，浮而升，阳也，手足太阳行经风药，并入足厥阴少阴经气分。〔之才曰〕豚实为之使。〔弘景曰〕药无豚实，恐是蠡实也。

【主治】风寒所击，金疮止痛，奔豚痫痓，女子疝瘕。久服轻身耐老。本经　疗诸贼风，百节痛风，无问久新。别录　独活：治诸中风湿冷，奔喘逆气，皮肤苦痒，手足挛痛劳损，风毒齿痛。羌活：治贼风失音不语，多痒，手足不遂，口面㖞斜，遍身𤷘痹、血癞。甄权　羌、独活：治一切风并气，筋骨挛拳，骨节酸疼，头旋目赤疼痛，五劳七伤，利五脏及伏梁水气。大明　治风寒湿痹，酸痛不仁，诸风掉眩，颈项难伸。李杲　去肾间风邪，搜肝风，泻肝气，治项强、腰脊痛。好古　散痈疽败血。元素

〔一〕全生指迷：原作「易简」。按易简方为王硕撰，有一八九八年孙诒让重刻本。王贶所撰乃全生指迷方，通行本在商务版宋人医方三种中，今据改。

〔二〕臼：原作「曰」，今据金陵本改，与全生指迷方卷二独活湯合。

〔三〕气味俱薄：湯液本草卷中独活条作「气厚味薄」。

【发明】〔恭曰〕疗风宜用独活，兼水宜用羌活。〔刘完素曰〕独活不摇风而治风，浮萍不沉水而利水，因其所胜而为制也。〔张元素曰〕风能胜湿，故羌活能治水湿。独活与细辛同用，治少阴头痛。头运目眩，非此不能除。羌活与川芎同用，治太阳、少阴头痛，透关利节，治督脉为病，脊强而厥。〔好古曰〕羌活乃足太阳、厥阴、少阴药，与独活不分二种。后人因羌活气雄，独活气细。故雄者治足太阳风湿相搏，头痛、肢节痛、一身尽痛者，非此不能除，乃却乱反正之主君药也。细者治足少阴伏风，头痛、两足湿痹、不能动止者，非此不能治，而不治太阳之证。〔时珍曰〕羌活、独活皆能逐风胜湿，透关利节，但气有刚劣不同尔。素问云：从下上者，引而去之。二味苦辛而温，味之薄者，阴中之阳，故能引气上升，通达周身，而散风胜湿。按文系曰：唐刘师贞之兄病风。梦神人曰：但取胡王使者浸酒服便愈。师贞访问皆不晓。复梦其母曰：胡王使者，即羌活也。求而用之，兄疾遂愈。〔嘉谟曰〕羌活本手足太阳表里引经之药，又入足少阴、厥阴。名列君部之中，非比柔懦之主。小无不入，大无不通。故能散肌表八风之邪，利周身百节之痛。

【附方】旧八〔一〕，新七。

中风口噤通身冷，不知人。独活四两，好酒一升，煎半升服。千金方。

中风不语独活一两，酒二升，煎一升，大豆五合，炒有声，以药酒热投，盖之良久，温服三合，未瘥再服。陈延之小品方〔二〕。

热风瘫痪常举发者。羌活二斤，构子一升，为末。每酒服方寸匕，日三服。广济方。

产后中风语涩，四肢拘急。羌活三两，为末。每服五錢，酒、水各一〔三〕盏，煎减半服。小品方。

产后风虚独活、白鲜皮各三两，水三升，煮二升〔四〕，分三服。耐酒者，入酒同煮。小品方。

产后腹痛羌活二两，煎酒服。必效方。

产肠脱出方同上。子母秘录。

妊娠浮肿羌活、萝卜子同炒香，只取羌活为末。每服二錢，温酒调下，一日一服，二日二服，三日三服。乃嘉兴主〔五〕簿张昌明〔六〕所传。许学士本事方。

风水浮肿方同上。

历节风痛独活、羌活、松节等分，用酒煮过，每日空

〔一〕八：原作「七」，今按下旧附方数改。

〔二〕陈延之小品方：大观、政和本草卷六独活条附方俱作「经验后方」。

〔三〕一：大观、政和本草卷六独活条附方俱作「半」。

〔四〕二升：大观、政和本草卷六独活条附方俱作「一升半」。

〔五〕主：原脱：今据本事方卷四羌活散补。

〔六〕明：本事方卷四羌活散作「时」。

心饮一杯。外台秘要。**风牙肿痛**肘后方：用独活煮酒热漱之。文潞公药准：用独活、地黄各三两，为末。每服三钱，水一盏煎，和滓温服，卧时再服。**喉闭口噤**羌活三两，牛蒡子二两，水煎一钟，入白矾少许，灌之取效。圣济录。**睛垂至鼻**人睛忽垂至鼻，如黑角色〔一〕，痛不可忍，或时时大便血出〔二〕，名曰肝胀。用羌活煎汁，服数盏自愈。夏子益奇疾方。**太阳头痛**羌活、防风、红豆等分，为末，嗃鼻。玉机微义。

土当归纲目

【集解】（原缺）

根　【气味】辛，温，无毒。

【主治】除风和血，煎酒服之。闪拗手足，同荆芥、葱白煎汤淋洗之。时珍。出卫生易简方。

都管草宋图经

【集解】〔颂曰〕都管草生宜州田野，根似羌活头，岁长一节，苗高一尺许，叶似土当归，有重台，二月、八月采根阴干。施州生者作蔓，又名香毬，蔓长丈余，赤色，秋结红实，四时皆有，采其根枝，淋洗风毒疮肿。〔时珍曰〕按范成大桂海志云：广西出之，一茎六叶。

根　【气味】苦、辛，寒，无毒。

【主治】风肿痛毒赤疣，以醋摩涂之。亦治咽喉肿痛，切片含之，立愈。苏颂 **解蜈蚣、蛇毒。**时珍

升麻别录〔三〕上品

〔一〕色：原作「塞」，今据传信适用方卷四附夏方第十三改。
〔二〕出：此下原有「痛」字，今据传信适用方卷四附夏方第十三删。
〔三〕别录：原作「本经」。按大观、政和本草卷六升麻条全作墨字，认为别录文。即本书卷二所载本经目录中亦无升麻。因据改。

【释名】周麻〔时珍曰〕其叶似麻，其性上升，故名。按张揖广雅及吴普本草并云，升麻一名周升麻。则周或指周地，如今人呼川升麻之义。今别录作周麻，非省文，即脱误也。

【集解】〔别录曰〕升麻生益州山谷，二月、八月采根日干。〔弘景曰〕旧出宁州者第一，形细而黑，极坚实。今惟出益州，好者细削，皮青绿色，谓之鸡骨升麻。北部亦有，而形虚大，黄色。建平亦有，而形大味薄，不堪用。人言是落新妇根，不然也。其形相似，气色非也。落新妇亦解毒，取叶挼作小儿浴汤，主惊忤。〔藏器曰〕落新妇今人多呼为小升麻，功用同于升麻，亦大小有殊也。〔志曰〕升麻，今嵩高出者色青，功用不如蜀者。〔颂曰〕今蜀汉、陕西、淮南州郡皆有之，以蜀川者为胜。春生苗，高三尺以来。叶似麻叶，并青色。四月、五月着花，似粟穗，白色。六月以后结实，黑色。根如蒿根，紫黑色，多须。

根

【修治】〔敩曰〕采得刮去粗皮，用黄精自然汁浸一宿，暴干，锉蒸再暴用。〔时珍曰〕今人惟取里白外黑而紧实者，谓之鬼脸升麻，去须及头芦，锉用。

【气味】甘、苦，平、微寒，无毒。〔元素曰〕性温，味辛微苦，气味俱薄，浮而升，阳也，为足阳明、太阴引经的药。得葱白、白芷，亦入手阳明、太阴。〔杲曰〕引葱白，散手阳明风邪。引石膏，止阳明齿痛。人参、黄芪，非此引之，不能上行。〔时珍曰〕升麻，同柴胡，引生发之气上行；同葛根，能发阳明之汗。

【主治】解百毒，杀百精老物殃鬼，辟瘟疫瘴气邪气，蛊毒入口皆吐出，中恶腹痛，时气毒疠，头痛寒热，风肿诸毒，喉痛口疮。久服不夭，轻身长年。别录〔一〕安魂定魄，鬼附啼泣，疳䘌，游风肿毒。大明　小儿惊痫，热壅不通，疗痈肿豌豆疮，水煎绵沾拭疮上。甄权　治阳明头痛，补脾胃，去皮肤风邪，解肌肉间风热，疗肺痿咳唾脓血，能发浮汗。元素　牙根浮烂恶臭，太阳鼽衄，为疮家圣药。好古　消斑疹，行瘀血，治阳陷眩运，胸胁虚痛，久泄下痢，后重遗浊，带下崩中，血淋下

〔一〕别录：原作「本经」。按大观、政和本草卷六升麻条全作墨字，认为别录文，因据改。

血，阴痿足寒。时珍

【发明】〔元素曰〕补脾胃药，非此为引用不能取效。脾痹非此不能除。其用有四：手足阳明引经，一也；升阳气于至阴之下，二也；去至高之上及皮肤风邪，三也；治阳明头痛，四也。〔杲曰〕升麻发散阳明风邪，升胃中清气，又引甘温之药上升，以补卫气之散而实其表。故元气不足者，用此于阴中升阳，又缓〔一〕带脉之缩急。有〔二〕胃虚伤冷，郁遏阳气于脾土者，宜升麻、葛根以升散其火郁。〔好古曰〕升麻葛根汤，乃阳明发散药。若初病太阳证便服之，发动其汗，必传阳明，反成其害也。朱肱活人书言瘀血入里，吐血衄血者，犀角地黄汤，乃阳明经圣药。如无犀角，以升麻代之。二物性味相远，何以代之？盖以升麻能引地黄及余药同入阳明也。〔时珍曰〕升麻引阳明清气上行，柴胡引少阳清气上行。此乃禀赋素弱，元气虚馁，及劳役饥饱生冷内伤，脾胃引经最要药也。升麻葛根汤，乃发散阳明风寒药也。时珍用治阳气郁遏，及元气下陷诸病，时行赤眼，每有殊效，神而明之，方可执泥乎？一人素饮酒，因寒月哭母受冷，遂病寒中，食无姜、蒜，不能一啜。至夏酷暑，又多饮水，兼怀怫郁。因病右腰一点胀痛，牵引右胁，上至胸口，则必欲卧。发则大便里急后重，频欲登圊，小便长而数，或吞酸，或吐水，或作泻，或阳痿，或厥逆，或得酒少止，或得热稍止。但受寒食寒，或劳役，或入房，或怒或饥，即时举发。一止则诸证泯然，如无病人，甚则日发数次。服温脾胜湿滋补消导诸药，皆微止随发。时珍思之，此乃饥饱劳逸，内伤元气，清阳陷遏，不能上升所致也。遂用升麻葛根汤合四君子汤，加柴胡、苍术、黄芪煎服，服后仍饮酒一二杯助之。其药入腹，则觉清气上行，胸膈爽快，手足和暖，头目精明，神采迅发，诸证如扫。每发一服即止，神验无比。若减升麻、葛根，或不饮酒，则效便迟。大抵人年五十以后，其气消者多，长者少；降者多，升者少；秋冬之令多，而春夏之令少。若禀受弱而有前诸证者，并宜此药活法治之。素问云：阴精所奉其人寿，阳精所降其人夭。千古之下，窥其奥而阐其微者，张洁古、李东垣二人而已。外此，则著参同契、悟真篇者，旨与此同也。又升麻能解痘毒，惟初发热时，可用解毒；痘已出后，气弱或泄泻者，亦可少用；其升麻葛根汤，则见斑后必不可用，为其解散也。本草以升麻为解毒、吐蛊毒要药，盖以其为阳明本经药，而性又上升故也。按范石湖文集云：李焘为雷州推官，鞫狱得治蛊方：毒在上用升麻吐之，在腹用郁金下之，或合二物服之，不吐则下。此方活人甚多也。

【附方】旧五，新八。**服食丹砂** 石泉公王方庆岭南方云：南方养生治病，无过丹砂。其方用升麻末三两，研炼

〔一〕缓：原作「绥」，今据内外伤辨惑论卷中补中益气汤改。
〔二〕有：原作「比」，今据内外伤辨惑论卷中升阳散火汤改。

过，光明砂一两，以蜜丸梧子大，每日食后服三丸。苏颂图经本草。**豌豆斑疮**比岁有病天行发斑疮，头面及身，须臾周匝，状如火烧疮，皆戴白浆，随决随生，不治数日必死，瘥后瘢黯，弥岁方减，此恶毒之气所为。云晋元帝时〔一〕，此病自西北流起，名虏疮。以蜜煎升麻，时时食之。并以水煮升麻，绵沾拭洗之。葛洪肘后方。**辟瘴明目**七物升麻丸：升麻、犀角、黄芩、朴消、巵子、大黄各二两，豉二升，微熬同捣末，蜜丸梧子大。觉四肢大热，大便难，即服三十丸，取微利为度。若四肢小热，只食后服二十丸。非但辟瘴，甚能明目。王方庆岭南方。**卒肿毒起**升麻磨醋频涂之。肘后。**喉痹作痛**升麻片含咽。或以半两煎服取吐。直指方。**胃热齿痛**升麻煎汤，热漱咽之，解毒。或加生地黄。直指方。**口舌生疮**升麻一两，黄连三分，为末，绵裹含咽。本事方。**热痱瘙痒**升麻煎汤饮，并洗之。千金方。**小儿尿血**蜀升麻五分，水五合，煎一合，服之。一岁儿，一日一服。姚和众至宝方。**产后恶血**不尽，或经月半年。以升麻三两，清酒五升，煮取二升，分半〔二〕再服。当吐下恶物，极良。千金翼方。**解莨菪毒**升麻煮汁，多服之。外台秘要。**挑生蛊毒**野葛毒。并以升麻多煎频饮之。直指方。**射工溪毒**升麻、乌翣煎水服，以滓涂之。肘后方。

苦参本经中品

【释名】苦蘵本经**苦骨**纲目**地槐**别录**水槐**本经**菟槐**别录**骄〔三〕槐**别录**野槐**纲目**白茎**别录又名芩〔四〕茎、䓘〔五〕白、陵郎、虎麻。〔时珍曰〕苦以味名，参以功名，槐以叶形名也。苦蘵与菜部苦蘵同名异物。

【集解】〔别录曰〕苦参生汝南山谷及田野，三月、八月、十月采根暴干。〔弘景曰〕近道处处有之。叶极似槐叶，

〔一〕云晋元帝时：肘后卷二第十三作「世人云：永徽四年」。
〔二〕分半：大观、政和本草卷六升麻条附方作「半，分温」，千金翼卷六升麻汤无「半」字。
〔三〕骄：大观、政和本草卷八苦参条同，千金翼卷二苦参条作「桥」。
〔四〕芩：大观、政和本草卷八苦参条作「岑」，千金翼卷二苦参作「䓘」。
〔五〕䓘：原作「绿」，今据大观、政和本草卷八及千金翼卷二苦参条改。

花黄色，子作荚，根味至苦恶。〔颂曰〕其根黄色，长五七寸许，两指粗细。三五茎并生，苗高三四尺以来。叶碎青色，极似槐叶，春生冬凋。其花黄白色，七月结实如小豆子。河北生者无花子。五月、六月、八月〔一〕、十月采根暴干。〔时珍曰〕七八月结角如萝卜子，角内有子二三粒，如小豆而坚。

根

〔修治〕〔斅曰〕采根，用糯米浓泔汁浸一宿，其腥秽气并浮在水面上，须重重淘过，即蒸之，从巳至申，取晒切用。

〔气味〕苦，寒，无毒。〔之才曰〕玄参为之使，恶贝母、菟丝、漏卢，反藜芦。〔时珍曰〕伏汞，制雌黄、焰消。

〔主治〕心腹结气，癥瘕积聚，黄疸，溺有余沥，逐水，除痈肿，补中，明目止泪。本经 **养肝胆气，安五脏，平胃气，令人嗜食轻身，定志益精，利九窍，除伏热肠澼，止渴醒酒，小便黄赤，疗恶疮、下部䘌。**别录 **渍酒饮，治疥杀虫。**弘景 **治恶虫、胫酸。**苏恭 **治热毒风，皮肌烦燥〔二〕生疮，赤癞眉脱，除大热嗜睡，治腹中冷痛，中恶腹痛。**甄权 **杀疳虫。炒存性，米饮服，治肠风泻血并热痢。**大明〔三〕

〔发明〕〔元素曰〕苦参味苦气沉纯阴，足少阴肾经君药也。治本经须用，能逐湿。〔颂曰〕古今方用治风热疮疹最多。〔宗奭曰〕沈存中笔谈，载其苦腰重久坐不能行。有一将佐曰：此乃病齿数年，用苦参揩齿，其气味入齿伤肾所致也。后有太常少卿舒昭亮，亦用苦参揩齿，岁久亦病腰。自后悉不用之，腰疾皆愈。此皆方书不载者。〔震亨曰〕苦参能峻补阴气，或得之而致腰重者，因其气降而不升也，非伤肾之谓也。其治大风有功，况风热细疹乎？〔时珍曰〕子午乃少阴君火对化，故苦参、黄檗之苦寒，皆能补肾，盖取其苦燥湿、寒除热也。热生风，湿生虫，故又能治风杀虫。惟肾水弱而相火胜者，用之相宜。若火衰精冷，眞元不足，及年高之人，不可用也。素问云：五味入胃，各归其所喜攻，久而增气，物化之常也。气增而久，夭之由也。王冰注云：入肝为温，入心为热，入肺为清，入肾为寒，入脾为至阴而兼四气，皆为增其味而益其气，各从本脏之气。故久服黄连、苦参而反热者，此其类也。气增不已，则脏气有偏胜，偏胜则脏有偏绝，故有暴夭。是以药不具五

〔一〕八月：原脱，今据大观、政和本草卷八苦参条补。
〔二〕燥：原作「躁」，今据大观、政和本草卷八苦参条改。
〔三〕大明：原作「时珍」，据改同上。

味，不备四气，而久服之，虽且获胜，久必暴夭。但人疏忽，不能精候尔。张从正亦云：凡药皆毒也。虽甘草、苦参，不可不谓之毒。久服则五味各归其脏，必有偏胜气增之患。诸药皆然，学者当触类而长之可也。至于饮食亦然。又按史记云：太仓公淳于意医齐〔一〕大夫病龋齿，灸左手〔二〕阳明脉，以苦参湯日漱三升，出入五六日，其风〔三〕愈。此亦取其去风气湿热、杀虫之义。

〔附方〕旧十〔四〕，新一十八〔五〕。

热病狂邪 不避水火，欲杀人。苦参末，蜜丸梧子大。每服十丸，薄荷湯下。亦可为末，二錢，水煎服。千金方。

伤寒结胸 天行病四五日，结胸满痛壮热。苦参一两，以醋三升〔六〕，煮取一升二合，饮之取吐即愈。天行毒病，非苦参、醋药不解〔七〕，及温覆取汗良。外台秘要。

谷疸食劳 食毕〔八〕头旋，心怫郁不安而发黄。由失饥大食，胃气冲熏所致。苦参三两，龙胆一合，为末，牛胆丸梧子大。生大麦苗〔九〕汁服五丸，日三服。肘后方。

小儿身热 苦参煎湯浴之良。外台秘要。

毒热足肿 作痛欲脱者。苦参煮酒渍之。姚僧坦〔十〕集验方。

梦遗食减 白色苦参三两，白术五两，牡蛎粉四两，为末。用雄猪肚一具，洗净，砂罐煮烂，石臼捣和药，干则入汁，丸小豆大。每服四十丸，米湯下，日三服。久服身肥食进，而梦遗立止。刘松石保寿堂方。

小腹热痛 青黑或赤色，不能喘者。苦参一两，醋一升半，煎八合，分二服。张杰子母秘录。

中恶心痛 苦参三两，苦酒一升半，煮取八合，分二服。肘后

〔一〕齐：史记卷一〇五扁鹊仓公列传此下有「中」。

〔二〕手：史记卷一〇五扁鹊仓公列传作「太」。

〔三〕五六日其风：原作「其风五六日」，今据史记卷一〇五扁鹊仓公列传改。

〔四〕十：原作「九」，今按下旧附方数改。

〔五〕八：原作「九」，今按下新附方数改。

〔六〕三升：大观、政和本草卷八苦参条附方作「二升」，肘后卷二及外台卷三俱作「二升半」。

〔七〕解：原作「鲜」，今据大观、政和本草卷八苦参条附方改。

〔八〕食毕：原脱，大观、政和本草卷八苦参条附方同（或上文「食劳」为「食毕」之误）。今据肘后卷四第三十一谷疸方补，与金匮卷中第十五论谷疸「食谷即眩」「食即头眩」义合。

〔九〕苗：肘后卷四、千金卷十、外台卷四及大观、政和本草卷八苦参条附方俱无，应是濒湖所加。

〔十〕坦：原作「垣」，今据本书卷一引据医家书目改。

方。**饮食中毒**鱼肉菜等毒。上方煎服，取吐即愈。梅师方。**血痢不止**苦参炒焦为末，水丸梧子大。每服十五丸，米饮下。孙氏仁存堂方。**大肠脱肛**苦参、五倍子、陈壁土等分，煎汤洗之，以木贼末傅之。医方摘要。**妊娠尿难**方见贝母下。**产后露风**四肢苦烦热：头痛者，与小柴胡；头不痛者，用苦参二两，黄芩一两，生地黄四两，水八升，煎二升，分数服。**齿缝出血**苦参一两，枯矾一钱，为末，日三揩之，立验。普济方。**龋齿风痛**方见发明下。**鼻疮脓臭**有虫也。苦参〔一〕、枯矾一两，生地黄汁三合，水二盏，煎三合，少少滴之。普济方。**肺热生疮**遍身皆是。用苦参末，粟米饮，丸梧子大。每服五十丸。空心米饮下。御药院方。**遍身风疹**痒〔二〕痛不可忍，胸颈脐腹及近隐皆然者，亦多涎痰，夜不得睡。用苦参末一两，皂角二两，水一升，揉滤取汁。银〔三〕石器熬成膏，和末丸梧子大。每服三十丸，食后温水服，次日便愈。寇宗奭衍义。**大风癞疾**〔颂曰〕用苦参五两〔四〕切，以好酒三斗渍三十日。每饮一合，日三服，常服不绝。若觉痹，即瘥。张子和儒门事亲：用苦参末二两，以猪肚盛之，缝合煮熟，取出去药。先饿一日，次早先饮新水一盏，将猪肚食之，如吐再食。待一二时，以肉汤调无忧散五七钱服，取出大小虫一二万为效。后以不蛀皂角一斤，去皮子，煮汁，入苦参末调糊。下何首乌末二两，防风末一两半，当归末一两，芍药末五钱，人参末三钱，丸梧子大。每服三五十丸，温酒或茶下，日三服。仍用麻黄、苦参、荆芥煎水洗之。圣济总录：苦参丸：治大风癞及热毒风疮疥癣。苦参九月末掘取，去皮暴干，取粉一斤，枳壳麸炒六两，为末，蜜丸。每温酒下三十丸，日二夜一服。一方：去枳壳。**肾脏风毒**及心肺积热，皮肤生疥癞，瘙痒时出黄水，及大风手足坏烂，一切风疾。苦参三十二〔五〕两，荆芥穗一十六两，为末，水糊丸梧子大。每服三十丸，茶下。和剂局方。**上下诸瘘**或在项，或在下部。用苦参五升，苦酒一斗，渍

〔一〕苦参：普济方卷五十七矾石煎此味原缺分量。

〔二〕痒：原作「痹」，今据本草衍义卷九及政和本草卷八苦参条改。

〔三〕银：原脱，今据本草衍义卷九及政和本草卷八苦参条补。

〔四〕两：大观、政和本草卷八苦参条俱作「斤」。

〔五〕二：原作「一」，今据局方卷一苦参圆改。

三四日服之，以知为度。肘后方。**鼠瘘恶疮**苦参二斤，露蜂房二两，曲二斤，水三〔一〕斗，渍二宿，去滓，入黍米二升，酿熟，稍饮，日三次。肘后方。**下部漏疮**苦参煎湯，日日洗之。直指方。**瘰疬结核**苦参四两捣末〔二〕，牛膝汁丸绿豆〔三〕大。每暖水下二十〔四〕丸。张文仲备急方。**汤火伤灼**苦参末，油调傅之。卫生宝鉴。**赤白带下**苦参二两，牡蛎粉一两五錢，为末。以雄猪肚一个，水三碗煮烂，捣泥和丸梧子大。每服百丸，溫酒下。陆氏积德堂方。

实十月收采。〔气味〕同根　〔主治〕**久服轻身不老，明目。饵如槐子法，有验。**苏恭

白鲜音仙。　本经中品

【释名】白膻弘景**白羊鲜**弘景**地羊鲜**图经**金雀儿椒**日华。〔弘景曰〕俗呼为白羊鲜。气息正似羊膻，故又名白膻。〔时珍曰〕鲜者，羊之气也。此草根白色，作羊膻气，其子累累如椒，故有诸名。

【集解】〔别录曰〕白鲜皮生上谷川谷及冤句，四月、五月采根阴干。〔弘景曰〕近道处处有，以蜀中者为良。〔恭曰〕其叶似茱萸，苗〔五〕高尺余，根皮白而心实，花紫白色。根宜二月采，若四月、五月采，便虚恶矣。〔颂曰〕今河中、江宁府、滁州、润州皆有之。苗高尺余，茎青，叶稍白，如槐亦似茱萸。四月开花淡紫色，似小蜀葵花。根似小蔓菁，皮黄白而心实。山人采嫩苗为菜茹。

根皮【气味】苦，寒，无毒。〔别录曰〕咸。〔之才曰〕恶螵蛸、桔梗、茯苓、萆薢。

【主治】头风黄疸，咳逆淋沥，女子阴中肿痛，湿痹死肌，不可屈伸起止行步。本经**疗四肢不安，时行腹中大热饮水，欲走大呼，小儿惊痫，妇人产后余痛。**别录

〔一〕三：原作「二」，今据肘后卷五第四十及外台卷二十三改。
〔二〕捣末：原脱，今据外台卷二十三补。
〔三〕绿豆：外台卷二十三作「梧子」。
〔四〕二十：外台卷二十三作「十」，因梧子大于绿豆之故。
〔五〕苗：原脱，今据大观、政和本草卷八白鲜条补。

治一切热毒风、恶风，风疮疥癣赤烂，眉发脱脆，皮肌急，壮热恶寒，解热黄、酒黄、急黄、谷黄、劳黄。甄权 通关节，利九窍及血脉，通小肠水气，天行时疾，头痛眼疼。其花同功。大明 治肺嗽。苏颂

【发明】〔时珍曰〕白鲜皮气寒善行，味苦性燥，足太阴、阳明经去湿热药也，兼入手太阴、阳明，为诸黄风痹要药。世医止施之疮科，浅矣。

【附方】旧一，新一。鼠瘘已破出脓血者。白鲜皮煮汁，服一升，当吐若鼠子也。肘后方。产后中风人虚不可服他药者。一物白鲜皮湯，用新汲水三升，煮取一升，溫服。陈延之小品方。

延胡索宋开宝

【释名】玄胡索〔好古曰〕本名玄胡索，避宋眞宗讳，改玄为延也。

【集解】〔藏器〔一〕曰〕延胡索生于奚，从安东道〔二〕来，根如半夏，色黃。〔时珍曰〕奚乃东北夷也。今二茅山西上龙洞种之。每年寒露后栽，立春后生苗，叶如竹叶样，三月长三寸高，根丛生如芋卵样，立夏掘起。

根【气味】辛，溫，无毒。〔珣曰〕苦、甘。〔杲曰〕甘、辛，溫，可升可降，阴中阳也。〔好古曰〕苦、辛，溫，纯阳，浮也，入手、足太阴经。

【主治】破血，妇人月经不调，腹中结块，崩中淋露，产后诸血病，血运，暴血冲上，因损下血。煮酒或酒磨服。开宝 除风治气，暖腰膝，止暴腰痛，破癥癖，扑损瘀血，落胎。大明 治心气小腹痛，有神。好古 散气，治肾气，通经络。李珣 活血

〔一〕藏器：据大观、政和本草卷九延胡索条：「生于奚从安东道来」，出自海药，当作「珣」；「根如半夏，色黃」出自开宝，当作「志」。濒湖合为一条作「藏器」，似误。

〔二〕道：原脱，今据大观、政和本草卷九延胡索条补。

利气，止痛，通小便。时珍

【发明】〔珣曰〕主肾气，及破产后恶露或儿枕。与三棱、鳖甲、大黄为散甚良，虫蛀成末者尤良。〔时珍曰〕玄胡索味苦微辛，气温，入手足太阴厥阴四经，能行血中气滞，气中血滞，故专治一身上下诸痛，用之中的，妙不可言。荆穆王妃胡氏，因食荞麦面着怒，遂病胃脘当心痛，不可忍。医用吐下行气化滞诸药，皆入口即吐，不能奏功。大便三日不通。因思雷公炮炙论云：心痛欲死，速觅延胡。乃以玄胡索末三錢，溫酒调下，即纳入，少顷大便行而痛遂止。又华老年五十余，病下痢腹痛垂死，已备棺木。予用此药三錢，米饮服之，痛即减十之五，调理而安。按方勺泊宅编云：一人病遍体作痛，殆不可忍。都下医或云中风，或云中湿，或云脚气，药悉不效。周离亨言：是气血凝滞所致。用玄胡索、当归、桂心等分，为末，溫酒服三四錢，随量频进，以止为度，遂痛止。盖玄胡索能活血化气，第一品药也。其后赵待制霆因导引失节，肢体拘挛，亦用此数服而愈。

【附方】旧三，新一十二。**老小咳嗽**玄胡索一两，枯矾二錢半，为末。每服二錢，软餳一块和，含之。仁存堂方。**鼻出衄血**玄胡索末，绵裹塞耳内，左衄塞右，右衄塞左。普济方。**小便尿血**玄胡索一两，朴消七錢半，为末。每服四錢，水煎服。活人书。**小便不通**捻头散：治小儿小便不通。用玄胡索、川苦楝子等分，为末。每服半錢或一錢，白湯滴油数点调下。錢仲阳〔一〕小儿直诀。**膜外气疼**及气块。玄胡索不限多少，为末，猪胰一具，切作块子，炙熟蘸末，频食之。胜金方。**热厥心痛**或发或止，久不愈，身热足寒者。用玄胡索去皮，金铃子肉等分，为末，每溫酒或白湯下二錢。圣惠方。**下痢腹痛**方见发明下。**妇女血气**腹中刺痛，经候不调。用玄胡索去皮醋炒，当归酒浸炒，各一两。橘红二两，为末，酒煮米糊丸梧子大。每服一百丸，空心艾醋湯下。济生方。**产后诸病**凡产后，秽污不尽，腹满，及产后血运，心头硬，或寒热不禁，或心闷，手足烦热，气力欲绝诸病。并用玄胡索炒研，酒服一〔二〕錢，甚效。圣惠方。**小儿盘肠**气痛。玄胡索、茴香等分，炒研，空心米饮量儿大小与服。卫生易简方。**疝气危急**玄胡索盐炒，全蝎去毒生用，等分为末。每服半錢，空心盐酒下。直指方。**冷气腰痛**玄胡索、当归、桂心三味，方见发

〔一〕阳：原作「湯」，今据小儿药证直诀改。
〔二〕一：原作「二」，今据圣惠方卷八十及大观、政和本草卷九延胡索条附方改。

明下。**肢体拘痛**方同上。**偏正头痛**不可忍者。玄胡索七枚，青黛二錢，牙皂二个去皮子，为末，水和丸如杏仁大。每以水化一丸，灌入病人鼻內，随左右，口咬铜錢一个，当有涎出成盆而愈。永类方。**坠落车马**筋骨痛不止。玄胡索末，豆淋酒服二錢，日二服。圣惠方。

贝母本经中品

【释名】莔尔雅。音萌。**勤母**别录**苦菜**别录**苦花**别录 **空草**本经〔一〕**药实**〔弘景曰〕形似聚贝子，故名贝母。〔时珍曰〕诗云言采其莔，即此。一作蝱，谓根状如蝱也。苦菜、药实，与野苦荬、黄药子同名。

【集解】〔别录曰〕贝母生晋地，十月采根暴干。〔恭曰〕其叶似大蒜。四月蒜熟时，采之良。若十月，苗枯根亦不佳也。出润州、荆州、襄州者最佳，江南诸州亦有。〔颂曰〕今河中、江陵府、郢、寿、随、郑、蔡、润、滁州皆有之。二月生苗，茎细，青色。叶亦青，似荞麦叶，随苗出。七月开花，碧绿色，形如鼓子花。八月采根，根有瓣子，黄白色，如聚贝子。此有数种。陆玑诗疏云：莔，贝母也。叶如栝楼而细小。其子在根下，如芋子，正白，四方连累相着，有分解。今近道出者正类此。郭璞注尔雅言白花叶似韭，此种罕复见之。〔敩曰〕贝母中有独颗团不作两片无皱者，号曰丹龙精，不入药用。误服令人筋脉永不收，惟以黄精、小蓝汁服之，立解。

根 【修治】〔敩曰〕凡使，先于柳木灰中炮黄，擘破〔二〕，去内口鼻中〔三〕有米许大者心一颗，后拌糯米于鏊上同炒，待米黄，去米用。

【气味】辛，平，无毒。〔别录曰〕苦，微寒。〔恭曰〕味甘、苦，不辛。〔之才曰〕厚朴、白微为之使，恶桃花，畏秦艽、莽草、礜石，反乌头。

【主治】伤寒烦热，淋沥邪气疝瘕，喉痹乳难，金疮风痉。本经**疗腹中结实，心下满，洗洗恶风寒，目眩项直，咳嗽上气，止烦热渴，出汗，安五脏，利骨髓。**别录

〔一〕本经：原作「别录」，大观、政和本草卷八贝母条「一名空草」作白字，认为本经文，因据改。
〔二〕破：原脱，今据大观、政和本草卷八贝母条补。
〔三〕中：大观、政和本草卷八贝母条、俱作「上」。

服之不饥断谷。弘景 **消痰，润心肺。末和沙糖丸含，止嗽。烧灰油调，傅人畜恶疮，敛疮口。**大明 **主胸胁逆气，时疾黄疸。研末点目，去肤翳。以七枚作末酒服，治产难及胞衣不出。与连翘同服，主项下瘤瘿疾。**甄权

【发明】〔承曰〕贝母能散心胸郁结之气，故诗云，言采其莔，是也。作诗者，本以不得志而言。今用治心中气不快、多愁郁者，殊有功，信矣。〔好古曰〕贝母乃肺经气分药也。仲景治寒实结胸外无热证者，三物小陷胸湯主之，白散亦可，以其内有贝母也。成无己云：辛散而苦泄，桔梗、贝母之苦辛，用以下气。〔机曰〕俗以半夏有毒，用贝母代之。夫贝母乃太阴肺经之药，半夏乃太阴脾经、阳明胃经之药，何可以代？若虚劳咳嗽、吐血咯血、肺痿肺痈、妇人乳痈痈疽及诸郁之证，半夏乃禁忌，皆贝母为向导，犹可代也；至于脾胃湿热，涎化为痰，久则生火，痰火上攻，昏愦僵仆蹇涩诸证，生死旦夕，亦岂贝母可代乎？〔颂曰〕贝母治恶疮。唐人记其事云：江左尝有商人，左膊上有疮如人面，亦无他苦。商人戏以酒滴口中，其面赤色。以物食之，亦能食，多则膊内肉胀起。或不食，则一臂痹焉。有名医教其历试诸药，金石草木之类，悉无所苦。至贝母，其疮乃聚眉闭口〔一〕。商人喜，因以小苇筒毁其口灌之，数日成痂遂愈，然不知何疾也。本经言主金疮，此岂金疮之类欤？

【附方】新二十一〔二〕。**忧郁不伸** 胸膈不宽。贝母去心，姜汁炒研，姜汁面糊丸。每服七十丸，征士锁甲煎湯下。集效方。**化痰降气** 止咳解郁，消食除胀，有奇效。用贝母去心一两，姜制厚朴半两，蜜丸梧子大，每白湯下五十丸。笔峰方。**小儿晬嗽** 百日内咳嗽痰壅。贝母五錢，甘草半生半炙二錢，为末，沙糖丸芡子大，每米饮化下一丸。全幼心鉴。**孕妇咳嗽** 贝母去心，麸炒黄为末，沙糖拌丸芡子大。每含咽一丸，神效。救急易方。**妊娠尿难** 饮食如故。用贝母、苦参、当归各〔三〕四两，为末，蜜丸小豆大，每饮服三丸至十丸。金匮要略。**乳汁不下** 二〔四〕母散：贝

〔一〕口：原作「目」，今据大观、政和本草卷八贝母条改，与下「毁其口」文合。
〔二〕二十一：原作「一十七」，今按下新附方数改。
〔三〕各：原脱，今据金匮卷下第二十归母苦参丸补。
〔四〕二：湯液本草卷中贝母条作「三」，盖兼牡蛎而言。

母、知母、牡蛎粉等分，为细末，每猪蹄湯调服二錢，此祖传方也。王海藏湯液本草。**冷泪目昏**贝母一枚，胡椒七粒，为末点之。儒门事亲方。**目生弩肉**肘后：用贝母、眞丹等分为末，日点。摘玄方：用贝母、丁香等分为末，乳汁调点。**吐血不止**贝母炮研，溫浆水服二錢。圣惠方。**衄血不止**贝母炮研末，浆水服二錢，良久再服。普济方。**小儿鹅口**满口白烂。贝母去心为末，半錢，水五分，蜜少许，煎三沸，缴净抹之，日四五度。圣惠方。**吹奶作痛**贝母末吹鼻中，大效。危氏得效方。**乳痈初肿**贝母末，酒服二錢，仍令人吮之，即通。仁斋直指方。**便痈肿痛**贝母、白芷等分为末，酒调服或酒煎服，以滓贴之。永类钤方。**紫白癜斑**贝母、南星等分为末，生姜带汁擦之。德生堂方：用贝母、干姜等分为末，如澡豆，入密室中浴擦，得汗为妙。谈野翁方：以生姜擦动，醋磨贝母涂之。圣惠方：用贝母、百部等分为末，自然姜汁调搽。**蜘蛛咬毒**缚定咬处，勿使毒行。以贝母末酒服半两，至醉。良久酒化为水，自疮口出，水尽，仍塞疮口，甚妙。仁斋直指方。**蛇蝎咬伤**方同上。

山慈姑 宋嘉祐

【释名】金灯拾遗**鬼灯檠**纲目**朱姑**纲目**鹿蹄草**纲目**无义草**〔时珍曰〕根状如水慈姑，花状如灯笼而朱色，故有诸名。段成式酉阳杂俎云：金灯之花与叶不相见，人恶种之，谓之无义草。又有试剑草，亦名鹿蹄草，与此同名，见后草之五。

【集解】〔藏器曰〕山慈姑生山中湿地，叶似车前，根如慈姑。〔大明曰〕零陵间有一种团慈姑，根如小蒜，所主略同。〔时珍曰〕山慈姑处处有之。冬月生叶，如水仙花之叶而狭。二月中抽〔一〕一茎，如箭杆，高尺许。茎端开花白色，亦有红色、黄色者，上有黑点，其花乃众花簇成一朵，如絲纽成可爱。三月结子，有三棱。四月初苗枯，即掘取其根，状如慈姑及小蒜，迟则苗腐难寻矣。根苗与老鸦蒜极相类，但老鸦根无毛，慈姑有毛壳包裹为异尔。用之，去毛壳。

根〔**气味**〕**甘、微辛，有小毒。**〔**主治**〕**痈肿疮瘘瘰疬结核等，醋磨傅之。**

〔一〕抽：原作「枯」，今参照本卷水仙条改。

亦剥人面皮，除皯䵴。藏器 **主疔肿，攻毒破皮，解诸毒蛊毒，蛇虫狂犬伤。**时珍

〔附方〕新五。**粉滓面皯** 山慈姑根，夜涂旦洗。普济方。 **牙龈肿痛** 红灯笼〔一〕枝根，煎湯漱吐。孙天仁集效方。 **痈疽疔肿** 恶疮及黄疸。慈姑连根同苍耳草等分，捣烂，以好酒一钟，滤汁温服。或干之为末，每酒服三錢。乾坤生意。 **风痰痫疾** 金灯花根〔二〕似蒜者一个，以茶清研如泥，日中时以茶调下，即卧日中，良久，吐出鸡子大物，永不发。如不吐，以热茶投之。奇效良方。 **万病解毒丸** 一名太乙紫金丹，一名玉枢丹。解诸毒，疗诸疮，利关节，治百病，起死回生，不可尽述。凡居家远出，行兵动众，不可无此。山慈姑去皮洗极净，焙，二两，川五倍子洗刮，焙，二两，千金子仁白者，研，纸压去油，一两，红芽大戟去芦洗，焙，一两半，麝香三錢，以端午七夕重阳或天德月德黄道上吉日，预先斋戒盛服，精心治药，为末，陈设拜祷，乃重罗令匀，用糯米浓饮和之，木臼杵千下，作一錢一锭。病甚者连服，取利一二行，用温粥补之。凡一切饮食药毒，蛊毒瘴气，河豚、土菌、死牛马等毒，并用凉水磨服一锭，或吐或利即愈。痈疽发背，疔肿杨梅等，一切恶疮，风疹赤游，痔疮，并用凉水或酒磨涂，日数次，立消。阴阳二毒伤寒，狂乱瘟疫，喉痹喉风，并用冷水入薄荷汁数匙化下。心气痛并诸气，用淡酒化下。泄泻痢下，霍乱绞肠沙，用薄荷湯下。中风中气，口紧眼歪，五癫五痫，鬼邪鬼胎，筋挛骨痛，并暖酒下。自缢、溺水、鬼迷，心头温者，冷水磨灌之。传尸痨瘵，凉水化服，取下恶物虫积为妙。久近疟疾，将发时，东流水煎桃枝湯化服。女人经闭，红花酒化服。小儿惊风，五疳五痢，薄荷湯下。头风头痛，酒研贴两太阳上。诸腹鼓胀，麦芽湯化下。风虫牙痛，酒磨涂之，亦吞少许。打扑伤损，松节煎酒下。湯火伤，毒蛇恶犬，一切虫伤，并冷水磨涂，仍服之。王璆百一选方。

叶 〔主治〕**疮肿，入蜜捣涂疮口，候清血出，效。**慎微 **涂乳痈、便毒尤妙。**时珍

〔附方〕新一。**中溪毒生疮** 朱姑〔三〕叶捣烂涂之。生东间，叶如蒜叶。外台秘要。

〔一〕红灯笼：本草纲目拾遗·正误云：「此乃红姑娘草，专治咽喉口齿，濒湖所收酸浆草是也。乃不列彼而列此，岂以慈姑又名鬼灯檠而误之耶？夫慈姑虽解毒，不入咽喉口齿，何得混入？」

〔二〕金灯花根：本草纲目拾遗·正误云：「石蒜亦名金灯花。山慈姑根食之不吐，石蒜食之令人吐，则奇效方所用乃石蒜，非慈姑也。」

〔三〕朱姑：外台卷四十作「柒姑」，谓「细叶如蒜状」。疑柒姑即大观、政和本草卷十一之漆姑草，主漆疮亦主溪毒。濒湖改为朱姑，并以为即山慈姑，未知何据？

花　〔主治〕小便血淋涩痛，同地檗花阴干，每用三钱，水煎服。圣惠

石蒜宋图经

【释名】乌蒜纲目　老鸦蒜救荒　蒜头草纲目　婆婆酸纲目　一枝箭纲目　水麻图经　〔时珍曰〕蒜以根状名，箭以茎状名。

【集解】〔颂曰〕水麻生鼎州、黔州，其根名石蒜，九月采之。或云金灯花根，亦名石蒜，即此类也。〔时珍曰〕石蒜处处下湿地有之，古谓之乌蒜，俗谓之老鸦蒜、一枝箭是也。春初生叶，如蒜秧及山慈姑叶，背有剑脊，四散布地。七月苗枯，乃于平地抽出一茎如箭杆，长尺许。茎端开花四五朵，六出红色，如山丹花状而瓣长，黄蕊长须。其根状如蒜，皮色紫赤，肉白色。此有小毒，而救荒本草言其可炸熟水浸过食，盖为救荒尔。一种叶如大韭，四五月抽茎，开花如小萱花黄白色者，谓之铁色箭，功与此同。二物并抽茎开花，后乃生叶，叶花不相见，与金灯同。

根　【气味】辛，甘，温，有小毒。

【主治】傅贴肿毒。苏颂　疔疮恶核，可水煎服取汗，及捣傅之。又中溪毒者，酒煎半升服，取吐良。时珍

【附方】新三。**便毒诸疮**一枝箭，捣烂涂之即消。若毒太甚者，洗净，以生白酒煎服，得微汗即愈。王永辅济世方。**产肠脱下**老鸦蒜即酸头草一把，以水三碗，煎一碗半，去滓熏洗，神效。危氏得效方。**小儿惊风**大叫一声就死者，名老鸦惊。以散麻缠住胁下及手心足心，以灯火爆之。用老鸦蒜晒干、车前子等分，为末，水调贴手足〔一〕心。仍以灯心焠手足心，及肩膊眉心鼻心，即醒也。王日新小儿方。

水仙会编

【释名】金盏银台〔时珍曰〕此物宜卑湿处，不可缺水，故名水仙。金盏银台，花之状也。

〔一〕足：原脱，今据本书卷四惊痫门阳证段老鸦蒜项补。

【集解】〔机曰〕水仙花叶似蒜，其花香甚清。九月初栽于肥壤，则花茂盛，瘦地则无花。五月初收根，以童尿浸一宿，晒干，悬火暖处。若不移宿根更旺。〔时珍曰〕水仙丛生下湿处。其根似蒜及薤而长，外有赤皮裹之。冬月生叶，似薤及蒜。春初抽茎，如葱头。茎头开花数朵，大如簪头，状如酒杯，五尖上承，黄心，宛然盏样，其花莹韵，其香清幽。一种千叶者，花皱，下轻黄而上淡白，不作杯状，人重之，指为真水仙，盖不然，乃一物二种尔。亦有红花者。按段成式酉阳杂俎云：捺〔一〕祇出拂林国，根大如鸡〔二〕卵，苗〔三〕长三四尺，叶〔四〕似蒜叶〔五〕，中心抽条，茎端开花，六出红白色，花心黄赤，不结子，冬生夏死。取花压油，涂身去风气。据此形状，与水仙仿佛，岂外国名谓不同耶？

根　〔气味〕**苦、微辛，滑，寒，无毒。**〔土宿真君曰〕取汁伏汞，煮雄黄，拒火。　〔主治〕**痈肿及鱼骨哽。**时珍

花　〔气味〕缺。　〔主治〕**作香泽，涂身理发，去风气。又疗妇人五心发热，同干荷叶、赤芍药等分，为末，白汤每服二钱，热自退也。**时珍。出卫生易简方。

白茅〔六〕本经中品

【释名】**根名茹根**本经**兰根**本经**地筋**别录。〔时珍曰〕茅叶如矛，故谓之茅。其根牵连，故谓之茹。易曰，拔茅连茹，是也。有数种：夏花者为茅，秋花者为菅。二物功用相近，而名谓不同。诗云，白华菅兮，白茅束兮，是也。别录不分茅菅乃二种，谓茅根一名地菅，一名地筋，而有名未用又出地筋，一名菅根。盖二物之根状皆如筋，可通名地筋，不可并名菅也，正之。

〔一〕捺：原作「㮈」，字书无，今据酉阳杂俎前集卷十八改。
〔二〕鸡：酉阳杂俎前集卷十八作「鸭」。
〔三〕苗：原作「叶」，今据酉阳杂俎前集卷十八改。
〔四〕叶：原脱，同上。
〔五〕叶：同上。
〔六〕白茅：大观、政和本草卷八作「茅根」，白字。

【集解】〔别录曰〕茅根生楚地山谷田野，六月采根。〔弘景曰〕此即今白茅菅。诗云，露彼菅茅，是也。其根如渣芹甜美。〔颂曰〕处处有之。春生芽[一]，布地如针，俗谓之茅针，亦可噉，甚益小儿。夏生白花茸茸然，至秋而枯。其根至洁白，六月采之。又有菅，亦茅类也。陆玑草木疏云：菅似茅而滑无毛，根下五寸中有白粉者，柔韧宜为索，沤之尤善。其未沤者名野菅，入药与茅功等。〔时珍曰〕茅有白茅、菅茅、黄茅、香茅、芭茅数种，叶皆相似。白茅短小，三四月开白花成穗，结细实。其根甚长，白软如筋而有节，味甘，俗呼丝茅，可以苫盖，及供祭祀苞苴之用，本经所用茅根是也。其根干之，夜视有光，故腐则变为萤火。菅茅只生山上，似白茅而长，入秋抽茎，开花成穗如荻花，结实尖黑，长分许，粘衣刺人。其根短硬如细竹根，无节而微甘，亦可入药，功不及白茅，尔雅所谓白华野菅是也。黄茅似菅茅，而茎上开叶，茎下有白粉，根头有黄毛，根亦短而细硬无节，秋深开花穗如菅，可为索綯，古名黄菅，别录所用菅根是也。香茅一名菁茅，一名琼茅，生湖南及江淮间，叶有三脊，其气香芬，可以包藉及缩酒，禹贡所谓荆州苞匦菁茅是也。芭茅丛生，叶大如蒲，长六七尺，有二种，即芒也。见后芒下。

茅根　〔气味〕甘，寒，无毒。〔主治〕劳伤虚羸，补中益气，除瘀血血闭寒热，利小便。本经　下五淋，除客热在肠胃，止渴坚筋，妇人崩中。久服利人。别录　主妇人月经不匀，通血脉淋沥。大明　止吐衄诸血，伤寒哕逆，肺热喘急，水肿黄疸，解酒毒。时珍

〔发明〕〔弘景曰〕茅根服食断谷甚良。俗方稀用，惟煎汁疗淋及崩中尔。〔时珍曰〕白茅根甘，能除伏热，利小便，故能止诸血哕逆喘急消渴，治黄疸水肿，乃良物也。世人因微而忽之，惟事苦寒之剂，致伤冲和之气，乌足知此哉？

〔附方〕旧二，新一十三[二]。**山中辟谷**凡辟难无人之境，取白茅根洗净，咀嚼，或石上晒焦捣末，水服方寸匕，可辟谷不饥。肘后方。**温病冷啘**因热甚饮水，成暴冷啘者。茅根切，枇杷叶拭去毛炙香，各半斤[三]，水四

〔一〕芽：大观本草同。政和本草卷八茅根条作「苗」，义同。
〔二〕三：原作「二」，今按下新附方数改。
〔三〕斤：伤寒总病论卷五作「升」。

升，煎二升，去滓，稍热〔一〕饮之。庞安常伤寒总〔二〕病论。**温病热哕**乃伏热在胃，令人胸满则气逆，逆则哕；或大下后〔三〕，胃中虚冷，亦致哕也。茅根切，葛根切，各半斤〔四〕，水三〔五〕升，煎一升〔六〕半。每温饮一盏，哕止即停。同上。**反胃上气**食入即吐。茅根、芦根二两，水四升，煮二升，顿服得下，良。圣济总录。**肺热气喘**生茅根一握，㕮咀，水二盏，煎一盏，食后温服。甚者三服止，名如神汤。圣惠方。**虚后水肿**因饮水多，小便不利。用白茅根一大把，小豆三升，水三升，煮干，去茅食豆，水随小便下也。肘后方。**五种黄病**黄疸、谷疸、酒疸、女疸、劳疸也。黄汗者，乃大汗出入水所致，身体微肿，汗出如黄檗汁。用生茅根一把，细切，以猪肉一斤，合作羹食。肘后。**解中酒毒**恐烂五脏。茅根汁，饮一升。千金方。**小便热淋**白茅根四升〔七〕，水一斗五升，煮取五升，适冷暖饮之，日三服。肘后方。**小便出血**茅根煎汤，频饮为佳。谈野翁方。**劳伤溺血**茅根、干姜等分，入蜜一匙，水二钟，煎一钟，日一服。**鼻衄不止**茅根为末，米泔水服二钱。圣惠方。**吐血不止**千金翼：用白茅根一握，水煎服之。妇人良方：用根洗捣汁，日饮一合。**竹木入肉**白茅根烧末，猪脂和涂之。风入成肿者，亦良。肘后方。

茅针即初生苗也。拾遗。

〔气味〕甘，平，无毒。〔大明曰〕凉。

〔主治〕下水。别录 **治消渴，能破血。**甄权 **通小肠，治鼻衄及暴下血，水煮服之。恶疮痈肿、软疖未溃者，以酒煮服，一针一孔，二针二孔。生挼，傅金疮止血。**藏器

〔一〕热：原作「稍」，今据伤寒总病论卷五改。
〔二〕总：原作「卒」，今据本书卷一引用医家书目改。
〔三〕后：原脱，今据伤寒总病论卷五补。
〔四〕斤：伤寒总病论卷五作「升」。
〔五〕三：伤寒总病论卷五作「四」。
〔六〕一升：伤寒总病论卷五作「去」。
〔七〕升：政和本草卷八茅根附方同，大观本草作「斤」。

花〔气味〕甘，温，无毒。〔主治〕煎饮，止吐血衄血，并塞鼻。又傅灸疮不合。罯刀箭金疮，止血并痛。大明

屋上败茅〔气味〕苦，平，无毒。〔主治〕卒吐血，锉三升，酒浸煮一升服。和酱汁研，傅斑疮及蚕啮疮。藏器 屋〔一〕四角茅，主鼻洪。大明〔发明〕〔时珍曰〕按陈文中小儿方：治痘疮溃烂，难靥不干。多年墙屋上烂茅，择洗焙干，为末掺之。此盖取其性寒而解毒，又多受雨露霜雪之气，兼能燥湿也。〔附方〕新三。**妇人阴痒** 墙头烂茅、荆芥、牙皂等分，煎水频熏洗之。摘玄方。**大便闭塞** 服药不通者。沧盐三钱，屋檐烂草节七个，为末。每用一钱，竹筒吹入肛内一寸即通，名提金散。圣济录。**卒中五尸** 其状腹痛胀急，不得气息，上冲心胸，旁攻两胁，或磈礧涌起，或牵引腰脊，此乃身中尸鬼接引为害。取屋上四角茅，入铜器中，以三赤布〔二〕覆腹，着器布上，烧茅令热，随痛追逐，跖下痒即瘥也。肘后方。

地筋 别录有名未用

【释名】菅根 别录 土筋 同

【集解】〔别录曰〕地筋生泽〔三〕中，根有毛，三月生，四月实白，三月三日采根。〔弘景曰〕疑此即是白茅而小异也。〔藏器曰〕地筋如地黄，根叶并相似，而细多毛，生平泽，功用亦同地黄，李邕方中用之。〔时珍曰〕此乃黄菅茅〔四〕之根也，功与白茅根相同，详见白茅下。陈藏器所说，别是一物，非菅根也。

〔一〕屋：原脱，今据大观、政和本草卷八茅根条补。

〔二〕布：原作「帛」，今据肘后卷一第六改，与下文合。

〔三〕泽：原作「汉」，今据大观、政和本草卷三十改，与下藏器「生平泽」之说合。

〔四〕茅：原作「毛」，今据前白茅条集解改。

【气味】甘，平，无毒。

【主治】益气止渴，除热在腹脐，利筋。别录　根、苗、花，功与白茅同。时珍

芒 拾遗

〔校正〕并入拾遗石芒、败芒箔。

【释名】杜荣尔雅　笆芒寰宇志　笆茅〔时珍曰〕芒，尔雅作莣。今俗谓之笆茅，可以为篱笆故也。

【集解】〔藏器曰〕尔雅：莣，杜荣。郭璞注云：草似茅，皮可为绳索履屩也。今东人多以为箔。又曰：石芒生高山，如芒而节短，江西呼为折草，六七月生穗如荻。〔时珍曰〕芒有二种，皆丛生，叶皆如茅而大，长四五尺，甚快利，伤人如锋刃。七月抽长茎，开白花成穗，如芦苇花者，芒也；五月抽短茎，开花如芒者，石芒也。并于花将放时剥其箨皮，可为绳箔草履诸物，其茎穗可为扫帚也。

茎　〔气味〕甘，平，无毒。　〔主治〕人畜为虎狼等伤，恐毒入内[一]，取茎杂葛根浓煮汁服，亦生取汁服。藏器　煮汁服，散血。时珍

败芒箔　〔主治〕产妇血满腹胀痛[二]，血渴，恶露不尽，月闭，止好血，下恶血，去鬼气疰痛癥结，酒煮服之。亦烧末，酒下。弥久着烟者佳。藏器

龙胆 本经上[三]品

【释名】陵游本经[四]。〔志曰〕叶如龙葵，味苦如胆，因以为名。

〔一〕内：大观、政和本草卷九石芒条俱作「肉」，不及「内」字义长。
〔二〕痛：原脱，今据大观、政和本草卷十一败芒箔条补。
〔三〕上：原作「中」，今据大观、政和本草卷六及千金翼卷二改，本书卷二所存本经目录亦列入上品。
〔四〕本经：原脱，大观、政和本草卷六龙胆条「一名陵游」俱作白字，认为本经文，因据补。

【集解】〔别录曰〕龙胆生齐朐山谷及冤句，二月、八月、十一月、十二月采根阴干。〔弘景曰〕今出近道，以吴兴者为胜。根状似牛膝，其味甚苦。〔颂曰〕宿根黄白色，下抽根十余条，类牛膝而短。直上生苗，高尺余。四月生叶如嫩蒜，细茎如小竹枝。七月开花，如牵牛花，作铃铎状，青碧色。冬后结子，苗便枯。俗呼草龙胆。又有山龙胆，味苦涩，其叶经霜雪不凋。山人用治四肢疼痛，与此同类而别种也。采无时。

根　【修治】〔敩曰〕采得阴干。用时，铜刀切去须、土〔一〕、头了〔二〕，锉细，甘草汤浸一宿，漉出，暴干用。

【气味】苦、涩，大寒，无毒。〔敩曰〕空腹饵之，令人溺不禁。〔之才曰〕贯众、小豆为之使，恶地黄、防葵。

【主治】骨间寒热，惊痫邪气，续绝伤，定五脏，杀蛊毒。本经　除胃中伏热，时气温热，热泄下痢，去肠中小虫，益肝胆气，止惊惕。久服益智不忘，轻身耐老〔三〕。别录　治小儿壮热骨热，惊痫入心，时疾热黄，痈肿口疮〔四〕。甄权　客忤疳气，热病〔五〕狂语〔六〕，明目止烦，治疮疥。大明　去目中黄及睛赤肿胀，瘀肉高起，痛不可忍。元素　退肝经邪热，除下焦湿热之肿，泻膀胱火。李杲　疗咽喉痛，风热盗汗。时珍

【发明】〔元素曰〕龙胆味苦性寒，气味俱厚，沉而降，阴也，足厥阴、少阳经气分药也。其用有四：除下部风湿，一也；及湿热，二也；脐下至足肿痛，三也；寒湿脚气，四也。下行之功与防己同，酒浸则能上行，外行以柴胡为主，龙胆为使，治眼中疾必用之药。〔好古曰〕益肝胆之气而泄火。〔时珍曰〕相火寄在肝胆，有泻无补，故龙胆之益肝胆之

〔一〕土：原作「上」，今据大观、政和本草卷六龙胆条改。
〔二〕了：原作「子」，据改同上。
〔三〕久服益智不忘轻身耐老：大观、政和本草卷六龙胆条俱作白字，认为本经文。
〔四〕疮：原作「干」，今据大观、政和本草卷六龙胆条改。
〔五〕病：原脱，今据大观、政和本草卷六龙胆条补。
〔六〕语：同上。

气，正以其能泻肝胆之邪热也。但大苦大寒，过服恐伤胃中生发之气，反助火邪，亦久服黄连反从火化之义。别录〔一〕久服轻身之说，恐不足信。

【附方】旧四，新六。**伤寒发狂**草龙胆为末，入鸡子清、白蜜，化凉水服二錢。伤寒蕴要。**四肢疼痛**山龙胆根细切，用生姜自然汁浸一宿，去其性，焙干捣末，水煎一錢匕，溫服之。此与龙胆同类别种，经霜不凋。苏颂图经本草。**谷疸劳疸**谷疸因食而得，劳疸因劳而得。用龙胆一两，苦参三两，为末，牛胆汁和丸梧子大。先食以麦饮服五丸，日三服，不知稍增。劳疸加龙胆一两，卮子仁三七枚，以猪胆和丸。删繁方。**一切盗汗**妇人、小儿一切盗汗，又治伤寒后盗汗不止。龙胆草研末，每服一錢，猪胆汁三两点，入溫酒少许调服。杨氏家藏方。**小儿盗汗**身热。龙胆草、防风各等分，为末。每服一錢，米饮调下。亦可丸服，及水煎服。婴童百问。**咽喉热痛**龙胆擂水服之。集简方。**暑行目涩**生龙胆〔二〕捣汁一〔三〕合，黄连二寸切烂〔四〕浸汁一匙，和点之。危氏得效方。**眼中漏脓**龙胆草、当归等分，为末。每服二錢，溫水下。鸿飞集。**蛔虫攻心**刺痛，吐清水。龙胆一两，去头銼，水二盏，煮一盏，隔宿勿食，平旦顿服之。圣惠方。**卒然下〔五〕血**不止。龙胆一虎口，水五升，煮取二升半，分为五服。姚僧坦集验方。

细辛 本经上品

【释名】**小辛**本经**少辛**〔颂曰〕华州眞细辛，根细而味极辛，故名之曰细辛。〔时珍曰〕小辛、少辛，皆此义也。按山海经云，浮戏之山多少辛，管子云，五沃之土，群药生少辛，是矣。

〔一〕别录：当作「本经」，因「久服轻身」之文，在大观、政和本草卷六龙胆条中俱作白字。
〔二〕胆：世医得效方卷十六此下有「草」字。
〔三〕一：原缺。今据世医得效方卷十六补。
〔四〕二寸切烂：原脱，据补同上。
〔五〕下：原作「尿」，今据外台卷二十五及大观、政和本草卷六龙胆条附方改。

【集解】〔别录曰〕细辛生华阴山谷，二月、八月采根阴干。〔弘景曰〕今用东阳临海者，形段乃好，而辛〔一〕烈不及华阴、高丽者。用之去其头节。〔当之曰〕细辛如葵赤黑，一根一叶相连。〔颂曰〕今处处有之，皆不及华阴者为真，其根细而极辛。今人多以杜衡为之。杜衡根似饭帚密闹，细长四五寸，微黄白色，江淮呼为马蹄香，不可误用。〔宗奭曰〕细辛叶如葵，赤黑色，非此则杜衡也。杜衡叶如马蹄之下，故俗名马蹄香。盖〔二〕根似白前，又似细辛。按沈括梦溪笔谈云：细辛出华山，极细而直，柔韧，深紫色，味极辛，嚼之习习如椒而更甚于椒。本草云，细辛水渍令直，是以杜衡伪为之也。东南所用细辛，皆杜衡也。杜衡黄白色，拳曲而脆，干则作团，又谓之马蹄。襄汉间又有一种细辛，极细而直，色黄白，乃是鬼督邮，亦非细辛也。〔时珍曰〕博物志言杜衡乱细辛，自古已然矣。沈氏所说甚详。大抵能乱细辛者，不止杜衡，皆当以根苗色味细辨之。叶似小葵，柔茎细根，直而色紫，味极辛者，细辛也。叶似马蹄，茎微粗，根曲而黄白色，味亦辛者，杜衡也。一茎直上，茎端生叶如伞，根似细辛，微粗直而黄白色，味辛微苦者，鬼督邮也。似鬼督邮而色黑者，及己也。叶似小桑，根似细辛，微粗长而黄色，味辛而有臊气者，徐长卿也。叶似柳而根似细辛，粗长黄白色而味苦者，白微也。似白微而白直味甘者，白前也。

根

【修治】〔敩曰〕凡使细辛，切去头、土〔三〕了〔四〕，以瓜水浸一〔五〕宿，暴干用。须拣去双叶者，服之害人。

【气味】辛，温，无毒。〔普曰〕神农、黄帝、雷公、桐君：辛〔六〕小温。岐伯：无毒。李当之：小寒。〔权曰〕苦、辛。〔之才曰〕曾青、枣根为之使。得当归、芍药、白芷、芎藭、牡丹、藁本、甘草，共疗妇人。得决明、鲤鱼胆、青羊肝，共疗目痛。恶黄芪、狼毒、山茱萸。忌生菜、貍肉。畏消石、滑石。反藜芦。

【主治】咳逆上气〔七〕，头痛脑动，百节拘挛，风湿痹痛死肌。久服明目利九窍，

〔一〕辛：原作「卒」，今据大观、政和本草卷六细辛条改。
〔二〕盖：原作「芦」，今据本草衍义卷七及政和本草卷六细辛条改。
〔三〕土：原脱，今据大观、政和本草卷六细辛条补。
〔四〕了：原作「子」，今据大观、政和本草卷六细辛条改。
〔五〕一：原脱，今据大观、政和本草卷六细辛条补。
〔六〕辛：原脱，今据大观、政和本草卷六及御览九八九细辛条补。
〔七〕上气：大观、政和本草卷六及千金翼卷二细辛条俱无，当是濒湖据药性论加。

轻身长年。本经 温中下气，破痰利水道，开胸中滞结〔一〕，除喉痹齆鼻不闻香臭〔二〕，风痫癫疾，下乳结，汗〔三〕不出，血不行，安五脏，益肝胆，通精气。别录 添胆气，治嗽，去皮风湿痒，风眼泪下，除齿痛，血闭，妇人血沥腰痛。甄权 含之，去口臭。弘景 润肝燥，治督脉为病，脊强而厥。好古 治口舌生疮，大便燥结，起目中倒睫。时珍

【发明】〔宗奭曰〕治头面风痛，不可缺此。〔元素曰〕细辛气温，味大辛，气厚于味，阳也，升也，入足厥阴、少阴血分，为手少阴引经之药。香味俱细，故入少阴，与独活相类。以独活为使，治少阴头痛如神。亦止诸阳头痛，诸风通用之。味辛而热，温少阴之经，散水气以去内寒。〔成无己曰〕水停心下不行，则肾气燥，宜辛以润之。细辛之辛，以行水气而润燥。〔杲曰〕胆气不足，细辛补之。又治邪气自〔四〕里之表，故仲景少阴证，用麻黄附子细辛湯。〔时珍曰〕气之厚者能发热，阳中之阳也。辛温能散，故诸风寒风湿头痛痰饮胸中滞气惊痫者，宜用之。口疮喉痹䘌齿诸病用之者，取其能散浮热，亦火郁则发之之义也。辛能泄肺，故风寒咳嗽上气者，宜用之。辛能补肝，故胆气不足，惊痫眼目诸病，宜用之。辛能润燥，故通少阴及耳窍，便涩者宜用之。〔承曰〕细辛非华阴者不得为眞。若单用末，不可过一錢〔五〕。多则气闷塞不通者死，虽死无伤。近年开平狱中尝治此，不可不记。非本有毒，但不识多寡耳。

【附方】旧二，新六。**暗风卒倒**不省人事。细辛末，吹入鼻中。危氏得效方。**虚寒呕哕**饮食不下。细辛去叶半两，丁香二錢半，为末。每服一錢，柿蒂湯下。**小儿客忤**口不能言。细辛、桂心末等分，以少许内口中。外台秘要。**小儿口疮**细辛末，醋调，贴脐上。卫生家宝方。**口舌生疮**细辛、黄连等分，为末掺之，漱涎甚效，名兼金

〔一〕滞结：大观、政和本草卷六及千金翼卷二细辛条俱无，当是濒湖据药性论加。

〔二〕不闻香臭：大观、政和本草卷六及千金翼卷二细辛条俱无，当是濒湖所加。

〔三〕汗：大观、政和本草卷六细辛条俱同，「汗不出」与下「血不行」为对文。千金翼卷二细辛条作「汁」，与上「下乳结」相属，不及「汗」字义长。

〔四〕自：湯液本草卷中细辛条作「在」。

〔五〕一钱：大观、政和本草卷六细辛条俱作「半钱匕」。

散。一方用细辛、黄檗。三因方。**口臭**〔一〕**䘌齿**肿痛。细辛煮浓汁，热含冷吐，取瘥。圣惠方。**鼻中瘜肉**细辛末，时时吹之。圣惠方。**诸般耳聋**细辛末，溶黄蜡丸鼠屎大，绵裹一丸塞之，一二次即愈。须戒怒气，名聪耳丸。龚氏经验方。

杜衡 别录中品

【释名】杜葵纲目 **马蹄香**唐本 **土卤**〔二〕尔雅 **土细辛**纲目 〔恭曰〕杜衡叶似葵，形似马蹄，故俗名马蹄香。〔颂曰〕尔雅杜又名土卤，然杜若亦名杜衡，或疑是杜若，而郭璞注云，似葵，当是杜衡也。

【集解】〔别录曰〕杜衡生山谷，三月三日采根，熟洗暴干。〔弘景曰〕根叶都似细辛，惟气小异尔。处处有之。方药少用，惟道家服之。令人身衣香。〔恭曰〕生山之阴，水泽下湿地。叶似葵〔三〕，形如马蹄。根似细辛、白前等。今俗以及己代之，谬矣。及己独茎，茎端四叶，叶间白花，殊无芳气。有毒，服之令人吐，惟疗疮疥，不可乱杜衡也。〔颂曰〕今江淮间皆有之。春初于宿根上生苗，叶似马蹄下〔四〕状，高二三寸，茎如麦稿〔五〕粗细，每窠上有五七叶，或八九叶，别无枝蔓。又于茎叶间罅内芦头上贴地生紫花，其花似见不见，暗结实如豆大，窠内有碎子，似天仙子。苗叶俱青，经霜即枯，其根成空〔六〕，有似饭帚密闹，细长四五寸，粗于细辛，微黄白色，味辛，江淮俗呼为马蹄香。谨按山海经云：天〔七〕帝之山有草焉。其〔八〕状如葵，其臭如蘼芜，名曰杜衡。可以走马，食之已瘿。郭璞注云：带之可以走〔九〕马。或曰：马得之而健走也。〔宗奭曰〕杜衡用根似细辛，但根色白，叶如马蹄之下。市人往往以乱细辛，将二物相对，便见真伪。况细辛惟出华州

〔一〕臭：原作「疮」，今据圣惠方卷三十六及大观、政和本草卷六细辛条附方改。
〔二〕土卤：尔雅义疏下之一云：「杜、土古字通。衡古文作奥，与奥字形近。疑土奥缺脱其下，因误为土卤耳。」
〔三〕葵：原作「槐」，今据大观、政和本草卷八杜蘅条改。
〔四〕下：大观、政和本草卷六细辛条引图经作「形」，濒湖从同条引衍义文改作「下」。
〔五〕稿：原作「蒿」，今据大观、政和本草卷六细辛条改。
〔六〕空：大观、政和本草卷六细辛条俱作「窠」。说文：「窠，空也」。濒湖改作「空」。
〔七〕天：原作「大」，今据山海经卷二西山经改。
〔八〕其：原脱，今据山海经卷二西山经补，与下文句法一致。
〔九〕可以走：山海经卷二西山经郭注作「令人便」。

者良。杜衡色黄，拳局而脆，干则作团。详细辛下。〔时珍曰〕按土宿本草云：杜细辛，叶圆如马蹄，紫背者良，江南、荆、湖、川、陕、闽、广俱有之。取自然汁，可伏硫、砒，制汞。

根　【气味】辛，温，无毒。

【主治】风寒咳逆。作浴汤，香人衣体。别录　止气奔喘促，消痰饮，破留血，项间瘿瘤之疾。甄权　下气杀虫。时珍

【发明】〔时珍曰〕古方吐药往往用杜衡者，非杜衡也，乃及己也。及己似细辛而有毒，吐人。昔人多以及己当杜衡，杜衡当细辛，故尔错误也。杜衡则无毒，不吐人，功虽不及细辛，而亦能散风寒，下气消痰，行水破血也。

【附方】新六。**风寒头痛**伤风伤寒，头痛发热，初觉者。马蹄香为末，每服一钱，热酒调下，少顷饮热茶一碗，催之出汗即愈，名香汗散。王英杏林摘要。**饮水停滞**大热行极，及食热饼后，饮冷水过多不消，停滞在胸不利，呼吸喘息者。杜衡三分，瓜蒂二分，人参一分，为末。汤服一钱，日二服，取吐为度。肘后方。**痰气哮喘**马蹄香焙研，每服二三钱，正发时淡醋调下，少顷吐出痰涎为验。普济方。**噎食膈气**马蹄香四两，为末，好酒三升，熬膏。每服二匙，好酒调下，日三服。孙氏集效方。**吐血瘀聚**凡吐血后，心中不闷者必止；若烦躁闷乱刺胀者，尚有瘀血在胃，宜吐之。方同饮水停滞。**喉闭肿痛**草药金锁匙，即马蹄草〔一〕，以根捣，井华水调下即效。救急方。

【附录】木细辛〔藏器曰〕味苦，温，有毒。主腹内结聚癥瘕，大便不利，推陈去恶，破冷气。未可轻服，令人利下至困。生终南山，冬月不凋，苗如大戟，根似细辛。

及己 别录下品

【释名】獐耳细辛〔时珍曰〕及己名义未详。二月生苗，先开白花，后方生叶三片，状如獐耳，根如细辛，故

〔一〕草药金锁匙即马蹄草：「俗呼金锁银开，乃藤本蔓延之小草也。土人以疗喉症极验，非马蹄细辛也。濒湖认为杜衡（即马蹄细辛），误矣。」见本草纲目拾遗·正误。

名獐耳细辛。

【集解】〔恭曰〕及己生山谷阴虚软地。其草一茎，茎头四叶，隙着白花。根似细辛而黑，有毒。今人以当杜衡，非也。二月采根，日干。

根 【气味】苦，平，有毒。〔恭曰〕入口使人吐血。

【主治】诸恶疮疥痂瘘蚀，及牛马诸疮。唐本 头疮白秃风瘙，皮肤虫痒，可煎汁浸并傅之。大明 杀虫。时珍

【发明】〔弘景曰〕今人以合疮疥膏，甚验。〔时珍曰〕今人不知及己，往往以当杜衡，却以杜衡当细辛，故杜衡诸方多是及己也。辩见细辛、杜衡二条。

【附方】新一。头疮白秃 獐耳细辛，其味香辣，为末，以槿木煎油调搽。活幼全书。

鬼督邮唐本草

【释名】独摇草唐本。〔时珍曰〕此草独茎而叶攒其端，无风自动，故曰鬼独摇草，后人讹为鬼督邮尔。因其专主鬼病，犹司鬼之督邮也。古者传舍有督邮之官主之。徐长卿、赤箭皆治鬼病，故并有鬼督邮之名，名同而物异。

【集解】〔恭曰〕鬼督邮所在有之。有必丛生，苗惟一茎，茎端生叶若伞状，根如牛膝而细黑。今人以徐长卿代之，非也。〔保昇曰〕茎似细箭杆，高二尺以下。叶生茎端，状如伞。花生叶心，黄白色。根横生而无须，二月、八月采根。徐长卿、赤箭并有鬼督邮之名，而主治不同，宜审用之。〔时珍曰〕鬼督邮与及己同类，根苗皆相似。但以根如细辛而色黑者，为及己；根如细辛而色黄白者，为鬼督邮。

根 【修治】〔斅曰〕凡采得细锉，用生甘草水煮一伏时，日干用。

【气味】辛、苦，平，无毒。〔时珍曰〕有小毒。

【主治】鬼疰卒忤中恶，心腹邪气，百精毒，温疟疫疾，强腰脚，益膂力。唐本

【发明】〔时珍曰〕按东晋深师方，治上气嗽〔一〕、饮〔二〕嗽、邪嗽、燥〔三〕嗽、冷嗽，四满丸，用鬼督邮同蜈蚣、芫花、踯躅诸毒药为丸，则其有毒可知矣。非毒药不能治鬼疰邪恶之病，唐本云无毒，盖不然。

徐长卿本经上品。

〔校正〕今据吴氏本草，并入石下长卿。

【释名】**鬼督邮**本经 **别仙踪**苏颂〔时珍曰〕徐长卿，人名也，常以此药治邪病，人遂以名之。名医别录于有名未用〔四〕复出石下长卿条，云一名徐长卿。陶弘景注云：此是误尔。方家无用，亦不复识。今考二条功疗相似。按吴普本草云：徐长卿一名石下长卿。其为一物甚明，但石间生者为良。前人欠审，故尔差舛。〔弘景曰〕鬼督邮之名甚多。今俗用徐长卿者，其根正如细辛，小短扁扁尔，气亦相似。今狗脊散用鬼督邮者，取其强悍宜腰脚，故知是徐长卿，而非鬼箭、赤箭。

【集解】〔别录曰〕徐长卿生泰山山谷及陇西，三月采。又曰。石下长卿生陇西山谷池泽，三月采。〔恭曰〕所在川泽有之。叶似柳，两叶相当，有光泽。根如细辛，微粗长，黄色而有臊气。今俗以代鬼督邮，非也。鬼督邮自有本条。〔保升曰〕生下湿川泽之间。苗似小桑〔五〕，两叶相对。三月苗青，七月、八月着子，似萝藦子而小。九月苗黄，十月凋，八月采根，日干。〔颂曰〕今淄齐淮泗间皆有之，三月、四月采，谓之别仙踪。〔时珍曰〕鬼督邮、及己之乱杜衡，其功不同，苗亦不同也。徐长卿之乱鬼督邮，其苗不同，其功同也。杜衡之乱细辛，则根苗功用皆仿佛，乃弥近而大乱也。不可不审。

根

【修治】〔𢿱曰〕凡采得粗杵，拌少蜜令遍，以瓷器盛，蒸三伏时，日干用。

〔一〕嗽：原脱，今据外台卷九·五嗽方补。
〔二〕饮：原作「欬」，今据外台卷九·五嗽方改。
〔三〕燥：原作「𩸞」，据改同上。
〔四〕名医别录于有名未用：按大观、政和本草卷三十唐本退二十种中石下长卿条俱作白字，认为本经文。本书卷二所存本经目录下品中亦有石下长卿。故此九字应改为「本经」二字。
〔五〕苗似小桑：大观、政和本草卷七徐长卿条引蜀本图经作「苗似小麦」，引苏颂图经作「叶似小桑」。濒湖合二文为一，似嫌牵混。

【气味】辛，温，无毒。〔别录曰〕石下长卿：咸、平〔一〕，有毒。〔普曰〕徐长卿一名石下长卿。神农、雷公：辛。〔时珍曰〕治鬼之药多有毒，当从别录。

【主治】鬼物百精蛊毒，疫疾邪恶气，温疟。久服强悍轻身。本经　益气延年。又曰：石下长卿：主鬼疰精物邪恶气，杀百精蛊毒，老魅注易，亡走啼哭，悲伤恍惚。别录〔二〕

【发明】〔时珍曰〕抱朴子言上古辟瘟疫有徐长卿散，良效。今人不知用此。

【附方】新二。**小便关格**　徐长卿湯：治气壅关格不通，小便淋结，脐下妨闷。徐长卿炙半两，茅根三分，木通、冬葵子一两，滑石二两，槟榔一分，瞿麦穗半两，每服五錢，水煎，入朴消一錢，温服，日二服。圣惠方。**注车注船**　凡人登车船烦闷，头痛欲吐者。宜用徐长卿、石长生、车前子、车下李根皮各等分，捣碎，以方囊系半合于衣带及头上，则免此患。肘后方。

白微〔三〕本经中品

【释名】薇草别录　白幕别录　春草别录〔四〕　䔲音尾　骨美　〔时珍曰〕微，细也。其根细而白也。按尔雅：䔲，春草也。微、䔲音相近，则白微又䔲音之转也。别录以䔲为莽草之名，误矣。

【集解】〔别录曰〕白微生平原川谷，三月三日采根阴干。〔弘景曰〕近道处处有之。〔颂曰〕今陕西诸郡及舒、滁、润、辽州亦有之。茎叶俱青，颇类柳叶。六七月开红花，八月结实。其根黄白色，类牛膝而短小，今人八月采之。

〔一〕咸平：大观、政和本草卷三十俱作白字，认为本经文。
〔二〕别录：「石下长卿……悲伤恍惚」计二十九字，大观、政和本草卷三十全作白字，认为本经文。
〔三〕微：大观、政和本草卷八白薇条俱作「薇」。
〔四〕别录：原作「本经」。大观、政和本草卷八白薇条「一名春草」俱作墨字，认为别录文，因据改。

根　**【修治】**〔敩曰〕凡采得，以糯米泔汁浸一宿，取出去髭，于槐砧上细剉，蒸之从巳至申〔一〕，晒干用。〔时珍曰〕后人惟以酒洗用。

【气味】苦、咸，平，无毒。〔别录曰〕大寒。〔之才曰〕恶黄芪、大黄、大戟、干姜、大枣、干漆、山茱萸。

【主治】暴中风身热肢满，忽忽不知人，狂惑邪气，寒热酸疼，温疟洗洗，发作有时。本经　**疗伤中淋露，下水气，利阴气，益精。久服利人。**别录　**治惊邪风狂痓病，百邪鬼魅。**弘景　**风温灼热多眠，及热淋遗尿，金疮出血。**时珍

【发明】〔好古曰〕古方多用治妇人，以本草有疗伤中淋露之故也。〔时珍曰〕白微古人多用，后世罕能知之。按张仲景治妇人产中虚烦呕逆，安中益气，竹皮丸方中，用白微同桂枝各〔二〕一分，竹皮、石膏各〔三〕三〔四〕分，甘草七分，枣肉为大丸，每以饮化一丸服。云有热者倍白微，则白微性寒，乃阳明经药也。徐之才药对言白微恶大枣，而此方又以枣肉为丸，盖恐诸药寒凉伤脾胃尔。朱肱活人书治风温发汗后，身犹灼热，自汗身重多眠，鼻息必鼾，语言难出者，萎蕤汤中亦用之。孙真人千金方，有诏书发汗白微散焉。

【附方】新五。　**肺实鼻塞**不知香臭。白微、贝母、款冬花各〔五〕一两，百部二两，为末。每服一钱，米饮下。普济方。　**妇人遗尿**不拘胎前产后。白微、芍药各一两，为末。酒服方寸匕，日三服。　千金方。　**血淋热淋**方同上。　**妇人血厥**人平居无疾苦，忽如死人，身不动摇，目闭口噤，或微知人，眩冒，移时方寤，此名血厥，亦名郁冒。出汗过多，血少，阳气独上，气塞不行，故身如死。气过血还，阴阳复通，故移时方寤。妇人尤多此证。宜服白微汤：用白微、当

〔一〕巳至申：原作「申至巳」，今据大观、政和本草卷八白薇条改。
〔二〕各：原脱，今据金匮卷下第二十一竹皮大丸方补。
〔三〕各：同上。
〔四〕三：金匮卷下第二十一竹皮大丸方作「二」。
〔五〕各：原脱，今据普济方卷五十六百部散补。

归各一两，人参半两，甘草二〔一〕钱半。每服五钱，水二盏，煎一盏，温服。本事方。**金疮血出**白微为末，贴之。儒门事亲。

白前别录中品

【释名】石蓝唐本 嗽药同上。〔时珍曰〕名义未详。

【集解】〔弘景曰〕白前出近道，根似细辛而大，色白不柔易折，气嗽方多用之。〔恭曰〕苗高尺许，其叶似柳，或似芫花，根长于细辛，白色。生州渚沙碛之上，不生近道。俗名石蓝，又名嗽药。今用蔓生者味苦，非眞也。〔志曰〕根似白微、牛膝辈，二月、八月采，阴干用。〔嘉谟曰〕似牛膝，粗长坚直易断者，白前也。似牛膝，短小柔软能弯者，白微也。近道俱有，形色颇同，以此别之，不致差误。

根

【修治】〔敩曰〕凡用，以生甘草水浸一伏时，漉出，去头须了，焙干收用。

【气味】**甘，微温，无毒。**〔权曰〕辛。〔恭曰〕微寒。

【主治】**胸胁逆气，咳嗽上气，呼吸欲绝**〔二〕。别录 **主一切气，肺气烦闷，贲豚肾气。**大明 **降气下痰。**时珍

【发明】〔宗奭曰〕白前能保定肺气，治嗽多用，以温药相佐使尤佳。〔时珍曰〕白前色白而味微辛甘，手太阴药也。长于降气，肺气壅实而有痰者宜之。若虚而长哽气者，不可用也。张仲景治嗽而脉沉〔三〕，泽漆湯中亦用之。其方见金匮要略，药多不录。

【附方】旧二，新一。**久嗽唾血**白前、桔梗、桑白皮三两〔四〕，炒，甘草一两，炙，水六升，煮一升〔五〕，分三

〔一〕二：原作「一」。本事方卷七白微湯甘草作「一分」，古方二钱半为一分，因据改。

〔二〕呼吸欲绝：据大观、政和本草卷九及千金翼卷二白前条，此四字非「别录」文，乃濒湖移「唐本」文于此。

〔三〕沉：原作「浮」，今据金匮卷上第七改。

〔四〕三两：外台卷九惟白前作「三两」，余二味作「各二两」。

〔五〕水六升煮一升：外台卷九作「以水二大升，煮取半大升」。

服〔一〕。忌猪肉、菘菜。外台。**久咳上气**体肿，短气胀满，昼夜倚壁不得卧，常作水鸡声者，白前汤〔二〕主之：白前二两，紫菀、半夏各三两，大戟七合，以水一斗，渍一宿，煮取三升，分作三〔三〕服。禁食羊肉、饧糖大佳。深师方。**久患暇呷**咳嗽，喉中作声，不得眠。取白前焙捣为末，每温酒服二钱。梅〔四〕师方。

草犀 拾遗

【释名】〔时珍曰〕其解毒之功如犀角，故曰草犀。

【集解】〔藏器曰〕草犀生衢、婺、洪、饶间。苗高二三尺，独茎，根如细辛。生水中者名水犀。〔珣曰〕广州记云：生岭南及海中，独茎对叶而生，如灯台草，根若细辛。

根　【气味】辛，平，无毒。

【主治】解一切毒气，虎狼虫虺所伤，溪毒野蛊恶刺等毒，并宜烧研服之，临死者亦得活。李珣　**天行疟瘴寒热，咳嗽痰壅，飞尸喉痹疮肿，小儿寒热丹毒，中恶注忤，痢血等病，煮汁服之。岭南及睦、婺间中毒者，以此及千金藤并解之。**藏器

钗子股 海药

〔校正〕并入拾遗金钗股。

【释名】金钗股〔时珍曰〕石斛名金钗花，此草状似之，故名。

【集解】〔藏器曰〕金钗股生岭南及南海山谷，根如细辛，每茎三四十根。〔珣曰〕忠州、万州者亦佳，草茎功力相似。缘岭南多毒，家家贮之。〔时珍曰〕按岭表录云：**广中多蛊毒，彼人以草药金钗股治之，十救八九，其状如石斛也。**

〔一〕分三服：外台卷九作「空腹顿服，若重者十数剂」。

〔二〕白前汤：大观、政和本草卷九白前条载此汤方与本书全同。**外台卷二十大戟作生泽漆根，四味煮汁后，又纳桂心等十味再煮。详见彼书。**

〔三〕三　原作「数」，今据大观、政和本草卷九白前条改。

〔四〕梅：原作「深」，今据大观、政和本草卷九白前条附方改。

又忍冬藤解毒，亦号金钗股，与此同名云。

根　**【气味】**苦，平，无毒〔一〕。

【主治】解毒痈疽神验，以水煎服。李珣　解诸药毒，煮汁服。亦生研，更烈，必大吐下。如无毒，亦吐去热痰。疟瘴天行，蛊毒喉痹。藏器

吉利草 纲目

【集解】〔时珍曰〕按嵇含南方草木状云：此草生交广，茎如金钗股，形类石斛，根类芍药。吴黄武中，江夏李俣徙合浦遇毒，其奴吉利偶得此草与服，遂解，而吉利即遁去。俣以此济人，不知其数也。又高凉郡产良耀草，枝〔二〕叶如麻黄，花白似牛李，秋结子如小粟〔三〕，煨食解毒，功亚于吉利草。始因梁耀得之，因以为名，转梁为良耳。

根　**【气味】**苦，平，无毒。

【主治】解蛊毒，极验。时珍

朱砂根〔四〕纲目

【集解】〔时珍曰〕朱砂根生深山中，今惟太和山人采之。苗高尺许，叶似冬青叶，背甚赤，夏月长茂。根大如箸，赤色，此与百两金仿佛。

根　**【气味】**苦，凉，无毒。

【主治】咽喉肿痹，磨水或醋咽之，甚良。时珍

〔一〕苦平无毒：此是大观、政和本草卷十钗子股条文，卷八金钗股条作「辛，平，小毒」。

〔二〕枝：原脱，今据南方草木状卷上补。

〔三〕粟：原作「栗」，今据南方草木状卷上改。良耀草本，不应结子如栗。

〔四〕朱砂根：此前原有「百两金」一条，凡一百三十五字，因与本书卷二十一·有名未用·宋图经外类·百两金条重复，今删去，与本卷分目相合。

辟虺雷 唐本草

【释名】辟蛇雷唐本〔一〕。〔时珍曰〕此物辟蛇虺有威，故以雷名之。

【集解】〔恭曰〕辟虺雷状如粗块苍术，节中有眼。〔时珍曰〕今川中峨眉、鹤鸣诸山皆有之。根状如苍术，大者若拳。彼人以充方物，苗状当俟访问。

根　【气味】苦，大寒，无毒。

【主治】解百毒，消痰，祛大热，疗〔二〕头痛，辟瘟疫。唐本　治咽喉痛，痹解蛇虺毒。时珍

锦地罗 纲目

【集解】〔时珍曰〕锦地罗出广西庆远山岩间，鎮安、归顺、柳州皆有之。根似萆薢及栝楼根状。彼人颇重之，以充方物。

根　【气味】微苦，平，无毒。

【主治】山岚瘴毒疮毒，并中诸毒，以根研生酒服一钱匕，即解。时珍

紫金牛 宋图经

【集解】〔颂曰〕生福州。叶如茶叶，上绿下紫。结实圆，红色如丹朱。根微紫色，八月采根，去心暴干，颇似巴戟。

〔一〕唐本：原作「纲目」。按「一名辟蛇雷」见大观、政和本草卷六辟虺雷条，乃引自唐本文。因据改。

〔二〕疗：原脱，今据大观、政和本草卷六辟虺雷条补。

【气味】辛，平，无毒。

【主治】时疾膈气，去风痰。苏颂 解毒破血。时珍

拳参宋图经

【集解】〔颂曰〕生淄州田野，叶如羊蹄，根似海虾，黑色，土人五月采之。

【气味】缺

【主治】为末，淋渫肿气。苏颂

铁线草宋图经

【集解】〔颂曰〕生饶州，三月采根阴干。〔时珍曰〕今俗呼藡蓄为铁线草，盖同名耳。

【气味】微苦，平，无毒。

【主治】疗风消肿毒，有效。苏颂

【附方】新一。男女诸风产后风尤妙。铁线草根五錢，五加皮一两，防风二錢，为末。以乌骨鸡一斤重者，水内淹死，去毛肠，砍作肉生，入药剁匀，下麻油些少，炒黄色，随人量入酒煮熟。先以排风藤煎浓湯，沐浴头身，乃饮酒食鸡，发出粘汗即愈。如不沐浴，必发出风丹，乃愈。滑伯仁撄宁心要。

金丝草纲目

【集解】〔时珍曰〕金絲草出庆阳山谷，苗状当俟访问。

【气味】苦，寒，无毒。

【主治】吐血咳血，衄血下血，血崩瘴气，解诸药毒，疗痈疽丁肿恶疮，凉血散

热。时珍

【附方】新四〔一〕**妇人血崩**金絲草、海柏枝、砂仁、花椒、蚕退纸、旧锦灰，等分，为末，煮酒空心服。陈光述传。谈野翁方。**痈疽丁肿**一切恶疮。金絲草、忍冬藤、五叶藤、天荞麦，等分，煎湯溫洗。黑色者，加醋。又铁箍散：用金絲草灰二两，醋拌晒干，贝母五两，去心，白芷二两，为末，以凉水调贴疮上，香油亦可。或加龙骨少许。**天蛇头毒**落苏即金絲草、金银花藤、五叶紫葛、天荞麦，等分，切碎，用绝好醋浓煎，先熏后洗。救急方。

〔一〕四：原作「三」，今按下新附方数改。

本草纲目草部目录第十四卷

草之三　芳草类五十六种

当归本经　芎藭本经　蘼芜本经　蛇床本经

藁本本经　徐黄附　蜘蛛香纲目　白芷[一]本经　芍药本经

牡丹本经　鼠姑附　木香本经　甘[二]松香开宝　山柰纲目

廉姜拾遗　杜若本经　山姜拾遗[三]　高良姜别录　（即红豆蔻）

豆蔻别录　（即草果）　白豆蔻开宝　缩砂蔤开宝　益智子开宝

荜茇开宝　蒟酱唐本　肉豆蔻开宝[四]　补骨脂开宝　（即破故纸）

姜黄唐本　郁金唐本　蓬莪茂开宝　荆三棱开宝

莎草[五]、香附子别录　瑞香纲目　茉莉纲目　素馨、指甲花[六]附

郁金香开宝　茅香开宝　白茅香拾遗　排草香纲目　瓶香、耕香附[七]

迷迭香拾遗　藒车香拾遗　艾纳香开宝　兜纳香海药

[一] 芷：此下原有「香」字，今据本书本卷白芷条删。

[二] 甘：原作「白」，今据政和本草卷九及本书本卷甘松香条改。

[三] 拾遗：原作「药性」，今据政和本草卷二十三豆蔻条改。

[四] 开宝：原作「唐（缺损）本」，今据政和本草卷九及本书本卷肉豆蔻条改。

[五] 草：原作「根」，今据大观、政和本草目录及本书本卷本条改。

[六] 指甲花：原脱，今据本书本卷茉莉条附录补。

[七] 瓶香耕香附：原脱，今据本书本卷排草香条附录补。

线香纲目　藿香嘉祐　薰草、零陵香别录及开宝[一]

兰草本经　泽兰本经　马兰日华　麻伯、相乌、天雄草、益奶草附[二]

香薷别录　石香葇开宝　爵床本经　赤车使者唐本

假苏本经（即荆芥）　薄荷唐本　积雪草本经　苏别录

荏别录（即白苏）　水苏本经（即鸡苏）　荠苎拾遗　石荠苎附

右附方旧八十一，新三百六十八[三]。

[一] 及开宝：原脱，今据本书本卷本条补。

[二] 麻伯相乌天雄草益奶草附：原脱，今据本书本卷马兰条附录补。

[三] 六十八：原作「七十一」，今据本卷各条新附方总数改。

本草纲目草部第十四卷

草之三 芳草类五十六种。

当归 本经中品

【释名】乾归 本经 山蕲 尔雅 白蕲 尔雅 文无 纲目〔颂曰〕按尔雅：薜，山蕲。又云：薜，白蕲。薜音百。蕲即古芹字。郭璞注云：当归也。似芹而粗大。许慎说文云：生山中者名薜，一名山蕲。然则当归，芹类也。在平地者名芹，生山中粗大者名当归也。〔宗奭曰〕今川蜀皆以畦种，尤肥好多脂，不以平地、山中为等差也。〔时珍曰〕当归本非芹类，特以花叶似芹，故得芹名。古人娶妻为嗣续也，当归调血为女人要药，有思夫之意，故有当归之名，正与唐诗胡麻好种无人种，正是归时又不归之旨相同。崔豹古今注云：古人相赠以芍药，相招以文无。文无一名当归，芍药一名将离故也。〔承曰〕当归治妊妇产后恶血上冲，仓卒取效。气血昏乱者，服之即定。能使气血各有所归，恐当归之名必因此出也。

【集解】〔别录曰〕当归生陇西川谷，二月、八月采根阴干。〔弘景曰〕今陇西四阳黑水当归，多肉少枝气香，名马尾当归。西川北部当归，多根枝而细。历阳所出者，色白而气味薄，不相似，呼为草当归，缺少时亦用之。〔恭曰〕今出当州、宕州、翼州、松州，以宕州者最胜。有二种：一种似大叶芎藭者，名马尾当归，今人多用；一种似细叶芎藭者，名蚕头当归，即陶称历阳者，不堪用，茎叶并卑下于芎藭。〔颂曰〕今川蜀、陕西诸郡及江宁府、滁州皆有之，以蜀中者为胜。春生苗，绿叶有三瓣。七八月开花似莳萝，浅紫色。根黑黄色，以肉厚而不枯者为胜。〔时珍曰〕今陕、蜀、秦州、汶州诸处人多栽莳为货。以秦归头圆尾多色紫气香肥润者，名马尾归，最胜他处；头大尾粗色白坚枯者，为鑱头归，止宜入发散药尔。韩悉言川产者力刚而善攻，秦产者力柔而善补，是矣。

根

【修治】〔敩曰〕凡用去芦头，以酒浸一宿入药。止血破血，头尾效各不同。若要破血，即使头一节硬实处。若要止痛止血，即用尾。若一并用，服食无效，不如不使，惟单使妙也。〔元素曰〕头止血，尾破血，身和血，全用即一破一止也。先以水洗净土。治上酒浸，治外酒洗过，或火干、日干，入药。〔杲曰〕头止血而上行，身养血而中守，梢破血而下流，全活血而不走。〔时珍曰〕雷、张二氏所说头尾功效各异。凡物之根，身半已上，气脉上行，法乎天；身半已下，气脉下行，法乎地。人身法象天地，则治上当用头，治中当用身，治下当用尾，通治则全用，乃一定之理也。当以张氏之说为优。凡晒干乘热纸封甕收之，不蛀。

【气味】甘[一]**，温，无毒。**〔别录曰〕辛，大温。〔普曰〕神农、黄帝、桐君、扁鹊：甘，无毒。岐伯、雷公：辛，无毒。李当之：小温。〔杲曰〕甘、辛，温，无毒。气厚味薄，可升可降，阳中微阴，入手少阴、足太阴、厥阴经血分。〔之才曰〕恶蕳茹、湿面，畏菖蒲、海藻、牡蒙、生姜，制雄黄。

【主治】咳逆上气，温疟寒热洗洗在皮肤中，妇人漏下绝子，诸恶疮疡金疮，煮汁[二]**饮之。**本经 **温中止痛，除客血内塞，中风痓汗不出，湿痹中恶，客气虚冷，补五脏，生肌肉。**别录 **止呕逆，虚劳寒热，下痢腹痛齿痛，女人沥血腰痛，崩中，补诸不足。**甄权 **治一切风，一切血**[三]**，补一切劳，破恶血，养新血，及癥癖，肠胃冷。**大明 **治头痛，心腹诸痛，润肠胃筋骨皮肤，治痈疽，排脓止痛，和血补血。**时珍 **主痿癖嗜卧，足下热而痛。冲脉为病，气逆里急。带脉为病，腹痛，腰溶溶如坐水中。**好古

【发明】〔权曰〕患人虚冷者，加而用之。〔承曰〕世俗多谓惟能治血，而金匮、外台、千金诸方皆为大[四]补不足、决取立效之药。古方用治妇人产后恶血上冲，取效无急于此。凡气血昏乱者，服之即定。可以补虚，备产后要药也。〔宗奭曰〕药性论补女子诸不足一说，尽当归之用矣。〔成无己曰〕脉者血之府，诸血皆属心。凡通脉者，必先补心益血。故张仲景治手足厥寒，脉细欲绝者，用当归之苦温以助心血。〔元素曰〕其用有三：一心经本药，二和血，三治诸病夜甚。凡血受病，必须用之。血壅而不流则痛，当归之甘温能和血，辛温能散内寒，苦温能助心散寒，使气血各有所归。〔好古

〔一〕甘：原作「苦」，今据大观、政和本草卷八、千金翼卷二及御览九八九当归条改。
〔二〕汁：大观、政和本草卷八及千金翼卷二当归条俱无，当是濒湖所加。
〔三〕血：原作「气」，今据大观、政和本草卷八当归条改。
〔四〕大：原作「人」，今据大观、政和本草卷八当归条改。

曰〕入手少阴，以其心生血也。入足太阴，以其脾裹血也。入足厥阴，以其肝藏血也。头能破血，身能养血，尾能行血。全用，同人参、黄芪，则补气而生血；同牵牛、大黄则行气而破〔一〕血。从桂、附、茱萸则热，从大黄、芒消则寒。佐使分定，用者当知。酒蒸治头痛，诸痛皆属木，故以血药主之。〔机曰〕治头痛，酒煮服清，取其浮而上也。治心痛，酒调末服，取其浊而半沉半浮也。治小便出血，用酒煎服，取其沉入下极也。自有高低之分如此。王海藏言当归血药，如何治胸中咳逆上气？按当归其味辛散，乃血中气药也。况咳逆上气，有阴虚阳无所附者，故用血药补阴，则血和而气降矣。〔韩悉曰〕当归主血分之病。川产力刚可攻，秦产力柔宜补。凡用，本病宜酒制，有痰以姜制，导血归源之理。血虚以人参、石脂为佐，血热以生地黄、条芩〔二〕为佐，不绝生化之源。血积配以大黄。要之，血药不容舍当归。故古方四物汤以为君，芍药为臣，地黄为佐，芎藭为使也。

【附方】旧八，新一十九。**血虚发热**当归补血汤：治肌热燥热，目赤面红，烦渴引饮〔三〕，昼夜不息，其脉洪大而虚，重按全无力〔四〕，此血虚之候也。得于饥困劳役，证象白虎，但脉不长实为异耳。若误服白虎汤即死，宜此主之。当归身酒洗二钱，绵黄芪蜜炙一两，作一服。水二钟，煎一钟，空心温服，日再服。东垣兰室秘藏。**失血眩运**凡伤胎去血，产后去血，崩中去血，金疮去血，拔牙去血，一切去血过多，心烦眩运，闷绝不省人事。当归二两，芎藭一两，每用五钱，水七分，酒三分，煎七分，热服，日再。妇人良方。**衄血不止**当归焙研末，每服一钱，米饮调下。圣济录。**小便出血**当归四两，銼，酒三升，煮取一升，顿服。肘后。**头痛欲裂**当归二两，酒一升，煮取六合，饮之，日再服。外台秘要方。**内虚目暗**补气养血。用当归生晒六两，附子火炮一两，为末，炼蜜丸梧子大。每服三十丸，温酒下，名六一丸。圣济总录。**心下痛刺**当归为末，酒服方寸匕。必效方。**手臂疼痛**当归三两切，酒浸三日，温饮之。饮尽，别以三两再浸，以瘥为度。事林广记。**温疟不止**当归一两，水煎饮，日一服。圣济总录。**久痢不止**当归二

〔一〕破：原作「补」，今据汤液本草卷中当归条改。
〔二〕芩：原作「苓」，今据韩氏医通卷下第七改。
〔三〕目赤面红烦渴引饮：原作：「困渴引饮目赤面红」，今据兰室秘藏卷下杂病门当归补血汤改。
〔四〕力：兰室秘藏卷下无，当是濒湖所加。

两，吴茱萸一两，同炒香，去萸不用，为末，蜜丸梧子大。每服三十丸，米饮下，名胜金丸。　普济方。**大便不通**当归、白芷等分，为末。每服二錢，米湯下。　圣济总录。**妇人百病**诸虚不足者。当归四两，地黄二两，为末，蜜丸梧子大。每食前，米饮下十五丸。　太医支法存方。**月经逆行**从口鼻出。先以京墨磨汁服，止之。次用当归尾、红花各三錢，水一钟半，煎八分，温服，其经即通。　简便方。**室女经闭**当归尾、没药各一錢，为末，红花浸酒，面北饮之，一日一服。　普济方。**妇人血气**脐下气胀，月经不利，血气上攻欲呕，不得睡。当归四錢，干漆烧存性二錢，为末，炼蜜丸梧子大。每服十五丸，温酒下。　永类方。**堕胎下血**不止。当归焙一两，葱白一握，每服五錢，酒一盏半，煎八分，温服。　圣济总录。**妊娠胎动**神妙。佛手散：治妇人妊娠伤动，或子死腹中，血下疼痛，口噤欲死。服〔一〕此探之，不损则痛止，已损便立下，此乃徐王〔二〕神验方也。当归二两〔三〕，芎藭一两〔四〕，为粗末。每服三〔五〕錢，水一盏，煎令泣泣欲干，投酒一盏，再煎一沸，温服，或灌之。如人行五里，再服。不过三五服，便效。　张文仲备急方〔六〕。**产难胎死**横生倒生。用当归三两，芎藭一两，为末，先以大黑豆炒焦，入流水一盏，童便一盏，煎至一盏，分为二服。未效再服。　妇人良方。**倒产子死**不出。当归末，酒服方寸匕。　子母秘录。**产后血胀**腹痛引胁。当归二錢〔七〕，干姜炮五分〔七〕，

〔一〕服：原作「腹」。外台卷三十三文仲徐王效神（疑当作「神效」）验胎动方无此文。今从张本改。本事方卷十佛手散作「用」，与「服」义同。

〔二〕王：原作「玉」，今据外台卷三十三改。徐王乃北齐西阳郡王徐之才。见北齐书卷三十三本传。

〔三〕二两：外台卷三十三作「六分」，合一两半。本事方卷十作「六两」。

〔四〕一两：外台卷三十三作「四分」，正合一两。本事方卷十作「四两」，比例与外台同。

〔五〕三：本事方卷十作「二」。外台煮服法不同，详见彼书卷三十三。

〔六〕张文仲备急方：上方虽出自外台卷三十三文仲徐王效神（疑当作「神效」）验胎动方，但方名、证状及煎服方法，俱录自本事方卷十佛手散。

〔七〕二钱、五分：妇人良方卷二十第十当归散作「等分」。

为末。每服三錢，水一盏，煎八分，入盐、酢少许，热服。妇人良方。**产后腹痛**如绞。当归末五錢〔一〕，白蜜一合〔二〕，水一〔三〕盏，煎一盏，分为二服。未效再服〔四〕。妇人良方。**产后自汗**壮热，气短，腰脚痛不可转。当归三錢，黄芪合芍药酒炒各二錢，生姜五片，水一盏半，煎七分，温服。和剂局方〔五〕。**产后中风**不省人事，口吐涎沫，手足瘛瘲。当归、荆芥穗等分，为末。每服二錢，水一盏，酒少许，童尿少许，煎七分，灌之，下咽即有生意，神效。圣惠方。**小儿胎寒**好啼，昼夜不止，因此成痫。当归末一小豆大，以乳汁灌之，日夜三四度。肘后方。**小儿脐湿**不早治，成脐风。或肿赤，或出水。用当归末傅之。一方，入麝香少许。一方，用胡粉等分。试之最验。若愈后因尿入复作，再傅即愈。圣惠方。**汤火伤疮**焮赤溃烂，用此生肌，拔热止痛。当归、黄蜡各一两，麻油四两，以油煎当归焦黄，去滓，纳蜡搅成膏，出火毒，摊贴之。和剂局方。**白黄色枯**舌缩，恍惚若语乱者死。当归、白术二两，水煎，入生苄汁、蜜和服。三十六黄方。

芎䓖音穷穹。本经上品。

【释名】胡䓖别录 **川芎**纲目 **香果**别录 **山鞠穷**纲目〔时珍曰〕芎本作营，名义未详。或云：人头穹窿穷高，天之象也。此药上行，专治头脑诸疾，故有芎䓖之名。以胡戎者为佳，故曰胡䓖。古人因其根节状如马衔，谓之马衔芎䓖。后世因其状如雀脑，谓之雀脑芎。其出关中者，呼为京芎，亦曰西芎；出蜀中者，为川芎；出天台者，为台芎；出江南者，为抚芎，皆因地而名也。左传：楚人谓萧人曰：有麦曲乎？有山鞠穷乎？河鱼腹疾奈何？二物皆御湿，故以谕之。丹

〔一〕五钱：外台卷三十四及妇人良方卷二十第七俱作「一两」。

〔二〕一合：外台卷三十四及妇人良方卷二十第七俱作「一升」。

〔三〕一：疑「二」之误。

〔四〕水一盏……再服：外台卷三十四作「右一味末，入蜜中煎融融耳，适寒温顿服」。妇人良方卷二十第七大致相同，惟「一味」作「当归为」，「融耳」作「二沸」。

〔五〕和剂局方：上方见局方卷九，名当归黄芪湯，剂量经濒湖改订。

溪朱氏治六郁越鞠丸中用越桃、鞠穷，故以命名。金光明经谓之阇莫迦。

【集解】〔别录曰〕芎藭叶名蘼芜，生武功川谷、斜谷西岭，三月、四月采根暴干。〔普曰〕芎藭或生胡无桃山阴，或泰山。叶细香，青黑文，赤如藁本，冬夏丛生，五月花赤，七月实黑，附端两叶。三月采根，有节如马衔。〔弘景曰〕武功、斜谷西岭，俱近长安。今出历阳，处处亦有，人家多种之。叶似蛇床而香，节大茎细，状如马衔，谓之马衔芎藭。蜀中亦有而细。〔恭曰〕今出秦州，其历阳出者不复用。其人间种者，形块大，重实多脂。山中采者，瘦细。味苦、辛。以九月、十月采之为佳，若三月、四月虚恶非时也。〔颂曰〕关陕、川蜀、江东山中多有之，而以蜀川者为胜。四五月生叶，似水芹、胡荽、蛇床辈，作丛而茎细。其叶倍香，江东、蜀人采叶作饮。七八月开碎白花，如蛇床子花。根坚瘦，黄黑色。关中出者形块重实，作雀脑状者为雀脑芎，最有力。〔时珍曰〕蜀地少寒，人多栽莳，深秋茎叶亦不萎也。清明后宿根生苗，分其枝横埋之，则节节生根。八月根下始结芎藭，乃可掘取，蒸暴货之。救荒本草云：叶似芹而微细窄，有丫叉，又似白芷，叶亦细，又似胡荽叶而微壮，一种似蛇床叶而亦粗。嫩叶可炸食。〔宗奭曰〕凡用，以川中大块，里色白，不油，嚼之微辛甘者佳。他种不入药〔一〕，止可为末，煎湯沐浴而已。

根 【气味】辛，温，无毒。〔普曰〕神农、黄帝、岐伯、雷公：辛，无毒。扁鹊：酸，无毒。李当之：生温，熟寒。〔元素曰〕性温，味辛、苦，气厚味薄，浮而升，阳也。少阳本经引经药，入手、足厥阴气分。〔之才曰〕白芷为之使，畏〔二〕黄连，伏雌黄。得细辛，疗金疮止痛。得牡蛎，疗头风吐逆。

【主治】中风入脑头痛，寒痹筋挛缓急，金疮，妇人血闭无子。本经 除脑中冷动，面上游风去来，目泪出，多涕唾，忽忽如醉，诸寒冷气，心腹坚痛，中恶卒急肿痛，胁风痛，温中内寒。别录 腰脚软弱，半身不遂，胞衣不下。甄权 一切风，一切气，一切劳损，一切血。补五劳，壮筋骨，调众脉，破癥结宿血，养新血，吐血鼻血溺血，脑痈发背，瘰疬瘿赘，痔瘘疮疥，长肉排脓，消瘀血。大明 搜肝气，补

〔一〕药：原作「叶」，今据政和本草卷七及本草衍义卷八芎藭条改。

〔二〕畏：此濒湖据大观、政和本草卷七芎藭条引日华子作「畏」，但大观、政和本草卷二掌禹锡引唐本则作「恶」。

肝血，润肝燥，补风虚。好古 **燥湿，止泻痢，行气开郁。**时珍 **蜜和大丸，夜服，治风痰殊效。**苏颂 **齿根出血，含之多瘥。**弘景

【发明】〔宗奭曰〕今人用此最多，头面风不可缺也，然须以他药佐之。〔元素曰〕川芎上行头目，下行血海，故清神及四物汤皆用之。能散肝经之风，治少阳厥阴经头痛，及血虚头痛之圣药也。其用有四：为少阳引经，一也；诸经头痛，二也；助清阳之气，三也；去湿气在头，四也。〔杲曰〕头痛必用川芎。如不愈，加各引经药：太阳羌活，阳明白芷，少阳柴胡，太阴苍术，厥阴吴茱萸，少阴细辛，是也。〔震亨曰〕郁在中焦，须抚芎开提其气以升之，气升则郁自降。故抚芎总解诸郁，直达三焦，为通阴阳气血之使。〔时珍曰〕芎藭，血中气药也。肝苦急，以辛补之，故血虚者宜之。辛以散之，故气郁者宜之。左传言麦曲鞠穷御湿，治河鱼腹疾。予治湿泻每加二味，其应如响也。血痢已通而痛不止者，乃阴亏气郁，药中加芎为佐，气行血调，其病立止。此皆医学妙旨，圆机之士，始可语之。〔宗奭曰〕沈括笔谈云：一族子旧服芎藭，医郑叔熊〔一〕见之云：芎藭不可久服，多令人暴死。后族子果无疾而卒。又朝士张子通之妻，病脑风，服芎藭甚久，一旦暴亡。皆目见者。此皆单服既久，则走散眞气。若使他药佐使，又不久服，中病便已，则焉能至此哉？〔虞抟曰〕骨蒸多汗，及气弱之人，不可久服。其性辛散，令眞气走泄，而阴愈虚也。〔时珍曰〕五味入胃，各归其本脏。久服则增气偏胜，必有偏绝，故有暴夭之患。若药具五味，备四气，君臣佐使配合得宜，岂有此害哉？如芎藭，肝经药也。若单服既久，则辛喜归肺，肺气偏胜，金来贼木，肝必受邪，久则偏绝，岂不夭亡？故医者贵在格物也。

【附方】旧七，新一十三〔二〕。

生犀丸 宋眞宗赐高相国，去痰清目，进饮食，生犀丸：用川芎十两，紧小者，粟米泔浸二〔三〕日换，切片子，日干为末，分作两料。每料入麝、脑各一分，生犀半两，重汤煮，蜜和丸小弹子大。茶、酒嚼下一丸。痰，加朱砂半两。膈壅〔四〕，加牛黄一分，水飞铁粉一分。头目昏眩〔五〕，加细辛一分。口眼喎斜，加炮天南星一

〔一〕熊：原脱，今据政和本草卷七及本草衍义卷八芎藭条补，与梦溪笔谈卷十八合。
〔二〕三：原作「七」，今按下新附方数改。
〔三〕二：大观、政和本草卷七芎藭条附方作「三」。
〔四〕壅：原作「痰」，今据大观、政和本草卷七芎藭条附方改。
〔五〕眩：原脱，今据大观、政和本草卷七芎藭条附方补。

分。御药院方。**气虚头痛**眞川芎藭为末，腊茶调服二錢，甚捷。曾有妇人产后头痛，一服即愈。集简方。**气厥头痛**妇人气盛头痛，及产后头痛。川芎藭、天台乌药等分，为末。每服二錢，葱茶调下。御药院方：加白术，水煎服。**风热头痛**川芎藭一錢，茶叶二錢，水一钟，煎五分，食前热服。简便方。**头风化痰**川芎洗切，晒干为末，炼蜜丸如小弹子大。不拘时嚼一丸，茶清〔一〕下。经验后方。**偏头风痛**京芎细剉，浸酒日饮之。斗门方。**风热上冲**头目运眩，或胸中不利。川芎、槐子各一两，为末。每服三錢，用茶清调下。胸中不利，以水煎服。张洁古保命集。**首风旋运**及偏正头疼，多汗恶风，胸膈痰饮。川芎藭一斤，天麻四两，为末，炼蜜丸如弹子大。每嚼一丸，茶清下。刘河间宣明方。**失血眩运**方见当归下。**一切心痛**大芎一个，为末，烧酒服之。一个住一年，两个住二年。孙氏集效方。**经闭验胎**经水三个月不行，验胎法：川芎生为末，空心煎艾湯服一匙。腹內微动者是有胎，不动者非也。灵苑方。**损动胎气**因跌扑举重，损胎不安，或子死腹中者。芎藭为末，酒服方寸匕，须臾一二服，立出。续十〔二〕全方。**崩中下血**昼夜不止。千金方：用芎藭一两〔三〕，清酒一大盏，煎取五分，徐徐进之。圣惠：加生地黄汁二合，同煎。**酒癖胁胀**时复呕吐，腹有水声。川芎藭、三棱炮各一两，为末。每服二錢，葱白湯下。圣济总录。**小儿脑热**好闭目，或太阳痛，或目赤肿。川芎藭、薄荷、朴消各二錢，为末，以少许吹鼻中。全幼心鉴。**齿败口臭**水煎芎藭含之。广济〔四〕方。**牙齿疼痛**大川芎藭一个，入旧糟內藏一月，取焙，入细辛同研末，揩牙。本事方。**诸疮肿痛**抚芎煅研，入轻粉，麻油调涂。普济方。**产后乳悬**妇人产后，两乳忽长，细小如肠，垂过小肚，痛不可忍，危亡须臾，名曰乳悬。将芎藭、当归各一斤：以半斤剉散，于瓦石器內，用水浓煎，不拘多少频服；仍以一斤半剉块，于病人桌下烧烟，令将口

〔一〕清：大观、政和本草卷七芎藭条附方作「酒」。
〔二〕续十：原作「千」，今据大观、政和本草卷七芎藭条附方改。
〔三〕一两：大观、政和本草卷七芎藭条附方作「八两……分三服」，与千金卷四合。此据圣惠卷七十三作「一两」。
〔四〕广济：大观、政和本草卷七芎藭条附方作「续十全」。

鼻吸烟。用尽未愈，再作一料。仍以蓖麻子一粒，贴其顶心。夏子益奇疾方。

蘼芜本经上品

【释名】薇芜本经〔一〕 蕲茝尔雅 江蓠别录 〔颂曰〕蕲茝，古芹芷字也。〔时珍曰〕蘼芜一作蘪芜，其茎叶靡弱而繁芜，故以名之。当归名蕲，白芷名蓠。其叶似当归，其香似白芷，故有蕲茝、江蓠之名。王逸云，蓠草生江中，故曰江蓠，是也。余见下。

【集解】〔别录曰〕芎藭叶名蘼芜。又曰：蘼芜，一名江蓠，芎藭苗也。生雍州川泽及冤句，四月、五月采叶暴干。〔弘景曰〕今出历阳，处处人家多种之。叶似蛇床而香，骚人借以为譬，方药稀用。〔恭曰〕此有二种：一种似芹叶，一种似蛇床。香气相似，用亦不殊。〔时珍曰〕别录言，蘼芜一名江蓠，芎藭苗也。而司马相如子虚赋，称芎藭菖蒲，江蓠蘼芜。上林赋云：被以江蓠，揉以蘼芜。似非一物，何耶？盖嫩苗未结根时，则为蘼芜；既结根后，乃为芎藭。大叶似芹者为江蓠，细叶似蛇床者为蘼芜。如此分别，自明白矣。淮南子云：乱人者，若芎藭之与藁本，蛇床之与蘼芜。亦指细叶者言也。广志云：蘼芜香草，可藏衣中。管子云：五沃之土生蘼芜。郭璞赞云：蘼芜香〔二〕草，乱之蛇床。不损其真〔三〕，自烈〔四〕以芳。又海中苔发，亦名江蓠，与此同名耳。

【气味】辛，温，无毒。

【主治】咳逆，定惊气，辟邪恶，除蛊毒鬼疰，去三虫。久服通神。本经 主身中老风，头中久风、风眩。别录 作饮，止泄泻。苏颂

花 〔主治〕入面脂用。时珍

〔一〕本经：原作「别录」，大观、政和本草卷七蘼芜条「一名薇芜」俱作白字，认为本经文，因据改。

〔二〕香：大观、政和本草同，御览九八三蘼芜条作「善」。

〔三〕损其真：大观、政和本草卷七及御览九八三蘼芜条俱作「陨其贵」。

〔四〕烈：原作「裂」，今据大观、政和本草卷七蘼芜条改。御览九八三作「别」。

蛇床本经上品

【释名】蛇粟本经〔一〕 蛇米本经 虺床尔雅 马床广雅 墙蘼别录。又名思益、绳毒、枣棘。〔时珍曰〕蛇虺喜卧于下食其子，故有蛇床〔二〕、蛇粟诸名。其叶似蘼芜，故曰墙蘼。尔雅云：盱，虺床也。

【集解】〔别录曰〕蛇床生临淄川谷及田野，五月采实阴干。〔弘景曰〕田野墟落甚多，花叶正似蘼芜。〔保昇曰〕叶似小叶芎藭，花白，子如黍粒，黄白色。生下湿地，所在皆有，以杨州、襄州者为良。〔颂曰〕三月生苗，高三二尺，叶青碎，作丛似蒿枝。每枝上有花头百余，结同一窠，似马芹类。四五月乃开白花〔三〕，又似伞状。子黄褐色，如黍米，至轻虚。〔时珍曰〕其花如碎米攒簇。其子两片合成，似莳萝子而细，亦有细棱。凡花实似蛇床者，当归、芎藭、水芹、藁本、胡萝卜是也。

子

【修治】〔斅曰〕凡使，须用浓蓝汁并百部草根自然汁，同浸一〔四〕伏时，漉出日干。却用生地黄汁相拌蒸之，从巳〔五〕至亥，取出日干用。〔大明曰〕凡服食，即挼去皮壳，取仁微炒杀毒，即不辣也。作汤洗浴，则生用之。

【气味】苦，平，无毒。〔别录曰〕辛、甘，无毒。〔权曰〕有小毒。〔之才曰〕恶牡丹、贝母、巴豆。伏硫黄。

【主治】妇人阴中肿痛，男子阴痿湿痒〔六〕，除痹气，利关节，癫痫恶疮。久服轻身。本经 温中下气，令妇人子脏热，男子阴强。久服好颜色〔七〕，令人有子。别录 治男

〔一〕本经：此从大观本草。政和本草卷七蛇床子条「一名蛇粟」作墨字，认为别录文。
〔二〕床：原作「虺」，今从张本改。
〔三〕花：原作「色」，今据大观、政和本草卷七蛇床子条改。
〔四〕一：大观、政和本草卷七蛇床子条俱作「三」。
〔五〕巳：大观、政和本草卷七蛇床子条俱作「午」。
〔六〕男子阴痿湿痒：原在「妇人阴中肿痛」前，今据大观、政和本草卷七及千金翼卷二蛇床子条改。
〔七〕好颜色：原在本经「久服轻身」后，大观、政和本草卷七蛇床子条俱作墨字，认为别录文，因移于此。

子女人虚湿痹，毒风㿗痛，去男子腰痛，浴男子阴，去风冷，大益阳事。甄权 暖丈夫阳气，助〔一〕女人阴气，治腰胯酸疼，四肢顽痹，缩小便，去阴汗湿癣齿痛，赤白带下，小儿惊痫，扑损瘀血，煎汤浴大风身痒。大明

【发明】〔敩曰〕此药令人阳气盛数，号曰鬼考也。〔时珍曰〕蛇床乃右肾命门、少阳三焦气分之药，神农列之上品，不独辅助男子，而又有益妇人。世人舍此而求补药于远域，岂非贱目贵耳乎？

【附方】旧四〔二〕，新十二〔三〕。

阳事不起蛇床子、五味子、菟絲子等分，为末，蜜丸梧子大。每服三十丸，温酒下，日三服。千金方。**赤白带下**月水不来。用蛇床子、枯白矾等分，为末，醋面糊丸弹子大，胭脂为衣，绵裹纳入阴户。如热极，再换，日一次。儒门事亲方。**子宫寒冷**温阴〔四〕中坐药，蛇床子散：取蛇床子仁为末，入粉少许，和匀如枣大，绵裹纳之，自然温也。金匮玉函方。**妇人阴痒**蛇床子一两，白矾二錢，煎湯频洗。集简方。**产后阴脱**绢盛蛇床子，蒸热熨之。又法：蛇床子五两，乌梅十四个，煎水，日洗五六次。千金方。**妇人阴痛**方同上。**男子阴肿**胀痛。蛇床子末，鸡子黄调傅之。永类方。**大肠脱肛**蛇床子、甘草各一两，为末。每服一錢，白湯下，日三服。并以蛇床末傅之。经验方。**痔疮肿痛**不可忍。蛇床子煎湯熏洗。简便方。**小儿癣疮**蛇床子杵末，和猪脂涂之。千金方。**小儿甜疮**头面耳边连引，流水极痒，久久不愈者。蛇床子一两，轻粉三錢，为细末，油调搽之。普济方。**耳内湿疮**蛇床子、黄连各一錢，轻粉一字，为末吹之。全幼心鉴。**风虫牙痛**千金：用蛇床子、烛烬，同研，涂之。集简方：用蛇床子煎湯，乘热漱数次，立止。**冬月喉痹**肿痛，不可下药者。蛇床子烧烟于瓶中，口含瓶嘴

〔一〕助：原脱，今据大观、政和本草卷七蛇床子条补。
〔二〕四：原作「三」，今按下旧附方数改。
〔三〕二：原作「一」，今按下新附方数改。
〔四〕阴：原脱，大观、政和本草卷七蛇床子条附方亦脱，今据金匮卷下第二十二补。

吸烟，其痰自出。圣惠方。

藁本本经中品

【释名】藁茇纲目　鬼卿本经　地〔一〕新本经　微茎别录。〔恭曰〕根上苗下似禾藁，故名藁本。本，根也。〔时珍曰〕古人香料用之，呼为藁本香。山海经名藁茇。

【集解】〔别录曰〕藁本生崇山山谷，正月、二月采根暴干，三十日成。〔弘景曰〕俗中皆用芎藭根须，其形气乃相类。而桐君药录说芎藭苗似藁本，论说花实皆不同，所生处又异。今东山别有藁本，形气甚相似，惟长大耳。〔恭曰〕藁本茎叶根味与芎藭小别。今出宕州者佳。〔颂曰〕今西川、河东州郡及兖州、杭州皆有之。叶似白芷香，又似芎藭，但芎藭似水芹而大，藁本叶细尔。五月有白花，七八月结子。根紫色。〔时珍曰〕江南深山中皆有之。根似芎藭而轻虚，味麻，不堪作饮也。

根〔气味〕辛，温，无毒。〔别录曰〕微寒。〔权曰〕微温。〔元素曰〕气温，味苦、大辛，无毒。气厚味薄，升也，阳也。足太阳本经药。〔之才曰〕恶䕡茹，畏青葙子。

〔主治〕妇人疝瘕，阴中寒肿痛，腹中急，除风头痛，长肌肤，悦颜色。本经　辟雾露润泽，疗风邪亸曳金疮，可作沐药面脂。别录　治一百六十种恶风鬼疰，流入腰痛冷，能化小便，通血，去头风䵟疱。甄权　治皮肤疵皯，酒齄粉刺，痫疾。大明　治太阳头痛巅顶痛，大寒犯脑，痛连齿颊。元素　头面身体皮肤风湿。李杲　督脉为病，脊强而厥。好古　治痈疽，排脓内塞。时珍

〔发明〕〔元素曰〕藁本乃太阳经风药，其气雄壮，寒气郁于本经，头痛必用之药。颠顶痛非此不能除。与木香同用，治雾露之清邪中于上焦。与白芷同作面脂。既治风，又治湿，亦各从其类也。〔时珍曰〕邵氏闻见录云：夏英公病泄，太医以虚治不效。霍翁曰：风客于胃也。饮以藁本汤而止。盖藁本能去风湿故耳。

〔附方〕新三。大实心痛已用利药，

〔一〕地：原作「鬼」，今据大观、政和本草卷八及千金翼卷三藁本条改。

用此彻其毒。藁本半两，苍术一两，作二服。水二钟，煎一钟，温服。活法机要。**干洗头屑**藁本、白芷等分，为末，夜擦旦梳，垢自去也。便民图纂。**小儿疥癣**藁本煎汤浴之，并以浣衣。保幼大全。

实【主治】风邪流入四肢。别录

【附录】**徐黄**〔别录有名未用曰〕味辛，平，无毒。主心腹积瘕。茎，主恶疮。生泽中，大茎细叶，香如藁本。

蜘蛛香 纲目

【集解】〔时珍曰〕蜘蛛香，出蜀西茂州松潘山中，草根也。黑色有粗须，状如蜘蛛及藁本、芎藭，气味芳香，彼人亦重之。或云猫喜食之。

根【气味】辛，温，无毒。

【主治】辟瘟疫，中恶邪精，鬼气尸疰。时珍

白芷 本经中〔一〕品。

【释名】**白茝**音止，又昌海切。**芳香**本经**泽芬**别录**苻蓠**别录**虈**许骄切。**莞**音官。**叶名蒚〔二〕麻**音力。**药**音约。〔时珍曰〕徐锴云，初生根干为芷，则白芷之义取乎此也。王安石字说云：茝香可以养鼻，又可养体，故茝字从臣。臣音怡，养也。许慎说文云：晋谓之虈，齐谓之茝，楚谓之蓠，又谓之药。生于下泽，芬芳与兰同德，故骚人以兰茝为咏，而本草有芳香、泽芬之名，古人谓之香白芷云。

【集解】〔别录曰〕白芷生河东川谷下泽，二月、八月采根暴干。〔弘景曰〕今处处有之，东间甚多。叶可合香。〔颂

〔一〕中：原作「上」，大观、政和本草卷八白芷列入中品。本书卷二所存本经目录，白芷亦在中品内。因据改。

〔二〕蒚：原作「蒿」，今据大观、政和本草卷八及千金翼卷二白芷条改。

曰〕所在有之，吴地尤多。根长尺余，粗细不等，白色。枝干去地五寸以上。春生叶，相对婆娑，紫色，阔三指许。花白微黄。入伏后结子，立秋后苗枯。二月、八月采根〔一〕暴干〔二〕。以黄泽者为佳。〔敩曰〕凡采勿用四条一处生者，名丧公藤。又勿用马兰〔三〕根。

根

〔修治〕〔敩曰〕采得刮去土皮，细锉，以黄精片〔四〕等分，同蒸一伏时，晒干去黄精用。〔时珍曰〕今人采根洗刮寸截，以石灰拌匀，晒收，为其易蛀，并欲色白也。入药微焙。

〔气味〕辛，温，无毒。〔元素曰〕气温，味苦、大辛，气味俱轻，阳也。手阳明引经本药，同升麻则通行手、足阳明经，亦入手太阴经。〔之才曰〕当归为之使，恶旋覆花，制雄黄、硫黄。

〔主治〕女人漏下赤白，血闭阴肿，寒热，头风〔五〕侵目泪出，长肌肤，润泽颜色〔六〕，可作面脂。本经 疗风邪，久渴〔七〕吐呕，两胁满，风痛〔八〕头眩目痒。可作膏药。别录 治目赤胬肉，去面皯疵瘢，补胎漏滑落，破宿血，补新血，乳痈发背瘰疬，肠风痔瘘，疮痍疥癣，止痛排脓。大明 能蚀脓，止心腹血刺痛，女人沥血腰痛，血崩。甄权 解利手阳明头痛，中风寒热，及肺经风热，头面皮肤风痹燥痒。元素 治鼻渊鼻衄，齿痛，眉棱骨痛，大肠风秘，小便去血，妇人血风眩运，翻胃吐食，解砒毒蛇伤，

〔一〕根：原脱，今据大观、政和本草卷八白芷条补。
〔二〕干：同上。
〔三〕兰：大观、政和本草卷八白芷条作「蔺」。
〔四〕片：大观、政和本草卷八白芷条作「亦细剉」。
〔五〕头风：大观、政和本草卷八及千金翼卷二白芷条俱作「风头」。
〔六〕颜色：大观、政和本草卷八及千金翼卷二白芷条俱无，乃濒湖将别录文移并于此。
〔七〕渴：缪希雍神农本草经疏卷八白芷条谓「宜作泻」，近人张山雷以为甚是。
〔八〕风痛：原脱，今据大观、政和本草卷八及千金翼卷二白芷条补。

刀箭金疮。时珍

〔**发明**〕〔杲曰〕白芷疗风通用，其气芳香，能通九窍，表汗不可缺也。〔刘完素曰〕治正阳明头痛，热厥头痛，加而用之。〔好古曰〕同辛夷、细辛用治鼻病，入内托散用长肌肉，则入阳明可知矣。〔时珍曰〕白芷色白味辛，行手〔一〕阳明庚金；性温气厚，行足阳明戊土；芳香上达，入手太阴肺经。肺者，庚之弟，戊之子也。故所主之病不离三经。如头目眉齿诸病，三经之风热也；如漏带痈疽诸病，三经之湿热也。风热者辛以散之，湿热者温以除之。为阳明主药，故又能治血病胎病，而排脓生肌止痛。按王璆百一选方云：王定国病风头痛，至都梁求明医杨介治之，连进三丸，即时病失。恳求其方，则用香白芷一味，洗晒为末，炼蜜丸弹子大。每嚼一丸，以茶清或荆芥湯化下。遂命名都梁丸。其药治头风眩运，女人胎前产后，伤风头痛，血风头痛，皆效。戴原礼要诀亦云：头痛挟热，项生磊块者，服之甚宜。又臞仙神隐书，言种白芷能辟蛇，则夷坚志所载治蝮蛇伤之方，亦制以所畏也，而本草不曾言及。〔宗奭曰〕药性论言白芷能蚀脓。今人用治带下，肠有败脓，淋露不已，腥秽殊甚，遂致脐腹冷痛，皆由败脓血所致，须此排脓。白芷一两，单叶红蜀葵根二两，白芍药、白枯矾各半两，为末，以蜡化丸梧子大。每空心及饭〔二〕前，米饮下十丸或十五丸。俟脓尽，乃以他药补之。

〔**附方**〕旧一，新三十四〔三〕。**一切伤寒**神白散，又名圣僧散：治时行一切伤寒，不问阴阳轻重、老少男女孕妇，皆可服之。用白芷一两，生甘草半两，姜三片，葱白三寸，枣一枚，豉五十粒，水二碗，煎服取汗。不汗再服。病至十余日未得汗者，皆可服之。此药可卜人之好恶也。如煎得黑色，或误打翻，即难愈；如煎得黄色，无不愈者。煎时要至诚，忌妇人鸡犬见。卫生家宝方。**一切风邪**方同上。**风寒流涕**香白芷一两，荆芥穗一錢，为末，蜡茶点服二錢。百一选方。**小儿流涕**是风寒也。白芷末、葱白，捣丸小豆大，每茶下二十丸。仍以白芷末，姜汁调，涂太阳穴，乃食热葱粥取汗。圣惠方。**小儿身热**白芷煮湯浴之，取汗避风。子母秘录。**头面诸风**香白芷切，以萝卜汁浸透，日干为末。每服二錢，白湯下。或以嗃鼻。直指方。**偏正头风**百药不治，一服便可，天下第一方也。香白芷炒二两五錢，川芎炒、甘草炒、川乌头半生半熟各一两，为末。每服一錢，细茶、薄荷湯调下。谈野翁试效方。**头风眩运**都梁丸，见

〔一〕手：原作「乎」，今据本条气味下引元素文改，与下足阳明为对文。
〔二〕饭：原作「饮」，今据政和本草卷八及本草衍义卷九白芷条改。
〔三〕四：原作「三」，今按下新附方数改。

发明下。**眉棱骨痛**属风热与痰。白芷、片芩酒炒等分，为末。每服二錢，茶清调下。丹溪纂要。**风热牙痛**香白芷一錢，朱砂五分，为末，蜜丸芡子大，频用擦牙。此乃濠州一村妇以医人者，庐州郭医云，绝胜他药也。或以白芷、吳茱萸等分，浸水漱涎。医林集要。**一切眼疾**白芷、雄黄为末，炼蜜丸龙眼大，朱砂为衣。每服一丸，食后茶下，日二服。名还睛丸。普济方。**口齿气臭**百一选方：用香白芷七錢，为末，食后井水服一錢。济生方：用白芷、川芎等分，为末，蜜丸芡子大，日噙之。**盗汗不止**太平白芷一两，辰砂半两，为末。每服二錢，溫酒下，屢验。朱氏集验方。**血风反胃**香白芷一两，切片，瓦炒黄为末。用猪血七片，沸湯泡七次，蘸末食之，日一次。妇人良方。**脚气肿痛**白芷、芥子等分，为末，姜汁和，涂之效。医方摘要。**妇人白带**白芷四两，以石灰半斤，淹三宿，去灰切片，炒研末。酒服二錢，日二服。医学集成。**妇人难产**白芷五錢，水煎服之。唐瑶经验。**胎前产后**乌金散：治胎前产后虚损，月经不调，崩漏及横生逆产。用白芷、百草霜等分，为末，以沸湯入童子小便同醋调服二錢。丹溪加滑石，以芎归湯调之。普济方。**大便风秘**香白芷炒，为末。每服二錢，米饮入蜜少许，连进二服。十便良方。**小便气淋**结涩不通，白芷醋浸焙干，二两，为末。煎木通、甘草酒调下一錢，连进二服。普济方。**鼻衄不止**就以所出血调白芷末，涂山根，立止。简便方。**小便出血**白芷、当归等分，为末，米饮每服二錢。经验方。**肠风下血**香白芷为末，每服二錢，米饮下，神效。余居士选奇方。**痔漏出血**方同上，并煎湯熏洗。直指方。**痔疮肿痛**先以皂角烟熏之，后以鹅胆汁调白芷末涂之，即消。医方摘要。**肿毒热痛**醋调白芷末傅之。卫生易简方。**乳痈初起**白芷、贝母各二錢，为末，溫酒服之。秘传外科方。**疔疮初起**白芷一錢，生姜一两，擂酒一盏，溫服取汗，即散。此陈指挥方也。袖珍方。**痈疽赤肿**白芷、大黃等分，为末，米饮服二錢。经验方。**小儿丹瘤**游走入腹必死。初发，急以截风散截之。白芷、寒水石为末，生葱汁调涂。全幼心鉴。**刀箭伤疮**香白芷嚼烂涂之。集简方。**解砒石毒**白芷末，井[一]

[一] 井：原作「并」，检今本事林广记未见此文，今从张本改。

水服二錢。事林广记。**诸骨哽咽**白芷、半夏等分，为末。水服一錢，即呕出。普济方。**毒蛇伤螫**临川有人被蝮伤，即昏死，一臂如股，少顷遍身皮胀，黄黑色。一道人以新汲水调香白芷末一斤，灌之。觉脐中搰搰然，黄水自口出，腥秽逆人，良久消缩如故云。以麦门冬湯调尤妙，仍以末搽之。又经山寺僧为蛇伤，一脚溃烂，百药不愈。一游僧以新水数洗净腐败，见白筋，挹干，以白芷末，入胆矾、麝香少许掺之，恶水涌出。日日如此，一月平复。洪迈夷坚志。

叶 〔**主治**〕**作浴汤，去尸虫**。别录 **浴丹毒瘾疹风瘙**。时珍 〔**附方**〕新一。**小儿身热**白芷〔一〕苗、苦参等分，煎浆水，入盐少许洗之。卫生总微论。

芍药 芍音杓，又音勺。本经中品

【**释名**】**将离**纲目 **犁食**别录 **白术**〔二〕别录 **余容**别录 **铤**别录 **白者名金芍药**图经 **赤者名木芍药**

〔时珍曰〕芍药，犹婥约也。婥约，美好貌。此草花容婥约，故以为名。罗愿尔雅翼言，制食之毒，莫良于勺，故得药名，亦通。郑风诗云：伊其相谑，赠之以芍药。韩诗外传云：勺药，离草也。董子云：勺药一名将离，故将别赠之。俗呼其花之千叶者为小牡丹，赤者为木芍药，与牡丹同名也。

【**集解**】〔别录曰〕芍药生中岳川谷及丘陵，二月、八月采根暴干。〔弘景曰〕今出白山、蒋山、茅山最好，白而长尺许。余处亦有而多赤，赤者小利。〔志曰〕此有赤白两种，其花亦有赤白二色。〔颂曰〕今处处有之，淮南者胜。春生红芽作丛，茎上三枝五叶，似牡丹而狭长，高一二尺。夏初开花，有红白紫数种，结子似牡丹子而小。秋时采根。崔豹古今注云：芍药有二种：有草芍药，木芍药。木者花大而色深，俗呼为牡丹，非矣。安期生服炼法：芍药有金芍药，色白多脂肉〔三〕；木芍药，色紫瘦多脉。〔承曰〕本经芍药生丘陵。今世多用人家种植者，乃欲其花叶肥大，必加粪壤。每岁八九月取根分削，因利以为药。今淮南眞阳尤多，根虽肥大而香味不佳，入药少效。〔时珍曰〕昔人言洛阳牡丹、扬州芍药甲天下。今药中所用，亦多取扬州者。十月生芽，至春乃长，三月开花。其品凡三十余种，有千叶、单叶、楼子之异。入药宜单

〔一〕芷：卫生总微论卷三除热湯此下有「根」字。
〔二〕术：千金翼卷二及御览九九〇芍药条同。大观、政和本草卷八芍药条俱作「木」。
〔三〕肉：原脱，今据大观、政和本草卷八芍药条补，与本书本条后附方文合。

叶之根，气味全厚。根之赤白，随花之色也。

根　**【修治】**〔斅曰〕凡采得，竹刀刮去皮并头土〔一〕，锉细，以蜜水拌蒸，从巳至未，晒干用。〔时珍曰〕今人多生用，惟避中寒者以酒炒，入女人血药以醋炒耳。

【气味】苦，平，无毒。〔别录曰〕酸，微寒，有小毒。〔普曰〕神农：苦。桐君：甘，无毒。岐伯：咸。雷公：酸。李当之：小寒。〔元素曰〕性寒，味酸，气厚味薄，升而微降，阳中阴也。〔杲曰〕白芍药酸，平，有小毒，可升可降，阴也。〔好古曰〕味酸而苦，气薄味厚，阴也，降也，为手足太阴行经药，入肝脾血分。〔之才曰〕须丸为之使，恶石斛、芒消，畏消石、鳖甲、小蓟，反藜芦。〔禹锡曰〕别本须丸作雷丸。〔时珍〕同白术补脾，同芎藭泻肝，同人参补气，同当归补血，以酒炒补阴，同甘草止腹痛，同黄连止泻痢，同防风发痘疹，同姜、枣温经散湿。

【主治】邪气腹痛，除血痹，破坚积，寒热疝瘕，止痛，利小便，益气。本经　**通顺血脉，缓中，散恶血，逐贼血，去水气，利膀胱大小肠，消痈肿，时行寒热，中恶腹痛腰痛。**别录　**治脏腑拥气，强五脏，补肾气，治时疾骨热，妇人血闭不通，能蚀脓。**甄权　**女人一切病，胎前产后诸疾，治风补劳，退热除烦益气，惊狂头痛，目赤明目，肠风泻血痔瘘，发背疮疥。**大明　**泻肝，安脾肺，收胃气，止泻利，固腠理，和血脉，收阴气，敛逆气。**元素　**理中气，治脾虚中满，心下痞，胁下痛，善噫，肺急胀逆喘咳，太阳鼽衄目涩，肝血不足，阳维病苦寒热，带脉病苦腹痛满，腰溶溶如坐水中。**好古　**止下痢腹痛后重。**时珍

【发明】〔志〔二〕曰〕赤者利小便下气，白者止痛散血。〔大明曰〕赤者补气，白者补〔三〕血。〔弘景曰〕赤者小利，俗

〔一〕土：原作「上」，今据大观、政和本草卷八芍药条改。

〔二〕志：原作「恭」，据改同上。

〔三〕补：大观、政和本草卷八芍药条俱作「治」。下文濒湖引日华子亦言「赤补气，白治血。」

方以止痛不减当归。白者〔一〕道家亦服食之，及煮石用。〔成无己曰〕白补而赤泻，白收而赤散。酸以收之，甘以缓之，故酸甘相合，用补阴血。收〔二〕逆气而除肺燥。又云：芍药之酸，斂津液而益营血，收阴气而泄邪热。〔元素曰〕白补赤散，泻肝补脾胃。酒浸行经，止〔三〕中部腹痛。与姜同用，溫经散湿通塞，利腹中痛，胃气不通。白芍入脾经补中焦，乃下利必用之药。盖泻利皆太阴病，故不可缺此。得炙甘草为佐，治腹中痛，夏月少加黃芩，恶寒加桂，此仲景神方也。其用凡六：安脾经，一也；治腹痛，二也；收胃气，三也；止泻痢，四也；和血脉，五也；固腠理，六也。〔宗奭曰〕芍药须用单叶红花者为佳，然血〔四〕虚寒人禁之。古人云：减芍药以避中寒。诚不可忽。〔震亨曰〕芍药泻脾火，性味酸寒，冬月必以酒炒。凡腹痛多是血脉凝涩，亦必酒炒用。然止能治血虚腹痛，余幷不治。为其酸寒收斂，无溫散之功也。下痢腹痛必炒用，后重者不炒。产后不可用者，以其酸寒伐生发之气也。必不得已，亦酒炒用之。〔时珍曰〕白芍药益脾，能于土中泻木。赤芍药散邪，能行血中之滞。日华子言赤补气，白治血，欠审矣。产后肝血已虚，不可更泻，故禁之。酸寒之药多矣，何独避芍药耶？以此颂曰张仲景治伤寒多用芍药，以其主寒热、利小便故也。杲曰：或言古人以酸涩为收，本经何以言利小便？曰：芍药能益阴滋湿而停津液，故小便自行，非因通利也。曰：又言缓中何也？曰：损其肝者缓其中，即调血也，故四物湯用芍药。大抵酸涩者为收斂停湿之剂，故主手足太阴经收斂之体，又能治血海而入于九地之下，后至厥阴经。白者色在西方，故补；赤者色在南方，故泻。

【附方】旧六，新一十。

服食法〔颂曰〕安期生服炼芍药法云：芍药有二种：救病用金芍药，色白多脂肉；其木芍药，色紫瘦多脉。若取审看，勿令差错。凡采得，净洗去皮，以东流水煮百沸，阴干。停三日，又于木甑内蒸之，上覆以净黃土，一日夜熟，出阴干，捣末。以麦饮或酒服三錢匕，日三。服满三百日〔五〕，可以登岭绝谷不饥。图经本草。

腹中虚痛白芍药三錢，炙甘草一錢，夏月加黃芩五分，恶寒加肉桂一錢，冬月大寒再加桂一錢。水二盏，煎一半，溫服。洁古用药法象。

风毒骨痛在髓中。芍药二分，虎骨一两，炙为末，夹绢袋盛，酒三升，渍五日。每服三合，日三服。经

〔一〕白者：大观、政和本草卷八芍药条俱无，当是濒湖所加。详陶氏原文，若加，亦应加在「俗方」之上。
〔二〕收：原脱，今据成氏注解伤寒论卷三小青龙湯方注补。
〔三〕止：原作「上」，今据湯液本草卷中芍药条改。
〔四〕血：原作「气」，今据政和本草卷八及本草衍义卷九芍药条改。
〔五〕日：原脱，今据大观、政和本草卷八芍药条补。

验后〔一〕方。**脚气肿痛**白芍药六两，甘草一两，为末，白湯点服。事林广记。**消渴引饮**白芍药、甘草等分，为末。每用一錢，水煎服，日三服。鄂渚辛祐之患此九年，服药止而复作。苏朴授此方，服之七日顿愈。古人处方，殆不可晓，不可以平易而忽之也。陈日华经验方。**小便五淋**赤芍药一两，槟榔一个，面裹煨，为末。每服一錢，水一盏，煎七分，空心服。博济方。**衄血不止**赤芍药为末，水服二錢匕。事林广记。**衄血咯血**白芍药一两，犀角末二錢半〔二〕，为末。新水服一錢匕，血止为限。古今录验。**崩中下血**小腹痛甚者。芍药一两，炒黄色，柏叶六两〔三〕，微炒。每服二两，水一升，煎六合，入酒五合，再煎七合，空心分为两服。亦可为末，酒服二錢。圣惠方。**经水不止**白芍药、香附子、熟艾叶各一錢半，水煎服之。熊氏补遗。**血崩带下**赤芍药、香附子等分，为末。每服二錢，盐一捻，水一盏，煎七分，溫服。日二服，十服见效。名如神散。良方。**赤白带下**年深月久不瘥者。取白芍药三两，并干姜半两，銼熬令黄，捣末。空心水饮服二錢匕，日再服。广济方：只用芍药炒黑，研末，酒服之。贞元广利方。**金疮血出**白芍药一两，熬黄为末，酒或米饮服二錢，漸加之，仍以末傅疮上即止。良验。广利方。**痘疮胀痛**白芍药为末，酒服半錢匕。痘疹方。**木舌肿满**塞口杀人。红芍药、甘草煎水热漱。圣济总录。**鱼骨哽咽**白芍药嚼细咽汁。事林广记。

牡丹本经中品

【释名】鼠姑本经**鹿韭**本经**百两金**唐本**木芍药**纲目**花王**〔时珍曰〕牡丹以色丹者为上，虽结子而根上生苗，故谓之牡丹。唐人谓之木芍药，以其花似芍药，而宿干似木也。群花品中，以牡丹第一，芍药第二，故世谓牡丹为花王，芍药为花相。欧阳修花谱所载，凡三十余种。其名或以地，或以人，或以色，或以异，详见本书。

【集解】〔别录曰〕牡丹生巴郡山谷及汉中，二月、八月采根阴干。〔弘景曰〕今东间亦有，色赤者为好。〔恭曰〕

〔一〕后：原脱，今据大观、政和本草卷八芍药条附方补。
〔二〕二钱半：大观、政和本草卷八芍药条附方俱作「一分」，古方二钱半为一分。
〔三〕两：原作「四」，今据圣惠方卷七十三治妇人白带下又方改。同卷治崩中下血小腹痛方多鹿角胶一两，柏叶亦作一两。

生汉中、剑南。苗似羊桃，夏生白花，秋实圆绿，冬实赤色，凌冬不凋。根似芍药，肉白皮丹。土人谓之百两金，长安谓之吴牡丹者，是眞也。今俗用者异于此，别有臊气也。〔炳〔一〕曰〕今出合州者佳，和州、宣州者并良。白者补，赤者利。〔大明曰〕此便是牡丹花根也。巴、蜀、渝〔二〕、合州者上，海盐者次之。〔颂曰〕今丹、延、青、越、滁、和州山中皆有，但花有黄紫红白数色。此当是山牡丹，其茎梗枯燥，黑白色。二月于梗上生苗叶，三月开花。其花叶与人家所种者相似，但花瓣止五六叶尔。五月结子黑色，如鸡头子大。根黄白色，可长五七寸，大如笔管。近世人多贵重，欲其花之诡异，皆秋冬移接，培以壤土，至春盛开，其状百变。故其根性殊失本眞，药中不可用此，绝无力也。〔宗奭曰〕牡丹花亦有绯者，深碧色者。惟山中单叶花红者，根皮入药为佳。市人或以枝梗皮充之，尤谬。〔时珍曰〕牡丹惟取红白单瓣者入药。其千叶异品，皆人巧所致，气味不纯，不可用。花谱载丹州、延州以西及褒斜道中最多，与荆棘无异，土人取以为薪，其根入药尤妙。凡栽花者，根下着白敛末辟虫，穴中点硫黄杀蠹，以乌贼骨针其树必枯，此物性，亦不可不知也。

根皮　**【修治】**〔斅曰〕凡采得根日干，以铜刀劈破去骨，剉如大豆许，用清〔三〕酒拌蒸，从巳至未，日干用。

【气味】辛，寒，无毒。〔别录曰〕苦，微寒。〔普曰〕神农、岐伯：辛。雷公、桐君：苦，无毒。黄帝〔四〕：苦，有毒。〔好古曰〕气寒，味苦、辛，阴中微阳，入手厥阴、足少阴经。〔之才〕畏贝母、大黄、菟丝子。〔大明曰〕忌蒜、胡荽，伏砒。

【主治】寒热，中风瘈疭，惊痫邪气，除癥坚瘀血留舍肠胃，安五脏，疗痈疮。 本经 **除时气头痛，客热五劳，劳气头腰痛，风噤癞疾。** 别录 **久服轻身益寿。** 吴普 **治冷气，散诸痛，女子经脉不通，血沥腰痛。** 甄权 **通关腠血脉，排脓，消扑损瘀血，续筋骨，除风痹，落〔五〕胎下胞，产后一切冷热血气。** 大明 **治神志不足，无汗之骨蒸，**

〔一〕炳：原作「颂」，今据大观、政和本草卷九牡丹条改。
〔二〕渝：原作「喻」，据改同上。
〔三〕清：原脱，今据大观、政和本草卷九牡丹条补。
〔四〕黄帝：原作「桐君」，与上重复，今据御览九九二牡丹条引吴氏本草改。
〔五〕落：原作「治」，今据大观、政和本草卷九牡丹条改。

衄血吐血。元素 **和血生血凉血，治血中伏火，除烦热。**时珍

【发明】〔元素曰〕牡丹乃天地之精，为群花之首。叶为阳，发生也。花为阴，成实也。丹者赤色，火也。故能泻阴胞〔一〕中之火。四物湯加之，治妇人骨蒸。又曰：牡丹皮入手厥阴、足少阴，故治无汗之骨蒸；地骨皮入足少阴、手少阳，故治有汗之骨蒸。神不足者手少阴，志不足者足少阴，故仲景腎气丸用之，治神志不足也。又能治肠胃积血，及吐血、衄血必用之药，故犀角地黄湯用之。〔杲曰〕心虚，肠胃积热，心火炽甚，心气不足者，以牡丹皮为君。〔时珍曰〕牡丹皮治手、足少阴、厥阴四经血分伏火。盖伏火即阴火也，阴火即相火也。古方惟以此治相火，故仲景腎气丸用之。后人乃专以黄檗治相火，不知牡丹之功更胜也。此乃千载秘奥，人所不知，今为拈出。赤花者利，白花者补，人亦罕悟，宜分别之。

【附方】旧三，新三。**癞疝偏坠**气胀不能动者。牡丹皮、防风等分，为末，酒服二錢，甚效。千金方。**妇人恶血**攻聚上面多怒。牡丹皮半两，干漆烧烟尽半两，水二钟，煎一钟服。诸证辨疑。**伤损瘀血**牡丹皮二两〔二〕，虻虫二十一枚，熬过同捣末。每旦溫酒服方寸匕，血当化为水下。贞元广利方。**金疮内漏**血不出〔三〕。牡丹皮为末，水服三指撮，立尿出血也。千金方。**下部生疮**已决洞者。牡丹末，湯服方寸匕，日三服。肘后方。**解中蛊毒**牡丹根捣末，服一錢匕，日三服。外台秘要。

【附录】鼠姑〔别录曰〕味苦，平〔四〕，无毒。主咳逆上气，寒热鼠瘘，恶疮邪气。一名⿰貝步，生丹水。〔弘景曰〕今人不识，而牡丹一名鼠姑，鼠妇亦名鼠姑，未知孰是？

木香 本经上品

【释名】蜜香别录 **青木香**弘景 **五木香**图经 **南木香**纲目 〔时珍曰〕木香，草类也。本名蜜香，因其香

〔一〕胞：湯液本草卷下牡丹条无，当是瀕湖所加。
〔二〕二两：大观、政和本草卷九牡丹条作「八分」。古方二钱半为一分，正合二两。
〔三〕血不出：原脱，今据千金卷二十五补。否则下「立尿出血」文即不易解。
〔四〕平：大观、政和本草卷三十及千金翼卷四鼠姑条此下俱有「寒」字。

气如蜜也。缘沉香中有蜜香，遂讹此为木香尔。昔人谓之青木香。后人因呼马兜铃根为青木香，乃呼此为南木香、广木香以别之。今人又呼一种蔷薇为木香，愈乱真矣。三洞珠囊云：五香者，即青木香也。一株五根，一茎五枝，一枝五叶，叶间五节，故名五香，烧之能上彻九天也。古方治痈疽有五香连翘湯，内用青木香。古乐府云，氍毹毾㲪五木香，皆指此也。〔颂曰〕修养书〔一〕云：正月一日取五木煮〔二〕湯以浴，令人至老须发黑。徐锴注云：道家谓青木香为五香〔三〕，亦云五木，多以为浴是矣。金光明经谓之矩琵佗〔四〕香。

【集解】〔别录曰〕木香生永昌山谷。〔弘景曰〕此即青木香也。永昌不复贡，今多从外国船上来，乃云出大秦国。今皆以合香，不入药用。〔恭曰〕此有二种，当以昆仑来者为佳，西胡〔五〕来者不善。叶似羊蹄而长大，花如菊花，结实黃黑，所在亦有之，功用极多。陶云不入药用，非也。〔权曰〕南州异物志云：青木香出天竺，是草根，状如甘草也。〔颂曰〕今惟广州舶上来，他无所出。根窠大类茄子，叶似羊蹄而长大，亦有叶〔六〕如山药而根大〔七〕开紫花者。不拘时月，采根芽为药。以其形如枯骨，味苦粘牙者为良。江淮间亦有此种，名土青木香，不堪药用。蜀本草言孟昶苑中亦尝种之，云苗高三四尺，叶长八九寸，皱软而有毛，开黄花，恐亦是土木香种也。〔敩曰〕其香是芦蔓根条，左盘旋。采得二十九日，方硬如朽骨。其有芦头丁盖子色青者，是木香神也。〔宗奭曰〕常自岷州出塞，得青木香，持归西洛。叶如牛蒡，但狭长，茎高二三尺，花黃一如金錢，其根即香也。生嚼极〔八〕辛香，尤行气。〔承曰〕木香今多从外国来，陶说为是。苏颂图经所载广州者，乃是木类。又载滁州〔九〕、海州者，乃是马兜铃根。治疗冷热，殊不相似，皆误图耳。〔时珍曰〕木香，南方诸地皆有。一统志云：叶类絲瓜，冬月取根，晒干。

〔一〕修养书：本书见明・赵琦美撰脉望馆书目子部仙家（在涵芬楼秘笈第六集，凡二见，一作一本，一作五本）。大观本草卷六木香条此上有「按」字，不误；政和本草「按」字作「杂」，误。

〔二〕煮：原作「香」，今据大观、政和本草卷六木香条改。

〔三〕为五香：原脱，今据大观、政和本草卷六木香条补。

〔四〕琵佗：金光明最胜王经卷七作「瑟侘」。

〔五〕胡：原作「湖」，今据大观、政和本草卷六木香条改。

〔六〕叶：原脱，今据大观、政和本草卷六木香条补。

〔七〕根大：大观、政和本草卷六木香条无，当是濒湖所加。本谓叶如山药，濒湖以为根如山药，遂去「叶」字，而加「根大」二字。

〔八〕极：原作「即」，今据政和本草卷六及本草衍义卷七木香条改。

〔九〕州：原作「鬼」，今据大观、政和本草卷六木香条改。

根　【修治】〔时珍曰〕凡入理气药，只生用，不见火。若实大肠，宜面[一]煨熟用。

【气味】辛，温，无毒。〔元素曰〕气热，味辛、苦，气味俱厚，沉而降，阴也。〔杲曰〕苦、甘、辛，微温，降也，阴也。〔好古曰〕辛、苦，热，味厚于气，阴中阳也。

【主治】邪气，辟毒疫温鬼，强志，主淋露。久服不梦寤魇寐。本经　消毒，杀鬼精物，温疟蛊毒，气劣气不足，肌中偏寒，引[二]药之精。别录　治心腹一切气，膀胱冷痛，呕逆反胃，霍乱泄泻痢疾，健脾消食，安胎。大明　九种心痛，积年冷气，痃癖癥块胀痛，壅气上冲，烦闷羸劣，女人血气刺心，痛不可忍，末酒服之。甄权　散滞气，调诸气，和胃气，泄肺气。元素　行肝经气。煨熟，实大肠。震亨　治冲脉为病，逆气里急，主脬渗小便秘。好古

【发明】〔弘景曰〕青木香，大秦国人以疗毒肿、消恶气有验。今惟制蛀虫丸用之。常以煮汁沐浴大佳。〔宗奭曰〕木香专泄决胸腹间滞塞冷气，他则次之。得橘皮、肉豆蔻、生姜相佐使绝佳，效尤速。〔元素曰〕木香除肺中滞气。若治中下二焦气结滞，及不转运，须用槟榔为使。〔震亨曰〕调气用木香，其味辛，气能上升，如气郁不达者宜之。若阴火冲上者，则反助火邪，当用黄檗、知母，而少以木香佐之。〔好古曰〕本草云，主[三]气劣，气不足，补也；通壅气，导一切气，破也。安胎，健脾胃，补也；除痃癖癥块，破也。其不同如此。洁古张氏但言调气，不言补也。〔机曰〕与补药为佐则补，与泄药为君则泄也。〔时珍曰〕木香乃三焦气分之药，能升降诸气。诸气膹郁，皆属于肺，故上焦气滞用之者，乃金郁则泄之也。中气不运，皆属于脾，故中焦气滞宜之者，脾胃喜芳香也。大肠气滞则后重，膀胱气不化则癃淋，肝气郁则为痛，故下焦气滞者宜之，乃塞者通之也。〔权曰〕隋书言樊子盖为武威太守，车驾入吐谷浑，子盖以彼多瘴气，献青木香以御雾露之邪。〔颂曰〕续传信方著张仲景青木香丸，主阳衰诸不足。用昆仑青木香、六路诃子皮各二十两，捣筛，糖和丸梧子大。每

〔一〕面：此下疑脱「裹」字。
〔二〕引：政和本草卷六及千金翼卷二木香条俱作「行」。
〔三〕主：原作「生」，今据汤液本草卷中木香条改，与本书本条主治文合。

空腹酒下三十丸，日再，其效尤速。郑驸马去沙糖用白蜜，加羚羊角十二两。用药不类古方，而云仲景，不知何从而得也？

【附方】旧二，新一十八〔一〕。

中气不省闭目不语，如中风状。南木香为末，冬瓜子煎湯灌下三錢。痰盛者，加竹沥、姜汁。　济生方。

气胀懒食即青木香丸，见发明下。热者牛乳下，冷者酒下。　圣惠方。

心气刺痛青木香一两，皂角炙一两，为末，糊丸梧桐子大，每湯服五十丸，甚效。　摄生方。

一切走注气痛不和。广木香，温水磨浓汁，入热酒调服。　简便方。

内钓腹痛木香、乳香、没药各五分，水煎服之。　阮氏小儿方。

小肠疝气青木香四两，酒三斤，煮过，每日饮三次。　孙天仁集效方。

气滞腰痛青木香、乳香各二錢，酒浸，饭上蒸，均以酒调服。　圣惠方。

耳卒聋闭昆仑真青木香一两切，以苦酒浸一夜，入胡麻油一合，微火煎，三上三下，以绵滤去滓，日滴三四次，以愈为度。　外台秘要。

耳内作痛木香末，以葱黄染鹅脂，蘸末深纳入耳中。　圣济录。

霍乱转筋腹痛。木香末一錢，木瓜汁一盏，入热酒调服。　圣济总录。

一切下痢不拘丈夫妇人小儿。木香一块，方圆一寸，黄连半两，二味用水半升同煎干，去黄连，薄切木香，焙干为末。分作三服：第一服橘皮湯下，二服陈米饮下，三服甘草湯下。此乃李景纯所传。有一妇人久痢将死，梦中观音授此方，服之而愈也。　孙兆秘宝方。

香连丸方方见黄连下。

肠风下血木香、黄连等分，为末，入肥猪大肠内，两头扎定，煮极烂，去药食肠。或连药捣为丸服。　刘松石保寿堂方。

小便浑浊如精状。木香、没药、当归等分，为末，以刺棘心自然汁和丸梧子大，每食前盐湯下三十丸。　普济方。

小儿阴肿小儿阳明经风热湿气相搏，阴茎无故肿，或痛缩，宜宽此一经自愈。广木香、枳壳麸炒二錢半，炙甘草二錢，水煎服。　曾氏小儿方。

小儿天行壮热头痛。木香六分，白檀香三分，为末，清水和服。仍温水调涂囟顶上取瘥。　圣惠方。

天行发斑赤黑色。青木香二〔二〕两，水二〔三〕升，煮一升服。　外台秘要〔四〕。

一切痈疽疮疖、疳瘻恶疮、下疰臁疮溃后，外伤风寒，恶汁臭

〔一〕八：原作「九」。除香连丸已见黄连条附方不计外，今按下新附方数改。
〔二〕二：原作「一」，今据大观、政和本草卷六木香条附方改，与外台卷三合。
〔三〕二：大观、政和本草卷六木香条附方同，外台卷三作「三」。
〔四〕外台秘要：大观、政和本草卷六木香条附方作「伤寒类要」。

败不敛，并主之。木香、黄连、槟榔等分，为末，油调频涂之〔一〕，取效。和剂局方。**恶蛇虺伤**青木香不拘多少，煎水服，效不可述。袖珍方。**腋臭阴湿**凡腋下、阴下湿臭，或作疮。青木香以好醋浸，夹于腋下、阴下。为末傅之。外台秘要。**牙齿疼痛**青木香末，入麝香少许，揩牙，盐汤漱之。圣济录。

甘松香 宋开宝

【释名】苦弥〔二〕哆音扯。〔时珍曰〕产于川西松州，其味甘，故名。金光明经谓之苦弥哆。

【集解】〔志曰〕广志云：甘松出姑臧、凉州〔三〕诸山，细叶，引蔓丛生，可合诸香及裛衣。〔颂曰〕今黔、蜀州郡及辽州亦有之。丛生山野，叶细如茅草，根极繁密，八月采之，作汤浴令人身香。

根　【气味】甘，温，无毒。〔好古曰〕平。

【主治】恶气，卒心腹痛满，下气。开宝　**黑皮䵟䵳，风疳齿䘌，野鸡痔**〔四〕。**得白芷、附子良。**藏器　**理元气，去气郁。**好古　**脚气膝浮，煎汤淋洗。**时珍

【发明】〔时珍曰〕甘松芳香能开脾郁，少加入脾胃药中，甚醒脾气。杜宝拾遗录云：寿禅师妙医术，作五香饮，更加别药，止渴兼补益最妙。一沈香饮，二丁香饮，三檀香饮，四泽兰饮，五甘松饮也。

【附方】新四。**劳瘵熏法**甘松六两，玄参一斤，为末，每日焚之。奇效方。**风疳虫牙**蚀肉至尽。甘松、腻

〔一〕油调频涂之：局方卷八槟榔散作「每用干贴疮上」。
〔二〕苦弥：金光明最胜王经卷七作「弭苦」。下同。
〔三〕州：原作「洲」，今据大观、政和本草卷九甘松香条改。
〔四〕痔：政和本草卷九甘松香条同。自巢源五痔至活人事证方之二十一痔，未见有野鸡痔之名。政和本草中除本条及鲼鱼条外，余俱作「病」。其作「野鸡病」者，有楸木皮、山菌子等条。作「外野鸡病」者，有鸟烂死蚕、壁钱等条。作「五野鸡病」者，有益奶草、象豆、衣中故绵絮、狨兽、蛇婆等条。其非为痔之一种可知。濒湖将益奶草、象豆、狨兽、楸木皮等条之「野鸡病」径改为「痔」，极确。盖野鸡名雉，雉痔音同，俗讳言痔，遂呼为野鸡病。本条及鲼鱼条「痔」字，非传抄之误，即后人臆改。应据改为「病」。

粉各二錢半，卢会半两，猪肾一对，切炙为末，夜漱口后贴之，有涎吐出。圣济总录。**肾虚齿痛**甘松、硫黄等分，为末，泡湯漱之，神效。经效济世方。**面䵟风疮**香附子、甘松各四两，黑牵牛半斤，为末，日用洗面。妇人良方。

山柰 纲目

【释名】山辣纲目**三柰**〔时珍曰〕山柰俗讹为三柰，又讹为三赖，皆土音也。或云：本名山辣，南人舌音呼山为三，呼辣如赖，故致谬误。其说甚通。

【集解】〔时珍曰〕山柰生广中，人家栽之。根叶皆如生姜，作樟木香气。土人食其根如食姜，切断暴干，则皮赤黄色，肉白色。古之所谓廉姜，恐其类也。段成式酉阳杂俎云：柰只出拂林国，苗〔一〕长三四尺，根大如鸭卵，叶似蒜，中心抽条甚长，茎端有花六出，红白色，花心黄赤，不结子，其草冬生夏死。取花压油，涂身去风气。按此说颇似山柰，故附之。

根【气味】辛，温，无毒。

【主治】暖中，辟瘴疠恶气，治心腹冷气痛，寒湿霍乱，风虫牙痛。入合诸香用。时珍

【附方】新六。**一切牙痛**三柰子一錢，面包煨熟，入麝香二字，为末。随左右嗃一字入鼻内，口含温水漱去，神效。名海上一字散。普济方。**风虫牙痛**仁存方：用山柰为末，铺纸上卷作筒，烧灯吹灭，乘热和药吹入鼻内，痛即止。摄生方：用肥皂一个去穰，入山柰、甘松各三分，花椒、食盐不拘多少，填满，面包煅红，取研，日用擦牙漱去。**面上雀斑**三柰子、鹰粪、密陀僧、蓖麻子等分，研匀，以乳汁调之，夜涂旦洗去。**醒头去屑**三柰、甘松香、零陵香一錢，樟脑二分，滑石半两，为末，夜擦旦篦去。水云录。**心腹冷痛**三柰、丁香、当归、甘草等分，为末，醋糊丸梧子大。每服三十丸，酒下。集简方。

〔一〕苗：原脱，今据酉阳杂俎前集卷十八补。

廉姜拾遗

【释名】姜汇〔一〕纲目 蔟葰音族绥。

【集解】〔弘景曰〕杜若苗似廉姜。〔藏器曰〕廉姜似姜，生岭南、剑南，人多食之。〔时珍曰〕按异物志云：生沙石中，似姜，大如螺，气猛近于臭。南人以为齑，其法削〔二〕皮，以黑梅及盐汁渍之，乃成也。又郑樵云：廉姜似山姜而根大。

【气味】辛，热，无毒。

【主治】胃中冷，吐水，不下食。藏器 温中下气，消食益智。时珍

杜若本经上品

〔校正〕并入图经外类山姜。

【释名】杜衡本经 杜莲别录 若芝别录 楚衡广雅 獛子姜獛音爪。药性论。山姜别录云：一名白莲，一名白芩。〔颂曰〕此草一名杜衡，而草部中品自有杜衡条，即尔雅所谓土卤者也。杜若，即广雅所谓楚衡者也。其类自别，古人多相杂引用。故九歌云：采芳洲兮杜若。离骚云：杂杜衡与芳芷。王逸辈皆不分别，但云香草，故二名相混。古方或用，今人罕使，故少有识者。

【集解】〔别录曰〕杜若生武陵川泽及冤句，二月、八月采根曝干。〔弘景曰〕今处处有之。叶似姜而有文理，根似高良姜而细，味辛香。又绝似旋覆根，殆欲相乱，叶小异尔。楚辞云，山中人兮芳杜若，是矣。〔恭曰〕今江湖多有之，生阴地，苗似廉姜，根似高良姜，全少辛味。陶云，似旋覆根者，即真杜若也。〔保昇曰〕苗似山姜，花黄赤〔三〕子赤，大如

〔一〕姜汇：按文选卷五吴都赋云：「姜汇非一」。刘渊林注引异物志，似于姜汇之外，别举「蔟，一名廉姜」，以证明姜类非一。濒湖竟合二为一。

〔二〕削：原作「陈」，今据文选卷五吴都赋刘渊林注引异物志文改。

〔三〕赤：原脱，今据大观、政和本草卷七杜若条补。

棘子，中似豆蔻。今出岭南、硖州〔一〕者甚好。范子计然云：杜衡、杜若出南郡、汉中，大者大善。〔颂曰〕卫州一种山姜，茎叶如姜，开紫花，不结子，八月采根入药。〔时珍曰〕杜若人无识者，今楚地山中时有之。山人亦呼为良姜，根似姜，味亦辛。甄权注豆蔻所谓獯子姜，苏颂图经外类所谓山姜，皆此物也。或又以大者为高良姜，细者为杜若。唐时峡州贡之。

【修治】〔敩曰〕凡使勿用鸭喋草根，真相似，只是味效不同。凡采得根，以刀刮去黄赤皮，细锉，用三重绢袋阴干。临使以蜜浸一夜，漉出用。

根　【气味】辛，微温，无毒。〔之才曰〕得辛夷、细辛良，恶柴胡、前胡。〔苏颂曰〕山姜：辛，平，有小毒。

【主治】胸胁下逆气，温中，风入脑户，头肿痛，多〔二〕涕泪出〔三〕。久服益精明目轻身。令人不忘〔四〕。本经　治眩倒目䀮䀮，止痛，除口臭气。别录　山姜：去皮间风热，可作煠汤。又主暴冷，及胃中逆冷，霍乱腹痛。苏颂

【发明】〔时珍曰〕杜若乃神农上品，治足少阴、太阳诸证要药，而世不知用，惜哉。

山姜 拾遗〔五〕

【释名】美草〔弘景曰〕东人呼为山姜，南人呼为美草。〔时珍曰〕与杜若之山姜，名同物异也。

【集解】〔藏器〔六〕曰〕山姜根及苗，并如姜而大，作樟木臭，南人食之。又有獯子姜，黄色而紧，辛辣，破血气

〔一〕硖州：大观、政和本草卷七杜若条同，即峡州。
〔二〕多：原脱，今据大观、政和本草卷七及千金翼卷二杜若条补。
〔三〕出：同上。
〔四〕令人不忘：大观、政和本草卷七杜若条俱作墨字，认为别录文。
〔五〕拾遗：原作「药性」，今据大观、政和本草卷二十三豆蔻条改。
〔六〕藏器：原作「权」，今据大观、政和本草卷二十三豆蔻条改。

殊强于此姜。〔颂曰〕山姜出九眞交趾，今闽广皆有之。刘恂岭表录异云：茎叶皆姜也，但根不堪食。亦与豆蔻花相似，而微小尔。花生叶间，作穗如麦粒，嫩红色。南人取其未大开者，谓之含胎花，以盐水淹藏入甜糟中，经冬如琥珀色，辛香可爱，用为鲙，无以加矣。又以盐杀治暴干者，煎湯服之，极除冷气，甚佳。〔时珍曰〕山姜生南方，叶似姜，花赤色甚辛，子似草豆蔻，根如杜若及高良姜。今人以其子伪充草豆蔻，然其气甚猛烈。

根〔气味〕辛，热，无毒。〔主治〕腹中冷痛，煮服甚效。作丸散服，辟谷止饥。弘景　**去恶气，温中，中恶霍乱，心腹冷痛，功用如姜。**藏器〔一〕

花及子〔气味〕辛，温，无毒。〔主治〕调中下气，破冷气作痛，止霍乱，消食，杀酒毒。大明

高良姜 别录中品

〔校正〕并入开宝本草红豆蔻。

【释名】蛮姜纲目　**子名红豆蔻**　〔时珍曰〕陶隐居言此姜始出高良郡，故得此名。按高良，即今高州也。汉为高凉县，吴改为郡。其山高而稍凉，因以为名，则高良当作高凉也。

【集解】〔弘景〔二〕曰〕出高良郡，二月、三月采根。形气与杜若相似，而叶如山姜。〔恭曰〕出岭南者，形大虚软，生江左者细紧，亦不甚辛，其实一也〔三〕。今人呼细者为杜若，大者为高良姜，亦非也。〔颂曰〕今岭南诸州及黔、蜀皆有之，内郡虽有而不堪入药。春生茎叶如姜苗而大，高一二尺许。花红紫色，如山姜花。〔珣曰〕红豆蔻生南海诸谷，高良姜子也。其苗如芦，其叶如姜，花作穗，嫩叶卷之而生，微带红色。嫩者入盐，累累作朵不散落，须以朱槿花染令色深。善醒醉，解酒毒，无他要使也。〔时珍曰〕按范成大桂海志云：红豆蔻花丛生，叶瘦如碧芦，春末始发。初开花抽一干，有大箨包之，箨拆花见。一穗数十蕊，淡红鲜妍，如桃杏花色。蕊重则下垂如葡萄，又如火齐璎珞及剪彩鸾枝之状。每蕊有心两瓣，人比之连理也。其子亦似草豆蔻。

〔一〕藏器：原作「甄权」，今据大观、政和本草卷二十三豆蔻条改。
〔二〕弘景：原作「时珍」，今据大观、政和本草卷九高良姜条改。
〔三〕也：原作「色」，据改同上。

【修治】〔时珍曰〕高良姜、红豆蔻，并宜炒过入药。亦有以姜同吴茱萸、东壁土炒过入药用者。

根〔气味〕辛，大温，无毒。〔志曰〕辛、苦，大热，无毒。〔张元素曰〕辛，热，纯阳，浮也。入足太阴、阳明经。

〔主治〕**暴冷，胃中冷逆，霍乱腹痛。**别录 **下气益声，好颜色。煮饮服之，止痢。**藏器 **治风破气，腹内久冷气痛，去风冷痹弱。**甄权 **转筋泻痢，反胃呕食**〔一〕，**解酒毒，消宿食。**大明 **含块咽津，治忽然恶心，呕清水，逡巡即瘥。若口臭者，同草豆蔻为末，煎饮。**苏颂 **健脾胃，宽噎膈，破冷癖，除瘴疟。**时珍

〔发明〕〔杨士瀛曰〕噫逆胃寒者，高良姜为要药，人参、茯苓佐之，为其温胃，解散胃中风邪也。〔时珍曰〕十全〔二〕方言：心脾冷痛，用高良姜，细剉微炒为末〔三〕，米饮服一錢，立止。太祖高皇帝御制周颠仙碑文，亦载其有验云。又秽迹佛有治心口痛方云：凡男女心口一点痛者，乃胃脘有滞或有虫也。多因怒及受寒而起，遂致终身。俗言心气痛者，非也。用高良姜以酒洗七次焙研，香附子以醋洗七次焙研，各记收之。病因寒得，用姜末二錢，附末一錢；因怒得，用附末二錢，姜末一錢；寒怒兼有，各一錢半，以米饮加入生姜汁一匙，盐一捻，服之立止。韩飞霞医通书亦称其功云。

〔附方〕旧三，新十〔四〕。**霍乱吐利** 火炙高良姜令焦香。每用五两，以酒一升，煮三四沸，顿服。亦治腹痛中〔五〕恶。外台。**霍乱腹痛** 高良姜一两剉，以水三大盞，煎二盞半，去滓，入粳米一〔六〕合，煮粥食之，便止。圣惠方。**霍乱呕甚**不止。用高良姜生剉二錢，大枣一枚，水煎冷服，立定。名冰壶湯。普济方。**脚气欲吐**〔苏恭曰〕凡患脚气人，每旦饱食，午后少食，日晚不食。

〔一〕呕食：原脱，今据大观、政和本草卷九高良姜条补。
〔二〕十全：原作「孙思邈千金」。检千金无此方。此方见大观、政和本草卷九高良姜条，引自「十全方」。「十全」因形近误为「千金」，濒湖又加「孙思邈」三字，今据改。
〔三〕末：原作「漠」，今据大观、政和本草卷九高良姜条附方改。以下「漠」字，一律径改为「末」，不再加注。
〔四〕十：原作「八」，今按下新附方数改。
〔五〕中：外台卷六及大观、政和本草卷九高良姜条附方俱作「气」。
〔六〕一：圣惠方卷九十六及大观、政和本草卷九高良姜条附方俱作「二」。

若饥，可食豉粥。若觉〔一〕不消，欲致霍乱者。即以高良姜一两，水三升，煮一升，顿服尽，即消。若卒无者，以母姜一两代之，清酒煎服。虽不及高良姜，亦甚效也。**心脾冷痛**高良姜丸：用高良姜四两，切片，分作四分：一两用陈廪米半合，炒黄去米；一两用陈壁土半两，炒黄去土；一两用巴豆三十四个，炒黄去豆；一两用斑蝥三十四个，炒黄去蝥。吴茱萸一两，酒浸一夜，同姜再炒，为末，以浸茱酒打糊丸梧子大，每空心姜汤下五十丸。永类钤方：用高良姜三钱，五灵脂六钱，为末。每服三钱，醋汤调下。**养脾温胃**去冷消痰，宽胸下气，大治心脾疼及一切冷〔二〕物所〔三〕伤。用高良姜、干姜等分，炮研末，面糊丸梧子大，每食后橘皮汤下十五丸。妊妇勿服。和剂局方。**脾虚寒疟**寒多热少，饮食不思。用高良姜麻油炒、干姜炮各一两，为末。每服五钱，用猪胆汁调成膏子，临发时热酒调服。以胆汁和丸，每服四十丸，酒下亦佳。吴开内翰，政和丁酉居全椒县，岁疟大作，用此救人以百计。张大亨病此，甚欲致仕，亦服之愈。大抵寒发于胆，用猪胆引二姜入胆，去寒而燥脾胃，一寒一热，阴阳相制，所以作效也。一方：只用二姜半生半炮各半两，穿山甲炮三钱，为末。每服二钱，猪肾煮酒下。朱氏集验方。**妊妇疟疾**先因伤寒变成者。用高良姜三钱剉，以豮猪胆汁浸一夜，东壁土炒黑，去土，以肥枣肉十五枚，同焙为末。每用三钱，水一盏，煎热，将发时服，神妙。永类钤方。**暴赤眼痛**以管吹良姜末入鼻取嚏，或弹出鼻血，即散。谈野翁试验方。**风牙痛肿**高良姜二寸，全蝎焙一枚，为末掺之，吐涎，以盐汤漱口。此乃乐清丐者所传。鲍季明病此，用之果效。王璆百一选方。**头痛搐鼻**高良姜生研频搐。普济方。

红豆蔻开宝

〔气味〕辛，温，无毒。〔权曰〕苦、辛，多食令人舌粗，不思饮食。〔时珍曰〕辛热，阳也，浮也。入手、足太阴经。生生编云。最能动火伤目致衄，食料不宜用之。

〔主治〕肠虚水泻，心腹绞〔四〕痛，霍乱呕吐酸水，解酒毒。志〔五〕冷气腹痛，消瘴雾毒气，去宿食，温腹肠，

〔一〕觉：大观、政和本草卷九高良姜条俱作「瞑」。
〔二〕冷：原脱，今据局方卷三·二姜圆补。
〔三〕所：同上。
〔四〕绞：大观、政和本草卷九红豆蔻条俱作「搅」。
〔五〕志：原作「藏器」，今据大观、政和本草卷九红豆蔻条改。

吐泻痢疾。甄权 治噎膈反胃，虚疟寒胀，燥湿散寒。时珍 〔发明〕〔时珍曰〕红豆蔻李东垣脾胃药中常用之，亦取其辛热芳香，能醒脾温肺、散寒燥湿、消食之功尔。若脾肺素有伏火者，切不宜用。〔附方〕新一。

风寒牙痛 红豆蔻为末，随左右以少许搐鼻中，并掺牙取涎。或加麝香。卫生家宝方。

豆蔻 别录上品

〔校正〕自果部移入此。

【释名】草豆蔻 开宝 漏蔻 异〔一〕物志 草果 郑樵通志 〔宗奭曰〕豆蔻，草豆蔻也。此是对肉豆蔻而名。若作果，则味不和。前人编入果部，不知有何义意？花性热，淹至京师，味微苦不甚美，干则色淡紫。为能消酒毒，故为果尔。〔时珍曰〕按扬雄方言云：凡物盛多曰蔻。豆蔻之名，或取此义。豆象形也。南方异物志作漏蔻，盖南人字无正音也。今虽不专为果，犹入茶食料用，尚有草果之称焉。金光明经三十二品香药：谓之苏乞〔二〕迷罗（细）〔三〕。

【集解】〔别录曰〕豆蔻生南海。〔恭曰〕苗似山姜，花黄白色，苗根及子亦似杜若。〔颂曰〕草豆蔻今岭南皆有之。苗似芦，其叶似山姜、杜若辈，根似高良姜。二月开花作穗房，生于茎下，嫩叶卷之而生，初如芙蓉花，微红，穗头深红〔四〕色。其叶渐展〔五〕，花渐出，而色渐淡，亦有黄白色者。南人多采花以当果，尤贵其嫩者。并穗入盐同淹治，叠叠作朵不散。又以木槿花同浸，欲其色红尔。其结实若龙眼子而锐，皮无鳞甲，皮中子如石榴瓣，夏月熟时采之暴干。根苗微作樟木香，根茎子并辛香。〔珣曰〕豆蔻生交趾。其根似益智，皮壳小厚。核如石榴而辛香，叶如芄兰而小。三月采其叶，细破阴干用，味近苦而有甘。〔时珍曰〕草豆〔六〕蔻、草果虽是一物，然微有不同。今建宁所产豆蔻，大如龙眼而形微长，其皮黄白薄而棱峭，其仁大如缩砂仁而辛香气和。滇广所产草果，长大如诃子，其皮黑厚而棱密，其子粗而辛臭，正如斑蝥之

〔一〕异：原作「草」，按本段，时珍曰：「南方异物志作漏蔻」。因据改。
〔二〕乞：金光明最胜王经卷七作「泣」。
〔三〕细：按金光明最胜王经卷七「细」字乃指豆蔻而言，作「细豆蔻」，今加括号。
〔四〕红：原脱，今据大观、政和本草卷二十三豆蔻条补。
〔五〕展：原作「广」，今据大观、政和本草卷二十三豆蔻条改。
〔六〕豆：原作「草」，今从张本改。

气。彼人皆用芼茶及作食料，恒用之物。广人取生草蔻入梅汁，盐渍令红，暴干荐酒，名红盐草果。其初结小者，名鷃哥舌。元朝饮膳，皆以草果为上供。南人复用一种火杨梅伪充草豆蔻，其形圆而粗，气味辛猛而不和，人亦多用之，或云即山姜实也，不可不辨。

【修治】〔敩曰〕凡使须去〔一〕蒂，取向里子及皮，用茱萸同于鏊上缓炒，待茱萸微黄黑，即去茱萸，取草豆蔻皮及子杵用之。〔时珍曰〕今人惟以面裹糖火煨熟，去皮用之。

仁

〔气味〕辛，温，涩，无毒。〔好古曰〕大辛热，阳也，浮也。入足太阴、阳明经。

〔主治〕**温中，心腹痛，呕吐，去口臭气。**别录 **下气，止霍乱，一切冷气，消酒毒。**开宝 **调中补胃，健脾消食，去客寒，心与胃痛。**李杲 **治瘴疠寒疟，伤暑吐下泄痢，噎膈反胃，痞满吐酸，痰饮积聚，妇人恶阻带下，除寒燥湿，开郁破气，杀鱼肉毒。制丹砂。**时珍

〔发明〕〔弘景曰〕豆蔻辛烈甚香，可常食之。其五和糁中物，皆宜人〔二〕。豆蔻、廉姜、枸橼、甘蕉、麂目是也。〔宗奭曰〕草豆蔻气味极辛微香，性温而调散冷气甚速。虚弱不能饮食者，宜此与木瓜、乌梅、缩砂、益智、曲糵、甘草、生姜同用也。〔杲曰〕风寒客邪在胃口之上，当心作疼者，宜煨熟用之。〔震亨曰〕草豆蔻性温，能散滞气，消〔三〕膈上痰。若明知身受寒邪，口食寒物，胃脘作疼，方可温散，用之如鼓应桴。或湿痰郁结成病者，亦效。若热郁者不可用，恐积温成热也。必用卮子之剂。〔时珍曰〕豆蔻治病，取其辛热浮散，能入太阴阳明，除寒燥湿，开郁化食之力而已。南地卑下，山岚烟瘴，饮啖酸咸，脾胃常多寒湿郁滞之病。故食料必用，与之相宜。然过多亦能助脾热伤肺损目。或云：与知母同用，治瘴疟寒热，取其一阴一阳无偏胜之害。盖草果治太阴独胜之寒，知母治阳明独胜之火也。

〔附方〕旧一，新九。

心腹胀满短气。用草豆蔻一两，去皮为末，以木瓜生姜汤，调服半钱。千金方。

胃弱呕逆不食。用草豆

〔一〕去：原作「用」，义正相反，今据大观、政和本草卷二十三豆蔻条改。

〔二〕人：原作「久」，今据大观、政和本草卷二十三豆蔻条改。

〔三〕消：原作「则」，今从张本改。

蔻仁二枚，高良姜半两，水一盏，煮取汁，入生姜汁半合，和白面作拨刀，以羊肉臛汁煮熟，空心食之。普济。**霍乱烦渴**草豆蔻、黄连各一錢半，乌豆五十粒，生姜三片，水煎服之。圣济总录。**虚疟自汗**不止。用草果一枚，面裹煨熟，连面研，入平胃散二錢，水煎服。经效济世方。**气虚瘴疟**热少寒多，或单寒不热，或虚热不寒。用草果仁、熟附子等分，水一盏，姜七片，枣一枚，煎半盏服。名果附湯。济生方。**脾寒疟疾**寒多热少，或单寒不热，或大便泄而小便多，不能食。用草果仁、熟附子各二錢半，生姜七片，枣肉二枚，水三盏，煎一盏，溫服。医方大成。**脾肾不足**草果仁一两，以舶茴香一两炒香，去茴不用；吴茱萸湯泡七次，以破故纸一两炒香，去故纸不用；胡卢巴一两，以山茱萸一两炒香，去茱萸不用。右三味为散，酒糊丸梧子大。每服六十丸，盐湯下。百一选方。**赤白带下**连皮草果一枚，乳香一小块，面裹煨焦黄，同面研细。每米饮服二錢，日二服。卫生易简方。**香口辟臭**豆蔻、细辛为末，含之。肘后方。**脾痛胀满**草果仁二个，酒煎服之。直指方。

花〔气味〕辛，热，无毒。〔主治〕下气，止呕逆，除霍乱，调中补胃气，消酒毒。大明

白豆蔻 宋开宝

【释名】多骨。

【集解】〔志〔一〕曰〕白豆蔻出伽古罗国，呼为多骨。其草形如芭蕉，叶似杜若，长八九尺而光滑，冬夏不凋，花浅黄色，子作朵如葡萄，初出微青，熟则变白，七月采之。〔颂曰〕今广州、宜州亦有之，不及番舶来者佳。〔时珍曰〕白豆蔻子圆大如白牵牛子，其壳白厚，其仁如缩砂仁，入药去皮炒用。

〔一〕志：原作「藏器」。大观、政和本草卷九白豆蔻条末注「今附」，为开宝马志等所增，因据改。志等此段文，引自酉阳杂俎前集卷十八白豆蔻条。

仁【气味】辛，大温，无毒。〔好古〕大辛热，味薄气厚，轻清而升，阳也，浮也。入手太阴经。

【主治】积冷气，止吐逆反胃，消谷下气。开宝 散肺中滞气，宽膈进食，去白睛翳膜。李杲 补肺气，益脾胃，理元气，收脱气。好古 治噎膈，除疟疾寒热，解酒毒。时珍

【发明】〔颂曰〕古方治胃冷，吃食即欲吐，及呕吐六物湯，皆用白豆蔻，大抵主胃〔一〕冷，即相宜也。〔元素〔二〕曰〕白豆蔻气味俱薄，其用有五：专入肺经本药，一也；散胸中滞气，二也；去感寒腹痛，三也；温暖脾胃，四也；治赤眼暴发，去太阳经目内大眦红筋，用少许，五也。〔时珍曰〕按杨士瀛云：白豆蔻治脾虚疟疾，呕吐寒热，能消能磨，流行三焦，营卫一转，诸证自平。

【附方】旧一，新四。**胃冷恶心**凡食即欲吐。用白豆蔻子三枚，捣细，好酒一盏，温服，并饮数服〔三〕佳。张文仲备急方。**人忽恶心**多嚼白豆蔻子最佳。肘后方。**小儿吐乳**胃寒者。白豆蔻仁十四个，缩砂仁十四个，生甘草二錢，炙甘草二錢，为末，常掺入儿口中。危氏得效方。**脾虚反胃**白豆蔻、缩砂仁各二两，丁香一两，陈廪米一升，黄土炒焦，去土研细，姜汁和丸梧子大。每服百丸，姜湯下。名太仓丸。济生方。**产后呃逆**白豆蔻、丁香各半两，研细，桃仁湯服一錢，少顷再服。乾坤生意。

缩砂蔤〔四〕宋开宝

【释名】〔时珍曰〕名义未详。藕下白蒻多蔤，取其密藏之意。此物实在根下，仁藏壳内，亦或此意欤。

【集解】〔珣曰〕缩砂蔤生西海及西戎等地，波斯诸国。多从安东道来。〔志曰〕生南地。苗似廉姜，子形如白豆

〔一〕主胃：原作「胃主」，今据大观、政和本草卷九白豆蔻条改。
〔二〕元素：原作「恭」。按白豆蔻宋开宝始著录，不当有唐苏恭之注。观本书耆、术、芩、连等条凡言其用有几者，俱为元素所说，因据改。
〔三〕数服：大观、政和本草卷九白豆蔻条作「三两盏」。
〔四〕砂蔤：大观、政和本草卷九作「沙蜜」。

蔻，其皮紧厚而皱，黄赤色，八月采之。〔颂曰〕今惟岭南山泽间有之。苗茎似高良姜，高三四尺。叶青〔一〕，长八九寸，阔半寸已来。三月、四月开花在根下，五六月成实，五七十枚作一穗，状似益智而圆，皮紧厚而皱，有粟纹，外有细刺，黄赤色。皮间细子一团，八隔，可四十余粒，如大黍米，外微黑色，内白而香，似白豆蔻仁。七月、八月采之，辛香可调食味，及蜜煎糖缠用。

仁 **【气味】**辛，温，涩，无毒。〔权曰〕辛、苦。〔藏器曰〕酸。〔珣曰〕辛、咸，平。得诃子、豆蔻、白芜荑、鳖甲良。〔好古曰〕辛，温，阳也，浮也。入手足太阴、阳明、太阳、足少阴七经。得白檀香、豆蔻为使，入肺；得人参、益智为使，入脾；得黄檗、茯苓为使，入肾；得赤白石脂为使，入大小肠也。

【主治】虚劳冷泻，宿食不消，赤白泄痢，腹中虚痛下气。开宝 **主冷气腹〔二〕痛，止休息气痢劳损，消化水谷，温暖脾胃〔三〕。**甄权 **上气咳嗽，奔豚鬼疰，惊痫邪气。**藏器 **一切气，霍乱转筋。能起酒香味。**大明 **和中行气，止痛安胎。**杨士瀛 **治脾胃气结滞不散。**元素 **补肺醒脾，养胃益肾，理元气，通滞气，散寒饮胀痞，噎膈呕吐，止女子崩中，除咽喉口齿浮热，化铜铁骨哽。**时珍

【发明】〔时珍曰〕按韩孞医通云：肾恶燥，以辛润之。缩砂仁之辛，以润肾燥。又云：缩砂属土，主醒脾调胃，引诸药归宿丹田。香而能窜，和合五脏冲和之气，如天地以土为冲和之气，故补肾药用同地黄丸蒸，取其达下之旨也。又化骨食草木药及方士炼三黄皆用之，不知其性何以能制此物也？

【附方】旧三〔四〕，新一十三〔五〕。**冷滑下痢**不禁虚羸。用缩砂仁熬为末，以羊子肝薄切掺之，瓦上焙干为末，

〔一〕青：原脱，今据大观、政和本草卷九缩沙蜜条补。
〔二〕腹：同上。
〔三〕脾胃：原作「肝肾」，今据大观、政和本草卷九缩沙蜜条改。
〔四〕三：原作「二」，今按下旧附方数改。
〔五〕三：原作「四」，今按下新附方数改。

入干姜末等分，饭丸梧子大。每服四〔一〕十丸，白汤下，日二服。　又方：缩砂仁、炮附子、干姜、厚朴、陈橘皮等分，为末，饭丸梧子大。每服四十丸，米饮下，日二服。　并药性论。**大便泻血**三代相传者。缩砂仁为末，米饮热服二钱，以愈为度。　十便良方。**小儿脱肛**缩砂去皮为末，以猪腰子一片，批开擦末在内，缚定，煮熟与儿食，次服白矾丸。如气逆肿喘者，不治。　保幼大全。**遍身肿满**阴亦肿者。用缩砂仁、土狗一个，等分，研，和老酒服之。　直指方。**痰气膈胀**砂仁捣碎，以萝卜汁浸透，焙干为末。每服一二钱，食远沸汤服。　简便方。**上气咳逆**砂仁洗净炒研、生姜连皮等分，捣烂，热酒食远泡服。　简便方。**子痫昏冒**缩砂和皮炒黑，热酒调下二钱。不饮者，米饮下。此方安胎止痛皆效，不可尽述。　温隐居方。**妊娠胎动**偶因所触，或跌坠伤损，致胎不安，痛不可忍者。缩砂熨斗内炒热，去皮用仁，捣碎。每服二钱，热酒调下。须臾觉腹中胎动处〔二〕极热，即胎已安矣。神效。　孙尚药方。**妇人血崩**新缩砂仁，新瓦焙研末，米饮服三钱。　妇人良方。**热拥咽痛**缩砂壳为末，水服一钱。　戴原礼方。**牙齿疼痛**缩砂常嚼之良。　直指方。**口吻生疮**缩砂壳煅研，擦之即愈。此蔡医博秘方也。　黎居士简易方。**鱼骨入咽**缩砂、甘草等分，为末，绵裹含之咽汁，当随痰出矣。　王璆百一选方。**误吞诸物**金银铜钱等物不化者，浓煎缩砂汤饮之，即下。　危氏得效方。**一切食毒**缩砂仁末，水服一二钱。　事林广记。

益智子 宋开宝

【释名】〔时珍曰〕脾主智，此物能益脾胃故也，与龙眼名益智义同。按苏轼记云：海南产益智，花实皆长穗，而分为三节。观其上中下节，以候早中晚禾之丰凶。大丰则皆实，大凶皆不实，罕有三节并熟者。其为药只治水，而无益于智，其得此名，岂以其知岁耶？此亦一说也，终近穿凿。

〔一〕四：大观、政和本草卷九缩沙蜜条作「五」。

〔二〕处：原脱，今据大观、政和本草卷九缩沙蜜条附方补。

【集解】〔藏器曰〕益智出昆仑及交趾国，今岭南州郡往往有之。顾微广州记云：其叶似蘘荷，长丈余。其根上有小枝，高八九寸〔一〕，无华〔二〕萼〔三〕。茎如竹箭，子从心出。一枝有十子丛生，大如小枣。其中核黑而皮白，核小者佳，含之摄涎秽。或四破去核，取外皮蜜煮为粽〔四〕食，味辛。晋卢循遗刘裕益智粽，是此也。〔恭曰〔五〕〕益智子似连翘子头未开者，苗叶花根与豆〔六〕无别，惟子小尔。〔时珍曰〕按嵇含南方草木状云：益智二月花，连〔七〕着实，五六月熟。其子如笔头而两头尖，长七八分，杂五味中，饮酒芬芳，亦可盐曝及作粽食。观此则顾微言其无华者，误矣。今之益智子形如枣核，而皮及仁，皆似草豆蔻云。

仁　【气味】辛，温，无毒。

【主治】遗精虚漏，小便余沥，益气安神，补不足，安〔八〕三焦，调诸气。夜多小便者，取二十四枚碎，入盐同煎服，有奇验。志〔九〕治客寒犯胃，和中益气，及人多唾。李杲 益脾胃，理元气，补肾虚滑沥。好古 冷气腹痛，及心气不足，梦泄赤浊，热伤心系，吐血血崩诸证。时珍

【发明】〔刘完素曰〕益智辛热，能开发郁结，使气宣通。〔王好古曰〕益智本脾药，主君相二火。在集香丸则入

〔一〕寸：齐民要术卷十及御览九七二引广志俱作「寸」，大观、政和本草卷十四益智子条引苏颂图经亦作「寸」，惟引广志作「尺」。按既云小枝，自以作「寸」为是。

〔二〕华：齐民要术卷十引广志亦作「华」，大观、政和本草卷十四及御览九七二引广志俱作「叶」，大观、政和本草引苏颂图经作「叶华」二字。

〔三〕长文余……无华萼：此十四字齐民要术、御览及大观、政和本草引顾微广州记俱无，乃濒湖将广志文移并于此，而后文竟以言无华为顾微之误，顾当不任其咎。

〔四〕粽：大观、政和本草及御览引广州记俱作「粽」，齐民要术引作「糁」。按「糁」为「糂」之异体字。粽当作「粽」，即酱类，非角黍。详说文段注七篇上「糂」字注。

〔五〕恭曰：按益智子宋开宝始著录，不当有唐苏恭之注。此段文究从何处引来？待考。

〔六〕豆：此下疑脱「蔻」字。

〔七〕连：按百川学海本南方草木状卷中作「色若莲」三字，文义俱胜，似应据改。齐民要术卷十引作「色仍连」，当是「色似莲」之误。

〔八〕安：原作「利」，今据大观、政和本草卷十四益智子条改。

〔九〕志：原作「藏器」，据改同上。

肺，在四君子湯則入脾，在大凤髓丹则入肾，三藏互有子母相关之义。当于补药中兼用之，勿多服。〔时珍曰〕益智大辛，行阳退阴之药也，三焦、命门气弱者宜之。按杨士瀛直指方云：心者脾之母，进食不止于和脾，火能生土，当使心药入脾胃药中，庶几相得。故古人进食药中，多用益智，土中益火也。又按洪迈夷坚志云：秀川〔一〕进士陆迎，忽得吐血不止，气蹶惊颤，狂躁直视，至深夜欲投戶而出。如是两夕，遍用方药弗瘳。夜梦观音授一方，命但服一料，永除病根。梦觉记之，如方治药，其病果愈。其方：用益智子仁一两，生朱砂二錢，青橘皮五錢，麝香一錢，碾为细末。每服一錢，空心灯心湯下。

【附方】新八。**小便频数**脬气不足也。雷州益智子盐炒，去盐，天台乌药等分，为末，酒煮山药粉为糊，丸如梧子大。每服七十丸，空心盐湯下。名缩泉丸。朱氏集验方。**心虚尿滑**及赤白二浊。益智子仁、白茯苓、白术等分，为末。每服三錢，白湯调下。**白浊腹满**不拘男妇。用益智仁盐水浸炒，厚朴姜汁炒等分，姜三片，枣一枚，水煎服。永类钤方。**小便赤浊**益智子仁、茯神各二两，远志、甘草水煮各半斤，为末，酒糊丸梧子大，空心姜湯下五十丸。**腹胀忽泻**日夜不止，诸药不效，此气脱也。用益智子仁二两，浓煎饮之，立愈。危氏得效方。**妇人崩中**益智子炒碾细，米饮入盐，服一錢。产宝。**香口辟臭**益智子仁一两，甘草二錢，碾粉舐之。经验良方。**漏胎下血**益智仁半两，缩砂仁一两，为末。每服三錢，空心白湯下，日二服。胡氏济阴方。

荜茇 宋开宝

【释名】荜拨〔时珍曰〕荜拨当作荜茇，出南方草木状，番语也。陈藏器本草作毕勃，扶南传作逼拨，大明会典作毕茇。又段成式酉阳杂俎云：摩伽陀国呼为荜拨梨，拂林国呼为阿梨訶陀〔二〕。

【集解】〔恭曰〕荜拨生波斯国。丛生，茎叶似蒟酱，其子紧细，味辛烈于蒟酱。胡人将来，入食味用也。〔藏器曰〕其根名毕勃沒，似柴胡而黑硬。〔颂曰〕今岭南〔三〕有之，多生竹林內。正月发苗作丛，高三四尺，其茎如箸。叶青圆

〔一〕川：检今本夷坚志，尚未见到此条，志中屡言秀州，疑「川」为「州」字之误。
〔二〕陀：酉阳杂俎前集卷十八荜拨条作「咃」。
〔三〕南：此下原有「特」字，今据大观、政和本草卷九荜拨条删。

如葳蕤[一]，阔二三寸如桑，面光而厚。三月开花白色在表。七月结子如小指大，长二寸已来，青黑色，类椹子而长。九月收采[二]，灰[三]杀曝干。南人爱其辛香，或取叶生茹之。复有舶上来者，更辛香。〔时珍曰〕段成式言青州防风子可乱荜茇，盖亦不然。荜茇气味正如胡椒，其形长一二寸，防风子圆如胡荽子，大不相侔也。

【修治】〔斅曰〕凡使，去挺用头，以醋浸一宿，焙干，以刀刮去皮粟子令净乃用，免伤人肺，令人上气。

【气味】辛，大温，无毒。〔时珍曰〕气热味辛，阳也，浮也。入手足阳明经。然辛热耗散，能动脾肺之火，多用令人目昏，食料尤不宜之。

【主治】温中下气，补腰脚，杀腥气，消食，除胃冷，阴疝痃[四]癖。藏器 **霍乱冷气，心痛血气。**大明 **水泻虚痢，呕逆醋心，产后泄痢，与阿魏和合良。得诃子、人参、桂心、干姜，治脏腑虚冷肠鸣泄痢[五]，神效。**李珣 **治头痛鼻渊牙痛。**时珍

【发明】〔宗奭曰〕荜茇走肠胃，冷气呕吐心腹满痛者宜之。多服走泄眞气，令人肠虚下重。〔颂曰〕按唐太宗实录云：贞观中，上以气痢久未痊，服名医药不应，因诏访求其方。有卫士进黄牛乳煎荜茇方，御用有效。刘禹锡亦记其事云，后累试于虚冷者必效。〔时珍曰〕牛乳煎详见兽部牛乳下。荜茇为头痛鼻渊牙痛要药，取其辛热，能入阳明经散浮热也。

【附方】旧二，新八。

冷痰恶心荜茇一两，为末，食前用米湯服半钱。圣惠方。

暴泄身冷自汗，甚则欲呕，小便清，脉微弱，宜已寒丸治之。荜茇、肉桂各二钱半，高良姜、干姜各三钱半，为末，糊丸梧子大。每服三十丸，姜湯下。和剂局。

胃冷口酸流清水，心下连脐痛。用荜茇半两，厚朴姜汁浸炙一两，为末，入热鲫鱼肉，和丸绿豆

〔一〕如葳蕤：大观、政和本草卷九荜拨条俱无。
〔二〕采：原作「米」，今据大观、政和本草卷九荜拨条改。
〔三〕灰：原脱，今据大观、政和本草卷九荜拨条补。
〔四〕痃：同上。
〔五〕泄痢：同上。

大。每米饮下二十丸，立效。余居士选奇方。**瘴气成块**在腹不散。用荜茇一两，大黄一两，并生为末，入麝香少许，炼蜜丸梧子大，每冷酒服三十丸。永类钤方。**妇人血气**作痛，及下血无时，月水不调。用荜茇盐炒，蒲黄炒，等分为末，炼蜜丸梧子大。每空心温酒服三十丸，两服即止。名二神丸。陈氏方。**偏头风痛**荜茇为末，令患者口含温水，随左右痛，以左右鼻吸一字，有效。经验后〔一〕方。**鼻流清涕**荜茇末吹之，有效。卫生易简方。**风虫牙痛**荜茇末揩之，煎苍耳汤漱去涎。本草权度：用荜茇末、木鳖子肉，研膏化开，㗜鼻。圣济总录：用荜茇、胡椒等分，为末，化蜡丸麻子大，每以一丸塞孔中。

荜勃没〔气味〕**辛，温，无毒。**〔主治〕**五劳七伤，冷气呕逆，心腹胀满，食不消化，阴汗寒疝核肿，妇人内冷无子，治腰肾冷，除血气。**藏器

蒟酱 蒟音矩。　唐本草

【释名】蒟子广志 **土荜茇**食疗 **苗名扶留藤**〔二〕，**蒌叶**〔三〕〔时珍曰〕按嵇含云：蒟子可以调食，故谓之酱。乃荜茇之类也，故孟诜食疗谓之土荜茇。其蔓叶名扶留藤，一作扶榴，一作浮留，莫解其义。蒌则留字之讹也。

【集解】〔恭曰〕蒟酱生巴蜀中，蜀都赋所谓流味于番禺者。蔓生，叶似王瓜而厚大光泽，味辛香，实似桑椹，而皮黑肉白。西戎亦时将来，细而辛烈。交州、爱州人家多种之，蔓生，其子长大，苗名浮留藤。取叶合槟榔食之，辛而香也。〔颂曰〕今夔川〔四〕、岭南皆有之。昔汉武帝使唐蒙晓谕南越。越王食蒙以蒟酱，曰：西北牂牁江，广数里〔五〕，出番禺城下。武帝感之，遂开牂牁、越巂也。刘渊林注蜀都赋云：蒟酱缘木而生。其子如桑椹，熟时正青，长二三寸。以蜜及盐藏而

〔一〕后：原作「良」，今据大观、政和本草卷九荜拨条附方改。
〔二〕留藤：原作「恶士」。按下集解段，恭曰：「苗名扶留藤」。因据改。
〔三〕叶：原作「藤」。按下集解段，时珍曰：「其苗谓之蒌叶」。因据改。
〔四〕川：大观、政和本草卷九蒟酱条同。张本作「州」。似胜。
〔五〕西北牂牁江广数里：原作「此」，今据大观、政和本草卷九蒟酱条补订，否则下句即不易解。

食之，辛香。与苏恭所说大同小异。盖渊林所云乃蜀产，苏恭所云乃海南者尔。今惟贵荜茇而不尙蒟酱，故鲜有用者。〔李珣曰〕广州记云：出波斯国，实状若桑椹〔一〕，紫褐色者为上，黑者是老〔二〕不堪。然近多黑色，少见褐者。黔中亦有，形状滋味一般。〔时珍曰〕蒟酱，今两广、滇南及川南、渝、泸、威、茂、施诸州皆有之。其苗谓之蒌叶。蔓生依树，根大如箸。彼人食槟榔者，以此叶及蚌灰少许同嚼食之，云辟瘴疠，去胸中恶气。故谚曰：槟榔浮留，可以忘忧。其花实即蒟子也。按嵇含草木状云：蒟酱即荜茇也。生于番国者大而紫，谓之荜茇。生于番禺者小而青，谓之蒟子。本草以蒟易蒌子，非矣。蒌子一名扶留，其草形全不相同〔三〕。时珍窃谓蒟子蔓生，荜茇草生，虽同类而非一物，然其花实气味功用则一也。嵇氏以二物为一物，谓蒟子非扶留，盖不知扶留非一种也。刘歆期交州记云：扶留有三种：一名获扶〔四〕留，其根香美；一名扶留藤，其〔五〕味亦辛；一名南扶留，其叶青味辛是矣。今蜀人惟取蒌叶作酒曲，云香美。

【修治】〔敩曰〕凡采得后，以刀刮去粗皮，捣细。每五两〔六〕，用生姜自然汁五两拌之，蒸一日，曝干用。

根、叶、子　**【气味】辛，温，无毒。**〔时珍曰〕气热味辛，阳也，浮也。

【主治】下气温中，破痰积〔七〕。唐本　**咳逆上气，心腹虫痛，胃弱虚泻，霍乱吐逆，解酒食味。**李珣　**散结气，心腹冷痛，消谷。**孟诜　**解瘴疠，去胸中恶邪气，温脾燥热。**时珍

【附方】新一。**牙疼**　蒟酱、细辛各半两，大皂荚五铤，去子，每孔入青盐烧存性，同研末，频掺吐涎。御药院方。

〔一〕椹：原作「根」，今据大观、政和本草卷九蒟酱条改。

〔二〕老：此下原有「根」字，今据大观、政和本草卷九蒟酱条删。

〔三〕本草以……不相同：按植物名实图考卷二十五蒟酱条云：「今本（南方草木状）幷无此数语。唐本草始著蒟酱。嵇氏所谓本草，当在晋以前。抑时珍误引他人语耶？」

〔四〕扶：原脱，今据齐民要术卷十扶留条引交州记补。

〔五〕藤其：原作「其藤」，今据齐民要术卷十扶留条引交州记改。

〔六〕两：原作「钱」，今据大观、政和本草卷九蒟酱条改。

〔七〕积：原脱，今据大观、政和本草蒟酱条补。

肉豆蔻 宋开宝

【释名】肉果纲目 迦拘勒〔宗奭曰〕肉豆蔻对草豆蔻为名，去壳只用肉。肉油色者佳，枯白瘦虚者劣。〔时珍曰〕花实皆似豆蔻而无核，故名。

【集解】〔藏器曰〕肉豆蔻生胡国，胡名迦拘勒。大舶来即有，中国无之。其形圆小，皮紫紧薄，中肉辛辣。〔珣曰〕生昆仑，及大秦国。〔颂曰〕今岭南人家亦种之。春生苗，夏抽茎开花，结实似豆蔻，六月、七月采。〔时珍曰〕肉豆蔻花及实状虽似草豆蔻，而皮肉之颗则不同。颗外有皱纹，而内有斑缬纹，如槟榔纹。最易生蛀，惟烘干密封，则稍可留。

实 【修治】〔斅曰〕凡使，须以糯米粉熟湯搜裹豆蔻，于煻灰火中煨熟，去粉用。勿令犯铁[一]。

【气味】辛，温，无毒。〔权曰〕苦、辛。〔好古曰〕入手足阳明经。

【主治】温中，消食止泄，治积冷心腹胀痛，霍乱中恶，鬼气冷疰，呕沫冷气，小儿乳霍。开宝 调中下气，开胃，解酒毒，消皮外络下气。大明 治宿食痰饮，止小儿吐逆，不下乳，腹痛。甄权 主心腹虫痛，脾胃虚冷，气并冷热，虚泄赤白痢，研末粥饮服之。李珣 暖脾胃，固大肠。时珍

【发明】〔大明曰〕肉豆蔻调中下气，消皮外络下气，味珍，力更殊。〔宗奭曰〕亦善下气，多服则泄气，得中则和平其气。〔震亨曰〕属金与土，为丸温中补脾。日华子称其下气，以脾得补而善运化，气自下也。非若陈皮、香附之快泄。寇氏不详其实，遂以为不可服也。〔机曰〕痢疾[二]用此涩肠，为伤乳泄泻之要药。〔时珍曰〕土爱暖而喜芳香，故肉豆蔻之辛温，理脾胃而治吐利。

【附方】旧一，新七[三]。

暖胃除痰 进食消食。肉豆蔻二个，半夏姜汁炒五錢，木香二錢半，为末，蒸饼丸芥子

〔一〕铁：大观、政和本草卷九肉豆蔻条俱作「铜」。

〔二〕疾：原作「痰」，今详上下文义改。

〔三〕七：原作「六」，今按下新附方数改。

大，每食后津液下五丸、十丸。普济。**霍乱吐利**肉豆蔻为末，姜湯服一錢。普济方。**久泻不止**肉豆蔻煨一两，木香二錢半，为末，枣肉和丸，米饮服四五十丸。又方：肉豆蔻煨一两，熟附子七錢，为末糊丸，米饮服四五十丸。又方：肉豆蔻煨，粟壳炙，等分为末，醋糊丸，米饮服四五十丸。并百一选方。**老人虚泻**肉豆蔻三錢，面裹煨熟，去面研，乳香一两，为末，陈米粉糊丸梧子大。每服五七十丸，米饮下。此乃常州侯教授所传方。瑞竹堂方。**小儿泄泻**肉豆蔻五錢，乳香二錢半，生姜五片，同炒黑色，去姜，研为膏收，旋丸绿豆大。每量大小，米饮下。全幼心鉴。**脾泄气痢**豆蔻一颗，米醋调面裹，煨令焦黄，和面研末。更以榄子炒研末一两，相和。又以陈廪米炒焦，为末和匀。每以二錢煎作饮，调前二味三錢，旦暮各一服，便瘥。续传信方。**冷痢腹痛**不能食者。肉豆蔻一两去皮，醋和面裹煨，捣末。每服一錢，粥饮调下。圣惠方。

补骨脂宋开宝

【释名】**破故纸**开宝**婆固脂**药性论。**胡韭子**日华。〔时珍曰〕补骨脂言其功也。胡人呼为婆固脂，而俗讹为破故纸也。胡韭子，因其子之状相似，非胡地之韭子也。

【集解】〔志曰〕补骨脂生岭[一]南诸州及波斯国。〔颂曰〕今岭外山坂间多有之，四川合州亦有，皆不及番舶者佳。茎高三四尺，叶小似薄荷，花微紫色，实如麻子，圆扁而黑，九月采。〔大明曰〕徐表南州记云，是胡韭子也。南番者色赤，广南者色绿，入药微炒用。

子 【修治】〔斅曰〕此性燥毒，须用酒浸一宿，漉出，以东流水浸三日夜，蒸之，从巳至申，日干用。一法：以盐同炒过，曝干用。

【气味】辛，大温，无毒。〔权曰〕苦、辛。〔珣曰〕恶甘草。〔时珍曰〕忌芸薹及诸血，得胡桃、胡麻良。

〔一〕岭：大观、政和本草卷九补骨脂条作「广」，与下文「广南者色绿」一致。

【主治】五劳七伤，风虚冷，骨髓伤败，肾冷精流，及妇人血气堕胎。开宝 **男子腰疼，膝冷囊湿，逐诸冷痹顽，止小便，利**〔一〕**腹中冷。**甄权 **兴阳事，明耳目。**大明 **治肾泄，通命门，暖丹田，敛精神。**时珍

【发明】〔颂曰〕破故纸今人多以胡桃合服，此法出于唐郑相国。自叙云：予为南海节度，年七十有五。越地卑湿，伤于内外，众疾俱作，阳气衰绝，服乳石补药，百端不应。元和七年，有訶陵国舶主李摩訶，知予病状，遂传此方并药。予初疑而未服。摩訶稽首固請，遂服之。经七八日而觉应验。自尔常服，其功神效。十年二月，罢郡归京，录方传之。用破故纸十两，净择去皮，洗过曝，捣筛令细。胡桃瓤二十两，湯浸去皮，细研如泥。即入前末〔二〕，更以好蜜和，令如饴糖，瓷器盛之。旦日以暖酒二合，调药一匙服之，便以饭压。如不饮酒人，以暖熟〔三〕水调之。弥久则延年益气，悦心明目，补添筋骨。但禁芸苔、羊血，余无所忌。此物本自外番随海舶而来，非中华所有。番人呼为补骨脂〔四〕，语讹为破故纸也。王绍颜续传信方，载其事颇详，故录之。〔时珍曰〕此方亦可作丸，温酒服之。按白飞霞方外奇方云：破故纸属火，收敛神明，能使心包之火与命门之火相通。故元阳坚固，骨髓充实，涩以治脱也。胡桃属木，润燥养血。血属阴，恶燥，故油以润之。佐破故纸，有木火相生之妙。故语云：破故纸无胡桃，犹水母之无虾也。又破故纸恶甘草，而瑞竹堂方青娥丸内加之，何也？岂甘草能调和百药，恶而不恶耶？又许叔微学士本事方云：孙真人言补肾不若补脾，予曰补脾不若补肾。肾气虚弱，则阳气衰劣，不能熏蒸脾胃。脾胃气寒，令人胸膈痞塞，不进饮食，迟于运化，或腹胁虚胀，或呕吐痰涎，或肠鸣泄泻。譬如鼎釜中之物，无火力，虽终日不熟，何能消化？济生二神丸，治脾胃虚寒泄泻，用破故纸补肾，肉豆蔻补脾。二药虽兼补，但无斡旋。往往常加木香以顺其气，使之斡旋，空虚仓廪。仓廪空虚，则受物矣。屡用见效，不可不知。

【附方】旧二，新一十四〔五〕。

补骨脂丸 治下元虚败，脚手沉重，夜多盗汗，纵欲所致。此药壮筋骨，益元气。

〔一〕利：原脱，今据大观、政和本草卷九补骨脂条补。
〔二〕即入前末：原脱，今据大观、政和本草卷九补骨脂条补。
〔三〕熟：原作「热」，今据大观、政和本草卷九补骨脂条改。
〔四〕脂：大观政和本草卷九补骨脂条俱作「鸱」。
〔五〕四：原作「三」，今按下新附方数改。

补骨脂四两炒香，菟絲子四两酒蒸，胡桃肉一两去皮，乳香、沒药、沉香各研二錢半，炼蜜丸如梧子大。每服二三十丸，空心盐湯、溫酒任下。自夏至起冬至止，日一服。此乃唐宣宗时，张寿太尉知广州，得方于南番人。有诗云：三年时节向边隅，人信方知药力殊。夺得春光来在手，青娥休笑白髭须。　和剂方。

男女虚劳 男子女人五劳七伤，下元久冷，一切风病，四肢疼痛，驻颜壮气，乌髭须。补骨脂一斤，酒浸一宿，晒〔一〕干，却用乌油麻一升和炒，令麻子声绝，簸去，只取补骨脂为末，醋煮面糊丸如梧子大。每服二三十丸，空心溫酒、盐湯任下。　经验后〔二〕方。

肾虚腰痛 经验后〔三〕方：用破故纸一两，炒为末，溫酒服三錢，神妙。或加木香一錢。　和剂局方：青娥丸：治肾气虚弱，风冷乘之，或血气相搏，腰痛如折，俯仰不利，或因劳役伤肾，或卑〔四〕湿伤腰，或损墜堕伤，或风寒客搏，或气滞不散，皆令腰痛，或腰间如物重墜。用破故纸酒浸炒一斤〔五〕，杜仲去皮姜汁浸炒一斤，胡桃肉去皮二十个，为末，以蒜捣膏一两，和丸梧子大，每空心溫酒服二〔六〕十丸。妇人淡醋湯下。常服壮筋骨，活血脉，乌髭须，益颜色。

妊娠腰痛 通气散：用破故纸二两，炒香为末。先嚼胡桃肉半个，空心溫酒调下二錢。此药神妙。　妇人良方。

定心补肾 养血返精丸：破故纸炒二两，白茯苓一两，为末。沒药五錢，以无灰酒浸高一指，煮化和末，丸梧子大。每服三十丸，白湯下。昔有人服此，至老不衰。盖故纸补肾，茯苓补心，沒药养血，三者既壮，自然身安。　朱氏集验方。

精气不固 破故纸、青盐等分，同炒为末。每服二錢，米饮下。　三因方。

小便无度 肾气虚寒。破故纸十两酒蒸，茴香十两盐炒，为末，酒糊丸梧子大。每服百〔七〕丸，盐酒下。或以末〔八〕糁猪肾煨食之。　普济方。

小儿遗尿 膀胱冷也。夜属阴，故小便不禁。破故纸炒为末，每夜热湯服五分。　婴童

〔一〕晒：大观、政和本草卷九补骨脂条俱作「放」。
〔二〕后：原脱，今据大观、政和本草卷九补骨脂条附方补。
〔三〕后：同上。
〔四〕卑：原作「痹」，今据局方卷五青娥圆改。
〔五〕一斤：局方卷五青娥圆作「八两」。
〔六〕二：局方卷五青娥圆作「三」。
〔七〕百：普济方卷二十九破故纸丸作「五十」。
〔八〕末：原作「米」，今据普济方卷二十九破故纸丸「改」。

百问。**玉茎不痿**精滑无歇，时时如针刺，捏之则脆，此名肾漏。用破故纸、韭子各一两，为末。每用三錢，水二〔一〕盏，煎六分服，日三次，愈则止。夏子益奇方。**脾肾虚泻**二神丸：用破故纸炒半斤，肉豆蔻生用四两，为末，肥枣肉〔二〕研膏，和丸梧子大，每空心米饮服五、七〔三〕十丸。本事方。加木香二两，名三神丸。**水泻久痢**破故纸炒一两，粟壳炙四两，为末，炼蜜丸弹子大。每服一丸，姜、枣同水煎服。百一选方。**牙痛日久**肾虚也。补骨脂二两，青盐半两，炒研擦之。御药院方。**风虫牙痛**上连头脑。补骨脂炒半两〔四〕，乳香二錢半〔五〕，为末擦之。或为丸塞孔内。自用有效。传信适用方。**打坠腰痛**瘀血凝滞。破故纸炒、茴香炒、辣桂等分，为末，每热酒服二錢。故纸主腰痛行血。直指方。

姜黄唐本草

【释名】**蒁**音述 **宝鼎香**纲目

【集解】〔恭曰〕姜黄根叶都似郁金。其花春生于根，与苗并出，入夏花烂无子。根有黄、青、白三色。其作之方法，与郁金同。西戎人谓之蒁〔六〕。其味辛少苦多，亦与郁金同，惟花生异耳。〔藏器曰〕姜黄真者，是经种三年以上老姜，能生花。花在根际，一如蘘荷。根节坚硬，气味辛辣。种姜处有之，终是难得。西番亦有来者。与郁金、蒁药相似。如苏恭所说，即是蒁药而非姜黄。又言姜黄是蒁，郁金是胡蒁。如此则三物无别，递相连名，总称为蒁，则功状当不殊。而今郁金味苦寒，色赤，主马热病；姜黄味辛温，色黄；蒁味苦色青。三物不同，所用各别。〔大明曰〕海南生者，即蓬莪蒁；江南生者，即为姜黄。〔颂曰〕姜黄今江、广、蜀川多有之。叶青绿，长一二尺许，阔三四寸，有斜文如红蕉叶而小。花红白色，至

〔一〕二：传信适用方卷四附夏方第八作「一」。
〔二〕肉：原作「丸」，今据本事方卷二・二神圆改。
〔三〕五七：本事方卷二・二神圆作「三」。
〔四〕补骨脂炒半两：传信适用方卷二作「骨碎补炒二两」。
〔五〕二钱半：传信适用方卷二作「一钱」。
〔六〕蒁：大观、政和本草卷九姜黄条此下俱有「药」字，与下文「如苏恭所说，即是蒁药而非姜黄」一致，但亦可简称为「蒁」。

中秋渐凋。春末方生，其花先生，次方生叶，不结实。根盘屈黄色，类生姜而圆，有节。八月采根，片切暴干。蜀人以治气胀，及产后败血攻心，甚验。蛮人生啖，云可以祛邪辟恶。按郁金、姜黄、蒁药三物相近，苏恭不能分别，乃如〔一〕一物。陈藏器以色味分别三物，又言姜黄是三年老姜所生。近年汴都多种姜，往往有姜黄生卖，乃是老姜。市人买啖，云治气为最。大方亦时用之。又有廉姜，亦是其类，而自是一物。〔时珍曰〕近时以扁如干姜形者，为片子姜黄；圆如蝉腹形者，为蝉肚郁金，并可浸水染色。蒁形虽似郁金，而色不黄也。

根 【**气味**】**辛、苦，大寒，无毒。**〔藏器曰〕辛少苦多，性热不冷。云大寒，误矣。

【**主治**】**心腹结积疰忤，下气破血，除风热，消痈肿，功力烈于郁金。**唐本 **治癥瘕血块，通月经，治扑损瘀血，止暴风痛冷气，下食。**大明 **祛邪辟恶，治气胀，产后败血攻心。**苏颂 **治风痹臂痛。**时珍

【**发明**】〔时珍曰〕姜黄、郁金、蒁药三物，形状功用皆相近。但郁金入心治血；而姜黄兼入脾，兼治气；蒁药则入肝，兼治气中之血，为不同尔。古方五痹湯用片子姜黄，治风寒湿气手臂痛。戴原礼要诀云：片子姜黄能入手臂治痛。其兼理血中之气可知。

【**附方**】旧二，新二。**心痛难忍** 姜黄一两，桂〔二〕三两，为末，醋湯服一錢。经验后〔三〕方。**胎寒腹痛** 啼哭吐乳，大便泻青，状若惊搐，出冷汗。姜黄一錢，没药、木〔四〕香、乳香二錢，为末，蜜丸芡子大。每服一丸，钓藤煎湯化下。和剂〔五〕方。**产后血痛** 有块。用姜黄、桂心等分，为末，酒服方寸匕。血下尽即愈。昝殷产宝。**疮癣初生** 姜黄末掺之，妙。千金翼。

〔一〕如：原作「为」，今据大观、政和本草卷九姜黄条改。
〔二〕桂：大观、政和本草卷九姜黄条此下有「穰」字。
〔三〕后：原脱，今据大观、政和本草卷九姜黄条附方补。
〔四〕木：原作「沒」，今据局方卷十钓藤膏改。
〔五〕剂：原作「济」，本方见太平惠民和剂局方卷十，名钓藤膏。因据改。

郁金 唐本草

【释名】马蒁〔震亨曰〕郁金无香而性轻扬，能致达酒气于高远。古人用治郁遏不能升者，恐命名因此也。〔时珍曰〕酒和郁鬯，昔人言是大秦国所产郁金花香，惟郑樵通志言即是此郁金。其大秦三代时未通中国，安得有此草？罗愿尔雅翼亦云是此根，和酒令黄如金，故谓之黄流。其说并通。此根形状皆似莪蒁，而医马病，故名马蒁。

【集解】〔恭曰〕郁金生蜀地及西戎。苗似姜黄，花白质红，末秋出茎心而无实。其根黄赤，取四畔子根去皮火干，马药用之，破血而补，胡人谓之马蒁。岭南者有实似小豆蔻〔一〕，不堪啖。〔颂曰〕今广南、江西州郡亦有之，然不及蜀中者佳。四月初生苗似姜黄〔二〕，如苏恭所说。〔宗奭曰〕郁金不香。今人将染妇人衣最鲜明，而不耐日炙，微有郁金之气。〔时珍曰〕郁金有二：郁金香是用花，见本条；此是用根者。其苗如姜，其根大小如指头，长者寸许，体圆有横纹如蝉腹状，外黄内赤。人以浸水染色，亦微有香气。

根 【气味】辛、苦，寒，无毒。〔元素曰〕气味俱厚，纯阴。〔独孤滔〔三〕曰〕灰可结砂子。

【主治】血积下气，生肌止血，破恶血，血淋尿血，金疮。唐本 单用，治女人宿血气心痛，冷气结聚，温醋摩服〔四〕之。亦治马胀〔五〕。甄权 凉心。元素 治阳毒入胃，下血频痛。李杲 治血气心腹痛，产后败血冲心欲死，失心颠狂蛊毒。时珍

【发明】〔震亨曰〕郁金属火、属土与〔六〕水，其性轻扬上行，治吐血衄血，唾血血腥，及经脉逆行，并宜郁金末加韭汁、姜汁、童尿同服，其血自清。痰中带血者，加竹沥。又鼻血上行者，郁金、韭汁加四物汤服之。〔时珍曰〕郁金入心

〔一〕蔻：原脱，今据大观、政和本草卷九郁金条补。
〔二〕黄：同上。
〔三〕滔：原作「及」。按「灰可结砂子」一文，见独孤滔撰丹房鏡源诸灰篇第十九。因据改。
〔四〕服：原作「傅」，今据大观、政和本草卷九郁金条改。温醋摩服，犹言温醋磨服。
〔五〕亦治马胀：大观、政和本草卷九郁金条俱作「亦啖马药，用治胀痛」。
〔六〕属土与：原作「与土有」，今据本草衍义补遗郁金条改。

及包络，治血病。经验方治失心颠狂，用真郁金七两，明矾三两，为末，薄糊丸梧子大，每服五十丸，白汤下。有妇人癫狂十年，至人授此。初服心胸间有物脱去，神气洒然，再服而苏。此惊忧痰血络聚心窍所致。郁金入心去恶血，明矾化顽痰故也。庞安常伤寒论云：斑豆始有白泡，忽搐入腹，渐作紫黑色，无脓，日夜叫乱者。郁金一枚，甘草二钱半，水半碗煮干，去甘草，切片焙研为末，入真脑子炒半钱。每用一钱，以生猪血五七滴，新汲水调下。不过二服，甚者毒气从手足心出，如痈状乃瘥，此乃五死一生之候也。又范石湖文集云：岭南有挑生之害。于饮食中行厌胜法，鱼肉能反生于人腹中，而人以死，则阴役其家。初得觉胸腹痛，次日刺人，十日则生在腹中也。凡胸膈痛，即用升麻或胆矾吐之。若膈下痛，急以米汤调郁金末二钱服，即泻出恶物。或合升麻、郁金服之，不吐则下。李巽岩〔一〕侍郎为雷州推官，鞫狱得此方，活人甚多也。

【附方】旧三，新十。**失心颠狂**方见发明下。**痘毒入心**方见发明下。**厥心气痛**不可忍。郁金、附子、干姜等分，为末，醋糊丸梧子大，朱砂为衣。每服三十丸，男酒女醋下。奇效方。**产后心痛**血气上冲欲死。郁金烧存性，为末二钱，米醋一呷，调灌即苏。袖珍方。**自汗不止**郁金末，卧时调涂于乳上。集简方。**衄血吐血**川郁金为末，井水服二钱。甚者再服。黎居士易简方。**阳毒下血**热气入胃〔二〕，痛不可忍。郁金五大个，牛黄一皂荚子，为散。每服用醋浆水一盏，同煎三沸，温服。孙用和秘宝方。**尿血不定**郁金末一两，葱白一握，水一盏，煎至三合，温服，日三服。经验方。**风痰壅滞**郁金一分，藜芦十分，为末。每服一字，温浆水调下。仍以浆水一盏漱口，以食压之。经验后〔三〕方。**挑生蛊毒**方见发明下。**中砒霜毒**郁金末二钱，入蜜少许，冷水调服。事林广记。**痔疮肿痛**郁金末，水调涂之，即消。医方摘要。**耳内作痛**郁金末一钱，水调，倾入耳内，急倾出之。圣济总录。

蓬莪茂音述。宋开宝

【释名】蒁药

〔一〕巽岩：本书卷十三升麻条发明作「焘」，盖李名焘字巽岩。
〔二〕胃：原作「骨」，今据大观、政和本草卷九郁金条附方改。
〔三〕后：原脱，今据大观、政和本草卷九郁金条附方补。

【集解】〔志曰〕蓬莪茂生西戎及广南诸州。叶似蘘荷，子似干椹，茂在根下并生，一好一恶，恶者有毒。西戎〔一〕人取之，先放羊食，羊不食者弃之。〔藏器曰〕一名蓬莪，黑色；二名蒁，黄色；三名波杀，味甘有大毒。〔大明曰〕即南中姜黄根也。海南生者名蓬莪蒁。〔颂曰〕今江浙或有之。三月生苗，在田野中。其茎如錢大，高二三尺。叶青白色，长一二尺，大五寸以来，颇类蘘荷。五月有花作穗，黄色，头微紫。根如生姜，而茂在根下，似鸡鸭卵，大小不常。九月采，削去粗皮，蒸熟暴干用。

根　【修治】〔斅曰〕凡使，于砂盆中以醋磨令尽，然后于火畔熁干，重筛过用。〔颂曰〕此物极坚硬，难捣治，用时热灰火中煨令透，乘热捣之，即碎如粉。〔时珍曰〕今人多以醋炒或煮熟入药，取其引入血分也。

【气味】苦、辛，温，无毒。〔大明曰〕得酒醋良。

【主治】心腹痛，中恶疰忤鬼气，霍乱冷气，吐酸水，解毒，食饮不消，酒研服之。又疗妇人血气结积〔二〕，丈夫奔豚。开宝　破痃癖冷气，以酒醋磨服。甄权　治一切气，开胃消食，通月经，消瘀血，止扑损痛下血，及内损恶血。大明　通肝经聚血。好古

【发明】〔颂曰〕蓬莪茂，古方不见用者。今医家治积聚诸气，为最要之药。与荆三棱同用之良，妇人药中亦多使。〔好古曰〕蓬莪色黑，破气中之血，入气药发诸香。虽为泄剂，亦能益气，故孙尚药用治气短不能接续，及大小七香丸、集香丸、诸湯散多用此也。又为肝经血分药。〔时珍曰〕郁金入心，专治血分之病；姜黄入脾，兼治血中之气；蒁入肝，治气中之血，稍为不同。按王执中资生经云：执中久患心脾疼，服醒脾药反胀。用耆域所载蓬莪蒁面裹炮熟研末，以水与酒醋煎服，立愈。盖此药能破气中之血也。

【附方】旧二〔三〕，新六〔四〕。

一切冷气　抢心切痛，发即欲死。久患心腹痛时发者，此可绝根。蓬莪茂二两醋

〔一〕戎：原脱，今据大观、政和本草卷九蓬莪茂条补。
〔二〕结积：大观、政和本草卷九蓬莪茂条无，当是濒湖所加。
〔三〕二：原作「一」。按下附方中小儿气痛及气短不接二方，俱为大观、政和本方卷九蓬莪茂条旧有者，因据改。
〔四〕六：原作「七」。按下治浑身燎泡方，已计入荆三棱条附方内，此处不当重计，因据改。

煮，木香一两煨，为末。每服半钱，淡醋汤下。卫生家宝方。**小肠脏气**非时痛不可忍。蓬莪茂研末，空心葱酒服一钱。杨子建护命方。**妇人血气**游走作痛，及腰痛。蓬莪茂、干漆二两，为末，酒服二钱。腰痛核桃酒下。普济方。**小儿盘肠**内钓痛。以莪茂半两，用阿魏一钱化水浸一日夜，焙研。每服一字，紫苏汤下。保幼大全。**小儿气痛**蓬莪茂炮熟〔一〕为末，热酒服一大钱。十全博救方。**上气喘急**蓬莪茂五钱，酒一盏半，煎八分服。保生方。**气短不接**正元散：治气不接续，兼治滑泄，及小便数〔二〕。王丞相服之有验。用蓬莪茂一两，金铃子去核一两，为末，入蓬砂一钱，炼过研细。每服二钱，温酒或盐汤空心服。孙用和秘宝方。**初生吐乳**不止。蓬莪茂少许，盐一绿豆，以乳一合，煎三五沸，去滓，入牛黄两粟大，服之甚效也。保幼大全。**浑身燎泡**方见荆三棱。

荆三棱宋开宝

〔校正〕并入开宝草三棱。

【释名】**京三棱**开宝**草三棱**开宝**鸡爪三棱**开宝**黑三棱**图经**石三棱**〔颂曰〕三棱，叶有三棱也。生荆楚地，故名荆三棱以著其地，开宝本草作京者误矣。又出草三棱条，云即鸡爪三棱，生蜀地，二月、八月采之。其实一类，随形命名尔，故并见之。

【集解】〔藏器曰〕三棱总有三四种。京三棱，黄色体重，状若鲫鱼而小。又有黑三棱，状如乌梅而稍大，体轻有须，相连蔓延，作漆色，蜀人以织为器，一名萼者，是也。疗体并同。〔颂曰〕京三棱旧不著所出地土，今荆襄、江淮、济南、河陕间皆有之。多生浅水旁及陂泽中。春生苗，高三四尺〔三〕。叶似莎草，极长，又似茭蒲叶而有三棱。五六月抽茎，高四五尺，大如人指，有三棱如削成。茎端开花，大体皆如莎草而大，黄紫色。苗下即魁，初生成块如附子大，或有扁者。其旁有根横贯，一根则连数魁，魁上亦出苗。其魁皆扁长，如小鲫鱼，体重者，三棱也。其根末将尽一魁，未发苗，小圆如乌梅者，黑三棱也。又根之端钩曲如爪者，鸡爪三棱也。皆皮黑肌白而至轻。或云：不出苗只生细根者，谓之鸡爪三棱。又

〔一〕熟：大观、政和本草卷九蓬莪茂条附方俱作「热」。
〔二〕数：原作「热」，今据大观、政和本草卷九蓬莪茂条附方改。
〔三〕高三四尺：原在「叶似莎草极长」下，今据大观、政和本草卷九京三棱条移此。

不生细根者，谓之黑三棱，大小不常，其色黑，去皮即白。三者本一种，但力有刚柔，各适其用。因其形为名，如乌头、乌喙、云母、云华〔一〕之类，本非两物也。今人乃妄以凫茈、香附子为之。又河中府有石三棱，根黄白色，形如钗股，叶绿如蒲，苗高及尺，叶上〔二〕亦有三棱，四月开花，白色如蓼蕻〔三〕花，五月采根，亦消积气。今举世所用三棱，皆淮南红蒲根也，泰〔四〕州尤多。其体至坚重，刻削鱼形，叶扁茎〔五〕圆，不复有三棱，不知何缘命名为三棱也？虽太医亦不以为谬。流习既久，用根者不识其苗，采药者莫究其用，因缘差失，不复辨别。今三棱皆独旁引二〔六〕根，无直下根，其形大体多如鲫鱼。〔时珍曰〕三棱多生荒废陂池湿地。春时丛生，夏秋抽高茎，茎端复生数叶，开花六七枝，花皆细碎成穗，黄紫色，中有细子。其叶茎花实俱有三棱，并与香附苗叶花实一样，但长大尔。其茎光滑三棱，如棕之叶茎。茎中有白穰，剖之织物，柔韧如藤。吕忱字林云：䔧草生水中，根可缘器。即此草茎，非根也。抱朴子言䔧根花鱓，亦是此草。其根多黄黑须，削去须皮，乃如鲫状，非本根似鲫也。

根

【修治】〔元素曰〕入用须炮熟。〔时珍曰〕消积须用醋浸一日，炒或煮熟焙干，入药乃良。

【气味】苦，平，无毒。〔志〔七〕曰〕甘，平，温。〔大明曰〕甘、涩，凉。〔元素曰〕苦、甘，无毒，阴中之阳。能泻真气，真气虚者勿用。

【主治】老癖癥瘕，积聚结块，产后恶血血结，通月水，堕胎，止痛利气。开宝 治气胀，破积气，消扑损瘀血，妇人血脉不调，心腹痛，产后腹痛血运。大明 心膈痛，饮食不消。元素 通肝经积血，治疮肿坚硬。好古 下乳汁。时珍

〔一〕华：原作「苗」，今据大观、政和本草卷九京三棱条改。

〔二〕叶上：原脱，今据大观、政和本草卷九京三棱条补。

〔三〕蓼蕻：大观、政和本草卷九京三棱条俱作「红蓼」。

〔四〕泰：原作「秦」，今据大观、政和本草卷九京三棱条改。宋时泰州属淮南路。

〔五〕茎：原作「形」，今据大观、政和本草卷九京三棱条改。

〔六〕二：原作「下」，改据同上。

〔七〕志：原作「藏器」，今据大观、政和本草卷十一草三棱条改。

【发明】〔好古曰〕三棱色白属金，破血中之气，肝经血分药也。三棱、莪茂治积块疮硬者，乃坚者削之也。〔志曰〕俗传昔人患癥癖死，遗言令开腹取之。得病块，干硬如石，文理有五色。以为异物，削成刀柄。后因以刀刈三棱，柄消成水，乃知此药可疗癥癖也。〔时珍曰〕三棱能破气散结，故能治诸病。其功可近于香附而力峻，故难久服。按戴原礼证治要诀云：有人病癥癖腹胀，用三棱、莪茂，以酒煨煎服之，下一黑物如鱼而愈也。

【附方】旧三，新五。**癥瘕鼓胀**三棱煎：用三棱根〔一〕切一石，水五石，煮三〔二〕石，去滓更煎，取三斗汁入锅中，重湯煎如稠糖，密〔三〕器收之。每旦酒服一匕，日二服。千金翼方〔四〕。**痃癖气块**草三棱、荆三棱、石三棱、青橘皮、陈橘皮、木香各半两，肉豆蔻、槟榔各一两，硇砂二錢，为末，糊丸梧子大，每姜湯服三十丸。奇效方。**痃癖不瘥**胁下硬如石。京三棱一两炮，川大黄一两，为末，醋熬成膏。每日空心生姜橘皮湯下一匙，以利下为度。圣惠方。**小儿气癖**三棱煮汁作羹粥，与奶母食，日亦以枣许与儿食。小儿新生百日及十岁以下，无问痫热痃癖等皆理之。秘妙不可具言，大效。子母秘录。**痞气胸满**口干，肌瘦食减，或时壮热。石三棱、京三棱、鸡爪三棱并炮，蓬莪茂三枚，槟榔一枚，青橘皮五十片醋浸去白，陈仓米一合醋浸淘过，巴豆五十个去皮，同青皮、仓米炒干，去豆为末，糊丸绿豆大。每米饮下三丸，日一服。圣济总录。**反胃恶心**药食不下。京三棱炮一两半，丁香三分，为末。每服一錢，沸湯点服。圣济总录。**乳汁不下**京三棱三个，水二碗，煎汁一碗，洗奶取汁出为度，极妙。外台秘要。**浑身燎泡**如棠梨状，每个出水，有石一片，如指甲大，其泡复生，抽尽肌肤肉，即不可治。用荆三棱、蓬莪茂各五两，为末，分三服，酒调连进愈。危氏得效方。

〔一〕根：大观、政和本草卷九京三棱条附方作「草」，与千金翼卷十九及外台卷十二「三棱草煎」合。

〔二〕三：大观、政和本草卷九京三棱条附方作「一」，与千金翼卷十九及外台卷十二俱合。

〔三〕密：原作「蜜」，今据大观、政和本草卷九京三棱条附方改，与千金翼卷十九及外台卷十二俱合。

〔四〕千金翼方：大观、政和本草卷九京三棱条附方作「外台秘要」。此方见千金翼卷十九，外台卷十二引之。

莎草、香附子别录中品

【释名】雀头香唐本 草附子图经 水香棱图经 水巴戟图经 水莎图经 侯莎尔雅 莎结图经 夫须别录 续根草图经 地藾根图经 地毛广雅 〔时珍曰〕别录止云莎草，不言用苗用根。后世皆用其根，名香附子，而不知莎草之名也。其草可为笠及雨衣，疏而不沾，故字从草从沙。亦作蓑字，因其为衣垂緌，如孝子衰衣之状，故又从衰也。尔雅云，薃（音浩）侯，莎，其实緹〔一〕是也。又云，薹〔二〕，夫须也。薹乃笠名，贱夫所须也。其根相附连续而生，可以合香，故谓之香附子。上古谓之雀头香。按江表传云，魏文帝遣使于吴求雀头香，即此。其叶似三棱及巴戟，而生下湿地，故有水三棱、水巴戟之名。俗人呼为雷公头。金光明经谓之月〔三〕萃哆。记事珠谓之抱灵居士。

【集解】〔别录曰〕莎草生田野，二月、八月采。〔弘景曰〕方药不复用，古人为诗多用之，而无识者。乃有鼠蓑〔四〕，疗体异此。〔恭曰〕此草根名香附子，一名雀头香，所在有之，茎叶都似三棱，合和香用之。〔颂曰〕今处处有之。苗叶如薤而瘦，根如箸头大。谨按唐玄宗天宝单方图，载水香棱功状与此相类。云水香棱原生博平郡池泽中，苗名香棱，根名莎结，亦名草附子。河南及淮南下湿地即有，名水莎。陇西谓之地藾根。蜀郡名续根草，亦名水巴戟。今涪都最饶，名三棱草。用茎作鞋履，所在皆有。采苗及花与根疗病。〔宗奭曰〕香附子今人多用。虽生于莎草根，然根上或有或无。有薄皲皮，紫黑色，非多毛也。刮去皮则色白。若便以根为之，则误矣。〔时珍曰〕莎叶如老韭叶而硬，光泽有剑脊棱。五六月中抽一茎，三棱中空，茎端复出数叶。开青花成穗如黍，中有细子。其根有须，须下结子一二枚，转相延生，子上有细黑毛，大者如羊枣而两头尖。采得燎去毛，暴干货之。此乃近时日用要药，而陶氏不识，诸注亦略，乃知古今药物兴废不同。如此则本草诸药，亦不可以今之不识，便废弃不收，安知异时不为要药如香附者乎？

根 〔修治〕〔敩曰〕凡采得阴干，于石臼中捣之，切忌铁器。〔时珍曰〕凡采得连苗〔五〕暴干，以火燎去苗及

〔一〕緹：大观、政和本草卷九莎草条同。尔雅释草作「媞」，乃「緹」之借字。义疏云：「实在茎端，其色赤緹，故曰緹矣。」
〔二〕薹：尔雅释草作「台」。义疏云：「台，古读如緹。」
〔三〕月：金光明最胜王经卷七作「目」。
〔四〕蓑：原作「莎」，今据大观、政和本草卷九莎草条改。
〔五〕苗：原作「不」，今从张本改。

毛。用时以水洗净，石上磨去皮，用童子小便浸透，洗晒捣用。或生或炒，或以酒醋盐水浸，诸法各从本方，详见于下。又稻草煮之，味不苦。

〔气味〕甘，微寒，无毒。〔宗奭曰〕苦。〔颂曰〕天宝单方云：辛，微寒，无毒，性涩。〔元素曰〕甘、苦，微寒，气厚于味，阳中之阴，血中之气药也。〔时珍曰〕辛、微苦、甘，平。足厥阴、手少阳药也。能兼行十二经，入脉气分。得童子小便、醋、芎藭、苍术良。

〔主治〕除胸中热，充皮毛，久服利[一]人，益气，长须眉。别录 治心[二]中客热，膀胱间连胁下气妨，常日忧愁不乐，兼心忪者[三]。苏颂 治一切气，霍乱吐泻腹痛，肾气膀胱冷气。李杲 散时气寒疫，利三焦，解六郁，消饮食积聚，痰饮痞满，胕肿腹胀，脚气，止心腹肢体头目齿耳诸痛，痈疽疮疡，吐血下血尿血，妇人崩漏带下，月候不调，胎前产后百病。时珍

苗及花 〔主治〕丈夫心肺中虚风及客热，膀胱间[四]连胁下时有气妨，皮肤瘙痒瘾疹，饮食不多，日渐瘦损，常有忧愁心忪少气等证。并收苗花二十余斤锉细，以水二石五斗，煮一石五斗，斛中浸浴，令汗出五六度，其瘙痒即止。四时常用，瘾疹风永除。天宝单方图。 煎饮散气郁，利胸膈，降痰热。时珍

【发明】〔好古曰〕香附治膀胱两胁气妨，心忪少气，是能益气，乃血中之气药也。本草不言治崩漏，而方中用治崩漏，是能益气而止血也。又能逐去瘀血，是推陈也。正如巴豆治大便不通而又止泄泻同意。又云：香附阳中之阴，血中之气药，凡气郁血气必用之。炒黑能止血治崩漏，此妇人之仙药也。多服亦能走气。〔震亨曰〕香附须用童子小便浸过，能总

〔一〕利：原作「令」，今据大观、政和本草卷九及千金翼卷二莎草根条改。
〔二〕心：此下原有「腹」字，今据大观、政和本草卷九莎草条删。
〔三〕兼心忪者：原作「心忪少气」。按大观、政和本草卷九莎草条「心忪少气」乃苗及花主治文，「兼心忪者」方是根主治文。因据改。
〔四〕间：原脱，今据大观、政和本草卷九莎草条补。

解诸郁，凡血气必用之药，引至气分而生血，此正阴生阳长之义。本草不言补，而方家言于老人有益，意有存焉。盖于行中有补理。天之所以为天者，健而有常也。健运不息，所以生生无穷，即此理尔。今即香中亦用之。〔时珍曰〕香附之气平而不寒，香而能窜。其味多辛能散，微苦能降，微甘能和。乃足厥阴肝、手少阳三焦气分主药，而兼通十二经气分。生则上行胸膈，外达皮肤；熟则下走肝肾，外彻腰足。炒黑则止血，得童溲浸炒则入血分而补虚，盐水浸炒则入血分而润燥，青盐炒则补肾气，酒浸炒则行经络，醋浸炒则消积聚，姜汁炒则化痰饮。得参、术则补气，得归、苄则补血，得木香则疏〔一〕滞和中，得檀香则理气醒脾，得沉香则升降诸气，得芎藭、苍术则总解诸郁，得卮子、黄连则能降火热，得茯神则交济心肾，得茴香、破故纸则引气归元，得厚朴、半夏则决壅消胀，得紫苏、葱白则解散邪气，得三棱、莪茂则消磨积块，得艾叶则治血气暖子宫，乃气病之总司，女科之主帅也。飞霞子韩忞云：香附能推陈致新，故诸书皆云益气。而俗有耗气之说，宜于女人不宜于男子者，非矣。盖妇人以血用事，气行则无疾。老人精枯血闭，惟气是资。小儿气日充，则形乃日固。大凡病则气滞而馁，故香附于气分为君药，世所罕知。臣以参、芪，佐以甘草，治虚怯甚速也。忞游方外时，悬壶轻赍，治百病黄鹤丹，治妇人青囊丸，随宜用引，辄有小效。人索不已，用者当思法外意可也。黄鹤丹乃铢衣翁在黄鹤楼所授之方，故名。其方用香附一斤，黄连半斤，洗晒为末，水糊丸梧子大。假如外感，葱姜汤下；内伤，米饮下；气病，木〔二〕香汤下；血病，酒下；痰病，姜汤下；火病，白汤下。余可类推。青囊丸乃邵应节真人祷母病，感方士所授者。方用香附略炒一斤，乌药略炮五两三钱，为末，水醋煮面糊为丸。随证用引，如头痛，茶下；痰气，姜汤下；多用酒下为妙。

【附方】旧一，新四十八〔三〕。**服食法**〔颂曰〕唐玄宗天宝单方图云：水香棱根名莎结，亦名草附子，说已见前。其味辛，微寒，无毒。凡丈夫心中客热，膀胱间连胁下气妨，常日忧愁不乐，兼心忪〔四〕者。取根二大升，捣熬令香，以生绢袋盛，贮于三大斗无灰清酒中浸之。春〔五〕三月后〔六〕，浸一日即堪服；冬〔七〕十月后，即七日，近暖处乃佳。每空

〔一〕疏：原作「流」，今从张本改。
〔二〕木：原脱，今据韩氏医通卷下第八补。
〔三〕八：原作「七」，今按下新附方数改。
〔四〕兼心忪：原作「心忪少气」，详见本条根主治文校记。
〔五〕春：原脱，今据大观、政和本草卷九莎草条补。
〔六〕后：大观、政和本草卷九莎草条原脱，当是濒湖所补，与下文「冬十月后」一致。
〔七〕冬：原脱，今据大观、政和本草卷九莎草条补。

腹〔一〕温饮一盏，日夜三四次，常令酒气相续，以知为度。若不饮酒，即取根十两，加桂心五两，芜荑三两，和捣为散，以蜜和为丸，捣一千杵，丸如梧子大。每空腹酒及姜蜜湯饮汁等下二十丸，日再服，渐加至三十丸，以瘥为度。**交感丹**凡人中年精耗神衰。盖由心血少，火不下降；肾气惫，水不上升。致心肾隔绝，营卫不和。上则多惊；中则塞痞，饮食不下；下则虚冷遗精。愚医徒知峻补下田，非惟不能生水滋阴，而反见衰悴。但服此方半年，屏去一切暖药，绝嗜欲，然后习秘固溯流之术，其效不可殚述。俞通奉年五十一，遇铁瓮城申先生授此，服之老犹如少，年至八十五乃终也。因普示群生，同登寿域。香附子一斤，新水浸一宿，石上擦去毛，炒黄，茯神去皮木，四两，为末，炼蜜丸弹子大。每服一丸，侵早细嚼，以降气湯下。降气湯用香附子如上法半两，茯神二两，炙甘草一两半，为末，点沸湯服前药。萨谦斋瑞竹堂经验方。**一品丸**治气热上攻，头目昏眩，及治偏正头痛。大香附子去皮，水煮一时，捣晒焙研为末，炼蜜丸弹子大。每服一丸，水一盏，煎八分服。女人，醋湯煎之。奇效良方。**升降诸气**治一切气病，痞胀喘哕，噫酸烦闷，虚痛走注。常服开胃消痰，散壅思食。早行山行，尤宜服之，去邪辟瘴。香附子炒四百两，沉香十八两，缩砂仁四十八两，炙甘草一百二十两，为末。每服一錢，入盐少许，白湯点服。和剂局方。**一切气疾**心腹胀满，胸膈〔二〕噎塞，噫气吞酸，痰逆呕恶，及宿酒不解。香附子一斤〔三〕，缩砂仁八两，甘草炙四两，为末，每白湯入盐点服。为粗末煎服亦可。名快气湯。和剂局方。**调中快气**心腹刺痛。小乌沉湯：香附子擦去毛焙二十两，乌药十两，甘草炒一两，为末。每服二〔四〕錢，盐湯随时点服。和剂局方。**心脾气痛**白飞霞方外奇方云：凡人胸膛软处一点痛者，多因气及寒起，或致终身，或子母相传。俗名心气痛，非也，乃胃脘有滞尔。惟此独步散，治之甚妙。香附米醋浸，略炒为末，高良姜酒洗七次，略炒为末，俱各封收。因寒者，姜二錢，附一錢；因气者，附二錢，姜一錢；因气与寒者，各等分，和匀。以热米湯入姜汁一匙，盐一捻，调下立止。不过七

〔一〕腹：原作「服」，今据大观、政和本草卷九莎草条改。
〔二〕胸膈：原脱，今据局方卷三快气湯补。
〔三〕一斤：局方卷三快气湯作「三十二两」，应为「二斤」。
〔四〕二：局方卷三小乌沉湯作「一」。

八次除根。　王璆百一方云：内翰吴开夫人，心痛欲死，服此即愈。　类编云：梁混心脾痛数年不愈，供事秽迹佛，梦传此方，一服而愈，因名神授一匕散。**心腹诸痛**艾附丸：治男女心气痛、腹痛、少腹痛、血气痛，不可忍者。香附子二两，蕲艾叶半两，以醋湯同煮熟，去艾炒为末，米醋糊丸梧子大，每白湯服五十丸。　集简方。**停痰宿饮**风气上攻，胸膈不利。香附皂荚水浸、半夏各一两，白矾末半两，姜汁面糊丸梧子大。每服三四十丸，姜湯随时下。　仁存方。**元脏腹冷**及开胃。香附子炒为末，每用二錢，姜、盐同煎服。　普济方。**酒肿虚肿**香附去皮〔一〕，米醋煮干，焙研为末，米醋糊丸服。久之败水从小便出，神效。　经验良〔二〕方。**气虚浮肿**香附子一斤，童子小便浸三日，焙为末，糊丸。每米饮下四五十丸，日二。　丹溪心法。**老小痃癖**往来疼痛。香附、南星等分，为末，姜汁糊丸梧子大，每姜湯下二三十丸。　圣惠。**㿗疝胀痛**及小肠气。香附末二錢，以海藻一錢煎酒，空心调下，并食海藻。　濒湖集简方。**腰痛揩牙**香附子五两，生姜二两，取自然汁浸一宿，炒黄为末，入青盐二錢，擦牙数次，其痛即止。　乾坤生意。**血气刺痛**香附子炒一两，荔枝核烧存性五錢，为末。每服二錢，米饮调下。　妇人良方。**女人诸病**瑞竹堂方：四制香附丸：治妇人女子经候不调，兼诸病。大香附子擦去毛一斤，分作四分：四两醇酒浸，四两醇醋浸，四两盐水浸，四两童子小便浸。春三、秋五、夏一、冬七日。淘洗淨，晒干捣烂，微焙为末，醋煮面糊丸梧子大，每酒下七十丸。瘦人加泽兰、赤茯苓末二两，气虚加四君子料，血虚加四物料。　法生堂方：煮附济阴丸：治妇人月经不调，久成癥积，一切风气。用香附子一斤，分作四分，以童溲、盐水、酒、醋各浸三日，艾叶一斤，浆水浸过，醋糊和作饼，晒干，晚蚕砂半斤炒，莪茂四两酒浸，当归四两酒浸，各焙为末，醋糊丸梧子大。每服七十丸，米饮下，日二。　醋附丸：治妇人室女一切经候不调，血气刺痛，腹胁膨胀，心怔乏力，面色痿黄，头运恶心，崩漏带下，便血，癥瘕积聚，及妇人数堕胎，由气不升降，服此尤妙。香附子米醋浸半日，砂锅煮干，捣焙，石臼为末，醋糊为丸，醋湯下。　澹寮方：艾附丸：治同上。香附子一斤，熟艾四两，醋煮，当归酒浸二两，为末，如上丸服。**妇人气盛**血衰，变生诸症，头运腹〔三〕满，皆宜抑气散主之。香附子四两，炒茯苓、甘草炙各一两，

〔一〕皮：原作「艾」，今据普济方卷一九二引经验良方治酒肿虚肿方改。
〔二〕良：原脱，今据普济方卷一九二补。
〔三〕腹：济生方卷六抑气散作「膈」。

橘红二两，为末。每服二錢，沸湯下。　济生方。**下血血崩**血如山崩，或五色漏带，并宜常服，滋血调气，乃妇人之仙药也。香附子去毛炒焦为末，极热酒服二錢立愈。昏迷甚者三錢，米饮下。亦可加棕灰。许学士本事方〔一〕。**赤白带下**及血崩不止。香附子、赤芍药等分，为末，盐一捻，水二盏，煎一盏，食前溫服。　圣惠方。**安胎顺气**铁罩散：香附子炒为末，浓煎紫苏湯服一二錢。一加砂仁。　中藏经。**妊娠恶阻**胎气不安，气不升降，呕吐酸水，起坐不便，饮食不进。二香散：用香附子一两，藿香叶、甘草各二錢，为末。每服二錢，沸湯入盐调下。　圣惠方。**临产顺胎**九月、十月服此，永无惊恐。福胎饮：用香附子四两，缩砂仁炒三两，甘草炙一两，为末。每服二錢，米饮下。　朱氏集验方。**产后狂言**血运，烦渴不止。生香〔二〕附子去毛为末，每服二錢，姜、枣水煎服。　同上。**气郁吐血**丹溪：用童子小便调香附末二錢服。　澹寮方：治吐血不止。莎草根一两，白茯苓半两，为末。每服二錢，陈粟米饮下。**肺破咯血**香附末一錢，米饮下，日二服。　百一选方。**小便尿血**香附子、新地榆等分，各煎湯。先服香附湯三五呷，后服地榆湯至尽。未效再服。　指迷方。**小便血淋**痛不可忍。香附子、陈皮、赤茯苓等分，水煎服。　十便良方。**诸般下血**香附，童子小便浸一日，捣碎，米醋拌焙为末。每服二錢，米饮下。　直指方：用香附以醋、酒各半煮熟，焙研为末，黄秫米糊丸梧子大。每服四十丸，米饮下，日二服。　戴原礼云：只以香附子末二錢，入百草霜、麝香各少许，同服，效尤速也。**老小脱肛**香附子、荆芥穗等分，为末。每用三〔三〕匙。水一大碗，煎十数沸淋洗。　三因方。**偏正头风**香附子炒一斤，乌头炒一两，甘草二两，为末，炼蜜丸弹子大。每服一丸，葱茶嚼下。　本事方。**气郁头痛**澹寮方：用香附子炒四两，川芎藭二两，为末。每服二錢，腊茶清调下。常服除根明目。　华佗中藏经：加甘草一两，石膏二錢半。**头风睛痛**方同妊娠恶阻。**女人头痛**香附子末，茶服三錢，日三五服。　经验良方。**肝虚睛痛**冷泪羞明。补肝散：用香附子一两，夏枯草半

〔一〕方：原缺，今从张本补。本方见本事方卷十，濒湖稍作增订。
〔二〕香：原作「姜」，今从张本改。
〔三〕用三：原作「服一」，今据三因方卷十二香荆散改。

两，为末。每服一錢，茶清下。简易方。**耳卒聋闭**香附子瓦炒研末，萝卜子煎湯，早夜各服二錢。忌铁器。卫生易简方。**聤耳出汁**香附末，以绵杖送入。蔡邦度知府常用，有效。经验良方。**诸般牙痛**香附、艾叶煎湯漱之，仍以香附末擦之，去涎。普济方。**牢牙去风**益气乌髭，治牙疼牙宣，乃铁瓮先生妙方也。香附子炒存性三两，青盐、生姜各[一]半两，为末，日擦。济生方。**消渴累年**不愈。莎草根一两，白茯苓半两，为末。每陈粟米饮服三錢，日二。**痈疽疮疡**曾孚先云：凡痈疽疮瘍，皆因气滞血凝而致，宜服诸香药，引气通血。常器之云：凡气血闻香即行，闻臭即逆。疮瘍皆由气涩而血聚，最忌臭秽不洁，触之毒必引蔓。陈正节公云：大凡疽疾，多因怒气而得，但服香附子药，进食宽气，大有效也。独胜散：用香附子去毛，以生姜汁淹一宿，焙干碾为细末，无时以白湯服二錢。如疮初作，以此代茶。疮溃后，亦宜服之。或只以局方小乌沉湯，少用甘草，愈后服至半年，尤妙。陈自明外科精要。**蜈蚣咬伤**嚼香附涂之，立效。袖珍方。

瑞香 纲目

【集解】〔时珍曰〕南方州郡[二]山中有之。枝干婆娑，柔条厚叶，四时青茂[三]。冬春之交，开花成簇，长三四分，如丁香状，有黄、白、紫三色。格古论云：瑞香高者三四尺，有数种：有枇杷叶者，杨梅叶者，柯叶者，毬子者，挛枝者。惟挛枝者花紫香烈，枇杷叶者结子。其始出于庐山，宋时人家栽之，始著名。挛枝者其节挛曲，如断折之状也。其根绵软而香。

根　【气味】甘、咸，无毒。

【主治】急喉风，用白花者研水灌之。时珍。出医学集成。

〔一〕生姜各：辑本济生方卷五香盐散无，疑濒湖加。
〔二〕方州郡：原坏，今据覆刻江西本补。
〔三〕青茂：同上。

茉莉纲目

【释名】柰花〔时珍曰〕稽含草木状作末利，洛阳名园记作抹厉，佛经作抹利，王龟龄集作没利，洪迈集作末丽。盖末利本胡语，无正字，随人会意而已。韦君呼为狎客，张敏叔〔一〕呼为远客。杨慎丹铅录云：晋书都人簪柰花，即今末利花也。

【集解】〔时珍曰〕末利原出波斯，移植南海，今滇、广人栽莳之。其性畏寒，不宜中土。弱茎繁枝，绿叶团尖。初夏开小白花，重瓣无蕊，秋尽乃止，不结实。有千叶者，红色者，蔓生者。其花皆夜开，芬香可爱。女人穿为首饰，或合面脂。亦可熏茶，或蒸取液以代蔷薇水。又有似末利而瓣大，其香清绝者，谓之狗牙，亦名雪瓣，海南有之。素馨、指甲，皆其类也，并附于下。

花〔气味〕辛，热，无毒。〔主治〕蒸油取液，作面脂头泽，长发润燥香肌，亦入茗汤。时珍

根〔气味〕热，有毒。〔主治〕以酒磨一寸服，则昏迷一日乃醒，二寸二日，三寸三日。凡跌损骨节脱臼接骨者用此，则不知痛也。汪机

【附录】素馨〔时珍曰〕素馨亦自西域移来，谓之耶悉茗花，即酉阳杂俎所载野悉蜜花也。枝干袅娜，叶似末利而小。其花细瘦四瓣，有黄、白二色。采花压油泽头，甚香滑也。**指甲花**有黄、白二色，夏月开，香似木犀，可染指甲，过于凤仙花。

郁金香宋开宝

〔校正〕〔禹锡曰〕陈氏言郁是草英，不当附于木部。今移入此。

【释名】郁香御览 红蓝花纲目 紫述香纲目 草麝香 茶矩摩佛书。〔颂曰〕许慎说文解字云：郁，芳

〔一〕敏叔：原作「叔敏」，今据三余赘笔十友十二客条改。张敏叔字景修，宋礼部郎中，吴中人。

草也。十〔一〕叶为贯，百二十贯筑以煮之。郁鬯乃百草之英，合而酿酒以降神，乃远方郁人所贡，故谓之郁。郁，今郁林郡也。〔时珍曰〕汉郁林郡，即今广西、贵州、浔、柳、邕、宾诸州之地。一统志惟载柳州罗城县出郁金香，即此也。金光明经谓之茶矩摩香。此乃郁金花香，与今时所用郁金根，名同物异。唐慎微本草收此入彼下，误矣。按赵古则六书本义：鬯字象米在器中，以匕扱之之意。鬱字从臼，奉缶置于几上，鬯有彡饰，五体之意。俗作郁。则郁乃取花筑酒之意，非指地言，地乃因此草得名耳。

【集解】〔藏器曰〕郁金香生大秦国，二月、三月有花，状如红蓝，四月、五月采花，即香也。〔时珍曰〕按郑玄云：郁草似兰。杨孚南州异物志云：郁金出罽宾，国人种之，先以供佛，数日萎，然后取之。色正黄，与芙蓉花裹嫩莲者相似，可以香酒。又唐书云：太宗时，伽毘国献郁金香，叶似麦门冬，九月花开，状似芙蓉，其色紫碧，香闻数十步，花而不实，欲种者取根。二说皆同，但花色不同，种或不一也。古乐府云，中有郁金苏合香者，是此郁金也。晋左贵嫔有郁金颂云：伊有奇草，名曰郁金。越自殊域，厥珍来寻。芳香酷烈，悦目怡心。明德惟馨，淑人是钦。

【气味】苦，温，无毒。〔藏器曰〕平。

【主治】蛊野诸毒，心腹间恶气鬼疰，鸦鹘等一切臭。入诸香药用。藏器

茅香 宋开宝

〔校正〕并入宋图经香麻。

【释名】嗢尸罗 金光明经。 香麻 〔时珍曰〕苏颂图经复出香麻一条，云出福州，煎汤浴风甚良，此即香茅也，闽人呼茅如麻故尔。今并为一。

【集解】〔志曰〕茅香生剑南道诸州，其茎叶黑褐色，花白色，即非白茅香也。〔颂曰〕今陕西、河东、汴东州郡亦有之，辽、泽州充贡。三月生苗，似大麦。五月开白花，亦有黄花者。有结实者，有无实者。并正月、二月采根，五月采花，八月采苗。〔宗奭曰〕茅香根如茅，但明洁而长。可作浴汤，同藁本尤佳。仍入印香中，合香附子用。〔时珍曰〕茅香凡有二：此是一种香茅也；其白茅香，别是南番一种香草。唐慎微本草不知此义，乃以白茅花及白茅香诸注引入茅香之下，今并提归各条。

〔一〕十：大观、政和本草卷九郁金条同。卷十三郁金香条作「十二」，乃涉陈氏「其香十二叶」之文而误。说文第五下鬯部郁字，段注云：「十当作千。百字下曰，十百为一贯是也。周礼注作十亦误。」按此「十叶为贯」，犹言以十叶为一串，非必如钱贝之以十百为一贯。周礼·郁人注不误，且可与说文互证。

花　〔气味〕苦，温，无毒。〔主治〕中恶，温胃止呕吐，疗心腹冷痛。开宝

〔附方〕新一。**冷劳久病**　茅香花、艾叶四两，烧存性，研末，粟米饭丸梧子大。初以蛇床子汤下二十丸至三十丸，微吐不妨，后用枣汤下，立效。圣济总录。

苗、叶　〔主治〕作浴汤，辟邪气，令人身香。开宝

白茅香 拾遗

【集解】〔藏器曰〕白茅香生安南，如茅根，道家用作浴汤。〔珣曰〕广志云：生广南山谷，合诸名香甚奇妙，尤胜舶上来者。〔时珍曰〕此乃南海白茅香，亦今排香之类，非近道之白茅及北土茅香花也。

根　【气味】甘，平，无毒。

【主治】恶气，令人身香。煮汤服，治腹内冷痛〔一〕。藏器　小儿遍身疮疱，合桃叶煎汤浴之。李珣

排草香 纲目

【集解】〔时珍曰〕排草香出交趾，今岭南亦或莳之，草根也，白色，状如细柳根，人多伪杂之。案范成大桂海志云：排草香状如白茅香，芬烈如麝香。人亦用以合香，诸香无及之者。又有麝香木，出古城，乃老朽树心节，气颇类麝。

根　【气味】辛，温，无毒。

【主治】辟臭，去邪恶气。时珍

【附录】**瓶香**　〔珣曰〕案陈藏器云：生南海山谷，草之状也。其味寒无毒，主鬼魅邪精，天行时气，并宜烧之。水煮，洗水肿〔二〕浮气。与生姜、芥子煎汤，浴风疟甚效。　**耕香**　〔藏器曰〕生乌浒〔三〕国，茎生细叶，味辛温无毒，主鬼

〔一〕痛：原脱，今据大观、政和本草卷九茅香花条补。
〔二〕肿：原脱，今据大观、政和本草卷十瓶香条补。
〔三〕浒：原作「许」，今据大观、政和本草卷八耕香条改。

气，调中去臭。〔时珍曰〕二香皆草状，恐亦排草之类也，故附之。

迷迭香 拾遗

【集解】〔藏器曰〕广志云：出西海。魏略云：出大秦国。〔时珍曰〕魏文帝时，自西域移植庭中，同曹植等各有赋。大意其草修干柔茎，细枝弱根。繁花结实，严霜弗凋。收采幽杀，摘去枝叶。入袋佩之，芳香甚烈。与今之排香同气。

【气味】辛，温，无毒。

【主治】恶气，令人衣香，烧之去鬼。藏器 〔珣曰〕性平不温。合羌活为丸，烧之，辟蚊蚋。

藒车香 拾遗

【集解】〔藏器曰〕广志云：藒车香生徐州，高数尺，黄叶白花。尔雅：藒车，乞舆。郭璞云：香草也。〔珣曰〕生海南山谷。齐民要术云：凡诸树木虫蛀者，煎此香冷淋之，即辟也。〔时珍曰〕楚词：畦留夷与藒车。则昔人常栽莳之，与今兰香、零陵相类也。

【气味】辛，温，无毒。〔珣曰〕微寒。

【主治】鬼气，去臭，及虫鱼蛀蠹。藏器 治霍乱，辟恶气，熏衣佳。珣

艾纳香 宋开宝

【集解】〔志曰〕广志云：艾纳出西国，似细艾。又有松树皮上绿衣，亦名艾纳，可以和合诸香，烧之能聚其烟，青白不散，而与此不同。〔禹锡曰〕案古乐府云：行胡从何方？列国持何来？氍毹毾㲪〔一〕五木香，迷迭艾纳及都梁。是也。

【气味】甘，温、平，无毒。

〔一〕毾㲪：原作「㲪毾」，今据大观、政和本草卷九艾蒳香条改。

【主治】去[一]恶气杀虫，主腹冷泄痢。志 伤寒五泄，心腹注气，止肠鸣，下寸白，烧之辟瘟疫，合蜂窠浴脚气良。珣 治癣辟蛇。藏器

兜纳香 海药

【集解】〔珣曰〕案广志云：出西海剽国诸山。魏略云：出大秦国。草类也。

【气味】辛，平，无毒。〔藏器曰〕甘，温。

【主治】温中，除暴冷。藏器 恶疮肿瘘，止痛生肌，并入膏用。烧之，辟远近恶气。带之夜行，壮胆安神。与茅香、柳枝煎汤浴小儿，易长。李珣

线香 纲目

【集解】〔时珍曰〕今人合香之法甚多，惟线香可入疮科用。其料加减不等，大抵多用白芷、芎藭、独活、甘松、三柰、丁香、藿香、藁本、高良姜、角茴香、连乔、大黄、黄芩、柏木、兜娄香末之类，为末，以榆皮面作糊和剂，以唧筩笮成线香，成条如线也。亦或盘成物象字形，用铁铜丝悬爇者，名龙挂香。

【气味】辛，温，无毒。

【主治】熏诸疮癣。时珍

【附方】新一。杨梅毒疮 龙挂香、孩儿茶、皂角子各一錢，银朱二錢，为末，纸卷作捻，点灯置桶中，以鼻吸咽，一日三次，三日止。内服解毒药，疮即干。集简方。

[一] 去：原脱，今据大观、政和本草卷九艾纳香条补。

藿香宋嘉祐

〔校正〕〔承曰〕宜入草部。

【释名】兜娄婆香〔时珍曰〕豆叶曰藿，其叶似之，故名。楞严经云：坛前以兜娄婆香煎水洗浴。即此。法华经谓之多摩罗跋香，金光明经谓之钵怛罗香，皆兜娄二字梵言也。涅槃又谓之迦算香。

【集解】〔禹锡曰〕按南州异物〔一〕志云：藿香出海边国，形〔二〕如都梁，叶似水苏〔三〕，可着衣服中。嵇含南方草木状云：出交阯、九真、武平、兴古诸地，吏〔四〕民自种之，榛生，五六月采，日干乃芬香。〔颂曰〕藿香岭南多有之，人家亦多种。二月生苗，茎梗甚密，作丛，叶似桑而小薄，六月七月采之，须黄色乃可收。金楼子及俞益期笺皆云：扶南国人言：五香共是一木。其根是旃檀，节是沈香，花是鸡舌，叶是藿香，胶是熏陆。故本草以五香共条，义亦出此。今南中藿香乃是草类，与嵇含所说正相符合。范晔合香方云：零藿虚燥。古人乃以合熏〔五〕香。即此扶南之说，似涉欺罔也。〔时珍曰〕藿香方茎有节中虚，叶微似茄叶。洁古、东垣惟用其叶，不用枝梗。今人并枝梗用之，因叶多伪故耳。唐史云，顿逊国出藿香，插枝便生，叶如都梁者，是也。刘欣期交州记言藿香似苏合香者，谓其气相似，非谓形状也。

枝叶【气味】辛，微温，无毒。〔元素曰〕辛、甘。又曰：甘、苦，气厚味薄，浮而升，阳也。〔杲曰〕可升可降，阳也。入手、足太阴经。

【主治】风水毒肿，去恶气，止霍乱心腹〔六〕痛。别录 脾胃吐逆为要药。苏颂 助胃气，开胃口，进饮食。元素 温中快气，肺虚有寒，上焦壅热，饮酒口臭，煎汤漱口〔七〕。好古

〔一〕南州异物：原作「广」，今据大观、政和本草卷十二藿香条改。按御览九八二引「广志曰：霍香出日南诸国」。与此文异。
〔二〕形：原作「茎」，今据大观、政和本草卷十二及御览九八二藿香条改。
〔三〕叶似水苏：大观、政和本草卷十二及御览九八二引南州异物志俱无。
〔四〕吏：原作「史」，今据大观、政和本草卷十二藿香条改。
〔五〕熏：原脱，今据大观、政和本草卷十二藿香条补。
〔六〕腹：大观、政和本草卷十二藿香条及千金翼卷三沉香等六香条俱无，当是濒湖所加。
〔七〕口：原脱，今据湯液本草卷下藿香条补。

【发明】〔杲曰〕芳香之气助脾胃，故藿香能止呕逆，进饮食。〔好古曰〕手、足太阴之药。故入顺气乌药散，则补肺；入黄芪四君子汤，则补脾也。

【附方】新六。**升降诸气**藿香一两，香附炒五两，为末，每以白汤点服一钱。经效济世方。**霍乱吐泻**垂死者，服之回生。用藿香叶、陈皮各半两，水二盏，煎一盏，温服。百一选方。**暑月吐泻**滑石炒二两，藿香二钱半，丁香五分，为末。每服一二钱，淅米泔调服。禹讲师经验方。**胎气不安**气不升降，呕吐酸水。香附、藿香、甘草二钱，为末。每服二钱，入盐少许，沸汤调〔一〕服之。圣惠。**香口去臭**藿香洗净，煎汤，时时噙漱。摘玄方。**冷露疮烂**藿香叶、细茶等分，烧灰，油调涂叶上贴之。应验方。

薰草别录中品　零陵香宋开宝

【释名】**蕙草**别录**香草**开宝**燕草**纲目**黄零草**玉册。〔时珍曰〕古者烧香草以降神，故曰薰，曰蕙。薰者熏也，蕙者和也。汉书云，薰以香自烧，是矣。或云，古人祓除，以此草熏之，故谓之薰，亦通。范成大虞衡志言，零陵即今永州，不出此香。惟融、宜等州甚多，土人以编席荐，性暖宜人。谨按：零陵旧治在今全州。全乃湘水之源，多生此香，今人呼为广零陵香者，乃真薰草也。若永州、道州、武冈州，皆零陵属地也。今镇江、丹阳皆莳而刈之，以酒洒制货之，芬香更烈，谓之香草，与兰草同称。楚辞云，既滋兰之九畹，又树蕙之百亩，则古人皆栽之矣。张揖广雅云：卤，薰也。其叶谓之蕙。而黄山谷言一干数花者为蕙。盖因不识兰草、蕙草，强以兰花为分别也。郑樵修本草，言兰即蕙，蕙即零陵香，亦是臆见，殊欠分明。但兰草、蕙草，乃一类二种耳。

【集解】〔别录曰〕薰草一名蕙草，生下湿地，三月采阴干，脱节者良。又曰：蕙实，生鲁山平泽。〔弘景曰〕桐君药录：薰草叶如麻，两两相对。山海经云：浮山有草，麻叶而方茎，赤华而黑实，气如蘼芜，名曰薰草，可以已疠。今俗人皆呼燕草状如茅而香者为薰草，人家颇种之者，非也。诗书家多用蕙，而竟不知是何草，尚其名而迷其实，皆此类也。〔藏器曰〕薰草即是零陵香，薰乃蕙草根也。〔志曰〕零陵香生零陵山谷，叶如罗勒。南越志云：土人名燕草，又名薰草，

〔一〕调。原缺，今检圣惠未见此方，从张本补。

即香草也。山海经薰草即是此。〔颂曰〕零陵香今湖岭〔一〕诸州皆有之，多生下湿地，叶如麻，两两相对，茎方，常以七月中旬开花至香，古云薰草是也。岭南人皆作窑灶，以火炭焙干，令黄色乃佳。江淮亦有土生者，亦可作香，但不及湖岭者，至枯槁香尤芬熏耳。古方但用薰草，不用零陵香。今合香家及面脂、澡豆诸法皆用之，都下市肆貨之甚便。〔时珍曰〕今惟吳人栽造，貨之亦广。

薰草

〔气味〕甘，平，无毒。〔权曰〕苦，无毒。〔珣曰〕辛，温，无毒。不宜多服，令人气喘。〔玉册云〕伏三黄、朱砂。

〔主治〕明目止泪，疗泄精，去臭恶气，伤寒头痛，上气腰痛。别录 **单用，治鼻中瘜肉，鼻齆。**甄权 **零陵香：主恶气疰〔二〕心腹痛满，下气，令体香，和诸香作汤丸用，得酒良。**开宝 **主风邪冲心，虚劳疳䘌。得升麻、细辛煎饮，治牙齿肿痛善。**李珣 **治血气腹胀，茎叶煎酒服。**大明 **妇人浸油饰发〔三〕，香无以加。**宗奭

〔发明〕〔时珍曰〕薰草芳馨，其气辛散上达，故心腹恶气齿痛鼻塞皆用之。脾胃喜芳香，芳香可以养鼻是也。多服作喘，为能耗散眞气也。

〔附方〕新十。**伤寒下痢**蕙草湯：用蕙草、当归各二两，黄连四两，水六升，煮二升服，日三服。范汪方。**伤寒狐惑**食肛者。蕙草、黄连各四两，㕮咀，以白酸浆一斗，渍一宿，煮取二升，分三服。小品方。**头风旋运**痰逆恶心懒食。眞零陵香、藿香叶、莎草根炒等分，为末。每服二錢，茶下，日三服。本事方。**小儿鼻塞**头热。用薰草一两，羊髓三两，銚內慢火熬成膏，去滓，日摩背上三四次。圣惠方。**头风白屑**零陵香、白芷等分，水煎汁，入鸡子白搅匀，傅数十次，终身不生。圣惠方。**牙齿疼痛**零陵香梗叶煎水，含漱之。普济方。**风牙疳牙**零陵香洗炙，荜茇炒，等分，为末掺之。普济方。**梦遗失精**薰草湯：用薰草、人参、白术、白芍药、生地黄各

〔一〕岭：原作「广」，今据大观、政和本草卷九零陵香条改，与下文「但不及湖岭者」一致。

〔二〕疰：原脱，今据大观、政和本草卷九零陵香条补。

〔三〕发：原作「头」，今据政和本草卷九及本草衍义卷十零陵香条改。

二两，茯神、桂心、甘草炙各二两，大枣十二枚，水八升，煮三升，分二服。外台秘要。**妇人断产**零陵香为末，酒服二錢。每服至一两，即一年绝孕。盖血闻香即散也。医林集要。**五色诸痢**返魂丹：用零陵香草去根，以盐酒浸半月，炒干，每两入广木香一錢半，为末。里急腹痛者，用冷水服一錢半，通了三四次，用热米湯服一錢半，止痢。只忌生梨一味。集简方。

蕙实别录有名未用部。〔藏器曰〕即兰蕙之蕙也。五月采之，辛香。**〔气味〕辛，平，无毒。〔主治〕明目补中。**别录

根茎中涕〔主治〕伤寒寒热出汗，中风面肿，消渴热中，逐水。别录**主五痔脱肛有虫。**时珍 出千金。

兰草本经上品

【释名】蕳音闲**水香**本经**香水兰**开宝**女兰**纲目**香草**纲目**燕尾香**开宝**大泽兰**炮炙论**煎〔一〕泽草**弘景**兰〔二〕泽草**唐本**省头草**纲目**都梁香**李当之**孩儿菊**纲目**千金草**〔志曰〕叶似马兰，故名兰草。其叶有歧，俗呼燕尾香。时人煮水以浴，疗〔三〕风，故又名香水兰。〔藏器曰〕兰草生泽畔，妇人和油泽头，故云兰泽。盛弘之荆州记云：都梁有山，下有水清浅，其中生兰草，因名都梁香。〔时珍曰〕都梁即今之武冈州也，又临淮盱眙县亦有都梁山，产此香。兰乃香草，能辟不祥。陆玑诗疏言：郑俗，三月男女秉蕳于水际，以自祓除。盖兰以阑之，蕳以闲之，其义一也。淮南子云：男子种兰，美而不芳。则兰须女子种之，女兰之名，或因乎此。其叶似菊，女子、小儿喜佩之，则女兰、孩菊之名，又或以此也。唐瑶经验方言：江南人家种之，夏月采置发中，令头不膻，故名省头草。其说正合煎泽之义。古人兰蕙皆称香草，如零陵香草、都梁香草。后人省之，通呼为香草尔。近世但知兰花，不知兰草。惟虚谷方回考订，极言古之兰草即今之千金草，俗名孩儿菊者，其说可据。详下正误。

〔一〕煎：原作「兰」，今据大观、政和本草卷七兰草条改。
〔二〕兰：原作「煎」，据改同上。
〔三〕疗：原脱，今据大观、政和本草卷七兰草条补。

【集解】〔别录曰〕兰草生太吴池泽，四月、五月采。〔弘景曰〕方药俗人并不识用。太吴应是吴国太伯所居，故呼太吴。今东间〔一〕有煎泽草，名兰香，或是此也。李当之云：是今人所种〔二〕都梁香草也。泽兰亦名都梁香。〔恭曰〕兰即兰泽香草也。圆茎紫萼，八月花白。俗名兰香，煮以洗浴。生溪涧水旁，人间亦多种之，以饰庭池。陶所引煎泽草，都梁香者是也，而不能的识。〔保昇曰〕生下湿地，叶似泽兰，尖长有歧，花红白色而香。〔藏器曰〕兰草、泽兰二物同名，陶不能知，苏亦浪别。兰草生泽畔，叶光润，阴〔三〕小紫，五月、六月采阴干，即都梁香也。泽兰叶尖微有毛，不光润，茎方节紫，初采微辛，干之亦辛。苏云八月花白者，即泽兰也，以注兰草，殊误矣。〔时珍曰〕兰草、泽兰一类二种也。俱生水旁下湿处。二月宿根生苗成丛，紫茎素枝，赤节绿叶，叶对节生，有细齿。但以茎圆节长，而叶光有歧者，为兰草；茎微方，节短而叶有毛者，为泽兰。嫩时并可挼而佩之，八九月后渐老，高者三四尺，开花成穗，如鸡苏花，红白色，中有细子。雷斅炮炙论所谓大泽兰，即兰草也；小泽兰，即泽兰也。礼记佩帨兰茝，楚辞纫秋兰以为佩，西京杂记载汉时池苑种兰以降神，或杂粉藏衣书中辟蠹者，皆此二兰也。今吴人莳之，呼为香草，夏月刈取，以酒油洒制，缠作把子，货为头泽佩带，与别录所出太吴之文正相符合。诸家不知二兰乃一物二种，但功用有气血之分，故无定指，惟寇氏、朱氏之误尤甚，故考正于下。或云家莳者为兰草，野生者为泽兰〔四〕，亦通。

【正误】〔寇宗奭曰〕兰草诸家之说异同，乃未的识，故无定论。今江陵、鼎、澧州山谷之间颇有之，山外平田即无，多生阴地幽谷。叶如麦门冬而阔，且韧，长及一二尺，四时常青。花黄绿色，中间瓣上有细紫点。春芳者为春兰，色深；秋芳者为秋兰，色淡。开时满室尽香，与他花香又别。〔朱震亨曰〕兰叶禀金水之气而似有火，人知其花香之贵，而不知其叶有药方。盖其叶能散久积陈郁之气甚有力，即今之栽置座右者。〔时珍曰〕二氏所说，乃近世所谓兰花，非古之兰草也。兰有数种，兰草、泽兰生水旁，山兰即兰草之生山中者。兰花亦生山中，与三兰迥别。兰花生近处者，叶如麦门冬而春花；生福建者，叶如菅茅而秋花。黄山谷所谓一干一花为兰，一干数花为蕙者，盖因不识兰草、蕙草，遂以兰花强生分别也。兰草与泽兰同类。故陆玑言兰似泽兰，但广而长节。离骚言其绿叶紫茎素枝，可纫可佩可藉可膏可浴。郑诗言士女秉

〔一〕间：原作「门」，今据大观、政和本草卷七兰草条改。

〔二〕种：按大观、政和本草卷七兰草条此下俱有「似」字。

〔三〕阴：原作「根」，今据大观、政和本草卷七兰草条及卷九泽兰条改。阴谓叶之背面。下「五月六月采」，乃采叶，非采根。参见泽兰条校记。

〔四〕泽兰：原作「兰泽」，今从张本改。

蔄。应劭〔一〕风俗通言尚书奏事，怀香握兰。礼记言诸侯贽薰，大夫贽兰。汉书言兰以香自烧也。若夫兰花，有叶无枝，可玩而不可纫佩藉浴秉握膏焚。故朱子离骚辨证，言古之香草必花叶俱香，而燥湿不变，故可刈佩。今之兰蕙，但花香而叶乃无气，质弱易萎，不可刈佩，必非古人所指甚明。古之兰似泽兰，而蕙即今之零陵香。今之似茅而花有两种者，不知何时误也？熊太古冀越集，言世俗之兰，生于深山穷谷，决非古时水泽之兰也。遁〔二〕斋闲览，言楚骚之兰，或以为都梁香，或以为泽兰，或以为猗兰，当以泽兰为正。今人所种如麦门冬者，名幽兰，非真兰也。故陈止斋著盗兰说以讥之。方虚谷订兰说，言古之兰草，即今之千金草，俗名孩儿菊者。今之所谓兰，其叶如茅而嫩者，根名土续断，因花馥郁，故得兰名也。杨升庵云：世以如蒲萱者为兰，九畹之受诬久矣。又吴草庐有兰说甚详，云兰为医经上品之药，有枝有茎，草之植者也。今所谓兰，无枝无茎。因黄山谷称之，世遂谬指为离骚之兰。寇氏本草亦溺于俗，反疑旧说为非。夫医经为实用，岂可误哉？今之兰，果可利水杀蛊而除痰癖乎？其种盛于闽，朱子乃闽人，岂不识其土产而反辨析如此？世俗至今犹以非兰为兰，何其惑之难解也？呜呼！观诸儒之明析如此，则寇、朱二氏之误可知，而医家用兰草者当不复疑矣。

叶　【**修治**】见泽兰下。

【**气味**】辛，平，无毒。〔杲曰〕甘、寒。

【**主治**】利水道，杀蛊毒，辟不祥。久服益气轻身不老，通神明。本经　除胸中痰癖。别录　生血，调气，养营。雷敩　其气清香，生津止渴，润肌肉，治消渴胆瘅。李杲　煮水，浴风病。马志　消痈肿，调月经。煎水，解中牛马毒。时珍　主恶气，香泽可作膏涂发。藏器

【**发明**】〔时珍曰〕按素问云：五味入口，藏于脾胃，以行其精气。津液在脾，令人口甘，此肥美所发也。其气上溢，转为消渴。治之以兰，除陈气也。王冰注云：辛能发散故也。李东垣治消渴生津饮，用兰叶，盖本于此，详见泽兰下。

〔一〕劭：原作「邵」，今据四库总目子部杂家四改。「劭」、「邵」、「邵」音同形近而义别。「劭」一误为「邵」，再误为「邵」。
〔二〕遁：此上原衍「陈」字。按说郛卷三十二收遁斋闲览一书，凡十四卷，宋·范正敏著。此间似涉下「陈止斋」而衍，因据删。下引见遁斋闲览·兰草辨中。

又此草浸油涂发，去风垢，令香润。史记所谓罗襦襟解，微闻香泽者是也。崔寔四时月令作香泽法：用清油浸兰香、藿香、鸡舌香、苜蓿叶四种，以新绵裹，浸胡麻油，和猪脂纳铜铛中，沸定，下少许青蒿，以绵幂瓶，铛嘴泻出，瓶收用之。

【附方】新一。**食牛马毒**杀人者。省头草连根叶煎水服，即消。唐瑶经验方。

泽兰本经中品

〔校正〕并入嘉祐地笋。

【释名】水香吴普 **都梁香**弘景 **虎兰**本经 **虎蒲**别录 **龙枣**本经 **孩儿菊**纲目 **风药**纲目 **根名地笋**嘉祐〔弘景曰〕生于泽旁，故名泽兰，亦名都梁香。〔时珍曰〕此草亦可为香泽，不独指其生泽旁也。齐安人呼为风药，吴普本草一名水香，陶氏云亦名都梁，今俗通呼为孩儿菊，则其与兰草为一物二种，尤可证矣。其根可食，故曰地笋。

【集解】〔别录曰〕泽兰生汝南诸大泽旁，三月三日采，阴干。〔普曰〕生下地水旁，叶如兰，二月生苗，赤节，四叶相值[一]枝节间。〔弘景曰〕今处处有之，多生下湿地。叶微香，可煎油及作浴汤。人家多种之，而叶小异。今山中又有一种甚相似，茎方，叶小强，不甚香。既云泽兰，则山中者为非，而药家乃采用之。〔恭曰〕泽兰茎方节紫，叶似兰草而不甚[二]香，今京下用者是也。陶说乃是兰草，茎圆紫萼白花，殊非泽兰也。〔颂曰〕今荆、徐、随、寿、蜀、梧州、河中府皆有之。根紫黑色，如粟根。二月生苗，高二三尺。茎干青紫色，作四棱。叶生相对，如薄荷，微香。七月开花，带紫白色，萼通紫色，亦似薄荷花。三月采苗阴干。荆湖岭南人家多种之。寿州出者无花子。此与兰草大抵相类。但兰草生水旁，叶光润，阴[三]小紫，五六月盛；而泽兰生水泽中及下湿地，叶尖，微有毛，不光润，方茎紫节，七月八月初采微辛，此为异尔。〔敩曰〕凡使须别雌雄。大泽兰茎叶皆圆，根青黄，能生血调气；与荣合小泽兰迥别，叶上斑，根头尖，能破血，通久积。〔宗奭曰〕泽兰出土，便分枝梗，叶皆如菊，但尖长尔。吴普言叶似兰，误矣。今兰叶如麦门冬，殊不相似。〔时珍曰〕吴普所说，乃眞泽兰也。雷敩所说，大泽兰即兰草也，小泽兰即此泽兰也。寇宗奭所说泽兰则是，而破吴普之说则非，

〔一〕值：原作「植」，今据政和本草卷九及御览九九〇泽兰条改。大观本草作「生」，似误。

〔二〕甚：大观、政和本草卷九泽兰条无，当是濒湖所加。

〔三〕阴：原作「根」，大观本草同。今据政和本草卷九泽兰条及卷七兰草条改。按濒湖谓兰草即雷敩所说大泽兰，而雷敩说大泽兰根色青黄，并非小紫。则所谓阴小紫者，乃承上「叶光润」而言叶之背面微带紫色。因据改。参见兰草条校记。

盖由误认兰花为兰草也。详见兰草正误下。

叶 **〔修治〕**〔敩曰〕凡用大小泽兰，细銼，以绢袋盛，悬于屋南畔角上，令干用。**〔气味〕苦，微温，无毒。**〔别录曰〕甘。〔普曰〕神农、黄帝、岐伯、桐君：酸，无毒。〔李当之〕小〔一〕温。〔权曰〕苦、辛。〔之才曰〕防己为之使。

〔主治〕乳妇内衄，中风余疾，大腹水肿，身面四肢浮肿，骨节中水〔二〕，金疮，痈肿疮脓。本经 **产后金疮内塞。**别录 **产后腹痛，频产血气衰冷，成劳瘦羸，妇人血沥腰痛。**甄权 **产前产后百病，通九窍，利关节，养血气，破宿血，消癥瘕，通小肠，长肌肉，消扑损瘀血，治鼻血吐血，头风目痛，妇人劳瘦，丈夫面黄。**大明

〔发明〕〔颂曰〕泽兰，妇人方中最为急用。古人治妇人泽兰丸甚多。〔时珍曰〕兰草、泽兰气香而温，味辛而散，阴中之阳，足太阴、厥阴经药也。脾喜芳香，肝宜辛散。脾气舒，则三焦通利而正气和；肝郁散，则营卫流行而病邪解。兰草走气道，故能利水道，除痰癖，杀蛊辟恶，而为消渴良药；泽兰走血分，故能治水肿，涂痈毒，破瘀血，消癥瘕，而为妇人要药。虽是一类而功用稍殊，正如赤、白茯苓、芍药，补泻皆不同也。雷敩言，雌者调气生血，雄者破血通积，正合二兰主治。大泽兰之为兰草，尤可凭据。血生于气，故曰调气生血也。又荀子云，泽芷以养鼻，谓泽兰、白芷之气，芳香通乎肺也。

〔附方〕旧一，新四。**产后水肿** 血虚浮肿。泽兰、防己等分，为末。每服二錢，醋湯下。张文仲备急方。**小儿蓐疮** 嚼泽兰心封之良。子母秘录。**疮肿初起** 泽兰捣封之良。集简方。**损伤瘀肿** 方同上。**产后阴翻** 产后阴户燥热，遂成翻花。泽兰四两，煎湯熏洗二三次，再入枯矾煎洗之，即安。集简方。

地笋 宋嘉祐。**〔气味〕甘、辛，温，无毒。〔主治〕利九窍，通血脉，排脓治血。**藏器 **止鼻洪吐血，产后心腹痛。产妇可作蔬菜食，佳。**大明

〔一〕小：大观、政和本草卷九及御览九九〇泽兰条俱无，当是濒湖所加。

〔二〕乳妇……中水：此二十二字原脱，今据大观、政和本草卷九及千金翼卷二泽兰条补。

子 〔主治〕妇人三十六疾。千金方承泽丸中用之。

马兰 日华

【释名】紫菊 〔时珍曰〕其叶似兰而大，其花似菊而紫，故名。俗称物之大者为马也。

【集解】 〔藏器曰〕马兰生泽旁，如泽兰而气臭，楚词以恶草喻恶人，北人见其花呼为紫菊，以其似单瓣菊花而紫也。又有山兰，生山侧，似刘寄奴，叶无桠，不对生，花心微黄赤，亦大破血，皆可用。〔时珍曰〕马兰，湖泽卑湿处甚多，二月生苗，赤茎白根，长叶有刻齿，状似泽兰，但不香尔。南人多采汋晒干为蔬及馒馅。入夏高二三尺，开紫花，花罢有细子。楚辞无马兰之名，陈氏指为恶草，何据？

根、叶【气味】辛，平，无毒。

【主治】破宿血，养新血，止鼻衄吐血，合金疮，断血痢，解酒疸及诸菌毒、蛊毒。生捣，涂蛇咬。大明 **主诸疟及腹中急痛，痔疮。**时珍

【发明】〔时珍曰〕马兰辛平，能入阳明血分，故治血与泽兰同功。近人用治痔漏云有效，春夏取生，秋冬取干者，不用盐醋，白水煮食，并饮其汁。或以酒煮焙研，糊丸，米饮日日服之。仍用煎水入盐少许，日日熏洗之。医学集成云：治痔用马兰根，捣傅片时，看肉平即去之。稍迟，恐肉反出也。

【附方】新六。**诸疟寒热**赤脚马兰捣汁，入水少许，发日早服。或入少糖亦可。圣济总录。**绞肠沙痛**马兰根叶，细嚼咽汁，立安。寿域神方。**打伤出血**竹节草即马兰，同旱莲草、松香、皂子叶即柤子叶，冬用皮，为末，搽入刀口。摘玄方。**喉痹口紧**用地白根即马兰根，或叶捣汁，入米醋少许，滴鼻孔中，或灌喉中，取痰自开。孙一松试效方。**水肿尿涩**马兰菜一虎口，黑豆、小麦各一撮，酒、水各一钟，煎一钟，食前温服以利小水，四五日愈。杨起简便方。**缠蛇丹毒**马兰、甘草擂醋搽之。济急方。

【附录】麻伯〔别录有名未用曰〕味酸，无毒。主益气出汗。一名君莒，一名衍草，一名道止，一名自死。生平陵，如兰，叶黑厚白裹〔一〕茎，实赤黑，九月采根。相乌〔二〕〔又曰〕味苦。主阴痿。一名乌葵。如兰香，赤茎，生山阳，五月十五日采，阴干。天雄草〔又曰〕味甘，温，无毒。主益气阴痿。生山泽中，状如兰，实如大豆，赤色。益奶草拾遗。〔藏器曰〕味苦，平，无毒。主五痔〔三〕脱肛，止血，炙令香，浸酒服。生永嘉山谷，叶如泽兰，茎赤，高二三尺也。

香薷音柔。　别录中品

〔校正〕自菜部移入此。

【释名】香葇食疗香茸同上香菜千金蜜蜂草纲目〔时珍曰〕薷，本作葇。玉篇云，葇菜苏之类，是也。其气香，其叶柔，故以名之。草初生曰茸，孟诜食疗作香戎者，非是。俗呼蜜蜂草，象其花房也。

【集解】〔弘景曰〕家家有此，作菜生食，十月中取干之。〔颂曰〕所在皆种，但北土差少，似白苏而叶更细，寿春及新安皆有之。彼间又有一种石香葇，生石上，茎叶更细，色黄而辛香弥甚，用之尤佳。吴人以为茵陈用之。〔宗奭曰〕香薷生山野间，荆湖南北、二川皆有之，汴洛作圃种之，暑月亦作蔬菜。叶如茵陈，花茸紫，连〔四〕边成穗，凡四五十房为一穗，如荆芥穗，别是一种香气。〔时珍曰〕香薷有野生，有家莳。中州人三月种之，呼为香菜，以充蔬品。丹溪朱氏惟取大叶者为良，而细叶者香烈更甚，今人多用之，方茎，尖叶有刻缺，颇似黄荆叶而小，九月开紫花成穗。有细子细叶者，仅高数寸，叶如落帚叶，即石香薷也。

【修治】〔敩曰〕凡采得去根留叶，锉暴干，勿令犯火。服至十两，一生不得食白山桃也。〔时珍曰〕八九月开花着穗时，采之阴干，入用。

〔一〕裹：千金翼卷四麻伯条同。大观、政和本草卷三十麻伯条俱作「裹」。

〔二〕乌：原作「鸟」，今据大观、政和本草卷三十及千金翼卷四相乌条改。

〔三〕痔：大观、政和本草卷六益奶草条作「野鸡病」，详本书本卷甘松香条校记。

〔四〕连：政和本草卷二十八及本草衍义卷十九香薷条俱作「在一」，义较显豁。今见香薷花，唇形，序状花序，花密排，偏向一方。

【气味】辛，微温，无毒。

【主治】霍乱腹痛吐下，散水肿。别录 去热风。卒转筋者，煮汁顿服半升，即止。为末水服，止鼻衄。孟诜 下气，除烦热，疗呕逆冷气。大明 春月煮饮代茶，可无热病，调中温胃。含汁漱口，去臭气。汪颖 主脚气寒热。时珍

【发明】〔弘景曰〕霍乱煮饮无不瘥者，作煎除水肿尤良。〔颂曰〕霍乱转筋者，单煮服之。若四肢烦冷，汗出而渴者，加蓼子同煮服。〔震亨曰〕香薷属金与水，有彻上彻下之功，解暑利小便，又治水甚捷，以大叶者浓煎丸服。肺得之，清化行而热自降也。〔时珍曰〕世医治暑病，以香薷饮为首药。然暑有乘凉饮冷，致阳气为阴邪所遏，遂病头痛，发热恶寒，烦躁口渴，或吐或泻，或霍乱者。宜用此药，以发越阳气，散水和脾。若饮食不节，劳役作丧之人，伤暑大热大渴，汗泄如雨，烦躁喘促，或泻或吐者。乃劳倦内伤之证，必用东垣清暑益气汤、人参白虎汤之类，以泻火益元可也。若用香薷之药，是重虚其表，而又济之以热矣。盖香薷乃夏月解表之药，如冬月之用麻黄，气虚者尤不可多服。而今人不知暑伤元气，不拘有病无病，概用代茶，谓能辟暑，真痴前说梦也。且其性温，不可热饮，反致吐逆。饮者惟宜冷服，则无拒格之患。其治水之功果有奇效。一士妻自腰以下胕肿，面目亦肿，喘急欲死，不能伏枕，大便溏泄，小便短少，服药罔效。时珍诊其脉沉而大，沉主水，大主虚，乃病后冒风所致，是名风水也。用千金神秘汤加麻黄，一服喘定十之五。再以胃苓汤吞深师薷术丸，二日小便长，肿消十之七，调理数日全安。益见古人方皆有至理，但神而明之，存乎其人而已。

【附方】旧四，新六。**一切伤暑** 和剂局方：香薷饮〔一〕：治暑月卧湿当风，或生冷不节，真邪相干，便致吐利，或发热头痛体痛，或心腹痛，或转筋，或干呕，或四肢逆冷，或烦闷欲死，并主之。用香薷一斤，厚朴姜汁炙，白扁豆微炒，各半斤，剉散。每服五〔二〕钱，水二盏，酒半盏，煎一盏，水中沉冷，连进二服立效。活人书：去扁豆，入黄连四两，姜汁同炒黄色用。**水病洪肿** 胡洽居士香薷煎：用干香薷五十斤剉，入釜中，以水淹过三〔三〕寸，煮使气力都尽，去滓澄

〔一〕饮：局方卷二作「散」。

〔二〕五：局方卷二香薷散作「三」，下水、酒用量亦相应减少。

〔三〕三：大观、政和本草卷二十八香薷条引图经作「一」，外台卷二十作「数」。

之，微〔一〕火煎至可丸，丸如梧子大。一服五丸，日三服，日渐增之，以小便利则愈。苏颂图经本草。**通身水肿**深师薷术丸：治暴水风水气水，通身皆肿，服至小便利为效。用香薷叶一斤，水一斗，熬极烂去滓，再熬成膏，加白术末七两，和丸梧子大。每服十丸，米饮下，日五、夜一服。外台秘要。**四时伤寒**不正之气。用水香薷为末，热酒调服一二钱，取汗。卫生易简方。**心烦胁痛**连胸欲死者。香薷捣汁一二升服。肘后。**鼻衄不止**香薷研末，水服一钱。圣济总录。**舌上出血**如钻孔者。香薷煎汁服一升，日三服。肘后方。**口中臭气**香薷一把，煎汁含之。千金方。**小儿发迟**陈香薷二两，水一盏，煎汁三分，入猪脂半两，和匀，日日涂之。永类钤方。**白秃惨痛**即上方入胡粉，和涂之。子母秘录。

石香葇宋开宝附

【释名】石苏

【集解】〔志曰〕石香葇生蜀郡陵、荣、资、简、州，及南中诸处，生山岩石缝中，二月、八月采，苗茎花实俱可用。〔宗奭曰〕处处有之，但山中临水附厓处或有之，不必山岩石缝也。九月、十月尚有花。〔时珍曰〕香薷、石香薷，一物也，但随所生而名尔。生平地者叶大，厓石者叶细，可通用之。

【气味】辛香，温，无毒。

【主治】调中温胃，止霍乱吐泻，心腹胀满，脐〔二〕腹痛肠鸣。开宝 功比香薷更胜。萧炳 制硫黄。时珍

〔一〕微：大观、政和本草卷二十八香薷条引图经俱作「严」，外台卷二十作「渐」。

〔二〕脐：原脱，今据大观、政和本草卷八石香葇条补。

爵床本经中品

【释名】爵麻吴普香苏别录〔一〕赤眼老母草唐本。〔时珍曰〕爵床不可解。按吴氏本草作爵麻，甚通。

【集解】〔别录曰〕爵床生汉中川谷及田野。〔恭曰〕此草生平泽熟田近道旁，似香葇，叶长而大，或如荏且细，俗名赤眼老母草。〔时珍曰〕原野甚多。方茎对节，与大叶香薷一样。但香薷搓之气香，而爵床搓之不香微臭，以此为别。

茎叶【气味】咸，寒，无毒。〔时珍曰〕微辛。

【主治】腰脊痛，不得着〔二〕床，俯仰艰难，除热，可作浴汤。本经疗血胀下气。治杖疮，捣汁涂之立瘥。苏恭

赤车使者唐本草

【释名】小锦枝炮炙论。

【集解】〔恭曰〕赤车使者，苗似香葇、兰香，叶茎赤，根紫赤色，八月、九月采根，日干。〔保昇曰〕生荆州、襄州，根紫如茜根，二月、八月采。〔时珍曰〕此与爵床相类，但以根色紫赤为别尔。

根【修治】〔斅曰〕此草原名小锦枝。凡用弃粗捣，以七岁童子小便拌蒸，晒干入药。

【气味】辛、苦，温，有毒。〔权曰〕有小毒。

【主治】风冷邪疰，蛊毒癥瘕，五脏积气。苏恭治恶风冷气。服之悦泽肌皮，好颜色。甄权

【发明】〔颂曰〕古方治大风风痹，有赤车使者酒。今人稀用，鲜有识者。〔时珍曰〕上古辟瘟疫邪气，有赤车使

〔一〕别录：大观、政和本草卷九爵床条开宝今按：「别本注云：今人名为香苏」，足证香苏一名，不出自别录。此间「别录」二字，似可改为「开宝」。

〔二〕着：原作「搘」，今据大观、政和本草卷九及千金翼卷二爵床条改。

者丸。此药不怪，苟加询采，必能得之，但古今名称或不同耳。

假苏本经中品

〔校正〕自菜部移入此。

【释名】姜芥别录 荆芥吴普 鼠蓂本经 〔弘景曰〕假苏方药不复用。〔恭曰〕此即菜中荆芥也，姜芥声讹尔。先居草部，今录入菜部。〔士良曰〕荆芥本草呼为假苏。假苏又别是一物，叶锐圆〔一〕，多野生，以香气似苏，故呼为苏。〔颂曰〕医官陈巽言〔二〕，江左人，谓假苏、荆芥实两物。苏恭以本草一名姜芥，荆姜声讹，谓为荆芥，非矣。〔时珍曰〕按吴普本草云：假苏一名荆芥，叶似落藜而细，蜀中生噉之。普乃东汉末人，去〔三〕别录时未远，其言当不谬，故唐人苏恭祖其说。而陈士良、苏颂复启为两物之疑，亦臆说尔。曰苏、曰姜、曰芥，皆因气味辛香，如苏、如姜、如芥也。

【集解】〔别录曰〕假苏生汉中川泽。〔颂曰〕今处处有之，叶似落藜而细，初生香辛可噉，人取作生菜。古方稀用，近世医家为要药，并取花实成穗者，曝干入药。又有胡荆芥，俗呼新罗荆芥。又有石荆芥，生山石间。体性相近，入药亦同。〔时珍曰〕荆芥原是野生，今为世用，遂多栽莳。二月布子生苗，炒食辛香。方茎细叶，似独帚叶而狭小，淡黄绿色。八月开小花，作穗成房，房如紫苏房，内有细子如葶苈子状，黄赤色，连穗收采用之。

【正误】〔藏器曰〕张鼎食疗本草，荆芥一名析蓂，误矣。菥蓂自有本条，见草部。〔时珍曰〕汪机本草会编，言假苏是白苏，亦误矣。白苏乃荏也。见后。

茎穗

【气味】辛，温，无毒。〔诜曰〕作菜食久，动渴疾，熏人五脏神。反驴肉、无鳞鱼，详后发明下。

【主治】寒热鼠瘘，瘰疬生疮，破结聚气，下瘀血，除湿痹〔四〕。本经 去邪，除劳渴冷风，出汗，煮汁服之。捣烂醋和，傅丁肿肿毒。藏器 单用治恶风贼风，口面

〔一〕圆：原脱。按大观、政和本草卷二十八假苏条两引此文，俱有「圆」字，因据补。

〔二〕医官陈巽言：疑即撰食性本草之南唐陪戎副尉剑州医学助教陈士良。大观、政和本草卷二十八假苏条苏颂图经引医官陈巽处之说，与同条陈士良说全同可证。又大观、政和本草「巽言」俱作「巽处」，似「巽处」为士良之名或字，而「处」字后又误为「言」字。

〔三〕去：原作「六」，今从张本改。

〔四〕痹：原作「疸」，今据大观、政和本草卷二十八及千金翼卷四假苏条改。

㖞斜，遍身𤸷痹，心虚忘事，益力添精，辟邪毒气，通利血脉，传送五脏不足气，助脾胃。甄权 **主血劳，风气壅满，背脊疼痛，虚汗，理丈夫脚气，筋骨烦疼，及阴阳毒伤寒头痛，头旋目眩，手足筋急。**士良 **利五脏，消食下气，醒酒。作菜生熟皆可食，并煎茶饮之。以豉汁煎服，治暴伤寒，能发汗。**日华 **治妇人血风及疮疥，为要药。**苏颂 **产后中风身强直，研末酒服。**孟诜〔一〕 **散风热，清头目，利咽喉，消疮肿，治项强，目中黑花，及生疮阴癞，吐血衄血，下血血痢，崩中痔漏。**时珍

【发明】〔元素曰〕荆芥辛苦，气味俱薄，浮而升，阳也。〔好古曰〕肝经气分药也，能搜肝气。〔时珍曰〕荆芥入足厥阴经气分，其功长于祛风邪，散瘀血，破结气，消疮毒。盖厥阴乃风木也，主血，而相火寄之，故风病血病疮病为要药。其治风也，贾丞相称为再生丹，许学士谓有神圣功，戴院使许为产后要药，萧存敬呼为一捻金，陈无择隐为举卿古拜散，夫岂无故而得此隆誉哉？按唐韵：荆字举卿切，芥字古拜切。盖二字之反切，隐语以秘其方也。〔又曰〕荆芥反鱼蟹河豚之说，本草医方幷未言及，而稗官小说往往载之。按李廷飞延寿书云：凡食一切无鳞鱼，忌荆芥。食黄鲿鱼后食之，令人吐血，惟地浆可解。与蟹同食，动风。又蔡绦铁围〔二〕山丛话云：予居岭嶠，见食黄颡鱼犯姜芥者立死，甚于钩吻。洪迈夷坚志云：吴人魏几道，啖黄颡鱼羹，后采荆芥和茶饮。少顷足痒，上彻心肺，狂走，足皮欲裂。急服药，两日乃解。陶九成辍耕录云：凡食河豚，不可服荆芥药，大相反。予在江阴见一儒者，因此丧命。苇航纪谈〔三〕云：凡服荆芥风药，忌食鱼。杨诚斋曾见一人，立致于死也。时珍按：荆芥乃日用之药，其相反如此，故详录之，以为警戒。又按物类相感志言：河豚用荆芥同煮，三五次换水，则无毒。其说与诸书不同，何哉？大抵养生者，宁守前说为戒可也。

【附方】旧四，新二十七。**头项风强**八月后，取荆芥穗作枕，及铺床下，立春日去之。千金方。**风热头痛**荆芥穗、石膏等分，为末。每服二钱，茶调下。永类钤方。**风热牙痛**荆芥根、乌柏根、葱根等分，煎湯频含漱之。

〔一〕孟诜：据大观、政和本草卷二十八假苏条似应改为「藏器」。
〔二〕围：原脱，今据本书卷一引据古今书目补。
〔三〕苇航纪谈：原作「韦航细谈」，形近而误。书见清。顺治刻本说郛卷二十（涵芬楼本卷七），题宋・蒋津撰，因据改。但彼云：「大凡服治风药，不可食羊肉（涵芬楼本无肉字）。予目击之，不唯无效，亦甚有所反。江右杨万里亲语此，尝见人食至于死。」与此颇有出入。

小儿惊痫一百二十种。用荆芥穗二两，白矾半生半枯一两，为末，糊丸黍米大，朱砂为衣。每姜湯下二十丸，日二服。医学集成。**一切偏风**口眼喎斜。用青荆芥一斤，青薄荷一斤，同入砂盆內研烂，生绢绞汁，于甆器中煎成膏，漉去滓三分之一，将二分日干，为末，以膏和丸梧子大。每服三十丸〔一〕，白湯下，早暮各一服。忌动风物。经验后〔二〕方。**中风口噤**荆芥穗为末，酒服二錢，立愈，名荆芥散。贾似道云：此方出曾公谈录，前后用之甚验。其子名顺者，病此已革，服之立定，眞再生丹也。**产后中风**华佗愈风散：治妇人产后中风口噤，手足瘈疭如角弓，或产后血运，不省人事，四肢强直，或筑心眼倒〔三〕，吐泻欲死。用荆芥穗子，微焙为末。每服三錢，豆淋酒调服，或童子小便服之。口噤则挑齿灌之，龂噤则灌入鼻中，其效如神。大抵产后太暖〔四〕，则汗出而腠理疏，则易于中风也。〔时珍曰〕此方诸书盛称其妙。姚僧坦集验方以酒服，名如圣散，云药下可立待应效。陈氏方名举卿古拜散。萧存敬方用古老錢煎湯服，名一捻金。王贶指迷方加当归等分，水煎服。许叔微本事方云：此药委有奇效神圣之功。一妇人产后睡久，及醒则昏昏如醉，不省人事。医用此药及交加散，云服后当睡，睡中〔五〕必以左手搔头，用之果然。昝殷产宝方云：此病多因怒气伤肝，或忧气内郁，或坐草受风而成，急宜服此药也。戴原礼证治要诀名独行散。贾似道悦生随抄呼为再生丹。**产后迷闷**因怒气发热迷闷者。独行散：用荆芥穗，以新瓦半炒半生为末，童子小便服一二錢。若角弓反张，以豆淋酒下。或锉散，童尿煎服极妙。盖荆芥乃产后要药，而角弓反张，乃妇人急候，得此证者，十存一二而已。戴原礼要诀。**产后血运**筑心眼倒，风缩欲死者。取干荆芥穗捣筛末，每用二錢匕，童子小便一酒盏，调匀，热服立效。口噤者挑齿，口闭者灌鼻中，皆效。近世名医用之，无不如神也。图经本草。**产后血眩**风虚，精神昏冒。荆芥穗一两三錢，桃仁五錢去皮尖，炒为末，水服三錢。若喘加杏仁去皮尖炒，甘草炒，各三錢。保命集。**产后下痢**大荆芥四五穗，于盏內烧存性，不得犯油火，入麝香少许，以沸湯些须调下。此

〔一〕三十丸：大观、政和本草卷二十八假苏条附方俱作「二十丸」。早至暮三服，共六十丸。本书早暮各一服，亦共六十丸。
〔二〕后：原脱，今据大观、政和本草卷二十八假苏条附方补。
〔三〕筑心眼倒：原作「心眼倒筑」，今据大观、政和本草卷二十八假苏条引图经文改。
〔四〕暖：原作「眩」，今据本事方卷十愈风散改。
〔五〕睡中：原脱，今据本事方卷十愈风散补。

药虽微，能愈大病，不可忽之。深师方。**产后鼻衄**荆芥焙研末，童子小便服二錢，海上方也。妇人良方。**九窍出血**荆芥煎酒，通口服之。直指方。**口鼻出血**如涌泉，因酒色太过者。荆芥烧研，陈皮湯服二錢，不过二服也。**吐血不止**经验方：用荆芥连根洗，捣汁半盏服。干穗为末亦可。圣惠方：用荆芥穗为末，生地黄汁调服二錢。**小便尿血**荆芥、缩砂等分，为末。糯米饮下三錢，日三服。集简。**崩中不止**荆芥穗于麻油灯上烧焦，为末。每服二錢，童子小便服。此夏太君娘娘方也。妇人良方。**痔漏肿痛**荆芥煮湯，日日洗之。简易方。**大便下血**经验方：用荆芥炒为末，每米饮服二錢，妇人用酒下，亦可拌面作馄饨食之。简便方：用荆芥二两，槐花一两，同炒紫为末。每服三錢，清茶送下。**小儿脱肛**荆芥、皂角等分，煎湯洗之，以铁浆涂上。亦治子宫脱出。经验方。**阴癞肿痛**荆芥穗瓦焙为散，酒服二錢，即消。寿域神方。**小儿脐肿**荆芥煎湯洗净，以煨葱刮薄出火毒，贴之即消。海上方。**瘰疬溃烂**疬疮牵至胸前两腋，块如茄子大，或牵至两肩上，四五年不能疗者，皆治之，其效如神。武进县朱守仁传，云其项不能回头，用此数日减可。如疮烂破者，用荆芥根下一段剪碎，煎沸湯溫洗，良久，看烂破处紫黑，以针一刺去血，再洗三四次愈。用樟脑、雄黄等分，为末，麻油调，扫上出水。次日再洗再扫，以愈为度。活法机要。**丁肿诸毒**荆芥一握切，以水五升，煮取二〔一〕升，分二服冷饮。药性论。**一切疮疥**荆芥末，以地黄自然汁熬膏，和丸梧子大。每服三、五十〔二〕丸，茶酒任下。普济方〔三〕。**脚桠湿烂**荆芥叶捣傅之。简便方。**缠脚生疮**荆芥烧灰，葱汁调傅，先以甘草湯洗之。摘玄方。**小儿风寒**烦热有痰，不省人事。荆芥穗半两焙，麝香、片脑各一字，为末，每茶服半錢。大人亦治。普济方。**头目诸疾**一切眼疾，血劳，风气头痛，头旋目眩。荆芥穗为末，每酒服三錢。龙树论。**癃闭不通**小腹急痛，无问久新。荆芥、大黄为末，等分，每溫水服三錢。小便不通，大黄减半；大便不通，荆芥减半。名倒换散。普济

〔一〕二：原版残，今据大观、政和本草卷二十八假苏条补。
〔二〕五十：原作「十五」，今从张本改。
〔三〕普济方：检普济未见此方。卷二八〇治疥疮及风热疮有荆芥丸，乃用荆芥穗与萝布二味。

方。

薄荷唐本草

〔校正〕自菜部移入此。

【释名】菝蔺音跋活。蕃荷菜蕃音鄱。吴菝蔺食性南薄荷衍义金钱薄荷〔时珍曰〕薄荷，俗称也。陈士良食性本草作菝蔺，杨雄甘泉赋作茇葀，吕忱字林作茇苦，则薄荷之为讹称可知矣。孙思邈千金方作蕃荷，又方音之讹也。今人药用，多以苏州者为胜，故陈士良谓之吴菝蔺，以别胡菝蔺也。〔宗奭曰〕世称此为南薄荷，为有一种龙脑薄荷，所以别之。〔机曰〕小儿方多用金錢薄荷，谓其叶小颇圆如錢也，书作金银误矣。

【集解】〔颂曰〕薄荷处处有之。茎叶似荏而尖长，经冬根不死，夏秋采茎叶曝干。古方稀用，或与薤作齑食，近世治风寒为要药，故人家多莳之。又有胡薄荷，与此相类，但味少甘为别。生江浙间，彼人多以作茶饮之，俗呼新罗薄荷。近汴洛僧寺或植一二本者〔一〕，天宝单方所谓连錢草者是也。又有石薄荷，生江南山石间，叶微小，至冬紫色，不闻有别功用。〔恭曰〕薄荷，人家种之，亦堪生食。一种蔓生者，功用相似。〔时珍曰〕薄荷，人多栽莳。二月宿根生苗，清明前后分之。方茎赤色，其叶对生，初时形长而头圆，及长则尖。吴、越、川、湖人多以代茶。苏州所莳者，茎小而气芳，江西者稍粗，川蜀者更粗，入药以苏产为胜。物类相感志云：凡收薄荷，须隔夜以粪水浇之，雨后乃可〔二〕刈收，则性凉，不尔不凉也。野生者，茎叶气味都相似。

茎叶【气味】辛，温，无毒。〔思邈曰〕苦、辛，平。〔元素曰〕辛、凉。〔斅曰〕茎性燥。〔甄权曰〕同薤作齑食〔三〕相宜。新病瘥人勿食之，令人虚汗不止。瘦弱人久食之，动消渴病。

【主治】贼风伤寒发汗，恶气心腹胀满，霍乱，宿食不消，下气，煮汁服之，发汗，大解劳乏，亦堪生食。唐本作菜久食，却肾气，辟邪毒，除劳气，令人口气香

〔一〕者：原作「部」，今据大观、政和本草卷二十八薄荷条改。
〔二〕可：原缺，今据覆刻江西本补。
〔三〕齑食：大观、政和本草卷二十八薄荷条俱作「菹」。

洁。煎汤洗漆疮。思邈 **通利关节，发毒汗，去愤气，破血止痢。**甄权 **疗阴阳毒，伤寒头痛，四季宜食。**士良 **治中风失音吐痰。**日华 **主伤风头脑风，通关格，及小儿风涎，为要药。**苏颂 **杵汁服，去心脏风热。**孟诜 **清头目，除风热。**李杲 **利咽喉口齿诸病，治瘰疬疮疥，风瘙瘾疹。捣汁含漱，去舌胎语涩。挼叶塞鼻，止衄血。涂蜂螫蛇伤。**时珍

【发明】〔元素曰〕薄荷辛凉，气味俱薄，浮而升，阳也。故能去高巅及皮肤风热。〔士良曰〕薄荷能引诸药入营卫，故能发散风寒。〔宗奭曰〕小儿惊狂壮热，须此引药。又治骨蒸热劳，用其汁与众药熬为膏。猫食薄荷则醉，物相感尔。〔好古曰〕薄荷，手、足厥阴气分药也。能搜肝气，又主肺盛有余肩背痛，及风寒汗出。〔时珍曰〕薄荷入手太阴、足厥阴，辛能发散，凉能清利，专于消风散热，故头痛头风眼目咽喉口齿诸病，小儿惊热及瘰疬疮疥，为要药。戴原礼氏治猫咬，取其汁涂之有效，盖取其相制也。〔陆农师曰〕薄荷，猫之酒也。犬，虎之酒也。桑椹，鸠之酒也。茵草，鱼之酒也。昝殷食医心镜云：薄荷煎豉汤暖酒和饮，煎茶生食，并宜。盖菜之有益者也。

【附方】旧二，新八。**清上化痰**利咽膈，治风热。以薄荷末，炼蜜丸芡子大，每噙一丸。白沙糖和之亦可。简便单方。**风气瘙痒**用大薄荷、蝉蜕等分，为末，每温酒调服一钱。永类钤方。**舌胎语蹇**薄荷自然汁，和白蜜、姜汁擦之。医学集成。**眼弦赤烂**薄荷，以生姜汁浸一宿，晒干为末。每用一钱，沸汤炮洗。明目经验方。**瘰疬结核**或破未破。以新薄荷二斤，取汁，皂荚一挺，水浸去皮，捣取汁，同于银石器内熬膏。入连翘末半两，连白青皮、陈皮，黑牵牛半生半炒，各一两，皂荚仁一两半，同捣和丸梧子大。每服三十丸，煎连翘汤下。济生方。**衄血不止**薄荷汁滴之。或以干者水煮，绵裹塞鼻。许学士本事方。**血痢不止**薄荷叶煎汤常服。普济。**水入耳中**薄荷汁滴入立效。经验方〔一〕。**蜂虿螫伤**薄荷叶挼贴之。外台秘要〔二〕。**火毒生疮**冬间向火〔三〕，火气入内，两股生疮，汁水

〔一〕经验方：原作「外台秘要」，检外台未见此方。今据大观、政和本草卷二十八薄荷条附方改。
〔二〕外台秘要：原作「同上」，乃同前方（外台秘要）。今前方改作「经验方」，本方应作「外台秘要」。
〔三〕冬间向火：原作「炙火灸」，今据医说卷七火气入脚生疮条改。

淋漓者。用薄荷煎汁频涂，立愈。张杲医说。

积雪草本经中品

【释名】胡薄荷天宝方 地钱草唐本 连钱草药图 海苏〔弘景曰〕积雪草方药不用，想此草以寒凉得名耳。〔恭曰〕此草叶圆如錢，荆楚人谓为地錢草，徐仪药草图名连錢草，余见下。

【集解】〔别录曰〕积雪草生荆州川谷。〔恭曰〕此草叶圆大如錢，茎细而劲，蔓生溪涧侧，生处亦稀。〔颂曰〕今处处有之，八九月采苗叶，阴干用。段成式酉阳杂俎云：地錢叶圆茎细，有蔓延地，一曰积雪草，一曰连錢草。谨按天宝单行方云：连錢草生咸阳下湿地，亦生临淄郡、济阳郡池泽中，甚香。俗间或云圆叶似薄荷，江东吴越丹阳郡极多，彼人常充生菜食之。河北柳城郡尽呼为海苏，好近水生，经冬不死，咸阳、洛阳亦有之。或名胡薄荷，所在皆有。单服疗女子小腹疼。〔宗奭曰〕积雪草南方多有，生阴湿地，不必荆楚。形如水荇而小，面亦光〔一〕洁，微尖为异。叶叶各生，今人谓之连錢草，盖取象也。〔时珍曰〕按苏恭注薄荷云：一种蔓生，功用相似。苏颂图经云：胡薄荷与薄荷相类，但味少甘，生江浙间，彼人多以作茶饮，俗呼为新罗薄荷，天宝方所用连錢草是也。据二说，则积雪草即胡薄荷，乃薄荷之蔓生者尔。又臞仙庚辛玉册云：地錢，阴草也。生荆、楚、江、淮、闽、浙间，多在宫院寺庙砖砌间，叶圆似錢，引蔓铺〔二〕地，香如细辛，不见开花也。

茎叶【气味】苦，寒，无毒。〔大明曰〕苦、辛。〔颂曰〕甘，平，无毒。〔时珍曰〕取汁结草砂，伏硫黄。

【主治】大热，恶疮痈疽，浸淫赤熛，皮肤赤，身热。本经 捣傅热肿丹毒。苏恭 主暴热，小儿寒热，腹内热结，捣汁服之。藏器 单用治瘰疬鼠漏，寒热时节来往。甄权 以盐挼贴肿毒，并风疹疥癣。日华 胡菝蔄：主风气壅并攻胸膈，作汤饮之立效。士良 研汁点暴赤眼，良。时珍

〔一〕光：原作「米」，今据政和本草卷九及本草衍义卷十积雪草条改。
〔二〕铺：原作「搏」，今从张本改。

【附方】旧二，新二。

热毒痈肿秋后收连钱草阴干为末，水调傅之。生捣亦可。寇氏衍义。

女子少腹痛〔颂曰〕天宝单行方云：女子忽得小腹中痛，月经初来，便觉腰中切痛连脊间，如刀锥所刺，不可忍者。众医不别，谓是鬼疰，妄服诸药，终无所益，其疾转增。审察前状相当，即用此药。其药夏五月正放花时，即采曝干，捣筛为散。每服二方寸匕，和好醋二小合，搅匀，平旦空腹顿服之。每旦一服，以知为度。如女子先冷者，即取前药五两，加桃仁二百枚，去皮尖，熬捣为散，以蜜为丸如梧子大。每旦空腹以饮及酒下三十丸，日再服，以愈为度。忌麻子、荞麦。图经本草方。

男女血病九仙驱红散：治呕吐诸血及便血、妇人崩中神效。用积雪草五錢，当归酒洗、巵子仁酒炒、蒲黄炒、黄连炒、条黄芩酒炒、生地黄酒洗、陈槐花炒各一錢，上部加藕节一錢五分，下部加地榆一錢五分，水二钟，煎一钟服，神效。此方得之甚秘，此草与本草主治不同，不可晓也。董炳集验方。

牙痛塞耳用连錢草即积雪草，和水沟污泥同捣烂，随左右塞耳内。摘玄方。

苏别录中品

〔校正〕自菜部移入此。

【释名】紫苏食疗 赤苏肘后方 桂荏〔时珍曰〕苏（繁体为蘇）从稣，音酥，舒畅也。苏性舒畅，行气和血，故谓之苏。曰紫苏者，以别白苏也。苏乃荏类，而味更辛如桂，故尔雅谓之桂荏。

【集解】〔弘景曰〕苏叶下紫色而气甚香。其无紫色不香似荏者，名野苏，不堪用。〔颂曰〕苏，紫苏也。处处有之，以背面皆紫者佳。夏采茎叶，秋采子。有数种，水苏、鱼苏、山鱼苏皆是荏类，各有别条。〔时珍曰〕紫苏、白苏皆以二三月下种，或宿子在地自生。其茎方，其叶团而有尖，四围有巨齿，肥地者面背皆紫，瘠地者面青背紫，其面背皆白者即白苏，乃荏也。紫苏嫩时采叶，和蔬茹之，或盐及梅卤作葅食甚香，夏月作熟汤饮之。五六月连根采收，以火煨其根，阴干则经久叶不落。八月开细紫花，成穗作房，如荆芥穗。九月半枯时收子，子细如芥子而色黄赤，亦可取油如荏油。务本新书云：凡地畔近道可种苏，以遮六畜，收子打油燃灯甚明，或熬之以油器物。丹房镜源云：苏子油，能柔五金八石。沙州记云：乞弗虏之地，不种五谷，惟食苏子。故王祯云，苏有遮护之功，又有灯油之用，不可阙也。今有一种花紫苏，其叶细齿密纽，如剪成之状，香色茎子并无异者，人称回回苏云。〔斅曰〕薄荷根茎真似紫苏，但叶不同尔。薄荷茎燥，紫苏茎和，入药须以刀刮去青薄皮剉之。

茎叶〔气味〕**辛，温，无毒。**〔李廷飞曰〕不可同鲤鱼食，生毒疮。

〔主治〕**下气，除寒中，其子尤良。**别录 **除寒热，治一切冷气。**孟诜 **补中益气，治心腹胀满，止霍乱转筋，开胃下食，止脚气，通大小肠。**日华 **通心经，益脾胃，煮饮尤胜，与橘皮相宜。**苏颂 **解肌发表，散风寒，行气宽中，消痰利肺，和血温中止痛，定喘安胎，解鱼蟹毒，治蛇犬伤。**时珍 **以叶生食作羹，杀一切鱼肉毒。**甄权

〔发明〕〔颂曰〕若宣通风毒，则单用茎，去节尤良。〔时珍曰〕紫苏，近世要药也。其味辛，入气分；其色紫，入血分。故同橘皮、砂仁，则行气安胎；同藿香、乌药，则温中止痛；同香附、麻黄，则发汗解肌；同芎藭、当归则和血散血；同木瓜、厚朴，则散湿解暑，治霍乱、脚气；同桔梗、枳壳，则利膈宽肠；同杏仁、莱菔子，则消痰定喘也。〔机曰〕宋仁宗命翰林院定汤饮。奏曰：紫苏熟水第一。以其能下胸膈浮气也。盖不知其久则泄人真气焉。〔宗奭曰〕紫苏其气香，其味微辛甘能散。今人朝暮饮紫苏汤，甚无益。医家谓芳草致豪贵之疾者，此有一焉。若脾胃寒人，多致滑泄，往往不觉。

〔正误〕〔颂曰〕苏主鸡瘕，本经不著，南齐褚澄治李道念食白瀹鸡子成瘕，以苏煮服，吐出鸡雏而愈也。〔时珍曰〕按南齐书，褚澄所用者蒜也，非苏也。盖二字相似，誊录误耳，苏氏欠考矣。详见蒜下。

〔附方〕旧二，新一十三。**感寒上气**苏叶三两，橘皮四两，酒四升，煮一升半，分再服。肘后方。**伤寒气喘**〔一〕不止。用赤苏一把，水三升，煮一〔二〕升，稍稍饮〔三〕之。肘后。**劳复食复**欲死者。苏叶煮汁二升，饮之。亦可入生姜、豆豉同煮饮。肘后。**卒啘不止**香苏浓煮，顿服三升，良。千金。**霍乱胀满**未得吐下。用生苏捣汁饮之，佳。干苏煮汁亦可。肘后方。**诸失血病**紫苏不限多少，入大锅〔四〕内，水煎令干，去滓熬膏，以炒熟赤豆为末，和丸梧子大。每酒下三五十丸，常服之。斗门方。**金疮出血**不止。

〔一〕气喘：肘后卷二第十三作「啘」，外台卷二深师方作「病啘」。
〔二〕一：外台卷二深师方同，肘后卷二第十三作「二」。
〔三〕饮：原作「次」，今据肘后卷二第十三及外台卷二深师方改。
〔四〕锅：原作「祸」，今据大观、政和本草卷二十八苏条附方改。

以嫩紫苏叶、桑叶同捣贴之。永类钤方。**颠扑伤损**紫苏捣傅之，疮口自合。谈野翁试验方。**伤损血出**不止。以陈紫苏叶蘸所出血挼烂傅之，血不作脓，且愈后无瘢，甚妙也。永类钤方。**风狗咬伤**紫苏叶嚼傅之。千金方。**蛇虺伤人**紫苏叶捣饮之。千金方。**食蟹中毒**紫苏煮汁饮二升。金匮要略。**飞丝入目**令人舌上生泡。用紫苏叶嚼烂，白湯咽之。危氏得效方。**乳痈肿痛**紫苏煎湯频服，并捣封之。海上仙方。**咳逆短气**紫苏茎叶二錢，人参一錢，水一钟，煎服。普济。

子

〔气味〕辛，温，无毒。

〔主治〕下气，除寒温[一]**中。**别录　**治上气咳逆，冷气及腰脚中湿**[二]**风结气。研汁煮粥长食，令人肥白身香。**甄权　**调中，益五脏，止霍乱呕吐反胃，补虚劳，肥健人，利大小便，破癥结，消五膈，消痰止嗽，润心肺。**日华　**治肺气喘急。**宗奭　**治风顺气，利膈宽肠，解鱼蟹毒。**时珍

〔发明〕〔弘景曰〕苏子下气，与橘皮相宜。〔时珍曰〕苏子与叶同功。发散风气宜用叶，清利上下则宜用子也。

〔附方〕旧三，新六。

顺气利肠紫苏子、麻子仁等分，研烂，水滤取汁，同米煮粥食之。济生方。**治风顺气**利肠[三]宽中。用紫苏子一升，微炒杵，以生绢袋盛，于三斗清酒中浸三宿，少少[四]饮之。圣惠。**一切冷气**紫苏子、高良姜、橘皮等分，蜜丸梧子大。每服十丸，空心酒下。药性论。**风湿脚气**方同上。**风寒湿痹**四肢挛急，脚肿不可践地。用紫苏子二两，杵碎，以水三升，研取汁，煮粳米二合，作粥，和葱、椒、姜、豉食之。圣惠方。**消渴变水**服此令水从小便出。用紫苏子炒三两，萝卜子炒三两，为末。每服二錢，桑根白皮煎湯服，日三次。圣济总录。**梦中失精**苏子一升，熬杵研末，酒服方

〔一〕温：大观、政和本草卷二十八苏条及千金翼卷四紫苏条均无，当是濒湖所加。
〔二〕湿：此下原有「气」字，今据大观、政和本草卷二十八苏条删。
〔三〕肠：大观、政和本草卷二十八苏条附方同，圣惠方卷九十五紫苏子酒方作「膈」，义长。
〔四〕少：原作「炒」，今据圣惠方卷九十五紫苏子酒方改。

寸匕，日再服。外台秘要。**食蟹中毒**紫苏子煮汁饮之。金匮要略。**上气咳逆**紫苏子入水研滤汁，同粳米煮粥食。简便方。

荏[一]别录上品

〔校正〕自菜部移入此。

【释名】**𫇬**音鱼。弘景**白苏**图经 〔弘景曰〕荏状如苏，东人呼为𫇬，以其似苏（繁体为蘇）字，但除禾边故也。〔颂曰〕苏有数种：有水苏、白苏、鱼苏、山鱼苏。皆是荏类。

【集解】〔别录曰〕荏叶，九月采，阴干。〔弘景曰〕荏状如苏，高大白色，不甚香。其子研之，杂米作糜，甚肥美，下气补益。笮其子作油，日煎之，即今油帛及和漆所用者，服食断谷亦用之，名为重油。〔恭曰〕荏叶人常生食，其子故不及苏也。〔藏器曰〕江东以荏子为油，北土以大麻为油，此二油俱堪油物。若其和漆，荏者为强尔。〔炳曰〕又有大荏，形似野荏，高大。叶大小荏一倍，不堪食。人收其子，以充油绢帛，与大麻子同。其小荏子欲熟，人采其角[二]食之，甚香美。大荏叶不堪食。〔颂曰〕白苏，方茎圆叶，不紫，亦甚香，实亦入药。鱼苏，似茵陈，大叶而香，吴人以煮鱼者，一名鱼蔚。生山石间者名山鱼苏，主休息痢，大小溲频数。干末，米饮调服之，效。〔诜曰〕可蒸令熟，烈日干之，当口开，春取米食之，亦可休粮。

叶〔气味〕辛，温，无毒。〔主治〕调中，去臭气。别录 **捣傅虫咬及男子阴肿。**藏器 **调气，润心肺，长肌肤，益颜色，消宿食，止上气咳嗽，去狐臭，傅虫咬。**日华

〔附方〕旧二 **男女阴肿**男子：荏叶生捣，和醋封之。女人：绵裹内，三四易。孟诜食疗。**蛇虺中人**以荏叶烂杵，猪脂和，薄傅上。梅师方。

子〔气味〕辛，温，无毒。〔诜曰〕亦少破气。多食，发心闷。〔主治〕咳逆，下气，温中补体。别录 **生食，止渴润肺。**蒸熟日干，春取米食，补中益气，通血脉，填精髓。孟诜 **止嗽。**日华

〔一〕荏：按本卷分目「苏」后有「荏」，而此间漏列。今据大观、政和本草卷二十七荏子条及卷二十八苏条，仿本书各条体例补此一条。
〔二〕角：大观本草误作「用」，今从政和本草。

水苏本经中品

〔校正〕自菜部移入此。

【释名】鸡苏吴普 香苏肘后 龙脑薄荷日用 芥葅音祖 芥苴并别录。〔时珍曰〕此草似苏而好生水旁，故名水苏。其叶辛香，可以煮鸡，故有龙脑、香苏、鸡苏诸名。芥葅、芥苴当作芥苏，乃是一名而误录尔，亦因味辛如芥，故名。宋惠民和剂局方，有龙脑薄荷〔一〕丸，专治血病。元吴瑞日用本草，谓即水苏，必有所据也。周定王救荒本草，言薄荷即鸡苏，以生东平龙脑冈者为良，故名；陈嘉谟本草蒙筌，以薄荷种于苏州府学地名龙脑者，得名俱不同，何哉？

【集解】〔别录曰〕水苏生九真池泽，七月采。〔弘景曰〕方药不用，莫能识；九真辽远，亦无能访之。〔恭曰〕此〔二〕苏生下泽〔三〕水侧，苗似旋覆，两叶相当，大香馥。青、齐、河间人名为水苏，江左右为荠苧，吴会谓之鸡苏，而陶氏更于菜部出鸡苏，误矣。〔保昇曰〕叶似白薇，两叶相当，花生节间，紫白色，味辛而香，六月采茎叶日干。〔颂曰〕水苏处处有之，多生水岸旁。南人多以作菜。江北甚多，而人不取食。又江左人谓鸡苏、水苏是两种。陈藏器谓荠苧自是一物，非水苏。水苏叶有雁齿，气香而辛；荠苧叶上有毛，稍长，气臭也。又茵陈注云：江南所用茵陈，茎叶都似家茵陈而大，高三四尺，气极芬香，味甘辛，俗名龙脑薄荷。〔宗奭曰〕水苏气味与紫苏不同，辛而不和，然状一如苏，但面不紫，及周围槎牙如雁齿耳。〔瑞曰〕水苏即鸡苏，俗呼为龙脑薄荷。〔时珍曰〕水苏、荠苧一类二种尔。水苏气香，荠苧气臭为异。水苏三月生苗，方茎中虚，叶似苏叶而微长，密齿，面皱色青，对节生，气甚辛烈。六七月开花成穗，如苏穗，水红色。穗中有细子，状如荆芥子，可种易生，宿根亦自生。沃地者苗高四五尺。

茎叶

【气味】辛，微温，无毒。

【主治】下气杀谷，除饮食〔四〕。辟口臭，去邪〔五〕毒，辟恶气。久服通神明，轻身

〔一〕薄荷：局方卷六作「鸡苏」。

〔二〕此：原作「比」，今据大观、政和本草卷二十八水苏条改。

〔三〕泽：大观、政和本草卷二十八水苏条作「湿」。

〔四〕下气杀谷除饮食：政和本草卷二十八水苏条作墨字，认为别录文，而大观本草则作白字，认为本经文。

〔五〕邪：大观、政和本草卷二十八及千金翼卷四水苏条俱无，当是濒湖所加。

耐老。本经 **主吐血衄血血崩。**别录 **治肺痿血痢，崩中带下。**日华 **主诸气疾及脚肿。**苏颂 **酿酒渍**〔一〕**酒及酒煮汁常服，治头风目眩，及产后中风。恶血不止，服之弥妙。**孟诜 **作生菜食，除胃间酸水。**藏器〔二〕

【发明】〔时珍曰〕鸡苏之功，专于理血下气，清肺辟恶消谷，故太平和剂局方治吐血衄血、唾血咳血、下血血淋、口臭口苦、口甜喉腥、邪热诸病，有龙脑薄荷〔三〕丸方，药多不录。用治血病，果有殊效也。

【附方】旧六，新九。**漏血欲死**鸡苏煮汁一升服之。梅师方。**吐血下血**鸡苏茎叶煎汁饮之。梅师方。**吐血咳嗽**龙脑薄荷焙研末，米饮服一钱，取效。**衄血不止**梅师方：用鸡苏五合，香豉二合，同捣，搓如枣核大，纳鼻孔中，即止。圣惠方：用鸡苏二两，防风一两，为末。每服二钱，温水下，仍以叶塞鼻。普济方：用龙脑薄荷、生地黄等分，为末，冷水服。**脑热鼻渊**肺壅多涕。鸡苏叶、麦门冬、川芎藭、桑白皮炒、黄耆炙、甘草炙、生地黄焙，等分为末，炼蜜丸梧子大。每服四十丸，人参汤下。圣济总录。**风热头痛**热结上焦，致生风气，痰厥头痛。用水苏叶五两，皂荚炙去皮子三两，芫花醋炒焦一两，为末，炼蜜丸梧子大。每服二十丸，食后荆〔四〕芥汤下。圣惠方。**耳卒聋闭**鸡苏叶生捣，绵裹塞之。孟诜食疗。**沐发令香**鸡苏煮汁，或烧灰淋汁，沐之。食疗〔五〕。**头生白屑**方同上。**暑月目昏**多眵泪生。龙脑薄荷叶捣烂，生绢绞汁，点之。圣济总录。**霍乱困笃**鸡苏三两，水二升，煎一升，分三服。圣惠。**中诸鱼毒**香苏浓煮汁饮之，良。肘后方。**蛇虺螫伤**龙脑薄荷叶研末，酒服，并涂之。易简方。

〔一〕渍：原作「清」，今据大观、政和本草卷二十八水苏条改。

〔二〕藏器：原作「时珍」，据改同上。

〔三〕薄荷：局方卷六作「鸡苏」。

〔四〕荆：原作「服」。检圣惠未见此方。今从张本改。

〔五〕食疗：原作「普济」。按此方见普济方卷四十八，虽未注明出处，但内容与大观、政和本草卷二十八水苏条引孟诜食疗本草文全同。因据改，始与附方旧六之数符合。

荠苧 拾遗

【释名】臭苏日华青白苏〔时珍曰〕日华子释水苏云，一名臭苏，一名青白苏，正此草也，误作水苏尔。其形似水苏而臭，似白苏而青，故有二名。

【集解】〔藏器曰〕按苏恭言，江左名水苏为荠苧。按水苏叶有雁齿，气香而辛。荠苧叶稍长，其上有毛，气臭，亦可为生菜。〔时珍曰〕荠苧处处平地有之。叶似野苏而稍长，有毛气臭。山人茹之，味不甚佳。

茎叶【气味】辛，温，无毒。

【主治】冷气泄痢。生食，除胃〔一〕间酸水。挼碎，傅蚁瘘。藏器

【附录】石荠苧〔藏器曰〕味辛，温，无毒。主风冷气，疮疥瘙痒，痔瘘〔二〕下血，煮汁服之。生山石间，细叶紫花，高一二尺，山人用之。

〔一〕胃：原作「胸」，今据大观、政和本草卷二十八水苏条改。

〔二〕痔瘘：大观、政和本草卷六石荠宁条作「野鸡漏」，详本书本卷甘松香条校记。

本草纲目草部目录第十五卷

草之四　隰草类上五十三〔一〕种

〔一〕三：原作「二」，今按本卷所收隰草种数改。
〔二〕菜：原作「草」，今据大观、政和本草卷六及本书本卷錾菜条改。
〔三〕葙：此下原有「子」字，今据本卷青葙条删。
〔四〕冠：此下原有「花」字，今据本卷鸡冠条删。

箬纲目　芦别录　甘蕉别录　蘘荷别录

麻黄本经　云花草附　木贼嘉祐　问荆附　石龙刍本经（即龙须草）

龙常草别录（即粽心草）　灯心草开宝

右附方旧一百三十五[一]，新三百零六[二]。

[一] 一百三十五：原作「一百四十四」，今据本卷旧附方总数改。

[二] 三百零六：原作「二百八十六」，今据本卷新附方总数改。

本草纲目草部第十五卷

草之四隰草类上五十三种

菊本经上品

【释名】节华本经 女节别录 女华别录 女茎别录 日精别录 更生别录 傅延年别录 治蘠尔雅 金蕊纲目 阴成别录 周盈别录 〔时珍曰〕按陆佃埤雅云：菊本作蘜，从鞠。鞠，穷也。月令：九月，菊有黄华。华事至此而穷尽，故谓之蘜。节华之名，亦取其应节候也。崔实月令云：女节、女华，菊华之名也。治蘠、日精，菊根之名也。抱朴子云：仙方所谓日精、更生、周盈，皆一菊而根茎花实之名异也。〔颂曰〕唐天宝单方图载白菊云：原生南阳山谷及田野中。颍川人呼为回蜂〔一〕菊，汝南名茶苦蒿，上党及建安郡、顺政郡并名羊欢草，河内名地薇蒿。

【集解】〔别录曰〕菊花生雍州川泽及田野。正月采根，三月采叶，五月采茎，九月采花，十一月采实，皆阴干。

〔弘景曰〕菊有两种：一种茎紫气香而味甘，叶可作羹食者，为眞菊；一种青茎而大，作蒿艾气，味苦不堪食者，名苦薏，非眞菊也。华〔二〕正相似，惟以甘苦别之。南阳郦县最多，今近道处处有之，取种便得。又有白菊，茎叶都相似，惟花白，五月取之。仙经以菊为妙用，但难多得，宜常服之。〔藏器曰〕白菊生平泽，五月花，紫白色。〔颂曰〕处处有之，以南阳菊潭者为佳。初春布地生细苗，夏茂，秋花，冬实。然种类颇多。惟紫茎气香，叶厚至柔者，嫩时可食，花微小〔三〕，味甚甘者，为眞；其茎青而大，叶细气烈似蒿艾，花大〔四〕味苦者，名苦意，非眞也。南阳菊亦有两种：白菊叶大如艾叶，茎青根细，花白蕊黄；其黄菊叶似茼蒿，花蕊都黄。今服饵家多用白者。又有一种开小花〔五〕，花瓣下如小珠子，谓之珠子菊，云

〔一〕蜂：原作「峰」，今据大观、政和本草卷六菊花条改。
〔二〕华：原作「叶」，据改同上。
〔三〕小：原作「大」，据改同上。
〔四〕大：原作「小」，据改同上。此二条似濒湖有意改苏颂之说，使与日华、吴瑞诸家之说一致。今仍存原说。
〔五〕花：原作「小」，今据大观、政和本草卷六菊花条改。

入药亦佳。〔宗奭曰〕菊花近世有二十余种。惟单叶花小而黄，绿叶色深小而薄，九月应候而开者是也。邓州白菊单叶者，亦入药。余皆医经不用。〔瑞曰〕花大而香者，为甘菊；花小而黄者，为黄菊；花小而气恶者，为野菊。〔时珍曰〕菊之品凡百种，宿根自生，茎叶花色，品品不同。宋人刘蒙泉〔一〕、范致〔二〕能、史正志皆有菊谱，亦不能尽收也。其茎有株蔓紫赤青绿之殊，其叶有大小厚薄尖秃之异，其花有千叶单叶、有心无心、有子无子、黄白红紫、间色深浅、大小之别，其味有甘苦辛之辨，又有夏菊秋菊冬菊之分。大抵惟以单叶味甘者入药，菊谱所载甘菊、邓州黄、邓州白者是矣。甘菊始生于山野，今则人皆栽植之。其花细碎，品不甚高。蕊如蜂窠，中有细子，亦可捺种。嫩叶及花皆可炸食。白菊花稍大，味不甚甘，亦秋月采之。菊之无子者，谓之牡菊。烧灰撒地中，能死蛙黾。说出周礼。

花叶、根、茎、实并同。

〔气味〕苦，平，无毒。〔别录曰〕甘。〔损之曰〕甘者入药，苦者不入药。〔杲曰〕苦、甘，寒，可升可降，阴中微阳也。〔时珍曰〕本经言菊花味苦，别录言菊花味甘。诸家以甘者为菊，苦者为苦薏，惟取甘者入药。谨按张华博物志，言菊有两种，苗花如一，惟味小异，苦者不中食。范致能谱序，言惟甘菊一种可食，仍入药饵。其余黄白二花，皆味苦，虽不可饵，皆可入药。其治头风，则白者尤良。据此二说则是菊类自有甘苦二种，食品须用甘菊，入药则诸菊皆可，但不得用野菊名苦薏者尔。故景焕牧竖闲谈云：真菊延龄，野菊泄人。正如黄精益寿、钩吻杀人之意。〔之才曰〕术及枸杞根、桑根白皮、青葙叶为之使。

〔主治〕诸〔三〕**风**〔四〕**头眩肿痛，目欲脱，泪出，皮肤死肌，恶风湿痹。久服利血气，轻身耐老延年。**本经　**疗腰痛去来陶陶，除胸中烦热，安肠胃，利五脉，调四肢。**别录。　陶陶，纵缓貌。　**治头目风热，风旋倒地，脑骨疼痛，身上一切游风令消散，利血脉，并无所忌。**甄权　**作枕明目，叶亦明目，生熟并可食。**大明　**养目血，去翳膜。**元素　**主肝气不足。**好古

〔一〕刘蒙泉：四库总目·子部·谱录类作「刘蒙」。
〔二〕致：原作「至」，今据宋史卷三八六改。下同。
〔三〕诸：大观、政和本草卷六及千金翼卷二菊花条俱无，当是濒湖所加。
〔四〕风：大观本草卷六及千金翼卷二菊花条此下俱有「头」字，惟政和本草无。

白菊〔气味〕苦、辛，平，无毒。〔主治〕风眩，能令头不白。弘景 染髭发令黑。和巨胜、茯苓蜜丸服之，去风眩，变白不老，益颜色。藏器

【发明】〔震亨曰〕黄菊花属土与金，有水与火，能补阴血，故养目。〔时珍曰〕菊春生夏茂，秋花冬实，备受四气，饱经露霜，叶枯不落，花槁不零，味兼甘苦，性禀平和。昔人谓其能除风热，益肝补阴，盖不知其得金水之精英尤多，能益金水二脏也。补水所以制火，益金所以平木，木平则风息，火降则热除，用治诸风头目，其旨深微。黄者入金水阴分，白者入金水阳分，红者行妇人血分，皆可入药，神而明之，存乎其人。其苗可蔬，叶可啜，花可饵，根实可药，囊之可枕，酿之可饮，自本至末，罔不有功。宜乎前贤比之君子，神农列之上品，隐士采入酒斝，骚人餐其落英。费长房言九日饮菊酒，可以辟不祥。神仙传言康风子、朱孺子皆以服菊花成仙。荆州记言胡广久病风羸，饮菊潭水多寿。菊之贵重如此，是岂群芳可伍哉？锺会菊有五美赞云：圆花高悬，准天极也。纯黄不杂，后土色也。早植晚发，君子德也。冒霜吐颖，象贞质也。杯中体轻，神仙食也。西京杂记言：采菊花茎叶，杂秫米酿酒，至次年九月始熟，用之。

【附方】旧五〔一〕，新六〔二〕。

服食甘菊 玉函方云：王子乔变白增年方：用甘菊，三月上寅日采苗，名曰玉英；六月上寅日采叶，名曰容成；九月上寅日采花，名曰金精；十二月上寅日采根茎，名曰长生。四味〔三〕并阴干，百日取等分，以成日合捣千杵为末，每酒服一钱匕。或以蜜丸梧子大，酒服七丸，一日三服。百日，身〔四〕轻润泽〔五〕；一年，发白变黑；服之二年，齿落再生；五〔六〕年，八十岁老翁，变为儿童也。孟诜云：正月采叶，五月五日采茎，九月九日采花。

服食白菊 太清灵宝方引：九月九日白菊花二斤，茯苓一斤，并捣罗为末。每服二钱，温酒调下，日三服。或以炼过松脂和丸鸡子

〔一〕五：原作「六」，今按下旧附方数改。
〔二〕六：原作「十六」，今按下新附方数改。
〔三〕味：原作「朱」，今据大观、政和本草卷六菊花条附方改。
〔四〕身：原脱，今据大观、政和本草卷六菊花条附方补。
〔五〕泽：同上。
〔六〕五：大观、政和本草卷六菊花条附方作「三」。

大，每服一丸。主头眩，久服令人好颜色不老。〔藏器曰〕抱朴子言刘生丹法，用白菊汁、莲花汁、地血汁、樗汁，和丹蒸服也。**白菊花酒**天宝单方：治丈夫妇人久患头风眩闷，头发干落，胸中痰壅，每发即头旋眼昏，不觉欲倒者，是其候也。先灸两风池各二七壮，并服此酒及散〔一〕，永瘥。其法：春末夏初，收白菊软苗，阴干捣末，空腹取一方寸匕和无灰酒服之，日再服，渐加三方寸匕。若不饮酒者，但和羹粥汁服，亦得。秋八月合花收暴干，切取三大斤，以生绢袋盛，贮三大斗酒中，经七日服之，日三次，常令酒气相续为佳。苏颂图经。**风热头痛**菊花、石膏、川芎各三錢，为末。每服一錢半，茶调下。简便方。**膝风疼痛**菊花、陈艾叶作护膝，久则自除也。吴旻扶寿方。**癍痘入目**生翳障。用白菊花、谷精草、绿豆皮等分，为末。每用一錢，以干柿饼一枚，粟米泔一盏，同煮候泔尽，食柿，日食三枚。浅者五七日，远者半月，见效。仁斋直指方。**病后生翳**白菊花、蝉蜕等分，为散。每用二三錢，入蜜少许，水煎服。大人小儿皆宜，屡验。救急方。**疔肿垂死**菊花〔二〕一握，捣汁一升，入口即活，此神验方也。冬月采根。肘后方。**女人阴肿**甘菊苗捣烂煎湯，先熏后洗。危氏得效方。**酒醉不醒**九月九日眞菊花为末，饮服方寸匕。外台秘要。**眼目昏花**双美丸：用甘菊花一斤，红椒去目六两，为末，用新地黄汁和丸梧子大。每服五十丸，临卧茶清下。瑞竹堂方。

花上水〔主治〕益色壮阳，治一切风。大明

野菊 拾遗

【释名】苦薏〔时珍曰〕薏乃莲子之心，此物味苦似之，故与之同名。

【集解】〔藏器曰〕苦薏生泽畔，茎如马兰，花如菊。菊甘而薏苦，语曰苦如薏是也。〔时珍曰〕苦薏处处原野极多，与菊无异，但叶薄小〔三〕而多尖，花小而蕊多，如蜂窠状，气味苦辛惨烈。

〔一〕散：大观、政和本草卷六菊花条俱作「丸」，濒湖据下「捣末」文改，义长。

〔二〕花：大观、政和本草卷六菊花条附方俱作「叶」。

〔三〕小：原作「得」，今从张本改。

根、叶、茎、花【气味】苦、辛，温，有小毒。〔震亨曰〕野菊花，服之大伤胃气。

【主治】调中止泄，破血，妇人腹内宿血宜之。藏器 治痈肿疔毒，瘰疬眼瘜。时珍

【附方】新四。痈疽疔肿 一切无名肿毒。孙氏集效方：用野菊花连茎捣烂，酒煎热服取汗，以渣傅之即愈。卫生易简方：用野菊花茎叶、苍耳草各一握，共捣，入酒一碗，绞汁服，以渣傅之，取汗即愈。或六月六日采苍耳叶，九月九日采野菊花，为末，每酒服三錢，亦可。天泡湿疮 野菊花根、枣木，煎湯洗之。医学集成。瘰疬未破 野菊花根捣烂，煎酒服，以渣傅之自消，不消亦自破也。瑞竹堂经验方。

庵蕳 音淹闾。本经上品

【释名】覆闾〔时珍曰〕庵，草屋也。闾，里门也。此草乃蒿属，老茎可以盖覆庵闾，故以名之。贞元广利方谓之庵蕳蒿云。又史注云：庵庐，军行宿室也。则闾似当作庐。

【集解】〔别录曰〕庵蕳子生雍州川谷，亦生上党及道边，十月采实阴干。〔弘景曰〕状如蒿艾之类，近道处处有之，仙经亦时用之，人家种此辟蛇也。〔颂曰〕今江淮亦有之。春生苗，叶如艾蒿，高二三尺。七月开花，八月结实，九月采实。〔时珍曰〕庵蕳叶不似艾，似菊叶而薄，多细丫，面背皆青。高者四五尺，其茎白色，如艾茎而粗。八九月开细花，淡黄色。结细实如艾实，中有细子，极易繁衍。艺花者以之接菊。

子【气味】苦，微寒，无毒。〔别录曰〕微温。〔普曰〕神农、雷公、桐君、岐伯：苦，小温，无毒。〔李当之〕温。〔权曰〕辛、苦。〔时珍曰〕降也，阴中微阳，入足厥阴经血分。〔之才曰〕荆实、薏苡为之使。

【主治】五脏瘀血，腹中水气，胪胀留热，风寒湿痹，身体诸痛。久服轻身延年不老。本经 疗心下坚，膈中寒热，周痹，妇人月水不通，消食明目。駏驉食之神仙。别录 益气，主男子阴痿不起，治心腹胀满。甄权 腰脚重痛，膀胱痛，及骨节烦痛，不下食。大明 擂酒饮，治闪挫腰痛，及妇人产后血气痛。时珍

【发明】〔颂曰〕本经言久服轻身不老，而古方少有服食者，惟入诸杂治药中，如胡洽〔一〕治惊邪狸骨丸之类，大方中用之。孙思邈千金翼、韦宙独行方，主踠折瘀血，并单用庵䕡煮汁服，亦可末服。今人治打扑多用此法，或饮或散，其效最速。〔时珍曰〕吴普本草及名医别录，并言駏驉食庵䕡神仙，此亦谓其多寿尔。駏驉乃兽名，似骡而小，前足长，后足短，不能自食，每负蹷〔二〕鼠为之啮食。

【附方】旧一，新二。**瘀血不散**变成痈肿。生庵䕡蒿捣汁一升，服之。广利方。**月水不通**妇人宿有风冷，留血积聚，月水不通。庵䕡子一升，桃仁二升〔三〕，酒〔四〕浸去皮尖〔五〕，研匀入瓶内，以酒二斗浸，封五日后，每饮三合，日三服。圣惠方。**产后血痛**庵䕡子一两，水一升，童子小便二杯，煎饮。频湖集简方。

【附录】**对庐**〔别录有名未用曰〕味苦，寒，无毒。主疥疮久〔六〕不瘳，生死肌，除大热，煮汁洗之。似庵䕡。八月采。

蓍音尸。　本经上品

【释名】〔时珍曰〕按班固白虎通载孔子云：蓍之为言耆也。老人历年多，更事久，事能尽知也。陆佃埤〔七〕雅云：草之多寿者，故字从耆。博物志言：蓍千岁而三百茎，其本已老，故知吉凶。

【集解】〔别录曰〕蓍实生少室山谷，八月、九月采实，日干。〔恭曰〕此草所在有之，其茎可为筮。陶氏误以楮实为之。楮实味甘，此味苦，今正之。〔颂曰〕今蔡州上蔡县白龟祠旁，其生如蒿作丛，高五六尺，一本一二十茎，至多者五

〔一〕洽：原作「治」，政和本草卷六庵䕡子条同，当是形近而误。今据大观本草同条改，与本书卷一引据医家书目「胡洽居士百病方」相合。

〔二〕蹷：乃「蟨」之借字。说文解字卷十三上及尔雅释地俱作「蟨」。

〔三〕升：圣惠方卷七十二作「两」。

〔四〕酒：圣惠方卷七十二作「湯」。

〔五〕尖：圣惠方卷七十二此下有「大麻仁二升」。

〔六〕疮久：政和本草卷三十对庐条作「诸久疮」，大观本草作「诸疮久」。

〔七〕埤：原作「卑」，今据本书卷一引据古今书目改。

十茎，生便条直，所以异于众蒿也。秋后有花，出于枝端，红紫色，形如菊花，结实如艾实。史记龟策传云：龟千岁乃游于莲叶之上。蓍百茎共一根。所生之处，兽无虎狼，虫无毒螫。徐广注云：刘向言龟千岁而灵，蓍百年而一本生百茎也。褚先生云：蓍满百茎，其下必有神龟守之，其上常有青云覆之。传云：天下和平，王道得而蓍茎长丈，其丛生满百茎。方今取蓍者，八十茎已上，长八尺者，即已难得。但得满六十茎以上，长六尺者，即可用矣。今蔡州所上，皆不言如此。则此类亦神物，故不常有也。〔时珍曰〕蓍乃蒿属，神草也。故易曰：蓍之德，圆而神。天子蓍长九尺，诸侯七尺，大夫五尺，士三尺。张华博物志言：以末大于本者为主，次蒿，次荆，皆以月望浴之。然则无蓍揲卦，亦可以荆、蒿代之矣。

实 〔**气味**〕**苦、酸，平，无毒。**〔**主治**〕**益气充肌肤，明目聪慧先知。久服不饥不老轻身。**本经

叶 〔**主治**〕**痞疾。**时珍 〔**附方**〕新一。**腹中痞块** 蓍叶、独蒜、穿山甲末、食盐，同以好醋捣成饼，量痞大小贴之，两炷香为度。其痞化为脓血，从大便出。刘松石保寿堂方。

艾 别录中品

【**释名**】**冰台**尔雅 **医草**别录 **黄草**埤〔一〕雅 **艾蒿** 〔时珍曰〕王安石字说云：艾可乂疾，久而弥善，故字从乂。陆佃埤雅云：博物志言削冰令圆，举而向日，以艾承其影则得火。则艾名冰台，其以此乎？医家用灸百病，故曰灸〔二〕草。一灼谓之一壮，以壮人为法也。

【**集解**】〔别录曰〕艾叶生田野，三月三日采，暴干。〔颂曰〕处处有之，以复道及四明者为佳，云此种灸百病尤胜。初春布地生苗，茎类蒿，叶背白，以苗短者为良。三月三日，五月五日，采叶暴干，陈久方可用。〔时珍曰〕艾叶本草不著土产，但云生田野。宋时以汤阴复道者为佳，四明者图形。近代惟汤阴者谓之北艾，四明者谓之海艾。自成化以来，则以蕲州者为胜，用充方物，天下重之，谓之蕲艾。相传他处艾灸酒坛不能透，蕲艾一灸则直透彻，为异也。此草多生山原。

〔一〕埤：原作「碑」，今据下文及本书卷一引据古今书目改。

〔二〕灸：疑当作「医」，乃与别录文合。

二月宿根生苗成丛，其茎直生，白色，高四五尺。其叶四布，状如蒿，分为五尖，桠上复有小尖，面青背白，有茸而柔厚。七八月叶间出穗如车前穗，细花，结实累累盈枝，中有细子，霜后始枯。皆以五月五日连茎刈取，暴干收叶。先君月池子讳言闻，尝著蕲艾传一卷。有赞云：产于山阳，采以端午。治病灸疾，功非小补。又宗懔荆楚岁时记云：五月五日鸡未鸣时，采艾似人形者揽而取之，收以灸病甚验。是日采艾为人，悬于户上，可禳毒气。其茎干之，染麻油引火点灸炷，滋润灸疮，至愈不疼。亦可代蓍策，及作烛心。

叶

〔修治〕〔宗奭曰〕艾叶干捣，去青滓，取白，入石硫黄末少许，谓之硫黄艾，灸家用之。得米粉少许，可捣为末，入服食药用。〔时珍曰〕凡用艾叶，须用陈久者，治令细软，谓之熟艾。若生艾灸火，则伤人肌脉。故孟子云：七年之病，求三年之艾。拣取净叶，扬去尘屑，入石臼内木杵捣熟，罗去渣滓，取白者再捣，至柔烂如绵为度。用时焙燥，则灸火得力。入妇人丸散，须以熟艾，用醋煮干，捣成饼子，烘干再捣为末用。或以糯糊和作饼，及酒炒者，皆不佳。洪氏容斋随笔云：艾难著力，若入白茯苓三五片同碾，即时可作细末，亦一异也。

〔气味〕苦，微温，无毒。〔恭曰〕生寒，熟热。〔元素曰〕苦温，阴中之阳。〔时珍曰〕苦而辛，生温熟热，可升可降，阳也。入足太阴、厥阴、少阴之经。苦酒、香附为之使。

〔主治〕灸百病。可作煎，止吐血下痢，下部䘌疮，妇人漏血，利阴气，生肌肉，辟风寒，使人有子。作煎勿令见风。别录 **捣汁服，止伤血，杀蛔虫。**弘景 **主衄血下血，脓血痢，水煮及丸散任用。**苏恭 **止崩血、肠痔血，搨金疮，止腹痛，安胎。苦酒作煎，治癣甚良。捣汁饮，治心腹一切冷气鬼气。**甄权 **治带下，止霍乱转筋，痢后寒热。**大明 **治带脉为病，腹胀满，腰溶溶如坐水中。**好古 **温中逐冷除湿。**时珍

〔发明〕〔诜曰〕春月采嫩艾作菜食，或和面作馄饨如弹子，吞三五枚，以饭压之，治一切鬼恶气，长服止冷痢。又以嫩艾作干饼子，用生姜煎服，止泻痢及产后泻血，甚妙。〔颂曰〕近世有单服艾者，或用蒸木瓜和丸，或作汤空腹饮，甚补虚羸；然亦有毒发则热气冲上，狂躁不能禁，至攻眼有疮出血者，诚不可妄服也。〔震亨曰〕妇人无子，多由血少不能摄精。俗医谓子宫虚冷，投以辛热，或服艾叶。不知艾性至热，入火灸则气下行，入药服则气上行。本草止言其温，不言其热。世人喜温，率多服之，久久毒发，何尝归咎于艾哉！予考苏颂图经而因默有感焉。〔时珍曰〕艾叶生则微苦太辛，熟

则微辛太苦，生温熟热，纯阳也。可以取太阳眞火，可以回垂绝元阳。服之则走三阴，而逐一切寒湿，转肃杀之气为融和。灸之则透诸经，而治百种病邪，起沉疴之人为康泰，其功亦大矣。苏恭言其生寒，苏颂言其有毒。一则见其能止诸血，一则见其热气上冲，遂谓其性寒有毒，误矣。盖不知血随气而行，气行则血散，热因久服致火上冲之故尔。夫药以治病，中病则止。若素有虚寒痼冷，妇人湿郁带漏之人，以艾和归、附诸药治其病，夫何不可？而乃妄意求嗣，服艾不辍，助以辛热，药性久偏，致使火躁，是谁之咎歟，于艾何尤？艾附丸治心腹少腹诸痛，调女人诸病，颇有深功。胶艾汤治虚痢，及妊娠产后下血，尤著奇效。老人丹田气弱，脐腹畏冷者，以熟艾入布袋兜其脐腹，妙不可言。寒湿脚气，亦宜以此夹入袜内。

〔附方〕旧二十三〔一〕，新二十九〔二〕。**伤寒时气**温病〔三〕头痛，壮热脉盛。以干艾叶三升〔四〕，水一斗，煮一升，顿服取汗。肘后方。**妊娠伤寒**壮热，赤斑变为黑斑，溺血。用艾叶如鸡子大，酒三升，煮二〔五〕升半，分为二服。伤寒类要。**妊娠风寒**卒中，不省人事，状如中风。用熟艾三两，米醋炒极热，以绢包熨脐下，良久即苏。妇人良方。**中风口㖞**以苇筒长五寸，一头刺入耳内，四面以面密封，不透风，一头以艾灸之七壮。患右灸左，患左灸右。胜金方。**中风口噤**熟艾灸承浆一穴，颊车二穴，各五壮。千金方。**中风掣痛**不仁不随。并以干艾斛许，揉团纳瓦甑中，并下塞诸孔，独留一目，以痛处著甑目，而烧艾熏之，一时即知矣。肘后方。**舌缩口噤**以生艾捣傅之。干艾浸湿亦可。圣济录。**咽喉肿痛**医方大成：同嫩艾捣汁，细咽之。经验方：用青艾和茎叶一握，同醋捣烂，傅于喉上。冬月取干艾亦得。李亚〔六〕所传方也。**癫痫诸风**熟艾于阴囊下谷道正门当中间，随年岁灸之。斗门方。**鬼击中恶**卒然着人，如刀刺状，胸胁腹内㽲刺切痛不可按，或即吐血、鼻中出血、下血，一名鬼排。以熟艾如鸡子大三枚，水五升，煎

〔一〕三：原作「四」，今按下旧附方数改。
〔二〕九：原作「七」，今按下新附方数改。
〔三〕病：原作「疫」，今据肘后卷二第十三及大观、政和本草卷九艾叶条附方改。
〔四〕升：大观、政和本草卷九艾叶条附方同，肘后卷二第十三作「斤」。
〔五〕二：大观、政和本草卷九艾叶条附方俱作「一」。
〔六〕亚：原作「臣」，今据大观、政和本草卷九艾叶条附方改。

二升，顿服。肘后方。**小儿脐风**撮口。艾叶烧灰填脐中，以帛缚定效。或隔蒜灸之，候口中有艾气立愈。简便方。**狐惑虫䘌**病人齿无色，舌上白，或喜睡不知痛痒处，或下痢，宜急治下部。不晓此者，但攻其上，而下部生虫，食其肛，烂见五脏，便死也。烧艾于管中，熏下部令烟入，或少加雄黄更妙。罂中烧烟亦可。肘后方。**头风久痛**蕲艾揉为丸，时时嗅之，以黄水出为度。青囊杂纂。**头风面疮**痒出黄水。艾叶〔一〕二两，醋一斤〔二〕，砂〔三〕锅煎取汁，每薄纸上贴之，一日一、两〔四〕上。御药院方。**心腹恶气**艾叶捣汁饮之。药性论。**脾胃冷痛**白艾末，沸湯服二錢。卫生易简方。**蛔虫心痛**如刺，口吐清水。白熟艾一〔五〕升，水三升，煮一升服，吐虫出。或取生艾捣汁，五更食香脯一片，乃饮一升，当下虫出。肘后方。**口吐清水**干蕲艾煎湯啜之。怪证奇方。**霍乱洞〔六〕下**不止。以艾一把，水三升，煮一升，顿服。外台秘要。**老小白痢**艾姜丸：用陈北艾四两，干姜炮三两，为末，醋煮仓米糊丸梧子大。每服七十丸，空心米饮下，甚有奇效。永类方。**诸痢久下**艾叶、陈皮等分，煎湯服之。亦可为末，酒煮烂饭和丸，每盐湯下二三十丸。圣济总录。**暴泄不止**陈艾一把，生姜一块，水煎热服。生生编。**粪后下血**艾叶、生姜煎浓汁，服三合。千金方。**野鸡痔病**先以槐柳湯洗过，以艾灸上七壮，取效。郎〔七〕中王及乘骡入西川，数日病痔大作，如胡瓜贯于肠头，其热如火，忽至僵仆，无计。有主邮者云：须灸即瘥。乃用上法灸三五壮，忽觉一道热气入肠中，因大转泻，血秽并出，泻后遂失胡瓜所在矣。经验〔八〕方。**妊娠下血**张仲景曰：妇人有漏下者，有半产后下血不绝者，有妊娠下血者，

〔一〕叶：原脱，今据御药院方卷十艾煎膏补。
〔二〕斤：原作「升」，今据御药院方卷十艾煎膏改。
〔三〕砂：御药院方卷十艾煎膏作「银」。濒湖改用砂锅，较为妥善。
〔四〕一两：原作「二口」，今据御药院方卷十艾膏煎补正。
〔五〕一：肘后卷一第八作「三」。
〔六〕洞：原作「吐」，今据千金卷三十、外台卷六及大观、政和本草卷九艾叶条附方改。
〔七〕郎：原作「即」，今据大观、政和本草卷九艾叶条附方改。
〔八〕验：此下原有「良」字，今据大观、政和本草卷九艾叶条附方删。

并宜胶艾湯主之。阿胶二两，艾叶三两，芎藭、甘草各二两，当归、地黄〔一〕各三两，芍药四两，水五升，清酒三〔二〕升，煮取三升，乃纳胶令消尽，每温服〔三〕一升，日三服。金匮要略。**妊娠胎动**或腰痛，或抢心，或下血不止，或倒产子死腹中。艾叶一鸡子大，酒四升，煮二升，分二服。肘后方。**胎动迫心**作痛。艾叶鸡子大，以头醋四升，煎二升，分温服。子母秘录。**妇人崩中**连日不止。熟艾鸡子大，阿胶炒为末半两，干姜一錢，水五盏，先煮艾姜至二盏半，倾出，入胶烊化，分三服，一日服尽。初虞世古今录验。**产后泻血**不止。干艾叶半两，炙熟老生姜半两，浓煎湯，一服止〔四〕，妙。孟诜食疗本草。**产后腹痛**欲死，因感寒起者。陈蕲艾二斤，焙干，捣铺脐上，以绢覆住，熨斗熨之，待口中艾气出，则痛自止矣。杨诚经验方。**忽然吐血**一二口，或心衄，或内崩。熟艾三团，水五升，煮二升服。一方：烧灰水服二錢。千金方。**鼻血不止**艾灰吹之。亦可以艾叶煎服。圣惠方。**盗汗不止**熟艾二錢，白茯神三錢，乌梅三个，水一鍾，煎八分，临臥温服。通妙眞人方。**火眼肿痛**以艾烧烟起，用碗覆之，候烟尽，碗上刮煤下，以温水调化洗眼，即瘥。更入黄连尤佳。斗门方。**面上皯䵳**〔五〕艾灰、桑灰各三升，以水淋汁，再淋至三遍，以五色布纳于中，同煎，令可丸时，每以少许傅之，自烂脱，甚妙。外台秘要。**妇人面疮**名粉花疮。以定粉五錢，菜子油调泥碗内，用艾一二团，烧烟熏之，候烟尽，覆地上一夜，取出调搽，永无瘢痕，亦易生肉。谈野翁试验方。**身面疣目**艾火灸三壮即除。圣惠方。**鹅掌风病**蕲艾眞者四五两，水四五碗，煮五六滚，入大口瓶内盛之，用麻布二层缚之，将手心放瓶上熏之，如冷再热，如神。陆氏积德堂方。**疥疮熏法**熟蕲艾一两，木鳖子三錢，雄黄二錢，硫黄一錢，为末，揉入艾中，分

〔一〕地黄：仲景全书赵刻本缺两数，坊刻本作六两。

〔二〕三：原作「五」，今据金匮卷下第二十改。

〔三〕服：原作「酒」，据改同上。

〔四〕止：原作「立」，今据大观、政和本草卷九艾叶条改。

〔五〕皯䵳：外台卷三十二作「䵳點」。

作四条。每以一条安阴阳瓦中，置被里烘熏，后服通圣散。医方摘要。**小儿疳疮**艾叶一两，水一升，煮取四合，分三〔一〕服。备急方。**小儿〔二〕烂疮**艾叶烧灰傅之，良。子母秘录。**臁疮口冷**不合。熟艾烧烟熏之。经验方。**白癞风疮**干艾随多少，以浸曲酿酒如常法，日饮之，觉痹即瘥。肘后方。**疔疮肿毒**艾蒿一担烧灰，于竹筒中淋取汁，以一二合，和石灰如糊。先以针刺疮至痛，乃点药三遍，其根自拔。玉山韩光以此治人神验。贞观初，衢州徐使君访得此方。予用治三十余人，得效。孙真人千金方。**发背初起**未成，及诸热肿。以湿纸搨上，先干处是头，著艾灸之。不论壮数，痛者灸至不痛，不痛者灸至痛乃止。其毒即散，不散亦免内攻，神方也。李绛兵部手集。**痈疽不合**疮口冷滞。以北艾煎湯洗后，白胶熏之。直指方。**咽喉骨哽**用生艾蒿数升，水、酒共一斗，煮四升，细细饮之，当下。外台秘要。**误吞铜钱**艾蒿一把，水五升，煎一升，顿服便下。钱相公箧中方。**诸虫蛇伤**艾灸数壮甚良。集简方。**风虫牙痛**化蜡少许，摊纸上，铺艾，以箸卷成筒，烧烟，随左右熏鼻，吸〔三〕烟令满口，呵气，即疼止肿消。靳季谦病此月余，一试即愈。普济方。

实　**〔气味〕苦、辛，暖，无毒。** **〔主治〕明目，疗一切鬼气。**甄权　**壮阳，助水脏腰膝，及暖子宫。**大明　**〔发明〕**〔诜曰〕艾子和干姜等分，为末，蜜丸梧子大。空心每服三十〔四〕丸，以饭三五匙压之，日再服。治百恶气，其鬼神速走出。田野之人，与此甚相宜也。

【附录】夏台〔别录有名未用曰〕味甘，主百疾，济绝气。〔弘景曰〕此药神奇乃尔，不复识用，可恨也。〔时珍曰〕艾名冰台，此名夏台，艾灸百病能回绝气，此主百病济绝气，恐是一物重出也，故附于艾后。

〔一〕分三：原脱，今据外台卷三十六备急疗小儿疳湿疮方补。
〔二〕儿：大观、政和本草卷九艾叶条附方此下俱有「黄」字。
〔三〕吸：原作「及」，今据普济方卷六十六改。
〔四〕十：原脱，今据大观、政和本草卷九艾叶条补。

千年艾纲目

【集解】〔时珍曰〕千年艾出武当太和山中。小茎高尺许。其根如蓬蒿。其叶长寸余，无尖桠，面青背白。秋开黄花，如野菊而小，结实如青珠丹颗之状。三伏日采叶暴干。叶不似艾，而作艾香，搓之即碎，不似艾叶成茸也。羽流以充方物。

叶【气味】辛、微苦，温，无毒。

【主治】男子虚寒，妇人血气诸痛，水煎服之。时珍

茵陈〔一〕蒿本经上品

【释名】〔藏器曰〕此虽蒿类，经冬不死，更因旧苗而生，故名因陈，后加蒿字耳。〔时珍曰〕按张揖广雅及吴普本草并作因尘，不知何义？

【集解】〔别录曰〕茵陈生太山及丘陵坡岸上，五月及立秋采，阴干。〔弘景曰〕今处处有之，似蓬蒿而叶紧细。秋后茎枯，经冬不死，至春又生。〔韩保昇曰〕叶似青蒿而背白。〔大明曰〕茵陈出和州及南山岭〔二〕上，一名石茵陈。〔颂曰〕近道皆有之，不及太山者佳。春初生苗，高三五寸，似蓬蒿而叶紧细，无花实，五月、七月采茎叶阴干，今谓之山茵陈。江宁府一种茵陈，叶大根粗，黄白色，至夏有花实。阶州一种白蒿，亦〔三〕似青蒿而背白，本土皆以为茵陈入药。今南方医人用山茵陈，乃有数种。或著其说云：山茵陈，汴京及北地用者，如艾蒿，叶细而背白，其气亦如艾，味苦，干则色黑。江南所用者，茎叶都似家茵陈而大，高三四尺，气极芬香，味甘辛，俗又名龙脑薄荷。吴中所用，乃石香葇也，叶至细，色黄味辛，甚香烈，性温。若误作解脾药服，大令人烦。以本草论之，但有茵陈蒿，无山茵陈。注云：叶似蓬蒿而紧细。今汴京

〔一〕陈：原作「蔯」，大观、政和本草卷七同。今从张本省作「陈」，下同。
〔二〕岭：原作「领」，今据大观、政和本草卷七茵陈蒿条改。
〔三〕亦：原作「一」，据改同上。

北地所用山茵陈是也。大体世方用山茵陈疗脑〔一〕痛，解伤寒发汗，行肢节滞气，化痰利膈，治劳倦最要。详本草正经，惟疗黄疸，利小便，与世方都不应。今试取汴京所用山茵陈为解肌发汗药，灼然少效；江南山茵陈疗伤寒脑痛绝胜。比见诸医议论，谓家茵陈亦能解肌下隔，去胸中烦。方家少用，但可研作饮服之。本草所无，自出俗方。茵陈蒿当别是一物，主疗自异，不得为山茵陈也。此说亦未可据。但以功较之，则江南者为胜；以经言之，则非本草所出。医方所用〔二〕，更当考论尔。〔斅曰〕凡使须用叶有八角者，阴干，去根细剉，勿令犯火。〔时珍曰〕茵陈昔人多莳为蔬，故入药用山茵陈，所以别家茵陈也。洪舜俞老圃赋云，酣糟紫姜之掌，沐醯青陈之丝，是也。今淮扬人，二月二日犹采野茵陈苗，和粉面作茵陈饼食之。后人各据方士〔三〕所传，遂致淆乱。今山茵陈二月生苗，其茎如艾。其叶如淡色青蒿而背白，叶歧紧细而扁整。九月开细花黄色，结实大如艾子，花实并与庵蕳花实相似，亦有无花实者。

茎叶　**【气味】苦，平、微寒，无毒。**〔普曰〕神农、岐伯、雷公：苦，无毒。黄帝：辛，无毒。〔权曰〕苦、辛，有小毒。〔大明曰〕石茵陈苦，凉，无毒。伏硇砂。〔张元素曰〕苦、甘，阴中微阳。入足太阳经。

【主治】风湿寒热邪气，热结黄疸。久服轻身益气耐老。面白悦长年。白兔食之仙〔四〕。本经　**治通身发黄，小便不利，除头热，去伏瘕。**别录　**通关节，去滞热，伤寒用之。**大明　**石茵陈：治天行时疾热狂，头痛头旋，风眼疼，瘴疟。女人癥瘕，并闪损乏绝。**藏器

【发明】〔弘景曰〕仙经云：白蒿，白兔食之仙。而今茵陈乃云此，恐是误耳。〔宗奭曰〕张仲景治伤寒热甚发黄，身面悉黄者，用之极效。一僧因伤寒后发汗不彻，有留热，面身皆黄，多热，期年不愈。医作食黄〔五〕治不对，而食不减。予与此药，服五日病减三分之一，十日减三分之二，二十日病悉去。方用山茵陈、山栀子各三分，秦艽、升麻各四錢，为散。每用三錢，水四合，煎二合，去滓，食后温服，以知为度。此药以山茵陈为本，故书之。〔王好古曰〕张仲景茵陈巵子

〔一〕脑：原作「体」，今据大观、政和本草卷七茵陈蒿条改。
〔二〕用：大观、政和本草卷七茵陈蒿条此下俱有「且可计较功效，本草之义」。
〔三〕士：疑当作「土」。
〔四〕面白悦长年白兔食之仙：大观、政和本草卷七茵陈蒿条俱作墨字，认为别录文。
〔五〕黄：原脱，今据政和本草卷七及本草衍义卷八茵陈蒿条补。

大黄湯，治湿热也。卮子蘖皮湯，治燥热也。如苗涝则湿黄，苗旱则燥黄。湿则泻之，燥则润之可也。此二药治阳黄也。韩只和、李思训治阴黄，用茵陈附子湯。大抵以茵陈为君主，而佐以大黄、附子，各随其寒热也。

【附方】旧二，新六。**茵陈羹** 除大热黄疸，伤寒头痛，风热瘴疟〔一〕，利小便。以茵陈细切，煮羹食之。生食亦宜。食医心鏡。**遍身风痒** 生疮疥。用茵陈煮浓汁洗之，立瘥。千金方。**疬疡风病** 茵陈蒿两握，水一斗五升，煮取七升。先以皂荚湯洗，次以此湯洗之，冷更作。隔日一洗，不然恐痛也。崔行功纂要。**风疾挛急** 茵陈蒿一斤，秫米一石，曲三斤，和匀，如常法酿酒服之。圣济总录。**痫黄如金** 好眠吐涎。茵陈蒿、白鲜皮等分，水二鍾，煎服，日二服。三十六黄方。**遍身黄疸** 茵陈蒿一把，同生姜一块，捣烂，于胸前四〔二〕肢，日日擦之。**男子酒疸** 用茵陈蒿四根，卮子七个，大田螺一个，连壳捣烂，以百沸白酒一大盏，冲汁饮之，秘方也。**眼热赤肿** 山茵陈、车前子等分。煎湯调「茶调散」服数服。直指方。

青蒿 本经下品

【释名】草蒿本经 **方溃**本经 **菣**音牵去声。 **犼蒿**蜀本 **香蒿**衍义 〔保昇曰〕草蒿，江东人呼为犼蒿，为其气臭〔三〕似犼也。北人呼为青蒿。尔雅云：蒿，菣也。孙炎注云：荆楚之间，谓蒿为菣。郭璞注云，今人呼青蒿香中炙啖者为菣，是也。〔时珍曰〕晏子云：蒿，草之高者也。按尔雅诸蒿，独菣得单称为蒿，岂以诸蒿叶背皆白，而此蒿独青，异于诸蒿故耶？

【集解】〔别录曰〕青蒿生华阴川泽。〔弘景曰〕处处有之，即今青蒿，人亦取杂香菜食之。〔保昇曰〕嫩时醋淹为菹，自然香。叶似茵陈蒿而背不白，高四尺许。四月、五月采，日干入药。诗云：呦呦鹿鸣，食野之蒿。即此蒿也。〔颂曰〕青蒿春生苗，叶极细，可食。至夏高四五尺。秋后开细淡黄花，花下便结子，如粟米大，八九月采子阴干。根茎子叶并

〔一〕疟：大观、政和本草卷七茵陈蒿条附方俱作「疠」，此从大明改作「疟」。
〔二〕四：原作「不」，今从张本改。
〔三〕臭：原作「息」，今据大观、政和本草卷十草蒿条改。

入药用，干者〔一〕炙作饮香尤佳。〔宗奭曰〕青蒿得春最早，人剔以为蔬，根赤叶香。沈括梦溪笔谈云：青蒿一类，自有二种：一种黄色，一种青色。本草谓之青蒿，亦有所别也。陕西银绥之间，蒿丛中时有一两窠，迥然青色者，土人谓之香蒿。茎叶与常蒿一同，但常蒿色淡青，此蒿深青，如松桧之色。至深秋余蒿幷黄，此蒿犹青，其气芬芳。恐古人所用，以深青者为胜。不然，诸蒿何尝不青？〔时珍曰〕青蒿二月生苗，茎粗如指而肥软，茎叶色幷深青。其叶微似茵陈，而面背俱青。其根白硬。七八月开细黄花颇香。结实大如麻子，中有细子。

【修治】〔斅曰〕凡使，惟中为妙，到膝即仰，到腰即俯。使子勿使叶，使根勿使茎，四件若同使，翻然成痼疾。采得叶，用七岁儿七个溺，浸七日七夜，漉出晒干。

叶、茎、根、子〔**气味**〕**苦，寒，无毒。**〔时珍曰〕伏硫黄。〔**主治**〕**疥瘙痂痒恶疮，杀虱，治留热在骨节间，明目。**本经 **鬼气尸疰伏连**〔二〕，**妇人血气，腹内满，及冷热久痢。秋冬用子，春夏用苗，并捣汁服。亦暴干为末，小便入酒和服。**藏器 **补中益气，轻身补劳，驻颜色，长毛发，令黑不老，兼去蒜发，杀风毒。心痛热黄，生捣汁服，并贴之。**大明 **治疟疾寒热。**时珍 **生捣傅金疮，止血止疼良。**苏恭 **烧灰隔纸淋汁，和石灰煎，治恶疮瘜肉黡瘢。**孟诜

〔**发明**〕〔颂曰〕青蒿治骨蒸热劳为最，古方单用之。〔时珍曰〕青蒿得春木少阳之气最早，故所主之证，皆少阳、厥阴血分之病也。按月令通纂，言伏内庚日，采青蒿悬于门庭内，可辟邪气。阴干为末，冬至、元旦各服二錢亦良。观此，则青蒿之治鬼疰伏尸，盖亦有所伏也。

〔**附方**〕旧四，新十四〔三〕。

男妇劳瘦 青蒿细銼，水三升〔四〕，童子小便五升，同煎取二〔五〕升半。去滓入器中煎成膏，丸如梧子大。每空心及卧时，温

〔一〕者：原脱，今据大观、政和本草卷十草蒿条补。
〔二〕连：原作「留」，今据大观、政和本草卷十草蒿条改。外台卷十三苏游论曰：「传尸之疾，內传五藏，名之伏连。」张文仲曰：「病本缘极热气相易相连不断，遂名伏连。」
〔三〕四：原作「三」，今按下新附方数改。
〔四〕升：大观、政和本草卷十草蒿条附方俱作「斗」。
〔五〕二：原作「一」，今据大观、政和本草卷十草蒿条附方改。

酒吞下二十丸。斗门方。**虚劳寒热**肢体倦疼，不拘男妇。八九月青蒿成实时采之，去枝梗，以童子小便浸三日，晒干为末。每服二錢，乌梅一个，煎湯服。灵苑方。**骨蒸鬼气**童子小便五大斗澄清，青蒿五斗，八九月拣带子者最好，细銼相和，纳大釜中，以猛火煎取三大斗，去滓，溉釜令浄，再以微火煎可二大斗，入猪胆一〔一〕枚，同煎一大斗半，去火待冷，以瓷器盛之。每欲服时，取甘草二三两，炙熟为末，以煎和搗千杵为丸。空腹粥饮下二十丸，漸增至三十丸止。崔元亮海上方。**骨蒸烦热**青蒿一握，猪胆汁一枚，杏仁四十个去皮尖炒，以童子小便一大盏，煎五分，空心溫服。十便良方。**虚劳盗汗**烦热口干。用青蒿一斤，取汁熬膏，入人参末、麦门冬末各一两，熬至可丸，丸如梧子大，每食后米饮服二十丸，名青蒿丸〔二〕。圣方总录〔三〕。**疟疾寒热**肘后方：用青蒿一握，水二升，搗汁服之。仁存方：用五月五日天未明时采青蒿阴干四两，桂心一两，为末。未发前，酒服二錢。经验方：用端午日采青蒿叶阴干，桂心等分，为末。每服一錢，先寒用热酒，先热用冷酒，发日五更服之。切忌发物。**温疟痰甚**但热不寒。用青蒿二两，童子小便浸焙，黄丹半两，为末。每服二錢，白湯调下。仁存方。**赤白痢下**五月五日采青蒿、艾叶等分，同豆豉搗作饼，日干，名蒿豉丹。每用一饼，以水一盏半煎服。圣济总录。**鼻中衄血**青蒿搗汁服之，幷塞鼻中，极验。卫生易简方。**酒痔便血**青蒿用叶不用茎，用茎不用叶，为末。粪前冷水，粪后水酒调服。永类钤方。**金疮扑损**肘后方：用青蒿搗封之，血止则愈。一方：用青蒿、麻叶、石灰等分，五月五日搗和晒干。临时为末，搽之。**牙齿肿痛**青蒿一握，煎水漱之。济急方。**毒蜂螫人**嚼青蒿封之即安。肘后方。**耳出浓汁**青蒿末，绵裹纳耳中。圣惠方。**鼻中瘜肉**青蒿灰、石灰等分，淋汁熬膏点之。圣济总录。

〔一〕一：大观、政和本草卷十草蒿条俱作「十」。

〔二〕丸：原作「煎」，今从张本改，与上文合。

〔三〕圣方总录：张本「方」作「济」。今检圣济总录及圣惠方俱尚未见此方，疑误待考。

子〔气味〕甘，冷，无毒。〔主治〕明目开胃，炒用。治劳瘦，壮健人小便浸用之。治恶疮疥癣风疹〔一〕，煎水洗之。大明　治鬼气，为末酒服方寸匕。孟诜　功同叶。时珍

〔附方〕新一。积热眼涩　三月三日或五月五日，采青蒿花或子，阴干为末，每井华水空心服二钱。久服明目，可夜看书，名青蒿〔二〕散。十便良方。

节间虫见虫部。

黄花蒿 纲目

【释名】臭蒿

【集解】〔大明曰〕臭蒿一名草蒿。〔时珍曰〕香蒿臭蒿通可名草蒿。此蒿与青蒿相似，但此蒿色绿带淡黄，气辛臭不可食，人家采以罨酱黄酒曲者是也。

叶〔气味〕辛、苦，凉，无毒。〔主治〕小儿风寒惊热。时珍

子〔气味〕辛，凉，无毒。〔主治〕治劳，下气开胃，止盗汗及邪气鬼毒。大明

白蒿 本经上品

【释名】蘩 尔雅　由胡 尔雅　蒌蒿 食疗　蔏 音商。〔时珍曰〕白蒿有水陆二种，尔雅通谓之蘩，以其易蘩衍也。曰：蘩，皤蒿。即今陆生艾蒿也，辛熏不美。曰：蘩，由胡。即今水生蒌蒿也，辛香而美。曰：蘩之醜，秋为蒿。则通指水陆二

〔一〕疹：大观、政和本草卷十草蒿条此下俱有「杀虱」。

〔二〕蒿：原作「金」，今据十便良方卷二十二改。

种而言，谓其春时各有种名，至秋老则皆呼为蒿矣。曰藾，曰萧，曰萩[一]，皆老蒿之通名，象秋气肃赖之气。

【集解】〔别录[二]曰〕白蒿生中山川泽，二月采。〔弘景曰〕蒿类甚多，而俗中不闻呼白蒿者。方药家既不用，皆无复识之。〔恭曰〕尔雅：蘩[三]，皤蒿。即白蒿也，所在有之。叶颇似细艾，上有白毛错[四]涩，粗于青蒿。从初生至枯[五]，白于众蒿。〔禹锡曰〕蓬蒿可以为菹[六]。故诗笺云，以豆荐蘩菹也。陆玑诗疏云：凡艾白色为皤蒿[七]。今白蒿先诸草发生，香美可食，生蒸皆宜。〔颂曰〕此草古人以为菹。今人但食蒌蒿，不复食此。或疑白蒿即蒌蒿，而孟诜食疗又别著蒌蒿条，所说不同，明是二物，乃知古今食品之异也。又今阶州以白蒿为茵陈，其苗叶亦相似，然以入药，恐不可用也。〔时珍曰〕白蒿处处有之，有水陆二种。本草所用，盖取水生者，故曰生中山川泽，不曰山谷平地也。二种形状相似，但陆生辛熏，不及水生者香美尔。诗云：呦呦鹿鸣，食野之苹。苹即陆生皤蒿，俗呼艾蒿是矣。鹿食九种解毒之草，白蒿其一也。诗云：于以采蘩，于沼于沚。左传云：蘋蘩蕰藻之菜，可以荐于鬼神，羞于王公。并指水生白蒿而言，则本草白蒿之为蒌蒿无疑矣。郑樵通志谓苹为蒌蒿，非矣。鹿乃山兽，蒌乃水蒿。陆玑诗疏谓苹为牛尾蒿，亦非矣。牛尾蒿色青不白，细叶直上，状如牛尾也。蒌蒿生陂泽中，二月发苗，叶似嫩艾而歧细，面青背白。其茎或赤或白，其根白脆。采其根茎，生熟菹曝皆可食，盖嘉蔬也。景差大招云：吴酸蒿蒌不沾薄。谓吴人善调酸，瀹蒌蒿为齑，不沾不薄而甘美，此正指水生者也。

苗根　〔气味〕甘，平，无毒。〔思邈曰〕辛、平。〔时珍曰〕发疮疥。〔主治〕**五脏邪气，风寒湿痹，补中益气，长毛发令黑，疗心悬，少食常饥。久服轻身，耳目聪明不老。**本经　**生挼，醋淹为菹食，甚益人。捣汁服，去热黄及心痛。曝为末，米饮空心**

〔一〕萩：原作「荻」，今据尔雅释草改。
〔二〕别录：此段千金翼卷二白蒿条无，政和本草卷六白蒿条在注中（大观本草经后人改动），足证非「别录」文。疑「别录」为「之才」之误。
〔三〕蘩：原脱，今据大观、政和本草卷六白蒿条补，与尔雅释草合。
〔四〕错：大观、政和本草卷六白蒿条恭作「粗」，颂作「错」。
〔五〕枯：原作「秋」，今据大观、政和本草卷六白蒿条改。
〔六〕菹：原作「茹」，今据大观、政和本草卷六白蒿条改，与下文一致。
〔七〕蒿：原脱，今据大观、政和本草卷六白蒿条补。

服一匙，治夏月暴水痢。烧灰淋汁煎，治淋沥疾。孟诜 利膈开胃，杀河豚鱼毒。时珍

〔发明〕〔弘景曰〕服食家七禽散云，白兎食白蒿仙，与庵䕡同法耳。〔时珍曰〕本经列白蒿于上品，有功无毒，而古今方家不知用，岂不得服之之诀欤？

〔附方〕旧一。恶疮癞疾但是恶疾遍体，面目有疮者，皆可服之。用白艾蒿十束如升大，煮取汁，以曲及米一如酿酒法，候熟稍服之。深〔一〕师方。

子 〔气味〕缺 〔主治〕鬼气。为末，酒服之，良。孟诜

角蒿 唐本草

〔集解〕〔恭曰〕角蒿叶〔二〕似白蒿，花如瞿麦，红赤可爱，子似王不留行，黑色作角，七月、八月采。〔保昇曰〕叶似蛇床、青蒿，子角似蔓菁，实〔三〕黑而细，秋熟，所在皆有之。〔宗奭曰〕茎叶如青蒿，开淡红紫花，大约径三四分。花罢结角，长二寸许，微弯。〔斅曰〕凡使勿用红蒿并邪蒿，二味真似角蒿，只是此香而角短尔。采得，于槐砧上细锉用之。

〔气味〕辛、苦，平〔四〕，有小毒。

〔主治〕干湿䘌诸恶疮有虫者。唐本 治口齿疮绝胜。宗奭

〔附方〕旧二，新一。齿龈宣露多是疳也。角蒿烧灰，夜涂上。切忌油腻、沙糖、干枣。外台秘要。口疮不瘥入胸中并生者。不拘大人小儿，以角蒿灰涂之，有汁吐去，一宿效。千金方。月蚀耳疮用蒿灰掺之良。集简方。

䕲蒿 拾遗

〔释名〕莪蒿尔雅 萝蒿同上 抱娘蒿〔时珍曰〕陆农师云：䕲之为言高也。莪，亦峩也，莪科高也。可以覆

〔一〕深：原作「梅」，今据大观、政和本草卷六白蒿条改，与外台卷三十合。
〔二〕叶：原脱，今据大观、政和本草卷十一角蒿条及卷六白蒿条补。
〔三〕实：原作「青」，今据大观、政和本草卷十一角蒿条改。
〔四〕平：原脱，今据大观、政和本草卷十一及千金翼卷三角蒿条补。

蚕，故谓之萝。抱根丛生，故曰抱娘。

【集解】〔时珍曰〕蘪蒿生高岗，似小蓟，宿根先于百草。尔雅云：莪，萝。是也。诗小雅云：菁菁者莪。陆玑注云：即莪蒿也。生泽国〔一〕渐洳处。叶似斜蒿而细科，三〔二〕月生。茎、叶〔三〕可生〔四〕食，又可蒸食〔五〕，香美颇似蒌蒿〔六〕。但味带麻，不似蒌蒿甘香。

【气味】辛，温，无毒。

【主治】破血下气，煮食之。藏器

马先蒿本经中品

【释名】马新蒿唐本 马矢蒿本经 练石草别录 烂石草同上 虎麻〔时珍曰〕蒿气如马矢，故名。马先，乃马矢字讹也。马新，又马先之讹也。〔弘景曰〕练石草，一名烂石草，即马矢蒿。今〔七〕方药不复用之。

【集解】〔别录曰〕马先蒿、练石草，并生南阳川泽。〔恭曰〕叶大如茺蔚，花红白色。二〔八〕月、八月采茎叶，阴干用。八月、九月实熟，俗谓之虎麻是也。一名马新蒿，所在有之。茺蔚苗短小，其子夏中熟。二物初生，极相似也。〔禹锡曰〕按尔雅云：蔚，牡菣。注云，即蒿之无子者。诗云：匪莪伊蔚。陆玑云：牡蒿也。三〔九〕月始生，七月开花，似胡麻花

〔一〕国：陆疏及大观、政和本草卷十一角蒿条俱作「田」。
〔二〕三：原作「二」，今据大观、政和本草卷十一角蒿条改，与陆疏合。
〔三〕叶：陆疏及大观、政和本草卷十一角蒿条俱无。
〔四〕生：原脱，大观、政和本草卷十一角蒿条俱脱。今据陆疏补。
〔五〕食：同上。
〔六〕蘪蒿生高岗……似蒌蒿：此段文乃大观、政和本草卷十一角蒿条引陈藏器说。
〔七〕今：原作「公」，陆疏及大观、政和本草卷九马先蒿条俱无，今从张本改。
〔八〕二：大观本草同，政和本草作「三」。
〔九〕三：原作「二」，今据陆疏及大观、政和本草卷九马先蒿条改。

而紫赤〔一〕。八月生角，似小豆角，锐而长。一名马新蒿。是也。〔颂曰〕郭璞以牡蒿为无子，而陆璣云有子，二说小异。今当用有子者为正。〔时珍曰〕别录牡蒿、马先蒿，原是二条。陆璣所谓有子者，乃马先蒿，而复引无子之牡蒿释之，误矣。牡蒿详见本条。

【气味】苦，平，无毒。〔别录曰〕练石草：寒。

【主治】寒热鬼疰，中风湿痹，女子带下病，无子。本经 **练石草：治五癃，破石淋、膀胱中结气，利水道小便。**别录 **恶疮。**弘景

【附方】旧一。**大疯癞疾**骨肉疽败，眉须堕落，身体痒痛。以马先〔二〕蒿，一名马矢蒿，一名烂石草，炒捣末。每服方寸匕，食前温酒下，一日三服，一年都瘥。肘后方〔三〕。

阴地厥 宋图经

【集解】〔颂曰〕生邓州顺阳县内乡山谷。叶似青蒿，茎青紫色，花作小穗，微黄，根似细辛。七月采根苗〔四〕用。〔时珍曰〕江浙亦有之。外家采制丹砂、硫黄。

根苗　【气味】甘、苦，微寒，无毒。

【主治】肿毒风热。苏颂

【附方】新一。**男妇吐血**后，胸膈虚热。阴地厥、紫河〔五〕车、贯众、甘草各半两。每服三钱，水煎服。圣济总录。

牡蒿 别录下品

〔一〕赤：原作「亦」，据改同上。
〔二〕先：圣惠方卷二十四作「薪」。
〔三〕肘后方：此方见外台卷三十，乃范汪疗癞方。注云：「肘后同」。肘后卷五附方引圣惠方，与圣惠方卷二十四同，则外台此注必非王焘原作而是林亿等所为。大观、政和本草卷九马先蒿条附治癞二方，一引圣惠，一引外台，不言肘后。濒湖合而为一，改题肘后，肘后正文实无此方。
〔四〕苗：原脱，今据大观本草卷三十一及政和本草卷三十阴地厥条补，与下段根苗气味主治合。
〔五〕河：原作「荷」，今据圣济总录卷六十九抵圣汤改。

【释名】齐头蒿〔时珍曰〕尔雅：蔚，牡菣。蒿之无子者。则牡之名以此也。诸蒿叶皆尖，此蒿叶独奓而秃，故有齐头之名。

【集解】〔别录曰〕牡蒿生田野，五月、八月采。〔弘景曰〕方药不复用。〔恭曰〕齐头蒿也，所在有之。叶似防风，细薄而无光泽。〔时珍曰〕齐头蒿三四月生苗，其叶扁而本狭，末奓有秃歧。嫩时可茹。鹿食九草，此其一也。秋开细黄花，结实大如车前实，而内子微细不可见，故人以为无子也。

苗 【气味】苦、微甘，温，无毒。

【主治】充肌肤，益气，令人暴肥。不可久服，血脉满盛。别录 擂汁〔一〕服，治阴肿。时珍

【附方】新一。疟疾寒热 齐头蒿根、滴滴金根各一把，擂生酒一钟，未发前服。以滓傅寸口，男左女右。二日便止。海上名方。

九牛草 宋图经

【集解】〔颂曰〕生筠州山冈上。二月生苗，独茎，高一尺。叶似艾叶，圆而长，背有白毛，面青。五月采苗用。

〔时珍曰〕陈嘉谟本草蒙筌以此为蕲艾，谬矣。

苗 【气味】微苦，有小毒。

【主治】解风劳，治身体痛。与甘草同煎服，不入众药用。苏颂

茺蔚 本经上品

【释名】益母本经 益明本经 贞蔚别录 蓷尔雅。音推。野天麻会编 猪麻纲目 火杴本经 郁臭草图经 苦低草图经 夏枯草外台 土质汗外台〔二〕〔时珍曰〕此草及子皆充盛密蔚，故名茺蔚。其功宜于妇人及明目益精，

〔一〕汁：原作「滦」，今从张本改。

〔二〕外台：原作「纲目」，今据外台卷二十九改。

故有益母、益明〔一〕之称。其茎方类麻，故谓之野天麻。俗呼为猪麻，猪喜食之也。夏至后即枯，故亦有夏枯之名。近效方谓之土质汗。林亿云：质汗出西番，乃热血合诸药煎成，治金疮折伤。益母亦可作煎，治折伤，故名为土质汗也。〔禹锡曰〕尔雅：萑，蓷。注云：今茺蔚也。又名益母。刘歆云：蓷，臭秽也。臭秽，即茺蔚也。陆璣云：蓷，益母也。故曾子见之感思〔二〕。

【集解】〔别录曰〕茺蔚生海滨池〔三〕泽，五月采。〔弘景曰〕今处处有之。叶如荏，方茎，子形细长，有三棱。方用亦稀。〔颂曰〕今园圃及田野极多。郭璞注尔雅云：叶似荏，方茎白华，华生节间。节节生花，实似鸡冠子，黑色，茎作四方棱，五月采。又云九月采实，医方稀有用实者。〔宗奭曰〕茺蔚初春生时，亦可浸洗，淘〔四〕去苦水，煮作菜食。凌冬不凋悴也。〔时珍曰〕茺蔚近水湿处甚繁。春初生苗如嫩蒿，入夏长三四尺，茎方如黄麻茎。其叶如艾叶而背青，一梗三叶，叶有尖歧。寸许一节，节节生穗，丛簇抱茎。四五月间，穗内开小花，红紫色，亦有微白色者。每萼内有细子四粒，粒大如同蒿子，有三棱，褐色，药肆往往以作巨胜子货之。其草生时有臭气，夏至后即枯，其根白色。苏颂图经谓其叶似荏，其子黑色，似鸡冠子，九月采实，寇宗奭衍义谓其凌冬不凋者，皆误传也。此草有白花、紫花二种，茎叶子穗皆一样。但白者能入气分，红者能入血分，别而用之可也。按闺阁事宜云：白花者为益母，紫花者为野天麻。返魂丹注云：紫花者为益母，白花者不是。陈藏器本草云：茺蔚生田野间，人呼为郁〔五〕臭草。天麻生平泽，似马鞭草，节节生紫花，花中有子，如青葙子。孙思邈千金方云：天麻草，茎如火麻〔六〕，冬生苗，夏着赤花，如鼠尾花。此皆似以茺蔚、天麻为二物，盖不知其是一物二种。凡物花皆有赤白，如牡丹、芍药、菊花之类是矣。又按郭璞尔雅注云：蓷（音推）即茺蔚，又名益母。叶似荏，白华，华生节间。又云：藬（音推），方茎，叶〔七〕长而锐，有穗，穗间有花紫缥色，可〔八〕以为饮，江东呼为牛蘈。据此则是蓷、藬名本相同，但以花色分别之，其为一物无疑矣。宋人重修本草，以天麻草误注天麻，尤为谬失。陈藏器本草又有鏨

〔一〕益明：原脱，今详上下文义补。
〔二〕感思：大观、政和本草卷六茺蔚子条俱作「感恩」，今本陆疏卷上之上中谷有蓷条作「而感」。
〔三〕池：原作「地」，今据大观、政和本草卷六茺蔚子条改。
〔四〕淘：原作「陶」，今从张本改。
〔五〕郁：原脱，今据政和本草卷六茺蔚子条补。
〔六〕茎如火麻：千金卷二十三天麻湯方作「叶如麻」。
〔七〕叶：原缺，今据尔雅释草郭注补。
〔八〕可：尔雅释草郭注此下有「淋」字。

茶，云生江南阴地，似益母，方茎对节白花，主产后血病。此即茺蔚之白花者，故其功主血病亦相同。

子〔修治〕〔时珍曰〕凡用，微炒香，亦或蒸熟，烈日曝燥，舂簸去壳，取仁用。〔气味〕**辛、甘，微温，无毒。**〔别录曰〕甘，微寒。〔时珍曰〕甘、辛，温。灰制硫黄。〔主治〕**明目益精，除水气，久服轻身。**本经 **疗血逆大热，头痛心烦。**别录 **产后血胀。**大明 **舂仁生食，补中益气，通血脉，填精髓，止渴润肺。**吴瑞 **治风解热，顺气活血，养肝益心，安魂定魄，调女人经脉，崩中带下，产后胎前诸病。久服令人有子。**时珍

〔发明〕〔震亨曰〕茺蔚子活血行气，有补阴之功，故名益母。凡胎前产后所恃者，血气也。胎前无滞，产后无虚，〔一〕以其行中有补也。〔时珍曰〕茺蔚子味甘微辛，气温，阴中之阳，手、足厥阴经药也。白花者入气分，紫花者入血分。治妇女经脉不调，胎产一切血气诸病，妙品也，而医方鲜知用。时珍常以之同四物、香附诸药治人，获效甚多。盖包络生血，肝藏血。此物能活血补阴，故能明目益精，调经，治女人诸病也。东垣李氏言瞳子散大者，禁用茺蔚子，为其辛温主散，能助火也。当归虽辛温，而兼苦甘，能和血，故不禁之。愚谓目得血而能视，茺蔚行血甚捷，瞳子散大，血不足也，故禁之，非助火也。血滞病目则宜之，故曰明目。

茎〔大明曰〕苗、叶、根同功。〔气味〕〔藏器曰〕寒。〔时珍曰〕茎、叶：味辛、微苦。花：味微苦、甘。根：味甘。并无毒。〔镜源曰〕制硫黄、雌黄、砒石。

〔主治〕**瘾疹痒**〔二〕**，可作浴汤。**本经 **捣汁服，主浮肿，下水，消恶毒疔肿、乳痈丹游等毒，并傅之。又服汁，主子死腹中，及产后血胀闷。滴汁入耳中，主聤耳。捣傅蛇虺毒。**苏恭 **入面药，令人光泽，治粉刺。**藏器 **活血破血，调经解毒，治胎漏产难，胎衣不下，血运血风血痛，崩中漏下，尿血泻血，疳痢痔疾，打扑内损瘀血，大便小便不通。**时珍

〔发明〕〔时珍曰〕益母草之根、茎、花、叶、实，并皆入药，可同用。若治手、足厥阴血分风热，明目益精，调女人经脉，则单用茺蔚子为良。若治肿毒疮

〔一〕胎前无滞产后无虚：两「无」当是「毋」之借字。
〔二〕痒：原脱，今据大观、政和本草卷六及千金翼卷二茺蔚子条补。

瘍，消水行血，妇人胎产诸病，则宜并用为良。盖其根茎花叶专于行，而子则行中有补故也。

【附方】旧十三〔一〕，新十〔二〕。**济阴返魂丹**〔昝殷产宝曰〕此方，乃吉安文江高师禹，备礼求于名医所得者，其效神妙，活人甚多，能治妇人胎前产后诸疾危证。用野天麻，又名益母，又名火杴，又名负担，即茺蔚子也。叶似艾叶，茎类火麻，方梗凹面，四五六月节节开花，红紫色如蓼花，南北随处皆有，白花者不是。于端午、小暑，或六月六日，花正开时，连根收采阴干，用叶及花子。忌铁器，以石器碾为细末，炼蜜丸如弹子大，随证嚼服用汤使。其根烧存性为末，酒服，功与黑神散不相上下。其药不限丸数，以病愈为度。或丸如梧子大，每服五七十丸。又可捣汁滤净，熬膏服之。胎前脐腹痛，或作声者，米饮下。胎前产后，脐腹刺痛，胎动不安，下血不止，当归汤下。产后，以童子小便化下一丸，能安魂定魄，血气自然调顺，诸病不生。又能破血痛，养脉息，调经络，并温酒下。胎衣不下，及横生不顺，死胎不下，经日胀满，心闷心痛，并用炒盐汤下。产后血运，眼黑血热，口渴烦闷，如见鬼神，狂言不省人事，以童子小便和酒化下。产后结成血块，脐腹奔痛，时发寒热，有冷汗，或面垢颜赤，五心烦热，并用童子小便、酒下，或薄荷自然汁下。产后恶露不尽，结滞刺痛，上冲心胸满闷，童子小便、酒下。产后泻血水，以枣汤下。产后痢疾，米汤下。产后血崩漏下，糯米汤下。产后赤白带下，煎胶艾汤下。月水不调，温酒下。产后中风，牙关紧急，半身不遂，失音不语，童便、酒下。产后气喘咳嗽，胸膈不利，恶心吐酸水，面目浮肿，两胁疼痛，举动失力，温酒下。产后月内咳嗽，自汗发热，久则变为骨蒸，童便、酒下。产后鼻衄，舌黑口干，童便酒下。产后两太阳穴痛，呵欠心忪，气短羸瘦，不思饮食，血风身热，手足顽麻，百节疼痛，并米饮化下。产后大小便不通，烦躁口苦者，薄荷汤下。妇人久无子息，温酒下。**益母膏**近效方：治产妇诸疾，及折伤内损有瘀血，每天阴则痛，神方也。三月采益母草一名负担〔三〕，一名夏枯草，连根叶茎花洗择〔四〕令净，于箔上摊暴水干，以竹刀切长五寸，勿用铁刀，置于大锅中，以水浸过二三寸，煎煮，候草烂水减三之二，漉去草，取汁约五六斗，入盆中澄半日，以绵滤去浊滓，以清汁入釜中，慢火煎取一斗，如稀饧状，瓷瓶封收。每取梨大，暖酒和服，日再服。或和羹粥亦可。如远行，即更炼至可丸收之。服至七日，则疼渐平复也。产妇恶露不尽及血运，一二服便瘥。其药无忌。又能治风，益心力。外台秘要。**女人难产**益母草捣汁七大合，煎减半，顿服立止。无新者，以干者一大握，水

〔一〕三：原作「四」，今按下旧附方数改。
〔二〕十：原作「七」，今按下新附方数改。
〔三〕一名负担：大观、政和本草卷六茺蔚子条附方同，今本外台卷二十九作「一重担」，为量词，非别名。
〔四〕择：原作「泽」，今据大观、政和本草卷六茺蔚子条附方改，与外台卷二十九合。

七合，煎服。韦宙独行方。**胎死腹中**益母草捣熟，以暖水少许，和绞取汁，顿服之。韦宙独行方。**产后血运**心气欲绝。益母草研汁，服一盏，绝妙。子母秘录。**产后血闭**不下者。益母草汁一小盏，入酒一合，温服。圣惠方。**带下赤白**益母草花开时采，捣为末。每服二钱，食前温汤下。集验方。**小便尿血**益母草捣汁，服一升立瘥。此苏澄方也。外台秘要。**赤白杂痢**困重者。益母草日干，陈盐梅烧存性，等分为末。每服三钱，白痢干姜汤、赤痢甘草汤下。名二灵散。卫生家宝方。**小儿疳痢**垂死者。益母草嫩叶，同米煮粥食之，取足，以瘥为度，甚佳。饮汁亦可。广济〔一〕方。**痔疾下血**益母草叶，捣汁饮之。食医心镜。**一切痈疮**妇人妒乳乳痈，小儿头疮，及浸淫黄烂热疮，疥疽阴蚀。并用天麻草切五升，以水一斗半，煮一斗，分数次洗之以杀痒。千金。**急慢疔疮**圣惠方：用益母草捣封之，仍绞五合服，即消。医方大成：用益母草四月连花采之，烧存性。先以小尖刀十字划开疔根，令血出。次绕根开破，捻出血，拭干。以稻草心蘸药捻入疮口，令到底。良久当有紫血出，捻令血净，再捻药入，见红血乃止。一日夜捻药三五度。重者二日根烂出，轻者一日出。有疮根胀起，即是根出，以针挑之。出后仍傅药生肌易愈。忌风寒房室酒肉一切毒物。**疖毒已破**益母草捣敷甚妙。斗门方。**勒乳成痈**益母为末，水调涂乳上，一宿自瘥。生捣亦得。圣惠方。**喉闭肿痛**益母草捣烂，新汲水一碗，绞浓汁顿饮，随吐愈。冬月用根。卫生易简方。**聤耳出汁**茺蔚茎叶汁滴之。圣惠方。**粉刺黑斑**闺阁事宜云：五月五日收带根天麻紫花者，晒干烧灰。以商陆根捣自然汁，加酸醋和搜灰作饼，炭火煅过收之。半年方用，入面药，甚能润肌。〔苏颂曰〕唐天后炼益母草泽面法：五月五日采根苗具者，勿令着土，暴干捣罗，以面水和成团，如鸡子大，再暴干。仍作一炉，四旁开窍，上下置火，安药中央。大火烧一炊久，即去大火，留小火养之，勿令火绝。经一复〔二〕时出之，瓷器中研治，筛再研，三日收用，如澡豆法，日用。一方：每十两加滑石一两，胭脂一钱。**马咬成疮**苦低草，切细，和醋炒涂之。孙真人方。**新生小儿**益母草五两，煎水浴之，不生疮疥。简要济众。

〔一〕济：原作「利」，今据大观、政和本草卷六茺蔚子条改。
〔二〕复：原作「伏」，大观本草同。按政和本草卷六茺蔚子条作「复」，乃「复时」正字，因据改。

錾菜音衔。拾遗

【集解】〔藏器曰〕錾菜生江南阴地，似益母，方茎对节，白花。〔时珍曰〕此即益母之白花者，乃尔雅所谓蓷是也。其紫花者，尔雅所谓蘈是也。蓷、蘈皆同一音，乃一物二种。故此条亦主血病，与益母功同。郭璞独指白花者为益母，昝殷谓白花者非益母，皆欠详审。嫩苗可食，故谓之菜。寇宗奭言茺蔚嫩苗可煮食，正合此也。

苗　【气味】辛，平，无毒。

【主治】破血，产后腹痛，煮汁服。藏器

薇衔薇音眉。本经上品

【释名】麋衔本经　鹿衔唐本　吴风草唐本　无心吴普　无颠吴普　承膏别录　承肌吴普。〔恭曰〕南人谓之吴风草。一名鹿衔草，言鹿有疾，衔此草即瘥也。〔时珍曰〕据苏说，则薇衔、麋衔当作麋衔也。鹿、麋一类也。按郦道元水经注云：魏兴锡山多生薇衔草，有风不偃，无风独摇。则吴风亦当作无风，乃通。〔藏器曰〕一名无心草，非草之无心者，方药少用。

【集解】〔别录曰〕薇衔生汉中川泽及冤句、邯郸。七月采茎叶，阴干。〔恭曰〕此草丛生，似茺蔚及白头翁，其叶有毛，赤茎。又有大小二种：楚人谓大者为大吴风草，小者为小吴风草。〔保昇曰〕叶似茺蔚，丛生有毛，其花黄色，其根赤黑色。

茎叶　【气味】苦，平，无毒。〔别录曰〕微寒。〔之才曰〕得秦皮良。

【主治】风湿痹历节痛，惊痫吐舌，悸气贼风，鼠瘘痈肿。本经　暴癥，逐水，疗痿蹶〔一〕。久服轻身明目。别录　妇人服之，绝产无子。藏器　煎水，洗瘭疽甲疽恶疮。时珍。出外科精义。

〔一〕蹶：原作「躄」，今据大观、政和本草卷七及千金翼卷二薇衔条改。吕览尽数篇：「处足则为痿为蹶」。又重己篇：「多阴则蹶，多阳则痿。」注：「蹶，逆寒疾也。」

【发明】〔时珍曰〕麋衔乃素问所用治风病自汗药，而后世不知用之，诚缺略也。素问：黄帝曰：有病身热懈惰，汗出如浴，恶风少气，此为何病？岐伯曰：病名酒风。治之以泽泻、术各三、五〔一〕分，麋衔五分，合以三指撮为后饭。后饭者，先服药也。

【附方】新二。年深恶疮无心草根、钓苓根、狠毒、白丁香各五錢，麝香一字，为末掺之。又方：〔二〕无心草根、干姜各二錢，钓苓根三錢，为末掺之。 并外科精义。小儿破伤风病，拘急口禁。没心草半两，白附子炮二錢半，为末。每服一字，薄荷酒灌下。 圣济录。

【附录】无心草宋图经。〔颂曰〕生秦州及商州，凤翔各县皆出之。三月开花，五月结实，六七月采根苗，阴干用。性溫，无毒。主积血，逐气块，益筋节，补虚损，润颜色，疗澼泄腹痛。〔时珍曰〕麋衔一名无心草，此草功用与之相近，其图形亦相近，恐即一物也，故附之俟访考焉。鼠耳草亦名无心，与此不同。

夏枯草本经下品

【释名】夕句本经乃东本经燕面别录铁色草〔震亨曰〕此草夏至后即枯。盖禀纯阳之气，得阴气则枯，故有是名。

【集解】〔别录曰〕夏枯草生蜀郡川谷，四月采。〔恭曰〕处处有之，生平泽。〔颂曰〕〔三〕冬至后生，叶似旋覆。三月、四月开花，作穗紫白色，似丹参花，结子亦作穗。五月便枯，四月采之。〔时珍曰〕原野间甚多，苗高一二尺许，其茎微方。叶对节生，似旋覆叶而长大，有细齿，背白多纹〔四〕。茎端作穗，长一二寸，穗中开淡紫小花，一穗有细子四粒。丹溪云无子，亦欠察矣。嫩苗瀹过，浸去苦味，油盐拌之可食。

〔一〕三五：大观、政和本草卷七薇衔条作「十」，与素问病能论合。此间似濒湖有意改订。
〔二〕又方：外科精义卷下钓苓散此下有「井盐一两」。余三味「钱」俱作「两」。
〔三〕颂曰：原脱，今据大观、政和本草卷十一夏枯草条补。
〔四〕纹：原作「故」。按救荒本草上卷草部叶可食类夏枯草条云：「背白，上多气脉纹路。」因据改。

【正误】〔宗奭曰〕今谓之郁臭〔一〕。自秋便生，经冬不悴，春开白花，夏结子。〔震亨曰〕郁〔二〕臭草有臭味，即茺蔚是也；夏枯草无臭味，明是两物。俱生于春，夏枯先枯而无子，郁臭后枯而结子。

茎叶　【气味】苦、辛，寒，无毒。〔之才曰〕土瓜为之使。伏汞砂。

【主治】寒热瘰疬鼠瘘头疮，破癥，散瘿结气，脚肿湿痹，轻身。本经

【发明】〔震亨曰〕本草言夏枯草大治瘰疬，散结气。有补养厥阴血脉之功，而不言及。观其退寒热，虚者可使；若实者以行散之药佐之，外以艾灸〔三〕，亦渐取效。〔时珍曰〕黎居士易简方，夏枯草治目疼，用沙糖水浸一夜用，取其能解内热、缓肝火也。楼全善云：夏枯草治目珠疼至夜则甚者，神效。或用苦寒药点之反甚者，亦神效。盖目珠连目本，即系也〔四〕，属厥阴之经。夜甚及点苦寒药反甚者，夜与寒亦阴故也。夏枯禀纯阳之气，补厥阴血脉，故治此如神，以阳治阴也。一男子至夜目珠疼，连眉棱骨，及头半边肿痛。用黃连膏点之反甚，诸药不效。灸厥阴、少阳，疼随止，半日又作。月余，以夏枯草二两，香附二两，甘草四錢，为末。每服一錢半，清茶调服。下咽则疼减半，至四五服良愈矣。

【附方】旧一，新六。**明目补肝**肝虚目睛痛，冷泪不止，筋〔五〕脉痛，羞明怕日。夏枯草半两，香附子一两，为末。每服一錢，腊茶湯调下。简要济众。**赤白带下**夏枯草，花开时采，阴干为末。每服二錢，米饮下，食前。徐氏家传方。**血崩不止**夏枯草为末，每服方寸匕，米饮调下。圣惠方。**产后血运**心气欲绝者。夏枯草捣绞汁服一盏，大妙。徐氏家传方。**扑伤金疮**夏枯草口嚼烂，罯上即愈。卫生易简。**汗斑白点**夏枯草煎浓汁，日日洗之。乾坤生意。**瘰疬马刀**不问已溃未溃，或日久成漏。用夏枯草六两，水二鍾，煎七分，食远温服。虚甚者，则煎汁熬膏服。并涂患处，兼以十全大补湯加香附、贝母、远志尤善。此物生血，乃治瘰疬之圣药也。其草易得，其功甚多。薛己外科经验方。

〔一〕郁臭：原作「臭郁」，今据政和本草卷十一及本草衍义卷十二夏枯草条改。救荒本草亦云：「俗又谓之郁臭苗，非是。」
〔二〕郁：本草衍义补遗夏枯草条作「蔚」。下同。
〔三〕灸：原作「炙」，今从张本改。
〔四〕即系也：按医学纲目卷十三目赤肿痛补肝散作「目本一名目系」，文义更为明确。
〔五〕筋：原作「血」，今据大观、政和本草卷十一夏枯草条附方改。

刘寄奴草唐本草

【释名】金寄奴大明　乌藤菜纲目。〔时珍曰〕按李延寿南史云：宋高祖刘裕，小字寄奴。微时伐荻新洲〔一〕，遇一大蛇，射之。明日往，闻杵臼声。寻之，见童子数人皆青衣，于榛林中捣药。问其故。答曰：我主为刘寄奴所射，今合药傅之。裕曰：神何不杀之？曰：寄奴王者，不可杀也。裕叱之，童子皆散，乃收药而反。每遇金疮傅之即愈。人因称此草为刘寄奴草。郑樵通志云：江南人因汉时谓刘为卯金刀，乃呼刘为金。是以又有金寄奴之名。江东人谓之乌藤菜云。

【集解】〔恭曰〕刘寄奴草生江南。茎似艾蒿，长三四尺，叶似山兰草而尖长，一茎直上有穗〔二〕，叶互生，其子似稗而细。〔保昇曰〕今出越州，蒿之类也。高四五尺，叶似菊，其花白色，其实黄白色作穗，夏月收苗日〔三〕干之。〔颂曰〕今河中府、孟州、汉中、滁州亦有之。春生苗，茎似艾蒿，上有四棱，高二三尺以来。叶青似柳，四月开碎小黄白花，形如瓦松，七月结实似黍而细，根淡紫色似莴苣。六月、七月采苗及花子通用。〔时珍曰〕刘寄奴一茎直上。叶似苍术，尖长糙涩，面〔四〕深背淡。九月茎端分开数枝，一枝攒簇十朵小花，白瓣黄蕊，如小菊花状。花罢有白絮，如苦荬花之絮。其子细长，亦如苦荬子。所云实如黍稗者，似与此不同，其叶亦非蒿类。

子苗同。

【修治】〔敩曰〕凡采得，去茎叶，只用实。以布拭去薄壳令净，拌酒蒸，从巳至申，暴干用。〔时珍曰〕茎、叶、花、子皆可用。

【气味】苦，温，无毒。

【主治】破血下胀。多服令人下痢。苏恭　下血止痛，治产后余疾，止金疮血，极效。别录〔五〕　心腹痛，下气，水胀血气，通妇人经脉癥结，止霍乱水泻。大明　小儿尿

〔一〕洲：原作「州」，今据南史卷一宋武帝本纪改。
〔二〕直上有穗：大观、政和本草卷十一刘寄奴条作「上有数穗」。
〔三〕日：原脱，今据大观、政和本草卷十一刘寄奴条补。
〔四〕面：原作「而」，今从张本改，与「背」为对文。
〔五〕别录：按大观、政和本草卷十一刘寄奴条，此段乃开宝今按引别本注所云，不应径认为出自别录，似可改作「开宝」。

血，新者研末服。时珍

【附方】旧一，新七。**大小便血**刘寄奴为末，茶调空心服二钱，即止。集简方。**折伤瘀血**在腹内者。刘寄奴、骨碎补、延胡索各一两，水二升，煎七合，入酒及童子小便各一合，顿温服之。千金方。**血气胀满**刘寄奴穗实为末，每服三钱，酒煎服。不可过多，令人吐利。此破血之仙药也。卫生易简方。**霍乱成痢**刘寄奴草煎汁饮。圣济总录。**汤火伤灼**刘寄奴捣末，先以糯米浆鸡翎扫上，后乃掺末。并不痛，亦无痕，大验之方。凡湯火伤，先以盐末掺之，护肉不坏，后乃掺药为妙。经验〔一〕方。**风入疮口**肿痛。刘寄奴为末，掺之即止。圣惠方。**小儿夜啼**刘寄奴半两，地龙炒一分，甘草一寸，水煎，灌少许。圣济总录。**赤白下痢**阴阳交带，不问赤白。刘寄奴、乌梅、白姜等分，水煎服。赤加梅，白加姜。艾元英如宜方。

曲节草宋图经

【释名】**六月凌**音令。图经 **六月霜**纲目 **绿豆青**图经 **蛇蓝**〔时珍曰〕此草性寒，故有凌、霜、绿豆之名。

【集解】〔颂曰〕曲节草生筠〔二〕州。四月生苗，茎方色青有节，叶似刘寄奴而青软，七八月着花似薄荷，结子无用。五月、六月采茎叶，阴干。

茎叶　【气味】甘，平，无毒。

【主治】发背疮，消痈肿，拔毒。同甘草作末，米汁调服。苏颂

丽春草宋图经

〔一〕经验：原作「本事」，今据大观、政和本草卷十一刘寄奴条附方改。本事方卷六载此方名刘寄奴散，亦云出自经验方。
〔二〕筠：原作「均」，今据大观本草卷三十一及政和本草卷三十曲节草条改。

【释名】仙女蒿图经 定参草〔颂曰〕丽春草生檀嵎山川谷，檀嵎山在高密界。河南淮阳郡、颍川及谯郡、汝南郡等，并呼为龙芊〔一〕草。河北近山、邺郡、汲郡，并名从〔二〕兰艾。上党紫团山亦有，名定参草，又名仙女蒿。今所在有之。甚疗瘸黄，人莫能知。〔时珍曰〕此草有殊功，而不著其形状。今罂粟亦名丽春草，九〔三〕仙子亦名仙女娇，与此同名，恐非一物也。当俟博访。

花及根

【气味】甘，微温，无毒〔四〕。

【主治】瘸黄黄疸。苏颂

【发明】〔颂曰〕唐天宝中，颍川郡杨正进方，名医皆用有效。其方云：丽春草疗因时患伤热，变成瘸黄，遍身壮热，小便黄赤，眼如金色，面又青黑，心头气痛，绕心如刺，头旋欲倒，兼胁下有瘕气，及黄疸等，经用有验。其药春三月采花，阴干一升，捣散。每平明空腹取三方寸匕，和生麻油一盏顿服，日一服，隔五日再进，以知为度。其根疗黄疸，捣汁一盏，空腹顿服，须臾即利三两行，其疾立已。一剂不能全愈，隔七日更一剂，永瘥。忌酒面猪鱼蒜粉酪等。

旋覆花本经下品

【释名】金沸草本经 金钱花纲目 滴滴金纲目 盗庚尔雅 夏菊纲目 戴椹别录。〔宗奭曰〕花缘繁茂，圆而覆下，故曰旋覆。〔时珍曰〕诸名皆因花状而命也。尔雅云：蕧，盗庚也。盖庚者金也，谓其夏开黄花，盗窃金气也。酉阳杂俎云：金钱花一名毘尸沙，自梁武帝时始进入中国。

【集解】〔别录曰〕旋覆生平泽川谷。五月采花，日干，二十日成。〔弘景曰〕出近道下湿地，似菊花而大。别有

〔一〕芊：原作「羊」，今据大观本草卷三十一及政和本草卷三十丽春草条改。
〔二〕从：政和本草卷三十丽春草条作「蘽」(大观本草略同)，字书无。
〔三〕九：原作「丸」，今据本书卷十八九仙子条改。
〔四〕甘微温无毒：原作「缺」，今据大观本草卷三十一及政和本草卷三十丽春草条补。

旋蕾根，出河南[一]，北国亦有，形似芎藭，惟合旋蕾膏用之，余无所用，非此旋覆花根也。〔保昇曰〕叶似水苏，花黄如菊，六月至九月采花。〔颂曰〕今所在皆有。二月以后生苗，多近水旁，大似红蓝而无刺，长一二尺以来，叶如柳，茎细。六月开花如菊花，小铜錢大，深黄色。上党田野人呼为金錢花，七八月采花。今近道人家园圃所莳金錢花，花叶并同，极易繁盛，恐即旋覆也。〔宗奭曰〕旋覆叶如大菊，又如艾蒿。秋开花大如梧桐子，花淡黄色，其香过于菊。别有旋花，乃鼓子花，非此花也。见本条。〔时珍曰〕花状如金錢菊。水泽边生者，花小瓣单；人家栽者，花大蕊簇，盖壤瘠使然。其根细白。俗传露水滴下即生，故易繁，盖亦不然。

花

〔修治〕〔敩曰〕采得花，去蕊[二]并壳皮及蒂子，蒸之，从巳至午，晒干用。

〔气味〕咸，温，有小毒。〔别录曰〕甘，微温，冷利。〔权曰〕甘，无毒。〔大明曰〕无毒。〔宗奭曰〕苦、甘、辛。

〔主治〕结气胁下满，惊悸，除水，去五脏间寒热，补中下气。本经 **消胸上痰结，唾如胶漆，心胁[三]痰水，膀胱留饮，风气湿痹，皮间死肉，目中眵瞒，利大肠，通血脉，益色泽。**别录 **主水肿，逐大腹，开胃，止呕逆不下食。**甄权 **行痰水，去头目风。**宗奭 **消坚软痞，治噫气。**好古

〔发明〕〔颂曰〕张仲景治伤寒汗下后，心下痞坚，噫气不除，有七物旋覆代赭湯；杂治妇人，有三物旋覆湯。胡洽居士治痰饮在两胁胀满，有旋覆花丸，用之尤多。成无己曰：硬则气坚，旋覆之咸，以软痞坚也。〔震亨曰〕寇宗奭言其行痰水去头目风，亦走散之药。病人涉虚者，不宜多服，冷利大肠，宜戒之。〔时珍曰〕旋覆乃手太阴肺、手阳明大肠药也。所治诸病，其功只在行水下气通血脉尔。李卫公言嗅其花能损目。唐慎微本草误以旋花根方收附此下，今改正之。

〔附方〕旧一，新三。

中风壅滞　旋覆花，洗浄焙研，炼蜜丸梧子大。夜卧以茶湯下五丸至七

〔一〕南：按大观、政和本草卷十旋覆花条此下俱有「来」字，但连上下通读，终嫌文理不顺。濒湖认为衍文，径予删除，亦似有理，故未据补。

〔二〕去蕊：按大观、政和本草卷十旋覆花条说去裹花蕊之壳皮，未说去蕊。

〔三〕胁：原作「胸」，今据大观、政和本草卷十及千金翼卷三旋覆花条改。

丸、十九。经验后〔一〕方。**半产漏下**虚寒相抟，其脉弦芤。旋覆花汤：用旋覆花三两，葱十四茎，新绛少许，水三升，煮一升，顿服。金匮要略。**月蚀耳疮**旋覆花烧研，羊脂和涂之。集简〔二〕方。**小儿眉癣**小儿眉毛眼睫，因癣退不生。用野油花〔三〕即旋覆花、赤箭即天麻苗、防风等分，为末。洗净，以油调涂之。总微论。

叶〔主治〕**傅金疮，止血。**大明 **治疔疮肿毒。**时珍

根〔主治〕**风湿。**别录

青葙本经下品

【释名】草蒿本经 **萋蒿**本经 **昆仑草**唐本 **野鸡冠**纲目 **鸡冠苋**纲目 **子名草决明**本经。〔时珍曰〕青葙名义未详。胡麻叶亦名青蘘，此草又多生于胡麻地中，与之同名，岂以其相似而然耶？青蒿亦名草蒿，其功相似，而名亦相同，何哉？其子明目，与决明子同功，故有草决明之名。其花叶似鸡冠，嫩苗似苋，故谓之鸡冠苋。郑樵通志言俗名牛尾蒿者，误矣。

【集解】〔别录曰〕青葙生平谷道旁。三月采茎叶，阴干。五月六月采子。〔弘景曰〕处处有之。似麦栅花，其子甚细。别有草蒿，或作草藁，主疗殊相类，形名又相似可疑，而实两种也。〔恭曰〕此草苗高尺余，叶细软，花紫白色，实作角，子黑而扁光，似苋实而大，生下湿地，四月、五月采〔四〕，荆襄人名为昆仑草。〔颂曰〕今江淮州郡近道亦有之。二月生青苗，长三四尺。叶阔似柳而软。茎似蒿，青红色。六月、七月内生花，上红下白。子黑光而扁，似莨菪。根亦似蒿根而白，直下独茎生根。六月、八月采子。〔时珍曰〕青葙生田野间，嫩苗似苋可食，长则高三四尺。苗叶花实与鸡冠花一样无别。但鸡冠花穗或有大而扁或团者。此则梢间出花穗，尖长四五寸，状如兔尾，水红色，亦有黄白色者。子在穗中，与鸡冠

〔一〕后：原脱，今据大观、政和本草卷十旋覆花条附方补。
〔二〕简：此下原有「脂」，今据本书卷一引用医家书目删。
〔三〕花：原作「化」，今据总微论卷二赤芝散改。
〔四〕采：原脱，今据大观、政和本草卷十青葙子条补。

子及苋子一样难辨。苏恭言其结角，误矣。萧炳言黄花者名陶朱〔一〕术，与陈藏器所说不同。又有天灵草，亦此类也，并附于下。

茎叶〔修治〕〔斅曰〕凡用先烧铁杵臼，乃〔二〕捣用之。〔气味〕**苦，微寒，无毒。**〔主治〕**邪气，皮肤中热，风瘙身痒，杀三虫。**本经 **恶疮疥虱痔蚀，下部䘌疮。**别录 **捣汁服，大疗温疠。**苏恭 **止金疮血。**大明

子〔气味〕**苦，微寒，无毒。**〔权曰〕苦，平。〔主治〕**唇口青。**本经 **治五脏邪气，益脑髓，镇肝，明耳目，坚筋骨，去风寒湿痹。**大明 **治肝脏热毒冲眼，赤障青盲翳肿，恶疮疥疮**〔三〕。甄权〔发明〕〔炳曰〕理眼，有青葙子丸。〔宗奭曰〕青葙子，经中不言治眼，惟药性论、日华子始言治肝明目。今人多用治眼，殊与经意不相当。〔时珍曰〕青葙子治眼，与决明子、苋实同功。本经虽不言治眼，而云一名草决明，主唇口青，则其明目之功可知矣。目者肝之窍，唇口青者足厥阴经之证，古方除热亦多用之，青葙子之为厥阴药，又可知矣。况用之治目，往往有验，尤可征。据魏略云：初平中有青牛先生，常服青葙子丸，年百余岁，如五六十者。

〔附方〕旧一。**鼻衄不止**眩冒〔四〕欲死。青葙子汁三合，灌入鼻中。贞元广利方。

【附录】桃朱术〔炳曰〕青葙一种花黄者，名陶朱术，苗相似。〔藏器曰〕桃朱术生园中，细如芹，花紫，子作角。以镜向旁敲之，则子自发。五月五日乃收子，带之令〔五〕妇人为夫所爱。**雁来红**〔时珍曰〕茎叶穗子并与鸡冠同。其叶九月鲜红，望之如花，故名。吴人呼为老少年。一种六月叶红者，名十样锦。**天灵草**〔时珍曰〕按土宿真君本草云：

〔一〕朱：原作「珠」，大观、政和本草卷十青葙子条同。今从张本改，使与大观、政和本草卷六及本书本条附录桃朱术一致。
〔二〕乃：大观、政和本草卷十青葙子条俱作「单」。
〔三〕疮：大观、政和本草卷十青葙子条俱作「瘙」。
〔四〕冒：原作「胃」，今参考圣惠方卷三十七灌鼻青葙汁方改。
〔五〕令：原作「今」，今据大观、政和本草卷六桃朱术条改。

状如鸡冠花，叶亦如之，折之有液如乳，生江湖荆南陂池间。五月取汁，可制雄、硫，煮雌炼砂。**思蓂子**〔斅曰〕思蓂子、鼠细〔一〕子，二件眞似青葙子，只是味不同。思蓂子味跙〔二〕，煎之有涎。

鸡冠 宋嘉祐

【释名】〔时珍曰〕以花状命名。

【集解】〔时珍曰〕鸡冠处处有之。三月生苗，入夏高者五六尺，矬者才数寸。其叶青柔，颇似白苋菜而窄，梢有赤脉。其茎赤色，或圆或扁，有筋起。六七月梢间开花，有红、白、黄三色。其穗圆长而尖者，俨如青葙之穗；扁卷而平者，俨如雄鸡之冠。花大有围一二尺者，层层卷出可爱。子在穗中，黑细光滑，与苋实一样。其穗如秕麦状。花最耐久，霜后始蔫。

苗〔气味〕**甘，凉，无毒。**〔主治〕**疮痔及血病。**时珍

子〔气味〕**甘，凉，无毒。**〔主治〕**止肠风泻血，赤白痢。**藏器 **崩中带下，入药炒用。**大明

花〔气味〕同上。〔主治〕**痔漏下血，赤白下痢，崩中赤白带下，分赤白用。**时珍

〔附方〕新十一〔三〕。**吐血不止**白鸡冠花，醋浸煮七次，为末。每服二錢，热酒下。经验方。**结阴便血**鸡冠花、椿根白皮等分，为末，炼蜜丸梧子大。每服三十丸，黄芪湯下，日二服。圣济总录。**粪后下血**白鸡冠花幷子炒，煎服。圣惠方。**五痔肛肿**久不愈，变成瘻疮。用鸡冠花、凤眼草各一两，水二碗，煎湯频洗。卫生宝鉴。**下血脱**

〔一〕细：大观本草卷十青葙子条同，政和本草作「䌷」。疑是「曲」字之误。
〔二〕跙：原缺，今据大观、政和本草卷十青葙子条补。似是「粗」之借字。
〔三〕一：原脱，今按下新附方数补（依全书通例，将「下血脱肛」又一方计入）。

肛白鸡冠花、防风等分，为末，糊丸梧子大，空心米饮每服七十丸。一方：白鸡冠花炒、棕榈灰、羌活一两，为末。每服二錢，米饮下。永类钤方。**经水不止**红鸡冠花一味，晒干为末。每服二錢，空心酒调下。忌鱼腥猪肉。孙氏集效方。**产后血痛**白鸡冠花，酒煎服之。李楼奇方。**妇人白带**白鸡冠花晒干为末，每旦空心酒服三錢。赤带用红者。孙氏集效方。**白带沙淋**白鸡冠花、苦壶卢等分，烧存性，空心火酒服之。摘玄。**赤白下痢**鸡冠花煎酒服。赤用红，白用白。集简方。

红蓝花宋开宝

【释名】红花开宝**黄蓝**〔颂曰〕其花红色，叶颇似蓝，故有蓝名。

【集解】〔志曰〕红蓝花即红花也，生梁汉及西域。博物志云：张骞得种于西域。今魏地亦种之。〔颂曰〕今处处有之。人家场圃所种，冬月布子于熟地，至春生苗，夏乃有花。花下作梂猬多刺，花出梂上。圃人乘露采之，采已复出，至尽而罢。梂中结实，白颗如小豆大。其花暴干，以染真红，又作胭脂。〔时珍曰〕红花二月、八月、十二月皆可以下种，雨后布子，如种麻法。初生嫩叶、苗亦可食。其叶如小蓟叶。至五月开花，如大蓟花而红色。侵晨采花捣熟，以水淘，布袋绞去黄汁又捣，以酸粟米泔清又淘，又绞袋去汁，以青蒿覆一宿，晒干，或捏成薄饼，阴干收之。入药搓碎用。其子五月收采，淘净捣碎煎汁，入醋拌蔬食，极肥美。又可为车脂及烛。

花

〔气味〕辛，温，无毒。〔元素曰〕入心养血，谓其苦温，阴中之阳，故入心。佐当归，生新血。〔好古曰〕辛而甘苦温，肝经血分药也。入酒良。

〔主治〕产后血运口噤，腹内恶血不尽绞痛，胎死腹中，并酒煮服。亦主蛊毒〔一〕。开宝**多用破留血，少用养血。**震亨**活血润燥，止痛散肿，通经。**时珍

〔发明〕〔时珍曰〕血生于心包，藏于肝，属于冲任。红花汁与之同类，故能行男子血脉，

〔一〕毒：大观、政和本草卷九红蓝花条此下有「下血」。

通女子经水。多则行血，少则养血。按养疴漫〔一〕笔云：新昌徐氏妇，病产运已死，但胸膈微热。有名医陆氏曰：血闷也。得红花数十斤，乃可活。遂亟购得，以大锅煮湯，盛三桶于窗格之下，舁妇寝其上熏之，湯冷再加。有顷指动，半日乃苏。按此亦得唐许胤宗以黄芪湯熏柳太后风病之法也。

〔**附方**〕旧四〔二〕，新四〔三〕。

六十二种风 张仲景治六十二种风。兼腹内血气刺〔四〕痛。用红花一大两，分为四分，以酒一大升，煎钟〔五〕半，顿服之。不止再服。图经本草。

一切肿疾 红花熟捣取汁服，不过三服便瘥。外台秘要。

喉痹壅塞不通者。红蓝花捣，绞取汁一小升服之，以瘥为度。如冬月无生花，以〔六〕干者浸湿绞汁煎服，极验。海上〔七〕方。

热病胎死 红花酒煮汁，饮二三盏。熊氏补遗。

胎衣不下 方同上。杨氏产乳。

产后血运 心闷气绝。红花一两，为末，分作二服，酒二盏，煎一盏，连服。如口噤，斡开灌之。或入小便尤妙。子母秘〔八〕录〔九〕。

聤耳出水 红蓝花三錢半，枯矾五錢，为末，以绵杖缴净吹之。无花则用枝叶。一方去矾。圣惠方。

噎膈拒食 端午采头次红花，无灰酒拌，焙干，血竭瓜子样者，等分为末，无灰酒一盏，隔湯顿热，徐咽。初服二分，次日四分，三日五分。杨起简便方。

子

〔**主治**〕**天行疮痘，水吞数颗。**开宝 **功与花同。**苏颂

〔**附方**〕旧二，新一。

血气刺痛 红蓝子一升，捣碎，以无灰酒一大升拌子，暴干，重捣筛，蜜丸梧子大，空心酒下四十丸。张仲景方。

疮疽不出

〔一〕漫：原作「慢」，今据本书卷一引据古今书目改。
〔二〕四：原作「五」，今按下旧附方数改。
〔三〕四：原作〔三〕，今按下新附方数改。
〔四〕刺：原缺，今据大观、政和本草卷九红蓝花条补，与金匮卷下第二十二合。
〔五〕钟：大观、政和本草卷九红蓝花条俱作「强」，金匮卷下第二十二作「减」。
〔六〕以：原作「似」，今从张本改。
〔七〕海上：原作「广利」，今据大观、政和本草卷九红蓝花条改。
〔八〕秘：原脱，今据大观、政和本草卷九红蓝花条附方补。
〔九〕子母秘录：大观、政和本草卷九红蓝花条附方俱作「简要济众」。后云：「子母秘录同」。

红花子、紫草茸各半两，蝉蜕二錢半，水酒鍾半，煎减半，量大小加减服。庞安常伤寒论。**女子中风**血热烦渴。以红蓝子五合，熬捣，旦日取半大匙，以水一升，煎取七合，去渣细细咽之。贞元广利方。

苗〔主治〕**生捣，涂游肿。**开宝

番红花纲目

【释名】泊夫蓝纲目**撒法郎**

【集解】〔时珍曰〕番红花出西番回回地面及天方国，即彼地红蓝花也。元时以入食馔用。按张华博物志言，张骞得红蓝花种于西域，则此即一种，或方域地气稍有异耳。

【气味】甘，平，无毒。

【主治】心忧郁积，气闷不散，活血。久服令人心喜。又治惊悸。时珍

【附方】新一。**伤寒发狂**惊怖恍惚。用撒法郎二分，水一盏，浸一夕服之。天方国人所传。王玺医林集要。

燕脂纲目

【释名】𥠖赦〔时珍曰〕按伏侯〔一〕中华古今注云：燕脂起自纣，以红蓝花汁凝作之。调脂饰女面，产于燕地，故曰燕脂。或作𥠖赦。匈奴人名妻为阏氏，音同燕脂，谓其颜色可爱如燕脂也。俗作臙肢、胭支者，并谬也。

【集解】〔时珍曰〕燕脂有四种：一种以红蓝花汁染胡粉而成，乃苏鹗演义所谓燕脂叶似蓟，花似蒲，出西方，中国谓之红蓝，以染粉为妇人面色者也。一种以山燕脂花汁染粉而成，乃段公路北〔二〕户录所谓端州山间有花丛生，叶类蓝，正月开花似蓼，土人采含苞者为燕脂粉，亦可染帛，如红蓝者也。一种以山榴花汁作成者，郑虔胡本草中载之。一种以紫矿

〔一〕侯：原作「候」，据后汉书卷五十六伏湛传改。

〔二〕北：原作「比」，今据本书卷一引据古今书目改。

染绵而成者，谓之胡燕脂，李珣南海药谱载之，今南人多用紫矿燕脂，俗呼紫梗是也。大抵皆可入血病药用。又落葵子亦可取汁和粉饰〔一〕面，亦谓之胡燕脂，见菜部。

【气味】甘，平，无毒。

【主治】小儿聤耳，浸汁滴之。开宝　活血，解痘毒。时珍

【附方】新五。**乳头裂破**燕脂、蛤粉为末，傅之。危氏得效方。**婴孩鹅口**白厚如纸，用坯子燕脂，以乳汁调涂之，一宿效。男用女乳，女用男乳。集简方。**漏疮肿痛**猪胆七个，绵燕脂十个洗水，和匀，搽七次即可。救急方。**防痘入目**燕脂嚼汁点之。集简方。**痘疮倒陷**干燕脂三钱，胡桃烧存性一个，研末，用胡荽煎酒服一钱，再服取效。救急方。

大蓟、小蓟 别录中品

【释名】虎蓟弘景　马蓟范汪　猫蓟弘景　刺蓟日华　山牛蒡日华　鸡项草图经　千针草图经　野红花纲目

〔弘景曰〕大蓟是虎蓟，小蓟是猫蓟，叶并多刺，相似。田野甚多，方药少用。〔时珍曰〕蓟犹髻也，其花如髻也。曰虎、曰猫，因其苗状狰狞也。曰马者，大也。牛蒡，因其根似牛蒡根也。鸡项，因其茎似鸡之项也。千针、红花，皆其花状也。郑樵通志谓尔雅之蘻〔二〕曰狗毒者即此，未知是否？〔藏器曰〕蓟门以多蓟得名，当以北方者为胜也。

【集解】〔别录曰〕大小蓟，五月采。〔恭曰〕大小蓟叶虽相似，功力有殊。大蓟生山谷，根疗痈肿；小蓟生平泽，不能消肿，而俱能破血。〔颂曰〕小蓟处处有之，俗名青刺蓟。二月生苗，二三寸时，并根作菜，茹食甚美。四月高尺余，多刺，心中出花，头如红蓝花而青紫色，北人呼为千针草。四月采苗，九月采根，并阴干用。大蓟苗根与此相似，但肥大尔。〔宗奭曰〕大小蓟皆相似，花如髻。但大蓟高三四尺，叶皱；小蓟高一尺许，叶不皱，以此为异。作菜虽有微芒，不害人。

〔一〕饰：原作「筋」，今据本书卷二十七落葵条改。

〔二〕蘻：原作「蘩」，今据尔雅释草改。

大蓟根叶同。〔气味〕甘，温，无毒。〔弘景曰〕有毒。〔权曰〕苦，平。〔大明曰〕叶凉。

〔主治〕女子赤白沃，安胎，止吐血鼻衄〔一〕，令人肥健。别录　捣根绞汁服半升，主崩中血下立瘥。甄权　叶：治肠痈，腹脏瘀血，作〔二〕运扑损，生研，酒并小便任服。又恶疮疥癣，同盐研罯之。大明

小蓟根苗同。〔气味〕甘，温，无毒。〔大明曰〕凉。〔主治〕养精保血。别录　破宿血，生新血，暴下血血崩〔三〕，金疮出血，呕血等，绞取汁温服。作煎和糖，合金疮，及蜘蛛蛇蝎毒，服之亦佳。藏器　治热毒风，并胸膈烦闷，开胃下食，退热，补虚损。苗：去烦热，生研汁服。并大明　作菜食，除风热。夏月热烦不止，捣汁半升服，立瘥。孟诜

【发明】〔大明曰〕小蓟力微，只可退热，不似大蓟能健〔四〕养下气也。〔恭曰〕大小蓟皆能破血。但大蓟兼疗痈肿，而小蓟专主血，不能消肿也。

【附方】旧六〔五〕，新九。**心热吐血**口干。用刺蓟叶及根，捣〔六〕绞取汁，每顿服二〔七〕小盏。圣惠方。**舌硬出血**不止。刺蓟捣汁，和酒服。干者为末，冷水服。普济方。**九窍出血**方同上。简要济众。**卒泻鲜血**小蓟叶捣

〔一〕鼻衄：大观、政和本草卷九及千金翼卷二大小蓟根条俱作「衄鼻」。
〔二〕作：大观、政和本草卷九大小蓟根条俱作「血」。
〔三〕崩：大观、政和本草卷九大小蓟根条俱作「痢」。
〔四〕健：大观、政和本草卷九大小蓟根条俱作「补」。
〔五〕六：原作「五」，今按下旧附方数改。
〔六〕根捣：原作「捣根」，今据大观、政和本草卷九大小蓟根条附方改，与圣惠方卷三十七合。
〔七〕二：大观、政和本草卷九大小蓟根条附方及圣惠方卷三十七俱作「一」。

汁，温服一升。梅师方。**崩中下血**大小蓟根一升，酒一斗，渍五宿，任饮。亦可酒煎服，或生捣汁温服。又方：小蓟茎叶洗切，研汁一盏，入生地黄汁一盏，白术半两，煎减半，温服。千金方。**堕胎下血**小蓟根叶、益母草五两，水二大碗，煮汁一碗，再煎至一盏，分二服，一日服尽。圣济总录。**金疮出血**不止。小蓟苗捣烂涂之。孟诜食疗本草。**小便热淋**马蓟根捣汁服。圣惠方。**鼻塞不通**小蓟一把，水二升，煮取一升，分服。外台秘要方。**小儿浸淫**疮痛不可忍，发寒热者。刺蓟叶新水调傅疮上，干即易之。简要济众方。**癣疮作痒**刺蓟叶捣汁服之。千金方。**妇人阴痒**小蓟煮汤，日洗三次。普[一]济方。**诸瘘不合**虎蓟根、猫蓟根、酸枣根、枳根、杜衡各一把，斑蝥三分，炒为末，蜜丸枣大。日一服，并以小丸纳疮中。肘后方。**丁疮恶肿**千针草四两，乳香一两，明矾五錢，为末。酒服二錢，出汗为度。普济方。

续断本经上品

【释名】属折本经 **接骨**别录 **龙豆**本经[二] **南草**别录[三]。〔时珍曰〕续断、属折、接骨，皆以功命名也。

【集解】〔别录曰〕续断生常山山谷，七月、八月采，阴干。〔普曰〕出梁州，七月七日采。〔弘景曰〕按桐君药录云：续断生蔓延，叶细茎如荏，大根本，黄白有汁，七月、八月采根。今皆用茎叶节节断，皮黄皱，状如鸡脚者，又呼为桑上寄生。时人又有接骨树，高丈余许，叶似蒴藋，皮主金疮。广州又有续断藤，一名诸[四]藤，断其茎，以器承取汁饮，疗虚损绝伤，用沐头，长发，折枝插地即生。恐皆非真。李当之云是虎蓟，与此大乖，但虎蓟亦疗血。〔恭曰〕所在山谷皆有。今俗用者，叶似苎而茎方，根如大蓟，黄白色。陶说非也。〔颂曰〕今陕西、河中、兴元、舒、越、晋、绛诸州亦有之。三月以后生苗，干四棱，似苎麻，叶两两相对而生。四月开花，红白色，似益母花。根如大蓟，赤黄色。谨按范汪方云：续断

〔一〕普：原作「广」。按玄宗开元广济方久佚，此治阴痒方未见诸书转引。方见普济方卷三二六，亦未言出自广济。因据改。

〔二〕本经：原作「别录」，按大观、政和本草卷七续断条「一名龙豆」俱作白字，认为本经文，因据改。

〔三〕别录：原脱，按大观、政和本草卷七续断条「一名南草」俱作墨字，认为别录文，因据补。

〔四〕诸：原作「诺」，今据大观、政和本草卷七续断条改。

即是马蓟，与小蓟叶相似，但大于小蓟尔。叶似旁翁菜而小厚，两边有刺，刺人，其花紫色，与今越州所图者相类。而市之货者，亦有数种，少能辨其粗良。医人但以节节断、皮黄皱者为眞。〔敩曰〕凡使勿用草茅根，缘眞相似，若误服令人筋软。

〔时珍曰〕续断之说不一。桐君言是蔓生，叶似荏。李当之、范汪并言是虎蓟。日华子言是大蓟，一名山牛蒡。苏恭、苏颂皆言叶似苎麻，根似大蓟，而名医别录复出大小蓟条，颇难依据。但自汉以来，皆以大蓟为续断，相承久矣。究其实，则二苏所云，似与桐君相符，当以为正。今人所用，以川〔一〕中来，色赤而瘦，折之有烟尘起者为良焉。郑樵通志谓范汪所说者乃南续断，不知何据？盖以别川续断耳。

根

【修治】〔敩曰〕凡采得根，横切銼之，又去向里硬筋，以酒浸一伏时，焙干，入药用。

【气味】苦，微温，无毒。〔别录曰〕辛。〔普曰〕神农、雷公、黄帝、李当之：苦，无毒。扁鹊：辛，无毒。〔之才曰〕地黄为之使，恶雷丸。

【主治】伤寒，补不足，金疮痈疡〔二〕折跌，续筋骨，妇人乳难。久服益气力。本经　**妇人崩中漏血，金疮血内漏，止痛生肌肉，及踠伤恶血腰痛，关节缓急。**别录　**去诸温毒，通宣血脉。**甄权　**助气，补五劳七伤，破癥结瘀血，消肿毒，肠风痔瘘，乳痈瘰疬，妇人产前后一切病，胎漏，子宫冷，面黄虚肿，缩小便，止泄精尿血。**大明

【发明】〔时珍曰〕宋张叔潜秘书，知剑州时，其阁下病血痢。一医用平胃散一两，入川续断末二錢半，每服二錢，水煎服即愈。绍兴壬子，会稽时行痢疾。叔潜之子以方传人，往往有验。小儿痢服之效。

【附方】旧二，新二。**小便淋沥**生续断捣绞汁服，即马蓟根也。古今录验〔三〕。**妊娠胎动**两三月堕，预宜服此。川续断酒浸，杜仲姜汁炒去絲，各二两，为末，枣肉煮烂杵和丸梧子大。每服三十丸，米饮下。**产后诸疾**血运，

〔一〕川：原作「州」，今从张本改，与下「盖以别川续断耳」文合。
〔二〕疡：大观、政和本草卷七及千金翼卷二续断条俱作「伤」。
〔三〕古今录验：此上原有「初虞氏」。按初虞世虽撰有古今录验养生必用方，但本书此方见于外台卷二十七引自古今录验。初为宋人，其方不应为唐人所称引。故外台所引，自是唐·甄立言所撰古今录验方。濒湖误记，今删。

心闷烦热，厌厌气欲绝，心头硬，乍寒乍热。续断皮一握，水三升，煎二〔一〕升，分三服。如人行一〔二〕里，再服。无所忌〔三〕。此药救产后垂死。子母秘录。**打扑伤损**闪肭骨节〔四〕，用接〔五〕骨草叶捣烂罨之，立效。卫生易简方。

苦芺 音袄。别录下品

【释名】钩、芺尔雅 **苦板**（时珍曰）凡物穉曰芺，此物嫩时可食，故以名之。

【集解】（弘景曰）苦芺处处有之，伧人取茎生食之。（保昇曰）所在下湿地有之，茎圆无刺，可生啖，子若猫蓟。五月五日采苗，暴干。（恭曰）今人以为漏卢，非也。（时珍曰）尔雅：钩，芺。即此苦芺也。芺大如拇指，中空，茎头有苦似蓟，初生可食。许慎说文言江南人食之下气。今浙东人清明节采其嫩苗食之，云一年不生疮疖。亦捣汁和米为食，其色清，久留不败。造化指南云：苦板大者名苦藉，叶如地黄，味苦，初生有白毛，入夏抽茎有毛，开白花甚繁，结细实。其无花实者，名地胆草，汁苦如胆也。处处湿地有之。入炉火家用。

苗　【气味】苦，微寒，无毒。

【主治】面目通身漆疮。烧灰傅之〔六〕，亦可生食〔七〕。别录 **烧灰疗金疮，甚验。**弘景 **治丹毒。**大明 **煎汤洗痔，甚验。**汪颖 **下气解热。**时珍

漏卢 本经上品

【释名】野兰本经 **荚蒿**苏恭 **鬼油麻**日华 （时珍曰）屋之西北黑处谓之漏。凡物黑色谓之卢。此草秋后即

〔一〕二：大观、政和本草卷七续断条附方俱作「一」。
〔二〕一：大观、政和本草卷七续断条附方俱作「三、二」。
〔三〕忌：原作「息」，今据大观、政和本草卷七续断条附方改。
〔四〕节：原作「接」，今据卫生易简方卷九折伤改。
〔五〕接：原作「节」，据改同上。
〔六〕烧灰傅之：按大观、政和本草卷十一苦芺条，别录无此文。食疗本草治漆疮，暴干作灰傅之。
〔七〕亦可生食：按大观、政和本草卷十一苦芺条，别录无此文。陶隐居云：「伧人取茎生食之」。

黑，异于众草，故有漏卢之称。唐韵作蘆。其荚如麻，故俗呼为鬼油麻云。

【集解】〔别录曰〕漏卢生乔山山谷，八月采根，阴干。〔弘景曰〕乔山应是黄帝所葬处，乃在上郡。今[一]出近道。市人取苗用之。俗中取根名鹿骊根，苦酒摩以疗疮疥。〔恭曰〕此药俗名荚蒿，茎叶似白蒿，花黄，生荚，长似细麻之荚，大如箸许，有四五瓣，七八月后皆黑，异于众草，蒿之类也。常用其茎叶及子，未见用根。其鹿骊，山南谓之木黎芦，有毒，非漏卢也。今人以马蓟似苦芙者为漏卢，亦非也[二]。〔志曰〕别本注[三]言漏卢茎大如箸，高四五尺，子房似油麻房而小。江东人取其苗用，胜于根。江宁及上党者佳。陶云鹿骊，苏云木黎芦，皆非也。漏卢自别。〔藏器曰〕南人用苗，北土用根，乃树生，如茱萸树，高二三尺，有毒杀蛊，山人以洗疮疥。〔保昇曰〕叶似角蒿，今曹、兖州下湿处最多。六月、七月采茎，日干，黑于众草。〔大明曰〕花苗并可用。形并气味似干牛蒡，头上有白花子。〔颂曰〕今汴东州郡及秦[四]、海州皆有之。旧说茎叶似白蒿，花黄有[五]荚[六]，茎若箸大，房类油麻而小。今诸郡所图上，惟单州者差相类。沂州者花叶颇似牡丹。秦州者花似单叶寒菊，紫色，五七枝同一干。海州者花紫碧，如单叶莲花，花萼下及根旁有白茸裹之，根如蔓菁而细，又类葱本，黑色，淮甸人呼为老翁花。三州所生花虽别，而叶颇相类，但秦、海州者叶更作锯齿状。一物而殊类如此，医家何所适从？当依旧说，以单州出者为胜。又本草飞廉一名漏卢，云与苦芙相类，其根生则肉白皮黑，干则黑如玄参，七八月采花阴干用。所说与秦州、海州所图漏卢花叶及根颇相近，然彼人但名漏卢，不曰飞廉也。〔敩曰〕一种眞似漏卢，只是味苦酸，误服令人吐不止。〔时珍曰〕按沈存中笔谈云：今方家所用漏卢乃飞廉也。飞廉一名漏卢，苗似苦芙，根如牛蒡绵头者是也。采时用根。今闽中所谓漏卢，茎如油麻，高六七寸[七]，秋深枯黑如漆，采时用苗，乃眞漏卢也。余见

〔一〕今：原作「及」，今据大观、政和本草卷七漏芦条改。

〔二〕今人……非也：按此文见大观、政和本草卷七飞廉条。飞廉一名漏卢。唐本注云：「今俗以马蓟、以苦芙为漏卢，并非是也」。濒湖于本书本卷飞廉条，既引此文证明以马蓟、苦芙为飞廉之非；今于本条，又引此文证明以马蓟、苦芙为异物同名之漏卢为误，且改下一「以」字为「似」，均嫌未当。

〔三〕注：原脱，今据大观、政和本草卷七漏卢条补。

〔四〕秦：原作「奉」，今据大观、政和本草卷七漏卢条改。

〔五〕有：原作「白」，据改同上。

〔六〕花黄有荚：大观、政和本草卷七漏芦条俱作「有荚、花黄生荚端」。此间似濒湖有意改写。

〔七〕寸：原作「尺」，今据梦溪笔谈卷二十六及苏沈良方卷一改。

飞廉下。

根苗【修治】〔敩曰〕凡采得漏卢，细剉，以生甘草相对拌蒸之，从巳至申，拣出晒干用。

【气味】苦[一]、咸，寒，无毒。〔别录曰〕大寒。〔藏器曰〕有毒。〔杲曰〕无毒。足阳明本经药也。

〔大明[二]曰〕连翘为之使。

【主治】皮肤热毒[三]，恶疮疽痔，湿痹，下乳汁。久服轻身益气，耳目聪明，不老延年。本经 止遗溺，热气疮痒如麻豆，可作浴汤。别录 通小肠，泄精尿血，肠风，风赤眼，小儿壮热，扑损，续筋骨，乳痈瘰疬金疮，止血排脓，补血长肉，通经脉。大明

【发明】〔弘景曰〕此药久服甚益人，而服食方罕见用之。近道出者，惟疗瘘疥耳，市人皆取苗用。〔时珍曰〕漏卢下乳汁，消热毒，排脓止血，生肌杀虫。故东垣以为手足阳明药，而古方治痈疽发背，以漏卢汤为首称也。庞安常伤寒论治痈疽及预解时行痘疹热，用漏卢叶，云无则以山卮子代之。亦取其寒能解热，盖不知其能入阳明之故也。

【附方】旧二，新六。腹中蛔虫漏卢为末，以饼臛和方寸匕，服之。外台秘要。小儿无辜疳病肚胀，或时泄痢，冷热不调。以漏卢一两，杵为散。每服一錢，以猪肝一两，入盐少许，以水[四]同煮熟，空心顿食之。圣惠方。冷劳泄痢漏卢一两，艾叶炒四两，为末。米醋三升，入药末一半，同熬成膏，入后末和丸梧子大，每温水下三十丸。圣济总录。产后带下方同上。乳汁不下乃气脉壅塞也。又治经络凝滞，乳内胀痛，邪畜成痈，服之自然内消。漏卢二两半，蛇退十条炙焦，瓜蒌十个烧存性，为末。每服二錢，温酒调下，良久以热羹汤投之，以通为度。和剂方。历节

〔一〕苦：原脱，今据大观、政和本草卷七及千金翼卷二漏卢条补。
〔二〕大明：原作「之才」，今据大观、政和本草卷七漏卢条改。
〔三〕毒：大观、政和本草卷七及千金翼卷二漏卢条俱无，当是濒湖所加。
〔四〕以水：原脱，今据大观、政和本草卷七漏卢条附方补。

风痛筋脉拘挛。古圣散：用漏卢麸炒半两，地龙去土炒半两，为末，生姜二两取汁，入蜜三两，同煎三五沸，入好酒五合，盛之。每以三杯，调末一錢，溫服。圣济总录。**一切痈疽**发背，初发二日，但有热证，便宜服漏卢湯，退毒下脓，乃是宜热拔毒之剂，热退即住服。漏卢用有白茸者、连翘、生黄芪、沉香各一两，生粉草半两，大黄微炒一两，为细末。每服二錢，姜枣湯调下。李迅痈疽集验方〔一〕。**白秃头疮**五月收漏卢草，烧灰，猪膏和涂之。圣济总录。

飞廉本经上品

【释名】**漏卢**别录**木禾**别录**飞雉**同上**飞轻**本经〔二〕**伏兔**别录**伏猪**同**天荠**同〔时珍曰〕飞廉，神禽之名也。其状鹿身豹文，雀头蛇尾，有角，能致风气。此草附茎有皮如箭羽，复疗风邪，故有飞廉、飞雉、飞轻诸名。

【集解】〔别录曰〕飞廉生河内川泽，正月采根，七月、八月采花，阴干。〔弘景曰〕处处有之。极似苦芺，惟叶多刻缺，叶下附茎，轻有皮起似箭羽，其花紫色。俗方殆无用，而道家服其枝茎，可得长生，又入神枕方。今既别有漏卢，则此漏卢乃别名尔。〔恭曰〕此有两种：一种生平泽中，是陶氏所说者。一种生山冈上者，叶颇相似，而无刻缺，且多毛，其茎亦〔三〕无羽，其根直下，更无旁枝，生则肉白皮黑，中有黑脉，日干则黑如玄参。用茎叶及根，疗疳蚀杀虫，与平泽者俱有验。今俗以马蓟似苦芺者〔四〕为漏卢，并非是也。〔保昇曰〕叶似苦芺，茎似软羽，花紫色，子毛白。所在平泽皆有，五月、六月采，日干。〔斅曰〕凡使勿用赤脂蔓，与飞廉形状相似，只赤脂蔓见酒则色便如血，以此可表识之。〔颂曰〕今秦州所图漏卢，花似单叶寒菊，紫色，五七枝同一干。海州所图漏卢，花紫碧色，如单叶莲花，花萼下及根旁有白茸裹之，根黑色，如蔓菁而细，又类葱本，与陶苏所说飞廉相近，然彼但谓之漏卢。今医家罕有用飞廉者，不能的识。〔时珍曰〕飞廉亦蒿类也。苏颂图经疑海州所图之漏卢是飞廉。沈存中笔谈亦言飞廉根如牛蒡而绵头。古方漏卢散下云，用有白茸者。则是有

〔一〕痈疽集验方：本书卷一引据医家书目作「痈疽方论」。据直斋书录解题及四库总目子部医家一应作「集验背疽方」。

〔二〕本经：原作「同」，谓同上「别录」。按大观、政和本草卷七飞廉条「一名飞轻」俱作白字，认为本经文，因据改。

〔三〕亦：原作「赤」，今据大观、政和本草卷七飞廉条改。

〔四〕似苦芺者：此四字大观、政和本草卷七飞廉条俱作「以苦芺」三字。「以苦芺」与「以马蓟」并列，故下文云「并非是也」。濒湖改「以」为「似」，又加「者」字，似与原意不符。

白茸者乃飞廉无疑矣。今考二物气味功用俱不相远，似可通用，岂或一类有数种，而古今名称各处不同乎？

根及花 【修治】〔敩曰〕凡用根，先刮去粗皮，杵细，以苦酒拌一夜，漉出，日干细杵用。

【气味】苦，平，无毒。〔权曰〕苦、咸，有毒。〔之才曰〕得乌头良，恶〔一〕麻黄。

【主治】骨节热，胫重酸疼。久服令人身轻。本经 头眩顶重，皮间邪风，如蜂螫针刺，鱼子细起，热疮痈疽痔，湿痹，止风邪咳嗽，下乳汁。久服益气明目不老，可煮可干用。别录 主留血。甄权〔二〕疗疳蚀，杀虫。苏恭 小儿疳痢，为散，浆水〔三〕服，大效。萧炳 治头风旋运。时珍

【发明】〔时珍曰〕葛洪抱朴子书，言飞廉单服可轻身延寿。又言服飞廉煎，可远涉疾行，力数倍于常。本经别录所列亦是良药，而后人不知用，何哉？

【附方】旧一。疳䘌蚀口及下部。用飞廉蒿烧灰捣筛，以两錢匕著痛处。甚〔四〕痛，则忍之；若不痛，非疳也。下部虫如马尾大，相缠〔五〕出无数。十日瘥，二十日平复。千金翼方。

苎麻 别录下品。

【释名】〔时珍曰〕苎麻作纻，可以绩纻，故谓之纻。凡麻絲之细者为絟，粗者为纻。陶弘景云：苎即今绩苎麻是也。麻字从广，从𣏟（音派），象屋下𣏟麻之形。广音掩。

〔一〕恶：原作「恵」，今据大观、政和本草卷七飞廉条改。
〔二〕甄权：原脱，今据大观、政和本草卷七飞廉条补。
〔三〕浆水：原作「水浆」，今据大观、政和本草卷七飞廉条改。
〔四〕甚：原作「其」，今据大观、政和本草卷七飞廉条附方改，与千金翼卷二十四合。
〔五〕缠：大观、政和本草卷七飞廉条附方同，千金翼卷二十四作「续」。

【集解】〔颂曰〕苎麻旧不著所出州土，今闽、蜀、江、浙多有之。剥其皮可以绩布。苗高七八尺。叶如楮叶而无叉，面青背白，有短毛。夏秋间着细穗青花。其根黄白而轻虚，二月、八月采。按陆玑草木疏云：苎一科数十茎，宿根在土中，至春自生，不须栽种。荆扬间岁三刈，诸园种之岁再刈，便剥取其皮，以竹刮其表，厚处自脱，得里如筋者煮之，用缉布。今江、浙、闽中尚复如此。〔宗奭曰〕苎如荨麻，花如白杨而长成穗，每一朵凡数十穗，青白色。〔时珍曰〕苎，家苎也。又有山苎，野苎也。有紫苎，叶面紫；白苎，叶面青，其背皆白。可刮洗煮食救荒，味甘美。其子茶褐色，九月收之，二月可种。宿根亦自生。

根〔气味〕甘，寒，无毒。〔权曰〕甘，平。〔大明曰〕甘、滑，冷，无毒。**〔主治〕安胎，贴热丹毒。**别录 **治心膈热，漏胎下血，产前后心烦**[一]**，天行热疾，大渴大狂，服金石药人心热，罯毒箭蛇虫咬。**大明 **沤苎汁，止消渴。**别录 **〔发明〕**〔震亨曰〕苎根大能补阴而行滞血，方药或恶其贱，似未曾用也。〔藏器曰〕苎性破血，将苎麻与产妇枕之，止血运。产后腹痛，以苎安腹上即止也。又蚕咬人毒入肉，取苎汁饮之。今人以苎[二]近蚕种，则蚕不生是矣。**〔附方〕**旧四，新八[三]。**痰哮咳嗽**苎根煅存性，为末，生豆腐蘸三五钱，食即效。未全，可以肥猪肉二三片蘸食，甚妙。医学正传。**小便不通**圣惠方：用麻根、蛤粉各[四]半两，为末。每服二钱，空心新汲水下。　摘玄方：用苎根洗研，摊绢上，贴少腹连阴际，须臾即通。**小便血淋**苎根煎汤频服，大妙。亦治诸淋。　圣惠方。**五种淋疾**苎麻根两茎，打碎，以水一碗半，煎半碗，顿[五]服即通，大妙。　斗门方。**妊娠胎动**忽下黄汁如胶，或如小豆汁，腹痛不可忍者。苎根去黑皮切二升，银一斤，水九升，煎四升。

〔一〕烦：大观、政和本草卷十一苎根条此下俱有「闷」。
〔二〕苎：原作「子」，今据大观、政和本草卷十一苎根条改。
〔三〕八：原作「七」，今按下新附方数改。
〔四〕各：原脱，今据圣惠方卷五十八补。
〔五〕顿：大观本草同。政和本草卷十一苎根条附方作「频」。

每服以水一升，入酒半升，煎一升，分作二服。一方不用银。梅师方。**肛门肿痛**生苎根捣烂，坐之良。濒湖集简方。**脱肛不收**苎根捣烂，煎汤熏洗之。圣惠方。**痈疽发背**初起未成者。苎根熟捣傅上，日夜数易，肿消则瘥。图经本草。**五色丹毒**苎根煮浓汁，日三浴之。外台秘要。**鸡鱼骨哽**谈野翁试验方：用苎麻根捣汁，以匙挑灌之，立效。医方大成：用野苎麻根捣碎，丸如龙眼大，鱼骨鱼汤下，鸡骨鸡汤下。

叶〔气味〕同根。〔主治〕**金疮伤折血出，瘀血。**时珍〔发明〕〔时珍曰〕苎麻叶甚散血，五月五日收取，和石灰捣作团，晒干收贮。遇有金疮折损者，研末傅之，即时血止，且易痂也。按李仲南永类方云：凡诸伤瘀血不散者，五六月收野苎叶、苏叶，擂烂，傅金疮上。如瘀血在腹内，顺流水绞汁服即通，血皆化水。以生猪血试之，可验也。秋冬用干叶亦可。〔附方〕新三。**骤然水泻**日夜不止，欲死，不拘男妇。用五月五日采麻叶，阴干为末。每服二钱，冷水调下。勿吃热物，令人闷倒。只吃冷物。小儿半钱。杨子建护命方。**冷痢白冻**方同上。**蛇虺咬伤**青麻嫩头捣汁，和酒等分，服三盏。以渣傅之，毒从窍中出，以渣弃水中即不发。看伤处有窍是雄蛇，无窍是雌蛇，以针挑破伤处成窍，傅药。摘玄方。

茼麻 茼音顷。唐本草

【释名】**白麻**〔时珍曰〕茼一作蒷，又作䔛。种必连顷，故谓之蒷也。

【集解】〔恭曰〕茼即蒷麻也。今人取皮作布及索者。实似大麻子，九月、十月采，阴干。〔颂曰〕处处有之。北人种以绩布，及打绳索。苗高四五尺或六七尺，叶似苎而薄，花黄，实壳如蜀葵，其中子黑色。〔时珍曰〕茼麻今之白麻也。多生卑湿处，人亦种之。叶大似桐叶，团而有尖。六七月开黄花。结实如半磨形，有齿，嫩青老黑。中子扁黑，状如黄葵子。其茎轻虚洁白。北人取皮作麻。以茎蘸硫黄作焠灯，引火甚速。其嫩子，小儿亦食之。

实〔气味〕**苦，平，无毒。**〔主治〕**赤白冷热痢，炒研为末，每蜜汤服一**

钱。痛肿无头者，吞一枚。苏恭 生〔一〕眼翳瘀肉，起倒睫拳毛。时珍

根 〔主治〕亦治痢，古方用之。苏颂

【附方】新三〔二〕。一切眼疾 苘麻子一升，为末。以豮猪肝批片，蘸末炙熟，再蘸再炙，末尽乃为末。每服一字，陈米饮下，日三服。圣济总录。目生翳膜 久不愈者。用檾实，以柳木作磑，磨去壳，马尾筛取黄肉去焦壳，每十两可得四两，非此法不能去壳也。用猪肝薄切，滚药慢炙熟，为末，醋和丸梧子大。每服三十丸，白汤下。一方：以檾实内袋中蒸熟，暴为末，蜜丸，温水下。圣济总录。

大青 别录中品

【释名】〔时珍曰〕其茎叶皆深青，故名。

【集解】〔别录曰〕大青三四月采茎，阴干。〔弘景曰〕今出东境及近〔三〕道，紫茎长尺许，茎叶皆用。〔颂曰〕今江东州郡及荆南、眉、蜀、濠、淄〔四〕诸州皆有之。春生青紫茎，似石竹苗叶，花红紫色，似马蓼，亦似芫花，根黄，三月、四月采茎叶，阴干用。〔时珍曰〕处处有之。高二三尺，茎圆。叶长三四寸，面青背淡，对节而生。八月开小花，红色成簇。结青实大如椒颗，九月色赤。

茎叶 【气味】苦，大寒，无毒。〔权曰〕甘。〔时珍曰〕甘、微咸，不苦。

【主治】时气头痛，大热口疮。别录 除时行热毒，甚良。弘景 治温疫寒热。甄权 治热毒风，心烦闷，渴疾口干，小儿身热疾风疹，及金石药毒。涂罯肿毒。大明 主热毒

〔一〕生：详文义应作「主」或「去」。
〔二〕三：原作「一」，今按下新附方数改。
〔三〕近：原作「边」，今据大观、政和本草卷八大青条改。
〔四〕淄：原脱，今据大观、政和本草卷八大青条补。

痢，黄疸、喉痹、丹毒。时珍

【发明】〔颂曰〕古方治伤寒黄汗、黄疸等，有大青湯。又治伤寒头身强、腰脊痛，葛根湯内亦用大青。大抵时疾多用之。〔时珍曰〕大青气寒，味微苦咸，能解心胃热毒，不特治伤寒也。朱肱活人书，治伤寒发赤斑烦痛，有犀角大青湯，大青四物湯。故李象先指掌赋云：阳毒则狂斑烦乱，以大青、升麻，可回困笃。

【附方】新六〔一〕。**喉风喉痹**大青叶捣汁灌之，取效止。卫生易简方。**小儿口疮**大青十八铢，黄连十二铢，水三升，煮一升服。一日二服〔二〕，以瘥为度。千金方。**热病下痢**困笃者。大青湯：用大青四两，甘草　赤石脂三两，胶二两，豉八合，水一斗，煮三升，分三服，不过二剂瘥。肘后方。**热病发斑**赤色烦痛。大青四物湯：用大青一两，阿胶、甘草各二錢半，豉二合，分三服。每用水一盏半，煎一盏，入胶烊化服。又犀角大青湯：用大青七錢半，犀角二錢半，栀子十枚，豉二撮，分二服。每服水一盏半，煎八分，温服。南阳活人书。**肚皮青黑**小儿卒然肚皮青黑，乃血气失养，风寒乘之，危恶之候也。大青为末，纳口中，以酒送下。保幼大全方。

小青宋图经

【集解】〔颂曰〕小青生福州，三月生花，彼土人当月采叶用之。

叶【气味】缺

【主治】生捣，傅痈肿疮疖甚效。苏颂　治血痢腹痛，研汁服，解蛇毒。时珍

【附方】新三〔三〕。**蛇虺螫伤**卫生易简方：用小青一握，细研，入香白芷半两，酒调服。手挼患处，候黄水出为效。摘玄方：用小青、大青、牛膝叶同捣汁，和酒服，以渣傅之。**中暑发昏**小青叶井水浸去泥，控干，入沙糖擂汁，

〔一〕六：原作「五」，今按下列附方数改。
〔二〕煮一升服一日二服：千金卷五下作「煮取一升二合，一服一合，日再夜一」。
〔三〕三：原作「二」，今按下列附方数改。

急灌之。寿域方。

胡卢巴 宋嘉祐

【释名】苦豆。

【集解】〔禹锡曰〕胡卢巴出广州并黔州。春生苗，夏结子，子作细荚，至秋采。今人多用岭南者。或云是番萝卜子，未审的否？〔颂曰〕今出广州。或云种出海南诸番，盖其地芦菔子也。舶客将种莳于岭外亦生，然不及番中来者眞好。今医家治元脏虚冷为要药，而唐已前方不见用，本草不著，盖是近出。

【修治】〔时珍曰〕凡入药，淘净，以酒浸一宿，晒干，蒸熟或炒过用。

【气味】苦，大温，无毒。〔杲曰〕纯阳。

【主治】元脏虚冷气。得附子、硫黄，治肾虚冷，腹胁胀满，面色青黑。得蘹香子、桃仁，治膀胱气甚效。嘉祐 治冷气疝瘕，寒湿脚气，益右肾，暖丹田。时珍

【发明】〔宗奭曰〕膀胱气，用此合桃仁麸炒等分，为末。半为散，半以酒糊和丸梧子大。每服五七十丸，空心盐酒下。其散以热米饮下，与丸子相间，空心服。日各一二服。〔时珍曰〕胡卢巴，右肾命门药也。元阳不足，冷气潜伏，不能归元者，宜之。宋惠民和剂局方，有胡卢巴丸〔一〕，治大人小儿，小肠奔豚偏墜，及小腹有形如卵，上下走痛，不可忍者。用胡卢巴八錢，茴香六錢，巴戟去心、川乌头炮去皮各二錢，楝实去核四錢，吳茱萸五錢，并炒为末，酒糊丸梧子大。每服十五丸，小儿五丸，盐酒下。太医薛已云：一人病寒疝，阴囊肿痛，服五苓诸药不效，与此而平也。又张子和儒门事亲云：有人病目不睹，思食苦豆，即胡卢巴，频频不缺。不周岁而目中微痛，如虫行入眦，渐明而愈。按此亦因其益命门之功，所谓益火之原，以消阴翳是也。

【附方】新六。

小肠气痛 胡卢巴炒研末，每服二錢，茴香酒下。直指方。

肾脏虚冷 腹胁胀满。胡卢巴炒二两，熟附子、硫黄各七錢五分，为末，酒煮曲糊丸梧桐子大，每盐湯下三四十丸。圣济总录。

冷气疝瘕 胡卢巴酒浸

〔一〕胡卢巴丸：局方卷八胡卢巴圆诸药用量比例与此稍异，详见彼书。

晒干，荞麦炒研面，各四两，小茴香一两，为末，酒糊丸梧子大。每服五十丸，空心盐汤或盐酒下。服至两月，大便出白脓，则除根。　方广心法附余。**阴癞肿痛**偏坠，或小肠疝气，下元虚冷，久不愈者，沉香内消丸主之。沉香、木香各半两，胡卢巴酒浸炒，小茴香炒，各二两，为末，酒糊丸梧子大。每[一]服五、七十丸，盐酒下。**气攻头痛**胡卢巴炒，三棱酒浸焙，各半两，干姜炮二钱半，为末，姜汤或温酒每服二钱。　济生方。**寒湿脚气**腿膝疼痛，行步无力。胡卢巴酒浸一宿焙，破故纸炒香，各四两，为末。以木瓜切顶去瓤，安药在内令满，用顶合住签定，烂蒸，捣丸梧子大。每服七十丸，空心温酒下。　杨氏家藏方。

蠡实 本经中品

【释名】荔实别录　**马蔺子**唐本　**马楝子**图经　**马薤**礼记注　**马帚**尔雅　**铁扫帚**救荒　**剧草**本经　**旱蒲**礼记　**豕首**本经　**三坚**〔弘景曰〕方药不用，俗无识者。惟天名精亦名豕首。〔恭曰〕此即马蔺子也。月令：仲冬荔挺出。郑玄注云：荔，马薤也。通俗文云：一名马蔺。本草谓之荔实。〔颂曰〕马蔺子，北人讹为马楝子。广雅云：马薤，荔也。高诱云：荔挺出，荔草挺出也。讲礼者不识，呼为荔挺，又作马苋，并误矣。马苋亦名豚耳，即马齿也。〔时珍曰〕尔雅云：荓（音瓶），马帚也。此即荔草，谓其可为马刷，故名。今河南北人呼为铁扫帚，是矣。

【集解】〔别录曰〕蠡实生河东川谷，五月采实，阴干。〔颂曰〕今陕西诸郡及鼎、澧州亦有之，近汴尤多。叶似薤而长厚，三月开紫碧花，五月结实作角子，如麻大而赤色有棱，根细长，通黄色，人取以为刷。三月开花，五月采实，并阴干用。许慎说文云：荔似蒲而小，根可为刷。高诱云：河北平泽率生之。江东颇多，种于阶庭，但呼为旱蒲，不知即马薤也。〔时珍曰〕蠡草生荒野中，就地丛生，一本二三十茎，苗高三四尺，叶中抽茎，开花结实。

【正误】〔宗奭曰〕蠡实，陶隐居言方药不用，俗无识者。本草诸家所注不相应。若果是马蔺，则日华子本草不当更言可为蔬菜。盖马蔺叶出土已硬，又无味，马牛皆不食，岂堪人食？今不敢以蠡实为马蔺，更俟博识。〔时珍曰〕别录蠡

〔一〕每：原作「各」，今从张本改。

实亦名荔实，则蠡乃荔字之讹也。张揖广雅云，荔又名马蔺，其说已明。又按周定王救荒本草言其嫩苗味苦，炸熟换水浸去苦味，油盐调食，则马蔺亦可作菜矣。寇氏但据陶说疑之，欠考矣。陶氏不识之药多矣。今正其误。

实　〔修治〕〔时珍曰〕凡入药炒过用，治疝则以醋拌炒之。

〔气味〕**甘，平，无毒。**〔保昇曰〕寒。〔颂曰〕山人服之，云大温，甚有奇效。

〔主治〕**皮肤寒热，胃中热气，风寒湿痹，坚筋骨，令人嗜食。久服轻身。**本经　**止心烦满，利大小便，长肌肤肥大。**别录　**疗金疮血内流，痈肿，有效。**苏恭　**妇人血气烦闷，产后血运，并经脉不止，崩中带下，消一切疮疖，止鼻衄吐血，通小肠，消酒毒，治黄病，杀蕈毒，傅蛇虫咬。**大明　**治小腹疝痛，腹内冷积，水痢诸病。**时珍

〔附方〕旧二，新六。**诸冷极病**医所不治者。马蔺子九升洗净，空腹服一合，酒下，日三服。千金方。**寒疝诸疾**寒疝不能食，及腹内一切诸疾，消食肥肌。马蔺子一升，每日取一把，以面拌煮吞之，服尽愈。姚僧坦集验方。**喉痹肿痛**卫生易简方：用蠡实一合，升麻五分，水一升，煎三合，入少蜜搅匀，细呷，大验。圣惠方：用马蔺子二升，升麻一两，为末，蜜丸，水服一錢。又方：马蔺子八錢，牛蒡子六錢，为末，空心温水服方寸匕。**水痢百病**张文仲备急方：用马蔺子，以六月六日面熬，各等分，为末，空心米饮服方寸匕。如无六月六日面，常面亦可，牛骨灰亦可。又方：马蔺子、干姜、黄连各等分，为散，熟汤服二方寸匕，入腹即断也。冷热皆治，常用神效，不得轻之。忌猪肉、冷水。**肠风下血**有疙瘩疮，破者不治。马蔺子一斤，研破酒浸，夏三、冬七日，晒干，何首乌半斤，雄黄、雌黄各四两，为末，以浸药酒打糊丸梧子大。每服三十丸，温酒下，日三服，见效。普济方。

花、茎[一]**及根、叶**　〔主治〕**去白虫。**本经　**疗喉痹，多服令人溏泄。**别录　**主痈疽恶疮。**时珍

〔发明〕〔颂曰〕蠡草花实皆入药。列仙传云，寇先生宋人，好种荔，食其葩实，是矣。〔时珍曰〕按叶

〔一〕茎：原作「在」，今据覆刻江西本改。

水东日记云：北方田野人患胸腹饱胀者，取马楝花擂凉水服，即泄数行而愈。据此则多服令人泄之说有验，而蠡实之为马蔺更无疑矣。

【附方】旧三，新七〔一〕。**睡死不寤**蠡实根一握，杵烂，以水绞汁，稍稍灌之。外台秘要。**喉痹口噤**马蔺花二两，蔓荆子一两，为末，温水服一钱。**喉痹肿痛**喘息欲死者。外台秘要：用马蔺根叶二两，水一升半，煮一盏，细饮之，立瘥。圣惠方：用根捣汁三合，蜜一合，慢火熬成，徐徐点之，日五七度。一方：单汁饮之，口噤者灌下。无生者，以刷煎汁。**沙石热淋**马蔺花七枚烧，故笔头二七枚烧，粟米一合炒，为末。每服三钱，酒下，日二服。名通神散。**小便不通**马蔺花炒，茴香炒，葶苈炒，为末，每酒服二钱。十便良方。**一切痈疽**发背恶疮。用铁扫帚，同松毛、牛膝，以水煎服。乾坤生意。**面上瘢黡**取铁扫帚，地上自落叶，并子，煎湯频洗，数次自消。寿域神方。**面疱鼻齄**马蔺子花，杵傅之佳。肘后方。

【附录】**必似勒**拾遗。〔藏器曰〕辛，温，无毒。主冷气，胃〔二〕闭不消食〔三〕，心腹胀满。生昆仑，状似马蔺子。

恶实别录中品

【释名】**鼠粘**别录**牛蒡**别录**大力子**纲目**蒡翁菜**纲目**便牵牛**纲目**蝙蝠刺**〔时珍曰〕其实状恶而多刺钩，故名。其根叶皆可食，人呼为牛菜，术人隐之，呼为大力也。俚人谓之便牵牛。河南人呼为夜叉头。〔颂曰〕实壳多刺，鼠过之则缀惹不可脱，故谓之鼠粘子，亦如羊负来之比。

【集解】〔别录曰〕恶实生鲁山平泽。〔恭曰〕鲁山在邓州东北。此草叶大如芋，子壳似栗状，实细长如茺蔚子。〔颂曰〕恶实即牛蒡子也，处处有之。叶大如芋叶而长。实似葡萄核而褐色，外壳似栗梂，而小如指头，多刺。根有极大

〔一〕七：原作「六」，今按下新附方数改。
〔二〕胃：原作「胸」，今据政和本草卷八必似勒条改。大观本草「胃」下有「气」字。
〔三〕食：原脱，今据政和本草卷八必似勒条补。

者，作菜茹益人。秋后采子入药。〔时珍曰〕牛蒡古人种子，以肥壤栽之。剪苗汋淘为蔬，取根煮曝为脯，云甚益人，今人亦罕食之。三月生苗，起茎高者三四尺。四月开花成丛，淡紫色。结实如枫梂而小，萼上细刺百十攒簇之，一梂有子数十颗。其根大者如臂，长者近尺，其色灰黪。七月采子，十月采根。

子

〔修治〕〔敩曰〕凡用拣净，以酒拌蒸，待有白霜重出，以布拭去，焙干捣粉用。

〔气味〕辛，平，无毒。〔藏器曰〕苦。〔元素曰〕辛温，阳中之阴，升也。〔杲曰〕辛平，阳也，降也。

〔主治〕明目补中，除风伤。别录 **风毒肿，诸瘘。**藏器 **研末浸酒，每日服三二盏，除诸风，去丹石毒，利腰脚。又食前熟挼三枚吞之，散诸结节筋骨烦热毒。**甄权 **吞一枚，出痈疽头。**苏恭 **炒研煎饮，通利小便。**孟诜 **润肺散气，利咽膈，去皮肤风，通十二经。**元素 **消斑疹毒。**时珍

〔发明〕〔杲曰〕鼠粘子其用有四：治风湿瘾疹，咽喉风热，散诸肿疮疡之毒，利凝滞腰膝之气，是也。

〔附方〕旧四〔一〕，新十二〔二〕。

风水身肿欲裂。鼠粘子二两，炒研为末。每温水服二钱，日三服。圣惠方。**风热浮肿**咽喉闭塞。牛蒡子一合，半生半熟，为末，热酒服一寸匕。经验方。**痰厥头痛**牛蒡子炒、旋覆花等分，为末。腊茶清服一钱，日二服。圣惠方。**头痛连睛**鼠粘子、石膏等分，为末，茶清调服。医方摘要。**咽膈不利**疏风壅，涎唾多〔三〕。牛蒡子微炒、荆芥穗各〔四〕一两，炙甘草半两，为末。食后汤服二钱，当缓缓取效。寇氏本草衍义。**悬痈喉痛**风热上搏也。恶实炒、甘草生等分，水煎含咽，名启关散。普济方。**喉痹肿痛**牛蒡子六分，马蔺子八〔五〕分，为散。每空心温水服方寸匕，日再服。仍以牛蒡子三两，盐二两，研匀，炒热包熨喉外。广济方。**咽喉痘疹**牛蒡

〔一〕四：原作「五」，今按下旧附方数改。
〔二〕二：原作「一」，今按下新附方数改。
〔三〕多：原脱，今据政和本草卷九及本草衍义卷十恶实条补。
〔四〕各：同上。
〔五〕八：原作「六」，今据大观、政和本草卷九恶实条附方改，与外台卷二十三引广济疗喉痹方合。

子二錢，桔梗一錢半，粉甘草节七分，水煎服。痘疹要诀。**风热瘾疹**牛蒡子炒、浮萍等分，以薄荷湯服二錢，日二服。初虞世〔一〕古今录验。**风齲牙痛**鼠粘子炒〔二〕，煎水含，冷〔三〕吐之。延年方。**小儿痘疮**时出不快，壮热狂躁，咽膈壅塞，大便秘涩，小儿咽喉肿，胸膈〔四〕不利。若大便利者，勿服。牛蒡子炒一錢二分，荆芥穗二分，甘草节四分，水一盏，同煎至七分，溫服。已出亦可服。名必胜散〔五〕。和剂局方。**妇人吹乳**鼠粘二錢，麝香少许，溫酒细呑下。袖珍方。**便痈肿痛**鼠粘子二錢，炒研末，入蜜一匙，朴消一匙，空心溫酒服。袖珍方。**蛇蝎蛊毒**大力子，煮汁服。卫生易简方。**水蛊腹大**恶实微炒一两，为末，面糊丸梧子大，每米饮下十丸。张文仲方。**历节肿痛**风热攻手指，赤肿麻木，甚则攻肩背两膝，遇暑热则大便秘。牛蒡子三两，新豆豉炒、羌活各一两〔六〕，为末。每服二錢，白湯下。本事方。

根、茎 〔气味〕苦，寒，无毒。〔权曰〕甘、平。〔藏器曰〕根须蒸熟暴干用。不尔，令人欲吐。

〔主治〕伤寒寒热汗出，中风面肿，消渴热中，逐水。久服轻身耐老。别录 根：主牙齿痛，劳疟诸风，脚缓弱风毒，痈疽，咳嗽伤肺，肺壅疝瘕，冷气积血。苏恭 根：浸酒服，去风及恶疮。和叶捣碎，傅杖疮金疮，永不畏风。藏器 主面目烦闷，四肢不健，通十二经脉，洗五脏恶气。可常作菜食，令人身轻。甄权 切根如豆，拌〔七〕面

〔一〕初虞世：原作「幼虞氏」，今据大观、政和本草卷九恶实条附方改，与本书卷一引据医家书目合。
〔二〕炒：外台卷二十二引延年方作「捣」。
〔三〕冷：原作「欶」，今据外台卷二十二引延年方改。
〔四〕胸膈：原脱，今据局方卷十消毒散补。
〔五〕必胜散：上方见局方卷十，名消毒散。局方卷六别有必胜散，用小蓟、蒲黄等药，疗血妄流溢。疑濒湖误记。
〔六〕两：本事方卷三牛蒡子散此下有「干生地黄二两半，黄芪一两半蜜炙」。
〔七〕如豆拌：原作「拌豆」，今据政和本草卷九恶实条酌改。

作饭食，消胀壅。茎叶煮汁作浴汤，去皮间习习如虫行。又入盐花生捣，搨一切肿毒。孟诜〔一〕。

〔发明〕〔颂曰〕根作脯食甚良。茎叶宜煮汁酿酒服。冬月采根，蒸暴入药。刘禹锡传信方：疗暴中风，用紧细牛蒡根，取时避风，以竹刀或荆刀刮去土，生布拭了，捣绞取汁一大升，和好蜜四大合，温分两服，得汗出便瘥。此方得之岳鄂郑中丞。郑因食热肉一顿，便中暴风。外甥卢氏为颍阳令，有此方。服，当时便瘥。

〔附方〕旧五，新一十六。**时气余热**不退，烦躁发渴，四肢无力，不能饮食。用牛蒡根捣汁，服一小盏，效。圣惠方。**天行时疾**生牛蒡根捣汁五合，空腹分为二服。服讫，取桑叶一把，炙黄，以水一升，煮取五合，顿服取汗，无叶用枝。孙真人食忌。**热攻心烦**恍惚。以牛蒡根捣汁一升，食后分为二〔二〕服。食医心镜。**伤寒搐搦**汗后覆盖不密，致腰背手足搐搦者，牛蒡根散主之。牛蒡根十条，麻黄、牛膝、天南星各六钱锉，于盆内研细，好酒一升同研，以新布绞取汁。以炭火半秤烧一地坑令赤，扫净，倾药汁入坑内，再烧令黑色，取出于乳钵内细研。每服一钱，温酒下，日三服。朱肱活人书。**一切风疾**十年、二十年者。牛蒡根一升，生地黄、枸杞子、牛膝各三升，用袋盛药，浸无灰酒三升内，每任意饮之。外台秘要方。**老人中风**口目瞤〔三〕动，烦闷不安。牛蒡根切一升，去皮晒干，杵为面，白米四合淘净，和作餺饦，豉汁中煮，加葱椒五味，空心食之。恒服极效。寿亲养老书。**老人风湿**久痹，筋挛骨痛。服此壮肾，润皮毛，益气力。牛蒡根一升切，生地黄一升切，大豆二升炒，以绢袋盛，浸一斗酒中，五六日，任性空心温服二三盏，日二服。集验方。**头面忽肿**热毒风气内攻，或连手足赤肿，触着痛者。牛蒡子根，一名蝙蝠刺，洗净研烂，酒煎成膏，绢摊贴肿处。仍以热酒服一二匙，肿消痛减。斗门方。**头风掣痛**不可禁者，摩〔四〕膏主之。取牛蒡茎叶，捣取浓汁二

〔一〕孟诜：本段除首句有错落外，全从大观、政和本草卷九恶实条甄权药性论节略而成，与同条引孟诜食疗本草文颇有出入。
〔二〕二：大观、政和本草卷九恶实条附方作「三」。
〔三〕瞤：原缺，今据寿亲养老书食治老人诸风方第十四牛蒡餺饦方补。
〔四〕摩：原作「磨」，今据大观、政和本草卷九恶实条改。

升，无灰酒一升，盐花一匙头，煻〔一〕火煎稠成膏，以摩痛处，风毒自散。摩时须极力令热，乃效。冬月用根。箧中方。**头风白屑**牛蒡叶捣汁，熬稠涂之。至明，皂荚水洗去。圣惠方。**喉中热肿**鼠粘根一升，水五升，煎一〔二〕升，分三服。延年方。**小儿咽肿**牛蒡根捣汁，细咽之。普济方。**热毒牙痛**热毒风攻头面，齿龈肿痛不可忍。牛蒡根一斤捣汁，入盐花一钱，银器中熬成膏。每用涂齿龈下，重者不过三度瘥。圣惠方。**项下瘿疾**鼠粘子根一升，水三升，煮取一升半，分三服。或为末，蜜丸常服之。救急方。**耳卒肿痛**牛蒡根切，绞汁二升，银锅内熬膏涂之。圣济总录。**小便不通**脐腹急痛。牛蒡叶汁、生地黄汁二合，和匀，入蜜二合。每服一合，入水半盏，煎三五沸，调滑石末一钱服。圣济总录。**疖子肿毒**鼠粘子叶贴之。千金方。**石瘘出脓**坚实寒热。鼠粘子叶为末，和鸡子白封之。外台秘要。**诸疮肿毒**牛蒡根三茎洗，煮烂捣汁，入米煮粥，食一碗，甚良。普济方。**积年恶疮**反花疮、漏疮不瘥者。牛蒡根捣，和腊月猪脂，日日封之。千金方。**月水不通**结成癥块，腹肋胀大，欲死。牛蒡根二斤锉，蒸三遍，以生绢袋盛之，以酒二斗浸五日，每食前温服一盏。普济方。

枲耳本经中品

【释名】胡枲本经**常思**弘景**苍耳**尔雅**卷耳**诗经**爵耳**诗疏**猪耳**纲目**耳珰**诗疏**地葵**本经**葹**音施**羊负来**弘景**道人头**图经**进贤菜**记事珠**喝起草**纲目**野茄**纲目**缣丝草**〔颂曰〕诗人谓之卷耳，尔雅谓之苍耳，广雅谓之枲耳，皆以实得名也。陆玑诗疏云：其实正如妇人耳珰，今或谓之耳珰草。郑康成谓是白胡荽〔三〕，幽州人呼为爵耳。博物志云：洛中有人驱羊入蜀，胡枲子多刺，粘缀羊毛，遂至中土，故名羊负来。俗呼为道人头。〔弘景曰〕伧人皆食之，谓之常思菜。以叶覆麦作黄衣者，方用甚稀。〔时珍曰〕其叶形如枲麻，又如茄，故有枲耳及野茄诸名。其味滑如葵，故名

〔一〕煻：原作「糖」，今据大观、政和本草卷九恶实条改。
〔二〕一：外台卷二十三引延年方作「三」。
〔三〕荽：原作「枲」，今据大观、政和本草卷八葈耳条改。

地葵，与地肤同名。诗人思夫赋卷耳之章，故名常思菜。张揖广雅作常枲，亦通。

【集解】〔别录曰〕枲耳生安陆川谷及六〔一〕安田野，实熟时采。〔颂曰〕今处处有之。陆氏诗疏云：其叶青白似胡荽，白华细茎，蔓生，可煮为茹，滑而少味。四月中生子，正如妇人耳珰。郭璞云：形如鼠耳，丛生如盘。今之所有皆类此，但不作蔓生。〔时珍曰〕按周定王救荒本草云：苍耳叶青白，类粘糊菜叶。秋间结实，比桑椹短小而多刺。嫩苗炸熟，水浸淘拌食，可救饥。其子炒去皮，研为面，可作烧饼食，亦可熬油点灯。

实 〔修治〕〔大明曰〕入药炒熟，捣去刺用，或酒拌蒸过用。

〔气味〕甘，温，有小毒。〔别录曰〕苦。〔权曰〕甘，无毒。〔恭曰〕忌猪肉、马肉、米泔，害人。

〔主治〕**风头寒痛，风湿周痹，四肢拘挛痛，恶肉死肌，膝〔二〕痛〔三〕。久服益气，耳目聪明，强志轻身〔四〕。**本经〔五〕 **治肝热，明目。**甄权 **治一切风气，填髓暖腰脚，治瘰疬疥癣〔六〕及瘙痒。**大明 **炒香浸酒服，去风补益。**时珍

〔附方〕旧三，新四。

久疟不瘥 苍耳子，或根茎亦可，焙研末，酒糊丸梧子大。每酒服三十丸，日二服。生者捣汁服亦可。朱氏集验方。 **大腹水肿** 小便不利。苍耳子灰、葶苈末等分。每服二钱，水下，日二服。千金方。 **风湿挛痹** 一切风气。苍耳子三两，炒〔七〕为末，以水一升半，煎取七合，去滓呷之。食医心镜。 **牙**

〔一〕六：原作「大」，今据大观、政和本草卷八葈耳条改。
〔二〕膝：原作「滕」，据改同上。
〔三〕膝痛：大观、政和本草卷八葈耳条俱作墨字，认为别录文。
〔四〕耳目聪明强志轻身：原脱，今据大观、政和本草卷八葈耳条补。
〔五〕本经：原作「藏器」。上文「风头寒痛……轻身」除「膝痛」外，计二十九字，大观、政和本草卷八葈耳条俱作白字，认为本经文，因据改。
〔六〕癣：原作「疮」，今据大观、政和本草卷八葈耳条改。
〔七〕炒：大观、政和本草卷八附方作「捣」。

齿痛肿苍耳子五升，水一斗，煮取五升，热含之。冷〔一〕即吐去，吐后复含，不过一〔二〕剂瘥。茎叶亦可，或入盐少许。孙真人千金翼。**鼻渊流涕**苍耳子即縑絲草子，炒研为末，每白湯点服一二錢。证治要诀。**眼目昏暗**枲耳实一升，为末，白米半升作粥，日食之。普济方。**嗜酒不已**毡中苍耳子七枚，烧灰投酒中饮之，即不嗜。陈藏器本草。

茎、叶

〔修治〕〔斅曰〕凡采得去心，取黄精，以竹刀细切拌之，蒸从巳至亥时出，去黄精，阴干用。

〔气味〕苦、辛，微寒，有小毒。〔恭曰〕忌猪肉、马肉、米泔。伏硇砂。

〔主治〕溪毒。别录 中风伤寒头痛。孟诜 大风癫痫，头风湿痹，毒在骨髓，腰膝风毒。夏月采曝为末，水服一二匕，冬月酒服。或为丸，每服二三十丸，日三〔三〕服。满百日，病出如瘑疥，或痒〔四〕，汁出，或斑驳〔五〕甲错皮起，皮落则肌如凝脂。令人省睡，除诸毒螫，杀虫〔六〕疳湿䘌。久服益气〔七〕耳目聪明，轻身强志。苏恭 挼叶安舌下，出涎，去目黄好睡。烧灰和腊猪脂，封丁肿出根。煮酒〔八〕服，主狂犬咬毒。藏器

〔发明〕〔时珍曰〕苍耳叶〔九〕久服去风热有效，最忌猪肉及风邪，犯之则遍身发出赤丹也。按苏沈良方云：枲耳

〔一〕冷：大观、政和本草卷八葈耳条附方俱作「疼」，与千金翼卷十一治牙疼方合。
〔二〕一：大观、政和本草卷八葈耳条附方俱作「三」，千金翼卷十一治牙疼方作「二」。
〔三〕三：大观、政和本草卷八葈耳条俱作「二」。
〔四〕或痒：原作「成」，今据大观、政和本草卷八葈耳条改。
〔五〕驳：此下原重「驳」，今据大观、政和本草卷八葈耳条删。
〔六〕虫：大观、政和本草卷八葈耳条俱无。
〔七〕气：原脱，今据大观、政和本草卷八葈耳条引唐本注补，与同条本经文合。
〔八〕酒：大观、政和本草卷八葈耳条俱无。
〔九〕叶：原作「药」，今详文义改。

根、苗、叶、实，皆洗濯阴干，烧灰汤淋，取浓汁，泥连二[一]灶炼之。灰汁耗，即旋取傍釜中热灰汤益之。一日夜不绝火，乃旋得霜，干瓷瓶收之。每日早晚酒服二錢[二]，补暖去风驻颜，尤治皮肤风，令人肤革清[三]净。每澡沐入少许尤佳。宜州文[四]学昌从谏，服此十余年，至七八十，红润轻健，皆此药力也。斗门方云：妇人血风攻脑，头旋闷绝，忽死倒地，不知人事者。用喝起草嫩心阴干为末，以酒服一大錢，其功甚效。此物善通顶门连脑，盖即苍耳也。

〔**附方**〕旧十二，新十七[五]。**万应膏**治一切痈疽发背，无头恶疮，肿毒疔疖，一切风痒，臁疮杖疮，牙疼喉痹。五月五日采苍耳根叶数担，洗净晒萎细銼，以大锅五口，入水煮烂，以筛滤去粗滓，布绢再滤。复入净锅，武火煎滚，文火煎稠，搅成膏，以新罐贮封。每以敷贴，即愈。牙疼即敷牙上，喉痹敷舌上或噙化，二三次即效。每日用酒服一匙，极有效。集简方。**一切风毒**并杀三虫肠痔，能进食。若病胃胀满，心闷发热，即宜服之。五月五日午时附[六]地刈取枲耳叶，洗暴燥[七]，捣下筛。每服方寸匕，酒或浆水下，日二、夜三[八]。若觉吐逆，则以蜜丸服[九]，准计方寸匕数也。风轻者，日二服。若身体作粟或麻豆出[十]，此为风毒出也。可以针[十一]刺溃去黄汁，乃[十二]止。七月七、九月九，亦可采用。千金方[十三]。**一切风气**苍耳嫩叶一石切，和麦糵五升作块，于蒿艾中罯二十日成曲。取米一斗，炊作饭，看冷暖，入曲三

[一] 二：原作「两」，今据苏沈良方卷十子瞻杂记改。
[二] 二钱：苏沈良方卷十子瞻杂记作「一钱匕」。
[三] 清：苏沈良方卷十子瞻杂记作「滑」。
[四] 文：原脱，今据苏沈良方卷十子瞻杂记补。
[五] 七：原作「六」，今按下新附方数改。
[六] 附：政和本草卷八葈耳条附方同。大观本草同条作「干」，与千金卷八第二治诸风葈耳散方同。
[七] 燥：原脱，今据千金卷八及大观、政和本草卷八补。
[八] 日二夜三：政和本草卷八作「日三夜三」，千金卷八及大观本草卷八俱作「日三」。
[九] 服：千金卷八及大观本草卷八此下俱有「十丸」二字，政和本草卷八及本书却无。
[十] 若身体作粟或麻豆出：千金卷八及大观、政和本草卷八俱作「若身体有风处皆作粟肌出或如麻豆粒」。当是濒湖有意改写。
[十一] 针：大观、政和本草卷八同，千金卷八作「鈹针」。
[十二] 乃：千金卷八及大观本草卷八此上俱有「出尽」二字，政和本草卷八此上仅有「出」字。从校记[六][八][九][十二]可以看出：此方大观本草与千金大致相同，而本书与政和本草大致相同。
[十三] 千金方：原脱，今据大观、政和本草卷八葈耳条附方补，与千金卷八第二治诸风葈耳散方合。

升酿之，封二七日成熟。每空心暖服，神验。封此酒可两重布，不得令密，密则溢出。忌马肉、猪肉。孟诜食疗本〔一〕草。

诸风头运苍耳叶晒干为末，每服一錢，酒调下，日三服。若吐，则以蜜丸梧子大，每服二十丸。十日全好矣。杨氏经验方。

血风脑运 方见发明下。

毒攻手足 肿痛欲断。苍耳捣汁渍之，并以滓傅之，立效。春用心，冬用子。千金翼。

卒中水毒初觉头目微痛，恶寒，骨节强急，日醒暮剧，手足逆冷，三日则虫蚀下部，六七日脓溃，食至五脏，杀人也。捣常思草，绞汁服一二升，并以绵染，导其下部。肘后方。

毒蛇溪毒沙虱、射工等所伤，口噤眼黑，手足强直，毒攻腹内成块，逡巡不救。苍耳嫩苗〔二〕一握，取汁，和酒温灌之，以滓厚傅伤处。胜金方。

疫病不染 五月五日午时多采苍耳嫩叶，阴干收之。临时为末，冷水服二錢，或水煎举家皆服，能辟邪恶。千金方。

风瘙瘾疹身痒不止。用苍耳茎〔三〕、叶、子等分，为末。每服二錢，豆淋酒调下。圣惠方。

面上黑斑苍耳叶焙为末，食后米饮调服一錢，一月愈。摘玄方。

赤白汗斑苍耳嫩叶尖，和青盐擂烂，五六月间擦之，五七次效。摘玄方。

大风疠疾袖珍方：用嫩苍耳、荷叶等分，为末。每服二錢，温酒下，日二服。乾坤生意：用苍耳叶为末，以大枫子油和丸梧子大。每服三四十丸，以茶湯下，日二服。又方：五月五日或六月六日，五更带露采苍耳草，捣取汁，熬作锭子。取半斤鳢鱼一尾，剖开不去肚肠，入药一锭，线缝，以酒二碗，慢火煮熟令吃，不过三五个鱼即愈也。忌盐一百日。

卒得恶疮苍耳、桃皮作屑，纳疮中。百一方〔四〕。

反花恶疮有肉如饭粒，破之血出，随生反出。用苍耳叶捣汁，服三合，并涂之，日二上。圣济总录。

一切疔肿诜曰：危困者，用苍耳根叶捣，和小儿尿绞汁，冷服一升，日三服，拔根甚验。养生方：用苍耳根苗烧灰，和醋淀涂之，干再上。不十次，即拔根出。邵真人方：苍耳根三两半，乌梅肉五个，连须葱三根，酒二钟，煎一钟，热服取汗。

齿风动痛苍耳一握，以浆水煮，入盐含漱。外台秘要。

缠喉风病苍耳根一把，老姜一块，研汁，入酒服。

〔一〕本：原作「方」，今据本书卷一历代诸家本草改。

〔二〕苗：大观、政和本草卷八葈耳条附方俱作「叶」。

〔三〕茎：大观、政和本草卷八葈耳条附方俱作「花」，与圣惠方卷六十九合。

〔四〕百一方：原脱，今据大观、政和本草卷八葈耳条附方补。

圣济总录。**赤目生疮**作痛。道人头末二两，乳香一錢，每用一錢，烧烟嗅鼻。圣济总录。**鼻衄不止**苍耳茎叶捣汁一小盏服。圣惠方。**五痔下血**五月五日采苍耳茎叶为末，水服方寸匕甚效。千金翼。**赤白下痢**苍耳草不拘多少洗浄，用水煮烂去滓，入蜜用武火熬成膏。每服一二匙，白湯下。医方摘玄。**产后诸痢**苍耳叶捣绞汁，温服半中盏，日三四服。圣惠方。**误吞铜钱**苍耳头一把，以水一升，浸水中十余度，饮水愈。肘后方。**花蜘蛛毒**咬人，与毒蛇无异。用野縑絲，即道人头，捣汁一盏服，仍以渣傅之。摘玄方。

花〔主治〕白癞顽痒。时珍

天名精本经上品

〔校正〕〔时珍曰〕据苏、沈二说，并入唐本鹤虱，开宝地菘，别录有名未用埊松。

【释名】**天蔓菁**别录**天门精**别录**地菘**唐本**埊松**别录。埊与地同。**玉门精**别录**麦句姜**本经**蟾蜍兰**别录**蛤蟆蓝**本经**蚵蚾草**纲目**豕首**本经**彘颅**别录**活鹿草**异苑**刘愐草**愐音胡革反。**皱面草**纲目**母猪芥**纲目**实名鹤虱。根名杜牛膝。**〔恭曰〕天名精，即活鹿草也。别录一名天蔓菁，南人名为地菘，叶与蔓菁、菘菜相类，故有此名。其味甘辛，故有姜称。状如蓝，而蛤蟆好居其下，故名蛤蟆蓝。香气似兰，故又名蟾蜍兰。〔时珍曰〕天名精乃天蔓菁之讹也。其气如豕彘，故有豕首、彘颅之名。昔人谓之活鹿草，俗人因其气臊，讹为狐狸臊者，是也。尔雅云：茢薽，豕首也。郭璞注云：江东呼为豨首，可以炒蚕蛹食。〔藏器曰〕郭璞注尔雅蘧麦，云即麦句姜者，非也。陶公注钓樟条云：有一草似狠牙，气辛臭，名为地菘，人呼为刘愐草，主金疮。按异苑云：宋元嘉中，青州刘愐射一獐，剖五脏以此草塞之，蹶然而起。愐怪而拔草，便倒，如此三度。愐因密录此草种之，主折伤，愈多人，因以名之。既有活鹿之名，雅与獐事相合。陶、苏俱说是地菘，定非二物。

【正误】〔弘景曰〕天名精即今之豨莶，亦名豨首。夏月杵汁服之，除热病。味至苦而云甘，或非是也。〔恭曰〕豨首苦而臭，名精辛而香，全不相类也。〔禹锡曰〕苏恭云：天名精南人名地菘。陈藏器本草解纷，亦言天名精为地菘。开宝本草不当重出地菘条，例宜刊削。〔时珍曰〕按沈括笔谈云：世人既不识天名精，又妄认地菘为火枕，本草又出鹤虱一条，都成纷乱。不知地菘即天名精，其叶似菘，又似蔓菁，故有二名，鹤虱即其实也。又别录有名未用墍松，即此地菘，亦系误出，今并正之，合而为一。

【集解】〔别录曰〕天名精生平原川泽，五月采。〔保昇曰〕地菘也。小品方名天蔓菁，又名天芜菁。叶似山南菘菜，夏秋抽条，颇似薄荷，花紫白色，味辛而香。〔志曰〕地菘所在皆有，生人家及路旁阴处，高二三寸，叶似菘叶而小。又曰：鹤虱，出波斯者为胜。今上党亦有，力势薄于波斯者。〔恭曰〕鹤虱生西戎，子似蓬蒿子而细，合茎叶用之。〔颂曰〕天名精，江湖间皆有之，状如韩保昇所说。又曰：鹤虱，江淮衡湘皆有之。春生苗，叶皱似紫苏，大而尖长，不光。茎高二尺许。七月生黄白花，似菊。八月结实，子极尖细，干即黄黑色。南人呼其叶为火枕。按火枕即豨莶，虽花实相类，而别是一物，不可杂用。〔时珍曰〕天名精嫩苗绿色，似皱叶菘芥，微有狐气。淘净炸之，亦可食。长则起茎，开小黄花，如小野菊花。结实如同蒿，子亦相似，最粘人衣，狐气尤甚。炒熟则香，故诸家皆云辛而香，亦巴人食负蠜，南人食山柰〔一〕之意尔。其根白色，如短牛膝。此物最贱，而唐本草言鹤虱出西戎，宋本草言出波斯者，何哉？盖当时人不知用之，惟西戎、波斯始知入药，且土产所宜故尔。亦苜蓿云出西域，而不知中土饲马者即是也。详见豨莶下。

叶 根同。

〔气味〕甘，寒，无毒。〔别录曰〕墍松：辛，无毒。〔时珍曰〕微辛、甘，有小毒。生汁吐人。〔之才曰〕垣衣、地黄为之使。

〔主治〕瘀血血瘕欲死，下血止血，利小便，久服轻身耐老。本经 **除小虫，去痹，除胸中结热，止烦渴〔二〕，逐水，大吐下。**别录 **破血生肌，止鼻衄，杀三虫，除诸毒肿，丁疮瘘痔，金疮内射，身痒瘾疹不止者，揩之立已。**唐本 **地菘：主金疮，止血，解恶虫蛇螫毒，挼以傅之。**开宝 **吐痰止疟，治牙痛口紧喉痹。**时珍 **墍松：主眩痹。**别录有名未用。

〔发明〕〔时珍曰〕天名精，并根苗而言也。地菘、墍松，皆言其苗叶也。鹤虱，言其子也。其功大抵只是吐痰止血杀虫解毒，故擂汁服之能止痰疟，漱之止牙疼，挼之傅蛇咬，亦治猪瘟

〔一〕柰：原作「禁」，今据本书卷十四山柰条改。

〔二〕除小虫……止烦渴：此十三字大观本草卷七天名精条作白字（政和本草同条除「渴」作墨字外，上十二字亦作白字），认为本经文，应移至上文「利小便」之后。

病也。按孙天仁集效方云：凡男妇乳蛾喉咙肿痛，及小儿急慢惊风牙关紧急不省人事者。以鹤虱草，一名皱面草，一名母猪芥，一名杜牛膝，取根洗净捣烂，入好酒绞汁灌之，良久即苏。仍以渣傅项下，或醋调搽亦妙。朱端章集验方云：余被檄任淮西幕府时，牙疼大作。一刀镊人以草药一捻，汤泡少时，以手蘸汤挹痛处即定。因求其方，用之治人多效，乃皱面地菘草也，俗人讹为地葱。沈存中笔谈专辩地菘，其子名鹤虱，正此物也。钱季诚方：用鹤虱一枚，擢置齿中。高监方：以鹤虱煎米醋漱口，或用防风、鹤虱煎水噙漱，仍研草塞痛处，皆有效也。

〔附方〕旧二，新九。

男女吐血 皱面草即地菘，晒干为末。每服一二钱，以茅花泡汤调服，日二次。卫生易简。

咽喉肿塞 伤寒蕴要：治痰涎壅滞，喉肿水不可下者。地菘一名鹤虱草，连根叶捣汁，鹅翎扫入，去痰最妙。圣济总录：用杜牛膝、鼓锤草，同捣汁灌之。不得下者，灌鼻得吐为妙。又方：杜牛膝春夏用茎，秋冬用根，一把，青矾半两，同研，点患处，令吐脓血痰沫，即愈。

缠喉风肿 蚵蚾草即皱面草，细研，以生蜜和丸弹子大，每噙一二丸即愈。干者为末，蜜丸亦可。名救生丸。经效济世方。

诸骨哽咽 地菘、马鞭草各一握，去根，白梅肉一个，白矾一钱，捣作弹丸，绵裹含咽，其骨自软而下也。普济方。

风毒瘰疬 赤肿。地菘捣傅，干即易之。圣惠方。

丁疮肿毒 鹤虱草叶，浮酒糟，同捣傅之，立效。孙氏集效方。

恶疮肿毒 地菘捣汁，日服三四次。外台秘要。

恶发背初起 地菘杵汁一升，日再服，瘥乃止。伤寒类要。

蛇咬伤 地菘捣傅之。易简方。

鹤虱 唐本草

〔气味〕苦，平[一]，有小毒。〔大明曰〕凉，无毒。

〔主治〕**蛔蛲虫。为散，以肥肉臛汁服方寸匕，亦入丸散用。**唐本 **虫心痛。以淡醋和半匕服，立瘥。**开宝 **杀五脏虫，止疟，傅恶疮。**大明

〔发明〕〔颂曰〕鹤虱，杀虫方中为最要药。古今录验方[二]：疗蛔咬

〔一〕平：原作「辛」，今据大观、政和本草卷十一鹤虱条改。

〔二〕古今录验方：此上原有「初虞世」三字，大观、政和本草卷十一鹤虱条俱无。按苏颂图经成书于嘉祐辛丑（公元一〇六一），初虞世古今录验方成书于绍圣丁丑（公元一〇九七），苏颂书中自不当引初氏之方。方见外台卷七延年鹤虱丸方注中，纵非王焘原注，亦是孙兆等所作校记，其时亦在皇祐辛卯至治平乙巳（公元一〇五一—一〇六五）之间，远在初氏以前。故其所谓古今录验方，应是唐·甄立言之所撰者。濒湖误记，因据删。

心痛，取鹤虱十两，捣筛蜜丸梧子大，以蜜汤空腹吞四五十丸。忌酒肉。韦云患心痛十年不瘥，于杂方内见〔一〕，合服之便愈。李绛兵部手集方，治小儿蛔虫啮心腹痛，亦单用鹤虱研末，以肥猪肉汁下之。五岁一服二分，虫出即止也。

〔附方〕新一。**大肠虫出**不断，断之复生，行坐不得。鹤虱末，水调半两服，自愈。怪疾奇方。

豨莶音喜枚。　唐本

〔校正〕并入唐本猪膏莓〔二〕。

【释名】希仙纲目　**火枚草**唐本　**猪膏莓**唐本　**虎膏**唐本　**狗膏**唐本　**粘糊菜**救荒　〔时珍曰〕韵书：楚人呼猪为豨，呼草之气味辛毒为莶。此草气臭〔三〕如猪而味莶螫，故谓之豨莶。猪膏、虎膏、狗膏，皆因其气，以及治虎狗伤也。火枚当作虎莶，俗音讹尔，近人复讹豨莶为希仙矣。救荒本草言其嫩苗炸熟，浸去苦味，油盐调食，故俗谓之粘糊菜。

【集解】〔恭曰〕豨莶，田野皆识〔四〕之，一名火枚〔五〕。叶似酸浆而狭长，花黄白色。三月、四月采苗叶暴干。又曰：猪膏莓，生平泽下湿地，所在皆有。一名虎膏，一名狗膏。叶似苍耳，茎圆有毛。〔颂曰〕豨莶处处有之。春生苗，叶似芥叶而狭长，文粗。茎高二三尺。秋初有花如菊。秋末〔六〕结实，颇似鹤虱。夏采叶，暴干用。〔藏器曰〕猪膏草，叶似荏有毛。〔保昇曰〕猪膏叶似苍耳，两枝相对，茎叶俱有毛，黄白色，五月、六月采苗，日干。〔时珍曰〕按苏恭唐本草谓豨莶似酸浆，猪膏莓似苍耳，列为二种。而成纳进豨莶丸表，言此药与本草所述相异，多生沃壤，高三尺许，节叶相对。张咏豨莶丸表，言此草金棱银线，素茎紫荄，对节而生，蜀号火枚，茎叶颇同苍耳。又按沈括笔谈云：世人妄认地菘为火枚。有单服火枚法者，乃是地菘，不当用火枚。火枚乃本草名猪膏莓者，后人不识，重复出条也。按此数说各异，而今人风痹多用豨莶丸，将何适从耶？时珍尝聚诸草订视，则猪膏草素茎有直棱，兼有斑点，叶似苍耳而微长，似地菘而稍薄，对节而生，茎叶皆有细毛。肥壤一株分枝数十。八九月开小花，深黄色，中有长子如同蒿子，外萼有细刺粘人。地菘则青茎，圆而无棱，

〔一〕见：原脱，今据大观、政和本草卷十一鹤虱条补。

〔二〕莓：原作「母」。按大观、政和本草卷十一猪膏莓条俱作「莓」。原注：「音每」。因据改，与千金翼卷三猪膏莓条合。下同。

〔三〕臭：原缺，今据康熙字典豕部豨字条引濒湖语补。

〔四〕识：原作「食」，今据大观、政和本草卷十一豨莶条改。

〔五〕枚：大观、政和本草卷十一豨莶条俱作「莶」。

〔六〕秋末：原脱，今据大观、政和本草卷十一豨莶条补。

无斑无毛，叶皱似菘芥，亦不对节。观此则似与成张二氏所说相合。今河南陈州采豨莶充方物，其状亦是猪膏草，则沈氏谓豨莶即猪膏莓者，其说无疑矣。苏恭所谓似酸浆者，乃龙葵，非豨莶，盖误认尔。但沈氏言世间单服火杴，乃是地菘，不当用猪膏莓，似与成张之说相反。今按豨莶、猪膏莓条，并无治风之说。惟本经地菘条，有去痹除热，久服轻身耐老之语，则治风似当用地菘。然成张进御之方，必无虚谬之理。或者二草皆有治风之功乎？而今服猪膏莓之豨莶者，复往往有效。其地菘不见有服之者。则豨莶之为猪膏，尤不必疑矣。

豨莶　**【气味】苦，寒，有小毒。又曰：猪膏莓：辛，苦，平，无毒。**〔藏器曰〕有小毒。苏恭曰，猪膏无毒，误矣。

【主治】豨莶：治热䘌烦满不能食。生捣汁三合服，多则令人吐。又曰：猪膏莓：主金疮止痛，断血生肉，除诸恶疮，消浮肿。捣封之，汤渍散傅并良。苏恭　**主久疟痰㾀，捣汁服取吐。捣傅虎伤、狗咬、蜘蛛咬、蚕咬、蠼螋溺疮。**藏器　**治肝肾风气，四肢麻痹，骨痛膝弱，风湿诸疮。**时珍

【发明】〔颂曰〕蜀人单服豨莶法：五月五日、六月六日、九月九日，采叶，去根茎花实，净洗暴干。入甑中，层层洒酒与蜜蒸之，又暴。如此九过，则气味极香美。熬捣筛末，蜜丸服之。云甚益元气，治肝肾风气，四肢麻痹，骨间疼〔一〕，腰膝无力者，亦能行大肠气。诸州所说，皆云性寒有小毒，与唐本同。惟文州及高邮军〔二〕云：性热无毒。服之补益，安五脏，生毛发，兼主风湿疮，肌肉顽痹，妇人久冷尤宜用。须去粗茎，留枝叶花实蒸暴。两说不同。岂单用叶则寒而有毒，并枝花实则热而无毒乎？抑土地所产不同而然欤？〔时珍曰〕生捣汁服则令人吐，故云有小毒。九蒸九暴则补人去痹，故云无毒。生则性寒，熟则性温，云热者非也。〔慎微曰〕按江陵府节度使成讷进豨莶丸方表略云：臣有弟䜣〔三〕，年三〔四〕十一中风，伏枕五年，百医不瘥。有道人钟针因睹此患，曰：可饵豨莶丸必愈。其草多生沃壤，高三尺许，节叶相对。当夏五

〔一〕疼：原作「冷」，今据大观、政和本草卷十一豨莶条改。

〔二〕军：原作「州」，今据大观、政和本草卷十一豨莶条改。宋置高邮军，元改府，明始改州。

〔三〕䜣：原作「訮」，今据大观、政和本草卷十一豨莶条改。

〔四〕三：原作「二」，据改同上。

月以来收之，每去地五寸剪刈，以温水洗去泥土，摘叶及枝头。凡九蒸九暴，不必太燥，但以取足〔一〕为度。仍熬捣为末，炼蜜丸如梧子大，空心温酒或米饮下二三十丸。服至二千丸，所患忽〔二〕加，不得忧虑，是药攻之力。服至四千丸，必得复故〔三〕。至五千丸，当复丁壮。臣依法修合，令沂服之，果如其言。服后须吃饭三五匙压之。五月五日采者佳。奉敕宣付医院详录。又知益州张咏进豨莶丸表略云：切以餐石饮水，可作充肠之馔；饵松含柏，亦成救病之功。是以疗饥者不在于羞珍，愈病者何烦于异术？倘获济时之药，辄陈鄙物之形。不耻管窥，辄干天听。臣因换龙兴观，掘得一碑，内说修养气术，并药方二件。依方差人访问采觅，其草颇有异，金棱银线，素茎紫荄，对节而生。蜀号火枕，茎叶颇同苍耳。不费登高历险，每常求少获多。急采非难，广收甚易。倘勤久服，旋见神功。谁知至贱之中，乃有殊常之效。臣自吃至百服，眼目清明。即至千服，髭须乌黑，筋力轻健，效验多端。臣本州有都押衙罗守一，曾因中风坠马，失音不语。臣与十服，其病立痊。又和尚智严，年七十，忽患偏风，口眼喎斜，时时吐涎。臣与十服，亦便得痊。今合一百剂，差职员〔四〕史元奏进。

【附方】新五。**风寒泄泻**火枕丸：治风气行于肠胃，泄泻。火枕草为末，醋糊丸梧子大。每服三十丸，白汤下。圣济总录。**痈疽肿毒**一切恶疮。豨莶草端午采者一两，乳香一两，白矾烧半两，为末。每服二钱，热酒调下。毒重者连进三服，得汗妙。乾坤秘韫。**发背丁疮**豨莶草、五叶草即五爪龙、野红花即小蓟、大蒜等分，擂烂，入热酒一碗，绞汁服，得汗立效。乾坤生意。**丁疮肿毒**端午采豨莶草，日干为末。每服半两，热酒调下。汗出即愈，极有效验。集简方。**反胃吐食**火枕草焙为末，蜜丸梧子大，每沸汤下五十丸。百一选方。

【附录】类鼻〔别录有名未用曰〕味酸，温，无毒。主痿痹。生田中高地。叶如天名精，美根，五月采。〔时珍曰〕此似猪膏草也。古今名谓或不同，故附于此。**羊屎〔五〕柴**〔时珍曰〕按乾坤生意云：一名牛屎柴，生山野中。叶类鹤虱，四月开白花。其叶主痈疽发背，捣傅之。冬月用根。可以毒鱼。

〔一〕足：大观、政和本草卷十一豨莶条俱作「燕」。
〔二〕忽：原作「愈」，今据大观、政和本草卷十一豨莶条改。
〔三〕故：原脱，今据大观、政和本草卷十一豨莶条补。
〔四〕员：原作「贡」，今据大观、政和本草卷十一豨莶条改。
〔五〕屎：原作「屎」，今从张本改，与下文合。

箬 纲目

【释名】篛与箬同。辽[一]叶〔时珍曰〕箬若竹而弱，故名。其生疏辽，故又谓之辽。

【集解】〔时珍曰〕箬生南方平泽。其根与茎皆似小竹，其节箨与叶皆似芦荻，而叶之面青背淡，柔而韧，新旧相代，四时常青。南人取叶作笠，及裹茶盐，包米粽，女人以衬鞋底。

叶　【气味】甘，寒，无毒。

【主治】男女吐血、衄血、呕血、咯血、下血。并烧存性，温汤服一钱匕。又通小便，利肺气喉痹，消痈肿。时珍

【附方】新一十二。**一切眼疾**笼篛烧灰，淋汁洗之，久之自效。经验方。**咽喉闭痛**辽叶、灯心草烧灰等分，吹之，甚妙。集简方。**耳忽作痛**或红肿内胀。将经霜青箬露在外，将朽者烧存性，为末。傅入耳中，其疼即止。杨起简便方。**肺壅鼻衄**箬叶烧灰、白面三钱，研匀，井花水服二钱。圣济总录。**经血不止**箬叶灰、蚕纸灰等分，为末。每服二钱，米饮下。圣济总录。**肠风便血**茶篓内箬叶，烧存性。每服三匙，空心糯米汤下。或入麝香少许。璆百一选方。**男妇血淋**亦治五淋。多年煮酒瓶头箬叶，三五年至十年者尤佳。每用七个，烧存性，入麝香少许，陈米饮下，日三服。有人患此，二服愈。福建煮过夏月酒多有之。百一选方[二]。**尿白如注**小腹气痛。茶笼内箬叶烧存性，入麝香少许，米饮下。经验方。**小便涩滞**不通。干箬叶一两烧灰，滑石半两，为末，每米饮服三钱。普济方。**男妇转脬**方同上。**吹奶乳痈**五月五日粽箬烧灰，酒服二钱，即散，累效。济急仙方。**痘疮倒靥**箬叶灰一钱，麝香少许，酒服。张德恭痘疹便览方。

〔一〕辽：原作「蔡」，字书无。今据下濒湖注文改。后同。

〔二〕方：原脱，今据本书卷一引据医家书目补。

芦 别录下品

〔校正〕并入拾遗江中采出芦。

【释名】苇音伟。葭音加。花名蓬蕽唐本笋名虇音拳。〔时珍曰〕按毛苌诗疏云：苇之初生曰葭，未秀曰芦，长成曰苇。苇者，伟大也。芦者，色卢黑也。葭者，嘉美也。

【集解】〔恭曰〕芦根生下湿地。茎叶似竹，花若荻花，名蓬蕽。二月八月采根，日干用。〔颂曰〕今在处有之，生下湿陂泽中。其状都似竹，而叶抱茎生，无枝。花白作穗若茅花。根亦若竹根而节疏。其根取水底味甘辛者。其露出及浮水中者，并不堪用。按郭璞注尔雅云：葭即芦也。苇即芦之成者。菼，䓊。似苇而小，中实，江东呼为乌蓲(音丘)。或谓之薍，即荻也。至秋坚成，即谓之萑(音桓)。蒹似萑而细长，高数尺，江东谓之蒹。其花皆名芀(音调)。其萌皆名虇，堪食如竹笋。若然，则芦苇通为一物也。所谓蒹，乃今作帘者是也。所谓菼者，今以当薪者是也。而人罕能别蒹菼与芦苇也。又北人以苇与芦为二物。水旁下湿所生者皆名苇。其细不及指大，人家池圃所植者，皆名芦。其干差大，深碧色者，谓之碧芦〔一〕亦难得。然则芦苇皆可通用矣。〔时珍曰〕芦有数种：其长丈许中空皮薄色白者，葭也，芦也，苇也。短小于苇而中空皮厚色青苍者，菼也，䓊也，荻也，萑也。其最短小而中实者蒹也，薕也。皆以初生、已成得名。其身皆如竹，其叶皆长如箬叶，其根入药，性味皆同。其未解叶者，古谓之紫蘀〔二〕。〔敩曰〕芦根须要逆水生，并黄泡肥厚者，去须节并赤黄皮用。

根 〔气味〕甘，寒，无毒。〔主治〕消渴客热，止小便利。别录疗反胃呕逆不下食，胃中热，伤寒内热，弥良。苏恭解大热，开胃，治噎哕不止。甄权寒热时疾烦闷，泻痢人渴，孕妇心热。大明

笋 〔气味〕小苦，冷，无毒。〔宁原〔三〕〕曰忌巴豆。〔主治〕膈间客热，止渴，利小便，解河豚及诸鱼蟹毒。宁原解诸肉毒。时珍〔发明〕〔时珍曰〕按雷公炮炙论序云：益食加

〔一〕谓之碧芦：原脱，今据大观、政和本草卷十一芦根条补。

〔二〕蘀：原作「箨」。西京杂记：「太液池边，皆是雕胡紫蘀绿节之类。长安人谓葭芦之未解叶者谓之紫蘀」。因据改。

〔三〕原：原作「宗」，今据本书卷一历代诸家本草中食鉴本草条改，与下主治注文一致。

觞，须煎芦、朴。注云：用逆水芦根幷厚朴二味等分，煎湯服。盖芦根甘能益胃，寒能降火故也。〔附方〕旧六，新六。**骨蒸肺痿**不能食者，苏游芦根饮主之。芦根、麦门冬、地骨皮、生姜各十两，橘皮、茯苓各五两，水二斗，煮八升，去滓，分五服，取汗乃瘥。外台秘要。**劳复食复**欲死。幷以芦根煮浓汁饮。肘后方。**呕哕不止**厥逆者。芦根三斤切，水煮浓汁，频饮二升。必效：若以童子小便煮服，不过三服〔一〕愈。肘后方。**五噎吐逆**心膈气滞，烦闷不下食。芦根五两锉，以水三大盏，煮取二盏，去滓温服。金匮玉函方。**反胃上气**芦根、茅根各二两，水四升，煮二升，分服。千金方。**霍乱烦闷**芦根三錢，麦门冬一錢，水煎服。千金方。**霍乱胀痛**芦根一升，生姜一升，橘皮五两，水八升，煎三升，分服。太平圣惠方。**食狗肉毒**心下坚，或腹胀口干，忽发热妄语。芦根煮汁服。梅师方。**中马肉毒**方同上。圣惠。**鯸鮧鱼毒**方同上。肘后方〔二〕。**食蟹中毒**方同上。千金。**中药箭毒**方同上。千金。

茎、叶

〔气味〕甘，寒，无毒。〔主治〕霍乱呕逆，肺痈烦热，痈疽。烧灰淋汁，煎膏，蚀恶肉，去黑子。时珍。萚：治金疮，生肉灭瘢。徐之才。江中采出芦：令夫妇和同，用之有法。藏器

〔发明〕〔时珍曰〕古方煎药多用劳水及陈芦火，取其水不强，火不盛也。芦中空虚，故能入心肺，治上焦虚热。

〔附方〕新七〔三〕。**霍乱烦渴**腹胀。芦叶一握，水煎服。又方：芦叶五錢，糯米二錢半，竹茹一錢，水煎，入姜汁、蜜各半合，煎两沸，时时呷之。圣惠方。**吐血不止**芦荻外皮烧灰，勿令白，为

〔一〕服：原作「升」，政和本草卷十一芦根条同。今据外台卷六引必效疗呕哕方改。

〔二〕肘后方：原作「千金」，今据政和本草卷十一芦根条附方改，与肘后卷七第六十九合。千金卷二十四有用芦根汁治食鱼中毒方，与此稍异。

〔三〕七：原作「六」，今按下新附方数改。

末，入蚌粉少许，研匀，麦门冬湯服一二錢。三服可救一人。圣惠方。**肺痈咳嗽**烦满微热，心胸甲错。苇茎湯：用苇茎切二升，水二[一]斗，煮汁五升。入桃仁五[二]十枚，薏苡仁、瓜瓣各半升，煮取二升，服。当吐出脓血而愈。张仲景金匱玉函方。**发背溃烂**陈芦叶为末，以葱椒湯洗净，傅之神效。乾坤秘韫。**痈疽恶肉**白炭灰、荻[三]灰等分，煎膏涂之，蚀尽恶肉，以生肉膏贴之。亦去黑子。此药只可留十日，久则不效。葛洪肘后方。**小儿秃疮**以盐湯洗净，蒲苇灰傅之。圣济总录。

蓬蕽〔气味〕甘，寒，无毒。〔主治〕霍乱。水煮浓汁服，大验。苏恭煮汁服，解中鱼蟹毒。苏颂烧灰吹鼻，止衄血。亦入崩中药。时珍〔附方〕新二。**干霍乱病**心腹胀痛。芦蓬茸一把，水煮浓汁，顿服二升。肘后[四]方。**诸般血病**水芦花、红花、槐花、白鸡冠花、茅花等分，水二鍾，煎一鍾服。万表积善堂方。

甘蕉 别录下品

【释名】芭蕉衍义 天苴史记注 芭苴〔时珍曰〕按陆佃埤雅云：蕉不落叶，一叶舒则一叶焦，故谓之焦。俗谓干物为巴，巴亦蕉意也。稽圣赋云：竹布实而根苦，蕉舒花而株槁。芭苴乃蕉之音转也。蜀人谓之天苴。曹叔雅异物志云：芭蕉结实，其皮赤如火，其肉甜如蜜，四五枚可饱人，而滋味常在牙齿间，故名甘蕉。

【集解】〔弘景曰〕甘蕉本出广州。今江东[五]并有，根叶无异，惟子不堪食耳。〔恭曰〕甘蕉出岭南者，子大味

〔一〕二：与千金卷十七合。今本金匮卷上第七作「一」。
〔二〕五：与今本金匮卷上第七合。千金卷十七作「三」。
〔三〕荻：此上原有「白」，据肘后卷五食肉方删。上止吐血方云：「芦荻烧灰，勿令白」。
〔四〕肘后：原作「小品」。本方见肘后卷二第十二，因据改。
〔五〕江东：大观、政和本草卷十一甘蕉根条作「都下东间」，义同。

甘，北间者，但有花无实。〔颂曰〕今二广、闽中、川蜀皆有，而闽广者实极甘美可啖，他处虽多，而作花者亦少，近时中州种之甚盛，皆芭蕉也。其类亦多。有子者名甘蕉，卷心中抽干作花。初生大萼，似倒垂菡萏，有十数层，层皆作瓣，渐大则花出瓣中，极繁盛。红者如火炬，谓之红蕉。白者如蜡色，谓之水蕉。其花大类象牙，故谓之牙蕉。其实亦有青黄之别，品类亦多，最甘美，曝干可寄远，北土得之以为珍果。其茎解散如丝，闽人以灰汤练治，纺绩为布，谓之蕉葛。〔宗奭曰〕芭蕉三年以上即有花，自心中抽出，一茎止一花，全如莲花，瓣亦相似，但色微黄绿，中心无蕊，悉是花叶也。花头常下垂，每一朵自中夏开，直至中秋后方尽，凡三叶开则三叶脱落也。〔时珍曰〕按万震南州异物志云：甘蕉即芭蕉，乃草类也。望之如树株，大者一围余。叶长丈许，广尺余至二尺。其茎虚软如芋，皆重皮相裹。根如芋魁，青色，大者如车毂。花着茎末，大如酒杯，形色如莲花。子各为房，实随花长，每花一阖，各有六子，先后相次，子不俱生，花不俱落也。蕉子凡三种，未熟时皆苦涩，熟时皆甜而脆，味如葡萄，可以疗饥。一种子大如拇指，长六七寸，锐似〔一〕羊角，两两相抱者，名羊角蕉，剥其皮黄白色，味最甘美。一种子大如鸡卵，有类牛乳者，名牛乳蕉，味微减。一种子大如莲子，长四五寸，形正方者，味最弱也。并可蜜藏为果。又顾玠海槎录云：海南芭蕉常年开花结实，有二种：板蕉大而味淡，佛手蕉小而味甜。通呼为蕉子。不似江南者，花而不实。又范成大虞衡志云：南中芭蕉有数种：极大者凌冬不雕，中抽一干〔二〕，长数尺，节节有花，花褪叶根有实，去皮取肉，软烂如绿柿，味极甘冷，四季恒实。土人以饲小儿，云性凉〔三〕，去客热，谓之蕉子，又名牛蕉子。以梅汁渍，曝干〔四〕压扁，味甘酸有微霜，名芭蕉干。一种鸡蕉子，小于牛蕉，亦四季实。一种芽〔五〕蕉子，小于鸡蕉，尤香嫩甘美，惟秋初结子。一种红蕉花〔六〕，叶瘦，类芦箬，花色正红，如榴花，日拆一两叶，其端各〔七〕有一点鲜绿尤〔八〕可爱，春开至秋尽〔九〕犹芳，俗名美人蕉〔十〕。一种胆瓶蕉，根出土处特〔十一〕肥饱，状如胆瓶也。又费信星槎胜览云：

〔一〕似：原作「以」，今据南州异物志·甘蕉条改。
〔二〕干：原作「条」，今据桂海虞衡志·志果·蕉子条改。
〔三〕性凉：原脱，今据桂海虞衡志·志果·蕉子条补。
〔四〕干：同上。
〔五〕芽：原作「牙」，今据桂海虞衡志·志果·蕉子条改。
〔六〕花：原脱，今据桂海虞衡志·志花·红蕉花条补。
〔七〕各：同上。
〔八〕尤：同上。

南番阿鲁诸地，无米谷，惟种芭蕉、椰子，取实代粮也。

【气味】甘，大寒，无毒。〔恭曰〕性冷，不益人。多食动冷气。

【主治】生食，止渴润肺。蒸熟晒裂，春取仁食，通血脉，填骨髓。孟诜 生食，破血，合金疮，解酒毒。干者，解肌热烦渴。吴瑞 除小儿客热，压丹石毒。时珍

根 〔气味〕甘，大寒，无毒。〔恭曰〕寒。〔颂曰〕甘蕉、芭蕉，性相同也。〔主治〕痈肿结热。别录 捣烂傅肿，去热毒。捣汁服，治产后血胀闷。苏恭 主黄疸。孟诜 治天行热狂，烦闷消渴，患痈毒并金石发动，躁热口干，并绞汁服之。又治头风游风。大明

〔附方〕旧四，新六。**发背欲死**芭蕉根捣烂涂之。肘后方。**一切肿毒**方同上。**赤游风疹**方同上。**风热头痛**方同上。**风虫牙痛**芭蕉自然汁一碗，煎热含漱。普济方。**天行热狂**芭蕉根捣汁饮之。日华子本草。**消渴饮水**骨节烦热。用生芭蕉根捣汁，时饮一二合。圣惠方。**血淋涩痛**芭蕉根、旱莲草各等分，水煎服，日二。圣惠方。**产后血胀**捣芭蕉根绞汁，温服二三合。**疮口不合**芭蕉根取汁，抹之良。直指方。

蕉油以竹筒插入皮中，取出，瓶盛之。〔气味〕甘，冷，无毒。〔主治〕头风热，止烦渴，及汤火伤。梳头，止女人发落，令长而黑。大明 暗风痫病，涎作运闷欲倒者，饮之取吐，极有奇效。苏颂 〔附方〕新一。**小儿截惊**以芭蕉汁、薄荷汁煎匀，涂头顶，留囟门，涂四肢，留手足心勿涂，甚效。邓笔峰杂兴。

叶 〔主治〕肿毒初发，研末，和生姜汁涂之。时珍。圣惠方。 〔附方〕新一。**岐毒**

〔九〕春开至秋尽：桂海虞衡志·志花·红蕉花条作「春夏开至岁寒」。

〔十〕俗名美人蕉：桂海虞衡志无，当是濒湖所加。

〔十一〕处特：原作「时」，今据桂海虞衡志·志花·红蕉花条改。

初起芭蕉叶，熨斗内烧存性，入轻粉，麻油调涂，一日三上，或消或破，皆无痕也。仁斋直指方。

花　**〔主治〕心痹痛。烧存性研，盐汤点服二钱。**日华

蘘荷 别录中品

〔校正〕自菜部移入此，并入有名未用蘘草为一。

【释名】覆菹别录　**蘘草**别录　**猼苴**音博　**葍苴**说文　**嘉草**　〔弘景曰〕本草白蘘荷，而今人呼赤者为蘘荷，白者为覆菹。盖食以赤者为胜，入药以白者为良，叶同一种尔。〔时珍曰〕覆菹许氏说文作葍苴，司马相如上林赋作猼且，与芭蕉音相近。离骚大招云：醢豚若狗脍苴蓴。王逸注云：苴蓴（音博），蘘荷也。见本草。而今之本草无之，则脱漏亦多矣。

【集解】〔别录曰〕蘘草生淮南山谷。〔颂曰〕蘘荷，荆襄江湖间多种之，北地亦有。春初生，叶似甘蕉，根似姜芽而肥，其叶冬枯，根堪为菹。其性好阴，在木下生者尤美。潘岳闲居赋云，蘘荷依阴，时藿向阳，是也。宗懔荆楚岁时记云：仲冬以盐藏蘘荷，用备冬储，又以防虫。史游急就篇云，蘘荷冬日藏，其来远矣。然有赤白二种：白者入药，赤者堪啖，及作梅果多用之。〔宗奭曰〕蘘荷，八九月间腌贮，以备冬月作蔬果。治病止用白者。〔时珍曰〕苏颂图经言荆襄江湖多种，今访之无复识者。惟杨慎丹铅录云：急就章注：蘘荷即今甘露。考之本草形性相同。甘露即芭蕉也。崔豹古今注云：蘘荷似芭蕉而白色，其子花生根中，花未败时可食，久则消烂矣。根似姜。宜阴翳地，依荫而生。又按王旻山居录云：蘘荷宜树阴下，二月种之。一种永生，不须锄耘，但加粪耳。八月初踏其苗令死，则根滋茂。九月初取其傍生根为菹，亦可酱藏。十月中以糠覆其根下，则过冬不冻死也。

【修治】〔敩曰〕凡使勿用革牛草，真相似，其革牛草腥涩。凡使白蘘荷，以铜刀刮去粗皮一重，细切，入砂盆中研如膏，取自然汁炼作煎，新器摊冷，如干胶状，刮取用之。

根　**〔气味〕辛，温，有小毒。**〔思邈曰〕辛，微温，涩，无毒。　**〔主治〕中蛊及疟，捣汁服。**别录　**溪毒，沙虱**〔一〕**，蛇毒。**弘景　**诸恶疮。根心：主稻麦芒入目中不出，以汁注目即出。**苏恭　**赤眼涩痛，捣汁点之。**时珍

〔一〕虱：原作「虫」，今据大观、政和本草卷二十八白蘘荷条改。

蘘草 〔气味〕苦、甘，寒，无毒。〔大明曰〕平。〔主治〕温疟寒热，酸嘶邪气，辟不祥。别录

【发明】〔弘景曰〕中蛊者服蘘荷汁，并卧其叶，即呼蛊主姓名。多食损药力，又不利脚。人家种之，亦云辟蛇。〔颂曰〕按干宝搜神记云：外姊夫蒋士先，得疾下血，言中蛊。其家密以蘘荷置于席下。忽大笑曰：蛊我者，张小小也。乃收小小，小小亡走。自此解蛊药多用之，往往验也。周礼庶氏以嘉草除蛊毒，宗懔谓嘉草即蘘荷是也。陈藏器云，蘘荷、茜根为主蛊之最，谓此。〔时珍曰〕别录：菜部蘘荷，谓根也；草部蘘草，谓叶也。其主治亦颇相近，今并为一云。

【附方】旧八，新一。**卒中蛊毒**下血如鸡肝，昼夜不绝，脏腑败坏待死者。以蘘荷叶密置病人席下，勿令知之，必自呼蛊主姓名也。梅师方。**喉中似物**吞吐不出，腹胀羸瘦。取白蘘荷根捣汁服，蛊立出也。梅师方。**喉舌疮烂**酒渍蘘荷根半日，含漱其汁，瘥乃止。外台秘要方。**吐血痔血**向东蘘荷根一把，捣汁三升服之。肘后方。**妇人腰痛**方同上。**月信涩滞**蘘荷根细切，水煎取二升，空心入酒和服。经验方。**风冷失声**咽喉不利。蘘荷根二两，捣绞汁，入酒一大盏，和匀，细细服，取瘥。肘后方。**伤寒时气**温病初得，头痛壮热，脉盛者。用生蘘荷根叶合捣，绞汁服三四升。肘后。**杂物入目**白蘘荷根取心捣，绞取汁，滴入目中，立出。普济方。

麻黄本经中品

【释名】**龙沙**本经 **卑相**别录 **卑盐**别录。〔时珍曰〕诸名殊不可解。或云其味麻，其色黄，未审然否？张揖广雅云：龙沙，麻黄也。狗骨，麻黄根也。不知何以分别如此？

【集解】〔别录曰〕麻黄生晋地及河东，立秋采茎，阴干令青。〔弘景曰〕今出青州、彭城、荥阳、中牟者为胜，色青而多沫。蜀中亦有，不好。〔恭曰〕郑州鹿台及关中沙苑河旁沙洲上最多。同州沙苑既〔一〕多，其青、徐者亦不复用。

〔一〕既：原作「亦」，似于关中沙苑之外，又别有同州沙苑。详大观、政和本草卷八麻黄条唐本注并参考同州志，同州沙苑即关中沙苑，因改「亦」为「既」。

〔禹锡曰〕按段成式〔一〕酉阳杂俎云：麻黄茎头开花，花小而黄，丛生。子如覆盆子，可食。〔颂曰〕今近汴京多有之，以荥阳、中牟者为胜。春生苗，至夏五月则长及一尺以来。梢上有黄花，结实如百合瓣而小，又似皂荚子，味甜，微有麻黄气，外皮红，里仁子黑。根紫赤色。俗说有雌雄二种：雌者于三月、四月内开花，六月结子。雄者无花，不结子。至立秋后收茎阴干。〔时珍曰〕其根皮色黄赤，长者近尺。

茎

〔修治〕〔弘景曰〕用之折去节根，水煮十余沸，以竹片掠去上沫。沫令人烦，根节能止汗故也。

〔气味〕苦，温，无毒。〔别录曰〕微温。〔普曰〕神农、雷公：苦，无毒。扁鹊：酸。李当之：平。〔权曰〕甘，平。〔元素曰〕性温，味苦而甘辛，气味俱薄，轻清而浮，阳也，升也。手太阴之药，入足太阳经，兼走手少阴、阳明。〔时珍曰〕麻黄微苦而辛，性热而轻扬。僧继洪云：中牟有麻黄之地，冬不积雪，为泄内阳也。故过用则泄眞气。观此则性热可知矣。服麻黄自汗不止者，以冷水浸头发，仍用扑法即止。凡服麻黄药，须避风一日，不尔病复作也。凡用须佐以黄芩，则无赤眼之患。〔之才曰〕厚朴、白微为之使。恶辛夷、石韦。

〔主治〕中风伤寒头痛，温疟，发表出汗，去邪热气，止咳逆上气，除寒热，破癥坚积聚。本经　五脏邪气缓急，风胁痛，字乳余疾，止好唾，通腠理，解肌，泄邪恶气，消赤黑斑毒。不可多服，令人虚。别录　治身上毒风㾓〔二〕痹，皮肉不仁，主壮热温疫，山岚瘴气。甄权　通九窍，调血脉，开毛孔皮肤。大明　去营中寒邪，泄卫中风热。元素　散赤目肿痛，水肿风肿，产后血滞。时珍

〔发明〕〔弘景曰〕麻黄疗伤寒，解肌第一药。〔颂曰〕张仲景治伤寒，有麻黄湯及葛根湯、大小青龙湯，皆用麻黄。治肺痿〔三〕上气，有射干麻黄湯、厚朴麻黄湯，皆大方也。〔杲曰〕轻可去实，麻黄、葛根之属是也。六淫有余之邪，客于阳分皮毛之间，腠理闭拒，营卫气血不行，故谓之实。二药轻清成象，故可去之。麻黄微苦，其形中空，阴中之阳，入足太阳寒水之经。其经循背下行，本寒而又受外寒，故宜发汗，去皮毛气分寒邪，以泄表实。若过发则汗多亡阳，或饮食劳

〔一〕式：原脱，今据大观、政和本草卷八麻黄条补。

〔二〕㾓：原作「疹」，今据大观、政和本草卷八麻黄条改。

〔三〕痿：原作「瘻」，今据大观、政和本草卷八麻黄条改，与金匮卷上第七合。

倦及杂病自汗表虚之证用之，则脱人元气，不可不禁。〔好古曰〕麻黄治卫实之药，桂枝治卫虚之药，二物虽为太阳证药，其实营卫药也。心主营为血，肺主卫为气。故麻黄为手太阴肺之剂，桂枝为手少阴心之剂。伤寒伤风而咳嗽，用麻黄、桂枝，即汤液之源也。〔时珍曰〕麻黄乃肺经专药，故治肺病多用之。张仲景治伤寒无汗用麻黄，有汗用桂枝。历代明医解释，皆随文傅会，未有究其精微者。时珍常绎〔一〕思之，似有一得，与昔人所解不同云。津液为汗，汗即血也。在营则为血，在卫则为汗。夫寒伤营，营血内涩，不能外通于卫，卫气闭固，津液不行，故无汗发热而憎寒。夫风伤卫，卫气外泄，不能内护于营，营气虚弱，津液不固，故有汗发热而恶风。然风寒之邪，皆由皮毛而入。皮毛者，肺之合也。肺主卫气，包罗一身，天之象也。是证虽属乎太阳，而肺实受邪气。其证时兼面赤怫郁，咳嗽有痰，喘而胸满诸证者，非肺病乎？盖皮毛外闭，则邪热内攻，而肺气膹郁。故用麻黄、甘草同桂枝，引出营分之邪，达之肌表，佐以杏仁泄肺而利气。汗后无大热而喘者，加以石膏。朱肱活人书，夏至后加石膏、知母，皆是泄肺火之药。是则麻黄汤虽太阳发汗重剂，实为发散肺经火郁之药也。腠理不密，则津液外泄，而肺气自虚。虚则补其母。故用桂枝同甘草，外散风邪以救表，内伐肝木以防脾。佐以芍药，泄木而固脾，泄东所以补西也。使以姜枣，行脾之津液而和营卫也。下后微喘者加厚朴、杏仁，以利肺气也。汗后脉沉迟者加人参，以益肺气也。朱肱加黄芩为阳旦汤，以泻肺热也。皆是脾肺之药。是则桂枝虽太阳解肌轻剂，实为理脾救肺之药也。此千古未发之秘旨，愚因表而出之。又少阴病发热脉沉，有麻黄附子细辛汤、麻黄附子甘草汤。少阴与太阳为表里，乃赵嗣眞〔二〕所谓熟附配麻黄，补中有发也。一锦衣夏月饮酒达旦，病水泄，数日不止，水谷直出。服分利消导升提诸药则反剧。时珍诊之，脉浮而缓，大肠下弩，复发痔血。此因肉食生冷茶水过杂，抑遏阳气在下，木盛土衰，素问所谓久风成飧泄也。法当升之扬之。遂以小续命汤投之，一服而愈。昔仲景治伤寒六七日，大下后，脉沉迟，手足厥逆，咽喉不利，唾脓血，泄利不止者，用麻黄汤平其肝肺，兼升发之，即斯理也。神而明之，此类是矣。

〔附方〕旧五，新七。**天行热病**初起一二日者。麻黄一大两去节，以水四升煮，去沫，取二升，去滓，着米一匙及豉〔三〕，为稀粥。先以汤浴后，乃食粥，厚覆取汗，即愈。孟诜必效〔四〕方。**伤寒雪煎**麻黄十斤去节，杏仁四

〔一〕绎：原作「释」，今从张本改。
〔二〕眞：原作「其」，今据本书卷一引据医家书目改。
〔三〕豉：原作「鼓」，今据大观、政和本草卷八麻黄条改，与外台卷三合。
〔四〕效：原作「用」，据改同上。

升〔一〕去皮熬，大黄一斤十三〔二〕两。先以雪水五石四斗，渍麻黄于东向灶釜中。三宿后，纳大黄搅匀，桑薪煮至二石，去滓。纳杏仁同煮至六七斗，绞去滓，置铜器中。更以雪水三斗，合煎令得二斗四升，药成，丸如弹子大。有病者以沸白汤五合，研一丸服之，立汗出。不愈，再服一丸。封药勿令泄气。千金方。**伤寒黄疸**表热者，麻黄醇酒汤主之。麻黄一把，去节绵裹，美酒五升，煮取半升，顿服取小汗。春月用水煮。千金方〔三〕。**里水黄肿**张仲景云：一身面目黄肿，其脉沉，小便不利，甘草麻黄汤主之。麻黄四两，水五升，煮去沫，入甘草二两，煮取三升。每服一升，重覆汗出。不汗再服。慎风寒。千金云：有患气虚〔四〕久不瘥，变成水病，从腰以上肿者，宜此发其汗。**水肿脉沉**属少阴。其脉浮者为风〔五〕，虚胀者为气，皆非水也。麻黄附子汤汗之。麻黄三两，水七升，煮去沫，入甘草二两，附子炮一枚，煮取二升半。每服八分，日三服，取汗。张仲景金匮要略。**风痹冷痛**麻黄去根五两，桂心二两，为末，酒二升，慢火熬如饧。每服一匙，热酒调下，至汗出为度。避风。圣惠方。**小儿慢脾**风，因吐泄后而成。麻黄长五寸十个去节，白术指面大二块，全蝎二个，生薄荷叶包煨，为末。二岁以下一字，三岁以上半錢，薄荷湯下。圣惠方。**尸咽痛痹**语声不出。麻黄以青布裹，烧烟筒中熏之。圣惠方。**产后腹痛**及血下不尽。麻黄去节，为末，酒服方寸匕，一日二三服，血下尽即止。子母秘录。**心下悸病**半夏麻黄丸：用半夏、麻黄等分，末之，炼蜜丸小豆大。每饮服三丸，日三服。金匮要略。**痘疮倒黡**〔寇宗奭曰〕郑州麻黄去节半两，以蜜一匙同炒良久，以水半升煎数沸，去沫再煎去三分之一，去滓乘热服之，避风，其疮复出也。一法：用无灰酒煎，其效更速。仙源县笔工李用之子，病斑疮风寒倒黡已困，用此一服便出，如神。**中风诸病**麻黄一秤去根，以王相日乙卯日，取东流水三石三斗，以净铛盛五七斗，先煮五沸，掠去沫，逐旋添水，尽至三

〔一〕四升：大观、政和本草卷八麻黄条同，千金卷九作「一斗四升」。

〔二〕三：原作「二」，今据大观、政和本草卷八麻黄条改，与千金卷九合。

〔三〕千金方：大观、政和本草卷八麻黄条附方作「伤寒类要」。千金卷十麻黄醇酒汤方与此稍异。

〔四〕虚：原作「急」，今据千金卷二十一改。

〔五〕风：原作「气」，今据金匮卷中第十四改。

五斗，漉去麻黃，澄定，滤去滓，取清再熬至一斗，再澄再滤，取汁再熬，至升半为度，密封收之，一二年不妨。每服一二匙，热湯化下取汗。熬时要勤搅，勿令着底，恐焦了。仍忌鸡犬阴人见之。此刘守真秘方也。宣明方。

根节 **〔气味〕甘，平，无毒。** **〔主治〕止汗，夏月杂粉扑之。**弘景 **〔发明〕**〔权曰〕麻黃根节止汗，以故竹扇杵末同扑之。又牡蛎粉、粟粉并麻黃根等分，为末，生绢袋盛贮。盗汗出，即扑，手摩之。〔时珍曰〕麻黃发汗之气驶不能御，而根节止汗效如影响，物理之妙，不可测度如此。自汗有风湿、伤风、风温、气虚、血虚、脾虚、阴虚、胃热、痰饮、中暑、亡阳、柔痓诸证，皆可随证加而用之。当归六黃湯加麻黃根，治盗汗尤捷。盖其性能行周身肌表，故能引诸药外至卫分而固腠〔一〕理也。本草但知扑之之法，而不知服饵之功尤良也。

〔附方〕新八。**盗汗阴汗** 麻黃根、牡蛎粉为末，扑之。**盗汗不止** 麻黃根、椒目等分，为末。每服一錢，无灰酒下。外以麻黃根、故蒲扇为末，扑之。奇效良方。**小儿盗汗** 麻黃根三分，故蒲扇灰一分，为末。以乳服三分，日三服。仍以干姜三分同为末，三分扑之。古今录验。**诸虚自汗** 夜卧即甚，久则枯瘦。黃芪、麻黃根各一两，牡蛎米泔浸洗煅过，为散。每服五錢，水二盏，小麦百粒，煎服。和济局方。**虚汗无度** 麻黃根、黃芪等分，为末，飞面糊作丸梧子大。每用浮麦湯下百丸，以止为度。谈野翁试验方。**产后虚汗** 黃芪、当归各一两，麻黃根二两。每服一两，煎湯下。**阴囊湿疮** 肾有劳热。麻黃根、石硫黃各一两，米粉一合，为末，傅之。千金方。**内外障翳** 麻黃根一两，当归身一錢，同炒黑色，入麝香少许，为末。嗃鼻，频用。此南京相国寺东黑孩儿方也。普济。

【附录】云花草〔二〕〔时珍曰〕按葛洪肘后方治马疥，有云花草，云状如麻黃，而中坚实也。

木贼 宋嘉祐

【释名】〔时珍曰〕此草有节，面糙涩。治木骨者，用之磋擦则光净，犹云木之贼也。

〔一〕腠：原作「膜」，今从张本改。

〔二〕草：原作「子」，今据下文及本卷目录改。今本肘后未见此方。

【集解】〔禹锡曰〕木贼出秦、陇、华、成诸郡近水地。苗长尺许，丛生。每根一干，无花叶，寸寸有节，色青，凌冬不雕。四月采之。〔颂曰〕所在近水地有之，采无时，今用甚多。〔时珍曰〕丛丛直上，长者二三尺，状似凫茈苗及粽心草，而中空有节，又似麻黄茎而稍粗，无枝叶。

茎　【气味】**甘，微苦，无毒。**〔时珍曰〕温。

【主治】**目疾，退翳膜，消积块，益肝胆，疗肠风，止痢，及妇人月水不断，崩中赤白。**嘉祐　**解肌，止泪止血，去风湿，疝痛，大肠脱肛。**时珍

【发明】〔禹锡曰〕木贼得牛角䚡、麝香，治休息久痢。得禹余粮、当归、芎䓖，治崩中赤白。得槐蛾、桑耳，治肠风下血。得槐子、枳实，治痔疾出血。〔震亨曰〕木贼去节烘过，发汗至易，本草不曾言及。〔时珍曰〕木贼气温，味微甘苦，中空而轻，阳中之阴，升也，浮也。与麻黄同形同性，故亦能发汗解肌，升散火郁风湿，治眼目诸血疾也。

【附方】旧三，新九。**目昏多泪**木贼去节，苍术泔浸，各一两，为末。每服二錢，茶调下。或蜜丸亦可。**急喉痹塞**木贼以牛粪火烧存性，每冷水服一錢，血出即安也。　圣惠方。**舌硬出血**木贼煎水漱之，即止。　圣惠方。**血痢不止**木贼五錢，水煎溫服，一日一服。　圣惠方。**泻血不止**方同上，日二服。　广利方。**肠痔下血**多年不止。用木贼、枳壳各二两，干姜一两，大黃二錢半[一]，并于銚內炒黑存性，为末。每粟米饮服二錢，甚效也。　苏颂图经本草。**大肠脱肛**木贼烧存性，为末掺之，按入即止。一加龙骨。　三因方。**妇人血崩**血气痛不可忍，远年近日不瘥者，雷氏木贼散主之。木贼一两，香附子一两，朴消半两，为末。每服三錢，色黑者，酒一盞煎，红赤者，水一盞煎，和滓服，日二服。脐下痛者，加乳香、沒药、当归各一錢，同煎。忌生冷硬物猪鱼油腻酒面。　医垒元戎。**月水不断**木贼炒三錢，水一盞，煎七分，溫服，日一服。　圣惠方。**胎动不安**木贼去节、川芎等分，为末。每服三錢，水一盞，入金银一錢，煎服。　圣济总录。**小肠疝气**木贼细剉，微炒为末，沸湯点服二錢，缓服取效。一方：用热酒下。　寇氏本草衍

〔一〕二钱半：大观、政和本草卷十一木贼条作「一分」，古方一分即二钱半。

义。**误吞铜钱**木贼为末，鸡子白调服一钱。　圣惠方。

【附录】问荆〔藏器曰〕味苦，平，无毒。主结气瘤痛，上气气急，煮汁服之。生伊洛[一]洲渚间，苗如木贼，节节相接，一名接续草。

石龙刍本经上品

【释名】龙须本经　**龙修**山海经　**龙华**别录　**龙珠**本经　**悬莞**别录　**草续断**本经　**缙云草**纲目　**方宾**别录　**西王母簪**〔时珍曰〕刈草包束曰刍。此草生水石之处，可以刈束养马，故谓之龙刍。述异记，周穆王东海岛中养八骏处，有草名龙刍，是矣。故古语云：一束龙刍，化为龙驹。亦孟子刍豢之义。龙须、王母簪，因形也。缙云，县名，属今处州，仙都山产此草，因以名之。崔豹古今注云，世言黄帝乘龙上天，群臣攀龙须坠地生草，名曰龙须者，谬也。江东以草织席，名西王母席，亦岂西王母骑虎而堕其须乎？

【集解】〔别录曰〕石龙刍生梁州山谷湿地，五月、七月采茎暴干，以九节多珠者良。〔弘景曰〕茎青细相连，实赤，今出近道水石处，似东阳龙须以作席者，但多节尔。〔藏器曰〕今出汾州、沁州、石州，亦处处有之。〔保升曰〕丛生，茎如綖，所在有之，俗名龙须草，可为席，八月、九月采根暴干。〔时珍曰〕龙须丛生，状如粽心草及凫茈，苗直上，夏月茎端开小穗花，结细实，并无枝叶。今吴人多栽莳织席，他处自生者不多也。本经明言龙刍一名龙须，而陶弘景言龙刍似龙须但多节，似以为二物者，非矣。

茎

〔气味〕苦，微寒，无毒。〔别录曰〕微温。

〔主治〕心腹邪气，小便不利淋闭，风湿鬼疰恶毒。久服补虚羸，轻身，耳目聪明，延年。本经　**补内虚不足，痞满，身无润泽，出汗，除茎中热痛，疗蛔虫及[二]不消食。**别录

[一] 洛：原作「沒」，今据大观、政和本草卷九问荆条改。

[二] 及：原作「肿」，今据大观、政和本草卷七石龙刍条改。

败席　〔主治〕淋及小便卒不通，弥败有垢者方尺，煮[一]汁服之。藏器

龙常草别录有名未用

【释名】粽心草〔时珍曰〕俚俗五月采，系角黍之心，呼为粽心草是也。

【集解】〔别录曰〕生河水旁，状如龙刍，冬夏生。〔时珍曰〕按尔雅云：萆，鼠莞也。郑樵解为龙刍。郭璞云：纤细似龙须，可为席，蜀中出者好。恐即此龙常也。盖是龙须之小者尔。故其功用亦相近云。

茎　**【气味】咸，温，无毒。**

【主治】轻身，益阴气，疗痹寒湿。别录

灯心草宋开宝

【释名】虎须草纲目　**碧玉草**纲目

【集解】〔志曰〕灯心草生江南泽地，丛生，茎圆细而长直，人将为席。〔宗奭曰〕陕西亦有之。蒸熟待干，折取中心白穰燃灯者，是谓熟草。又有不蒸者，但生干剥取为生草。入药宜用生草。〔时珍曰〕此即龙须之类，但龙须紧小而瓤实，此草稍粗而瓤虚白。吴人栽莳之，取瓤为灯炷，以草织席及蓑。他处野生者不多。外丹家以之伏硫、砂。雷公炮炙论序云：硇遇赤须，永留金鼎。注云：赤须亦呼虎须草，煮硇能住火。不知即此虎须否也？

茎及根　**【修治】**〔时珍曰〕灯心难研，以粳米粉浆染过，晒干研末，入水澄之，浮者是灯心也，晒干用。

【气味】甘，寒，无毒。〔元素曰〕辛、甘，阳也。〔吴绶曰〕淡，平。

【主治】五淋，生煮服之。败席煮服，更良。开宝　**泻肺，治阴窍涩不利，行水，除水肿癃闭。**元素　**治急喉痹，烧灰吹之甚捷。烧灰涂乳上，饲小儿，止夜啼。**震亨　**降**

〔一〕煮：原作「者」，今据大观、政和本草卷七石龙刍条改。

心火，止血通气，散肿止渴。烧灰入轻粉、麝香，治阴疳。时珍

【附方】旧一，新九。破伤出血灯心草嚼烂傅之，立止。胜金方。衄血不止灯心一两，为末，入丹砂一錢，米饮每服二錢。圣济总录。喉风痹塞瑞竹堂方：用灯心一握，阴阳瓦烧存性，又炒盐一匙，每吹一捻，数次立愈。一方：用灯心灰二錢，蓬砂末一錢，吹之。一方：灯心、箬叶烧灰，等分，吹之。惠济方：用灯心草、红花烧灰，酒服一錢，即消。痘疮烦喘小便不利者。灯心一把，鱉甲二两，水一升半，煎六合，分二服。庞安常伤寒论。夜不合眼难睡。灯草煎湯代茶饮，即得睡。集简方。通利水道白飞霞自制天一丸：用灯心十斤，米粉浆染，晒干研末，入水澄去粉，取浮者晒干，二两五錢，赤白茯苓去皮共五两，滑石水飞五两，猪苓二两，泽泻三两，人参一斤切片熬膏，和药丸如龙眼大，朱砂为衣。每用一丸，任病换引。大段小儿生理向上，本天一生水之妙，诸病以水道通利为捷径也。韩氏医通。湿热黄疸灯草根四两，酒、水各半，入瓶内煮半日，露一夜，温服。集玄方。

灯花烬见火部。

本草纲目草部目录第十六卷

草之五　隰草类下七十三种

〔一〕竹：原作「作」，今据本卷鸭跖草条改。
〔二〕葵：此上原有「冬」字，今据本卷葵条删。
〔三〕茳芒合明草附：原脱，今据本卷决明条附录补。
〔四〕本经：原作「别录」。据改见本卷王不留行条校记。
〔五〕救荒：原作「纲目」，今据本卷金盏草条改。
〔六〕本经：原作「别录」，今据本卷女青条改。

鳢肠唐本（即旱莲草）　连翘本经　陆英本经　蒴藋别录

水英图经　蓝本经　蓝淀纲目　青黛开宝　雀翘附

甘蓝拾遗　蓼本经　水蓼唐本　马蓼纲目

荭草别录　毛蓼拾遗　海根拾遗　火炭母草图经

三白草唐本　蚕网〔一〕草拾遗　蛇网〔二〕草拾遗　虎杖别录

莸〔三〕拾遗　萹蓄本经　荩草本经　蒺藜本经

谷精草开宝　海金沙嘉祐　地杨梅拾遗　水杨梅纲目

地蜈蚣草〔四〕纲目　半边莲纲目　紫花地丁纲目　鬼针草拾遗

独用将军唐本　留军待附　见肿消图经　攀倒甑图经

水甘草图经

右附方旧一百七十一，新三百零六〔五〕。

〔一〕网：原作「茧」，据改见本卷本条校记。

〔二〕网：原作「蔺」，本卷本条原作「茧」，今统一改「网」，见本条校记。

〔三〕莸：此下原有「草」字，今据本卷莸条删。

〔四〕草：原脱，今据本卷地蜈蚣草条补。

〔五〕三百零六：原作「二百九十一」，今据本卷新附方总数改。

本草纲目草部第十六卷

草之五隰草类下七十三种。

地黄本经上品

【释名】苄音戶。芑音起。地髓本经〔大明曰〕生者以水浸验之。浮者名天黄，半浮半沉者名人黄，沉者名地黄。入药沉者为佳，半沉者次之，浮者不堪。〔时珍曰〕尔雅云：苄，地黄。郭璞云，江东呼为苄。罗愿云：苄以沉下者〔一〕为贵，故字从下。

【集解】〔别录曰〕地黄生咸阳川泽黄土地者佳，二月、八月采根阴干。〔弘景曰〕咸阳即长安也。生渭城者乃有子实如小麦。今以彭城干地黄最好，次历阳，近用江宁板桥者为胜。作干者有法，捣汁和蒸，殊用工意；而此云阴干，恐以蒸作为失乎？人亦以牛膝、萎蕤作之，人不能别。〔颂曰〕今处处有之，以同州者为上。二月生叶，布地便出似车前，叶上有皱文而不光。高者及尺余，低者三四寸。其花似油麻花而红紫色，亦有黄花者。其实作房如连翘，中子甚细而沙褐色。根如人手指，通黄色，粗细长短不常。种之甚易，根入土即生。一说：古称种地黄宜黄土。今不然，大宜肥壤虚地，则根大而多汁。其法以苇席围编如车轮，径丈余，以壤土实苇席中为坛。坛上又以苇席实土为一级，比下坛径减一尺。如此数级，如浮屠。乃以地黄根节多者寸断之，莳坛上，层层令满，逐日水灌，令茂盛。至春秋分时，自上层取之，根皆长大而不断折，不被斸伤故也。得根暴干。出同州者光润甘美。〔宗奭曰〕地黄叶如甘露子，花如脂麻花，但有细斑点，北人谓之牛奶子花，茎有微细短白毛。〔时珍曰〕今人惟以怀庆地黄为上，亦各处随时兴废不同尔。其苗初生塌地，叶如山白菜而毛涩，叶面深青色，又似小芥叶而颇厚，不叉丫。叶中擢茎，上有细毛。茎梢开小筒子花，红黄色。结实如小麦粒。根长四五寸，细如手指，皮赤黄色，如羊蹄根及胡萝卜根，曝干乃黑，生食作土气。俗呼其苗为婆婆奶。古人种子，今惟种根。王旻山居录云：地黄嫩苗，摘其旁叶作菜，甚益人。本草以二月、八月采根，殊未穷物性。八月残叶犹在，叶中精气，未尽归根。二月新苗已生，根中精气已滋于叶。不如正月、九月采者殊好，又与蒸曝相宜。礼记云：羊苄豕薇，则自古已食之矣。〔嘉谟曰〕江

〔一〕者：原作「珍」。罗愿尔雅翼卷七苄条云：「以沉者为良」。因据改。

浙壤地种者，受南方阳气，质虽光润而力微；怀庆山产者，禀北方纯阴，皮有疙瘩而力大。

干地黄

〔修治〕〔藏器曰〕干地黄，本经不言生干及蒸干。方家所用二物各别，蒸干即温补，生干即平宣，当依此法用。〔时珍曰〕本经所谓干地黄者，即生地黄之干者也。其法取地黄一百斤，择肥者六十斤洗净，晒令微皱。以拣下者洗净，木臼中捣绞汁尽，投酒更捣，取汁拌前地黄，日中晒干，或火焙干用。

〔气味〕甘，寒，无毒。〔别录曰〕苦。〔权曰〕甘，平。〔好古曰〕甘、苦，寒，气薄味厚，沉而降，阴也。入手足少阴厥阴及手太阳之经。酒浸，上行外行。日干者平，火干者温，功用相同。〔元素曰〕生地黄大寒，胃弱者斟酌用之，恐损胃气。〔之才曰〕得清酒、麦门冬良。恶贝母，畏芜荑。〔权曰〕忌葱、蒜、萝卜、诸血，令人营卫涩，须发白。〔斅曰〕忌铜铁器，令人肾消并发白，男损营，女损卫。〔时珍曰〕姜汁浸则不泥膈，酒制则不妨胃〔一〕。鲜用则寒，干用则凉。

〔主治〕伤中，逐血痹，填骨髓，长肌肉。作汤除寒热积聚，除痹，疗折跌绝筋。久服轻身不老，生者尤良。本经　主男子五劳七伤，女子伤中胞漏下血，破恶血，溺血，利大小肠，去胃中宿食，饱力断绝，补五脏内伤不足，通血脉，益气力，利耳目。别录　助心胆气，强筋骨长志，安魂定魄，治惊悸劳劣，心肺损，吐血鼻衄，妇人崩中血运。大明　产后腹痛。久服变白延年。甄权　凉血生血，补肾水真阴，除皮肤燥，去诸湿热。元素　主心病掌中热痛，脾气痿蹶嗜卧，足下热而痛。好古　治齿痛唾血。

生地黄　〔气味〕〔二〕大寒〔三〕。〔主治〕妇人崩中血不止，及产后血上薄心闷绝。伤身胎动下血，胎不落，堕坠踠折，瘀血留血，鼻衄吐血，皆捣饮之。别录　解诸热，通月水，利水道。捣贴心腹，能消瘀血。甄权

〔发明〕〔好古曰〕生地黄入手少阴，又为

〔一〕胃：原脱。按本条熟地黄发明："或云：生地黄酒炒则不妨胃。"因据补。
〔二〕气味：原脱，今据本书前后各条例补。
〔三〕大寒：原在〔主治〕下，今据本书前后各条例移此。

手太阳之剂，故錢仲阳泻丙火与木通同用以导赤也。诸经之血热，与他药相随，亦能治之。溺血、便血皆同。〔权曰〕病人虚而多热者，宜加用之。〔戴原礼曰〕阴微阳盛，相火炽强，来乘阴位，日渐煎熬，为虚火之证者，宜地黄之属，以滋阴退阳。〔宗奭曰〕本经只言干、生二种，不言熟者。如血虚劳热，产后虚热，老人中虚燥热者，若与生干，当虑太寒，故后世改用蒸曝熟者。生熟之功殊别，不可不详。〔时珍曰〕本经所谓干地黄者，乃阴干、日干、火干者，故又云生者尤良。别录复云生地黄者，乃新掘鲜者，故其性大寒。其熟地黄乃后人复蒸晒者。诸家本草皆指干地黄为熟地黄，虽主治证同，而凉血补血之功稍异，故今别出熟地黄一条于下。

熟地黄

〔修治〕〔颂曰〕作熟地黄法：取肥地黄三二十斤净洗，别以拣下瘦短者三二十斤捣绞取汁，投石器中，浸漉令浃，甑上浸三四过，时时浸滤转蒸讫，又暴使汁尽。其地黄当光黑如漆，味甘如饴。须瓷器收之，以其脂柔喜润也。〔斅曰〕采生地黄去皮，瓷锅上柳木甑蒸之，摊令气歇，拌酒再蒸，又出令干。勿犯铜铁器，令人肾消并发白，男损营，女损卫也。〔时珍曰〕近时造法：拣取沉水肥大者，以好酒入缩砂仁末在内，拌匀，柳木甑于瓦锅内蒸令气透，晾干。再以砂仁酒拌蒸晾。如此九蒸九晾乃止。盖地黄性泥，得砂仁之香而窜，合和五脏冲和之气，归宿丹田故也。今市中惟以酒煮熟售者，不可用。

〔气味〕甘、微苦，微温，无毒。〔元素曰〕甘、微苦，寒。假酒力洒〔一〕蒸，则微温而大补。味厚气薄，阴中之阳，沉也。入手足少阴厥阴之经。治外治上，须酒制。忌萝卜、葱、蒜、诸血。得牡丹皮、当归，和血生血凉血，滋阴补髓。

〔主治〕填骨髓，长肌肉，生精血，补五脏内伤不足，通血脉，利耳目，黑须发，男子五劳七伤，女子伤中胞漏，经候不调，胎产百病。时珍 **补血气，滋肾水，益真阴，去脐腹急痛，病后胫股酸痛。**元素 **坐而欲起，目䀮䀮无所见。**好古

〔发明〕〔元素曰〕地黄生则大寒而凉血，血热者须用之；熟则微温而补肾，血衰者须用之。又脐下痛属肾经，非熟地黄不能除，乃通肾之药也。〔好古〔二〕曰〕生地黄治心热，手足心热，入手足少阴厥阴，能益肾水，凉心血，其脉洪实者宜之。若脉虚者，则宜熟地黄，假火力蒸九数，故能补肾中元气。仲景八〔三〕味丸以之为诸药之首，天一所生之源也。

〔一〕洒：原作「酒」，今据湯液本草卷中熟地黄条改。
〔二〕好古：湯液本草卷中熟地黄条作「东垣」。
〔三〕八：原作「六」，今据湯液本草卷中熟地黄条改。

湯液四物湯治藏血之脏，以之为君者，癸乙同归一治也。〔时珍曰〕按王硕易简方云：男子多阴虚，宜用熟地黄；女子多血热，宜用生地黄。又云：生地黄能生精血，天门冬引入所生之处；熟地黄能补精血，用麦门冬引入所补之处。虞搏医学正传云：生地黄生血，而胃气弱者服之，恐妨食；熟地黄补血，而痰饮多者服之，恐泥膈。或云：生地黄酒炒则不妨胃，熟地黄姜汁炒则不泥膈。此皆得用地黄之精微者也。〔颂曰〕崔元亮海上方：治一切心痛，无问新久。以生地黄一味，随人所食多少，捣绞取汁，搜面作馎饦或冷淘食，良久当利出虫，长一尺许，头似壁宫，后不复患矣。昔有人患此病二年，深以为恨，临终戒其家人，吾死后当剖去病本。从其言果得虫，置于竹节中，每所食皆饲之。因食地黄馎饦亦与之，随即坏烂。由此得方。刘禹锡传信方亦纪其事云：贞元十年，通事舍人崔抗女，患心痛垂绝，遂作地黄冷淘食，便吐一物，可方寸匕，状如蛤蟆，无足目，似有口，遂愈。冷淘勿着盐。

【附方】旧十二〔一〕，新五十三〔二〕。**服食法** 地黄根净洗，捣绞汁，煎令稠，入白蜜更煎，令可丸，丸如梧子大。每晨溫酒送下三十丸，日三服。亦可以青州枣和丸。或别以干地黄末入膏，丸服亦可。百日面如桃花，三年身轻不老。抱朴子云：楚文子服地黄八年，夜视有光。　神仙方〔三〕。**地黄煎** 补虚除热，治吐血唾血，取乳石，去痈疖等疾〔四〕。生地黄不拘多少，三捣三压，取汁令尽，以瓦器盛之，密盖勿泄气，湯上煮减半，绞去滓，再煎如饧，丸弹子大。每溫酒服一丸，日二服。　千金。**地髓煎** 生地黄十斤，洗净，捣压取汁，鹿角胶一斤半，生姜半斤，绞取汁，蜜二升，酒四升。文武火煮地黄汁数沸，即以酒研紫苏子四两，取汁入煎一二十沸，下胶，胶化，下姜汁、蜜再煎，候稠，瓦器盛之。每空心酒化一匕服，大补益。　同上。**地黄粥** 大能利血生精。地黄切二合，与米同入罐中煮之，候熟，以酥二合，蜜一合，同炒香入內，再煮熟食。　臞仙神隐。**地黄酒** 见谷部酒下。**琼玉膏** 常服开心益智，发白返黑，齿落更生，辟谷延年。治痈疽劳瘵，咳嗽唾血等病，乃铁瓮城申先生方也。生地黄汁十六斤取汁，人参末一斤半，白茯苓末三斤，白沙蜜十斤，滤净拌匀，入瓶內，箬封，安砂锅中，桑柴火煮三日夜。再换蜡纸重封，浸井底一夜，取起，再煮一伏时。每以白湯或酒点服一匙。丹

〔一〕二：原作「三」，今按下旧附方数改。

〔二〕三：原作「一」，今按下新附方数改。

〔三〕神仙方：原脱，今据大观、政和本草卷六干地黄条引图经文补。

〔四〕取乳石去痈疖等疾：外台卷三十一小品单地黄煎作「散乳石痈疽疮疖等热」，文义俱胜。

溪云：好色虚人，咳嗽唾血者，服之甚捷。国朝太医院进御服食，议加天门冬、麦门冬、枸杞子末各一斤，赐名益寿永真。臞仙方：加琥珀、沉香半两。**明目补肾** 生苄、熟苄各二两，川椒红一两，为末，蜜丸梧桐子大，每空心盐汤下三十丸。普济方。**固齿乌须** 一治齿痛，二生津液，三变白须，其功极妙。地黄五斤，柳木甑内，以土盖上，蒸熟晒干。如此三次，捣为小饼。每噙咽一枚。 御药院方。**男女虚损** 或大病后，或积劳后，四体沉滞，骨肉酸痛，吸〔一〕吸少气，或小腹拘急，腰背强痛，咽干唇燥，或饮食无味，多卧少起，久者积年，轻者百日，渐至瘦削。用生地黄二斤，面一斤，捣烂，炒干为末。每空心酒服方寸匕，日三服。忌如法。 肘后方。**虚劳困乏** 地黄一石，取汁，酒三斗，搅匀煎收。日服。必效方。**病后虚汗** 口干心躁。熟地黄五两，水三盏，煎一盏半，分三服，一日尽。 圣惠方。**骨蒸劳热** 张文仲方：用生地黄一升，捣三度，绞取汁〔二〕尽，分再服。若利即减之，以身轻〔三〕凉为度。 外台秘要。**妇人发热** 欲成劳病，肌瘦食减，经候不调。地髓煎：用干地黄一斤，为末，炼蜜丸梧子大，每酒服〔四〕五十丸。 保庆集。**妇人劳热** 心忪〔五〕。地黄煎：用生干地黄、熟干地黄等分，为末，生姜自然汁，入水相和，打糊丸梧子大。每服三十丸，用地黄汤下，或酒醋茶汤下亦可，日二服。觉脏腑虚冷，则晨服八味丸，地黄性冷坏脾。阴虚则发热，地黄补阴血故也。 妇人良方。**咳嗽唾血** 劳瘦骨蒸，日晚寒热。生地黄汁三〔六〕合，煮白粥临熟，入地黄汁搅匀，空心食之。 食医心镜。**吐血咳嗽** 熟地黄末，酒服一钱，日三。 圣惠方。**吐血不止** 生地黄汁一升二合，白胶香二两，以瓷器盛，入甑蒸，令胶消，服之。 梅师。**肺损吐血** 或舌上有孔出血。生地黄八两取汁，童便五合同煎热，入鹿角胶炒研一两，分三服。**心热吐衄** 脉洪数

〔一〕吸：原作「及」，今据肘后卷四第三十三改。
〔二〕取汁：原脱，今据外台卷十三补，文义始足。
〔三〕身轻：同上。
〔四〕服：原作「腹」，今从张本改。
〔五〕忪：原作「松」，今据妇人良方卷五第三改。
〔六〕三：大观、政和本草卷六干地黄条附方作「二」。

者。生苄汁半升，熬至一合，入大黄末一两，待成膏，丸梧子大，每熟水下五丸至十丸。并圣惠方。**鼻出衄血**干地黄、龙脑[一]薄荷等分，为末，冷水调下。孙兆秘宝方。**吐血便血**地黄汁六合，铜器煎沸，入牛皮胶一两，待化入姜汁半杯，分三服，便止。或微转一行，不妨。圣惠方。**肠风下血**生地黄、熟地黄并酒浸，五味子等分，为末，以炼蜜丸梧子大，每酒下七十丸。百一选方。**初生便血**小儿初生七八日，大小便血出，乃热传心肺。不可服凉药，只以生地黄汁五七匙，酒半匙，蜜半匙，和服之。全幼心鉴。**小便尿血**吐血，及耳鼻出血。生地黄汁半升，生姜汁半合，蜜一合，和服。圣惠方。**小便血淋**生地黄汁、车前叶汁各三合，和煎服。圣惠方。**小儿蛊痢**生苄汁一升二合，分三四服，立效。子母秘录。**月水不止**生地黄汁，每服一盏，酒一盏，煎服，日二次。千金方。**月经不调**久而无子，乃冲任伏热也。熟地黄半斤，当归二两，黄连一两，并酒浸一夜，焙研为末，炼蜜丸梧子大。每服七十丸，米饮溫酒任下。禹讲师方。**妊娠漏胎**下血不止。百一方：用生地黄汁一升，渍酒四合，煮三五沸服之。不止又服。崔氏方：用生地黄为末，酒服方寸匕，日一夜一。经心录：加干姜为末。保命集：二黄丸：用生地黄、熟地黄等分，为末。每服半两，白术、枳壳煎湯，空心调下，日二服。**胎寒腹痛**[二]妊妇冲任脉虚，惟宜抑阳助阴。内补丸：用熟地黄二两，当归一两，微炒为末，蜜丸[三]梧子大，每溫酒下三十丸。许学士本事方。**妊娠胎动**生地黄捣汁，煎沸，入鸡子白一枚，搅服。圣惠方。**产后血痛**有块，并经脉行后，腹痛不调。黑神散：用熟地黄一斤，陈生姜半斤，同炒干为末。每服二錢，溫酒调下。妇人良方。**产后恶血**不止。干地黄捣末，每食前热酒服一錢，连进三服。瑞竹堂方。**产后中风**胁不得转。交加散：用生地黄五两研汁，生姜五两取汁，交互相浸一夕，次日各炒黄，浸汁干，乃焙为末。每酒服一方寸

〔一〕龙脑：原作「地龙」，今据大观、政和本草卷六干地黄条附方改。

〔二〕胎寒腹痛：原作「妊娠胎痛」。按本事方卷十內补圆条云：「恐有胎寒腹痛之疾，当以內补圆佐之」。「胎寒腹痛」一语，不可省为「胎痛」。因据改。

〔三〕蜜丸：原脱，今据本事方卷十內补圆补。

匕。　济生方。**产后烦闷**乃血气上冲。生地黄汁、清酒各一升，相和煎沸，分二服。　集验方。**产后百病**地黄酒：用地黄汁渍曲二升，净秫米二斗，令发，如常酿之。至熟，封七日，取清，常服令相接。忌生冷酢滑〔一〕蒜鸡猪鱼〔二〕一切毒物。未产先一月酿成。夏月不可造。　千金〔三〕方。**胞衣不出**生地黄汁一升，苦酒三合，相和暖服。　必效方。**寒疝绞痛**来去。用乌鸡一只，治如常法。生地黄七斤，锉细，甑中同蒸，下以铜器承取汁。清旦服，至日晡令尽。其间当下诸寒澼讫，作白粥食之。久疝者作三剂。　肘后方。**小儿阴肿**以葱椒汤暖处洗之，唾调地黄末傅之。外肾热者，鸡子清调。或加牡蛎少许。　危氏方。**小儿热病**壮热烦渴，头痛。生地黄汁三合，蜜半合，和匀，时时与服。　普济方。**热暍昏沉**地黄汁一盏服之。**热瘴昏迷**烦闷，饮水不止，至危者，一服见效。生地黄根、生薄荷叶等分，擂烂，取自然汁，入麝香少许，井华水调下，觉心下顿凉，勿再服。　普济方。**温毒发斑**黑膏：治温毒发斑呕逆。生地黄二两六錢二字半，好豆豉一两六錢二字半，以猪膏十两合之，露一夜，煎减三分之一，绞去滓，入雄黄、麝香如豆大，搅匀，分作三服，毒从皮中出则愈。忌芜荑。　千金方。**血热生癣**地黄汁频服之。　千金方。**丁肿乳痈**地黄捣敷之，热即易。性凉消肿，无不效。　梅师方。**痈疖恶肉**地黄三斤，水一斗，煮取三升，去滓煎稠，涂纸上贴之，日三易。　鬼遗方。**一切痈疽**及打扑伤损，未破疼痛者。以生地黄杵如泥，摊在上，掺木香末于中，又摊地黄泥一重贴之，不过三五度即內消也。　王衮博济方。**打扑损伤**骨碎及筋伤烂。用生地黄熬膏裹之。以竹筒编夹急缚，勿令转动。一日一夕，可十易之，则瘥。　类说云：许元公过桥堕马，右臂臼脱，左右急挼入臼中，昏迷不知痛苦。急召田录事视之，曰：尚可救。乃以药封肿处，中夜方苏，达旦痛止，痛处已白。日日换贴，其瘀肿移至肩背，乃以药下去黑血三升而愈。即上方也。　出肘后方中。　损伤打扑瘀血在腹者。用生地黄汁三升，酒一升半，煮二升半，分三服。　出千金方。**物伤睛突**轻者睑胞肿

〔一〕酢滑：原作「鲊」，今据千金方卷三第一地黄酒补正。

〔二〕鱼：原作「肉」，据改同上。

〔三〕千金：此下原有「翼」字，按地黄酒见千金卷三第一（彼书分量有误），千金翼中未见此方，因据删。

痛，重者目睛突出，但目系未断者。即纳入，急捣生地黄，绵裹傅之。仍以避风膏药，护其四边。圣济总录。**睡起目赤**肿起，良久如常者，血热也。卧则血〔一〕归于肝，故热则目赤肿。良久血散，故如常也。用生地黄汁，浸粳米半升，晒干，三浸三晒。每夜以米煮粥食一盏，数日即愈。有人病此，用之得效。医余。**眼暴赤痛**水洗生地黄、黑豆各二两，捣膏。卧时以盐汤洗目，闭目以药厚罨目上，至晓，水润取下。圣济总录。**蓐内赤目**生地黄薄切，温水浸贴。小品方。**牙疳宣露**脓血口气。生地黄一斤，盐二合，末，自捣和团，以面包煨令烟断，去面入麝一分，研匀，日夜贴之。圣济录。**牙齿挺长**出一分者。常咋生地黄，甚妙。张文仲备急方。**牙动欲脱**生地黄绵裹咂之，令汁渍〔二〕根，并咽之，日五六次。千金方。**食蟹龈肿**肉胬出者。生地黄汁一碗，牙皂角数条火炙，蘸尽地黄汁，为末傅之。永类方。**耳中常鸣**生地黄截，塞耳中，日数易之。或煨熟，尤妙。肘后方。**须发黄赤**生地黄一斤，生姜半斤，各洗，研自然汁，留滓。用不蛀皂角十条，去皮弦，蘸汁，炙至汁尽为度。同滓入罐内泥固，煅存性，为末，用铁器盛。末三錢湯调，停二日，临卧刷染须发上，即黑。本事方。**竹木入肉**生地黄嚼烂罨之。救急方。**毒箭入肉**煎生地黄汁作丸服，至百日，箭出。千金方。**猘犬咬伤**地黄捣汁，饭饼涂之，百度愈。百一方。

叶〔主治〕恶疮似癞，十年者，捣烂日涂，盐汤先洗。千金方〔时珍曰〕按抱朴子云：韩子治用地黄苗喂五十岁老马，生三驹，又一百三十岁乃死也。张鷟〔三〕朝野佥载云：雉被鹰伤，衔地黄叶点之；虎中药箭，食清泥解之。鸟兽犹知解毒，何况人乎？

实〔主治〕四月采，阴干捣末，水服方寸匕，日三服，功与地黄等。苏颂〔弘景曰〕出渭城者有子，淮南七精散〔四〕用之。

〔一〕血：原脱，今据素问五藏生成篇「故人卧血归于肝」补。
〔二〕渍：原作「溃」，今据千金卷六下第六及大观、政和本草卷六干地黄条改。
〔三〕鷟：原作「鷙」，今据四库总目提要·子部·小说家类一改。
〔四〕散：原作「丸」，今据大观、政和本草卷六干地黄条改。

花 〔主治〕为末服食，功同地黄。苏颂 **肾虚腰脊痛，为末，酒服方寸匕，日三。** 时珍

〔附方〕新一。**内障青盲** 风赤生翳，及坠睛〔一〕日久，瞳〔二〕损失明。地黄花晒、黑豆花晒、槐花晒各一两，为末。猪肝一具，同以水二斗，煮至上有凝脂，掠尽瓶收。每点少许，日〔三〕三四次。圣惠方。

【附录】胡面莽 拾遗。〔藏器〕味甘，温，无毒。主去痃癖及冷气，止腹痛，煮服。生岭南，叶如地黄。

牛膝 本经上品

【释名】牛茎 广雅 **百倍** 本经 **山苋菜** 救荒 **对节菜** 〔弘景曰〕其茎有节，似牛膝，故以为名。〔时珍曰〕本经又名百倍，隐语也，言其滋补之功，如牛之多力也。其叶似苋，其节对生，故俗有山苋、对节之称。

【集解】 〔别录曰〕牛膝生河内川谷及临朐，二月、八月、十月采根，阴干。〔普曰〕叶如夏蓝，茎本赤。〔弘景曰〕今出近道蔡州者，最长大柔润。其茎有节，茎紫节大者为雄，青细者为雌，以雄为胜。〔大明曰〕怀州者长白，苏州者色紫。〔颂曰〕今江淮、闽粤、关中亦有之，然不及怀州〔四〕者为真。春生苗，茎高二三尺，青紫色，有节如鹤膝及牛膝状〔五〕。叶尖圆如匙，两两相对。于节上生花作穗，秋结实甚细。以根极长大至三尺而柔润者为佳。茎叶亦可单用。〔时珍曰〕牛膝处处有之，谓之土牛膝，不堪服食。惟北〔六〕土及川中人家栽莳者为良。秋间收子，至春种之。其苗方茎暴节，叶皆对生，颇似苋叶而长且尖艄。秋月开花，作穗结子，状如小鼠负虫，有涩毛，皆贴茎倒生。九月采取根，水中浸两宿，挼去皮，裹扎暴干，虽白直可贵，而挼去白汁入药，不如留皮者力大也。嫩苗可作菜茹。

〔一〕睛：原作「眼」，今据圣惠方卷三十三改。

〔二〕瞳：原作「瞒」，据改同上。

〔三〕日：原脱，今据圣惠方卷三十三补。

〔四〕州：原作「庆」，今据大观、政和本草卷六牛膝条改，与大明所称一致。大明、苏颂俱北宋时人，当时称怀州。金曰南怀州，后仍为怀州。元改怀庆路，明改怀庆府。濒湖据明时地名，以改北宋苏颂之语，似觉未当。

〔五〕状：原作「头」，今据大观、政和本草卷六牛膝条改。

〔六〕北：原作「此」，今据金陵本改。

根

〔修治〕〔斅曰〕凡使去头芦，以黄精自然汁浸一宿，漉出，剉，焙干用。〔时珍曰〕今惟以酒浸入药，欲下行则生用，滋补则焙用，或酒拌蒸过用。

〔气味〕苦、酸，平，无毒。〔普曰〕神农：甘。雷公：酸，无毒。〔李当之〕温。〔之才曰〕恶萤火、龟甲、陆英，畏白前，忌牛肉。

〔主治〕寒湿痿痹，四肢拘挛，膝痛不可屈伸，逐血气，伤热火烂，堕胎。久服轻身耐老。本经 **疗伤中少气，男子阴消，老人失溺，补中续绝，益精利阴气，填骨髓，止发白，除脑中痛及腰脊痛，妇人月水不通，血结。**别录 **治阴痿，补肾，助十二经脉，逐恶血。**甄权 **治腰膝软怯冷弱，破癥结，排脓止痛，产后心腹痛并血运，落死胎。**大明 **强筋，补肝脏风虚。**好古 **同苁蓉浸酒服，益肾。竹木刺入肉，嚼烂罨之，即出。**宗奭 **治久疟寒热，五淋尿血，茎中痛，下痢，喉痹口疮齿痛，痈肿恶疮伤折。**时珍

〔发明〕〔权曰〕病人虚羸者，加而用之。〔震亨曰〕牛膝能引诸药下行，筋骨痛风在下者，宜加用之。凡用土牛膝，春夏用叶，秋冬用根，惟叶汁效尤速。〔时珍曰〕牛膝乃足厥阴、少阴之药。所主之病，大抵得酒则能补肝肾，生用则能去恶血，二者而已。其治腰膝骨痛、足痿阴消、失溺久疟、伤中少气诸病，非取其补肝肾之功欤？其癥瘕心腹诸痛、痈肿恶疮、金疮折伤喉齿、淋痛尿血、经候胎产诸病，非取其去恶血之功欤？按陈日华经验方云：方夷吾所编集要方，予刻之临汀。后在鄂渚，得九江守王南强书云：老人久苦淋疾，百药不效。偶见临汀集要方中用牛膝者，服之而愈。又叶朝议亲人患血淋，流下小便在盆内凝如蒟蒻，久而有变如鼠形，但无足尔。百治不效。一村医用牛膝根煎脓汁，日饮五服，名地髓汤。虽未即愈，而血色渐淡，久乃复旧。后十年病又作，服之又瘥。因检本草，见肘后方治小便不利茎中痛欲死，用牛膝并叶，以酒煮服之。今再拈出，表其神功。又按杨士〔一〕瀛直指方云：小便淋痛，或尿血，或沙石胀痛。用川牛膝一两，水二盏，煎一盏，温服。一妇患此十年，服之得效。杜牛膝亦可，或入麝香、乳香尤良。

〔一〕士：原作「氏」，今据本书卷一引据医家书目改。

〔附方〕旧十三，新七〔一〕。**劳疟积久**不止者。长大〔二〕牛膝一握，生切，以水六升，煮二升，分三〔三〕服。清早一服，未发前一服，临发时一服。外台秘要。**消渴不止**下元虚损。牛膝五两为末，生地黄汁五升浸之，日曝夜浸，汁尽为度，蜜丸梧子大，每空心温酒下三十丸。久服壮筋骨，驻颜色，黑发，津液自生。经验后〔四〕方。**卒暴癥疾**腹中有如石刺〔五〕，昼夜啼呼。牛膝二斤，以酒一斗渍之，密封，于灰火中温令味出。每服五合至一升，随量饮。肘后方。**痢下肠蛊**凡痢下应先白后赤，若先赤后白为肠蛊。牛膝二〔六〕两捣碎，以酒一升渍经一宿。每服一两杯，日三服。肘后方。**妇人血块**土牛膝根洗切，焙捣为末，酒煎温服，极效。福州人单用之。图经本草。**女人血病**万病丸：治女人月经淋闭，月信不来，绕脐寒疝痛，及产后血气不调，腹中结瘕癥不散诸病。牛膝酒浸一宿焙，干漆炒令烟尽，各一两，为末，生地黄汁一升，入石器内，慢火熬至可丸，丸如梧子大。每服二丸，空心米饮下。拔萃方。**妇人阴痛**〔七〕牛膝五两，酒三升，煮取一升半，去滓，分三服。千金方。**生胎欲去**牛膝一握捣，以无灰酒一盏，煎七分，空心服。仍以独根土牛膝涂麝香，插入牝户中。妇人良方。**胞衣不出**牛膝八两，葵子一合，水九升，煎三升，分三服。延年〔八〕方。**产后尿血**川牛膝水煎频服。熊氏补遗。**喉痹乳蛾**新鲜牛膝根一握，艾叶七片，捣和人乳，取汁灌入鼻内。须臾痰

〔一〕七：原作「八」，今按下新附方数改。

〔二〕大：原脱，政和本草卷六牛膝条亦脱。按「长」字政和本草作「长生」，大观本草作「长大」，外台卷五作「长生大」，肘后卷三第十六作「生长大」。濒湖已将「生」字移在「一握」下，今据补「大」字。

〔三〕三：肘后、外台及大观、政和本草俱作「二」，无「清早一服」一语。疑是濒湖有意改写。

〔四〕后：原脱，今据大观、政和本草卷六牛膝条附方补。

〔五〕有如石刺：大观、政和本草卷六牛膝条附方同。肘后卷四第二十六作「有物如石，痛如刺。」

〔六〕二：外台卷二十五及大观、政和本草卷六牛膝条附方俱作「三」。

〔七〕阴痛：大观、政和本草卷六牛膝条附方俱作「小户嫁痛」，与千金卷三第八合。

〔八〕延年：大观、政和本草卷六牛膝条附方俱作「梅师」。

涎从口鼻出，即愈。无艾亦可。一方：牛膝捣汁，和陈酢灌之。**口舌疮烂**牛膝浸酒含漱，亦可煎饮。肘后方。**牙齿疼痛**牛膝研末含漱。亦可烧灰致牙齿间〔一〕。千金方〔二〕。**折伤闪肭**杜牛膝捣罨之。卫生易简方。**金疮作痛**生牛膝捣敷，立止。梅师方。**卒得恶疮**人不识者。牛膝根捣傅之。千金方〔三〕。**痈疖已溃**用牛膝根略刮去皮，插入疮口中，留半寸在外，以嫩橘叶及地锦草各一握，捣其上。牛膝能去恶血，二草温凉止痛，随干随换，有十全之功也。陈日华经验方。**风瘙瘾疹**及痞瘟。牛膝末，酒服方寸匕，日三服。千金方。**骨疽癞病**方同上。

茎叶

〔气味〕缺。

〔主治〕寒湿痿痹，老疟淋秘，诸疮。功同根，春夏宜用之。时珍

〔附方〕旧三，新一。**气湿痹痛**腰膝痛。用牛膝叶一斤切，以米三合，于豉汁中煮粥，和盐酱空腹食之。圣惠方。**老疟不断**牛膝茎叶一把切，以酒三升渍服，令微有酒气。不即断，更作，不过三剂止。肘后方。**溪毒寒热**东间有溪毒中人，似射工，但无物。初病恶寒发热烦懊，骨节强痛。不急治，生虫食脏杀人。用雄牛膝茎紫色节大者一把，以酒、水各〔四〕一杯同捣，绞汁温饮，日三服。肘后方。**眼生珠管**牛膝并叶捣汁，日点三四次。圣惠方。

紫菀本经中品

【释名】青菀别录 紫蒨别录 返魂草纲目 夜牵牛 〔时珍曰〕其根色紫而柔宛，故名。许慎说文作茈菀。斗门方谓之返魂草。

【集解】〔别录曰〕紫菀生汉中〔五〕、房陵山谷及真定、邯郸。二月、三月采根，阴干。〔弘景曰〕近道处处有之。

〔一〕致牙齿间：原脱，今据大观、政和本草卷六牛膝条附方补。

〔二〕千金方：本方系濒湖将大观、政和本草卷六牛膝条中两个附方合并为一。前段出「千金方」，后段出「孙真人食忌」。

〔三〕千金方：大观、政和本草卷六牛膝条附方俱作「孙真人食忌」。

〔四〕各：肘后卷七第六十四作「共」。

〔五〕汉中：大观、政和本草卷八紫菀条俱无，卷九女菀条有「生汉中川谷或山阳」。

其生布地，花紫色，本有白毛，根甚柔细。有白者名白菀，不复用。〔大明曰〕形似重台，根作节，紫色润软者佳。〔颂曰〕今耀、成、泗、寿、台、孟诸州、兴国军〔一〕皆有之。三月内布地生苗，其叶二〔二〕四相连，五月、六月内开黄白紫花，结黑子。余如陶说。〔恭曰〕白菀，即女菀也。疗体与紫菀相同，无紫菀时亦用之。〔颖曰〕紫菀连根叶采之，醋浸，入少盐收藏，作菜辛香，号名仙菜。盐不宜多，多〔三〕则腐也。〔时珍曰〕按陈自明云：紫菀以牢山所出根如北细辛者为良，沂兖以东皆有之。今人多以车前、旋复根赤土染过伪之。紫菀肺病要药，肺本自亡津液，又服走津液药，为害滋甚，不可不慎。

根 **【修治】**〔敩曰〕凡使先去须。有白如练色者，号曰〔四〕羊须草，自然不同。去头及土，用东流水洗净，以蜜浸一宿，至明于火上焙干用。一两用蜜二分。

【气味】苦，温，无毒。〔别录曰〕辛。〔权曰〕苦，平。〔之才曰〕款冬为之使。恶天雄、瞿麦、藁本、雷丸、远志，畏茵陈。

【主治】咳逆上气，胸中寒热结气，去蛊毒痿蹶，安五脏。本经 **疗咳唾脓血，止喘悸，五劳体虚，补不足，小儿惊痫。**别录 **治尸〔五〕疰，补虚下气，劳气虚热，百邪鬼魅。**甄权 **调中，消痰止渴，润肌肤，添骨髓。**大明 **益肺气，主息贲。**好古

【附方】旧三，新四。

肺伤咳嗽紫菀五錢，水一盏，煎七分，温服，日三次。卫生易简方。

久嗽不瘥紫菀、款冬花各一两，百部半两，捣罗为末。每服三錢，姜三片，乌梅一个，煎湯调下，日二，甚佳。图经本草。

小儿咳

〔一〕诸州兴国军：原作「兴国诸州」，今据大观、政和本草卷八紫菀条改。宋置兴国军，元改兴国路，明改兴国州。濒湖据明时地名，改宋人苏颂之语，似觉未当。

〔二〕二：大观、政和本草卷八紫菀条俱作「三」。

〔三〕多：原无。按食物本草卷上紫菀条此句作「性怕盐，多则腐也。」多字属下。濒湖既改「性怕盐」为「盐不宜多」，则下宜补一「多」字，文义始足。

〔四〕曰：原作「白」，今据大观、政和本草卷八紫菀条改，与本书下女菀条濒湖引雷敩语合。

〔五〕尸：原作「戶」，今据大观、政和本草卷八紫菀条改。

嗽声不出者。紫菀末、杏仁等分，入蜜同研，丸芡子大。每服一丸，五味子湯化下。全幼心鉴。**吐血咳嗽**吐血后咳者。紫菀、五味炒为末，蜜丸芡子大，每含化一丸。指南方。**产后下血**紫菀末，水服五撮。圣惠方。**缠喉风痹**不通欲死者。用返魂草根一茎，洗净纳入喉中，待取恶涎出即瘥，神效。更以马牙消津咽之，即绝根本。一名紫菀，南人呼为夜牵牛。斗门方。**妇人小便**卒不得出者。紫菀为末，井华水服三撮，即通。小便血者，服五撮立止。千金方。

女菀本经中品

【释名】白菀别录**织女菀**别录**女复**广雅**茆**音柳。〔时珍曰〕其根似女体柔婉，故名。

【集解】〔别录曰〕女菀生汉中山〔一〕谷或山阳。正月、二月采，阴干。〔弘景曰〕比来医方无复用之。复有白菀似紫菀，恐非此也。〔恭曰〕白菀即女菀，有名未用重出一条，故陶说疑之。功与紫菀相似。〔宗奭曰〕女菀即白菀，非二物也。唐修本草删去白菀，甚合宜。〔时珍曰〕白菀，即紫菀之色白者也。雷斅言，紫菀白如练色者，名羊须草，恐即此物也。

根【气味】辛，温，无毒。〔之才曰〕畏卤碱。

【主治】风寒洗洗，霍乱泄痢，肠鸣上下无常处，惊痫寒热百疾。本经**疗肺伤咳逆出汗，久寒在膀胱支满，饮酒夜食发病。**别录

【发明】〔时珍曰〕按葛洪肘后方载治人面黑令白方：用眞女菀三分，铅丹一分，为末。醋浆服一刀圭，日三服。十日大便黑，十八日〔二〕如漆，二十一日全白便止，过此太白矣。年三十后不可服。忌五辛。孙思邈千金方用酒服，男十日，女二十日，黑色皆从大便出也。又名医录云：宋兴国时，有女任氏色美，聘进士王公辅，不遂意，郁久面色渐黑。母家求医。一道人用女眞散，酒下二錢，一日二服。数日面貌微白，一月如故。恳求其方，则用黄丹、女菀二物等分尔。据此，则

〔一〕山：大观、政和本草卷九及千金翼卷二女菀条俱作「川」。

〔二〕日：此下原有「面」，今据肘后卷六第五十二删。所谓如漆者，指大便而非指面，观下千金方「黑色皆从大便出」及名医录「数日面貌微白」可知。

葛氏之方，已试有验者矣。然则紫菀治手太阴血分，白菀手太阴气分药也。肺热则面紫黑，肺清则面白。三十岁以后则肺气渐减，不可复泄，故云不可服之也。

麦门冬本经上品

【释名】虋冬音门 秦名羊〔一〕韭，齐名爱韭，楚名马韭，越名羊耆〔二〕。并别录。禹韭吴普 禹余粮别录 忍冬吴普 忍凌吴普 不死药〔三〕吴普 阶前草 〔弘景曰〕根似穬麦，故谓之麦门冬。〔时珍曰〕麦须曰虋，此草根似麦而有须，其叶如韭，凌冬不凋，故谓之麦虋冬，及有诸韭、忍冬诸名。俗作门冬，便于字也。可以服食断谷，故又有余粮、不死之称。吴普本草：一名仆垒，一名随脂。

【集解】〔别录曰〕麦门冬叶如韭，冬夏长生。生函谷川谷及堤坂肥土石间久废处。二月、三月〔四〕、八月、十月采根，阴干。〔普曰〕生山谷肥地，丛生，叶如韭，实〔五〕青黄。采无时。〔弘景曰〕函谷即秦关。处处有之，冬月作实如青珠，以四月采根，肥大者为好。〔藏器曰〕出江宁者小润，出新安者大白。其苗大者如鹿葱，小者如韭叶，大小有三四种，功用相似，其子圆碧。〔颂曰〕所在有之。叶青似莎草，长及尺余，四季不凋。根黄白色有须〔六〕，根如连珠形。四月开淡红花，如红蓼花。实碧而圆如珠。江南出者叶大，或云吴地者尤胜。〔时珍曰〕古人惟用野生者。后世所用多是种莳而成。其法：四月初采根，于黑壤肥沙地栽之。每年六月、九月、十一月三次上粪及耘灌。夏至前一日取根，洗晒收之。其子亦可种，但成迟尔。浙中来者甚良，其叶似韭而多纵文且坚韧为异。

根【修治】〔弘景曰〕凡用取肥大者，汤泽，抽去心，不尔令人烦。大抵一斤须减去四五两也。〔时珍曰〕凡入汤液，以滚水润湿，少顷抽去心，或以瓦焙软，乘热去心。若入丸散，须瓦焙热，即于风中吹冷，如此三四次，即易燥，

〔一〕羊：原作「乌」，御览九八九麦门冬条同。今据大观、政和本草卷六及千金翼卷二麦门冬条改。
〔二〕耆：原作「韭」，今据千金翼卷二麦门冬条改。大观、政和本草卷六麦门冬条作「蓍」。御览九八九作「荠」。
〔三〕药：原作「草」，今据大观、政和本草卷六及御览九八九麦门冬条改。
〔四〕三月：原脱，今据大观、政和本草卷六及千金翼卷二麦门冬条补。
〔五〕实：原脱，今据大观、政和本草卷六及御览九八九麦门冬条补。
〔六〕须：此下原有「在」，今据大观、政和本草卷六麦门冬条删。

且不损药力。或以湯浸搗膏和药，亦可。滋补药，则以酒浸擂之。

【气味】甘，平，无毒。〔别录曰〕微寒。〔普曰〕神农、岐伯：甘，平。黄帝、桐君、雷公：甘，无毒。李当之：甘，小温。〔杲曰〕甘、微苦，微寒，阳中微阴，降也。入手太阴经气分。〔之才曰〕地黄、车前为之使。恶款冬、苦瓠、苦芙。畏苦参、青蘘、木耳。伏石钟乳。

【主治】心腹结气，伤〔一〕中伤饱，胃络脉绝，羸瘦短气。久服轻身不老不饥。本经 **疗身重目黄，心下支满，虚劳客热，口干燥渴，止呕吐，愈痿蹶，强阴益精，消谷调中保神，定肺气，安五脏，令人肥健，美颜色，有子。**别录 **去心热〔二〕，止烦热，寒热体劳，下痰饮。**藏器 **治五劳七伤，安魂定魄，止嗽，治〔三〕肺痿吐脓，时疾热狂头痛。**大明 **治热毒大水，面目肢节浮肿，下水，主泄精。**甄权 **治肺中伏火，补心气不足，主血妄行，及经水枯，乳汁不下。**元素 **久服轻身明目。和车前、地黄丸服，去溫瘴〔四〕，变白，夜视有光。**藏器 **断谷为要药。**弘景

【发明】〔宗奭曰〕麦门冬治肺热之功为多，其味苦，但专泄而不专收，寒多人禁服。治心肺虚热及虚劳。与地黄、阿胶、麻仁，同为润经益血、复脉通心之剂；与五味子、枸杞子，同为生脉之剂。〔元素曰〕麦门冬治肺中伏火、脉气欲绝者，加五味子、人参二〔五〕味为生脉散，补肺中元气不足。〔杲曰〕六七月间湿热方旺，人病骨乏无力，身重气短，头旋眼黑，甚则痿软。故孙眞人以生脉散补其天元眞气。脉者，人之元气也。人参之甘寒，泻热火而益元气。麦门冬之苦寒，滋燥金而清水源。五味子之酸温，泻丙火而补庚金，兼益五脏之气也。〔时珍曰〕按赵继宗儒医精要云：麦门冬以地黄为使，服

〔一〕伤：原作「肠」，政和本草卷六麦门冬条同。今据大观本草、千金翼卷二及御览九八九麦门冬条改。

〔二〕去心热：大观、政和本草卷六麦门冬条引陈藏器本草俱作「去心煮饮」。

〔三〕治：原作「定」，今据大观、政和本草卷六麦门冬条改。

〔四〕溫瘴：原作「湿痹」，据改同上。

〔五〕二：原作「三」，今据卫生宝鉴卷二十一药类法象麦门冬条改。

之令人头不白，补髓，通肾气，定喘促，令人肌体滑泽，除身上一切恶气不洁之疾，盖有君而有使也。若有君无使，是独行无功矣。此方惟火盛气壮之人服之相宜。若气弱胃寒者，必不可饵也。

【附方】旧三，新九。**麦门冬煎** 补中益心，悦颜色，安神益气，令人肥健，其力甚快。取新麦门冬根去心，捣熟绞汁，和白蜜，银器中重湯煮，搅不停手，候如饴乃成。温酒日日化服之。图经本草。**消渴饮水** 用上元板桥麦门冬鲜肥者二大两。宣州黄连九节者二大两，去两头尖三五节，小刀子调理去皮毛了，吹去尘，更以生布摩拭秤之，捣末。以肥大苦瓠汁浸麦门冬，经宿然后去心，即于臼中捣烂，纳黄连末和捣[一]，并手丸如梧子大。食后饮下五十丸，日再。但服两日，其渴必定。若重者，即初服一百五十丸，二日服一百二十丸，三日一百丸，四日八十丸，五日五十丸。合药要天气晴明之夜，方浸药。须净处，禁妇人鸡犬见之。如觉可时，每日[二]只服二十五丸。服讫觉虚，即取白羊头一枚治净，以水三大斗煮烂，取汁一斗以来，细细饮之。勿食肉，勿入盐。不过三剂平复也。崔元亮海上集验方。**劳气欲绝** 麦门冬一两，甘草炙二两，粳米半合，枣二枚，竹叶十五片，水二升，煎一升，分三服。南阳活人书。**虚劳客热** 麦门冬煎湯频饮。本草衍义。**吐血衄血** 诸方不效者。麦门冬去心一斤，捣取自然汁，入蜜二合，分作二服，即止。活人心统。**衄血不止** 麦门冬去心、生地黄各五錢，水煎服，立止。保命集。**齿缝出血** 麦门冬煎湯漱之。兰室宝鉴。**咽喉生疮** 脾肺虚热上攻也。麦门冬一两，黄连半两，为末，炼蜜丸梧子大。每服二十丸，麦门冬湯下。普济方。**乳汁不下** 麦门冬去心，焙为末。每用三錢，酒磨犀角约一錢许，温热调下，不过二服便下。熊氏补遗。**下痢口渴** 引饮无度。麦门冬去心三两，乌梅肉二十个，细剉，以水一升，煮取七合，细细呷之。必效。**金石药发** 麦门冬六两，人参四两，甘草炙二两，为末，蜜丸梧子大。每服五十丸，饮下，日再服。本草图经。**男女血虚** 麦门冬三斤，取汁熬成膏，生地黄三斤，取汁熬成膏，等分，一处滤过，入蜜四之一，再熬成，瓶收。每日白湯点服。忌铁器。医方摘要。

[一] 捣：原作「丸」，今据大观、政和本草卷六麦门冬条改。

[二] 每日：原脱，今据大观、政和本草卷六麦门冬条补。

萱草宋嘉祐

【释名】忘忧说文　疗愁纲目　丹棘古今注　鹿葱嘉祐　鹿剑土宿　妓女吴普　宜男〔时珍曰〕萱本作谖。谖，忘也。诗云：焉得谖草？言树之背。谓忧思不能自遣，故欲树此草，玩味以忘忧也。吴人谓之疗愁。董子云：欲忘人之忧，则赠之丹棘，一名忘忧故也。其苗烹食，气味如葱，而鹿食九种解毒之草，萱乃其一，故又名鹿葱。周处风土记云：怀妊妇人佩其花，则生男。故名宜男。李九华延寿书云：嫩苗为蔬，食之动风，令人昏然如醉，因名忘忧。此亦一说也。嵇康养生论：神农经言中药养性，故合欢蠲忿，萱草忘忧。亦谓食之也。郑樵通志乃言萱草一名合欢者，误矣。合欢见木部。

【集解】〔颂曰〕萱草处处田野有之，俗名鹿葱。五月采花，八月采根。今人多采其嫩苗及花跗作菹食。〔时珍曰〕萱宜下湿地，冬月丛生。叶如蒲、蒜辈而柔弱，新旧相代，四时青翠。五月抽茎开花，六出四垂，朝开暮蔫，至秋深乃尽，其花有红黄紫三色。结实三角，内有子大如梧子，黑而光泽。其根与麦门冬相似，最易繁衍。南方草木状言，广中一种水葱，状如鹿葱，其花或紫或黄，盖亦此类也。或言鹿葱花有斑文，与萱花不同时者，谬也。肥土所生，则花厚色深，有斑文，起重台，开有数月；瘠土所生，则花薄而色淡，开亦不久。嵇含宜男花序亦云，荆楚之士号为鹿葱，可以荐菹，尤可凭据。今东人采其花跗干而货之，名为黄花菜。

苗花　〔气味〕甘，凉，无毒。〔主治〕煮食，治小便赤涩，身体烦热，除酒疸。大明　消食，利湿热。时珍　作菹，利胸膈，安五脏，令人好欢乐，无忧，轻身明目。苏颂

根　〔主治〕沙淋，下水气。酒疸黄色遍身者，捣汁服。藏器　大热衄血，研汁一大盏，和生姜汁半盏，细呷之。宗奭　吹乳、乳痈肿痛，擂酒服，以滓封之。时珍

〔发明〕〔震亨曰〕萱属木，性下走阴分，一名宜男，宁无微意存焉？

〔附方〕新四。通身水肿鹿葱根叶，晒干为末。每服二钱，入席下尘半钱，食前米饮服。圣惠方。　小便不通萱草根煎水频饮。杏林摘要。　大便后血萱草根和生姜，油炒，酒冲服。圣济总录。　食丹药毒萱草根研汁服之。事林广记。

捶胡根拾遗

【集解】〔藏器曰〕生江南川谷荫地，苗如萱草，其根似天门冬。凡用抽去心。

【气味】甘，寒，无毒。

【主治】润五脏，止消渴，除烦去热，明目，功如麦门冬。藏器

淡竹叶纲目

【释名】根名碎骨子。〔时珍曰〕竹叶象形。碎骨言其下胎也。

【集解】〔时珍曰〕处处原野有之。春生苗，高数寸，细茎绿叶，俨如竹米落地所生细竹之茎叶。其根一窠数十须，须上结子，与麦门冬一样，但坚硬尔，随时采之。八九月抽茎，结小长穗。俚人采其根苗，捣汁和米作酒曲，甚芳烈。

【气味】甘，寒，无毒。

【主治】叶：去烦热，利小便，清心。根：能堕胎催生。时珍

鸭跖草跖音只。　宋嘉祐补

【释名】鸡[一]舌草拾遗　碧竹子同上　竹鸡草纲目　竹叶菜同上　淡竹叶同上　耳环草同上　碧蝉花同上　蓝姑草

【集解】〔藏器曰〕鸭跖生江东、淮南平地。叶如竹，高一二尺，花深碧，好为色，有角如鸟嘴。〔时珍曰〕竹叶菜处处平地有之。三四月生苗，紫茎竹叶，嫩时可食。四五月开花，如蛾形，两叶如翅，碧色可爱。结角尖曲如鸟喙，实在角中，大如小豆。豆中有细子，灰黑而皱，状如蚕屎。巧匠采其花，取汁作画色及彩羊皮灯，青碧如黛也。

苗　【气味】苦，大寒，无毒。

〔一〕鸡：此上原有「苓」，今据大观、政和本草卷十一鸭跖草条删。

【主治】寒热瘴疟，痰饮丁肿，肉癥涩滞，小儿丹毒，发热狂痫，大腹痞满，身面气肿，热痢，蛇犬咬、痈疽等毒。藏器 和赤小豆煮食，下水气湿痹，利小便。大明 消喉痹。时珍

【附方】新四。**小便不通**竹鸡草一两，车前草一两，捣汁入蜜少许，空心服之。集简方。**下痢赤白**蓝姑草，即淡竹叶菜，煎汤日服之。活幼全书。**喉痹肿痛**鸭跖草汁点之。袖珍方。**五痔肿痛**耳环草一名〔一〕碧蝉儿花，挼软纳患处，即效。危亦林得效方。

葵本经上品

〔校正〕自菜部移入此。

【释名】露葵纲目 **滑菜**〔时珍曰〕按尔雅翼云：葵者，揆也。葵叶倾日，不使照其根，乃智以揆之也。古人采葵必待露解，故曰露葵。今人呼为滑菜，言其性也。古者葵为五菜之主，今不复食之，故移入此。

【集解】〔别录曰〕冬葵子生少室山。〔弘景曰〕以秋种葵，覆养经冬，至春作子者，谓之冬葵，入药性至滑利。春葵子亦滑，不堪药用，故是常葵耳。术家取葵子微炒，令〔二〕熚〔三〕炨（音毕〔四〕乍）散着湿〔五〕地，遍踏之，朝种暮生，远〔六〕不过宿。〔恭曰〕此即常食之葵也。有数种，多〔七〕不入药用。〔颂曰〕葵处处有之。苗叶作菜茹，更甘美。冬葵子古方入药最多。葵有蜀葵、锦葵、黄葵、终葵、菟葵，皆有功用。〔时珍曰〕葵菜古人种为常食，今之种者颇鲜。有紫茎、白茎二种，以白茎为胜。大叶小花，花紫黄色，其最小者名鸭脚葵。其实大如指顶，皮薄而扁，实内子轻虚如榆荚仁。四五月

〔一〕一名：原脱，今据世医得效方卷七补。
〔二〕令：原脱，今据大观、政和本草卷二十七冬葵子条补，与博物志卷四药术合。
〔三〕熚：博物志卷四药术作「爆」，义长。政和本草卷二十七冬葵子条「熚」字，似是「爆」字版坏不清，经后人补描成「熚」者。
〔四〕毕：政和本草卷二十七冬葵子条「毕」字，亦似「暴」字版坏不清，经后人补描成「毕」者。
〔五〕湿：博物志卷四药术作「熟」。
〔六〕远：原作「还」，今据大观、政和本草卷二十七冬葵子条改，与博物志卷四药术合。
〔七〕多：原作「皆」，今据大观、政和本草卷二十七冬葵子条改。

种者可留子。六七月种者为秋葵，八九月种者为冬葵，经年收采。正月复种者为春葵。然宿根至春亦生。按王祯农书云：葵，阳草也。其菜易生，郊野甚多，不拘肥瘠地皆有之。为百菜之主，备四时之馔。本丰而耐旱，味甘而无毒。可防荒俭，可以菹腊，其枯枿可为榜簇〔一〕，根子又能疗疾，咸无遗弃。诚蔬茹之要〔二〕品，民生之资益者也。而今人不复食之，亦无种者。

叶〔三〕 **〔气味〕甘，寒，滑，无毒。为百菜主，其心伤人。**别录 〔弘景曰〕葵叶尤冷利，不可多食。〔颂曰〕苗叶〔四〕作菜茹甚甘美，但性滑利，不益人。〔诜曰〕其性虽冷，若热食之，令人热闷动风气。四季〔五〕月食之，发宿疾。天行病后食之，令人失明。霜葵生食，动五种留饮，吐水。凡服百药，忌食其心，心有毒也。黄背紫茎者，勿食之。不可合鲤鱼黍米鲊食，害人。〔时珍曰〕凡被狂犬咬者，永不可食，食之即发。食葵须用蒜，无蒜勿食之。又伏硫黄。

〔主治〕脾之菜也。宜脾，利胃气，滑大肠。思邈 **宜导积滞，妊妇食之，胎滑易生。**苏颂 **煮汁服，利小肠，治时行黄病。干叶为末及烧灰服，治金疮出血。**甄权 **除客热，治恶疮，散脓血，女人带下，小儿热毒下痢丹毒，并宜食之。**汪颖 **服丹石人宜食。**孟诜 **润燥利窍，功与子同。**同上

〔发明〕〔张从正曰〕凡久病大便涩滞者，宜食葵菜，自然通利，乃滑以养窍也。〔时珍曰〕按唐王焘外台秘要云：天行斑疮，须臾遍身，皆戴白浆，此恶毒气也。高宗永徽四年，此疮自西域东流于海内。但煮葵菜叶以蒜齑啖之，则止。又圣惠方亦云：小儿发斑，用生葵菜叶绞汁，少少与服，散恶毒气。按此即今痘疮也。今之治者，惟恐其大小二便频数，泄其元气，痘不起发。葵菜滑窍，能利二便，似不相宜，而昔人赖之。岂古今运气不同，故治法亦随时变易欤？

〔附方〕旧三〔六〕，新四〔七〕。

天行斑疮方见上。

肉锥怪疾有

〔一〕为榜簇：原作「以榜族」，今据农书·谷谱·集之四·蔬属·葵条改。
〔二〕要：农书·谷谱·集之四·蔬属·葵条作「上」，义长。
〔三〕叶：原作「苗」，今据政和本草卷二十七及千金翼卷四冬葵子条改。
〔四〕苗叶：原脱，今据政和本草卷二十七冬葵子条补。
〔五〕季：原脱，今据政和本草卷二十七及千金卷二十六冬葵子条补。四季月谓四时之季月，即农历三月、六月、九月、十二月，土王之时。
〔六〕三：原作「四」，今按下旧附方数改。
〔七〕四：原作「三」，今按下新附方数改。

人手足甲〔一〕忽长，倒生刺肉〔二〕，如锥痛不可忍者，但食葵菜即愈。夏子益奇疾方。**诸瘘不合**先以泔清温洗，拭净，取葵菜微火烘暖贴之。不过二三百叶，引脓尽，即肉生也。忌诸鱼、蒜、房事。必效方。**汤火伤疮**葵菜为末傅之。食物本草。**蛇蝎螫伤**葵菜捣汁服之。千金方。**误吞铜钱**葵菜捣汁冷饮。普济方。**丹石发动**口干咳嗽者。每食后饮冬月葵齑汁一盏，便卧少时。食疗本草。

根

〔气味〕甘，寒，无毒。

〔主治〕恶疮，疗淋，利小便，解蜀椒毒。别录 **小儿吞钱不出，煮汁饮之，神妙。**甄权 **治疳疮出黄汁。**孟诜 **利窍滑胎，止消渴，散恶毒气。**时珍

〔附方〕旧五，新七。**二便不通**胀急者。生冬葵根二斤，捣汁三合，生姜四两，取汁一合，和匀，分二服。连用即通也。**消渴引饮**小便不利。葵根五两，水三大盏，煮汁，平旦服，日一服。并圣惠方。**消中尿多**日夜尿七八升。冬葵根五斤，水五斗，煮三斗〔三〕。每日平旦服二〔四〕升。外台秘要。**漏胎下血**血尽子死。葵根茎烧灰，酒服方寸匕，日三。千金方。**瘭疽恶毒**肉中忽生一黤〔五〕子，大如豆粟，或如梅李，或赤或黑，或白或青，其黡有核，核有深根，应〔六〕心，能烂筋骨，毒入脏腑即杀人。但饮葵根汁，可折其热毒。姚僧坦集验〔七〕方。**妒乳乳痈**葵茎及子为末，酒服方寸匕，日二。昝殷产宝。**身面疳疮**出黄汁者。葵根烧灰，和猪脂涂之。食疗本草。**小儿蓐疮**葵根烧末傅之。子母秘录〔八〕。**小儿紧唇**葵根烧灰，酥调涂之。圣惠方。**口吻生疮**用经年葵根烧灰傅之。外台秘要。**蛇虺螫伤**葵根捣涂之。古今录验。**解防葵毒**葵根捣汁饮之。千金方。

〔一〕甲：原脱，今据传信适用方卷四附夏方第二十四补。
〔二〕刺肉：原作「肉刺」，今据传信适用方卷四附夏方第二十四改。
〔三〕水五斗煮三斗：外台卷十一及大观、政和本草卷二十七冬葵子条附方，两「斗」字俱作「升」。
〔四〕二：外台卷十一及大观、政和本草卷二十七冬葵子条附方俱作「三」。
〔五〕黤：千金卷二十二第六及外台卷二十四俱作「点」。
〔六〕应：此上千金卷二十二第六有「痛伤之」，外台卷二十四有「痛瘆」。
〔七〕姚僧坦集验：外台卷二十四作「千金」，与千金卷二十二第六合。
〔八〕子母秘录：原作「外台」，今据大观、政和本草卷二十七冬葵子条附方改。

冬葵子〔别录曰〕十二月采之。〔机曰〕子乃春生，不应十二月可采也。

〔气味〕甘，寒，滑，无毒。黄芩为之使。

〔主治〕五脏六腑，寒热羸瘦，五癃，利小便。久服坚骨长肌肉，轻身延年。本经 **疗妇人乳难〔一〕内闭，肿痛〔二〕。**别录 **出痈疽头。**孟诜 **下丹石毒。**弘景 **通大便，消水气，滑胎治痢。**时珍

〔发明〕〔时珍曰〕葵气味俱薄，淡滑为阳，故能利窍通乳，消肿滑胎也。其根叶与子功用相同。按陈自明妇人良方云：乳妇气脉壅塞，乳汁不行，及经络凝滞，奶房胀痛，留蓄作痈毒者。用葵菜子炒香、缩砂仁等分，为末，热酒服二钱。此药滋气脉，通营卫，行津液，极验。乃上蔡张不愚方也。

〔附方〕旧九〔三〕，新一十四〔四〕。**大便不通**十日至一月者。肘后方：冬葵子三升，水四升，煮取一升服。不瘥更作。圣惠：用葵子末、人乳汁等分，和服立通。**关格胀满**大小便不通，欲死者。肘后方：用葵子二升，水四升，煮取一升，纳猪脂一丸如〔五〕鸡子，顿服。千金：用葵子为末，猪脂和丸梧子大。每服五十丸，效止。**小便血淋**葵子一升，水三升，煮汁，日三服。千金方。**妊娠患淋**冬葵子一升，水三升，煮二升，分服。千金方。**妊娠下血**方同上。**产后淋沥**不通。用葵子一合，朴消八分，水二升，煎八合，下消服之。集验方。**妊娠水肿**身重，小便不利，洒淅恶寒，起即头眩。用葵子、茯苓各三两〔六〕，为散。饮服方寸匕，日三服，小便利则愈。若转胞者，加发灰，神效。金匮要略。**生产困闷**冬葵子一合，捣破，水二升，煮汁半升，顿服，少时便产。昔有人如此服之，登厕，立扑儿于厕中也。食疗〔七〕。**倒生口噤**冬葵子炒黄为末，酒服二钱匕，效。产书〔八〕。**乳汁不通**方见发明。**胎死腹中**葵子为末，酒服方寸匕。若口噤不开者，灌

〔一〕难：原脱，今据大观、政和本草卷二十七及千金翼卷四冬葵子条补。
〔二〕肿痛：大观、政和本草卷二十七及千金翼卷四冬葵子条引别录文俱无。
〔三〕九：原作「八」，今按下旧附方数改。
〔四〕四：原作「二」，今按下新附方数改。
〔五〕丸如：原脱，今据大观、政和本草卷二十七冬葵子条附方补。
〔六〕各三两：金匮卷下第二十葵子作「一斤」。千金卷二治妊娠小便不利方作「各一两」。
〔七〕食疗：原脱，今据政和本草卷二十七冬葵子条附方补。
〔八〕产书：原作「昝殷产宝」，今据政和本草卷二十七冬葵子条附方改。

之，药下即苏。千金方。**胞衣不下**冬葵子一合，牛膝一两，水二升，煎一升服。千金方。**血痢产痢**冬葵子为末，每服二錢，入蜡茶一錢，沸湯调服，日三。圣惠方。**痎疟邪热**冬葵子阴干为末，酒服二錢。午日取花挼手，亦去疟。圣惠方。**痈肿无头**孟诜曰：三日后，取葵子二〔一〕百粒，水吞之，当日即开也。经验后〔二〕方云：只吞一粒即破。如吞两粒，则有两头也。**便毒初起**冬葵子末，酒服二錢。儒门事亲。**面上疱疮**冬葵子、柏子仁、茯苓、瓜瓣各一两，为末。食后酒服方寸匕，日三服。陶隐居方。**解蜀椒毒**冬葵子煮汁饮之。千金方。**伤寒劳复**葵子二升，粱米一升，煮粥食，取汗立安。圣惠。

蜀葵宋嘉祐

〔校正〕自菜部移入此。并入有名未用别录吴葵华。

【释名】**戎葵**尔雅 **吴葵**〔藏器曰〕尔雅云：菺（音坚），戎葵也。郭璞注云：今蜀葵也。叶似葵，花如木槿花。戎蜀其所自来，因以名之。〔时珍曰〕罗愿尔雅翼吴葵作胡葵，云胡，戎也。夏小正云，四月小满后五日，吴葵华，别录吴葵，即此也。而唐人不知，退入有名未用。嘉祐本草重于菜部出蜀葵条。盖未读尔雅注及千金方吴葵一名蜀葵之文故也。今并为一。

【集解】〔颂曰〕蜀葵似葵，花如木槿花，有五色。小花者名锦葵，功用更强。〔时珍曰〕蜀葵处处人家植之。春初种子，冬月宿根亦自生苗，嫩时亦可茹食。叶似葵菜而大，亦似絲瓜叶，有歧叉。过小满后长茎，高五六尺。花似木槿而大，有深红浅红紫黑白色、单叶千叶之异。昔人谓其疏茎密叶、翠萼艳花、金粉檀心者，颇善状之。惟红白二色入药。其实大如指头，皮薄而扁，内仁如马兜铃仁及芜荑仁，轻虚易种。其秸剥皮，可缉布作绳。一种小者名锦葵，即荆葵也。尔雅谓之荍（音乔）。其花大如五銖錢，粉红色，有紫缕文。掌禹锡补注本草，谓此即戎葵，非矣。然功用亦相似。

苗〔气味〕**甘，微寒，滑，无毒。**〔思邈曰〕不可久食，钝人志性。若被狗啮者食之，永不瘥也。〔李廷飞曰〕合猪肉食，人无颜色。〔主治〕**除客热，利肠胃。**思邈 **煮食，治丹石发，热结〔三〕，大**

〔一〕二：大观本草同，政和本草卷二十七冬葵子条附方作「一」。

〔二〕后：原脱，今据大观、政和本草卷二十七冬葵子条附方补。

〔三〕结：原脱，今据大观、政和本草卷二十七蜀葵条补。

人小儿热毒下痢。藏器 作蔬食，滑窍治淋，润燥易产。时珍 捣烂涂火疮，烧研傅金疮。大明

根茎〔主治〕客热，利小便，散脓血恶汁。藏器

〔发明〕〔宗奭曰〕蜀葵，四时取〔一〕红色、单叶者根，阴干，治带下，排脓血恶物，极验也。

〔附方〕新七。

小便淋痛 葵花根洗銼，水煎五七沸，服之如神。卫生宝鉴。

小便血淋 葵花根二錢，车前子一錢，水煮，日服之。简便单方。

小便尿血 葵茎，无灰酒服方寸匕，日三。千金。

肠胃生痈 怀忠丹：治内痈有败血，腥秽殊甚，脐腹冷痛，用此排脓下〔二〕血。单叶红蜀葵根、白芷各一两，白枯矾、白芍药各五錢，为末，黄蜡溶化，和丸梧子大，每空心米饮下二十丸。待脓血出尽，服十宣散补之。坦仙皆效方。

诸疮肿痛 不可忍者。葵花根去黑皮，捣烂，入井华水调稠贴之。普济方。

小儿吻疮 经年欲腐。葵根烧研傅之。圣惠方。

小儿口疮 赤葵茎炙干为末，蜜和含之。圣惠方。

吴葵华别录

〔气味〕咸，寒，无毒。〔禹锡曰〕蜀葵华：甘，冷，无毒。

〔主治〕理心〔三〕气不足。别录 小儿风瘮疹疟。嘉祐 治带下，目中溜火，和血润燥，通窍，利大小肠。时珍

〔发明〕〔张元素曰〕蜀葵花，阴中之阳也。赤者治赤带，白者治白带，赤者治血燥，白者治气燥，皆取其寒滑润利之功也。又紫葵花，入染髭发方中用。

〔附方〕旧三〔四〕，新四〔五〕。

二便关格 胀闷欲死，二三日则杀人。蜀葵花一两捣烂，麝香半錢，水一大盏，煎服。根亦可用。

痎疟邪热 蜀葵花白者，阴干为末，服之。午日取花挼手，亦能去疟。苏颂图经本草。

妇人带下 脐腹冷痛，面色痿黄，日渐虚困。用葵花一两，阴干为末，每空心溫酒服二錢匕。赤带用赤葵，白带用白葵。圣惠方。

横生倒产 葵花为末，酒服方寸匕。千金方。

酒皶赤鼻 蜀葵花研末，

〔一〕取：原脱，今据政和本草卷二十七及本草衍义卷十九蜀葵条补。
〔二〕下：原作「于」，今从张本改。
〔三〕心：政和本草卷三十及千金翼卷四吳葵华条此下重一「心」字，唐本草卷二十及大观本草不重。
〔四〕三：原作「二」，今按下旧附方数改。
〔五〕四：原作「五」，今按下新附方数改。

腊猪脂和匀，夜傅且洗。仁存方。**误吞针钱**葵花煮汁服之。普济方。**蜂蝎螫毒**五月五日午时，收蜀葵花、石榴花、艾心等分，阴干为末，水调涂之。肘后方。

子〔**气味**〕**甘，冷，无毒。**〔**主治**〕**淋涩，通小肠，催生落胎，疗水肿，治一切疮疥并瘢疵赤**〔一〕**靥。**大明〔**发明**〕〔时珍曰〕按杨士瀛直指方云：蜀葵子炒，入宣毒药中最验。又催生方：用子二钱，滑石三钱，为末。顺流水服五钱，即下。〔**附方**〕旧一，新二。**大小便闭**不通者。用白花胡葵子为末，煮浓汁服之。千金方。**石淋破血**五月五日，收葵子炒研，食前温酒下一钱，当下石出。圣惠方。**痈肿无头**蜀葵子为末，水调傅之。经验后方。

菟葵唐本草

【**释名**】**天葵**图经 **莃**音希。**雷丸草**外丹本草

【**集解**】〔恭曰〕菟葵苗如石龙芮，而叶光泽，花白似梅，其茎紫黑〔二〕，煮啖极滑。所在下泽田间皆有，人多识之。六月、七月采茎叶，曝干入药。〔禹锡曰〕郭璞注尔雅云：菟葵似葵而小，叶状如藜，有毛，汋〔三〕之可食而滑。〔宗奭曰〕菟葵，绿叶如黄蜀葵，其花似拒霜，甚雅，其形至小，如初开单叶蜀葵。有檀心，色如牡丹姚黄蕊〔四〕，则蜀葵也。唐刘梦得所谓菟葵燕麦动摇春风者，是也。〔时珍曰〕按郑樵通志云：菟葵，天葵也。状如葵菜，叶大如钱而厚，面青背微紫，生于崖石。凡丹石之类，得此而后能神。所以雷公炮炙论云，如要形坚，岂忘紫背，谓其能坚铅也。此说得于天台一僧。又按南宫从〔五〕岣嵝神书云：紫背天葵出蜀中，灵草也。生于水际。取自然汁煮汞则坚，亦能煮八〔六〕石拒火也。又按初虞世

〔一〕赤：大观、政和本草卷二十七蜀葵条俱作「土」。
〔二〕黑：大观、政和本草卷九菟葵条俱作「色」。
〔三〕汋：原作「灼」，今据大观、政和本草卷九菟葵条改，与尔雅释草莃郭注合。
〔四〕蕊：原作「其叶」，今据政和本草卷九及本草衍义卷十菟葵条改，与本书前蜀葵条「金粉檀心」语合。
〔五〕从：原作「促」，今据本书卷一引据古今书目改。
〔六〕八：原作「入」，形近而误，今详文义改。八石谓道家所服食之朱砂、雄黄、云母、空青、硫黄、戎盐、消石、雌黄。

古今录验云：五月五前斋戒，看桑下有菟葵者，至五日午时，至桑下咒曰：系黎乎俱当苏婆訶。咒毕，乃以手摩桑阴一遍，口啮菟葵及五叶草嚼熟，以唾涂手，熟揩令遍。再斋七日，不得洗手。后有蛇虫蝎蠆咬伤者，以此手摩之，即愈也。时珍窃谓古有咒由一科，此亦其类，但不知必用菟葵，取何义也？若谓其相制，则治毒虫之草亦多矣。

苗【气味】甘，寒，无毒。

【主治】下诸石五淋，止虎蛇毒。诸疮捣汁饮之。涂疮能解毒止痛。唐本

黄蜀葵宋嘉祐

〔校正〕自菜部移入此。

【释名】〔时珍曰〕黄蜀葵别是一种，宜入草部，而嘉祐本草定入菜部，为其与蜀葵同名，而气味主治亦同〔一〕故也。今移于此。

【集解】〔禹锡曰〕黄蜀葵花，近道处处有之。春生苗叶，颇似蜀葵，而叶尖狭多刻缺，夏末开花浅黄色，六七月采，阴干之。〔宗奭曰〕黄蜀葵与蜀葵别种，非是蜀葵中黄者也。叶心下有紫檀色，摘下剔散，日干之。不尔，即浥烂也。〔时珍曰〕黄葵二月下种，或宿子在土自生，至夏始长。叶大如蓖麻叶，深绿色，开岐丫，有五尖如人爪形，旁有小尖。六月开花，大如碗，鹅黄色，紫心六瓣而侧，旦开午收暮落，人亦呼为侧金盏花。随即结角，大如拇指，长二寸许，本大末尖，六棱有毛，老则黑色。其棱自绽，内有六房，如脂麻房。其子累累在房内，状如苘麻子，色黑。其茎长者六七尺，剥皮可作绳索。

花〔气味〕甘，寒，滑，无毒。〔主治〕小便淋及催生。治诸恶疮脓水久不瘥者，作末傅之即愈，为疮家要药。嘉祐　消痈肿。浸油，涂汤火伤。时珍〔附方〕新八。**沙石淋痛**黄蜀葵花一两，炒为末，每米饮服一錢，名独圣散。普济方。**难产催生**如圣散：治胎脏干涩难产，剧者并进三服，良久腹中气宽，胎滑即下也。用黄葵花焙研末，熟湯调服二錢。无花，用子半合研末，酒淘去滓，服之。产宝鉴。**胎死不下**即上方，用红花酒下。**痈疽肿毒**黄蜀葵花，用盐掺，收瓷器中，密封，经年不坏。每用傅之，自

〔一〕同：原脱，今从张本补。

平自溃。无花，用根叶亦可。直指方。**小儿口疮**黄葵花，烧末傅之。肘后方。**小儿木舌**黄蜀葵花为末一錢，黄丹五分，傅之。直指方。**汤火灼伤**用瓶盛麻油，以箸就树夹取黄葵花，收入瓶内，勿犯人手，密封收之。遇有伤者，以油涂之甚妙。经验方。**小儿秃疮**黄蜀葵花、大黄、黄芩等分，为末。米泔净洗，香油调搽。普济方。

子及根〔气味〕甘，寒，滑，无毒。〔主治〕痈肿，利小便，五淋水肿，产难，通乳汁。时珍〔发明〕〔颂曰〕冬葵、黄葵、蜀葵，形状虽各不同，而性俱寒滑，故所主疗不甚相远。〔时珍曰〕黄葵子古方少用，今为催生及利小便要药。或单〔一〕用，或入汤散皆宜，盖其性滑，与冬葵子同功故也。花、子与根性功相同，可以互用。无花用子，无子用根。〔附方〕旧二，新三〔二〕。**临产催生**〔宗奭曰〕临产时以四十九粒研烂，温水服之，良久即产。经验后〔三〕方。用子焙研三錢，井华水服。无子用根，煎汁服。**便痈初起**淮人用黄蜀葵子十七粒，皂角半挺，为末，以石灰同醋调涂之。永类钤方。**痈肿不破**黄葵子研，酒服，一粒则一头，神效。卫生易简方。**打扑伤损**黄葵子研，酒服二錢。海上方。

龙葵 唐本草

〔校正〕并入图经老鸦眼睛草。

【释名】**苦葵**图经 **苦菜**唐本 **天茄子**图经 **水茄**纲目 **天泡草**纲目 **老鸦酸浆草**纲目 **老鸦眼睛草**图经〔时珍曰〕龙葵，言其性滑如葵也。苦以菜味名，茄以叶形名，天泡、老鸦眼睛皆以子形名也。与酸浆相类，故加老鸦以别之。五爪龙亦名老鸦眼睛草，败酱、苦苣并名苦菜，名同物异也。

【集解】〔弘景曰〕益州有苦菜，乃是苦蘵〔四〕。〔恭曰〕苦蘵〔四〕即龙葵也，俗亦名苦菜，非荼也。龙葵所在有之，

〔一〕单：原脱，今详上下文义补。
〔二〕三：原作「二」，今按下新附方数改。
〔三〕后：原脱，今据大观、政和本草卷二十七黄蜀葵花条附方补。
〔四〕蘵：大观、政和本草卷二十七苦菜条俱作「蘵」，原注：「音式」。按说文通训定声・颐部・職字条引尔雅：「蘵，黄蒢。」朱骏声按：「即蒧之小者。蒧、蘵一声之转。夏小正作识。字亦变作蘵、作葴、作蘵。」

关河间谓之苦菜，叶圆花白，子若牛李子，生青熟黑，但堪煮食，不任生啖。〔颂曰〕龙葵近处亦稀，惟北方有之，北〔一〕人谓之苦葵。叶圆似排风而无毛，花白色，子亦似排风子，生青熟黑，其赤者名赤珠，亦可入药。又曰：老鸦眼睛草，生江湖间。叶如茄子叶，故名天茄子。或云，即漆姑草也。漆姑即蜀羊泉，已见本经草部。人亦不能决识之。〔时珍曰〕龙葵、龙珠，一类二种也，皆处处有之。四月生苗，嫩时可食，柔滑。渐高二三尺，茎大如箸，似灯笼草而无毛。叶似茄叶而小。五月以后，开小白花，五出黄蕊。结子正圆，大如五味子，上有小蒂，数颗同缀，其味酸。中有细子，亦如茄子之子。但生青熟黑者为龙葵，生青熟赤者为龙珠，功用亦相仿佛，不甚辽远。苏颂图经菜部既注龙葵，复于外类重出老鸦眼睛草，盖不知其即一物也。又谓老鸦眼睛是蜀羊泉，误矣。蜀羊泉叶似菊，开紫花，子类枸杞，详见草部本条。杨慎丹铅录，谓龙葵即吴葵，反指本草为误，引素问、千金四月吴葵华为证。盖不知千金方言吴葵即蜀葵，已自明白矣。今幷正之。

苗 **〔气味〕苦、微甘，滑，寒，无毒。** **〔主治〕食之解劳少睡，去虚热肿。**唐本 **治风，补益男子元气，妇人败血。**苏颂 **消热散血，压丹石毒宜食之。**时珍 **〔附方〕**旧一。

去热少睡 龙葵菜同米，煮作羹粥食之。食医心镜。

茎、叶、根 **〔气味〕**同苗。**〔主治〕捣烂和土，傅丁肿火丹疮，良。**孟诜 **疗痈疽肿毒，跌扑伤损，消肿散血。**时珍 **根与木通、胡荽煎汤服，通利小便。**苏颂 **〔附方〕**旧四，新九〔二〕。

通利小便 方见上。**从高坠下** 欲死者。取老鸦眼睛草茎叶捣汁服，以渣傅患处。唐瑶经验方。**火焰丹肿** 老鸦眼睛草叶，入醋细研傅之，能消赤肿。苏颂图经本草。**痈肿无头** 龙葵茎叶捣傅。经验方。**发背痈疽** 成疮者。苏颂图经云：用龙葵一两为末，麝香一分，研匀，涂之甚善。袖珍方云：一切发背痈疽恶疮。用蛤蟆一个，同老鸦眼睛草茎叶捣烂，傅之即散，神效。**诸疮恶肿** 老鸦眼睛草擂酒服，以渣傅之。普济方。**丁肿毒疮**

〔一〕北：原脱，今据大观、政和本草卷二十七龙葵条补。

〔二〕九：原作「八」，今按下新附方数改。

黑色焮肿者，乃服丹石毒也；赤色者，肉面毒也。用龙葵根一握洗切，乳香末、黄连三两，杏仁六十枚，和捣作饼，厚如三錢，依疮大小傅之，觉痒即换去。痒不可忍，切勿搔动。候炊久，疮中似石榴子戢戢然，乃去药。时时以甘草湯溫洗，洗后以蜡贴之。终身不得食羊血。如无龙葵，以蔓菁根代之。圣济总录。**天泡湿疮**龙葵苗叶捣傅之。**吐血不止**天茄子苗半两，人参二錢半，为末。每服二錢，新汲水下。圣济总录。**辟除蚤虱**天茄叶铺于席下，次日尽死。**多年恶疮**天茄叶贴之，或为末贴。救急良方。**产后肠出**不收。老鸦酸浆草一把，水煎，先熏后洗，收乃止。救急方。

子七月采之。〔**主治**〕**丁肿**。唐本**明目轻身甚良**。甄权**治风，益男子元气，妇人败血**。苏颂

龙珠 拾遗

【**释名**】**赤珠**〔颂曰〕龙葵子赤者名赤珠，象形也。

【**集解**】〔甄权曰〕龙葵，赤珠者名龙珠，挼去汁可食，能变白令黑。〔藏器曰〕龙珠生道旁，子圆似龙葵，但熟时正赤耳。〔时珍曰〕龙珠、龙葵，虽以子之黑赤分别，其实一物二色，强分为二也。

苗〔**气味**〕**苦，寒，无毒**。〔**主治**〕**能变白发，令人不**〔一〕**睡。主诸热毒，石气发动，调中解烦**。藏器〔**发明**〕〔权曰〕龙珠，服之变白令黑，耐老。若能生食得苦者，不食他菜，十日后即有灵异也。不与葱、薤〔二〕同啖。根亦入药用。

子〔**气味**〕同菜。〔**主治**〕**丁肿**。藏器

酸浆 本经中品

〔**校正**〕菜部苦耽，草部酸浆、灯笼草，俱并为一。

〔一〕不：原作「下」，今据大观、政和本草卷六龙珠条改。
〔二〕薤：原作「[illegible]」，字书无。今据大观、政和本草卷二十七龙葵条改。

【释名】醋浆本经 **苦蒇**音针 **苦耽**嘉祐 **灯笼草**唐本 **皮弁草**食疗 **天泡草**纲目 **王母珠**嘉祐 **洛神珠**同上 **小者名苦蘵**〔一〕

〔藏器〔二〕曰〕 尔雅云〔三〕：蘵，寒浆也。郭璞注云：即今酸浆，江东人呼为苦蒇。小者为苦蘵〔四〕，亦呼为小苦耽。崔豹古今注云：蘵〔四〕，一名蘵〔四〕子，实形如皮弁，其子圆如珠。〔时珍曰〕 酸浆，以子之味名也。苦蒇、苦耽，以苗之味名也。灯笼、皮弁，以角之形名也。王母、洛神珠，以子之形名也。按杨慎卮言云：本草灯笼草、苦耽、酸浆，皆一物也。修本草者非一时一人，故重复耳。燕京野果名红姑娘，外垂绛囊，中含赤子如珠，酸甘可食，盈盈绕砌，与翠草同芳，亦自可爱。盖姑娘乃瓜囊之讹，古者瓜姑同音，娘囊之音亦相近耳。此说得之，故今以本经酸浆，唐本草灯笼草，宋嘉祐本草苦耽，俱并为一焉。

【集解】〔别录曰〕 酸浆生荆楚川泽及人家田园中，五月采，阴干。〔弘景曰〕 酸浆处处有，苗似水茄而小，叶亦可食。子作房，房中有子如梅李大，皆黄赤色，小儿食之。〔保昇曰〕 酸浆即苦蒇也，根如菹芹，白色绝苦。〔禹锡曰〕 苦耽生故墟垣堑间，高二三尺，子作角，如撮口袋，中有子如珠，熟则赤色。关中人谓之洛神珠，一名王母珠，一名皮弁草。一种小者名苦蘵。尔雅谓之黄蒢。〔恭曰〕 灯笼草所在有之，枝干高三四尺，有红花状若灯笼，内有红子可爱，根、茎、花、实并入药用。〔宗奭曰〕 酸浆即苦耽也，嘉祐重出苦耽条。天下有之，苗如天茄子，开小白花，结青壳，熟则深红，壳中子大如樱，亦红色，樱中复有细子，如落苏之子，食之有青草气也。〔时珍曰〕 龙葵、酸浆，一类二种也。酸浆、苦蘵，一种二物也。但大者为酸浆，小者为苦蘵，以此为别。败酱亦名苦蘵，与此不同。其龙葵、酸浆苗叶一样。但龙葵茎光无毛，五月入秋开小白花，五出黄蕊，结子无壳，累累数颗同枝，子有蒂盖，生青熟紫黑。其酸浆同时开小花黄白色，紫心白蕊，其花如杯状，无瓣，但有五尖，结一铃壳，凡五棱，一枝一颗，下悬如灯笼之状，壳中一子，状如龙葵子，生青熟赤。以此分别，便自明白。按庚辛玉册云：灯笼草四方皆有，惟川陕者最大。叶似龙葵，嫩时可食。四五月开花结实，有四叶盛之如灯笼，河北呼为酸浆。据此及杨慎之说，则灯笼、酸浆之为一物，尤可证矣。唐慎微以三叶酸草附于酸浆之后，盖

〔一〕 蘵：大观、政和本草卷二十七苦耽条俱作「蘵」，说见前龙葵条校记。

〔二〕 藏器：按下文「尔雅……为苦蒇」二十二字，见大观、政和本草卷八酸浆条，乃蜀本草引尔雅及郭注文。「小者为苦蘵」五字，见大观、政和本草卷二十七苦耽条，乃嘉祐本草文。「亦呼为……圆如珠」二十七字，见大观、政和本草卷二十七苦荣条，方是藏器所云。此间濒湖并为藏器一人之说。

〔三〕 云：原作「苦」，涉下郭注而误。今据大观、政和本草卷八酸浆条改，与尔雅释草合。

〔四〕 蘵：大观、政和本草卷二十七苦荣条俱作「蘵」，说见前龙葵条校记。

不知其名同物异也。其草见草之九〔一〕，酢浆下。

苗、叶、茎、根〔气味〕苦，寒，无毒。〔禹锡曰〕有小毒。〔恭曰〕苦，大寒，无毒。〔时珍曰〕方士取汁煮丹砂，伏白矾，煮三黄，炼消、硫。〔主治〕**酸浆：治热烦满，定志益气，利水〔二〕道。**本经 **捣汁服，治黄病，多效。**弘景 **灯笼草：治上气咳嗽风热，明目，根茎花实并宜。**唐本 **苦耽苗子：治传尸伏连，鬼气疰忤邪气，腹内热结，目黄不下食，大小便涩，骨热咳嗽，多睡劳乏，呕逆痰壅，痃癖痞满，小儿无辜疬子，寒热大腹，杀虫落胎，去蛊毒，并煮汁饮，亦生捣汁服。研膏，傅小儿闪癖。**嘉祐 〔发明〕〔震亨曰〕灯笼草，苦能除湿热，轻能治上焦，故主热咳咽痛。此草治热痰咳嗽，佛耳草治寒痰咳嗽也。与片芩清金丸同用，更效。〔时珍曰〕酸浆利湿除热。除热故清肺治咳，利湿故能化痰治疸。一人病虚乏咳嗽有痰，愚以此加入汤中用之，有效。

〔附方〕新三。**热咳咽痛**灯笼草为末，白汤服，名清心丸。仍以醋调傅喉外。丹溪纂要。 **喉疮作痛**灯笼草，炒焦研末，酒调呷之。医学正传。 **灸疮不发**酸浆叶贴之。

子〔气味〕**酸，平，无毒。**〔别录曰〕寒。〔主治〕**热烦满〔三〕，定志益气，利水道，产难吞之立产。**本经〔四〕 **食之，除热，治黄病，尤益小儿。**苏颂 **治骨蒸劳热，尸疰疳瘦，痰癖热结，与苗茎同功。**嘉祐 〔附方〕新二。**酸浆实丸**治三焦肠胃伏热，妇人胎热难产。用酸浆实五两，苋实三两，马蔺子炒、大盐榆白皮炒二两，柴胡、黄芩、栝楼根、䕡茹各一两，为末，炼蜜丸梧子大。每服

〔一〕九：原作「八」，按本书卷二十酢浆草，属草之九，石草类。因据改。

〔二〕水：原作「小」，今据大观、政和本草卷八及千金翼卷二酸浆条改。

〔三〕满：原脱，今据大观、政和本草卷八及千金翼卷二酸浆条补。

〔四〕本经：原作「别录」。按大观、政和本草卷八酸浆条此段俱作白字，认为本经文。因据改。

三十九，木香湯下。圣济总录。**天泡湿疮**天泡草铃儿生捣敷之。亦可为末，油调敷。邓才杂兴方。

蜀羊泉本经中品

【释名】**羊泉**别录 **羊饴**别录 **漆姑草**〔时珍曰〕诸名莫解。能治漆疮，故曰漆姑。

【集解】〔别录曰〕蜀羊泉生蜀郡山[一]谷。〔弘景曰〕方不复用，人无识者。〔恭曰〕此草俗名漆姑，叶似菊，花紫色，子类枸杞子，根如远志，无心有糁。所在平泽有之，生阴湿地，三月、四月采苗叶阴干。〔藏器曰〕陶注杉材云：漆姑叶细细，多生石边，能疗漆疮。苏云漆姑是羊泉。按羊泉乃大草。漆姑草如鼠迹大，生阶墀间阴处，气辛烈，挼傅漆疮，亦主溪毒，乃同名也。〔颂曰〕或言老鸦眼睛草即漆姑草，漆姑乃蜀羊泉，人不能决识。〔时珍曰〕漆姑有二种：苏恭所说是羊泉，陶陈所说是小草。苏颂所说老鸦眼睛草，乃龙葵也。又黄蜂作窠，衔漆姑草汁为蒂，即此草也。

【气味】**苦，微寒，无毒。**

【主治】**头秃[二]恶疮热气，疥瘙痂癣虫。**本经 **疗龋齿，女子阴中内伤，皮间实积。**别录 **主小儿惊，生毛发，捣涂漆疮。**苏恭 **蚯蚓气呵者，捣烂入黄丹罨之。**时珍。出摘玄方。

【附方】新一。**黄疸疾**漆草一把，捣汁和酒服。不过三五次，即愈。摘玄方。

鹿蹄草纲目

【释名】**小秦王草**纲目 **秦王试剑草**〔时珍曰〕鹿蹄象叶形。能合金疮，故名试剑草。又山慈姑亦名鹿蹄，与此不同。

【集解】〔时珍曰〕按轩辕述宝藏论云：鹿蹄多生江广平陆及寺院荒处，淮北绝少，川陕亦有。苗似堇菜，而叶颇

〔一〕山：大观、政和本草卷九蜀羊泉条作「川」。

〔二〕头秃：原作「秃疮」，今据大观、政和本草卷九及千金翼卷二蜀羊泉条改。

大，背紫色。春生紫花。结青实，如天茄子。可制雌黄、丹砂。

【气味】缺。

【主治】金疮出血，捣涂即止。又涂一切蛇虫犬咬毒。时珍

败酱本经中品

【释名】苦菜纲目 苦蘵纲目 泽败别录 鹿肠本经 鹿首别录 马草别录〔弘景曰〕根作陈败豆酱气，故以为名。〔时珍曰〕南人采嫩者，暴蒸作菜食，味微苦而有陈酱气，故又名苦菜，与苦荬、龙葵同名。亦名苦蘵，与酸浆〔一〕同名，苗形则不同也。

【集解】〔别录曰〕败酱生江夏川谷，八月采根，暴干。〔弘景曰〕出近道。叶似豨莶，根形如柴胡。〔恭曰〕此药不出近道，多生冈岭间。叶似水莨及薇衔，丛生，花黄根紫，作陈酱色，其叶殊不似豨莶也。〔颂曰〕江东亦有之，状如苏恭所说。〔时珍曰〕处处原野有之，俗名苦菜，野人食之，江东人每采收储焉。春初生苗，深冬始凋。初时叶布地生，似菘〔二〕菜叶而狭长，有锯齿，绿色，面深背浅。夏秋茎高二三尺而柔弱，数寸一节。节间生叶，四散如伞。颠顶开白花成簇，如芹花、蛇床子花状。结小实成簇。其根白紫，颇似柴胡。吴普言其根似桔梗，陈自明言其根似蛇莓根者，皆不然。

根苗同。【修治】〔斅曰〕凡收得便粗杵，入甘草叶相拌对蒸，从巳至未，去甘草叶，焙干用。

【气味】苦，平，无毒。〔别录曰〕咸，微寒。〔权曰〕辛、苦，微寒。〔大明曰〕酸。〔时珍曰〕微苦带甘。

【主治】暴热火疮赤气，疥瘙疽痔，马鞍热气。本经 除痈肿浮肿结热，风痹不足，产后腹〔三〕痛。别录 治毒风𤸷痹，破多年凝血，能化脓为水，产后诸病，止腹痛，余〔四〕

〔一〕浆：原作「酱」，今据本书本卷前酸浆条释名改。
〔二〕菘：原作「松」，今据本书卷二十六菘条改。
〔三〕腹：原脱，今据千金翼卷二败酱条补，与下甄权「止腹痛」语合。且本条附方中，正有治「产后腹痛」方。大观、政和本草卷八败酱条俱作「疾」，不及「腹」字义长。
〔四〕余：政和本草同。大观本草卷八败酱条作「除」，义长。

疹烦渴。甄权 **治血气心腹痛，破癥结，催生落胞，血运鼻衄吐血，赤白带下，赤眼障膜努肉，聤耳，疮疖疥癣丹毒，排脓补瘘。**大明

【发明】〔时珍曰〕败酱乃手足阳明厥阴药也。善排脓破血，故仲景治痈及古方妇人科皆用之。乃易得之物，而后人不知用，盖未遇识者耳。

【附方】旧二，新三。**肠**〔一〕**痛有脓**薏苡仁附子败酱散〔二〕：用薏苡仁十分，附子二分，败酱五分，捣为末。每以方寸匕，水二升，煎一升，顿服。小便当下，即愈。张仲景金匮玉函。**产后恶露**七八日不止。败酱、当归各六分，续断、芍药各八分，芎藭、竹茹各四分，生地黄炒十二分，水二升，煮取八合，空心服。外台秘要。**产后腰痛**乃血气流入腰腿，痛不可转者。败酱、当归各八分，芎藭、芍药、桂心各六分，水二升，煮八合，分二服。忌葱。广济方。**产后腹痛**如锥刺者。败酱草五两，水四升，煮二升。每服二合，日三服，良。卫生易简方。**蠼螋尿疮**绕腰者。败酱煎汁涂之，良。杨氏产乳。

迎春花纲目

【集解】〔时珍曰〕处处人家栽插之，丛生，高者二三尺，方茎厚叶。叶如初生小椒叶而无齿，面青背淡。对节生小枝，一枝三叶。正月初开小花，状如瑞香，花黄色，不结实。

叶 **【气味】苦，涩，平，无毒。**

【主治】肿毒恶疮，阴干研末，酒服二三钱，出汗便瘥。卫生易简方。

〔一〕肠：原作「腹」，大观、政和本草卷八败酱条同。今据金匮卷中第十八改。
〔二〕散：原作「湯」，据改同上。

款冬花本经中品

【释名】款冻郭璞　颗冻尔雅　氐冬别录　钻冻衍义　菟奚尔雅　橐吾本经　虎须本经　〔时珍曰〕按述征记云：洛水至岁末凝厉时，款冬生于草冰之中，则颗冻之，名以此而得。后人讹为款冬，乃〔一〕款冻尔。款者至也，至冬而花也。〔宗奭曰〕百草中，惟此不顾冰雪，最先春也，故世谓之钻冻。虽在冰雪之下，至时亦生芽，春时人采以代蔬。入药须微见花者良。如已芬芳，则都无气力。今人多使如箸头者，恐未有花也。

【集解】〔别录曰〕款冬生常山山谷及上党水旁，十一月采花阴干。〔弘景曰〕第一出河北，其形如宿蓴未舒者佳，其腹里有丝。次出高丽百济，其花乃似大菊花。次亦出蜀北部宕昌，而并不如。其冬月在冰〔二〕下生，十二月、正月旦取之。〔恭曰〕今出雍州南山溪水，及华州山谷涧间。叶似葵而大，丛生，花出根下。〔颂曰〕今关中亦有之。根紫色，叶似萆薢，十二月开黄花，青紫萼，去土一二寸，初出如菊花萼，通直而肥实无子。则陶氏所谓出高丽百济者，近此类也。又有红花者，叶如荷而斗直，大者容一升，小者容数合，俗呼为蜂斗叶，又名水斗叶。则苏氏所谓大如葵而丛生者，是也。傅咸款冬赋序云：予曾逐禽，登于北山，于时仲冬之月，冰凌盈谷，积雪被厓，顾见款冬炜然，始敷华豔，是也。

【修治】〔敩曰〕凡采得，须去向里裹花蕊壳，并向里实如栗〔三〕零壳者。并枝叶，以甘草水浸一宿，却取款冬叶相拌裛一夜，晒干去叶用。

【气味】辛，温，无毒。〔别录曰〕甘。〔好古曰〕纯阳，入手太阴经。〔之才曰〕杏仁为之使，得紫菀良，恶皂荚、消石、玄参，畏贝母、辛夷、麻黄、黄芪、黄芩、黄连〔四〕、青葙。

【主治】咳逆上气善喘，喉痹，诸惊痫寒热邪气。本经　消渴，喘息呼吸。别录　疗肺气心促急，热乏〔五〕劳咳，连连不绝，涕唾稠粘，肺痿肺痈，吐脓血。甄权　润心肺，

〔一〕乃：原缺，今据覆刻江西本补。
〔二〕冰：原作「水」，今据大观、政和本草卷九款冬花条改。
〔三〕栗：大观、政和本草卷九款冬花条俱作「粟」。
〔四〕黄连：原作「连翘」，今据大观、政和本草卷九款冬花条改。
〔五〕乏：原脱，今据大观、政和本草卷九款冬花条补。

益五脏，除烦消痰，洗肝明目，及中风等疾。大明

【发明】〔颂曰〕本经主咳逆，古今〔一〕方用为温肺治嗽之最。崔知悌〔二〕疗久咳熏法：每旦取款冬花如鸡子许，少蜜拌花使润，纳一升铁铛中。又用一瓦碗钻一孔，孔内安一小笔管，以面泥缝，勿令漏气。铛下着炭火，少时烟从筒出，以口含吸，咽之。如胸中少闷，须举头，即将指头按住筒口，勿使漏。至烟尽乃止。如是五日一为之。待至六日，饱食羊肉馎饦一顿，永瘥。〔宗奭曰〕有人病嗽多日，或教然款冬花三两，于无风处以笔管吸其烟，满口则咽之，数日果效。

【附方】新二。**痰嗽带血**款冬花、百合蒸焙，等分为末，蜜丸龙眼大。每卧时嚼一丸，姜汤下。济生方。**口中疳疮**款冬花、黄连等分，为细末，用唾津调成饼子。先以蛇床子煎汤漱口，乃以饼子傅之，少顷确住，其疮立消也。杨诚经验方。

鼠曲草日华〔三〕

〔校正〕并入有名未用鼠耳，及东垣药类法象佛耳草。

【释名】**米曲**纲目 **鼠耳**别录 **佛耳草**法象 **无心草**别录 **香茅**拾遗 **黄蒿**会编 **茸母**〔时珍曰〕曲言其花黄如曲色，又可和米粉食也。鼠耳言其叶形如鼠耳，又有白毛蒙茸似之，故北人呼为茸母。佛耳，则鼠耳之讹也。今淮人呼为毛耳朵，则香茅之茅，似当作毛。按段成式杂俎云：蚍蜉酒草，鼠耳也，一名无心草。岂蚍蜉食此，故有是名耶？

【集解】〔别录曰〕鼠耳一名无心，生田中下地，厚叶肥茎。〔藏器曰〕鼠曲草，生平岗熟地，高尺余，叶有白毛，黄花。荆楚岁时记云：三月三日，取鼠曲汁，蜜〔四〕和为粉，谓之龙舌粄，以压时气。（粄音板，米饼也。）山南人呼为香茅。取花杂榉皮染褐，至破犹鲜。江西人呼为鼠耳草也。〔汪机曰〕佛耳草，徽人谓之黄蒿。二三月苗长尺许，叶似马齿苋而细，有微白毛，花黄。土人采茎叶和米粉，捣作粑果食。〔时珍曰〕日华本草鼠曲，即别录鼠耳也。唐宋诸家不知，乃退鼠耳入有名未用中。李杲药类法象用佛耳草，亦不知其即鼠耳也。原野间甚多。二月生苗，茎叶柔软。叶长寸许，白茸如鼠耳

〔一〕今：原脱，据补同上。

〔二〕悌：原作「梯」，今据大观、政和本草卷九款冬花条改。

〔三〕日华：原缺。按本条集解「时珍曰：日华本草鼠曲，即别录鼠耳也。」因据补，与本卷分目合。

〔四〕蜜：原作「密」，今据大观、政和本草卷十一鼠曲草条改。

之毛。开小黄花成穗，结细子。楚人呼为米曲，北人呼为茸母。故邵桂子甕天语云：北方寒食，采茸母草和粉食。宋徽宗诗，茸母初生认禁烟者，是也。

【气味】甘，平，无毒。〔别录曰〕鼠耳：酸，无毒。〔杲曰〕佛耳草：酸，性热。款冬花为之使。宜少食之，过则损目。

【主治】鼠耳：主痹寒寒热，止咳。别录 **鼠曲：调中益气，止泄除痰，压时气，去热嗽。杂米粉作糗食，甜美。**日华 **佛耳：治寒嗽及痰，除肺中寒，大升肺气。**李杲

【发明】〔震亨曰〕治寒痰嗽，宜用佛耳草；热痰嗽，宜用灯笼草。〔时珍曰〕别录云治寒热止咳，东垣云治寒嗽，言其标也；日华云治热嗽，言其本也。大抵寒嗽，多是火郁于内而寒覆于外也。按陈氏经验方云：三奇散：治一切咳嗽，不问久近，昼夜无时。用佛耳草五十文，款冬花二百文，熟地黄二两，焙研末。每用二錢，于炉中烧之，以筒吸烟咽下，有涎吐去。予家一获久病此，医治不效。偶在沅州得一婢，用此法，两服而愈也。

决明 本经上品

【释名】〔时珍曰〕此马蹄决明也，以明目之功而名。又有草决明、石决明，皆同功者。草决明即青葙子，陶氏所谓萋蒿是也。

【集解】〔别录曰〕决明子生龙门川泽，十月十日采，阴干百日。〔弘景曰〕龙门在长安北。今处处有之。叶如茳芒〔一〕。子形似马蹄，呼为马蹄决明，用之当捣碎。又别有草决明，是萋蒿子〔二〕，在下品中。〔颂曰〕今处处人家园圃所莳。夏初生苗，高三四尺许。根带紫色。叶似苜蓿而大。七月开黄花，结角。其子如青绿豆而锐，十月采之。按尔雅：薢茩，决光〔三〕。郭璞释云：药草决明也。叶黄锐，赤华，实如山茱萸。或曰蔆也。关西谓之薢茩（音皆苟）。其说与此种颇不

〔一〕芒：政和本草卷七决明子条引陶说同，疑误。大观本草作「芏」，与大观、政和本草同条陈藏器引陶说俱合。

〔二〕子：原作「草」，今据大观、政和本草卷七决明子条改，与大观、政和本草卷十及本书卷十五青葙条俱合。

〔三〕决光：大观、政和本草卷七决明子条俱作「芙茪」，与尔雅释草合。

类。又有一种马蹄决明，叶如江豆〔一〕，子形似马蹄。〔宗奭曰〕决明，苗高四五尺，春亦为蔬。秋深结角，其子生角中如羊肾。今湖南北人家所种甚多，或在村野成段。蜀本图经言叶似苜蓿而阔大者，甚为允当。〔时珍曰〕决明有二种：一种马蹄决明，茎高三四尺，叶大于苜蓿，而本小末奓，昼开夜合，两两相帖。秋开淡黄花五出，结角如初生细豇豆，长五六寸。角中子数十粒，参差相连，状如马蹄，青绿色，入眼目药最良。一种茳芒决明，救荒本草所谓山扁豆是也。苗茎似马蹄决明，但叶之本小末尖，正似槐叶，夜亦不合。秋开深黄花五出，结角大如小指，长二寸许。角中子成数列，状如黄葵子而扁，其色褐，味甘滑。二种苗叶皆可作酒曲，俗呼为独占缸。但茳芒嫩苗及花与角子，皆可瀹茹及点茶食；而马蹄决明苗角皆韧苦，不可食也。苏颂言薢茩即决明，殊不类，恐别一物也。

子　**【气味】咸，平，无毒。**〔别录曰〕苦、甘，微寒。〔之才曰〕蓍实为之使，恶大麻子。

【主治】青盲，目淫肤，赤白膜，眼赤痛〔二〕泪出。久服益精光，轻身。本经　**疗唇口青。**别录　**助肝气，益精。以水调末涂，消〔三〕肿毒。熁太阳穴，治头痛。又贴脑〔四〕心，止鼻洪。作枕，治头风明目，胜〔五〕于黑豆。**日华　**治肝热风眼赤泪。每旦取一匙挼净，空心吞之，百日后夜见物光。**甄权　**益肾，解蛇毒。**震亨　**叶作菜食，利五脏明目，甚良。**甄权

【发明】〔时珍曰〕相感志言：圃中种决明，蛇不敢入。丹溪朱氏言决明解蛇毒，本于此也。王旻山居录言：春月种决明，叶生采食，其花阴干亦可食。切忌泡茶，多食无不患风。按马蹄决明苗角皆韧而苦，不宜于食。纵食之，有利五脏明目之功，何遂至于患风耶？又刘绩〔六〕霏雪录言：人家不可种决明，生子多跛。此迂儒误听之说也，不可信。

〔一〕江豆：政和本草卷七决明子条引图经同，疑误。大观本草作「茳芏」，与大观、政和本草同条陈藏器引陶说合。

〔二〕痛：原脱，今据大观、政和本草卷七及千金翼卷二决明子条补。

〔三〕消：原脱，今据大观、政和本草卷七决明子条补。

〔四〕脑：原作「胸」，今据大观、政和本草卷七决明子条改。

〔五〕胜：原作「甚」，据改同上。

〔六〕绩：原作「镄」，据本书卷一引据古今书目改，与四库总目子部杂家六合。

【附方】旧一，新七。**积年失明**决明子二升为末，每食后粥饮服方寸匕。外台秘要。**青盲雀目**决明一升，地肤子五两，为末，米饮丸梧子大，每米饮下二三十丸。普济方。**补肝明目**决明子一升，蔓菁子二升，以酒五升煮，暴干为末。每饮服二钱，温水下，日二服。圣惠方。**目赤肿痛**决明子炒研，茶调傅两太阳穴，干则易之，一夜即愈。医方摘玄。**头风热痛**方同上。**鼻衄不止**方见主治。**癣疮延蔓**决明子一两为末，入水银、轻粉少许，研不见星，擦破上药，立瘥，此东坡家藏方也。奇效良方。**发背初起**草决明生用一升捣，生甘草一两，水三升，煮一升，分二服。大抵血滞则生疮，肝主藏血，决明和肝气，不损元气也。许学士本事方。

【附录】**茳芒**〔一〕拾遗。〔藏器曰〕陶云：决明叶如茳芒〔二〕。按茳芒〔三〕生道旁，叶小于决明，性平无毒，火炙作饮极香，除痰止渴，令人不睡，调中，隋稠禅师采作五色饮以进炀帝者，是也。又有茳芏，字从土，音吐，一名江蓠子，乃草似莞，生海边，可为席者，与决明叶不相类。〔时珍曰〕茳芒亦决明之一种，故俗犹称独占缸。说见前集解下。**合明草**拾遗。〔藏器曰〕味甘，寒，无毒。主暴热淋，小便赤涩，小儿瘈病，明目下水，止血痢，捣绞汁服。生下湿地，叶如四出花，向夜叶即合。

地肤本经上品

【释名】**地葵**本经**地麦**别录**落帚**日华**独帚**〔四〕图经**王蔧**尔雅**王帚**郭璞**扫帚**弘景**益明**药性**涎衣草**唐本**白地草**纲目**鸭舌草**图经**千心妓女**土宿本草。〔时珍曰〕地肤、地麦，因其子形似也。地葵，因其苗味似也。鸭舌，因其形似也。妓女，因其枝繁而头多也。益明，因其子功能明目也。子落则老，茎可为帚，故有帚、蔧诸名。

〔一〕茳芒：按大观、政和本草卷七决明子条引陈藏器文，只有「茳芏」，并无「茳芒」。但文分前后两段。濒湖取后段以为茳芒，取前段以为茳芏，未知何据？

〔二〕芒：大观、政和本草卷七决明子条陈藏器引陶说俱作「芏」。

〔三〕芒：大观、政和本草卷七决明子条引陈藏器文俱作「芏」。

〔四〕独帚：大观、政和本草卷七地肤子条俱作「独扫」。

【集解】〔别录曰〕地肤子生荆州平泽及田野，八月、十月采实，阴干。〔弘景曰〕今田野间亦多，皆取茎苗为扫帚。其子微细，入补药丸散用，仙经不甚用。〔恭曰〕田野人名为地麦草，北人名涎衣草。叶细茎赤，出熟田中。苗极弱，不能胜举。今云堪为扫帚，恐未之识也。〔大明曰〕地肤即落帚子也。子色青，似一眠起蚕沙之状。〔颂曰〕今蜀川、关中近地皆有之。初生薄地，五六寸，根形如蒿，茎赤〔一〕叶青，大似荆芥。三月开黄白花，结子青白色，八月、九月采实。神仙七精散云：地肤子，星之精也。或曰其苗即独帚〔二〕也，一名鸭舌草。陶弘景所谓茎苗可为扫帚者，苏恭言其苗弱不胜举，二说不同，而今医家皆以为独帚。密州图上者，云根作丛生，每窠有二三十茎，茎有赤有黄，七月开黄花，其实地肤也。至八月而䕸干成，可采。此正与独帚相合。恐西北出者短弱，故苏说云耳。〔时珍曰〕地肤嫩苗，可作蔬茹，一科数十枝，攒簇团团直上，性最柔弱，故将老时可为帚，耐用。苏恭云不可帚，止言其嫩苗而已。其子最繁。尔雅云：葥王蔧。郭璞注云：王帚也。似藜，可以为扫帚，江东呼为落帚。此说得之。

子 〔气味〕苦，寒，无毒。〔时珍曰〕甘，寒。〔主治〕**膀胱热，利小便，补中益精气。久服耳目聪明，轻身耐老。**本经 **去皮肤中热气，使人润泽，散恶疮疝瘕，强阴。**别录 **治阴卵癞疾，去热风，可作汤沐浴。与阳起石同服，主丈夫阴痿不起，补气益力。**甄权 **治客热丹肿。**日华 〔发明〕〔藏器曰〕众病皆起于虚。虚而多热者，加地肤子、甘草。〔附方〕旧三，新七。**风热赤目** 地肤子焙一升，生地黄半斤，取汁和作饼，晒干研末。每服三钱，空心酒服。圣惠方。**目痛眯目** 凡目痛及眯目〔三〕中伤有热瞑者。取地肤子白汁，频注目中。王焘外台秘要。**雷头风肿** 不省人事。落帚子同生姜研烂，热冲酒服，取汗即愈。圣济总录。**胁下疼痛** 地肤子为末，酒服方寸匕。寿域神方。**疝气危急** 地肤子即落帚子，炒香研末。每服一钱，酒下。简便方。**狐疝阴癞** 超越举重，卒得阴癞，及小儿狐疝，伤损生癞。并用地肤子五钱，白术二钱半，桂心五分，为末，饮或酒服三钱，忌生葱、桃、李。必效方。**久疹腰〔四〕痛** 积年，有时发

〔一〕赤：原作「亦」，今据大观、政和本草卷七地肤子条改。
〔二〕帚：大观、政和本草卷七地肤子条俱作「扫」。下同。
〔三〕目：外台卷二十一及大观、政和本草卷七地肤子条附方俱作「忽」。
〔四〕腰：政和本草同。肘后卷四第三十二及大观本草卷七地肤子条附方俱作「胁」。

动。六月、七月取地肤子，干末。酒服方寸匕，日五六服。肘后。**血痢不止**地肤子五两，地榆、黄芩各一两，为末。每服方寸匕，温水调下。圣惠方。**妊娠患淋**热痛酸楚，手足烦疼。地肤子十二两，水四升，煎二升半，分服。子母秘录。**肢体疣目**地肤子、白矾等分，煎汤频洗。寿域神方。

苗叶

〔气味〕苦，寒，无毒。〔时珍曰〕甘、苦。烧灰煎霜，制砒石、粉霜、水银、硫黄、雄黄、硇砂。

〔主治〕捣汁服，主赤白痢，烧灰亦善。煎水洗目，去热暗雀盲涩痛。别录 **主大肠泄泻，和气，涩肠胃，解恶疮毒。**苏颂 **煎水日服，治手足烦疼，利小便诸淋。**时珍

〔发明〕〔时珍曰〕按虞抟医学正传云：抟兄年七十，秋间患淋，二十余日，百方不效。后得一方，取地肤草捣自然汁，服之遂通。至贱之物，有回生之功如此。时珍按：圣惠方治小便不通，用地麦草一大把，水煎服。古方亦常用之。此物能益阴气，通小肠。无阴则阳无以化，亦东垣治小便不通，用黄檗、知母滋肾之意。

〔附方〕新一。**物伤睛陷**弩肉突出。地肤洗去土二两，捣绞汁，每点少许。冬月以干者煮浓汁。圣惠方。

瞿麦瞿音劬。本经中品

【释名】蘧麦尔雅 **巨句麦**本经 **大菊**尔雅 **大兰**别录 **石竹**日华 **南天竺草**纲目 〔弘景曰〕子颇似麦，故名瞿麦。〔时珍曰〕按陆佃解韩诗外传云：生于两旁谓之瞿。此麦之穗旁生故也。尔雅作蘧。有渠、衢二音。日华本草云，一名燕麦，一名杜姥草者，误矣。燕麦即雀麦，雀瞿二字相近，传写之讹尔。

【集解】〔别录曰〕瞿麦生太山山谷，立秋采实〔一〕阴干。〔弘景曰〕今出近道。一茎生细叶，花红紫赤色可爱，合子叶刈〔二〕取之，子颇似麦子。有两种，一种微大，花边有叉桠，未知何者是也？今市人皆用小者。复一种，叶广相似而有毛，花晚而甚赤。按经云采实，其中子细，燥热〔三〕便脱尽矣。〔颂曰〕今处处有之。苗高一尺以来，叶尖小青色，根紫黑

〔一〕实：原脱，今据大观、政和本草卷八及千金翼卷二瞿麦条补。
〔二〕刈：原作「则」，今据大观、政和本草卷八瞿麦条改。
〔三〕热：大观、政和本草卷八瞿麦条俱作「熟」。

色，形如细蔓菁。花红紫赤色，亦似映山红，二月至五月开。七月结实作穗，子颇似麦。河阳河中府出者，苗可用。淮甸出者根细，村民取作刷帚。尔雅谓之大[一]菊，广雅谓之茈萎是也。〔时珍曰〕石竹叶似地肤叶而尖小，又似初生小竹叶而细窄，其茎纤细有节，高尺余，梢间开花。田野生者，花大如钱，红紫色。人家栽者，花稍小而妩媚，有红[二]白粉红紫赤斑烂数色，俗呼为洛阳花。结实如燕麦，内有小黑子。其嫩苗炸熟水淘过，可食。

穗

〔修治〕〔敩曰〕凡使只用蕊壳，不用茎叶。若一时同使，即空心令人气噎，小便不禁也。用时以篁竹沥浸一伏时，漉晒。

〔气味〕苦，寒，无毒。〔别录曰〕辛[三]。〔权曰〕甘。〔之才曰〕蘘草、牡丹为之使，恶螵蛸，伏丹砂。

〔主治〕关格诸癃结，小便不通，出刺，决痈肿，明目去翳，破胎堕子，下闭血。本经 **养肾气，逐膀胱邪逆，止霍乱，长毛发。**别录 **主五淋。**甄权[四] **月经不通，破血块排脓。**大明

叶

〔主治〕痔瘘并泻血，作汤粥食。又治小儿蛔虫，及丹石药发。并眼目肿痛及肿毒，捣傅。治浸淫疮并妇人阴疮。大明

【发明】〔杲曰〕瞿麦利小便为君主之用。〔颂曰〕古今方通心经、利小肠为最要。〔宗奭曰〕八正[五]散用瞿麦，今人为至要药。若心经虽有热，而小肠虚者服之，则心热未退，而小肠别作病矣。盖小肠与心为传送，故用此入小肠。本草并不治心热。若心无大热，止治其心，或制之不尽，当求其属以衰之可也。〔时珍曰〕近古方家治产难，有石竹花汤，治九孔出血，有南天竺饮，皆取其破血利窍也。

【附方】旧六，新五。

小便石淋宜破血。瞿麦子捣为末，酒服方寸匕，日三服，三日当下石。外台秘要。**小**

〔一〕大：原作「天」，今据政和本草卷八瞿麦条改，与尔雅释草合。

〔二〕红：原作「细」，今据上陶、苏说改。

〔三〕辛：原作「苦」，今据政和本草卷八瞿麦条改。

〔四〕甄权：原脱，今据政和本草卷八瞿麦条补。

〔五〕正：政和本草卷八及本草衍义卷九瞿麦条俱作「政」。

便不利有水气，栝楼瞿麦丸主之。瞿麦二钱半〔一〕，栝楼根二两，大附〔二〕子一个，茯苓、山芋各三两，为末，蜜和丸梧子大。一服三丸，日三。未知，益至七八丸。以小便利、腹中温为知也。张仲景金匮方。**下焦结热**小便淋閟，或有血出，或大小便出血。瞿麦穗一两，甘草炙七钱五分，山卮子仁炒半两，为末。每服七钱，连须葱头七个，灯心五十茎，生姜五片，水二碗，煎至七分，时时温服。名立效散。千金方。**子死腹中**或产经数日不下。以瞿麦煮浓汁服之。千金方。**九窍出血**服药不止者。南天竺草，即瞿麦，拇指大一把，山卮子仁三十个，生姜一块，甘草炙半两，灯草一小把，大枣五枚，水煎服。圣济总录。**目赤肿痛**浸淫等疮。瞿麦炒黄为末，以鹅涎调涂眦头即开。或捣汁涂之。圣惠方。**眯目生翳**其物不出者，生肤翳者。瞿麦、干姜炮为末，井华水调服二钱，日二服。圣惠方。**鱼脐疔疮**瞿麦烧灰，和油傅之，甚佳。崔氏方。**咽喉骨哽**瞿麦为末，水服方〔三〕寸匕，日二。外台秘要。**竹木入肉**瞿麦为末，水服方寸匕。或煮汁，日饮三次。梅师方。**箭刀在肉**及咽喉胸膈诸隐处不出。酒服瞿麦末方寸匕，日三服。千金方。

王不留行本经〔四〕上品

【释名】禁宫花日华　**剪金花**日华　**金盏银台**〔时珍曰〕此物性走而不住，虽有王命不能留其行，故名。吴普本草作一名王〔五〕不流行，盖误也。

【集解】〔别录曰〕王不留行生太山山谷，二月、八月采。〔弘景曰〕今处处有之。叶似酸浆，子似菘子。人言是蓼

〔一〕二钱半：大观、政和本草卷八瞿麦条作「一分」，古方二钱半为一分。金匮卷中第十三作「一两」。
〔二〕附：原作「鸡」，今据大观、政和本草卷八瞿麦条改，与金匮卷中第十三合。
〔三〕方：原作「一」，今据政和本草卷八瞿麦条附方改，与外台卷八合。
〔四〕本经：原作「别录」。按大观、政和本草卷七王不留行条俱作白字，认为本经文，本书卷二所载本经目录中亦有王不留行。因据改。
〔五〕王：原脱，今据御览九九一王不留行条引吴氏本草补。

子，不尔。多入痈瘘方用。〔保昇曰〕所在有之。叶似菘蓝。其花红白色。子壳似酸浆，其中实圆黑似菘子，大如黍粟。三月收苗，五月收子。根苗花子并通用。〔颂曰〕今江浙及并河近处皆有之。苗茎俱青，高七八寸已来。根黄色如荠根。叶尖如小匙头，亦有似槐叶者。四月开花，黄紫色〔一〕，随茎而生，如菘子状，又似猪蓝花。五月采苗茎，晒干用。俗谓之剪金草。河北生者，叶圆花红，与此小别。〔时珍曰〕多生麦地中。苗高者一二尺。三四月开小花，如铎铃状，红白色。结实如灯笼草子，壳有五棱，壳内包一实，大如豆。实内细子，大如菘子，生白熟黑，正圆如细珠可爱。陶氏言叶似酸浆，苏氏言花如菘子状者，皆欠详审，以子为花叶状也。灯笼草即酸浆也。苗、子皆入药。

苗、子

【修治】〔敩曰〕凡采得拌湿〔二〕蒸之，从巳至未。以浆水浸一宿，焙干用。

【气味】苦〔三〕，**平，无毒。**〔普曰〕神农：苦，平。岐伯、雷公：甘。〔元素曰〕甘、苦，平。阳中之阴。

【主治】金疮止血，逐痛出刺，除风痹内寒〔四〕。**久服轻身耐老增寿**〔五〕。本经〔六〕 **止心烦鼻衄，痈疽恶疮瘘乳，妇人难产。**别录 **治风毒，通血脉。**甄权 **游风风疹，妇人血经不匀，发背。**日华 **下乳汁。**元素 **利小便，出竹木刺。**时珍

【发明】〔元素曰〕王不留行，下乳引导用之，取其利血脉也。〔时珍曰〕王不留行能走血分，乃阳明冲任之药。俗有「穿山甲、王不留，妇人服了乳长流」之语，可见其性行而不住也。按王执中资生经云：一妇人患淋卧久，诸药不效。其夫夜告予。予按既效方治诸淋，用剪金花十余叶煎汤，遂令服之。明早来云：病减八分矣。再服而愈。剪金花一名禁宫花，一名金盏银台，一名王不留行是也。〔颂曰〕张仲景治金疮，有王不留行散，贞元广利方治诸风痉，有王不留行汤，皆最效。

〔一〕色：原作「叶」，今据大观、政和本草卷七王不留行条改。
〔二〕湿：大观、政和本草卷七王不留行条俱作「浑」。
〔三〕苦：大观、政和本草卷七王不留行条此下俱有「甘」。
〔四〕寒：原作「塞」，今据大观、政和本草卷七及千金翼卷二王不留行条改。
〔五〕久服轻身耐老增寿：原在后文「妇人难产」下。按大观、政和本草卷七王不留行条此八字俱作白字，认为本经文，因移此。
〔六〕本经：原脱。按大观、政和本草卷七王不留行条「主金疮止血，逐痛出刺，除风痹内寒」及「久服轻身耐老增寿」俱作白字，认为本经文。因据补。

【附方】旧一，新八。**鼻衄不止**剪金花连茎叶阴干，浓煎汁温服，立效。指南方。**粪后下血**王不留行末，水服一錢。圣济总录。**金疮亡血**王不留行散：治身被刀斧伤，亡血。用王不留行十分，八月八日采之；蒴藋细叶十分，七月七日采之；桑东南根白皮十分，三〔一〕月三日采之。川椒三分，甘草十分，黄芩、干姜、芍药、厚朴各二分。以前三味烧存性，后六味为散，合之。每大疮饮服方寸匕，小疮但粉之。产后亦可服。张仲景金匮要略。**妇人乳少**因气郁者。涌泉散：王不留行，穿山甲炮、龙骨、瞿麦穗、麦门冬等分，为末。每服一錢，热酒调下，后食猪蹄羹，仍以木梳梳乳，一日三次。卫生宝鉴方。**头风白屑**王不留行、香白芷等分，为末。干掺，一夜篦去。圣惠。**痈疽诸疮**王不留行汤：治痈疽妒乳，月蚀白秃，及面上久疮，去虫止痛。用王不留行、东南桃枝、东引茱萸根皮各五两，蛇床子、牡荆子、苦竹叶、蒺藜子各三升，大麻子一升。以水二斗半，煮取一斗，频频洗之。千金方。**误吞铁石**骨刺不下，危急者。王不留行、黄檗等分，为末，湯浸蒸饼，丸弹子大，青黛为衣，线穿挂风处。用一丸，冷水化灌之。百一选方。**竹木针刺**在肉中不出，疼痛。以王不留行为末，熟水调〔二〕服〔三〕方寸匕，兼以根傅，即出。梅师方。**丁肿初起**王不留行子为末，蟾酥丸黍米大。每服一丸，酒下，汗出即愈。集简方。

剪春罗 纲目

【释名】剪红罗

【集解】〔时珍曰〕剪春罗二月生苗，高尺余。柔茎绿叶，叶对生，抱茎。入夏开花，深红色，花大如錢，凡六出，周回如剪成可爱。结实大如豆，内有细子。人家多种之为玩。又有剪红纱花，茎高三尺，叶〔四〕旋覆。夏秋开花，状如石竹花而稍大，四围如剪，鲜红可爱。结穗亦如石竹，穗中有细子。方书不见用者。计其功，亦应利小便、主痈肿也。

〔一〕三：原作「八」，今据金匮卷中第十八改。
〔二〕调：原脱，今据大观、政和本草卷七王不留行条附方补。
〔三〕服：原脱，今据外台卷二十九补。
〔四〕叶：此下疑脱「如」字。

【气味】甘，寒，无毒。

【主治】火带疮绕腰生者，采花或叶捣烂，蜜调涂之。为末亦可。时珍。出证治要诀。

金盏草救荒

〔校正〕并入宋图经杏叶草。

【释名】杏叶草图经　长春花〔时珍曰〕金盏，其花形也。长春，言耐久也。

【集解】〔颂曰〕杏叶草，一名金盏草，生常州。蔓生〔一〕篱下，叶叶相对。秋后有子如鸡头实，其中变生一小虫，脱而能行。中夏采花。〔周定王曰〕金盏儿花，苗高四五寸。叶似初生莴苣叶，厚而狭，抱茎而生。茎柔脆。茎头开花，大如指头，金黄色，状如盏子，四时不绝。其叶味酸，煠熟水浸过，油盐拌食。〔时珍曰〕夏月结实，在萼内，宛如尺蠖虫数枚蟠屈之状，故苏氏言其化虫，实非虫也。

【气味】酸，寒，无毒。

【主治】肠痔下血久不止。苏颂

葶苈本经下品

【释名】丁历别录　䓪蒿䓪音典。大室本经　大适本经　狗荠郭璞〔二〕〔时珍曰〕名义不可强解。

【集解】〔别录曰〕葶苈生藁城平泽及田野，立夏后采实，阴干。〔弘景曰〕出彭城者最胜，今近道亦有。母即公荠也。子细黄至苦，用之当熬。〔颂曰〕今汴东、陕西、河北州郡皆有之，曹州者尤佳。初春生苗叶，高六七寸，似荠。根白色，枝茎俱青。三月开花，微黄。结角，子扁小如黍粒微长，黄色。月令：孟夏之月，靡草死。许慎、郑玄注皆云靡草，

〔一〕生：原作「延」，今据大观本草卷三十一及政和本草卷三十杏叶草条改。

〔二〕郭璞：原作「别录」。按大观、政和本草卷十及千金翼卷三葶苈条引别录文俱无狗荠之名，今据尔雅释草郭注改。

荠、葶苈之属是也。一说葶苈单茎向上，叶端出[一]角，粗[二]且短。又有一种狗[三]芥草，叶近根下作歧[四]，生角细长。取时必须分别此二种也。〔敩曰〕凡使勿用赤须子，真相似，只是味微甘苦耳。葶苈子之苦，入顶也。〔时珍曰〕按尔雅云：蕇，葶苈也。郭璞注云：实叶皆似芥，一名狗荠。然则狗芥即是葶苈矣。盖葶苈有甜苦二种。狗芥味微甘，即甜葶苈也。或云甜葶苈是菥蓂子，考其功用亦似不然。

子

【修治】〔敩曰〕凡使葶苈，以糯米相合，置于熯[五]上，微焙，待米熟，去米，捣用。

【气味】辛，寒，无毒。〔别录曰〕苦，大寒。得酒良。〔权曰〕酸，有小毒。入药炒用。〔杲曰〕沉也，阴中阳也。〔张仲景曰〕葶苈傅头疮，药气入脑，杀人。〔之才曰〕榆皮为之使，得酒良，恶白僵蚕、石龙芮。〔时珍曰〕宜大枣。

【主治】癥瘕积聚结气，饮食寒热，破坚逐邪，通利水道。本经 **下膀胱水，伏留热气，皮间邪水上出，面目浮肿，身暴中风热痱痒，利小腹。久服令人虚。**别录 **疗肺壅上气咳嗽，止喘促，除胸中痰饮。**开宝[六] **通月经。**时珍

【发明】〔杲曰〕葶苈大降气，与辛酸同用，以导肿气。本草十剂云：泄可去闭，葶苈、大黄之属。此二味皆大苦寒，一泄血闭，一泄气闭。盖葶苈之苦寒，气味俱厚，不减大黄，又性过于诸药，以泄阳分肺中之闭，亦能泄大便，为体轻象阳故也。〔宗奭曰〕葶苈有甜、苦二种，其形则一也。经既言味辛苦，即甜者不复更入药也。大概治体皆以行水走泄为用，故曰久服令人虚，盖取苦泄之义，药性论不当言味酸。〔震亨曰〕葶苈属火[七]性急，善逐水。病人稍涉虚者，宜远之。

[一] 出：大观、政和本草卷十葶苈条同。外台卷十作「两」，义长。
[二] 粗：外台卷十及大观、政和本草卷十葶苈条此上俱重一「角」字。
[三] 狗：大观、政和本草卷十葶苈条作「苟」，与外台卷十合。
[四] 歧：原作「奇」，大观、政和本草卷十葶苈条同。今据外台卷十改。
[五] 熯：大观、政和本草卷十葶苈条作「焙」。「熯」、「焙」俱费解。张本作「灶」，义长。
[六] 开宝：原作「甄权」，今据大观、政和本草卷十葶苈条改。
[七] 属火：本草衍义补遗葶苈条此下有「属木」二字。

且杀人甚捷〔一〕，何必久服而后致〔二〕虚也。〔好古曰〕苦甜二味，主治不同。仲景泻肺汤用苦，余方或有用甜者，或有不言甜苦者。大抵苦则下泄，甜则少缓，量病人虚实用之，不可不审。本草虽云治同，而甜苦之味安得不异？〔时珍曰〕甘苦二种，正如牵牛，黑白二色，急缓不同；又如壶卢，甘苦二味，良毒亦异。大抵甜者下泄之性缓，虽泄肺而不伤胃；苦者下泄之性急，既泄肺而易伤胃，故以大枣辅之。然肺中水气膹满急者，非此不能除。但水去则止，不可过剂尔。既不久服，何至杀人？淮南子云：大戟去水，葶苈愈胀，用之不节，乃反成病。亦在用之有节。

【附方】旧十〔三〕，新十〔四〕。**阳水暴肿**面赤烦渴，喘急，小便涩，其效如神。甜葶苈一两半〔五〕，炒研末，汉防己末二两〔六〕，以绿头鸭血及头，合捣万杵，丸梧子大。甚者，空腹白汤下十丸，轻者五丸，日三四服，五日止，小便利为验。一加猪苓末二两。经验方〔七〕。**通身肿满**苦葶苈炒四两，为末，枣肉和丸梧子大。每服十五丸，桑白皮汤下，日三服。此方，人不甚信，试之自验。**水肿尿涩**梅师方：用甜葶苈二两，炒为末，以大枣二十枚，水一大升，煎一小〔八〕升，去枣入葶苈末，煎至可丸如梧子大。每饮服六十〔九〕丸，渐加，以微利为度。崔氏方：用葶苈三两，绢包饭上蒸熟，捣万杵，丸梧子大，不须蜜和。每服五丸，渐加至七丸，以微利为佳。不可多服，令人不堪。若气发，服之得利，气下即止。此方治〔十〕水气无比。萧驸马水肿，服此得瘥。外科精义：治男妇大小头面手足肿。用苦葶苈炒研，枣肉和丸小豆大。每服十丸，煎麻子汤下，日三服。五七日小便多，则消肿也。忌咸酸生冷。**大腹水肿**肘后方：用苦葶苈二〔十一〕升，炒为末，割鶡雄鸡血及头，合捣丸梧子大。每小豆汤下十丸，日三服。又方：葶苈二升，春酒五升，渍一夜。稍服一合，小便当利。

〔一〕捷：原作「健」，今据本草衍义补遗葶苈条改。
〔二〕致：原脱，今据本草衍义补遗葶苈条补。
〔三〕十：此下原有「四」，今按下旧附方数删。
〔四〕十：原作「六」，今按下新附方数改。
〔五〕一两半：大观、政和本草卷十葶苈条附方俱作「三两」。
〔六〕二两：大观、政和本草卷十葶苈条附方俱作「四两」，合前条适为原方之半剂。
〔七〕经验方：原作「外台秘要」。检外台未见此方，今据政和本草卷十葶苈条附方改。
〔八〕小：原脱，今据大观、政和本草卷十葶苈条附方补，与「大」为对文。
〔九〕六十：大观、政和本草卷十葶苈条附方俱作「十」。
〔十〕此方治：原脱，今据大观、政和本草卷十葶苈条附方补。
〔十一〕二：肘后卷四第二十五作「一」。

又方：葶苈一两，杏仁二十枚，并熬黄色，捣。分十服，小便去当瘥。**腹胀积聚**葶苈子一升熬，以酒五升浸七日，日服三合〔一〕。千金方。**肺湿痰喘**甜葶苈炒为末，枣肉丸服。摘玄方。**痰饮咳嗽**含膏〔二〕丸：用曹州葶苈子一两，纸衬炒令黑，知母一两，贝母一两，为末，枣肉半两，砂糖一两半，和丸弹丸大。每以新绵裹一丸，含之咽津，甚者不过三丸。篋中方。**咳嗽上气**不〔三〕得卧，或遍体气肿，或单面肿，或〔四〕足肿，并主之。葶苈子三升，微火熬研，以绢袋盛，浸清酒五升中，冬七日，夏三日。初服如胡〔五〕桃许大，日三夜一，冬月日二夜二。量其气力，取微利一二〔六〕为度。如患急者，不待日满，亦可绞服。崔知悌方。**肺痈〔七〕喘急**不得卧，葶苈大枣泻肺汤主之。葶苈炒黄捣末，蜜丸弹丸大。每用大枣二十枚，水三升，煎取二升，乃入葶苈一丸，更煎取一升，顿服。亦主支饮不得息。仲景金匮玉函方。**月水不通**葶苈一升，为末，蜜丸弹子大，绵裹纳阴中二〔八〕寸，一宿易之，有汁出，止。千金方。**卒发颠狂**葶苈一升，捣三千杵，取白犬血和丸麻子大。酒服一丸，三服取瘥。肘后。**头风疼痛**葶苈子为末，以汤淋汁沐头，三四度即愈。千金翼〔九〕。**疳虫蚀齿**葶苈、雄黄等分，为末，腊月猪脂和成，以绵裹槐枝蘸点。金匮要略。**白秃头疮**葶苈末涂之。子母秘录〔十〕。**瘰疬已溃**葶苈二合，豉一升，捣作饼子，如钱大，厚二分，安疮孔上，艾作炷灸之，令温热，不可破肉，数易之而灸。但不可灸初起之疮，恐葶苈气入脑伤人也。永类方。**马汗毒气**入腹。葶苈子一两炒研，水一升浸汤服，取下恶血。续十全方。

〔一〕日服三合：大观、政和本草卷十葶苈条附方同。千金卷十一第五作「服三合，日三」。

〔二〕膏：原作「奇」，今据大观、政和本草卷十葶苈条改。

〔三〕不：外台卷十及大观、政和本草卷十葶苈条此上俱有「长引气」。

〔四〕或：原作「鼓」，今据大观、政和本草卷十葶苈条改，与外台卷十合。

〔五〕胡：原脱，大观、政和本草卷十葶苈条同。今据外台卷十补。

〔六〕二：原脱，今据大观、政和本草卷十葶苈条补。

〔七〕痈：原作「壅」，今据大观、政和本草卷十葶苈条改，与金匮卷上第七合。

〔八〕二：千金卷四第二作「入三」两字。

〔九〕千金翼：原作「肘后方」，今据大观、政和本草卷十葶苈条附方改。千金翼卷十六正有此方。今本肘后卷三第十九附此方亦标明引自千金翼。

〔十〕子母秘录：原作「圣惠方」。按圣惠卷九十一虽载此方，但以「微炒捣如膏」与此稍异。今据大观、政和本草卷十葶苈条附方改，并计入旧附方数内。

车前本经上品。

【释名】当道本经芣苡音浮以。马〔一〕舄音昔。牛遗并别录牛舌草〔二〕诗疏车轮菜救荒地衣纲目蛤蟆衣别录。〔时珍曰〕按尔雅云：芣苡，马舄。马舄，车前。陆玑诗疏云：此草好生道边及牛马迹中，故有车前、当道、马舄、牛遗之名。舄，足履也。幽州人谓之牛舌草〔二〕。蛤蟆喜藏伏于下，故江东称为蛤蟆衣。又韩诗外传言，直曰车前，瞿曰芣苡，恐亦强说也。瞿乃生于两旁者。

【集解】〔别录曰〕车前生真定平泽丘陵阪道中，五月五日采，阴干。〔弘景曰〕人家及路边甚多。韩诗言芣苡是木似李，食其实宜子孙者，谬矣。〔恭曰〕今出开州者胜。〔颂曰〕今江湖、淮甸、近汴、北地处处有之。春初生苗，叶布地如匙面，累年者长及尺余。中抽数茎，作长穗如鼠尾。花甚细密，青色微赤。结实如葶苈，赤黑色。今〔三〕人五月采苗，七月、八月采实。人家园圃或种之，蜀中尤尚。北人取根日干，作紫菀卖之，甚误所用。陆玑言嫩苗作茹大滑，今人不复啖之。〔时珍曰〕王旻山居录，有种车前剪苗食法，则昔人常以为蔬矣。今野人犹采食之。

子

〔修治〕〔时珍曰〕凡用须以水淘洗去泥沙，晒干。入汤液，炒过用；入丸散，则以酒浸一夜，蒸熟研烂，作饼晒干，焙研。

〔气味〕甘，寒，无毒。〔别录曰〕咸。〔权曰〕甘，平。〔大明曰〕常山为之使。

〔主治〕气癃止痛，利水道小便，除湿痹。久服轻身耐老。本经男子伤中，女子淋沥不欲食，养肺强阴益精，令人有子，明目疗赤痛。别录去风毒，肝中风热，毒风冲眼，赤痛障翳，脑痛泪出，压丹石毒，去心胸烦热。甄权养肝。萧炳〔四〕治〔五〕妇人难产

〔一〕马：大观、政和本草卷六及千金翼卷二车前子条引别录文俱作「胜」。尔雅释草作「马」。
〔二〕草：原脱，今据大观、政和本草卷六车前子条补。
〔三〕今：原作「令」，今据大观、政和本草卷六车前子条改。
〔四〕炳：原作「两」，今据大观、政和本草卷六车前子条改。
〔五〕治：原作「收」，据改同上。

陆玑**导小肠热，止暑湿泻痢**。时珍

〔**发明**〕〔弘景曰〕车前子性冷利，仙经亦服饵之，云令人身轻，能跳越岸谷，不老长生也。〔颂曰〕车前子入药最多。驻景丸用车前、菟丝二物，蜜丸食下服，古今以为奇方也。〔好古曰〕车前子，能利小便而不走气，与茯苓同功。〔时珍曰〕按神仙服食经云：车前一名地衣，雷之精也，服之形化，八月采之。今车前五月子已老，而云七八月者，地气有不同尔。唐张籍诗云：开州午月车前子，作药人皆道有神。惭愧文君怜病眼，三千里外寄闲人。观此亦以五月采开州者为良，又可见其治目之功。大抵入服食，须佐他药，如六味地黄丸之用泽泻可也。若单用则泄太过，恐非久服之物。欧阳公常得暴下病，国医不能治。夫人买市人药一帖，进之而愈。力叩其方，则车前子一味为末，米饮服二钱匕。云此药利水道而不动气，水道利则清浊分，而谷藏自止矣。

〔**附方**〕旧六〔一〕，新六〔二〕。

小便血淋作痛。车前子晒干为末，每服二钱，车前叶煎汤下。普济方。**石淋作痛**车前子二升，以绢袋盛，水八升，煮取三升，服之，须臾石下。肘后方。**老人淋病**身体热甚。车前子五合，绵裹煮汁，入青粱米四合，煮粥食。常服明目。寿〔三〕亲养老书。**孕妇热淋**车前子五两，葵根切一升，以水五升，煎取一升半，分三服，以利为度。梅师方。**滑胎易产**车前子为末，酒服方寸匕。不饮酒者，水调服。诗云，采采芣苡，能令妇人乐有子也。陆玑注云，治妇人产难故也。妇人良方。**横产不出**车前子末，酒服二钱。子母秘录。**阴冷闷疼**渐入囊内，肿满杀人。车前子末，饮服方寸匕，日二服。千金方。**隐疹入腹**体肿舌强。车前子末粉之，良。千金方。**阴下痒痛**车前子煮汁频洗。外台秘要。**久患内障**车前子、干地黄、麦门冬等分，为末，蜜丸如梧子大，服之。累试有效。圣惠方。**补虚明目**驻景丸：治肝肾俱虚，眼昏黑花，或生障翳，迎风有泪。久服补肝肾，增目力。车前子、熟地黄酒蒸焙各〔四〕三两，菟丝子酒浸五两，为末，炼蜜丸梧子大。每温酒下三十丸，日二服。和剂局方。**风热目暗**涩痛。车前子、宣州黄连各一两，为末。食后温酒服一钱，日二服。圣惠方。

草及根

〔**修治**〕〔敩曰〕凡使须一窠有九叶，内有蕊，茎可长一尺二寸者。和蕊叶根，去土〔五〕了，称一镒

〔一〕六：原作「七」，今按下旧附方数改。
〔二〕六：原作「五」，今按下新附方数改。
〔三〕寿：原作「泰」，今据四库总目子部医家一改。
〔四〕各：原脱，今据局方卷七补。
〔五〕土：原作「上」，今据政和本草卷六车前子条补。

者，力全。使叶勿使蕊茎，銼细，于新瓦上摊干用。〔气味〕甘，寒，无毒。〔土宿真君曰〕可伏硫黄，结草砂，伏五矾、粉霜。

〔主治〕**金疮，止血衄鼻，瘀血血瘕，下血，小便赤，止烦下气，除小虫。**别录 **主阴㿉。**之才 **叶：主泄精病，治尿血，能补五脏，明目，利小便，通五淋。**甄权

〔发明〕〔弘景曰〕其叶捣汁服，疗泄精甚验。〔宗奭曰〕陶说大误矣。此药甘滑，利小便，泄精气。有人作菜频食，小便不禁，几为所误也。

〔附方〕旧四，新七。**小便不通**车前草一斤，水三升，煎取一升半，分三服。一方，入冬瓜汁。一方，入桑叶汁。百一方。**初生尿涩**不通。车前捣汁，入蜜少许，灌之。全幼心鉴。**小便尿血**车前草〔一〕捣汁五合，空心服。外台秘要。**鼻衄不止**生车前叶，捣汁饮之甚善。图经本草。**金疮血出**车前叶捣傅之。千金方。**热痢不止**车前叶捣汁一盏〔二〕，入蜜一合，煎温服。圣惠方。**产后血渗**入大小肠。车前草汁一升，入蜜一合，和煎一沸，分二服。崔氏方。**湿气腰痛**蛤蟆草连根七科，葱白连须七科，枣七枚，煮酒一瓶，常服，终身不发。简便方。**喉痹乳蛾**蛤蟆衣、凤尾草擂烂，入霜梅肉、煮酒各少许，再研绞汁，以鹅翎刷患处，随手吐痰，即消也。赵溍养疴漫笔。**目赤作痛**车前草自然汁，调朴消末，卧时涂眼胞上，次早洗去。小儿目痛，车前草汁，和竹沥点之。圣济总录。**目中微翳**车前叶、枸杞叶等分，手中揉汁出，以桑叶两重裹之，悬阴处一夜，破桑叶取点，不过三五度。十便良方。

狗舌草 唐本草

【集解】〔恭曰〕狗舌生渠堑湿地，从〔三〕生。叶似车前而无文理，抽茎开花，黄白色。四月、五月采茎，暴干。

〔一〕草：原脱，今据大观、政和本草卷六车前子条附方补，与外台卷二十七合。
〔二〕一盏：原脱，今据大观、政和本草卷六车前子条附方补。圣惠方卷五十九作「一中盏」。
〔三〕从：原作「取」，今据大观、政和本草卷十一狗舌草条改。

【气味】苦，寒，有小毒。

【主治】蛊疥瘙疮，杀小虫。为末和涂之，即瘥。苏恭

马鞭草别录下品

〔校正〕并入图经龙牙草。

【释名】龙牙草图经　凤颈草〔恭曰〕穗类鞭鞘，故名马鞭。〔藏器曰〕此说未近，乃其节生紫花如马鞭节耳。〔时珍曰〕龙牙凤颈，皆因穗取名。苏颂图经外类重出龙牙，今并为一。又今方士谬立诸草为各色龙牙之名，甚为淆乱，不足凭信。

【集解】〔弘景曰〕村墟陌甚多。茎似细辛，花紫色，叶〔一〕微似蓬蒿也。〔恭曰〕苗〔二〕似狼牙及茺蔚，抽三四穗，紫花，似车前，穗类鞭鞘，都不似蓬蒿也。〔保昇曰〕花白色，七月、八月采苗叶，日干用。〔颂曰〕今衡〔三〕山、庐山、江淮州郡皆有之。苗类益母而茎圆，高二三尺。又曰：龙牙草生施州，高二尺以来。春夏有苗叶，至秋冬而枯。采根洗净用。〔时珍曰〕马鞭下地甚多。春月生苗，方茎，叶似益母，对生，夏秋开细紫花，作穗如车前穗，其子如蓬蒿子而细，根白而小。陶言叶〔四〕似蓬蒿，韩言花色白，苏言茎圆，皆误矣。

苗叶〔气味〕苦，微寒，无毒。保昇〔大明曰〕辛，凉，无毒。〔权曰〕苦，有毒。伏丹砂、硫黄。

〔主治〕下部䘌疮。别录　癥癖〔五〕血瘕，久疟，破血杀虫。捣烂煎取汁，熬如饴，每空心酒服一匕。藏器　治妇人血气肚胀，月候不匀，通月经。大明　治金疮，行血活

〔一〕叶：原脱，今据大观、政和本草卷十一马鞭草条补。
〔二〕苗：原作「叶」，今据大观、政和本草卷十一马鞭草条改。
〔三〕衡：原作「冲」，据改同上。
〔四〕叶：原作「花」，据改同上。
〔五〕癖：原作「瘕」，据改同上。

血。震亨　**捣涂痈肿及蠼螋尿疮，男子阴肿。**时珍

〔附方〕旧六〔一〕，新九〔二〕。

疟痰寒热马鞭草捣汁五合，酒二合，分二服。千金方。**鼓胀烦渴**身干黑瘦。马鞭草细锉，曝干，勿见火。以酒或水同煮，至味出，去滓温服。以六月中旬，雷鸣时采者有效。卫生易简方。**大腹水肿**马鞭草、鼠尾草各十斤，水一石，煮取五斗，去滓，再煎令稠，以粉和丸大豆大。每服二三丸，加至四五丸，神效。肘后方。**男子阴肿**大如升，核痛，人所不能治者。马鞭草捣涂之。集验方。**妇人疝痛**名小肠气。马鞭草一两，酒煎滚服，以汤浴身，取汗甚妙。纂要奇方。**妇人经闭**结成瘕块，肋胀大欲死者。马鞭草根苗五斤，锉细，水五斗，煎至一斗，去滓，熬成膏。每服半匙，食前温〔三〕酒化下，日二服。圣惠方。**酒积下血**马鞭草灰四錢，白芷灰一錢，蒸饼丸梧子大，每米饮下五十丸。摘玄方。**鱼肉癥瘕**凡食鱼鲙及生肉，在胸膈不化，成癥瘕。马鞭草捣汁，饮一升，即消。千金方。**马喉痹风**深〔四〕肿连颊，吐气〔五〕数者。马鞭草一握，勿见风，截去两头，捣汁饮之，良。千金方。**乳痈肿痛**马鞭草一握，酒一碗，生姜一块，擂汁服，渣傅之。卫生易简方。**白癞风疮**马鞭草为末，每服一錢，食前荆芥、薄荷湯下，日三服。忌铁器。太平圣惠方。**人疥马疥**马鞭草不犯铁器，捣自然汁半盏，饮尽，十日内愈，神效。董炳集验方。**赤白下痢**龙牙草五錢，陈茶一撮，水煎服，神效。医方摘要。**发背痈毒**痛不可忍。龙牙草捣汁饮之，以滓傅患处。集简方。**杨梅恶疮**马鞭草煎湯，先熏后洗，气到便爽，痛肿随减。陈嘉谟本草蒙筌。

根

〔气味〕**辛，涩，温，无毒。**

〔主治〕**赤白下痢初起，焙捣罗末，每米饮**

〔一〕六：原作「五」，今按下旧附方数改。

〔二〕九：原作「十」，今按下新附方数改。

〔三〕前温：原脱，今据大观、政和本草卷十一马鞭草条附方补，与圣惠方卷七十二合。

〔四〕深：原作「躁」，政和本草卷十一马鞭草条附方同。今据千金卷六下第七及大观本草改。

〔五〕气：原作「血」，今据大观、政和本草卷十一马鞭草条附方改，与千金卷六下第七合。

服一钱匕，无所忌。苏颂

蛇含本经下品

〔校正〕并入图经紫背龙牙。

【释名】蛇衔本经 威蛇大明 小龙牙纲目 紫背龙牙〔恭曰〕陶氏本草作蛇合〔一〕，合乃含字之误也。含衔义同。见古本草。〔时珍曰〕按刘敬叔异苑云：有田父见一蛇被伤，一蛇衔一草着疮上，经日伤蛇乃去。田父因取草治蛇疮皆验，遂名曰蛇衔草也。其叶似龙牙而小，背紫色，故俗名小龙牙，又名紫背龙牙。苏颂图经重出紫背龙牙，今并为一。

【集解】〔别录曰〕蛇含出益州山谷，八月采，阴干。〔弘景曰〕蛇衔处处有之。有两种，并生石上，亦生黄土地。当用细叶有黄花者。〔颂曰〕出益〔二〕州，今近处亦有。生土石上，或下湿地。蜀中人家亦种之，辟蛇。一茎五叶或七叶。有两种。八月采根阴干。日华子云，茎叶俱用。五月采之。又曰：紫背龙牙，生蜀中，春夏生叶，采无时。〔时珍曰〕此二种：细叶者名蛇衔，大叶者名龙衔。龙衔亦入疮膏用。〔斅曰〕蛇衔只用叶晒干，勿犯火。根茎不用。勿误用有蘖尖叶者，号竟命草，其味酸涩。误服令人吐血不止，速服知时子解。

【气味】苦，微寒，无毒。〔权曰〕有毒。〔颂曰〕紫背龙牙，辛，寒〔三〕，无毒。

【主治】惊痫。寒热邪气，除热，金疮疽痔，鼠瘘恶〔四〕疮头疡。本经 疗心腹邪气，腹痛湿痹，养胎，利小儿。别录 治小儿寒热丹疹。甄权 止血协〔五〕风毒〔六〕，痈肿赤眼。汁傅蛇虺蜂毒。大明 紫背龙牙：解一切蛇毒。治咽喉中痛，含咽之便效。苏颂

【发明】〔藏器曰〕蛇含治蛇咬。今以草纳蛇口中，纵伤人亦不能有毒也。种之，亦令无蛇。〔颂曰〕古今治丹毒

〔一〕合：大观、政和本草卷十蛇全条俱作「全」。原注：「合是含字」。谓应当是含字。疑濒湖因此牵混。下同。
〔二〕益：原作「兴」，今据大观、政和本草卷十蛇全条改。
〔三〕寒：大观本草卷三十一及政和本草卷三十紫背龙牙条俱作「甘」。
〔四〕恶：原脱，今据大观、政和本草卷十蛇全条及千金翼卷三蛇含条补。
〔五〕协：政和本草卷十蛇全条作「㶸」，字书无，或是「熁」之简体？大观本草作「恊」。
〔六〕毒：大观、政和本草卷十蛇全条俱作「疹」。

疮肿方通用之。古今录验治赤疹，用蛇衔草，捣极烂傅之即瘥。赤疹由冷湿搏于肌中，甚即为热，乃成赤疹。天热则剧〔一〕，冷则减是也。〔时珍曰〕按葛洪抱朴子云：蛇衔膏连已断之指。今考葛洪肘后方载蛇衔膏云：治痈肿瘀血，产后积血，耳目诸病，牛领马鞍疮。用蛇衔、大黄、附子、芎䓖、大戟〔二〕、细辛、独活、黄芩、当归、莽草、蜀椒各一两，薤白十四枚。右为末，以苦酒淹一宿，以猪膏二〔三〕斤，七星火上煎沸，成膏收之。每温酒服一弹丸，日再服。病在外，摩之傅之，在耳，绵裹塞之；在目，点之。若入龙衔藤一两，则名龙衔膏也。所谓连断指者，不知即此膏否？

【附方】旧三，新一。

产后泻痢小龙牙根一握，浓煎服之甚效，即蛇含是也。斗门方。**金疮出血**蛇含草捣傅之。肘后方。**身面恶癣**紫背草入生矾研，傅二三次断根。直指方。**蜈蚣蝎伤**蛇衔挼傅之。古今录验〔四〕。

女青本经下品

【释名】雀瓢本经

【集解】〔别录曰〕女青，蛇衔根也。生朱厓，八月采，阴干。〔弘景曰〕若是蛇衔根，不应独生朱厓。俗用者是草叶，别是一物，未详〔五〕孰是？术云，带此屑〔六〕一两，则疫疠不犯，弥宜识真者。又云：今市人用一种根，形状如续断，茎叶至苦，乃云是女青根，出荆州。〔恭曰〕此草即雀瓢也。生平泽。叶似萝摩，两叶〔七〕相对。子似瓢形，大如枣许，故名雀瓢。根似白薇。茎叶并臭。其蛇衔都非其类。又别录云：叶嫩时似萝摩，圆端大茎，实黑，茎叶汁黄白。亦与前说相似。若是蛇衔根，何得苗生益州，根在朱厓，相去万里余也？萝摩叶似女青，故亦名雀瓢。〔藏器曰〕萝摩是白环藤，雀瓢是女青，二物相似，不能分别，终非一物也。〔机曰〕萝摩以子言，女青以根言，蛇衔以苗言，三者气味功用大有不同。诸注因

〔一〕剧：原作「据」，今据大观、政和本草卷十蛇全条改，与外台卷三十合。
〔二〕大戟：外台卷二十四同，肘后卷八第七十二无。
〔三〕二：外台卷二十四同，肘后卷八第七十二作「三」。
〔四〕古今录验：大观、政和本草卷十蛇全条附方俱作「肘后方」。
〔五〕详：原作「许」，今据大观、政和本草卷十一女青条改。
〔六〕屑：原脱，今据大观、政和本草卷十一女青条补。
〔七〕叶：同上。

其同名雀瓢，而疑为一物；又因其各出州郡，而复疑为二物。本草明言女青是蛇衔根，岂可以根苗异地而致疑？如蘼芜、芎藭所产不同，亦将分为二物乎？如赤箭、徐长卿同名鬼督邮，亦将合为一物耶？〔时珍曰〕女青有二：一是藤生，乃苏恭所说似萝摩者；一种草生，则蛇衔根也。蛇衔有大、小二种：叶细者蛇衔，用苗茎叶；大者为龙衔，用根。故王焘外台秘要龙衔膏，用龙衔根煎膏治痈肿金疮者，即此女青也。陈藏器言女青、萝摩不能分别，张揖广雅言女青是葛类，皆指藤生女青，非此女青也。别录明说女青是蛇衔根，一言可据。诸家止因其生朱厓致疑，非矣。方土各有相传不同尔，况又不知有两女青乎？又罗浮山记云：山有男青似女青。此则不知是草生藤生者也。

根　【气味】辛，平，有毒。〔权曰〕苦，无毒。蛇衔为使。

【主治】蛊毒，逐邪恶气，杀鬼温疟，辟不祥。本经

【附方】旧三〔一〕。**人卒暴死**　捣女青屑一钱，安咽中，以水或酒送下，立活也。南岳魏夫人内传。**吐利卒死**　及大人小儿，卒腹皮青黑赤，不能喘息。即急用女青末纳口中，酒送下。子母秘录。**辟禳瘟疫**　正月上寅日，捣女青末，三角绛囊盛，系帐中，大吉。肘后方。

鼠尾草 别录下品

【释名】葝音勍　**山陵翘**吴普　**乌草**拾遗　**水青**拾遗〔时珍曰〕鼠尾以穗形命名。尔雅云：葝，鼠尾也。可以染皂，故名乌草，又曰水青。苏颂图经谓鼠尾一名陵时者，乃陵翘之误也。

【集解】〔别录曰〕鼠尾生平泽中，四月采叶，七月采花，阴干。〔弘景曰〕田野甚多，人采作滋染皂。〔保昇曰〕所在下湿地有之，惟黔中人采为药。叶如蒿，茎端夏生四五穗，穗若车前，花有赤白二〔二〕种。〔藏器曰〕紫花，茎叶俱可染皂用。

花、叶　【气味】苦，微寒，无毒。〔藏器曰〕平。

【主治】鼠瘘寒热，下痢脓血不止。白花者主白下，赤花者主赤下。别录　主疟疾

〔一〕旧三：原作「旧二新一」，按下列三方，俱见大观、政和本草卷十一女青条附方中。因据改。

〔二〕二：原脱，今据大观、政和本草卷十一鼠尾草条补。

水蛊。时珍

【发明】〔弘景曰〕古方疗痢多用之。当浓煮令可丸服之，或煎如饴服。今人亦用作饮，或末服亦得。日三服。

【附方】旧一，新二〔一〕。**大腹水蛊** 方见马鞭草下。**久痢休息** 时止时作。鼠尾草花捣末，饮服一钱。圣惠方。**下血连年** 鼠尾草、地榆各〔二〕二〔三〕两，水二升，煮一升，顿服。二十年者，不过再服。亦可为末，饮服之。千金方。**反花恶疮** 内生恶肉，如饭粒，破之血出，随生反出于外。鼠尾草根切，同猪脂捣傅。圣济总录。

狼把〔四〕草 宋开宝

〔校正〕并入拾遗郎耶草。

【释名】郎耶草 〔时珍曰〕此即陈藏器本草郎耶草也。闽人呼爷为郎罢，则狼把当作郎罢乃通。又方士言此草即鼠尾草，功用亦近之，但无的据耳。

【集解】〔藏器曰〕狼把草生山道旁，与秋穗子并可染皂。〔又曰〕郎耶草生山泽间，高三四尺，叶作雁齿，如鬼针苗。鬼针，即鬼钗也。其叶有桠，如钗脚状。〔禹锡曰〕狼把草出近世〔五〕，古方未见用者，惟陈藏器言之而不详。太〔六〕宗皇〔七〕帝御书记其主疗血痢，甚为精至。谨用书于本草图经外类篇首。

【气味】苦，平，无毒。

【主治】黑人〔八〕发，令人不老。又云：郎耶草：主赤白久痢，小儿大腹痞满，丹

〔一〕二：原作「三」。按下列四方。除旧一及治大腹水蛊已计入马鞭草条旧附方数外，新附实只二方。因据改。
〔二〕各：原脱，今据千金卷十五下第七补。
〔三〕二：千金卷十五下第七作「一」。
〔四〕把：大观本草同。政和本草卷十狼杷草条作「杷」，义同。
〔五〕世：原作「道」，今据大观、政和本草卷十狼杷草条改。
〔六〕太：原作「文」，据改同上。
〔七〕皇：原作「黄」，据改同上。
〔八〕人：大观、政和本草卷十狼杷草条此下俱有「鬓」。

毒寒热。取根茎煮汁服。藏器 狼把草：主丈夫血痢，不疗妇人。根：治积年疳痢。取草二斤，捣绞取汁一小升，纳白面半鸡子许，和匀，空腹顿服。极重者，不过三服。或收苗阴干，捣末，蜜水半盏，服一方寸匕。图经 可染须发，治积年癣，天阴即痒，搔出黄水者，捣末掺之。时珍

狗尾草 纲目

【释名】莠音酉 光明草纲目 阿罗汉草〔时珍曰〕莠草秀而不实，故字从秀。穗形象狗尾，故俗名狗尾。其茎治目痛，故方士称为光明草、阿罗汉草。

【集解】〔时珍曰〕原野垣墙多生之。苗叶似粟而小，其穗亦似粟，黄白色而无实。采茎筒盛，以治目病。恶莠之乱苗，即此也。

茎 【主治】疣目，贯发穿之，即干灭也。凡赤眼拳毛倒睫者，翻转目睑，以一二茎蘸水戛去恶血，甚良。时珍

鳢肠 唐本草

【释名】莲子草唐本 旱莲草图经 金陵草图经 墨烟草纲目 墨头草纲目 墨菜纲目 猢孙头必用 猪牙草〔时珍曰〕鳢，乌鱼也，其肠亦乌。此草柔茎，断之有墨汁出，故名，俗呼墨菜是也。细实颇如莲房状，故得莲名。

【集解】〔恭曰〕鳢肠生下湿地，所在坑渠间多有。苗似旋覆。二月、八月采，阴干。〔颂曰〕处处有之，南方尤多。此有二种：一种叶似柳而光泽，茎似马齿苋，高一二尺，开花细而白，其实若小莲房，苏恭谓似旋覆者是也；一种苗梗枯瘦，颇似莲花而黄色，实亦作房而圆，南人谓之连翘者。二种折其苗皆有汁出，须臾而黑，俗谓之旱莲子，亦谓之金陵草。〔时珍曰〕旱莲有二种：一种苗似旋覆而花白细者，是鳢肠；一种花黄紫而结房如莲房者，乃是小莲翘也，炉火家亦用之，

见连翘条。

草　【气味】甘、酸，平，无毒。

【主治】血痢。针灸疮发〔一〕，洪血不可止者，傅之立已。汁涂眉发，生速而繁。唐本 乌髭发，益肾阴。时珍 止血排脓，通小肠，傅一切疮并蚕瘑。大明 膏点鼻中，添脑。萧炳

【附方】旧一，新十一〔二〕。

金陵煎 益髭发，变白为黑。金陵草一秤，六月以后收采，拣青嫩无泥土者。不用洗，摘去黄叶，烂捣，新布绞取汁，以纱绢滤过，入通油器钵盛之，日中煎五日。又取生姜一斤绞汁，白蜜一斤合和，日中煎，以柳木篦搅勿停手，待如稀饧，药乃成矣。每旦〔三〕日及午后各服一匙，以温酒一盏化下。如欲作丸，日中再煎，令可丸，大如梧子，每服三十丸。及时多合为佳，其效甚速。孙真人千金月令方。

乌须固齿 摄生妙用方：七月取旱莲草连根一斤，用无灰酒洗净，青盐四两，淹三宿，同汁入油锅中，炒存性，研末。日用擦牙，连津咽之。又法：旱莲取汁，同盐炼干，研末擦牙。寿〔四〕亲养老新〔五〕书：旱莲散：乌髭固牙。温尉云：纳合相公用此方，年七十须发不白，恳求始得。后遇张经历朝請〔六〕，始传分两也。旱莲草一〔七〕两半，麻枯〔八〕饼三两，升麻、青盐各三两半，訶子连核二十个，皂角三挺，月蚕沙二两，为末，薄醋面糊丸弹子大，晒干〔九〕入泥〔十〕瓶中，火煨令烟出存性，取出研末，日用揩牙。

偏正头痛

〔一〕发：原作「废」，今据大观、政和本草卷九及千金翼卷二鳢肠条改。

〔二〕十一：原作「九」，今按下新附方数改。

〔三〕旦：原脱，今据大观、政和本草卷九鳢肠条补。

〔四〕寿：原作「奉」，今据四库总目子部医家一改。

〔五〕新：原脱。按旱莲散方不在宋陈直撰「寿亲养老书」中，而在元邹鉉续撰「寿亲养老新书」中。因据补。

〔六〕历朝請：原脱，据寿亲养老新书卷四牢牙乌髭方补。经历、朝請皆官名。

〔七〕一：寿亲养老新书卷四牢牙乌髭方作「三」。

〔八〕枯：原作「姑」。寿亲养老新书卷四牢牙乌髭方云：「芝麻莘，此是压油了麻枯饼是也。」因据改。

〔九〕晒干：寿亲养老新书卷四牢牙乌髭方作「或焙或晒」。

〔十〕泥：寿亲养老新书卷四牢牙乌髭方作「瓷」。

鳢肠草汁滴鼻中。圣济总录。**一切眼疾**翳膜遮障，凉脑，治头痛，能生发。五月五日平旦合之。莲子草一握，蓝叶一握，油一斤，同浸，密封四十九日。每卧时，以铁匙点药摩顶上，四十九遍，久久甚佳。圣济总录。**系臂截疟**旱莲草捶烂，男左女右，置寸口上，以古文钱压定，帛系住，良久起小泡，谓之天灸。其疟即止，甚效。王执中资生经。**小便溺血**金陵草一名墨头草、车前草各等分，杵取自然汁。每空心服三杯，愈乃止。医学正传。**肠风脏毒**下血不止。旱莲子草，瓦上焙，研末。每服二钱，米饮下。家藏经验方。**痔漏疮发**旱莲草一把，连根须洗净，用石臼擂如泥，以极热酒一盏冲入，取汁饮之，滓傅患处，重者不过三服即安。太仆少卿王鸣凤患此，策杖方能移步，服之得瘥。累治有验。刘松石保寿堂方。**丁疮恶肿**五月五日收旱莲草阴干，仍露一夜收。遇疾时嚼一叶贴上，外以消毒膏护之，二三日丁脱。圣济总录。**风牙疼痛**猢孙头草，入盐少许，于掌心揉擦即止。集玄方。

连翘本经下品

〔**校正**〕并入有名未用本经翘根。

【**释名**】**连**尔雅**异翘**尔雅**旱莲子**药性**兰华**本经〔一〕**三廉**本经〔二〕**根名连轺**仲景**折**〔三〕**根**本经〔四〕〔恭曰〕其实似莲作房，翘出众草，故名。〔宗奭曰〕连翘亦不翘出众草。太山山谷间甚多。其子折之，片片相比如翘，应以此得名耳。〔时珍曰〕按尔雅〔五〕云：连，异翘。则是本名连，又名异翘，人因合称为连翘矣。连轺亦作连苕，即本经下品翘根是也。唐苏恭修本草退入有名未用中，今并为一。旱莲乃小翘，人以为鳢肠者，故同名。

【**集解**】〔别录曰〕连翘生太山山谷，八月采，阴干。〔弘景曰〕处处有之。今用茎连花实。〔恭曰〕此物有两种：大翘，小翘。大翘生下湿地，叶狭长如水苏，花黄可爱，着子似椿实之未开者，作房翘出众草。其小翘生冈原之上，叶花实

〔一〕本经：原作「吴普」。按大观、政和本草卷十一连翘条「一名兰华」俱作白字，认为本经文。因据改。

〔二〕本经：原作「别录」。按大观、政和本草卷十一连翘条「一名三廉」俱作白字，认为本经文。因据改。

〔三〕折：原作「竹」，今据大观、政和本草卷十一及千金翼卷三连翘条改。

〔四〕本经：原作「别录」。按大观、政和本草卷十一连翘条「一名折根」俱作白字，认为本经文。因据改。

〔五〕雅：原缺。按尔雅释草正有此文，因据补。

皆似大翘而小细。山南人并用之，今长安惟用大翘子，不用茎花也。〔颂曰〕今近汴京及河中、江宁、润、淄、泽、兖、鼎、岳、利诸州，南康军皆有之。有大小二种：大翘生下湿地或山冈上，青叶狭长，如榆叶、水苏辈，茎赤色，高三四尺，独茎，梢间开花黄色，秋结实似莲，内作房瓣，根黄如蒿根，八月采房。其小翘生冈原之上，花叶实皆似大翘而细。南方生者，叶狭而小，茎短，才高一二尺，花亦黄，实房黄黑，内含黑子如粟粒，亦名旱莲，南人用花叶。今南方医家说云：连翘有两种：一种似椿实之未开者，壳小坚而外完，无跗萼，剖之则中解，气甚芳馥，其实才干，振之皆落，不着茎也；一种乃如菡萏，壳柔，外有跗萼抱之，而无解脉，亦无香气，干之虽久，着茎不脱，此甚相异，此种江南下泽间极多。如椿实者，乃自蜀中来，入用胜似江南者。据本草则亦当[一]蜀中者为胜，然未见其茎叶也。

【气味】苦，平，无毒。〔元素曰〕性凉味苦，气味俱薄，轻清而浮，升也阳也。手搓用之。〔好古曰〕阴中阳也。入手足少阳手阳明经，又入手少阴经。〔时珍曰〕微苦、辛。

【主治】寒热鼠瘘瘰疬，痈肿恶疮瘿瘤，结热蛊毒。本经 **去白虫。**别录 **通利五淋，小便不通，除心家客热。**甄权 **通小肠，排脓，治疮疖，止痛，通月经。**大明 **散诸经血结气聚，消肿。**李杲 **泻心火，除脾胃湿热，治中部血证，以为使。**震亨 **治耳聋浑浑焞焞。**好古

【发明】〔元素曰〕连翘之用有三：泻心经客热，一也；去上焦诸热，二也；为疮家圣药，三也。〔杲曰〕十二经疮药中不可无此，乃结者散之之义。〔好古曰〕手足少阳之药，治疮疡瘤瘿结核有神，与柴胡同功，但分气血之异尔。与鼠粘子同用治疮疡，别有神功。〔时珍曰〕连翘状似人心，两片合成，其中有仁甚香，乃少阴心经、厥阴包络气分主药也。诸痛痒疮疡皆属心火，故为十二经疮家圣药，而兼治手足少阳手阳明三经气分之热也。

【附方】旧一，新二。**瘰疬结核**连翘、脂麻等分，为末，时时食之。简便方。**项边马刀**属少阳经。用连翘二斤，瞿麦一斤，大黄三两，甘草半两。每用一两，以水一碗半，煎七分，食后热服。十余日后，灸临泣穴二七壮，六十日决效。张洁古活法机要。**痔疮肿痛**连翘煎汤熏洗，后以刀上飞过绿矾入麝香贴之。集验方。

〔一〕当：原作「常」，与「当」繁体形近而误，今详文义改。

茎叶〔**主治**〕**心肺积热。**时珍

翘根〔**气味**〕**甘，寒、平，有小毒。**〔普曰〕神农、雷公：甘，有毒。李当之：苦。〔好古曰〕苦，寒。〔**主治**〕**下热气，益阴精，令人面悦好，明目。久服轻身耐老。**本经　**以作蒸饮酒病人。**别录　**治伤寒瘀热欲发黄。**时珍

〔**发明**〕〔本经曰〕翘根生嵩高平泽，二月、八月采。〔弘景曰〕方药不用，人无识者。〔好古曰〕此即连翘根也。能下热气，故张仲景治伤寒瘀热在里，麻黄连轺赤小豆汤用之。注云：即连翘根也。

〔**附方**〕新一。

痈疽肿毒　连翘草及根各一升，水一斗六升，煮汁三升服取汗〔一〕。外台秘要。

陆英本经下品

【**释名**】解见下文。

【**集解**】〔别录曰〕陆英生熊耳川谷及冤句，立秋采。〔恭曰〕此即蒴藋也。古方无蒴藋，惟言陆英。后人不识，浪出蒴藋条。此叶似芹及接骨花，三物亦同一类。故芹名水英，此名陆英，接骨树名木英〔二〕，此三英也，花叶并相似。〔志曰〕苏恭以陆英、蒴藋为一物。今详陆英味苦寒无毒，蒴藋味酸温有毒，既此不同，难谓一种，盖其类尔。〔宗奭曰〕蒴藋与陆英性味及出产皆不同，治疗又别，自是二物，断无疑矣。〔颂曰〕本草陆英生熊耳川谷及冤句。蒴藋不载所出州土，但云生田野，今〔三〕所在有之。春抽苗，茎有节，节间生枝，叶大似水芹。春夏采叶，秋冬采根茎。陶苏皆以为一物。马志以性味不同，疑非一种，亦不能细别。但尔雅：木谓之华，草谓之荣，不荣而实谓之秀，荣而不实谓之英。此物既有英名，当是其花。故本经云，立秋采，正是其花时也。〔时珍曰〕陶苏本草、甄权药性论，皆言陆英即蒴藋，必有所据。马志、寇宗奭虽破其说，而无的据。仍当是一物，分根茎花叶用，如苏颂所云也。

【**气味**】**苦，寒，无毒。**〔权曰〕陆英一名蒴藋，味苦、辛，有小毒。

〔一〕汗：原作「汁」，今据外台卷二十四改。
〔二〕树名木英：原作「名木英树」，今据大观、政和本草卷十一陆英条改。
〔三〕今：原脱，今据大观、政和本草卷十一陆英条补。

【主治】骨间诸痹，四肢拘挛疼酸，膝寒痛，阴痿，短气不足，脚肿。本经 能捋[一]风毒，脚气上冲，心烦闷绝，水气虚肿。风瘙皮肌恶痒，煎汤入少酒浴之，妙。甄权

蒴藋音朔弔。别录下品

【释名】堇草别录 芨别录 接骨草

【集解】〔别录曰〕蒴藋生田野。春夏采叶，秋冬采茎根。〔弘景曰〕田野墟村甚多。〔恭曰〕此陆英也，剩出此条。尔雅云：芨，堇草。郭璞注云：乌头苗也。检三堇别名亦无此者。别录言此一名堇草，不知所出处。〔宗奭曰〕蒴藋花白，子初青如绿豆颗，每朵如盏面大，又平生，有一二百子，十月方熟红。〔时珍曰〕每枝五叶。说见陆英下。

【气味】酸，温，有毒。〔大明曰〕苦，凉，有[二]毒。

【主治】风瘙隐疹，身痒湿痹，可作浴汤。别录 浴瘑癞风痹。大明

【附方】旧十二，新七。手足偏风蒴藋叶，火燎，厚铺床上，趁热眠于上，冷复易之。冬月取根，舂碎熬热用。外台秘要。风湿冷痹方同上。寒湿腰痛方同上。脚气胫肿骨疼。蒴藋根研碎，和酒糟[三]三分，根一分[四]，合蒸热[五]，封裹肿上，日二[六]即消。亦治不仁。千金方。浑身水肿坐卧不得。取蒴藋根去皮，捣汁一合，和酒一合，

〔一〕捋：原作「将」，今据大观、政和本草卷十一陆英条改。
〔二〕有：原作「无」，今据大观、政和本草卷十一蒴藋条改。
〔三〕糟：原作「醋」，大观、政和本草卷十一蒴藋条附方同。今据千金卷七第二改。又此下原有「共」字，大观、政和本草同。今据千金卷七第二删。
〔四〕一分：原作「下」，似将草书「一分」二字误合为一。今据大观、政和本草卷十一蒴藋条附方改，与千金卷七第二合。
〔五〕热：原作「熟」，大观、政和本草卷十一蒴藋条附方同。今据千金卷七第二改。又千金此「热」字下尚有「及热」二字。
〔六〕日二：原作「一二日」。大观、政和本草卷十一蒴藋条附方作「二三日」，疑「日」乃「易」之误。今据千金卷七第二改为「日二」。「日二」，谓如前法「日二三易」。

暖服，当微吐利。　梅师方。**头风作痛** 蒴藋根二〔一〕升，酒二升，煮服，汗出止。　千金方。**头风旋运** 起倒无定。蒴藋、独活、白石膏各一两，枳实炒七錢半。每服三錢，酒一盏，煎六分服。　圣惠方。**产后血运** 心闷烦热。用接骨草（即蒴藋）破如算子一握，水一升，煎半升，分二服。或小便出血者，服之亦瘥。　卫生易简方。**产后恶露** 不除。续骨木二十两銼，水一斗，煮三升，分三服，即下。　千金方。**疟疾不止** 蒴藋一大握，炙令黄〔二〕色，以水浓煎一盏，欲发前服。斗门方。**卒暴癥块** 坚如石，作痛欲死。取蒴藋根一小束，洗净细擘，以酒二升，渍三宿，溫服五合至一升，日三服。若欲速〔三〕用，于热灰中溫出药味服之。此方无毒，已愈十六人矣，神验。药尽再作之。　古今录验。**鳖瘕坚硬** 肿起如盆，眠卧不得。蒴藋根白皮一握，捣汁和水服。　千金方。**下部闭塞** 蒴藋根一把，捣汁水和，绞去滓。强人每服一升。　外台秘要。**一切风疹** 蒴藋煮湯，和少酒涂之，无不瘥。　梅师方。**小儿赤游** 上下游行，至心即死。蒴藋煎汁洗之。　子母秘录。**五色丹毒** 蒴藋叶捣傅之。　千金方。**痈肿恶肉** 不消者。蒴藋灰、石灰各淋取汁，合煎如膏，傅之。能蚀恶肉，亦去痣疵。此药过十日即不中用也。　千金方。**手足疣目** 蒴藋赤〔四〕子，揉烂，涂目上。　圣惠方。**熊罴伤人** 蒴藋一大把，以水一升渍，须臾，取汁饮，以滓封之。　张文仲备急方。

水英 宋图经

【释名】鱼津草 〔颂曰〕唐天宝单方图言：此草原生永阳池泽及河海边。临汝人呼为牛荭草，河北信都人名水节，河内连内黄呼为水棘，剑南、遂宁等郡名龙移草，淮南诸郡名海荏。岭南亦有，土地尤宜，茎叶肥大，名海精木，亦名

〔一〕二：政和本草同。千金卷十三第八及大观本草卷十一蒴藋条附方俱作「一」。下「煮」字千金作「渍」。
〔二〕黄：原作「赤」，今据大观、政和本草卷十一蒴藋条附方改。
〔三〕速：原作「连」，今据大观、政和本草卷十一蒴藋条附方改，与外台卷十二合。
〔四〕赤：原脱，今据圣惠方卷四十补，与外台卷二十九及大观、政和本草卷十一蒴藋条附方俱合。

鱼津草。〔时珍曰〕此草不著形状气味〔一〕，无以考证。芹菜亦名水英，不知是此否也？

【气味】缺〔二〕。

【主治】骨风。苏颂

【发明】〔颂曰〕蜀人采其花合面药。凡丈夫妇人无故两脚肿满，连膝胫中痛，屈申急强者，名骨风。其疾不宜针灸及服药，惟每日取此草五斤，以水一石，煮三斗，及热浸脚〔三〕，并淋膝上，日夜三四度。不经五日即瘥，数用神验。其药春取苗，夏采叶及花，秋〔四〕冬用根。肿甚者，加生椒目三升、水二斗。用毕，即摩粉避风。忌油腻生菜猪鱼等物。

蓝本经上品

【释名】〔时珍曰〕按陆佃埤雅云：月令：仲夏令民无刈蓝以染。郑玄言恐伤长养之气也。然则刈蓝先王有禁，制字从监，以此故也。

【集解】〔别录曰〕蓝实生河内平泽，其茎叶可以染青。〔弘景曰〕此即今染襟碧所〔五〕用者，以尖叶者为胜。〔恭曰〕蓝有三种：一种叶围径二寸许，厚三四分者，堪染青，出岭南，太常名为木蓝子；陶氏所说乃是菘蓝，其汁抨为淀甚青者；本经所用乃是蓼蓝实也，其苗似蓼而味不辛，不堪〔六〕为淀，惟作碧色尔。〔颂曰〕蓝处处有之，人家蔬圃作畦种。至〔七〕三月、四月生苗，高三二尺许，叶似水蓼，花红白色，实亦若蓼子而大，黑色，五月、六月采实。但可染碧，不堪作淀，此名蓼蓝，即医方所用者也。别有木蓝，出岭南，不入药。有菘蓝，可为淀，亦名马蓝，尔雅所谓「葴〔八〕，马蓝」是也。

〔一〕此草不著形状气味：按大观本草卷三十一及政和本草卷三十水英条既图其形状，又言「味苦性寒无毒」。不知濒湖何以言其不著？

〔二〕缺：应据大观本草卷三十一及政和本草卷三十水英条改为「苦，寒，无毒」。

〔三〕脚：原脱，今据大观本草卷三十一及政和本草卷三十水英条补。

〔四〕秋：同上。

〔五〕所：原作「圻」，形近而误。今据大观、政和本草卷七蓝实条改。

〔六〕不堪：原脱，今据大观、政和本草卷七蓝实条补。

〔七〕至：大观、政和本草卷七蓝实条作「莳」，属上句。

〔八〕葴：原作「箴」，今据大观、政和本草卷七蓝实条改，与尔雅释草合。

又福〔一〕州一种马蓝，四时俱有，叶类苦荬菜，土人连根采服，治败血。江宁一种吴蓝，二月内生，如蒿，叶青花白，亦解热毒。此二种虽不类，而俱有蓝名，且古方多用吴蓝，或恐是此，故并附之。〔宗奭曰〕蓝实即大蓝实也。谓之蓼蓝者，非是。乃尔雅所谓马蓝者。解诸药毒不可阙也。实与叶两用。注不解实，只解叶，为未尽。〔时珍曰〕蓝凡五种，各有主治，惟蓝实专取蓼蓝者。蓼蓝：叶如蓼，五六月开花，成穗细小，浅红色，子亦如蓼，岁可三刈，故先王禁之。菘蓝：叶如白菘。马蓝：叶如苦荬，即郭璞所谓大叶冬蓝，俗中所谓板蓝者。二蓝花子并如蓼蓝。吴蓝：长茎如蒿而花白，吴人种之。木蓝：长茎如决明，高者三四尺，分枝布叶，叶如槐叶，七月开淡红花，结角长寸许，累累如小豆角，其子亦如马蹄决明子而微小，迥与诸蓝不同，而作淀则一也。别有甘蓝，可食，见本条。苏恭以马蓝为木蓝，苏颂以菘蓝为马蓝，宗奭以蓝实为大叶蓝之实，皆非矣。今并开列于下。

蓝实 〔气味〕苦，寒，无毒。〔权曰〕甘。〔主治〕解诸毒，杀蛊蚑〔二〕疰鬼螫毒。久服头不白，轻身。本经。蚑音其，小儿鬼也。填骨髓，明耳目，利五脏，调六腑，通关节，治经络中结气，使人健少睡，益心力。甄权 疗毒肿。苏恭

蓝叶汁此蓼蓝也。 〔气味〕苦、甘，寒，无毒。〔主治〕杀百药毒，解狼毒、射罔毒。别录。〔弘景曰〕解毒不得生蓝汁，以青緤布渍汁亦善。汁涂五心，止烦闷，疗蜂螫毒。弘景 斑蝥、芫青、樗鸡毒。朱砂、砒石毒。时珍

马蓝 〔主治〕妇人败血。连根焙捣下筛〔三〕，酒服一钱匕。苏颂

吴蓝 〔气味〕苦、甘，冷，无毒。〔主治〕寒热头痛，赤眼，天行热狂，丁疮，游风热毒，肿毒风疹，除烦止渴，杀疳，解毒药毒箭，金疮血闷，毒刺虫蛇

〔一〕 福：原作「扬」，今据大观、政和本草卷七蓝实条改。

〔二〕 蚑：大观、政和本草卷七及千金翼卷二蓝实条同。据说文当作「魃」。「蚑」为借字。下同。

〔三〕 筛：原作「节」，今据大观、政和本草卷七蓝实条改。

伤，鼻衄吐血，排脓，产后血运，小儿壮热，解金石药毒、狼毒、射罔毒。大明

【发明】〔震亨曰〕蓝属水，能使败血分归经络。〔时珍曰〕诸蓝形虽不同，而性味不远，故能解毒除热。惟木蓝叶力似少劣，蓝子则专用蓼蓝者也。至于用淀与青布，则是刘蓝浸水入石灰澄成者，性味不能不少异，不可与蓝汁一概论也。有人病呕吐，服玉壶诸丸不效，用蓝汁入口即定，盖亦取其杀虫降火尔。如此之类，不可不知。〔颂曰〕蓝汁治虫豸伤。刘禹锡传信方著其法云：取大蓝汁一碗，入雄黄、麝香二物少许，以点咬处，仍细服其汁，神异之极也。张荐员外在〔一〕剑南为〔二〕张延赏判官，忽被斑蜘蛛咬项〔三〕上。一宿，咬处有二道赤色，细如箸，绕项上，从胸前下至心。经两宿，头面肿痛，大如数升碗，肚渐肿，几至不救。张公出錢五百千，并荐家财又数百千，募能疗者。忽一人应召，云可治。张公甚不信之，欲验其方。其人云：不惜〔四〕方，但疗人性命尔。遂取大蓝汁一碗，以蜘蛛投之，至汁而死。又取蓝汁加麝香、雄黄，更以一蛛投入，随化为水。张公因甚异之，遂令点于咬处。两日悉平，作小疮而愈。

【附方】旧十〔五〕新七〔六〕。

小儿赤痢捣青蓝汁二升，分四服。子母秘录。

小儿中蛊下血欲死。捣青蓝汁，频服之。圣惠方。

阴阳易病伤寒初愈，交合阴阳，必病拘急，手足拳，小腹急热，头不能举，名阴阳易，当汗之，满四日难治。蓝一把，雄鼠屎三十枚，水煎服，取汗。肘后〔七〕方。

惊痫发热干蓝、凝水石等分，为末，水调傅头上。圣惠方。

上气咳嗽呷呀息气，喉中作声，唾粘。以蓝叶水浸捣汁一升，空腹频服。须臾以杏仁研汁，煮粥食之。一两日将息，依前法更服，吐痰尽方瘥。梅师方。

飞血赤目热痛。干蓝叶切二升，车前草半两，淡竹叶切三握，水四升，

〔一〕在：原作「住」，今据大观、政和本草卷七蓝实条及肘后卷七附方引刘禹锡传信方改。

〔二〕为：原脱，今据大观、政和本草卷七蓝实条及肘后卷七附方引传信方补。

〔三〕项：原作「头」，今据大观、政和本草卷七蓝实条及肘后卷七附方引传信方改。

〔四〕惜：原作「谙」，据改同上。

〔五〕十：原作「十一」，今按下旧附方数改。

〔六〕七：原作「六」，今按下新附方数改。

〔七〕肘后：原作「圣惠」，今检圣惠未见此方。方见肘后卷二第十四及大观、政和本草卷七蓝实条附方，因据改。

煎二升，去滓温洗。冷即再暖，以瘥为度。圣济总录。**腹中鳖癥**蓝叶一斤〔一〕，捣，以水三升，绞汁服一升，日二次。千金方。**应声虫病**腹中有物作声，随人语言，名应声虫病。用板蓝汁一盏，分五服，效。夏子益奇疾方。**卒中水毒**捣蓝青汁，傅头身令匝。肘后方。**服药过剂**烦闷，及中毒烦闷欲死。捣蓝汁服数升。肘后方。**卒自缢死**以蓝汁灌之。千金方。**毒箭伤人**蓝青捣饮幷傅之。如无蓝，以青布渍汁饮。肘后方。**唇边生疮**连年不瘥。以八月蓝叶一〔二〕斤，捣汁洗之〔三〕，不过三度〔四〕瘥。千金方。**齿䘌肿痛**紫蓝烧灰傅之，日五度。广济〔五〕方。**白头秃疮**粪蓝煎汁频洗。圣济录。**天泡热疮**蓝叶捣傅之，良。集简方。**疮疹不快**板蓝根一两，甘草一分，为末。每服半錢或一錢，取雄鸡冠血三二点，同温酒少许调下。钱氏小儿方。

蓝淀 纲目

【释名】〔时珍曰〕澱，石殿也，其滓澄殿在下也。亦作淀，俗作靛。南人掘地作坑，以蓝浸水一宿，入石灰搅至千下，澄去水，则青黑色。亦可干收，用染青碧。其搅起〔六〕浮沫，掠出阴干，谓之靛花，即青黛，见下〔七〕。

【气味】辛、苦，寒，无毒。

【主治】解诸毒，傅热疮，小儿秃疮热肿。藏器 止血杀虫，治噎膈。时珍

【发明】〔时珍曰〕淀乃蓝与石灰作成，其气味与蓝稍有不同，而其止血拔毒杀虫之功，似胜于蓝。按广五行

〔一〕斤：原作「升」，今据大观、政和本草卷七蓝实条附方改，与千金卷十一第五合。

〔二〕一：大观、政和本草卷七蓝实条附方同。千金卷六上第五及外台卷二十二俱作「十」。

〔三〕洗之：千金卷六上第五及大观、政和本草卷七蓝实条附方同。外台卷二十二作「澄取淀以傅之」。

〔四〕度：千金卷六上第五及大观、政和本草卷七蓝实条附方俱作「日」。

〔五〕广济：原作「圣惠」，今检圣惠未见此方。方见外台卷二十二，引自「广济」。因据改。

〔六〕起：原作「刘」，今从张本改。

〔七〕下：原缺，今从张本补。

记云：唐永徽中，绛州一僧，病噎不下食数年，临终命其徒曰：吾死后，可开吾胸喉，视有何物苦我如此？及死，其徒依命，开视胸中，得一物，形似鱼而有两头，遍体悉似肉鳞。安钵中，跳跃不已。戏投诸味，虽不见食，皆化为水。又投诸毒物，亦皆销化。一僧方作蓝淀，因以少淀投之，即怖惧奔走，须臾化成水。世传淀水能治噎疾，盖本于此。今方士〔一〕或以染缸水饮人治噎膈，皆取其杀虫也。

【附方】旧三，新一〔二〕。**时行热毒**心神烦躁。用蓝淀一匙，新汲水一盏服。圣惠方。**小儿热丹**蓝淀傅之。子母〔三〕秘录方。**口鼻急疳**数日欲死。以蓝淀傅之令遍，日十度，夜四度。千金翼。**误吞水蛭**青靛调水饮，即泻出。普济方。

青黛宋开宝

【释名】靛花纲目　青蛤粉〔时珍曰〕黛，眉色也。刘熙释名云：灭去眉毛，以此代之，故谓之黛。

【集解】〔志曰〕青黛从波斯国来。今以太原并庐陵、南康等处，染淀瓮上沫紫碧色者用之，与青黛同功。〔时珍曰〕波斯青黛，亦是外国蓝靛花，既不可得，则中国靛花亦可用。或不得已，用青布浸汁代之。货者复以干淀充之，然有石灰，入服饵药中当详之。

【气味】咸，寒，无毒。〔权曰〕甘，平。

【主治】解诸药毒，小儿诸热，惊痫发热，天行头痛寒热，并水研服之。亦磨傅热疮恶肿，金疮下血，蛇犬等毒。开宝　解小儿疳热，杀虫。甄权　小儿丹热，和水服之。同鸡子白、大黄末，傅疮痈蛇虺螫毒。藏器　泻肝，散五脏郁火，解热，消食积。震亨　去热烦，吐血咯血，斑疮阴疮，杀恶虫。时珍

〔一〕士：原作「上」，今从张本改。
〔二〕旧三新一：原作「新四」。按下列四方，除治「误吞水蛭」一方为新附外，余三俱见大观、政和本草卷七蓝实条附方中。因据改。
〔三〕子母：原脱，今据大观、政和本草卷七蓝实条旧附方补。

【发明】〔宗奭曰〕青黛乃蓝为之者。有一妇人患脐下腹上，下连二阴，遍生湿疮，状如马爪〔一〕疮，他处并无，热〔二〕痒而痛，大小便涩，出黄汁，食亦减，身面微肿。医作恶疮治，用鳗鲡鱼、松脂、黄丹之药涂之，热痛甚。问其人嗜酒食，喜鱼蟹发风等物。急令洗其膏药。以马齿苋四两，杵烂，入青黛一两，再研匀涂之。即时热减，痛痒皆去。仍以八正〔三〕散，日三服之，分败〔四〕客热。药干即上。如此二日，减三分之一，五日减三分之二，二十日愈。此盖中下焦蓄风热毒气也。若不出，当作肠痛内痔。仍须禁酒色发风物。然不能禁，后果患内痔。

【附方】旧三，新十〔五〕。**心口热痛**姜汁调青黛一钱服之。医学正传。**内热吐血**青黛二钱，新汲水下。圣惠方。**肺热咯血**青饼子：用青黛一两，杏仁以牡蛎粉炒过一两，研匀，黄蜡化和，作三十饼子。每服一饼，以干柿半个夹定，湿纸裹，煨香嚼食，粥饮送下，日三服。华佗中藏经。**小儿惊痫**青黛量大小，水研服之。生生编。**小儿夜啼**方同上。**小儿疳痢**宫气方歌云：孩儿杂病变成疳，不问强羸女与男。烦热毛焦鼻口燥，皮肤枯槁四肢瘫。腹中时时更下痢，青黄赤白一般般。眼涩面黄鼻孔赤，谷道开张不可看。此方便是青黛散，孩儿百病服之安。**耳疳出汁**青黛、黄檗末，干掺。谈野翁方。**烂弦风眼**青黛、黄连泡汤，日洗。明目方。**产后发狂**四物汤加青黛，水煎服。摘玄。**伤寒赤斑**青黛二钱，水研服。活人书。**豌豆疮毒**未成脓者。波斯青黛一枣〔六〕许，水研服。梅师方。**瘰疬未穿**靛花、马齿苋同捣，日日涂傅，取效。简便方。**诸毒虫伤**青黛、雄黄等分，研末，新汲水服二钱。古今录验。

【附录】雀翘〔别录有名未用曰〕味咸。益气明目。生蓝中。叶细黄，茎赤有刺。四月实，锐黄中黑。五月采，阴干。一名去母，一名更生。

〔一〕爪：政和本草卷九青黛条同，本草衍义卷十同条作「瓜」。
〔二〕热：原脱，今据政和本草卷九及本草衍义卷十青黛条补。
〔三〕正：政和本草卷九及本草衍义卷十青黛条俱作「政」。
〔四〕败：政和本草卷九青黛条同，本草衍义卷十同条作「散」。
〔五〕旧三新十：原作「旧六新七」，今按下列新旧附方数改。
〔六〕枣：原作「朿」，今据大观、政和本草卷九青黛条附方改，与千金卷十及外台卷三俱合。

甘蓝拾遗

〔校正〕自菜部移入此。

【释名】蓝菜千金

【集解】〔藏器曰〕此是西土蓝也。叶阔可食。〔时珍曰〕此亦大叶冬蓝之类也。按胡洽〔一〕居士云：河东、陇西羌胡多种食之，汉地少有。其叶长大而厚，煮食甘美。经冬不死，春亦有英。其花黄，生角结子。其功与蓝相近也。

【气味】甘，平，无毒。

【主治】久食，大益肾，填髓脑，利五脏六腑，利关节，通经络中结气，去〔二〕心下结伏气，明耳目，健人，少睡，益心力，壮筋骨。作菹经宿色黄，和盐食，治黄毒。藏器

子 〔主治〕人多睡。思邈

蓼本经中品

〔校正〕自菜部移入此。

【释名】〔时珍曰〕蓼类皆高扬，故字从翏，音料，高飞貌。

【集解】〔别录曰〕蓼实生雷泽川泽。〔弘景曰〕此类多人所食。有三种：一是青蓼，人家常用，其叶有圆有尖，以圆者为胜，所用即此也；一是紫蓼，相似而紫色；一是香蓼，相似而香，并不甚辛，好食。〔保昇曰〕蓼类甚多，有青蓼、香蓼、水蓼、马蓼、紫蓼、赤蓼、木蓼七种：紫、赤二蓼，叶小狭而厚；青、香二蓼，叶亦相似而俱薄；马、水二蓼，叶俱阔大，上有黑点；木蓼一名天蓼，蔓生，叶似柘叶。六蓼花皆红白，子皆大如胡麻，赤黑而尖扁；惟木蓼花黄白，子皮青滑。诸蓼并冬死，惟香蓼宿根重生，可为生菜。〔颂曰〕木蓼亦有大小二种，皆蔓生。陶氏以青蓼入药，余亦无用。三茅君传有作白蓼酱方，药谱无白蓼，疑即青蓼也。〔宗奭曰〕蓼实即草部下品水蓼之子也。彼言水蓼是用茎，此言蓼实是用子也。春初以壶卢盛水浸湿，高挂火上，日夜使暖，遂生红芽，取为蔬，以备五辛盘。〔时珍曰〕韩保昇所说甚明。古人

〔一〕胡洽：大观、政和本草卷二十七甘蓝条作「壶」。本书卷一引据古今书目有「壶居士传」。千金卷二十六蓝菜条作「胡」。

〔二〕去：原脱，今据大观、政和本草卷二十七甘蓝条补。

种蓼为蔬，收子入药。故礼记烹鸡豚鱼鳖，皆实蓼于其腹中，而和羹脍亦须切蓼也。后世饮食不用，人亦不复栽，惟造酒曲者用其汁耳。今但以平泽所生香蓼、青蓼、紫蓼为良。

实　〔气味〕辛，温，无毒。〔诜〔一〕曰〕多食吐〔二〕水，壅气损阳。〔主治〕明目温中，耐风寒，下水气，面目〔三〕浮肿痈疡。本经　归鼻，除肾气，去疬疡，止霍乱，治小儿头疮。甄权　〔附方〕旧二，新二〔四〕。**伤寒劳复**因交后卵肿，或缩入腹痛。蓼子一把，水挼汁，饮一升。肘后方。**霍乱烦渴**蓼子一两，香薷二两。每服二钱，水煎服。圣济录〔五〕。**小儿头疮**蓼子为末，蜜和鸡子白同涂之，虫出不作痕。药性论。**蜗牛咬毒**毒行遍身者。蓼子煎水浸之，立愈。不可近阴，令弱也。陈藏器本草。

苗叶　〔气味〕辛，温，无毒。〔思邈曰〕黄帝云：食蓼过多，有毒，发心痛。和生鱼食，令人脱气，阴核痛求死。二月食蓼，伤人肾〔六〕。扁鹊云：久食令人寒热，损髓减气少精。妇人月事来时食蓼、蒜，喜为淋。与大麦面相宜。　〔主治〕归舌，除大小肠邪气，利中益志。别录　干之酿酒，主风冷，大良。弘景　作生菜食，能入腰脚。煮汤捋〔七〕脚，治霍乱转筋。煮汁日饮，治痃癖。捣烂，傅狐尿〔八〕疮。藏器　脚暴软，赤蓼烧灰淋汁浸之，以桑叶蒸罯，立愈。大明　杀虫伏砒。时珍

〔附方〕旧四，新三。**蓼汁酒**治胃脘冷，不能饮食，耳目不聪明，四肢有气，冬卧足冷。八月三日取蓼日干，如五升

〔一〕诜：原作「权」，今据大观、政和本草卷二十八蓼实条改。
〔二〕吐：原缺，今据大观、政和本草卷二十八蓼实条补。
〔三〕目：原脱，今据千金卷二十六第三、千金翼卷四及大观、政和本草卷二十八蓼实条补。
〔四〕旧二新二：原作「旧一新三」，今按下列新旧附方数改。
〔五〕圣济录：原作「圣惠」，今检圣惠未见此方。圣济总录卷三十九载有此方，名香薷汤，因据改。
〔六〕肾：原作「胃」，今据大观、政和本草卷二十八蓼实条改，与千金卷二十六第三合。
〔七〕捋：原作「将」，今据大观、政和本草卷二十八蓼实条改。
〔八〕尿：大观、政和本草卷二十八蓼实条俱作「刺」。巢源卷三十六有「狐尿刺候」。

大，六十把，水六石，煮取一石，去滓，拌米饭，如造酒法，待熟，日饮之。十日后，目明气壮也。千金方。**肝虚转筋**吐泻。赤蓼茎叶切三合，水一盏，酒三合，煎至四合，分二服。圣惠方。**霍乱转筋**蓼叶一升〔一〕，水三升，煮取汁二升，入香豉一升，更煮一升半，分三服。药性论。**夏月暍〔二〕死**浓煮蓼汁一盏服〔三〕。外台。**小儿冷痢**蓼叶捣汁服。千金。**血气攻心**痛不可忍。蓼根洗锉，浸酒饮。斗门。**恶犬咬伤**蓼叶捣泥傅。肘后。

水蓼 唐本草

【释名】虞蓼尔雅**泽蓼**〔志曰〕生于浅水泽中，故名水蓼。〔时珍曰〕按尔雅云：蔷，虞蓼也。山夹水曰虞。

【集解】〔恭曰〕水蓼生下湿水旁。叶似马蓼，大于家蓼，茎赤色，水挼食之，胜于蓼子。〔宗奭曰〕水蓼大概与水荭相似，但枝低〔四〕耳。今造酒取叶，以水浸汁，和面作曲，亦取其辛耳。〔时珍曰〕此乃水际所生之蓼，叶长五六寸，比水荭叶稍狭，比家蓼叶稍大，而功用仿佛。故寇氏谓蓼实即水蓼之子者，以此故。

茎叶【气味】辛，无毒。〔大明曰〕冷。

【主治】蛇伤，捣傅之。绞汁服之，止蛇毒入腹心闷。又治脚气肿痛成疮，水煮汁渍捋之。唐本

马蓼 纲目

【释名】大蓼纲目**墨记草**〔时珍曰〕凡物大者，皆以马名之，俗呼大蓼是也。高四五尺，有大小二种。但每叶中间有黑迹，如墨点记，故方士呼为墨记草。

〔一〕升：大观、政和本草卷二十八蓼实条作「把」。
〔二〕暍：原作「渴」，今据大观、政和本草卷二十八蓼实条附方改，与外台卷二十八合。
〔三〕一盏服：大观、政和本草卷二十八蓼实条附方作「三升灌之」，与外台卷二十八合。
〔四〕低：原作「瓜」，今据政和本草卷十一水蓼条及本草衍义卷十二水红子条改。

【集解】〔弘景曰〕马蓼生下湿地，茎斑，叶大有黑点。亦有两三种，其最大者名茏薣〔一〕，即水荭也。

茎叶　【气味】辛，温，无毒。〔时珍曰〕伏丹砂、雌黄。

【主治】去肠中蛭虫，轻身。本经

荭草 别录中品

〔校正〕并入有名未用别录天蓼。

【释名】鸿藹音纈 茏古一作鼓 游龙诗经 石龙别录 天蓼别录 大蓼〔时珍曰〕此蓼甚大而花亦繁〔二〕红，故曰荭，曰鸿。鸿亦大也。别录有名未用草部中有天蓼，云一名石龙，生水中。陈藏器解云：天蓼即水荭，一名游龙，一名大蓼。据此，则二条乃一指其实，一指茎叶而言也。今并为一。

【集解】〔别录曰〕荭生水旁，如马蓼而大，五月采实。〔弘景曰〕今生下湿地甚多，极似马蓼而甚长大。诗称隰有游龙，郭璞云，即茏古也。〔颂曰〕荭即水荭也，似蓼而叶大，赤〔三〕白色，高丈余。尔雅云：荭，茏古。其大者蘬（音诡）。陆玑云：游龙一名马蓼。然马蓼自是一种也。〔时珍曰〕其茎粗如拇指，有毛。其叶大如商陆。花〔四〕色浅红，成穗。秋深子成，扁如酸枣仁而小，其色赤黑而肉白，不甚辛，炊炒可食。

实　〔气味〕咸，微寒，无毒。〔主治〕消渴，去热明目益气。别录　〔附方〕旧一，新一。

瘰疬水荭子不以多少，一半微炒，一半生用，同研末。食后好酒调服二钱，日三服。已破者亦治。久则效，效则止。寇宗奭本草衍义。

癖痞腹胀及坚硬如杯碗者。用水荭花子一升，另研独颗蒜三十个去皮，新狗脑一个，皮消四两，石臼捣烂，摊在患处上，用油纸以长帛束之。酉时贴之，次日辰时取之。未效，再贴二三次。倘有脓溃，勿怪。仍看虚实，日逐间服钱氏白饼子、紫霜丸、塌气丸、消积丸，利之磨之。服至半月，甚者一月，无不瘥矣。以喘满者为实，不喘者为虚。蔺氏经验方。

〔一〕薣：原作「皷」，大观本草作「薣」，字书俱无。今据政和本草卷二十八蓼实条改。尔雅释草：「红，茏古。」郭注：「俗呼红草为茏鼓，语转耳。」

〔二〕繁：原作「系」，今从张本改。

〔三〕赤：此上疑脱「花」字。

〔四〕花：原作「叶」，今详上下文义改。

花 〔主治〕散血，消积，止痛。时珍 〔附方〕新三。胃脘血气作痛。水荭花一大撮，水二钟，煎一钟服。百户毛菊庄屡验方也。董炳避水集验方。心气疞痛水荭花为末，热酒服二錢。又法：男用酒水各半煎服，女用醋水各半煎服。一妇年三十病此，一服立效。摘玄方。腹中痞积水荭花或子一碗，以水三碗，用桑柴文武火煎成膏，量痞大小摊贴，仍以酒调膏服。忌腥荤油腻之物。刘松石保寿堂方。

天蓼别录。〔时珍曰〕此指茎叶也。〔气味〕辛，有毒。〔主治〕恶疮，去痹气。别录

根茎：除恶疮肿，水气脚气，煮浓汁渍之。苏颂 〔附方〕新一。生肌肉水荭花根煎汤淋洗，仍以其叶晒干研末，撒疮上，每日一次。谈野翁试验方。

毛蓼拾遗

【集解】〔藏器曰〕毛蓼生山足，似马蓼，叶上有毛，冬根不死。〔时珍曰〕此即蓼之生于山麓者，非泽隰之蓼也。

茎叶 【气味】辛，温，有毒。

【主治】痈肿疽瘘瘰疬，杵碎纳疮中，引脓血，生肌。亦作汤，洗疮〔一〕，兼濯足，治脚气。藏器

海根拾遗

【集解】〔藏器曰〕生会稽海畔山谷，茎赤，叶似〔二〕马蓼，根似菝葜而小，胡人蒸而用之〔三〕也。

根 【气味】苦，小温，无毒。

【主治】霍乱中恶心腹痛，鬼气疰忤飞尸，喉痹蛊毒，痈疽恶肿，赤白游疹，

〔一〕疮：原脱，今据大观、政和本草卷十毛蓼条补。

〔二〕似：原作「以」，今据大观、政和本草卷七海根条改。

〔三〕胡人蒸而用之：藏器原作「海人极用之」。濒湖采海药本草文改。

蛇咬犬[一]毒。酒及水磨服，并傅之。藏器

火炭母草 宋图经

【集解】〔颂曰〕生南[二]恩州原野中。茎赤而柔，似细蓼。叶端尖，近梗形方。夏有白花。秋实如菽[三]，青黑色，味甘可食。

叶　【气味】酸，平，有[四]毒。

【主治】去皮肤风热，流注骨节，痈肿疼痛。不拘时采，于垍[五]器中捣烂，以盐酒炒，傅肿痛处，经宿一易之。苏颂

三白草 唐本草

【释名】〔弘景曰〕叶上有三白点，俗因以名。又见下。

【集解】〔恭曰〕三白草生池泽畔，高尺许。叶似水荭，亦似蕺，又似菝葜。叶上有三黑点，非白也。古人秘之，隐黑为白尔。根如芹根，黄白色而粗大。〔藏器曰〕此草初生无白，入夏叶端半白如粉。农人候之莳田，三叶白则草便秀，故谓之三白。若云三黑点，苏未识矣。其叶如薯蓣，亦不似水荭。〔保昇曰〕今出襄州，二月、八月采根用。〔时珍曰〕三白草生田泽畔，三[六]月生苗，高二三尺。茎如蓼，叶如章陆及青葙。四月其颠三叶面上，三次变作白色，余叶仍青不变。俗云：一叶白，食小麦；二叶白，食梅杏；三叶白，食黍子。五月开花成穗，如蓼花状，而色白微香。结细实。根长白虚软，有节须，状如泥菖蒲根。造化指南云：五月采花及根，可制雄黄。苏恭言似水荭，有三黑点者，乃马蓼，非三白也。藏器所

〔一〕犬：原作「大」，今据大观、政和本草卷七海根条改。

〔二〕南：原脱，今据大观本草卷三十一及政和本草卷三十火炭母草条补。唐置恩州，改恩平郡，寻复曰恩州，治恩平。宋改南恩州，移治阳江。苏颂宋人，自当称南恩州，因据补。

〔三〕菽：原作「椒」，今据大观本草卷三十一及政和本草卷三十火炭母草条改。

〔四〕有：大观本草卷三十一及政和本草卷三十火炭母草条俱作「无」。

〔五〕垍：原作「坩」，今据大观本草卷三十一及政和本草卷三十火炭母草条改。垍乃坚土，一曰陶器。

〔六〕三：原作「八」，今从本草汇言卷四·三白草条改，与下文相合。

说虽是，但叶亦不似薯蓣。

【气味】甘、辛，寒，有小毒。

【主治】水肿脚气，利大小便，消痰破癖，除积聚，消丁肿。唐本 捣绞汁服，令人吐逆，除疟及胸膈热痰，小儿痞满。藏器 根：疗脚气风毒胫肿，捣酒服，亦甚有验。又煎汤，洗癣疮。时珍

蚕网〔一〕草 拾遗

【集解】〔藏器曰〕生湿地，如蓼大，茎赤花白。东土亦有之。

【气味】辛，平，无毒。

【主治】诸虫如蚕类咬人，恐毒入腹，煮服之。亦捣傅诸疮。藏器

蛇网〔二〕草 拾遗

【集解】〔藏器曰〕生平地，叶似苦杖〔三〕而小，节赤，高一二尺，种之辟蛇。又一种草，茎圆似苎〔四〕，亦傅蛇毒。〔慎微曰〕按百一方云：东关〔五〕有草状如苎〔四〕，茎方节赤，挼傅蛇毒，如摘却然，名蛇网〔二〕草。又有鼠网〔六〕草，即后莽

〔一〕网：原作「茧」，今据大观、政和本草卷九蚕网草条改。大观、政和本草卷十一．五毒草条云：「又别有蚕罔草，如芒麻。」罔即网之异体字。

〔二〕网：原作「茧」，今据大观、政和本草卷十蛇网草条改。大观、政和本草卷十一，五毒草一名蛇罔。大观、政和「网」多书作「茵」，有时误作「芮」。

〔三〕杖：原作「枝」，今据大观、政和本草卷十蛇网草条改。

〔四〕苎：原作「芋」，据改同上。

〔五〕东关：原作「关东」，据改同上。

〔六〕网：原作「茧」，今据大观、政和本草卷十蛇网条改。本书卷十七莽草条：时珍曰：「此物有毒，食之令人迷罔，故名」。罔即网之异体字。

草。

【气味】缺。

【主治】蛇虺毒虫等螫。取根叶捣傅咬处，当下黄水。藏器

虎杖 别录中品

【释名】苦杖拾遗 大虫杖药性 斑杖日华 酸杖〔时珍曰〕杖言其茎，虎言其斑也。或云一名杜牛膝者，非也。一种斑杖似蒻头者，与此同名异物。

【集解】〔弘景曰〕田野甚多，状如大马蓼，茎斑而叶圆。〔保昇曰〕所在有之。生下湿地，作树高丈余，其茎赤根黄。二月、八〔一〕月采根，日干。〔颂曰〕今出汾州、越州、滁州，处处有之。三月生苗，茎如竹笋状，上有赤斑点，初生便分枝丫〔二〕。叶似小杏叶。七月开花，九月结实。南中出者，无花。根皮黑色，破开即黄，似柳根。亦有高丈余者。尔雅云：蒤，虎杖。郭璞注云：似荭草而粗大，有细刺，可以染赤。是也。〔宗奭曰〕此草药也。蜀本言作木高丈余者，非矣。大率皆似寒菊，然花叶茎蕊差大为异。仍茎叶有淡黑斑。六七月旋旋开花，至九月中方已，花片四出，其色如桃花，差大而外微深。陕西山麓水次甚多。〔斅曰〕凡使勿误用天蓝及斑袖根，二味根形味皆相似也。〔机曰〕诸注或云似荭、似杏、似寒菊，各不相侔，岂所产有不同耶？〔时珍曰〕其茎似荭蓼，其叶圆似杏，其枝黄似柳，其花状似菊，色似桃花。合而观之，未尝不同也。

根

【修治】〔斅曰〕采得细锉，却用叶包一夜，晒干用。

【气味】微温。〔权曰〕甘，平，无毒。〔宗奭曰〕味微苦。今天下暑月多煎根汁为饮。不得甘草，则不堪饮。本文不言味。药性论云：甘。是甘草之味，非虎杖味也。

【主治】通利月水，破留血癥结。别录 渍酒服，主暴瘕。弘景 风在骨节间，及血

〔一〕八：原作「三」，今据大观、政和本草卷十三虎杖条改。

〔二〕丫：原作「子」，据改同上。

瘀，煮汁〔一〕作酒服之。藏器 **治大热烦躁，止渴利小便，压一切热毒。**甄权 **治产后血运，恶血不下，心腹胀满，排脓，主疮疖痈毒〔二〕，扑损瘀血，破风毒结气。**大明 **烧灰，贴诸恶疮。焙研炼蜜为丸，陈米饮服，治肠痔下血。**苏颂 **研末酒服，治产后瘀血血痛，及坠扑昏闷有效。**时珍

【发明】〔权曰〕暑月以根和甘草同煎为饮，色如琥珀可爱，甚甘美。瓶置井中，令冷澈如冰，时人呼为冷饮子，啜之且尊于茗，极解暑毒。其汁染米作糜糕益美。捣末浸酒常服，破女子经脉不通。有孕人勿服。〔时珍曰〕孙真人千金方：治女人月经不通，腹内积聚，虚胀雷鸣，四肢沉重，亦治丈夫积聚，有虎杖煎：取高地虎杖根，剉二斛，水二石五斗，煮取一斗半，去滓，入醇酒五升，煎如餳。每服一合，以知为度。又许学士本事方：治男妇诸般淋疾。用苦杖根洗净，剉一合，以水五盏〔三〕，煎一盏，去滓，入乳香、麝香少许服之。鄞县尉耿梦得，内人患沙石淋，已十三年。每漩痛楚不可忍，溺器中小便下沙石剝剝有声。百方不效，偶得此方服之，一夕而愈。乃予目击者。

【附方】旧三，新四〔四〕。**小便五淋** 苦杖为末，每服二錢，用饭饮下。集验方。 **月水不利** 虎杖三两，凌霄花、没药一两，为末，热酒每服一錢。 又方〔五〕：治月经不通，腹大如甕，气短欲死。虎杖一斤，去头暴干，切。土瓜根汁、牛膝汁二斗。水一斛，浸虎杖一宿，煎取二斗，入二汁，同煎如餳。每酒服一合，日再夜一，宿血当下。圣惠方。 **时疫流毒** 攻手足，肿痛欲断。用虎杖根剉，煮汁渍之。肘后方。 **腹中暴癥** 硬如石，痛如〔六〕刺。不治，百日内死。取虎杖根，勿令影临水上，可得石余，洗干捣末，稌米五升炊饭，纳入搅之，好酒五斗渍之，封候药消饭浮，可饮一升半，勿食

〔一〕汁：原脱，今据大观、政和本草卷十三虎杖条补。
〔二〕痈毒：同上。
〔三〕盏：原作「合」，今据本事方卷十改。
〔四〕四：原作「三」，今按下新附方数改。
〔五〕又方：此方见圣惠卷七十二，但分量不同，当是濒湖改订。
〔六〕如：原脱，大观、政和本草卷十三虎杖条附方亦脱。今据外台卷十二补，与肘后卷四第二十六合。

鲑鱼及盐。但取一斗干者，薄酒浸饮，从少起，日三服，亦佳，癥当下也。此方治癥，胜诸大药〔一〕也。外台秘要。**气奔怪病**人忽遍身皮底混混如波浪声，痒不可忍，抓之血出不能解，谓之气奔。以苦杖、人参、青盐、白术〔二〕、细辛各一两，作一服，水煎，细饮尽便愈。夏子益奇疾方。**消渴引饮**虎杖烧过、海浮石、乌贼鱼骨、丹砂等分，为末，渴时以麦门冬汤服二钱，日三次。忌酒色鱼面鲊酱生冷。卫生家宝方。

莸〔三〕拾遗

〔校正〕并入有名未用别录马唐。

【释名】马唐别录**马饭**别录**羊麻**别录**羊粟**别录**蔓于**尔雅**轩于**〔藏器曰〕马食之如糖如饭，故名马唐、马饭。〔时珍曰〕羊亦食之，故曰羊麻、羊粟。其气𤸷臭，故谓之莸。莸者𤸷也，朽木臭也。此草茎颇似蕙而臭。故左传云，一熏一莸，十年尚犹有臭，是也。孙升谈圃以为香薷者，误矣。即别录马唐也，今并为一。

【集解】〔别录曰〕马唐生下湿地，茎有节生根，五月采。〔藏器曰〕生南方废稻田中，节节有根，着土如结缕草，堪饲马。又曰：莸生水田中，状如结缕草而叶长，马食之。

【气味】甘，寒，无毒。〔藏器曰〕大寒。

【主治】马唐：调中，明耳目。别录　**煎取汁，明目润肺。又曰：莸：消水气湿痹，脚气顽痹虚肿，小腹急，小便赤涩，并合赤小豆煮食，勿与盐。绞汁服，止消渴。捣叶，傅毒肿。**藏器

萹蓄音褊畜。本经下品

〔一〕胜诸大药：原作「大胜诸药」今据大观、政和本草卷十三虎杖条附方改，与肘后卷四第二十六及外台卷十二合。大药谓「陷冰、玉壶、八毒诸大药」。

〔二〕白术：原脱，今据传信适用方卷四附夏方第十八补。

〔三〕莸：大观、政和本草卷十一莸草条此下俱有「草」字。此间似濒湖有意删去。

【释名】扁竹弘景 扁辨吴普 扁蔓吴普 粉节草纲目 道生草〔时珍曰〕许慎说文作扁筑，与竹同音。节间有粉，多生道旁，故方士呼为粉节草、道生草。

【集解】〔别录曰〕萹蓄生东莱山谷，五月采，阴干。〔弘景曰〕处处有之，布地而生，花节间白，叶细绿，人呼为扁竹。〔颂曰〕春中布地生道旁，苗似瞿麦，叶细绿如竹，赤茎如钗股，节间花出甚细，微青黄色，根如蒿根，四五月采苗阴干。蜀图经云：二月、八月采苗〔一〕日干。郭璞注尔雅云，似小藜赤茎节，好生道旁，可食又〔二〕杀虫，是也。或云：尔雅王刍即此也〔三〕。〔时珍曰〕其叶似落帚叶而不尖，弱茎引蔓，促节。三月开细红花，如蓼蓝花，结细子，炉火家烧灰炼霜用。一种水扁筑，名薚（音督），出说文。

【气味】苦，平，无毒。〔权曰〕甘、涩。

【主治】浸淫疥瘙疽痔，杀三虫。本经 疗女子阴蚀。别录 煮汁饮小儿，疗蛔虫有验。甄权 治霍乱黄疸，利小便，小儿魃病。时珍

【附方】旧七，新二〔四〕。

热淋涩痛 扁竹煎汤频饮。生生编。

热黄疸疾 扁竹捣汁，顿服一升。多年者，日再服之。药性论。

霍乱吐利 扁竹入豉汁中，下五味，煮羹食。食医心镜。

丹石冲眼 服丹石人毒发，冲眼肿痛。扁竹根一握，洗，捣汁服之。食疗本草。

蛔咬心痛 食疗：治小儿蛔咬心痛，面青，口中沫出临死者。取扁竹十斤锉，以水一石〔五〕，煎至一斗，去滓煎如饧。隔宿勿食，空心服一升，虫即下也。仍常煮汁作饭食。海上歌云：心头急痛不能当，我有仙人海上方。萹蓄醋煎通口咽，管教时刻便安康。

虫食下部 虫状如蜗牛，食下部作痒。取扁竹一把，水二升，煮熟。五岁儿，空腹服三五合。杨氏产乳。

痔发肿痛 扁竹捣汁，服一升。一二服未瘥，再服。亦取汁和面作馎饦煮食，

〔一〕八月采苗：原脱，今据大观、政和本草卷十一萹蓄条补。

〔二〕又：原脱，今据尔雅释草郭注及大观、政和本草卷十一萹蓄条补。

〔三〕或云尔雅王刍即此也：大观、政和本草卷十一萹蓄条作「卫诗：绿竹猗猗。说者曰：绿，王刍也。竹，萹竹也。即谓此」。濒湖删节，致失原义。

〔四〕旧七新二：原作「旧六新三」，今按下列新旧附方数改。

〔五〕一石：政和本草卷十一萹蓄条引食疗作「三石三斗」。濒湖从同条引药性论文改。

日三次。药性论。恶疮痂痒作痛。扁竹捣封，痂落即瘥。肘后方。

荩草音烬。本经下品

【释名】黄草吴普 绿竹唐本 绿蓐唐本 ⿱艹戾草纲目 盭草音戾 王刍尔雅 鵄脚莎〔时珍曰〕此草绿色，可染黄，故曰黄、曰绿也。⿱艹戾，盭乃北人呼绿字音转也。古者贡草入染人，故谓之王刍，而进忠者谓之荩臣也。诗云：终朝采绿，不盈一掬。许慎说文云：⿱艹戾草可以染黄。汉书云：诸侯盭绶。晋灼注云：盭草出琅琊，似艾可染，因以名绶。皆谓此草也。〔禹锡曰〕尔雅：绿，王刍。孙炎注云：即绿蓐草也。今呼为鵄脚莎。诗云，绿竹猗猗，是也。

【集解】〔别录曰〕荩草生青衣川谷，九月、十月采，可以染作金色。〔普曰〕生太山山谷。〔恭曰〕青衣县名，在益州西。今处处平泽溪涧侧皆有。叶似竹而细薄，茎亦圆小。荆襄人煮以染黄，色极鲜好。俗名绿蓐草。

【气味】苦，平，无毒。〔普〔一〕曰〕神农、雷公：苦。〔之才曰〕畏鼠负。

【主治】久咳上气喘逆，久寒惊悸，痂疥白秃疡气，杀皮肤小虫。本经 治身热邪气，小儿身热。吴普 洗一切恶疮，有效。大明

蒺藜本经上品

【释名】茨尔雅 旁通本经 屈人本经 止行本经 豺〔二〕羽本经 升推〔弘景曰〕多生道上及墙上，叶布地，子有刺，状如菱而小。长安最饶，人行多着木履。今军家乃铸铁作之，以布敌路，名铁蒺藜。易云，据于蒺藜，言其凶伤。诗云，墙有茨，不可扫也，以刺梗秽。方用甚稀。〔时珍曰〕蒺，疾也；藜，利也；茨，刺也。其刺伤人，甚疾而利也。屈人、止行，皆因其伤人也。

【集解】〔别录曰〕蒺藜子生冯翊平泽或道旁，七月、八月采实，暴干。〔颂曰〕冬月亦采之，黄白色。郭璞注尔雅

〔一〕普：原作「权」。按大观、政和本草卷十一荩草条引药性论无此文，御览九九七王刍条引吴氏本草有（今本脱「苦」字），因据改。

〔二〕豺：原作「休」，今据大观、政和本草卷七及千金翼卷二蒺藜子条改。

云，布地蔓生，细叶，子有三角，刺人，是也。又一种白蒺藜，今生同州沙苑，牧马草地最多，而近道亦有之。绿叶细蔓，绵布沙上。七月开花黄紫色，如豌豆花而小。九月结实作荚，子便可采。其实味甘而微腥，褐绿色，与蚕种子相类而差大。又与马薸子酷相类，但马薸子微大，不堪入药，须细辨之。〔宗奭曰〕蒺藜有二等：一等杜蒺藜，即今之道旁布地而生者。开小黄花，结芒刺。一种白蒺藜，出同州沙苑牧马处。子如羊内肾，大如黍粒，补肾药，今人多用。风家惟用刺蒺藜也。〔时珍曰〕蒺藜叶如初生皂荚叶，整齐可爱。刺蒺藜状如赤根菜子及细菱，三角四刺，实有仁。其白蒺藜结荚长寸许，内子大如脂麻，状如羊肾而带绿色，今人谓之沙苑蒺藜。以此分别。

子

〔修治〕〔敩曰〕凡使拣净蒸之，从午至酉，日干，木臼春令刺尽，用酒拌再蒸，从午至酉，日干用。〔大明曰〕入药不计丸散，并炒去刺用。

〔气味〕苦，温，无毒。〔别录曰〕辛，微寒[一]。〔权曰〕甘，有小毒。〔志曰〕其性宣通，久服不冷而无壅热，当以性温为是。〔之才曰〕乌头为之使。

〔主治〕恶血，破癥结[二]**积聚，喉痹乳难。久服长肌肉，明目轻身。**本经 **身体风痒，头痛，咳逆伤肺肺痿，止烦下气。小儿头疮，痈肿阴㿉，可作摩粉。**别录 **治诸风疬疡，疗吐脓，去燥热。**甄权 **治奔豚肾气，肺气胸膈满，催生堕胎，益精，疗水藏冷，小便多，止遗沥泄精溺血肿痛。**大明 **痔漏阴汗，妇人发乳带下。**苏颂 **治风秘，及蛔虫心腹痛。**时珍

〔附方〕旧九，新八。

服食法 蒺藜子一石，七八月熟时收取，日干，春去刺，杵为末。每服二钱，新汲水调下，日三服，勿令中绝，断谷长生。服之一年以后，冬不寒，夏不热。二年，老者复少，发白复黑，齿落更生。服之三年，身轻长生。神仙秘旨。

腰脊引痛 蒺藜子捣末，蜜和丸胡豆大。酒服二丸，日三服。外台秘要。

通身浮肿 杜蒺藜日日煎汤洗之。圣惠方。

卒中五尸 蒺藜子捣末，蜜丸胡豆大。每服二丸，日三服。肘后方。

大便风秘 蒺藜子炒一两，猪牙皂荚去皮酥炙五钱，为末。每服一钱，盐茶汤下。普济方。

月经不通 杜蒺藜、当归等分，为末，米饮每服三

〔一〕寒：原作「温」，今据大观、政和本草卷七及千金翼卷二蒺藜子条改，与大观、政和本草中马志引别本注云「本经云温，别录云寒」文合。
〔二〕结：原脱，今据大观、政和本草卷七及千金翼卷二蒺藜子条补。

錢。儒门事亲。**催生下衣**难产，胎在腹中，幷包衣不下及胎死者。蒺藜子、贝母各四两，为末，米湯服三錢〔一〕。少顷不下，再服。梅师方。**蛔虫心痛**吐清水。七月七日采蒺藜子阴干，烧作灰，先食服〔二〕方寸匕，日三服。外台秘要。**万病积聚**七八月收蒺藜子，水煮熟，曝干，蜜丸梧子大。每酒服七丸，以知为度。其汁煎如饴，服之。**三十年失明**补肝散：用蒺藜子七月七日收，阴干捣散。食后水服方寸匕，日二。外台秘要。**牙齿动摇**疼痛及打动者。土蒺藜去角生研五錢，淡浆水半碗，蘸水入盐溫漱，甚效。或以根烧灰，贴牙即牢固也。御药院方。**牙齿出血**不止，动摇。白蒺藜末，旦旦擦之。道藏经。**打动牙疼**蒺藜子或根为末，日日揩之。瑞竹堂方。**鼻塞出水**多年不闻香臭。蒺藜二握，当道车碾过，以水一大盏，煮取半盏。仰卧，先滿口含饭，以汁一合灌鼻中。不过〔三〕再灌，嚏出一两个瘜肉，似赤蛹虫，即愈。圣惠方。**面上瘢痕**蒺藜子、山巵子各一合，为末，醋和，夜涂旦洗。救急方。**白癜风疾**白蒺藜子六两，生捣为末。每湯服二錢，日二服。一月绝根。服至半月，白处见红点，神效。孙眞人食忌。**一切丁肿**蒺藜子一升，作灰〔四〕，以醋和封头上，拔根。外台秘要。

花　〔主治〕阴干为末，每温酒服二三钱，治白癜风。宗奭

苗　〔主治〕煮汤，洗疥癣风疮作痒。千金〔五〕

〔附方〕旧二，新一。**鼻流清涕**蒺藜苗二握，黄连二两，水二升，煎一升，少少〔六〕灌鼻中取嚏，不过再灌〔七〕。圣济录〔八〕。**诸疮肿毒**蒺藜蔓洗，三寸截之，

〔一〕三钱：大观、政和本草卷七蒺藜子条附方俱作「一匙」。
〔二〕烧作灰先食服：原脱，今据外台卷二十六陶氏疗虫方补。大观、政和本草卷七蒺藜子条附方仅脱「烧」字。
〔三〕过：大观、政和本草卷七蒺藜子条附方同，圣惠方卷三十七作「通」。
〔四〕作灰：原作「熬捣」，今据大观、政和本草卷七蒺藜子条附方改，与外台卷三十合。
〔五〕千金：原作「时珍」，今据大观、政和本草卷七蒺藜子条附方改。
〔六〕少少：圣济总录卷一一六黄连汁方作「取一合」，此是濒湖对灌法有所改进。
〔七〕灌：原作「服」，今据圣济总录卷一一六黄连汁方改。
〔八〕圣济录：原作「圣惠方」，今检圣惠未见此方。圣济总录卷一一六载有此方，名黄连汁方。因据改。

取得一斗〔一〕。以水五〔二〕升，煮取二升，去滓，纳铜器中，又煮取一升，纳小器中，煮如饴状，以涂肿处。千金方〔三〕。

蠼螋尿疮绕身匝即死。以蒺藜叶捣傅之。无叶用子。备急方〔四〕。

白蒺藜 〔气味〕甘，温，无毒。〔主治〕补肾，治腰痛泄精，虚损劳乏。时珍

〔发明〕〔颂曰〕古方皆用有刺者，治风明目最良。神仙方亦有单服蒺藜法，云不问黑白，但取坚实者，春去刺用。〔时珍曰〕古方补肾治风，皆用刺蒺藜。后世补肾多用沙苑蒺藜，或以熬膏和药，恐其功亦不甚相远也。刺蒺藜炒黄去刺，磨面作饼，或蒸食，可以救荒。

谷精草 宋开宝

【释名】戴星草开宝 文星草纲目 流星草 〔时珍曰〕谷田余气所生，故曰谷精。〔志曰〕白花似星，故有戴星诸名。

【集解】〔颂曰〕处处有之。春生于谷田中，叶茎俱青，根花并白色。二月、三月采花用，花白小圆似星。可餧马令肥，主虫颡毛焦病。又有一种，茎梗长有节，根微赤，出秦陇间。〔时珍曰〕此草收谷后，荒田中生之，江湖南北多有。一科丛生，叶似嫩谷秧。抽细茎，高四五寸。茎头有小白花，点点如乱星。九月采花，阴干。云二三月采者，误也。

花 【气味】辛，温，无毒。〔藏器曰〕甘、平。〔大明曰〕可结水银成砂子。

【主治】喉痹，齿风痛，诸疮疥。开宝 头风痛，目盲翳膜，痘后生翳，止血。时珍

〔一〕取得一斗：原脱，大观、政和本草卷七蒺藜子条附方亦脱。今据千金翼卷二十三治万种痈肿方补。

〔二〕五：大观、政和本草卷七蒺藜子条附方同，千金翼卷二十三作「三」。

〔三〕千金方：大观、政和本草卷七蒺藜子条附方同。今检千金尚未见到此方。千金翼卷二十三载有此方，名「治万种痈肿方」。

〔四〕备急方：大观、政和本草卷七蒺藜子条附方俱作「外台秘要」。外台卷三十六载此方引自备急。注云：「千金同」。千金卷五下第九亦有此方。

【发明】〔时珍曰〕谷精体轻性浮，能上行阳明分野。凡治目中诸病，加而用之，甚良。明目退翳之功，似在菊花之上也。

【附方】旧一，新九〔一〕。**脑痛眉痛**谷精草二錢，地龙三錢，乳香一錢，为末。每用半錢，烧烟筒中，随左右熏鼻。圣济录。**偏正头痛**集验方：用谷精草一两为末，以白面糊调摊纸花上，贴痛处，干换。圣济方：用谷精草末、铜绿各一錢，消石半分，随左右搐鼻。圣惠方。**鼻衄不止**谷精草为末，熟面湯服二錢。圣惠方。**目中翳膜**谷精草、防风等分，为末，米饮服之，甚验。明目方。**痘后目翳**隐涩泪出，久而不退。用谷精草为末，以柿或猪肝片蘸食。一方：加蛤粉等分，同入猪肝内煮熟，日食之。又方：见〔二〕夜明沙。邵眞人济急方。**小儿雀盲**至晚忽不见物。用羯羊肝〔三〕一具，不用水洗，竹刀剖开，入谷精草一撮，瓦罐煮熟，日食之，屡效。忌铁器。如不肯食，炙熟，捣作丸绿豆大。每服三十丸，茶下。卫生家宝方。**小儿中暑**吐泄烦渴。谷精草烧存性，用器覆之，放冷为末。每冷米饮服半錢。保幼大全。

海金沙 宋嘉祐

【释名】竹园荽〔时珍曰〕其色黄如细沙也。谓之海者，神异之也。俗名竹园荽，象叶形也。

【集解】〔禹锡曰〕出黔中郡，湖南亦有。生〔四〕作小株，高一二尺。七月收其全科，于日中暴之，小干，以纸衬承，以杖击之，有细沙落纸上，且暴且击，以尽为度。〔时珍曰〕江浙、湖湘、川陕皆有之，生山林下。茎细如线，引于竹木上，高尺许。其叶细如园荽叶而甚薄，背面皆青，上多皱文。皱处有沙子，状如蒲黄粉，黄赤色。不开花，细根坚强。其沙及草皆可入药。方士采其草取汁，煮砂、缩贺。

〔一〕九：原作「七」，今按下新附方数改。
〔二〕见：今检本书卷四十八伏翼条夜明砂附方中未见此方。疑「见」为「加」之误。
〔三〕肝：原作「肺」，今从张本改。
〔四〕生：大观、政和本草卷十一海金沙条嘉祐新定文同。同条引图经作「初生」。

【气味】甘，寒，无毒。

【主治】通利小肠。得卮子、马牙消、蓬沙，疗伤寒热狂。或丸或散。嘉祐 治湿热肿满，小便热淋、膏淋、血淋、石淋茎痛，解热毒气。时珍

【发明】〔时珍曰〕海金沙，小肠、膀胱血分药也。热在二经血分者宜之。

【附方】旧一，新五。**热淋急痛**海金沙草阴干为末，煎生甘草汤，调服二钱，此陈总领方也。一加滑石。夷坚志。**小便不通**脐下满闷。海金沙一两，蜡面〔一〕茶半两，捣碎。每服三钱，生姜甘草煎汤下，日二服。亦可末服。图经本草。**膏淋如油**海金沙、滑石各一两，甘草梢二钱半，为末。每服二钱，麦门冬煎汤服，日二次。仁存方。**血淋痛涩**但利水道，则清浊自分。海金沙末，新汲水或砂糖水服一钱。普济方。**脾湿肿满**腹胀如鼓，喘不得卧。海金沙散：用海金沙三钱，白术四两，甘草半两，黑牵牛头末一两半，为末。每服一钱，煎倒流水调下，得利为妙。东垣兰室秘藏。**痘疮变黑**归肾。用竹园荽草煎酒，傅其身，即发起。直指方。

地杨梅拾遗

【集解】〔藏器曰〕生江东〔二〕湿地，苗如莎〔三〕草，四五月有子，似杨梅也。

【气味】辛，平，无毒。

【主治】赤白痢，取茎、子煎汤服。藏器

〔一〕面：原作「南」，今据大观、政和本草卷十一海金沙条改。演繁露续集：「建茶名蜡茶，为其乳泛汤面与熔蜡相似，故名蜡面茶」。

〔二〕东：大观、政和本草卷六地杨梅条此下有「温」。

〔三〕莎：原作「沙」。大观、政和本草卷六地杨梅条作「蓑」。本书卷十四莎草香附子条，时珍曰：「其草可为笠及雨衣，疏而不沾，故字从草从沙。亦作蓑字」。因据改。

水杨梅纲目

【释名】地椒

【集解】〔时珍曰〕生水边，条叶甚多，生子如杨梅状。庚辛玉册云：地椒一名水杨梅，多生近道阴湿处，荒田野中亦有之。丛生，苗叶似菊，茎端开黄花，实类椒而不赤。实可结伏三黄、白矾，制丹砂、粉霜。

【气味】辛，温，无毒。

【主治】疔疮肿毒。时珍

地蜈蚣草纲目

【集解】〔时珍曰〕生村落塍野间。左蔓延右，右蔓延左。其叶密而对生，如蜈蚣形，其穗亦长，俗呼过路蜈蚣。其延上树者，呼飞天蜈蚣。根、苗皆可用。

【气味】苦，寒，无毒。

【主治】解诸毒，及大便不通，捣汁。疗痈肿，捣涂，并末服，能消毒排脓。蜈蚣伤者，入盐少许捣涂，或末傅之。时珍

【附方】新一。一切痈疽及肠痈奶痛，赤肿未破，或已破而脓血不散，发热疼痛能食者，并宜排脓托里散：用地蜈蚣、赤芍药、当归、甘草等分，为末。每服二錢，溫酒下。和剂局方。

半边莲纲目

【集解】〔时珍曰〕半边莲，小草也。生阴湿塍堑边。就地细梗引蔓，节节而生细叶。秋开小花，淡红紫色，止有半边，如莲花状，故名。又呼急解索。

【气味】辛，平，无毒。

【主治】蛇虺〔一〕伤，捣汁饮，以滓围涂之。又治寒齁气喘，及疟疾寒热，同雄黄各二钱，捣泥，碗内覆之，待色青，以饭丸梧子大。每服九丸，空心盐汤下。时珍。寿域方。

紫花地丁 纲目

【释名】箭头草纲目 独行虎纲目 羊角子秘韫 米布袋

【集解】〔时珍曰〕处处有之。其叶似柳而微细，夏开紫花结角。平地生者起茎，沟壑边生者起蔓。普济方云：乡村篱落生者，夏秋开小白花，如铃儿倒垂，叶微似木香花之叶。此与紫花者相戾，恐别一种也。

【气味】苦、辛，寒，无毒。

【主治】一切痈疽发背，疔肿瘰疬，无名肿毒恶疮。时珍

【附方】新九〔二〕。**黄疸内热** 地丁末，酒服三钱。乾坤秘韫。**稻芒粘咽** 不得出者。箭头草嚼咽下。同上方。**痈疽恶疮** 紫花地丁，连根，同苍耳叶等分，捣烂，酒一锺，搅汁服。杨诚经验方。**痈疽发背** 无名诸肿，贴之如神。紫花地丁草，三伏时收，以白面和成，盐醋浸一夜贴之。昔有一尼发背，梦得此方，数日而痊。孙天仁集效方。**一切恶疮** 紫花地丁根，日干，以罐盛，烧烟对疮熏之，出黄水，取尽愈。卫生易简方。**瘰疬丁疮** 发背诸肿。紫花地丁根去粗皮，同白蒺藜为末，油和涂神效。乾坤秘韫。**丁疮肿毒** 千金方：用紫花地丁草捣汁服，虽极者亦效。杨氏方：用紫花地丁草、葱头、生蜜共捣贴之。若〔三〕瘤疮，加新黑牛屎。**喉痹肿痛** 箭头草叶，入酱少许，研膏，点入取吐。

〔一〕虺：原作「蚖」，今详文义改。
〔二〕九：原作「八」，今按下新附方数改。
〔三〕若：原作「苦」，今从张本改。

普济方。

鬼针草 拾遗

【集解】〔藏器曰〕生池畔，方茎，叶有桠，子作钗脚，着人衣如针。北人谓之鬼针，南人谓之鬼钗。

【气味】苦，平，无毒。

【主治】蜘蛛、蛇咬，杵汁服，并傅。藏器　涂蝎虿伤。时珍

【附方】新一。割甲伤肉不愈。鬼针草苗、鼠粘子根捣汁，和腊猪脂涂。千金。

独用将军 唐本草

【集解】〔恭曰〕生林野中，节节穿叶心生苗，其叶似楠，不时采根、叶用。

【气味】辛，无毒。

【主治】毒肿乳痈，解毒，破恶血。恭

【附方】新一。下痢噤口独将军草根，有珠如豆者，取珠捣汁三匙，以白酒半杯和服。简便方。

【附录】留军待〔恭曰〕生剑州山谷，叶似楠而细长，采无时。味辛，温，无毒。主肢节风痛，筋脉不遂〔一〕，折伤瘀血，五缓挛痛。

见肿消 宋图经

【集解】〔颂曰〕生筠州。春生苗叶，茎紫色，高一二尺〔二〕，叶似桑而光，面青紫〔三〕赤色，采无时。

〔一〕筋脉不遂：原脱，今据大观、政和本草卷七留军待条补。

〔二〕尺：原作「入」，今据大观本草卷三十一及政和本草卷三十见肿消条改。

〔三〕紫：大观、政和本草同。疑当作「背」。

【气味】酸，涩，有微毒。

【主治】消痈肿及狗咬，捣叶贴之。苏颂

【附方】新一。一切肿毒及伤寒遗毒，发于耳之前后，及项下肿硬。用见肿消草、生白及、生白敛、土大黄、生大蓟根、野苎麻根捣成饼，入芒消一钱，和贴留头，干即易之。若加金线重楼及山慈姑尤妙。伤寒蕴要。

攀倒甑 图经

【集解】〔颂曰〕生宜州郊野，茎叶如薄荷。一名斑杖〔一〕，一名接骨〔二〕。〔时珍曰〕斑杖名同虎杖，接骨名同蒴藋，不知是一类否？

【气味】苦，寒，无毒。

【主治】解利风热，烦渴狂躁，捣汁服，甚效。苏颂

水甘草 图经

【集解】〔颂曰〕生筠州，多在水旁。春生苗，茎青，叶如柳，无花。土人七〔三〕月、八月采，单用，不入众药。

【气味】甘，寒，无毒。

【主治】小儿风热丹毒，同甘草煎饮。苏颂

〔一〕斑杖：大观本草卷三十一及政和本草卷三十攀倒甑条此下俱有「絲」。

〔二〕接骨：大观本草卷三十一及政和本草卷三十攀倒甑条俱作「斑骨草」。

〔三〕七：原作「十」，今据大观本草卷三十一及政和本草卷三十水甘草条改。

本草纲目草部目录第十七卷

草之六　毒草类四十七种

〔一〕杜：原作「吐」，今据本卷常山蜀漆条附录改。

〔二〕本经：原在「天南星」下，今据本卷虎掌天南星条移此。

〔三〕开宝：原脱，今据本卷虎掌天南星条补。

〔四〕别录：原作「本经」，据改见本卷由跋条校记。

毛莨拾遗　海[一]姜、阴命[二]附　**牛扁**本经　虱建草附　**荨麻**图经

格注草唐本　**海芋**纲目　透山根附　**钩吻**本经

右附方旧一百三十二[三]新五百二十二[四]

〔一〕海：原作「每」，今据本卷毛茛条附录改。

〔二〕阴命：原脱，今据本卷毛茛条附录补。

〔三〕二：原作「四」，今按本卷旧附方数改。

〔四〕五百二十二：原作「四百九十五」，今按本卷新附方数改。

本草纲目草部第十七卷

草之六 毒草类四十七种

大黄本经下品

【释名】黄良本经 将军当之 火参吴普 肤如吴普

〔弘景曰〕大黄，其色也。将军之号，当取其骏快也。〔杲曰〕推陈致新，如戡定祸乱，以致太平，所以有将军之号。

【集解】〔别录曰〕大黄生河西山谷及陇西。二月、八月采根，火干。〔普曰〕生蜀郡北部〔一〕或陇西。二月卷生黄赤，其叶四四相当，茎高三尺许。三月花黄，五月实黑，八月采根。根有黄汁，切片阴干。〔弘景曰〕今采益州北部汶山及西山者，虽非河西、陇西，好者犹作紫地锦色，味甚苦涩，色至浓黑。西川阴干者胜。北部日干，亦有火干者，皮小焦不如，而耐蛀堪久。此药至劲利，粗者便不中服。〔恭曰〕叶、子、茎并似羊蹄，但茎高六七尺而脆，味酸堪生啖，叶粗长而厚。根细〔二〕者亦似宿羊蹄，大者乃如碗，长二尺。其性湿润而易蛀坏，火干乃佳。作时烧石使热，横寸截着石上煿之，一日微燥，以绳穿晾干〔三〕。今出宕州、凉州、西羌、蜀地者皆佳。幽并以北者渐细，气力不及蜀中者。陶言蜀地不及陇西，误矣。〔藏器曰〕凡用当分别之。若取和厚〔四〕深沉、能攻病者，可用蜀中似牛舌片紧硬者；若取泻泄骏快、推陈去热者，当取河西锦文者。〔颂曰〕今蜀川、河东、陕西州郡皆有之，以蜀川锦文者佳。其次秦陇来者，谓之土番大黄。正月内生青叶，似蓖麻，大者如扇。根如芋，大者如碗，长一二尺。其细根如牛蒡，小者亦如芋。四月开黄花，亦有青红似荞麦花者。茎青紫色，形如竹。二、八月采根，去黑皮，切作横片，火干。蜀大黄乃作竖片〔五〕如牛舌形，谓之牛舌大黄。二者功用相等。江

〔一〕部：原作「郡」，今据御览九九二大黄条引吴氏本草文改，与下弘景说合。

〔二〕细：原作「红」，今据大观、政和本草卷十大黄条改。

〔三〕晾干：原作「眼干」。按大观、政和本草卷十大黄条引唐本注俱作「眼之至干」四字，显然有误。惟政和本草同条图经引苏恭语作「眼（稍有残缺）之至干」，不误。今据改，并易「眼」为通行字「晾」。

〔四〕厚：原作「及」，今据大观、政和本草卷十大黄条改。

〔五〕竖片：原作「紧片」。按大观、政和本草卷十大黄条亦俱作「紧片」，形近而误。今详文义改，与上「横片」为对文。

淮出者曰土大黄，二月开花，结细实。〔时珍曰〕宋祁益州方物图〔一〕，言蜀大山中多有之，赤茎大叶，根巨若碗，药市以大者为枕，紫地锦文也。今人以庄浪出者为最，庄浪即古泾原陇西地，与别录相合。

【正误】〔颂曰〕鼎州出一种羊蹄大黄，治疥瘙甚效。初生苗叶如羊蹄〔二〕，累年长大，即叶似商陆而狭尖。四月内抽条出穗，五七茎相合，花叶同色。结实如荞麦而轻小，五月熟即黄色，呼为金荞麦。三月采苗，五月采实，阴干。九月采根，破之亦有锦文。亦呼为土大黄。〔时珍曰〕苏说即老羊蹄根也。因其似大黄，故谓之羊蹄大黄，实非一类。又一种酸模，乃山大黄也。状似羊蹄而生山上，所谓土大黄或指此，非羊蹄也。俱见本条。

根　**〔修治〕**〔雷曰〕凡使细切，以文如水旋斑紧重者，锉片蒸之，从巳至未，晒干，又洒腊水蒸之，从未至亥，如此凡七次。晒干，却洒淡蜜水再蒸一伏时，其大黄必如乌膏样，乃晒干用。〔藏器曰〕凡用有蒸、有生、有熟，不得一概用之。〔承曰〕大黄采时，皆以火石煿干货卖，更无生者，用之亦不须更多炮炙蒸煮。

〔气味〕苦，寒，无毒。〔别录曰〕大寒。〔普曰〕神农、雷公：苦，有毒。扁鹊：苦，无毒。李当之：小〔三〕寒。〔元素曰〕味苦气寒，气味俱厚，沉而降，阴也。用之须酒浸煨熟者，寒因热用。酒浸入太阳经，酒洗入阳明经，余经不用酒。〔杲曰〕大黄苦峻下走，用之于下必生用。若邪气在上，非酒不至，必用酒浸引上至高之分，驱热而下。如物在高巅，必射以取之也。若用生者，则遗至高之邪热，是以愈后或目赤，或喉痹，或头肿，或膈上热疾生也。〔时珍曰〕凡病在气分，及胃寒血虚，并妊娠产后，并勿轻用。其性苦寒，能伤元气、耗阴血故也。〔之才曰〕黄芩为之使，无所畏。〔权曰〕忌冷水，恶干漆。

〔主治〕下瘀血血闭，寒热，破癥瘕积聚，留饮宿食，荡涤肠胃，推陈致新，通利水谷，调中化食，安和五脏。本经　**平胃下气，除痰实，肠间结热，心腹胀满，女子寒血闭胀，小腹痛，诸老血留结。**别录　**通女子经候，利水肿，利大小肠，贴热肿毒，小儿寒热时疾，烦热蚀脓。**甄权　**通宣一切气，调血脉，利关节，泄壅滞水气，**

〔一〕益州方物图：四库总目·史部·地理三作「益州方物略记」。
〔二〕如羊蹄：原脱，今据大观、政和本草卷十大黄条补。
〔三〕小：原作「大」，今据御览九九二大黄条改。若作「大寒」，则与别录全同，无须重出。

温瘴热疟。大明 **泻诸实热不通，除下焦湿热，消宿食，泻心下痞满。**元素 **下痢赤白，里急腹痛，小便淋沥，实热燥结，潮热谵语，黄疸诸火疮。**时珍

〔发明〕〔之才曰〕得芍药、黄芩、牡蛎、细辛、茯苓，疗惊恚怒，心下悸气。得消石、紫石英、桃仁，疗女子血闭。〔宗奭曰〕张仲景治心气不足，吐血衄血，泻心汤，用大黄、黄芩、黄连。或曰心气既不足，而不用补心汤，更用泻心何也？答曰：若心气独不足，则当不吐衄也。此乃邪热因不足而客之，故令吐衄。以苦泄其热，以苦补其心，盖一举而两得之。有是证者，用之无不效，惟在量其虚实而已。〔震亨曰〕大黄苦寒善泄，仲景用之泻心汤者，正因少阴经不足，本经之阳亢甚无辅，以致阴血妄行飞越。故用大黄泻去亢甚之火，使之平和，则血归经而自安。夫心之阴气不足，非一日矣，肺与肝俱各受火而病作。故黄芩救肺，黄连救肝。肺者阴之主，肝者心之母、血之合也。肝肺之火既退，则阴血复其旧矣。寇氏不明说而云邪热客之，何以明仲景之意而开悟后人也？〔时珍曰〕大黄乃足太阴、手足阳明、手足厥阴五经血分之药。凡病在五经血分者，宜用之。若在气分用之，是谓诛伐无过矣。泻心汤治心气不足吐血衄血者，乃真心之气不足，而手厥阴心包络、足厥阴肝、足太阴脾、足阳明胃之邪火有余也。虽曰泻心，实泻四经血中之伏火也。又仲景治心下痞满、按之软者，用大黄黄连泻心汤主之。此亦泻脾胃之湿热，非泻心也。病发于阴而反下之，则作痞满，乃寒伤营血，邪气乘虚结于上焦。胃之上脘在于心，故曰泻心，实泻脾也。素问云，太阴所至为痞满，又云浊气在上，则生䐜胀，是矣。病发于阳而反下之，则成结胸，乃热邪陷入血分，亦在上脘分野。仲景大陷胸汤丸皆用大黄，亦泻脾胃血分之邪，而降其浊气也。若结胸在气分，则只用小陷胸汤；痞满在气分，则用半夏泻心汤矣。成无己注释伤寒论，亦不知分别此义。〔成无己曰〕热淫所胜，以苦泄之。大黄之苦，以荡涤瘀热，下燥结而泄胃强。〔颂曰〕本草称大黄推陈致新，其效最神，故古方下积滞多用之，张仲景治伤寒用处尤多。古人用毒药攻病，必随人之虚实寒热而处置，非一切轻用也。梁武帝因发热欲服大黄。姚僧坦曰：大黄乃是快药，至尊年高，不可轻用。帝弗从，几至委顿。梁元帝常有心腹疾。诸医咸谓宜用平药，可渐宣通。僧坦曰：脉洪而实，此有宿妨，非用大黄无瘥理。帝从之，遂愈。以此言之，今医用一毒药而攻众病，其偶中，便谓此方神奇；其差误，则不言用药之失，可不戒哉？

〔附方〕旧十三[一]，新四十二[二]。

吐血衄血 治心气不足，吐血衄血者，泻心汤主之。大黄二两，黄连、黄芩各

〔一〕三：原作「四」，今按下旧附方数改。

〔二〕四十二：原作「三十七」，今按下新附方数改。

一两，水三升，煮一升，热服取利。张仲景金匮玉函。**吐血刺痛**川大黃一两，为散。每服一錢，以生地黃汁一合，水半盏，煎三五沸，无时服。简要济众方。**伤寒痞满**病发于阴，而反下之，心下满而不痛，按之濡，此为痞也，大黃黃连泻心湯主之。大黃二两，黃连一两，以麻沸湯二升渍之，须臾绞汁，分作二次溫服。仲景伤寒论。**热病谵狂**川大黃五两，銼炒微赤，为散。用腊雪水五升，煎如膏。每服半匙，冷水下。圣惠方。**伤寒发黃**方同上。气壮者大黃一〔一〕两，水二升〔二〕渍一宿，平旦煎汁一升〔三〕，入芒消一〔四〕两，缓服，须臾当利下。伤寒类要。**腰脚风气**作痛。大黃二两，切如棋子，和少酥炒干，勿令焦，擣筛。每用二錢，空心以水三大合，入姜三片〔五〕，煎十余沸，取湯调服。当下冷脓恶物，即痛止。崔元亮海上方。**一切壅滞**经验后〔六〕方：治风热积壅，化痰涎，治痞闷消食，化气导血。用大黃四两，牵牛子半炒半〔七〕生四两，为末，炼蜜丸如梧子大。每服十丸，白湯〔八〕下，并不损人。如要微利，加一二十丸〔九〕。卫生宝鉴，用皂荚熬膏和丸，名墜痰丸，又名全眞丸。金宣宗服之有验，赐名保安丸。**痰为百病**滚痰丸：治痰为百病，惟水泻、胎前产后不可服用。大黃酒浸，蒸熟切晒，八两，生黃芩八两，沉香半两，青礞石二两，以焰消二两，同入砂罐固济，煅红研末二两。右各取末，以水和丸梧子大。常服一二十丸，小病五六十丸，缓病七八十丸，急病一百二十丸，溫水吞下，即卧勿动，候药逐上焦痰滞。次日先下糟粕，次下痰涎，未下再服。王隐君岁合四十余斤，愈疾数万也。养生主论。

男女诸病无极丸：治妇人经血不通，赤白带下，崩漏不止，肠风下血，五淋，产后积血，癥瘕腹痛，男子五劳七伤，小

〔一〕一：政和本草卷十大黃条附方作「二」，大观本草作「三」。
〔二〕二升：大观、政和本草卷十大黃条附方俱作「三升半」。
〔三〕一升：大观、政和本草卷十大黃条附方俱作「一升半」。
〔四〕一：大观、政和本草卷十大黃条附方俱作「二」。合〔一〕条适为原方半剂。
〔五〕三片：大观、政和本草卷十大黃条俱作「两片如钱」。
〔六〕后：原脱，今据大观、政和本草卷十大黃条附方补。
〔七〕半：同上。
〔八〕白湯：大观、政和本草卷十大黃条附方俱作「茶」。
〔九〕加一二十丸：大观、政和本草卷十大黃条附方俱作「吃十五丸」。

儿骨蒸潮热等证，其效甚速。宜六癸日合之。用锦纹大黄一斤，分作四分：一分用童尿一碗，食盐二钱，浸一日，切晒；一分用醇酒一碗，浸一日，切晒，再以巴豆仁三十五粒同炒，豆黄，去豆不用；一分用红花四两，泡水一碗，浸一日，切晒；一分用当归四两，入淡醋一碗，同浸一日，去归，切晒，为末，炼蜜丸梧子大。每服五十丸，空心温酒下。取下恶物为验，未下再服。此武当高士孙碧云方也。医林集要。**心腹诸疾**三物备急丸：治心腹诸疾，卒暴百病。用大黄、巴豆、干姜各一两，捣筛，蜜和捣一千杵，丸小豆大，每服三丸。凡中恶客〔一〕忤，心腹胀满，痛如锥刀，气急口噤，停尸卒死者，以暖水或酒服之，或灌之。未知更服三丸，腹中鸣转，当吐下便愈。若口已噤者，折齿灌之，入喉即瘥。此乃仲景方，司空裴秀改为散用，不及丸也。图经本草。**腹中痞块**大黄十两为散，醋三升，蜜两匙和煎，丸梧子大。每服三十丸，生姜湯下，吐利为度。外台秘要。**腹胁积块**风化石灰末半斤，瓦器炒极热，稍冷，入大黄末一两炒热，入桂心末半两略炒，下米醋搅成膏，摊布贴之。又方：大黄二两，朴消一两，为末，以大蒜同捣膏和贴之。或加阿魏一两，尤妙。丹溪心法。**久患积聚**二便不利，气〔二〕上抢心，腹中〔三〕胀满，害食。大黄、白芍各二两，为末，水〔四〕丸梧子大。每湯下四十〔五〕丸，日三，以知为度。千金方。**脾癖疳积**不拘大人小儿。锦纹大黄三两为末，醋一盏，沙锅内文武火熬成膏，倾瓦上，日晒夜露三日，再研。用船上硫黄一两，形如琥珀者，官粉一两，同研匀。十岁以下小儿半钱，大人一钱半，米饮下。忌一切生冷、鱼肉，只食白粥半月。如一服不愈，半月之后再服。若不忌口，不如勿服。圣济总录。**小儿无辜**闪癖瘰疬，或头干黄耸，或乍痢乍瘥，诸状多者，大黄煎主之。大黄九两锦纹新实者，若微朽即不中用，削去皮，捣筛为散。以好米醋三升，和置瓦〔六〕碗中，于大铛内浮湯上，炭火慢煮，候至成膏，可丸，乃贮器中。三岁儿一服七丸，梧子大，日再服，以下出青赤脓为度。若不下，或下少，稍稍加丸。若下多，又须减之。病重者七八剂方尽根。大人亦可用之。此药惟下宿

〔一〕恶客：原作「客卒」，今据大观、政和本草卷十大黄条改，与金匮卷下第二十三合。
〔二〕气：原脱，今据千金卷十一神明度命丸方补。
〔三〕中：同上。
〔四〕水：千金卷十一神明度命丸方作「蜜」。
〔五〕十：千金卷十一神明度命丸方无。
〔六〕瓦：大观、政和本草卷十大黄条俱作「铜」。此是濒湖有所改进。

脓，不令儿利也。须禁食毒物，乳母亦禁之。一加木香一两半。崔知悌方。**小儿诸热**大黄煨熟、黄芩各一两，为末，炼蜜丸麻子大。每服五丸至十丸，蜜湯下。加黄连，名三黄丸。錢氏小儿方。**骨蒸积热**漸漸黄瘦。大黄四分，以童子小便五六〔一〕合，煎取四合，去滓。空腹分为二服，如人行五里，再服。广利方。**赤白浊淋**好大黄为末。每服六分，以鸡子一个，破顶入药，搅匀蒸熟，空心食之。不过三服愈。简便方。**相火秘结**大黄末一两，牵牛头末半两，每服三錢。有厥冷者，酒服；无厥冷，五心烦，蜜湯服。刘河间保命集。**诸痢初起**大黄煨熟、当归各二三錢，壮人各一两，水煎服，取利。或加槟榔。集简方。**热痢里急**大黄一两，浸酒半日，煎服取利。集简方。**忽喘闷绝**不能语言，涎流吐逆，牙齿动摇，气出转大，绝而复苏，名伤寒并热霍乱。大黄、人参各半两，水二盏，煎一盏，热服，可安。危氏得效方。**食已即吐**胸中有火也。大黄一〔二〕两，甘草二錢半〔三〕，水一〔四〕升，煮半〔五〕升，温服。仲景金匮玉函方。**妇人血癖**作痛。大黄一〔六〕两，酒二升，煮十沸，顿服取利。千金翼。**产后血块**大黄末一两，头醋半升，熬膏，丸梧子大。每服五丸，温醋化下，良久当下。千金方。**干血气痛**锦纹大黄酒浸晒干四两，为末，好醋一升，熬成膏，丸芡子大。卧时酒化一丸服，大便利一二行，红漏自下，乃调经仙药也。或加香附。董氏集验方。**妇人嫁痛**小户肿痛也。大黄一两〔七〕，酒一升，煮一〔八〕沸，顿服。千金方。**男子偏坠**作痛。大黄末和醋涂之，干则易。梅师方。**湿**

〔一〕六：大观本草同。政和本草卷十大黄条附方作「大」。

〔二〕一：金匮卷中第十七作「四」。

〔三〕二钱半：金匮卷中第十七作「一两」。合前条适为原方四分之一用量。

〔四〕一：金匮卷中第十七作「三」。

〔五〕半：金匮卷中第十七作「一」。

〔六〕一：大观、政和本草卷十大黄条附方俱作「三」。

〔七〕一两：千金卷三作「十八铢」。

〔八〕一：千金卷三作「三」。

热眩运不可当者。酒炒大黄为末，茶清服二錢，急则治其标也。丹溪纂要。**小儿脑热**常欲闭目。大黄一分，水三合，浸一夜。一岁儿每日〔一〕服半合，余者涂顶上，干即再上。姚和众至宝方。**暴赤目痛**四物湯加熟〔二〕大黄，酒煎服之。传信适用方。**胃火牙痛**口含冰水一口，以纸捻蘸大黄末，随左右嗜鼻，立止。儒门事亲。**风热牙痛**紫金散：治风热积壅，一切牙痛，去口气，大有奇效。好大黄瓶内烧存性，为末，早晚揩牙，漱去。都下一家专货此药，两宫常以数千贖之，其门如市也。千金家藏方。**风虫牙痛**龈常出血，渐至崩落，口臭，极效。大黄米泔浸软，生地黄各旋切一片，合定贴上，一夜即愈，未愈再贴。忌说话，恐引入风。本事方。**口疮糜烂**大黄、枯矾等分，为末，擦之吐涎。圣惠方。**鼻中生疮**生大黄、杏仁捣匀，猪脂和涂。又方：生大黄、黄连各一錢，麝香少许，为末，生油调搽。圣惠方。**仙茅毒发**舌胀出口。方见仙茅下。**伤损瘀血**三因方：鸡鸣散：治从高墜下，木石压伤，及一切伤损，血〔三〕瘀凝积，痛不可忍，并以此药推陈致新。大黄酒蒸一两，杏仁去皮尖〔四〕三七粒，细研，酒一碗，煎六分，鸡鸣时服。至晓取下瘀血，即愈。和剂〔五〕方：治跌压瘀血在内胀满。大黄、当归等分，炒研。每服四〔六〕錢，溫酒服，取下恶物愈。**打扑伤痕**瘀血滚注，或作潮热者。大黄末，姜汁调涂。一夜，黑者紫；二夜，紫者白也。濒湖集简方。**杖疮肿痛**大黄末，醋调涂之。童尿亦可调。医方摘玄。**金疮烦痛**大便不利。大黄、黄芩等分，为末，蜜丸。先食水下十丸，日三服。千金方。**冻疮破烂**大黄末，水调涂之。卫生宝鉴。**汤火伤灼**庄浪大黄生研，蜜调涂之。不惟止痛，又且灭瘢。此乃金山寺神人所传方。洪迈夷坚志。**灸疮飞蝶**因艾灸讫，火痂便退，疮内鲜肉片飞如蝶形而去，痛不可忍，是火毒

〔一〕每日：原脱，今据大观、政和本草卷十大黄条附方补。
〔二〕熟：原脱，今据传信适用方卷二补。
〔三〕血：原脱，今据三因方卷九补。
〔四〕尖：同上。
〔五〕剂：原作「济」，今据本书卷一引据医家书目改。
〔六〕四：局方卷八导滞散作「二」。

也。大黄、朴消各半两，为末，水服取利即愈。张杲医说。**蠼螋咬疮**大黄末涂之。医说。**火丹赤肿**遍身者。大黄磨水，频刷之。急救方。**肿毒初起**大黄、五倍子、黄檗等分，为末。新汲水调涂，日四五次。简便方。**痈肿焮热**作痛。大黄末，醋调涂之。燥即易，不过数易即退，甚验神方也。肘后方。**乳痈肿毒**金〔一〕黄散：用川大黄、粉草各一两为末，好酒熬成膏收之。以绢摊贴疮上，仰卧。仍先以温酒服一大匙，明日取下恶物。妇人经验方。**大风癞疮**大黄煨一两，皂角刺一两，为末。每服方寸匕，空心温酒下，取出恶毒物如鱼脑状。未下再服，即取下如乱发之虫。取尽，乃服雄黄花蛇药。名通天再造散。十便良方。

叶　〔**气味**〕**酸，寒，无毒。**〔**主治**〕**置荐下，辟虱虫。**相感志

商陆本经下品

【**释名**】**蓫薚**音逐湯。**当陆**开宝**章柳**图经**白昌**开宝**马尾**广雅**夜呼**本经　〔时珍曰〕此物能逐蕩水气，故曰蓫薚。讹为商陆，又讹为当陆，北音讹为章柳。或云枝枝相值，叶叶相当，故曰当陆。或云多当陆路而生也。

【**集解**】〔别录曰〕商陆生咸阳川谷。如人形者有神。〔恭曰〕此有赤白二种：白者入药用，赤者见鬼神，甚有毒。〔保昇曰〕所在有之。叶大如牛舌而厚脆，赤花者根赤，白花者根白。二月、八月采根，日干。〔颂曰〕俗名章柳根，多生于人家园圃中。春生苗，高三四尺，青叶如牛舌而长。茎青赤，至柔脆。夏秋开红紫花，作朵。根如萝卜而长，八九月采之。尔雅谓之蓫薚，广雅谓之马尾，易经谓之苋陆。〔敩曰〕一种赤昌〔二〕，苗叶绝相类，不可服之，有伤筋骨消肾之毒。惟章陆〔三〕花白年多者，仙人采之作脯，可下酒也。〔时珍曰〕商陆昔人亦种之为蔬，取白根及紫色者擘破，作畦栽之，亦可种子。根苗茎并可洗蒸食，或用灰汁煮过亦良，服丹砂、乳石人食之尤利。其赤与黄色者有毒，不可食。按周定王救荒本草云：章柳干粗似鸡冠花干，微有线楞，色微紫赤，极易生植。

〔一〕金：原作「全」，今从张本改。

〔二〕昌：政和本草卷十一商陆条作「菖」，大观本草作「葛」。

〔三〕章陆：原脱，今据大观、政和本草卷十一商陆条补。

根〔修治〕〔敩曰〕取花白者根，铜刀刮去皮，薄切，以东流水浸两宿，漉出，架甑蒸，以黑豆叶一重，商陆一重，如此蒸之，从午至亥，取出去豆叶，暴干锉用。无豆叶，以豆代之。

〔气味〕**辛，平，有毒。**〔别录曰〕酸。〔权曰〕甘，有大毒。忌犬肉。〔大明曰〕白者苦冷，得大蒜良。赤者有毒，能伏硇砂、砒石、雌黄，拔锡。〔恭曰〕赤者但可贴肿，服之伤人，痢血不已杀人，令人见鬼神。〔张仲景曰〕商陆以水服，杀人。〔杲曰〕商陆有毒，阳中之阴。其味酸辛，其形类人。其用疗水，其效如神。

〔主治〕**水肿疝瘕痹，熨除痈肿，杀鬼精物。**本经 **疗胸中邪气，水肿痿痹，腹满洪直，疏五脏，散水气。**别录 **泻十种水病。喉痹不通，薄切醋炒，涂喉外，良。**甄权 **通大小肠，泻蛊毒，堕胎，熁肿毒，傅恶疮。**大明

〔发明〕〔弘景曰〕方家不甚干〔一〕用，惟疗水肿，切生根，杂生〔二〕鲤鱼煮作湯服。道家乃散用之，及煎酿服，皆能去尸虫，见鬼神。其实子亦入神药。花名荡花，尤良。〔颂曰〕古方术家多用之，亦可单服。五月五日采根，竹筐盛，挂屋东北角阴干百日，捣筛，井华水调服，云神仙所秘法也。〔时珍曰〕商陆苦寒，沉也，降也，阴也。其性下行，专于行水，与大戟、甘遂，盖异性而同功。胃气虚弱者不可用。方家治肿满、小便不利者，以赤根捣烂，入麝香三分，贴于脐心，以帛束之，得小便利即肿消。又治湿水，以指画肉上，随散不成文者。用白商陆、香附子炒干，出火毒，以酒浸一夜，日干为末。每服二钱，米饮下。或以大蒜同商陆煮汁服亦可。其茎叶作蔬食，亦治肿疾。〔嘉谟曰〕古赞云：其味酸辛，其形类人。疗水贴肿，其效如神。斯言尽之矣。

〔附方〕旧九，新六。

湿气脚软 章〔三〕柳根切小豆大，煮熟，更以绿豆同煮为饭。每日食之，以瘥为度，最效。斗门方。

水气肿满 外台秘要：用白商陆根去皮，切如豆大，一大盏，以水三〔四〕升，煮一升。更以粟〔五〕米一大盏，同煮成粥。每日空心服之，取微利，不得杂食。千金髓：用白商陆六两，取汁半合，和酒半升，

〔一〕干：原脱，今据大观、政和本草卷十一商陆条补。

〔二〕生：同上。

〔三〕章：原作「樟」，今据大观、政和本草卷十一商陆条附方改，与同条引图经文合。

〔四〕三：原作「二」，今据大观、政和本草卷十一商陆条附方改，与外台卷二十近效疗水气方合。

〔五〕粟：原作「粒」，据改同上。

看人与服。当利下水，取效。梅师方：用白商陆一升，羊肉六两，水一斗，煮取六升，去滓，和葱、豉作臛食之。**腹中暴癥**有物如石，痛刺啼呼，不治，百日死。多取商陆根捣汁或蒸之，以布藉腹上，安药，衣物〔一〕覆，冷即易，昼夜勿息。孙真人千金方。**痃癖如石**在胁下坚硬。生商陆根汁一升，杏仁一两，浸去皮尖〔二〕，捣如泥，以商陆汁绞杏泥，火煎如餳。每服枣许，空腹热酒服，以利下恶物为度。圣惠方。**产后腹大**坚满，喘不能卧。白圣散：用章柳根三两，大戟一〔三〕两半，甘遂炒一两，为末。每服二三錢，热湯调下，大便宣利为度。此乃主水圣药也。洁古〔四〕保命集。**五尸注痛**腹痛胀急，不得喘息，上攻心胸，旁攻两胁，痛或磊块涌起。用商陆根熬，以囊盛，更互熨之，取效。肘后方。**小儿痘毒**小儿将痘发热，失表，忽作腹痛，及膨胀弩气，干霍乱，由毒气与胃气相搏，欲出不得出也。以商陆根和葱白捣傅脐上，斑止痘出，方免无虞。摘玄方。**耳卒热肿**生商陆，削尖纳入，日再易。圣济录。**喉卒攻痛**商陆切根炙热，隔布熨之，冷即易，立愈。图经本草。**瘰疬喉痹**攻痛。生商陆根捣作饼，置疬上，以艾炷于上灸三四壮良。外台秘要。**一切毒肿**章陆根和盐少许，捣傅，日再易之。孙真人食忌〔五〕。**石痈如石**坚硬不作脓者。生章陆根捣擦之，燥即易，取软为度。亦治湿漏诸疖。张文仲方。**疮伤水毒**章陆根捣炙，布裹熨之，冷即易之。食忌〔五〕。

荡花　**〔主治〕人心昏塞，多忘喜卧〔六〕，取花阴干百日，捣末，日暮水服方寸匕，乃卧思念所欲事，即于眠中醒悟〔七〕也。**苏颂

〔一〕衣物：原作「勿」，今据千金卷十一治卒暴癥方改。
〔二〕尖：原脱，今据圣惠方卷四十九补。
〔三〕一：保命集卷下第二十九作「二」。
〔四〕洁古：据素问病机气宜保命集自序，本书乃刘完素著，应改「洁古」为「河间」。
〔五〕食忌：原作「千金方」，今据大观、政和本草卷十一商陆条附方改。
〔六〕卧：大观、政和本草卷十一商陆条俱作「误」。
〔七〕眠中醒悟：大观、政和本草卷十一商陆条俱作「眠中自觉」。

狼毒本经下品

【释名】〔时珍曰〕观其名，知其毒矣。

【集解】〔别录曰〕狼毒生秦亭山谷及奉高。二月、八月采根，阴干。陈而沉水者良。〔弘景曰〕宕昌亦出之。乃言止有数亩地生，蝮蛇食其根，故为难得。亦用太山者。今用出汉中及建平。云与防葵同根，但置水中沉者是狼毒，浮者是防葵。俗用亦稀，为疗腹内要药耳。〔恭曰〕今出秦州、成州，秦亭原在二州之界。秦陇地寒，元无蝮蛇。此物与防葵都不同类，生处又别，太山、汉中亦不闻有，陶说谬矣。〔志曰〕狼毒叶似商陆及大黄，茎叶上有毛，根皮黄，肉白。以实重者为良，轻者为力劣。秦亭在陇西，奉高是太山下县。陶云，沉者是狼毒，浮者是防葵，此不足为信。假使防葵秋冬采者坚实，得水皆沉；狼毒春夏采者轻虚，得水皆浮。且二物全别，不可比类。此与麻黄、橘皮、半夏、枳实、吴茱萸为六陈也。〔保昇曰〕根似玄参，惟浮虚者为劣也。〔颂曰〕今陕西州郡及辽、石州亦有之。状如马志所说。〔时珍曰〕狼毒出秦、晋地。今人往往以草蕳茹为之，误矣。见蕳茹下也。

根**【气味】辛，平，有大毒。**〔甄权〔一〕曰〕苦，辛，有毒。〔之才曰〕大豆为之使，宜醋炒，恶麦句姜，畏占斯、密陀僧也。

【主治】咳逆上气，破积聚饮食，寒热水气，恶疮鼠瘘疽蚀，鬼精蛊毒，杀飞鸟走兽。本经 **除胁**〔二〕**下积癖**〔三〕。别录 **治痰饮癥瘕，亦杀鼠。**甄权〔一〕 **合野葛纳耳中，治聋。**抱朴子

【附方】旧四，新六。**心腹连痛**作胀。用狼毒二两，附子半两，捣筛，蜜丸梧子大。一日服一丸，二日二丸，三日三丸止；又从一丸起，至三丸止，以瘥为度。肘后方。**九种心痛**一虫，二蛀〔四〕，三风，四悸，五食，六饮，七

〔一〕甄权：原作「大明」，今据大观、政和本草卷十一狼毒条改。
〔二〕胁：原作「胸」，今据大观、政和本草卷十一及千金翼卷三狼毒条改。
〔三〕癖：原作「僻」，据改同上。
〔四〕蛀：千金卷十三九痛丸及外台卷七附子丸俱作「注」。

冷，八热，九气〔一〕也。又治连年积冷，流注心胸，及落马堕车，瘀血中恶等证。九痛丸：用狼毒炙香，吴茱萸汤泡，巴豆去心，炒取霜，干姜炮，人参各一两，附子泡去皮三两，为末，炼蜜丸梧子大，每空腹温酒下一丸。千金方〔二〕。**腹中冷痛**水谷阴结，心下停痰，两胁痞满，按之鸣转，逆害饮食。用狼毒三两，附子一两，旋覆花三两，捣末，蜜丸梧子大。每服三丸，食前白汤下，日三服。肘后方。**阴疝欲死**丸缩入腹，急痛欲死。狼毒四两，防风二两，附子三两烧，以蜜丸梧子大。每服三丸，日夜三度白汤下。肘后方。**两胁气结**方同腹中冷痛方〔三〕。**一切虫病**用狼毒杵末，每服一錢，用餳一皂子大，沙糖少许，以水化开，卧时空腹服之，次早即下虫也。集效方。**干湿虫疥**狼毒不拘多少，捣烂，以猪油、马油调搽患处。方睡勿以被蒙头，恐药气伤面。此维扬潘氏所传方。蔺氏经验方。**积年疥癞**狼毒一两，一半生研，一半炒研，轻粉三合，水银三錢，以茶末少许，于瓦器内，以津液擦化为末，同以清油浸药，高一寸，三日，待药沉油清，遇夜不见灯火，蘸油涂疮上，仍以口鼻于药盏上吸气，取效。永类方。**积年干癣**生痂，搔之黄水出，每逢阴雨即痒。用狼毒末涂之。圣惠方。**恶疾风疮**狼毒、秦艽等分，为末。每服方寸匕，温酒下，日一二服。千金方。

防葵本经上品

【释名】房苑吴普〔四〕**梨盖**本经**利茹**别录〔五〕。又名爵离、方盖、农果。〔恭曰〕根叶似葵花子根，香味似防风，故名防葵。

〔一〕气：千金卷十三及外台卷七俱作「去来」。

〔二〕千金方：原作「和剂局方」。九痛丸见千金卷十三，外台卷七改名附子丸，亦云引自千金，局方未见此丸，因据改。金匮卷上第九附此方，狼毒作狼牙。各书分量俱有出入，此同金匮。

〔三〕方同腹中冷痛方：方见肘后卷四第二十六，三药用量俱与腹中冷痛方不同。

〔四〕吴普：原作「别录」，政和本草卷六及千金翼卷二防葵条引别录俱未见此名，今据御览九九三房葵条引吴氏本草改。

〔五〕别录：原作「吴普」。按政和本草卷六及千金翼卷二防葵条引别录不但有「利茹」，并有爵离、方盖、农果、房慈诸名，因据改。利茹，吴氏本草作「利如」。

【集解】〔别录曰〕防葵生临淄川谷，及嵩高、太山、少室。三月三日采根，暴干。〔普曰〕茎叶如葵，上黑黄。二月生根，根大如桔梗根，中红白。六月花白，七月、八月实白。三月采根。〔恭曰〕此物亦稀有，襄阳、望楚、山东及兴州西方有之。兴州者乃胜南者，为邻蜀地也。〔颂曰〕今惟出襄阳地，他郡不闻也。其叶似葵，每茎三叶，一本十数茎，中发一干，其端开花，如葱花、景天辈而色白，六月开花即结实。根似防风，香味亦如之，依时采者乃沉水。今乃用枯朽狼毒当之，极为谬矣。〔时珍曰〕唐时陇西成州贡之。苏颂所说，详明可据。

【正误】〔弘景曰〕防葵今用建平者。本与狼毒同根，犹如三建，其形亦相似，但置水中不沉尔。而狼毒陈久者，亦不能沉矣。〔斅曰〕凡使防葵，勿误用狼毒，缘真相似，而验之有异，效又不同〔一〕，切须审之，恐误人疾。其防葵在蔡〔二〕州沙土中生，采得二十日便生蚛，用之惟轻为妙。〔恭曰〕狼毒与防葵都不同类，生处亦别。〔藏器曰〕二物一是上品，一是下品〔三〕，善恶不同，形质又别。陶氏以浮沉为别，后人因而用之，将以防葵破坚积为下品之物，与狼毒同功。今古因循，遂无甄别，殊为谬误。

根　【修治】〔斅曰〕凡使须拣去蚛末，用甘草汤浸一宿，漉出暴干，用黄精自然汁一二升拌了，土器中炒至汁尽用。

【气味】辛，寒，无毒。〔别录曰〕甘、苦。〔普曰〕神农：辛、小〔四〕寒。桐君、扁鹊：无毒。岐伯、雷公、黄帝：辛、苦，无毒。〔权曰〕有小毒。

【主治】疝瘕肠泄，膀胱热结，溺不下，咳逆温疟〔五〕，癫痫惊邪狂走。久服坚骨髓，益气轻身。本经　疗五脏虚气，小腹支满胪胀，口干，除肾邪，强志。中火者不可服，令人恍惚见鬼。别录　久服主邪气惊狂。苏恭　主痃癖气块，膀胱宿水，血气瘤大

〔一〕同：原作「能」，今据大观、政和本草卷六防葵条改。
〔二〕蔡：原作「葵」，据改同上。
〔三〕一是下品：原脱，大观、政和本草卷六防葵条亦脱，今详上下文义补。
〔四〕小：原脱，今据御览九九三房葵条引吴氏本草补。
〔五〕温疟：原作「湿疟」，今据大观、政和本草卷六及千金翼卷二防葵条改。

如碗者，悉能消散。治鬼疰，百邪鬼魅精怪，通气。甄权

【发明】〔时珍曰〕防葵乃神农上品药，黄帝、岐伯、桐君、雷公、扁鹊、吴普皆言其无毒；独别录言中火者服之，令人恍惚见鬼。陈延之小品方云：防葵多服，令人迷惑恍惚如狂。按难经云，重阳者狂，脱阳者见鬼，是岂上品养性所宜乎？是岂寒而无毒者乎？不然，则本经及苏恭所列者，是防葵功用；而别录所列者，乃似防葵之狼毒功用，非防葵也。狼毒之乱防葵，其来亦远矣，不可不辨。古方治蛇瘕、鳖瘕大方中，多用防葵，皆是狼毒也。

【附方】旧一，新二。**肿满洪大**防葵研末，温酒服一刀圭，至二三服，身瞤〔一〕及小不仁为效。肘后方。**癫狂邪疾**方同上。**伤寒动气**伤寒汗下后，脐左有动气。防葵散：用防葵一两，木香、黄芩、柴胡各半两。每服半两，水一盏半，煎八分，温服。云岐子保命集。

狼牙本经下品

【释名】牙子本经**狼齿**别录**狼子**别录**犬牙**吴普**抱牙**吴普**支兰**李当之〔弘景曰〕其牙似兽之齿牙，故有诸名。

【集解】〔别录曰〕狼牙生淮南川谷及宛句。八月采根，暴干。中湿腐烂生衣者，杀人。〔普曰〕叶青，根黄赤，六七月华，八月实黑，正月、八月采根。〔保昇曰〕所在有之。苗似蛇莓而厚大，深绿色。根黑，若兽之牙。三月、八月采根，日干〔二〕。〔颂曰〕今江东、汴东州郡多有之。〔时珍曰〕范子计然云：出建康及三辅，色白者善。

根　【气味】苦，寒，有毒。〔别录曰〕酸。〔普曰〕神农、黄帝：苦，有毒。桐君：辛〔三〕。岐伯、雷公、扁鹊：苦，无毒。〔之才曰〕芜荑为之使，恶地榆、枣肌。

【主治】邪气热气，疥瘙恶疡疮痔，去白虫。本经　**治浮风瘙痒，煎汁洗恶疮。**甄权

〔一〕瞤：大观、政和本草卷六防葵条附方俱作「润」，与肘后卷三第十七合。

〔二〕根黑……日干：按大观、政和本草卷十牙子条，此十四字乃苏颂说。保升所说为「根萌芽若兽之牙，二月、三月采牙日干」。

〔三〕辛：御览九九三狼牙条引吴氏本草作「咸」。

杀腹脏一切虫，止赤白痢，煎服。大明

【附方】旧六，新四。**金疮出血**狼牙草茎叶，熟捣贴之。肘后方〔一〕。**小便溺血**金粟狼牙草焙干，入蚌粉、炒槐花、百药煎，等分为末。每服三钱，米泔空心调服。亦治酒病。卫生易简方。**寸白诸虫**狼牙五两，捣末，蜜丸麻子大。隔宿不食，明旦以浆水下一合，服尽即瘥。外台秘要。**虫疮瘙痒**六月以前采狼牙叶，以后用根，生㕮咀，以木叶裹之，煻火炮热〔二〕，于疮上熨之，冷即止。杨炎南行方。**小儿阴疮**狼牙草浓煮汁洗之。千金方。**妇人阴痒**狼牙二两，蛇床子三两，煎水热洗。外台秘要。**妇人阴蚀**疮烂者。狼牙汤：用狼牙三两，水四升，煎取半升，以箸纏绵浸汤沥洗，日四五遍。张仲景金匮玉函〔三〕。**聤耳出汁**狼牙研末，绵裹，日塞之。圣惠方。**毒蛇伤螫**独茎狼牙〔四〕根或叶，捣烂，腊猪脂和涂，立瘥。崔氏方〔五〕。**射工中人**有疮。狼牙，冬取根，夏取叶，捣汁饮四五合，并傅之。千金方。

䕡茹本经下品

【释名】**离娄**别录**掘**〔六〕**据**音结居**白者名草䕡茹**〔时珍曰〕䕡茹本作藘蕠，其根牵引之貌。掘据，当作拮据，诗云，予手拮据，手口共作之状也。

【集解】〔别录曰〕䕡茹生代郡川谷。五月采根阴干。黑头者良。〔普曰〕草高四五尺，叶圆黄，四四相当。四月

〔一〕肘后方：大观、政和本草卷十牙子条附方俱作「外台秘要」。外台卷二十九载此方，云出自「肘后」。

〔二〕热：原作「熟」，今据大观、政和本草卷十牙子条改。

〔三〕张仲景金匮玉函：按此方引自金匮卷下第二十二，名狼牙汤。大观、政和本草卷十牙子条附方引外台卷三十四古今录验狼牙汤，与此稍异。

〔四〕牙：原作「子」，今据大观、政和本草卷十牙子条引图经文及外台卷四十引救急方改。

〔五〕崔氏方：大观、政和本草卷十牙子条引图经文但云「古方」，外台卷四十作「救急方」。前治虫疮瘙痒之「杨炎南行方」，大观、政和本草用治蛇毒，外台卷四十作「崔氏疗被蛇螫验方」。

〔六〕掘：大观、政和本草卷十一、千金翼卷三及御览九九一䕡茹条俱作「屈」。

华黄〔一〕，五月实黑。根黄，有汁亦黄色。三月采叶，四月、五月采根。〔弘景曰〕今第一出高丽，色黄。初断时汁出凝黑如漆，故云漆头。次出近道，名草䕡茹，色白，皆烧铁烁头令黑，以当漆头〔二〕，非眞也。〔颂曰〕今河阳、淄、齐州亦有之。二月生苗，叶似大戟而花黄色。根如萝卜，皮赤黄，肉白。初断时，汁出凝黑如漆。三月开浅红花，亦淡黄色，不着子。陶隐居谓出高丽者，此近之。又有一种草䕡茹，色白。古方两用之。故姚僧坦治痈疽生恶肉，有白䕡茹散，傅之看肉尽便停止，但傅诸膏药。若不生肉，又傅黄芪散。恶肉仍不尽者，可以漆头赤皮䕡茹为散半錢，和白䕡茹散三錢合〔三〕傅之。观此，则赤白皆可用也。〔时珍曰〕范子计然云：藘茹出武都，黄色者善。草䕡茹出建康，白色。今亦处处有之，生山原中。春初生苗，高二三尺。根长大如萝卜、蔓菁状〔四〕，或有歧出者，皮黄赤，肉白色，破之有黄浆汁。茎叶如大戟，而叶长微阔，不甚尖，折之有白汁。抱茎有短叶相对，团而出尖。叶中出茎，茎中分二三小枝。二三月开细紫花，结实如豆大，一颗三粒相合，生青熟黑，中有白仁如续随子之状。今人往往皆呼其根为狼毒，误矣。狼毒叶似商陆、大黄辈，根无浆汁。

根　**【气味】辛，寒，有小毒。**〔别录曰〕酸。〔普曰〕神农：辛。岐伯：酸、咸，有毒。李当之：大寒。〔之才曰〕甘草为之使，恶麦〔五〕门冬。

【主治】蚀恶肉败疮死肌，杀疥虫，排脓恶血，除大风热气，善忘不乐〔六〕。本经 **去热痹，破癥瘕，除瘜肉。**别录

【发明】〔宗奭曰〕治马疥尤善，服食方用至少。〔时珍曰〕素问治妇人血枯痛，用乌鲗骨、藘茹二物丸服，方见乌鲗鱼下。王冰言藘茹取其散恶血。又齐书云：郡王子隆年二十，身体过充。徐嗣伯合藘茹丸服之自消。则藘茹亦可服食，但要斟酌尔。孟诜必效方：治甲疽生于脚趾边肿烂。用䕡茹三两，黄芪二两，苦酒浸一宿，以猪脂五合合煎，取膏三合。日三涂之，即消。又圣惠方，治头风旋眩，鸱头丸中亦用之。

〔一〕黄：原脱，今据御览九九一引吴氏本草补，与下为对文。
〔二〕头：原脱，今据大观、政和本草卷十一䕡茹条补。
〔三〕合：原作「和」，今据大观、政和本草卷十一䕡茹条改。
〔四〕状：原作「壮」，今详上下文义改。
〔五〕麦：原脱，今据大观、政和本草卷十一䕡茹条补。
〔六〕乐：原作「寐」，今据大观、政和本草卷十一及千金翼卷三䕡茹条改。

【附方】旧二，新二。**缓疽肿痛**蔄茹一两，为散，温水服二錢匕。圣惠方。**伤寒咽痛**毒攻作肿。真〔一〕蔄茹爪甲大，纳口中〔二〕，嚼汁咽之，当微觉为佳。张文仲备急方〔三〕。**中焦热痞**善忘不禁。蔄茹三分，甘草炙二两，消石为末。每服一錢，鸡鸣时温酒下，以知为度。圣惠方。**疥疮瘙痒**蔄茹末，入轻粉，香油调傅之。多能鄙事。

大戟本经下品

【释名】邛巨尔雅 下马仙纲目 〔时珍曰〕其根辛苦，戟人咽喉，故名。今俚人呼为下马仙，言利人甚速也。郭璞注尔雅云，荞，邛巨，即大戟也。

【集解】〔别录曰〕大戟生常山。十二月采根，阴干。〔保昇曰〕苗似甘遂而高大，叶有白汁，花黄。根似细苦参，皮黄黑〔四〕，肉黄白。五月采苗，二月、八月采根用。〔颂曰〕近道多有之。春生红芽，渐长作〔五〕丛，高一尺以来。叶似初生杨柳小团。三月、四月开黄紫花，团圆似杏花，又似芜荑。根似细苦参，秋冬采根阴干。淮甸出者茎圆，高三四尺，花〔六〕黄，叶〔七〕至心亦如百合苗。江南生者叶似芎䓖。〔时珍曰〕大戟生平泽甚多。直茎高二三尺，中空，折之有白浆。叶长狭如柳叶而不团，其梢叶密攒而上。杭州紫大戟为上，江南土大戟次之。北方绵大戟色白，其根皮柔韧如绵，甚峻利，能伤人。弱者服之，或至吐血，不可不知。

根

【修治】〔敩曰〕凡使勿用附生者，误服令人泄气不禁，即煎荠苨湯解之。采得后，于槐砧上细剉，与海芋

〔一〕真：原作「其」，今据大观、政和本草卷十一蔄茹条附方改，与肘后卷二第十三及外台卷二合。

〔二〕中：原脱，今据大观、政和本草卷十一蔄茹条附方补，与肘后卷二第十三及外台卷二合。

〔三〕张文仲备急方：大观、政和本草卷十一蔄茹条附方俱作「伤寒类要」。按此方见外台卷二，作「文仲方」。注云「肘后同」。肘后卷二第十三正有此方。可见此方原出肘后，而文仲及伤寒类要先后采用。

〔四〕黑：原脱，今据大观、政和本草卷十大戟条补。

〔五〕作：同上。

〔六〕花：原作「叶」，今据大观、政和本草卷十大戟条改。

〔七〕叶：原作「茎」，今据金陵本改，与大观、政和本草卷十大戟条合。

叶拌蒸，从巳至申，去芋叶，晒干用。〔时珍曰〕凡采得以浆水煮软，去骨，晒干用。海芋叶麻而有毒，恐不可用也。

【气味】苦，寒，有小毒。〔别录曰〕甘，大寒。〔权曰〕苦、辛，有大毒。〔元素曰〕苦 甘、辛，阴中微阳。泻肺，损真气。〔时珍曰〕得枣即不损脾。〔之才曰〕反甘草，用菖蒲解之。〔恭曰〕畏菖蒲、芦苇、鼠屎〔一〕。〔大明曰〕赤小豆为之使，恶薯蓣。

【主治】蛊毒，十二水，腹满急痛积聚，中风皮肤疼痛，吐逆。本经　**颈腋痈肿，头痛，发汗，利大小便〔二〕。**别录　**泻毒药，泄天行黄病温疟，破癥结。**大明　**下恶血癖块，腹内雷鸣，通月水，堕胎孕。**甄权　**治隐疹风，及风毒脚肿，并煮水，日日〔三〕热淋，取愈。**苏颂

【发明】〔成无己曰〕大戟、甘遂之苦以泄水者，肾所主也。〔好古曰〕大戟与甘遂同为泄水之药，湿胜者苦燥除之也。〔时珍曰〕痰涎之为物，随气升降，无处不到。入于心，则迷窍而成癫痫，妄言妄见；入于肺，则塞窍而成咳唾稠粘，喘急背冷；入于肝，则留伏蓄聚，而成胁痛干呕，寒热往来；入于经络，则麻痹疼痛；入于筋骨，则颈项胸背腰胁手足牵引隐痛。陈无择三因方，并以控涎丹主之，殊有奇效。此乃治痰之本。痰之本，水也，湿也。得气与火，则凝滞而为痰为饮为涎为涕为癖。大戟能泄脏腑之水湿，甘遂能行经隧之水湿，白芥子能散皮里膜外之痰气，惟善用者，能收奇功也。又錢仲阳谓肾为真水，有补无泻，而复云痘疮变黑归肾一证，用百祥圆〔四〕下之以泻肾，非泻肾也，泻其腑则脏自不实。愚按百祥惟用大戟一味，大戟能行水，故曰泻其腑则脏自不实，腑者膀胱也。窃谓百祥非独泻腑，正实则泻其子也，肾邪实而泻其肝也。大戟味苦涩，浸水色青绿，肝胆之药也。故百祥圆〔五〕又治嗽而吐青绿水。夫青绿者，少阳风木之色也。仲景亦云：心下痞满，引胁下痛，干呕短气者，十枣汤主之。其中亦有大戟。夫干呕胁痛，非肝胆之病乎？则百祥之泻肝胆也，明矣。肝

〔一〕屎：大观本草卷十大戟条同，政和同条作「尿」。按鼠尿不入药，当以大观为是。

〔二〕便：大观及政和本草卷十与千金翼卷三大戟条俱作「肠」。

〔三〕日日：大观、政和本草卷十大戟条作「日再三」。

〔四〕圆：原作「膏」，今据小儿药证直诀卷中睦亲宅一大王病疮疹案改。

〔五〕圆：原作「膏」，今据小儿药证直诀卷上咳嗽条改。

乃东方，宜泻不宜补。况泻青、泻黄皆泻其子，同一泻也，何独肾只泻腑乎？洁古老人治变黑归肾证，用宣风散代百祥圆〔一〕，亦是泻子之意。盖毒胜火炽则水益涸，风挟火势则土受亏。故津血内竭，不能化脓，而成青黑干陷之证。泻其风火之毒，所以救肾扶脾也。或云脾虚肾旺，故泻肾扶脾者，非也。肾之真水不可泻，泻其陷伏之邪毒尔。

【附方】旧一〔二〕，新一十〔三〕。**百祥圆**〔四〕治嗽而吐青绿水，又治痘疮归肾，紫黑干陷，不发寒者，宜下之。不黑者，慎勿下。红芽大戟不以多少，阴干，浆水煮极软，去骨日干，复纳原汁中煮，汁〔五〕尽，焙为末，水丸粟米大。每服一二十丸，研赤脂麻湯下。洁古活法机要：枣变百祥丸：治斑疮变黑，大便闭结。用大戟一两，枣三枚，水一碗同煮，暴干〔六〕，去大戟，以枣肉焙丸服，从少至多，以利为度。**控涎丹**治痰涎留在胸膈上下，变为诸病，或颈项胸背腰胁手足胯髀隐痛不可忍，筋骨牵引，钓痛走易，及皮肤麻痹，似乎瘫痪，不可误作风气风毒及疮疽施治。又治头痛不可举，或睡中流涎，或咳唾喘息，或痰迷心窍，并宜此药。数服痰涎自失，诸疾寻愈。紫大戟、白甘遂、白芥子微炒各一两〔七〕，为末，姜汁打面糊丸梧子大。每服七丸，或二十丸〔八〕，以津液咽下〔九〕。若取利，则服五六十丸。三因方。**水肿喘急**小便涩及水蛊。大戟炒二两，干姜炮半两，为散。每服三錢，姜湯下〔十〕。大小便利为度。圣济总录。**水病肿满**不问年月浅深。大戟、当归、橘皮各一两切，以水二升，煮取七合，顿服。利下水二三斗〔十一〕，勿怪。至重者，不过再服便瘥。禁毒食一

〔一〕圆：原作「膏」，今据小儿药证直诀卷上疮疹候条改。
〔二〕旧一：原脱。下附方中李绛兵部手集治水病肿满方，见大观、政和本草卷十大戟条，系旧方，因据补。
〔三〕十：此下原有「一」，今既改一为旧方，因删。
〔四〕圆：原作「膏」，今据小儿药证直诀卷下诸方中百祥圆改，与下「水丸粟米大」文合。
〔五〕中煮汁：原脱，今据小儿药证直诀卷下百祥圆补。
〔六〕同煮暴干：素问病机气宜保命集（又名活法机要）卷下第三十一枣变百祥丸作「煎至水尽为度」。
〔七〕各一两：三因方卷十三控涎丹作「各等分」。
〔八〕每服七丸或二十丸：三因方卷十三控涎丹作「五、七丸至十丸。如疾猛气实，加丸数不妨」。
〔九〕以津液咽下：三因方卷十三控涎丹作「淡姜湯或熟水下」。
〔十〕下：圣济总录卷八十大戟散此下有「良久糯米饮投之」。
〔十一〕斗：原作「升」，今据大观、政和本草卷十大戟条改。

年，永不复作。此方出张尚客。李绛兵部手集。**水气肿胀**大戟一两，广木香半两，为末。五更酒服一錢半，取下碧水后，以粥补之。忌咸物。简便方：用大戟烧存性，研末，每空心酒服一錢匕。**水肿腹大**如鼓，或遍身浮肿。用枣一斗，入锅内以水浸过，用大戟根苗盖之，瓦盆合定，煮熟，取枣无时食之，枣尽决愈。又大戟散〔一〕：用大戟、白牵牛、木香等分，为末。每服一〔二〕錢，以猪腰子一对，批开掺末在内，湿纸煨熟，空心食之。左则塌左，右则塌右。张洁古活法机要。**牙齿摇痛**大戟咬于痛处，良。生生编。**中风发热**大戟、苦参四两〔三〕，白酢浆一斗，煮熟洗之，寒乃止。千金方。

泽漆本经下品

【释名】漆茎别录〔四〕 **猫儿眼睛草**纲目 **绿叶绿花草**纲目 **五凤草**〔弘景曰〕是大戟苗。生时摘叶有白汁，故名泽漆，亦啮人肉〔五〕。余见下。

【集解】〔别录曰〕泽漆，大戟苗也。生太山川泽。三月三日、七月七日，采茎叶阴干。〔大明曰〕此即大戟花也。川泽中有。茎梗小，花黄色，叶似嫩菜，四〔六〕五月采之。〔颂曰〕今冀州、鼎州、明州及近道皆有之。〔时珍曰〕别录、陶氏皆言泽漆是大戟苗，日华子又言是大戟花，其苗可食。然大戟苗泄人，不可为菜。今考土宿本草及宝藏论诸书，并云泽漆是猫儿眼睛草，一名绿叶绿花草，一名五凤草。江湖原泽平陆多有之。春生苗，一科分枝成丛，柔茎如马齿苋，绿叶如苜蓿叶，叶圆而黄绿，颇似猫睛，故名猫儿眼。茎头凡五叶中分，中抽小茎五枝，每枝开细花青绿色，复有小叶承之，齐整如一，故又名五凤草、绿叶绿花草。掐茎有白汁粘人，其根白色有硬骨。或以此为大戟苗者，误也。五月采汁，煮雄黄，伏钟

〔一〕大戟散：保命集（又名活法机要）卷下第二十四作「木香散」。
〔二〕一：保命集（又名活法机要）卷下第二十四作「三」。
〔三〕四两：千金卷八第二作「等分末之，以药半升」。
〔四〕别录：原作「本经」。按大观、政和本草卷十泽漆条「一名漆茎」俱作墨字，认为别录文，因据改。
〔五〕肉：原脱，今据大观、政和本草卷十泽漆条补。
〔六〕四：同上。

乳，结草砂。据此，则泽漆是猫儿眼睛草，非大戟苗也。今方家用治水蛊、脚气有效，尤与神农本文相合。自汉人集别录，误以为大戟苗，故诸家袭之尔。用者宜审。

茎叶 **【气味】苦，微寒，无毒。**〔别录曰〕辛。〔大明曰〕冷，有小毒。〔之才曰〕小豆为之使，恶薯蓣。

【主治】皮肤热，大腹水气，四肢面目浮肿，丈夫阴气不足。本经 **利大小肠，明目轻身。**别录 **主蛊毒。**苏恭 **止疟疾，消痰退热。**大明

【发明】〔时珍曰〕泽漆利水，功类大戟，故人见其茎有白汁，遂误以为大戟。然大戟根苗皆有毒泄人，而泽漆根硬不可用，苗亦无毒，可作菜食而利丈夫阴气，甚〔一〕不相侔也。

【附方】旧二，新六。**肺咳上气**脉沉者，泽漆汤主之。泽漆三斤，以东流水五斗，煮取一斗五升，去滓。入半夏半升，紫参、白前、生姜各五两，甘草、黄芩、人参、桂心各三两，煎取五升。每服五合，日三服。张仲景金匮要略方。**心下伏瘕**大如杯，不得食者。泽漆四两，大黄、葶苈熬各〔二〕三〔三〕两，捣筛，蜜丸梧子大。每服二丸，日三服。葛洪肘后方。**十种〔四〕水气**泽漆十斤，夏月取嫩茎叶，入酒〔五〕一斗，研汁约二斗，于银锅内，慢火熬如稀饧，入瓶内收。每日空心温酒调下一匙，以愈为度。圣惠方。**水气蛊病**生鲜猫眼睛草，晒干为末，枣肉丸弹子大。每服二丸，白汤化下，日二服。觉腹中暖，小便利，为度。乾坤秘韫。**脚气赤肿**行步脚痛。猫儿眼睛草、鹭鸶藤、蜂窠等分。每服一两，水五碗，煎三碗，熏洗之。卫生易简方。**牙齿疼痛**猫儿眼睛草一搦，研烂，汤泡取汁，含漱吐涎。卫生易简方。**男妇瘰疬**猫儿眼睛草一二捆，井水二桶，五月五日午时，锅内熬至一桶，去滓，澄清再熬至一碗，瓶收。每以椒、

〔一〕甚：原作「盛」，今据金陵本改。
〔二〕各：原脱，今据肘后卷四第二十六补。
〔三〕三：肘后卷四第二十六作「二」。
〔四〕种：原作「肿」，今据大观、政和本草卷十泽漆条附方改，与圣惠方卷五十四合。
〔五〕酒：原作「水」，据改同上。

葱、槐枝煎汤洗疮净，乃搽此膏，数次愈。便民图纂方。**癣疮有虫**猫儿眼睛草，晒干为末，香油调搽之。卫生易简方。

甘遂本经下品

【释名】甘藁别录 **陵藁**吴普 **陵泽**别录 **甘泽**吴普 **重泽**别录 **苦泽**吴普 **白泽**吴普 **主田**本经〔一〕 **鬼丑**吴普〔时珍曰〕诸名义多未详。

【集解】〔别录曰〕甘遂生中山川谷。二月采根，阴干。〔普曰〕二月〔二〕、八月采。〔弘景曰〕中山在代郡。第一本出太山、江东。比来用京口者，大不相似。赤皮者胜，白皮者都下亦有，名草甘遂，殊恶，盖赝伪者也。〔恭曰〕甘遂苗似泽漆，其根皮赤肉白，作连珠实重者良。草甘遂乃是蚤休，疗体全别，苗亦不同，俗名重台，叶似鬼臼、蓖麻，根皮白色。〔大明曰〕西京者上，汴、沧、吴者次之，形似和皮甘草〔三〕。〔颂曰〕今陕西、江东亦有之。苗似泽漆，茎短小而叶有汁，根皮赤肉白，作连珠，大如指头。

根

【修治】〔敩曰〕凡采得去茎，于槐砧上细锉，用生甘草汤、荠苨自然汁二味，搅浸三日，其水如墨〔四〕汁，乃漉出，用东流水淘六七次，令水清为度。漉出，于土器中熬脆用之。〔时珍曰〕今人多以面裹〔五〕煨熟用，以去其毒。

【气味】苦，寒，有毒。〔别录曰〕甘，大寒。〔普曰〕神农、桐君：苦，有毒。岐伯、雷公：甘，有毒。〔元素曰〕纯阳也。〔之才曰〕瓜蒂为之使，恶远志，反甘草。

【主治】大腹疝瘕，腹满，面目浮肿，留饮宿食，破癥坚积聚，利水谷道。本经 **下五水，散膀胱留〔六〕热，皮中痞，热气肿满。**别录 **能泻十二种水疾，去痰水。**甄权 **泻**

〔一〕本经：原作「别录」。按大观、政和本草卷十甘遂条，「一名主田」俱作白字，认为本经文，因据改。
〔二〕二月：原脱，今据御览九九三甘遂条引吴氏本草补。
〔三〕草：此下原有「节」。按大观、政和本草卷十甘遂条引日华子，「节」字属下句「节节切之」。同条引图经曰「又似和皮甘草」，亦无「节」字。因据删。
〔四〕墨：原作「黑」，今据大观、政和本草卷十甘遂条改。
〔五〕裹：原脱，今详文义补。
〔六〕留：原作「多」，今据大观、政和本草卷十及千金翼卷三甘遂条改。

肾经及隧道水湿，脚气，阴囊肿坠，痰迷癫痫，噎膈痞塞。时珍

【发明】〔宗奭曰〕此药专于行水，攻决为用。〔元素曰〕味苦气寒。苦性泄，寒胜热，直达水气所结之处，乃泄水之圣药。水结胸中，非此不能除，故仲景大陷胸湯用之。但有毒不可轻用。〔时珍曰〕肾主水，凝则为痰饮，溢则为肿胀。甘遂能泄肾经湿气，治痰之本也。不可过服，但中病则止可也。张仲景治心下留饮，与甘草同用，取其相反而立功也。刘河间保命集云：凡水肿服药未全消者，以甘遂末涂腹，绕脐令满，内服甘草水，其肿便去。又王璆百一选方云：脚气上攻，结成肿核，及一切肿毒。用甘遂末，水调傅肿处，即浓煎甘草汁服，其肿即散。二物相反，而感应如此。清流韩詠病脚疾用此，一服病去七八，再服而愈也。

【附方】旧三，新一十九。**水肿腹满**甘遂炒二錢二分，黑牽牛一两半，为末，水煎，时时呷之。普济方。**膜外水气**甘遂末、大麦面各半两，水和作饼，烧熟食之，取利。圣济总录。**身面洪肿**甘遂二錢半〔一〕，生研为末。以豮猪肾一枚，分为七脔，入末在内，湿纸包煨，令熟食之，日一服。至四、五服，当觉腹鸣，小便利，是其效也。肘后方。**肾水流注**腿膝挛急，四肢肿痛。即上方加木香四錢。每用二錢，煨熟，温酒嚼下。当利黄水，为验。御药院方传。**正水胀急**大小便〔二〕不利〔三〕欲死。甘遂〔四〕五錢，半生半炒，胭脂坏子十文〔五〕，研匀。每以一錢，白面四两，水和作棋子大，水煮令浮，淡食之。大小便利后〔六〕，用平胃散加熟附子〔七〕，每以二錢煎服。普济方。**小儿疳水**珠子甘遂炒，青橘皮等分，为末。三岁用一錢，以麦芽湯下，以利为度。忌酸咸三、五日。名水宝散。总微论。**水蛊喘胀**甘

〔一〕半：原脱。按大观、政和本草卷十一甘遂条附方，甘遂作「一分」，与肘后卷三第二十四合。古方一分即二钱半，因据补。

〔二〕便：原脱，今据普济方卷一九一桃红散补。

〔三〕利：普济方卷一九一桃红散此下有「逆」字。

〔四〕遂：原作「草」，今据普济方卷一九一桃红散改。

〔五〕胭脂坏子十文：普济方卷一九一桃红散作「坏十二两」。

〔六〕后：普济方卷一九一桃红散作「去五六分」。

〔七〕平胃散加熟附子：按普济方卷一九一桃红散云：「却用后药调补」。后接平胃散，用炮附子、白术各一两，丁香半两，为末，加姜、枣煎。此与局方卷三所载源出简要济众方之平胃散不同。

遂、大戟各一两，慢火炙研。每服一字，水半盏，煎三、五沸服。不过十服。圣济录。**水肿喘急**大小便不通。十枣丸：用甘遂、大戟、芫花等分，为末，以枣肉和丸梧子大。每服四十丸，侵晨热湯下，利去黃水为度。否则次午再服。三因方。**妊娠肿满**气急少腹满，大小便不利，已服猪苓散不瘥者。用太山赤皮甘遂二两，捣筛，白蜜和丸梧子大[一]。每服五十丸[二]。得微下，仍服猪苓散。不下再服之。猪苓散见猪苓下。小品方。**心下留饮**坚满脉伏，其人欲自利反快。甘遂半夏湯：用甘遂大者三枚，半夏十二个，以水一升，煮半升，去滓。入芍药五枚，甘草一节，水二升，煮半升，去滓。以蜜半升，同煎八合，顿服取利。张仲景金匮玉函。**脚气肿痛**肾脏风气，攻注下部疮痒。甘遂半[三]两，木鳖子仁四[四]个，为末。猪腰子一[五]个，去皮膜，切片，用药四[六]錢掺在内，湿纸包煨熟，空心食之，米饮下。服后便伸两足。大便行后，吃白粥二三日为妙。本事方。**二便不通**甘遂末，以生面糊调傅脐中及丹田内，仍艾三壮，饮甘草湯，以通为度。又太山赤皮甘遂末一两，炼蜜和匀，分作四服，日一服取利。圣惠方。**小便转脬**甘遂末一錢，猪苓湯调下，立通。笔峰杂兴方。**疝气偏肿**甘遂、茴香等分，为末，酒服二錢。儒门事亲。**妇人血结**妇人少腹满如敦状，小便微难而不渴，此为水与血俱结在血室。大黃二两，甘遂、阿胶各一两，水一升半，煮半升，顿服，其血当下。张仲景方[七]。**膈气哽噎**甘遂面煨五錢，南木香一錢，为末。壮者一錢，弱者五分，水酒调下。怪病奇方。**痞证发热**盗汗，胸背疼痛。甘遂面包，浆水煮十沸，去面，以细糠火炒黃为末。大人三錢，小儿一錢，冷蜜水卧时服。忌油腻鱼肉。普济方。

〔一〕白蜜和丸梧子大：外台卷三十三小品甘遂散作「以白蜜二合和」。大观、政和本草卷十甘遂条俱作「以白蜜二两和丸如大豆粒」。

〔二〕每服五十丸：此峻药，恐太多。外台卷三十三小品甘遂散作「服如大豆粒」。大观、政和本草卷十甘遂条引小品，亦无「每服五十丸」之说。

〔三〕半：本事方卷四作「一」。

〔四〕四：本事方卷四作「二」。

〔五〕一：本事方卷四作「二」。

〔六〕四：本事方卷四作「一」。

〔七〕张仲景方：此方见金匮卷下第二十二，名大黃甘遂湯。濒湖改用半剂。

消渴引饮甘遂麸炒半两，黄连一两，为末，蒸饼丸绿豆大。每薄荷湯下二丸。忌甘草。杨氏家藏方。**癫痫心风**遂心丹：治风痰迷心，癫痫，及妇人心风血邪。用甘遂二錢，为末，以猪心取三管血和药，入猪心内缚定，纸裹煨熟，取末，入辰砂末一錢，分作四丸。每服一丸，将心煎湯调下。大便下恶物为效，不下再服。济生方。**马脾风病**小儿风热喘促，闷乱不安，谓之马脾风。甘遂面包煮一錢半，辰砂水飞二錢半，轻粉一角，为末。每服一字，浆水少许，滴油一小点，抄药在上，沉下，去浆灌之。名无价散。全幼心鉴。**麻木疼痛**万灵膏：用甘遂二两，蓖麻子仁四两，樟脑一两，捣作饼贴之。内饮甘草湯。摘玄方。**耳卒聋闭**甘遂半寸，绵裹插入两耳内，口中嚼少甘草，耳卒自然通也。永类方。

续随子宋开宝

【释名】千金子开宝 **千两金**日华 **菩萨豆**日华 **拒冬**开宝 **联步**〔颂曰〕叶中出茎[一]，数数相续而生，故名。冬月始长，故又名拒冬。

【集解】〔志曰〕续随子生蜀郡，处处亦有之。苗如大戟。〔颂曰〕今南中多有，北土产少。苗如大戟，初生一茎，茎端生叶，叶中复出数茎相续[二]。花亦类大戟，自叶中抽干而生，实青有壳。人家园亭中多种以为饰。秋种冬长，春秀夏[三]实。〔时珍曰〕茎中亦有白汁，可结水银。

【修治】〔时珍曰〕凡用去壳，取色白者，以纸包，压去油，取霜用。

【气味】辛，温，有毒。

【主治】妇人血结月闭，瘀血癥瘕痃癖，除蛊毒鬼疰，心腹痛，冷气胀满，利大小肠，下恶滞物。开宝 **积聚痰饮，不下食，呕逆，及腹内诸疾。研碎酒服，不过三**

〔一〕茎：原作「叶」，今据大观、政和本草卷十一续随子条改。
〔二〕数茎相续：原作「叶」，据改同上。
〔三〕夏：原作「秋」，据改同上。

颗，当下恶物。蜀本 宣一切宿滞，治肺气水气，日服十粒。泻多，以酸浆水或薄醋粥吃，即止。又涂疥癣疮。大明

【发明】〔颂曰〕续随下水最速。然有毒损人，不可过多。〔时珍曰〕续随与大戟、泽漆、甘遂茎叶相似，主疗亦相似，其功皆长于利水。惟在用之得法，亦皆要药也。

【附方】旧二，新四。**小便不通**脐腹胀痛不可忍，诸药不效者，不过再服。用续随子去皮一两，铅丹半两，同少蜜捣作团，瓶盛埋阴处，腊月至春末取出，研，蜜丸梧子大。每服二三十丸，木通汤下，化破尤妙。病急亦可旋合。圣济录。**水气肿胀**联步一两，去壳研，压去油，重研，分作七服。每治一人用一服，丈夫生饼子酒下，妇人荆芥汤下〔一〕，五〔二〕更服之。当下利，至晓〔三〕自止。后以厚朴汤补之。频吃益善。忌盐、醋一百日，乃不复作。联步即续随子也。斗门方。**阳水肿胀**续随子炒去油二两，大黄一两，为末，酒水丸绿豆大。每白汤下五十丸，以去陈莝。摘玄方。**涎积癥块**续随子三十枚，腻粉二钱，青黛炒一钱，研匀，糯米饭丸芡子大。每服一丸，打破，以大枣一枚，烧熟去皮核，同嚼，冷茶送下。半夜后，取下积聚恶物为效。圣济录。**蛇咬肿闷**欲死。用重台六分，续随子仁七粒，捣筛为散。酒服方寸匕，兼唾和少许，涂咬处，立效。崔元亮海上方。**黑子疣赘**续随子熟时涂之，自落。普济方。

叶及茎中白汁〔主治〕剥人面皮，去鼾黯。开宝 傅白癜疬疡。大明 捣叶，傅蝎螫立止。时珍

莨菪音浪蕩。本经下品

【释名】天仙子图经 横唐本经 行唐别录〔四〕〔时珍曰〕莨菪一作蔺蕩。其子服之，令人狂狼放宕，故名。

〔一〕下：原脱，今据大观、政和本草卷十一续随子条附方补。
〔二〕五：政和本草同。大观本草卷十一续随子条附方作「三」。
〔三〕晓：大观本草同。政和本草卷十一续随子条附方作「晚」。
〔四〕别录：原脱，按大观、政和本草卷十莨菪子条，「一名行唐」俱作墨字，认为别录文。因据补。

【集解】〔别录曰〕莨菪子生海滨川谷及雍州。五月采子。〔弘景曰〕今处处有之。子形颇似五味核而极小。〔保昇曰〕所在皆有之。叶似菘蓝，茎叶皆有细毛。花白色。子壳作罂状，结实扁细，若粟米大，青黄色。六月、七月采子，日干。〔颂曰〕处处有之。苗茎高二三尺。叶似地黄、王不留行、红蓝等，而阔如三指。四月开花，紫色。茎荚有白毛。五月结实，有壳作罂子状，如小石榴。房中子至细，青白色，如粟米粒。〔敩曰〕凡使勿用苍蓂子，其形相似，只是微赤，服之无效，时人多以杂之。〔时珍曰〕张仲景金匮要略，言菜中有水莨菪，叶圆而光，有毒，误食令人狂乱，状如中风，或吐血，以甘草汁解之。

子〔修治〕〔敩曰〕修事莨菪子十两，以头醋一镒，煮干为度。却用黄牛乳汁浸一宿，至明日乳汁黑，即是真者。晒干捣筛用。

〔气味〕苦，寒，有[一]毒。〔别录曰〕甘。〔权曰〕苦、辛，微热，有大毒。〔藏器曰〕性温不寒。〔大明曰〕温，有毒。服之热发，以绿豆汁、甘草、升麻、犀角并解之。〔敩曰〕有大毒。误服之，冲人心，大烦闷，眼生暹火。〔颂曰〕本经言性寒，后人多云大热。而史记淳于意传云：淄川王美人怀子不乳，饮以浪荡[二]药一撮，以酒饮，旋乳。且不乳岂热药所治？又古方主卒颠狂亦多单用莨菪，岂果性寒耶？

〔主治〕齿痛出虫，肉痹拘急。久服轻身，使人健行，走及奔马，强志益力，通神见鬼。多食令人狂走。本经 疗癫狂风痫，颠倒拘挛。别录 安心定志，聪明耳目，除邪逐风，变白，主痃癖。取子洗晒，隔日空腹，水下一指捻。亦可小便浸令泣尽，暴干，如上服。勿令子破，破则令人发狂。藏器 炒焦研末，治下部脱肛，止冷痢。主蛀牙痛，咬之虫出。甄权 烧熏虫牙，及洗阴汗。大明

〔发明〕〔弘景曰〕入疗癫狂方用，然不可过剂。久服自无嫌，通神健行，足为大益，而仙经不见用。〔权曰〕以石灰清煮一伏时，掬出，去芽暴干，以附子、干姜、陈橘皮、桂心、厚朴为丸服。去一

〔一〕有：原作「无」，今据大观、政和本草卷十及千金翼卷三莨菪子条改。

〔二〕荡：原脱，今据政和本草卷十莨菪子条补。史记卷一〇五扁鹊仓公列传「浪荡」作「莨菪」，大观本草同。

切冷气，积年气痢，甚温暖也。不可生服，伤〔一〕人见鬼，拾针狂乱。〔时珍曰〕莨菪之功，未见如所说，而其毒有甚焉。煮一二日而芽方生，其为物可知矣。莨菪、云实、防葵、赤商陆皆能令人狂惑见鬼〔二〕，昔人未有发其义者。盖此类皆有毒，能使痰迷心窍，蔽其神明，以乱其视听故耳。唐安禄山诱奚契丹，饮以莨菪酒，醉而坑之。又嘉靖四十三年二月，陕西游僧武如香，挟妖术至昌黎县民张柱家，见其妻美。设饭间，呼其全家同坐，将红散入饭内食之。少顷举家昏迷，任其奸污。复将魇法吹入柱耳中。柱发狂惑，见举家皆是妖鬼，尽行杀死，凡一十六人，并无血迹。官司执柱囚之。十余日柱吐痰二碗许，闻其故，乃知所杀者皆其父母兄嫂妻子姊侄也。柱与如香皆论死。世宗肃皇帝命榜示天下。观此妖药，亦是莨菪之流尔。方其痰迷之时，视人皆鬼矣。解之之法，可不知乎？

〔附方〕旧二，新二十一〔三〕。**卒发颠狂**莨菪三升为末，以酒一升渍数日，绞去滓，煎令可丸，如小豆三丸，日三服。当觉口〔四〕面急，头中如有虫行，额及手足有赤色〔五〕处，如此并是瘥候也。未知再服，取尽神良。陈延之小品方。**风痹厥痛**天仙子三钱炒，大草乌头、甘草半两，五灵脂一两，为末，糊丸梧子大，以螺青为衣。每服十丸，男子菖蒲酒下，女子芫花汤下。圣济录。**久嗽不止**有脓血。莨菪子五钱，淘去浮者，煮令芽出，炒研，真酥一鸡子大，大枣七枚，同煎令酥尽，取枣日食三枚。又方：莨菪子三撮，吞之，日五六度。光禄李丞服之神验。孟诜必效方。**年久呷嗽**至三十年者。莨菪子、木香、熏黄等分，为末。以羊脂涂青纸上，撒末于上，卷作筒，烧烟熏吸之。崔行功纂要方。**水肿蛊胀**方见兽部麢羊下。**积冷痃癖**不思饮食，羸困者。莨菪子三分，水淘去浮者，大枣四十九个，水三升，煮干，只取枣去皮核。每空心食一个，米饮下，觉热即止。圣济录。**水泻日久**青州干枣十个去核，入莨菪子填满扎定，烧存性。每粟米饮服一钱。圣惠方。**冷疳痢下**莨菪子为末，腊

〔一〕伤：大观、政和本草卷十莨菪子条俱作「泻」。
〔二〕鬼：此下原有「者」，与下重复，今详文义删。
〔三〕一：原脱，今按下新附方数补。
〔四〕觉口：原作「见」，今据大观、政和本草卷十莨菪子条改，与肘后卷三第十七引小品文合。
〔五〕色：原作「豆」，据改同上。

猪脂和丸，绵裹枣许，导下部。因痢出，更纳新者。不过三度瘥。　孟诜必效方。**赤白下痢**腹痛，肠滑后重。大黄煨半两，莨菪子炒黑一撮，为末。每服一錢，米饮下。　普济方。**久痢不止**变种种痢，兼脱肛。莨菪丸：用莨菪子一升，淘去浮者，煮令芽出，晒干，炒黄黑色，青州枣一升，去皮核，酽醋二升，同煮，捣膏丸梧子大。每服二十丸，食前米饮下。　圣惠方。**肠风下血**莨菪煎：用莨菪实一升，暴干捣筛，生姜半斤，取汁，银锅中更以无灰酒二升投〔一〕之，上火煎如稠餳，即旋投酒，度用酒可及五升即止。慢火煎令可丸，大如梧子。每旦酒饮通下三丸，增至五、七丸止。若丸时粘手，则以菟絲粉衬隔之。火候忌紧，药焦则失力也。初服微热，勿怪。疾甚者，服过三日，当下利。疾去，利亦止。绝有效。箧中方。**脱肛不收**莨菪子炒研傅之。　圣惠方。**风牙虫牙**瑞竹堂方：用天仙子一撮，入小口瓶内烧烟，竹筒引烟，入虫孔内，熏之即死，永不发。普济方：用莨菪子入瓶内，以热汤淋下，口含瓶口，令气熏之。冷更作，尽三合乃止。有涎津可去，甚效。　备急方：用莨菪子数粒〔二〕纳孔中，以蜡封之，亦效。**牙齿宣落**风痛。莨菪子末，绵裹咬之，有汁勿咽。　必效方。**风毒咽肿**咽水不下，及瘰疬咽肿。水服莨菪子末两錢匕，神良。　外台秘要。**乳痈坚硬**新莨菪子半匙，清水一盏，服之。不得嚼破。　外台秘要。**石痈坚硬**不作脓〔三〕者。莨菪子为末，醋和，傅疮头，根即拔出。　千金方。**恶疮似癞**十年不愈者。莨菪子烧研傅之。　千金方。**打扑折伤**羊脂调莨菪子末傅之。　千金方。**恶犬咬伤**莨菪子七枚吞之，日三服。　千金方。

根〔**气味**〕**苦、辛，有毒。**〔**主治**〕**邪疟，疥癣，杀虫。**时珍　〔**附方**〕新六。

疟疾不止莨菪根烧炭，水服一合。量人强弱用。　千金方。**恶癣有虫**莨菪根捣烂，蜜和傅之。　千金翼。**趾间肉刺**莨菪根捣汁涂之。　雷公炮炙论序云：脚生肉刺，裩系菪根。谓系于裩带上也。**狂犬咬人**莨菪根和盐捣傅，日三

〔一〕投：原作「搜」，今据大观、政和本草卷十莨菪子条改，与下文合。
〔二〕粒：原脱，今据外台卷二十二补。
〔三〕脓：原作「浓」，今据千金卷二十二第二改。

上。外台秘要。**恶刺伤人**莨菪根水煮汁浸之，冷即易。神方也。千金方。**箭头不出**万圣神应丹：端午前一日，不语，寻见莨菪科，根本枝叶花实全好者。道云：先生！你却在这里。道罢，用柴灰自东南起围了，以木椑子掘取根下周回土。次日日未出时，依前不语，用钁头取出，洗净。勿令鸡犬妇人见，于净室中，以石臼捣如泥，丸弹子大，黄丹为衣，以纸袋封，悬高处阴干。遇有箭头不出者，先以象牙末贴疮口，后用绯帛袋盛此药，放脐中，绵兜肚系了，当便出也。张子和儒门事亲方。

云实本经上品

【释名】员实别录 **云英**别录 **天豆**吴普 **马豆**图经 **羊石子**图经 **苗名草云母**唐本 **臭草**图经 **粘刺**纲目〔时珍曰〕员亦音云，其义未详。豆以子形名。羊石当作羊矢，其子肖之故也。

【集解】〔别录曰〕云实生河间川谷。十月采，暴干。〔普曰〕茎高四五尺，大茎〔一〕中空。叶如麻，两两相值。六月花，八月、九月实，十月采。〔弘景曰〕处处有之。子细如葶苈子而小黑，其实亦类莨菪。烧之致鬼，未见其法术。〔恭曰〕云实大如黍及大麻子等，黄黑似豆，故名天豆。丛生泽旁，高五六尺。叶如细槐，亦如苜蓿。枝间微刺。俗谓苗为草云母。陶云似葶苈者，非也。〔保昇曰〕所在平泽有之。叶似细槐，花黄白色，其荚如豆，其实青黄色，大若麻子。五月、六月采实。〔颂曰〕叶如槐而狭长，枝上有刺。苗名臭草，又名羊石子草。实名马豆。三月、四月采苗，十月采实，过时即枯落也。〔时珍曰〕此草山原甚多，俗名粘〔二〕刺。赤茎中空，有刺，高者如蔓。其叶如槐。三月开黄花，累然满枝。荚长三寸许，状如肥皂荚。内有子五六粒，正如鹊豆，两头微尖，有黄黑斑纹，厚壳白仁，咬之极坚，重有腥气。

实

〔修治〕〔敩曰〕凡采得，粗捣，相对拌浑颗橡实，蒸一日，拣出暴干。

〔气味〕辛，温，无毒。〔别录曰〕苦。〔普曰〕神农：辛，小温。黄帝：咸。雷公：苦。

〔主治〕泄痢肠澼，杀虫蛊毒，去邪恶结气，止痛，除寒热。本经 **消渴。**别录 **治疟多用。**苏颂 **主下䘌脓血。**时珍

〔一〕茎：原作「叶」，今据御览九九二云实条引吴氏本草改。
〔二〕粘：原作「枯」，今从张本改，与本条释名合。

〔附方〕新一。䘌下不止 云实、女萎各一两，桂半两，川乌头二两，为末，蜜丸梧子大。每服五丸，水下，日三服。 肘后方。

花 〔主治〕见鬼精物〔一〕。多食令人狂走。久服轻身通神明。本经 杀精物，下水。烧之致鬼。别录 〔发明〕〔时珍曰〕云实花既能令人见鬼发狂，岂有久服轻身之理，此古书之讹也。

根 〔主治〕骨哽及咽喉痛。研汁咽之。时珍

蓖麻 蓖音卑。 唐本草

【释名】〔颂曰〕叶似大麻，子形宛如牛蜱，故名。〔时珍曰〕蓖亦作螕。螕，牛虱也。其子有麻点，故名蓖麻。

【集解】〔恭曰〕此人间所种者，叶似大麻叶而甚大，结子如牛蜱。今胡中来者，茎赤，高丈余，子大如皂荚核，用之亦良。〔颂〔二〕曰〕今在处有之。夏生苗，叶似葎草而大厚。茎赤有节如甘蔗，高丈余。秋生细花，随便结实，壳上有刺，状类巴豆，青黄斑褐。夏采茎叶，秋采实，冬采根，日干用。〔时珍曰〕其茎有赤有白，中空。其叶大如瓠叶，每〔三〕叶凡五尖。夏秋间桠里抽出花穗，累累黄色。每枝结实数十颗，上有刺，攒簇如猬毛而软。凡三四子合成一颗，枯时劈开，状如巴豆，壳内有子大如豆。壳有斑点，状如牛螕。再去斑壳，中有仁，娇白如续随子仁，有油可作印色及油纸。子无刺者良，子有刺者毒。

子 〔修治〕〔斅曰〕凡使勿用黑天赤利子，缘在地蒌上生〔四〕，是颗两头尖有毒。其蓖麻子，节节有黄黑斑。凡使以盐汤煮半日，去皮取子研用。〔时珍曰〕取蓖麻油法：用蓖麻仁五升捣烂，以水一斗煮之，有沫撇起，待沫尽乃止。

〔一〕物：原脱，今据大观、政和本草卷七及千金翼卷二云实条补。
〔二〕颂：原作「保升」，今据大观、政和本草卷十一蓖麻子条改。
〔三〕每：原缺，今从张本补。
〔四〕生：原脱，今据大观、政和本草卷十一蓖麻子条补。

去水，以沫煎至点灯不炸、滴水不散为度。

〔气味〕甘、辛，平，有小毒。〔时珍曰〕凡服蓖麻者，一生不得食炒豆，犯之必胀死。其油能伏丹砂、粉霜。

〔主治〕水癥。以水研二十枚服之，吐恶沫，加至三十枚，三日一服，瘥则止。又主风虚寒热，身体疮痒浮肿，尸疰恶气，榨取油涂之。唐本 **研傅疮痍疥癞。涂手足心，催生。**大明 **治瘰疬。取子炒熟去皮，每卧时嚼服二三枚，渐加至十数枚，有效。**宗奭 **主偏风不遂，口眼㖞斜，失音口噤，头风耳聋，舌胀喉痹，齁喘脚气，毒肿丹瘤，汤火伤，针刺入肉，女人胎衣不下，子肠挺出，开通关窍经络，能止诸痛，消肿追脓拔毒。**时珍

〔发明〕〔震亨曰〕蓖麻属阴，其性善收，能追脓取毒，亦外科要药。能出有形之滞物，故取胎产胞衣、剩骨胶血者用之。〔时珍曰〕蓖麻仁甘辛有毒热，气味颇近巴豆，亦能利人，故下水气。其性善走，能开通诸窍经络，故能治偏风、失音口噤、口目㖞斜、头风七窍诸病，不止于出有形之物而已。盖鹈鹕油能引药气入内，蓖麻油能拔病气出外，故诸膏多用之。一人病偏风，手足不举。时珍用此油同羊脂、麝香、鲮鲤甲等药，煎作摩膏，日摩数次，一月余渐复。兼服搜风化痰养血之剂，三月而愈。一人病手臂一块肿痛，亦用蓖麻捣膏贴之，一夜而愈。一人病气郁偏头痛，用此同乳香、食盐捣熁太阳穴，一夜痛止。一妇产后子肠不收，捣仁贴其丹田，一夜而上。此药外用屡奏奇勋，但内服不可轻率尔。或言捣膏以箸点于鹅马六畜舌根下，即不能食，或点肛内，即下血死，其毒可知矣。

〔附方〕旧九，新三十二〔一〕。

半身不遂失音不语。取蓖麻子油一升，酒一斗，铜锅〔二〕盛油，着酒中一日，煮之令熟，细细服之。外台秘要。

口目㖞斜蓖麻子仁捣膏，左贴右，右贴左，即正。妇人良方：用蓖麻子仁七七粒，研作饼，右㖞安在左手心，左㖞安在右手心，却以铜盂盛热水坐药上，冷即换，五六次即正也。一方：用蓖麻子仁七七粒，巴豆十九粒，麝香五分，作饼如上用。

风气头痛不可忍者。乳香、蓖麻仁等分，捣饼随左右贴太阳穴，解发出气甚

〔一〕三十二：原作「二十九」，今按下新附方数改。

〔二〕锅：大观、政和本草卷十一蓖麻子条附方俱作「钵」，与千金卷八第四及外台卷十四俱合。

验。 德生堂方：用蓖麻油纸剪花，贴太阳亦效。 又方：蓖麻仁半两，枣肉十五枚，捣涂纸上，卷筒插入鼻中，下清涕即止。**八种头风** 蓖麻子、刚子各四十九粒去壳，雀脑芎一大块，捣如泥，糊丸弹子大，线穿挂风处阴干。用时先将好末茶调成膏子涂盏内，后将炭火烧前药烟起，以盏覆之。待烟尽，以百沸葱汤点盏内茶药服之。后以绵被裹头卧，汗出避风。袖珍方。**鼻窒不通** 蓖麻子仁去皮〔一〕三百粒，大枣去皮核十五〔二〕枚，捣匀绵裹塞之。一日一易，三十余〔三〕日闻香臭也。普济方〔四〕。**天柱骨倒** 小儿疳疾及诸病后，天柱骨倒，乃体虚所致，宜生筋散贴之。木鳖子六个去壳，蓖麻子六十粒去壳，研匀。先包头擦项上令热，以津调药贴之。 郑氏小儿方。**五种风痫** 不问年月远近。用蓖麻子仁二两，黄连一两，用银石器，纳〔五〕水一大〔六〕碗，文武火煮之。干即添水，三日两夜取出黄连，只用蓖麻风干，勿令见日，以竹刀每个切作四段。每服二十段，食后荆芥汤下，日二服。终身忌食豆，犯之必腹胀死。 卫生宝鉴。**舌上出血** 蓖麻子油纸燃，烧烟熏鼻中，自止。 摘玄方。**舌胀塞口** 蓖麻仁四十粒，去壳研油涂纸上，作燃烧烟熏之。未退再熏，以愈为度。有人舌肿出口外，一村人用此法而愈。 经验良方。**急喉痹塞** 牙关紧急不通，用此即破。以蓖麻子仁研烂，纸卷作筒，烧烟熏吸即通。或只取油作捻尤妙。名圣烟筒。**咽中疮肿** 杜壬〔七〕方：用蓖麻子仁一枚，朴消一钱，同研，新汲水服之，连进二三服效。 三因方：用蓖麻仁、荆芥穗等分，为末，蜜丸，绵包噙，咽之〔八〕。**水气胀满** 蓖麻子仁研，水解得三合。清旦

〔一〕去皮：原脱，今据普济方卷五十六补。

〔二〕核十五：原作「一」，今据普济方卷五十六补正。

〔三〕余：原脱，今据普济方卷五十六补。

〔四〕普济方：原作「圣济录」，今检圣济总录未见此方。方见普济方卷五十六。注云：「出本草」。因据改。

〔五〕用银石器纳：原作「石膏」二字，今据卫生宝鉴卷九补正。

〔六〕大：原脱，今据卫生宝鉴卷九补。

〔七〕壬：原作「任」，今据大观、政和本草卷十一蓖麻子条附方改，与后治疠风鼻塌方一致。

〔八〕咽之：此下原有「千金」二字，今检千金未见此方。且前已标明为三因方，三因卷十六正有此方，名神效散。因据删。

一顿服尽，日中当下青黄水也。或云壮人止可服五粒。外台秘要。**脚气作痛**蓖麻子七粒，去壳研烂，同苏合香丸贴足心，痛即止也。外台秘要。**小便不通**蓖麻仁三粒，研细，入纸捻内，插入茎中即通。摘玄方。**齁喘咳嗽**蓖麻子去壳炒熟，拣甜者食之。须多服见效。终身不可食炒豆。卫生易简方。**催生下胞**崔元亮海上集验方：取蓖麻子七粒，去壳研膏，涂脚心。若胎及衣下，便速洗去。不尔则子肠出，即以此膏涂顶，则肠自入也。肘后方云：产难，取蓖麻子十四〔一〕枚，每手各把七〔二〕枚，须臾立下也。**子宫脱下**蓖麻子仁、枯矾等分，为末，安纸上托入。仍以蓖麻子仁十四枚，研膏涂顶心即入。摘玄。**盘肠生产**涂顶方同上。**催生下胎**不拘生胎死胎。蓖麻二个，巴豆一个，麝香一分，研贴脐中并足心。又下生胎　一月一粒，温酒吞下。集简方。**一切毒肿**痛不可忍。蓖麻子仁捣傅，即止也。肘后方。**疠风鼻塌**手指挛曲，节间痛不可忍，渐至断落。用蓖麻子一两去皮，黄连一两剉豆大，以小瓶子入水一升，同浸。春夏三〔三〕日，秋冬五日后，取蓖麻子一枚劈破，面东以浸药水吞之。渐加至四、五枚，微利不妨。瓶中水尽更添。两月后吃大蒜、猪肉试之，如不发是效也。若发动再服，直候不发乃止。杜壬方。**小儿丹瘤**蓖麻子五个，去皮研，入面一匙，水调涂之，甚效。修真秘旨。**瘰疬结核**蓖麻子炒去皮，每睡时服二三枚，取效。一生不可吃炒豆。阮氏经验方。**瘰疬恶疮**及软疖。用白胶香一两，瓦器溶化，去滓，以蓖麻子六十四个，去壳研膏，溶胶投之，搅匀，入油半匙头，柱〔四〕点水中试软硬，添减胶油得所，以绯帛量疮大小摊贴，一膏可治三五疖也。儒门事亲。**肺风面疮**起白屑，或微有赤疮。用蓖麻子仁四十九粒，白果、胶枣各三粒，瓦松三錢，肥皂一个，捣为丸。洗面用之良。吴旻扶寿方。**面上雀斑**蓖麻子仁、密陀僧、硫黄各一錢，为末，用羊髓和匀，夜夜傅之。摘玄方。**发黄不黑**蓖麻子仁，香油煎焦，去滓，三

〔一〕十四：大观、政和本草卷十一蓖麻子条附方俱作「二」。

〔二〕七：大观、政和本草卷十一蓖麻子条附方俱作「一」。

〔三〕三：原作「二」，今据大观、政和本草卷十一蓖麻子条附方改。

〔四〕柱：原作「至」，今据儒门事亲卷十五玉饼子改。

日后频刷之。摘玄方。**耳卒聋闭**蓖麻子一百个去壳，与大枣十五枚捣烂，入乳小儿乳汁，和丸作铤。每以绵裹一枚塞之，觉耳中热为度。一日一易，二十日瘥。千金方。**汤火灼伤**蓖麻子仁、蛤粉等分，研膏。湯伤以油调，火灼以水调，涂之。古今录验。**针刺入肉**蓖麻子去壳烂研〔一〕，先以帛衬伤处，傅之。频看，若见刺出，即拔去，恐药紧弩出好肉。或加白梅肉同研尤好。卫生易简方。**竹木骨哽**蓖麻子仁一两，凝水石二两，研匀。每以一捻置舌根噙咽，自然不见。又方：蓖麻油、红曲等分，研细，沙糖丸皂子大，绵裹含咽，痰出大良。**鸡鱼骨哽**蓖麻子仁研烂，入百药煎研，丸弹子大。井花水化下半丸，即下。**恶犬咬伤**蓖麻子五十粒去壳，以井花研膏。先以盐水洗，吹痛处，乃贴此膏。袖珍方。

叶〔**气味**〕**有毒。**〔**主治**〕**脚气风肿不仁，蒸捣裹**〔二〕**之，日二三易即消。又油涂炙热，熨囟上，止鼻衄，大验。**苏恭 **治痰喘咳嗽。**时珍 〔**附方**〕新二〔三〕。**齁喘痰嗽**儒门事亲方：用九尖蓖麻叶三錢，入飞过白矾二錢，以猪肉四两薄批，掺药在内，荷叶裹之，文武火煨熟。细嚼，以白湯送下。名九仙散。普济方：治咳嗽涎喘，不问年深日近。用经霜蓖麻叶、经霜桑叶、御米壳蜜炒各一两，为末，蜜丸弹子大。每服一丸，白湯化下，日一服，名无忧丸。

【附录】博落回拾遗 〔藏器曰〕有大毒。主恶疮瘿〔四〕根，瘤赘瘜肉，白癜风，蛊毒精魅，溪毒疮瘘。和百丈青、鸡桑灰等分，为末傅之。蛊毒精魅当别有法。生江南山谷。茎叶如蓖麻。茎中空，吹之作声如博落回。折之有黄汁，药人立死，不可轻用入口。

〔一〕烂研：原作「一而」，今据卫生易简方卷十箭刺伤改。
〔二〕裹：大观、政和本草卷十一蓖麻子条俱作「傅」。
〔三〕二：原作「一」，今按下新附方数改。
〔四〕瘿：原作「樱」，今据大观、政和本草卷八博落回条改。

常山本经下品　蜀漆同上

【释名】恒山吴普　**互草**本经　**鸡屎〔一〕草**日华　**鸭屎〔一〕草**日华。〔时珍曰〕恒亦常也。恒山乃北岳名，在今定州。常山乃郡名，亦今真定。岂此药始产于此得名欤？蜀漆乃常山苗，功用相同，今并为一。

【集解】〔别录曰〕常山生益州川谷及汉中。二月、八月采根，阴干。又曰：蜀漆生江林山川谷及蜀汉中，常山苗也。五月采叶，阴干。〔弘景曰〕常山出宜都、建平。细实黄者，呼为鸡骨常山，用之最胜。蜀漆是常山苗而所出又异者，江林山即益州江阳山名，故是同处尔。彼人采得，萦结作丸，得时燥者佳。〔恭曰〕常山生山谷间。茎圆有节，高者不过三四尺。叶似茗而狭长，两两相当。三〔二〕月生白花，青萼。五月结实青圆，三子为房。其草暴燥色青白，堪用。若阴干便黑烂郁坏矣。〔保昇曰〕今出金州、房州、梁州中江县。树高三四尺，根似荆根，黄色而破。五六月采叶，名蜀漆也。〔李含光曰〕蜀漆是常山茎，八月九月采之。〔颂曰〕今汴西、淮、浙、湖南州郡亦有之，并如上说。而海州出者，叶似楸叶，八月有花，红白色，子碧色，似山楝子而小。今天台山出一种草，名土常山，苗叶极甘。人用为饮，甘味如蜜，又名蜜香草，性凉益人，非此常山也。

【修治】〔敩曰〕采时连根苗收。如用茎叶，临时去根，以甘草细剉，同水拌湿蒸之。临时去甘草，取蜀漆细剉，又拌甘草水匀，再蒸，日干用。其常山，凡用以酒浸一宿，漉出日干，熬捣用。〔时珍曰〕近时有酒浸蒸熟或瓦炒熟者，亦不甚吐人。又有醋制者，吐人。

常山

〔气味〕苦，寒，有毒。〔别录曰〕辛，微寒。〔普曰〕神农、岐伯：苦。桐君：辛，有毒。李当之：大寒。〔权曰〕苦，有小毒。〔炳曰〕得甘草，吐疟。〔之才曰〕畏玉札。〔大明曰〕忌葱菜及菘菜。伏砒石。

〔主治〕伤寒寒热，热发〔三〕温疟鬼毒，胸中痰结吐逆。本经　**疗鬼蛊往来，水胀，洒洒恶寒，鼠瘘。**别录　**治诸疟，吐痰涎，治项下瘤瘿。**甄权

〔一〕屎：原作「尿」，鸡鸭无尿，形近而误，因改。
〔二〕三：原作「二」，今据大观、政和本草卷十常山条改。
〔三〕热发：政和本草卷十常山条作墨字，认为别录文。但大观作白字，认为本经文。

蜀漆〔气味〕辛，平，有毒。〔别录曰〕微温。〔权曰〕苦，有小毒。〔元素曰〕辛，纯阳。〔炳曰〕桔梗为之使。〔之才曰〕栝楼为之使。恶贯众。

〔主治〕疟及咳逆寒热，腹中癥坚痞结〔一〕，积聚邪气，蛊毒鬼疰。本经 疗胸中邪结气，吐去之。别录 治瘴〔二〕、鬼疟多时不瘥〔三〕，温疟寒热，下肥气。甄权 破血，洗去腥，与苦酸同用，导胆邪。元素

【发明】〔敩曰〕蜀漆春夏用茎叶，秋冬用根。老人久病，切忌服之。〔颂曰〕常山、蜀漆为治疟之最要。不可多进，令人吐逆。〔震亨曰〕常山性暴悍，善驱逐，能伤眞气。病人稍近虚怯，不可用也。外台乃用三两作一服，殊昧雷公老人久病切忌之戒。〔时珍曰〕常山、蜀漆有劫痰截疟之功，须在发散表邪及提出阳分之后。用之得宜，神效立见；用失其法，眞气必伤。夫疟有六〔四〕经疟、五脏疟、痰湿食积瘴疫鬼邪诸疟，须分阴阳虚实，不可一概论也。常山、蜀漆生用则上行必吐，酒蒸炒熟用则气稍缓，少用亦不致吐也。得甘草则吐，得大黃则利，得乌梅、鲮鲤甲则入肝，得小麦、竹叶则入心，得秫米、麻黃则入肺，得龙骨、附子则入肾，得草果、槟榔则入脾。盖无痰不作疟，二物之功，亦在驱逐痰水而已。杨士瀛直指方云：常山治疟，人皆薄之。疟家多蓄痰涎黃水，或停潴心下，或结澼胁间，乃生寒热。法当吐痰逐水，常山岂容不用？水在上焦，则常山能吐之；水在胁下，则常山能破其澼而下其水。但须行血药品佐助之，必收十全之功。其有纯热发疟或蕴热内实之证，投以常山，大便点滴而下，似泄不泄者。须用北大黃为佐，泄利数行，然后获愈也。又待制李焘云：岭南瘴气寒热所感，邪气多在营卫皮肉之间。欲去皮肤毛孔中瘴气根本，非常山不可。但性吐人，惟以七宝散冷服之，即不吐，且验也。

【附方】旧三，新二十五〔五〕。

截疟诸汤 外台秘要：用常山三两，浆水三升，浸一宿，煎取一升，欲发前顿服，

〔一〕结：原脱，今据大观、政和本草卷十蜀漆条补。
〔二〕瘴：同上。
〔三〕不瘥：同上。
〔四〕六：原作「大」，今据素问刺疟篇改。
〔五〕五：原作「三」，今按下新附方数改。

取吐。　肘后方：用常山一〔一〕两，秫米一〔二〕百粒，水六升，煮三升，分三服。先夜、未发、临发时服尽。　养生主论：王隐者驱疟湯云：予用此四十年，奇效不能尽述，切勿加减，万无一〔二〕吐者。常山酒煮晒干、知母、贝母、草果各一錢半〔三〕，水一钟半，煎半熟，五更热服。渣以酒浸，发前服。**截疟诸酒** 肘后方：用常山一〔四〕两，酒一〔四〕升，渍二三日，分作三服：平旦一服，少顷再服，临发又服。或加甘草〔五〕，酒煮服之。　宋侠经心录：醇醨湯〔六〕：治间日疟。支太医云：乃桂广州方也，甚验。恒山一錢二分，大黃二錢半，炙甘草一錢二分。水一盏半，煎减半，曰〔七〕醇，发日五更温服；再以水一盏，煎减半，曰醨，未发时温服。　虞抟〔八〕医学正传：治久疟不止。常山一錢半，檳榔一錢，丁香五分，乌梅一个，酒一盏，浸一宿，五更饮之。一服便止，永不再发，如神。**截疟诸丸** 千金方：恒山丸：治数年不瘥者，两剂瘥；一月以来者，一剂瘥。恒山三两，研末，鸡子白和丸梧子大，瓦器煮熟，杀腥气，则取晒干收之。每服二十丸，竹叶湯下，五更一服，天明一服，发前一服，或吐或否即止。　肘后：丹砂丸：恒山捣末三两，眞丹一两研，白蜜和杵百下，丸梧子大。先发服〔九〕三丸，少顷再服三丸，临时服三丸，酒下，无不断者。　曾世荣活幼心书：黄丹丸：治大小久疟。恒山二两，黄丹半两，乌梅连核瓦焙一两，为末，糯米粉糊丸梧子大。每服三、五十丸，凉酒下，隔一夜一服，平旦一服。午后方食。　葛洪肘后方：用恒山三两，知母一两，甘草半两，捣末，蜜丸梧子大。先发时服十丸，次服七丸，后服五六丸，以瘥为度。　和剂局方：瞻仰丸：治一切疟。常山四两，炒存性，草果二两，炒存性，为末，薄糊丸梧子大。每卧时冷酒服五十丸，五更再服。忌鹅羊热物。　又胜金丸〔十〕：治一切疟，胸膈停痰，发不愈者。常山八两，酒浸蒸焙，檳榔二两，生研末，糊丸梧子大，如上

〔一〕一：肘后卷三第十六作「三」。
〔二〕无一：原误作「一无」。泰定养生主论卷十六云：「万万无一人曾吐者」。因据改。
〔三〕各一钱半：泰定养生主论卷十六作「等分，每服四钱，老人小儿只须三钱。」
〔四〕一：肘后卷三第十六作「三」。
〔五〕草：原脱，今据肘后卷三第十六补。
〔六〕醇醨湯：见外台卷五。濒湖改用三分之一剂量。
〔七〕曰：原脱，今从张本补，与下「曰醨」为对文。
〔八〕抟：原作「搏」，今据本书卷一引据医家书目改。
〔九〕服：原作「时」，今据肘后卷三第十六改。
〔十〕胜金丸：见局方卷八，濒湖改用半剂。

法服。　集简方：二圣丸：治诸疟，不拘远近大小。鸡骨恒山、鸡心槟榔各一两，生研，鲮鲤甲煨焦一两半，为末，糯粉糊丸绿豆大，黄丹为衣。每服三五十丸，如上法服。**厥阴肝疟**寒多热少，喘息如死状，或少腹满，小便如脓，不问久近，不吐不泄，如神。恒山一两，醋浸一夜，瓦器煮干。每用二錢，水一盏，煎半盏，五更冷服。　赵真人济急方。**太阴肺疟**痰聚胸中，病至令人心寒，寒甚乃热，热间善惊，如有所见。恒山三錢〔一〕，甘草半錢〔一〕，秫米三十五〔二〕粒，水二钟，煎一钟，发日早分三次服。　千金方。**少阴肾疟**凄凄然寒，手足寒，腰脊痛，大便难，目眴眴然。恒山二錢半，豉半两，乌梅一錢，竹叶一錢半，葱白三根，水一升半，煎一升，发前分三服。　千金方〔三〕。**牝疟独寒**不热者。蜀漆散：用蜀漆、云母煅三日夜、龙骨各二錢，为末。每服半錢，临发日旦一服，发前一服，酢浆水调下。温疟又加蜀漆一錢。　张仲景金匮要略。**牡疟独热**不冷者。蜀漆一錢半，甘草一錢，麻黄二錢，牡蛎粉二錢，水二钟，先煎麻黄、蜀漆，去沫，入药再煎至一钟，未发前温服，得吐则止。　王焘外台秘要〔四〕。**温疟热多**恒山一錢，小麦三錢，淡竹叶二錢，水煎，五更服，甚良。　药性论〔五〕。**三十年疟**肘后方〔六〕：治三十年老疟及积年久疟。常山、黄连各一两，酒三升，渍一宿，以瓦釜煮取一升半。发日早服五合，发时再服。热当吐，冷当利，无不瘥者。　张文仲备急方〔七〕：用恒山一两半，龙骨五錢，附子炮二錢半，大黄一两，为末，鸡子黄和丸梧子大。未发时五丸，将发时五丸，白湯下。支太医云：此方神验，无不断者。**瘴疟寒热**刘长春经验方：常山一寸，草果一枚，热酒一碗，浸一夜，五更望东服之，盖卧，酒醒即愈。　谈野翁

〔一〕钱：千金卷十作「两」。
〔二〕三十五：千金卷十作「二百二十」。
〔三〕千金方：本方见千金卷十，剂量经濒湖改订。
〔四〕外台秘要：本方见外台卷五，剂量经濒湖改订。
〔五〕药性论：本方见大观、政和本草卷十常山条引药性论，剂量乃濒湖增订。
〔六〕肘后方：本方见肘后卷三第十六，濒湖改用三分之一剂量。
〔七〕备急方：本方见外台卷五，濒湖改用半剂。

试验方：用常山、槟榔、甘草各二錢，黑豆一百粒，水煎服之。乃彭司寇所传。葛稚川肘后方〔一〕：用常山、黄连、香豉各一两，附子炮七錢，捣末，蜜丸梧子大。空腹饮服四丸，欲发时三丸。至午后乃食。**妊娠疟疾**酒蒸常山、石膏煅各一錢，乌梅炒五分，甘草四分，水一盏，酒一盏，浸一夜，平旦温服。姚僧坦集验方〔二〕。**百日儿疟**水鉴仙人歌曰：疟是邪风寒热攻，直须术治免成空。常山刻作人形状，钉在孩儿生气宫。如金生人，金生在巳，即钉巳上；木生人，钉亥上；火生人，钉寅上；水土生人，钉申上也。**小儿惊忤**暴惊卒死中恶。用蜀漆炒二錢，左顾牡蛎一錢二分，浆水煎服，当吐痰而愈。名千金湯。阮氏。**胸中痰饮**恒山、甘草各一两，水五升〔三〕，煮取一〔四〕升，去滓，入蜜二〔五〕合。温服七合，取吐。不吐更服。千金方。

【附录】杜茎山图经。〔颂曰〕叶味苦，性〔六〕寒。主温瘴寒热作止不定，烦渴头痛心躁。杵烂，新酒浸，绞汁服，吐出恶涎甚效。生宜州〔七〕。茎高四五尺，叶似苦荬菜。秋有花，紫色〔八〕。实如枸杞子，大而白。**土红山**〔颂曰〕叶甘、苦〔九〕，微寒，无毒。主骨节疼痛，劳热瘴疟。生福州及〔十〕南恩州山野中。大者高七八尺。叶似枇杷而小，无毛。秋生白花如粟粒，不实。福州生者作细藤，似芙蓉叶，其叶上青下白，根如葛头。土人取根米泔浸一〔十一〕宿，以清水再浸一

〔一〕肘后方：本方见肘后卷三第十六，濒湖改用三分之一剂量。
〔二〕姚僧坦集验方：本方见千金卷二及外台卷三十三，剂量经濒湖改订，又减黄芩一味。
〔三〕五升：千金卷十八作「一斗」。
〔四〕一：千金卷十八作「二」。
〔五〕二：千金卷十八作「五」。
〔六〕性：原脱，今据大观本草卷三十一及政和本草卷三十杜茎山条补。
〔七〕州：原作「用」，今据大观本草卷三十一及政和本草卷三十杜茎山条改。
〔八〕紫色：原缺，今据大观本草卷三十一及政和本草卷三十杜茎山条补。
〔九〕苦：原脱，今据大观本草卷三十一及政和本草卷三十土红山条补。
〔十〕福州及：同上。
〔十一〕一：大观本草卷三十一及政和本草卷三十土红山条俱作「二」。

宿，炒黄为末。每服一钱，水一盏，生姜一片，同煎服。亦治劳瘴甚效。〔时珍曰〕杜茎山即土恒山，土红山又杜茎山之类，故并附之。

藜芦本经下品

【释名】山葱别录 葱苒本经〔一〕 葱菼音毯。别录〔二〕 葱葵普 丰芦普 憨葱纲目 鹿葱〔时珍曰〕黑色曰黎，其芦有黑皮裹之，故名。根际似葱，俗名葱管藜芦是矣。北人谓之憨葱，南人谓之鹿葱。

【集解】〔别录曰〕藜芦生太山山谷。三月采根，阴干。〔普曰〕大叶，小根相连。〔弘景曰〕近道处处有之。根下极似葱而多毛。用之止剔取根，微炙之。〔保昇曰〕所在山谷皆有。叶似郁金、秦艽、蘘荷等，根若龙胆，茎下多毛。夏生冬凋，八月采根。〔颂曰〕今陕西、山南东西州郡皆有之，辽州、均州、解州者尤佳。三月生苗。叶青〔三〕，似初出棕心，又似车前。茎似葱白，青紫色，高五六寸。上有黑皮裹茎，似棕皮。有花肉红色。根似马肠根，长四五寸许，黄白色。二月、三月采根阴干。此有二种：一种水藜芦，茎叶大同，只是生在近水溪涧石上，根须百余茎，不中药用。今用者名葱白藜芦，根须甚少，只是三二十茎，生高山者为佳，均州土俗亦呼为鹿葱。范子计然云：出河东，黄白者善。

根

【修治】〔雷曰〕凡采得去头，用糯米泔汁煮之，从巳至未，晒干用。

【气味】辛，寒，有毒。〔别录曰〕苦，微寒。〔普曰〕神农、雷公：辛，有毒。岐伯：咸，有毒。李当之：大寒，大毒。扁鹊：苦，有毒。〔之才曰〕黄连为之使。反细辛、芍药、人参、沙参、紫参、丹参、苦参。恶大黄。〔时珍曰〕畏葱白。服之吐不止，饮葱汤即止。

【主治】蛊毒咳逆，泄痢肠澼，头疡疥瘙恶疮，杀诸虫毒，去死肌。本经 疗哕逆，喉痹不通，鼻中瘜肉，马刀烂疮。不入汤用。别录 主上气，去积年脓血泄痢。权 吐上

〔一〕本经：原作「同」，谓同上为别录。按大观、政和本草卷十藜芦条「一名葱苒」俱作白字，认为本经文。因据改。
〔二〕别录：原脱。按大观、政和本草卷十藜芦条「一名葱菼」俱作墨字，认为别录文。因据补。
〔三〕青：原脱，今据大观、政和本草卷十藜芦条补。

膈风涎，暗风痫病，小儿⿰鼻合齁痰疾。颂 末，治马疥癣。宗奭

【发明】〔颂曰〕藜芦服錢匕一字则恶吐人，又用通顶令人嚏，而别本云治哕〔一〕逆，其〔二〕效未详。〔时珍曰〕哕逆用吐药，亦反胃用吐法去痰积之义。吐药不一：常山吐疟痰，瓜丁吐热痰，乌附尖吐湿痰，莱菔子吐气痰，藜芦则吐风痰者也。按张子和儒门事亲云：一妇病风痫。自六七岁〔三〕得惊风后，每一二年一作；至五七年，五七作；三十岁至四十岁则日作，或甚至一日十余作。遂昏痴健忘，求死而已。值岁大饥，采百草食。于野中见草若葱状，采归蒸熟饱食。至五更，忽觉心中不安，吐涎如胶，连日不止，约一二斗，汗出如洗，甚昏困。三日后，遂轻健，病去食进，百脉皆和。以所食葱访人，乃憨葱苗也，即本草藜芦是矣。图经言能吐风病，此亦偶得吐法耳。我朝荆〔四〕和王妃刘氏，年七十，病中风，不省人事，牙关紧闭。群医束手。先考太医吏目月池翁诊视，药不能入，自午至子。不获已，打去一齿，浓煎藜芦湯灌之。少顷，噫气一声，遂吐痰而苏，调理而安。药弗瞑眩，厥疾弗瘳，诚然。

【附方】旧六，新十三。**诸风痰饮** 藜芦十分，郁金一分，为末。每以一字，温浆水一盏和服，探吐。经验方。**中风不省** 牙关紧急者。藜芦一两去芦〔五〕头，浓煎防风湯浴过，焙干碎〔六〕切，炒微褐色，为末。每服半錢，小儿减半，温水调灌，以吐风涎为效。未吐再服。简要济众。**中风不语** 喉中如曳锯声〔七〕，口中涎沫。取藜芦一分，天南星一个，去浮皮，于脐上剜一坑，纳入陈醋二橡斗，四面火逼黄色，研为末，生面丸小豆大。每服三丸，温〔八〕酒下。经验后〔九〕方。

〔一〕哕：大观、政和本草卷十藜芦条俱作「呕」。
〔二〕其：原作「甚」，今据大观、政和本草卷十藜芦条改。
〔三〕岁：原作「年」，今据儒门事亲卷二第十一改。
〔四〕荆：原缺，今从张本补。
〔五〕芦：原作「苗」，今据大观、政和本草卷十藜芦条附方改。
〔六〕碎：原脱，今据大观、政和本草卷十藜芦条附方补。
〔七〕声：同上。
〔八〕温：此下原衍「温」字，今据大观、政和本草卷十藜芦条附方删。
〔九〕后：原脱，今据大观、政和本草卷十藜芦条附方补。

诸风头痛和州藜芦一茎日干研末，入麝香少许，吹鼻。又方：通顶散：藜芦半两，黄连三分，𠻳鼻。圣惠。**久疟痰多**不食，欲吐不吐。藜芦末半钱，温齑水调下，探吐。保命集。**痰疟积疟**藜芦、皂荚炙各一两，巴豆二十五枚，熬黄，研末，蜜丸小豆大。每空心服一丸，未发时一丸，临发时又服一丸。勿用饮食。肘后。**黄疸肿疾**藜芦灰中炮，为末。水服半钱匕，小吐，不过数服效。百一方〔一〕。**胸中结聚**如駭駭不去者。巴豆半两，去皮心炒，捣如泥，藜芦炙研一两，蜜和捣丸麻子大，每吞一二丸。肘后。**身面黑痣**藜芦灰五两，水一大碗淋汁，铜器重汤煮成黑膏，以针微刺破点之，不过三次效。圣惠。**鼻中瘜肉**藜芦三分，雄黄一分，为末，蜜和点之。每日三上自消，勿点两畔。圣济方。**牙齿虫痛**藜芦末，内入孔中，勿吞汁，神效。千金翼。**白秃虫疮**藜芦末，猪脂调涂之。肘后方。**头生虮虱**藜芦末掺之。直指。**头风白屑**痒甚。藜芦末，沐头掺之，紧包二日夜，避风效。本事方。**反花恶疮**恶肉反出如米。藜芦末，猪脂和傅，日三五上。圣济录。**疥癣虫疮**藜芦末，生油和涂。斗门方〔二〕。**羊疽疮痒**藜芦二分，附子八分，为末傅之，虫自出也。陶隐居方。**误吞水蛭**藜芦炒，为末。水服一钱，必吐出。德生堂方。

【附录】山慈石〔别录有名未用曰〕苦，平，无毒。主女子带下。生山之阳。正月生叶如藜芦，茎有衣。一名爰茈。**参果根**〔又曰〕苦，有毒。主鼠瘘。生百余根，根有衣裹茎。三月三日采根。一名百连，一名乌蓼，一名鼠茎，一名鹿蒲。**马肠根**宋图经。〔颂曰〕苦、辛，寒，有毒。主蛊除风。叶：疗疮疥。生秦州。叶似桑。三月采叶，五月、六月采根。

木藜芦 拾遗

【释名】黄藜芦纲目 **鹿骊**

〔一〕百一方：原脱，今据大观、政和本草卷十藜芦条附方补。今本肘后卷四第三十一正有此方。
〔二〕斗门方：原脱，今据大观、政和本草卷十藜芦条附方补。

【集解】〔藏器曰〕陶弘景注漏卢云：一名鹿骊。南〔一〕人用苗，北人用根。按鹿骊乃木藜芦，非漏卢也〔二〕。乃树生，如茱萸树，高二三〔三〕尺，有毒。〔时珍曰〕鹿骊，俚人呼为黄藜芦，小树也。叶如樱桃叶，狭而长，多皱文。四月开细黄花。五月结小长子，如小豆大。

【气味】苦、辛，温，有毒。

【主治】疥癣，杀虫。藏器

附子本经下品

【释名】其母名乌头。〔时珍曰〕初种为乌头，象乌之头也。附乌头而生者为附子，如子附母也。乌头如芋魁，附子如芋子，盖一物也。别有草乌头、白附子，故俗呼此为黑附子、川乌头以别之。诸家不分乌头有川、草两种，皆混杂注解，今悉正之。

【集解】〔别录曰〕附子生犍为山谷及广汉。冬月采为附子，春月采为乌头。〔弘景曰〕乌头与附子同根。附子八月采，八角者良。乌头四月采。春时茎初生有脑头，如乌鸟之头，故谓之乌头。有两歧共〔四〕蒂，状如牛角者，名乌喙。取汁煎为射罔。天雄似附子，细而长，乃至三四寸。侧子即附子边角之大者。并是同根，而本经附子出犍为，天雄出少室，乌头出朗陵，分生三处，当各有所宜也，今则无别矣。〔恭曰〕天雄、附子、乌头，并以蜀道绵州、龙州者佳，俱以八月采造。余处虽有造得者，力弱，都不相似。江南来者，全不堪用。〔大明曰〕天雄大而长，少角刺而虚〔五〕；附子大而短，有角平稳而实。乌喙似天雄，乌头次于附子，侧子小于乌头，连聚生者名为虎掌，并是天雄一裔，子母之类，气力乃有殊等，即宿根与嫩者尔。〔敩曰〕乌头少有茎苗，身长而乌黑，少有旁尖。乌喙皮上苍色，有尖头，大〔六〕者孕八九个，周围底陷，

〔一〕南：此上原有「山」字，今据大观、政和本草卷七漏芦条引陈藏器文删。
〔二〕按鹿骊乃木藜芦非漏卢也：据大观、政和本草卷七漏芦条，此乃唐本注文。濒湖并入藏器说内。
〔三〕三：原脱，今据大观、政和本草卷七漏芦条引藏器说补。
〔四〕共：原作「其」，今据大观、政和本草卷十乌头条改。
〔五〕虚：原作「实」，今据大观、政和本草卷十天雄条改，与下为对文。
〔六〕尖头大：大观、政和本草卷十附子条俱作「大豆许」，连下「者」字为读。

黑如乌铁。天雄身全矮，无尖，周匝四面有附子，孕十一个，皮苍色。侧子只是附子旁，有小颗如枣核者。木鳖子是喙、附、乌、雄、侧中眦患〔一〕者，不入药用。〔保昇曰〕正者为乌头，两岐者为乌喙，细长三四寸者为天雄，根旁如芋散生者为附子，旁连生者为侧子，五物同出而异名。苗高二尺许，叶似石龙芮及艾。〔宗奭曰〕五者皆一物，但依大小长短以象而名之尔。〔颂曰〕五者今并出蜀土，都是一种所产，其种出于龙州。冬至前，先将陆田耕五七遍，以猪粪粪之，然后布种，逐月耘耔，至次年八月后方成。其苗高三四尺，茎作四棱，叶如艾，其花紫碧色作穗，其实细小如桑椹状，黑色。本只种附子一物，至成熟后乃有四物。以长二三寸者为天雄，割削附子旁尖角为侧子，附子之绝小者亦名侧子，元种者为乌头。其余大小者皆为附子，以八角者为上。绵州彰明县多种之，惟赤水一乡者最佳。然收采时月与本草不同。谨按本草冬采为附子，春采为乌头。博物志言：附子、乌头、天雄一物也，春秋冬夏采之各异。而广雅〔二〕云：奚毒，附子也。一岁为侧子，二年为乌喙，三年为附子，四年为乌头，五年为天雄。今一年种之，便有此五物。岂今人种莳之法，用力倍至，故尔繁盛乎？

〔时珍曰〕乌头有两种：出彰明者即附子之母，今人谓之川乌头是也。春末生子，故曰春采为乌头。冬则生子已成，故曰冬采为附子。其天雄、乌喙、侧子，皆是生子多者，因象命名；若生子少及独头者，即无此数物也。其产江左、山南等处者，乃本经所列乌头，今人谓之草乌头者是也。故曰其汁煎为射罔。陶弘景不知乌头有二，以附子之乌头，注射罔之乌头，遂致诸家疑贰，而雷敩之说尤不近理。宋人杨天惠著附子记甚悉，今撮其要，读之可不辩而明矣。其说云：绵州乃故广汉地，领县八，惟彰明出附子。彰明领乡二十，惟赤水、廉水、昌明、会昌四乡产附子，而赤水为多。每岁以上田熟耕作垄。取种于龙安、龙州、齐归、木门、青堆、小坪诸处。十一月播种，春月生苗。其茎类野艾而泽，其叶类地麻而厚。其花紫瓣黄蕤，长苞而圆。七月采者，谓之早水，拳缩而小，盖未长成也。九月采者乃佳。其品凡七，本同而末异。其初种之小〔三〕者为乌头，附乌头而旁生者为附子，又左右附而偶生者为鬲子，附而长者为天雄，附而尖者为天锥，附而上出者为侧子，附而散生者为漏篮〔四〕子，皆脉络连贯，如子附母，而附子以贵，故专附名也。凡种一而子六七以上，则皆小；种一而子二三，则稍大；种一而子特生，则特大。附子之形，以蹲坐正节角少者为上，有节多鼠乳者次之，形不正而伤缺风皱者为下。本草言附子八角者为良，其角为侧子之说，甚谬矣。附子之色，以花白者为上，铁色者次之，青绿者为下。天雄、乌头、天锥，皆以

〔一〕患：大观、政和本草卷十附子条俱作「槵」。
〔二〕雅：原作「志」，今据大观、政和本草卷十侧子条改。
〔三〕小：原作「化」，今据彰明附子记改。
〔四〕篮：原作「蓝」，据改同上。下同。

丰实盈握者为胜。漏篮、侧子，则园人以乞役夫，不足数也。谨按此记所载漏篮，即雷敩所谓木鳖子，大明所谓虎掌者也。其鬲子，即乌喙也。天锥即天雄之类，医方亦无此名，功用当相同尔。

【修治】〔保昇曰〕附子、乌头、天雄、侧子、乌喙，采得，以生熟汤浸半日，勿令灭气，出以白灰裛之，数易使干。又法：以米粥及糟曲等淹之。并不及前法。〔颂曰〕五物收时，一处造酿。其法：先于六月内，造大小面曲。未采前半月，用大麦煮成粥，以曲造醋，候熟去糟。其醋不用太酸，酸则以水解之。将附子去根须，于新甕内淹七日，日搅一遍，捞出以疏筛摊之，令生白衣。乃向慢风日中晒之百十日，以透干为度。若猛日，则皱而皮不附肉。〔时珍曰〕按附子记云：此物畏恶〔一〕最多，不能常熟。或种美而苗不茂，或苗秀而根不充，或以酿而腐，或以曝而挛，若有神物阴为之者。故园人常祷于神，目为药妖。其酿法：用醋醅安密室中，淹覆弥月，乃发出晾干。方出酿时，其大有如拳者，已定辄不盈握，故及一两者极难得。土人云：但得半两以上者皆良。蜀人饵者少，惟秦陕闽浙人宜之。然秦人才市其下者，闽浙才得其中者，其上品则皆贵人得之矣。〔弘景曰〕凡用附子、乌头、天雄，皆热灰微炮令拆，勿过焦。惟姜附汤生用之。俗方每用附子，须甘草、人参、生姜相配者，正制其毒故也。〔敩曰〕凡使乌头，宜文武火中炮令皴拆，擘破用。若用附子，须底平有九角如铁色，一个重一两者，即是气全。勿用杂木火，只以柳木灰火中炮令皴拆，以刀刮去上孕子，并去底尖〔二〕，擘破，于屋下平〔三〕地上掘一土坑安之，一宿取出，焙干用。若阴制者，生去皮尖底，薄切，以东流水并黑豆浸五日夜，漉出，日中晒干〔四〕用。〔震亨曰〕凡乌、附、天雄，须用童子小便浸透煮过，以杀其毒，并助下行之力，入盐少许尤好。或以小便浸二七日，拣去坏者，以竹刀每个切作四片，井水淘净，逐日换水，再浸七日，晒干用。〔时珍曰〕附子生用则发散，熟用则峻补。生用者，须如阴制之法，去皮脐入药。熟用者，以水浸过，炮令发拆，去皮脐，乘热〔五〕切片再炒，令内外俱黄，去火毒入药。又法：每一个，用甘草二錢，盐水、姜汁、童尿各半盏，同煮熟，出火毒一夜用之，则毒去也。

【气味】辛，温，有大毒。〔别录曰〕甘，大热。〔普曰〕神农：辛。岐伯、雷公：甘，有毒。李当之：

〔一〕畏恶：原脱，今据彰明附子记补。
〔二〕尖：原作「火」，今据政和本草卷十附子条改。
〔三〕平：原作「午」，政和本草卷十附子条同。今从张本改。
〔四〕干：原脱，今据政和本草卷十附子条补。
〔五〕热：原作「熟」，今从张本改。

苦，大温，有大〔一〕毒。〔元素曰〕大辛大热，气厚味薄，可升可降，阳中之阴，浮中沉，无所不至，为诸经引用之药。〔好古曰〕入手少阳〔二〕三焦命门之剂，其性走而不守，非若干姜止而不行。〔赵嗣眞曰〕熟附配麻黄，发中有补，仲景麻黄附子细辛湯、麻黄附子甘草湯是也。生附配干姜，补中有发，仲景干姜附子湯、通脉四逆湯是也。〔戴原礼曰〕附子无干姜不热，得甘草则性缓，得桂则补命门。〔李焘曰〕附子得生姜则能发散，以热攻热，又导虚热下行，以除冷病。〔之才曰〕地胆为之使。恶蜈蚣。畏防风、黑豆、甘草、人参、黄芪。〔时珍曰〕畏绿豆、乌韭、童溲、犀角。忌豉汁。得蜀椒、食盐，下达命门。

【主治】风寒咳逆邪气，温中〔三〕，寒湿踒躄，拘挛膝痛，不能行步，破癥坚积聚血瘕，金疮。本经　腰脊风寒，脚疼〔四〕冷弱，心腹冷痛，霍乱转筋，下痢赤白，强阴，坚肌骨，又堕胎，为百药长。别录　温暖脾胃，除脾湿肾寒，补下焦之阳虚。元素　除脏腑沉寒，三阳厥逆，湿淫腹痛，胃寒蛔动，治经闭，补虚散壅。李杲　督脉为病，脊强而厥。好古　治三阴伤寒，阴毒寒疝，中寒中风，痰厥气厥，柔痓癫痫，小儿慢惊，风湿麻痹，肿满脚气，头风，肾厥头痛，暴泻脱阳，久痢脾泄，寒疟瘴气，久病呕哕，反胃噎膈，痈疽不敛，久漏冷疮。合葱涕，塞耳治聋。时珍

乌头　即附子母。〔主治〕诸风，风痹血痹，半身不遂，除寒冷，温养脏腑，去心下坚痞，感寒腹痛。元素　除寒湿，行经，散风邪，破诸积冷毒。李杲　补命门不足，肝风虚。好古　助阳退阴，功同附子而稍缓。时珍

〔一〕大：御览九九〇附子条引吴氏本草无。

〔二〕阳：原作「阴」，今据湯液本草卷中黑附子条改。

〔三〕温中：原在后引别录文「下痢赤白」下。按大观、政和本草卷十附子条，「温中」俱作白字，认为本经文。因移于此。

〔四〕疼：原作「气冷」，今据大观、政和本草卷十及千金翼卷三附子条改。

【发明】〔宗奭曰〕补虚寒须用附子，风家即多用天雄，大略如此。其乌头　乌喙、附子，则量其材而用之。〔时珍曰〕按王氏究原方云：附子性重滞，温脾逐寒。川乌头性轻疏，温脾去风。若是寒疾即用附子，风疾即用川乌头。一云：凡人中风，不可先用风药及乌附。若先用气药，后用乌附乃宜也。又凡用乌附药，并宜冷服者，热因寒用也。盖阴寒在下，虚阳上浮。治之以寒，则阴气益甚而病增；治之以热，则拒格而不纳。热药冷饮，下嗌之后，冷体既消，热性便发，而病气随愈。不违其情而致大益，此反治之妙也。昔张仲景治寒疝内结，用蜜煎乌头。近效方治喉痹，用蜜炙附子，含之咽汁。朱丹溪治疝气，用乌头、巵子。并热因寒用也。李东垣治冯翰林侄阴盛格阳伤寒，面赤目赤，烦渴引饮，脉来七八至，但按之则散。用姜附汤加人参，投半斤服之，得汗而愈。此则神圣之妙也。〔吴绶曰〕附子乃阴证要药。凡伤寒传变三阴，及中寒夹阴，虽身大热而脉沉者，必用之。或厥冷腹痛，脉沉细，甚则唇青囊缩者，急须用之，有退阴回阳之力，起死回生之功。近世阴证伤寒，往往疑似，不敢用附子，直待阴极阳竭而用之，已迟矣。且夹阴伤寒，内外皆阴，阳气顿衰。必须急用人参，健脉以益其原，佐以附子，温经散寒。舍此不用，将何以救之？〔刘完素曰〕俗方治麻痹多用乌附，其气暴能冲开道路，故气愈麻；及药气尽而正气行，则麻病愈矣。〔张元素曰〕附子以白术为佐，乃除寒湿之圣药。湿药宜少加之引经。又益火之原，以消阴翳，则便溺有节，乌附是也。〔虞抟曰〕附子禀雄壮之质，有斩关夺将之气。能引补气药行十二经，以追复散失之元阳；引补血药入血分，以滋养不足之真阴，引发散药开腠理，以驱逐在表之风寒；引温暖药达下焦，以祛除在里之冷湿。〔震亨曰〕气虚热甚者，宜少用附子，以行参耆。肥人多湿，亦宜少加乌附行经。仲景八味丸用为少阴响导，其补自是地黄〔一〕，后世因以附子为补药，误矣。附子走而不守，取其健悍走下之性，以行地黄之滞，可致远尔。乌头、天雄皆气壮形伟，可为下部药之佐；无人表其害人之祸，相习用为治风之药及补药，杀人多矣。〔王履曰〕仲景八味丸，盖兼阴火不足者设。钱仲阳六味地黄丸，为阴虚者设。附子乃补阳之药，非为行滞也。〔好古曰〕乌附非身凉而四肢厥者不可僭用。服附子以补火，必妨涸水。〔时珍曰〕乌附毒药，非危病不用，而补药中少加引导，其功甚捷。有人才服钱匕，即发燥不堪，而昔人补剂用为常药，岂古今运气不同耶？荆府都昌王，体瘦而冷，无他病。日以附子煎汤饮，兼嚼硫黄，如此数岁。蕲州卫张百户，平生服鹿茸、附子药，至八十余，康健倍常。宋张杲医说载：赵知府耽酒色，每日煎干姜熟附汤吞硫黄金液丹百粒，乃能健啖，否则倦弱不支，寿至九十。他人服一粒即为害。若此数人，皆其脏腑禀赋之偏，服之有益无害，不可以常理概论也。又琐碎录言：滑台风土极寒，民啖附子如啖芋栗。此则地气使然尔。

〔一〕其补自是地黄：原脱，今据本草衍义补遗附子条补。

【附方】旧二十七〔一〕，新九十二〔二〕。**少阴伤寒**初得二三日，脉微细，但欲寐，小便色白者，麻黃附子甘草湯微发其汗。麻黃去节二两，甘草炙二两，附子炮去皮一枚，水七升，先煮麻黃去沫，纳二味，煮取三升，分作三服，取微汗。张仲景伤寒论。**少阴发热**少阴病始得，反发热脉沉者，麻黃附子细辛湯发其汗。麻黃去节二两，附子炮去皮一枚，细辛二两，水一斗，先煮麻黃去沫，乃纳二味，同煮三升，分三服。同上。**少阴下利**少阴病，下利清谷，里寒外热，手足厥逆，脉微欲绝，身反不恶寒，其人面赤色，或腹痛，或干呕，或咽痛，或利止脉不出者。通脉四逆湯：用大附子一个去皮生破八片，甘草炙二两，干姜三两，水三升，煮一升二合〔三〕，分溫再服，其脉即出者愈。面赤加葱九茎，腹痛加芍药二两，呕加生姜二两，咽痛加桔梗一两，利止脉不出，加人参二两。同上。**阴病恶寒**伤寒已发汗不解，反恶寒者，虚也，芍药甘草附子湯补之。芍药三两，甘草炙三两，附子炮去皮一枚，水五升，煮取一升五合，分服。同上。**伤寒发躁**伤寒下后，又发其汗，昼日烦躁不得眠，夜而安静，不呕不渴，无表证，脉沉微，身无大热者，干姜附子湯溫之。干姜一两，生附子一枚。去皮破作八片，水三升，煮取一升，顿服。伤寒论。**阴盛格阳**伤寒阴盛格阳，其人必躁热而不欲〔四〕饮水，脉沉手足厥逆者。是此证也。霹雳散：用大附子一枚，烧存性，为末，蜜水调服。逼散寒气，然后热气上行而汗出，乃愈。孙兆口诀。**热病吐下**〔五〕及下利，身冷脉微，发躁不止者。附子炮一枚，去皮脐，分作八片，入盐一錢，水一升，煎半升，溫服，立效。经验后〔六〕方。**阴毒伤寒**孙兆口诀云：房后受寒，少腹疼痛，头疼腰重，手足厥逆，脉息沉细，或作呃逆〔七〕，并宜退阴散：用川乌头、干姜等分，切炒，放冷为散。每服一錢，水一盏，盐一撮，煎

〔一〕七：原作「六」，今按下旧附方数改。

〔二〕九十二：原作「八十七」，今按下新附方数改。

〔三〕二合：原脱，据伤寒论少阴篇补。

〔四〕欲：原脱，今据大观、政和本草卷十附子条附方补。

〔五〕下：大观、政和本草卷十附子条附方此下俱有「水」字。

〔六〕后：原作「良」，今据大观、政和本草卷十附子条附方改。

〔七〕或作呃逆：大观、政和本草卷十乌头条附方俱作「兼治阴毒咳逆」，此似濒湖有意改写。

取半盏，温服，得汗解。本事方：玉女散：治阴毒心腹痛厥逆恶候。川乌头去皮脐，冷水浸七日，切晒，纸裹收之。遇有患者，取为末一钱，入盐八分，水一盏〔一〕，煎八〔二〕分服，压下阴毒，如猪血相似〔三〕，再进一服。济生回阳散：治阴毒伤寒，面青，四肢厥逆，腹痛身冷，一切冷气。大附子三枚，炮裂去皮脐为末。每服三钱，姜汁半盏，冷酒半盏，调服。良久，脐下如火暖为度。续传信方：治阴毒伤寒，烦躁迷闷，急者。用半两重附子一个，生破作四片，生姜一大块作三片，糯米一撮，以水一升，煎六合，温服。暖卧，或汗出，或不出。候心定，则以水解散之类解之，不得与冷水。如渴，更煎滓服。屡用多效。**中风痰厥**昏不知人，口眼㖞斜，并体虚之人患疟疾寒多者。三生饮：用生川乌头、生附子，并去皮脐各半两，生南星一两，生木香二钱五分。每服五钱，生姜十〔四〕片，水二盏，煎一盏，温服。和剂〔五〕局方。**中风气厥**痰壅，昏不知人，六脉沉伏。生附子去皮，生南星去皮，生木香半两。每服四钱，姜九片，水二盏，煎七分，温服之。济生方。**中风偏废**羌活汤：用生附子一个，去皮脐，羌活、乌药各一两。每服四钱，生姜三片，水一盏，煎七分服。王氏简易方。**半身不遂**遂令癖疰〔六〕。用生附子一两，以无灰酒一升，浸一七日，隔日饮一合。延年秘录。**风病瘫缓**手足亸曳，口眼㖞斜，语音蹇涩，步履不正，宜神验乌龙丹主之。川乌头去皮脐、五灵脂各五两，为末。入龙脑、麝香五分〔七〕，滴水为丸，如弹子大。每服一丸，先以生姜汁研化，暖酒调服，一日二服。至五七丸，便觉抬得手〔八〕，移得步，十丸可以梳头也。梅师方。**风寒湿痹**麻木不仁，或手足不遂。生川乌头末，每以香白米煮粥一碗，入末四钱，慢熬得

〔一〕盏：本事方卷九此下有「半」。
〔二〕八：本事方卷九作「七」。
〔三〕似：本事方卷九此下有「未已，良久」。
〔四〕十：局方卷一作「十五」。
〔五〕剂：原作「济」，据本书卷一引据医家书目改。
〔六〕遂令癖疰：按大观、政和本草卷十附子条附方俱作「冷癖疰」，外台卷十四作「冷痹疰」。
〔七〕五分：大观、政和本草卷十乌头条附方俱作「研令细匀」。
〔八〕抬得手：原作「手抬」，今据政和本草卷十乌头条附方改，与下「移得步」为对文。

所，下姜汁一匙，蜜三大匙，空腹啜之。或入薏苡末二錢。左传云，风淫末疾〔一〕，谓四末也。脾主四肢，风淫客肝，则侵脾而四肢病也。此湯极有力，予每授人良验。许学士本事方。**体虚有风**外受寒湿，身如在空中。生附子、生天南星各二錢，生姜十片，水一盏半，慢火煎服。予曾病此，医博士〔二〕张〔三〕发授此方，三〔四〕服愈。本事方。**口眼㖞斜**生乌头、青矾各等分，为末。每用一字，嗃入鼻内，取涕吐涎，立效无比，名通关散。箧中秘宝方。**口卒噤喑**卒忤停尸。并用附子末，吹入喉中瘥。千金翼〔五〕。**产后中风**身如角弓反张，口噤不语。川乌头五两，锉块，黑大豆半升，同炒半黑，以酒三升，倾锅内急搅，以绢滤取酒，微溫服一小盏，取汗。若口不开，拗开灌之。未效，加乌鸡粪一〔六〕合炒，纳酒中服，以瘥为度。圣惠方〔七〕。**诸风血风**乌荆丸：治诸风纵缓，言语蹇涩，遍身麻痛，皮肤瘙痒，及妇人血风，头痛目眩，肠风脏毒，下血不止者，服之尤效。有痛风挛搐，颐颔不收者，服六七服即瘥也。川乌头炮去皮脐一两，荆芥穗二两，为末，醋面糊丸梧子大。溫酒或熟水，每服二十丸。和剂方。**妇人血风**虚冷，月候不匀，或手脚心烦热，或头面浮肿顽麻。用川乌头一斤，清油四两，盐四两，铛内同熬，令裂如桑椹色为度，去皮脐，五灵脂四两，为末，捣匀，蒸饼丸如梧子大。空心溫酒、盐湯下二十丸。亦治丈夫风疾。梅师方。**诸风痫疾**生川乌头去皮二錢半，五灵脂半两，为末，猪心血丸梧子大。每姜湯化服一丸。**小儿慢惊**搐搦，涎壅厥逆。川乌头生去皮脐一两，全蝎十个去尾，分作三服，水一盏，姜七片，煎服。湯氏婴孩宝鉴。**小儿项软**乃肝肾虚，风邪袭入。用附子去皮脐、天南星各二錢，为末，姜汁调摊，贴天柱骨。内服泻青丸。全幼心鉴。**小儿囟陷**绵乌头、附子并生去皮脐二錢，雄黄八分，为末，葱根捣和作饼，贴陷

〔一〕疾：原作「病」，今据本事方卷三川乌粥法改，与左传昭公元年文合。
〔二〕博士：原作「传」，今据本事方卷一·二生散改。
〔三〕张：此下原有「子」，今据本事方卷一·二生散删。
〔四〕三：原作「二」，今据本事方卷一·二生散改。
〔五〕千金翼：按大观、政和本草卷十附子条附方，本方乃合「千金翼」一方及「百一方」一方而成。
〔六〕一：圣惠方卷七十八无。
〔七〕圣惠方：原作「小品」。按外台卷三十四产后中风方三首中引小品二首，惟未见本方。本方见圣惠方卷七十八，因据改。

处。全幼心鉴。**麻痹疼痛**仙桃丸：治手足麻痹，或瘫痪疼痛，腰膝痹痛，或打扑伤损闪肭，痛不可忍。生川乌不去皮、五灵脂各四两，威灵仙五两，洗焙为末，酒糊丸梧子大。每服七丸至十丸，盐汤下，忌茶。此药常服，其效如神。普济方。**风痹肢痛**营卫不行。川乌头二两〔一〕炮去皮，以大豆同炒，至豆汁〔二〕出为度，去豆焙干，全蝎半两〔三〕焙，为末，酽醋熬稠，丸绿豆大。每温酒下七丸，日一服。圣惠方。**腰脚冷痹**疼痛，有风。川乌头三个〔四〕生，去皮脐，为散，醋调涂帛上，贴之。须臾痛止。圣惠方。**大风诸痹**痰澼胀满。大附子半两者二枚，炮拆，酒渍之，春冬五日，夏秋三日。每服一合，以瘥为度。圣惠方。**脚气腿肿**久不瘥者。黑附子一个〔五〕生，去皮脐，为散，生姜汁调如膏，涂之。药干再涂，肿消为度。简要济众。**十指疼痛**麻木不仁。生附子去皮脐、木香各等分，生姜五片，水煎温服。王氏易简〔六〕方。**搜风顺气**乌附丸：用川乌头二十个，香附子半斤，姜汁淹一宿，炒焙为末，酒糊丸梧子大。每温酒下十丸。肌体肥壮有风疾者，宜常服之。澹寮方。**头风头痛**外台秘要：用腊月乌头〔七〕一升，炒令黄，末之，以绢袋盛，浸三斗酒中，逐日温服。孙兆口诀：用附子炮、石膏煅等分，为末，入脑、麝少许。每服半钱，茶酒任下。修真秘旨〔八〕：用附子一枚生，去皮脐，绿豆一合，同入铫子内煮，豆熟为度，去附子，食绿豆，立瘥。每个可煮五次，后为末服之。**风毒头痛**圣惠方：治风毒攻注头目，痛不可忍。大附子一枚，炮去皮为末。以生姜一两，大黑豆一合，炒熟，同酒

〔一〕二两：原脱，今据圣惠方卷十九补。

〔二〕豆汁：原作「汗」，今据圣惠方卷十九改。

〔三〕两：原作「钱」，据改同上。

〔四〕个：按大观、政和本草卷十乌头条附方俱作分，与圣惠方卷二十一合。古方一分即二钱半。

〔五〕个：大观、政和本草卷十附子条附方俱作「两」。

〔六〕易简：原作「简易」，今据本书卷一引据医家书目改。

〔七〕头：政和本草卷十乌头条附方同。千金卷十三及外台卷十五俱作「鸡屎」，本书卷四十八鸡条屎白附方头风痹木引千金亦作「鸡矢」。未闻有「腊月乌头」之说，当是政和有误而濒湖沿之。大观本草未附此方。

〔八〕旨：原作「皆」，今据大观、政和本草卷十附子条附方改，与本书卷一引据经史百家书目合。

盏，煎七分，调附末一钱，温服。　又方：治二三十年头风不愈者，用大川乌头生去皮四两，天南星炮一两，为末。每服二钱，细茶三钱，薄荷七叶，盐梅一个，水一盏，煎七分，临卧温服。　朱氏集验方：治头痛连睛者。生乌头一钱，白芷四钱，为末，茶服一字。仍以末嗃鼻。有人用之得效。**风寒头痛**十便良方：治风寒客于头中，清涕，项筋急硬，胸中寒痰，呕吐清水。用大附子或大川乌头二枚，去皮蒸过，川芎藭、生姜各一两，焙研，以茶汤调服一钱。或锉片，每用五钱，水煎服。隔三四日一服。或加防风一两。　三因方：必效散：治风寒流注，偏正头痛，年久不愈，最有神效。用大附子一个，生切四片，以姜汁一盏浸炙，再浸再炙，汁尽乃止，高良姜等分，为末。每服一钱，腊茶清调下，忌热物少时。**头风摩散**沐头中风，头面〔一〕多汗恶风，当先风一日则痛甚。用大附子一个炮、食盐等分，为末。以方寸匕摩囟〔二〕上，令药力行。或以油调稀亦可，一日三上。　张仲景方。**年久头痛**川乌头、天南星等分，为末。葱汁调涂太阳穴。　经验。**头风斧劈**难忍。川乌头末烧烟熏碗内，温茶泡服之。　集简方。**痰厥头痛**如破，厥气上冲，痰塞胸膈。炮附子三分，釜墨四钱，冷水调服方寸匕，当吐即愈。忌猪肉、冷水。**肾厥头痛**指南方：用大附子一个，炮熟去皮，生姜半两，水一升半煎，分三服。　经验良方：韭根丸：治元阳虚，头痛如破，眼睛如锥刺。大川乌头去皮微炮，全蝎以糯米炒过去米，等分为末，韭根汁丸绿豆大。每薄荷茶下十五丸，一日一服。**气虚头痛**气虚上壅，偏正头痛，不可忍者。大附子一枚，去皮脐研末，葱汁面糊丸绿豆大。每服十丸，茶清下。　僧继洪澹寮方：蝎附丸：元〔三〕气虚头痛，惟此方最合造化之妙。附子助阳扶虚，钟乳补阳镇坠，全蝎取其钻透，葱涎取其通气。汤使用椒以达下，盐以引用，使虚气下归。对证用之，无不作效。大附子一枚剜心，入全蝎去毒三枚在内，以余附末同钟乳粉二钱半，白面少许，水和作剂，包附煨熟，去皮研末，葱涎和丸梧子大。每椒盐汤下五十丸。**肾气上攻**头项不能转移。椒附丸：用大熟附子一枚，为末。每用二钱，以椒二十粒，用白面填满椒口，水一盏半，姜七片，煎七分，去椒入盐，空心点服。椒气下达，以引逆气归经也。　本事方。**鼻渊脑泄**生附子末，葱涎和如泥，罨涌泉穴。　普济。**耳鸣不止**无昼夜者。乌头烧作灰、菖蒲等分，为末，绵裹塞之，日再

〔一〕头面：原脱，据素问风论补。

〔二〕囟：金匮卷上第五作「疾」，千金卷十三及外台卷十五俱作「顶」。

〔三〕元：原作「云」，今从张本改。

用，取效。杨氏产乳。**耳卒聋闭**附子醋浸，削尖插之。或更于上灸二七壮。本草拾遗〔一〕。**聤耳脓血**生附子为末，葱涕和，灌耳中。肘后。**喉痹肿塞**附子去皮，炮令拆，以蜜涂上，炙之令蜜入，含之勿咽汁。已成者即脓出，未成者即消。出本草拾遗〔二〕。**久患口疮**生附子为末，醋、面调贴足心，男左女右，日再换之。经验后方〔三〕。**风虫牙痛**普济方：用附子一两烧灰、枯矾一分，为末，揩之。又方：川乌头、川附子生研，面糊丸小豆大。每绵包一丸咬之。删繁方：用炮附子末〔四〕纳孔中，乃止。**眼暴赤肿**碜痛不得开，泪出不止。削附子赤皮末，如蚕砂大，着眦中，以定为度。张文仲备急方。**一切冷气**去风痰，定遍身疼痛，益元气，强精〔五〕力，固精益髓，令人少病。川乌头一斤，用五升大瓷〔六〕钵子盛，以童子小便浸七〔七〕日，逐日添令溢出，拣去坏者不用。余以竹刀切作四片，新汲水淘七次，乃浸之，日日换水，日足〔八〕，取焙为末，酒煮面糊丸绿豆大。每服十丸，空心盐汤下，少粥饭压之〔九〕。经验方。**升降诸气**暖则宣流。熟附子一大个，分作二服，水二盏，煎一盏，入沉香汁温服。和剂局方。**中寒昏困**姜附汤：治体虚中寒，昏不知人，及脐腹冷痛，霍乱转筋，一切虚寒之病。生附子一两去皮脐，干姜炮一两，每服三錢，水二钟，煎一钟，温

〔一〕本草拾遗：本方见大观、政和本草卷十开宝今按引陈藏器本草。但「或更于上灸二七壮」一语，则采自同条崔氏方（引自外台卷二十二）。

〔二〕出本草拾遗：本方见大观、政和本草卷十开宝今按引陈藏器本草。但「已成者即脓出，未成者即消」一语，则采自外台卷二十三引近效疗喉痹方。

〔三〕后方：原脱，今据大观、政和本草卷十附子条附方补。

〔四〕末：外台卷二十二引删繁方此下有「以蜡和之为丸，准齿虫孔大小」。

〔五〕精：原脱，今据大观、政和本草卷十乌头条附方补。

〔六〕瓷：原作「瓮」，今据大观、政和本草卷十乌头条附方改。

〔七〕七：大观、政和本草卷十乌头条附方俱作「二七」。

〔八〕日足：大观、政和本草卷十乌头条附方俱作「七日，通前浸二十一日」。

〔九〕之：大观、政和本草卷十乌头条附方此下俱有「如冷气稍盛，加丸数服之。」

服。　和剂局方。**心腹冷痛**冷热气不和。山巵子、川乌头等分，生研为末，酒糊丸梧子大。每服十五丸，生姜湯下。小肠气痛，加炒茴香，葱酒下二十丸。　王氏博济方。**心痛疝气**湿热因寒郁而发。用巵子降湿热，乌头破寒郁。乌头为巵子所引，其性急速，不留胃中也。川乌头、山巵子各一錢，为末。顺流水入姜汁一匙，调下。　丹溪纂要。**寒厥心痛**及小肠膀胱痛不可止者。神砂一粒丹：用熟附子去皮、郁金、橘红各一两，为末，醋面糊丸如酸枣大，朱砂为衣。每服一丸，男子酒下，女人醋湯下。　宣明方。**寒疝腹痛**绕脐，手足厥冷，白汗出，脉弦而紧，用大乌头煎主之。大乌头五枚，去脐，水三升，煮取一升，去滓，纳蜜二升，煎令水气尽。强人服七合，弱人服五合。不瘥，明日更服。　张仲景金匮玉函方。**寒疝身痛**腹痛，手足逆冷不仁，或身痛不能眠，用乌头桂枝湯主之。乌头一味，以蜜二斤，煎减半，入桂枝湯五合解之，得一升。初服二合，不知再服〔一〕，又不知，加至五合。其知者如醉状，得吐为中病也。　金匮玉函。**寒疝引胁**肋心腹皆痛，诸药不效者。大乌头五枚，去角四破，以白蜜一斤，煎令透，取焙为末，别以熟蜜和丸梧子大。每服二十丸，冷盐湯下，永除。　崔氏方。**寒疝滑泄**腹痛肠鸣，自汗厥逆。熟附子去皮脐、玄胡索炒各一两，生木香半两。每服四錢，水二盏〔二〕，姜七片，煎七分，溫服。　济生方。**小肠诸疝**苏沈良方〔三〕：仓卒散：治寒疝腹痛，小肠气、膀胱气、脾肾诸痛，挛急难忍，汗出厥逆。大附子炒去皮脐一枚，山巵子炒焦四两〔四〕。每用三〔五〕錢，水一盏，酒半盏，煎七分，入盐一捻，溫服。　宣明方：治阴疝小腹肿痛，加蒺〔六〕藜子等分。　虚者：加桂枝等分，姜糊为丸，酒服五十丸。**虚寒腰痛**鹿茸去毛酥炙微黄、附子炮去皮脐各二两，盐花三分，为末，枣肉和丸梧子大。每服三十丸，空心溫酒下。　夷坚志云：时康祖大夫，病心胸一漏，数窍流汁，已二十年。又苦腰痛，行则伛偻，形神憔悴，医不能治。通判韩子溫为检圣惠方，得

〔一〕再服：金匮卷上第十作「即服三合」。
〔二〕二盏：济生方卷三延附湯作「一盏半」。
〔三〕苏沈良方：原脱。按仓卒散见苏沈良方卷八，因据补。
〔四〕四两：苏沈良方卷八作「四十九枚」。
〔五〕三：苏沈良方卷八作「二」。
〔六〕蒺：原作「痰」，今据宣明论方卷二阴疝证蒺藜湯改。

此方令服。旬余，腰痛减。久服遂瘥，心漏亦瘥。精力倍常，步履轻捷。此方本治腰，而效乃如此。**元脏伤冷** 斗门〔一〕方：用附子炮去皮脐，为末，以水二盏，入药二钱，盐、葱、姜、枣同煎取一盏，空心服。去积冷，暖下元，肥肠益气，酒食无碍。梅师方：二虎丸：补元脏，进饮食，壮筋骨。用乌头、附子各〔二〕四两，酽醋浸三宿，切作片子。掘一小坑，炭火烧赤，以醋三升，同药倾入坑内，用盆合之。一宿取出，去砂土，入青盐四两，同炒赤黄色，为末，醋打面糊丸如梧子大。空心冷酒下十五丸〔三〕。妇人亦宜。**胃冷有痰** 脾弱呕吐。生附子、半夏各二钱，姜十片，水二盏，煎七分，空心温服。一方：并炮熟，加木香五分。奇效良方。**久冷反胃** 经验方：用大附子一个，生姜一斤，锉细同煮，研如面糊。每米饮化服一钱。卫生家宝方：用姜汁打糊，和附子末为丸，大黄为衣。每温水服十丸。斗门方：用最〔四〕大附子一个，坐于砖上，四面着火渐逼，以生姜自然汁淬之。依前再逼再淬，约姜汁尽半碗乃止，研末。每服一钱，粟米饮下，不过三服瘥。或以猪腰子切片，炙熟蘸食。方便集：用大附子一个，切下头子，剜一窍，安丁香四十九个在内，仍合定，线扎，入砂铫内，以姜汁浸过，文火熬干，为末。每挑少许，置掌心舐吃，日十数次。忌毒物、生冷。**脾寒疟疾** 济生方云：五脏气虚，阴阳相胜，发为痎疟，寒多热少，或但寒不热，宜七枣汤主之。用附子一枚，炮七次，盐汤浸七次，去皮脐，分作二服。水一碗，生姜七片，枣七枚，煎七分，露一宿。发日空心温服，未久再进一服。王璆百一选方云：寒痰宜附子，风痰宜乌头。若用乌头，则寒多者火炮七次，热多者汤泡七次，去皮焙干，如上法。用乌头性热，泡多则热散也。又果附汤：用熟附子去皮、草果仁各二钱半，水一盏，姜七片，枣一枚，煎七分，发日早温服。肘后方：临发时，以醋和附子末〔五〕涂于背上。**寒热疟疾** 附子一枚重五钱者，面煨，人参、丹砂各一钱，为末，炼蜜丸梧子大。每服二十丸，未发前连进三服。中病则吐，或身体麻木。未中病，来日再服。庞安常伤寒论。**瘴疟寒热** 冷瘴，寒热往来，头痛身疼，呕痰，或汗多引饮，或自利烦躁，宜姜附汤主之。大附子一枚，四破。每以一片，水一盏，生姜十片，煎七分，温服。李待制云：此方

〔一〕斗门：原作「经验」，今据大观、政和本草卷十附子条附方改。
〔二〕各：原作「合」，今据大观、政和本草卷十乌头条附方改。
〔三〕丸：大观、政和本草卷十乌头条附方此下俱有「盐汤亦得」。
〔四〕最：原作「长」，今据大观、政和本草卷十附子条附方改。
〔五〕末：原无，今据肘后卷三第十六补。

极妙。章杰云：岭南以哑瘴为危急，不过一二日而死。医谓极热感寒也，用生附子一味治之多愈。得非以热攻热而发散寒邪乎？眞起死回生之药也。　岭南卫生方。**小便虚闭**两尺脉沉，微用利小水药不效者，乃虚寒也。附子一个，炮去皮脐，盐水浸良久，泽泻一两。每服四錢，水一盏半，灯心七茎，煎服即愈。　普济方。**肿疾喘满**大人小儿男女肿因积得，既取积而肿再作，小便不利。若再用利药性寒，而小便愈不通矣。医者到此多束手。盖中焦下焦气不升降，为寒痞隔，故水凝而不通。惟服沉附湯，则小便自通，喘满自愈。用生附子一个，去皮脐，切片，生姜十片，入沉香一錢，磨水同煎，食前冷饮。附子虽三五十枚亦无害。小儿每服三錢，水煎服。　朱氏集验方。**脾虚湿肿**大附子五枚，去皮四破，以赤小豆半升，藏附子于中，慢火煮熟，去豆焙研末，以薏苡仁粉打糊丸梧子大。每服十丸，萝卜湯下。　朱氏集验方。**阴水肿满**乌头一升，桑白皮五升，水五升，煮一升，去滓铜器盛之，重湯煎至可丸，丸小豆大。每服三五丸，取小便利为佳。忌油腻酒面鱼肉。　又方：大附子，童便浸三日夜，逐日换尿，以布擦去皮，捣如泥，酒糊和丸小豆大。每服三十丸，煎流气饮送下。　普济方。**大肠冷秘**附子一枚，炮去皮，取中心如枣大，为末二錢，蜜水空心服之。　圣济总录。**老人虚泄**不禁。熟附子一两，赤石脂一两，为末，醋糊丸梧子大。米饮下五十丸。　杨氏家藏方。**冷气洞泄**生川乌头一两，木香半两，为末，醋糊丸梧子大。每陈皮〔一〕湯下二〔二〕十丸。　本事方。**脏寒脾泄**及老人中气不足，久泄不止。肉豆蔻二两煨熟，大附子去皮脐一两五錢，为末，粥丸梧子大。每服八十丸，莲肉煎湯下。　十便良方：治脾胃虚冷，大肠滑泄，米谷不化，乏力。用大附子十两连皮，同大枣二升，于石器内，以水煮一日，常令水过两指。取出，每个切作三片，再同煮半日，削去皮，切焙为末，别以枣肉和丸梧子大。每空心米饮服三四十丸。**小儿吐泄**注下，小便少。白龙丸：用熟附子五錢，白石脂煆、龙骨煆各二錢半，为末，醋面糊丸黍米大。每米饮　量儿大小服。　全幼心鉴。**霍乱吐泄**不止。附子重七錢者，炮去皮脐，为末。每服四錢，水二盏，盐半錢，煎一盏，温服立止。　孙兆秘宝方〔三〕。**水泄久痢**川乌头二枚，一

〔一〕皮：本事方卷四木香圆此下有「醋」。
〔二〕二：本事方卷四木香圆作「三五」。
〔三〕孙兆秘宝方：大观、政和本草卷十附子条附方作「孙用和」。

生用，一以黑豆半合同煮熟，研丸绿豆大。每服五丸，黄连湯下。 普济方。**久痢赤白**独圣丸：用川乌头一个，灰火烧烟欲〔一〕尽，取出地上，盏盖良久，研末，酒化蜡丸如大麻子大。每服三丸，赤痢，黄连、甘草、黑豆煎湯，放冷吞下；白痢，甘草、黑豆煎湯，冷吞。如泻及肚痛，以水吞下。并空心服〔二〕之。忌热物。 经验后〔三〕方。**久痢休息**熟附子半两，研末，鸡子白二枚，捣和丸梧子大。倾入沸湯，煮数沸，漉出，作两服，米饮下。 圣济总录。**下痢咳逆**脉沉阴寒者，退阴散主之。陈自明云：一人病此不止，服此两服而愈。方见前阴毒伤寒下。**下血虚寒**日久肠冷者。熟附子去皮、枯白矾一两，为末。每服三錢，米饮下。 又方：熟附子一枚去皮，生姜三錢半，水煎服。或加黑豆一百粒。 并圣惠方。**阳虚吐血**生地黄一斤，捣汁，入酒少许，以熟附子一两半，去皮脐，切片，入汁内，石器煮成膏。取附片焙干，入山药三两，研末，以膏和捣，丸梧子大。每空心米饮下三十丸。昔葛察判妻苦此疾，百药皆试，得此而愈，屡发屡效。 余居士选奇方。**溲数白浊**熟附子为末，每服二錢，姜三片，水一盏，煎六分，温服。 普济方。**虚火背热**虚火上行，背内热如火炙者。附子末，津调，涂涌泉穴。 摘玄方。**经水不调**血脏冷痛，此方平易捷径。熟附子去皮、当归等分。每服三錢，水煎服。 普济方。**断产下胎**生附子为末，淳苦〔四〕酒和涂右足心，胎下去之。 小品方。**折腕损伤**卓氏膏：用大附子四枚，生切，以猪脂一斤，三年苦醋同漬〔五〕三宿，取脂煎三上三下，日摩傅之。 深师方。**痈疽肿毒**川乌头炒、黄檗炒各一两，为末，唾调涂之，留头，干则以米泔润之。 同上。**痈疽久漏**疮口冷，脓水不绝，内无恶肉。大附子以水浸透，切作大片，厚三分，安疮口上，以艾灸之。隔数日一灸，灸至五七次。仍服内托药，自然肌肉长满。研末作饼子，亦可。 薛己外科心法。**痈疽弩肉**如眼不敛，诸药不治，此法极妙。附子削如棋子大，以唾粘贴上，用艾火灸之。

〔一〕欲：原脱，今据大观、政和本草卷十乌头条附方补。
〔二〕服：原作「腹」，今据大观、政和本草卷十乌头条附方改。
〔三〕后：原作「良」，据改同上。
〔四〕苦：原脱，今据外台卷三十四补。
〔五〕同漬：外台卷二十九仅说附子一味以「苦酒漬三宿」，未说与猪脂「同漬」。

附子焦，复唾湿再灸，令热气彻内，即瘥。千金方。**痈疽肉突**乌头五枚，浓醋三升，渍三日洗之，日夜三四度。古今录验。**丁疮肿痛**醋和附子末涂之。干再上。千金翼。**久生疥癣**川乌头〔一〕生切，以水煎〔二〕洗甚验。圣惠。**手足冻裂**附子去皮为末，以水、面调涂之，良。谈野翁试验方。**足钉怪疾**两足心凸肿，上生黑豆疮，硬如钉，胫骨生碎孔，髓流出，身发寒颤，惟思饮酒，此是肝肾冷热相吞。用炮川乌头末傅之，内服韭子湯，效。夏氏奇疾方。

乌头附子尖

〔主治〕为末，茶服半钱，吐风痰癫痫。时珍

〔发明〕〔时珍曰〕乌附用尖，亦取其锐气直达病所尔，无他义也。保幼大全云：小儿慢脾惊风，四肢厥逆。用附子尖一个，硫黄枣大一个，蝎梢七个，为末，姜汁面糊丸黄米大。每服十丸，米饮下。亦治久泻尫羸。凡用乌附，不可执为性热。审其手足冷者，轻则用湯，甚则用丸，重则用膏，候手足暖，阳气回，即为佳也。按此方乃和剂局方碧霞丹变法也，非真慢脾风不可辄用，故初虞世有金虎碧霞之戒。

〔附方〕〔三〕旧一，新七。**风厥癫痫**凡中风痰厥，癫痫惊风，痰涎上壅，牙关紧急，上视搐搦，并宜碧霞丹主之。乌头尖、附子尖、蝎梢各七十个，石绿研九度，飞过，十两，为末，面糊丸芡子大。每用一丸，薄荷汁半盏化下，更服溫酒半合，须臾吐出痰涎为妙。小儿惊痫，加白僵蚕等分。和剂局方。**脐风撮口**生川乌尖三个，金赤〔四〕蜈蚣半条，酒浸炙干〔五〕，麝香少许，为末。以少许吹鼻得嚏，乃以薄荷湯灌一字。永类方。**木舌肿胀**川乌尖、巴豆研细，醋调涂刷。集简方。**牙痛难忍**附子尖、天雄尖、全蝎各七个，生研为末，点之。永类方。**奔豚疝气**作痛，或阴囊肿痛。去铃丸：用生川乌尖七个，巴豆七枚去皮油，为末，糕糊丸梧子大，朱砂、麝香为衣。每服二丸，空心冷酒或冷盐湯下。三两日一服，不可多。澹寮方。**割甲成疮**连年不愈。川乌头尖、黄檗等分，为末。洗了贴之，以愈为度。古今录验。**老幼口疮**乌头尖一个，天南星一个，研末，姜汁和涂足心，男左女右，不过二三次即愈。

〔一〕头：大观、政和本草卷十乌头条附方此下有「七枚」，与圣惠方卷六十五合。
〔二〕煎：大观、政和本草卷十乌头条附方作「三大盏，煎至一大盏，去滓，溫」，与圣惠方卷六十五合。
〔三〕附方：原作「主治」，今据本书前后各条例改。
〔四〕金赤：原作「金足」，今据永类钤方卷二十定命散改。「金赤」意谓「金头赤脚」，见同卷张氏方。
〔五〕干：原脱，今据永类钤方卷二十定命散补。

天雄本经下品

【释名】白幕本经　〔时珍曰〕天雄乃种附子而生出或变出，其形长而不生子，故曰天雄。其长而尖者，谓之天锥，象形也。

【集解】〔别录曰〕天雄生少室山谷。二月采根，阴干。〔弘景曰〕今采用八月中旬。天雄似附子细而长，乃至三四寸许。此与乌头、附子三种，本出建平，故谓之三建。今宜都佷山者最好，谓为西建。錢塘间者谓为东建，气力小弱，不相似，故曰西冰〔一〕犹胜东白也。其用灰杀之，时有冰〔一〕强者，不佳。〔恭曰〕天雄、附子、乌头，并以蜀道绵州、龙州出者佳。余处纵有，力弱不相似。陶以三物俱出建平故名之者，非也。乌头苗名堇，音靳。尔雅云，芨，堇草是也。今讹堇为建，遂以建平释〔二〕之矣。〔承曰〕天雄诸说悉备。但始种而不生附子、侧子，经年独长大者是也。蜀人种之，尤忌生此，以为不利，如养蚕而成白僵之意。〔时珍曰〕天雄有二种：一种是蜀人种附子而生出长者，或种附子而尽变成长者，即如种芋形状不一之类；一种是他处草乌头之类，自生成者，故别录注乌喙云，长三寸已上者为天雄是也。入药须用蜀产曾经酿制者。或云须重一两半有象眼者乃佳。余见附子下。

【修治】〔斅曰〕宜炮皴去皮尖底用，或阴制如附子法亦得。〔大明曰〕凡丸散炮去皮用，饮药即和皮生使甚佳。〔时珍曰〕熟用一法：每十两以酒浸七日。掘土坑，用炭半秤煅赤，去火，以醋二升沃之，候干，乘热入天雄在内，小盆合一夜，取出，去脐用之。

【气味】辛，温，有大毒。〔别录曰〕甘，大温。〔权曰〕大热。宜干姜制之。〔之才曰〕远志为之使。恶腐婢。忌豉汁。

【主治】大风，寒湿痹，历节痛，拘挛缓急，破积聚邪气，金疮，强筋骨，轻身健行。本经　疗头面风去来疼痛，心腹结积〔三〕，关节重，不能行步，除骨间痛，长阴

〔一〕冰：原作「水」，今据大观、政和本草卷十天雄条改。
〔二〕释：原作「译」，今据大观、政和本草卷十天雄条改。
〔三〕积：原作「聚」，今据大观、政和本草卷十及千金翼卷三天雄条改。

气，强志，令人武勇力作不倦。又堕胎[一]。别录 〔禹锡曰〕按淮南子云：天雄雄鸡志气益。注云：取天雄一[二]枚，纳雄鸡肠中，捣生[三]食之，令人勇。治风痰冷痹，软脚毒风，能止气喘促急，杀禽虫毒。甄权 治一切风，一切气，助阳道，暖水脏，补腰膝，益精明目，通九窍，利皮肤，调血脉，四肢不遂，下胸膈水，破痃癖癥[四]结，排脓止痛，续骨消瘀血，背脊伛偻，霍乱转筋，发汗，止阴汗。炮含[五]，治喉痹。大明

【发明】〔宗奭曰〕补虚寒须用附子。风家多用天雄，亦取其大者，以其尖角多，热性不肯就下，故取其敷散也。〔元素曰〕非天雄不能补上焦之阳虚。〔震亨曰〕天雄、乌头，气壮形伟，可为下部之佐。〔时珍曰〕乌附天雄，皆是补下焦命门阳虚之药，补下所以益上也。若是上焦阳虚，即属心脾之分，当用参芪，不当用天雄也。且乌附天雄之尖，皆是向下生者，其气下行。其脐乃向上生苗之处。寇宗奭言其不肯就下，张元素言其补上焦阳虚，皆是误认尖为上尔。惟朱震亨以为下部之佐者得之，而未发出此义。雷斅炮炙论序云，咳逆数数，酒服熟雄，谓以天雄炮研酒服一钱也。

【附方】新三。**三建汤** 治元阳素虚，寒邪外攻，手足厥冷，大小便滑数，小便白浑，六脉沉微，除固冷，扶元气，及伤寒阴毒。用乌头、附子、天雄并炮裂去皮脐，等分，㕮咀。每服四钱，水二盏，姜十五片，煎八分，温服。肘后方[六]。**男子失精** 天雄三两炮，白术八两，桂枝六两，龙骨三两，为散。每酒服半钱。张仲景金匮要略。**大风恶癞** 三月、四月采天雄、乌头苗及根，去土勿洗，捣汁，渍细粒黑豆，摩去皮不落者，一夜取出，晒干又浸，如此七次。初吞三枚，渐加至六七枚。禁房室猪鱼鸡蒜，犯之即死。

[一] 又堕胎：原脱，今据政和本草卷十及千金翼卷三天雄条补。
[二] 一：大观、政和本草卷十天雄条俱作「三」。
[三] 生：原脱，今据政和本草卷十天雄条补。
[四] 癥：原作「痈」，今据政和本草卷十天雄条改。
[五] 含：原作「食」，今据政和本草卷十天雄条改。
[六] 肘后方：陶隐居既称三建，肘后宜有是方。惟检今本尚未见到，仅忆局方卷五载此。千金卷十二第七芫花散一名三建散，虽有乌、附、天雄，而用药多至六十四味，自非此方之旧矣。

侧子 别录下品

【释名】荝子〔时珍曰〕生于附子之侧，故名。许慎说文作荝子。

【集解】〔弘景曰〕此附子边角之大者，削取之。昔时不用，比来医家以疗脚气多验。〔恭曰〕侧子、附子，皆是乌头下旁出者。以小者为侧子，大者为附子。今以附子角为侧子，理必不然。若当阳以下、江左、山南、嵩高、齐鲁间，附子时复有角如大豆许。夔州以上剑南所出者，附子之角，但如黍粟，岂可充用？比来都下皆用细附子有效，未尝取角也。〔保昇曰〕今附子边，果有角如大枣核及槟榔以来者，形状自是一颗，且不小。乃乌头旁出附子，附子旁出侧子，甚明。〔时珍曰〕侧子乃附子旁粘连小者尔，故吴普、陶弘景皆指为附子角之大者。其又小于侧子者，即漏篮子矣。故杨氏附子记言，侧子、漏篮，园人皆不重之，以乞役夫。

【修治】同附子。

【气味】辛，大热，有大毒。〔普曰〕神农、岐伯：有大毒。八月采。畏恶与附子同。

【主治】痈肿，风痹历节，腰脚疼冷，寒热鼠瘘。又堕胎。别录 **疗脚气，冷风湿痹，大风筋骨挛急。**甄权 **冷酒调服，治遍身风疹神妙。**雷斅

【发明】〔机曰〕乌头乃原生之脑，得母之气，守而不移，居乎中者也。侧子散生旁侧，体无定在，其气轻扬，宜其发散四肢，充达皮毛，为治风之药。天雄长而尖，其气亲上，宜其补上焦之阳虚。木鳖子则余气所结，其形摧残，宜其不入汤服，令人丧目也。〔时珍曰〕唐·元希声侍郎，治瘫痪风，有侧子汤，见外台秘要，药多不录。

漏篮子 纲目

【释名】木鳖子炮炙论 **虎掌**日华 〔时珍曰〕此乃附子之琐细未成者，小而漏篮，故名。南星之最小者名虎掌，此物类之，故亦同名。大明会典载：四川成都府，岁贡天雄二十对，附子五十对，乌头五十对，漏篮二十斤。不知何用？

【气味】苦、辛，有毒。〔敩曰〕服之令人丧目。

【主治】恶痢冷漏疮，恶疮疠风。时珍

【发明】〔时珍曰〕按杨士瀛直指方云：凡漏疮年久者，复其元阳，当用漏篮子辈，加减用之。如不当用而轻用之，又恐热气乘虚变移结核，而为害尤甚也。又按类编云：一人两足生疮，臭溃难近。夜宿五夫人祠下，梦神授方：用漏篮子一枚，生研为末，入腻粉少许，井水调涂〔一〕。依法治之，果愈。盖此物不堪服饵，止宜入疮科也。

【附方】新一。

一切恶痢杂下及休息痢。百岁丸：用漏篮子一个大者，阿胶、木香、黄连、罂粟壳各半两，俱炒焦存性，入乳香少许为末，糊丸梧子大。每一岁一丸，米饮下。罗天益卫生宝鉴。

乌头本经下品

〔校正〕并入拾遗独白草。

【释名】乌喙本经。即两头尖。草乌头纲目土附子日华奚毒本经耿子吴普毒公吴普又名帝〔二〕秋金鸦纲目苗名〔三〕茛音艮芨音及堇音近独白草拾遗鸳鸯菊纲目汁煎名射罔〔普曰〕乌头，形如乌之头也。有两歧相合如乌之喙者，名曰乌喙。喙即乌之口也。〔恭曰〕乌喙，即乌头异名也。此有三歧者，然两歧者少。若乌头两歧名乌喙，则天雄、附子之两歧者，复何以名之？〔时珍曰〕此即乌头之野生于他处者，俗谓〔四〕之草乌头，亦曰竹节乌头，出江北者曰淮乌头，日华子所谓土附子者是也。乌喙即偶生两歧者，今俗呼为两头尖，因形而名，其实乃一物也。附子、天雄之偶生两歧者，亦谓之乌喙，功亦同于天雄，非此乌头也。苏恭不知此义，故反疑之。草乌头取汁，晒为毒药，射禽兽，故有射罔之称。后魏书言辽东塞外秋收乌头为毒药射禽兽，陈藏器所引续汉五行志，言西国生独白草，煎为药，敷箭射人即死者，皆此乌头，非川乌头也。菊谱云鸳鸯菊，即乌喙苗也。

〔一〕涂：原作「唾」，今从张本改。

〔二〕帝：大观、政和本草卷十乌头条掌禹锡引吴氏作「千」，与御览九九〇乌头条引吴氏本草合。

〔三〕名：原作「茗」，按本书卷十七毛茛条：时珍曰：「茛乃草乌头之苗」。因据改。

〔四〕谓：原作「为」，今从张本改。

【集解】〔别录曰〕乌头、乌喙生朗陵山谷。正月、二月采，阴干。长三寸以上者为天雄。〔普曰〕正月始生，叶厚，茎方中空，叶四四相当，与蒿相似。〔弘景曰〕今采用四月，亦以八月采。捣笮茎汁，日煎为射罔。猎人以傅箭，射禽兽十步即倒，中人亦死，宜速解之。朗陵属汝南郡。〔大明曰〕土附子生去皮捣，滤汁澄清，旋添晒干取膏，名为射罔，以作毒箭。〔时珍曰〕处处有之，根苗花实并与川乌头相同；但此系野生，又无酿造之法，其根外黑内白，皱而枯燥为异尔，然毒则甚焉。段成式酉阳杂俎言：雀芋状如雀头，置干地反湿，湿地反干，飞鸟触之堕，走兽遇之僵。似亦草乌之类，而毒更甚也。又言：建宁郡乌勾山有牧靡草，鸟鹊误食乌喙中毒，必急食此草以解之。牧靡不知何药也？

【修治】〔时珍曰〕草乌头或生用，或炮用，或以乌大豆同煮熟，去其毒用。

乌头〔气味〕辛，温，有大毒。〔别录曰〕甘，大热，大毒。〔普曰〕神农、雷公、桐君、黄帝：甘，有毒。〔权曰〕苦、辛，大热，有大毒。〔大明曰〕味莶[一]、辛，热，有毒。〔之才曰〕莽草、远志为之使。反半夏、栝楼、贝母、白敛、白及。恶藜芦。〔时珍曰〕伏丹砂、砒石。忌豉汁。畏饴糖、黑豆、冷水，能解其毒。

〔主治〕中风恶风，洗洗出汗，除寒湿痹，咳逆上气，破积聚寒热。其汁煎之名射罔，杀禽兽。本经　消胸上痰冷，食不下，心腹冷疾[二]，脐间痛，肩胛痛[三]，不可俯仰，目中痛，不可久视。又堕胎。别录　主恶风憎寒，冷痰包心，肠腹疠痛，痃癖气块，齿痛，益阳事，强志。甄权　治头风喉痹，痈肿疔毒。时珍

乌喙，一名两头尖。〔气味〕辛，微温，有大毒。〔普曰〕神农、雷公、桐君、黄帝：有毒。〔权曰〕苦、辛，大热。畏恶同乌头。〔主治〕风湿，丈夫肾湿阴囊[四]痒，寒热历节，掣引

〔一〕莶：大观本草卷十乌头条作「醶」，政和本草同条作「瘟」。
〔二〕疾：原作「痰」，今据大观、政和本草卷十及千金翼卷三乌头条改。
〔三〕肩胛痛：原脱，今据大观、政和本草卷十及千金翼卷三乌头条补。
〔四〕囊：原作「寒」，今据大观、政和本草卷十乌头条附乌喙及千金翼卷三乌喙条改。

腰痛，不能行步，痈肿脓结。又堕胎。别录 男子肾气衰弱，阴汗，瘰疬[一]岁月不消。甄权 主大风顽痹。时珍

射罔 〔气味〕苦，有大毒。〔之才曰〕温。〔大明曰〕人中射罔毒，以甘草、蓝汁[二]、小豆叶、浮萍、冷水、荠苨，皆可一味御之。

〔主治〕尸疰癥坚，及头中风痹痛[三]。别录 瘘疮疮根，结核瘰疬毒肿及蛇咬。先取涂肉四畔，渐渐近疮，习习逐病至骨。疮有热[四]脓及黄水，涂之；若无脓水，有生血，及新伤破，即不可涂，立杀人。藏器

【发明】〔时珍曰〕草乌头、射罔，乃至毒之药。非若川乌头、附子，人所栽种，加以酿制，杀其毒性之比。自非风顽急疾，不可轻投。甄权药性论言其益阳事，治男子肾气衰弱者，未可遽然也。此类止能搜风胜湿，开顽痰，治顽疮，以毒攻毒而已，岂有川乌头、附子补右肾命门之功哉？吾蕲郝知府自负知医，因病风癣，服草乌头、木鳖子药过多，甫入腹而麻痹，遂至不救，可不慎乎？〔机曰〕乌喙形如乌嘴，其气锋锐。宜其通经络，利关节，寻蹊达径，而直抵病所。煎为射罔，能杀禽兽。非气之锋锐捷利，能如是乎？〔杨清叟曰〕凡风寒湿痹，骨内冷痛，及损伤入骨，年久发痛，或一切阴疽肿毒。并宜草乌头、南星等分，少加肉桂为末，姜汁热酒调涂。未破者能内消，久溃者能去黑烂。二药性味辛烈，能破恶块，逐寒热，遇冷即消，遇热即溃。

【附方】旧四，新四十八。**阴毒伤寒**生草乌头为末，以葱头蘸药纳谷道中，名提盆散。王海藏阴证略例。**二便不通**即上方，名霹雳箭。**中风瘫痪**手足颤掉，言语蹇涩。左经丸：用草乌头炮去皮四两，川乌头炮去皮二两，乳香、没药各一两，为末。生乌豆一升，以斑蝥三七个，去头翅，同煮，豆熟去蝥，取豆焙干为末。和匀，以醋面糊丸梧子

〔一〕瘰疬：大观、政和本草卷十乌头条俱作「寒热痈肿」。
〔二〕汁：大观、政和本草卷十乌头条俱作「青」。
〔三〕痛：原脱，今据大观、政和本草卷十乌头条附射罔及千金翼卷三射罔条补。
〔四〕热：大观、政和本草卷十乌头条作「熟」，义长。

大。每服三十丸，溫酒下。简易方。**瘫痪顽风**骨节疼痛，下元虛冷，诸风痔漏下血，一切风疮。草乌头、川乌头、两头尖各三錢，硫黃、麝香、丁香各一錢，木鳖子五个，为末。以熟蕲艾揉软，合成一处，用钞纸包裹，烧熏病处。名雷丸。孙天仁集效方。**诸风不遂**宋氏集验方：用生草乌头、晚蚕沙等分，为末。取生地龙捣和，入少醋，糊丸梧子大。每服四五丸，白湯下，甚妙。勿多服，恐麻人。名鄂渚小金丹。经验济世方：用草乌头四两去皮，大豆半升，盐一两，同以沙瓶煮三伏时，去豆，将乌头入木臼捣三百杵，作饼焙干为末，酒糊丸梧子大。每空心盐湯下十丸。名至宝丹。**一切顽风**神应丹：用生草乌头、生天麻各洗等分，擂烂绞汁倾盆中。砌一小坑，其下烧火，将盆放坑上。每日用竹片搅一次，夜则露之。晒至成膏，作成小铤子。每一铤分作三服，用葱、姜自然汁和好酒热服。乾坤秘韫。**一切风证**不问头风痛风，黃鸦吊脚风痹。生淮乌头一斤，生川乌头一枚，生附子一枚，并为末。葱一斤，姜一斤，擂如泥，和作饼子。以草铺盘內，加楮叶于上，安饼于叶上，又铺草叶盖之。待出汗黃一日夜，乃晒之，舂为末，以生姜取汁煮面糊和丸梧子大。初服三十丸，日二服。服后身痹汗出即愈。避风。乾坤秘韫。**破伤风病**寿域方：用草乌头为末，每以一二分溫酒服之，出汗。儒门事亲方：用草乌尖、白芷，并生研末。每服半錢，冷酒一盏，入葱白一根，同煎服。少顷以葱白热粥投之，汗出立愈。**年久麻痹**或历节走气，疼痛不仁，不拘男女。神授散：用草乌头半斤，去皮为末。以袋一个，盛豆腐半袋，入乌末在內，再将豆腐填满压干，入锅中煮一夜，其药即坚如石，取出晒干为末，每服五分。冷风湿气，以生姜湯下；麻木不仁，以葱白湯下之。活人心统。**风湿痹木**黑神丸：草乌头连皮生研、五灵脂等分，为末，六月六日滴水丸弹子大。四十岁以下分六服，病甚一丸作二服，薄荷湯化下，觉微麻为度。本事方。**风湿走痛**黑弩箭〔一〕丸：用两头尖、五灵脂各一两，乳香、没药、当归各〔二〕三錢，为末，醋糊丸梧子大。每服十丸至三〔三〕十丸，临卧溫酒下。忌油腻、湿面。孕妇勿服。瑞竹堂方。**腰脚冷痛**乌头三个，去皮脐，研末，醋调贴，须臾痛止。十便良方。**膝风作痛**草乌、细辛、防风等分，为

〔一〕箭：原作「前」，今据瑞竹堂方卷二湿气门改。
〔二〕各：原脱，今据瑞竹堂方卷二湿气门补。
〔三〕三：瑞竹堂方卷二湿气门作「五」。

末，掺靴袜中，及安护膝内，能除风湿健步。　扶寿方。**远行脚肿**草乌、细辛、防风等分，为末，掺鞋底内。如草鞋，以水微湿掺之。用之可行千里，甚妙。　经验。**脚气掣痛**或胯间有核。生草乌头、大黃、木鱉子作末，姜汁煎茶调贴之。　又法：草乌一味为末，以姜汁或酒糟同捣贴之。　永类方。**湿滞足肿**早轻晚重。用草乌头一两，以生姜一两同研，交感一宿。苍术一两，以葱白一两同研，交感一宿。各焙干为末，酒糊丸梧子大。每服五十丸，酒下。　艾元英如宜方。**除风去湿**治脾胃虚弱，久积冷气，饮食减少。用草乌头一斤，苍术二斤，以去白陈皮半斤，生甘草，四两，黑豆三升，水一石，同煮干，只拣乌、术晒焙为末，酒糊丸梧子大，焙干收之。每空心溫酒下二三十丸，觉麻即渐减之。名乌术丸。　集简方。**偏正头风**草乌头四两，川芎藭四两，苍术半斤，生姜四两，连须生葱一把，捣烂，同入瓷瓶封固埋土中。春五、夏三、秋五、冬七日，取出晒干。拣去葱、姜，为末，醋面糊和丸梧子大。每服九丸，临卧溫酒下，立效。　戴古渝经验方。**久患头风**草乌头尖生用一分，赤小豆三十五粒，麝香一字，为末。每服半錢，薄荷湯冷服。更随左右喑鼻。　指南方。**风痰头痛**体虚伤风，停聚痰饮，上厥头痛，或偏或正。草乌头炮去皮尖半两，川乌头生去皮尖一两，藿香半两〔一〕，乳香三皂子大，为末。每服二錢〔二〕，薄荷姜湯下，食后服。　陈言三因方〔三〕。**女人头痛**血风证。草乌头、栀子等分，为末。自然葱汁，随左右调涂太阳及额上，勿过眼。避风。　济生方。**脑泄臭秽**草乌去皮半两，苍术一两，川芎二两，并生研末，面糊丸绿豆大。每服十丸，茶下。忌一切热物。　圣济总录。**耳鸣耳痒**如流水及风声，不治成聋。用生乌头掘得，乘湿削如枣核大，塞之。日易二〔四〕次，不过〔五〕三日愈。　千金方。**喉痹口噤**不开欲死。草乌头、皂荚等分，为末，入麝香少许。擦牙并喑鼻内，牙关自开也。　济生方：用草乌尖、石胆等分，为末。每用一錢，醋煮皂荚

〔一〕半两：原脱，今据三因方卷十六藿香散补。
〔二〕二钱：三因方卷十六藿香散作「一字」。
〔三〕方：原作「湯」，今据本书卷一引据医家书目改。
〔四〕二：千金卷六下第八作「一」。
〔五〕过：原脱，今据千金卷六下第八补。

汁，调稀扫入肿上，流涎数次，其毒即破也。**虚壅口疮**满口连舌者。草乌一个，南星一个，生姜一大块，为末，睡时以醋调涂手心足心。或以草乌头、吴茱萸等分，为末，蜜调涂足心。本事方。**疳蚀口鼻**穿透者。草乌头烧灰，入麝香等分，为末贴之。**风虫牙痛**草乌炒黑一两，细辛一錢，为末揩之，吐出涎。一方：草乌、食盐同炒黑，掺之。海上方。**寒气心疝**三十年者。射罔、食茱萸等分，为末，蜜丸麻子大。每酒下二丸，日三服。刘国英所秘之方。范汪东阳方。**寒疟积疟**巴豆一枚去心皮，射罔〔一〕如巴豆大，大枣去皮一枚，捣成丸梧子大。清旦、先发时各服一丸，白湯下。肘后方。**脾寒厥疟**先寒后热，名寒疟；但寒不热，面色黑者，名厥疟；寒多热少，面黄腹痛，名脾疟，三者并宜服此。贾耘老用之二十年，累试有效。不蛀草乌头削去皮，沸湯泡二七度，以盏盖良久，切焙研，稀糊丸梧子大。每服三十丸，姜十片，枣三枚，葱三根，煎湯清早服，以枣压之。如人行十里许，再一服。绝勿饮湯，便不发也。苏东坡良方〔二〕。**腹中癥结**害妨饮食，羸瘦。射罔二两，椒三百粒，捣末，鸡子白和丸麻子大。每服一丸，渐至三丸，以愈为度。肘后方。**水泄寒痢**大草乌一两，以一半生研，一半烧灰，醋糊和丸绿豆大。每服七丸，井华水下。忌生冷鱼肉。十便良方。**泄痢注下**三神丸：治清浊不分，泄泻注下，或赤或白，腹脐刺〔三〕痛，里急后重。用草〔四〕乌头三个去皮尖，以一个火炮，一个醋煮〔五〕，一个烧灰，为末，醋糊丸绿豆大〔六〕。每服二十丸〔七〕，水泻流水〔八〕下，赤痢甘草湯下，白痢姜〔九〕湯下。

〔一〕罔：此下原有「去皮」，涉上下而衍。今据肘后卷三第十六删。
〔二〕苏东坡良方：此方见苏沈良方卷三，名七宝散。濒湖改散为丸。
〔三〕刺：局方卷六作「疞」。
〔四〕草：原作「台」，今据局方卷六改。
〔五〕醋煮：局方卷六作「生」。
〔六〕绿豆大：局方卷六作「萝卜子大」。
〔七〕二十丸：局方卷六作「大人五七圆，小儿三圆」。
〔八〕流水：局方卷六作「倒流水」。
〔九〕姜：局方卷六作「干姜」。

忌鱼腥生冷。和剂局方。**结阴下血**腹痛。草乌头，蛤粉炒，去皮脐切，一两；茴香炒三两。每用三钱，水一盏，入盐少许，煎八分，去滓，露一夜，五更冷服。圣济录。**老人遗尿**不知出者。草乌头一两，童便浸七日，去皮，同盐炒为末，酒糊丸绿豆大。每服二十丸，盐汤下。普济。**内痔不出**草乌为末，津调点肛门内，痔即反出，乃用枯痔药点之。外科集验方。**疔毒初起**草乌头七个，川乌头三个，杏仁九个，飞罗面一两，为末。无根水调搽，留口以纸盖之，干则以水润之。唐瑶经验方。**疔毒恶肿**生乌头切片，醋熬成膏，摊贴。次日根出。又方：两头尖一两，巴豆四个，捣贴。疔自拔出。普济方。**疔疮发背**草乌头去皮为末，用葱白连须和捣，丸豌豆大，以雄黄为衣。每服一丸，先将葱一根细嚼，以热酒送下。或有恶心呕三四口，用冷水一口止之。即卧，以被厚盖，汗出为度。亦治头风。乾坤秘韫。**恶毒诸疮**及发背、疔疮、便毒等证。二乌膏：用草乌头、川乌头，于瓦上以井华水磨汁涂之。如有口，即涂四边。干再上。亦可单用草乌磨醋涂之。永类方。**大风癣疮**遍身黑色，肌体麻木，痹痛不常。草乌头一斤，刮洗去皮极净，摊干。以清油四两，盐四两，同入铫内，炒令深黄色。倾出剩油，只留盐并药再炒，令黑烟出为度。取一枚擘破，心内如米一点白者始好，白多再炒。乘热杵罗为末，醋面糊丸梧子大。每服三十丸，空心温酒下。草乌性毒难制，五七日间，以黑豆煮粥食解其毒。继洪澹寮方。**遍身生疮**阴囊两脚尤甚者。草乌一两，盐一两，化水浸一夜，炒赤为末。猪腰子一具，去膜煨熟，竹刀切捣，醋糊丸绿豆大。每服三十丸，空心盐汤下。澹寮方。**一切诸疮**未破者。草乌头为末，入轻粉少许，腊猪油和搽。普济方。**瘰疬初作**未破，作寒热。草乌头半两，木鳖子二个，以米醋磨细，入捣烂葱头、蚯蚓粪少许，调匀傅上，以纸条贴，令通气孔，妙。医林正宗。**马汗入疮**肿痛，急疗之，迟则毒深。以生乌头末傅疮口，良久有黄水出，即愈。灵苑方。**蛇蝎螫人**射罔傅之，频易，血出愈。梅师方。**中沙虱毒**射罔傅之佳。千金。

白附子 别录下品

【释名】见后发明下。

【集解】〔别录曰〕白附子生蜀郡。三月采。〔弘景曰〕此物久绝，无复真者。〔恭曰〕本出高丽，今出凉州以西，蜀郡不复有。生砂碛下湿地，独茎似鼠尾草，细叶周匝，生于穗间，根形似天雄。〔珣曰〕徐表南州异物记云：生东海、新罗国及辽东。苗与附子相似。〔时珍曰〕根正如草乌头之小者，长寸许，干者皱文有节。

【气味】辛、甘，大温，有小毒。〔保昇曰〕甘、辛，温。〔大明曰〕无毒。〔珣曰〕小毒。入药炮用。〔杲曰〕纯阳。引药势上行。

【主治】心痛血痹，面上百病，行药势。别录 **中风失音，一切冷风气，面皯瘢疵。**大明 **诸风冷气，足弱无力，疥癣风疮，阴下湿痒，头面痕，入面脂用。**李珣 **补肝风虚。**好古 **风痰。**震亨

【发明】〔时珍曰〕白附子乃阳明经药，因与附子相似，故得此名，实非附子类也。按楚国先贤传云：孔休伤颊有瘢。王莽赐玉屑白附子香，与之消瘢。

【附方】新十二。

中风口喎　半身不遂。牵正散：用白附子、白僵蚕、全蝎并等分，生研为末。每服二錢，热酒调下。杨氏家藏方。

小儿暑风　暑毒入心，痰塞心孔，昏迷搐搦，此乃危急之证，非此丸生料瞑眩之剂不能伐之。三生丸：用白附子、天南星、半夏，并去皮，等分，生研，猪胆汁和丸黍米大。量儿大小，以薄荷湯下。令儿侧卧，呕出痰水即苏。全幼心鉴。

风痰眩运　头痛气郁，胸膈不利。白附子炮去皮脐半斤，石膏煅红半斤，朱砂二两二錢半，龙脑一錢，为末，粟米饭丸小豆大。每服三十丸，食后茶酒任下。御药院方。

偏正头风　白附子、白芷、猪牙皂角去皮，等分为末。每服二錢〔一〕，食后茶清调下〔二〕。右痛右侧卧，左痛左侧卧，两边皆痛〔三〕仰卧少顷。普济〔四〕方。

痰厥头痛　白附

〔一〕每服二钱：原脱，今据普济方卷四十五补。
〔二〕调下：原作「服」，今据普济方卷四十五改。
〔三〕右痛右侧卧左痛左侧卧两边皆痛：原脱，今据普济方卷四十五补。
〔四〕普济：此下原有「本事」。今检普济本事方未见此方。此方见普济方卷四十五。因据删。

子、天南星、半夏等分，生研为末，生姜自然汁浸，蒸饼丸绿豆大。每服四十丸，食后姜湯下。济生方。**赤白汗斑**白附子、硫黄等分，为末，姜汁调稀，茄蒂醮擦，日数次。简便方。**面上皯黯**白附子为末，卧时浆水洗面，以白蜜和涂纸上，貼之。久久自落。卫生易简方。**耳出脓水**白附子炮、羌活各〔一〕一两，为末。猪羊肾各一个，每个入末半錢〔二〕，湿纸包煨熟，五更食，温酒下〔三〕。圣济录。**喉痹肿痛**白附子末、枯矾等分，研末，涂舌上，有涎吐出。圣惠方。**偏坠疝气**白附子一个，为末，津调填脐上，以艾灸三壮或五壮，即愈。杨起简便方。**小儿吐逆**不定，虚风喘急。白附子、藿香等分，为末。每米饮下半錢。保幼大全方。**慢脾〔四〕惊风**白附子半两，天南星半两，黑附子一錢，并炮去皮，为末。每服二錢，生姜五片，水煎服。亦治大人风虚，止吐化痰。宣和间，眞州李博士用治吳內翰女孙甚效。康州陈侍郎病风虚极昏，吳內翰令服三四服，即愈。杨氏家藏。

虎掌本经下品 天南星宋开宝

【释名】虎膏纲目**鬼蒟蒻**日华。〔恭曰〕其根四畔有圆牙，看如虎掌，故有此名。〔颂曰〕天南星即本草虎掌也，小者名由跋。古方多用虎掌，不言天南星。南星近出唐人中风痰毒方中用之，乃后人采用，别立此名尔。〔时珍曰〕虎掌因叶形似之，非根也。南星因根圆白，形如老人星状，故名南星，即虎掌也。苏颂说甚明白。宋开宝不当重出南星条，今并入。

【集解】〔别录曰〕虎掌生汉中山谷及宛句。二月、八月采，阴干。〔弘景曰〕近道亦有。形似半夏，但大而四边有子如虎掌。今用多破作三四片。方药不甚用也。〔恭曰〕此是由跋宿根。其苗一茎，茎头一叶，枝丫挟〔五〕茎。根大者如拳，

〔一〕各：原脱，今据圣济总录卷一一四·二圣散补。

〔二〕钱：圣济总录卷一一四·二圣散此下有「不得着盐」。

〔三〕下：圣济总录卷一一四·二圣散此下有「续吃粥压」。

〔四〕脾：原作「痹」，今从张本改。

〔五〕挟：原作「扶」。按大观、政和本草卷十虎掌条俱作「肤」，义为腋下。在腋曰挟，今改作「挟」。

小者如鸡卵，都似扁柿。四畔有圆牙，看如虎掌。由跋是新根，大如半夏二三倍，四畔无子牙。陶说似半夏，乃由跋也。〔保昇曰〕茎头有八九叶，花生茎间。〔藏器曰〕天南星生安东山谷，叶如荷，独茎，用根。〔颂曰〕虎掌今河北州郡有之。初生根如豆大，渐长大似半夏而扁，年久者根圆及寸，大者如鸡卵。周匝生圆牙三四枚或五六枚。三四月生苗，高尺余。独茎上有叶如爪，五六出分布，尖而圆。一窠生七八茎，时出一茎作穗，直上如鼠尾。中生一叶如匙，裹茎作房，旁开一口，上下尖。中有花，微青褐色。结实如麻子大，熟即白色，自落布地，一子生一窠。九月苗残取根。今冀州人菜圃中种之，呼为天南星。又曰：天南星，处处平泽有之。二月生苗，似荷梗，其茎高一尺以来。叶如蒟蒻，两枝相抱。五月开花似蛇头，黄色。七月结子作穗似石榴子，红色。二月、八月采根，似芋而圆扁，与蒟蒻相类，人多误采，了不可辨。但蒟蒻茎斑花紫，南星根小，柔腻肌细，炮之易裂，为可辨尔。南星即本经虎掌也。大者四边皆有牙子，采时削去之。江州一种草，叶大如掌，面青背紫，四畔有牙如虎掌，生三四叶为一本，冬青，不结花实，治心疼寒热积气，亦与虎掌同名，故附见之。〔时珍曰〕大者为虎掌、南星，小者为由跋，乃一种也。今俗又言大者为鬼臼，小者为南星，殊为谬误。

【修治】〔颂曰〕九月采虎掌根，去皮脐，入器中湯浸五七日，日换三四遍，洗去涎，暴干用。或再火炮裂用。〔时珍曰〕凡天南星须用一两以上者佳。治风痰，有生用者，须以温湯洗净，仍以白矾湯，或入皂角汁，浸三日夜，日日换水，暴干用。若熟用者，须于黄土地掘一小坑，深五六寸，以炭火烧赤，以好酒沃之。安南星于内，瓦盆覆定，灰泥固济，一夜取出用。急用，即以湿纸包，于煻灰火中炮裂也。一法：治风热痰，以酒浸一宿，桑柴火蒸之，常洒酒入甑内，令气猛。一伏时取出，竹刀切开，味不麻舌为熟。未熟再蒸，至不麻乃止。脾虚多痰，则以生姜渣和黄泥包南星煨熟，去泥焙用。造南星曲法：以姜汁、矾湯，和南星末作小饼子，安篮内，楮叶包盖，待上黄衣，乃取晒收之。造胆星法：以南星生研末，腊月取黄牯牛胆汁和剂，纳入胆中，系悬风处干之。年久者弥佳。

【气味】苦，温，有大毒。〔别录曰〕微寒。〔普曰〕虎掌神农、雷公：苦，有〔一〕毒。岐伯、桐君：辛，有毒。〔大明曰〕辛烈，平。〔杲曰〕苦、辛，有毒。阴中之阳，可升可降，乃肺经之本药。〔震亨曰〕欲其下行，以黄檗引之。〔之才曰〕蜀漆为之使。恶莽草。〔大明曰〕畏附子、干姜、生姜。〔时珍曰〕得防风则不麻，得牛胆则不燥，得火炮则不毒。生能伏雄黄、丹砂、焰消。

〔一〕有：大观、政和本草卷十虎掌条俱作「无」，与御览九九〇虎掌条引吴氏本草合。

【主治】心痛，寒热结气，积聚伏梁，伤筋痿拘缓，利水道。本经 除阴下湿，风眩。别录 主疝瘕肠痛，伤寒时疾，强阴。甄权 天南星：主中风麻痹，除痰下气，利胸膈，攻坚积，消痈肿，散血堕胎。开宝 金疮折伤瘀血，捣傅之。藏器 蛇虫咬，疥癣恶疮。大明 去上焦痰及眩运。元素 主破伤风，口噤身强。李杲 补肝风虚，治痰功同半夏。好古 治惊痫，口眼㖞斜，喉痹，口舌疮糜，结核，解颅。时珍

【发明】〔时珍曰〕虎掌、天南星，乃手足太阴脾肺之药。味辛而麻，故能治风散血；气温而燥，故能胜湿除涎；性紧而毒，故能攻积拔肿而治口㖞舌糜。杨士瀛直指方云：诸风口噤，宜用南星，更以人参、石菖蒲佐之。

【附方】旧八〔一〕，新三十二〔二〕。**中风口噤**目瞑，无门下药者。开关散：用天南星为末，入白龙脑等分，五月五日午时合之。每用中指点末，揩齿三二十遍，揩大牙左右，其口自开。又名破棺散。经验方。**诸风口噤**天南星炮剉，大人三錢，小儿三字，生姜五片，苏叶一錢，水煎减半，入雄猪胆汁少许，温服。仁斋直指方。**小儿口噤**牙关不开。谭氏方〔三〕：天南星一枚，煨热，纸裹斜包，剪一小孔，透气于口〔四〕中，牙关自开也。一方：用生南星同姜汁擦之，自开。**小儿惊风**墜涎散：用天南星一两重一个，换酒浸七伏时，取出安新瓦上，周回炭火炙裂，合湿地出火毒，为末，入朱砂一分。每服半錢，荆芥湯调下。每日空心一服，午时一服。经验方。**吐泻慢惊**天王散：治小儿吐泻，或误服冷药，脾虚生风痰慢惊。天南星一个，重八九錢者，去脐。黄土坑深三寸，炭火五斤，煅赤，入好酒半盏。安南星在内，仍架炭三条在上，候发裂取剉，再炒熟为末，用五錢。天麻煨熟研末一錢，麝香一字，和匀。三岁小儿用半錢，以生姜、防风煎湯调下。亦治久嗽恶心。錢乙小儿方。**风痫痰迷**墜痰丸：用天南星九蒸九晒，为末，姜汁面糊丸梧子大。每服二十

〔一〕八：原作「十」，今按下旧附方数改。
〔二〕三十二：原作「二十九」，今按下新附方数改。
〔三〕谭氏方：原脱，今据大观、政和本草卷十一天南星条附方补。
〔四〕口：大观、政和本草卷十一天南星条附方俱作「鼻孔」。

丸，人参湯下。石菖蒲、麦门冬湯亦可。　卫生宝鉴。**小儿痫喑**痫后喑不能言。以天南星湿纸包煨，为末。雄猪胆汁调服二字。　全幼心鉴。**治痫利痰**天南星煨香一两，朱砂一錢，为末，猪心血丸梧子大。每防风湯化下一丸。　普济方。

口眼㖞斜天南星生研末，自然姜汁调之，左贴右，右贴左。　仁存方。**角弓反张**南星、半夏等分，为末。姜汁、竹沥灌下一錢。仍灸印堂。　摘玄方。**破伤中风**胡氏夺命散〔一〕，又名玉真散〔二〕：治打扑金刃伤，及破伤风伤湿，发病强直如痫状者。天南星、防风等分，为末。水调敷疮，出水为妙。仍以温酒调服一錢。已死心尚温者，热童便调灌二錢。斗殴内伤坠压者，酒和童便连灌三服，即苏。亦可煎服。　三因方。**破伤风疮**生南星末，水调涂疮四围，水出有效。　普济方。**妇人头风**攻目作痛。天南星一个，掘地坑烧赤，安药于中，以醋一盏沃之，盖定勿令透气，候冷研末。每服一字，以酒调下。重者半錢。　经验〔三〕方。**风痰头痛**不可忍。天南星一两，荆芥叶一两，为末，姜汁糊丸梧子大。每食后姜湯下二十丸。　又上清丸：用天南星、茴香等分，生研末，盐醋煮面糊丸。如上法服。　并出经效济世方。**风痰头运**目眩，吐逆烦懑，饮食不下。玉壶丸：用生南星、生半夏各一两，天麻半两，白面三两，为末，水丸梧子大。每服三十丸，以水先煎沸，入药煮五七沸，漉出放温，以姜湯呑之。　惠民和剂局方。**脑风流涕**邪风入脑，鼻内结硬，遂流髓涕。大白南星切片，沸湯泡二次，焙干。每用二錢，枣七个，甘草五分，同煎服。三四服，其硬物自出，脑气流转，髓涕自收。以大蒜、荜茇末作饼，隔纱贴囟前，熨斗熨之。或以香附、荜茇末频吹鼻中。　直指方。**小儿风痰**热毒壅滞，凉心压惊。抱龙丸：用牛胆南星一两，入金錢薄荷十片，丹砂一錢半，龙脑、麝香各一字，研末，炼蜜丸芡子大。每服一丸，竹叶湯化下。　全幼心鉴。**壮人风痰**及中风、中气初起。星香饮：用南星四錢，木香一錢，水二盏，生姜十四片，煎六分，温

〔一〕胡氏夺命散：圣济总录卷六载此方名夺命散，只言「先以童子小便洗疮口，后以此药末酒调贴之」。未言内服。同卷加白附子，名银花散。用法与本书略同。大观、政和本草卷十一天南星条附方初虞世说「以醋调作罯贴上」，亦未言内服。

〔二〕又名玉真散：本事方卷六载此方名玉真散，用法与本书略同。三因方卷七载此方名防风散，云「每服三钱，童子小便一大盏，煎至七分，热服」。未言外用。濒湖综合诸方，外贴内服，同时并用。

〔三〕经验：原作「千金」，今检千金未见此方。大观、政和本草卷十一天南星条附方俱作「经验方」，因据改。

服。　王硕易简方。**痰迷心窍**寿星丸：治心胆被惊，神不守舍，或痰迷心窍，恍惚健忘，妄言妄见。天南星一斤。先掘土坑一尺，以炭火三十斤烧赤，入酒五升，渗干。乃安南星在内，盆覆定，以灰塞之，勿令走气。次日取出为末。琥珀一两，朱砂二两，为末。生姜汁打面糊丸梧子大。每服三十丸至五十丸，煎人参、石菖蒲汤下。一日三服。　和剂局方。**风痰注痛**方见羊踯躅下。**痰湿臂痛**右边者。南星制、苍术等分，生姜三片，水煎服之。　摘玄方。**风痰咳嗽**大天南星一枚，炮裂研末。每服一钱，水一盏，姜三片，煎五分，温服。每日早、午、晚各一服。　十全博救〔一〕。**气痰咳嗽**玉粉丸：南星曲、半夏曲、陈橘皮各一两，为末，自然姜汁打糊丸如梧子大。每服四十丸，姜汤下。寒痰，去橘皮，加官桂。　东垣兰室秘藏〔二〕。**清气化痰**三仙丸：治中脘气滞，痰涎烦闷，头目不清。生南星去皮、半夏各五两，并汤泡七次，为末，自然姜汁和作饼，铺竹筛内，以楮叶包覆，待生黄成曲，晒干。每用二两，入香附末一两，糊丸梧子大。每服四十丸，食后姜汤下。　王璆百一选方。**温中散滞**消导饮食。天南星炮、高良姜炮各一两，砂仁二钱半，为末，姜汁糊丸梧子大。每姜汤下五十丸。　和剂方。**酒积酒毒**服此即解。天南星丸：用正端天南星一斤。土坑烧赤，沃酒一斗入坑，放南星，盆覆，泥固济，一夜取出，酒和水洗净，切片，焙干为末，入朱砂末一两，姜汁面糊丸梧子大。每服五十丸，姜汤下。蔡丞相、吕丞相尝用有验。　杨氏家藏方〔三〕。**吐泄不止**集效方〔四〕：四肢厥逆，虚风不省人事。服此则阳回，名回阳散。天南星为末，每服三钱，京枣三枚，水二钟，煎八分，温服。未省再服。　又方：醋调南星末，贴足心。　普济方。**肠风泻血**诸药不效。天南星石灰炒焦黄色，为末，酒糊丸梧子大。每酒下二十丸。　普济方。**吐血不止**天南星一两，剉如豆大，以炉灰汁浸一宿，洗焙研末。每服一钱，以自然铜磨酒调下。　胜金方。**初生贴囟**头热鼻塞者。天南星炮为末，水调贴囟上，炙手熨之。　危氏得效方。**小儿解颅**囟开不合，鼻塞不通。天南星炮去皮，为末，淡醋调绯帛

〔一〕十全博救：原作「千金博济」，千金未见此方。今据大观、政和本草卷十一天南星条附方改，与本书卷一引据医家书目合。

〔二〕兰室秘藏：今检兰室秘藏未见此方。仅忆素问病机气宜保命集卷下第二十一有此方，用南星、半夏、官桂各一两。已附本卷半夏条。

〔三〕方：原作「丸」，今据本书卷一引据医家书目改。

〔四〕集效方：原脱，今据大观、政和本草卷十一天南星条附方补。

上，贴囟门，炙手频熨之，立效。　錢乙小儿直诀。**解颐脱臼**不能收上。用南星末，姜汁调涂两颊，一夜即上。　医说。**小儿口疮**白屑如鹅口，不须服药。以生天南星去皮脐，研末，醋调涂足心，男左女右。　阎孝忠集效方。**走马疳蚀**透骨穿腮。生南星一个，当心剜空，入雄黄一块，面裹烧，候雄黄作汁，以盏子合定，出火毒，去面为末，入麝香少许，拂疮数日，甚效。　经验方。**风虫牙痛**南星末塞孔，以霜梅盦住，去涎。　摘玄方。**喉风喉痹**天南星一个，剜心，入白僵蚕七枚，纸包煨熟，研末。姜汁调服一錢，甚者灌之，吐涎愈。名如圣散。　博济方。**痰瘤结核**南星膏：治人皮肌头面上生瘤及结核，大者如拳，小者如栗，或软或硬，不疼不痒，宜用此药，不可輙用针灸。生天南星大者一枚，研烂，滴好醋五七点。如无生者，以干者为末，醋调。先用针刺令气透，乃贴之。觉痒则频贴，取效。　严子礼济生方。**身面疣子**醋调南星末涂之。　简易方。

由跋 别录〔一〕下品

【释名】

【集解】〔恭曰〕由跋是虎掌新根，大于半夏一二〔二〕倍，四畔未有子牙，其宿根即虎掌也。〔藏器曰〕由跋生林下，苗高一二〔三〕尺〔四〕，似蒟蒻，根如鸡卵。〔保昇曰〕春抽一茎，茎端有八九叶，根圆扁而肉白。〔时珍曰〕此即天南星之小者，其气未足，不堪服食，故医方罕用；惟重八九錢至一两余者，气足乃佳。正如附子之侧子，不如附子之义也。

【正误】〔弘景曰〕由跋本出始兴，今人〔五〕亦种之。状如乌翣而布地，花紫色，根似附子。苦酒摩涂肿，亦效。

〔一〕别录：原作本经。按大观、政和本草卷十由跋条俱作墨字，不认为本经文。濒湖既谓「此即天南星之小者」，自应并入虎掌天南星条内。不当另立一条而又注以「本经下品」，使人易误为本经下品中虎掌之外，又有由跋一种。本条既有弘景注文，因据改为「别录」。

〔二〕一二：大观、政和本草卷十虎掌条俱作「二三」。

〔三〕二：原脱，今据大观、政和本草卷十由跋条补。

〔四〕尺：政和本草卷十由跋条同。大观本草作「寸」，似误。

〔五〕人：大观、政和本草卷十由跋条俱作「都下」。

〔恭曰〕陶氏所说，乃鸢尾根，即鸢头也。又言虎掌似半夏，是以鸢尾为由跋，以由跋为半夏，非惟不识半夏，亦不识鸢尾与由跋也。今南人犹以由跋为半夏。〔时珍曰〕陈延之小品方，亦以东海鸢头为由跋，则其讹误久矣。

【气味】辛、苦，温，有毒。

【主治】毒肿结热。别录〔一〕

蒟蒻宋开宝

【释名】蒻头开宝鬼芋图经鬼头

【集解】〔志曰〕蒻头出吴、蜀。叶似由跋、半夏，根大如碗，生阴地，雨滴叶下生子。又有斑杖，苗相似，至秋有花直出，生赤子，根如蒻头，毒猛不堪食。虎杖亦名斑杖，与此不同。〔颂曰〕江南吴中出白蒟蒻，亦曰鬼芋，生平泽极多。人采以为天南星，了不可辨，市中所收往往是此。但南星肌细腻，而蒟蒻茎斑花紫，南星茎无斑，花黄，为异尔。〔时珍曰〕蒟蒻出蜀中，施州亦有之，呼为鬼头，闽中人亦种之。宜树阴下掘坑积粪，春时生苗，至五月移之。长一二尺，与南星苗相似，但多斑点，宿根亦自生苗。其滴露之说，盖不然。经二年者，根大如碗及芋魁，其外理白，味亦麻人。秋后采根，须净擦，或捣成〔二〕片段，以酽灰汁煮十余沸，以水淘洗，换水更煮五六遍，即成冻子，切片，以苦酒五味淹食，不以灰汁则不成也。切作细丝，沸汤汋过，五味调食，状如水母丝。马志言其苗似半夏，杨慎丹铅录言蒟酱即此者，皆误也。王祯农书云，救荒之法，山有粉葛、蒟蒻、橡栗之利，则此物亦有益于民者也。其斑杖，即天南星之类有斑者。

根 【气味】辛，寒，有毒。〔李廷飞曰〕性冷，甚不益人，冷气人少食之。生则戟人喉出血。

【主治】痈肿风毒，摩傅肿上。捣碎，以灰汁煮成饼，五味调食，主消渴。开宝

【发明】〔机曰〕按三元延寿书云：有人患瘵，百物不忌，见邻家修蒟蒻，求食之美，遂多食而瘵愈。又有病腮痈者数人，多食之，亦皆愈。

【附录】菩萨草宋图经。〔颂曰〕生江浙州郡。凌冬不雕，秋冬有花直出，赤子如蒻头。冬月采根用，味苦，无

〔一〕别录：原作「本经」，据改见本条标目下校记。
〔二〕成：原作「或」，形近而误，今详上下文义改。

毒。主中诸毒食毒，酒研服之。又诸虫伤，捣汁饮，并傅之。妇人妊娠咳嗽，捣筛蜜丸服效。

半夏本经下品

【释名】守田别录〔一〕 水玉本经 地文本经〔二〕 和姑吴普〔三〕〔时珍曰〕礼记月令：五月半夏生。盖当夏之半也，故名。守田会意，水玉因形。

【集解】〔别录曰〕半夏生槐里川谷。五月、八月采根，暴干。〔普曰〕生微丘或生野中，二月始生叶，三三相偶。白花圆上。〔弘景曰〕槐里属扶风。今第一出青州，吴中亦有，以肉白者为佳，不厌陈久。〔恭曰〕所在皆有。生平泽中者，名羊眼半夏，圆白为胜。然江南者大乃径寸，南人特重之。顷来互用，功状殊异。其苗似是由跋，误以为半夏也。〔颂曰〕在处有之，以齐州者为佳。二月生苗一茎，茎端三叶，浅绿色，颇似竹叶，而生〔四〕江南者似芍药叶。根下相重，上大下小，皮黄肉白。五月、八月采根，以灰裹〔五〕二日，汤洗暴干。蜀图经云：五月采则虚小，八月采乃实大。其平泽生者甚小，名羊眼半夏。由跋绝类半夏，而苗不同。〔敩曰〕白傍䕩子真似半夏，只是咬着微酸，不入药用。

【修治】〔弘景曰〕凡用，以汤洗十许过，令滑尽。不尔，有毒戟人咽喉。方中有半夏必须用生姜者，以制其毒故也。〔敩曰〕修事半夏四两，用白芥子末二两，酽醋六〔六〕两，搅浊，将半夏投中，洗三遍用之。若洗涎不尽，令人气逆，肝气怒满。〔时珍曰〕今〔七〕治半夏，惟洗去皮垢，以汤泡浸七日，逐日换汤，晾干切片，姜汁拌焙入药。或研为末，以姜汁入汤浸澄三日，沥去涎水，晒干用，谓之半夏粉。或研末以姜汁和作饼子，日干用，谓之半夏饼。或研末以姜汁、白矾汤和作饼，楮叶包置篮中，待生黄衣，日干用，谓之半夏曲。白飞霞医通云：痰分之病，半夏为主，造而为曲尤佳。治湿痰以姜

〔一〕别录：原作「本经」。大观、政和本草卷十半夏条「一名守田」俱作墨字，认为别录文，因据改。

〔二〕本经：原作「别录」。大观、政和本草卷十半夏条「一名地文」俱作白字，认为本经文，因据改。

〔三〕吴普：原作「本经」。按大观、政和本草卷十及千金翼卷三半夏条引本经、别录俱无「和姑」一名。惟御览九九二引吴氏本草曰：「一名和姑」。因据改。

〔四〕而生：大观、政和本草卷十半夏条俱作「而光」，属上。

〔五〕裹：大观、政和本草卷十半夏条俱作「裛」。

〔六〕六：原作「二」，今据大观、政和本草卷十半夏条改。

〔七〕今：原作「全」，今详文义改。

汁、白矾湯和之，治风痰以姜汁及皂荚煮汁和之，治火痰以姜汁、竹沥或荆沥和之，治寒痰以姜汁、矾湯入白芥子末和之，此皆造曲妙法也。

根〔气味〕辛，平，有毒。〔别录曰〕生微寒，熟温。生令人吐，熟令人下。湯洗尽滑用。〔元素曰〕味辛、苦，性温，气味俱薄，沉而降，阴中阳也。〔好古曰〕辛厚苦轻，阳中阴也。入足〔一〕阳明、太阴、少阳〔二〕三经。〔之才曰〕射干为之使。恶皂荚。畏雄黄、生姜、干姜、秦皮、龟甲。反乌头。〔权曰〕柴胡为之使。忌羊血、海藻、饴糖。〔元素曰〕热痰佐以黄芩，风痰佐以南星，寒痰佐以干姜，痰痞佐以陈皮、白术。多用则泻脾胃。诸血证及口渴者禁用，为其燥津液也。孕妇忌之，用生姜则无害。

〔主治〕伤寒寒热，心下坚，胸胀咳逆，头眩，咽喉肿痛，肠鸣，下气止汗。本经 **消心腹胸膈痰热满结，咳嗽上气，心下急痛坚痞，时气呕逆，消痈肿，疗痿黄，悦泽面目，堕胎。**别录 **消痰，下肺气，开胃建〔三〕脾，止呕吐，去胸中痰满。生者：摩痈肿，除瘤瘿气。**甄权 **治吐食反胃，霍乱转筋，肠腹冷，痰疟。**大明 **治寒痰，及形寒饮冷伤肺而咳，消胸中痞，膈上痰，除胸寒，和胃气，燥脾湿，治痰厥头痛，消肿散结。**元素 **治眉棱骨痛。**震亨 **补肝风虚，**好古 **除腹胀，目不得瞑，白浊梦遗带下。**时珍

〔发明〕〔权曰〕半夏使也。虚而有痰气，宜加用之。〔颂曰〕胃冷呕哕，方药之最要。〔成无己曰〕辛者散也，润也。半夏之辛，以散逆气结气，除烦呕，发音声，行水气，而润肾燥。〔好古曰〕经云，肾主五液，化为五湿。自入为唾，入肝为泣，入心为汗，入脾为痰，入肺为涕。有痰曰嗽，无痰曰咳。痰者，因咳而动脾之湿也。半夏能泄痰之标，不能泄痰之本。泄本者，泄肾也。咳无形，痰有形；无形则润，有形则燥，所以为流湿润燥也。俗以半夏为肺药，非也。止呕吐为足阳明，除痰为足太阴。柴胡为之使，故今柴胡湯中

〔一〕足：原作「手」，今据湯液本草卷中半夏条改。

〔二〕阳：原作「阴」，据改同上。

〔三〕建：政和本草卷十半夏条同。大观本草作「健」。

用之，虽为止呕，亦助柴胡、黄芩主往来寒热，是又为足少阳、阳明也。〔宗奭曰〕今人惟知半夏去痰，不言益脾，盖能分水故也。脾恶湿，湿则濡困，困则不能治水。经云：湿〔一〕胜则泻。一男子夜数如厕，或教以生姜一两，半夏、大枣各三十枚，水一升，瓷瓶中慢火烧为熟水，时呷之，便已也。〔赵继宗曰〕丹溪言二陈汤治一身之痰，世医执之，凡有痰者皆用。夫二陈内有半夏，其性燥烈，若风痰、寒痰、湿痰、食痰则相宜；至于劳痰、失血诸痰，用之反能燥血液而加病，不可不知。〔机曰〕俗以半夏性燥有毒，多以贝母代之。贝母乃太阴肺经之药，半夏乃太阴脾〔二〕经、阳明胃经之药，何可代也？夫咳嗽吐痰，虚劳吐血，或痰中见血，诸郁，咽痛喉痹，肺痈肺痿，痈疽，妇人乳难，此皆贝母为向导，半夏乃禁用之药。若涎者脾之液，美味膏粱炙煿，皆能生脾胃湿热，故涎化为痰，久则痰火上攻，令人昏愦口噤，偏废僵仆，蹇涩不语，生死旦夕，自非半夏、南星，曷可治乎？若以贝母代之，则翘首待毙矣。〔时珍曰〕脾无留湿不生痰，故脾为生痰之源，肺为贮痰之器。半夏能主痰饮及腹胀者，为其体滑而味辛性温也。涎滑能润，辛温能散亦能润，故行湿而通大便，利窍而泄小便。所谓辛走气，能化液，辛以润之是矣。洁古张氏云：半夏、南星治其痰，而咳嗽自愈。丹溪朱氏云：二陈汤能使大便润而小便长。聊摄成氏云：半夏辛而散，行水气而润肾燥。又和剂局方，用半硫丸治老人虚秘，皆取其滑润也。世俗皆以南星、半夏为性燥，误矣。湿去则土燥，痰涎不生，非二物之性燥也。古方治咽痛喉痹，吐血下血，多用二物，非禁剂也。二物亦能散血，故破伤打扑皆主之。惟阴虚劳损，则非湿热之邪，而用利窍行湿之药，是乃重竭其津液，医之罪也，岂药之咎哉？甲乙经用治夜不眠，是果性燥者乎？岐伯云：卫气行于阳，阳气满，不得入于阴，阴气虚，故目不得瞑。治法：饮以半夏汤一剂，阴阳既通，其卧立至。方用流水千里者八升，扬之万遍，取清五升，煮之，炊以苇薪，大沸，入秫米一升，半夏五合，煮一升半，饮汁一杯，日三，以知为度。病新发者，覆杯则卧，汗出则已。久者，三饮而已。

〔附方〕旧十四〔三〕，新五十四〔四〕。

法制半夏 清痰化饮，壮脾顺气。用大半夏，汤洗七次，焙干再洗，如此七

〔一〕湿：原作「水」，今据政和本草卷十及本草衍义卷十一半夏条改，与素问阴阳应象大论「湿胜则濡写」文合。

〔二〕脾：原作「肺」，今从张本改。与下「涎者脾之液……」及上好古曰：「俗以半夏为肺药，非也。止呕吐为足阳明，除痰为足太阴。」俱合。

〔三〕四：原作「五」，今按下旧附方数改。

〔四〕四：原作「三」，今按下新附方数改。

转，以浓米泔浸一日夜。每一两用白矾一两半，温水化，浸五日。焙干，以铅白霜一钱，温水化，又浸七日。以浆水慢火内煮沸，焙干收之。每嚼一二粒，姜汤送化下。御药院方。**红半夏法**消风热，清痰涎，降气利咽。大半夏，汤浸焙制如上法。每一两入龙脑五分，朱砂为衣染之。先铺灯草一重，约一指厚，排半夏于上，再以灯草盖一指厚。以炒豆焙之，候干取出。每嚼一两粒，温水送下。御药院方。**化痰镇心**祛风利膈。辰砂半夏丸：用半夏一斤，汤泡七次，为末筛过，以水浸三日，生绢滤去滓，澄清去水，晒干，一两，入辰砂一钱，姜汁打糊丸梧子大。每姜汤下七十丸。此周府方也。袖珍。**化痰利气**三仙丸，方见虎掌下。**消痰开胃**去胸膈壅滞。斗门方：用半夏洗净〔一〕，焙干为末，自然姜汁和作饼，湿纸裹煨香。以熟水二盏，同饼二钱〔二〕，入盐五分，煎一盏，服之。大压痰毒，及治〔三〕酒食伤，极验。经验后方〔四〕：用半夏、天南星各二两，为末，水五升，入坛内浸一宿，去清水，焙干重研。每服二钱，水二盏，姜三片，煎服。**中焦痰涎**利咽，清头目，进饮食。半夏泡七次四两，枯矾一两，为末，姜汁打糊，或煮枣肉，和丸梧子大。每姜汤下十五丸。寒痰加丁香五钱，热痰加寒水石煅四两。名玉液丸〔五〕。和剂局方。**老人风痰**大腑热不识人，及肺热痰实，咽喉〔六〕不利。半夏泡〔七〕七次焙，硝石各〔八〕半两，为末，入白面一两〔九〕捣匀，水和丸绿豆大。每姜汤下五〔十〕十丸〔十一〕。普济。

〔一〕净：原作「炮」，今据大观、政和本草卷十半夏条附方改。

〔二〕二钱：大观、政和本草卷十半夏条附方俱作「一块如弹丸大」。

〔三〕治：原脱，今据大观、政和本草卷十半夏条附方补。

〔四〕后方：同上。

〔五〕玉液丸：见局方卷四而用量不同，详见彼书。

〔六〕咽喉：原脱，今据普济方卷二十八消石半夏丸补。

〔七〕泡：原作「炮」，今从张本改，与普济方卷二十八消石半夏丸「汤浸」义合。

〔八〕各：原脱，今据普济方卷二十八消石半夏丸补。

〔九〕一两：同上。

〔十〕五：普济方卷二十八消石半夏丸作「二」。

〔十一〕丸：普济方卷二十八消石半夏丸此下有「常吃三丸」。

膈壅风痰半夏不计多少〔一〕，酸浆浸一宿，温湯洗五、七〔二〕遍，去恶气，日干为末，浆水搜作饼，日干再研为末。每五两入生龙脑一錢，以浆水浓脚和丸鸡头子大。纱袋盛，通〔三〕风处阴干。每服一丸，好茶或薄荷湯嚼下。御药院方。**搜风化痰**定志安神，利头目。辰砂化痰丸：用半夏曲三两，天南星炮一两，辰砂、枯矾各半两，为末，姜汁打糊丸梧子大。每服三十丸，食后姜湯送下。和剂局方。**痰厥中风**省风湯：用半夏湯泡八两，甘草炙二两，防风四两。每服半两，姜二十片，水二盏，煎服。奇效方。**风痰头运**呕逆目眩，面色青黄，脉弦者。水煮金花丸：用生半夏、生天南星、寒水石煅各一两〔四〕，天麻半两，雄黄二錢，小麦面三两，为末，水和成饼，水煮浮起，漉出，捣丸梧子大。每服五十丸，姜湯下，极效。亦治风痰咳嗽，二便不通，风痰头痛。洁古活法机要方。**风痰湿痰**青壶丸：半夏一斤，天南星半两，各湯泡，晒干为末，姜汁和作饼，焙干，入神曲半两，白术末四两，枳实末二两，姜汁面糊丸梧子大。每服五十丸，姜湯下。叶氏方。**风痰喘逆**兀兀欲吐，眩运欲倒。半夏一两，雄黄三錢，为末，姜汁浸，蒸饼丸梧子大。每服三十丸，姜湯下。已吐者加槟榔。活法机要。**风痰喘急**千緡湯：用半夏湯洗七个，甘草炙、皂荚炒各一寸〔五〕，姜二片〔六〕，水一盏，煎七分，温服〔七〕。苏沈良方〔八〕。**上焦热痰**咳嗽。制过半夏一两，片黄芩末二錢，姜汁打糊丸绿豆〔九〕大。每服七十丸，

〔一〕不计多少：原作「半斤」，今据大观、政和本草卷十半夏条附方改。

〔二〕七：原作「十」，洗五十遍太多。今据大观、政和本草卷十半夏条附方改，与通常制法一致。

〔三〕通：原作「避」，今据大观、政和本草卷十半夏条附方改。

〔四〕各一两：素问病机气宜保命集（又名活法机要）卷下第二十一，寒水石作「一两」，生半夏、生南星作「各二两」。

〔五〕各一寸：妇人良方卷六第十四千緡湯同。苏沈良方卷五半夏湯，甘草作「一寸」，皂角作「寸半」。

〔六〕姜二片：苏沈良方卷五半夏湯作「生姜两指大」，妇人良方卷六第十四千緡湯作「生姜如指大」。

〔七〕水一盏煎七分温服：苏沈良方卷五半夏湯及妇人良方卷六第十四千緡湯俱作「水一碗，煮去半，顿服」。

〔八〕苏沈良方：原作「和剂局方」。按局方无千緡湯。苏沈良方卷五治急下涎，半夏湯略云：「沈兴宗病痰喘。客曰：我曾如此，得药一服瘥，以千緡酬之，谓之千緡湯」。妇人良方卷六第十四引此文同。因据改。

〔九〕绿豆：袖珍方卷一痰气·黄芩半夏丸作「梧桐子」。

淡姜湯食后服。此周宪〔一〕王亲制方〔二〕也。袖珍方。**肺热痰嗽**制半夏、栝楼仁各一两，为末，姜汁打糊丸梧子大。每服二三十丸，白湯下。或以栝楼瓤煮熟丸。济生方。**热痰咳嗽**烦热面赤，口燥心痛，脉洪数者。小黄丸：用半夏、天南星各一两，黄芩一两半，为末，姜汁浸蒸饼丸梧子大。每服五七十丸，食后姜湯下。洁古活法机要。**小儿痰热**咳嗽惊悸。半夏、南星等分，为末，牛胆汁和，入胆內，悬风处待干，蒸饼丸绿豆大。每姜湯下三五丸。摘玄方。**湿痰咳嗽**面黄体重，嗜卧惊，兼食不消，脉缓者。白术丸：用半夏、南星各一两，白术一两半，为末，薄糊丸梧子大。每服五七十丸，姜湯下。活法机要。**气痰咳嗽**面白气促，洒淅恶寒，愁忧不乐，脉涩者。玉粉丸：用半夏、南星各一两，官桂半两，为末，糊丸梧子大。每服五十丸，姜湯下。活法机要。**小结胸痛**正在心下，按之则痛，脉浮滑者，小陷胸湯主之。半夏半升，黄连一两，栝楼实大者一个，水六升，先煮栝楼取〔三〕三升，去滓，內二味煮取二升，分三服。仲景伤寒论。**湿痰心痛**喘急者。半夏油〔四〕炒为末，粥糊丸绿豆〔五〕大。每服二〔六〕十丸，姜湯下。丹溪心法。**急伤寒病**半夏四錢，生姜七片，酒一盏，煎服。胡洽居士百病方。**结痰不出**语音不清，年久者亦宜。玉粉丸：半夏半两，桂心一字，草乌头半〔七〕字，为末，姜汁浸蒸饼丸芡子大。每服一丸，夜卧含咽。活法机要。**停痰冷饮**呕逆。橘皮半夏湯：用半夏水煮熟、陈橘皮各一〔八〕两。每服四〔九〕錢，生姜七〔十〕片，水二盏，煎一盏，温服。和剂局方。**停痰留饮**胸膈

〔一〕宪：据四部总录医药编补遗·袖珍方条应作「定」。
〔二〕周宪王亲制方：袖珍方卷一痰气·黄芩半夏丸作「周府亲制方」。
〔三〕取：原作「徒」，今据伤寒论太阳篇改。
〔四〕油：丹溪心法卷二痰十三作「香油」。
〔五〕绿豆：丹溪心法卷二痰十三作「梧子」。
〔六〕二：丹溪心法卷二痰十三作「三五」。
〔七〕半：素问病机气宜保命集（又名活法机要）卷下第二十一作「一」。
〔八〕一：局方卷四作「七」。
〔九〕四：局方卷四作「三」。
〔十〕七：局方卷四作「十」。

满闷，气短恶心，饮食不下，或吐痰水。茯苓半夏湯：用半夏泡五两，茯苓三两。每服四錢，姜七片，水一钟半，煎七分，去滓空心服〔一〕，甚捷径。和剂局方。**支饮作呕**呕家本渴。不渴者，心下有支饮也。或似喘不喘，似呕不呕，似哕不哕，心下愦愦，并宜小半夏湯。用半夏泡七次，一升，生姜半斤〔二〕，水七升，煮一升五合，分服。张仲景金匱要略。**哕逆欲死**半夏生姜湯主之，即上方也。**痘疮哕气**方同上。**呕哕眩悸**谷不得下。小〔三〕半夏加茯苓湯：半夏一升，生姜半斤，茯苓三两，切，以水七升，煎一升半，分溫服之。金匱要略。**目不得眠**见发明下。**心下悸忪**半夏麻黄丸：半夏、麻黄等分，为末，蜜丸小豆大。每服三十〔四〕丸，日三。金匱要略。**伤寒干啘**半夏熟洗，研末。生姜湯服一錢匕。深〔五〕师方。**呕逆厥逆**内有寒痰。半夏一升洗滑焙研，小麦面一升，水和作弹丸，水煮熟。初吞四五枚，日三〔六〕服。稍增至十五枚，旋煮旋吞。觉病减，再作。忌羊肉、餳糖。此乃许仁则方也。外台秘要。**呕吐反胃**大半夏湯：半夏三〔七〕升，人参三两，白蜜一升，水一斗二升和，扬之一百二十〔八〕遍。煮取三〔九〕升半，溫服一升，日再服。亦治膈间支饮。金匱要略。**胃寒哕逆**停痰留饮。藿香半夏湯〔十〕：用半夏湯泡炒黄二两，藿香叶一两，丁香〔十一〕皮半

〔一〕去滓空心服：原脱，今据局方卷四补。

〔二〕半斤：原作「半升」，今据金匱卷中第十二改，与下治呕哕眩悸小半夏加茯苓湯一致。外台卷二作「八两」，正合半斤，足为旁证。

〔三〕小：原脱，大观、政和本草卷十半夏条亦脱。今据金匱卷中第十二补。

〔四〕三十：大观、政和本草卷十半夏条俱作「三」，与金匱卷中第十六及肘后卷三第十八附方俱合。似濒湖嫌「三」太少，改为「三十」。

〔五〕深：原作「梅」，今据大观、政和本草卷十半夏条附方改，与外台卷二合。

〔六〕三：大观、政和本草卷十半夏条俱作「二」，与外台卷六合。

〔七〕三：大观、政和本草卷十半夏条亦俱作「三」，与千金卷十六及外台卷六俱合。惟今本金匱卷中第十七作「二」。

〔八〕一百二十：政和本草卷十半夏条同。但金匱卷中第十七及外台卷六俱作「二百四十」，大观作「一百四十」，千金卷十六作「二、三百」。

〔九〕三：大观、政和本草卷十半夏条同。但金匱卷中第十七及外台卷六俱作「二」，千金卷十六作「一」。

〔十〕湯：局方卷三作「散」。

〔十一〕香：原脱，今据局方卷三补。

两〔一〕。每服四〔二〕錢，水一盏，姜七片，煎服。 和剂局方。**小儿吐泻**脾胃虚寒。齐州半夏泡七次、陈粟米各一錢半，姜十片，水盏半，煎八分，溫服。 錢乙小儿。**小儿痰吐**或风壅所致，或咳嗽发热，饮食即呕。半夏泡七次半两，丁香一錢，以半夏末水和包丁香，用面重包，煨熟，去面为末，生姜自然汁和丸麻子大。每服二三十丸，陈皮湯下。 活幼口议。**妊娠呕吐**半夏二两，人参、干姜各一两，为末，姜汁面糊丸梧子大。每饮服十丸，日三服。 仲景金匱要略。**霍乱腹胀**半夏、桂等分，为末。水服方寸匕。 肘后方。**小儿腹胀**半夏末少许，酒和丸粟米大。每服二丸，姜湯下。不瘥，加之。或以火炮研末，姜汁调贴脐，亦佳。 子母秘录。**黄疸喘满**小便自利，不可除热。半夏、生姜各半斤，水七升，煮一升五合，分再服。有人气结而死，心下暖，以此少许入口，遂活。 张仲景方。**伏暑引饮**脾胃不利。消暑丸：用半夏醋煮一〔三〕斤，茯苓半斤，生甘草半斤，为末，姜汁面糊丸梧子大。每服五十丸，热湯下。 和剂局方。**老人虚秘**冷秘，及痃癖冷气。半硫丸：半夏泡炒、生硫黄等分，为末，自然姜汁煮糊丸如梧子大。每空心溫酒下五十丸〔四〕。 和剂局方。**失血喘急**吐血下血，崩中带下，喘急痰呕，中满宿瘀。用半夏捶扁，以姜汁和面包煨黄，研末，米糊丸梧子大。每服三十丸，白湯下。 直指方。**白浊梦遗**半夏一两，洗十次，切破，以木猪苓二两，同炒黄，出火毒，去猪苓，入煅过牡蛎一两，以山药糊丸梧子大。每服三十丸，茯苓湯送下。肾气闭而一身精气无所管摄，妄行而遗者，宜用此方。盖半夏有利性，猪苓导水，使肾气通也。与下元虚惫者不同。 许〔五〕学士本事方。**八般头风**三次见效。半夏末，入百草霜少许，作纸捻烧烟，就鼻内嗃之。口中含水，有涎，吐去再含。 卫生宝鉴。**少阴咽痛**生疮，不能言语，声不出者，苦酒

〔一〕两：局方卷三此下有「右为散」三字。
〔二〕四：局方卷三作「二」。
〔三〕一：局方卷二作「半」。
〔四〕五十丸：局方卷六作「十五圆至二十圆」。
〔五〕许：原作「诸」，今据本书卷一引据医家书目改。

湯主之。半夏七〔一〕枚打碎，鸡子一枚，头开一窍，去黄，纳苦酒令小满，入半夏在内，以镮子坐于炭火上，煎三沸，去滓，置杯中，时时咽之，极验。未瘥更作。仲景伤寒论。**喉痹肿塞**生半夏末嗃鼻内，涎出效。集简方。**骨哽在咽**半夏、白芷等分，为末。水服方寸匕，当呕出。忌羊肉。外台秘要。**重舌木舌**胀大塞口。半夏煎醋，含漱之。又方：半夏二十枚，水煮过，再泡片时，乘热以酒一升浸之，密封良久，热漱冷吐之。**小儿囟陷**乃冷也。水调半夏末，涂足心。**面上黑气**半夏焙研，米醋调敷。不可见风，不计遍数，从早至晚，如此三日，皂角湯洗下，面莹如玉也。摘玄方。**癞风眉落**生半夏、羊屎烧焦等分，为末，自然姜汁日调涂。圣济录。**盘肠生产**产时子肠先出，产后不收者，名盘肠产。以半夏末频嗃鼻中，则上也。妇人良方。**产后运绝**半夏末，冷水和丸大豆大，纳鼻中即愈。此扁鹊法也。肘后方〔二〕。**小儿惊风**生半夏一錢，皂角半錢，为末。吹少许入鼻，名嚏惊散，即苏。直指方。**卒死不寤**半夏末吹鼻中，即活。南岳夫人紫灵魏元君方〔三〕也。**五绝急病**一曰自缢，二曰墙压，三曰溺水，四曰魘魅，五曰产乳。并以半夏末，纳大豆一丸入鼻中。心温者，一日可活也。子母秘录。**痈疽发背**及乳疮。半夏末，鸡子白调，涂之。肘后方。**吹奶肿痛**半夏一个，煨研酒服，立愈。一方：以末，随左右嗃鼻效。刘长春经验方。**打扑瘀痕**水调半夏末涂之，一宿即没也。永类钤方。**远行足趼**方同上。集简方。**金刃不出**入骨脉中者。半夏、白敛等分，为末。酒服方寸匕，日三服。至二十日自出。李筌太白经。**飞虫入耳**生半夏末，麻油调，涂耳门外。本事方。**蝎虿螫人**半夏末，水调涂之，立止。錢相公箧中方。**蝎瘘五孔**相通者。半夏末，水调涂之，日二。圣惠方。**咽喉骨哽**半夏、白芷等分，为末。水服方寸匕，当呕出。忌羊肉。外台秘要。

〔一〕七：伤寒论少阴篇作「十四」，此从圣济总录作「七」。

〔二〕肘后方：肘后卷一第一，用此法救卒死。若治产后运绝，据大观、政和本草卷十半夏条附方，当作「产书」。

〔三〕魏元君方：大观、政和本草卷十半夏条附方同。实即肘后卷一第一所载扁鹊法也。盖传神仙者，每窃医家验方以神其人；而传医方者，又转引神仙传记以神其方。今为指出。

茎涎 〔主治〕炼取涂发眉，堕落者即生。雷敩

蚤休本经下品

【释名】蚩休本经〔一〕螫休日华紫河车图经重台唐本重楼金线图经〔二〕三层草纲目七叶一枝花蒙筌草甘遂唐本白甘遂〔时珍曰〕虫蛇之毒，得此治之即休，故有蚤休、螫休诸名。重台、三层，因其叶状也。金线重楼，因其花状也。甘遂，因其根状也。紫河车，因其功用也。

【集解】〔别录曰〕蚤休生山阳川谷及冤句。〔恭曰〕今谓重楼〔三〕者是也。一名重台，南人名草〔四〕甘遂。一茎六七叶，似王孙、鬼臼、蓖麻辈，叶有二三层。根如肥大菖蒲，细肌脆白。〔保昇曰〕叶似鬼臼、牡蒙，年久者二三重。根如紫参，皮黄肉白。五月采根，日干。〔大明曰〕根如尺二蜈蚣，又〔五〕如肥紫菖蒲。〔颂曰〕即紫河车也。今河中、河阳、华、凤、文州及江淮间亦有之。叶似王孙、鬼臼等，作二三层。六月开黄紫花，蕊赤黄色，上有金絲垂下。秋结红子。根似肥姜，皮赤肉白。四月、五月采之。〔宗奭曰〕蚤休无旁枝，止一茎挺生，高尺余，颠有四五叶。叶有歧，似苦〔六〕杖。中心又起茎，亦如是生叶。惟根入药用。〔时珍曰〕重楼金线处处有之，生于深山阴湿之地。一茎独上，茎当叶心。叶绿色似芍药，凡二三层，每一层七叶。茎头夏月开花，一花七瓣，有金絲蕊，长三四寸。王屋山产者至五七层。根如鬼臼、苍术状，外紫中白，有粳〔七〕、糯二种。外丹家采制三黄、砂、汞。入药洗切焙用。俗谚云：七叶一枝花，深山是我家。痈疽如遇者，一似手拈拿。是也。

〔一〕本经：原作「别录」。按大观、政和本草卷十一蚤休条「一名蚩休」俱作白字，认为本经文。因据改。
〔二〕图经：原作「唐本」。按大观、政和本草卷十一蚤休条，唐本注云「今谓重楼」。图经始云「俗呼重楼金线」。因据改。
〔三〕重楼：此下原有「金线」，今据大观、政和本草卷十一蚤休条删。
〔四〕草：原作「为」，今据大观、政和本草卷十一蚤休条改。
〔五〕又：原作「大」，据改同上。
〔六〕苦：政和本草卷十一及本草衍义卷十二蚤休条俱作「虎」。大观、政和本草卷十三虎杖条，陈藏器云：「虎杖一名苦杖」。
〔七〕粳：原作「粘」，今详文义改，与「糯」为对文。

根　**【气味】苦，微寒，有毒。**〔大明曰〕冷，无毒。伏雄黄、丹砂、蓬砂及盐。

【主治】惊痫，摇头弄舌，热气在腹中〔一〕**，癫疾，痈疮阴**〔二〕**蚀，下三虫，去蛇毒。**本经〔三〕**生食一升，利水**〔四〕。唐本　**治胎风手足搐，能吐泄瘰疬。**大明　**去疟疾寒热。**时珍

【发明】〔恭曰〕摩醋，傅痈肿蛇毒，甚有效。〔时珍曰〕紫河车，足厥阴经药也。凡本经惊痫、疟疾、瘰疬、痈肿者宜之。而道家有服食法，不知果有益否也？

【附方】新五　**服食法**紫河车根以竹刀刮去皮，切作骰子大块，面裹入瓷瓶中，水煮候浮漉出，凝冷入新布袋中，悬风处待干。每服三丸，五更初面东念咒，井水下。连进三服，即能休粮。若要饮食，先以黑豆煎汤饮之。次以药丸煮稀粥，渐渐食之。咒曰：天朗气清金鸡鸣，吾今服药欲长生。吾今不饥复不渴，赖得神仙草有灵。**小儿胎风**手足搐搦。用蚤休即紫河车为末。每服半钱，冷水下。卫生易简方。**慢惊发搐**带有阳证者。白甘遂末即蚤休一钱，栝楼根末二钱，同于慢火上炒焦黄，研匀。每服一字，煎麝香薄荷汤调下。钱乙小儿方。**中鼠莽毒**金线重楼根，磨水服，即愈。集简方。**咽喉谷贼**肿痛。用重台〔五〕赤色者、川大黄炒、木鳖子仁、马牙消各〔六〕半两，半夏泡一分，为末，蜜丸芡子〔七〕大，绵裹〔八〕含之。圣惠方。

〔一〕中：此下原注有「本经」，今据大观、政和本草卷十一蚤休条删。

〔二〕阴：原作「除」，今据大观、政和本草卷十一及千金翼卷三蚤休条改。

〔三〕本经：原作「别录」。今按大观、政和本草卷十一蚤休条此段主治文俱作白字，认为本经文。因据改。

〔四〕利水：按大观、政和本草卷十甘遂条引唐本注俱作「亦不能利」，义正相反，不知濒湖何据而改？

〔五〕重台：今本圣惠方卷三十五作「芸薹」。

〔六〕各：原脱，今据圣惠方卷三十五补。

〔七〕芡子：圣惠方卷三十五作「樱桃」。

〔八〕绵裹：原脱，今据圣惠方卷三十五补。

鬼臼本经下品

〔校正〕并入图经琼田草。

【释名】九臼本经天臼别录鬼药纲目解毒别录爵犀本经马目毒公本经害母草图经羞天花纲目术律草纲目琼田草纲目独脚莲土宿本草独荷草土宿山荷叶纲目旱荷纲目八角盘纲目唐婆镜〔弘景曰〕鬼臼根如射干，白而味甘，九臼相连，有毛者良，故名。〔时珍曰〕此物有毒，而臼如马眼，故名马目毒公。杀蛊解毒，故有犀名。其叶如镜、如盘、如荷，而新苗生则旧苗死，故有镜、盘、荷、莲、害母诸名。苏东坡诗集云：琼田草俗号唐婆镜，即本草鬼臼也。岁生一臼，如黄精根而坚瘦，可以辟谷。宋祁剑南方物赞云：羞天花，蜀地处处有之。依茎缀花，蔽叶自隐，俗名羞天，予改为羞寒花，即本草鬼臼也。赞云：冒寒而茂，茎修叶广。附茎作花，叶蔽其上。以其自蔽，若有羞状。别有羞天草与此不同，即海芋也。

【集解】〔别录曰〕鬼臼生九眞〔一〕山谷及冤句。二月、八月采根。〔弘景曰〕鬼臼生山谷中。八月采，阴干。似射干、术辈，又似钩吻。有两种：出钱塘、近道者，味甘，上有丛毛，最胜；出会稽、吴兴者，大而味苦，无丛毛，力劣。今马目毒公状如黄精根，其臼处似马眼而柔润。今方家多用鬼臼而少用毒公，不知此那复乖越如此？〔恭曰〕鬼臼生深山岩石之阴。叶如蓖麻、重楼辈。生一茎，茎端一叶，亦有两歧者。年长一茎，茎枯则为一臼。假令生来二十年，则有二十臼，岂惟九臼耶？根肉皮须并似射干，今俗用多是射干。而江南别送一物，非眞者。今荆州当阳县、硖州远安县、襄州荆山县山中并贡〔二〕之，亦极难得。〔颂曰〕今江宁府、滁、舒、商、齐、杭、襄、峡州、荆门军亦有之，并如苏恭所说。花生茎间，赤色，三月开后结实。又一说：鬼臼生深山阴地，叶六出或五出，如雁掌。茎端一叶如伞，旦时东向，及暮则西倾，盖随日出没也。花红紫如荔枝，正在叶下，常为叶所蔽，未常见日。一年生一茎，既枯则为一臼，及八九年则八九臼矣。然一年一臼生而一臼腐，盖陈新相易也，故俗名害母草。如芋魁、乌头辈亦然，新苗生则旧苗死，前年之魁〔三〕腐矣。而本草注谓全似射干，今射干体状虽相似，然臼形浅薄，与鬼臼大异。鬼臼如八九个南星侧比相叠，而色理正如射干。用者当使人求苗采之，市中不复有也。〔时珍曰〕鬼臼根如天南星相叠之状，故市人通谓小者为南星，大者为鬼臼，殊为谬误。按黄山谷集

〔一〕眞：原作「具」，今据大观、政和本草卷十一及千金翼卷三鬼臼条改。
〔二〕贡：大观、政和本草卷十一鬼臼条俱作「有」。
〔三〕魁：原作「旧」，今据大观、政和本草卷十一鬼臼条改。

云：唐婆鏡叶底开花，俗名羞天花，即鬼臼也。岁生一臼，满十二岁，则可为药。今方家乃以鬼灯檠为鬼臼，误矣。又郑樵通志云：鬼臼叶如小荷，形如鸟掌，年长一茎，茎枯则根为一臼，亦名八角盘，以其叶似之也。据此二说，则似是今人所谓独脚莲者也。又名山荷叶、独荷草、旱荷叶、八角鏡。南方处处深山阴密处有之，北方惟龙门山、王[一]屋山有之。一茎独上，茎生叶心而中空。一茎七叶，圆如初生小荷叶，面青背紫，揉其叶作瓜李香。开花在叶下，亦有无花者。其根全似苍术、紫河车。丹炉家采根制三黄、砂、汞。或云其叶八角者更灵。或云其根与紫河车一样，但以白色者为河车，赤色者为鬼臼，恐亦不然。而庚辛玉册谓蚤休阳草，旱荷阴草，亦有分别。陶弘景以马目毒公与鬼臼为二物，殊不知正是一物而有二种也。又唐独孤滔丹房鏡源云：术律草有二种，根皆似南星，赤茎直上，茎端生叶。一种叶凡七瓣，一种叶作数层。叶似蓖麻，面青背紫而有细毛。叶下附茎开一花，状如铃铎倒垂，青白色，黄蕊中空，结黄子。风吹不动，无风自摇。可制砂汞。按此即鬼臼之二种也。其说形状甚明。

根　【气味】辛，温，有毒。〔别录曰〕微温。〔弘景曰〕甘，温，有毒。〔权曰〕苦。〔之才曰〕畏垣衣。

【主治】杀蛊[二]毒鬼疰精物，辟恶气不祥，逐邪，解百毒。本经　杀大毒，疗咳嗽喉结，风邪烦惑，失魄妄见，去目中肤翳。不入汤。别录　主尸疰殗殜，劳疾传尸瘦疾。甄权　下死胎，治邪疟痈疽，蛇毒射工毒。时珍

【发明】〔颂曰〕古方治五尸鬼疰、百毒恶气多用之。又曰。今福州人三月采琼田草根叶，焙干捣末，蜜丸服，治风疾。

【附方】新三。**子死腹中**胞破不生，此方累效，救人岁万数也。鬼臼不拘多少，黄色者，去毛为细末，不用筛罗，只捻之如粉为度。每服一錢，无灰酒一盏，同煎八分，通口服。立生如神。名一字神散。妇人良方。**射工中人**寒热发疮。鬼臼叶一把，苦酒渍，捣取汁。服一升，日二次。千金方。**黑黄急病**黑黄，面黑黄，身如土色，不妨食，脉

〔一〕王：原作「至」，今从张本改。
〔二〕蛊：原作「虫」，今据大观、政和本草卷十一及千金翼卷三鬼臼条改。

沉，若青豚入口者死。宜烙口中黑豚、百〔一〕会、玉泉、绝骨〔二〕、章门、心俞。用生鬼臼捣汁一小盏服。干者为末，水服。

三十六黄方。

射干本经下品

【释名】乌扇本经 乌翣别录 乌吹别录 乌蒲本经 凤翼拾遗 鬼扇土宿 扁竹纲目 仙人掌土宿 紫金牛土宿 野萱花纲目 草姜别录 黄远吴普。〔弘景曰〕射干方书多音夜。〔颂曰〕射干之形，茎梗疏长，正如射人〔三〕长竿之状，得名由此尔。而陶氏以夜音为疑，盖古字音多通呼，若汉官仆射，主射事，而亦音夜，非有别义也。〔时珍曰〕其叶丛生，横铺一面，如乌翅及扇之状，故有乌扇、乌翣、凤翼、鬼扇、仙人掌诸名。俗呼扁竹，谓其叶扁生而根如竹也。根叶又如蛮姜，故曰草姜。翣音所甲切，扇也。

【集解】〔别录曰〕射干生南阳山谷田野。三月三日采根，阴干。〔弘景曰〕此是乌翣根，黄色，庭台多种之。人言其叶是鸢尾，而复有鸢头，此若相似尔，恐非乌翣也。又别有射干，相似而花白茎长，似射人之执竿者。故阮公诗云：射干临层城。此不入药用。〔恭曰〕鸢尾叶都似射干，而花紫碧色，不抽高茎，根似高良姜而肉白，名鸢头。〔保升曰〕射干高二三尺，花黄实黑。根多须，皮黄黑，肉黄赤。所在皆有，二月、八月采根，去皮日干。〔藏器曰〕射干、鸢尾二物相似，人多不分。射干即人间所种为花卉〔四〕名凤翼者，叶如乌翅，秋生红花，赤点。鸢尾亦人间所种，苗低下于射干，状如鸢尾，夏生紫碧花者是也。〔大明曰〕射干根润，形似高良姜大小，赤黄色淡硬，五六七八月采。〔颂曰〕今在处有之。人家种之，春生苗，高一二尺。叶大类蛮姜，而狭长横张，疏如翅羽状，故名乌翣。叶中抽茎，似萱草茎而强硬。六月开花，黄红色，瓣上有细文。秋结实作房，中子黑色。一说：射干多生山崖之间，其茎虽细小，亦类木。故荀子云，西方有木，名曰射干，茎长四寸，生于高山之上，是也。陶弘景所说花白者，自是射干之类。〔震亨曰〕根为射干，叶为乌翣，紫花者是，红

〔一〕百：原作「耳」，今据圣惠方卷五十五改。
〔二〕绝骨：原脱，今据圣惠方卷五十五补。
〔三〕人：原作「之」，今据大观、政和本草卷十射干条改。
〔四〕卉：原作「草」，今据大观、政和本草卷十射干条改。

花者非。〔机曰〕按诸注则射干非一种，有花白者，花黄者，花紫者，花红者。丹溪独取紫花者，必曾试有验也。〔时珍曰〕射干即今扁竹也。今人所种，多是紫花者，呼为紫蝴蝶。其花三四月开，六出，大如萱花。结房大如拇指，颇似泡桐子，一房四隔，一隔十余子。子大如胡椒而色紫，极硬，咬之不破。七月始枯。陶弘景谓射干、鸢尾是一种。苏恭、陈藏器谓紫碧花者是鸢尾，红花者是射干。韩保升谓黄花者是射干。苏颂谓花红黄者是射干，白花者亦其类。朱震亨谓紫花者是射干，红花者非。各执一说，何以凭依？谨按张揖广雅云：鸢尾，射干也。易通卦验云：冬至射干生。土宿真君本草云：射干即扁竹，叶扁生，如侧手掌形，茎亦如之，青绿色。一种紫花，一种黄花，一种碧花。多生江南、湖广、川、浙平陆间。八月取汁，煮雄黄，伏雌黄，制丹砂，能拒火。据此则鸢尾、射干本是一类，但花色不同。正如牡丹、芍药、菊花之类，其色各异，皆是同属也。大抵入药功不相远。〔藏器曰〕射干之名有三：佛经射干貂獄〔一〕，此是恶兽，似青黄狗，食人，能缘木；阮公云，射干临层城者，是树，殊有高大者；本草射干是草，即今人所种者也。

根 【修治】〔敩曰〕凡采根，先以米泔水浸一宿，漉出，然后以篁竹叶煮之，从午至亥，日干用。

【气味】苦，平，有毒。〔别录曰〕微温。久服令人虚。〔保升曰〕微寒。〔权曰〕有小毒。〔元素曰〕苦，阳中阴也。〔时珍曰〕寒。多服泻人。

【主治】咳逆上气，喉痹咽痛，不得消息，散结气，腹中邪逆，食饮大热。本经　疗老血在心脾间，咳唾，言语气臭，散胸中热气。别录　苦酒摩涂毒肿。弘景　治疰气，消瘀血，通女人月闭。甄权　消痰，破癥结，胸膈满腹胀，气喘痃癖，开胃下食，镇肝明目。大明　治肺气喉痹为佳。宗奭　去胃中痈疮。元素　利积痰疝毒，消结核。震亨　降实火，利大肠，治疟母。时珍

【发明】〔震亨曰〕射干属金，有木与火，行太阴、厥阴之积痰，使结核自消甚捷。又治便毒，此足厥阴湿气，因疲劳而发。取射干三寸，与生姜同煎，食前服，利三两行，甚效。〔时珍曰〕射干能降火，故古方治喉痹咽痛为要药。孙真人千金方，治喉痹有乌翣膏。张仲景金匮玉函方，治咳而上气，喉中作水鸡声，有射干麻黄汤。又治疟母鳖甲煎丸，亦用乌

〔一〕獄：原作「嶽」，今据大观、政和本草卷十射干条改。

扇烧过。皆取其降厥阴〔一〕相火也。火降则血散肿消，而痰结自解，癥瘕自除矣。

【附方】旧二，新八。**咽喉肿痛**射干花根、山豆根，阴干为末，吹之如神。袖珍方。**伤寒咽闭**肿痛。用生射干、猪脂各四两〔二〕，合煎令微〔三〕焦，去滓，每噙枣许取瘥。庞安常伤寒论。**喉痹不通**浆水不入。外台秘要：用射干一片，含咽汁良。医方大成：用扁竹新根擂汁咽之，大腑动即解。或醋研汁噙，引涎出亦妙。便民方：用紫蝴蝶根一錢，黃芩、生甘草、桔梗各五分，为末，水调顿服，立愈。名夺命散。**二便不通**诸药不效。紫花扁竹根，生水边者佳，研汁一盏服，即通。普济。**水蛊腹大**动摇水声，皮肤黑。用鬼扇根捣汁，服一杯，水即下。肘后方。**阴疝肿刺**发时肿痛如刺。用生射干捣汁与服取利。亦可丸服。肘后方。**乳痈初肿**扁竹根如僵蚕者，同萱草根为末，蜜调傅之，神效。永类方。**中射工毒**生疮者。乌翣〔四〕、升麻各二两，水三升，煎二〔五〕升，温服。以滓傅疮上。姚僧坦集验方。

鸢尾本经下品

【释名】**乌园**别录〔六〕**根名鸢头。**〔时珍曰〕并以形命名。乌园当作乌鸢。

【集解】〔别录曰〕鸢尾〔七〕生九嶷山谷。五月采。〔弘景曰〕方家言是射干苗，而主疗亦异，当别是一种。方用鸢头，当是其根，疗体相似，而本草不题。〔恭曰〕此草所在有之，人家亦种。叶似射干而阔短，不抽长茎，花紫碧色。根似

〔一〕阴：原作「阳」，今从张本改。
〔二〕四两：伤寒总病论卷三射干煎作「半斤」。
〔三〕微：原脱，今据伤寒总病论卷三射干煎补。
〔四〕翣：千金卷二十五第二及外台卷四十此下俱有「根」。外台注引古今录验云：「乌扇无根，用叶。」
〔五〕二：肘后卷七第六十五、千金卷二十五第二及外台卷四十俱作「一」。
〔六〕别录：原作「本经」。按大观、政和本草卷十鸢尾条「一名乌园」俱作墨字，认为别录文。因据改。
〔七〕鸢尾：原作「乌鸢」，今据大观、政和本草卷十鸢尾条，并参考本书前后各条例改。

高良姜，皮黄肉白，嚼之戟人咽喉，与射干全别。射干花红，抽茎长，根黄有臼。〔保升曰〕此草叶〔一〕名鸢尾，根名鸢头，亦谓之鸢根。叶似射干，布地生。黑根似高良姜而节大，数个相连。九月十月采根，日干。〔时珍曰〕此即射干之苗，非别一种也。肥地者茎长根粗，瘠地者茎短根瘦。其花自有数色。诸家皆是强分。陈延之小品方，言东海鸢头即由跋者，亦讹也。东海出之故耳。

【气味】苦，平，有毒。〔恭曰〕有小毒。

【主治】蛊毒邪气，鬼疰诸毒，破癥瘕积聚大〔二〕水，下三虫。本经 **杀鬼魅，疗头眩。**别录

【附方】旧一，新一。**飞尸游蛊**着喉中，气欲绝者。鸢尾根削去皮，纳喉中，摩病处，令血出为佳。陈藏器本草拾遗。**鬼魅邪气**四物鸢头散：东海鸢头、黄牙即金牙、莨菪子、防葵各一分〔三〕，为末，酒服方寸匕。欲令病人见鬼，增防葵一分；欲令知鬼，又增一分，立验。不可多服。陈延之小品方。

玉簪 纲目

【释名】白鹤仙〔时珍曰〕并以花象命名。

【集解】〔时珍曰〕玉簪处处人家栽为花草。二月生苗成丛，高尺许，柔茎如白菘。其叶大如掌，团而有尖，叶上纹如车前叶，青白色，颇娇莹。六七月抽茎，茎上有细叶。中出花朵十数枚，长二三寸，本小末大。未开时，正如白玉搔头簪形，又如羊肚蘑菇之状；开时微绽四出，中吐黄蕊，颇香，不结子。其根连生，如鬼臼、射干、生姜辈，有须毛。旧茎死则根有一臼，新根生则旧根腐。亦有紫花者，叶微狭。皆鬼臼、射干之属。

根 〔气味〕甘、辛，寒，有毒。〔主治〕捣汁服，解一切毒，下骨哽，涂痈

〔一〕此草叶：原作「草」，今据大观、政和本草卷十鸢尾条补「此」「叶」二字。

〔二〕大：原从大观本草作「去」，今据千金翼卷三及政和本草卷十鸢尾条改。

〔三〕各一分：原脱，今据外台卷十三补，与下文合。

肿。时珍〔附方〕新五。乳痈初起内消花，即玉簪花，取根擂酒服，以渣傅之。海上方。妇人断产白鹤仙根、白凤仙子各一錢半，紫葳二錢半，辰砂二錢，捣末，蜜和丸梧子大。产内三十日，以酒半盏服之。不可着牙齿，能损牙齿也。摘玄方。解斑蝥毒玉簪根擂水服之，即解。赵真人济急方。下鱼骨哽玉簪花根、山里红果根，同捣自然汁，以竹筒灌入咽中，其骨自下。不可着牙齿。臞仙乾坤生意。刮骨取牙玉簪根干者一錢，白砒三分，白硇七分，蓬砂二分，威灵仙三分，草乌头一分半，为末。以少许点疼处，即自落也。余居士选奇方。

叶〔气味〕同根。〔主治〕蛇虺螫伤，捣汁和酒服，以渣傅之，中心留孔泄气。时珍

凤仙纲目

【释名】急性子救荒旱珍珠纲目金凤花纲目小桃红救荒夹竹桃救荒海蒳音纳染指甲草救荒菊婢〔时珍曰〕其花头翅尾足，俱翘翘〔一〕然如凤状，故以名之。女人采其花及叶包染指甲，其实状如小桃，老则迸裂，故有指甲、急性、小桃诸名。宋光宗李后讳凤，宫中呼为好女儿花。张宛丘呼为菊婢。韦君〔二〕呼为羽客。

【集解】〔时珍曰〕凤仙人家多种之，极易生。二月下子，五月可再种。苗高二三尺，茎有红白二色，其大如指，中空而脆。叶长而尖，似桃柳叶而有锯齿。桠间开花，或黄或白，或红或紫，或碧或杂色，亦自变易，状如飞禽，自夏初至秋尽，开谢相续。结实累然，大如樱桃，其形微长，色如毛桃，生青熟黄，犯之即自裂，皮卷如拳，苞中有子似萝卜子而小，褐色。人采其肥茎汋[illegible]〔三〕，以充莴笋。嫩华酒〔四〕浸一宿，亦可食。但此草不生虫蠹，蜂蝶亦不近，恐亦不能无毒也。

〔一〕翘：原作「然」，今从张本改。

〔二〕君：原作「居」。按广群芳谱花谱卷二十六凤仙条注引本草作「君」，今从改，与本书卷十四茉莉条一致。三柳轩杂识（说郛卷二十一）新添凤仙为羽客。

〔三〕[illegible]：字书无，疑「挹」或「脆」之误。

〔四〕华酒：金陵本作「叶渫」，义长。

子　〔气味〕微苦，温，有小毒。〔主治〕产难，积块噎膈，下骨哽，透骨通窍。时珍

〔发明〕〔时珍曰〕凤仙子其性急速，故能透骨软坚。庖人烹鱼肉硬者，投数粒即易软烂，是其验也。缘其透骨，最能损齿，与玉簪根同，凡服者不可着齿也。多用亦戟人咽。

〔附方〕新五。**产难催生**凤仙子二钱，研末。水服，勿近牙。外以蓖麻子随年数捣涂足心。集简方。**噎食不下**凤仙花子酒浸三宿，晒干为末，酒丸绿豆大。每服八粒，温酒下。不可多用，即急性子也。摘玄方。**咽中骨哽**欲死者。白凤仙子研水一大呷，以竹筒灌入咽，其物即软。不可近牙。或为末吹之。普济方。**牙齿欲取**金凤花子研末，入砒少许，点疼牙根，取之。摘玄方。**小儿痞积**急性子、水荭花子、大黄各一两，俱生研末。每味取五錢，外用皮消一两拌匀。将白鹁鸽一个，或白鸭亦可，去毛屎，剖腹，勿犯水，以布拭淨，将末装入内，用绵扎定，沙锅内入水三碗，重重纸封，以小火煮干，将鸽鸭翻调焙黄色，冷定。早辰食之，日西时疾软，三日大便下血，病去矣。忌冷物百日。孙天仁集效方。

花　〔气味〕甘，滑，温，无毒。〔主治〕蛇伤，擂酒服即解。又治腰胁引痛不可忍者，研饼晒干为末，空心每酒服三钱，活血消积。时珍

〔附方〕新一。**风湿卧床不起**。用金凤花、柏子仁、朴消、木瓜煎湯洗浴，每日二三次。内服独活寄生湯。吴旻扶寿精方。

根、叶　〔气味〕苦、甘、辛，有小毒。〔主治〕鸡鱼骨哽，误吞铜铁，杖扑肿痛，散血通经，软坚透骨。时珍

〔附方〕新三。**咽喉物哽**金凤花根嚼烂噙咽，骨自下，鸡骨尤效。即以温水漱口，免损齿也。亦治误吞铜铁。危氏得效方。**打杖肿痛**凤仙花叶捣如泥，涂肿破处，干则又上，一夜血散，即愈。冬月收取干者研末，水和涂之。叶廷器通变要法。**马患诸病**白凤仙花连根叶熬膏。遇马有病，抹其眼四角上，即汗出而愈。卫生易简方。

坐拿草 宋图经

【集解】〔颂曰〕生江西及滁州。六月开紫花结实。采其苗入药，甚易得。后因人用有效，今颇贵重。〔时珍曰〕按一统志云：出吉安永丰县。

【气味】辛，热，有毒。

【主治】风痹，壮筋骨，兼治打扑伤损。苏颂

【发明】〔颂曰〕神医普救方，治风药中已有用者。〔时珍曰〕危氏得效方，麻药煮酒方中用之。圣济录治膈上虚热，咽喉噎塞，小便赤涩，神困多睡，有坐拿丸。用坐拿草、大黄、赤芍药、木香、升麻、麦门冬、黄芪、木通、酸枣仁、薏苡仁、枳壳等分，为末，蜜丸梧子大。每服二十丸，麦门冬湯下。

【附录】押不芦〔时珍曰〕按周密癸辛杂志云：漠北回回地方有草名押不芦。土人以少许磨酒饮，即通身麻痹而死，加以刀斧亦不知。至三日，则以少药投之即活。御药院中亦储之。贪官污吏罪甚者，则服百日丹，皆用此也。昔华陀能刳肠涤胃，岂不有此等药耶？

曼陀罗花纲目

【释名】风茄儿纲目 山茄子〔时珍曰〕法华经言佛说法时，天雨曼陀罗花。又道家北斗有陀罗星使者，手执此花。故后人因以名花。曼陀罗，梵言杂色也。茄乃因叶形尔。姚伯声花品呼为恶客。

【集解】〔时珍曰〕曼陀罗生北土，人家亦栽之。春生夏长，独茎直上，高四五尺，生不旁引，绿茎碧叶，叶如茄叶。八月开白花，凡六瓣，状如牵牛花而大。攒花中坼，骈叶外包，而朝开夜合。结实圆而有丁拐，中有小子。八月采花，九月采实。

花、子 【气味】辛，温，有毒。

【主治】诸风及寒湿脚气，煎汤洗之。又主惊痫及脱肛，并入麻药。时珍

【发明】〔时珍曰〕相传此花笑采酿酒饮，令人笑；舞采酿酒饮，令人舞。予尝试之，饮须半酣，更令一人或笑或舞引之，乃验也。八月采此花，七月采火麻子花，阴干，等分为末。热酒调服三錢，少顷昏昏如醉。割疮灸火，宜先服

此，则不觉苦也。

【附方】新三。**面上生疮**曼陀罗花，晒干研末。少许贴之。卫生易简方。**小儿慢惊**曼陀罗花七朵，重一字，天麻二錢半，全蝎炒十枚，天南星炮、丹砂、乳香各二錢半，为末。每服半錢，薄荷湯调下。御药院方。**大肠脱肛**曼陀罗子连〔一〕壳一对，橡斗十六个，同銼，水煎三五沸，入朴消少许，洗之。儒门事亲。

羊踯躅本经下品

【释名】**黄踯躅**纲目**黄杜鹃**蒙筌**羊不食草**拾遗**闹羊花**纲目**惊羊花**纲目**老虎花**纲目**玉枝**〔二〕别录。

〔弘景曰〕羊食其叶，踯躅而死，故名。闹当作恼〔三〕。恼，乱也。

【集解】〔别录曰〕羊踯躅生太行山川谷及淮南山。三月采花，阴干。〔弘景曰〕近道诸山皆有之。花、苗〔四〕似鹿葱，不可近眼。〔恭曰〕花亦不似鹿葱，正似旋花〔五〕色黄者也。〔保昇曰〕小树高二尺，叶似桃叶，花黄似瓜花。三月、四月采花，日干。〔颂曰〕所在有之。春生苗似鹿葱，叶似红花，茎高三四尺。夏开花似凌霄花、山石榴辈，正黄色，羊食之则死。今岭南、蜀道山谷遍生，皆深红色如锦绣。然或云此种不入药。〔时珍曰〕韩保昇所说似桃叶者最的。其花五出，蕊瓣皆黄，气味皆恶。苏颂所谓深红色者，即山石榴名红踯躅者，无毒，与此别类。张揖广雅谓踯躅一名决光者，误矣。决光，决明也。按唐李绅文集言：骆谷多山枇杷，毒能杀人，其花明豔，与杜鹃花相似，樵者识之。其说似羊踯躅，未知是否？要亦其类耳。

花【气味】辛，温，有大毒。〔权曰〕恶诸石及面，不入湯使〔六〕，伏丹砂、硇砂、雌黄，畏巵子。

〔一〕连：儒门事亲卷十五第十一作「莲」。若用莲蓬壳一对，则曼陀罗子即无分量，似仍以作「连」为是。
〔二〕枝：大观、政和本草卷十及千金翼卷三羊踯躅条俱作支。
〔三〕闹当作恼：按说文新附「闹，不静也」，即具扰乱之意，无烦改字。今四川方言犹谓药物毒人为「闹」，如云「砒霜闹人」。
〔四〕苗：原作「黄」，今据大观、政和本草卷十羊踯躅条改，与下「颂曰：春生苗似鹿葱」。文合。
〔五〕旋花：大观、政和本草卷十羊踯躅条作「旋葍花」。本书卷十八旋花条引苏恭云「旋花即平泽旋葍也」。
〔六〕使：大观、政和本草卷十羊踯躅条俱作「服」。

【主治】贼风在皮肤中淫淫痛，温疟恶毒诸痹。本经　邪气鬼疰蛊毒。别录

【发明】〔颂曰〕古之大方多用踯躅。如胡洽治时行赤散，及治五嗽四满丸之类，并治风诸酒方皆杂用之。又治百病风湿等，鲁王酒中亦用踯躅花。今医方捋〔一〕脚汤中多用之。南方治蛊毒下血，有踯躅花散，云甚胜。〔时珍曰〕此物有大毒，曾有人以其根入酒饮，遂至于毙也。和剂局方治中风瘫痪伏虎丹中亦用之，不多服耳。

【附方】新四。**风痰注痛**踯躅花、天南星，并生时同捣作饼，甑上蒸四五遍，以稀葛囊盛之。临时取焙为末，蒸饼丸梧子大。每服三丸，温酒下。腰脚骨痛，空心服；手臂痛，食后服，大良。续传信方。**痛风走注**黄踯躅根一把，糯米一盏，黑豆半盏，酒、水各一碗，徐徐服。大吐大泄，一服便能动也。医学集成。**风湿痹痛**手足身体收摄不遂，肢节疼痛，言语蹇涩。踯躅花酒拌蒸一炊久，晒干为末。每以牛乳一合，酒二合，调服五分〔二〕。圣惠方。**风虫牙痛**踯躅一钱，草乌头二钱半，为末，化腊丸豆大。绵包一丸咬之，追涎。海上仙方。

【附录】**山踯躅**〔时珍曰〕处处山谷有之。高者四五尺，低者一二尺。春生苗叶，浅绿色。枝少而花繁，一枝数萼。二月始开花如羊踯躅，而蒂如石榴花，有红者、紫者、五出者、千叶者。小儿食其花，味酸无毒。一名红踯躅，一名山石榴，一名映山红，一名杜鹃花。其黄色者，即有毒羊踯躅也。**羊不吃草**拾遗。〔藏器曰〕生蜀川山谷，叶细长，在〔三〕诸草中羊不吃者，是也。味苦、辛，温，无毒。主一切风血补益，攻诸病。煮之，亦浸酒服。〔时珍曰〕此草似羊踯躅而云无毒，盖别有此也。

芫花本经下品

〔校正〕自木部移入此。

【释名】**杜芫**别录　**赤芫**吴普　**去水**本经　**毒鱼**别录　**头痛花**纲目　**儿草**吴普　**败华**吴普　**根名黄大戟**吴普

〔一〕捋：大观本草卷十羊踯躅条同。政和本草作「挼」。

〔二〕调服五分：圣惠卷十九作「暖令热，调下一钱」。似濒湖嫌大毒改订。

〔三〕在：原作「任」，今据大观、政和本草卷六羊不吃草条改。

蜀桑别录〔时珍曰〕芫或作杬，其义未详。去水言其功，毒鱼言其性，大戟言其似也。俗人因其气恶，呼为头痛花。山海经云，首山其草多芫，是也。

【集解】〔别录曰〕芫花生淮源川谷。三月三日采花，阴干。〔普曰〕芫根生邯郸。二月生叶，青色，加厚则黑。华有紫、赤、白者。三月实落尽，叶乃生。三月采花，五月采叶，八月、九月采根，阴干。〔保昇曰〕近道处处有之。苗高二三尺，叶似白前及柳叶，根皮黄似桑根。正月、二月花发，紫碧色，叶未生时收采日干。叶生花落，即不堪用也。〔颂曰〕在处有之。宿根旧枝茎紫，长一二尺。根入土深三五寸，白色，似榆根。春生苗叶，小而尖，似杨柳枝叶。二月开紫花，颇似紫荆而作穗，又似藤花而细。今绛州出者花黄，谓之黄芫花。〔时珍曰〕顾野王玉篇云：杬木出豫章，煎汁藏果及卵不坏。洪迈容斋随笔云：今饶州处处有之。茎干不纯是木。小人争斗者，取叶挼擦皮肤，辄作赤肿如被伤，以诬人。至和盐擦卵，则又染其外若赭色也。

【修治】〔弘景曰〕用当微熬。不可近眼。〔时珍曰〕芫花留数年陈久者良。用时以好醋煮十数沸，去醋，以水浸一宿，晒干用，则毒灭也。或以醋炒者次之。

【气味】根同。**辛，温，有小毒。**〔别录曰〕苦，微温。〔普曰〕神农、黄帝、雷公：苦，有毒。扁鹊、岐伯：苦。李当之有大毒，多服令人泄。〔之才曰〕决明为之使。反甘草。

【主治】咳逆上气，喉鸣喘，咽肿短气，蛊[一]毒鬼疟，疝瘕痈肿。杀虫鱼。本经 **消胸中痰水，喜唾，水肿，五水在五脏皮肤及腰痛，下寒毒肉毒。根：疗疥疮。可用毒鱼。**别录 **治心腹胀满，去水气寒痰，涕唾如胶，通利血脉，治恶疮风痹湿，一切毒风，四肢挛急，不能行步。**甄权 **疗咳嗽瘴疟。**大明 **治水饮痰澼，胁下痛。**时珍

【发明】〔时珍曰〕张仲景治伤寒太阳证，表不解，心下有水气，干呕发热而咳，或喘或利者，小青龙汤主之。若表已解，有时头痛出汗，不[二]恶寒，心下有水气，干呕，痛引两胁，或喘或咳者，十枣汤主之。盖小青龙治未发散表邪，

〔一〕蛊：原作「虫」，今据大观、政和本草卷十四及千金翼卷三芫花条改。
〔二〕不：原脱，今据伤寒论太阳篇下补，与本条附方治干呕胁痛用十枣汤文合。

使水气自毛窍而出，乃内经所谓开鬼门法也。十枣汤驱逐里邪，使水气自大小便而泄，乃内经所谓洁净府、去陈莝法也。夫饮有五，皆由内啜水浆，外受湿气，郁蓄而为留饮。流于肺则为支饮，令人喘咳寒热，吐沫背寒；流于胁下〔一〕则为悬饮，令人咳唾，痛引缺盆两胁；流于心下则为伏饮，令人胸满呕吐，寒热眩运；流于肠胃，则为痰饮，令人腹鸣吐水，胸胁支满，或作泄泻，忽肥忽瘦；流于经络，则为溢饮，令人沉重注痛，或作水气胕肿。芫花、大戟、甘遂之性，逐水泄湿，能直达水饮窠囊隐僻之处。但可徐徐用之，取效甚捷。不可过剂，泄人真元也。陈言三因方，以十枣汤药为末，用枣肉和丸，以治水气喘急浮肿之证，盖善变通者也。杨士瀛直指方云：破癖须用芫花，行水后便养胃可也。〔好古曰〕水者，肺、肾、脾三经所主，有五脏六腑十二经之部分。上而头，中而四肢，下而腰脚；外而皮毛，中而肌肉，内而筋骨。脉有尺寸之殊，浮沈之别。不可轻泻。当知病在何经何脏，方可用之。若误投之，则害深矣。芫花与甘草相反，而胡洽居士方，治痰癖饮癖，以甘遂、大戟、芫花、大黄、甘草同用。盖欲其大吐以泄湿，因相反而相激也。

【正误】〔慎微曰〕三国志云：魏初平中，有青牛先生，常服芫花。年百余岁，常如五六十人。〔时珍曰〕芫花乃下品毒物，岂堪久服？此方外迂怪之言，不足信也。

【附方】旧五，新二十一〔二〕。**卒得咳嗽** 芫花一升，水三升，煮汁一升，以枣十四枚，煮汁干。日食五枚，必愈。肘后。**卒嗽有痰** 芫花一两，炒，水一升，煮四沸，去滓，白糖入半斤。每服枣许。勿食酸咸物。张文仲备急方〔三〕。**喘嗽失音** 暴伤寒冷，喘嗽失音。取芫花连根一虎口，切暴干。令病人以荐自裹〔四〕。舂令灰飞扬，入其七孔中。当眼泪〔五〕出，口鼻皆辣，待芫根尽乃止。病即愈。古今录验。**干呕胁痛** 伤寒有时头痛，心下痞满，痛引两胁，干呕短气，汗出不恶寒者，表解里未和也，十枣汤主之。芫花熬、甘遂、大戟各等分，为散。以大枣十枚，水一升半，煮取八

〔一〕胁下：原作「肺」，与上支饮文复，今据金匮卷中第十二改。
〔二〕二十一：原作「十九」，今按下新附方数改。
〔三〕备急方：肘后卷三第二十三同。濒湖改用半剂。
〔四〕自裹：按外台卷九作「自萦，就里」，谓病人以荐自绕后，旁人就荐里而舂，令灰不外扬，易入七孔。证类本草（见大观及政和本草卷十四芫花条）引图经误里为裹，作「自萦就裹」，义在可解不可解之间。濒湖嫌其辞费，乃省为「自裹」，而「就里」之义遂泯。似应改正。
〔五〕泪：原作「冷」，今据大观、政和本草卷十四芫花条改。

合，去滓纳药。强人服一錢，羸人半錢，平旦服之，当下利病除。如不除，明旦更服。仲景伤寒论。**水肿支饮**及澼饮。用十枣湯加大黄、甘草，五物各一两，大枣十枚同煮，如法服。一方，加芒消一两。胡洽百病方。**天行烦乱**凝雪湯：治天行毒病七八日，热积胸中，烦乱欲死。用芫花一斤〔一〕，水三升，煮取一升半，渍故布薄胸上。不过再三薄，热则除。当温四肢，护厥逆也。千金方。**久疟结癖**在腹胁坚痛者。芫花炒二两，朱砂五錢，为末，蜜丸梧子大。每服十丸，枣湯下。直指。**水蛊胀满**芫花、枳壳等分，以醋煮芫花至烂，乃下枳壳煮烂，捣丸梧子大。每服三十丸，白湯下。普济方。**酒疸尿黄**发黄，心懊痛，足胫满。芫花、椒目等分，烧末。水服半錢，日二服。肘后。**背腿间痛**一点痛，不可忍者。芫花根末，米醋调傅之。如不住，以帛束之。妇人产后有此，尤宜。袖珍。**诸般气痛**芫花醋煮半两，玄胡索炒一两半，为末。每服一錢。男子元脏痛，葱酒下。疟疾，乌梅湯下。妇人血气痛，当归酒下。诸气痛，香附湯下。小肠气痛，茴香湯下。仁存。**鬼胎癥瘕**经候不通。芫花根三两，锉，炒黄为末。每服一錢，桃仁煎湯调下，当利恶物而愈。圣惠方。**催生去胎**芫花根剥皮，以绵裹，点麝香，套入阴穴三寸，即下。摄生妙用方。**产后恶物**不下。芫花、当归等分，炒为末。调一〔二〕錢服。保命集。**心痛有虫**芫花一两醋炒，雄黄一錢，为末。每服一字，温醋湯下。乾坤生意。**牙痛难忍**诸药不效。芫花末擦之，令热痛定，以温水漱之。永类方。**白秃头疮**芫花末，猪脂和傅之。集效方。**痈肿初起**芫花末，和胶涂之。千金。**痈疖已溃**芫花根皮搓作捻，插入，则不生合，令脓易竭也。集简方。**痔疮乳核**芫根一握，洗净，入木臼捣烂，入少水绞汁，于石器中慢火煎成膏。将絲线于膏内度过，以线系痔，当微痛。候痔干落，以纸捻蘸膏纳窍内，去根，当永除根也。一方，只捣汁浸线一夜用。不得使水。经验。**瘰疬初起**气壮人，用芫根擂水一盏服，大吐利，即平。黄州陈大用所传。濒湖集简方。**便毒初起**芫根擂水服，以渣傅之，得下即消。黄州熊珍所传。濒湖集简方。**赘瘤焦法**甘草煎膏，笔妆瘤之四围，上三次。乃用芫花、大戟、甘

〔一〕斤：大观、政和本草卷十四芫花条同，千金卷十第一作「升」。
〔二〕一：保命集卷下第二十九作三。

遂等分，为末，醋调。别以笔妆其中，勿近甘草。次日缩小，又以甘草膏妆小晕三次如前，仍上此药，自然焦缩。　危氏得效方。

一切菌毒因蛇虫毒气，熏蒸所致。用芫花生研，新汲水服一錢，以利为度。　危氏得效方。

荛花音饶。　本经下品

【释名】〔时珍曰〕荛者，饶也。其花繁饶也。

【集解】〔别录曰〕荛花生咸阳川谷及河南中牟。六月采花，阴干。〔弘景曰〕中牟者，时从河上来，形似芫花而极细，白色。〔恭曰〕苗似胡荽，茎无刺。花细，黃色，四月、五月收，与芫花全不相似也。〔保昇曰〕所在有之，以雍州者为好。生冈原上，苗高二尺许。〔宗奭曰〕今京洛间甚多。〔时珍曰〕按苏颂图经言：绛州所出〔一〕芫花黃色，谓之黃芫花。其图小株，花成簇生，恐即此荛花也。生时色黃，干则如白，故陶氏言细白也。或言无荛花，以桃花代之，取其利耳。

【气味】苦，寒，有毒。〔别录曰〕辛，微寒，有毒。

【主治】伤寒温疟，下十二水，破积聚大坚癥瘕，荡涤肠胃〔二〕中留癖饮食寒热邪气，利水道。本经　**疗痰饮咳嗽。**别录　**治咳逆上气，喉中肿满，疰气蛊毒，痃癖气块。**甄权

【发明】〔宗奭曰〕张仲景伤寒论以荛花治利者，取其行水也。水去则利止，其意如此。今用之当斟酌，不可过使与不及也。须有是证乃用之。〔好古曰〕仲景小青龙湯云：若微利，去麻黃，加荛花如鸡子大，熬令赤色。用之盖利水也。〔时珍曰〕荛花盖亦芫花之类，气味主治大略相近。

醉鱼草纲目

【释名】闹鱼花纲目**鱼尾草**纲目**樚木**

〔一〕出：原作「上」，今据大观、政和本草卷十荛花条改。
〔二〕胃：原脱，今据大观、政和本草卷十及千金翼卷三荛花条补。

【集解】〔时珍曰〕醉鱼草南方处处有之。多在堑岸边，作小株生，高者三四尺。根状如枸杞。茎似黄荆，有微棱，外有薄黄皮。枝易繁衍。叶似水杨，对节而生，经冬不雕。七八月开花成穗，红紫色，俨如芫花一样。结细子。渔人采花及叶以毒鱼，尽圉圉而死，呼为醉鱼儿草。池沼边不可种之。此花色状气味并如芫花，毒鱼亦同，但花开不同时为异尔。按中山经云：熊耳山有草焉，其状如苏而赤华，名曰葶苧，可以毒鱼。其此草之类欤？

花、叶【气味】辛、苦，温，有小毒。

【主治】痰饮成齁，遇寒便发，取花研末，和米粉作果，炙熟食之，即效。又治误食石斑鱼子中毒，吐不止，及诸鱼骨鲠者，捣汁和冷水少许咽之，吐即止，骨即化也。久疟成癖者，以花填鲫鱼腹中，湿纸裹煨熟，空心食之，仍以花和海粉捣贴，便消。时珍

莽草 本经下品

〔校正〕自木部移入此。

【释名】菵草 音罔 芒草 山海经 鼠莽 〔弘景曰〕莽本作菵字，俗讹呼尔。〔时珍曰〕此物有毒，食之令人迷罔，故名。山人以毒鼠，谓之鼠莽。

【正误】〔别录曰〕一名葞，一名春草。〔禹锡曰〕按尔雅云：葞，春草。孙炎注云：药草也，俗呼为菵草。郭璞注云：一名芒草。所见异也。〔时珍曰〕葞音尾，白薇也。薇、葞字音相近尔。别录白薇下云，一名春草，而此又以为菵草，盖因孙炎之误也。今正之。

【集解】〔别录曰〕莽草生上谷山谷及冤句。五月采叶，阴干。〔弘景曰〕今东间处处皆有，叶青辛〔一〕烈者良。人〔二〕用捣以和陈粟米粉，纳水中，鱼吞即死浮出，人取食之无妨。〔颂曰〕今南中州郡及蜀川皆有之。木若石南而叶稀，无花实。五月七月采叶，阴干。一说：藤生，绕木石间。既谓之草，乃蔓〔三〕生者是也。〔宗奭曰〕莽草诸家皆谓之草，而

〔一〕辛：大观、政和本草卷十四莽草条俱作「新」。
〔二〕人：原作「又」，今据大观、政和本草卷十四莽草条改。
〔三〕蔓：原作「藤」，据改同上。

本草居木部。今世所用，皆木叶如石南叶，枝梗干则皱，揉之其臭如椒。〔敩曰〕凡用叶，勿用尖及挛生者。〔时珍曰〕范子计然云：莽草出三辅，青色者善。

叶

【修治】〔敩曰〕凡使取叶细锉，以生甘草、水蓼二味同盛〔一〕入〔二〕生稀绢袋中〔三〕，甑中蒸一日，去二件，晒干用。

【气味】辛，温，有毒。〔普曰〕神农：辛。雷公、桐君：苦，有毒。〔时珍曰〕莽草制雌黄、雄黄而有毒，误食害人。惟紫河车磨水服，及黑豆煮汁服，可解。豆汁浇其根即烂，性相制也。

【主治】风头痈肿，乳痈疝瘕，除结气疥瘙。杀虫鱼。本经 **疗喉痹不通，乳难。头风痒，可用沐，勿令入眼。**别录 **治风疽〔四〕，疝气肿坠凝血，治瘰疬，除湿风，不入汤服。主头疮白秃杀虫。与白敛、赤小豆为末，鸡子白调如糊，熁毒肿，干更易上。**甄权 **治皮肤麻痹，煎浓汤淋。风虫牙痛。**大明

【发明】〔颂曰〕古方治风毒痹厥诸酒，皆用菵草。今医家取叶煎汤，热含少顷吐之，治牙齿风虫及喉痹甚效。〔宗奭曰〕浓煎汤，淋渫皮肤麻痹。周礼翦氏掌除蠹物，以莽草熏之则死。〔时珍曰〕古方治小儿伤寒，有莽草汤。又琐碎录云：思村王氏之子，生七日而两肾缩入。二〔五〕医云：此受寒气而然也。以硫黄、茱萸、大蒜研涂其腹，以菵草、蛇床子烧烟，熏其下部而愈也。

【附方】旧四，新十〔六〕。**贼风肿痹** 风入五藏恍惚，宜莽草膏主之。莽草一斤，乌头、附子、踯躅各二〔七〕两，

〔一〕盛：据大观、政和本草卷十四莽草条应作「剉」。

〔二〕入：据大观、政和本草卷十四莽草条，此下应有「毒木叶」。

〔三〕袋中：据大观、政和本草卷十四莽草条，此下应有「上甘草、水蓼」。此法令甘草、水蓼不与莽草混杂，便于除去。否则，同入甑中即可，何必再用绢袋？似应据改。

〔四〕风疽：巢源卷三十三有「风疽候」，政和作「风疽」，义长。大观作「风疽」，当是误字。若据本条附方，似亦可作「风痹」。

〔五〕二：疑当作「一」。

〔六〕十：原作「五」，今按下新附方数改。

〔七〕二：肘后卷八第七十作「三」。

切，以水和醋一升，渍一宿。猪脂一〔一〕斤，煎三上三下，绞去滓。向火，以手摩病上三百度，应手即瘥。若耳鼻疾，可以绵裹塞之。疥癣杂疮，并宜摩之。肘后。**小儿风痫**掣疭戴眼，极者日数十发，又治大人贼风。莽草、雷丸各一鸡子黄大，化猪脂一斤，煎七沸，去滓，摩痛处，勿近目及阴，日凡三四次。外台秘要。**头风久痛**莽草煎湯沐之，勿令入目。圣惠方。**风虫牙痛**肘后方：用莽草煎湯，热漱冷吐。一加山椒皮。一加独活。一加郁李仁（梅师方〔二〕）。一加芫花。一加川椒、细辛各等分，煎湯热漱冷吐。圣惠：用莽草半两，皂角三挺去皮子，汉椒七粒，为末，枣肉丸芥子大。每以一丸塞孔中，吐涎取效。**瘰疬结核**菵草一两为末，鸡子白调涂帛上，贴之，日二易，取效止。圣惠方。**痈疮未溃**方同上，得痛为良。肘后方〔三〕。**乳肿不消**莽草、小豆等分，为末，苦酒和，傅之。卫生易简。**狗咬昏闷**浸椒水，调莽草末傅之。便民图纂。

茵芋 本经下品

【释名】芫草别录 **卑共**别录 〔时珍曰〕茵芋本作因预，未详其义。芫草与莆芫名同。

【集解】〔别录曰〕茵芋生太山川谷。三月三日采叶，阴干。〔弘景曰〕好者出彭城，今近道亦有。茎叶状似莽草而细软，连细茎采之。方用甚稀，惟合疗风酒。〔大明曰〕出自海盐。形似石南，树生，叶厚，五六七月采。〔颂曰〕今雍州、绛州、华州、杭州亦有之。春生苗，高三四尺，茎赤。叶似石榴而短厚，又似石南叶。四月开细白花，五月结实。三月、四月、七月采茎叶，日干。

茎、叶 **【气味】**苦，温，有毒。〔别录曰〕微温，有毒。〔权曰〕苦、辛，有小毒。

【主治】五脏邪气，心腹寒热，羸瘦，如疟状，发作有时，诸关节风湿痹痛。本经

〔一〕一：肘后卷八第七十作「四」。
〔二〕梅师方：原脱，今据大观、政和本草卷十四莽草条附方补，方足附方旧四之数。
〔三〕肘后方：原脱，今据大观、政和本草卷十四莽草条附方补。此方又见圣惠方卷六十一。

疗久风湿，走四肢，脚弱。别录 治男子女人软脚毒风，拘急挛痛。甄权 一切冷风，筋骨怯弱羸颤。入药炙用。大明

【发明】〔时珍曰〕千金、外台诸古方，治风痫有茵芋丸，治风痹有茵芋酒，治妇人产后中风有茵芋膏，风湿诸方多用之。茵芋、石南、莽草皆古人治风妙品，而近世罕知，亦医家疏缺也。

【附方】旧一，新二。**茵芋酒** 治贼风，手足枯痹拘挛。用茵芋、附子、天雄、乌头、秦艽、女萎、防风、防己、石南叶、踯躅花、细辛、桂心各一两，十二味切，以绢袋盛，清酒一斗渍之。冬七、夏三、春秋五日，药成。每服一合，日二〔一〕服，以微痹为度。方出胡治居士百病方。图经本草。 **茵芋丸** 治风气积滞成脚气，发则痛者。茵芋叶、炒薏苡仁各半两，郁李仁一两，牵牛子三两，朱砂〔二〕末半两，右为末，炼蜜丸如梧子大。每服二十丸，五更姜枣汤下，取利。未利再服，取快。本事方〔三〕。 **产后中风** 茵芋五两，木防己半斤，苦酒九升，渍一宿。猪脂四斤，煎三上三下，膏成。炙手〔四〕热摩千遍。千金方。

石龙芮 本经中品

〔校正〕并入菜部水〔五〕堇。

【释名】**地椹**本经 **天豆**别录 **石能**别录 **鲁果能**本经〔六〕 **水堇**吴普。音谨，又音芹。 **苦堇**尔雅 **堇葵**郭璞 **胡椒菜**救荒 **彭根**别录。〔弘景曰〕生于石上，其叶芮芮短小，故名。〔恭曰〕实如桑椹，故名地椹。〔禹锡曰〕尔雅云：啮，苦堇也。郭璞云：即堇葵〔七〕也。本草言味甘，而此云苦者，古人语倒，犹甘草谓之大苦也。〔时珍曰〕芮芮，细

〔一〕日二：与千金卷七第四「日再」合。政和本草卷十茵芋条作日三，大观本草作「日日」。
〔二〕朱砂：原作「生研」，形近而误。今据本事方卷三改。
〔三〕本事方：上方见本事方卷三，但将原方用量加倍。
〔四〕炙手：原作「每服」，今据千金卷三第三改。
〔五〕水：按大观、政和本草卷二十九及千金翼卷四堇条俱无，当是濒湖所加。下同。
〔六〕本经：原作「别录」。按大观、政和本草卷八石龙芮条「一名鲁果能」俱作白字，认为本经文。因据改。
〔七〕堇葵：原作「苦堇」，与上重复。今据尔雅释草郭注改。

貌。其椹之子细芮，故名。地椹以下，皆子名也。水堇以下，皆苗名也。苗作蔬食，味辛而滑，故有椒、葵之名。唐本草菜部堇系重出，今依吴普本草合并为一。

【集解】〔别录曰〕石龙芮生太山川泽石边。五月五日采子，二月、八月采皮，阴干。〔弘景曰〕今出近道。子形粗似蛇床子而扁，非眞好者，人言是蓄〔一〕菜子也。东山石上所生者，其叶芮芮短小，其子状如葶苈，黄色而味小辛，此乃是眞也。〔恭曰〕今用者，俗名水堇。苗似附子，实如桑椹，生下湿地，五月熟，叶、子皆味辛。山南者粒大如葵子。关中、河北者细如葶苈，气力劣于山南者。陶以细者为眞，未为通论。又曰：堇菜野生，非人所种。叶似蕺，花紫色。〔藏器曰〕尔雅云：芨，堇草。注云：乌头苗也。苏恭注天雄亦云：石龙芮叶似堇草，故名水堇。据此，则堇草是乌头苗，水堇定是石龙芮，更非别草也。〔颂曰〕今惟出兖州。一丛数茎，茎青紫色，每茎三叶，其叶短小多刻缺，子如葶苈而色黄。苏恭所说乃水堇，非石龙芮也。兖州所生者，正与本经〔二〕及陶氏说合，为得其眞。〔宗奭曰〕石龙芮有两种：水中生者叶光而末〔三〕圆，陆地生者叶毛而末〔三〕锐。入药须水生者。陆生者又谓之天灸，而补阴〔四〕不足，茎冷失精。〔时珍曰〕苏恭言水堇即石龙芮，苏颂非之，非矣。按魏〔五〕吴普本草石龙芮一名水堇，其说甚明。唐本草菜部所出水堇，言其苗也。本经石龙芮，言其子也。寇宗奭所言陆生者，乃是毛堇〔六〕，有大毒，不可食。水堇即俗称胡椒菜者，处处有之，多生近水下湿地。高者尺许，其根如荠。二月生苗，丛生。圆茎分枝，一枝三叶。叶青而光滑，有三尖，多细缺。江淮人三四月采苗，瀹过，晒蒸黑色为蔬。四五月开细黄花，结小实，大如豆，状如初生桑椹，青绿色。搓散则子甚细，如葶苈子，即石龙芮也。宜半老时采之。范子计然云：石龙芮出三辅，色黄者善。

子根皮同。【气味】苦，平，无毒。〔普曰〕神农：苦，平。岐伯：酸。扁鹊：大寒。雷公：咸，无

〔一〕蓄：原作「菑」，今据大观、政和本草卷八石龙芮条改。蓄即羊蹄，见本书卷十九羊蹄条。

〔二〕经：原作「草」，今据大观、政和本草卷八石龙芮条改。

〔三〕末：原作「子」，今据政和本草卷八及本草衍义卷九石龙芮条改，与苏沈良方卷一论龙芮文合。

〔四〕阴：原脱，今据政和本草卷八及本草衍义卷九石龙芮条补。

〔五〕魏：原作「汉」，今据本书卷一吴氏本草条改，令前后一致。

〔六〕堇：原作「華」，形近而误。本书下条毛茛：「俗名毛堇，似水堇而有毛也。山人呼为天灸。」与寇说合，因据改。

毒。〔之才曰〕大戟为之使。畏吴[一]茱萸、蛇蜕皮。〔主治〕风寒湿痹，心腹邪气，利关节，止烦满。久服轻身明目不老。本经 平肾胃气，补阴气不足，失精茎冷。令人皮肤光泽有子。别录 逐诸风，除心热躁。大明 〔发明〕〔时珍曰〕石龙芮乃平补之药，古方多用之。其功与枸杞、覆盆子相埒，而世人不知用，何哉？

水堇 〔气味〕甘，寒，无毒。〔时珍曰〕微辛、苦，涩。〔主治〕捣汁，洗马毒疮，并服之。又涂蛇蝎毒及痈肿。唐本 久食除心下烦热。主寒热鼠瘘，瘰疬生疮，结核聚气，下瘀血，止霍乱。又生捣汁半升服，能杀鬼毒，即吐出。孟诜 〔发明〕〔诜曰〕堇叶止霍乱，与香茙同功。香茙即香薷也。〔附方〕旧二，新一。结核气 堇菜日干为末，油煎成膏。摩之，日三五度，便瘥。孟诜食疗。 蛇咬伤疮 生堇杵汁涂之。万毕术。 血疝初起 胡椒菜叶挼，按揉之。集简方。

毛茛[二]音艮[三]。拾遗

〔校正〕并入毛建草[四]。

【释名】毛建草拾遗 水茛纲目 毛堇音芹。天灸衍义 自灸纲目 猴蒜〔时珍曰〕茛乃草乌头之苗，此草形

〔一〕吴：原脱，今据大观、政和本草卷八石龙芮条补。

〔二〕茛：按当作「莨」。大观、政和本草卷十一毛莨条及卷十钩吻条俱作「莨」，可为的证。濒湖径改为「茛」，未加说明。

〔三〕音艮：按说文、玉篇无「茛」字。广雅释草：「茛，钩吻也。」广韵卷四·二十七恨：「茛（音艮），草名」。至集韵始于卷七·二十五愿中重出：「茛(音建)，水草。蟹有毒，食水茛所为。」(类篇同)大观、政和本草卷二十一蟹条引陶隐居云：「未被霜，甚有毒，云食水莨（原注音建）所为。」此殆濒湖改「莨」为「茛」之根据。然陶氏之说，本于肘后。唐人陈藏器（政和本草卷十一毛莨条）及王焘（外台卷三十一）所见之肘后，俱作「水莨」，不作「水茛」。盖「莨」之与「茛」，仅一点之差。疑宋初传写本草者，在蟹条偶脱一点，遂读之如「建」。景祐四年修集韵时，乃收之二十五愿中，至证类本草蟹条亦沿误未改，且取集韵之音为注。若作「莨」，当据大观、政和本草卷十莨菪子条音「浪」。

〔四〕并入毛建草：按毛建草见大观、政和本草卷八，虽与毛莨同出拾遗而别是一条，性味、形状、功用皆不相同。濒湖以「茛」有「建」音，遂并而为一。

状及毒皆似之，故名。肘后方谓之水茛。又名毛建，亦茛字音讹也。俗名毛堇，似水堇而有毛也。山人截疟，采叶挼贴寸口，一夜作泡如火燎，故呼为天灸、自灸。

【集解】〔藏器曰〕陶注钩吻云：或是毛茛〔一〕。苏恭云：毛茛〔二〕是有毛石龙芮也。有毒，与钩吻无干。葛洪百一方云：菜中有水茛〔三〕，叶圆而光，生水旁，有毒，蟹多食之。人误食之，狂乱如中风状，或吐血，以甘草汁解之。又曰：毛建草，生江东地，田野泽畔。叶如芥而大，上有毛。花黄色。子如蒺藜。〔时珍曰〕毛建、毛茛即今毛堇也，下湿处即多。春生苗，高者尺余，一枝三叶，叶有三尖及细缺。与石龙芮茎叶一样，但有细毛为别。四五月开小黄花，五出，甚光艳。结实状如欲綻青桑椹，如有尖峭〔四〕，与石龙芮子不同。人以为鹅不食草者，大误也。方士取汁煮砂伏硫。沈存中笔谈所谓石龙芮有两种：水生者叶光而末圆，陆生者叶毛而末锐。此即叶毛者，宜辨之。

叶及子

【气味】辛，温，有毒。

【主治】恶疮痈肿，疼痛未溃，捣叶傅之，不得入疮令肉烂。又患疟人，以一握微碎，缚于臂上，男左女右，勿令近肉，即便成疮。和姜捣涂腹，破冷气。藏器

【附录】海姜、阴命〔藏器曰〕陶注钩吻云：海姜生海中，赤色，状如石龙芮，有大毒。又曰：阴命生海中，赤色，着木悬其子，有大毒。今无的识者。

牛扁 本经下品

〔一〕毛茛：按大观、政和本草卷十一毛莨条及卷十钩吻条引陶注俱作「毛莨」，不作「毛茛」。

〔二〕茛：按政和本草卷十一毛莨条及大观、政和本草卷十钩吻条引苏恭注俱作「莨」，不作「茛」。惟大观本草卷十一毛莨条引苏恭注误作「根」，但亦不作「茛」。

〔三〕水茛：按政和本草卷十一毛莨条作「水莨」，不作「水茛」。（大观本草此条「莨」字凡五见，余四字俱作「莨」，惟此一字误刻作「茛」。）检今本肘后，未见此文。金匮卷下第二十五载有此段文，作「水莨若」。外台卷三十一引肘后云：「人有食蟹中毒，或云是水莨所为。」可见「水莨若」在唐以前已省称「水莨」，至宋时遂有误为「水茛」者。

〔四〕峭：张本作「鮹」，疑当作「鞘」。

【释名】扁特唐本扁毒唐本

【集解】〔别录曰〕牛扁生桂阳川谷。〔弘景曰〕今人不复识此。〔恭曰〕此药似堇草〔一〕、石龙芮辈，根如秦艽而细，生平泽下湿〔二〕地。田野人名为牛扁，疗牛虱甚效。太常名扁特，或名扁毒。〔保昇曰〕今出宁州。叶似石龙芮、附子等。二月八月采根，日干。〔颂曰〕今潞州一种名〔三〕便特。六月有花，八月结实。采其根苗，捣末油调，杀虮虱。主疗大都相似，疑即扁特也，但声近而字讹耳。

【气味】苦，微寒，无毒。

【主治】身皮疮热气，可作浴汤。杀牛虱小虫，又疗牛病。本经

【附录】虱建草拾遗。〔藏器曰〕苦，无毒。主〔四〕虮虱。挼汁沐头，虱尽死。人有误吞虱成病者，捣汁服一小合。亦主诸虫疮。生山足湿地。发〔五〕叶似山丹，微赤，高一二尺。又有水竹叶，生水中。叶如竹叶而短小，可生食，亦去虮虱。

荨麻荨音寻。宋图经

【释名】毛藙〔时珍曰〕荨字本作藙。杜子美有除藙草诗，是也。

【集解】〔颂曰〕荨麻生江宁府山野中。〔时珍曰〕川黔诸处甚多。其茎有刺，高二三尺。叶似花桑，或青或紫，背紫者入药。上有毛芒可畏，触人如蜂虿蜇蠚，以人溺濯之即解。有花无实，冒冬不凋。挼投水中，能毒鱼。

【气味】辛、苦，寒，有大毒。吐利人不止。

〔一〕堇草：大观、政和本草卷十一牛扁条俱作「三堇」。
〔二〕湿：原脱，今据大观、政和本草卷十一牛扁条补。
〔三〕名：同上。
〔四〕主：大观、政和本草卷九虱建草条俱作「去」。
〔五〕发：大观、政和本草卷九虱建草条俱作「茎」。

【主治】蛇毒，捣涂之。苏颂 风疹初起，以此点之，一夜皆失。时珍

格注草 唐本草

【集解】〔恭曰〕出齐鲁山泽间。叶似蕨。根紫色，若紫草根，一株有二寸〔一〕许。二月、八月采根，五月、六月采苗，日干用。

【气味】辛、苦，温，有大毒。

【主治】蛊疰诸毒疼痛等。唐本

海芋 纲目

【释名】观音莲纲目 羞天草玉册 天荷纲目 隔河仙见下。

【集解】〔时珍曰〕海芋生蜀中，今亦处处有之。春生苗，高四五尺。大叶如芋叶而有干。夏秋间，抽茎开花，如一瓣莲花，碧色。花中有蕊，长作穗，如观音像在圆光之状，故俗呼为观音莲。方士号为隔河仙，云可变金。其根似芋魁，大者如升碗，长六七寸，盖野芋之类也。庚辛玉册云：羞天草，阴草也。生江广深谷涧边。其叶极大，可以御雨，叶背紫色。花如莲花。根叶皆有大毒，可煅粉霜、朱砂。小者名野芋。宋祁海芋赞云：木干芋叶，拥肿盘戾。农经弗载，可以治疠。

【气味】辛，有大毒。

【主治】疟瘴毒肿风癞。伏硇砂。时珍

【附录】透山根〔时珍曰〕按岣嵝神书云：透山根生蜀中山谷。草类蘼芜，可以点铁成金。昔有人采药，误斫此草，刀忽黄软成金也。又庚辛玉册云：透山根出武都。取汁点铁，立成黄金。有大毒，人误食之，化为紫水。又有金英草，亦生蜀中。状如马齿苋而色红，模铁成金。亦有大毒，入口杀人，须臾为紫水也。又何远春渚纪闻云：刘均父吏部罢官归成

〔一〕寸：原作「十」，今据大观、政和本草卷十一格注草条改。

都。有水银一篋，过峡篋漏，急取渡旁丛草塞之，久而开视，尽成黄金矣。宋初有军士在泽州泽中割马草归，鎌皆成金。以草燃釜，亦成黄金。又临安僧法坚言：有客过于潜山中，见一蛇腹胀，啮一草以腹磨之而消。念此草必能消胀，取置篋中。夜宿旅馆，闻邻房有人病腹胀呻吟，以釜煎药一杯与服。顷之不复闻声，念已安矣。至旦视之，其人血肉俱化为水，独骸骨在床尔。视其釜，则通体成金矣。观何氏所载，即是透山根及〔一〕金英草之类。如此毒草，不可不知，故备载之耳。

钩吻本经下品

【释名】野葛本经**毒根**吴普**胡蔓草**图经**断肠草**纲目**黄藤**纲目**火把花**〔弘景曰〕言其入口则钩人喉吻也。或言：吻当作挽字，牵挽人肠而绝之也。〔时珍曰〕此草虽名野葛，非葛根之野者也。或作冶葛。王充论衡云：冶，地名也，在东南。其说甚通。广人谓之胡蔓草，亦曰断肠草。入人畜腹内，即粘肠上，半日则黑烂，又名烂肠草。滇人谓之火把花，因其花红而性热如火也。岳州谓之黄藤。

【集解】〔别录曰〕钩吻生傅〔二〕高山谷及会稽东野。折之青烟出者，名固活。二月、八月采。〔普曰〕秦钩吻一名除辛〔三〕，生南越山及寒石山，或益州。叶如葛，赤茎大如箭而方，根黄色，正月采之。〔恭〔四〕曰〕野葛生桂州以南，村墟闾巷间皆有。彼人通名钩吻，亦谓苗为钩吻，根名野葛。蔓生。其叶如柿。其根新采者，皮白骨黄。宿根似地骨，嫩根如汉防己，皮节断者良。正与白花藤相类，不深别者，颇亦惑之。新者折之无尘气。经年以后则有尘起，从骨之细孔中出。今折枸杞根亦然。本草言折之青烟起者名固活为良，亦不达之言也。人误食其叶者致死，而羊食其苗大肥，物有相伏如此。博物志云：钩吻蔓生，叶似凫葵，是也。〔时珍曰〕嵇含南方草木状云：野〔五〕葛蔓生，叶如罗勒，光而厚，一名胡蔓草。人以杂生蔬中毒人，半日辄死。段成式酉阳杂俎云：胡蔓草生邕州、容州之间。丛生。花扁〔六〕如卮子而稍大，不成朵，色黄白。

〔一〕及：原作「乃」，今详上下文义改。
〔二〕傅：原作「传」，今据大观、政和本草卷十钩吻条改。
〔三〕除辛：大观、政和本草卷十钩吻条引吴氏作「毒根」，同条引蜀本草作「除辛」。因本书此段乃濒湖糅合吴氏及蜀本两段而成之故。
〔四〕恭：原作「普」，与前重复。今据大观、政和本草卷十钩吻条改。
〔五〕野：南方草木状卷上作「冶」。
〔六〕扁：酉阳杂俎前集卷十九胡曼草条作「偏」。

其叶稍黑。又按岭南卫生方云：胡蔓草叶如茶，其花黄而小。一叶入口，百窍溃血，人无复生也。时珍又访之南人云：钩吻即胡蔓草，今人谓之断肠草是也。蔓生，叶圆而光。春夏嫩苗毒甚，秋冬枯老稍缓。五六月开花似榉柳花，数十朵作穗。生岭南者花黄。生滇南者花红，呼为火把花。此数说皆与吴普、苏恭说相合。陶弘景等别生分辨，并正于下。

【正误】〔弘景曰〕五符经亦言钩吻是野葛。核事而言，似是两物。野葛是根，状如牡丹，所生处亦有毒，飞鸟不得集，今人用合膏服之无嫌。钩吻别是一物，叶似黄精而茎紫，当心抽花，黄色，初生极类黄精，故人采多惑之，遂致死生之反。或云钩吻是毛茛，参错不同，未详云何？〔敩曰〕凡使黄精勿用钩吻，真似黄精，只是叶有毛钩子二个。黄精叶似竹叶。又曰：凡使钩吻，勿用地精，茎苗相同。钩吻治人身上恶毒疮，其地精杀人也。〔恭曰〕钩吻蔓生，叶如柿。陶言飞鸟不集者，妄也。黄精直生，叶似柳及龙胆草，殊非比类。毛茛乃有毛石龙芮，与钩吻何干？〔颂曰〕江南人说黄精茎苗稍类钩吻。但钩吻叶头极尖〔一〕而根细，与苏恭所说不同，恐南北之产异也。〔禹锡曰〕陶说钩吻似黄精者，当是。苏说似柿叶者，别是一物也。又言苗名钩吻，根名野葛者，亦非通论。〔时珍曰〕神农本草钩吻一名野葛，一句已明。草木状又名胡蔓草，显是藤生。吴普、苏恭所说正合本文。陶氏以藤生为野葛，又指小草为钩吻，复疑是毛茛，乃祖雷敩之说。诸家遂无定见，不辨其蔓生、小草，相去远也。然陶、雷所说亦是一种有毒小草，但不得指为钩吻尔。昔天姥对黄帝言：黄精益寿，钩吻杀人。乃是以二草善恶比对而言。陶氏不审，疑是相似，遂有此说也。余见黄精下。

【气味】辛，温，大有〔二〕毒。〔普曰〕神农：辛。雷公：有毒杀人。〔时珍曰〕其性大热。本草毒药止云有大毒，此独变文曰大有毒，可见其毒之异常也。〔之才曰〕半夏为之使，恶黄芩。

【主治】金疮乳痓，中恶风，咳逆上气，水肿，杀鬼疰蛊毒。本经 **破癥积，除脚膝痹痛，四肢拘挛，恶疮疥虫，杀鸟兽。捣汁入膏中，不入汤饮。**别录 **主喉痹咽塞，声音变。**保升〔三〕

〔一〕尖：原作「大」，今据大观、政和本草卷六黄精条改。
〔二〕大有：按大观、政和本草卷十及千金翼卷三钩吻条俱作「有大」。
〔三〕保升：原作「吴普」，今据大观、政和本草卷十钩吻条改。

【发明】〔藏器曰〕钩吻食叶，饮冷水即死，冷水发其毒也。彼土毒死人悬尸树上，汁滴地上生菌子，收之名菌药，烈于野葛也。蕹菜捣汁，解野葛毒。取汁滴野葛苗即萎死。南人先食蕹菜，后食野葛，二物相伏，自然无苦。魏武帝噉野葛至尺，先食此菜也。〔时珍曰〕按李石续博物志云：胡蔓草出二广。广人负债急，每食此草而死，以诬人。以急水吞即死急，慢水吞死稍缓。或取毒蛇杀之，覆以此草，浇水生菌，为毒药害人。葛洪肘后方云：凡中野葛毒口不可开者。取大竹筒洞节，以头拄其两胁及脐中。灌冷水入筒中，数易水。须臾口开，乃可下药解之。惟多饮甘草汁、人屎汁。白鸭或白鹅断头沥血，入口中。或羊血灌之。岭南卫生方云：即时取鸡卵抱未成雏者，研烂和麻油灌之。吐出毒物乃生，稍迟即死也。

本草纲目草部目录第十八卷

草之七　蔓草类七十三种附十九种

菟丝子本经　难火兰附
五味子本经
蓬蘽本经
覆盆子别录
悬钩子拾遗
蛇莓别录
使君子开宝
木鳖子开宝
番木鳖纲目
马兜铃开宝　即土青木香
榼藤子开宝　合子草附[一]
预知子开宝
牵牛子别录
旋花本经（即鼓子花）
紫葳本经（即凌霄花）　骨路支附
营实、墙蘼本经
月季花纲目
栝楼本经（即天花粉）
王瓜本经（即土瓜）
葛本经　铁葛附[二]
黄环本经、狼跋予别录[三]
天门冬本经[四]
百部别录　白并附
何首乌开宝[五]
萆薢本经[六]
菝葜别录
土茯苓纲目
白敛本经
女萎李当之
赭魁别录[七]
鹅抱图经
伏鸡子根[八]拾遗　仰盆、人肝藤附

[一] 合子草附：原脱，今据本卷榼藤子条附录补。
[二] 铁葛附：原脱，今据本卷葛条附录补。
[三] 狼跋子别录：原作「即鼓跋子」，今据本卷黄环条改。
[四] 本经：原脱，今据本卷天门冬条补。
[五] 开宝：原作「别录」，今据本卷何首乌条改。
[六] 本经：原作「别录」，今据政和本草总目及卷八分目改。
[七] 别录：原作「本经」，今据政和本草总目及卷十分目改。
[八] 根：原脱，今据本卷伏鸡子根条补。

[一] 思：原作「鬼」，今据本卷千金藤条附录改。
[二] 摩：原作「藦」，今据大观、政和本草卷九萝摩子条改。
[三] 藤：原脱，今据本卷甘藤条附录补。
[四] 鼠藤附：原脱，今据本卷含水藤条附录补。
[五] 海药：原作「唐本」，今据本卷落雁木条改。
[六] 海药：原作「拾遗」，今据本卷藤黄条改。

右附方旧一百三十四〔一〕新三百六十二〔二〕

【附录】诸藤一〔三〕十九种

〔一〕四：原作「七」，今按本卷旧附方数改。

〔二〕六十二：原作「二十八」，今按本卷新附方数改。

〔三〕一：原作「二」，今按本卷末附录诸藤种数改。

本草纲目草部第十八卷

草之七 蔓草类七十三种，附一十九种。

菟丝子 本经上品

【释名】菟缕别录 菟累别录 菟芦本经 菟丘广雅 赤网〔一〕别录 玉女尔雅 唐蒙尔雅 火焰草纲目 野狐丝〔二〕纲目 金线草 〔禹锡曰〕按吕氏春秋云：或谓菟絲无根也。其根不属地，茯苓是也。抱朴子云：菟絲之草，下有伏菟之根。无此菟，则絲不得生于上，然实不属也。伏菟抽则菟絲死。又云：菟絲初生之根，其形似兔。掘取〔三〕割其血以和丹服，立能变化。则菟絲之名因此也。〔弘景曰〕旧言下有茯苓，上有菟絲，不必尔也。〔颂曰〕抱朴所说今未见，岂别一类乎？孙炎释尔雅云：唐也，蒙也，女萝也，菟絲也，一物四名，而本草唐蒙为一名。诗云：茑与女萝。毛苌云：女萝，菟絲也。而本草菟絲无女萝之名，惟松萝一名女萝。岂二物皆是寄生同名，而本草脱漏乎？〔震亨曰〕菟絲未尝与茯苓共类，女萝附松而生，不相关涉，皆承讹而言也。〔时珍曰〕毛诗注女萝即菟絲。吴普本草菟絲一名松萝。陆佃言在木为女萝，在草为菟絲，二物殊别，皆由尔雅释诗误以为一物故也。张揖广雅云：菟丘，菟絲也。女萝，松萝也。陆玑诗疏言菟絲蔓草上，黄赤如金；松萝蔓松上，生枝正青，无杂蔓者，皆得之。详见木部松萝下。又菟絲茯苓说，见茯苓下。

【集解】〔别录曰〕菟絲子生朝鲜川泽田野，蔓延草木之上。九月采实，暴干。色黄而细者为赤网，色浅而大者为菟累。功用并同。〔弘景曰〕田野墟落中甚多，皆浮生蓝、纻、麻、蒿上。其实仙经俗方并以为补药，须酒浸一宿用，宜丸不宜煮。〔大明曰〕苗茎似黄絲〔四〕，无根株，多附田中，草被缠死，或生一丛如席阔〔五〕。开花结子不分明，子如碎黍米

〔一〕网：原作「纲」，今据大观、政和本草卷六及千金翼卷二菟絲子条改。下同。

〔二〕絲：按本条苗附方引圣惠卷三十二治目赤痛方作「浆」，此又作「絲」，未知何据？

〔三〕掘取：原作「握故」，形近而误。今据政和本草卷六菟絲子条改，与抱朴子内篇卷四金丹篇合。

〔四〕絲：大观、政和本草卷六菟絲子条俱作「麻线」。

〔五〕从如席阔：原作「叶」，今据大观、政和本草卷六菟絲于条改。

粒，八月、九月以前采之。〔颂曰〕今近道亦有之，以冤句者为胜。夏生苗，初如细絲，遍地不能自起。得他草梗则缠绕而生，其根渐绝于地而寄空中。或云无根，假气而生，信然。〔时珍曰〕按宁献王庚辛玉册云：火焰草即菟絲子，阳草也。多生荒园古道。其子入地，初生有根，及长延草物，其根自断。无叶有花，白色微红，香亦袭人。结实如秕豆而细，色黄，生于梗上尤佳，惟怀孟林中多有之，入药更良。

子

〔修治〕〔敩曰〕凡使勿用天碧草子，真相似，只是味酸涩并粘也。菟絲采得，去壳了，用苦酒浸二日。漉出，以黄精自然汁相对，浸一宿。至明，用微火煎至干。入臼中，烧热铁杵，一去〔一〕三千余杵，成粉用之。〔时珍曰〕凡用以温水淘去沙泥，酒浸一宿，曝干捣之。不尽者，再浸曝捣，须臾悉细。又法：酒浸四五日，蒸曝四五次，研作饼，焙干再研末。或云：曝干时，入纸条数枚同捣，即刻成粉，且省力也。

〔气味〕辛、甘，平，无毒。〔之才曰〕得酒良。薯蓣、松脂为之使。恶雚菌。

〔主治〕**续绝伤，补不足，益气力，肥健人**〔二〕。本经 **养肌强阴，坚筋骨，主茎中寒，精自出，溺有余沥，口苦燥渴，寒血为积。久服明目轻身延年**〔三〕。别录 **治男女虚冷，添精益髓，去腰疼膝冷，消渴热中。久服去面䵟，悦颜色。**甄权 **补五劳七伤，治鬼交泄精，尿血，润心肺**〔四〕。大明 **补肝脏风虚。**好古

〔发明〕〔敩曰〕菟絲子禀中和凝正阳〔五〕气，一茎从树感枝而成，从中春上阳结实，故偏补人卫气，助人筋脉。〔颂曰〕抱朴子仙方单服法：取实一斗，酒一斗浸，曝干再浸又曝，令酒尽乃止，捣筛。每酒服二钱，日二服。此药治腰膝去风，兼能明目。久服令人光泽，老变为少。十日外，饮啖如汤沃雪也。

〔附方〕旧六，新七〔六〕。

消渴不止 菟絲子煎汁，任意饮之，以止为度。事林广记。

阳气虚损 简便方：用菟絲子、熟地黄等分，为末，酒糊丸梧子大。每服五十丸。气虚，

〔一〕去：政和本草卷六菟絲子条同。大观本草作「劲」。
〔二〕人：按大观、政和本草卷六及千金翼卷二菟絲子条俱无，当是濒湖所加。
〔三〕久服明目轻身延年：按大观、政和本草卷六菟絲子条俱作白字，认为本经文，当移上「肥健人」之后。
〔四〕肺：原作「疿」，今据大观、政和本草卷六菟絲子条改。
〔五〕阳：此下原有「之」，今据大观、政和本草卷六菟絲子条删。
〔六〕七：原作「五」，今按下新附方数改。

人参湯下，气逆沉香湯下。　经验后〔一〕方：用菟絲子二两〔二〕，酒浸十日，水淘，杜仲焙研蜜炙一两，以薯蕷末酒煮糊丸梧子大。每空心酒下五十丸。**白浊遗精**茯菟丸：治思虑太过，心肾虚损，眞阳不固，漸有遗沥，小便白浊，梦寐频泄。菟絲子五两，白茯苓三两，石莲肉二两，为末，酒糊丸梧子大。每服三五十丸，空心盐湯下。　和剂局方。**小便淋沥**菟絲子煮汁饮。　范汪方。**小便赤浊**心肾不足，精少血燥，口干烦热，头运怔忡。菟絲子、麦门冬等分，为末，蜜丸梧子大。盐湯每下七十丸。**腰膝疼痛**或顽痲无力。菟絲子洗一两，牛膝一两，同入银器內，酒浸过〔三〕一寸，五日〔四〕，暴干〔五〕为末，将原酒煮糊丸梧子大。每空心酒服三二十丸。　经验后〔六〕方。**肝伤目暗**菟絲子三〔七〕两，酒浸三日，暴干为末，鸡子白和丸梧子大。空心溫酒下二〔八〕十丸。　圣惠方。**身面卒肿**洪大。用菟絲子一升，酒五升，渍二三宿。每饮一升，日三服。不消再造。　肘后方。**妇人横生**菟絲子末，酒服二〔九〕錢。一加车前子等分。　圣惠方〔十〕。**眉炼癬疮**菟絲子炒研，油调傅之。　山居四要。**谷道赤痛**菟絲子熬黄黑，为末，鸡子白〔十一〕和涂之。　肘后方。**痔如虫咬**方同上。

〔一〕后：原脱，今据大观、政和本草卷六菟絲子条附方补。
〔二〕二两：同上。
〔三〕过：同上。
〔四〕日：原作「分」，今据大观、政和本草卷六菟絲子条附方改。
〔五〕干：原脱，今据大观、政和本草卷六菟絲子条附方补。
〔六〕后：同上。
〔七〕三：圣惠方卷三十三作「二」。
〔八〕二：圣惠方卷三十三作「三」。
〔九〕二：圣惠方卷七十七治逆生及大观、政和本草卷六菟絲子条附方引产书俱作「一」。
〔十〕圣惠方：此方不在圣惠方卷七十七治横生方中，而在同卷治逆生方中。大观、政和本草卷六菟絲子条附方引产书正治横生。
〔十一〕白：大观、政和本草卷六菟絲子条附方俱作「黄」，与千金卷二十三第三及外台卷二十六俱合，似应据改。

苗　〔气味〕甘，平，无毒。玉册云：汁伏三黄、砒、汞，结草砂。〔主治〕研汁涂面，去面䵟。本经　挼碎煎汤，浴小儿，疗热痱〔一〕。弘景　〔附方〕旧二，新一。面疮〔二〕粉刺菟絲子苗〔三〕，绞汁涂之，不过三上。肘后方。小儿头疮菟絲苗，煮湯频洗之。子母秘录。目中赤痛野狐浆〔四〕草，捣汁点之。圣惠方。

【附录】难火兰拾遗　〔藏器曰〕味酸，温，无毒。主冷气风痹，开胃下食，去腹胀。久服明目。生巴西〔五〕胡国。状似菟絲子而微长。

五味子本经上品

【释名】荎藸尔雅　音知除。玄及别录　会及　〔恭曰〕五味，皮肉甘、酸，核中辛、苦，都有咸味，此则五味具也。本经但云味酸，当以木为五行之先也。

【集解】〔别录曰〕五味子生齐山山谷及代郡。八月采实，阴干。〔弘景曰〕今第一出高丽，多肉而酸甜；次出青州、冀州，味过酸，其核并似猪肾。又有建平者，少肉，核形不相似，味苦，亦良。此药多膏润，烈日暴之，乃可捣筛。〔恭曰〕蔓生木上。其叶似杏而大。子作房如落葵，大如蘡子。出蒲州及蓝田山中，今河中府岁贡之。〔保昇曰〕蔓生。茎赤色，花黄、白，子生青熟紫，亦具五色。味甘者佳。〔颂曰〕今河东、陕西州郡尤多，杭越间亦有之。春初生苗，引赤蔓于高木，其长六七尺。叶尖圆似杏叶。三四月开黄白花，类莲花状。七月成实，丛生茎端，如豌豆许大，生青熟红紫，入药

〔一〕痱：原作「肺」，今据大观、政和本草卷六菟絲子条改。

〔二〕疮：肘后卷六第五十二作「胡」，大观、政和本草卷六菟絲子条附方俱作「上」。

〔三〕菟絲子苗：肘后卷六第五十二作「生菟絲」，千金卷六下第九作「生菟絲苗汁」。大观及政和本草卷六菟絲子条附方俱作「菟絲子」脱「苗」字。

〔四〕浆：圣惠方卷三十二同。但本条释名又作「絲」，未知何据？

〔五〕西：原作「中」，今据大观、政和本草卷六难火兰条改。

生〔一〕曝不去子〔二〕。今有数种，大抵相近。雷斅言〔三〕小颗皮皱泡者，有白扑盐霜一重，其味酸咸苦辛甘皆全者为真也。〔时珍曰〕五味今有南北之分，南产者色红，北产者色黑，入滋补药必用北产者乃良。亦可取根种之，当年就旺；若二月种子，次年乃旺，须以架引之。

【修治】〔斅曰〕凡用以铜刀劈作两片，用蜜浸蒸，从巳至申，却以浆浸一宿，焙干用。〔时珍曰〕入补药熟用，入嗽药生用。

【气味】酸，温，无毒。〔好古曰〕味酸，微苦、咸。味厚气轻，阴中微阳，入手太阴血分、足少阴气分。〔时珍曰〕酸咸入肝而补肾，辛苦入心而补肺，甘入中宫益脾胃。〔之才曰〕苁蓉为之使。恶萎蕤。胜乌头。

【主治】益气，咳逆上气，劳伤羸瘦，补不足，强阴，益男子精。本经 **养五脏，除热，生阴中肌。**别录 **治中下气，止呕逆，补虚劳，令人体悦泽。**甄权 **明目，暖水脏，壮筋骨，治风消食，反胃霍乱转筋，痃癖奔豚冷气，消水肿心腹气胀，止渴，除烦热，解酒毒。**大明 **生津止渴，治泻痢，补元气不足，收耗散之气，瞳子散大。**李杲 **治喘咳燥嗽，壮水镇阳。**好古

【发明】〔成无己曰〕肺欲收，急食酸以收之，以酸补之。芍药、五味之酸，以收逆气而安肺。〔杲曰〕收肺气，补气不足，升也。酸以收逆气，肺寒气逆，则宜此与干姜同治之。又五味子收肺气，乃火热必用之药，故治嗽以之为君。但有外邪者不可骤用，恐闭其邪气，必先发散而后用之乃良。有痰者，以半夏为佐；喘者，阿胶为佐，但分两少不同耳。〔宗奭曰〕今华州以西至秦州〔四〕多产之。方红熟时，彼人采得，蒸烂，研滤汁，熬成稀膏，量酸甘入蜜炼匀，待冷收器中。肺虚寒人，作汤时时饮之。作果可以寄远。本经言其性温，今食之多致虚热，小儿益甚。药性论谓其除热气，日华子谓其暖水

〔一〕生：原作「主」，今据政和本草卷七及本草衍义卷八五味子条改。
〔二〕入药生曝不去子：乃本草衍义文，濒湖取易颂说。苏颂原谓：「八月采，阴干用」。
〔三〕雷斅言：大观、政和本草卷七五味子条引苏颂图经作「一说」，与同条引「雷公」说同。
〔四〕州：原脱，今据政和本草卷七及本草衍义卷八五味子条补。

脏，除烦热，后学至此多惑。今既用治肺虚寒，则更不取其除热之说。〔震亨曰〕五味大能收肺气，宜其有补肾之功。收肺气，非除热乎？补肾，非暖水脏乎？乃火热嗽必用之药。寇氏所谓食之多致虚热者，盖收补之驟也，何惑之有？又黄昏嗽乃火气浮入肺中，不宜用凉药，宜五味子、五〔一〕倍子斂而降之。〔思邈曰〕五六月宜常服五味子湯，以益肺金之气，在上则滋源，在下则补肾。其法：以五味子一大合，木臼捣细，甆瓶中，以百沸湯投之，入少蜜，封置火边良久，湯成任饮。〔元素曰〕孙眞人千金月令言：五月常服五味，以补五脏之气。遇夏月季夏之间，困乏无力，无气以动。与黄芪、人参〔二〕、麦门冬，少加〔三〕黄檗，煎湯服之。使人精神顿加，两足筋力涌出也。盖五味子之酸，辅人参，能泻丙火而补庚金，收斂耗散之气。〔好古曰〕张仲景八味丸〔四〕，用此补肾，亦兼述类象形也。〔机曰〕五味治喘嗽，须分南北。生津止渴，润肺补肾，劳嗽，宜用北者；风寒在肺，宜用南者。〔愼微曰〕抱朴子云：五味者，五行之精，其子有五味。淮南公羡门子服之十六年，面色如玉女，入水不沾，入火不灼。

【附方】新一十一。**久咳肺胀**五味二两，粟壳白餳炒过半两，为末，白餳丸弹子大。每服一丸，水煎服。卫生家宝方。**久咳不止**丹溪方：用五味子五錢，甘草一〔五〕錢半，五倍子、风化消各二〔六〕錢，为末，干噙。摄生方：用五味子一两，眞茶四錢，晒研为末。以甘草五錢煎膏，丸绿豆大。每服三十丸，沸湯下，数日即愈也。**痰嗽并喘**五味子、白矾等分，为末。每服三錢，以生猪肺炙熟，蘸末细嚼，白湯下。汉阳库兵黄六病此，百药不效。于岳阳遇一道人传此，两服，病遂不发。普济方。**阳事不起**新五味子一斤，为末。酒服方寸匕，日三服。忌猪鱼蒜醋。尽一剂，即得力。百日以上，可御十女。四时勿绝，药功能知。千金方。**肾虚遗精**北五味子一斤洗淨，水浸，挼去核。再以水洗

〔一〕五：原脱，今据丹溪心法卷二咳嗽十六补。
〔二〕人参：原脱，今据湯液本草卷中五味子条补。
〔三〕加：原作「减生」，今据湯液本草卷中五味子条删改。
〔四〕张仲景八味丸：金匮、肘后、千金、外台载此方俱无五味子，但肘后卷四第三十三及千金卷十九第八注文俱引「仲景云：常服去附子，加五味子」。
〔五〕一：丹溪心法卷二第十六作「二」。
〔六〕二：丹溪心法卷二第十六作「四」。

核，取尽余味。通置砂锅中，布滤过，入好冬蜜二斤，炭火慢熬成膏，瓶收五日，出火性。每空心服一二茶匙，百滚湯下。刘松石保寿堂方。**肾虚白浊**及两胁并背脊穿痛。五味子一两，炒赤为末，醋糊丸梧子大。每醋湯下三十丸。经验良方。**五更肾泄**凡人每至五更即溏泄一二次，经年不止者，名曰肾泄，盖阴盛而然。脾恶湿，湿则濡而困，困则不能治水。水性下流，则肾水不足。用五味子以强肾水，养五脏；吴茱萸以除脾湿，则泄自止矣。五味去梗二两，茱萸湯泡七次五錢，同炒香，为末。每日〔一〕陈米饮服二錢。许叔微本事方。**女人阴冷**五味子四两为末，以口中玉泉和丸兎矢大，频纳阴中，取效。近效方。**烂弦风眼**五味子、蔓荆子煎湯，频洗之。谈野翁种子方。**赤游风丹**渐渐肿大。五味子焙研，热酒顿服一錢自消，神效。保幼大全。

蓬蘽音累 本经上品

〔**校正**〕自果部移入此。

【**释名**】**覆盆**本经〔二〕**陵蘽**别录**阴蘽**别录**寒莓**会编**割田藨**音苞。〔时珍曰〕蓬蘽与覆盆同类，故本经〔二〕谓一名覆盆。此种生于丘陵之间，藤叶繁衍，蓬蓬累累，异于覆盆，故曰蓬蘽、陵蘽，即藤也。其实八月始熟，俚人名割田藨。

【**集解**】〔别录曰〕蓬蘽生荆山平泽及冤句。〔弘景曰〕蓬蘽是根名，方家不用，乃昌容所服，以易颜者也。覆盆是实名。李当之云：是人所食莓子。以津汁为味，其核微细。今药中用覆盆小异。未详孰是？〔恭曰〕覆盆、蓬蘽，乃一物异名，本谓实，非根也。李云莓子者，近之矣。然生处不同，沃地则子大而甘，瘠地则子细而酸。此乃子有酸味，根无酸味。陶以根酸子甘，列入果部，重出二条，殊为孟浪。〔志曰〕蓬蘽乃覆盆之苗茎，覆盆乃蓬蘽之子也。按切韵：莓音茂，其子覆盆也。蘽者藤也，则蓬蘽明是藤蔓矣。陶言蓬蘽是根，苏言是子，一物异名，皆非矣。〔颂曰〕蓬蘽是覆盆苗，处处有之，秦吴尤多。苗短不过尺，茎叶皆有刺，花白，子赤黄，如半弹丸大，而下有蒂承之，如柿蒂，小儿多食之。五月采实，其苗叶采无时。江南谓之莓，然其地所生差晚，三月始有苗，八九月花开，十月实，用则同。〔士良曰〕今观采取之家

〔一〕日：按金陵本作「旦」，本事方卷四五味子散无。
〔二〕本经：原作「别录」。按大观、政和本草卷二十三蓬蘽条「一名覆盆」俱作白字，认为本经文。因据改。

说，蓬虆似蚕莓子，红色而大，其味酸甘，叶似野蔷薇，有刺。覆盆子小，其苗各别。诸家本草不识，故皆说蓬虆是覆盆子之根。〔大明曰〕莓子是蓬虆子也。树莓是覆盆子也。〔宗奭曰〕蓬虆非覆盆也，别是一种，虽枯败而枝梗不散，今人不见用此。〔藏器曰〕其类有三种，惟四月熟，状如覆盆子〔一〕，而味甘美者，为是〔二〕。余不堪入药。〔机曰〕蓬虆，徽人谓之寒莓。沿堑作丛蔓生，茎小叶密多刺。其实四五十颗作一朵，一朵大如盏面，霜后始红。苏颂图经以此注覆盆，误矣。江南覆盆，亦四五月熟，何尝差晚耶？覆盆茎粗叶疎，结实大而疏散；不似寒莓，茎细叶密，结实小而成朵。一则夏熟，一则秋熟，岂得同哉？〔时珍曰〕此类凡五种。予尝亲采，以尔雅所列者校之，始得其的。诸家所说，皆未可信也。一种藤蔓繁衍，茎有倒刺，逐节生叶，叶大如掌，状类小葵叶，面青背白，厚而有毛，六七月开小白花，就蒂结实，三四十颗成簇，生则青黄，熟则紫黯，微有黑毛，状如熟椹而扁，冬月苗叶不雕者，俗名割田藨，即本草所谓蓬虆也。一种蔓小于蓬虆，亦有钩刺，一枝五叶，叶小而面背皆青，光薄而无毛，开白花，四五月实成，子亦小于蓬虆而稀疏，生则青黄，熟则乌赤，冬月苗雕者，俗名插田藨，即本草所谓覆盆子，尔雅所谓茥，缺盆也。此二者俱可入药。一种蔓小于蓬虆，一枝三叶，叶面青，背淡白而微有毛，开小白花，四月实熟，其色红如樱桃者，俗名蓐〔三〕田藨，即尔雅所谓藨者也。故郭璞注云：藨即莓也。子似覆盆而大，赤色，酢甜可食。此种不入药用。一种树生者，树高四五尺，叶似樱桃叶而狭长，四月开小白花，结实与覆盆子一样，但色红为异，俗亦名藨，即尔雅所谓山莓，陈藏器本草所谓悬钩子者也。详见本条。一种就地生蔓，长数寸，开黄花，结实如覆盆而鲜红，不可食者，本草所谓蛇莓也。见本条。如此辨析，则蓬虆、覆盆自定矣。李当之、陈士良、陈藏器、寇宗奭、汪机五说近是，而欠明悉。陶弘景以蓬虆为根，覆盆为子；马志、苏颂以蓬虆为苗，覆盆为子；苏恭以为一物；大明以树生者为覆盆。皆臆说，不可据。

【气味】酸，平，无毒。〔别录曰〕咸。〔士良曰〕甘、酸，微热。

【主治】安五脏，益精气，长阴令〔四〕坚，强志倍力，有子。久服轻身不老。本经 **疗暴中风，身热大惊。**别录 **益颜色，长发，耐寒湿。**恭

〔一〕子：原脱，今据大观、政和本草卷二十三蓬虆条补。
〔二〕为是：此下原衍「覆盆子」，今据大观、政和本草卷二十三蓬虆条删。
〔三〕蓐：字书无，疑「薅」，或「耨」之误。
〔四〕令：此下原衍「人」字，今据大观、政和本草卷二十三及千金翼卷四蓬虆条删。

【发明】见覆盆子下。

【附方】新一。**长发不落** 蓬蘽子榨油，日涂之。圣惠方。

苗、叶 同覆盆。

覆盆子 别录上品

〔校正〕自果部移入此。

【释名】**堇**尔雅。音奎。**蒛葐**尔雅 **西国草**图经 **毕楞伽**图经 **大麦莓**音母 **插田藨**音苞 **乌藨子**纲目

〔当之曰〕子似覆盆之形，故名之。〔宗奭曰〕益肾脏，缩小便，服之当覆其溺器，如此取名也。〔时珍曰〕五月子熟，其色乌赤，故俗名乌藨、大麦莓、插田藨，亦曰栽秧藨。甄权本草一名马瘘，一名陆荆，殊无义意。

【集解】〔别录曰〕五月采。〔藏器曰〕佛说苏密那花点灯，正言此花也〔一〕。其类〔二〕有三种，以四月熟，状如覆盆子〔三〕，味甘美者为是，余不堪入药〔四〕。今人取茅莓当覆盆，误矣。〔宗奭曰〕处处有之，秦州、永兴、华州尤多。长条，四五月红熟，山中人及时采来卖。其味酸甘，外如荔枝，大如樱桃，软红可爱。失时则就枝生蛆，食之多热。收时五六分熟便可采，烈日曝干。今人取汁作煎为果。采时著水，则不堪煎。〔时珍曰〕蓬蘽子以八九月熟，故谓之割田藨。覆盆以四五月熟，故谓之插田藨，正与别录五月采相合。二藨熟时色皆乌赤，故能补肾。其四五月熟而色红者，乃薅田藨也，不入药用。陈氏所谓以茅莓当覆盆者，盖指此也。

【正误】〔诜曰〕覆盆江东名悬钩子，大小形状气味功力同。北土无悬钩，南地无覆盆，是土地有前后生，非两种物也。〔时珍曰〕南土覆盆极多。悬钩是树生，覆盆是藤生，子状虽同，而覆盆色乌赤，悬钩色红赤，功亦不同，今正之。

〔一〕佛说……花也：按此十三字，大观、政和本草卷二十三俱在蓬蘽条下。濒湖既亲采辨析蓬蘽与覆盆子为一类二种，而又将藏器释蓬蘽之文移于覆盆子条下，未知何意？似当移回本条。

〔二〕其类：原作「此花」，与下文义不属，今据大观、政和卷二十三蓬蘽条引藏器文改。

〔三〕子：原脱，今据大观、政和本草卷二十三蓬蘽条引藏器文补。

〔四〕其类……入药：按此二十五字，乃陈藏器释蓬蘽之文。濒湖既取以注蓬蘽于前，又取以注覆盆子于此。一文两用，徒增读者困惑，此段似可删除。

【修治】〔诜曰〕覆盆子五月采之，烈日曝干。不尔易烂。〔雷曰〕凡使用东流水淘去黄叶并皮蒂，取子以酒拌蒸一宿，以东流水淘两遍，又晒干方用。〔时珍曰〕采得捣作薄饼，晒干密贮，临时以酒拌蒸尤妙。

【气味】甘，平，无毒。〔权曰〕甘、辛，微热。

【主治】益气轻身，令发不白。别录　补虚续绝，强阴健[一]阳，悦泽肌肤，安和五脏[二]，温中益力，疗痨损风虚，补肝明目。并宜捣筛，每旦水服三钱。马志　男子肾精虚竭，阴痿能令坚长。女子食之有子。权　食之令人好颜色。榨汁涂发不白[三]。藏器　益肾脏，缩小便。取汁同少蜜煎为稀膏，点服，治肺气虚寒。宗奭

【发明】〔时珍曰〕覆盆、蓬蘽，功用大抵相近，虽是二物，其实一类而二种也。一早熟，一晚熟，兼用无妨，其补益与桑椹同功。若树莓则不可混采者也。

【附方】新一。阳事不起　覆盆子，酒浸焙研为末。每旦酒服三錢。集简方。

叶　〔气味〕微酸、咸，平，无毒。〔主治〕挼绞取汁，滴目中，去肤赤，出虫如丝线[四]。藏器　明目止泪，收湿气。时珍　〔发明〕〔颂曰〕按崔元亮海上集验方：治目暗不见物，冷泪浸淫不止，及青盲、天行目暗等疾。取西国草，一名毕楞伽，一名覆盆子，日曝干，捣极细，以薄绵裹之，用饮男乳汁浸，如人行八九里久。用点目中，即仰卧。不过三四日，视物如少年。禁酒、面、油物。〔时珍曰〕按洪迈夷坚志云：潭州赵太尉母病烂弦疳眼二十年。有老妪云：此中有虫，吾当除之。入山取草蔓叶，咀嚼，留汁入筒中。还以皂纱蒙眼，滴汁渍下弦。转盼间虫从纱上出，数日下弦干。复如法滴上弦，又得虫数十而愈。后以治人多验，乃覆盆子叶也，盖治眼妙品。

〔一〕健：政和本草卷二十三覆盆子条作「建」。大观本草无。
〔二〕五脏：大观、政和本草卷二十三覆盆子条俱作「脏腑」。
〔三〕食之……不白：按此段文，大观、政和本草卷二十三蓬蘽条及覆盆子条俱有，濒湖仅于覆盆子条引用。
〔四〕挼绞……丝线：按此段文，大观、政和本草卷二十三蓬蘽条及覆盆子条俱有，濒湖仅于覆盆子条引用。

〔附方〕新二。牙疼点眼用覆盆子嫩叶捣汁，点目眦〔一〕三四次，有虫随眵泪出成块也。无新叶，干者煎浓汁亦可。即大麦莓也。摘玄方。臁疮溃烂覆盆叶为末。用酸浆水洗后掺之，日一次，以愈为度。直指方。

根 〔主治〕痘后目翳，取根洗捣，澄粉日干，蜜和少许，点于翳丁上，日二三次自散。百日内治之，久即难疗。时珍 活幼口议。

悬钩子拾遗

〔校正〕自果部移入此。

【释名】沿钩子日用 葥尔雅。音箭。山莓尔雅 木莓郭璞 树莓日华。〔藏器曰〕茎上有刺如悬钩，故名。

【集解】〔藏器曰〕生江淮林泽间。茎上有刺。其子如梅〔二〕子酸美，人多食之。〔机曰〕树莓枝梗柔软有刺，颇类金樱。四五月结实如覆盆子，采之擘蒂而中实，味酸；覆盆则蒂脱而中虚，味甘，为异。〔时珍曰〕悬钩树生，高四五尺。其茎白色，有倒刺。其叶有细齿，青色无毛，背后淡青，颇似樱桃叶而狭长，又似地棠花叶。四月开小白花。结实色红，今人亦通呼为藨子。尔雅云：葥，山莓也。郭璞注云：今之木莓也。实似藨莓而大，可食。孟诜、大明并以此为覆盆，误矣。

【气味】酸，平，无毒。

【主治】醒酒止渴，除痰〔三〕，去酒毒。藏器 捣汁服，解射工、沙虱毒。时珍

茎〔四〕 〔主治〕烧研水服，主喉中塞。藏器

根、皮 〔气味〕苦，平，无毒。〔主治〕子死腹中不下，破血，妇人赤带下，久患赤白痢脓血，腹痛，杀虫毒，卒下血。并浓煮汁饮之。藏器 〔附方〕新二。

〔一〕眦：原作「皆」，今从张本改。

〔二〕梅：原作「莓」，今据大观、政和本草卷二十三悬钩条改。

〔三〕痰：大观、政和本草卷二十三悬钩条此下俱有「唾」。

〔四〕茎：原作「叶」，今据本书卷四咽喉门降火段改，与大观、政和本草卷二十三悬钩条俱合。

血崩不止木莓根四两，酒一碗，煎七分。空心温服。臞仙乾坤生意。**崩中痢下**治妇人崩中及下痢，日夜数十起欲死者，以此入腹即活。悬钩根、蔷薇根、柿根、菝葜各一斛，銼入釜中，水淹上四五寸，煮减三之一，去滓取汁，煎至可丸，丸梧子大。每温酒服十丸，日三服。千金翼。

蛇莓别录下品

【释名】蛇藨音苞**地莓**会编**蚕莓**〔机曰〕近地而生，故曰地莓。〔瑞曰〕蚕老时熟红于地，其中空者为蚕莓；中实极红者为蛇残莓，人不啖之，恐有蛇残也。

【集解】〔弘景曰〕蛇莓园野多有之。子赤色极似莓子，而不堪啖，亦无以此为药者。〔保昇曰〕所在有之，生下湿地。茎头三叶，花黄子赤，俨若覆盆子，根似败酱。四月、五月采子，二月、八月采根。〔宗奭曰〕田野道旁处处有之。附地生叶，如覆盆子，但光洁而小，微有皱纹。花黄，比蒺藜花差大。春末夏初，结红子如荔枝色。〔机曰〕蛇莓茎长不盈尺，茎端惟结实一颗，小而光洁，误食胀人；非若覆盆，苗长大而结实数颗，微有黑毛也。〔时珍曰〕此物就地引细蔓，节节生根。每枝三叶，叶有齿刻。四五月开小黄花，五出。结实鲜红，状似覆盆，而面与蒂则不同也。其根甚细，本草用汁，当是取其茎叶并根也。仇远稗史讹作蛇缪草，言有五叶、七叶者。又言俗传食之能杀人，亦不然，止发冷涎耳。

汁【气味】甘、酸，大寒，有毒。

【主治】胸腹大热不止。别录　伤寒大热，及溪毒、射工毒，甚良。弘景　通月经，熁疮肿，傅蛇伤。大明　主孩子口噤，以汁灌之。孟诜　傅汤火伤，痛即止。时珍

【附方】旧二，新一。**口中生疮**天行热甚者。蛇莓自然汁〔一〕半升，稍稍咽之。伤寒类要。**伤寒下䘌生疮**〔二〕。以蛇莓汁服二〔三〕合，日三服。仍水渍乌梅令浓，入崖蜜饮〔四〕之。肘后方。**水中毒病**蛇莓根捣末服之，并导

〔一〕汁：大观、政和本草卷十一蛇莓条附方此下俱有「捣绞一斗，煎取」。

〔二〕伤寒下䘌生疮：与肘后卷二第十三合。大观、政和本草卷十一蛇莓条附方俱作「治毒攻手足肿痛」，似涉肘后前段而误。

〔三〕二：肘后卷二第十三及大观、政和本草卷十一蛇莓条附方俱作「三」。

〔四〕饮：大观、政和本草卷十一蛇莓条附方同，肘后卷二第十三作「数数饮」。

下部。亦可饮汁一二升。夏月欲入水，先以少末投中流，更无所畏。又辟射工。家中以器贮水、浴身亦宜投少许。　肘后。

使君子 宋开宝

【释名】留求子　〔志曰〕俗传潘州郭使君疗小儿多是独用此物，后医家因号为使君子也。〔时珍曰〕按嵇含南方草木状谓之留求子，疗婴孺之疾。则自魏、晋已用，但名异耳。

【集解】〔志曰〕生交、广等州。形如卮子，棱瓣深而两头尖，似诃梨勒而轻。〔颂曰〕今岭南州郡皆有之，生山野中及水岸。其茎作藤，如手指大。其叶青[一]，如两指头，长二寸。三月生花淡红色，久乃深红，有五瓣。七八月结子如拇指大，长一寸许，大类卮子而有五棱，其壳青黑色，内有仁白色，七月采之。〔宗奭曰〕其仁味如椰子。医家亦兼用壳。〔时珍曰〕原出海南、交趾。今闽之邵[二]武，蜀之眉州，皆栽种之，亦易生。其藤如葛，绕树而上。叶青如五加叶。五月开花，一簇一二十葩，红色轻盈如海棠。其实长寸许，五瓣合成，有棱。先时半黄，老则紫黑。其中仁长如榧仁，色味如栗。久则油黑，不可用。

【气味】甘，温，无毒。

【主治】小儿五疳，小便白浊，杀虫，疗泻痢。开宝　健脾胃，除虚热，治小儿百病疮癣。时珍

【发明】〔时珍曰〕凡杀虫药多是苦辛，惟使君子、榧子甘而杀虫，亦异也。凡大人小儿有虫病，但每月上旬侵晨空腹食使君子仁数枚，或以壳煎汤咽下，次日虫皆死而出也。或云：七生七煨食亦良。忌饮热茶，犯之即泻。此物味甘气温，既能杀虫，又益脾胃，所以能敛虚热而止泻痢，为小儿诸病要药。俗医乃谓杀虫至尽，无以消食，鄙俚之言也。树有蠹，屋有蚁，国有盗，福耶祸耶？修养者先去三尸，可类推矣。

〔一〕青：原脱，今据政和本草卷九使君子条补。

〔二〕邵：原作「绍」。三国时吴置昭武县。晋初避讳，改名邵武。宋置邵武军。元升邵武路。明改邵武府，属福建省，治邵武县。因据改。

【附方】新六。**小儿脾疳**使君子、卢会等分，为末。米饮每服一錢。儒门事亲。**小儿痞块**腹大，肌瘦面黄，渐成疳疾。使君子仁三錢，木鳖子仁五錢，为末，水丸龙眼大。每以一丸，用鸡子一个破顶，入药在内，饭上蒸熟，空心食之。杨起简便单方。**小儿蛔痛**口流涎沫。使君子仁为末，米饮五更调服一錢。全幼心鉴。**小儿虚肿**头面阴囊俱浮。用使君子一两，去壳，蜜五錢炙尽，为末。每食后米湯服一錢。简便方。**鼻〔一〕齇面疮**使君子仁，以香油少许〔二〕，浸三五个。临卧时细嚼，香油送下，久久自愈。普济方。**虫牙疼痛**使君子煎湯频漱。集简方。

木鳖子 宋开宝

〔校正〕自木部移入此。

【释名】木蟹〔志曰〕其核似鳖、蟹状〔三〕，故以为名。

【集解】〔志曰〕出朗州及南中。七八月采实。〔颂曰〕今湖、广〔四〕诸州及杭、越、全、岳州皆有之。春生苗，作藤〔五〕生。叶有五桠〔六〕，状如山药，青色面光。四月生黄花。六月结实，似栝楼而极大，生青，熟红黄色，肉上有软刺。每一实有核三四十枚，其状扁而如鳖，八九月采之。岭南人取嫩实及苗叶作茹蒸食。〔宗奭曰〕木鳖子蔓岁一枯，但根不死，春旋生苗。叶如蒲萄。其子一头尖者为雄。凡植时须雌雄相合，麻缠定。及其生也，则去雄者，方结实。〔时珍曰〕木鳖核形扁礧砢，大如围棋子。其仁青绿色，入药去油者。

仁　【气味】甘，温，无毒。〔时珍曰〕苦、微甘，有小毒。

〔一〕鼻：原作「头」，今据普济方卷五十七改。

〔二〕少许：普济方卷五十七作「一盏」。

〔三〕蟹状：按大观、政和本草卷十四木鳖子条俱无此二字，当是濒湖所加，用以解释「木蟹」。

〔四〕广：大观及政和本草卷十四木鳖子条俱作「岭」。

〔五〕藤：大观及政和本草卷十四木鳖子条俱作「蔓」。

〔六〕桠：大观本草卷十四木鳖子条马志、苏颂俱作「色」，政和本草同条马志、苏颂俱作「花」。马苏既言「叶如山药」，宗奭又言「叶如葡萄」，自以作「桠」为是。

【主治】折伤，消结肿恶疮，生肌，止腰痛，除粉刺䵟黯，妇人乳痛，肛门肿痛。开宝 醋摩，消肿〔一〕毒。大明 治疳积痞块，利大肠泻痢，痔瘤瘰疬。时珍

【发明】〔机曰〕按刘绩霏雪录云：木鳖子有毒，不可食。昔蓟门有人生二子，恣食成痞。其父得一方，以木鳖子煮猪肉食之。其幼子当夜、长子明日死。友人马文诚方书亦载此方。因著此为戒。〔时珍曰〕南人取其苗及嫩实食之无恙，则其毒未应至此。或者与猪肉不相得，或犯他物而然，不可尽咎木鳖也。

【附方】旧一，新十九。**酒疸脾黄** 木鳖子磨醋，服一二盏，见利效。刘长春济急方。**脚气肿痛** 木鳖子仁，每个作两边，麸炒过，切碎再炒，去油尽为度。每两入厚桂半两，为末。热酒服二錢，令醉，得汗愈。梦祕授方也。永类方。**湿疮脚肿** 行履难者。木鳖子四两去皮，甘遂半两，为末。以猪腰子一个，去膜切片，用药四錢在中，湿纸包煨熟，空心米饮送下，服后便伸两脚。如大便行者，只吃白粥二三日为妙。杨拱〔二〕医方摘要。**阴疝偏坠** 痛甚者。木鳖子一个磨醋，调黃檗、芙蓉末傅之，即止〔三〕。寿域神方。**久疟有母** 木鳖子、穿山甲炮等分，为末。每服三錢，空心温酒下。医方摘要。**腹中痞块** 木鳖子仁五两，用豮猪腰子二付，批开入在内，签定，煨熟，同捣烂，入黃连三錢末，蒸饼和丸绿豆大。每白湯下三十丸。医方集成。**小儿疳疾** 木鳖子仁、使君子仁等分，捣泥，米饮丸芥子大。每服五分，米饮下。一日二服。孙天仁集效方。**疳病目蒙** 不见物。用木鳖子仁二錢，胡黃连一錢，为末，米糊丸龙眼大。入鸡子内蒸熟，连鸡子食之为妙。同上。**倒睫拳毛** 因风入脾经，致使风痒，不住手擦，日久赤烂，拳毛入内。将木鳖子仁槌烂，以絲帛包作条，左患塞右鼻，右患塞左鼻，其毛自分上下，次服蝉蜕药为妙。孙天仁集效方。**肺虚久嗽** 木鳖子、款冬花各一兩，为末。每用三錢，焚之吸烟。良久吐涎，以茶润喉。如此五六次，后服补肺药。一方：用木鳖子一个，雄黃一

〔一〕肿：大观、政和本草卷十四木鳖子条俱作「酒」。
〔二〕拱：原作「珙」，据本书卷一引据医家书目改，与下番木鳖条附方合。
〔三〕止：原作「愈」，今据金陵本改。

錢。圣济录。**小儿咸齁**大木鳖子三四个，磨水饮，以雪糕压下，即吐出痰。重者三服效。摘玄方。**水泻不止**木鳖仁五个，母丁香五个，麝香一分，研末，米湯调作膏，纳脐中贴之，外以膏药护住。吴旻扶寿精方。**痢疾禁口**木鳖仁六个研泥，分作二分。用面烧饼一个，切作两半。只用半饼作一窍，纳药在内，乘热覆在病人脐上，一时再换半个热饼。其痢即止，遂思饮食。邵真人经验方。**肠风泻血**木鳖子以桑柴烧存性，候冷为末。每服一錢，煨葱白酒空心服之。名乌金散。普济方。**肛门痔痛**孙用和〔一〕祕宝方：用木鳖仁三枚，砂盆擂如泥，入百沸湯一碗，乘热〔二〕先熏后洗，日用三次，仍涂少许。濒湖集简方：用木鳖仁带润者，雌雄各五个，乳细作七丸，碗覆湿处，勿令干。每以一丸，唾化开，贴痔上，其痛即止，一夜一丸自消也。江夏铁佛寺蔡和尚病此，痛不可忍，有人传此而愈。用治数人皆有效。**瘰疬经年**木鳖仁二个，去油研，以鸡子白和，入瓶内，安甑中蒸熟。食后食之，每日一服，半月效。**小儿丹瘤**木鳖子仁研如泥，醋调傅之，一日三五上效。外科精义。**耳卒热肿**木鳖子仁一两，赤小豆、大黄各半两，为末。每以少许生油调涂之。圣惠方。**风牙肿痛**木鳖子仁磨醋搽之。普济方。

番木鳖纲目

【释名】马钱子纲目**苦实把豆**纲目**火失刻把都**〔时珍曰〕状似马之连錢，故名马錢。

【集解】〔时珍曰〕番木鳖生回回国，今西土卭州诸处皆有之。蔓生，夏开黄花。七八月结实如栝楼，生青熟赤，亦如木鳖。其核小于木鳖而色白。彼人言治一百二十种病，每证各有湯引。或云以豆腐制过用之良。或云能毒狗至死。

仁　**【气味】苦，寒，无毒。**

【主治】伤寒热病，咽喉痹痛，消痞块。并含之咽汁，或磨水噙咽。时珍

〔一〕和：原脱，今据大观、政和本草卷十四木鳖子条附方补。

〔二〕热：原作「酒」，今从张本改。

【附方】新四。

喉痹作痛 番木鳖、青木香、山豆根等分，为末吹之。杨拱医方摘要。

缠喉风肿 番木鳖仁一个，木香三分，同磨水，调熊胆三分，胆矾五分。以鸡毛扫患处取效。唐瑶经验方。

癍疮入目 苦实把豆儿即马錢子半个，轻粉、水花、银朱各五分，片脑、麝香、枯矾少许为末。左目吹右耳，右目吹左耳，日二次。田日华飞鸿集。

病欲去胎 苦实把豆儿研膏，纳入牝户三四寸。集简方。

马兜铃 宋开宝

【校正】并入唐本草独行根。

【释名】**都淋藤**肘后 **独行根**唐本 **土青木香**唐本 **云南根**纲目 **三百两银药** 〔宗奭曰〕蔓生附木而上，叶脱时其实尚垂，状如马项之铃，故得名也。〔时珍曰〕其根吐利人，微有香气，故有独行、木香之名。岭南人用治蛊，隐其名为三百两银药。肘后方作都淋，盖误传也。

【集解】〔志曰〕独行根生古堤城旁，所在平泽丛林中皆有之。山南名为土青木香，一名兜铃根。蔓生，叶似萝藦而圆且涩，花青白色。其子大如桃李而长，十月以后枯，则头开四系若囊，其中实薄扁似榆荚。其根扁而长尺许，作葛根气，亦似汉防己。二月、八月采根。〔颂曰〕马兜铃今关中、河东、河北、江、淮、夔、浙州郡皆有之。春生苗，作蔓绕树而生。叶如山蓣叶，而厚大背白。六月开黄紫花，颇类枸杞花。七月结实如枣大[一]，状似铃，作四五瓣。其根名云南根，微似木香，大如小指，赤黄色。七八月采实，暴干。

实

【修治】〔斅曰〕凡采得实，去叶及蔓，以生绢袋盛于东屋角畔，待干劈开，去革膜，取净子焙用。

【气味】**苦，寒，无毒。**〔权曰〕平。〔时珍曰〕微苦、辛。〔杲曰〕味厚气薄，阴中微阳，入手太阴经。

【主治】**肺热咳嗽，痰结喘促，血痔瘘疮。**开宝 **肺气上急，坐息不得，咳逆连连不止。**甄权 **清肺气，补肺，去肺中湿热。**元素

【发明】〔时珍曰〕马兜铃体轻而虚，熟则悬而四开，有肺之象，故能入肺。气寒味苦微辛，寒能清肺热，苦辛能降肺气。錢乙补肺阿胶散用之，非取其补肺，乃取其清热降气也，邪去则肺

〔一〕枣大：原作「大枣」，今据大观、政和本草卷十一马兜铃条改。

安矣。其中所用阿胶、糯米，则正补肺之药也。湯剂中用多亦作吐，故崔氏方用以吐蛊〔一〕。其不能补肺，又可推矣。

〔附方〕旧三，新二。**水肿腹大**喘急。马兜铃煎湯，日服之。千金方。**肺气喘急**〔二〕马兜铃二两，去壳及膜，酥半两，入碗内拌匀，慢火炒干，甘草炙一两，为末。每服一錢，水一盏，煎六分，温呷或噙之。简要济众。**一切心痛**不拘大小男女。大马兜铃一个，灯上烧存性，为末。温酒服，立效。摘玄方。**解蛇蛊毒**饮食中得之。咽中如有物，咽不下，吐不出，心下热闷。兜铃一两，煎水服〔三〕，即吐出。崔行功纂要方。**痔瘘肿痛**以马兜铃于瓶中烧烟，熏病处良。日华本草。

独行根

〔气味〕辛、苦，冷，有毒。〔大明曰〕无毒。〔志曰〕有毒。不可多服，吐利不止。

〔主治〕鬼疰积聚，诸毒热肿，蛇毒。水磨为泥封之，日三四次，立瘥。水煮一二两，取汁服，吐蛊毒。又捣末水调，涂丁肿，大效。唐本 **治血气。**大明 **利大肠，治头风瘙痒秃疮。**时珍 出精义。

〔附方〕旧一，新五〔四〕。**五种蛊毒**肘后方云：席辨〔五〕刺史言：岭南俚人，多于食中毒，人渐不能食，胸背渐胀，先寒似瘴。用都淋藤十两，水一斗，酒二升，煮三升，分三服。毒逐〔六〕小便出。十日慎食毒物。不瘥更服。土人呼为三百两银药。又支太医云：兜铃根一两为末，水煎顿服，当吐蛊出，未尽再服。或为末，水调服，亦验。**中草蛊毒**此术在西凉〔七〕之西及岭南。人中此毒，入咽欲死者。用兜铃苗一两，为末。温水调服一

〔一〕吐蛊：按外台卷二十一崔氏疗蛇蛊方云：「服马兜铃根，即吐出」。与本条独行根主治「水煮一二两，取汁服，吐蛊毒」正合。大观、政和本草卷十一马兜铃条附方引外台俱脱「根」字，濒湖未加深考，误谓马兜铃亦能吐蛊。

〔二〕急：大观、政和本草卷十一马兜铃条附方俱作「嗽」。

〔三〕兜铃一两煎水服：按此七字，外台卷二十一崔氏疗蛇蛊方原作「服马兜铃根」五字，大观、政和本草卷十一马兜铃条附方引文仅作「服马兜铃」三字，以致濒湖误以为其「实」亦可吐蛊。今应于「兜铃」下补一「根」字，而将此方移本条独行根旧附方中。

〔四〕五：原作「四」，今按下新附方数改

〔五〕辨：肘后卷七第六十八作「辯」。

〔六〕逐：原作「遂」，今据肘后卷七第六十八改。

〔七〕凉：原作「良」，今据圣惠方卷五十六改。

錢，即消化蛊出，神效。圣惠方。**肠风漏血**马兜铃藤、谷精草、荆三棱用〔一〕乌头炒过，三味各等分，煎水，先熏后洗之。普济方。**丁肿复发**马兜铃根捣烂，用蜘蛛网裹傅，少时根出。肘后方。**恶蛇所伤**青木香半两，煎湯饮之。袖珍方。

榼藤子宋开宝

〔校正〕自木部移入此。

【释名】象豆开宝 **榼子**日华 **合子**拾遗 〔时珍曰〕其子象榼形，故名之。

【集解】〔藏器曰〕按广州记云：榼藤子生广南山林间。作藤着树，如通草藤。其实三年方熟，角如弓袋，子若鸡卵，其外紫黑色。其壳用贮丹药，经年不坏。取其中仁入药，炙用。〔时珍曰〕子紫黑色，微光，大一二寸，圆而扁。人多剔去肉作药瓢，垂于腰间也。

仁 【气味】涩，甘，平，无毒。

【主治】五痔蛊毒，飞尸喉痹。以仁为粉，微熬，水服一二匕。亦和大豆澡面，去皯黯。藏器 治小儿脱肛血痢泻血，并烧灰服。或以一枚割瓢熬研〔二〕，空腹热酒服二钱。不过三服，必效。开宝 解诸药毒。时珍 草木状。

【附方】旧一，新三〔三〕。**喉痹肿痛**榼藤子烧研，酒服一錢。圣惠方。**五痔下血**榼藤子烧存性。米饮服二錢〔四〕有功。寇氏衍义。**肠风下血**华陀中藏经：用榼藤子二个，不蛀皂荚子四十九个，烧存性为末。每服二錢，溫酒下，少顷再饮酒一盏，趁口服，极效。圣惠方：用榼藤子三枚，厚重者，湿纸七重包，煨熟去壳，取肉为末。每服一錢，食前黄芪湯下，日一服〔五〕。

〔一〕用：原作「川」，今据普济方卷三十七改。
〔二〕研：大观、政和本草卷十四榼藤子条，此下俱有「为散」二字。
〔三〕旧一新三：原作「旧三新一」。按下附四方，除五痔下血一方见于政和本草卷十四榼藤子条外，余三方俱为新附，因改。
〔四〕二钱：按本草衍义卷十五榼藤子条及政和本草卷十四同条引衍义文俱无分量，此乃濒湖据开宝文加。
〔五〕日一服：按圣惠方卷六十无此文，当是濒湖所加。

【附录】合子草拾遗。〔藏器曰〕子及叶有小毒。主蛊毒及蛇〔一〕咬，捣傅疮上。蔓生岸旁，叶尖花白，子中有两片如合子。

预知子宋开宝

【释名】圣知子日华 圣先子日华 盍合子日华 仙沼子日华〔志曰〕相传取子二枚缀衣领上，遇有蛊毒，则闻其有声，当预知之，故有诸名。〔时珍曰〕仙沼，疑是仙枣之讹。

【集解】〔志曰〕预知子有皮壳，其实如皂荚子。〔颂曰〕旧不著所出州土，今淮〔二〕、蜀、汉〔三〕、黔、壁诸州皆〔四〕有之。作蔓生，依大木上。叶绿，有三角，面深背浅。七月、八月有实作房，生青，熟深红色。每房有子五七枚，如皂荚子，斑褐色，光润如飞蛾。今蜀人极贵重之，云亦难得。采无时。其根冬月采之，阴干。治蛊，其功胜于子也。山民目为圣无忧。

子仁〔气味〕苦，寒，无毒。〔大明曰〕温。双仁者可带。

〔主治〕杀虫疗蛊，治诸毒。去皮研服，有效。开宝　治一切风，补五劳七伤，其功不可备述。治痃癖气块，消宿食，止烦闷，利小便，催生，中恶失音，发落，天行温疾，涂一切蛇虫蚕咬，治一切病，每日吞二七粒，不过三千〔五〕粒，永瘥。大明

〔附方〕新三。预知子丸　治心气不足，精神恍惚，语言错妄，忪悸烦郁，忧愁惨戚，喜怒多恐，健忘少睡，夜多异梦，寤即惊魇，或发狂眩暴不知人，并宜服此。预知子去皮、白茯苓、枸杞子、石菖蒲、茯神、柏子仁、人参、地骨皮、远志、山药、黄精蒸熟、朱砂水飞，等分，

〔一〕蛇：大观、政和本草卷七合子草条俱作「螫」。
〔二〕淮：金陵本及政和本草卷十一预知子条同，疑误。大观本草作「惟」，义长。
〔三〕汉：原脱，今据大观、政和本草卷十一预知子条补。
〔四〕皆：按大观、政和本草卷十一预知子条俱无，当是濒湖所加。若「淮」字作「惟」，即当删去。
〔五〕千：原作「十」，今据大观及政和本草卷十一预知子条改。

为末，炼蜜丸芡子〔一〕大。每嚼一丸，人参湯下。和剂局方。**耳卒聋闭**八九月取石榴开一孔，留盖，入米醋满中，盖定，面裹煻火中煨熟取出，入少仙沼子、黑李子末，取水滴耳中，脑痛勿惊。如此二夜，又点一耳。圣惠方。**痄风有虫**眉落声变。预知子膏〔二〕：用预知子、雄黄各二两，为末。以乳香三两，同水一斗，银锅煮至五升。入二末熬成膏，瓶盛之。每服一匙，温酒调下。有虫如马〔三〕尾，随大便而出。圣惠方。

根〔气味〕**苦，冷，无毒。**〔主治〕**解蛊毒。石臼捣筛，每用三钱，温水服，立已。**苏颂

牵牛子别录下品

【释名】黑丑纲目 **草金铃**炮炙论 **盆甑草**纲目 **狗耳草**救荒 〔弘景曰〕此药始出田野人牵牛谢药，故以名之。〔时珍曰〕近人隐其名为黑丑，白者为白丑，盖以丑属牛也。金铃象子形，盆甑、狗耳象叶形。段成式酉阳杂俎云，盆甑草蔓如薯蓣，结实后断之，状如盆甑是矣。

【集解】〔弘景曰〕牵牛作藤生花，状如扁豆，黄色。子作小房，实黑色，形如梂子核。〔恭曰〕此花似旋花，作碧色，不黄，亦不似扁豆。〔颂曰〕处处有之。二月种子，三月生苗，作藤蔓绕篱墙，高者或二三丈。其叶青，有三尖角。七月生花，微红带碧色，似鼓子花而大。八月结实，外有白皮裹作毬。每毬内有子四五枚，大如荞麦，有三棱，有黑白二种，九月后收之。〔宗奭曰〕花朵如鼓子花，但碧色，日出开，日西萎〔四〕。其核如木猴梨子而色黑，谓子似荞麦非也。〔时珍曰〕牵牛有黑白二种：黑者处处野生尤多。其蔓有白毛，断之有白汁。叶有三尖，如枫叶。花不作瓣，如旋花而大。其实有蒂裹之，生青枯白。其核与棠梂子核一样，但色深黑尔。白者人多种之。其蔓微红，无毛有柔刺，断之有浓汁。叶团有斜

〔一〕芡子：局方卷五作「龙眼核」。
〔二〕预知子膏：圣惠方卷二十四作「乳香煎」。
〔三〕马：原脱，今据圣惠方卷二十四补。
〔四〕萎：政和本草卷十一及本草衍义卷十二牵牛子条俱作「合」。

尖，并如山药茎叶。其花小于黑牵牛花，浅碧带红色。其实蒂长寸许，生青枯白。其核白色，稍粗。人亦采嫩实蜜煎为果食，呼为天茄，因其蒂似茄也。

子

【修治】〔敩曰〕凡采得子，晒干，水淘去浮者，再晒，拌酒蒸，从巳至未，晒干收之。临用舂去黑皮。〔时珍曰〕今多只碾取头末，去皮麸不用。亦有半生半熟用者。

【气味】苦，寒，有毒。〔权曰〕甘，有小毒。〔诜曰〕多食稍冷。〔杲曰〕辛热雄烈，泄人元气。〔大明曰〕味薟[一]。得青木香、干姜良。

【主治】下气，疗脚满水肿，除风毒，利小便。别录 **治痃癖气块，利大小便，除虚肿，落胎。**甄权 **取腰痛，下冷脓，泻蛊毒药，并一切气壅滞。**大明 **和山茱萸服，去水病。**孟诜 **除气分湿热，三焦壅结。**李杲 **逐痰消饮，通大肠气秘风秘，杀虫，达命门。**时珍

【发明】〔宗奭曰〕牵牛丸服，治大肠风秘壅结。不可久服，亦行脾肾气故也。〔好古曰〕牵牛以气药引则入气，以大黄引则入血。利大肠，下水积。色白者，泻气分湿热上攻喘满，破血中之气。〔震亨曰〕牵牛属火善走，黑者属水，白者属金。若非病形与证俱实，不胀满、不大便秘者，不可轻用。驱逐致虚，先哲深戒。〔杲曰〕牵牛非神农药也。名医续注云：味苦寒，能除湿气，利小便，治下注脚气。此说气味主治俱误矣。何也？凡用牵牛，少则动大便，多则泄下如水，乃泻气之药。其味辛辣，久嚼猛烈雄壮，所谓苦寒安在哉？夫湿者水之别称，有形者也。若肺先受湿，湿气不得施化，致大小便不通，则宜用之。盖牵牛感南方热火之化所生，火能平金而泄肺，湿去则气得周流。所谓五脏有邪，更相平也。今不问有湿无湿，但伤食或有热证，俱用牵牛克化之药，岂不误哉？况牵牛止能泄气中之湿热，不能除血中之湿热。湿从下受之，下焦主血，血中之湿，宜苦寒之味，反以辛药泄之，伤人元气。且牵牛辛烈，比之诸辛药，泄气尤甚，其伤人必矣。经云：辛泄气，辛走气，辛泄肺，气病者无多食辛。况饮食失节，劳役所伤，是胃气不行，心火乘之。肠胃受火邪，名曰热中。脾胃主血，当血中泄火。以黄芩之苦寒泄火，当归身之辛温和血，生地黄之苦寒凉血益血，少加红花之辛温以泄血络，桃仁之辛温

〔一〕薟：大观、政和本草卷十一牵牛子条俱作「痊」。

除燥润肠。仍不可专用，须于补中益气泄阴火之药内加而用之。何则？上焦元气已自虚弱，若反用牵牛大辛热气味俱阳之药，以泄水泄元气，利其小便，竭其津液，是谓重虚，重则必死，轻则夭人。故张文懿云：牵牛不可耽嗜，脱人元气。见人有酒食病痞者，多服牵牛丸散，取快一时。药过仍痞，随服随效，效后复痞。以致久服脱人元气，犹不知悔也。张仲景治七种湿热，小便不利，无一药犯牵牛者。仲景岂不知牵牛能泄湿利小便乎？为湿病之根在下焦，是血分中气病。不可用辛辣之药，泄上焦太阴之气。是血病泻气，使气血俱损也。经云，毋盛盛，毋虚虚，毋绝人长命，此之谓也，用者戒之。白牵牛亦同。〔时珍曰〕牵牛自宋以后，北人常用取快。及刘守真、张子和出，又倡为通用下药。李明之目击其事，故著此说极力辟之。然东汉时此药未入本草，故仲景不知。假使知之，必有用法，不应捐弃。况仲景未用之药亦多矣。执此而论，盖矫枉过中矣。牵牛治水气在肺，喘满肿胀，下焦郁遏，腰背胀重，及大肠风秘气秘，卓有殊功。但病在血分，及脾胃虚弱而痞满者，则不可取快一时，及常服暗伤元气也。一宗室夫人，年几六十。平生苦肠结病，旬日一行，甚于生产。服养血润燥药则泥膈不快，服消黄通利药则若罔知，如此三十余年矣。时珍诊其人体肥膏粱而多忧郁，日吐酸痰碗许乃宽，又多火病。此乃三焦之气壅滞，有升无降，津液皆化为痰饮，不能下滋肠腑，非血燥比也。润剂留滞，消黄徒入血分，不能通气，俱为痰阻，故无效也。乃用牵牛末皂荚膏丸与服，即便通利。自是但觉肠结，一服就顺，亦不妨食，且复精爽。盖牵牛能走气分，通三焦。气顺则痰逐饮消，上下通快矣。外甥柳乔，素多酒色。病下极胀痛，二便不通，不能坐卧，立哭呻吟者七昼夜。医用通利药不效。遣人叩予。予思此乃湿热之邪在精道，壅胀隧路，病在二阴之间，故前阻小便，后阻大便，病不在大肠、膀胱也。乃用楝实、茴香、穿山甲诸药，入牵牛加倍，水煎服。一服而减，三服而平。牵牛能达右肾命门，走精隧。人所不知，惟东垣李明之知之。故明之治下焦阳虚天真丹，用牵牛以盐水炒黑，入佐沉香、杜仲、破故纸、官桂诸药，深得补泻兼施之妙。方见医学发明。又东垣治脾湿太过，通身浮肿，喘不得卧，腹如鼓，海金沙散，亦以牵牛为君。则东垣未尽弃牵牛不用，但贵施之得道耳。

【附方】旧八，新三十三〔一〕。**搜风通滞**风气所攻，脏腑积滞。用牵牛子以童尿浸一宿，长流水上洗半日，生绢袋盛，挂当〔二〕风处令干。每日盐汤下三十粒。极能搜风，亦消虚肿。久服令人体清瘦〔三〕。斗门方。**三焦壅塞**胸膈不

〔一〕三：原脱，今按下新附方数补。
〔二〕当：原脱，今据大观、政和本草卷十一牵牛子条附方补。
〔三〕瘦：大观、政和本草卷十一牵牛子条附方俱作「爽」。

快，头昏目眩，涕唾痰涎，精神不爽。利膈丸：用牵牛子四两，半生半炒，不蛀皂荚酥炙二两，为末，生姜自然汁煮糊，丸梧子大。每服二十丸，荆芥〔一〕湯下。王衮博济方。**一切积气**宿食不消。黑牵牛头为末四两，用萝卜剜空，安末盖定，纸封蒸熟取出，入白豆蔻末一錢，捣丸梧子大。每服一二十丸，白湯下。名顺气丸。普济方。**男妇五积**五般积气成聚。用黑牵牛一斤，生捣末八两，余滓以新瓦炒香，再捣取四两，炼蜜丸梧子大。至重者三五十〔二〕丸，陈橘皮、生姜煎湯，卧时服。半夜未动，再服三十丸，当下积聚之物。寻常行气，每服十丸甚妙。经验〔三〕方。**胸膈食积**牵牛末一两，巴豆霜三个〔四〕，研末，水丸梧子大。每服二三十丸，食后随所伤物〔五〕湯下。儒门事亲。**气筑奔冲**不可忍。牛郎丸：用黑牵牛半两炒，槟榔二錢半，为末。每服一錢，紫苏湯下。普济方。**追虫取积**方同上，用酒下。亦消水肿。**肾气作痛**黑、白牵牛等分，炒为末。每服三錢，用猪腰子切，縫入茴香百粒，川椒五十粒，掺牵牛末入内扎定，纸包煨熟。空心食之，酒下。取出恶物效。杨仁斋直指方。**伤寒结胸**心腹硬痛。用牵牛头末一錢，白糖化湯调下。郑氏家传方。**大便不通**简要济众〔六〕方：用牵牛子半生半熟，为末。每服二錢，姜湯下。未通，再以茶服。一方：加大黄等分。一方：加生槟榔等分。**大肠风秘**结涩。牵牛子微炒，捣头末〔七〕一两，桃仁去皮尖麸炒半两，为末，熟蜜丸梧子大。每湯服三十丸〔八〕。寇氏衍义。**水蛊胀满**白牵牛、黑牵牛各取头末二錢，大麦面四两，和作烧饼，卧时烙熟食之，以茶下。降气为验。河间宣明方。**诸水饮病**张子和云：病水之人，如长川泛溢，非杯杓可取，必以神禹决水之法治之，故名禹功

〔一〕荆芥：博济方卷二·三焦总治此下有「姜」，政和本草卷十一牵牛子条附方无。
〔二〕五十：原作「十五」，今据大观、政和本草卷十一牵牛子条附方改。
〔三〕经验：原作「博济」，据改同上。
〔四〕巴豆霜三个：此有语病，霜不可以个计，盖谓以巴豆三个法制为霜。儒门事亲卷十二进食丸原作「巴豆三粒，去油、心、膜」。
〔五〕物：原脱，今据儒门事亲卷十二进食丸补。
〔六〕济众：原脱，今据政和本草卷十一牵牛子条附方补。
〔七〕头末：政和本草卷十一及本草衍义卷十二牵牛子条俱作「中粉」。
〔八〕丸：政和本草及本草衍义此下俱有「不可久服，亦行脾肾气故也」。

散。用黑牵牛头末四两，茴香一两，炒为末。每服一二錢，以生姜自然汁调下，当转下气也。　儒门事亲。　**阴水阳水**黑牵牛头末三两，大黄末三两，陈米饭锅糕一两，为末，糊丸梧子大。每服五十丸，姜湯下。欲利服百丸。　医方捷径。　**水肿尿涩**牵牛末，每服方寸匕，以小便利为度。　千金方。　**湿气中满**足胫微肿，小便不利，气急咳嗽。黑牵牛末一两，厚朴制半两，为末。每服二錢，姜湯下。或临时水丸，每枣湯下三十丸。　普济方。　**水气浮肿**气促，坐卧不得。用牵牛子二两，微炒捣末，以乌牛尿一升〔一〕浸一宿，平旦入葱白一握，煎十余沸。空心分二服，水从小便中出。　圣惠方。　**脾湿肿满**方见海金沙下。　**风毒脚气**捻〔二〕之没指者。牵牛子捣末，蜜丸小豆大。每服五丸，生姜湯下，取小便利乃止。亦可吞之。其子黑色，正如梂子〔三〕核。　肘后方。　**小儿肿病**大小便不利。黑牵牛、白牵牛各二两，炒取头末，井华水和丸绿豆大。每服二十丸，萝卜子煎湯下。　圣济总录。　**小儿腹胀**水气流肿，膀胱实热，小便赤涩。牵牛生研一錢，青皮湯空心下。　一加木香减半，丸服。　郑氏小儿方。　**疳气浮肿**常服自消。黑牵牛、白牵牛各半生半炒，取末，陈皮、青皮等分，为末，糊丸绿豆大。每服，三岁儿服二十丸，米湯下。　郑氏小儿方。　**疳气耳聋**疳气攻肾，耳聋阴肿。牵牛末一錢，猪腰子半个，去膜薄切，掺入内，加少盐，湿纸包煨。空心服。　郑氏方。　**小儿雀目**牵牛子末，每以一錢用羊肝一片，同面作角子二个，炙熟食，米饮下。　普济方。　**风热赤眼**白牵牛末，以葱白煮研丸绿豆大。每服五丸，葱湯下。服讫睡半时。　卫生家宝方。　**面上风刺**黑牵牛酒浸三宿，为末。先以姜汁擦面，后用药涂之。　摘玄方。　**面上粉刺**瘟子如米粉。黑牵牛末对入面脂药中，日日洗之。　圣惠方。　**面上雀斑**黑牵牛末，鸡子清调，夜傅日洗。　摘玄方。

马脾风病小儿急惊，肺胀喘满，胸高气急，肾〔四〕缩鼻张，闷乱咳嗽，烦渴，痰潮声嗄，俗名马脾风，不急治，死在旦夕。

〔一〕一升：原脱，大观、政和本草亦脱，今据圣惠方卷五十四补。

〔二〕捻：大观、政和本草同。肘后卷三第二十一作「捏」。张本改作「按」。

〔三〕子：原作「小」，今据肘后卷三第二十一改，与弘景说合。

〔四〕肾：原作「胁」，今从张本改。

白牵牛半生半炒，黑牵牛半生半炒，大黄煨，槟榔，各取末一錢。每用五分，蜜湯调下。痰盛加轻粉一字。名牛黄夺命散。全幼心鉴。**小儿夜啼**黑牵牛末一錢，水调，傅脐上，即止。　生生编。**临月滑胎**牵牛子一两，赤土少许，研末。觉胎转痛时，白榆皮煎湯下一錢。　王衮博济方。**小便血淋**牵牛子二两，半生半炒，为末。每服二錢，姜湯下。良久，热茶服之。　经验良方。**肠风泻血**牵牛五两，牙皂三两，水浸三日，去皂，以酒一升煮干，焙研末，蜜丸梧子大。每服七丸，空心酒下，日三服。下出黄物，不妨。病减后，日服五丸，米饮下。　本事方。**痔漏有虫**黑、白牵牛各一两〔一〕，炒为末，以猪肉四两，切碎炒熟，蘸末食尽，以白米饭三匙压之。取下白虫为效。　又方：白牵牛头末四两，没药一錢，为细末。欲服药时，先日勿夜饭〔二〕。次早空心，将猪肉四两炙切片，蘸末细细嚼食。取下脓血为效。量人加减用。忌酒色油腻三日。　儒门事亲。**漏疮水溢**乃肾虚也。牵牛末二錢半，入切开猪肾中，竹叶包定煨熟。空心食，温酒送下。借肾入肾，一纵一横，两得其便。恶水既泄，不复淋沥。　直指方。**一切痈疽**发背，无名肿毒，年少气壮者。用黑、白牵牛各一合，布包捶碎，以好醋一碗，熬至八分，露一夜，次日五更温服。以大便出脓血为妙。名济世散。　张三丰仙方。**湿热头痛**黑牵牛七粒，砂仁一粒，研末，井华水调汁，仰灌鼻中，待涎出即愈。　圣济录。**气滞腰痛**牵牛不拘多少，以新瓦烧赤，安于上，自然一半生一半熟，不得拨动。取末一两，入硫黄末二錢半〔三〕，同研匀，分作三分。每分用白面三〔四〕匙，水和捍开，切作棋子。五更初以水一盏煮熟，连湯温下，痛即已。未〔五〕住，隔日再作。予常有此疾，每发一服，痛即止。许学士本事方。

旋花 本经上品

〔一〕各一两：儒门事亲卷十五第十一作「一合」。
〔二〕饭：原作「饮」，今据儒门事亲卷十五第十一改。
〔三〕二钱半：本事方卷四药棋子作「一分」，古方一分即二钱半。
〔四〕三：本事方卷四药棋子作「一」。
〔五〕未：原作「末」，今据本事方卷四药棋子改。

【释名】旋葍苏恭**筋根**本经**续筋根**图经**鼓子花**图经**豚肠草**图经**美草**别录**天剑草**纲目**缠枝牡丹**〔恭曰〕旋花即平泽旋葍也。其根似筋，故一名筋根。〔炳曰〕旋葍当作葍旋，音福旋，用根入药。别有旋覆，音璇伏，用花入药。今云旋葍，误矣。〔颂曰〕别录言其根主续筋，故南人呼为续筋根。一名豚肠草，象形也。〔宗奭曰〕世俗谓之鼓子花，言其花形肖也。〔时珍曰〕其花不作瓣状，如军中所吹鼓子，故有旋花、鼓子之名。一种千叶者，色似粉红牡丹，俗呼为缠枝牡丹。

【集解】〔别录曰〕旋花生豫州平泽。五月采，阴干。〔保昇曰〕此旋葍花也。所在川泽皆有。蔓生，叶似薯蓣而狭长，花红白〔一〕色。根无毛节，蒸煮堪啖，味甘美，名筋根。二月、八月采〔二〕根，日干。〔宗奭曰〕今河北、汴西、关陕田野中甚多，最难锄艾，治之又生。四五月开花。其根寸截，置土灌溉，涉旬苗生。韩保昇说是矣。〔时珍曰〕旋花田野塍堑皆生，逐节延蔓。叶如波菜叶而小。至秋开花，如白牵牛花，粉红色，亦有千叶者。其根白色，大如筋。不结子。〔颂曰〕黔南施州出一种旋花，粗茎大叶无花，不作蔓，恐别是一物也。

【正误】〔本经〔三〕曰〕花一名金沸。〔弘景曰〕旋花东人呼为山姜，南人呼为美草。根似杜若，亦似高良姜。腹中冷痛，煮服甚效。作丸散服，辟谷止饥。近有人从江南还，用此术与人断谷，皆得半年〔四〕百日不饥不瘦。但志浅嗜深，不能久服尔。其叶似姜，花赤色，味〔五〕辛美，子〔六〕状如豆蔻，此旋花即其花也。今山东甚多。又注旋覆花曰：别有旋葍根，出河南，来〔七〕北国亦有，形似芎藭，惟合旋葍膏用之，余无所入。〔恭曰〕旋花乃旋葍花也，陶说乃山姜尔。山姜味辛，

〔一〕白：原脱，今据大观、政和本草卷七旋花条补。

〔二〕采：同上。

〔三〕本经：原作「别录」。大观、政和本草卷七「花一名金沸」俱作白字，认为本经文。因据改。

〔四〕年：原脱，今据政和本草卷七旋花条补。

〔五〕味：大观本草卷七旋花条同，政和本草作「殊」。

〔六〕美子：原脱，今据大观、政和本草卷七旋花条补。

〔七〕来：大观、政和本草卷十旋覆花条同，故唐本注云：「今复道从北国来」。但连上下通读，终嫌文理不顺。濒湖认「来」为衍文，在本书卷十五旋覆花条径予删去。鄙意拟在「北国」下补一「者」字，或将「来北国亦有」改为「北国亦有来者」。

都非此类。又因旋覆花名金沸，遂作此花别名，皆误矣。又云从北国来者根似芎藭，芎藭〔一〕与高良姜全无仿佛，亦误也。

【气味】花：甘。根：辛，温，无毒。〔时珍曰〕花、根、茎、叶并甘滑〔二〕微苦，能制雄黄。

【主治】去〔三〕面皯黑色，媚好益气。根：主腹中寒热邪气，利小便。久服不饥轻身。本经〔四〕 续筋骨，合金疮〔五〕。捣汁服，主丹毒、小儿毒〔六〕热。藏器 补劳损，益精气。时珍

【发明】〔时珍曰〕凡藤蔓之属，象人之筋，所以多治筋病。旋花根细如筋可啖，故本经〔七〕言其久服不饥。时珍自京师还，见北土车夫每载之。云暮归煎汤饮，可补损伤。则益气续筋之说，尤可征矣。

【附方】旧一，新一。**被斫断筋** 旋葍根捣汁，沥疮中，仍以滓傅之，日三易〔八〕。半月即断筋便续。此方出苏景中家獠〔九〕奴，用效〔十〕。王焘外台秘要。 **秘精益髓** 太乙金锁丹：用五色龙骨五两，覆盆子五两，莲花蕊四两，未开者，阴干，鼓子花三两，五月五日采之，鸡头子仁一百颗，并为末。以金樱子二百枚，去毛，木臼捣烂，水七升，煎浓汁一升，去渣。和药，杵二千下，丸梧子大。每空心温盐酒下三十丸。服之至百日，永不泄。如要泄，以冷水调车前末半合服

〔一〕芎藭：原脱，今据大观、政和本草卷十旋覆花条补。

〔二〕滑：原作「骨」，今从张本改。

〔三〕去：原脱，今据大观、政和本草卷七旋花条补。

〔四〕本经：原在上「寒热邪气」下。按「利小便久服不饥轻身」九字，大观、政和本草卷七旋花条俱作白字，认为本经文。因将「本经」二字移此。

〔五〕疮：此下原有「别录」二字。按大观、政和本草卷七旋花条唐本注虽引别录云「根主续筋」，但「续筋骨合金疮」之文实出藏器。因据删。

〔六〕小儿毒：原脱，今据大观、政和本草卷七旋花条补。

〔七〕本经：原作「别录」，据改见前。

〔八〕日三易：外台卷二十九必效续筋方作「即封裹之」。按外台及大观、政和本草卷十旋覆花条附方俱无「日三易」之文，当是濒湖所加。

〔九〕家獠：原作一「疗」字，今据外台卷二十九必效续筋方及大观、政和本草卷十旋覆花条附方补正。

〔十〕用效：原作「有效者」，据改同上。

之。忌葵菜。　萨谦斋瑞竹堂方。

紫葳本经中品

〔校正〕自木部移入此。

【释名】凌霄苏恭　陵苕别录〔一〕　陵时郭璞　女葳甄权　茇华别录〔二〕　武威吴普　瞿陵吴普　鬼目吴氏。〔时珍曰〕俗谓赤艷曰紫葳葳，此花赤艷，故名。附木而上，高数丈，故曰凌霄。

【正误】〔弘景曰〕是瞿麦根，方用至少。博物志云：郝晦行太行山北，得紫葳华。必当奇异，今瞿麦处处有之，不应乃在太行山。〔恭曰〕紫葳、瞿麦皆本经药，体性既乖，生处亦不相关。尔雅云：苕，一名陵苕。郭璞注云：一名陵时。又名凌霄，此为真也。〔颂曰〕孔颖达诗疏亦云：苕一名陵时。今本草无陵时之名，惟鼠尾草有之。岂所传不同，抑陶、苏之误耶？〔时珍曰〕按吴氏本草：紫葳一名瞿陵。陶弘景误作瞿麦字尔。鼠尾止名陵翘，无陵时，苏颂亦误矣。并正之。

【集解】〔别录曰〕紫葳生西海川谷及山阳。〔恭曰〕此凌霄花也。连茎叶用。诗云：有苕之华，云其黄矣。尔雅云：陵苕：黄华，蔈；白华，茇。山中亦有白花者。〔颂曰〕今处处皆有，多生山中，人家园圃亦或栽之。初作蔓生，依大木，久延至巅。其花黄赤，夏中乃盛〔三〕。今医家多采花干之，入女科药用。〔时珍曰〕凌霄野生，蔓才数尺，得木而上，即高数丈，年久者藤大如杯。春初生枝，一枝数叶，尖长有齿，深青色。自夏至秋开花，一枝十余朵，大如牵牛花，而头开五瓣，赭黄色，有细点，秋深更赤。八月结荚如豆荚，长三寸许，其子轻薄如榆仁、马兜铃仁。其根长亦如兜铃根状，秋后采之，阴干。

花根同。

〔气味〕酸，微寒，无毒。〔普曰〕神农、雷公、岐伯：辛。扁鹊：苦、咸。黄帝：甘，无毒。〔权曰〕畏卤硷。〔时珍曰〕花不可近鼻闻，伤脑。花上露入目，令人昏蒙。

〔主治〕妇人产乳余疾，崩中，癥瘕血闭，寒热羸瘦，养胎。本经　产后奔血不定，淋沥，主热风风痫，大小

〔一〕别录：原作「本经」。按大观、政和本草卷十三紫葳条「一名陵苕」俱作墨字，认为别录文。因据改。
〔二〕别录：原作「本经」。按大观、政和本草卷十三紫葳条「一名茇华」俱作墨字，认为别录文。因据改。
〔三〕盛：原作「盈」，今据大观、政和本草卷十三紫葳条改。

便不利，肠中结实。甄权　酒齇热毒风刺风，妇人血膈游风，崩中带下。大明

茎叶　〔气味〕苦，平，无毒。〔主治〕痿躄〔一〕，益气。别录　热风身痒，游风风疹，瘀血带下。花及根功同。大明　治喉痹热痛，凉血生肌。时珍

【发明】〔时珍曰〕凌霄花及根，甘酸而寒，茎叶带苦，手足厥阴经药也。行血分，能去血中伏火。故主产乳崩漏诸疾，及血热生风之证也。

【附方】旧一〔二〕，新十三〔三〕。**妇人血崩**　凌霄花为末。每酒服二錢，后服四物湯。丹溪纂要〔四〕。**粪后下血**　凌霄花浸酒频饮之。普济方。**消渴饮水**　凌霄花一两，捣碎，水一盏半，煎一盏，分二服。圣济录。**婴儿不乳**　百日内，小儿无故口青不饮乳。用凌霄花、大蓝叶、芒消、大黃等分，为末，以羊髓和丸梧子大。每研一丸，以乳送下，便可吃乳。热者可服，寒者勿服。昔有人休官后云游湖湘，修合此方，救危甚多。普济方。**久近风痫**　凌霄花或根叶为末。每服三錢，溫酒下。服毕，解发不住手梳，口噙冷水，溫则吐去，再噙再梳，至二十口乃止。如此四十九日绝根。百无所忌。方贤奇效方。**通身风痒**　凌霄花为末，酒服一錢。医学正传。**大风疠疾**　洁古家珍：用凌霄花五錢，地龙焙、僵蚕炒、全蝎炒，各七个，为末。每服二錢，溫酒下。先以药湯浴过，服此出臭汗为效。儒门事亲：加蝉蜕。五品各九个，作一服。**鼻上酒齇**　王璆百一选方：用凌霄花、山卮子等分，为末。每茶服二錢，日二服，数日除根。临川曾子仁用之有效。杨氏家藏方：用凌霄花半两，硫黃一两，胡桃四个，腻粉一錢，研膏，生绢包揩。**走皮趋疮**　满颊满顶，浸淫湿烂，延及两耳，痒而出水，发歇不定，田野名悲羊疮。用凌霄花并叶煎湯，日日洗之。杨仁斋直指方。**妇人阴疮**　紫葳为末，用鲤鱼脑或胆调搽。摘玄方。**耳卒聋闭**　凌霄叶，杵取自然汁，滴之。斗门方。**女经不行**　凌霄花为末。

〔一〕躄：大观、政和本草卷十三及千金翼卷三紫葳条俱作「蹷」。

〔二〕一：原作「二」。下附方中仅治耳卒聋闭一方为大观、政和本草卷十三紫葳条所附旧方，因据改。

〔三〕三：原作「一」，今按下新附方数改。

〔四〕丹溪纂要：今检丹溪纂要未见此方。方见清·徐舜山校刊本中藏经卷七，清·孙星衍校刊本无。

每服二钱，食前温酒下。徐氏胎产方。

【附录】骨路支〔一〕拾遗。〔藏器曰〕味辛，平，无毒。主上气浮肿，水气呕逆，妇人崩中，余血癥瘕，杀三虫。生昆仑国。苗似凌霄藤，根如青木香。越南亦有。一〔二〕名飞藤。

营实、墙蘼音眉。 本经上品

【释名】蔷薇〔三〕别录 山棘别录 牛棘本经 牛勒别录 刺花纲目 〔时珍曰〕此草蔓柔靡，依墙援而生，故名墙蘼。其茎多棘刺勒人，牛喜食之，故有山棘〔四〕、牛勒诸名。其子成簇而生，如营星然，故谓之营实。

【集解】〔别录曰〕营实生零陵川谷及蜀郡。八月、九月采。阴干。〔弘景曰〕营实即墙薇子也，以白花者为良。茎叶可煮作饮，其根亦可煮酿酒。〔保昇曰〕所在有之。蔓生，茎间多刺。其花有百叶，八出六出，或赤或白。子若杜棠子。〔时珍曰〕蔷薇野生林堑间。春抽嫩蕻，小儿掐去皮刺食之。既长则成丛似蔓，而茎硬多刺。小叶尖薄有细齿。四五月开花，四出，黄心，有白色、粉红二者。结子成簇，生青熟红。其核有白毛，如金樱子核，八月采之。根采无时。人家栽玩者，茎粗叶大，延长数丈。花亦厚大，有白、黄、红、紫数色。花最大者名佛见笑，小者名木香，皆香艷可人，不入药用。南番有蔷薇露，云是此花之露水，香馥异常。

营实〔气味〕酸，温，无毒。〔别录曰〕微寒。〔主治〕痈疽恶疮，结肉跌筋，败疮热气，阴蚀不瘳，利关节。本经 久服轻身益气。别录 治上焦有热，好瞑。时珍 〔附方〕新一。眼热昏暗营实、枸杞〔五〕子、地肤子各二〔六〕两，为末。每服三〔七〕钱，温酒下。圣惠方。

〔一〕骨路支：此段凡五十五字原脱，后附本卷之末，今移于此。
〔二〕一：原作「之」，属上。今据大观、政和本草卷七骨路支条改。
〔三〕蔷薇：大观、政和本草卷七营实条引别录俱作「蔷蘼」，引本经俱作「墙薇」。
〔四〕棘：原作「刺」，今据上文改，与大观、政和本草卷七及千金翼卷二营实条俱合。
〔五〕枸杞：圣惠方卷三十三误作「枇杷」，当以本书为正。
〔六〕二：圣惠方卷三十三作「一」。
〔七〕三：圣惠方卷三十三作「二」。

根〔气味〕苦，涩，冷，无毒。〔主治〕止泄痢腹痛，五脏客热，除邪逆气，疽癞诸恶疮，金疮伤挞，生肉复肌。别录 治热毒风，除邪气，止赤白痢，肠风泻血，通结血〔一〕，治牙齿痛，小儿疳虫肚痛，痈疽疥癣。大明 头疮白秃。甄权 除风热湿热，缩小便，止消渴。时珍

〔发明〕〔时珍曰〕营实、蔷薇根，能入阳明经，除风热湿热，生肌杀虫，故痈疽疮癣古方常用，而泄痢、消渴、遗尿、好瞑，亦皆阳明病也。

〔附方〕旧七，新六〔二〕。**消渴尿多**蔷薇根一把，水煎，日服之。千金方。**小便失禁**蔷薇根煮汁饮，或为末酒服。野生白花者更良。圣惠方。**少小尿床**蔷薇根五錢，煎酒夜饮。外台秘要。**小儿疳痢**频数。用生蔷薇根洗切，煎浓汁细饮，以愈为度。千金方。**尸咽痛痒**语声不出。蔷薇根皮、射干一两，甘草炙半两。每服二錢，水煎服之。普济方。**口舌糜烂**蔷薇根，避风打去土，煮浓汁，温含冷吐。冬用根皮，夏用枝叶。口疮日久，延及胸中生疮，三年已上不瘥者，皆效。千金方。**小儿月蚀**蔷薇根四两，地榆二錢，为末。先以盐湯洗过，傅之。全幼心鉴。**痈肿疖毒**溃烂疼痛。用蔷薇皮更炙熨之。千金方。**筋骨毒痛**因患杨梅疮服轻粉毒药成者。野蔷薇根白皮洗三斤，水酒十斤，煮一炷香。每日任饮，以愈为度。邓笔峰杂兴方：用刺蔷薇根三錢，五加皮、木瓜、当归、茯苓各二錢。以酒二盏，煎一盏，日服一次。**金疮肿痛**蔷薇根烧灰。每白湯服方寸匕，一日三服。抱朴子。**箭刺入肉**脓囊不出，以蔷薇根末掺之，服鼠扑〔三〕，十日即穿皮出也。外台秘

〔一〕结血：大观、政和本草卷七营实条作「血经」。

〔二〕六：原作「五」，今按下新附方数改。

〔三〕以蔷薇根末掺之服鼠扑：诸家本草，未见「鼠扑」一药。本方见外台卷八，深师疗哽及刺不出方：「服蔷薇灰末方寸匕，日三。亦疗折箭刺入，脓囊不出，坚燥及鼠扑。服之十日，哽刺皆穿皮出，效。」按鼠扑即鼠仆，政和本草卷七营实条附方引此文正作鼠仆。素问刺禁论：「刺气街中脉，血不出，为肿鼠仆。」王注：「内结为肿，如伏鼠之形也。」是「坚燥及鼠仆」乃言症状，非言方药。鼠脑、鼠肝外涂，俱能拔箭出刺。但不知濒湖究以鼠扑为何药而可内服？又政和误「燥」为「惨」，濒湖又改为「掺」，遂变蔷薇根末内服为外用。今据外台，此段似应改为「坚燥及鼠仆。服蔷薇灰末方寸匕，日三。」

要。骨哽不出蔷薇根〔一〕末。水服方寸匕，日三。同上。

叶〔主治〕下疳疮。焙研，洗傅之。黄花者更良。摄生方。

月季花纲目

【释名】月月红见下。胜春　瘦客　斗雪红

【集解】〔时珍曰〕处处人家多栽插之，亦蔷薇类也。青茎长蔓硬刺，叶小于蔷薇，而花深红，千叶厚瓣，逐月开放，不结子也。

【气味】甘，温，无毒。

【主治】活血，消肿，傅毒。时珍

【附方】新一。瘰疬未破用月季花头二錢，沉香五錢，芫花炒三錢，碎剉，入大鲫鱼腹中，就以鱼肠封固，酒、水各一盏，煮熟食之，即愈。鱼须安粪水内游死者方效。此是家传方，活人多矣。谈野翁试验方。

栝楼本经中品

〔校正〕并入图经天花粉。

【释名】果蠃音裸瓜蒌纲目天瓜别录黄瓜别录地楼本经泽姑别录根名白药图经天花粉图经瑞雪

〔时珍曰〕蠃与蓏同。许慎云：木上曰果，地下曰蓏〔二〕。此物蔓生附木，故得兼名。诗云，果蠃之实，亦施于宇〔三〕，是矣。栝楼即果蠃二字音转也，亦作菰䕸，后人又转为瓜蒌，愈转愈失其眞矣。古者瓜姑同音，故有泽姑之名。齐人谓之天瓜，象形也。雷敩炮炙论，以圆者为栝，长者为楼，亦出牵强，但分雌雄可也。其根作粉，洁白如雪，故谓之天花粉。苏颂

〔一〕根：大观、政和本草卷七营实条附方同。外台卷八作灰。

〔二〕木上曰果地下曰蓏：按说文卷一下草部蓏条作「在木曰果，在地曰蓏」。前汉书卷二十四上食貨志注引臣瓒曰：「按木上曰果，地上曰蓏也」。仅一字之异。

〔三〕宇：原作「宗」，今据毛诗卷八·豳风·东山改。

图经重出天花粉，谬矣。今削之。

【集解】〔别录曰〕栝楼生弘农川谷及山阴地。根入土深者良。生卤地者有毒。二月、八月采根曝干，三十日成。〔弘景曰〕出近道。藤生，状如土瓜而叶有叉。入土六七尺，大二三围者，服食亦用之。实入摩膏用。〔恭曰〕出陕州者，白实最佳。〔颂曰〕所在有之。三四月生苗，引藤蔓。叶如甜瓜叶而窄，作叉，有细毛。七月开花，似壶卢花，浅黄色。结实在花下，大如拳，生青，至九月熟，赤黄色。其形有正圆者，有锐而长者，功用皆同。根亦名白药，皮黄肉白。〔时珍曰〕其根直下生，年久者长数尺。秋后掘者结实有粉。夏月掘者有筋无粉，不堪用。其实圆长，青时如瓜，黄时如熟柿，山家小儿亦食之。内有扁子，大如丝瓜子，壳色褐，仁色绿，多脂，作青气。炒干捣烂，水熬取油，可点灯。

实　〔修治〕〔敩曰〕凡使皮子茎根，其效各别。其栝，圆黄皮厚蒂小；楼则形长赤皮蒂粗。阴人服楼，阳人服栝。并去壳皮革膜及油。用根亦取大二三围者，去皮捣烂，以水澄粉用。〔时珍曰〕栝楼古方全用，后世乃分子瓤各用。

〔气味〕苦，寒，无毒。〔时珍曰〕味甘，不苦。

〔主治〕胸痹，悦泽人面。别录　润肺燥，降火，治咳嗽，涤痰结，利咽喉，止消渴，利大肠，消痈肿疮毒。时珍　子：炒用，补虚劳口干，润心肺，治吐血，肠风泻血，赤白痢，手面皱。大明

〔发明〕〔震亨曰〕栝楼实治胸痹者，以其味甘性润。甘能补肺，润能降气。胸中有痰者，乃肺受火逼，失其降下之令。今得甘缓润下之助，则痰自降，宜其为治嗽之要药也。且又能洗涤胸膈中垢腻郁热，为治消渴之神药。〔时珍曰〕张仲景治胸痹痛引心背，咳唾喘息，及结胸满痛，皆用栝楼实。乃取其甘寒不犯胃气，能降上焦之火，使痰气下降也。成无己不知此意，乃云苦寒以泻热。盖不尝其味原不苦，而随文傅会尔。

〔附方〕旧十二，新二十〔一〕八。

痰咳不止瓜蒌仁一两，文蛤七分，为末，以姜汁澄浓脚，丸弹子大，噙之。摘玄方。**干咳无痰**熟瓜蒌捣烂绞汁，入蜜等分，加白矾一钱，熬膏。频含咽汁。杨起简便方。**咳嗽有痰**熟瓜蒌十个，明矾二两，捣和饼阴干，研末，糊丸梧子大。每姜汤下五七十丸。医方摘要。**痰喘气急**蓏瓤二个，明矾一枣大，同烧存性，研末。以熟萝卜蘸食，药尽病除。普济方。**热咳不止**用浓茶汤一锺，蜜一

〔一〕二十　原脱，今按下新附方数改。

鍾，大熟瓜蒌一个去皮，将瓤入茶蜜湯洗去子，以碗盛，于饭上蒸，至饭熟取出。时时挑三四匙咽之。　摘玄方。**肺热痰咳**胸膈塞滿。用瓜蒌仁，半夏湯泡七次焙研，各一两，姜汁打面糊丸梧子大。每服五十丸，食后姜湯下。　严用和济生方。**肺痿咳血**不止。用栝楼五十个连瓤瓦焙，乌梅肉五十个焙，杏仁去皮尖炒二十一个，为末。每用一捻，以猪肺一片切薄，掺末入内炙熟，冷嚼咽之，日二服。　圣济录。**酒痰咳嗽**用此救肺。瓜蒌仁、青黛等分，研末，姜汁蜜丸芡子大。每噙一丸。　丹溪心法。**饮酒发热**即上方研膏，日食数匙。一男子年二十病此，服之而愈。　摘玄方。**饮酒痰澼**两胁胀满，时复呕吐，腹中如水声。栝楼实去壳焙一两，神曲炒半两，为末。每服二錢，葱白湯〔一〕下。　圣惠方。**小儿痰喘**咳嗽，膈热久不瘥。瓜蒌实一枚，去子为末，以寒食面和作饼子，炙黄再研末。每服一錢，溫水化下，日三服，效乃止。刘河间宣明方。**妇人夜热**痰嗽，月经不调，形瘦者。用瓜蒌仁一两，青黛、香附童尿浸晒一两五錢，为末。蜜〔二〕调，噙化之。　丹溪心法。**胸痹痰嗽**胸痛彻背，心腹痞满，气不得通，及治痰嗽。大瓜蒌去瓤，取子炒熟，和壳研末，面糊丸梧子大。每米饮下二三十〔三〕丸，日二服。　杜壬方。**胸中痹痛**引背，喘息咳唾，短气，寸脉沉迟，关上紧数。用大栝楼实一枚切，薤白半斤〔四〕，以白酒七斤〔四〕，煮二升，分再服。加半夏四两〔五〕更善。　仲景金匮方。**清痰利膈**治咳嗽。用肥大栝楼洗取子切焙，半夏四十九个湯洗十次捶焙，等分，为末，用洗栝楼水并瓤同熬成膏，和丸梧子大。每姜湯下三五〔六〕十丸，良。　杨文蔚方。**中风喎斜**用瓜蒌绞汁，和大麦面作饼，炙热〔七〕熨之。正便止，勿令太过。　圣惠方。

〔一〕湯：圣惠方卷四十九作「酒」。

〔二〕蜜：丹溪心法卷二第十六作「姜蜜」。

〔三〕二三十：大观、政和本草卷八栝楼条附方俱作「十五」。

〔四〕斤：金匮卷上第九栝楼薤白白酒湯及大观、政和本草卷八栝楼条俱作「升」。

〔五〕四两：大观、政和本草卷八栝楼条同。金匮卷上第九栝楼薤白半夏湯作「半升」。薤白用三两。

〔六〕三五：大观、政和本草卷八栝楼条附方俱作「一二」。

〔七〕热：原作「熟」，今据大观、政和本草卷八栝楼条附方改，与圣惠方卷十九合。

热病头痛发热进退。用大栝楼一枚，取瓤细锉，置瓷碗中。用热湯[一]一盏沃[二]之，盖定良久，去滓服。圣惠方。**时疾发黄**狂闷烦热，不识人者。大瓜蒌实黄者一枚，以新汲水九合浸淘取汁，入蜜半合，朴消八分，合搅令消[三]尽。分再服，便瘥。苏颂图经本草。**小儿黄疸**眼黄脾热。用青瓜蒌焙研。每服一錢，水半盏，煎七分，卧时服。五更泻下黄物，立可。名逐黄散。普济方。**酒黄疸疾**方同上。**小便不通**腹胀。用瓜蒌焙研。每服二錢，热酒下。频服，以通为度。绍兴刘驻云：魏明州病此，御医用此方治之，得效。圣惠方。**消渴烦乱**黄栝楼一个，酒一盏，洗去皮子，取瓤煎成膏，入白矾末一两，丸梧子大。每米饮下十丸。圣惠方。**燥渴肠秘**九月，十月熟菰𤬖实，取瓤拌干葛粉，银石器中慢火炒熟，为末。食后、夜卧各以沸湯点服二錢。寇宗奭衍义。**吐血不止**栝楼泥固煅存性研三錢，糯米饮服，日再服。圣济[四]录。**肠风下血**栝楼一个烧灰，赤小豆半两，为末。每空心酒服一錢。普济方。**久痢五色**大熟瓜蒌一个，煅存性，出火毒，为末，作一服，温酒服之。胡大卿一仆，患痢半年，杭州一道人传此而愈。本事方。**大肠脱肛**生栝楼捣汁，温服之。以猪肉汁洗手挼之令暖，自入。葛洪肘后方。**小儿脱肛**唇白齿焦，久则两颊光，眉赤唇焦，啼哭。黄瓜蒌一个，入白矾五錢在内，固济煅存性，为末，糊丸梧子大。每米饮下二十丸。摘玄方。**牙齿疼痛**瓜蒌皮、露蜂房烧灰擦牙。以乌柏根、荆柴根、葱根煎湯嗽之。危氏得效方。**咽喉肿痛**语声不出。经进方用栝楼皮、白僵蚕炒、甘草炒各二錢半，为末。每服三錢半，姜湯下。或以绵裹半錢，含咽。一日二服。名发声散。御药院方。**坚齿乌须**大栝楼一个开顶，入青盐二两，杏仁去皮尖三七粒，原顶合扎定，蚯蚓泥和盐固济，炭火煅存性，研末。每日揩牙三次，令热，百日有验。如先有白须，拔去以药投之，即生黑者。其治口齿之功，未易具陈。普济方。**面黑令白**栝楼瓤三

〔一〕湯：大观、政和本草卷八栝楼条附方同，圣惠方卷十七作「酒」。

〔二〕沃：原作「沐」，今据大观、政和本草卷八栝楼条附方改，与圣惠方卷十七合。

〔三〕合搅令消：原脱，今据大观、政和本草卷八栝楼条补。

〔四〕济：原作「惠」。按上方不见于圣惠方而见于圣济总录卷六十八，名黑神散。因据改。

两，杏仁一两，猪胰一具，同研如膏。每夜涂之，令人光润，冬月不皴。圣济录。**胞衣不下**栝楼实一个，取子细研，以酒与童子小便各半盏，煎七分，温服。无实，用根亦可。陈良甫妇人良方。**乳汁不下**瓜蒌子淘洗，控干炒香，瓦上搨〔一〕令白色，为末〔二〕。酒服一钱匕，合面卧，一夜流出〔三〕。姚僧坦〔四〕集验方。**乳痈初发**大熟栝楼一枚熟捣，以白酒一斗，煮取四升，去滓。温服一升，日三服。子母秘录。**诸痈发背**初起微赤。栝楼捣末，井华水服方寸匕。梅师方。**便毒初发**黄瓜蒌一个，黄连五钱，水煎。连服效。李仲南永类方。**风疮疥癞**生栝楼一二个打碎，酒浸一日夜。热饮。臞仙乾坤秘韫。**热游丹肿**栝楼子仁末二大两，酽醋调涂。杨氏产乳集验方。**杨梅疮痘**小如指顶，遍身者。先服败毒散，后用此解皮肤风热，不过十服愈。用栝楼皮为末，每服三钱，烧酒下，日三服。集简方。

根

〔修治〕天花粉〔周定王曰〕秋冬采根，去皮寸切，水浸〔五〕，逐日换水，四五日取出，捣泥，以绢袋〔六〕滤汁澄粉，晒干用。

〔气味〕苦，寒，无毒。〔时珍曰〕甘、微苦、酸，微寒。〔之才曰〕枸杞为之使。恶干姜。畏牛膝、干漆。反乌头。

〔主治〕消渴身热，烦满大热，补虚安中，续绝伤。本经 **除肠胃中痼热，八疸身面黄，唇干口燥短气，止小便利，通月水。**别录 **治热狂时疾，通小肠，消肿毒，乳痈发背，痔瘘疮疖，排脓生肌长肉，消扑损瘀血。**大明

〔发明〕〔恭曰〕用根作粉，洁白美好，食之大宜虚热人。〔杲曰〕栝楼根纯阴，解烦渴，行津液。心中枯涸者，非此不能除。与辛酸同用，导肿气。〔成无己曰〕津液不足则为渴。栝楼根味苦微寒，润枯燥而通行津液，是为渴所宜也。〔时珍曰〕栝

〔一〕搨：原作「翕」，据大观、政和本草卷八栝楼条附方应作「㩉」，今改用「搨」，字较通行。

〔二〕为末：原脱，今据大观、政和本草卷八栝楼条附方补。

〔三〕一夜流出：大观、政和本草卷八栝楼条附方俱作「少时」，属上。

〔四〕坦：原作「垣」，今据本书卷一引据医家书目改。

〔五〕浸：原作「温」，今据救荒本草上卷·草部·根及实皆可食类·瓜楼根条改。

〔六〕袋：原作「衣」，据改同上。

楼根味甘微苦酸。其茎叶味酸。酸能生津，感召之理，故能止渴润枯。微苦降火，甘不伤胃。昔人只言其苦寒，似未深察。

〔附方〕旧十二，新十三。**消渴饮水**千金方作粉法：取大栝楼根去皮寸切，水浸五日，逐日易水，取出捣研，滤过澄粉晒干。每服方寸匕，水化下，日三服。亦可入粥及乳酪中食之。肘后方：用栝楼根薄切炙，取五两，水五升，煮四升，随意饮之。外台秘要：用生栝楼根三十斤，以水一石，煮取一斗半，去滓，以牛脂五合，煎至水尽。用暖酒先食服如鸡子大，日三服，最妙。圣惠方：用栝楼根、黄连三两〔二〕，为末，蜜丸〔三〕梧子大。每服〔四〕三十丸，日二服。又玉壶丸〔五〕：用栝楼根、人参等分，为末，蜜丸梧子大。每服三十丸，麦门冬湯下。**伤寒烦渴**思饮。栝楼根三两，水五升，煮一升，分二服。先以淡竹沥一升〔六〕，水二升，煮好银二两，减〔七〕半去银〔八〕，冷饮汁，然后服此。外台秘要。**百合病渴**栝楼根、牡蛎熬等分，为散。饮服方寸匕。永类方。**黑疸危疾**瓜蒌根一斤，捣汁六合，顿服。随有黄水从小便出。如不出，再服。杨起简便方。**小儿发黄**皮肉面目皆黄。用生栝楼根捣取汁二合，蜜二〔九〕大匙和匀。暖服，日一〔十〕服。广利方。**小儿热病**壮热烦渴〔十一〕。用栝楼根末，乳汁调服半錢。圣惠方。**虚热咳嗽**天花粉一两，人参三錢，为末。每服一錢，米湯下。集简方。**偏疝痛极**劫之立住。用绵袋包暖阴囊。取天花粉五錢，以醇酒一碗浸之，自卯至

〔一〕三：原作「二」，今按下新附方数改。
〔二〕三两：圣惠方卷五十三作「各等分」。
〔三〕蜜丸：圣惠方卷五十三作「以麦门冬去心煮熟烂研和圆」。
〔四〕每服：圣惠方卷五十三作「每于食后煎小麦湯下」。
〔五〕玉壶丸：检圣惠未见此方。普济方卷一七九载此方，治痟渴饮水无度。
〔六〕升：原作「斗」，今据大观、政和本草卷八栝楼条附方改，与外台卷二范汪栝楼湯合。
〔七〕减：原脱，政和本草卷八栝楼条附方亦脱。今据外台卷二范汪栝楼湯补。大观本草作「成」。
〔八〕去银：原脱，今据大观、政和本草卷八栝楼条附方补，与外台卷二范汪栝楼湯合。
〔九〕二：大观、政和本草卷八栝楼条附方俱作「一」。
〔十〕日一：大观、政和本草卷八栝楼条附方俱作「分再」。
〔十一〕烦渴：原作「头痛」，今据圣惠方卷八十四改。

午，微煎滚，露一夜。次早低凳坐定，两手按膝，饮下即愈。未效〔一〕，再一服。本草蒙筌。**小儿囊肿**天花粉一两，炙甘草一錢半，水煎，入酒服。全幼心鉴。**耳卒烘烘**栝楼根削尖，以腊猪脂煎三沸，取塞耳，三〔二〕日即愈。肘后方。**耳聋未久**栝楼根三十斤细切，以水煮汁，如常酿酒，久服甚良。肘后方。**产后吹乳**肿硬疼痛，轻则为妒乳，重则为乳痈。用栝楼根末一两，乳香一錢，为末。温酒每服二錢。李仲南永类方。**乳汁不下**栝楼根烧存性，研末，饮服方寸匕。或以五錢，酒水煎服。杨氏产乳。**痈肿初起**孟诜食疗：用栝楼根苦酒熬燥，捣筛，以苦酒和，涂纸上，贴之。杨文蔚方：用栝楼根、赤小豆等分，为末，醋调涂之。**天泡湿疮**天花粉、滑石等分，为末，水调搽之。普济方。**杨梅天泡**天花粉、川芎藭各四两，槐花一两，为末，米糊丸梧子大。每空心淡姜湯下七八十丸。简便方。**折伤肿痛**栝楼根捣涂，重布裹之。热除，痛即止。葛洪肘后方。**箭镞不出**栝楼根捣傅之，日三易，自出。崔元亮海上方。**针刺入肉**方同上。**痘后目障**天花粉、蛇蜕洗焙等分，为末。羊子肝批开，入药在内，米泔汁煮熟，切食。次女病此，服之旬余而愈。周密齐东野语。

茎、叶〔气味〕酸，寒，无毒。〔主治〕中热伤暑。别录

王瓜本经中品

【释名】**土瓜**本经**钩𤬏**郭璞**老鸦瓜**图经**马瓟瓜**瓟音雹。**赤雹子**衍义**野甜瓜**纲目**师姑草**土宿**公公须**〔颂曰〕月令：四月王瓜生。即此也。均房间人呼为老鸦瓜，亦曰菟瓜。按尔雅云：黄，菟瓜。郭璞注云：似土瓜。而土瓜自谓之藈姑，又名钩𤬏，则菟瓜别是一物也。又曰：芴，菲〔三〕。亦谓之土瓜。别是一物，非此土瓜也。异类同名甚

〔一〕效：原作「下」，今据本草蒙筌卷二栝楼实条改。
〔二〕三：肘后卷六第四十七及大观、政和本草卷八栝楼条附方此下俱有「七」字。
〔三〕芴菲：大观、政和本草卷九王瓜条同。尔雅释草作「菲，芴。」说文菲、芴互训。

多，不可不辨。〔时珍曰〕土瓜其根作土气，其实似瓜也。或云根味如瓜，故名土瓜。王字不知何义？瓜似雹子，熟则色赤，鸦喜食之，故俗名赤雹、老鸦瓜。一叶之下一须，故俚人呼为公公须。与地黄苗名婆婆奶，可为属对。

【集解】〔别录曰〕生鲁地平泽田野，及人家垣墙间。三月采根，阴干。〔弘景曰〕今土瓜生篱院间。子熟时赤如弹丸。其根不入大方，正单行小小尔。郑玄注月令四月王瓜生，以为菝葜，殊谬矣。〔恭〔一〕曰〕四月生苗延蔓，叶似栝楼叶，圆〔二〕无叉缺，有毛刺。五月开黄花。花下结子如弹丸，生青熟赤。根似葛，细而〔三〕多糁，谓之土瓜根。北间者，其实〔四〕累累相连，大如枣，皮黄肉白。苗子〔五〕相似，根状不同。若疗黄疸破血，南者大胜也。〔宗奭曰〕王瓜其壳径寸，长二寸许，上微圆，下尖长，七八月熟，红赤色。壳中子如螳螂头者，今人又谓之赤雹子。其根即土瓜根也。于细根上又生淡黄根，三五相连，如大指许。根与子两用。〔时珍曰〕王瓜三月生苗，其蔓多须，嫩时可茹。其叶圆如马蹄而有尖，面青背淡，涩而不光。六七月开五出小黄花成簇。结子累累，熟时有红黄二色，皮亦粗涩。根不似葛，但如栝楼根之小者，澄粉甚白腻，须深掘二三尺乃得正根。江西人栽之沃土，取根作蔬食，味如山药。

根　〔气味〕苦，寒，无毒。〔权曰〕平。〔藏器曰〕有小毒，能吐下人。取汁制雄、汞。〔主治〕消渴内痹，瘀血月闭，寒热酸疼，益气愈聋。本经　疗诸邪气，热结鼠瘘，散痈肿留血，妇人带下不通，下乳汁，止小便数不禁，逐四肢骨节中水，治马骨刺人疮。别录　天行热疾，酒黄病，壮热心烦闷，热劳，排脓，消扑损瘀血，破癥癖，落胎。大明　主蛊毒，小儿闪癖，痞满痰疟。并取根及叶捣汁，少少服，当吐下。藏器　利大小便，治面黑面疮。时珍

〔附方〕旧五，新七。小儿发黄　土瓜根生捣汁三合与服，不过三次。苏颂图经。

〔一〕恭：下文乃濒湖糅合恭、颂两家之说而成。
〔二〕圆：原作「但」，今据大观、政和本草卷九王瓜条恭、颂两说改。
〔三〕细而：原作「而细」，据改同上。
〔四〕实：原作「子」，恭无此文，据颂说改。
〔五〕子：濒湖从苏恭说作「子」，不及苏颂作「叶」义长。

黄疸变黑医所不能治。用土瓜根汁，平旦温服一小升。午刻黄水当从小便出。不出再服。肘后方〔一〕。**小便如泔**乃肾虚也。王瓜散：用王瓜根一两，白石脂二两，菟絲子酒浸二两，桂心一两，牡蛎粉二〔二〕两，为末。每服二錢，大麦粥饮下。卫生宝鉴。**小便不通**土瓜根捣汁，入少水解之，筒吹入下部。肘后方。**大便不通**上方吹入肛门内。二便不通，前后吹之，取通。肘后方。**乳汁不下**土瓜根为末。酒服一錢，一日二〔三〕服。杨氏产乳方〔四〕。**经水不利**带下，少腹满，或〔五〕经一月再见者，土瓜根散主之。土瓜根、芍药、桂枝、䗪虫各三两，为末。酒服方寸匕，日三服。仲景金匮方。**妇人阴㿉**方同上。**一切漏疾**土瓜根捣傅之，燥则易。千金方。**中诸蛊毒**土瓜根大如指〔六〕，长三寸，切，以酒半升，渍一宿。服〔七〕当吐下。外台秘要。**面上疿磊**〔八〕土瓜根捣末，浆水和匀。入夜别以浆水洗面涂药，旦〔九〕复洗之。百日光彩射人，夫妻不相识也。曾用有效。肘后方。**耳聋灸法**湿土瓜根，削半寸塞耳内，以艾灸七壮，每旬一灸，愈乃止。圣济录。

子〔气味〕**酸、苦，平，无毒。**〔主治〕**生用：润心肺，治黄病。炒用：治肺痿吐血，肠风泻血，赤白痢。**大明 **主蛊毒。**甄权 **反胃吐食。**时珍 〔附方〕新八。**消渴**

〔一〕肘后方：原脱，今据大观、政和本草卷九王瓜条附方补，与肘后卷四第三十一合。
〔二〕二：原作「一」，今据卫生宝鉴卷十五改。
〔三〕二：大观、政和本草卷九王瓜条附方引产书作「三」。
〔四〕杨氏产乳方：按大观、政和本草卷九王瓜条附方俱作「产书」。二书久佚，无从查核。或二书均载此方，仅有一字之异，亦未可知。濒湖既标明采自产乳，亦未计入旧附方数内。
〔五〕或：金匮卷下第二十二作「痛」，属上。
〔六〕指：大观、政和本草卷九王瓜条附方作「母指」，与外台卷二十八合。
〔七〕服：大观、政和本草卷九王瓜条附方作「一服」，与外台卷二十八合。
〔八〕磊：原作「瘖」。按大观本草卷九王瓜条作「瘤」，政和本草同条作「瘰」，而肘后卷六第五十二原作「礨」。诸字音同义近，可互通假。偶忆大观、政和本草卷二十二蛤蟆条陶隐居有「皮上多疿磊」之文，字较通行，因据改。下同。
〔九〕旦：原作「且」，今据肘后卷六第五十二改。

饮水雹瓜去皮。每食后嚼二三两，五七度瘥。圣惠方。**传尸劳瘵**赤雹儿，俗名王瓜，焙为末。每酒服一钱。十药神书。**反胃吐食**马雹儿灯上烧存性一钱，入好枣肉、平胃散末二钱，酒服，食即可下。即野甜瓜，北方多有之。丹溪纂要。**痰热头风**悬栝楼一个，赤雹儿七个焙，大力子即牛蒡子焙四两，为末。每食后茶或酒服三钱。忌动风发热之物。**筋骨痛挛**马雹儿子炒开口，为末。酒服一钱，日二服。集简方。**赤目痛涩**不可忍。小圆瓜蒌，篱上大如弹丸、红色、皮上有刺者，九月、十月采，日干，槐花炒、赤芍药等分，为末。每服二钱，临卧温酒下。卫生家宝方。**瘀血作痛**赤雹儿烧存性，研末。无灰酒空心服二钱。集简方。**大肠下血**王瓜一两烧存性，地黄二两，黄连半两，为末，蜜丸梧子大。米饮下三十丸。指南方。

葛本经中品

〔校正〕并入开宝葛粉。

【释名】**鸡齐**本经**鹿藿**别录**黄斤**别录。〔时珍曰〕葛从曷，谐声也。鹿食九草，此其一种，故曰鹿藿。黄斤未详。

【集解】〔别录曰〕葛根生汶山川〔一〕谷，五月采根，曝干。〔弘景曰〕即今之葛根，人皆蒸食之。当取入土深大者，破而日干之。南康、庐陵间最胜，多肉而少筋，甘美，但为药不及耳。〔恭曰〕葛虽除毒，其根入土五六寸已上者，名葛脰，脰者颈也，服之令人吐，以有微毒也。本经葛谷，即是其实也。〔颂曰〕今处处有之，江浙尤〔二〕多。春生苗，引藤蔓，长一二丈，紫色。叶颇似楸叶而小，色青。七月着花，粉紫色，似豌豆花，不结实。根形大如手臂，紫黑色，五月五日午时采根，曝干，以入土深者为佳，今人多作粉食。〔宗奭曰〕澧、鼎之间，冬月取生葛，捣烂入水中，揉出粉，澄成垜，入沸汤中良久，色如胶，其体甚韧，以蜜拌食，擦〔三〕入生姜少许尤妙。又切入茶中待宾，虽甘而无益。又将生葛根煮熟，作果实卖，

〔一〕川：原作「山」，今据大观、政和本草卷八及千金翼卷二葛根条改。
〔二〕尤：原作「犹」，今据大观、政和本草卷八葛根条改。
〔三〕擦：原作「搽」，今据本草衍义卷九葛根条改。政和本草卷八葛根条此字亦似「擦」。

虔〔一〕、吉州、南安军〔二〕亦然。〔时珍曰〕葛有野生，有家种。其蔓延长，取治可作絺綌。其根外紫内白，长者七八尺。其叶有三尖，如枫叶而长，面青背淡。其花成穗，累累相缀，红紫色。其荚如小黄豆荚，亦有毛。其子绿色，扁扁如盐梅子核，生嚼腥气，八九月采之，本经所谓葛谷是也。唐苏恭亦言葛谷是实，而宋苏颂谓葛花不结实，误矣。其花晒干亦可炸食。

葛根　**〔气味〕甘、辛〔三〕，平，无毒。**〔别录曰〕生根汁：大寒。〔好古曰〕气平味甘，升也，阳也。阳明经行经的药也。

〔主治〕消渴，身大热，呕吐，诸痹，起阴气，解诸毒。本经　**疗伤寒中风头痛，解肌发表出汗，开腠理，疗金疮，止〔四〕胁风痛。**别录　**治天行上气呕逆，开胃下食，解酒毒。**甄权　**治胸膈烦热发狂，止血痢，通小肠，排脓破血。傅蛇虫〔五〕啮，罯毒箭伤。**大明　**杀野葛、巴豆、百药毒。**之才　**生者：堕胎。蒸食：消酒毒，可断谷不饥。作粉尤〔六〕妙。**藏器　**作粉：止渴，利大小便，解酒，去烦热，压丹石，傅小儿热疮。捣汁饮，治小儿热痞。**开宝　**猘狗伤，捣汁饮，并末傅之。**苏恭　**散郁火。**时珍

〔发明〕〔弘景曰〕生葛捣汁饮，解温病发热。五月五日日〔七〕中时，取根为屑，疗金疮断血为要药，亦疗疟及疮，至良。〔颂曰〕张仲景治伤寒有葛根汤，以其主大热，解肌、发〔八〕腠理故也。〔元素曰〕升阳生津。脾虚作渴者，非此不除。勿多用，

〔一〕虔：原脱，今据政和本草卷八及本草衍义卷九葛根条补。
〔二〕军：同上。
〔三〕辛：大观、政和本草卷八及千金翼卷二葛根条俱无。
〔四〕止：大观、政和本草卷八及千金翼卷二葛根条此下俱有「痛」。
〔五〕虫：原作「蛊」，今据大观、政和本草卷八葛根条改。
〔六〕尤：原作「犹」，今详文义改。
〔七〕日：原脱，今据大观、政和本草卷八葛根条补。
〔八〕发：大观、政和本草卷八葛根条俱作「开」。

恐伤胃气。张仲景治太阳阳明合病，桂枝汤内加麻黄、葛根，又有葛根黄芩黄连解肌汤，是用此以断太阳入阳明之路，非即太阳药也。头颅痛如破，乃阳明中风，可用葛根葱白汤，为阳明仙药。若太阳初病，未入阳明而头痛者，不可便服升麻、葛根发之，是反引邪气入阳明，为引贼破家也。〔震亨曰〕凡癍痘已见红点，不可用葛根升麻汤，恐表虚反增斑烂也。〔杲曰〕干葛其气轻浮，鼓舞胃气上行，生津液，又解肌热，治脾胃虚弱泄泻圣药也。〔徐用诚曰〕葛根气味俱薄，轻而上行，浮而微降，阳中阴也。其用有四：止渴一也，解酒二也，发散表邪三也，发疮疹难出四也。〔时珍曰〕本草十剂云：轻可去实，麻黄、葛根之属。盖麻黄乃太阳经药，兼入肺经，肺主皮毛；葛根乃阳明经药，兼入脾经，脾主肌肉。所以二味药皆轻扬发散，而所入迥然不同也。

〔附方〕旧十七〔一〕，新四〔二〕。

数种伤寒 庸人不能分别，今取一药兼治。天行时气，初觉头痛，内热脉洪者。葛根四两，水二〔三〕升，入豉一升，煮取半升服。捣生根〔四〕汁尤佳。 伤寒类要。

时气头痛 壮热。生葛根洗净，捣汁一大盏，豉一合，煎六分，去滓分服，汗出即瘥。未汗再服。若心热，加卮子仁十枚。 圣惠方。

伤寒头痛 二三日发热者。葛根五两，香豉一升，以童子小便八〔五〕升，煎取二升，分三服。食葱豉〔六〕粥取汗。 梅师方。

妊娠热病 葛根汁二升，分三服。 伤寒类要。

预防热病 急黄贼风。葛粉二升，生地黄一升，香豉半升，为散。每食后米饮服方寸匕，日三服。有病五服。 庞安常伤寒论。

辟瘴不染 生葛捣汁一小盏服，去热毒气也。 圣惠方。

烦躁热渴 葛粉四两，先以水浸粟米半升，一夜漉出，拌匀，煮粥〔七〕食之〔八〕。 圣惠方〔九〕。

小儿热渴 久不止。葛

〔一〕七：原作「五」，今按下旧附方数改。
〔二〕四：原作「八」，今按下新附方数改。
〔三〕二：大观、政和本草卷八葛根条附方俱作「三」。
〔四〕捣生根：原作「生姜」，今据大观、政和本草卷八葛根条附方改。
〔五〕八：大观、政和本草卷八葛根条附方俱作「六」。
〔六〕豉：原脱，今据大观、政和本草卷八葛根条附方补。
〔七〕粥：原作「熟」，大观、政和本草卷八葛粉条附方同，今据圣惠方卷九十六葛粉粥方改。
〔八〕食之：原作「以糜粥和食」，今据大观、政和本草卷八葛粉条附方改，与圣惠方卷九十六葛粉粥方合。
〔九〕圣惠方：原作「食医心镜」，据改同上。

根半两，水煎服。　圣惠方。**干呕不息**葛根捣汁服一升，瘥。　肘后方。**小儿呕吐**壮热食痫。葛粉二钱，水二合，调匀，倾入锡锣〔一〕中，重汤烫熟，以糜饮和食。　昝殷食医心镜。**心热吐血**不止。生葛捣汁半升，顿服，立瘥。　广利方。**衄血不止**生葛根〔二〕捣汁，服一小盏〔三〕。三服即止。　圣惠方。**热毒下血**因食热物发者。生葛根二斤，捣汁一升，入藕汁〔四〕一升，和服。　梅师方。**伤筋出血**葛根捣汁饮。干者煎服。仍熬屑傅之。　外台秘要。**臂腰疼痛**生葛根嚼之咽汁，取效乃止。　肘后方。**金创中风**痉强欲死。生葛根四大两，以水三升，煮取一升，去滓分温四〔五〕服。口噤者灌之〔六〕。若干者，捣末调三指撮。仍以此及竹沥多服，取效。　贞元广利方。**服药过剂**苦烦。生葛汁饮之。干者煎汁服。　肘后方。**酒醉不醒**生葛根〔七〕汁饮二升〔八〕，便愈。　千金方。**诸菜〔九〕中毒**发狂烦闷，吐下欲死。葛根煮汁服。　肘后方。**解中鸩毒**气欲绝者。葛粉三合，水三盏，调服。口噤者灌之。　圣惠方。**虎伤人疮**生葛根〔十〕煮浓汁洗之。仍捣末，水服方寸匕，日夜五六服。　梅师方。

葛谷　〔气味〕甘，平，无毒。〔主治〕下痢十岁已上。本经　解酒毒。时珍

〔一〕锡锣：政和本草卷八葛粉条附方作「⿰钅忝锣」。「⿰钅忝」，字书无，似是「锡」之异体字。广韵卷二·七歌·锣字云：钞锣，器也，钞字云：钞锣，铜器。南宋市肆记亦言酒器沙锣。大观本草作「锩铎」。

〔二〕根：原脱，今据圣惠方卷三十七补。

〔三〕一小盏：同上。

〔四〕汁：原脱，今据大观、政和本草卷八葛根条附方补。

〔五〕温四：原脱，今据大观、政和本草卷八葛根条补。

〔六〕灌之：按大观、政和本草卷八葛根条，「灌之」以上是贞元广利方文，以下乃肘后方文。濒湖合为一方。

〔七〕根：原脱，今据大观、政和本草卷八葛根条附方补，与肘后卷七第七十一及千金卷二十五第一俱合。

〔八〕二升：大观、政和本草卷八葛根条附方及肘后卷七第七十一俱作「一、二升」，惟千金卷二十五第一作「一斗二升」。

〔九〕菜：原作「药」，今据大观、政和本草卷八葛根条附方改，与肘后卷七第六十九合。

〔十〕根：原脱，今据大观、政和本草卷八葛根条附方补。

葛花 〔气味〕同谷。〔主治〕**消酒** 别录 〔弘景曰〕同小豆花干末酒服，饮酒不醉也。**肠风下血。** 时珍

叶 〔主治〕**金疮止血。挼傅之。** 别录

蔓 〔主治〕**卒喉痹。烧研，水服方寸匕。** 苏恭 **消痈肿。** 时珍

〔附方〕新三。**妇人吹乳** 葛蔓烧灰，酒服二钱，三服效。卫生易简方。**疖子初起** 葛蔓烧灰，水调傅之，即消。千金方。**小儿口噤** 病在咽中，如麻豆许，令儿吐沫，不能乳食。葛蔓烧灰一字，和乳汁点之，即瘥。圣惠方。

【附录】**铁葛** 拾遗 〔藏器曰〕根：味甘，温，无毒。主一切风，血气羸弱，令人性健。久服，治风缓偏风。生山南峡中。叶似枸杞，根如葛，黑色。

黄环 本经下品 狼跋子 别录下品

【释名】**凌泉** 本经 **大就** 本经 **就葛** 唐本 **生刍** 吴普 **根韭** 吴普 **实名狼跋子** 别录 **度谷** 唐本 〔时珍曰〕此物叶黄而圆，故名黄环，如萝摩呼白环之义。亦是葛类，故名就葛。跋乃狼足名，其荚似之，故曰狼跋子。

【集解】〔别录曰〕黄环生蜀郡山谷。三月采根，阴干。〔普曰〕蜀黄环一名生刍。二月生苗，正赤，高二尺。叶黄圆端大，经日〔一〕叶有汁黄白。五月实圆。三月采根，黄色从理，如车辐解。〔弘景曰〕似防己，亦作车辐理解。蜀都赋云，青珠黄环，即此。或云是大戟花，定非矣。用甚稀，市人鲜有识者。又曰：狼跋子出交广，形扁扁。制捣以杂米〔二〕投水中，鱼无大小皆浮出而死。〔恭曰〕黄环惟襄阳大有，余处虽有亦稀，巴西人谓之就葛，今园庭亦种之。作藤生，大者茎径六七寸，根亦葛类，陶云似防己者，近之。取葛根误食之，吐利不止，土〔三〕浆解之，此眞黄环也。今太常收剑南来者，乃鸡屎葛根，非黄环也。其花紫色，其子名狼跋子，角生似皂荚。交广送入太常者，正是黄环子也。花实与葛同时。〔时珍

〔一〕经日：御览九九三黄环条引吴氏本草作一「茎」字。
〔二〕米：原作「木」，今据大观、政和本草卷十一狼跋子条改。
〔三〕土：原作「上」，今据大观、政和本草卷十四黄环条改。

曰〕吴普所说甚详，而唐宋本草不收何也？范子计然云：黄环出魏郡，以黄色者为善。

黄环根也。〔气味〕苦，平，有毒。〔普曰〕神农、黄帝：有毒。桐君、扁鹊：苦〔一〕。〔权曰〕大寒，有小毒。〔之才曰〕鸢尾为之使。恶茯苓、防己、干姜。〔主治〕**蛊毒鬼疰鬼魅，邪气在脏中，除咳逆寒热。**本经 **治上气急及百邪。**甄权 **治痰嗽，消水肿，利小便。**时珍 〔附方〕新一。

水肿黄环根晒干。每服五钱，水煎服，小便利为效。儒门事亲〔二〕。

狼跋子〔气味〕**苦，寒，有小毒。**〔主治〕**恶疮蜗疥。杀虫鱼。**别录 **苦酒摩，涂疮疥效。**弘景

天门冬本经上品

【释名】**虋冬**音门 **颠勒**本经 **颠棘**尔雅 **天棘**纲目 **万岁藤**〔禹锡曰〕按尔雅云：蘠蘼，虋冬。注云：门冬也，一名满冬。抱朴子云：一名颠棘，或名地门冬，或名筵门冬。在东岳名淫羊藿〔三〕，在中岳名天门冬，在西岳名管〔四〕松，在北岳名无不愈，在南岳名百部，在京陆山阜名颠棘〔五〕，在越人名浣草。虽处处有之，其名不同，其实一也。别有百部草，其根有百许如一，而苗小异，其苗似菝葜，惟可治咳，不中服食，须分别之。〔时珍曰〕草之茂者为虋，俗作门。此草蔓茂，而功同麦门冬，故曰天门冬，或曰天棘。尔雅云：髦，颠棘也。因其细叶如髦，有细棘也。颠、天，音相近也。按救荒本草云：俗名万岁藤，又名娑〔六〕萝树。其形与治肺之功颇同百部，故亦名百部也。蘠蘼乃营实苗，而尔雅指为虋冬，盖古

〔一〕有毒桐君扁鹊苦：御览九九三黄环条作「岐伯、桐君、扁鹊：辛。一经：味苦，有毒。」

〔二〕儒门事亲：检儒门事亲尚未见到，仅卷十五水肿黄疸第十五治蛊气方与此略似，但彼用「环肠草」，已收入本书卷二十一。

〔三〕藿：大观、政和本草卷六天门冬条图经引抱朴子及神仙服食方同。但同条掌禹锡引抱朴子作「食」，与抱朴子内篇卷十一仙药篇合。千金卷二十六第六亦作「食」。

〔四〕管：原作「菅」，今据大观、政和本草卷六天门条改，与抱朴子内篇卷十一仙药篇合。

〔五〕棘：原作「勒」，今据大观、政和本草卷六天门冬条引图经文改。

〔六〕娑：原作「婆」，今据救荒本草卷上・根可食・天门冬条改。

书错简也。

【集解】〔别录曰〕天门冬生奉高山谷。二月、三月、七月、八月采根，曝干。〔弘景曰〕奉高，泰山下县名也。今处处有之，以高地大根味甘者为好。桐君药录云：蔓生，叶有刺，五月花白，十月实黑，根连〔一〕数十枚。张华博物志〔二〕云：天门冬茎间有逆刺。若叶滑者，名絺体〔三〕，一名颠棘。挼根入汤，可以浣缣，素白如绒〔四〕(紵类也)。今越人名为浣草，胜于用灰。此非门冬，乃相似尔。按此说与桐君之说相乱。今人所采皆是有刺者，本名颠勒，亦粗相似，用此浣衣则净，不复更有门冬。恐门冬自一种，或即是浣草耶？又有百部，根亦相类，但苗异尔。〔恭曰〕此有二种：一种苗有刺而涩，一种无刺而滑，皆是门冬。俗云颠棘、浣草者，形貌诰之。虽作数名，终是一物。二根浣垢俱净，门冬、浣草，互名也。诰音命，目之也。〔颂曰〕处处有之。春生藤蔓，大如钗股，高至丈余。叶如茴香，极尖细而疏滑，有逆刺；亦有涩而无刺者，其叶如丝杉而细散，皆名天门冬。夏生细白花，亦有黄色及紫色者。秋结黑子，在其根枝旁。入伏后无花，暗结子。其根白或黄紫色，大如手指，圆实而长二三寸，大者为胜，一科一二十枚同撮，颇与百部根相类。洛中出者，大叶粗干，殊不相类。岭南者无花，余无他异。〔禹锡曰〕抱朴子言：生高地，根短味甜气香者为上；生水侧下地，叶细似〔五〕蕴而微黄，根长而味多苦气臭者次之，若以服食，令人下气，为益又迟也。入山便可蒸煮，啖之断谷。或为散，仍取汁作酒〔六〕以〔七〕服散尤〔八〕佳。〔时珍曰〕生苗时，亦可以沃地栽种。子亦堪种，但晚成。

根

【修治】〔弘景曰〕门冬采得蒸，剥去皮食之，甚甘美，止饥。虽曝干，尤脂润难捣，必须曝于日中或火烘之。今人呼苗为棘刺，煮作饮宜人，而终非真棘刺也。〔颂曰〕二、三、七、八月采根，蒸剥去皮，四破去心，曝干用。

〔一〕连：原脱，今据大观、政和本草卷六天门冬条补。
〔二〕张华博物志：今本博物志未见此文。大观、政和本草卷六天门冬条陶、苏二家引文亦不尽同。此间乃濒湖兼采两种引文连缀而成。
〔三〕体：大观及政和本草卷六天门冬条陶、苏二家引文俱作「休」，御览九八九天门冬条引文亦作「休」。
〔四〕绒：原作「绒」，今据大观、政和本草卷六天门冬条改。彼书原注：「音越」。
〔五〕细似：原作「似细」，今据大观、政和本草卷六天门冬条改，与抱朴子内篇卷十一仙药篇合。
〔六〕酒：大观、政和本草卷六天门冬条俱作「液」，但抱朴子内篇卷十一仙药篇作「酒」，义长。
〔七〕以：原脱，今据大观、政和本草卷六天门冬条补，与抱朴子内篇卷十一仙药篇合。
〔八〕尤：原作「犹」，今据大观、政和本草卷六天门冬条改，与抱朴子内篇卷十一仙药篇合。

〔斅曰〕采得去皮心，用柳木甑及柳木柴蒸一伏时，洒酒令遍，更添火蒸。作小架去地二尺，摊于上，曝干用。

【气味】苦，平，无毒。〔别录曰〕甘，大寒。〔好古曰〕气寒，味微苦而辛。气薄味厚，阳中之阴。入手太阴、足少阴经气分之药。〔之才曰〕垣衣、地黄、贝母为之使。畏曾青。〔损之曰〕服天门冬，禁食鲤鱼。误食中毒者，浮萍汁解之。捣汁，制雄黄、硇砂。

【主治】诸暴风湿偏痹，强骨髓，杀三虫，去伏尸。久服轻身益气延年。不饥〔一〕。本经 保定肺气，去寒热，养肌肤，利小便，冷而能补。别录 肺气咳逆，喘息促急，肺痿〔二〕生痈吐脓，除热，通肾气，止消渴，去热中风，治湿疥，宜久服。煮食之，令人肌体滑泽白净，除身上一切恶气不洁之疾。甄权 镇心，润五脏，补五劳七伤，吐血，治嗽消痰，去风热烦闷。大明 主心病，嗌干心痛，渴而欲饮，痿蹶嗜卧，足下热而痛。好古 润燥滋阴，清金降火。时珍 阳事不起，宜常服之。思邈

【发明】〔权曰〕天门冬冷而能补，患人体〔三〕虚而热者，宜加用之。和地黄为使，服之耐〔四〕老头不白。〔宗奭曰〕治肺热之功为多。其味苦，专泄而不专收，寒多人禁服之。〔元素曰〕苦以泄滞血，甘以助元气，及治血妄行，此天门冬之功也。保定肺气，治血热侵肺，上气喘促，宜加人参、黄芪为主，用之神效。〔嘉谟曰〕天、麦门冬并入手太阴，驱烦解渴，止咳消痰。而麦门冬兼行手少阴，清心降火，使肺不犯邪，故止咳立效。天门冬复走〔五〕足少阴，滋肾助元，全其母气，故消〔六〕痰殊功。盖肾主津液，燥则凝而为痰，得润剂则化，所谓治痰之本也。〔好古曰〕入〔七〕手太阴、足少阴经。营卫枯

〔一〕不饥：按大观、政和本草卷六天门冬条俱作墨字，认为别录文。
〔二〕痿：原作「萎」，今据大观、政和本草卷六天门冬条改。
〔三〕体：原作「五」，今据大观、政和本草卷六天门冬条改。
〔四〕耐：原作「柰」，据改同上。
〔五〕走：原脱，今据本草蒙筌卷一麦门冬条补。
〔六〕消：原作「清」，今据本草蒙筌卷一麦门冬条改，与上「止咳消痰」文合。
〔七〕入：原脱，今据汤液本草卷中天门冬条补。

涸，宜以湿剂润之。二〔一〕门冬、人参、五味、枸杞子同为生脉之剂，此上焦独取寸口之意。〔赵继宗曰〕五药虽为生脉之剂，然生地黄、贝母为天门冬之使，地黄、车前为麦门冬之使，茯苓为人参之使。若有君无使，是独行无功也。故张三丰与胡濙尚书长生不老方，用天门冬三斤，地黄一斤，乃有君而有使也。〔禹锡曰〕抱朴子言：入山便可以天门冬蒸煮啖之，取足以断谷。若有力可饵之，或作散、酒服，或捣汁作液、膏服。至百日丁壮兼倍，快于术及黄精也。二百日强筋髓，驻颜色。与炼成松脂同蜜丸服，尤善。杜紫〔二〕微服之，御八十妾，一百四十岁〔三〕，日行三百里。〔慎微曰〕列仙传云：赤须子食天门冬，齿落更生，细发复〔四〕出。太原甘始服天门冬，在人间三百余年。圣化经云：以天门冬、茯苓等分，为末，日服方寸匕。则不畏寒，大寒时单衣汗出也。〔时珍曰〕天门冬清金降火，益水之上源，故能下通肾气，入滋补方合群药用之有效。若脾胃虚寒人，单饵既久，必病肠滑，反成痼疾。此物性寒而润，能利大肠故也。

【附方】旧三，新十五〔五〕。**服食法**孙真人枕中记云：八九月采天门冬根，曝干为末。每服方寸匕，日三服。无问山中人间，久服补中益气，治虚劳绝伤，年老衰损，偏枯不随，风湿不仁，冷痹恶疮，痈疽癞疾。鼻柱败烂者，服之皮脱虫出。酿酒服，去癥瘕〔六〕积聚，风痰颠狂，三虫伏尸，除湿痹，轻身益气，令人不饥，百日还年耐老。酿酒初熟微酸，久停则香美，诸酒不及也。忌鲤鱼。臞仙神隐云：用干天门冬十斤，杏仁一斤，捣末，蜜渍。每服方寸匕。名仙人粮。

辟谷不饥天门冬二斤，熟地黄一斤，为末，炼蜜丸弹子大。每温酒化三丸，日三服。居山远行，辟谷良。服至十日，身轻目明；二十日，百病愈，颜色如花；三十日，发白更黑，齿落重生；五十日，行及奔马；百日，延年。又法：天门冬捣汁，微火煎取五斗，入白蜜一斗，胡麻炒末二升，合煎至可丸，即止火。下大豆黄末，和作饼，径三寸，厚半寸。一服一饼，一日三服，百日已上有益。又法：天门冬末一升，松脂末一升，蜡、蜜一升和煎，丸如梧子大。每日早午晚各服三十丸。**天门冬酒**补五脏，调六腑，令人无病。天门冬三十斤，去心捣碎，以水二石，煮汁一石，糯米一斗，细曲十斤，如

〔一〕二：原作「天」，今据汤液本草卷中天门冬条改，与下赵继宗「五药虽为生脉之剂」文合。
〔二〕紫：大观、政和本草卷六天门冬条引抱朴子同。今本抱朴子内篇卷十一仙药篇作「子」。
〔三〕一百四十岁：大观、政和本草卷六天门冬条引抱朴子俱作「有男一百四十人」，抱朴子内篇卷十一仙药篇作「有子百三十人」。
〔四〕细发复：大观、政和本草卷六天门冬条同。列仙传卷下赤须子条作「发堕再」。
〔五〕五：原作「四」，今按下新附方数改。
〔六〕瘕：原作「病」，今据大观、政和本草卷六天门冬条附方改。

常炊酿，酒熟，日饮三杯。**天门冬膏**去积聚风痰，补肺，疗咳嗽失血，润五脏，杀三虫伏尸，除瘟疫，轻身益气，令人不饥。以天门冬流水泡过，去皮心，捣烂取汁，砂锅文武炭火煮，勿令大沸。以十斤为率，熬至三斤，却入蜜四两，熬至滴水不散，瓶盛埋土中一七，去火毒。每日早晚白湯调服一匙。若动大便，以酒服之。医方摘要。**肺痿咳嗽**吐涎沫，心中温温，咽燥而不渴。生天门冬捣汁一斗，酒一斗，饴一升，紫苑四合，铜器煎至可丸。每服杏仁大一丸，日三服。肘后方。**阴虚火动**有痰，不堪用燥剂者。天门冬一斤，水浸洗去心，取肉十二两，石臼捣烂，五味子水洗去核，取肉四两，晒干，不见火，共捣丸梧子大。每服二十丸，茶下，日三服。简便方。**滋阴养血**温补下元。三才丸：用天门冬去心，生地黄二两，二味用柳甑箅，以酒洒之，九蒸九晒，待干秤之。人参一两为末，蒸枣肉捣和，丸梧子大。每服三十丸，食前温酒下，日三服。洁古活法机要。**虚劳体痛**天门冬末，酒服方寸匕，日三。忌鲤鱼。千金方。**肺劳风热**止渴去热。天门冬去皮心，煮食。或曝干为末，蜜丸服，尤佳。亦可洗面。孟诜食疗。**妇人骨蒸**烦热寝汗，口干引饮，气喘。天门冬十两，麦门冬八两，并去心为末，以生地黄三斤，取汁熬膏，和丸梧子大。每服五十丸，以逍遥散去甘草，煎湯下。活法机要。**风颠发作**则吐，耳如蝉鸣，引胁牵痛。天门冬去心皮，曝捣为末。酒服方寸匕，日三服，久服良。外台秘要。**小肠偏坠**天门冬三錢，乌药五錢，以水煎服。吴球活人心统。**面黑令白**天门冬曝干，同蜜捣作丸，日用洗面。圣济总录。**口疮连年**不愈者。天门冬、麦门冬并去心，玄参等分，为末，炼蜜丸弹子大。每噙一丸。乃僧居寮所传方也。齐德之外科精义。**诸般痈肿**新掘天门冬三五两，洗净，沙盆擂细，以好酒滤汁，顿服。未效，再服必愈。此祖传经验方也。虞抟〔一〕医学正传。

百部 别录中品

【释名】婆妇草日华 **野天门冬**纲目。〔时珍曰〕其根多者百十连属，如部伍〔二〕然，故以名之。

〔一〕抟：原作「搏」，今据本书卷一引据医家书目改。
〔二〕伍：原作「在」，今从张本改。

【集解】〔弘景曰〕山野处处有之。其根数十相连，似天门冬而苦强，但苗异尔。博物志云：九真一种草似百部，但长大尔。悬火上令干，夜取四五寸切短，含咽汁，主暴嗽甚良，名为嗽药。疑此即百部也。其土肥润，是以长大也。〔藏器曰〕天门冬根有十余茎，根〔一〕圆短，实润味甘；百部多者五六十茎，根〔二〕长尖内虚，味苦不同，苗蔓亦别。今人以门冬当百部，说不明也。〔颂曰〕今江、湖、淮、陕、齐、鲁州郡皆有之。春生苗，作藤蔓。叶大而尖长，颇似竹叶，面青色而光。根下一撮十五六枚，黄白色，二、三、八月采，曝干用。〔时珍曰〕百部亦有细叶如茴香者，其茎青，肥嫩时亦可煮食。其根长者近尺，新时亦肥实，但干则虚瘦无脂润尔。生时擘开去心曝之。郑樵通志言叶如薯蓣者，谬矣。

根

【修治】〔敩曰〕凡采得以竹刀劈，去心皮花，作数十条，悬檐下风干。却用酒浸一宿，漉出焙干，剉用。或一窠八十三条者，号曰地仙苗。若修事饵之，可千岁也。

【气味】**甘，微温，无毒。**〔权曰〕甘，无毒。〔大明曰〕苦，无毒。〔恭曰〕微寒，有小毒。〔时珍曰〕苦、微甘，无毒。

【主治】**咳嗽上气。火炙酒渍饮之**〔三〕。别录 **治肺热，润肺。**甄权 **治传**〔四〕**尸骨蒸劳，治疳，杀蛔虫、寸白、蛲虫，及一切树木蛀虫，烬之即死。杀虱及蝇蠓。**大明 〔弘景曰〕作汤洗牛犬〔五〕，去虱。 **火炙酒浸空腹饮，治疥癣，去虫蚕咬毒。**藏器

【发明】〔时珍曰〕百部亦天门冬之类，故皆治肺病杀虫。但百部气温而不寒，寒嗽宜之；天门冬性寒而不热，热嗽宜之，此为异耳。

〔一〕根：原脱，今据大观、政和本草卷六天门冬条补。
〔二〕根：同上。
〔三〕火炙酒渍饮之：据大观、政和本草卷九百部根条乃陶隐居注，非别录正文，故千金翼卷二百部根条无此六字。
〔四〕传：原作「傅」，今据大观、政和本草卷九百部根条改。
〔五〕犬：原作「大」，据改同上。

【附方】旧五，新五。**暴咳嗽**张文仲方：用百部根〔一〕渍酒。每温服一升，日三〔二〕服。葛洪方：用百部、生姜各捣汁等分，煎服二合。续十全方：用百部藤根捣自然汁，和蜜等分，沸汤煎膏噙咽。普济方：治卒咳不止。用百部根悬火上炙干，每含咽汁，勿令人知。**小儿寒嗽**百部丸：用百部炒，麻黄去节，各七钱半〔三〕，为末。杏仁去皮尖炒〔四〕，仍以水略煮三五沸，研泥。入熟蜜和丸皂子大。每服二三丸，温水下。钱乙小儿方。**三十年嗽**百部根二十〔五〕斤，捣取汁，煎如饴。服方寸匕，日三服。深师加蜜二斤〔六〕。外台加饴一斤〔七〕。千金方。**遍身黄肿**掘新鲜百条根，洗捣，罨脐上。以糯米饭半升，拌水酒半合，揉软盖在药上，以帛包住。待一二日后，口内作酒气，则水从小便中出，肿自消也。百条根一名野天门冬，一名百奶，状如葱头，其苗叶柔细，一根下有百余个数。杨氏经验方。**误吞铜钱**百部根四两，酒一升，渍一宿。温服一升，日再服。外台秘要。**百虫入耳**百部炒研，生油调一字于耳门上。圣济录。**熏衣去虱**百部、秦艽为末，入竹笼烧烟熏之，自落。亦可煮汤洗衣〔八〕。经验方。

【附录】白并〔别录曰〕味苦，无毒。主肺咳上气，行五藏，令百病不起。一名玉箫〔九〕，一名箭杆。生山陵。叶如小竹，根黄皮白。三月、四月采根，曝干。〔时珍曰〕此物气味主治俱近百部，故附之。

〔一〕根：肘后卷三第二十三及外台卷九此下俱有「四两」，大观、政和本草引图经文无。
〔二〕三：大观、政和本草卷九百部根条作「再」，与外台及肘后俱合。
〔三〕各七钱半：小儿药证直诀百部作「三两」，麻黄缺分量，此当是濒湖改订。
〔四〕炒：此下缺分量，小儿药证直诀作「四十个」，应按比例酌减。
〔五〕二十：千金卷十八第五及大观、政和本草卷九百部根条俱同，惟外台卷九作「三」。
〔六〕斤：千金卷十八第五本方注文及外台卷九俱作「升」。
〔七〕外台加饴一斤：千金卷十八第五本方注文作「外台和饴一斤」，但今本外台卷九无此文。疑「和饴」「加饴」俱为「如饴」之误，后人又粘附「一斤」二字。
〔八〕衣：原作「之」，今据金陵本改。
〔九〕玉箫：原作「王富」，今据大观、政和本草卷三十及千金翼卷四白并条改。

何首乌宋开宝

【释名】交藤本传**夜合**本传**地精**本传**陈知白**开宝**马肝石**纲目**桃柳藤**日华**九真藤**纲目**赤葛**斗门**疮帚**纲目**红内消**〔大明曰〕其药本草无名，因何首乌见藤夜交，便即采食有功，因以采人为名尔。〔时珍曰〕汉武时，有马肝石能乌人发，故后人隐此名，亦曰马肝石。赤者能消肿毒，外科呼为疮帚、红内消。斗门方云：取根若获九数者，服之乃仙。故名九真藤。

【集解】〔颂曰〕何首乌本出顺州南河县，今在处有之，岭外、江南诸州皆有，以西洛、嵩山及河南柘〔一〕城县者为胜。春生苗，蔓延竹木墙壁间，茎紫色。叶叶相对如薯蓣，而不光泽。夏秋开黄白花，如葛勒花。结子有棱，似荞麦而细〔二〕小，才如粟大。秋冬取根，大者如拳，各有五棱瓣，似小甜瓜。有赤白二种：赤者雄，白者雌。一云：春采根，秋采花。九蒸九曝，乃可服。此药本名交藤，因何首乌服而得名也。唐元和七年，僧文象遇茅山老人，遂传此事。李翱乃著何首乌传云：何首乌者，顺州南河县人。祖名能嗣，父〔三〕名延秀。能嗣本名田儿，生而阉弱，年五十八，无妻子，常慕道术，随师在山。一日醉卧山野，忽见有藤二株，相去三尺余，苗蔓相交，久而方解，解了又交。田儿惊讶其异，至旦遂掘其根归。问诸人，无识者。后有山老忽来。示之。答曰：子既无嗣，其藤乃异，此恐是神仙之药，何不服之？遂杵为末，空心酒服一钱。七日而思人道，数月似强健，因此常服，又加至二钱。经年旧疾皆痊，发乌容少。十年之内，即生数男，乃改名能嗣。又与其子延秀服，皆寿百六十岁。延秀生首乌。首乌服药，亦生数子，年百三十岁，发犹黑。有李安期者，与首乌乡里亲善，窃得方服，其寿亦长，遂叙其事传之云。何首乌，味甘性温无毒，茯苓为使。治五痔腰膝之病，冷气心痛，积年劳瘦痰癖，风虚败劣，长筋力，益精髓，壮气驻颜，黑发延年，妇人恶血痿黄，产后诸疾，赤白带下，毒气入腹，久痢不止，其功不可具述。一名野苗，二名交藤，三名夜合，四名地精，五名何首乌。本出虔〔四〕州，江南诸道皆有。苗如木藁，叶有光泽，形如桃柳，其背偏，皆单生不相对。有雌雄：雄者苗色黄白，雌者黄赤。根远不过三尺，夜则苗蔓相交，或隐化不见。春末、夏中、秋

〔一〕柘：原作「柏」，今据大观、政和本草卷十一何首乌条改。
〔二〕细：原作「杂」，据改同上。
〔三〕父：原作「又」，今据大观、政和本草卷十一何首乌条何首乌传改。
〔四〕虔：原作「处」，今据大观、政和本草卷十一何首乌条改。

初三时，候晴明日兼雌雄采之。乘润以布帛拭去泥土，勿损皮，烈日曝干，密器贮之，每月再曝。用时去皮为末，酒下最良。遇有疾，即用茯苓汤下为使。凡服用偶日二、四、六、八日，服讫，以衣覆汗出，导引尤良。忌猪肉血、羊血、无鳞鱼，触药无力。其根形大如拳连珠，其有形如鸟兽山岳之状者，珍也。掘得去皮生吃，得味甘甜，可休粮。讃曰：神效助〔一〕道，著在仙书。雌雄相交，夜合昼〔二〕疏。服之去谷，日居月诸。返老还少，变安病躯。有缘者遇，最尔自如。　明州刺史李远附录云：何首乌以出南河县及岭南恩州、韶州、潮州、贺州、广州四会县、潘州〔三〕者为上，邕州晋兴县〔四〕、桂州、康州、春州、高州、勤〔五〕州、循州出者次之，真仙草也。五十年者如拳大，号山奴，服之一年，发髭青黑；一百年者，如碗大，号山哥，服之一年，颜色红悦；一百五十年者，如盆大，号山伯，服之一年，齿落更生；二百年者，如斗栲栳大，号山翁，服之一年，颜如童子，行及奔马；三百年者，如三斗栲栳大，号山精，纯阳之体，久服成地仙也。〔时珍曰〕凡诸名山、深山产者，即大而佳也。

根

〔修治〕〔志曰〕春夏秋采其根，雌雄并用。乘湿以布拭去土，曝干。临时以苦竹刀切，米泔浸经宿，曝干，木杵臼捣之。忌铁器。〔慎微曰〕方用新采者，去皮，铜刀切薄片，入甑内，以瓷锅蒸之。旋以热水从上淋下，勿令满溢，直候无气味〔六〕，乃取出曝干用。〔时珍曰〕近时治法：用何首乌赤白各一斤，竹刀刮去粗皮，米泔浸一夜，切片。用黑豆三斗，每次用三升三合三勺，以水泡过。砂锅内铺豆一层，首乌一层，重重铺尽，蒸之。豆熟，取出去豆，将何首乌晒干，再以豆蒸。如此九蒸九晒，乃用。

〔气味〕苦、涩，微温，无毒。〔时珍曰〕茯苓为之使。忌诸血、无鳞鱼、萝卜、蒜、葱、铁器，同于地黄。能伏朱砂。

〔主治〕瘰疬，消痈肿，疗头面风疮，治五痔，止心痛，益血气，黑髭发，悦颜色。久服长筋骨，益精髓，延

〔一〕助：原作「胜」，今据大观、政和本草卷十一何首乌条改。

〔二〕昼：原作「尽」，据改同上。

〔三〕四会县潘州：原作「潘州四会县」，今据大观、政和本草卷十一何首乌条改。「广州四会县」，谓广州所属之四会县。

〔四〕晋兴县：原在后文「循州」下，今据大观、政和本草卷十一何首乌条移此。「邕州晋兴县」，谓邕州所属之晋兴县。

〔五〕勤：原作「勒」，今据大观、政和本草卷十一何首乌条改。

〔六〕味：原作「息」，今据大观、政和本草卷十一何首乌条改。

年不老。亦治妇人产后及带下诸疾。开宝 **久服令人有子，治腹脏一切宿疾，冷气肠风。**大明 **泻肝风。**好古

〔发明〕〔时珍曰〕何首乌，足厥阴、少阴药也。白者入气分，赤者入血分。肾主闭藏，肝主疏泄。此物气温，味苦涩。苦补肾，温补肝，涩〔一〕能收敛精气。所以能养血益肝，固精益肾，健筋骨，乌髭发，为滋补良药。不寒不燥，功在地黄、天门冬诸药之上。气血太和，则风虚痈肿瘰疬诸疾可知矣。此药流传虽久，服者尚寡。嘉靖初，邵应节真人，以七宝美髯丹方上进。世宗肃皇帝服饵有效，连生皇嗣。于是何首乌之方，天下大行矣。宋怀州知州李治，与一武臣同官。怪其年七十余而轻健，面如渥丹，能饮食。叩其术，则服何首乌丸也。乃传其方。后治得病，盛暑中半体无汗，已二年，窃自忧之。造丸服至年余，汗遂浃体。其活血治风之功，大有补益。其方用赤白何首乌各半斤，米泔浸三夜，竹刀刮去皮，切焙，石臼为末，炼蜜丸梧子大。每空心温酒下五十丸。亦可末服。

〔附方〕旧四，新十二。

七宝美髯丹乌须发，壮筋骨，固精气，续嗣延年。用赤白何首乌各一斤，米泔水浸三四日，瓷片刮去皮，用淘净黑豆二升，以砂锅木甑，铺豆及首乌，重重铺盖蒸之。豆熟，取出去豆，暴干，换豆再蒸，如此九次，暴干为末。赤白茯苓各一斤，去皮研末，以水淘去筋膜及浮者，取沉者捻块，以人乳十碗浸匀，晒干研末。牛膝八两去苗，酒浸一日，同何首乌第七次蒸之，至第九次止，晒干。当归八两，酒浸晒。枸杞子八两，酒浸晒。菟丝子八两，酒浸生芽，研烂晒。补骨脂四两，以黑脂麻炒香。并忌铁器，石臼为末，炼蜜和丸弹子大，一百五十丸。每日三丸，侵〔二〕晨温酒下，午时姜汤下，卧时盐汤下。其余并丸梧子大，每日空心酒服一百丸，久服极验。忌见前。积善堂方。

服食滋补和剂局方：何首乌丸：专壮筋骨，长精髓，补血气。久服黑须发，坚阳道，令人多子，轻身延年。月计不足，岁计有余。用何首乌三斤，铜刀切片，干者以米泔水浸软切之。牛膝去苗一斤，切。以黑豆一斗，淘净。用木甑铺豆一层，铺药一层，重重铺尽，瓦锅蒸至豆熟。取出去豆曝干，换豆又蒸，如此三次。为末，蒸枣肉，和丸梧子大。每服三五十丸，空心温酒下。忌见前。郑岩山中丞方：只用赤白何首乌各半斤，去粗皮阴干，石臼杵末。每旦无灰酒服二錢。积善堂方：用赤白何首乌各半，极大者，八月采，以竹刀削去皮，切片，用米泔水浸一宿，晒干。以壮妇男儿乳汁拌晒三度，候干，木臼舂为末。

〔一〕涩：原脱，今详上下文义补。

〔二〕侵：原作「清」，今据金陵本改。「侵晨」犹言「破晓」。

以密〔一〕云枣肉和杵，为丸如梧子大。每服二十丸，每十日加十丸，至百丸止，空心溫酒、盐湯任下。一方不用人乳。笔峰杂兴方：用何首乌雌雄各半斤，分作四分：一分用当归汁浸，一分生地黄汁浸，一分旱莲汁浸，一分人乳浸。三日取出，各曝干，瓦焙，石臼为末，蒸枣肉，和丸梧子大。每服四十丸，空心百沸湯下。禁忌见前。**骨软风疾**腰膝疼，行步不得，遍身瘙痒。用何首乌大而有花纹者，同牛膝各一斤，以好酒一升，浸七宿，曝干，木臼杵末，枣肉〔二〕和丸梧子大。每一服〔三〕三五十丸，空心酒下。经验方。**宽筋治损**何首乌十斤，生黑豆半斤，同煎熟，皂荚一斤烧存性，牵牛十两炒取头末，薄荷十两，木香、牛膝各五两，川乌头炮二两，为末，酒糊丸梧子大。每服三十丸，茶湯下。永类方。**皮里作痛**不问何处。用何首乌末，姜汁调成膏涂之，以帛裹住，火炙鞋底熨之。经验方。**自汗不止**何首乌末，津调，封脐中。集简方。**肠风脏毒**下血不止。何首乌二两，为末。食前米饮服二〔四〕錢。圣惠方。**小儿龟背**龟尿调红内消，点背上骨节，久久自安。**破伤血出**何首乌末，傅之，即止，神效。笔峰杂兴方。**瘰疬结核**或破或不破，下至胸前者，皆治之。用九真藤，一名赤葛，即何首乌。其叶如杏，其根如鸡卵，亦类疬子。取根洗浄，日日生嚼，并取叶擣涂之，数服即止。其药久服，延年黑发，用之神效。斗门方。**痈疽毒疮**红内消不限多少，瓶中文武火熬煎，临熟入好无灰酒相等，再煎数沸，时时饮之。其滓焙研为末，酒煮面糊丸梧子大。空心溫酒下三十丸，疾退宜常服之。即赤何首乌也，建昌产者良。陈自明外科精要。**大风疠疾**何首乌大而有花文者一斤，米泔浸一七，九蒸九晒，胡麻四两，九蒸九晒，为末。每酒服二錢，日二。圣惠方。**疥癬满身**不可治者。何首乌、艾叶等分，水煎浓湯洗浴。甚能解痛，生肌肉。王衮博济方。

茎、叶

〔主治〕风疮疥癬作痒，煎汤洗浴，甚效。时珍

〔一〕密：原作「蜜」。本书卷二十九枣条云：「密云所出小枣，脆润核细，味亦甘美。」因据改。
〔二〕枣肉：大观、政和本草卷十一何首乌条附方俱作「蜜」。
〔三〕一服：大观、政和本草卷十一何首乌条附方俱作「日」，不及本书义长。
〔四〕二：圣惠方卷六十作「一」。

萆薢本经〔一〕中品

【释名】赤节别录 百枝吴普 竹木炮炙论 白菝葜〔时珍曰〕萆薢名义未详。日华本草言时人呼为白菝葜，象形也。赤节、百枝，与狗脊同名。

【集解】〔别录曰〕萆薢生眞定山谷。二月、八月采根，曝干。〔弘景曰〕今处处有之。根似菝葜而小异，根大，不甚有角节，色小浅。〔恭曰〕此有二种：茎有刺者根白实，无刺者根虚软，软者为胜。蔓生，叶似薯蓣。〔颂曰〕今河、陕〔二〕、汴东、荆、蜀诸郡皆有之。作蔓生，苗叶俱青。叶作三叉，似山薯，又似绿豆叶。花有黄、红、白数种，亦有无花结白子者。根黄白色，多节，三指许大。春秋采根，曝干。今成德军所产者，根亦如山薯而体硬，其苗引蔓，叶似荞麦，子三棱，不拘时月采根，利刀切片，曝干用。〔时珍曰〕萆薢蔓生，叶似菝葜而大如碗，其根长硬，大者如商陆而坚。今人皆以土茯苓为萆薢，误矣。茎叶根苗皆不同。吴普本草又以萆薢为狗脊，亦误矣。详狗脊下。宋史以怀庆萆薢充贡。

根【气味】苦，平，无毒。〔别录曰〕甘。〔之才曰〕薏苡为之使。畏葵根、大黄、柴胡、前胡、牡蛎〔三〕。

【主治】腰背〔四〕痛强，骨节风寒湿周痹，恶疮不瘳，热气。本经 伤中恚怒，阴痿失溺，老人五缓，关节老血。别录 冷风瘰痹，腰脚瘫缓不遂，手足惊掣，男子臂腰痛，久冷，肾间有膀胱宿水。甄权 头旋痫疾，补水脏，坚筋骨，益精明目，中风失音。大明 补肝虚。好古 治白浊茎中痛，痔瘘坏疮。时珍

【发明】〔时珍曰〕萆薢，足阳明、厥阴经药也。厥阴主筋属风，阳明主肉属湿。萆薢之功，长于去风湿，所以能治缓弱瘰痹遗浊恶疮诸病之属风湿者。萆薢、菝葜、土茯苓三物，形虽不同，而主治之功不相远，岂亦一类数种乎？雷斅炮

〔一〕本经：原作「别录」。按大观、政和本草卷八萆薢条俱作白字，认为本经文。本书卷二所附本经目录中品中亦有萆薢。因据改。
〔二〕陕：原作「峡」，今据大观、政和本草卷八萆薢条改。
〔三〕牡蛎：原脱，今据大观、政和本草卷八萆薢条补。
〔四〕背：原作「脊」，今据大观、政和本草卷八及千金翼卷二萆薢条改。

炙论序云：囊皱漩多，夜煎竹木。竹木，萆薢也。漩多白浊，皆是湿气下流。萆薢能除阳明之湿而固下焦，故能去浊分清。杨倓家藏方，治真元不足，下焦虚寒，小便频数，白浊如膏，有萆薢分清饮，正此意也。又杨子建万全护命方云：凡人小便频数，不计度数，便时茎内痛不可忍者。此疾必先大腑秘热不通，水液只就小肠，大腑愈加干竭，甚则浑身热，心躁思凉水，如此即重证也。此疾本因贪酒色，积有热毒腐物瘀血之类，随虚水入于小肠，故便时作痛也。不饮酒者，必平生过食辛热荤腻之物，又因色伤而然。此乃小便频数而痛，与淋证涩而痛者不同也。宜用萆薢一两，水浸少时，以盐半两同炒，去盐为末。每服二钱，水一盏，煎八分，和滓服之，使水道转入大肠。仍以葱汤频洗谷道，令气得通，则小便数及痛自减也。

【附方】旧二，新三。**腰脚痹软** 行履不稳者。萆薢二十四分，杜仲八分，捣筛。每旦温酒服三钱匕。禁牛肉。唐德宗贞元广利方。**小便频数** 川萆薢一斤，为末，酒糊丸梧子大。每盐酒下七十丸。 集玄方。**白浊频数** 漩面如油，澄下如膏，乃真元不足，下焦虚寒。萆薢分清饮：用萆薢、石菖蒲、益智仁、乌药等分。每服四钱，水一盏，入盐一捻，煎七分，食前温服，日一服，效乃止。**肠风痔漏** 如圣散：用萆薢、贯众去土等分，为末。每服三钱，温酒空心服之。 孙尚药传家秘宝方。**头痛发汗** 萆薢、旋覆花、虎头骨酥炙等分，为散。欲发时，以温酒服二钱，暖卧取汗，立瘥。 圣济录。

菝葜 上蒲八切，下弃八切。 别录中品

【释名】**菝菰** 同葜 **金刚根** 日华 **铁菱角** 纲目 **王瓜草** 日华。〔时珍曰〕菝菰犹炦姑也。炦姑，短也。此草茎蔓强坚短小，故名菝菰。而江浙人谓之菝葜根，亦曰金刚根，楚人谓之铁菱角，皆状其坚而有尖刺也。郑樵通志云：其叶颇近王瓜，故名王瓜草。

【集解】〔别录曰〕生山野。二月、八月采根，曝干。〔弘景曰〕此有三种，大略根苗并相类。菝葜茎紫而短小〔一〕，多细〔二〕刺，小减萆薢而色深，人用作饮。〔恭曰〕陶云三种，乃狗脊、菝葜、萆薢相类，非也。萆薢有刺者，叶粗相类，根不相类。萆薢细长而白色，菝葜根作块结，黄赤色，殊非狗脊之流。〔颂曰〕今近道及江浙州郡多有之。苗茎成蔓，长二

〔一〕小：原作「少」，今据大观、政和本草卷八菝葜条改。
〔二〕细：原脱，今据大观、政和本草卷八菝葜条补。

三尺，有刺。其叶如冬青、乌药叶而差大。秋生黄花，结黑子如樱桃大。其根作块，人呼金刚根。〔时珍曰〕菝葜山野中甚多。其茎似蔓而坚强，植生有刺。其叶团大，状如马蹄，光泽似柿叶，不类冬青。秋开黄花，结红子。其根甚硬，有硬须如刺。其叶煎饮酸涩。野人采其根叶，入染家用，名铁菱角。吴普本草以菝葜为狗脊，非矣。详见狗脊下。

根

【气味】甘、酸〔一〕，平、温，无毒。

【主治】腰背寒痛，风痹，益血气，止小便利。别录 **治时疾瘟瘴。**大明 **补肝经风虚。**好古 **治消渴，血崩，下痢。**时珍

【发明】〔时珍曰〕菝葜，足厥阴、少阴药。气温味酸，性涩而收，与萆薢仿佛。孙真人元旦所饮辟邪屠苏酒中亦用之。〔颂曰〕取根浸赤汁，煮粉食，辟瘴。

【附方】新五。**小便滑数** 金刚骨为末。每服三钱，温酒下，睡时。儒门事亲方。**沙石淋疾** 重者，取去根本。用菝葜二两，为末。每米饮服二钱。后以地椒煎汤浴腰腹，须臾即通也。圣济录。**消渴不止** 菝谷即菝葜，㕮咀半两，水三盏，乌梅一个，煎一盏，温服。普济方。**下痢赤白** 金刚根、蜡茶等分，为末，白梅肉捣丸芡子大。每服五七丸，小儿三丸，白痢甘草汤下，赤痢乌梅汤下。卫生易简方。**风毒脚弱** 痹满上气，田舍贫家用此最良。菝葜洗剉一斛，以水三斛，煮取九斗，渍曲去滓，取一斛渍饭〔二〕，如常酿酒。任意日饮之。肘后方。

土茯苓 纲目

〔校正〕并入拾遗草〔三〕禹余粮。

【释名】土萆薢纲目 **刺猪苓**图经 **山猪粪**纲目 **草禹余粮**拾遗 **仙遗粮**纲目 **冷饭团**纲目 **硬饭**纲目 **山地栗**纲目 〔时珍曰〕按陶弘景注石部禹余粮云：南中平泽有一种藤〔四〕，叶如菝葜，根作块有节，似菝葜而色赤，

〔一〕酸：大观、政和本草卷八及千金翼卷二菝葜条俱无。据下「发明」文，当是濒湖所补。
〔二〕饭：原作「饮」，今据肘后卷三第二十一改。
〔三〕草：原脱，今据大观、政和本草卷十一草禹余粮条补，与本书本条下释名及集解文合。
〔四〕藤：此下原有「生」，今据大观、政和本草卷三禹余粮条删，与本书卷十禹余粮条集解引文一致。

味〔一〕如薯蓣，亦名禹余粮。言昔禹行山乏食，采此充粮而弃其余，故有此名。观陶氏此说，即今土茯苓也。故今尚有仙遗粮、冷饭团之名，亦其遗意。陈藏器本草草禹余粮，苏颂图经猪苓下刺猪苓，皆此物也，今皆并之。茯苓、猪苓、山地栗，皆象形也。俗又名过冈龙，谬称也。

【集解】〔藏器曰〕草禹余粮生海畔山谷。根如盏连缀，半在土上，皮如茯苓，肉赤味涩。人取以当谷食，不〔二〕饥。〔颂曰〕施州一种刺猪苓，蔓生。春夏采根，削皮焙干。彼土人用傅疮毒，殊效。〔时珍曰〕土茯苓，楚、蜀山箐中甚多。蔓生如莼，茎有细点。其叶不对，状颇类大竹叶而质厚滑，如瑞香叶而长五六寸。其根状如菝葜而圆，其大若鸡鸭子，连缀而生，远者离尺许，近或数寸，其肉软，可生啖。有赤白二种，入药用白者良。按中〔三〕山经云：鼓镫〔四〕之山有草焉，名曰荣草〔五〕，其叶如柳，其本如鸡卵，食之已风。恐即此也。昔人不知用此。近时弘治、正德间，因杨梅疮盛行，率用轻粉药取效，毒留筋骨，溃〔六〕烂终身，至人用此，遂为要药。诸医无从考证，往往指为萆薢及菝葜。然其根苗迥然不同，宜参考之。但其功用亦颇相近，盖亦萆薢、菝葜之类也。

根　**【气味】甘、淡，平，无毒。**〔时珍曰〕忌茶茗。

【主治】食之当谷不饥，调中止泄，健行不睡。藏器　**健脾胃，强筋骨，去风湿，利关节，止泄泻，治拘挛骨痛，恶疮痈肿。解汞粉、银朱毒。**时珍

【发明】〔机曰〕近有好淫之人，多病杨梅毒疮，药用轻粉，愈而复发，久则肢体拘挛，变为痈漏，延绵岁月，竟致废笃。惟锉土萆薢三两，或加皂荚、牵牛各一钱，水六碗，煎三碗，分三服，不数剂，多瘥。盖此疾始由毒气干于阳明而发，加以轻粉燥烈，久而水衰，肝挟相火来凌脾土。土属湿，主肌肉，湿热郁蓄于肌腠，故发为痈肿，甚则拘挛，内经所谓

〔一〕味：大观、政和本草卷三禹余粮条作「形」。
〔二〕不：原作「下」，今据大观、政和本草卷十一草禹余粮条改。
〔三〕中：原作「东」，今据山海经卷五改。
〔四〕镫：原作「证」，据改同上。
〔五〕草：原作「莫」，据改同上。
〔六〕溃：原作「渍」，今从张本改。

湿气害人皮肉筋骨是也。土萆薢甘淡而平，能去脾湿，湿去则营卫从而筋脉柔，肌肉实而拘挛痈漏愈矣。初病服之不效者，火盛而湿未郁也。此药长于去湿，不能去热，病久则热衰气耗而湿郁为多故也。〔时珍曰〕杨梅疮古方不载，亦无病者。近时起于岭表，传及四方。盖岭表风土卑炎，岚瘴熏蒸，饮啖辛热，男女淫猥。湿热之邪积畜既深，发为毒疮，遂致互相传染，自南而北，遍及海宇，然皆淫邪之人病之。其类有数种，治之则一也。其证多属厥阴、阳明二经，而兼乎他经。邪之所在，则先发出，如兼少阴、太阴则发于咽喉，兼太阳、少阳则发于头耳之类。盖相火寄于厥阴，肌肉属于阳明故也。医用轻粉、银朱劫剂，五七日即愈。盖水银性走而不守，加以盐、矾升为轻粉、银朱，其性燥烈，善逐痰涎。涎乃脾之液，此物入胃，气归阳明，故涎被劫，随火上升，从喉颊齿缝而出，故疮即干痿而愈。若服之过剂，及用不得法，则毒气窜入经络筋骨之间，莫之能出。痰涎既去，血液耗涸，筋失所养，营卫不从。变为筋骨挛痛，发为痈毒疳漏。久则生虫为癣，手足皴裂，遂成废痼。惟土茯苓气平味甘而淡，为阳明本药。能健脾胃，去风湿。脾胃健则营卫从，风湿去则筋骨利，故诸证多愈，此亦得古人未言之妙也。今医家有搜风解毒汤，治杨梅疮，不犯轻粉。病深者月余，浅者半月即愈。服轻粉药筋骨挛痛、瘫痪不能动履者，服之亦效。其方用土茯苓一两，薏苡仁、金银花、防风、木瓜、木通、白鲜皮各五分，皂荚子四分，气虚加人参七分，血虚加当归七分，水二大碗煎饮，一日三服。惟忌饮茶及牛、羊、鸡、鹅、鱼肉、烧酒、法面、房劳。盖秘方也。

【附方】新六。

杨梅毒疮 邓笔峰杂兴方：用冷饭团四两，皂角子七个，水煎代茶饮。浅者二七，深者四七，见效。 一方：冷饭团一两，五加皮、皂角子、苦参各三錢，金银花一錢，用好酒煎。日一服。

小儿杨梅 疮起于口内，延〔一〕及遍身。以土萆薢末，乳汁调服。月余自愈。 外科发挥。

骨挛痛漏 薛己外科发挥云：服轻粉致伤脾胃气血，筋骨疼痛，久而溃〔二〕烂成痈，连年累月，至于终身成废疾者。土萆薢一两，有热加芩、连，气虚加四君子汤，血虚加四物汤，水煎代茶。月余即安。 朱氏集验方：用过山龙四两即硬饭，加四物汤一两，皂角子七个，川椒四十九粒，灯心七根，水煎日饮。

瘰疬溃〔二〕烂 冷饭团切片或为末，水煎服或入粥内食之。须多食为妙。江西所出色白者良。忌铁器、发物。陆氏积德堂方。

〔一〕延：原作「涎」，今据外科发挥卷六咽喉门改。

〔二〕溃：原作「渍」，今从张本改。

白敛本经下品

【释名】白草本经**白根**别录**兔核**本经〔一〕**猫儿卵**纲目**昆仑**别录。〔宗奭曰〕白敛，服饵方少用，惟敛疮方多用之，故名白敛。〔时珍曰〕兔核、猫儿卵，皆象形也。昆仑，言其皮黑也。

【集解】〔别录曰〕白敛生衡山山谷。二月、八月采根，曝干。〔弘景曰〕近道处处有之。作藤生，根如白芷，破片竹穿，日干。〔恭曰〕根似天门冬，一株下有十许根，皮赤黑，肉白，如芍药，不似白芷。〔保升曰〕〔二〕蔓生，枝端有五叶，所在有之。〔颂曰〕今江淮及荆、襄、怀、孟、商、齐诸州皆有之。二月生苗，多在林中作蔓，赤茎，叶如小桑。五月开花，七月结实。根如鸡鸭卵而长，三五枚同一窠，皮黑肉白。一种赤敛，花实功用皆同，但表里俱赤尔。

根　【气味】苦，平，无毒。〔别录曰〕甘，微寒。〔权曰〕有毒。〔之才曰〕代赭为之使。反乌头。

【主治】痈肿疽疮，散结气，止痛除热，目中赤，小儿惊痫温疟，女子阴中肿痛，带〔三〕**下赤白**〔四〕。本经 **杀火毒。**别录 **治发背瘰疬，面上疱疮，肠风痔漏，血痢，刀箭疮，扑损，生肌止痛。**大明 **解狼毒毒。**时珍

【发明】〔弘景曰〕生取根捣，傅痈肿，有效。〔颂曰〕今医治风及金疮、面药方多用之。往往与白及相须而用。

【附方】旧四，新十。**发背初起**水调白敛末，涂之。肘后方。**疔疮初起**方同上。圣惠方。**一切痈肿**〔权曰〕白敛、赤小豆、芮草为末，鸡子白调，涂之。陶隐居方：用白敛二分，藜芦一分，为末，酒和贴之。日三上。**面鼻酒皻**白敛、白石脂、杏仁各半两，为末，鸡子清调涂。旦洗。御药院方。**面生粉刺**白敛二分，杏仁半分，鸡

〔一〕本经：原作「别录」。按大观、政和本草卷十白敛条「一名兔核」俱作白字，认为本经文。因据改。
〔二〕保升曰：原脱，今据大观、政和本草卷十白敛条补。
〔三〕带：按大观、政和本草卷十及千金翼卷三白敛条俱无，当是濒湖所加。
〔四〕下赤白：按大观、政和本草卷十白敛条俱作墨字，认为别录文。

屎白一分，为末，蜜和杂水拭面。肘后方。**冻耳成疮**白斂、黃檗等分，为末，生油调搽。谈野翁方。**汤火灼伤**白斂末傅之。外台方。**诸物哽咽**白斂、白芷等分，为末。水服二錢。圣惠方。**铁刺诸哽**及竹木哽在咽中。白斂、半夏泡等分，为末。酒服半錢，日二服。圣惠方。**刺在肉中**方同上。**胎孕不下**白斂、生半夏等分，为末，滴水丸梧子大。每榆皮湯下五十丸。保命集。**风痹筋急**肿痛，展〔一〕转易常处。白斂二分〔二〕，熟附子一分〔三〕，为末。每酒服半刀圭，日二〔四〕服。以身中热行为候，十日便觉。忌猪肉、冷水。千金方。**诸疮不斂**白斂、赤斂、黃檗各三錢炒研，轻粉一錢，为细末。先〔五〕用葱白浆水洗淨，傅之。瑞竹堂方。

女萎李当之本草

【集解】〔恭曰〕女萎叶似白斂，蔓生，花白子细。荆襄之间名为女萎，亦名蔓楚。用苗不用根。与萎蕤全别。今太常谬以为白头翁者是也。〔时珍曰〕诸家误以女萎解葳蕤，正误见葳蕤下。

【修治】〔斅曰〕凡采得阴干，去头并白蕊，于槐砧上锉，拌豆淋酒蒸之，从巳至未出，晒干。

【气味】辛，温，无毒。

【主治】止下痢〔六〕，消食。当之 风寒洒洒，霍乱泄痢肠鸣，游气上下无常，惊痫寒热百病，出汗。唐本

〔一〕展：原作「屈」，今据千金卷八第八白斂散改。
〔二〕二分：千金卷八第八白斂散作「半两」。本书卷一合药分剂法则云：「六铢为一分，四分成一两。」则二分正合半两。
〔三〕一分：千金卷八第八白斂散作「六铢」，正合一分，即二钱半。
〔四〕二：千金卷八第八白斂散作「三」。
〔五〕为细末先：原脱，今据瑞竹堂方卷五桃花散补。
〔六〕痢：按大观、政和本草卷八及千金翼卷二女萎条俱无，当是濒湖增补。

【附方】新三。**久痢脱肛**女萎切一升，烧熏之。杨氏产乳方。**瞖下不止**女萎、云实各一两，川乌头二两，桂心五钱〔一〕，为末，蜜丸梧子大。每服五丸，水下，一日三服。肘后方。**身体疬疡**斑驳。女葳膏：用鲁国〔二〕女葳、白芷各一分，附子一枚，鸡舌香、木香各二分，为末，腊猪脂七合，和煎，入麝香一钱。以浮石磨破，日擦之。古今录验。

赭魁别录〔三〕下品

【释名】〔时珍曰〕其根如魁，有汁如赭，故名。魁乃酒器名。

【集解】〔别录曰〕生山谷中。二月采。〔弘景曰〕状如小芋，肉白皮黄，近道亦有。〔恭曰〕赭魁大者如斗，小者如升。蔓生草木上，叶似杜衡。陶所说乃土卵也。土卵不堪药用，梁汉人蒸食之，名黄独，非赭魁也。〔保昇曰〕苗蔓延生，叶似萝藦，根若菝葜，皮紫黑，肉黄赤，大者轮囷如升，小者如拳，所在有之。〔时珍曰〕赭魁闽人用入染青缸中，云易上色。沈括笔谈云：本草所谓赭魁，皆未详审。今南中极多，肤黑肌赤，似何首乌。切破中有赤理如槟榔，有汁赤如赭，彼人以染皮制靴。闽人谓之余粮。本草石部禹余粮陶氏所引，乃此物也。谨按沈氏所说赭魁甚明，但谓是禹余粮者，非矣。禹余粮乃今之土茯苓，可食，故得粮名；赭魁不可食，岂得称粮耶？土卵即土芋也，见菜部。

根

【气味】甘，平，无毒。〔恭曰〕有小毒。

【主治】心腹积聚，除三虫。本经

鹅抱宋图经

【集解】〔颂曰〕生宜州山林〔四〕中〔五〕。附石而生，作蔓，叶〔六〕似大豆。其根形似莱菔，大者如三升器，小者如

〔一〕五钱：肘后卷二第十三作「二分」。一分即二钱半，二分正合五钱。
〔二〕鲁国：外台卷十五无。
〔三〕别录：原作「本经」。按大观、政和本草卷十赭魁条俱作墨字，认为别录文。本书卷二所附本经目录下品中亦无赭魁。因据改。
〔四〕林：大观本草卷三十一及政和本草卷三十鹅抱条后段同，前段作「洞」。
〔五〕中：原作「下」。大观本草卷三十一及政和本草卷三十鹅抱条前后两段俱作「中」，因据改。
〔六〕叶：原脱，今据大观本草卷三十一及政和本草卷三十鹅抱条补。

拳。二月、八月采根，切片阴干用。

【气味】苦，寒，无毒。

【主治】风热上壅，咽喉肿痛，及解蛮箭药毒，捣末酒服有效。亦消风热结毒赤肿[一]。酒摩涂之，立愈。苏颂

伏鸡子根 拾遗

【释名】承露仙

【集解】〔藏器曰〕生四明天台山。蔓延生，叶圆薄似錢，根似乌形者良。

【气味】苦，寒，无毒。

【主治】解百药毒，诸热烦闷，急黄，天行黄疸，疟瘴中恶，寒热头痛，疽疮。马黄牛疫[二]。水磨服之，新[三]者尤佳。亦傅痈肿，与陈家白药同功。藏器

【附录】仰盆 拾遗。〔藏器曰〕味辛，温，有小毒。水磨服少许，治蛊飞尸喉痹。亦磨傅皮肤恶肿。生东阳山谷。苗似承露仙，根圆如仰盆状，大如鸡卵。人肝藤 拾遗。〔藏器曰〕主解诸药毒[四]游风，手脚软痹。并生研服之，涂之。生岭南山石间。引蔓而生，叶有三椏，花紫色。与伏鸡子同名承露仙，而伏鸡子叶圆。〔时珍曰〕以根三两，磨汁或煎浓汁服。并解蛊毒。

〔一〕赤肿：原脱，今据大观本草卷三十一及政和本草卷三十鹅抱条补。

〔二〕疫：原作「疮」，今据大观、政和本草卷六伏鸡子根条改。

〔三〕新：大观、政和本草卷六伏鸡子根条俱作「生」。

〔四〕药毒：大观、政和本草卷七人肝藤条俱作「毒药肿」。

千金藤宋开宝

〔校正〕自木部移入此。

【集解】〔藏器曰〕千金藤有数种，南北名模不同，大略主疗[一]相似，或是皆近于藤也。生北地者，根大如指，色似漆；生南土者，黄赤如细辛。舒、庐间有一种藤似木蓼，又有乌虎藤，绕树生，冬青，亦名千金藤。江西林间有草生叶，头有瘿子，似鹤膝，叶如柳，亦名千金藤。又一种似荷叶，只大如钱许，亦呼为千金藤，又名古藤，主痢及小儿大腹。千金者，以贵为名。岂俱一物，亦状异而名同耶？若取的称，未知孰是？又岭南有陈思岌，亦名千金藤。

【气味】缺

【主治】一切血毒诸气，霍乱中恶，天行虚劳疟瘴，痰嗽不利，痈肿大[二]毒，药石发，癫痫，悉主之。藏器[三]

【附录】陈思岌拾遗〔藏器曰〕出岭南山野。蔓生如小豆，根及叶辛香。一名石黄香，一名千金藤。其根味辛，平，无毒。解诸药毒热毒，丹毒痈肿，天行壮热，喉痹蛊毒，并煮汁服之。亦磨涂疮肿。〔珣曰〕味苦，平。浸酒服，治风，补益轻身。

九仙子纲目

【释名】仙女娇

【集解】〔时珍曰〕九仙子，出均州太和山。一根连缀九枚，大者如鸡子，小者如半夏，白色。二月生苗，蔓高六七尺，茎细而光。叶如乌桕叶，而短扁不团。每叶桠生子枝，或一或二，袅袅下垂。六七月开碎青黄色花，随即结实。碎子丛簇，如谷精草子状。九月采根。

【气味】苦，凉，无毒。

〔一〕疗：大观、政和本草卷十四千金藤条俱作「痰」。

〔二〕大：大观 政和本草卷十四千金藤条引藏器文同，同条引开宝今附文俱作「蛇犬」二字。

〔三〕藏器：以上主治文，除一「大」字采自藏器外，其余与开宝今附文全同，而与藏器文颇异，似应改「藏器」为「开宝」。

【主治】咽痛喉痹，散血。以新汲水或醋磨汁含咽，甚良。时珍

山豆根 宋开宝

【释名】解毒纲目**黄结**纲目**中药**〔颂曰〕其蔓如大豆，因以为名。

【集解】〔颂曰〕山豆根，生剑南及宜州、果州山谷，今广西亦有，以忠州、万州者为佳。苗蔓如豆，叶青，经冬不凋，八月采根。广南者如小槐，高尺余，石鼠食其根。故岭南人捕鼠，取肠胃曝干，解毒攻热效。

【气味】甘，寒，无毒。〔时珍曰〕按沈括笔谈云：山豆根味极苦，本草言味甘，大误矣。

【主治】解诸药毒，止痛，消疮肿毒，发热咳嗽，治人及马急黄，杀小虫。开宝 **含之咽汁，解咽喉肿毒**〔一〕**，极妙。**苏颂 **研末汤服五分，治腹胀喘满。酒服三钱，治女人血气腹胀，又下寸白诸虫。丸服，止下痢。磨汁服，止卒患热厥心腹痛，五种痔痛。研汁涂诸热肿秃疮，蛇狗蜘蛛伤。**时珍

【附方】旧十，新三。**解中蛊毒**密取山豆根和水研，服少许，未定再服。已禁声〔二〕者，亦愈。**五般急黄**山豆根末，水服二钱。若带蛊气，以酒下。**霍乱吐利**山豆根末，橘皮湯下三錢。**赤白下痢**山豆根末，蜜丸梧子大。每服二十丸，空腹白湯下，三服自止。已上并备急方。**水蛊腹大**有声，而皮色黑者。山豆根末，酒服二錢。圣惠方。**卒患腹痛**山豆根，水研半盏服，入口即定。**头风热痛**山豆根末，油调，涂两太阳。**头上白屑**山豆根末，浸油，日涂之。**牙龈肿痛**山豆根一片，含于痛所。已上并备急方。**喉中发痈**山豆根磨醋噙之，追涎即愈。势重不能言

〔一〕毒：大观、政和本草卷十一山豆根条作「痛」。

〔二〕禁声：大观、政和本草卷十一山豆根条此段文作「密遣人和水研已，禁声，服少许，不止再服」。详上下文义，「禁声」似谓服药时禁止声张，与本书文义不同。

者，频以鸡翎扫入喉中，引涎出，就能言语。永类方。**麸豆诸疮**烦热甚者。水研山豆根汁，服少许。经验方。**疥癣虫疮**山豆根末，腊猪脂调涂。备急方。**喉风急证**牙关紧闭，水谷不下。山豆根、白药等分，水煎噙之，咽下，二三口即愈。杨清叟外科。

黄药子宋开宝

〔校正〕自木部移入此。

【释名】**木药子**纲目**大苦**纲目**赤药**图经**红药子**〔时珍曰〕按沈括笔谈云：本草甘草注，引郭璞注尔雅云，蘦大苦者，云即甘草也。蔓生，叶似薄荷〔一〕而色青黄，茎赤有节，节有枝相当。此乃黄药也，其味极苦，故曰大苦，非甘草也。

【集解】〔颂曰〕黄药原出岭南，今夔、峡〔二〕州郡及明、越、秦、陇山中亦有之，以忠州、万州者为胜。藤生，高三四尺，根及茎似小桑，十月采根。秦州出者谓之红药子，施州谓之赤药，叶似荞麦，枝梗赤色，七月开白花，其根湿时红赤色，曝干即黄。本经有药实根，云生蜀郡山谷。苏恭云：即药子也，用其核仁。疑即黄药之实，但言叶似杏，其花红白色，子肉味酸，此为不同。〔时珍曰〕黄药子今处处人栽之。其茎高二三尺，柔而有节，似藤实非藤也。叶大如拳，长三寸许，亦不似桑。其根长者尺许，大者围二三寸，外褐内黄，亦有黄赤色者，肉色颇似羊蹄根。人皆捣其根入染蓝缸中，云易变色也。唐苏恭言，药实根即药子，宋苏颂遂以为黄药之实。然今黄药冬枯春生，开碎花无实。苏恭所谓药子，亦不专指黄药。则苏颂所以〔三〕言，亦未可凭信也。

根【气味】**苦，平，无毒。**〔大明曰〕凉。治马心肺热疾。

【主治】**诸恶肿疮瘘喉痹，蛇犬咬毒。研水服之，亦含亦涂。**开宝**凉血降火，消瘿解毒。**时珍

【发明】〔颂曰〕孙思邈千金月令方：疗忽生瘿疾一二年者。以万州黄药子半斤，须紧重者为上。如轻虚，即是他

〔一〕薄荷：梦溪笔谈卷二十六药议作「荷」，与尔雅释草郭注合。植物名实图考卷二十黄药子条云：「郭景纯以甘草释大苦而谓其叶如荷，沈括驳之是矣。然沈所谓黄药者，究不识其为何产？李时珍以今之黄药当之，而易荷为薄荷，则改窜而附会之矣」。

〔二〕峡：原作「陕」，今据大观、政和本草卷十四黄药根条改。

〔三〕以：疑是衍文，应删。

州者，力慢，须用加倍。取无灰酒一斗，投药入中，固济瓶口。以糠火烧一复时，待酒冷乃开。时时饮一杯，不令绝酒气。经三五日后，常把镜自照，觉消即停饮，不尔便令人项细也。刘禹锡传信方亦著其效，云得之邕州从事张岧。岧目击有效，复试其验如神。其方并同，惟小有异处，是烧酒候香出外，瓶头有津出即止，不待一宿，火不可过猛耳。

【附方】旧二〔一〕，新五〔二〕。

项下瘿气 黄药子一斤洗锉，酒一斗浸之。每日早晚常服一盏。忌一切毒物，及戒怒。仍以线逐日度之，乃知其效也。斗门方。

吐血不止 药子一两，水煎服。圣惠方。

咯血吐血 百一选方：用蒲黄、黄药子等分，为末，掌中舐之。王衮博济方：用黄药子、汉防己各一两，为末。每服一钱，小麦汤食后调服〔三〕，一日二服。

鼻衄不止 黄药子为末。每服二钱，煎淡胶汤下。良久，以新水调面一匙头服之。兵部手集方，只以新汲水磨汁一碗，顿服。简要济众方。

产后血运 恶物冲心，四肢冰冷，唇青腹胀，昏迷。红药子一两，头红花一钱，水二盏，妇人油钗二只，同煎一盏服。大小便俱利，血自下也。禹讲师经验方。

天泡水疮 黄药子末，搽之。集简方

解毒子 唐本草

【释名】**地不容** 唐本 **苦药子** 图经

【集解】〔恭曰〕地不容生川西山〔四〕谷，采无时，乡人呼为解毒子也。〔颂曰〕出戎州。蔓生，叶青如杏叶而大，厚硬，凌冬不凋，无花实。根黄白色，外皮微粗褐，累累相连，如药实而圆大，采无时。又开州、兴元府出苦药子，大抵与黄药相类，春采根，曝干，亦入马药用。〔时珍曰〕四川志云：苦药子出忠州。性寒，解一切毒。川蜀诸处皆有。即解毒子也。或云：印〔五〕州苦药子即黄药子，方言称呼不同耳。理亦近之。

〔一〕二：原作「三」。按下治鼻衄不止，濒湖既将兵部手集方并入简要济众方中，旧附方即少一个，因据改。
〔二〕五：原作「三」，今按下新附方数改。
〔三〕小麦汤食后调服：博济方卷一血证门汉防己散作「水一盏，小麦二十粒，同煎七分，食后温服」。
〔四〕川西山：大观、政和本草卷七地不容条俱作「山西」。
〔五〕印：疑当作「邛」。

根　【气味】苦，大寒，无毒。

【主治】解蛊毒，止烦热，辟瘴疠，利喉闭及痰毒。唐本　治五脏邪气，清肺压热。苏颂　消痰降火，利咽喉，退目赤。时珍

【附方】新二。咽喉肿痛水浆不下。苦〔一〕药、山豆根、甘草、消石各一分，射干、柑皮、升麻各半两，为末，蜜丸，噙之。圣惠方。眉棱骨痛热毒攻眼，头痛眉痛，壮热不止。解毒子、木香、川大黄各三分，为末，浆水调膏摊贴，干即易之。普济方。

【附录】奴会子海药　〔珣曰〕味辛，平，无毒。主小儿无辜冷疳〔二〕，虚渴脱肛，骨立瘦损，脾胃不磨。刘五娘方，用为煎服。生西国诸戎。大小如苦药子。　药实根　〔本经曰〕味辛，温，无毒。主邪气诸痹疼酸，续绝伤，补骨髓。一名连木。〔别录曰〕生蜀郡山谷。采无时。〔恭曰〕此药子也，当今盛用，胡名那疏〔三〕，出通州、渝州。其子味辛，平，无毒。主破血止痢消肿，除蛊疰蛇毒。树生，叶似杏，花红白色，子肉味酸，止用其仁，本经误载根字。〔时珍曰〕此药子虽似黄药、苦药子，而稍有不同。二药子不结子，此则树之子也。葛洪肘后方云：婆罗门名那疏树子，中国人名药子。去皮取中仁，细研服，治诸病也。

白药子 唐本草

【集解】〔恭曰〕白药子出原州。三月生苗，叶似苦苣。四月抽赤茎，长似壶卢蔓。六月开白花。八月结子，亦名瓜蒌。九月叶落枝折，采根洗切，日干，根皮黄色，名白药子。〔颂曰〕今夔、施、合州、江西、岭南亦有之。江西出者，叶似乌桕，子如绿豆，至八〔四〕月变成赤色，治马热方用之。

根　【气味】辛，温，无毒。〔权曰〕苦、冷。

〔一〕苦：今本圣惠方卷三十五射干圆方作「黄」。
〔二〕冷疳：大观、政和本草卷十二奴会子条作「疳冷」。
〔三〕疏：证类本草卷十四药实根条，大观本作「约」，政和本作「綻」。濒湖据肘后卷八第七十二改作「疏」。
〔四〕八：原作「六」，今据大观、政和本草卷九白药条改。

【主治】金疮生肌。唐本 **消肿毒喉痹〔一〕，消痰止嗽，治渴并吐血。**大明 **治喉中热塞不通，咽中常痛肿。**甄权 **解野葛、生金、巴豆、药〔二〕毒。刀斧折伤，干末傅之，能止血、痛。**马志 **散血降火，消痰解毒。**时珍

【附方】旧三〔三〕，新九〔四〕。**天行热病**白药为末，浆水一盏，冷调二钱服〔五〕，仰卧少顷，心闷或腹鸣疞痛，当吐利数行。如不止，吃冷粥一碗止之。崔元亮海上方〔六〕。**心痛解热**白药根、野猪尾二味，洗去粗皮焙干等分，捣筛。酒服一钱甚效。黔〔七〕人用之。苏颂图经。**风热上壅**咽喉不利。白药三两，黑牵牛半两，同炒香，去牵牛一半为末，防风末三两，和匀。每茶服一钱。圣惠方。**喉中热塞**肿痛，散血消痰。白药、朴消等分，为末。吹之，日四五次。直指方。**咽喉肿痛**白药末一两，龙脑一分，蜜和丸芡子大。每含咽一丸。圣惠方。**吐血不止**白药烧存性糯米饮服三〔八〕钱。圣惠方。**衄血不止**红枣、白药各烧存性，等分为末，糯米饮服。或煎汤洗鼻，频频缩药令入。经验良方。**胎热不安**铁罩散：用白药子一两，白芷半两，为末。每服二钱，紫苏汤下。心烦热，入砂糖少许。圣惠方。**一切疳眼**赤烂生翳。白药子一两，甘草半两，为末。猪肝一具，批开掺末五钱，煮熟食之。直指方。**小儿疳泻**吐利。方同上。**诸骨哽咽**白药煎米醋细咽。在上即吐出，在下即下出。普济方。**痈肿不散**生白药根捣贴，干则易之。无生者，研末水和贴。图经。

〔一〕痹：按大观、政和本草卷九白药条，甄权作「痹」，大明作「闭」。
〔二〕药：政和本草同，大观本草卷九白药条作「百药」二字。
〔三〕三：原作「四」，今按下旧附方数改。
〔四〕九：原作「八」，今按下新附方数改。
〔五〕冷调二钱服：大观、政和本草卷九白药条俱作「空腹顿服之」。
〔六〕崔元亮海上方：原作「圣济录」，今检圣济总录未见此方。按大观、政和本草卷九白药条引图经俱作「崔元亮海上方」，因据改。
〔七〕黔：大观、政和本草卷九白药条俱作「施州」。
〔八〕三：圣惠方卷三十七作「一」。

【附录】陈家白药 拾遗〔藏器曰〕味苦，寒，无毒。主解诸药毒，水研服之。入腹与毒相攻，必吐出。未尽更服。亦去心胸烦热，天行瘟瘴。出苍梧陈家，故有陈家之号。明山有之。蔓及根并似土瓜，叶如钱，根似防己，紧小者良，人亦采食之。与婆罗门白药及赤药，功用并相似。〔时珍曰〕按刘恂岭表录异云：陈家白药善解毒，诸药皆不及之，救人甚多。封州、康州有种之者。广府每岁充土贡。按此药当时充贡，今无复有。或有之，古今名谓不同耳。**甘家白药** 拾遗〔藏器曰〕味苦，大寒，有小毒。解诸药毒，水研服，即吐出。未尽再吐。与陈家白药功相似。二物性冷，与霍乱下利人相反。出龚州以南，生阴处，叶似车前，根如半夏，其汁饮之如蜜〔一〕。甘家亦〔二〕因人而名。岭南多毒物，亦多解毒物，岂天资之乎？**会州白药** 拾遗〔藏器曰〕主金疮，生肤止血，碎末傅之。出会州，叶如白敛。**冲洞根** 拾遗〔藏器曰〕味苦，平，无毒。主热毒，蛇犬虫痈疮等毒。出岭南恩州。取根阴干。功用同陈家白药，而苗蔓不相似。〔珣曰〕苗蔓如土瓜，根亦相似。味辛，温。主一切〔三〕毒气及蛇伤。取根磨水服之，诸毒悉皆吐出也。**突厥白** 宋开宝〔藏器曰〕味苦。主金疮，生肉〔四〕止血，补腰续筋。出突厥。色白如灰，乃云石灰共〔五〕诸药合成者。〔志曰〕今所用者，出潞州。其根黄白色，状似茯苓而虚软。苗高三四尺，春夏叶如薄荷，花似牵牛而紫，上有白棱。二月、八月采根，曝干。

威灵仙 宋开宝

【释名】〔时珍曰〕威，言其性猛也。灵仙，言其功神也。

【集解】〔志曰〕出商州上洛山及华山并平泽，以不闻水声者良。生先于众草，方茎，数叶相对。冬月丙丁戊己日采根用。〔保升〔六〕曰〕九月末至十二月，采根阴干。余月并不堪采。〔颂曰〕今陕西及河东、河北、汴东、江湖州郡皆〔七〕

〔一〕其汁饮之如蜜：大观、政和本草卷六甘家白药条俱无。
〔二〕甘家亦：原脱，今据大观、政和本草卷六甘家白药条补。
〔三〕一切：原作「平完」，今据大观、政和本草卷十冲洞根条改。
〔四〕肉：原作「血」，今据大观、政和本草卷十四突厥白条改。
〔五〕共：原脱，今据大观、政和本草卷十四突厥白条补。
〔六〕保升：原作「恭」，今据大观、政和本草卷十一威灵仙条改。
〔七〕皆：大观、政和本草卷十一威灵仙条俱作「或」。

有之。初生作蔓〔一〕，茎如钗股，四棱。叶似柳叶，作层，每层六七叶，如车轮，有六层至七层者〔二〕。七月内生花六出，浅紫或碧白色。作穗似莆台子，亦有似菊花头者。实青色。根稠密多须似谷，每年朽败，九月采根。〔时珍曰〕其根每年旁引，年深转茂。一根丛须数百条，长者二尺许。初时黄黑色，干则深黑，俗称铁脚威灵仙以此。别有数种，根须一样，但色或黄或白，皆不可用。

根

【气味】苦，温，无毒。〔元素曰〕味甘纯阳，入太阳经。〔杲曰〕可升可降，阴中阳也。〔时珍曰〕味微辛、咸，不苦。忌茗、面湯。

【主治】诸风，宣通五脏，去腹内冷滞，心膈痰水，久积癥瘕，痃癖气块，膀胱宿脓恶水，腰膝冷疼，疗折伤。久服无有温〔三〕疫〔四〕疟。开宝 **推新旧积滞，消胸中痰唾，散皮肤大肠风邪。**李杲

【发明】〔颂曰〕唐贞元中，嵩阳子周君巢作威灵仙传云：威灵仙去众风，通十二经脉，朝服暮效。疏宣五脏冷脓宿水变病，微利，不泻人。服此四肢轻健，手足微暖，并得清凉。先时，商州有人病手足不遂，不履地者数十年。良医殚技莫能疗。所亲置之道旁，以求救者。遇一新罗僧见之，告曰：此疾一药可活，但不知此土有否？因为之入山求索，果得，乃威灵仙也。使服之，数日能步履。其后山人邓思齐知之，遂传其事。此药治丈夫妇人中风不语，手足不遂，口眼喎斜，言语蹇滞，筋骨节风，绕脐风，胎风头风，暗风心风，风狂大风，皮肤风痒，白癜风，热毒风疮，头旋目眩，手足顽痹，腰膝疼痛，久立不得，曾经损坠，臂腰痛，肾脏风壅，伤寒瘴气，憎寒壮热，头痛流涕，黄疸黑疸，头面浮肿，腹内宿滞，心头痰水，膀胱宿脓，口中涎水，冷热气壅，肚腹胀满，好吃茶滓，心痛，注气膈气，冷气攻冲，脾肺诸气，痰热咳嗽气急，坐卧不安，气冲眼赤，攻耳成脓，阴汗盗汗，大小肠秘，服此立通，气痢痔疾，瘰疬疥癣，妇人月水不来，动经多日，气血冲心，产后秘涩〔五〕，孩子无辜，并皆治之。其法：采得根阴干，月余捣末。温酒调一〔六〕钱匕，空腹服之。如人本性杀药，可

〔一〕作蔓：大观、政和本草卷十一威灵仙条作「比众草最先」。

〔二〕四棱……七层者：此二十三字原脱，今据金陵本补，与大观、政和本草卷十一威灵仙条俱合。

〔三〕温：政和本草同，大观本草卷十一威灵仙条作「瘟」。

〔四〕疫：原作「疾」，今据大观、政和本草卷十一威灵仙条改。

〔五〕涩：原作「塞」，今据大观、政和本草卷十一威灵仙条改。

〔六〕一：大观、政和本草卷十一威灵仙条俱作「二」。

加及六錢。利过两行则减之，病除乃停服。其性甚善，不触诸药，但恶茶及面湯，以甘草、巵子代饮可也。又以一味洗焙为末，以好酒和令微湿[一]，入在竹筒內紧塞，九蒸九曝。如干，添酒洒之。以白蜜和丸梧子大。每服二十至三十丸，溫酒下。崔元亮海上集验方著其详如此。〔恭曰〕腰肾脚膝积聚，肠內诸冷病，积年不瘥者，服之无不立效。〔宗奭曰〕其性快，多服疏人五脏眞气。〔震亨曰〕威灵仙属木，治痛风之要药也，在上下者皆宜，服之尤效。其性好走，亦可横行，故崔元亮言其去众风，通十二经脉，朝服暮效。凡采得闻流水声者，知其性好走也，须不闻水声者乃佳。〔时珍曰〕威灵仙气溫，味微辛咸。辛泄气，咸泄水。故风湿痰饮之病，气壮者服之有捷效。其性大抵疏[二]利，久服恐损眞气，气弱者亦不可服之。

【附方】旧四，新一十五[三]。

脚气入腹胀闷喘急。用威灵仙末，每服二錢，酒下。痛减一分，则药亦减一分。简便方。

腰脚诸痛千金方：用威灵仙末，空心溫酒服一錢。逐日以微利为度。经验方：用威灵仙一斤，洗干，好酒浸七日，为末，面糊丸梧子大。以浸药酒，每服二十丸。

肾脏风壅腰膝沉重。威灵仙末，蜜丸梧子大。溫酒服八十丸。平明微利恶物，如青脓[四]胶，即是风毒积滞。如未利，夜[五]再服一百丸。取下后，食粥补之。一月仍常服溫补药。孙兆方名放杖丸。集验。

筋骨毒痛因患杨梅疮，服轻粉毒药，年久不愈者。威灵仙三斤，水酒十瓶，封煮一炷香，出火毒。逐日饮之，以愈为度。集简方。

破伤风病威灵仙半两，独头蒜一个，香油一錢，同捣烂，热酒冲服。汗出即愈。卫生易简方。

手足麻痹时发疼痛，或打扑伤损，痛不可忍，或瘫痪等证。威灵仙炒五两，生川乌头、五灵脂各四两，为末，醋糊丸梧子大。每服七丸，用盐湯下。忌茶。普济方。

男妇气痛不拘久近。威灵仙五两，生韭根二錢半，乌药五分，好酒一盏，鸡子一个，灰火煨一宿，五更视鸡子壳软为度。去渣溫服，以干物压之，侧睡向块边。渣再煎，次日服。觉块刺痛，是其验也。摘玄方。

噎塞膈气威灵仙一把，醋、蜜各半碗，煎五分，服之。吐出宿痰，愈。唐瑶经验方。

停痰宿饮喘咳呕逆，全不入食。威灵仙焙，半夏姜汁浸焙，为末，用皂角水熬膏，丸绿豆大。每服七丸至十丸，姜湯下，

〔一〕湿：原作「溫」，今据政和本草卷十一威灵仙条改。
〔二〕疏：原作「陈」，今从张本改。
〔三〕五：原作「六」，今按下新附方数改。
〔四〕脓：政和本草卷十一威灵仙条附方作「浓」，大观本草作「浓桃」二字。
〔五〕夜：原脱，今据大观、政和本草卷十一威灵仙条附方补。

一日三服，一月为验。忌茶、面。**腹中痞积**威灵仙、楮桃儿各一两，为末。每温酒服三钱。名化铁丸。普济。**大肠冷积**威灵仙末，蜜丸梧子大。一更时，生姜汤下十丸至二十丸。经验良〔一〕方。**肠风泻血**久者。威灵仙、鸡冠花各二两，米醋二升，煮干，炒为末，以鸡子白和作小饼，炙干再研。每服二钱，陈米饮下，日二服。圣济。**痔疮肿痛**威灵仙三两，水一斗，煎汤。先熏后洗，冷再温之。外科精义。**诸骨哽咽**威灵仙一两二钱，砂仁一两，沙糖一盏，水二钟，煎一钟。温服。乾坤生意：用威灵仙米醋浸二日，晒研末，醋糊丸梧子大。每服二三丸，半茶半汤下。如欲吐，以铜青末半匙，入油一二点，茶服，探吐。圣济录：治鸡鹅骨哽。赤茎威灵仙五钱，井华水煎服，即软如绵吞下也，甚效。**飞丝缠阴**肿痛欲断。以威灵仙捣汁，浸洗。一人病此得效。李楼怪证方。**痘疮黑陷**铁脚威灵仙炒研一钱，脑子一分，温水调服，取下疮痂为效。意同百祥丸。儒门事亲。

茜草本经上品

〔**校正**〕并入有名未用别录苗根。

【**释名**】**蒨**音茜。**茅蒐**音搜。**茹藘**音如闾。**地血**别录**染绯草**蜀本**血见愁**土宿**风车草**土宿**过山龙**补遗**牛蔓**〔时珍曰〕按陆佃云：许氏说文言蒐乃人血所化，则草鬼为蒐以此也。陶隐居本草言东方有而少，不如西方多，则西草为茜，又以此也。陆玑云：齐人谓之茜，徐人谓之牛蔓。又草之盛者为蒨，牵引〔二〕为茹，连覆为藘，则蒨、茹藘之名，又取此义也。人血所化之说，恐亦俗传耳。土宿真君本草云：四补草，其根茜草也。一名西天王草，一名四岳近阳草，一名铁塔草、风车儿草。〔藏器曰〕有名未用，苗根，即茜根也。茜、苗二字相似，传写之误尔。宜并之。

【**集解**】〔别录曰〕茜根生乔山川〔三〕谷。二月、三月采根曝干。又曰：苗根生山阴谷中。蔓草木上，茎有刺，实如椒。〔弘景曰〕此即今染绛茜草也。东间诸处乃有而少，不如西多。诗云茹藘在阪者是也。〔保昇曰〕染绯草，叶似枣叶，头尖下阔，茎叶俱涩，四五叶对生节间，蔓延草木上。根紫赤色，所在皆有，八月采。〔颂曰〕今圃人亦作畦种莳。故史记云，千亩卮、茜，其人与千户侯等，言其利厚也。〔时珍曰〕茜草十二月生苗，蔓延数尺。方茎中空有筋，外有细刺，数寸

〔一〕良：大观、政和本草卷十一威灵仙条附方俱无。
〔二〕引：原作「别」，今据金陵本改。
〔三〕川：原作「山」，今据大观、政和本草卷七及千金翼卷二茜根条改。

一节。每节五叶，叶如乌药叶而糙涩，面青背绿。七八月开花，结实如小椒大，中有细子。

根

【修治】〔斅曰〕凡使，用铜刀于槐砧上剉，日干，勿犯铅铁器。勿用赤柳草根，真相似，只是味酸涩。误服令人患内障眼，速服甘草水解〔一〕之，即毒气散。

【气味】**苦，寒，无毒。**〔权曰〕甘。〔大明曰〕酸。入药炒用。〔震亨曰〕热。〔元素曰〕微酸、咸，溫。阴中之阴〔二〕。〔别录曰〕苗根：咸，平，无毒。〔之才曰〕畏鼠姑。汁，制雄黄。

【主治】**寒湿风痹，黄疸，补中。**本经 **止血，内崩下血，膀胱不足，踒跌蛊毒。久服益精气，轻身。可以染绛。又苗根：主痹及热中伤跌折。**别录 **治六极伤心肺，吐血泻血。**甄权 **止鼻洪尿血，产后血运，月经不止，带下，扑损淤血，泄精，痔瘘疮疖排脓。酒煎服。**大明 **通经脉，治骨节风痛，活血行血。**时珍

【发明】〔藏器曰〕茜草主蛊毒，煮汁服。周礼：庶氏掌除蛊毒，以嘉草攻之。嘉草者，蘘荷与茜也，主蛊为最。〔震亨曰〕俗人治痛风，用草药取速效。如石絲为君，过山龙等佐之。皆性热而燥，不能养阴，却能燥湿病之浅者。湿痰得燥而开，淤血得热而行，故亦暂效。若病深而血少者，则愈劫愈虚而病愈深矣。〔时珍曰〕茜根赤色而气溫，味微酸而带咸。色赤入营，气溫行滞，味酸入肝而咸走血，手足厥阴血分之药也，专于行血活血。俗方用治女子经水不通，以一两煎酒服之，一日即通，甚效。名医别录言其久服益精气轻身，日华子言其泄精，殊不相合，恐未可凭。

【附方】旧三，新八。**吐血不定**茜根一两，捣末。每服二錢，水煎冷服。亦可水和二錢服。周应简要济众方。**吐血燥渴**及解毒。用茜根、雄黑豆去皮、甘草炙等分，为末，井水丸弹子大。每溫水化服一丸。圣济录。**鼻血不止**茜根、艾叶各一两，乌梅肉二錢半〔三〕，为末，炼蜜丸梧子大。每乌梅湯下五〔四〕十丸。本事方。**五旬行经**妇人五

〔一〕解：原作「止」，今据大观、政和本草卷七茜根条改。

〔二〕阴中之阴：湯液本草卷中茜根条作「阴中微阳」。

〔三〕二钱半：本事方卷五茜梅圆作「半两」。

〔四〕五：本事方卷五茜梅圆作「三」。

十后，经水不止者，作败血论。用茜根一名过山姜一两，阿胶、侧柏叶、炙黄芩各五錢，生地黄一两，小儿胎发一枚烧灰，分作六帖。每帖水一盏半，煎七分，入发灰服之。唐瑶经验方。**女子经闭**方见前发明。**心痹**〔一〕**心烦**内热。茜根煮汁服。伤寒类要。**解中蛊毒**吐下血如烂〔二〕肝。茜草根、蘘荷叶各三两〔三〕，水四升，煮二升，服即愈。自当呼蛊主姓名也。陈延之小品方〔四〕。**黑髭乌发**茜草一斤，生地黄三斤，取汁。以水五大碗，煎茜绞汁，将滓再煎三度。以汁同地黄汁，微火煎如膏，以瓶盛之。每日空心温酒服半匙，一月髭发如漆也。忌萝卜、五辛。圣济录。**蝼蛄漏疮**茜根烧灰、千年石灰等分，为末，油〔五〕调傅之。儒门事亲方。**脱肛不收**茜根、石榴皮各一握，酒一盏，煎七分，温服。圣惠方。**预解疮疹**时行疮疹正发，服此则可无患。茜根煎汁，入少酒饮之。奇效良方。

【附录】血藤宋图经〔颂曰〕生信州。叶如蔢荷叶，根如大拇指，其色黄。彼人五月采用，攻血治气块。〔时珍曰〕按虞抟云，血藤即过山龙，理亦相近，未知的否？姑附之。

剪草日华

【集解】〔藏器曰〕剪草生山泽间，叶如茗而细，江东用之。〔颂曰〕生润州。二月、三月采，曝干用。〔时珍曰〕按许叔微本事方言：剪草状如茜草，又如细辛。婺、台二州皆有之，惟婺州者可用。其说殊详，今遍询访无识者。或云即茜草也，未有的据。

根　**【气味】**苦，凉，无毒。〔颂曰〕平。

〔一〕痹：原作「痹」，今据大观、政和本草卷七茜根条附方改。
〔二〕烂：原作「猪」，今据大观、政和本草卷七茜根条附方改，与肘后卷七第六十三及外台卷二十八俱合。
〔三〕两：原作「分」，今据大观、政和本草卷七茜根条附方改，与肘后卷七第六十三、千金卷二十四第四及外台卷二十八俱合。
〔四〕陈延之小品方：按此方见肘后卷七第六十三，云「小品及姚方同也」（自是后人加注）。外台卷二十八载此方，亦谓引自肘后。注云：「千金、小品、崔氏、文仲备急、古今录验同。」是肘后首载此方，各家相继引用。大观、政和本草卷七茜根条附方俱作「伤寒类要」，疑误。
〔五〕油：儒门事亲卷十五第一作「水」。

【主治】诸恶疮疥癣风瘙，瘘蚀有虫，浸酒服。大明 主一切失血。时珍

【发明】〔元素曰〕上部血，须用剪草、牡丹皮、天门冬、麦门冬。〔时珍曰〕许学士本事方云：剪草治劳瘵吐血损肺及血妄行，名曰神传〔一〕膏。其法：每用一斤净洗，晒为末，入生蜜二〔二〕斤，和为膏，以器盛之，不得犯铁器，一日一蒸，九蒸九曝乃止。病人五更起，面东坐，不得语言，以匙抄药四匙食之，良久以稀粟米饮压之。药只冷服，米饮亦勿大热，或吐或下〔三〕不妨。如久病肺损咯血，只一服愈。寻常嗽血妄行，每服一匙可也。有一贵妇病瘵，得此方，九日药成。前一夕，病者梦人戒令翌日勿乱服药。次日将服药，屋上土墜器中，不可用。再合成，将服，为猫〔四〕覆器，又不得食。再合未就，而夫人卒矣。此药之异有如此。若小小血妄行，只一啜而愈也。此药绝妙若此，而世失传，惜哉！

【附方】新二。**风虫牙痛** 剪草、细辛、藁本等分，煎水热漱，少顷自止。中藏经。**风疮瘙痒** 滑肌散：治风邪客于肌中，浑身瘙痒，致生疮疥，及脾肺风毒攻冲，生疮干湿，日久不瘥。用剪草七两不见火，轻粉一錢，为末，掺之。干者麻油调掺。和剂局方。

防己本经中品

【释名】解离本经 石解〔时珍曰〕按东垣李杲云：防己如险健之人，幸灾乐祸，能首为乱阶；若善用之，亦可御敌。其名或取此义。解离，因其纹解也。

【集解】〔别录曰〕防己生汉中川谷。二月、八月采根，阴干。〔当之曰〕其茎如葛蔓延。其根外白內黄，如桔梗，內有黑纹如车辐解者，良。〔弘景曰〕今出宜都、建平。大而青白色、虚软者好，黑点木〔五〕强者不佳。服食亦须之。〔颂曰〕今黔中亦有之。但汉中出者，破之文作车辐解，黄实而香，茎梗甚嫩，苗叶小类牵牛。折其茎，一头吹之，气从中贯，

〔一〕传：原作「傅」，今据本事方卷五神传剪草膏改。

〔二〕二：大观、政和本草卷九剪草条附方同。本事方卷五神传剪草膏作「一」。

〔三〕下：原作「否」，今据大观、政和本草卷九剪草条附方改，与本事方卷五神传剪草膏合。

〔四〕猫：原作「籍」，政和本草卷九剪草条附方同。今据大观本草及本事方卷五神传剪草膏改。

〔五〕黑点木：大观、政和本草卷九防己条俱作「黯黑冰」。

如木通然。他处者青白虚软，又有腥气，皮皱，上有丁足子，名木防己。苏恭言木防己不任用。而古方张仲景治伤寒有增减木防己湯，及防己地黄湯、五物防己湯、黄芪六物等湯。孙思邈治遗尿小便涩，亦有三物木防己湯。〔藏器曰〕如陶所说，汉木二防己，即是根苗为名。

【修治】〔敩曰〕凡使勿用木条，色黄、腥、皮皱、上有丁足子，不堪用。惟要心有花文黄色者，细剉，以车前草根相对蒸半日，晒干取用。〔时珍曰〕今人多去皮剉，酒洗晒干用。

【气味】辛，平，无毒。〔别录曰〕苦，温。〔普曰〕神农：辛。黄帝、岐伯、桐君：苦，无毒。李当之：大寒。〔权曰〕苦，有小毒。〔元素曰〕大苦、辛，寒。阴也，泄也。〔之才曰〕殷孽为之使。杀雄黄毒。恶细辛。畏萆薢、女菀、卤碱。伏消石。

【主治】风寒温疟，热气诸痫，除邪，利大小便。本经 **疗水肿风肿，去膀胱热，伤寒寒〔一〕热邪气，中风手脚挛急，通腠理，利九窍，止泄，散痈肿恶结，诸病疥癣虫疮。**别录 **治湿风，口面㖞斜，手足拘痛，散留痰，肺气喘嗽。**甄权 **治中下湿热肿，泄脚气，行十二经。**元素 **木防己：主治男子肢节中风，毒风不语，散结气拥肿，温疟风水肿，治膀胱〔二〕。**甄权

【发明】〔弘景曰〕防己是疗风水要药。〔藏器曰〕治风用木防己，治水用汉防己。〔元素曰〕去下焦湿肿及痛，并泄膀胱火邪，必用汉防己、草龙胆为君，黄檗、知母、甘草佐之，防己乃太阳本经药也。〔杲曰〕本草十剂云：通可去滞，通草、防己之属是也。夫防己大苦寒，能泻血中湿热，通其滞塞，亦能泻大便，补阴泻阳，助秋冬、泻春夏之药也。比之于人，则险而健者也。幸灾乐祸，能首为乱阶。然善用之，亦可敌凶突险。此瞑眩之药也，故圣人存而不废。大抵闻其臭则可恶，下咽则令人身心烦乱，饮食减少。至于十二经有湿热壅塞不通，及下注脚气，除膀胱积热而庇其基本，非此药不可，真行经之仙药，无可代之者。若夫饮食劳倦，阴虚生内热，元气谷食已亏，以防己泄大便，则重亡其血，此不可用一

〔一〕寒：原脱，今据大观、政和本草卷九及千金翼卷二防己条补。
〔二〕治膀胱：原作「去膀胱热」，今据大观、政和本草卷九防己条改，以还药性论之旧，而免与别录文重复。

也。如人大渴引饮，是热在上焦肺经气分，宜渗泄，而防己乃下焦血分药，此不可用二也。外伤风寒，邪传肺经，气分湿热，而小便黄赤，乃至不通，此上焦气病，禁用血药，此不可用三也。大抵上焦湿热者皆不可用。下焦湿热流入十二经，致二阴不通者，然后审而用之。

【附方】旧三，新九。**皮水胕肿**按之没指，不恶风，水气在皮肤中，四肢聂聂动者，防己茯苓汤主之。防己、黄芪、桂枝各三两，茯苓六两，甘草二两。每服一两〔一〕，水一〔二〕升，煎半〔三〕升服，日二〔四〕服。张仲景方。**风水恶风**汗出身重，脉浮，防己黄芪汤主之。防己一两，黄芪一〔五〕两二钱半，白术七钱半，炙甘草半两，锉散。每服五钱，生姜四片，枣一枚，水一盏半，煎八分，温服。良久再服。腹痛加芍药。仲景方。**风湿相搏**关节沉痛，微肿恶风。方同上。**小便淋涩**三物木防己汤：用木防己、防风、葵子各二〔六〕两，㕮咀，水五升，煮二升半，分三服。千金方。**膈间支饮**其人喘满，心下痞坚，面黧黑，其脉沉紧，得之数十日，医吐下之不愈，木防己汤主之。虚者即愈，实者三日复发〔七〕，复与之不愈，去石膏，加茯苓、芒消主之。用木防己三两，人参四两，桂枝二两，石膏鸡子大十二枚，水六升，煮二升，分温再〔八〕服。张仲景方。**伤寒喘急**防己、人参等分，为末。桑白汤服二钱，不拘老小。**肺痿喘嗽**汉防己末二〔九〕钱，浆水一盏，煎七分，细呷。儒门事亲。**肺痿咯血**多痰者。汉防己、葶苈等分，为末。糯米饮每服一钱。古今录验。

〔一〕每服一两：金匮卷中第十四无。
〔二〕一：金匮卷中第十四作「六」。
〔三〕半：金匮卷中第十四作「二」。
〔四〕二：金匮卷中第十四作「三」。
〔五〕一：原作「二」，今据金匮卷中第十四及卷上第二改。
〔六〕二：千金卷二十一第二作「一」。
〔七〕复发：原脱，今据金匮卷中第十二补。
〔八〕温再：同上。
〔九〕二：儒门事亲卷十五第八作「三」。

鼻衄不止生防己末，新汲水服二錢，仍以少许嗜之。圣惠方。**霍乱吐利**防己、白芷等分，为末。新汲水服二錢。圣惠方。**目睛暴痛**防己酒浸三次，为末。每一服二錢，温酒下。摘玄方。**解雄黄毒**防己煎〔一〕汁服之。肘后方〔二〕。

实　**〔主治〕脱肛。焙研，煎饮代茶。**肘后

通草本经中品

【释名】木通士良 **附支**本经 **丁翁**吴普 **万年藤**甄权 **子名燕覆**〔时珍曰〕有细细孔，两头皆通，故名通草，即今所谓木通也。今之通草，乃古之通脱木也。宋本草混注为一，名实相乱，今分出之。

【集解】〔别录曰〕通草生石城山谷及山阳。正月、二月采枝，阴干。〔弘景曰〕今出近道。绕树藤生，汁白。茎有细孔，两头皆通。含一头吹之，则气出彼头者良。或云即葍藤茎也。〔恭曰〕此物大者径三寸，每节有二三枝，枝头有五叶。子长三四寸，核黑瓤白，食之甘美。南人谓为燕覆子，或名乌〔三〕覆子。遇七八月采之。〔藏器曰〕江东人呼为畜葍子，江西人呼为拿子，如笄袋，瓤黄子黑，食之去皮。苏云色白者，乃猴葍也。〔颂曰〕今泽、潞、汉中、江淮、湖南州郡亦有之。藤生，蔓大如指，其茎干大者径三寸。一枝五叶，颇类石韦，又似芍药，三〔四〕叶相对。夏秋开紫花，亦有白花者。结实如小木瓜，食之甘美，即陈士良本草所谓桴棪子也。其枝今人谓之木通，而俗间所谓通草，乃通脱木也。古方所用通草，皆今之木通，其通脱木稀有用者。或以木通为葡萄苗者，非矣。按张氏燕吴行纪〔五〕载：扬州甘泉东院两廊前有通草，其形如椿，少叶，子垂梢际，如苦楝。与今所说不同，或别一物也。〔时珍曰〕今之木通，有紫、白二色：紫者皮厚味辛，白者皮薄味淡。本经言味辛，别录言味甘，是二者皆能通利也。

〔一〕煎：肘后卷七第六十八及大观、政和本草卷九防己条附方俱无。
〔二〕肘后方：原脱。按上方，大观、政和本草卷九防己条附方俱作「肘后方」。肘后卷七第六十八正有此方。因据补。
〔三〕乌：原作「鸟」，今据大观、政和本草卷八通草条改。
〔四〕三：原作「二」，今据大观、政和本草卷八通草条改。
〔五〕燕吴行纪：与本书卷一引据经史百家书目同。大观、政和本草卷八通草条俱作「燕吴行役记」。

【气味】辛，平，无毒。〔别录曰〕甘。〔权曰〕微寒。〔普曰〕神农、黄帝：辛。雷公：苦。〔杲曰〕味甘而淡，气平味薄。降也，阳中阴也。

【主治】除脾胃寒热，通利九窍血脉关节，令人不忘，去恶虫。本经　疗脾疸，常欲眠，心烦哕，出音声，治耳聋，散痈肿诸结不消，及金疮恶疮，鼠瘘踒折，齆鼻瘜肉，堕胎，去三虫。别录　治五淋，利小便，开关格，治人多睡，主水肿浮大。甄权　利诸经脉寒热不通之气。孟[一]诜　理风热，小便数急疼，小腹虚满，宜煎汤并葱食之[二]，有效。士良　安心除烦，止渴退热，明耳目，治鼻塞，通小肠，下水，破积聚血块，排脓，治疮疖，止痛，催生下胞，女人血闭，月候不匀，天行时疾，头痛目眩，羸劣乳结，及下乳。大明　利大小便，令人心宽，下气。藏器　主诸瘘疮，喉痹咽痛，浓煎含咽。珣　通经利窍，导小肠火。杲

【发明】〔杲曰〕本草十剂，通可去滞，通草、防己之属是也。夫防己大苦寒，能泻血中湿热之滞，又通大便。通草甘淡，能助西方秋气下降，利小便，专泻气滞也。肺受热邪，津液气化之原绝，则寒水断流；膀胱受湿热，癃闭约缩，小便不通，宜此治之。其症胸中烦热，口燥舌干，咽干，大渴引饮，小便淋沥，或闭塞不通，胫痠脚热，并宜通草主之。凡气味与之同者，茯苓、泽泻、灯草、猪苓、琥珀、瞿麦、车前子之类，皆可以渗湿利小便，泄其滞气也。又曰：木通下行，泄小肠火，利小便，与琥珀同功，无他药可比。〔时珍曰〕木通手厥阴心包络、手足太阳小肠、膀胱之药也。故上能通心清肺，治头痛，利九窍；下能泄湿热，利小便，通大肠，治遍身拘痛。本经及别录皆不言及利小便治淋之功，甄权、日华子辈始发扬之。盖其能泄丙丁之火，则肺不受邪，能通水道。水源既清，则津液自化，而诸经之湿与热，皆由小便泄去。故古方导赤散用之，亦泻南补北、扶西抑东之意。杨仁斋直指方言：人遍身胸腹隐热，疼痛拘急，足冷，皆是伏热伤血。血属于

〔一〕孟：原缺，今据大观、政和本草卷八通草条补。

〔二〕食之：原作「饮」，今据大观、政和本草卷八通草条改。

心，宜木通以通心窍，则经络流行也。

【附方】旧三〔一〕，新一。**心热尿赤**面赤唇干，咬牙口渴。导赤散：用木通、生地黄、炙甘草〔二〕等分，为末。每服三錢〔三〕，入〔四〕竹叶七片，水煎服。錢氏方。**妇人血气**木通浓煎三五盏，饮之即通。孟诜本草。**金疮踒折**通草煮汁酿酒，日饮。**鼠瘘不消**方同上。

根〔主治〕项下瘿瘤。甄权

子〔气味〕甘，寒，无毒。〔诜曰〕平。南人多食之，北人不知其功。〔主治〕**厚肠胃，令人能食，下三焦〔五〕恶气，续五脏断绝气，使语声足气，通十二经脉。和核食之。**孟诜**除三焦客热，胃口热闭，反〔六〕胃不下食。**士良**止渴，利小便。**时珍

通脱木法象

【释名】**通草**纲目**活莌**音夺。**离南**〔颂曰〕尔雅：离南，活莌。即通脱也。山海经名寇脱。又名倚商。〔杲曰〕阴窍涩而不利，水肿闭而不行，用之立通，因有通草之名。与木通同功。〔嘉谟曰〕白瓤中藏，脱木得之，故名通脱。

【集解】〔藏器曰〕通脱木生山侧。叶似蓖麻。其茎空心，中有白瓤，轻白可爱，女人取以饰〔七〕物，俗名通草。〔颂曰〕郭璞言：生江南，高丈许，大叶似荷而肥，茎中瓤正白。今园圃亦有种莳者，或作蜜煎充果，食之甘美。〔时珍曰〕蔓生山中，茎大者围数寸。

〔一〕三：原作「二」，今按下旧附方数改。
〔二〕炙甘草：小儿药证直诀卷下作「生甘草」。后世多用「生甘草梢」。
〔三〕为末每服三钱：原脱，今据小儿药证直诀卷下补。
〔四〕入：此下原有「水」，今据小儿药证直诀卷下删。
〔五〕焦：大观、政和本草卷八通草条此下俱有「除」字。濒湖认为衍文，删去。
〔六〕反：原脱，今据大观、政和本草卷八通草条补。
〔七〕饰：原作「饬」，今据大观、政和本草卷八通草条改。

【气味】甘、淡，寒，无毒。〔杲曰〕甘，平。降也，阳中阴也。

【主治】利阴窍，治五淋，除水肿癃闭，泻肺。李杲 解诸毒虫痛。苏颂 明目退热，下乳催生汪机

【发明】〔杲曰〕通草泻肺利小便，甘平以缓阴血也。与灯草同功。宜生用之。〔时珍曰〕通草色白而气寒，味淡而体轻，故入太阴肺经，引热下降而利小便；入阳明胃经，通气上达而下乳汁。其气寒，降也；其味淡，升也。

【附方】新一。洗头风痛新通草瓦上烧存性，研末二錢，热酒下。牙关紧者，斡〔一〕口灌之。王璆百一选方。

花上粉〔主治〕诸虫瘘恶疮痔疾，纳之。藏器 疗瘰疬，及胸中伏气攻胃咽〔二〕。苏颂

【附录】天寿根图经〔颂曰〕出台州，每岁土贡。其性凉，治胸膈烦热，土人常用有效。

钓藤别录下品

〔校正〕自木部移入此。

【释名】〔弘景曰〕出建平。亦作吊藤。疗小儿，不入余方。〔时珍曰〕其刺曲如钓钩，故名。或作吊，从简耳。

【集解】〔恭曰〕钓藤出梁州。叶细长，其茎间有刺，若钓钩。〔颂曰〕今秦中兴元府有之。三月采。〔宗奭曰〕湖南、湖北、江南、江西山中皆有之。藤长八九尺或一二丈，大如拇〔三〕指，其中空。小人用致酒瓮中，盗取酒，以气吸之，涓涓不断。〔时珍曰〕状如葡萄藤而有钩，紫色。古方多用皮，后世多用钩，取其力锐尔。

【气味】甘，微寒，无毒。〔保昇曰〕苦。〔权曰〕甘，平。〔时珍曰〕初微甘，后微苦，平。

【主治】小儿寒热，十二惊痫。别录 小儿惊啼，瘛疭热拥，客忤胎风。甄〔四〕权 大人

〔一〕斡：原作「幹」，形近而误，今从张本改。
〔二〕咽：大观、政和本草卷八通草条此下俱有「不散」。
〔三〕拇：原作「莓」，今从张本改。「大如拇指」四字，政和本草卷十四及本草衍义卷十五钓藤条俱无，当是濒湖所加。
〔四〕甄：原缺，今据大观、政和本草卷十四钓藤条补。

头旋目眩，平肝风，除心热，小儿内钓腹痛，发斑疹。时珍

【发明】〔时珍曰〕钓藤，手足厥阴药也。足厥阴主风，手厥阴主火。惊痫眩运，皆肝风相火之病。钓藤通心包于肝木，风静火息，则诸证自除。或云：入数寸于小麦中蒸熟，喂马易肥。

【附方】新三。**小儿惊热**钓藤一两，消石半两，甘草炙一分，为散。每服半钱，温水服，日三服。名延龄散。圣济录。**卒得痫疾**钓藤、甘草炙各二钱，水五合，煎二合。每服枣许，日五、夜三度。圣惠方。**斑疹不快**钓藤钩子、紫草茸等分，为末。每服一字或半钱，温酒服。钱氏方。

【附录】**倒挂藤**拾遗〔藏器曰〕味苦，无毒。主一切老血，及产后诸疾，结痛，血上欲死，煮汁服之。生深山，有逆刺如悬钩，倒挂于树，叶尖而长。

黄藤纲目

【集解】〔时珍曰〕黄藤生岭南，状若防己。俚人常服此藤，纵饮食有毒，亦自然不发。席辩〔一〕刺史云：甚有效。

【气味】**甘、苦，平，无毒。**

【主治】**饮食中毒，利小便，煮汁频服即解。**时珍

白兔藿本经上品

【释名】**白葛**本经〔二〕

【集解】〔别录曰〕生交州山谷。〔弘景曰〕此药解毒，莫之与敌，而人不复用，不闻识者。〔恭曰〕荆襄山谷

〔一〕辩：原作「辨」，今据本书卷十二及大观、政和本草卷六甘草条改，与肘后卷七合。下同。

〔二〕本经：原作「普」。按大观、政和本草卷七白兎藿条「一名白葛」俱作白字，认为本经文，因据改。御览九九一引吴氏本草曰：「一名白葛谷」。

大〔一〕有之。蔓生，山南人谓之白葛。苗似萝藦，叶圆厚，茎有白毛，与众草异，用藿疗毒有效。而交广又有白花藤，亦解毒，用根不用苗。〔保昇曰〕蔓生，叶圆若〔二〕莼。今襄州北、汝州南冈上有。五月、六月采苗，日干。

【气味】苦，平，无毒。

【主治】蛇虺蜂虿猘狗菜肉蛊毒，鬼疰。本经〔三〕风疰。诸大毒不可入口者，皆消除之。又去血，可末着痛上，立消〔四〕。毒入腹者，煮汁饮即解。别录〔五〕风邪热极，煮汁饮。捣末，傅诸毒妙。李珣

白花藤 唐本草

【集解】〔恭曰〕生岭南、交州、广州平泽。苗似野葛。叶似女贞，茎叶俱无毛而白花。其根似葛而骨柔，皮厚肉白，大疗毒，用根不用苗。〔保昇曰〕蔓生白花，叶有细毛，根似牡丹，骨柔皮白而厚，凌冬不雕。〔斅曰〕凡使勿用菜花藤，眞相似，只是味酸涩。白花藤味甘香〔六〕，采得去根细剉，阴干用。

【气味】苦，寒，无毒。

【主治】解诸药、菜、肉中毒。渍酒，主虚劳风热。唐本

【发明】〔时珍曰〕苏言用根，雷言用苗，都可用尔。按葛洪肘后方云：席辩刺史在岭南日久，言俚人皆因饮食入毒，多不即觉，渐不能食，或心中渐胀，先寒似瘴。急含白银，一宿变色者即是也。银青是蓝药，银黄赤是菌药。菌音混，

〔一〕大：原作「今」，今据大观、政和本草卷七白兎藿条改。
〔二〕若：原作「者」，据改同上。
〔三〕本经：原无。按以上十二字，大观、政和本草卷七白兎藿条俱作白字，认为本经文，因据补。
〔四〕消：原作「清」，今据大观、政和本草卷七及千金翼卷二白兎藿条改。
〔五〕别录：原作「本经」。按以上三十三字，大观、政和本草卷七白兎藿条俱作墨字，认为别录文，因据改。
〔六〕香：原脱，今据大观、政和本草卷七白花藤条补。

草名也。但取白花藤四两，出嶲州者为上，不得取近野葛生者，洗切，同干蓝实四两，水七升，煮取半，空腹顿服。少闷勿怪，其毒即解。

白英本经上品

〔校正〕并入别录鬼目。

【释名】榖〔一〕菜本经〔二〕白草别录〔三〕白幕拾遗排风同上子名鬼目〔时珍曰〕白英谓其花色，榖菜象其叶文，排风言其功用，鬼目象其子形。别录有名未〔四〕用，复出鬼目，虽苗子不同，实一物也。故并之。

【集解】〔别录曰〕白英生益州山谷。春采叶，夏采茎，秋采花，冬采根。〔又曰〕鬼目一名来甘。实赤如五味，十月采。〔弘景曰〕鬼目俗人呼为白草子，是矣。又曰白英方药不复用。此有斛〔五〕菜，生水中，可蒸食，非是此类。有白草，作羹饮，甚疗劳，而不用根〔六〕花。益州乃有〔七〕苦菜，土人专食之，充健无病，疑或是此。〔恭曰〕白英，鬼目草也。蔓生，叶似王瓜，小长而五桠。实圆，若〔八〕龙葵子，生青，熟紫黑。东人谓之白草。陶云白草，似识之，而不的〔九〕辨。〔藏器曰〕白英，鬼目菜也。蔓生，三月延长。尔雅名苻〔十〕。郭璞云：似葛，叶有毛，子赤色如耳珰珠。若云子熟〔十一〕黑，误矣。江东夏月取其茎叶，煮粥食，极解热毒。〔时珍曰〕此俗名排风子是也。正月生苗，白色，可食。秋开小白花。子如

〔一〕榖：大观、政和本草卷六及千金翼卷二白英条俱作「榖」。古「榖」、「穀」通用。

〔二〕本经：原作「别录」。按大观、政和本草卷六白英条「一名谷菜」俱作白字，认为本经文。因据改。

〔三〕别录：原作「同上」。谓同上「别录」。今「别录」既改为「本经」，则此自应改为「别录」。大观、政和本草卷六白英条「一名白草」正作墨字，认为别录文。

〔四〕未：原作「采」。今据大观、政和本草卷三十有名未用草木类鬼目条改。

〔五〕斛：大观、政和本草卷六白英条俱作「蔛」。小注：「音斛」。

〔六〕生水中……不用根：此二十三字原脱，今据金陵本补，与大观、政和本草卷六白英条合。

〔七〕有：原作「自」，今据大观、政和本草卷六白英条改。

〔八〕若：原作「者」，据改同上。

〔九〕的：原作「力」，据改同上。

〔十〕苻：原作「荷」，今据大观、政和本草卷六白英条改，与尔雅释草合。

〔十一〕熟：原脱，今据大观、政和本草卷六白英条补，与上恭说合。

龙葵子，熟时紫赤色。吴志云：孙皓时有鬼目菜，缘枣树，长丈余，叶广四寸，厚三分，人皆异之。即此物也。又羊蹄草一名鬼目。岭南有木果亦名鬼目，叶似楮，子大如鸭子，七八月熟，黄色，味酸可食。皆与此同名异物也。

根苗 〔气味〕甘，寒，无毒。〔主治〕寒热八[一]疸，消渴，补中益气。久服轻身延年。本经 **叶**：作羹饮，甚疗劳。弘景 烦热，风疹丹毒，瘴疟寒热，小儿结热，煮汁饮之。藏器

鬼目子也。〔气味〕酸，平，无毒。〔主治〕明目。别录 〔附方〕新一。目赤头旋眼花面肿，风热上攻。用排风子焙、甘草炙、菊花焙各一两，为末。每服二錢，臥时溫水下。圣济录。

萝藦 唐本草

〔校正〕并入拾遗斫合子。

【释名】雚音贯 **芄兰**诗疏 **白环藤**拾遗 **实名雀瓢**陆玑 **斫合子**拾遗 **羊婆奶**纲目 **婆婆针线包**〔藏器曰〕汉高帝用子傅军士金疮，故名斫合子。〔时珍曰〕白环，即芄字之讹也。其实嫩时有浆，裂时如瓢，故有雀瓢、羊婆奶之称。其中一子有一条白绒，长二寸许，故俗呼婆婆针线包，又名婆婆针袋儿也。

【集解】〔弘景曰〕萝藦作藤生，摘之有白乳汁，人家多种之，叶厚而大，可生啖，亦蒸煮食之。谚云：去家千里，勿食萝藦、枸杞。言其补益精气，强盛阴道，与枸杞叶同也。〔恭曰〕按陆玑诗疏云：萝藦一名芄兰，幽州谓之雀瓢。然雀瓢是女青别名也。萝藦叶似女青，故亦名雀瓢。女青叶似萝藦，两叶相对。子似瓢形，大如枣许，故名雀瓢。根似白微。茎叶并臭。生平泽。别录云：叶嫩时似萝藦，圆端，大茎，实黑。〔藏器曰〕萝藦东人呼为白环，藤生篱落间，折之有白汁，一名雀瓢。其女青终非白环，二物相似，不能分别。〔又曰〕斫合子作藤生，蔓延篱落间。至秋霜[二]，子如柳絮。一名鸡肠，一名薰桑。〔时珍曰〕斫合子即萝藦子也。三月生苗，蔓延篱垣，极易繁衍。其根白软。其叶长而后大前尖。根与茎叶，断之皆有白乳如构汁。六七月开小长花，如铃状，紫白色。结实长二三寸，大如马兜铃，一头尖。其壳青软，中有白绒及浆。

〔一〕八：原作「入」，今据大观、政和本草卷六及千金翼卷二白英条改。

〔二〕霜：此下原有「合」，今据大观、政和本草卷八斫合子条删。

霜后枯裂则子飞，其子轻薄，亦如兜铃子。商人取其绒作坐褥代绵，云甚轻暖。诗云：芄兰之支，童子佩觿。芄兰之叶，童子佩韘。觿音畦，解结角锥也。此物实尖，垂于支间似之。韘音涉，张弓指彄也。此叶后弯似之。故以比兴也。一种茎叶及花皆似萝摩，但气臭根紫，结子圆大如豆，生青熟赤为异。此则苏恭所谓女青似萝摩，陈藏器所谓二物相似者也。苏恭言其根似白微，子似瓢形，则误矣。当从陈说。此乃藤生女青，与蛇衔根之女青，名同物异，宜互考之。

子叶同。

【气味】甘、辛，温，无毒。〔时珍曰〕甘、微辛。

【主治】虚劳，补益精气，强阴道。叶煮食，功同子。唐本 **捣子，傅金疮，生肤止血。捣叶，傅肿毒。**藏器 **取汁，傅丹毒赤肿，及蛇虫毒，即消。蜘蛛伤，频治不愈者，捣封二三度，能烂丝毒，即化作脓也。**时珍

【附方】新二。**补益虚损**极益房劳。用萝摩四〔一〕两。枸杞根皮、五味子、柏子仁、酸枣仁、干地黄各三两，为末。每服方寸匕，酒下，日三服。千金方。**损伤血出**痛不可忍。用篱上婆婆针袋儿，擂水服，渣罨疮口，立效。袖珍。

赤地利唐本草

〔**校正**〕并入拾遗五毒草。

【释名】赤薜荔纲目 **五毒草**拾遗 **五蕺**拾遗 **蛇罔**拾遗 **山荞麦**图经 〔时珍曰〕并未详。

【集解】〔恭曰〕所在山谷有之。蔓生，叶似萝摩。根皮赤黑，肉黄赤。二月、八月采根，日干。〔颂曰〕云〔二〕所在皆有，今惟华山有之。春夏生苗，作蔓绕草木上，茎赤。叶青，似荞麦叶。七月开白花，亦如荞麦。结子青色。根若菝葜，皮紫赤〔三〕，肉黄赤，八月采根，晒干收。〔藏器曰〕五毒草生江东平地。花叶并如荞麦。根紧硬似狗脊。亦名蛇罔，名同物异。〔时珍曰〕五毒草即赤地利，今并为一。

〔一〕四：千金卷二十第七作「六」。
〔二〕云：原脱，今据大观、政和本草卷十一赤地利条补。
〔三〕紫赤：大观、政和本草卷十一赤地利条俱作「黑」。

根【修治】〔敩曰〕凡采得细锉，用蓝叶并根，同入生绢袋盛之，蒸一伏时，去蓝晒用。

【气味】苦，平，无毒。〔藏器曰〕酸，平。伏丹砂。

【主治】赤白冷热诸痢，断血破血，带下赤白，生肌肉。唐本 主痈疽恶疮毒肿，赤白游疹，虫蚕蛇犬咬，并醋摩傅之，亦捣茎叶傅之。恐毒入腹，煮汁饮。藏器

【发明】〔时珍曰〕唐·张文仲备急方，治青赤黄白等痢，鹿茸丸方中用之。则其功长于凉血解毒，可知矣。

【附方】旧二。小儿热疮身面皆有，如火烧者。赤地利末，粉之。外台〔一〕。火疮灭瘢赤地利末，油调涂。圣惠。

紫葛唐本草

【集解】〔恭曰〕生〔二〕山谷中。苗似葡萄，长丈许。根紫色，大者径二三寸。〔保昇曰〕所在皆有，今出雍州。叶似蘡薁。其根皮肉俱紫色。三、八月采根皮，日干。〔大明曰〕紫葛有二种，此是藤生者。〔颂曰〕今惟江宁府及台州有〔三〕之。春生冬枯，似葡萄而紫色。

根皮【气味】甘、苦，寒，无毒。〔大明曰〕苦、滑，冷。烧灰，制消石。

【主治】痈肿恶疮，捣末醋和封之。苏〔四〕恭 主瘫缓挛急，并热毒风，通小肠。大明 生肌散血。时珍

【附方】旧二。产后烦渴血气上冲也。紫葛三两，水二升，煎一升，去滓呷之。金疮伤损生肌破血。用紫

〔一〕外台：原脱，今据大观、政和本草卷十一赤地利条附方补。
〔二〕生：原作「主」，今据大观、政和本草卷十一紫葛条改。
〔三〕有：原作「上」，据改同上。
〔四〕苏：原缺，今据大观、政和本草卷十一紫葛条补。

葛二两，顺流水三盏，煎一盏半，分三服。酒煎亦妙。并经验〔一〕方。

乌敛莓唐本草

【释名】五叶莓弘景　茏草保升〔二〕　拔尔雅　茏葛同　赤葛纲目　五爪龙同　赤泼藤〔时珍曰〕五叶如白敛，故曰乌敛，俗名五爪龙。江东呼龙尾，亦曰虎葛。曰龙、曰葛，并取蔓形。赤泼与赤葛及拔音相近。

【集解】〔弘景曰〕五叶莓生篱墙〔三〕间，作藤。捣根傅痈疖有效。〔恭曰〕蔓生平泽，叶似白歛，四月、五月采之。〔保昇曰〕茎端五叶，开花青白色，所在有之，夏采苗用。〔时珍曰〕塍堑间甚多。其藤柔而有棱，一枝一须，凡五叶。叶长而光，有疏齿，面青背淡。七八月结苞成簇，青白色。花大如粟，黄色四出。结实大如龙葵子，生青熟紫，内有细子。其根白色，大者如指，长一二尺，捣之多涎滑。傅滋医学集成谓即紫葛，杨起简便方谓即老鸦眼睛草，斗门方谓即何首乌，并误矣。

【气味】酸、苦，寒，无毒。

【主治】痈疖疮肿虫咬，捣根傅之。弘景　风毒热肿游丹，捣傅并饮汁。恭　凉血解毒，利小便。根擂酒服，消疖肿，神效。时珍

【附方】新五。**小便尿血**五叶藤阴干为末。每服二钱，白汤下。卫生易简方。**喉痹肿痛**五爪龙草、车前草、马兰菊各一握，捣汁，徐咽。祖传方也。医学正传。**项下热肿**俗名虾蟆瘟。五叶藤捣，傅之。丹溪纂要。**一切肿毒**发背乳痈，便毒恶疮，初起者。并用五叶藤或根一握，生姜一块，捣烂，入好酒一碗绞汁。热服取汗，以渣傅之，即散。一用大蒜代姜，亦可。寿域神方。**跌扑损伤**五爪龙捣汁，和童尿、热酒服之，取汗。简便方。

〔一〕验：证类本草卷十一紫葛条附方，大观本作「验」，政和本作「效」。宋志载陈氏经验方五卷及陈汴经效方一卷，二书俱佚，无从查对。

〔二〕保升：原作「同」，谓同上弘景。今据大观、政和本草卷十一乌蔹莓条改。

〔三〕墙：原作「援」，今据大观、政和本草卷十一乌蔹莓条改。

葎草唐本草

〔校正〕并入有名未用勒草。

【释名】勒草别录　葛勒蔓蜀图经　来莓草别本〔时珍曰〕此草茎有细刺，善勒人肤，故名勒草。讹为葎草，又讹为来莓，皆方音也。别录勒草即此，今并为一。

【集解】〔恭曰〕葎草生故墟道旁。叶似蓖麻而小且薄，蔓生，有细刺。亦名葛葎蔓。古方亦时用之。〔保昇曰〕野处多有之。叶似大麻，花黄白色，子若大麻子。俗名葛勒蔓。夏采茎叶，曝干用。〔别录曰〕勒草生山谷，如栝楼。〔时珍曰〕二月生苗，茎有细刺。叶对节生，一叶五尖，微似蓖麻而有细齿。八九月开细紫花成簇。结子状如黄麻子。

【气味】甘、苦，寒，无毒。

【主治】勒草：主瘀血，止精溢〔一〕盛气。别录　葎草：主五淋，利小便，止水痢，除疟虚热渴。煮汁或生捣汁服。恭　生汁一合服，治伤寒汗后虚热。宗奭　疗膏淋，久痢，疥癞。颂　润三焦，消五谷，益五脏，除九虫，辟温疫，傅蛇蝎伤。时珍

【附方】旧三，新六。**小便石淋**　葛葎掘出根，挽断，以杯于坎中承取汁。服一升，石当出。不出更服。范汪方。**小便膏淋**　葎草，捣生汁三升，酢二合，合和顿服，当尿下白汁。**尿血淋沥**　同上。**产妇汗血**　污衣赤色。方同上。**久痢成疳**　葛勒蔓末，以管吹入肛门中，不过数次，如神。**新久疟疾**　用葛葎草一握，一名勒蔓，去两头，秋冬用干者，恒山末等分，以淡浆水二大盏，浸药，星月下露一宿，五更煎一盏，分二服。当吐痰愈。**遍体癞疮**　葎草一担，以水二石，煮取一石，渍之。不过三作愈。并韦宙独行方。**乌癞风疮**　葛葎草三〔二〕秤切洗，益母草一秤切，以水二石五斗，煮取一石五斗，去滓入瓮中，浸浴一时方出，坐密室中，又暖汤浴一时，乃出，暖卧取汗，勿令〔三〕见风。明日又浴。

〔一〕溢：原作「益」，今据大观、政和本草卷三十及千金翼卷四勒草条改。
〔二〕三：圣济总录卷十八葛律草浴方作「二」。
〔三〕令：原作「冷」，今据圣济总录卷十八葛律草浴方改。

如浴时瘙痒不可忍，切勿搔动，少顷渐定。后隔三日一作，以愈为度。圣济录。

羊桃本经下品

【释名】鬼桃本经**羊肠**同**苌楚**尔雅**铫芅**音姚弋。或作御弋。**细子**拌未详。

【集解】〔别录曰〕羊桃生山林川谷及田野。二月采，阴干。〔弘景曰〕山野多有。甚〔一〕似家桃，又非山桃。花甚赤。子小细而苦，不堪食。诗云，隰有苌楚，即此。方药不复用。〔保昇曰〕生平泽中，处处有之。苗长而弱，不能为树。叶花皆似桃，子细如枣核，今人呼为细子，其根似牡丹。郭璞云：羊桃叶似桃，其花白色，子如小麦，亦似桃形。陆玑诗疏云：叶长而狭，花紫赤色。其枝茎弱，过一尺引蔓于草上。今人以为汲灌，重而善没，不如杨柳也。近下根，刀切其皮，着热灰中脱之，可韬笔管也。〔时珍曰〕羊桃茎大如指，似树而弱如蔓，春长嫩条柔软。叶大如掌，上绿下白，有毛，状似苎麻而团。其条浸水有涎滑。

茎根　【气味】苦，寒，有毒。〔藏器曰〕甘，无毒。

【主治】熛热，身暴赤色，除小儿热，风水积聚，恶疡。本经**去五脏五水，大腹，利小便，益气，可作浴汤。**别录**煮汁，洗风痒及诸疮肿，极效。**恭**根：浸酒服，治风热羸老。**藏器

【附方】旧一，新三。

伤寒变䘌〔二〕四肢烦疼，不食多睡。羊桃十斤捣熟，浸热汤三斗，日正午时。入坐一炊久。不过三次愈。千金。

伤寒毒攻手足肿痛。羊桃煮汁，入少盐豉〔三〕渍之。肘后。

水气鼓胀大小便涩。羊桃根、桑白皮、木通、大戟炒各半斤剉，水一〔四〕斗，煮五升，熬如稀饧。每空心茶服一匙。二便利，食粥补之。圣惠方。

蜘蛛咬毒羊桃叶捣，傅之，立愈。备急方。

〔一〕甚：原作「胜」，今据大观、政和本草卷十一羊桃条改。
〔二〕䘌：原作「慝」，今据千金卷十八第七改。
〔三〕豉：原脱，今据大观、政和本草卷十一羊桃条附方补，与肘后卷二第十三合。
〔四〕一：圣惠方卷五十四作「二」。

络石本经上品

【释名】石鲮本经〔一〕 吴普作鲮石。石龙藤别录 悬石同 耐冬恭 云花〔二〕普 云英普 云丹普 石血恭 云珠普〔三〕 别录又名略石、领石、明石、石磋。〔恭曰〕俗名耐冬。以其包络石木而生，故名络石。山南人谓之石血，疗产后血结，大良也。

【集解】〔别录曰〕络石生太山川谷，或石山之阴，或高山岩石上，或生人间。五月采。〔弘景曰〕不识此药，方法无用者。或云是石类，既生人间，则非石，犹如石斛等〔四〕系石为名耳。〔恭曰〕此物生阴湿处，冬夏常青，实黑而圆，其茎蔓延绕树石侧。若在石间者，叶细厚而圆短；绕树生者，叶大而薄。人家亦种之为饰。〔保昇曰〕所在有之，生木石间，凌冬不雕，叶似细橘叶。茎节着处，即生根须，包络石旁。花白子黑。六月、七月采茎叶，日干。〔藏器曰〕在石者良，在木者随木性有功，与薜荔相似。更有石血、地锦等十余种藤，并是其类。大略皆主风血，暖腰脚，变白不老。苏恭言石血即络石，殊误矣。络石叶圆正青。石血叶尖，一头赤色。〔时珍曰〕络石贴石而生。其蔓折之有白汁。其叶小于指头，厚实木强，面青背淡，涩而不光。有尖叶、圆叶二种，功用相同，盖一物也。苏恭所说不误，但欠详耳。

茎叶

【修治】〔雷曰〕凡采得，用粗布揩去毛了〔五〕，以熟甘草水浸一伏时，切晒用。

【气味】苦，温，无毒。〔别录曰〕微寒。〔普曰〕神农：苦，小温。雷公：苦，平〔六〕，无毒。扁鹊、桐君：甘，无毒。〔当之曰〕大寒。药中君也。采无时。〔时珍曰〕味甘、微酸，不苦。〔之才曰〕杜仲、牡丹为之使。恶铁落。畏贝母、菖蒲。杀殷蘖毒。

〔一〕本经：原脱，大观、政和本草卷七络石条「一名石鲮」作白字，认为本经文，因据补。
〔二〕花：御览九九三落石条引吴氏本草作「华」。
〔三〕普：原脱，今据御览九九三落石条引吴氏本草补。
〔四〕等：原脱，今据大观、政和本草卷七络石条补。
〔五〕了：原作「子」，今据大观、政和本草卷七络石条改。
〔六〕平：御览九九三落石条引吴氏本草无。

【主治】风热死肌痈伤，口干舌焦，痈肿不消，喉舌肿闭〔一〕，水浆不下。本经 大惊入腹，除邪气，养肾，主腰髋痛，坚筋骨，利关节。久服轻身明目，润泽好颜色，不老延年〔二〕。通神。别录 主一切风，变白宜老。藏器 蝮蛇疮毒，心闷，服汁并洗之。刀斧伤疮，傅之立瘥。恭

【发明】〔时珍曰〕络石性质耐久，气味平和。神农列之上品，李当之称为药中之君。其功主筋骨关节风热痈肿，变白耐老。即医家鲜知用者，岂以其近贱而忽之耶？服之当浸酒耳。仁存堂方云：小便白浊，缘心肾不济，或由酒色，遂至已甚，谓之上淫。盖有虚热而肾不足，故土邪干水。史载之言夏则土燥水浊，冬则土坚水清，即此理也。医者往往峻补，其疾反甚。惟服博金散，则水火既济，源洁而流清矣。用络石、人参、茯苓各二两，龙骨煅一两，为末。每服二錢，空心米饮下，日二服。

【附方】旧一〔三〕，新二。

小便白浊方见上。

喉痹肿塞喘息不通，须臾欲绝，神验。方：用络石草一〔四〕两，水一升〔五〕，煎一大盏。细细呷之，少顷即通。外台秘要。

痈疽焮痛止痛。灵宝散：用鬼系腰，生竹篱阴湿石岸间，络石而生者好，络木者无用。其藤柔细，两叶相对，形生三角。用茎叶一两，洗晒，勿见火，皂荚刺一两，新瓦炒黄，甘草节半两，大瓜蒌一个，取仁炒香，乳香、没药各三錢。每服二錢，水一盏，酒半盏，慢火煎至一盏，温服。外科精要。

木莲 拾遗

【释名】薜荔拾遗 木馒头纲目 鬼馒头 〔时珍曰〕木莲、馒头，象其实形也。薜荔音壁利，未详。山海经作草荔。

〔一〕闭：大观、政和本草卷七及千金翼卷二络石条俱作「不通」。大观、政和「不通」作墨字，认为别录文。濒湖易「不通」为「闭」，加入本经文中。

〔二〕久服……延年：此十五字大观、政和本草卷七络石条俱作白字，认为本经文。

〔三〕一：原作「二」，今按下旧附方数改。

〔四〕一：大观、政和本草卷七络石条附方俱作「二」，与外台卷二十三引近效方合。

〔五〕升：大观、政和本草卷七络石条附方此下俱有「半」字，与外台卷二十三引近效方合。

【集解】〔藏器曰〕薜荔夤缘树木，三五十年渐大，枝叶繁茂。叶圆〔一〕，长二三寸，厚若石韦。生子似莲房，打破有白汁，停久如漆。中有细子，一〔二〕年一熟。子亦入药，采无时。〔颂曰〕薜荔、络石极相类，茎叶粗大如藤状。木莲更大于络石，其实若莲房。〔时珍曰〕木莲延树木垣墙而生，四时不雕，厚叶坚强，大于络石。不花而实，实大如杯，微似莲蓬而稍长，正如无花果之生者。六七月，实内空而红。八月后，则满腹细子，大如稗子，一子一须。其味微涩，其壳虚轻，乌鸟童儿皆食之。

叶 **〔气味〕酸，平，无毒。〔主治〕背痈，干末服之，下利即愈。**颂 **主风血，暖腰脚，变白不衰。**藏〔三〕器 **治血淋痛涩。藤叶一握，甘草炙一分，日煎服之。**时珍

〔发明〕〔艾晟〔四〕曰〕图经言薜荔治背疮。近见宜兴县一老举人，年七十余，患发背。村中无医药，急取薜荔叶烂研绞汁，和蜜饮数升，以滓傅之，后用他药傅贴遂愈。其功实在薜荔，乃知图经之言不妄。

藤汁 **〔主治〕白癜风，疬疡风，恶疮疥癣，涂之。**大明

木莲 **〔气味〕甘，平，涩，无毒。**〔时珍曰〕岭南人言：食之发瘴。**〔主治〕壮阳道，尤胜。**颂 **固精消肿，散毒止血，下乳，治久痢肠痔，心痛阴癞。**时珍 **〔附方〕**新八。**惊悸遗精**木馒头炒、白牵牛等分，为末。每服二钱，用米饮调下。乾坤秘韫。**阴癀囊肿**木莲即木馒头，烧研，酒服二钱。又方：木馒头子、小茴香等分，为末。每空心酒服二钱，取效。集简。**酒痢肠风**黑散子：治风入脏，或食毒积热，大便鲜血，疼痛肛出，或久患酒痢。木馒头烧存性、棕榈皮烧存性、乌梅去核、粉草炙等分，为末。每服二钱，水一盏，煎服。惠民和剂局方。**肠风下血**大便更涩。木馒头烧、枳壳炒等分，为末。每服二钱，槐花酒下。杨倓家藏

〔一〕圆：原脱，今据大观、政和本草卷七络石条补。
〔二〕一：政和本草同。大观本草卷七络石条作「二」，似误。
〔三〕藏：原脱，今据大观、政和本草卷七络石条补。
〔四〕艾晟：原作「慎微」，今据大观、政和本草卷七络石条附方改。

方。**大肠脱下**木馒头连皮子切炒、茯苓、猪苓等分，为末。每服二錢，米饮下。亦治梦遗，名锁〔一〕阳丹。普济方。**一切痈疽**初起，不问发于何处。用木莲四十九个，揩去毛，研细，酒解开，温服。功与忍冬草相上下。陈自明外科精要。**乳汁不通**木莲二个，猪前蹄一个，烂煮食之，并饮汁尽，一日即通。无子妇人食之，亦有乳也。集简方。

【附录】地锦拾遗。〔藏器曰〕味甘，温，无毒。主破老血，产后血结，妇人瘦损，不能饮食，腹中有块，淋沥不尽，赤白带下，天行心闷。并煎服之，亦浸酒。生淮南林下，叶如鸭掌，藤蔓着地，节处有根，亦缘树石，冬月不死。山人产后用之。一名地噤。〔时珍曰〕别有地锦草，与此不同，见草之六。

扶芳藤拾遗

【释名】滂藤

【集解】〔藏器曰〕生吴郡。藤苗小时如络石，蔓延树木。山人取枫树上者用，亦如桑上寄生之意。忌采冢墓间者。隋朝稠禅师作青饮进炀帝止渴者，即此。

茎叶　【气味】苦，小温，无毒。

【主治】一切血，一切气，一切冷，大主风血腰脚，去百病。久服延年，变白不老。锉细，浸酒饮。藏器

常春藤拾遗

【释名】土鼓藤拾遗**龙鳞薜荔**日华。〔藏器曰〕小儿取其藤，于地打作鼓声，故名土鼓。李邕改为常春藤。

【集解】〔藏器曰〕生林薄间，作蔓绕草木上。其叶头尖。结子正圆，熟时如珠，碧色。

〔一〕锁：原作「销」，今据普济方卷三十三茯苓散一名锁阳丹改。

【气味】茎叶：苦。子：甘，温，无毒。

【主治】风血羸老，腹内诸冷血闭，强腰脚，变白。煮服、浸酒皆宜。藏器 凡一切痈疽肿毒初起，取茎叶一握，研汁和酒温服，利下恶物，去其根本。时珍 外科精要。

【附方】新二。丁疮黑凹用发绳〔一〕扎住。将尖叶薜荔捣汁，和蜜一盏服之。外以葱、蜜捣傅四围。圣惠方。衄血不止龙鳞薜荔研水饮之。圣济录。

千岁藟别录上品

〔校正〕并入有名未用别录藟根。

【释名】藟芜别录 苣瓜〔二〕拾遗 〔藏器曰〕此藤冬只凋叶，大者盘薄，故曰千岁藟。

【集解】〔别录曰〕千岁藟生太山川〔三〕谷。〔弘景曰〕藤生如葡萄，叶似鬼桃，蔓延木上，汁白。今俗人方药都不识用，仙经数处须之。〔藏器曰〕蔓似葛，叶下白，其子赤，条中有白汁。陆玑草木疏云：一名苣瓜〔二〕。连蔓而生，蔓白，子赤可食，酢而不美。幽州人谓之推藟。毛诗云葛藟，注云似葛之草。苏恭谓为蘡薁，深是妄言。〔颂曰〕处处有之。藤生，蔓延木上，叶如葡萄而小。四月摘其茎，汁白而味甘。五月开花。七月结实。八月采子，青黑微赤。冬惟雕叶。春夏间取汁用。陶、陈二氏所说得之。〔宗奭曰〕唐开元末，访隐民姜抚，年几百岁。召至集贤院，言服常春藤使白发还黑，长生可致。藤生太湖、终南。帝遣使多取，以赐老臣。诏天下使自求之。擢抚银青光禄大夫，号冲和先生。又言终南山有旱藕，饵之延年，状类葛粉。帝取之作汤饼，赐大臣。右骁骑将军甘守诚云：常春藤乃千岁藟也。旱藕乃牡蒙也。方家久不用，故抚易名以神之。民以酒渍藤饮之，多暴死，乃止。抚内惭，乃请求药牢山，遂逃去。今书此以备世疑。〔时珍曰〕按千岁藟，原无常春之名。惟陈藏器本草土鼓藤下言李邕名为常春藤，浸酒服，羸老变白。则抚所用乃土鼓藤也。其叶与千岁藟不同，或名同耳。

〔一〕绳：原作「缊」，字书无。今据金陵本改。
〔二〕瓜：陆玑草木鸟兽虫鱼疏作「苽」。
〔三〕川：原作「山」，今据大观、政和本草卷七及千金翼卷二千岁藟条改。

【正误】见果部蘡薁下。

【气味】甘，平，无毒。

【主治】补五脏，益气，续筋骨，长肌肉，去诸痹。久服，轻身不饥耐老，通神明。别录

蘽根　〔主治〕缓筋，令不痛。别录

忍冬 别录上品

【释名】金银藤纲目　鸳鸯藤纲目　鹭鸶藤纲目　老翁须纲目　左缠藤纲目　金钗股纲目　通灵草土宿　蜜桶藤〔弘景曰〕处处有之。藤生，凌冬不雕，故名忍冬。〔时珍曰〕其花长瓣垂须，黄白相半，而藤左缠，故有金银、鸳鸯以下诸名。金钗股，贵其功也。土宿真君云：蜜桶藤，阴草也。取汁能伏硫制汞，故有通灵之称。

【集解】〔别录曰〕忍冬，十二月采，阴干。〔恭曰〕藤生，绕覆草木上。茎苗紫赤色，宿蔓有薄皮膜之，其嫩蔓有毛。叶似胡豆，亦上下有毛。花白蕊紫。今人或以络石当之，非矣。〔时珍曰〕忍冬在处有之。附树延蔓，茎微紫色，对节生叶。叶似薜荔而青，有涩毛。三四月开花，长寸许，一蒂两花二瓣，一大一小，如半边状，长蕊。花初开者，蕊瓣俱色白；经二三日，则色变黄。新旧相参，黄白相映，故呼金银花，气甚芬芳。四月采花，阴干；藤叶不拘时采，阴干。

【气味】甘，温，无毒。〔权曰〕辛。〔藏器曰〕小寒。云温者，非也。

【主治】寒热身肿。久服轻身长年益寿。别录　治腹胀满，能止气下澼。甄权　热毒血痢水痢，浓煎服。藏器　治飞尸遁尸，风尸沉尸，尸注鬼击，一切风湿气，及诸肿毒，痈疽疥癣，杨梅诸恶疮，散热解毒。时珍

【发明】〔弘景曰〕忍冬，煮汁酿酒饮，补虚疗风。此既长年益寿，可常采服，而仙经少用。凡易得之草，人多不

背为之，更求难得者，贵远贱近，庸人之情也。〔时珍曰〕忍冬，茎叶及花，功用皆同。昔人称其治风除胀，解痢逐尸为要药，而后世不复知用；后世称其消肿散毒治疮为要药，而昔人并未言及。乃知古今之理，万变不同，未可一辙论也。按陈自明外科精要云：忍冬酒，治痈疽发背，初发便当服此，其效甚奇，胜于红内消。洪内翰迈、沈内翰括诸方，所载甚详。如疡医丹阳僧、江西僧鉴清、金陵王琪、王尉子骏、海州刘秀才纯臣等，所载疗痈疽发背经效奇方，皆是此物。故张相公云，谁知至贱之中，乃有殊常之效，正此类也。

【附方】旧一，新十七。**忍冬酒** 治痈疽发背，不问发在何处，发眉发颐，或头或项，或背或腰，或胁或乳，或手足，皆有奇效。乡落之间，僻陋之所，贫乏之中，药材难得，但虔心服之，俟其疽破，仍以神异膏贴之，其效甚妙。用忍冬藤生取一把，以叶入砂盆研烂，入生饼子酒少许，稀稠得所，涂于四围，中留一口泄气。其藤只用五两，木槌槌损，不可犯铁，大甘草节生用一两，同入沙瓶内，以水二碗，文武火慢煎至一碗，入无灰好酒一大碗，再煎十数沸，去滓分为三服，一日一夜吃尽。病势重者，一日二剂。服至大小肠通利，则药力到。沈内翰云：如无生者，只用干者，然力终不及生者效速。陈自明外科精要。**忍冬圆** 治消渴愈后，预防发痈疽，先宜服此。用忍冬草根茎花叶皆可，不拘多少，入瓶内，以无灰好酒浸，以糠火煨一宿，取出晒干，入甘草少许，碾为细末，以浸药酒打面糊，丸梧子大。每服五十丸至百丸，湯酒任下。此药不特治痈疽，大能止渴。外科精要。**五痔诸瘘** 方同上。**一切肿毒** 不问已溃未溃，或初起发热。用金银花俗名甜藤，采花连茎叶自然汁半碗，煎八分，服之，以滓傅上。败毒托里，散气和血，其功独胜。万表积善堂方。**丁疮便毒** 方同上。**喉痹乳蛾** 方同上。**敷肿拔毒** 金银藤大者烧存性、叶焙干为末各三錢，大黄焙为末四錢。凡肿毒初发，以水酒调搽四围，留心泄气。杨诚经验方。**痈疽托里** 治痈疽发背，肠痈奶痈，无名肿毒，焮痛寒热〔一〕，状类伤寒，不问老幼虚实服之，未成者内消，已成者即溃。忍冬叶、黄芪各五两，当归一两〔二〕，甘草八錢〔三〕，为细末。每服二錢，酒一盏半，煎一盏，随病上下服，日再服，以渣傅之。和剂局方。**恶疮不愈** 左缠藤一把捣烂，入雄黄五分，水二升，瓦罐煎之。以纸封七重，穿一孔，待气出，以疮对孔熏之三时久，大出黄水后，用生肌药取效。选奇方。**轻粉毒痈** 方同上。

〔一〕寒热：原作「实热」。局方卷八神效托里散作「憎寒壮热」，因据改。
〔二〕一两：局方卷八神效托里散此下有「二钱」。
〔三〕钱：局方卷八神效托里散作「两」，似当以「钱」为正。

疮久成漏忍冬草浸酒，日日常饮之。戴原礼要诀。**热毒血痢**忍冬藤浓煎饮。圣惠方。**五种尸注**飞尸者，游走皮肤，洞穿脏腑，每发刺痛，变动不常也。遁尸者，附骨入肉，攻凿血脉，每发不可见死尸，闻哀哭便作也。风尸者，淫跃四末，不知痛之所在，每发恍惚，得风雪便作也。沉尸者，缠结脏腑，冲引心胁，每发绞切，遇寒冷便作也。尸注者，举身沉重，精神错杂，常觉昏废，每节气至则大作也。并是身中尸鬼，引接外邪。宜用忍冬茎叶銼数斛，煮取浓汁煎稠。每服鸡子大许，温酒化下，一日二三服。肘后方。**鬼击身青**作痛。用金银花一两，水煎饮之。李楼怪病奇方。**脚气作痛**筋骨引痛。鹭鸶藤即金银花为末。每服二錢，热酒调下。卫生易简方。**中野菌毒**急采鸳鸯藤啖之，即今忍冬草也。洪迈夷坚志。**口舌生疮**赤梗蜜桶藤、高脚地铜盘、马蹄香等分，以酒捣汁，鸡毛刷上，取涎出即愈。普济方。**忍冬膏**治诸般肿痛，金刃伤疮恶疮。用金银藤四两，吸铁石三錢，香油一斤，熬枯去滓，入黄丹八两，待熬至滴水不散，如常摊用。乾坤秘韫。

甘藤 宋嘉祐

〔校正〕自木部移入此。

【释名】甘藤嘉祐**感藤**〔时珍曰〕甘、感音相近也。又有甜藤、甘露藤，皆此类，并附之。忍冬一名甜藤，与此不同。

【集解】〔藏器曰〕生江南山谷。其藤大如鸡卵，状如木防己。斫断吹之，气出一头。其汁甘美如蜜。

汁　【气味】甘，平，无毒。

【主治】调中益气，通血气，解诸热，止渴。藏器　**除烦闷，利五脏，治肾钓气。其叶研傅蛇虫咬。**大明　**解热痢及膝肿。**时珍

【附录】甘露藤嘉祐。〔藏器曰〕生岭南。藤蔓如箸。人服之得肥，一名肥藤。味甘，温，无毒。主风血气诸病。久服，调中温补，令人肥健，好颜色。〔大明曰〕止消渴，润五脏，除腹内诸冷。**甜藤**拾遗。〔藏器曰〕生江南山林下。蔓如葛。味甘，寒，无毒。主去〔一〕热烦解毒，调中气，令人肥健。捣汁和米粉，作糗饵食，甜美，止泄。又治剥马血

毒入肉，及狂犬牛马热黄。傅蛇咬疮。又有小叶尖长，气辛臭者，捣傅小儿腹，除痞满〔二〕闪癖。

含水藤 海药

〔校正〕自木部移入此。并入拾遗大瓠藤。

【释名】大瓠藤

【集解】〔珣曰〕按刘欣期交州记云：含水藤生岭南及诸〔三〕海边山谷。状若葛，叶似枸杞。多在路旁，行人乏水处便吃此藤，故以为名。〔藏器曰〕越南、朱厓、儋耳无水处，皆种大瓠藤，取汁用之。藤状如瓠，断之水出，饮之清美。〔时珍曰〕顾微广州记云：水藤去地一丈，断之更生，根至地水不绝。山行口渴，断取汁饮之。陈氏所谓大瓠藤，盖即此物也。

藤中水【气味】甘，平，无毒。〔藏器曰〕寒。

【主治】解烦渴心燥，瘴疠丹石发动，亦宜服之。李珣 止渴，润五脏，去湿〔四〕痹，天行时气，利小便。其叶捣，傅中水烂疮皮皲。藏器 治人体有损痛，沐发令长。时珍 广州记。

【附录】**鼠藤** 拾遗。〔珣曰〕顾微广州记云：鼠爱食此藤，故名。其咬处人取为药。〔藏器曰〕生南海海畔山谷。作藤绕树，茎叶滑净似枸杞，花白，有节心虚，苗头有毛。彼人食之如甘蔗。味甘，温，无毒。主丈夫五劳七伤，阴痿，益阳道，小便数白，腰脚痛冷，除风气，壮筋骨，补衰老，好颜色。浓煮服之，取微汗。亦浸酒服。性温，稍令人闷，无苦也。

天仙藤 宋图经

【集解】〔颂曰〕生江淮及浙东山中。春生苗蔓，延〔五〕作藤。叶似葛叶，圆而小，有白毛，四时不凋。根有须。夏

〔一〕去：原脱，今据大观、政和本草卷六甜藤条补。
〔二〕除痞满：原作「中」，今据大观、政和本草卷六甜藤条改。
〔三〕诸：原作「北」，今据大观、政和本草卷十二含水藤中水条改。
〔四〕湿：政和本草同，大观本草卷十二含水藤中水条作「溼」。
〔五〕延：原脱，今据政和本草卷三十天仙藤条(大观本草无此条)补。

月采取根苗。南人多用之。

【气味】苦，温，无〔一〕毒。

【主治】解风劳。同麻黄，治伤寒，发汗。同大黄，堕胎气。苏颂　流气活血，治心腹痛。时珍

【附方】新六。**疝气作痛**天仙藤一两，好酒一碗，煮至半碗，服之神效。孙天仁集效方。**痰注臂痛**天仙藤、白术、羌活、白芷梢各三錢，片子姜黄六錢，半夏制五錢。每服五錢，姜五片，水煎服。仍间服千金五套丸。杨仁斋直指方。**妊娠水肿**始自两足，渐至喘闷，似水，足趾出水，谓之子气。乃妇人素有风气，或冲任有血风，不可作水〔二〕妄投湯药，宜天仙藤散主之。天仙藤洗微炒、香附子炒、陈皮、甘草、乌药等分，为末。每服三錢，水一大盏，姜三片，木瓜三片，紫苏三叶，煎至七分，空心服，一日三服。小便利，气脉通，肿渐消，不须多服。此乃淮南名医陈景初祕方也，得于李伯时家。陈自明妇人良方。**产后腹痛**儿枕痛。天仙藤五两，炒焦为末。每服二錢〔三〕，炒生姜汁〔四〕、童子小便和细酒调服。经验妇人方。**一切血气**腹痛。即上方，用溫酒调服。**肺热鼻齇**桐油入黄连末，用天仙藤烧热油傅之。摘玄方。

紫金藤宋图经

【释名】山甘草

【集解】〔颂曰〕生福州山中。春初单生叶青色，至冬凋落。其藤似枯条，采皮晒干。

【气味】缺

〔一〕无：政和本草卷三十天仙藤条作「微」。

〔二〕作水：妇人良方卷十五第八天仙藤散无，当是濒湖所加。

〔三〕二钱：原脱，今据妇人良方卷二十第七天仙藤散补。

〔四〕汁：妇人良方卷二十第七天仙藤散无。

【主治】丈夫肾气。苏颂 消损伤淤血。捣傅恶疮肿毒。时珍

【附方】新二。紫金藤丸 补肾脏，暖丹田，兴阳道，减小便，填精髓，驻颜色，润肌肉，治元气虚惫〔一〕，面目黧黑，口干舌涩，梦想虚惊，耳鸣目泪，腰胯沉重，百节酸疼，项筋紧急，背胛〔二〕劳倦，阴汗盗汗，及妇人子宫久冷，月水不调，或多或少，赤白带下，并宜服之。用紫金藤十六两〔三〕，巴戟天去心三两，吴茱萸、高良姜、肉桂、青盐各二两〔四〕，为末，酒糊丸梧子大。每温酒下二十丸，日三服。和剂方。死胎不下 紫金藤、葵根各七錢，土牛膝三两，土当归四錢，肉桂二錢，麝香三分，为末，米糊丸梧子大，朱砂为衣。每服五十丸，乳香湯下，极验。葛静观方。

南藤 宋开宝

〔校正〕自木部移入此。并入有名未用别录丁公寄、图经石南藤。

【释名】石南藤 图经 丁公藤 开宝 丁公寄 别录 丁父 别录 风藤〔志曰〕生依南树，故号南藤。〔藏器曰〕丁公寄，即丁公藤也。始因丁公用有效，因以得名。

【集解】〔别录曰〕丁公寄生石间，蔓延木上。叶细，大枝赤茎，母大如碛黄有汁。七月七日采。〔颂曰〕南藤，即丁公藤也。生南山山谷，今泉州、荣州有之。生依南木，茎如马鞭，有节紫褐色，叶如杏叶而尖。采无时。又曰：天台石南藤，四时不凋。土人采叶，治腰痛。〔时珍曰〕今江南、湖南诸大山有之。细藤圆腻，紫绿色，一节一叶。叶深绿色，似杏叶而微短厚。其茎贴树处，有小紫瘤疣，中有小孔。四时不凋，茎叶皆臭而极辣。白花蛇食其叶。

【气味】辛，温，无毒。〔别录曰〕甘。

【主治】金疮痛。延年。别录 主风血，补衰老，起阳，强腰脚，除痹，变白，逐冷气，排风邪。煮汁服，冬月浸酒服。藏器 煮汁服，治上气咳嗽。时珍

〔一〕惫：原脱，今据局方卷五巴戟圆补。
〔二〕胛：原作「脾」，今据局方卷五巴戟圆改。
〔三〕十六两：原脱，今据局方卷五巴戟圆补。
〔四〕吴茱萸……各二两：局方卷五巴戟圆，高良姜作「六两」，吴茱萸、肉桂作「各四两」。

【发明】〔志曰〕按南史云：解叔谦，雁门人。母有疾，夜祷，闻空中语云：得丁公藤治之即瘥。访医及本草皆无此药。至宜都山中，见一翁伐木，云是丁公藤，疗风。乃拜泣求。翁并示以渍酒法。受毕，失翁所在。母服之遂愈也。〔时珍曰〕近俗医治诸风，以南藤和诸药熬膏市之，号南藤膏。白花蛇喜食其叶，故治诸风尤捷。

【附录】烈节宋图经　〔颂曰〕生荣州，多在林箐中。春生蔓苗，茎叶俱似丁公藤，而纤细无花实。九月采茎，晒干。味辛，温，无毒。主肢节风冷，筋脉急痛。作湯浴之佳。〔时珍曰〕杨倓家藏经验方，有烈节酒，治历节风痛。用烈节、松节、牛膝、熟地黄、当归各一两，为粗末，绢袋盛之，以无灰酒二百盏，浸三日。每用一盏，入生酒一盏，温服。表弟武东叔，年二十余，患此痛不可忍。涪城马东之，以此治之而安。

清风藤宋图经

【释名】青藤纲目　寻风藤纲目

【集解】〔颂曰〕生台州天台山中。其苗蔓延木上，四时常青。土人采茎用。

【气味】缺

【主治】风疾。苏颂　治风湿流注，历节鹤膝，麻痹瘙痒，损伤疮肿。入酒药中用。时珍

【附方】新二。风湿痹痛青藤根三两，防己一两，㕮咀，入酒一瓶煮饮。普济方。一切诸风青藤膏：用青藤，出太平荻港上者，二三月采之，不拘多少，入釜内，微火熬七日夜成膏，收入甆器内。用时先备梳三五把，量人虚实，以酒服一茶匙毕，将患人身上拍一掌，其后遍身发痒，不可当，急以梳梳之。要痒止，即饮冷水一口便解，风病皆愈也。避风数日良。集简方。

百棱藤宋图经

【释名】百灵藤纲目

【集解】〔颂曰〕生台州山中。春生苗蔓，延木上，无花叶。冬采皮入药，土人用。

【气味】缺

【主治】盗汗。苏颂 治一切风痛风疮。以五斤锉，水三斗，煮汁五升，熬膏。每酒服一匙，日三服。时珍

【附方】新三。头风脑痛百灵藤十斤，水一石，煎汁三斗，入糯米三斗作饭。候冷，拌神曲炒末九两，同入瓮中，如常酿酒。经三五日，看沬尽〔一〕，更炊一斗〔二〕糯米饭〔三〕冷投之，待熟澄清。每温饮一小盏，服后浑身汗出为效。圣惠方。一切风痹不拘久近。百灵藤五斤，水三斗，煎一斗，滤汁再煎至三升。入牛膝、附子、仙灵脾、赤箭、何首乌、乳香、鹿角胶各二两为末同煎。别入白蜜五合，熬如饧状，瓷瓶收之。每服一匙，温酒下，一日二服。忌毒物、滑物。圣惠方。大风疮疾百灵藤四两，水一斗，煮三〔四〕升，去滓，入粳米四合煮粥。于密室中浴毕乃食，暖〔五〕卧取汗。汗后，皮肤起如麸片。每隔日一作，五六十日后渐愈，毛发即生。圣惠方。

省藤拾遗

〔校正〕自木部移入此。

【释名】赤藤纲目 红藤纲目

【集解】〔藏器曰〕生南地深山。皮赤，大如指，堪缚〔六〕物，片片自解也。

【气味】苦，平，无毒。

〔一〕看沬尽：原脱，今据圣惠方卷二十五补。
〔二〕一斗：同上。
〔三〕饭：同上。
〔四〕三：圣惠方卷二十四百灵藤粥方作「二」。
〔五〕暖：原作「援」，形近而误，今从张本改。圣惠方卷二十四百灵藤粥方「暖卧」作「衣覆」。
〔六〕缚：原作「縛」，今据大观、政和本草卷十三省藤条改。

【主治】蛔虫，煮汁服之。齿痛，打碎含之。煮粥饲狗，去病。藏器　治诸风，通五淋，杀虫。时珍

【发明】〔时珍曰〕赤藤，善杀虫，利小便。洪迈夷坚志云：赵子山苦寸白虫病。医令戒酒，而素性耽之。一日寓居邵武天王寺，夜半醉归，口渴甚。见庑间瓮水，映月莹然，即连酌饮之，其甘如饴。迨晓虫出盈席，心腹顿宽，宿疾遂愈。皆惊异之，视所饮水，乃寺仆织草履，浸红藤根水也。

【附方】新一。**五淋涩痛**　赤藤即做草鞋者、白茯苓、苎麻根等分，为末。百沸汤下，每服一錢，如神。究原〔一〕方。

紫藤 宋开宝

【集解】〔藏器曰〕藤皮着树，从心重重有皮。四月生紫花可爱，长安人亦种之以〔二〕饰庭池〔三〕，江东呼为招豆藤。其子作角，角中仁，熬香着酒中，令酒不败。败酒中用之，亦正。其花挼碎，拭酒醋白腐坏。

【气味】甘，微温，有小毒。

【主治】作煎如糖服，下水。主水〔四〕痫病。藏器

落雁木 海药

〔校正〕自木部移入此。

【释名】〔珣曰〕藤萝高丈余，雁过皆缀其中，或云雁衔至代州雁门而生，以此为名。

【集解】〔珣曰〕按徐表南州记云：落雁木生南海山野中。蔓生，四边如刀削。代州雁门亦有之，蜀中雅州亦有。

〔一〕原：原作「厚」，形近而误。宋志有究原方五卷，因据改。
〔二〕之以：原脱，今据大观、政和本草卷十三紫藤条补。
〔三〕池：原作「也」，今据大观、政和本草卷十三紫藤条改。
〔四〕主水：原脱，今据大观、政和本草卷十三紫藤条补。

〔颂曰〕雅州出者，苗作蔓缠绕大木，苗叶形色大都似茶，无花实。彼人四月采苗，入药用。

茎叶　〔气味〕甘，平、温，无毒。〔主治〕风痛伤折，脚气肿，腹满虚胀。以枌木皮同煮汁洗之，立效。又妇人阴疮浮泡〔一〕，以椿木皮同煮汁洗之。李珣　产后血气痛，并折伤内损诸疾，煮汁服。苏颂

【附录】**折伤木** 唐本草　〔恭曰〕生资州山谷。藤绕树木上，叶似莽草叶而光厚。八月、九月采茎，日干。味甘、咸，平，无毒。主伤折，筋骨疼痛，散血补血，产后血闷，止痛。酒水各半，煮浓汁饮。**每始王木** 唐本草　〔恭曰〕生资州。藤绕树木上，叶似萝藦叶。二月、八月采茎，阴干。味苦，平，无毒。主伤折跌筋骨，生肌破血止痛。以酒水各半，煮浓汁饮之。**风延母**〔二〕拾遗　〔藏器曰〕生南海山野中，他处无有也。蔓绕草木上，细叶。南都赋云，风衍蔓延于衡皋是也。味苦，寒，无毒。主小儿发热发强，惊痫寒热，热淋，利小便，解烦明目，并煮服之。〔珣曰〕主三消五淋，下痰，小儿赤白毒痢，蛇毒瘴溪毒，一切疮肿，并宜煎服。

千里及 拾遗

〔校正〕并入图经千里光。

【集解】〔藏器曰〕千里及，藤生道旁篱落间，叶细而厚。宣湖间有之。〔颂曰〕千里急，生天台山中。春生苗，秋有花。土人采花叶入眼〔三〕药。又筠州有千里光，生浅山及路旁。叶似菊叶〔四〕而长，背有毛。枝干圆而青。春生苗，秋有黄花，不结实。采茎叶入眼药，名黄花演。盖一物也。

【气味】苦，平，有小毒。〔颂曰〕苦、甘，寒，无毒。

【主治】天下疫气结黄，瘴疟蛊毒，煮汁服，取吐下。亦捣傅蛇犬咬。藏器　同甘

〔一〕泡：大观、政和本草卷十二落雁木条俱作「疱」。
〔二〕母：原作「莓」，今据大观、政和本草卷八风延母条改，使与本卷分目一致。
〔三〕眼：原作「服」，今据大观本草卷三十一及政和本草卷三十千里急条改。
〔四〕叶：原脱，今据大观本草卷三十一及政和本草卷三十千里光条补。

草煮汁饮，退热明目，不入众药。苏颂　同小青煎服，治赤痢腹痛。时珍

【附方】新一。烂弦风眼千〔一〕里光草，以笋壳叶包煨熟，捻汁滴入目中。经验良方。

藤黄 海药

〔校正〕自木部移入此。

【释名】树名海藤〔珣曰〕按郭义恭广志云：出岳、鄂等州诸山崖。树名海藤。花有蕊，散落石上，彼人收之，谓之沙黄。就树采者轻妙，谓之腊黄。今人讹为铜黄，铜、藤音谬也。此与石泪采之无异。画家及丹灶家时用之。〔时珍曰〕今画家所用藤黄，皆经煎炼成者，舐之麻人。按周达观眞〔二〕腊记云：国有画黄，乃树脂。番人以刀斫树枝滴下，次年收之。似与郭氏说微〔三〕不同，不知即一物否也？

【气味】酸、涩，有毒。

【主治】蚛牙蛀齿，点之便落。李珣

附录诸藤　一十九种

地龙藤 拾遗　〔藏器曰〕生天目山。绕树蟠屈如龙，故名。吴中亦有，而小异。味苦，无毒。主风血羸老，腹内腰脚诸冷，食不调，不作肌肤。浸酒服之。

龙手藤〔藏器曰〕出安荔浦石上向阳者。叶如龙手。采无时。味甘，温，无毒。主偏风口喎，手足瘫缓，补虚益阳，去冷气风痹。以醇酒浸，近火令温，空心服之，取微汗。

牛领藤〔藏器曰〕生岭南高山。形褊如牛领。取之阴干。味甘，温，无毒。主腹内冷，腰膝痛弱，小便白数，阳道乏。煮汁或浸酒服。

〔一〕千：原作「九」，今从张本改，与本条集解入眼药文合。
〔二〕眞：原作「直」，今据本书卷一引据经史百家书目改。
〔三〕微：原作「徵」，形近而误，今从张本改。

牛奶藤〔藏器曰〕生深山，大如树，牛好食之，其中有粉。味甘，温，无毒。主救荒，令人不饥。其根食之，令人发落。

鬼膊藤〔藏器曰〕生江南林涧边〔一〕。叶如梨叶，子如樝子。藤：味苦，温，无毒。浸酒服，去风血。同叶捣，傅痈肿。

斑珠藤〔藏器曰〕生山谷中，不凋。子如珠而斑，冬月取之。味甘，温，无毒。浸酒服，主风血羸瘦，妇人诸疾。

息王藤〔藏器曰〕生岭南山谷。冬月不凋。味苦，温，无毒。主产后腹痛，血露不尽。浓煮汁服。

万一藤〔藏器曰〕生岭南。蔓如小豆。一名万吉。主蛇咬，杵末，水和傅之。

曼游藤〔藏器曰〕生犍为牙〔二〕门山谷。状如寄生，着大树。叶如柳，春花色紫。蜀人谓之沉蒳藤。味甘，温，无毒。久服长生延年，去久嗽，治癣。

百丈青〔藏器曰〕生江南林泽。藤蔓紧硬。叶如薯蓣，对生。味苦，寒〔三〕，平，无毒。解诸毒物，天行瘴疟疫毒。并煮汁服，亦生捣汁服。其根令人下痢。

温藤〔藏器曰〕生江南山谷。着树不凋。茎叶：味甘，温，无毒。浸酒服，主风血积冷。

蓝藤〔藏器曰〕生新罗国。根如细辛。味辛，温，无毒。主冷气咳嗽〔四〕。煮汁服。

瓜藤宋图经〔颂曰〕生施州。四时有叶无花。采皮无时。味甘，凉，无毒。主诸热毒恶疮。同刺猪苓洗，去粗皮，焙干，等分，捣罗，用甘草水调贴之。

金棱藤〔颂曰〕生施州。四时有叶无花。采无时。味辛，温，无毒。主筋骨疼痛。与续筋根、马接脚同洗，去粗

〔一〕边：大观、政和本草卷十三鬼膊藤条俱作「中」。
〔二〕犍为牙：原作「无为天」，今据金陵本改，与大观、政和本草卷十二曼游藤条俱合。
〔三〕寒：原脱，今据大观、政和本草卷八百丈青条补。
〔四〕冷气咳嗽：大观、政和本草卷六蓝藤根条俱作「上气冷嗽」。

皮，焙干，等分为末。酒服二錢。无所忌。

含春藤〔颂曰〕生台州。其苗延木，冬夏常青。采叶，治诸风有效。

独用藤〔颂曰〕生施州。四时有叶无花，叶上有倒刺。采皮无时。味苦、辛，热，无毒。主心气痛。和小赤药头〔一〕焙等分，研末。酒服一錢。

祁婆藤〔颂曰〕生天台山中。蔓延木上。四时常有。土人采叶，治诸风有效。

野猪尾〔颂曰〕生施州。藤纏大木，四时有叶无花。味苦，涩，凉，无毒。主心气痛，解热毒。同白〔二〕药头等分，焙研为末。每酒服二〔三〕錢。

石合草〔颂曰〕生施州。藤纏木上，四时有叶无花。土人采叶。味甘，凉，无毒。主一切恶疮，斂疮口。焙研，溫水调贴。

〔一〕赤药头：原作「赤头叶」，今据大观本草卷三十一及政和本草卷三十独用藤条改。黄药，施州谓之「赤药」。见本书本卷前黄药子条。

〔二〕白：原作「百」，政和本草同。今据大观本草卷三十一野猪尾条改，与本书本卷白药子条附方合。

〔三〕二：大观本草卷三十一及政和本草卷三十野猪尾条俱作「一」。

本草纲目草部目录第十九卷

草之八　水草类二十三〔一〕种

泽泻本经　酸恶附　　蔛草唐本　　羊蹄本经

酸模日华　牛舌实〔二〕、麢舌、蛇舌附　　龙舌草纲目

菖蒲本经　　白昌别录　　香蒲、蒲黄本经

菰别录　　苦草纲目〔三〕　　水萍本经

蘋吴普　　萍蓬草拾遗　（即水粟）　　莕菜〔四〕唐本

莼别录　　水藻纲目　　海藻本经

海蕴拾遗　　海带嘉祐　　昆布别绿

越王余筭拾遗　沙箸附〔五〕　　石帆日华　　水松纲目

右附方旧五十〔六〕，新六十九。

〔一〕三：原作「二」。按分目菰条之后漏列苦草一条，今补入计算，故改「二」为「三」。

〔二〕实：原脱，今据本卷酸模条附录补。

〔三〕苦草纲目：此四字原脱，今据本卷苦草条补。

〔四〕菜：原脱，今据本卷莕菜条补，与大观、政和本草卷九及千金翼卷二凫葵条俱合。

〔五〕沙箸附：原脱，今据本卷越王余筭条附录补。

〔六〕五十：原作「四十九」，今按卷中旧附方数改。

本草纲目草部第十九卷

草之八水草类二十三〔一〕种

泽泻本经上品

【释名】水泻本经 鹄泻本经 及泻别录 蕍音俞 芒芋本经〔二〕 禹孙 〔时〔三〕珍曰〕去水曰泻，如泽水之泻也。禹能治水，故曰禹孙。余未详。

【集解】〔别录曰〕泽泻生汝南池泽。五月采叶，八月采根，九月采实，阴干。〔弘景曰〕汝南郡属豫州。今近道亦有，不堪用。惟用汉中、南郑、青州、代州者。形大而长，尾间必有两歧为好。此物易朽蠹，常须密藏之。丛生浅水中，叶狭而长。〔恭曰〕今汝南不复采，惟以泾州、华州者为善。〔颂曰〕今山东、河、陕、江、淮亦有之，汉中者为佳。春生苗，多在浅水中。叶似牛舌，独茎而长。秋时开白花，作丛似谷精草。秋末采根暴干。

根

〔修治〕〔斅曰〕不计多少，细剉，酒浸一宿，取出暴干，任用。

〔气味〕甘，寒，无毒。〔别录曰〕咸。〔权曰〕苦。〔元素曰〕甘，平。沉而降，阴也。〔杲曰〕甘、咸，寒，降，阴也。〔好古曰〕阴中微阳。入足〔四〕太阳、少阴经。〔扁鹊曰〕多服，病人眼。〔之才曰〕畏海蛤、文蛤。

〔主治〕风寒湿痹，乳难，养五脏，益气力，肥健，消水。久服，耳目聪明，不饥延年，轻身面生光，能行水上。本经 补虚损五劳，除〔五〕五脏痞满，起阴气，止泄精消渴淋沥，逐膀胱三焦停水。

〔一〕三：原作「二」，据改见本卷分目校记。
〔二〕本经：原作「别录」。按大观、政和本草卷六泽泻条「一名芒芋」俱作白字，认为本经文。因据改。
〔三〕时：原脱，今据本书前后各条例补。
〔四〕足：汤液本草卷中泽泻条作「手」，不及本书义长。
〔五〕五劳除：原脱，今据大观、政和本草卷六及千金翼卷二泽泻条补。

别录主肾虚精自出，治五淋，利膀胱热〔一〕，宣通水道。甄权主头旋耳虚鸣，筋骨挛缩，通小肠，止尿血，主难产，补女人血海，令人有子。大明入肾经，去旧水，养新水，利小便，消肿胀，渗泄止渴。元素去脬中留垢，心下水痞。李杲渗湿热，行痰饮，止呕吐泻痢，疝痛脚气。时珍

〔发明〕〔颂曰〕素问治酒风身热汗出，用泽泻、术；深师方治支饮，亦用泽泻、术，但煮法小别尔。张仲景治杂病，心下有支饮苦冒，有泽泻汤，治伤寒有大小泽泻汤、五苓散辈，皆用泽泻，行利停水，为最要药。〔元素曰〕泽泻乃除湿之圣药，入肾经，治小便淋沥，去阴间汗。无此疾服之，令人目盲。〔宗奭曰〕泽泻之功，长于行水。张仲景治水蓄渴烦，小便不利，或吐或泻，五苓散主之，方用泽泻，故知其长于行水。本草引扁鹊云：多服病人眼。诚为行去其水也。凡服泽泻散人，未有不小便多者。小便既多，肾气焉得复实？今人止泄精，多不敢用之。仲景八味丸用之者，亦不过引接桂、附等，归就肾经，别无他意。〔好古曰〕本经云久服明目，扁鹊云多服昏目，何也？易老云：去脬中留垢，以其味咸能泻伏水故也。泻伏水，去留垢，故明目；小便利，肾气虚，故昏目。〔王履曰〕寇宗奭之说，王好古踵之。窃谓八味丸以地黄为君，余药佐之，非止补血，兼补气也，所谓阳旺则能生阴血也。地黄、山茱萸、茯苓、牡丹皮皆肾经之药，附子、官桂乃右肾命门之药，皆不待泽泻之接引而后至也。则八味丸之用此，盖取其泻肾邪，养五脏，益气力，起阴气，补虚损五劳之功而已。虽能泻肾，从于诸补药群众之中，则亦不能泻矣。〔时珍曰〕泽泻气平，味甘而淡。淡能渗泄，气味俱薄，所以利水而泄下。脾胃有湿热，则头重而目昏耳鸣。泽泻渗去其湿，则热亦随去，而土气得令，清气上行，天气明爽，故泽泻有养五脏、益气力、治头旋、聪明耳目之功。若久服，则降令太过，清气不升，眞阴潜耗，安得不目昏耶？仲景地黄丸用茯苓、泽泻者，乃取其泻膀胱之邪气，非引接也。古人用补药必兼泻邪，邪去则补药得力，一辟一阖，此乃玄妙。后世不知此理，专一于补，所以久服必致偏胜之害也。

〔正误〕〔弘景曰〕仙经服食断谷皆用之。亦云身轻，能步行水上。〔颂曰〕仙方亦单服泽泻一物，捣筛取末，水调，日分服六两，百日体轻而健行。〔时珍曰〕神农书列泽泻于上品，复云久服轻身，面生光，能行水上。典术云：泽泻久服，令人身轻，日行五百里，走水上。一名泽芝。陶、苏

〔一〕利膀胱热：原脱，今据大观、政和本草卷六泽泻条补。

皆以为信然。愚窃疑之。泽泻行水泻肾，久服且不可，又安有此神功耶？其谬可知。

〔附方〕旧三，新四〔一〕。

酒风汗出方见麋衔下。

水湿肿胀白术、泽泻各一〔二〕两，为末，或为丸。每服三钱，茯苓汤下。保命集。

冒暑霍乱小便不利，头运引饮。三白散：用泽泻、白术、白茯苓各三钱〔三〕，水一盏，姜五片，灯心十茎，煎八分，温服。局方〔四〕。

支饮苦冒仲景泽泻汤：用泽泻五两，白术二两，水二升，煮一升，分二服。深师方：先以水二升煮二物，取一升，又以水一升，煮泽泻〔五〕取五合，合此〔六〕二汁分再服。病甚欲眩者，服之必瘥。

肾脏风疮泽泻，皂荚水煮烂，焙研，炼蜜丸如梧子大。空心温酒下十五丸至二十丸。经验方。

疟后怪症口鼻中气出，盘旋不散，凝如黑盖色，过十日渐至肩胸〔七〕，与肉相连，坚胜金石，无由饮食。煎泽泻汤，日饮三盏，连服五日愈。夏子益奇疾方。

叶 〔气味〕咸，平，无毒。〔主治〕大风，乳汁不出，产难，强阴气。久服轻身。别录壮水脏，通血脉。大明

实 〔气味〕甘，平，无毒。〔主治〕风痹消渴，益肾气，强阴，补不足，除邪湿。久服面生光，令人无子。别录

〔发明〕〔时珍曰〕别录言泽泻叶及实，强阴气，久服令人无子；而日华子言泽泻催生，补女人血海，令人有子，似有不同。既云强阴，何以令人无子？既能催生，何以令人有子？盖泽泻同补药，能逐下焦湿热邪垢，邪气既去，阴强海净，谓之有子可也；若久服则肾气大泄，血海反寒，谓之无子可也。所以读书

〔一〕旧三新四：原作「旧一新五」。按治酒风汗出方，本书卷十五薇衔条未计入附方数内，则此间即应计入新附方数中。又治支饮苦冒二方及治肾脏风疮一方皆见大观、政和本草卷六泽泻条，应作旧附方计算。因据改如上。

〔二〕一：保命集卷下第二十四作「半」。

〔三〕各三钱：局方卷二解暑三白散作「每服一贴，每贴重半两」。

〔四〕局方：原脱，今据局方卷二补。

〔五〕泽泻：政和本草卷六泽泻条同。外台卷八引深师方无，当是衍文，应删。或从大观本草改作「滓」亦可。

〔六〕合此：原脱，今据大观、政和本草卷六泽泻条补，与外台卷八合。

〔七〕胸：原脱，今据传信适用方卷四附夏方第二十八补。

不可执一。

【附录】酸恶〔别录有名未用曰〕主恶疮，去白虫。生水旁，状如泽泻。

蔛草唐本草

【释名】蔛菜恭 蔛荣

【集解】〔恭曰〕蔛菜所在有之，生水旁。叶圆〔一〕，似泽泻而小。花青白色。亦堪蒸啖，江南人用蒸鱼食甚美。五六月采茎叶〔二〕，暴干用。

【气味】甘，寒，无毒。

【主治】暴热喘息，小儿丹肿。恭

羊蹄本经下品

【释名】蓄别录〔三〕秃菜弘景 败毒菜纲目 牛舌菜同 羊蹄大黄庚辛玉册 鬼目本经 东方宿同 连虫陆同 水黄芹俗 子名金荞麦〔弘景曰〕今人呼为秃菜，即蓄字音讹也。〔时珍曰〕羊蹄以根名，牛舌以叶形，名秃菜以治秃疮名也。诗小雅云：言采其蓫。陆玑注云：蓫即蓄字，今之羊蹄也。幽州人谓之蓫。根似长芦菔而茎赤。亦可瀹为茹，滑美。郑樵通志指蓫为尔雅之菲及蕢者，误矣。金荞麦以相似名。

【集解】〔别录曰〕羊蹄生陈留川泽。〔保昇曰〕所在有之，生下湿地。春生苗，高者三四尺。叶狭长，颇似莴苣

〔一〕圆：原脱，今据大观、政和本草卷九蔛草条补。

〔二〕叶：原脱，大观本草卷九蔛草条亦脱，今据政和本草同条补。

〔三〕别录：原仅作一「经」字。按大观、政和本草卷十一羊蹄条「一名蓄」俱作墨字，认为别录文。因据改。

而色深。茎节间紫赤。开青白花成穗，结子三棱，夏中即枯。根似牛蒡而坚实。〔宗奭曰〕叶如菜中波棱，但无歧而色差青白，叶厚，花与子亦相似。叶可洁擦鍮石。子名金荞麦，烧炼家用以制铅、汞。〔时珍曰〕近水及湿地极多。叶长尺余，似牛舌之形，不似波棱。入夏起苔，开花结子，花叶一色。夏至即枯，秋深即生，凌冬不死。根长近尺，赤黄色，如大黄胡萝卜形。

根

〔气味〕苦，寒，无毒。〔恭曰〕辛、苦，有小毒。〔时珍曰〕能制三黄、砒石、丹砂、水银。

〔主治〕头秃疥瘙，除热，女子阴蚀。本经 **浸淫疽痔，杀虫。**别录 **疗蛊毒。**恭 **治癣，杀一切虫。醋磨，贴肿毒。**大明 **捣汁二三匙，入水半盏煎之，空腹温服，治产后风秘，殊验。**宗奭

〔发明〕〔震亨曰〕羊蹄根属水，走血分。〔颂曰〕新采者，磨醋涂癣速效。亦煎作丸服。采根不限多少，捣绞汁一大升，白蜜半升，同熬如稠餳，更用防风末六两，搜和令可丸，丸如梧子大。用栝楼、甘草煎酒下三二十丸，日二三服。

〔附方〕旧六，新七。

大便卒结 羊蹄根一两，水一大盏，煎六分，温服。圣惠方。**肠风下血** 败毒菜根洗切，用连皮老姜各半盏，同炒赤，以无灰酒淬之，碗盖少顷，去滓，任意饮。永类方。**喉痹不语** 羊蹄独根者，勿见风日及妇人鸡犬，以三年醋研如泥，生布拭喉外令赤，涂之。千金方。**面上紫块** 如钱大，或满面俱有。野大黄四两取汁，穿山甲十片烧存性，川椒末五钱，生姜四两取汁和研，生绢包擦。如干，入醋润湿。数次如初，累效。陆氏积德堂方。**疬疡风驳** 羊蹄草根，于生铁上磨好醋，旋旋刮涂。入〔一〕硫黄少许，更妙。日日用之。圣惠。**汗斑癜风** 羊蹄根二两，独科扫帚头一两，枯矾五钱，轻粉一钱，生姜半两，同杵如泥。以汤澡浴，用手抓患处起粗皮。以布包药，着力擦之。暖卧取汗，即愈也。乃盐山刘氏方，比〔二〕用硫黄者更妙。蔺氏经验方。**头风白屑** 羊蹄草根曝干〔三〕杵末〔四〕，

〔一〕入：原脱，今据大观、政和本草卷十一羊蹄条附方补，与圣惠方卷二十四合。
〔二〕比：原作「此」，今从张本改。
〔三〕曝干：原脱，今据圣惠方卷四十一补。
〔四〕末：同上。

同羊胆汁涂之，永除。圣惠方。**头上白秃**独根羊蹄，勿见妇女、鸡犬、风日，以陈醋研如泥，生布擦赤傅之，日一次。肘后。**癣久不瘥**简要济众方：用羊蹄根杵绞汁，入轻粉少许，和如膏，涂之。三五次即愈。永类方：治癣经年者。败毒菜根独生者，即羊蹄根，捣三钱，入川百药煎二钱，白梅肉擂匀，以井华水一盏，滤汁澄清。天明空心服之。不宜食热物。其滓抓破擦之。三次即愈。千金方：治细癣。用羊蹄根五升，桑柴灰汁〔一〕煮四五沸，取汁洗之。仍以羊蹄汁和矾末涂之。**瘑疥〔二〕湿癣〔三〕**浸淫〔四〕日广，痒不可忍，愈后复发，出黄水。羊蹄根捣〔五〕，和大醋，洗净涂上，一时以冷水洗之，日一次。千金翼〔六〕。**疥疮有虫**羊蹄根捣，和猪脂，入盐少许，日涂之。外台秘要。

叶〔气味〕甘，滑，寒，无毒。〔主治〕小儿疳虫，杀胡夷鱼、鲑鱼、檀胡鱼毒，作菜。多食，滑大腑。大明。〔时珍曰〕胡夷、鲑鱼皆河豚名。檀胡未详。作菜，止痒。不宜多食，令人下气。诜　连根烂蒸一碗食，治肠痔泻血甚效。时珍

〔附方〕旧一。**悬壅〔七〕舌肿**咽生瘜肉。羊蹄草煮汁，热含，冷即吐之。圣惠。

实〔气味〕苦，涩，平，无毒。〔主治〕赤白杂痢。恭　妇人血气。时珍

酸模日华

【释名】山羊蹄纲目　山大黄拾遗　蘈芜尔雅　酸母纲目　蓚同　当药〔时珍曰〕蘈芜乃酸模之音转，酸模又酸

〔一〕汁：原脱，今据千金卷二十三第四补。
〔二〕瘑疥：原作「漏瘤」，政和本草卷十一羊蹄条附方同。今据千金卷二十二第六、千金翼卷二十四第八及大观本草改。
〔三〕癣：政和本草卷十一羊蹄条附方同。千金卷二十二第六、千金翼卷二十四第八及大观本草作「疮」。
〔四〕淫：原作「湿」，今据大观、政和本草卷十一羊蹄条附方改，与千金卷二十二第六及千金翼卷二十四第八合。
〔五〕捣：政和本草卷十一羊蹄条附方同。千金卷二十二第六、千金翼卷二十四第八及大观本草俱作「熟熬」。
〔六〕千金翼：原脱，今据大观、政和本草卷十一羊蹄条附方补，与千金翼卷二十四第八合。
〔七〕悬壅：原作「县痈」，今据圣惠方卷三十五改。

母之转，皆以味而名，与三叶酸母草同名。掌禹锡以蓨芜为蔓菁菜，误矣。

【集解】〔弘景曰〕一种极似羊蹄而味酸，呼为酸模，根〔一〕亦疗疥也。〔大明曰〕所在有之，生山冈上。状似羊蹄叶而小黄。茎叶俱细。节间生子，若茺蔚子。〔藏器曰〕即是山大黄，一名当药。其叶酸美，人亦采食其英。尔雅：须，蓨芜。郭璞注云：似羊蹄而叶〔二〕细，味酸可食。一名蓨也。〔时珍曰〕平地亦有。根叶花形并同羊蹄，但叶小味酸为异。其根赤黄色。连根叶取汁炼霜，可制雄、汞。

【气味】酸，寒〔三〕，无毒。〔时珍曰〕叶酸，根微苦。

【主治】暴热腹胀，生捣汁服，当下利。杀皮肤小虫。藏器 治疥。弘景 疗痢乃佳。保昇 去汗斑，同紫萍捣擦，数日即没。时珍

【附方】新一。瘭疽毒疮肉中忽生黯〔四〕子如粟豆，大者如梅李，或赤或黑，或青或白，其中有核，核有深根，应心。肿泡紫黑色，能烂筋骨，毒入脏腑杀人。宜灸黯上百壮。以酸模叶薄其四面，防其长也〔五〕。内服葵根汁，其毒自愈。千金方。

【附录】牛舌实〔别录有名未用曰〕味咸，温，无毒。主轻身益气。生水中泽旁。实〔六〕大，叶长尺。五月采实。一名豕首〔七〕。〔器曰〕今东土人呼田水中大叶如牛耳者，为牛耳菜。〔时珍曰〕今人呼羊蹄为牛舌菜，恐羊蹄是根，此是其实。否则是羊蹄之生水中者也。 麢舌〔别录曰〕味辛，微温，无毒。主霍乱腹痛，吐逆心烦。生水中。五月采之。〔弘

〔一〕根：原脱，今据大观、政和本草卷十一羊蹄条补。
〔二〕叶：原作「稍」。今据尔雅释草郭注改。
〔三〕寒：大观、政和本草卷十一羊蹄条引日华子俱作「凉」。
〔四〕黯：肘后卷五第三十六引姚方作「點」，千金卷二十二第六及外台卷二十四俱作「点」。
〔五〕以酸模叶薄其四面防其长也：今本千金脱此句。肘后卷五第三十六引姚方有之，仅「以」字作「早春」。外台卷二十四引千金作「单捣酸草叶傅肿四面，防其长大」。
〔六〕实：原脱，今据大观、政和本草卷三十及千金翼卷四牛舌实条补。
〔七〕豕首：按唐本草卷二十及大观、政和本草卷三十牛舌实条俱作「彖尸」，千金翼卷四牛舌实条作「彖戶」。

景曰〕生小小水中。今人五月五日采干，以治霍乱甚良。**蛇舌**〔别录有名未用曰〕味酸，平，无毒。主除留血、惊气、蛇痫。生大水之阳。四月采花，八月采根〔一〕。

龙舌草 纲目

【集解】〔时珍曰〕龙舌，生南方池泽湖泊中。叶如大叶菘菜及芣苢状。根生水底，抽茎出水，开白花。根似胡萝卜根而香，杵汁能软鹅鸭卵，方家用煮丹砂，煅白矾，制三黄〔二〕。

【气味】甘、咸，寒，无毒。

【主治】痈疽，汤火灼伤，捣涂之。时珍

【附方】新一。**乳痈肿毒**龙舌草、忍冬藤研烂，蜜和傅之。多能鄙事。

菖蒲 本经上品

【释名】昌阳本经〔三〕**尧韭**〔四〕普**水剑草**〔时珍曰〕菖蒲，乃蒲类之昌盛者，故曰菖蒲。又吕氏春秋云：冬至后五十七日，菖始生。菖者百草之先生者，于是始耕。则菖蒲、昌阳又取此义也。典术云：尧时天降精于庭为韭〔五〕，感百阴之气为菖蒲。故曰尧韭。方士隐为水剑，因叶形也。

【集解】〔别录曰〕菖蒲生上洛池泽及蜀郡严道。一寸九节者良。露根不可用。五月、十二月采根，阴干。〔弘景曰〕上洛郡属〔六〕梁州，严道县在蜀郡，今乃处处有。生石碛上，穊节为好。在下湿地，大根者名昌阳，不堪服食。真菖蒲叶有

〔一〕蛇舌……采根：此条凡三十五字原脱，今据唐本草卷二十、千金翼卷四及大观、政和本草卷三十蛇舌条补，与本卷分目合。
〔二〕黄：原缺，今从张本补。
〔三〕本经：原作「别录」。按大观、政和本草卷六昌蒲条「一名昌阳」俱作白字，认为本经文，因据改。
〔四〕尧韭：御览九九九引吴氏本草作「尧时薤」。
〔五〕韭：御览九九九引典术作「薤」。
〔六〕属：原作「蜀」，今据大观、政和本草卷六昌蒲条改。

脊，一如剑刃，四月、五月亦作小匣花也。东间溪泽又有名溪荪者，根形气色极似石上菖蒲，而叶正如蒲，无脊。俗人多呼此为石上菖蒲者，谬矣。此止主咳逆，断蚕虱，不入服食用。诗咏多云兰荪，正〔一〕谓此也。〔大明曰〕菖蒲，石涧所生坚小，一寸九节者上。出宣州。二月、八月采。〔颂曰〕处处有之，而池州、戎州者佳。春生青叶，长一二尺许，其叶中心有脊，状如剑。无花实。今以五月五日收之。其根盘屈有节，状如马鞭大。一根旁引三四根，旁根节尤密，亦有一寸十二节者。采之初虚软，曝干方坚实。折之中心色微赤，嚼之辛香少滓。人多植于干燥砂石土中，腊月移之尤易活。黔蜀蛮人常将随行，以治卒患心痛。其生蛮谷中者尤佳。人家移种者亦堪用，但干后辛香坚实不及蛮人持来者。此皆医方所用石菖蒲也。又有水菖蒲，生溪涧水泽中，不堪入药。今药肆所货，多以二种相杂，尤难辨也。〔承曰〕今阳羡山中生水石间者，其叶逆水而生，根须络石，略无少泥土，根叶极紧细，一寸不啻九节，入药极佳。二浙人家，以瓦石器种之，旦暮易水则茂，水浊及有泥滓则萎。近方多用石菖蒲，必此类也。其池泽所生，肥大节疏粗慢，恐不可入药。唯可作果盘，气味不烈而和淡尔。〔时珍曰〕菖蒲凡五种：生于池泽，蒲叶肥，根高二三尺者，泥菖蒲，白菖也；生于溪涧，蒲叶瘦，根高二三尺者，水菖蒲，溪荪也；生于水石之间，叶有剑脊，瘦根密节，高尺余者，石菖蒲也；人家以砂栽之一年，至春剪洗，愈剪愈细，高四五寸，叶如韭，根如匙柄粗者，亦石菖蒲也；甚则根长二三分，叶长寸许，谓之錢蒲是矣。服食入药须用二种石菖蒲，余皆不堪。此草新旧相代，四时常青。罗浮山记言：山中菖蒲一寸二十节。抱朴子言：服食以一寸九节紫花者尤善。苏颂言：无花实。然今菖蒲，二三月间抽茎开细黄花成穗，而昔人言菖蒲难得见花，非无花也。应劭风俗通云：菖蒲放花，人得食之长年。是矣。

根　**〔修治〕**〔斅曰〕凡使勿用泥菖、夏菖二件，如竹根鞭，形黑、气秽味腥。惟石上生者，根条嫩黄，紧硬节稠，一寸九节者，是真也。采得以铜刀刮去黄黑硬节皮一重，以嫩桑枝条相拌蒸熟，暴干剉用。〔时珍曰〕服食须如上法制。若常用，但去毛微炒耳。

〔气味〕辛，温，无毒。〔权曰〕苦、辛，平。〔之才曰〕秦皮、秦艽为之使。恶地胆、麻黄。〔大明曰〕忌饴糖、羊肉。勿犯铁器，令人吐逆。

〔主治〕风寒湿痹，咳逆上气，开心孔，补五脏，通九窍，明耳目，出音声。主耳聋痈疮，温肠胃，止小便

〔一〕正：原作「芷」，今据大观、政和本草卷六昌蒲条改。

利〔一〕。久服轻身，不忘不迷惑，延年。益心智，高志不老〔二〕。本经　四肢湿痹，不得屈伸，小儿温疟，身积热不解，可作浴汤。别录　治耳鸣头风泪下，鬼气，杀诸虫，恶疮疥瘙。甄权　除风下气，丈夫水脏，女人血海冷败，多忘，除烦闷，止心腹痛，霍乱转筋，及耳痛者，作末炒，乘热裹罯甚验。大明　心积伏梁。好古　治中恶卒死，客忤癫痫，下血崩中，安胎漏，散痈肿。捣汁服，解巴豆、大戟毒。时珍

〔发明〕〔颂曰〕古方有单服菖蒲法。蜀人治心腹冷气搯痛者，取一二寸捶碎，同吴茱萸煎汤饮之。亦将随行，卒患心痛，嚼一二寸，热汤或酒送下，亦效。〔时珍曰〕国初周颠仙对太祖高皇帝常嚼菖蒲饮水。问其故。云服之无腹痛之疾。高皇御制碑中载之。菖蒲气温味辛，乃手少阴、足厥阴之药。心气不足者用之，虚则补其母也。肝苦急以辛补之，是矣。道藏经有菖蒲传一卷，其语粗陋。今略节其要云：菖蒲者，水草之精英，神仙之灵药也。其法采紧小似鱼鳞者一斤，以水及米泔浸各一宿，刮去皮切，暴干捣筛，以糯米粥和匀，更入熟〔三〕蜜搜和，丸如梧子大，稀葛袋盛，置当风处令干。每旦酒、饮任下三十丸，临卧更服三十丸。服至一月，消食；二月，痰除；服至五年，骨髓充，颜色泽，白发黑，落齿更生。其药以五德配五行：叶青，花赤，节白，心黄，根黑。能治一切诸风，手足顽痹，瘫缓不遂，五劳七伤，填血补脑，坚骨髓，长精神，润五脏，裨六腑，开胃口，和血脉，益口齿，明耳目，泽皮肤，去寒热，除三尸九虫，天行时疾，瘴疫瘦病，泻痢痔漏，妇人带下，产后血运。并以酒服。河内叶敬母中风，服之一年而百病愈。寇天师服之得道，至今庙前犹生菖蒲。郑鱼、曾原等，皆以服此得道也。又按葛洪抱朴子云：韩众〔四〕服菖蒲十三年，身上生毛，冬袒不寒，日记万言。商丘子不娶，惟食菖蒲根，不饥不老，不知所终。神仙传云：咸阳王典食菖蒲得长生。安期生采一寸九节菖蒲服，仙去。又按臞仙神隐书云：石菖蒲置一盆于几上，夜间观书，则收烟无害目之患。或置星露之下，至旦取叶尖露水洗目，大能明视，久则白昼见

〔一〕主耳聋痈疮温肠胃止小便利：此十二字大观、政和本草卷六昌蒲条俱作墨字，认为别录文。

〔二〕益心智高志不老：此七字大观、政和本草卷六昌蒲条俱作墨字，认为别录文。

〔三〕熟：原作「热」，今从张本改。

〔四〕众：抱朴子内篇卷十一仙药篇作「终」。

星。端午日以酒服，尤妙。苏东坡云：凡草生石上，必须微土以附其根。惟石菖蒲濯去泥土，渍以清水，置盆中，可数十年不枯。节叶坚瘦，根须连络，苍然于几案间，久更可喜。其延年轻〔一〕身之功，既非昌阳可比；至于忍寒淡泊，不待泥土而生，又岂昌阳所能仿佛哉？〔杨士瀛曰〕下痢禁口，虽是脾虚，亦热气闭隔心胸所致。俗用木香失之温，用山药失之闭。惟参苓白术散加石菖蒲，粳米饮调下。或用参、苓、石莲肉，少入菖蒲服。胸次一开，自然思食。

〔附方〕旧十〔二〕，新一十七〔三〕。**服食法** 甲子日，取菖蒲一寸九节者，阴干百日，为末。每酒服方寸匕，日三服。久服耳目聪明，益智不忘。千金方。**健忘益智** 七月七日，取菖蒲为末，酒服方寸匕，饮酒不醉，好事者服而验之。久服聪明。忌铁器。千金方。**三十六风** 有不治者，服之悉效。菖蒲薄切日干三斤，盛以绢袋，玄水一斛，即清酒也，悬浸之，密封一百日，视之如菜绿色，以一斗熟黍米纳中，封十四日，取出日饮。夏禹神仙经。**癫痫风疾** 九节菖蒲不闻鸡犬声者，去毛，木臼捣末。以黑豮猪心一个批开，砂罐煮汤。调服三钱，日一服。医学正传。**尸厥魇死** 尸厥之病，卒死脉犹动，听其耳〔四〕中如微语声〔五〕，股间暖者，是也。魇死之病，卧忽不寤。勿以火照，但痛啮其踵及足拇趾甲际，唾其面即苏。仍以菖蒲末吹鼻中，桂末纳舌下，并以菖蒲根汁灌之。肘后方。**卒中客忤** 菖蒲生〔六〕根捣汁灌〔七〕之，立差〔八〕。肘后方。**除一切恶** 端午日，切菖蒲渍酒饮之。或加雄黄少许。洞天保生录。**喉痹肿痛** 菖蒲根嚼汁，

〔一〕轻：原作「终」，今据东坡养生集卷二・方药・石菖蒲赞改。
〔二〕十：原作「九」，今按下旧附方数改。
〔三〕七：原作「八」，今按下新附方数改。
〔四〕耳：此下原有「目」，今据大观、政和本草卷六昌蒲条附方删，与肘后卷一第二、巢源卷二十三及外台卷二十八俱合。
〔五〕如微语声：肘后卷一第一及政和本草卷六昌蒲条附方同。肘后卷一第二作「循循如啸声」，巢源卷二十三及外台卷二十八俱作「循循有如啸之声」，大观本草作「或有如啸声」。
〔六〕生：原脱，今据肘后卷一第一及大观、政和本草卷六昌蒲条附方补。
〔七〕灌：原作「含」，今据肘后卷一第一及大观、政和本草卷六昌蒲条附方改。
〔八〕差：原作「止」，据改同上。

烧铁秤锤淬酒一杯，饮之。圣济总录。**霍乱胀痛**生菖蒲剉四两，水和捣汁，分温四服。圣惠方。**诸积鼓胀**食积气积血积之类。石菖蒲八两剉，斑蝥四两去翅〔一〕足，同炒黄，去斑蝥不用。以布袋盛，拽去蝥末，为末，醋糊丸梧子大。每服三五十丸，温白汤下。治肿胀尤妙。或入香附末二钱。奇效方。**肺损吐血**九节菖蒲末、白面等分。每服三钱，新汲水下，一日一服。圣济录。**解一切毒**石菖蒲、白矾等分，为末，新汲水下。事林广记。**赤白带下**石菖蒲、破故纸等分，炒为末。每服二钱，更以菖蒲浸酒调服，日一。妇人良方。**胎动半产**卒动不安，或腰痛胎转抢心，下血不止，或日月未足而欲产。并以菖蒲根捣汁一二升服之。千金。**产后崩中**下血不止。菖蒲一两半，酒二盏，煎取一盏，去滓分三服，食前温服。千金方〔二〕。**耳卒聋闭**菖蒲根一寸，巴豆一粒去心，同捣作七丸。绵裹一丸，塞耳，日一换。一方不用巴豆，用蓖麻仁。肘后方。**病后耳聋**生菖蒲汁滴之。圣惠方。**蚤虱入耳**菖蒲末炒热，袋盛，枕之即愈。圣济录。**诸般赤眼**攀睛云翳。菖蒲擂自然汁，文武火熬作膏，日点之效。圣济录。**眼睑挑针**独生菖蒲根，同盐研傅。寿域神方。**飞丝入目**石菖蒲捶碎。左目塞右鼻，右目塞左鼻。百发百中。危氏得效方。**头疮不瘥**菖蒲末，油调傅之，日三、夜二次。法天生意。**痈疽发背**生菖蒲捣贴之。疮干者，为末，水调涂之。孙用和秘宝方。**露岐〔三〕便毒**生菖蒲根捣傅之。证治〔四〕要诀。**热毒湿疮**〔宗奭曰〕有人遍身生疮，痛而不痒，手足尤甚，粘着衣被，晓夕不得睡。有人教以菖蒲三斗，日干为末，布席上卧之，仍以衣被覆之。既不粘衣，又复得睡，不五七日，其疮如失。后以治人，应手神验。本草衍义〔五〕。**风癣有虫**菖蒲末五斤，以〔六〕酒三升〔七〕渍，釜中蒸之，使味出。先绝酒一

〔一〕翅：原作「翄」，今从张本改。
〔二〕千金方：此方大观、政和本草卷六昌蒲条附方同。千金卷三第五作「干昌蒲三两，以清酒五升渍，煮取三升，分再服，即止。」
〔三〕露岐：证治要诀卷十一作「露瘼，名为羊核」。
〔四〕治：此下原衍「治」字，今据本书卷一引据医家书目删。
〔五〕本草衍义：原作「衍义本草」，今据本书卷一历代诸家本草改。
〔六〕以：原脱，今据千金卷二十三第四补。
〔七〕三升：同上。

日，每服一升或半升。千金方。**阴汗湿痒**石菖蒲、蛇床子等分，为末。日搽二三次。济急仙方。

叶　〔主治〕洗疥、大风疮。时珍

白昌 别录有名未用

【释名】**水昌**〔一〕别录 **水宿**别录 **茎蒲**别录 **昌阳**拾遗 **溪荪**〔二〕拾遗 **兰荪**〔三〕弘景。〔时珍曰〕此即今池泽所生菖蒲，叶无剑脊，根肥白而节疏慢，故谓之白昌。古人以根为菹食，谓之昌本，亦曰昌歜，文王好食之。其生溪涧者，名溪荪。

【集解】〔别录曰〕白昌十月采。〔藏器曰〕即今之溪荪也。一名昌阳。生水畔。人亦呼为菖蒲。与石上菖蒲都别。根大而臭，色正白。〔颂曰〕水菖蒲，生溪涧水泽中甚多，失水则枯。叶似石菖，但中心无脊。其根干后，轻虚多滓，不堪入药。〔时珍曰〕此有二种：一种根大而肥白节疏者，白昌也，俗谓之泥菖蒲；一种根瘦而赤节稍密者，溪荪也，俗谓之水菖蒲。叶俱无剑脊。溪荪气味胜似白昌，并可杀虫，不堪服食。

【气味】甘，无毒。〔别录曰〕甘、辛，温。汁制雄黄、雌黄、砒石。

【主治】食诸虫。别录 主风湿咳逆，去虫，断蚤虱。弘景 研末，油调，涂疥瘙。苏颂

香蒲 本经上品 蒲黄 本经上品

【释名】**甘蒲**苏恭 **醮石**吴普 **花上黄粉名蒲黄**。〔恭曰〕香蒲即甘蒲，可作荐者。春初生，取白为菹，亦堪蒸食。山南人谓之香蒲，以菖蒲为臭蒲也。蒲黄即此蒲之花也。

〔一〕水昌：此下原有「蒲」，今据大观、政和本草卷三十白昌条别录文删。同条「一名水昌蒲」乃陈藏器说，非别录文。

〔二〕溪荪：原作「溪孙」，今据大观、政和本草卷三十白昌条改。

〔三〕兰荪：原作「兰孙」，今据大观、政和本草卷六昌蒲条改。

【集解】〔别录曰〕香蒲生南海池泽。蒲黄生河东池泽，四月采之。〔颂曰〕香蒲，蒲黄苗也。处处有之，以泰〔一〕州者为良。春初生嫩叶，未〔二〕出水时，红白色茸茸然。取其中心入地白蒻，大如匕柄者，生啖之，甘脆。又以醋浸，如食笋，大美。周礼谓之蒲菹，今人罕有食之者。至夏抽梗于丛叶中，花抱梗端，如武士棒杵，故俚俗谓之蒲槌，亦曰蒲厘〔三〕花。其蒲黄，即花中蕊屑也。细若金粉，当欲开时便取之。市廛以蜜搜作果食货卖。〔时珍曰〕蒲丛生水际，似莞而褊，有脊而柔，二三月苗。采其嫩根，瀹过作鲊，一宿可食。亦可炸食、蒸食及晒干磨粉作饼食。诗云：其蔌伊何？惟笋及蒲。是矣。八九月收叶以为席，亦可作扇，软滑而温。

【正误】〔弘景曰〕香蒲方药不复用，人无采者，南海人亦不复识。江南贡菁茅，一名香茅，以供宗庙缩酒。或云是薰草，又云是燕麦，此蒲亦相类耳。〔恭曰〕陶氏所引菁茅，乃三脊茅也。香茅、燕麦、薰草，野俗皆识，都非香蒲类也。

蒲蒻一名**蒲笋**食物 **蒲儿根**野菜谱 **〔气味〕甘，平，无毒。**〔时珍曰〕寒。**〔主治〕五脏心下邪气，口中烂臭，坚齿明目聪耳。久服轻身耐老。**本经 **去热燥，利小便。**宁原 **生啖，止消渴。**汪颖 **补中益气，和血脉。**正要 **捣汁服，治妊妇劳热烦躁，胎动下血。**时珍 出产乳。**〔附方〕**旧一新一〔四〕。**妒乳乳痈** 蒲黄草根捣封之，并煎汁饮及食之。昝殷产宝。 **热毒下痢** 蒲根二两，粟米二合，水煎服，日二次。圣济总录。

蒲黄本经上品 **〔修治〕**〔敩曰〕凡使勿用松黄并黄蒿。其二件全似，只是味跙及吐人。真蒲黄须隔三重纸焙令色黄，蒸半日，却再焙干用之妙。〔大明曰〕破血消肿者，生用之；补血止血者，须炒用。 **〔气味〕甘，平，**

〔一〕泰：原作「秦」，今据大观、政和本草卷七蒲黄条改。
〔二〕未：原脱，今据大观、政和本草卷七蒲黄条补。
〔三〕厘：原作「萼」，今据大观、政和本草卷七蒲黄条改，与本书本条蒲黄发明中弘景说合。
〔四〕旧一新一：原作「旧二」。按治热毒下痢一方，不见于大观、政和本草有关条内，当是新附之方，因据改。

无毒。〔主治〕心腹膀胱寒热，利小便，止血，消瘀血。久服轻身益气力，延年神仙。本经 治痢血，鼻衄吐血，尿血泻血，利水道，通经脉，止女子崩中。甄权 妇人带下，月候不匀，血气心腹痛，妊妇下血坠胎，血运血癥，儿枕急痛，颠扑血闷，排脓，疮疖游风肿毒，下乳汁，止泄精。大明 凉血活血，止心腹诸痛。时珍

〔发明〕〔弘景曰〕蒲黄，即蒲厘花上黄粉也。甚疗血。仙经亦用之。〔宗奭曰〕汴人初得，罗去滓，以水调为膏，擘为块。人多食之，以解心脏虚热，小儿尤嗜之。过月则燥，色味皆淡，须蜜水和。不可多食，令人自利，极能虚人。〔时珍曰〕蒲黄，手足厥阴血分药也，故能治血治痛。生则能行，熟则能止。与五灵脂同用，能治一切心腹诸痛，详见禽部寒号虫下。按许叔微本事方云：有士人妻舌忽胀满口，不能出声。一老叟教以蒲黄频掺，比晓乃愈。又芝隐方云：宋度宗欲赏花，一夜忽舌肿满口。蔡御医用蒲黄、干姜末等分，干搽而愈。据此二说，则蒲黄之凉血活血可证矣。盖舌乃心之外候，而手厥阴相火乃心之臣使，得干姜是阴阳相济也。

〔附方〕旧十四，新十一。**舌胀满口**方见上。**重舌生疮**蒲黄末傅之。不过三上瘥。千金方。**肺热衄血**蒲黄、青黛各一錢，新汲水服之。或去青黛，入油发灰等分，生地黄汁调下。简便单方。**吐血唾血**蒲黄末二〔一〕两，每日温酒或冷水服三錢妙。简要济众方。**幼儿〔二〕吐血**蒲黄末，每服半錢，生地黄汁调下，量儿大小〔三〕加减。或入发灰等分。同上〔四〕。**小便出血**方同上〔五〕。**小便转胞**以布包蒲黄裹腰肾，令头致地，数次取通。肘后方。**金疮出血**闷绝。蒲黄半两，热酒灌下。危氏方。**瘀血内漏**蒲黄末二两，每服方寸匕，

〔一〕二：大观、政和本草卷七蒲黄条附方俱作「一」。
〔二〕幼儿：原作「老幼」，今据大观、政和本草卷七蒲黄条附方改。
〔三〕儿大小：原作「人」，据改同上。
〔四〕同上：原作「圣济总录」，今检圣济总录尚未见到此方。方见大观、政和本草卷七蒲黄条引「简要济众方」，濒湖改为兼治老人。今仍改回，既不与上方重复，又符合附方旧十四之数。
〔五〕方同上：原谓同上「圣济总录」。今检圣济总录亦未见到此方。姑仍其旧，以俟续考。

水调下，服尽止。肘后方。**肠痔出血**蒲黃末方寸匕，水服之，日三服。肘后方。**鼠奶痔疮**〔一〕蒲黃末〔二〕，空心温酒服方寸匕，日三。塞上方。**脱肛不收**蒲黃和猪脂傅，日三五度。子母秘录。**胎动欲产**日月未足者。蒲黃二錢〔三〕，井华水服。同上〔四〕。**产妇催生**蒲黃、地龙洗焙、陈橘皮等分，为末，另收。临时〔五〕各抄〔六〕一錢，新汲水调服，立产。此常亲用甚妙。唐慎微方。**胞衣不下**蒲黃二錢，井水服之。集验方。**产后下血**羸瘦迨死。蒲黃二两，水二升，煎八合，顿服。产宝方。**产后血瘀**蒲黃三两，水三升，煎一升，顿服。梅师方。**儿枕血瘕**蒲黃三錢，米饮服。产宝。**产后烦闷**蒲黃方寸匕，东流水服，极良。产宝。**坠伤扑损**瘀血在内，烦闷者。蒲黃末，空心温酒服三錢。塞上方。**关节疼痛**蒲黃八两，熟附子一两，为末。每服一錢，凉水下，日一。肘后方。**阴下湿痒**蒲黃末，傅三四度瘥。千金方。**聤耳出脓**蒲黃末掺之。圣惠。**口耳大衄**蒲黃、阿胶炙各半两。每用二錢，水一盏，生地黃汁一合，煎至六分，温服。急以帛系两乳，止乃已。圣惠方。**耳中出血**蒲黃炒黑研末，掺入。简便方。

滓〔大明曰〔七〕〕蒲黃中筛出赤滓，名曰蒲萼也。

〔**主治**〕**炒用涩肠，止泻血、血痢妙。**大明

菰别录下品

〔一〕鼠奶痔疮：原作「小儿奶痔」，今据大观、政和本草卷七蒲黃条附方改。按痔类虽多，尚未见有「奶痔」一名。巢源卷三十四「牡痔候：肛边生鼠乳出在外者，时时出脓血者是也。」此为后世以鼠奶名痔之所本。

〔二〕末：原脱，今据大观、政和本草卷七蒲黃条附方补。

〔三〕二钱：大观、政和本草卷七蒲黃条附方俱作「如枣许大」。

〔四〕同上：原作「集一方」，今据大观、政和本草卷七蒲黃条附方改，以足附方旧十四之数。

〔五〕另收临时：大观、政和本草卷七蒲黃条附方俱作「三处贴之。如经日不产」。

〔六〕抄：原作「炒」，今据大观、政和本草卷七蒲黃条附方改。

〔七〕大明曰：原脱，今据金陵本补，与大观、政和本草卷七蒲黃条合。

【释名】茭草说文蒋草〔时珍曰〕按许氏说文菰本作苽，从瓜谐声也。有米谓之彫菰，已见谷部菰米下。江南人呼菰为茭，以其根交结也。蒋义未详。

【集解】〔保昇曰〕菰根生水中，叶如蔗、荻，久则根盘而厚。夏月生菌堪啖，名菰菜。三年者，中心生白苔如藕状，似小儿臂而白软，中有黑脉，堪啖者，名菰首也。〔藏器曰〕菰首小者，擘之内有黑灰如墨者，名乌郁，人亦食之。晋张翰思吴中莼、菰，即此也。〔颂曰〕菰根，江湖陂泽中皆有之。生水中，叶如蒲、苇辈，刈以秣马甚肥。春末生白茅如笋，即菰菜也，又谓之茭白，生熟皆可啖，甜美。其中心如小儿臂者，名菰手。作菰首者，非矣。尔雅云：出隧，蘧蔬。注云：生菰草中，状似土菌，江东人啖之，甜滑。即此也。故南方人至今谓菌为菰，亦缘此义。其根亦如芦根，冷利更甚。二浙下泽处，菰草最多。其根相结而生，久则并土〔一〕浮于水上，彼人谓之菰葑。刈去其叶，便可耕莳，又〔二〕名葑田。其苗有茎梗者，谓之菰蒋草。至秋结实，乃雕胡米也。岁饥，人以当粮。〔宗奭曰〕菰乃蒲类。河朔边人，止以饲马作荐。八月开花如苇。结青子，合粟为粥食，甚济饥。杜甫所谓波漂菰米沉云黑〔三〕者，是也。

菰笋一名**茭笋**日用**茭白**图经**菰菜**同　〔气味〕甘，冷，滑，无毒。〔诜曰〕滑中，不可多食。〔颂曰〕菰之种类皆极冷，不可过食，甚不益人，惟服金石人相宜耳。〔主治〕利五脏邪气，酒皶面赤，白癞疬疡，目赤。热毒风气，卒心痛，可盐、醋煮食之。孟诜　去烦热，止渴，除目黄，利大小便，止热痢〔四〕。杂鲫鱼为羹食，开胃口，解酒毒，压丹石毒发。藏器

菰手一名**菰菜**日用**茭白**通志**茭粑**俗名**蘧蔬**音氍〔五〕毹。〔气味〕甘，冷，滑，无毒。〔大明曰〕微毒。〔诜曰〕性滑，发冷气，令人下焦寒，伤阳道。禁蜜食，发痼疾。服巴豆人不可食。〔主治〕心胸中

〔一〕土：原作「生」，今据政和本草卷十一菰根条改。大观本草作「上」，当是缺损。
〔二〕又：原缺，今从张本补。
〔三〕波漂菰米沉云黑：政和本草卷十一及本草衍义卷十二菰根条俱作「愿作冷秋菰」，乃与上「济饥」义合，似应据改。
〔四〕痢：原作「痳」，今据政和本草卷十一菰根条改。
〔五〕氍：原作「毬」。政和本草卷十一菰根条引张揖云：「氍毹毛席，取其音同。」因据改。

浮热风气，滋人齿。孟诜煮食，止渴及小儿水痢。藏器

菰根〔气味〕甘，大寒，无毒。〔颂曰〕菰根亦如芦根，冷利更甚。〔主治〕肠胃痼〔一〕热，消渴，止小便利。捣汁饮之〔二〕。别录烧灰，和鸡子白，涂火烧疮。藏器〔附方〕旧二。小儿风疮久不愈者。用菰蒋节烧研，傅之。子母秘录。毒蛇伤啮菰蒋草根烧灰，傅之。广济方〔三〕。

叶〔主治〕利五脏。大明

菰米见谷部。

苦草纲目

【集解】〔时珍曰〕生湖泽中，长二三尺，状如茅、蒲之类。

【气味】（缺）

【主治】妇人白带，煎汤服。又主好嗜干茶不已，面黄无力，为末，和炒脂麻不时干嚼之。时珍

水萍本经中品

【释名】水花本经水白别录水苏别录〔四〕水廉吴普〔五〕

〔一〕痼：原作「痛」，今据大观、政和本草卷十一菰根条改。千金翼卷三菰根条作「固」。

〔二〕捣汁饮之：大观、政和本草卷十一及千金翼卷三菰根引别录文俱无。似濒湖取衍义「四时取根捣绞汁用」之意，补此四字。

〔三〕广济方：原作「外台秘要」，检外台未见此方。今据大观、政和本草卷十一菰根条附方改。

〔四〕水花本经水白别录水苏别录：此十二字原脱，今据大观、政和本草卷九水萍条，并参照本书前后各条体例补。

〔五〕水廉吴普：原脱，今据御览一〇〇〇萍条引吴氏本草补。

【集解】〔一〕〔别录曰〕水萍生雷泽池泽。三月采，暴干。〔弘景曰〕此是水中大萍，非今浮萍子。药录〔二〕云：五月有花白色。即非今沟渠所生者。楚王渡江所得，乃〔三〕斯实也。〔藏器曰〕水萍有三种。大者曰蘋，叶圆，阔寸许。小萍子是沟渠间者。本经云水萍，应是小者。〔颂曰〕尔雅云：萍，蓱。其大者蘋。苏恭言有三种：大者曰蘋，中者曰荇，小者即水上浮萍。今医家鲜用大蘋，惟用浮萍。〔时珍曰〕本草所用水萍，乃小浮萍，非大蘋也。陶、苏俱以大蘋注之，误矣。萍之与蘋，音虽相近，字却〔四〕不同，形亦迥别，今厘正之，互见蘋下。浮萍处处池泽止水中甚多，季春始生。或云杨花所化。一叶经宿即生数叶。叶下有微须，即其根也。一种背面皆绿者。一种面青背紫赤若血者，谓之紫萍，入药为良，七月采之。淮南万毕术云：老血化为紫萍。恐自有此种，不尽然也。小雅，呦呦鹿鸣，食野之苹者，乃蒿属。陆佃指为此萍，误矣。

【修治】〔时珍曰〕紫背浮萍，七月采之，拣净，以竹筛摊晒，下置水一盆映之，即易干也。

【气味】辛，寒，无毒。〔别录曰〕酸。

【主治】暴热身痒，下水气，胜酒，长须发，止消渴。久服轻身。本经 下气。以沐浴，生毛发。别录 治热毒、风热〔五〕、热狂，熁肿毒、汤火伤、风疹。大明 捣汁服，主水肿，利小便。为末，酒服方寸匕，治人中毒。为膏，傅面皯。藏器 主风湿麻痹，脚气，打扑伤损，目赤翳膜，口舌生疮，吐血衄血，癜风丹毒。时珍

【发明】〔震亨曰〕浮萍发汗，胜于麻黄。〔颂曰〕俗医用治时行热病，亦堪〔六〕发汗，甚有功。其方用浮萍一两，

〔一〕集解：原脱，今参照本书前后各条体例补。
〔二〕录：原作「对」，今据大观、政和本草卷九水萍条改。
〔三〕乃：大观、政和本草卷九水萍条俱作「非」，义正相反。似是濒湖有意改写。
〔四〕却：原作「脚」，今从张本改。
〔五〕风热：大观、政和本草卷九水萍条此下俱有「疾」字。
〔六〕堪：原作「甚」，今据大观、政和本草卷九水萍条改。

四月十五日采之，麻黄去根节，桂心，附子炮裂去脐皮，各半两，四物捣细筛。每服一〔一〕錢，以水一中盏，生姜半分，煎至六分，和滓热服，汗出乃瘥。又治恶疾疠疮遍身者，浓煮汁渍〔二〕浴半日，多效，此方甚奇古也。〔时珍曰〕浮萍其性轻浮，入肺经，达皮肤，所以能发扬邪汗也。世传宋时东京开河，掘得石碑，梵书大篆一诗，无能晓者。真人林灵素逐字辨译，乃是治中风方，名去风丹也。诗云：天生灵草无根干，不在山间不在岸。始因飞絮逐东风，泛梗青青飘水面。神仙一味去沉疴，采时须在七月半。选甚瘫风与大风，些小微风都不算。豆淋酒化服三丸，铁鏷〔三〕头上也出汗。其法：以紫色浮萍晒干为细末，炼蜜和丸弹子大。每服一粒，以豆淋酒化下。治左瘫右痪，三十六种风，偏正头风，口眼喎斜，大风癞风，一切无名风及脚气，并打扑伤折，及胎孕有伤。服过百粒，即为全人。此方，后人易名紫萍一粒丹。

【附方】旧七，新十八。**夹惊伤寒**紫背浮萍一錢，犀角屑半錢，钓藤钩三七个，为末。每服半錢，蜜水调下，连进三服，出汗为度。圣济录。**消渴饮水**日至一石者。浮萍捣汁服之。又方：用干浮萍、栝楼根等分，为末，人乳汁和丸梧子大。空腹饮服二十丸。三年者，数日愈。千金方。**小便不利**膀胱水气流滞。浮萍日干为末。饮服方寸匕，日二服。千金翼。**水气洪肿**小便不利。浮萍日干为末。每服方寸匕，白湯下，日二服。圣惠方。**霍乱心烦**芦根炙一两半，水萍焙、人参、枇杷叶炙各一两。每服五錢，入薤白四寸，酒煎温服。圣惠方。**吐血不止**紫背浮萍焙半两，黄芪炙二錢半，为末。每服一錢，姜、蜜水调下。圣济总录。**鼻衄不止**浮萍末，吹之。圣惠方。**中水毒病**手足指冷至膝肘，即是。以浮萍日干为末。饮服方寸匕良。千金〔四〕方。**大肠脱肛**水圣散：用紫浮萍为末，干贴之。危氏得效方。**身上虚痒**浮萍末一錢，以黄芩一錢同四物湯煎湯调下。丹溪纂要。**风热瘾疹**浮萍蒸过焙干，牛蒡子酒煮晒干炒，各一两，为末。每薄荷湯服一二錢，日二次。古今录验。**风热丹毒**浮萍捣汁，遍涂之。子母秘录。

〔一〕一：大观、政和本草卷九水萍条俱作「二」。
〔二〕渍：原脱，今据大观、政和本草卷九水萍条补。
〔三〕鏷：大观、政和本草卷九水萍条引高供奉采萍时日歌俱作「幞」，义长。
〔四〕千金：原作「姚僧坦集验」，今据大观、政和本草卷九水萍条附方改，与千金卷二十五第二合。

汗斑癜风端午日收紫背浮萍晒干。每以四两煎水浴，并以萍擦之。或入汉防己二錢亦可。袖珍方。**少年面疱**圣惠方〔一〕：用浮萍日挼盦之，并饮汁少许。普济方：用紫背萍四两，防己一两，煎浓汁洗之。仍以萍于斑䵟上热擦，日三五次。物虽微末，其功甚大，不可小看。普济方。**粉滓面䵟**沟渠小萍为末。日傅之。圣惠方。**大风疠疾**浮萍草三月采，淘三五次，窨三五日，焙为末，不得见日。每服三錢，食前温酒下。常持观音圣号。忌猪、鱼、鸡、蒜。又方：七月七日，取紫背浮萍，日干为末。半升，入好消风散五两。每服五錢，水煎频饮，仍以煎湯洗浴之。十便良方。**癍疮入目**浮萍阴干为末，以生羊子肝半个，同水半盏煮熟，捣烂绞汁，调末服。甚者，不过一服；已伤者，十服见效。危氏得效方。**弩肉攀睛**青萍少许，研烂，入片脑少许，贴眼上效。危氏得效方。**毒肿初起**水中萍子草，捣傅之。肘后方。**发背初起**肿焮赤热。浮萍捣和鸡子清贴之。圣惠方。**杨梅疮癣**水萍煎汁，浸洗半日。数日一作。集简方。**烧烟去蚊**五月取浮萍阴干用之。孙真人方。

蘋 吴普本草

【释名】芣菜〔二〕拾遗 **四叶菜**卮言 **田字草**〔时珍曰〕蘋本作薲。左传：蘋蘩蕰藻之菜，可荐于鬼神，可羞于王公。则薲有宾之之义，故字从宾。其草四叶相合，中折十字，故俗呼为四叶菜、田字草、破铜錢，皆象形也。诸家本草皆以蘋注水萍，盖由蘋、萍二字，音相近也。按韵书：蘋在真韵，蒲真切；萍在庚韵，蒲经切。切脚不同，为物亦异。今依吴普本草别出于此。

【集解】〔普曰〕水萍一名水廉，生池泽水上。叶圆小，一茎一叶，根入水底，五月花白〔三〕。三月采，日干之。

〔一〕圣惠方：原作「外台」，今检外台未见此方。大观、政和本草卷九水萍条附方作「圣惠方」，圣惠方卷四十正有此方。因据改，乃合附方旧七之数。

〔二〕芣：此从政和本草卷九水萍条作「芣」。大观本草作莱，形近而误。

〔三〕花白：原作「白花」，今据御览一〇〇〇萍条引吴氏本草改，文理较顺。

〔弘景曰〕水中大萍，五月有花白色，非沟渠所生之萍。楚〔一〕王渡江所得，即〔二〕斯实也。〔恭曰〕萍有三种：大者名蘋，中者名荇，叶皆相似而圆；其小者，即水上浮萍也。〔藏器曰〕蘋叶圆，阔寸许。叶下有一点，如水沫。一名芣菜。曝干可入药用。小萍是沟渠间者。〔禹锡曰〕按尔雅云：萍，蓱也。其大者曰蘋。又诗云：于以采蘋，于涧之滨。陆玑注云：其粗大者谓之蘋，小者为萍。季春始生。可糁蒸为茹，又可以苦酒淹之按〔三〕酒。今医家少用此蘋，惟用小萍耳。〔时珍曰〕蘋乃四叶菜也。叶浮水面，根连水底。其茎细于莼、莕。其叶大如指顶，面青背紫，有细纹，颇似马蹄决明之叶，四叶合成，中折十字。夏秋开小白花，故称白蘋。其叶攒簇如萍，故尔雅谓大者为蘋也。吕氏春秋云，菜之美者，有昆仑之蘋，即此。韩诗外传谓浮者为薸，沉者为蘋。臞仙谓白花者为蘋，黄花者为莕，即金莲也。苏恭谓大者为蘋，小者为莕。杨慎卮言谓四叶菜为莕。陶弘景谓楚王所得者为蘋。皆无一定之言。盖未深加体审，惟据纸上猜度而已。时珍一一采视，颇得其真云。其叶径一二寸，有一缺而形圆如马蹄者，莼也。似莼而稍尖长者，莕也。其花并有黄白二色。叶径四五寸如小荷叶而黄花，结实如小角黍者，萍蓬草也。楚王所得萍实，乃此萍之实也。四叶合成一叶，如田字形者，蘋也。如此分别，自然明白。又项氏言白蘋生水中，青蘋生陆地。按今之田字草，有水陆二种。陆生者多在稻田沮洳之处，其叶四片合一，与白蘋一样。但茎生地上，高三四寸，不可食。方士取以煅硫结砂煮汞，谓之水田翁。项氏所谓青蘋，盖即此也。或以青蘋为水草，误矣。

【气味】甘，寒，滑，无毒。

【主治】暴热，下水气，利小便。吴普 **捣涂热疮。捣汁饮，治蛇伤毒入腹内。曝干，栝楼等分为末，人乳和丸服，止消渴。**藏器 **食之已劳。**山海经

萍蓬草 拾遗

【释名】水粟纲目 **水粟子**〔时珍曰〕陈藏器拾遗萍蓬草，即今水粟也。其子如粟，如蓬子也。俗人呼水粟包，又云水栗子，言其根味也。或作水笠。

〔一〕楚：此上原衍「乃」字，今据大观、政和本草卷九水萍条删。
〔二〕即：大观、政和本草卷九水萍条俱作「非」，义正相反。似是濒湖有意改写。
〔三〕之按：陆疏卷上之上作「以就」，义同。

【集解】〔藏器曰〕萍蓬草生南方池泽。叶大如荇。花亦黄，未开时状如算袋。其根如藕，饥年可以当谷。〔时珍曰〕水粟三月出水。茎大如指。叶似荇叶而大，径四五寸，初生如荷叶。六七月开黄花，结实状如角黍，长二寸许，内有细子一包，如罂粟。泽农采之，洗擦去皮，蒸曝，舂取米，作粥饭食之。其根大如栗，亦如鸡头子根，俭年人亦食之，作藕香，味如栗子。昔楚王渡江得萍实，大如斗，赤如日，食之甜如蜜者，盖此类也。若水萍，安得有实耶？三四月采茎叶取汁，煮硫黄能拒火。又段公路北户录有睡莲，亦此类也。其叶如荇而大。其花布叶数重，当夏昼开花，夜缩入水，昼复出也。

子〔气味〕甘，涩，平，无毒。〔主治〕助脾厚肠，令人不饥。时珍

根〔气味〕甘，寒，无毒。〔主治〕煮食，补虚，益气力。久食，不饥，厚肠胃。藏器

莕菜 唐本草

【释名】**凫葵**唐本 **水葵**马融传 **水镜草**土宿本草 **靥子菜**野菜谱 **金莲子** **接余**〔时珍曰〕按尔雅云：莕，接余也。其叶苻。则凫葵当作苻葵，古文通用耳。或云，凫喜食之，故称凫葵，亦通。其性滑如葵，其叶颇似莕，故曰葵，曰莕。诗经作荇，俗呼荇丝菜。池人谓之莕公须，淮人谓之靥子菜，江东谓之金莲子。许氏说文谓之䓷，音恋。楚词谓之屏风，云紫茎屏风文绿波，是矣。

【集解】〔恭曰〕凫葵即莕菜也。生水中。〔颂曰〕处处池泽有之。叶似莼而茎涩，根甚长，花黄色。郭璞注尔雅云：丛生水中。叶圆在茎端，长短随水深浅。江东人食之。陆玑诗疏云：荇茎白，而叶紫赤色，正圆，径寸余，浮在水上。根在水底，大如钗股，上青下白，可以按酒。用苦酒浸其白茎，肥美。今人不食，医方亦鲜用之。〔时珍曰〕莕与莼，一类二种也。并根连水底，叶浮水上。其叶似马蹄而圆者，莼也；叶似莼而微尖长者，莕也。夏月俱开黄花，亦有白花者。结实大如棠梨，中有细子。按宁献王庚辛玉册云：凫葵，黄花者是莕菜，白花者是白蘋（即水镜草），一种泡子名水鳖。虽有数种，其用一也。其茎叶根花，并可伏硫，煮砂，制矾。此以花色分别蘋、莕，似亦未稳。详见蘋下。

【正误】〔恭曰〕凫葵，南人名猪莼，堪食，有名未用条中载也。〔志曰〕凫葵即莕菜，叶似莼，根极长。江南人

多食之。今云是猪莼，误矣。今以春夏细长肥滑者为絲莼，至冬粗短者为猪莼，亦呼为龟莼，与凫葵殊不相似也。而有名未用类，即无凫葵、猪莼之名，盖后人删去也。〔时珍曰〕杨慎巵言以四叶菜为莕者，亦非也。四叶菜乃蘋也。

【气味】甘，冷，无毒。

【主治】消渴，去热淋〔一〕，利小便。唐本 **捣汁服，疗寒热。**开宝 **捣傅诸肿毒，火丹游肿。**时珍

【附方】新四。**一切痈疽**及疮疖。用莕絲菜或根，马蹄草茎或子（即莼也），各取半碗，同苎麻根五寸去皮，以石器捣烂，傅毒四围。春夏秋日换四五次，冬换二三次，换时以荠水洗之，甚效。保生余录。**谷道生疮**莕叶捣烂，绵裹纳之下部，日三次。范汪方。**毒蛇螫伤**牙入肉中，痛不可堪者。勿令人知，私以莕叶覆其上穿，以物包之，一时折牙自出也。肘后方。**点眼去翳**莕絲菜根一錢半，捣烂（即叶如马蹄开黄花者），川楝子十五个，胆矾七分，石决明五錢，皂荚一两，海螵蛸二錢，各为末，同菜根，以水一鍾浸二宿，去滓。一日点数次，七日见效也。孙氏集效方。

莼 别录下品

【释名】茆卯、柳二音。**水葵**诗疏 **露葵**纲目 **马蹄草**〔时珍曰〕蓴字本作莼，从纯。纯乃絲名，其茎似之故也。齐民要术云：莼性纯而易生。种以浅深为候，水深则茎肥而叶少，水浅则茎瘦而叶多。其性逐水而滑，故谓之莼菜，并得葵名。颜之推家训云：蔡朗父讳纯，改莼为露葵。北人不知，以绿葵为之。诗云，薄采〔二〕其茆，即莼也。或讳其名，谓之锦带。

【集解】〔保昇曰〕莼叶似凫葵，浮在水上。采茎堪啖。花黄白色，子紫色。三月至八月，茎细如钗股，黄赤色，短长随水深浅，名为絲莼，味甜体软。九月至十月渐粗硬。十一月萌在泥中，粗短，名瑰莼，味苦体涩。人惟取汁作羹，犹胜杂菜。〔时珍曰〕莼生南方湖泽中，惟吴越人善食之。叶如荇菜而差圆，形似马蹄。其茎紫色，大如箸，柔滑可羹。夏月

〔一〕淋：原脱，今据大观、政和本草卷九及千金翼卷二凫葵条补。
〔二〕采：原作「菜」，今据毛诗·鲁颂·泮水改。

开黄花。结实青紫色，大如棠梨，中有细子。春夏嫩茎未叶者名稚莼，稚者小也。叶稍舒长者名丝莼，其茎如丝也。至秋老则名葵莼，或作猪莼，言可饲猪也。又讹为瑰莼、毛莼焉。余见凫葵下。

【气味】甘，寒，无毒。〔藏器曰〕莼虽水草，而性热拥。〔诜曰〕莼虽冷补，热食及多食亦拥气不下，甚损人胃及齿，令人颜色恶，损毛发。和醋食，令人骨痿。〔李廷飞曰〕多食性滑发痔。七月有虫着上，食之令人霍乱。

【主治】消渴热痹。别录 **和鲫鱼作羹食，下气止呕。多食，压丹石**〔一〕。**补大小肠虚气，不宜过多。**孟诜 **治热疸，厚肠胃，安下焦，逐水，解百药毒并蛊气。**大明

【发明】〔弘景曰〕莼性冷而补，下气。杂鳢鱼作羹食，亦逐水。而性滑，服食家不可多用。〔恭曰〕莼久食大宜人。合鲋鱼作羹食，主胃弱不〔二〕下食者，至效。又宜老人，应入上品。故张翰临秋风思吴中之鲈〔三〕鱼莼羹也。〔藏器曰〕莼体滑，常食发气，令关节急，嗜睡。脚气论中令人食之，此误极深也。温病后脾弱不能磨化，食者多死。予所居近湖，湖中有莼、藕。年中疫甚，饥人取莼食之，虽病瘥者亦死。至秋大旱，人多血痢，湖中水竭，掘藕食之，阖境无他。莼、藕之功，于斯见矣。

【附方】新三。**一切痈疽**马蹄草即莼菜，春夏用茎，冬月用子，就于根侧寻取，捣烂傅之。未成即消，已成即毒散。用叶〔四〕亦可。保生余录。**头上恶疮**以黄泥包豆豉煨熟，取出为末，以莼菜汁〔五〕调傅之。保幼大全。**数种疔疮**马蹄草（又名缺盆草）、大青叶、臭紫草各等分，擂烂，以酒一碗浸之，去滓温服，三服立愈。经验良方。

水藻 纲目

【释名】〔时珍曰〕藻乃水草之有文者，洁净如澡浴，故谓之藻。

〔一〕多食压丹石：大观、政和本草卷二十九莼条引孟诜说未见此文，仅有「多食发痔」一语。
〔二〕不：原作「鲈」，今据大观、政和本草卷二十九莼条改。
〔三〕鲈：原脱，今据大观、政和本草卷二十九莼条引晋书补。
〔四〕叶：原作「菜」，今据保生余录治痈疽方改。
〔五〕汁：原作「油」，今从张本改。

【集解】〔颂曰〕藻生水中，处处有之。周南诗云，于以采藻，于沼于沚，于彼行潦，是也。陆璣注云：藻生水底，有二种：一种〔一〕叶如鸡苏，茎如箸，长四五尺；一种叶如蓬蒿，茎如钗股，谓之聚藻。二藻皆可食，煮〔二〕熟挼去腥气，米面糁蒸为茹，甚滑美。荆扬人饥荒以当谷食。〔藏器曰〕马藻生水中〔三〕，如马齿相连。〔时珍曰〕藻有二种，水中甚多。水藻，叶长二三寸，两两对生，即马藻也；聚藻，叶细如丝及鱼鳃状，节节连生，即水蕴也，俗名鳃草，又名牛尾蕴，是矣。尔雅云：莙，牛藻也。郭璞注〔四〕云，细叶蓬茸，如丝可爱，一节长数寸，长者二三十节，即蕴也。二藻皆可食，入药藻为胜。左传云，蘋蘩蕰藻之菜，即此。

【气味】甘，大寒，滑，无毒。

【主治】去暴热热痢，止渴，捣汁服之。小儿赤白游疹，火焱热疮，捣烂封之。藏器

【发明】〔思邈曰〕凡天下极冷，无过藻菜。但有患热毒肿并丹毒者，取渠中藻菜切捣傅之，厚三分，干即易，其效无比。

海藻本经中品

【释名】荨音单，出尔雅，别录作藫。落首本经 海萝尔雅注

【集解】〔别录曰〕海藻生东海池泽，七月七日采，暴干。〔弘景曰〕生海岛上，黑色如乱发而大少许，叶大都似藻叶。〔藏器曰〕此有二种：马尾藻生浅水中，如短马尾细，黑色，用之当浸去咸味；大叶藻生深海中及新罗，叶如水藻而

〔一〕一种：原脱，今据大观、政和本草卷九海藻条补，与陆疏卷上之上于以采藻条合。

〔二〕煮：原脱，大观、政和本草卷九海藻条亦脱。今据陆疏卷上之上于以采藻条补。

〔三〕中：大观、政和本草卷九海藻条俱作「上」，此似濒湖有意改写，使与陆疏「藻生水底」之文一致。

〔四〕郭璞注：按尔雅释草此条郭注为「似藻，叶大，江东呼为马藻」。下文所云，据颜氏家训卷六书证篇，乃郭注三仓之文。清·郝懿行谓尔雅「注以牛藻为马藻盖误，宜据三仓注以订正」。濒湖殆已早见及此。

大。海人以绳系腰，没水取之。五月以后，有大鱼伤人，不可取也。尔雅云，纶似纶，组似组，东海有之，正为二藻也。〔颂曰〕此即水藻生于海中者，今登、莱诸州有之。陶隐居引尔雅纶、组注昆布，谓昆布似组，青苔、紫菜似纶；而陈藏器以纶、组为二藻。陶说似近之。〔时珍曰〕海藻近海诸地采取，亦作海菜，乃立名目，货之四方云。

【修治】〔敩曰〕凡使须用生乌豆，并紫背天葵，三件同蒸伏时，日干用。〔时珍曰〕近人但洗净咸味，焙干用。

【气味】苦、咸，寒，无毒。〔权曰〕咸，有小毒。〔之才曰〕反甘草。〔时珍曰〕按东垣李氏治瘰疬马刀，散肿溃坚汤，海藻、甘草两用之。盖以坚积之病，非平和之药所能取捷，必令反夺以成其功也。

【主治】瘿瘤结气，散颈下硬核痛[一]，痈肿癥瘕坚气，腹中上下雷[二]鸣，下十二水肿。本经　疗皮间积聚暴㿉，瘤气结热，利小便。别录　辟百邪鬼魅，治气急心下[三]满，疝气下坠，疼痛卵肿，去腹中幽幽作声。甄权　治奔豚气脚气，水气浮肿，宿食不消，五膈痰壅。李珣

【发明】〔元素曰〕海藻气味俱厚，纯阴，沉也。治瘿瘤马刀诸疮，坚而不溃者。经云：咸能软坚。营气不从，外为浮肿。随各引经药治之，肿无不消。〔成无己曰〕咸味涌泄。故海藻之咸，以泄水气也。〔诜曰〕海藻起男子阴，消男子㿉疾，宜常食之。南方人多食，北方人效之，倍生诸疾，更不宜矣。〔时珍曰〕海藻咸能润下，寒能泄热引水，故能消瘿瘤结核阴㿉之坚聚，而除浮肿脚气留饮痰气之湿热，使邪气自小便出也。

【附方】旧二，新二[四]。**海藻酒**　治瘿气。用海藻一斤，绢袋盛之，以清酒二升浸之，春夏二日，秋冬三日。每

〔一〕结气散颈下硬核痛：大观、政和本草卷九及千金翼卷二海藻条俱作「气，颈下核，破散结气」。
〔二〕雷：大观、政和本草卷九及千金翼卷二海藻条俱无。
〔三〕急心下：大观、政和本草卷九海藻条俱作「疾急」。
〔四〕二：原作「三」，今按下新附方数改。

服两合，日三。酒尽再作。其滓曝干为末，每服方寸匕，日三服。不过两〔一〕剂即瘥。肘后〔二〕方。**瘿气初起**海藻一两，黄连二两，为末。时时舐咽。先断一切厚味。丹溪方。**项下瘰疬**如梅李状。宜连服前方海藻酒消之。肘后方。**蛇盘瘰疬**头项交接者。海藻菜以荞面炒过，白僵蚕炒，等分为末，以白梅泡汤和丸梧子大。每服六十丸，米饮下，必泄出毒气。危氏得效方。

海蕴 温、緼、酝三音。　拾遗

〔**校正**〕自草部移入此。〔三〕

【释名】〔时珍曰〕緼，乱丝也。其叶似之，故名。

【气味】咸，寒，无毒。

【主治】瘿瘤结气在喉间，下水。藏器　**主水癊。**苏颂

海带 宋嘉祐

【集解】〔禹锡曰〕海带，出东海水中石上，似海藻而粗，柔韧而长。今登州人干之以束器物。医家用以下水，胜于海藻、昆布。

【气味】咸，寒，无毒。

【主治】催生，治妇人病，及疗风下水。嘉祐　**治水病瘿瘤，功同海藻。**时珍

昆布 别录中品

〔一〕两：外台卷二十三引肘后海藻酒及大观本草卷九海藻条附方俱作「三」（政和本草无此文）。

〔二〕肘后：原作「范汪」，今据外台卷二十三引肘后海藻酒（检今本肘后未见此方）及大观、政和本草卷九海藻条附方改，乃与附方旧二之数相合。

〔三〕校正自草部移入此：按海蕴见大观、政和本草卷八，原在草部，而此间亦是草部，无所谓「移」。此八字当是错简，应删。

【释名】纶布〔时珍曰〕按吴普本草，纶布一名昆布，则尔雅所谓纶似纶，东海有之者，即昆布也。纶音关，青絲绶也，讹而为昆耳。陶弘景以纶为青苔、紫菜辈，谓组为昆布；陈藏器又谓纶、组是二种藻。不同如此。

【集解】〔别录曰〕昆布生东海。〔弘景曰〕今惟出高丽。绳把索之如卷麻，作黄黑色，柔韧可食。尔雅云：纶似纶，组似组，东海有之。今青苔、紫菜皆似纶，而昆布亦似组，恐即是也。〔藏器曰〕昆布生南海，叶如手，大似薄苇，紫赤色。其细叶者，海藻也。〔珣曰〕其草顺流而生。出新罗者叶细，黄黑色。胡人搓之为索，阴干，从舶上来中国。〔时珍曰〕昆布生登、莱者，搓如绳索之状。出闽、浙者，大叶似菜。盖海中诸菜性味相近，主疗一致。虽稍有不同，亦无大异也。

【修治】〔敩曰〕凡使昆布，每一斤，用甑箅大小十个，同銼细，以东流水煮之，从巳至亥，待咸味去，乃晒焙用。

【气味】咸，寒，滑，无毒。〔普曰〕酸、咸，寒，无毒。〔权曰〕温，有小毒。

【主治】十二种水肿，瘿瘤聚结气，瘘疮。别录 破积聚。思邈 治阴㿉肿，含之咽汁。藏器 利水道，去面肿，治恶疮鼠瘘。甄权

【发明】〔杲曰〕咸能软坚，故瘿坚如石者非此不除，与海藻同功。〔诜曰〕昆布下气，久服瘦人，无此疾者不可食。海岛之人爱食之，为无好菜，只食此物，服久相习，病亦不生，遂传说其功于北人。北人食之皆生病，是水土不宜耳。凡是海中菜，皆损人，不可多食。

【附方】旧四。**昆布臛**治膀胱结气，急宜下气。用高丽昆布一斤，白米泔浸一宿，洗去咸味。以水一斛，煮熟劈细。入葱白一握，寸断之。更煮极烂，乃下盐酢豉〔一〕糁姜橘椒末调和食之。仍宜食粱米、粳米饭。极能下气。无所忌。海藻亦可依此法作之。广济方。**瘿气结核**癗癗〔二〕肿硬。以昆布一两，洗去咸，晒干为散。每以一錢绵裹，好醋中浸过，含之咽津〔三〕，味尽再易之。圣惠方。**项下五瘿**方同上。千金翼〔四〕。**项下卒肿**其囊渐大，欲成瘿者。昆布、海

〔一〕豉：原脱，今据大观、政和本草卷九海藻条补。
〔二〕癗癗：原从政和本草卷九昆布条附方作「[illegible]」，字书无。今据圣惠方卷三十五及大观本草改。
〔三〕津：原作「汁」，今据圣惠方卷三十五及大观、政和本草卷九昆布条附方改。
〔四〕千金翼：原脱。按治五瘿方，大观、政和本草卷九昆布条附方俱作「千金翼」，千金翼卷二十第七正有此方，因据补。

藻等分，为末，蜜丸杏核大。时时含之，咽汁。外台。

越王余筭拾遗〔一〕

【释名、集解】〔珣曰〕越王余算生南海水中，如竹算子，长尺许。刘敬叔异苑云：昔晋安越王渡南海，将黑角白骨作算筹，其有余者，弃于水中而生此。故叶白者似骨，黑者似角，遂名之。相传可食。

【气味】咸，温〔二〕，无毒。

【主治】水肿浮气结聚，宿滞不消，腹中虚鸣，并煮服之。李珣

【附录】沙箸〔时珍曰〕按刘恂岭表录异〔三〕有沙箸，似是余算之类，今附于此。云：海岸沙中生沙箸，春吐苗，其心若〔四〕骨，白而且劲，可为酒筹。凡欲采者，须轻步向前拔之。不然，闻行声遽缩入沙中，不可得也。

石帆日华

【集解】〔弘景曰〕石帆状如柏，水松状如松。〔藏器曰〕石帆生海底，高尺余。根如漆色，至梢上渐软，作交罗纹。〔大明曰〕石帆紫色，梗大者如筯，见风渐硬，色如漆，人以饰作珊瑚装。〔颂曰〕左思吴都赋：草则石帆、水松。刘渊林注云：石帆生海屿石上，草类也。无叶，高尺许，其花离楼相贯连。若死则浮水中，人于海边得之，稀有见其生者。

【气味】甜、咸，平，无毒。

〔一〕拾遗：原作海药。按大观、政和本草卷七，越王余算为「陈藏器余」十种之一。后附「海药」所说，大同小异，仅主治稍详。藏器为开元中人，李珣为肃、代时人，陈前李后。濒湖于本条不标「藏器」而标「海药」，且于「珣曰」下引藏器之说（生南海水中，如竹算子，长尺许），而本条始终未提及藏器，未知何故？但本卷分目越王余筭下又明标为「拾遗」，今即据改。

〔二〕温：按大观、政和本草卷七越王余筭条，海药作「温」，藏器作「平」。

〔三〕异：原脱，据补见本书卷一引据经史百家书目校记。

〔四〕若：原作「茗」，今据辑本岭表录异卷中沙箸条改。

【主治】石淋。弘景煮汁服，主妇人血结月闭。藏器

水松纲目

【集解】〔弘景曰〕水松状如松〔一〕。〔颂曰〕出南海及交趾，生海水中。

【气味】甘、咸，寒，无毒。

【主治】溪毒。弘景水肿，催生。藏器

〔一〕松：此下原空三字，后为「食」字。覆刻江西本作「采之可食」。若据大观、政和本草卷九海藻条陈藏器说，似亦可作「丰茸可食」。然既皆非弘景所说，今从张本一并删去。

本草纲目草部目录第二十卷

草之九　石草类一十九种

石斛本经　骨碎补开宝　石韦本经

金星草嘉祐　石长生本经　红茂草附　石苋图经　石垂附

景天本经　佛甲草图经　虎耳草纲目

石胡荽四声　螺厣草拾遗（即镜面草）　酢浆草唐本　酸草、三叶附

地锦嘉祐（即血见愁）　金疮小草附　离鬲草拾遗

仙人草拾遗　仙人掌草图经　紫背金盘草〔二〕图经

崖棕图经　鸡翁藤、半天回、野兰根〔一〕附

白龙须纲目

右附方旧十，新五十二〔三〕。

〔一〕根：原脱，今据本卷崖棕条附录补。

〔二〕草：原脱，今据大观本草卷三十一及政和本草卷三十紫背金盘草条补。

〔三〕五十二：原作「四十七」，今按卷中新附方数改。

本草纲目草部第二十卷

草之九石草类一十九种

石斛本经上品

【释名】石蓫别录 金钗纲目 禁生别录〔一〕 林兰本经〔二〕 杜兰别录 〔时珍曰〕石斛名〔三〕义未详。其茎状如金钗之股，故古有金钗石斛之称。今蜀人栽之，呼为金钗花。盛弘之荆州记云，耒阳龙石山多石斛，精好如金钗，是矣。林兰、杜兰，与木部木兰同名，恐误。

【集解】〔别录曰〕石斛生六安山谷水旁石上。七月、八月采茎，阴干。〔弘景曰〕今用石斛，出始兴。生石上，细实，以桑灰湯〔四〕沃之，色如金，形如蚱蜢髀者佳。近道亦有，次于宣城者。其生栎木上者，名木斛。其茎至虚，长大而色浅。不入丸散，惟可为酒渍煮之用。俗方最以补虚，疗脚膝。〔恭曰〕今荆襄及汉中、江左又有二种：一种似大麦，累累相连，头生一叶，而性冷，名麦斛；一种茎大如雀髀，叶在茎头，名雀髀斛。其他斛如竹，而节间生叶也。作干石斛法：以酒洗蒸暴成，不用灰湯。或言生者渍酒，胜于干者。〔颂曰〕今荆州、光州、寿州、庐州、江州〔五〕、温州、台州亦有之，以广南者为佳。多在山谷中。五月生苗，茎似小竹节，节间出碎叶。七月开花，十月结实。其根细长，黄色。惟生石上者为胜。〔宗奭曰〕石斛细若小草，长三四寸，柔韧，折之如肉而实。今人多以木斛混之，亦不能明。木斛中虚如禾草〔六〕，长尺余，但色深黄光泽耳。〔时珍曰〕石斛丛生石上。其根纠结甚繁，干则白软。其茎叶生皆青色，干则黄色。开红花。节上

〔一〕别录：原作「本经」。按大观、政和本草卷六石斛条「一名禁生」俱作墨字，认为别录文。因据改。

〔二〕本经：原作「同」，谓同上「本经」。上「本经」现既已改为「别录」，此「同」字自应改作「本经」。

〔三〕名：原作「石」，今从张本改。

〔四〕湯：原脱，今据大观、政和本草卷六石斛条补。

〔五〕荆州光州寿州庐州江州：大观、政和本草卷六石斛条俱作「荆湖川广州郡」。

〔六〕禾草：原作「木」，今据本草衍义卷七及政和本草卷六石斛条改。

自生根须。人亦折下，以砂石栽之，或以物盛挂屋下，频浇以水，经年不死，俗称为千年润。石斛短而中实，木斛长而中虚，甚易分别。处处有之，以蜀中者为胜。

【修治】〔敩曰〕凡使，去根头，用酒浸一宿，暴干，以酥拌蒸之，从巳至酉，徐徐焙干，用入补药乃效。

【气味】甘，平，无毒。〔普曰〕神农：甘，平。扁鹊：酸。李当之：寒。〔时珍曰〕甘、淡、微咸。〔之才曰〕陆英为之使，恶凝水石、巴豆，畏雷丸、僵蚕。

【主治】伤中，除痹下气，补五脏虚劳羸瘦，强阴益精[一]**。久服，厚肠胃。**本经 **补内绝不足，平胃气，长肌肉，逐皮肤邪热痱气，脚膝疼冷痹弱，定志除惊。轻身延年**[二]。别录 **益气除热，治男子腰脚软弱，健阳，逐皮肌风痹，骨中久冷，补肾益力。**权 **壮筋骨，暖水脏，益智清**[三]**气。**日华 **治发热自汗，痈疽排脓内塞。**时珍

【发明】〔敩曰〕石斛镇[四]涎，涩丈夫元气。酒浸酥蒸，服满一镒，永不骨痛也。〔宗奭曰〕石斛治胃中虚热有功。〔时珍曰〕石斛气平，味甘、淡、微咸，阴中之阳，降也。乃足太阴脾、足少阴右肾之药。深师云：囊湿精少，小便余沥者，宜加之。一法：每以二錢入生姜一片，水煎代茶饮，甚清肺补脾也。

【附方】新二。**睫毛倒入**川石斛、川芎藭等分，为末。口内含水，随左右嗜鼻，日二次。袖珍方。**飞虫入耳**石斛数条，去根如筒子，一边紝入耳中，四畔以蜡封闭，用火烧石斛，尽则止。熏右耳，则虫从左出。未出更作。圣济。

骨碎补 宋开宝

〔一〕益精：按大观、政和本草卷六石斛条俱作墨字，认为别录文。
〔二〕轻身延年：按大观、政和本草卷六石斛条俱作白字，认为本经文。
〔三〕清：大观、政和本草卷六石斛条俱作「平胃」二字。
〔四〕鎮：大观、政和本草卷六石斛条俱作「锁」。

【释名】猴姜拾遗胡孙姜志石毛姜苏颂〔一〕石庵蕳〔藏器曰〕骨碎补本名猴姜。开元皇帝以其主伤折，补骨碎，故命此名。或作骨碎布，讹矣。江西人呼为胡孙姜，象形也。〔时珍曰〕庵蕳主折伤破血。此物功同，故有庵蕳之名。

【集解】〔志曰〕骨碎补生江南。根寄树石上，有毛。叶如庵蕳。〔藏器曰〕岭南虔、吉州亦有之。叶〔二〕似石韦而一根，余叶生于木。〔大明曰〕是树上寄生草，根〔三〕似姜而细长。〔颂曰〕今淮、浙、陕西、夔路州郡皆有之。生木或石上。多在背阴处，引根成条，上有黄赤毛及短叶附之。又抽大叶成枝。叶面青绿色，有青黄点；背青白色，有赤紫点。春生叶，至冬干黄。无花实。采根入药。〔宗奭曰〕此苗不似姜，亦不似庵蕳。每一〔四〕大叶两旁，小叶叉牙，两两相对，叶长有尖瓣也。〔时珍曰〕其根扁长，略似姜形。其叶有桠缺，颇似贯众叶。谓叶如庵蕳者，殊谬；如石韦者，亦差。

根

【修治】〔斅曰〕凡采得，用铜刀刮去黄赤毛，细切，蜜拌润，甑蒸一日，晒干用。急用只焙干，不蒸亦得也。

【气味】苦，温，无毒。〔大明曰〕平。

【主治】破血止血，补伤折。开宝 主骨中毒气，风血疼痛，五劳六极，足〔五〕手不收，上热下冷。权 恶疮〔六〕，蚀烂肉，杀虫。大明 研末，猪肾夹煨，空心食，治耳鸣，及肾虚久泄，牙疼。时珍

【发明】〔颂曰〕骨碎补，入妇人血气药。蜀人治闪折筋骨伤损，取根捣筛，煮黄米粥，和裹伤处有效。〔时珍曰〕

〔一〕苏颂：原作「日华」，今据大观、政和本草卷十一骨碎补条改。
〔二〕叶：大观、政和本草卷十一骨碎补条俱无。
〔三〕根：大观、政和本草卷十一骨碎补条俱作「苗」。
〔四〕一：原缺，今据本草衍义卷十二及政和本草卷十一骨碎补条补。
〔五〕足：大观、政和本草卷十一骨碎补条俱作「口」。
〔六〕疮：原作「疾」，今据大观、政和本草卷十一骨碎补条改。

骨碎补，足少阴药也。故能入骨，治牙，及久泄痢。昔有魏刺史子久泄，诸医不效，垂殆。予用此药末入猪肾中煨熟与食，顿住。盖肾主大小便，久泄属肾虚，不可专从脾胃也。雷公炮炙论用此方治耳鸣，耳亦肾之窍也。案戴原礼证治要诀云：痢后下虚，不善调养，或远行，或房劳，或外感，致两足痿软，或痛或痹，遂成痢风。宜用独活寄生汤吞虎骨四斤丸，仍以骨碎补三分之一，同研取汁，酒解服之。外用杜仲〔一〕、牛膝、杉木节、萆薢、白芷、南星煎汤，频频熏洗。此亦从肾虚骨痿而治也。

【附方】旧二，新三。**虚气攻牙**齿痛血出，或痒痛。骨碎补二两，铜刀细锉，瓦锅慢火炒黑，为末。如常揩齿，良久吐之，咽下亦可。刘松石云：此法出灵苑方，不独治牙痛，极能坚骨固牙，益精髓，去骨中毒气疼痛。牙动将落者，数擦立住，再不复动，经用有神。**风虫牙痛**骨碎补、乳香等分，为末糊丸，塞孔中。名金针丸。圣济总录。**耳鸣耳闭**骨碎补削作细条，火炮，乘热塞之。苏氏图经。**病后发落**胡孙姜、野蔷薇嫩枝煎汁，刷之。**肠风失血**胡孙姜烧存性五钱，酒或米饮服。仁存方。

石韦本经中品

【释名】石𩋾音蔗 **石皮**别录 **石兰**〔弘景曰〕蔓延石上，生叶如皮，故名石韦。〔时珍曰〕柔皮曰韦，𩋾亦皮也。

【集解】〔别录曰〕石韦生华阴山谷石上，不闻水声及人声者良。二月采叶，阴干。〔弘景曰〕处处有之。出建平者，叶长大而厚。〔恭曰〕此物丛生石旁阴处，亦不作蔓。其生古瓦屋上者名瓦韦，疗淋亦好。〔颂曰〕今晋、绛、滁、海、福州，江宁皆有之。丛生石上，叶如柳，背有毛，而斑点如皮。福州别有一种石皮，三月有花〔二〕，采叶〔三〕作浴汤，治风。〔时珍曰〕多生阴崖险罅处。其叶长者近尺，阔寸余，柔韧如皮，背有黄毛。亦有金星者，名金星草。叶〔四〕凌冬不雕。

〔一〕仲：原脱，今据证治要诀卷八补。
〔二〕花：原作「毛」，今据大观、政和本草卷八石韦条改。又「花」下两本俱有「其月」。
〔三〕叶：原脱，今据大观、政和本草卷八石韦条补。
〔四〕叶：原作「茈」，今从张本改。

又一种如杏叶者，亦生石上，其性相同。

【修治】〔别录曰〕凡用去黄毛。毛〔一〕射人肺，令人咳，不可疗。〔大明曰〕入药去梗，须微炙用。一法：以羊脂炒干用。

【气味】苦，平，无毒。〔别录曰〕甘。〔权曰〕微寒。〔之才曰〕滑石、杏仁、射干为之使，得菖蒲良。制丹砂、矾石。

【主治】劳热邪气，五癃闭不通，利小便水道。本经 止烦下气，通膀胱满，补五劳，安五脏，去恶风，益精气。别录 治淋沥遗溺。日华 炒末，冷酒调服，治发背。颂 主崩漏金疮，清肺气。时珍

【附方】新五。小便淋痛石韦、滑石等分，为末。每饮服刀圭，最快。圣惠。小便转脬石韦去毛、车前子各二錢半，水二盏，煎一盏，食前服。指迷方。崩中漏下石韦为末。每服三錢，温酒服，甚效。便前有血石皮为末。茄子枝煎湯下二錢。普济方。气热咳嗽石韦、槟榔等分，为末。姜湯服二錢。圣济录。

金星草 宋嘉祐

【释名】金钏草图经 凤尾草纲目 七星草〔时珍曰〕即石韦之有金星者。图经重出七星草，并入。

【集解】〔禹锡曰〕金星草，西南州郡多有之，以戎州者为上。喜生背阴石上净处，及竹箐中少日色处，或生大木下，及背阴古瓦屋上。初出深绿色，叶长一二尺，至深冬背生黄星点子，两两相对，色如金，因得金星之名。无花实，凌冬不雕。其根盘屈如竹根而细，折之有筋，如猪马鬃。五月和根采之，风干用。〔颂曰〕七星草生江州山谷石上。叶如柳而长，作蔓延，长二三尺。其叶坚硬，背上有黄点如七星。采无时。

【气味】苦，寒，无毒。〔颂曰〕微酸。〔崔昉曰〕制三黄、砂、汞、矾石。

〔一〕毛：原脱，今据大观、政和本草卷八及千金翼卷二石韦条补。

【主治】发背痈疮结核，解硫黄丹石毒，连根半斤，酒五升，银器煎服，先服石药悉下。亦可作末，冷水服方寸匕。涂疮肿，殊效。根浸油涂头，大生毛发。嘉祐 **乌髭发。**颂 **解热，通五淋，凉血。**时珍

【发明】〔颂曰〕但是疮毒，皆可服之。然性至冷，服后下利，须补治乃平复。老年不可辄服。〔宗奭曰〕丹石毒发于背，及一切痈肿。以其根叶二钱半，酒一大盏，煎服，取下黑汁。不惟下所服石药，兼毒去疮愈也。如不饮酒，则为末，以新汲水服，以知为度。〔时珍曰〕此药大抵治金石发毒者。若忧郁气血凝滞而发毒者，非所宜也。

【附方】旧一，新二。**五毒发背** 金星草和根净洗，慢火焙干。每四两入生甘草一钱，捣末，分作四服。每服用酒一升，煎二三沸，更以温〔一〕酒三二升相和，入瓶器内封固，时时饮之。忌生冷油肥毒物。经验方。**热毒下血** 金星草、陈干姜各三两，为末。每服一钱，新汲水下。本事方。**脚膝烂疮** 金星草背上星，刮下傅之，即干。集简方。

石长生 本经下品

【释名】丹草本经 **丹沙草**〔时珍曰〕四时不雕，故曰长生。

【集解】〔别录曰〕石长生，生咸阳山谷。〔弘景曰〕俗中时有采者，方药不复用。近道亦有，是细细草叶，花紫色。南中多生石岩下，叶似蕨，而细如龙须〔二〕，黑如光漆，高尺余，不与余草杂也。〔恭曰〕苗高尺许，五六月采茎叶用。今市人用龄筋草为之，叶似青葙，茎细劲紫色，今太常用者是也。〔时珍曰〕宋祁益部方物记：长生草生山阴蕨地，修茎茸叶，色似桧而泽，经冬不雕。

【气味】咸，微寒，有毒。〔普曰〕神农：苦。雷公：辛。桐君：甘。〔权曰〕酸，有小毒。

【主治】寒热恶疮大热，辟鬼气不祥。本经 **下三虫。**别录 **治疥癣，逐诸风，治百邪**

〔一〕温：大观、政和本草卷十一金星草条附方俱作「冷」。
〔二〕须：大观、政和本草卷十一石长生条此下俱有「草」字。

魅。权

【附录】红茂草图经〔颂曰〕味苦，大凉，无毒。主痈疽疮肿。焙研为末，冷水调贴。一名地没药，一名长生草。生施州，四季枝叶繁，故有长生之名。春采根叶。〔时珍曰〕案庚辛玉册云：通泉草一名长生草，多生古道丘垄荒芜之地。叶似地丁，中心抽一茎，开黄白花如雪，又似麦饭，摘下经年不槁。根入地至泉，故名通泉。俗呼秃疮花。此草有长生之名，不知与石长生及红茂草亦一类否？故并附之。

石苋宋图经

【集解】〔颂曰〕生筠州，多附河岸沙石上。春生苗，茎青，高一尺以来，叶如水柳而短。八九月土人采之。

【气味】辛、苦，有小毒。

【主治】同甘草煎服，主齁船，又吐风涎。颂

【附录】石垂〔颂曰〕生福州山中。三月花，四月采子，生捣为末，丸服，治蛊毒。

景天本经上品

【释名】慎火本经　戒火同　救火别录　据火同　护火纲目　辟火同　火母别录〔弘景曰〕众药之名，景天为丽。人皆盆盛，养于屋上，云可辟火，故曰慎火。方用亦希。

【集解】〔别录曰〕景天生太山川谷。四月四日、七月七日采，阴干。〔颂曰〕今南北皆有之。人家种于中庭，或盆置屋上。春生苗，叶似马齿苋而大，作层而上，茎极脆弱。夏中开红紫碎花，秋后枯死。亦有宿根者。苗、叶、花并可用。〔宗奭曰〕极易种，折枝置土中，浇溉旬日便生也。〔时珍曰〕景天，人多栽于石山上。二月生苗，脆茎，微带赤黄色，高一二尺，折之有汁。叶淡绿色，光泽柔厚，状似长匙头及胡豆叶而不尖。夏开小白花，结实如连翘而小，中有黑子如粟粒。其叶味微甘苦，炸〔一〕熟水淘可食。

〔一〕炸：原作「炼」。按金陵本作「[illegible]」，乃「煠」之异体字。「煠」现已简化为「炸」，因据改。

【正误】〔弘景曰〕广州城外有一树，大三四围，名慎火树。〔志曰〕岭表人言，并无此说。盖录书者纂入谬言，非陶氏语也。

【气味】苦，平，无毒。〔别录曰〕酸。〔大明曰〕寒，有小毒。可煅朱砂。

【主治】大热火疮，身热烦，邪恶气。本经　诸蛊毒痂疕，寒热风痹，诸不足。别录　疗金疮止血。煎水浴小儿，去烦热惊气。弘景　风疹恶痒，小儿丹毒及发热。权　热狂赤眼，头痛寒热游风，女人带下。日华

【附方】旧四〔一〕，新五〔二〕。**惊风烦热**慎火草煎水浴之。普济方。**小儿中风**汗出中风，一日头颈腰背〔三〕热，二日即腹热〔四〕，手足不屈。用慎火草干者半两，麻黄、丹参、白术各〔五〕二錢半，为末。每服半錢，浆水调服。三四岁服一錢。圣济录。**婴孺风疹**在皮肤不出，及疮毒。取慎火苗叶五大两，和盐三大两，同研绞汁。以热手摩涂，日再上之。图经。**热毒丹疮**千金：用慎火草捣汁拭之。日夜拭一二十遍。一方：入苦酒捣泥涂之。杨氏产乳：治烟火丹毒，从两股两胁起，赤如火。景天草、眞珠末一两，捣如泥。涂之，干则易。外台。**眼生花翳**涩痛难开。景天捣汁，日点三五次。圣惠。**产后阴脱**慎火草一斤阴干，酒五升，煮汁一升，分四服。子母秘录。

花

〔主治〕女人漏下赤白。轻身明目。本经

〔一〕四：原作「五」，今按下旧附方数改。
〔二〕五：原作「二」，今按下新附方数改。
〔三〕颈腰背：原作「顶腰」，今据圣济总录卷一七四补正。
〔四〕即腹热：原脱，今据圣济总录卷一七四补。
〔五〕各：同上。

佛甲草宋图经

【集解】〔颂曰〕佛甲草生筠州。多附石向阳而生，似马齿苋而细小且长，有花黄色，不结实，四季皆有。〔时珍曰〕二月生苗成丛，高四五寸，脆茎细叶，柔泽如马齿苋，尖长而小。夏开黄花，经霜则枯。人多栽于石山瓦墙上，呼为佛指甲。救荒本草言高一二尺，叶甚大者，乃景天，非此也。

【气味】甘，寒，微毒。

【主治】汤火灼疮，研贴之。颂

虎耳草纲目

【释名】石荷叶见下。

【集解】〔时珍曰〕虎耳生阴湿处，人亦栽于石山上。茎高五六寸，有细毛，一茎一叶，如荷盖状。人呼为石荷叶。叶大如钱，状似初生小葵叶，及虎之耳形。夏开小花，淡红色。

【气味】微苦、辛，寒，有小毒。〔独孤滔曰〕汁煮砂子。

【主治】瘟疫，擂酒服。生用吐利人，熟用则止吐利。又治聤耳，捣汁滴之。痔疮肿痛者，阴干，烧烟桶中熏之。时珍

石胡荽四声本草

〔校正〕自菜部移入此。

【释名】天胡荽纲目 野园荽同 鹅不食草食性 鸡肠草详见下名。

【集解】〔时珍曰〕石胡荽，生石缝及阴湿处小草也。高二三寸，冬月生苗，细茎小叶，形状宛如嫩胡荽。其气辛熏不堪食，鹅亦不食之。夏开细花，黄色，结细子。极易繁衍，僻地则铺满也。案孙思邈千金方云：一种小草，生近水渠中湿处，状类胡荽，名天胡荽，亦名鸡肠草。即此草也。与繁缕之鸡肠，名同物异。

【气味】辛，寒，无毒。〔时珍曰〕辛，温。汁制砒石、雄黄。

【主治】通鼻气，利九窍，吐风痰。炳 去目翳，挼塞鼻中，翳膜自落。藏器 疗痔病。诜 解毒，明目，散目赤肿云翳，耳聋头痛脑酸，治痰疟齁䶎，鼻窒不通，塞鼻瘜自落，又散疮肿。时珍

【发明】〔时珍曰〕鹅不食草，气温而升，味辛而散，阳也，能通于天。头与肺皆天也，故能上达头脑，而治顶痛目病，通鼻气而落瘜肉；内达肺经，而治齁䶎痰疟，散疮肿。其除翳之功，尤显神妙。人谓陈藏器本草惟务广博，鄙俚之言也。若此药之类，表出殊功，可谓务博已乎？案倪维德原机启微集云：治目翳⿰口畜鼻碧云散：用鹅不食草解毒为君，青黛去热为佐，川芎大〔一〕辛破留除邪为使，升透之药也。大抵如开锅盖法，常欲邪毒不闭，令有出路。然力小而锐，宜常⿰口畜以聚其力。凡目中诸病，皆可用之。生挼更神。王〔二〕璽集要诗云：赤眼之余翳忽生，草中鹅不食为名。塞于鼻内频频换，三日之间复旧明。

【附方】新十〔三〕。**寒痰齁喘** 野园荽研汁，和酒服，即住。集简方。**⿰口畜鼻去翳** 碧云散：治目赤肿胀，羞明昏暗，隐涩疼痛，眵泪风痒，鼻塞头痛脑酸，外翳扳睛诸病。鹅不食草晒干 二錢，青黛 川芎各一錢，为细末。噙水一口，每以米许⿰口畜入鼻内，泪出为度。一方：去青黛。倪氏启微集。**贴目取翳** 鹅不食草捣汁熬膏一两，炉甘石火煅童便淬三次三錢，上等瓷器末一錢半，熊胆二錢，硇砂少许，为极细末，和作膏。贴在翳上，一夜取下。用黄连、黄檗煎湯洗净，看如有，再贴。孙天仁集效方。**塞鼻〔四〕治翳** 诗见发明。**牙疼⿰口畜鼻** 鹅不食草绵裹怀干为末。含水一口，随左右⿰口畜之。亦可挼塞。圣济。**一切肿毒** 野园荽一把，穿山甲烧存性七分，当归尾三錢，擂烂，入酒一碗，绞汁服。以渣傅之。

〔一〕大：原作「之」，今原机启微卷下附方改。
〔二〕王：原作「玉」，今据本书卷一引据医家书目改。
〔三〕十：原作「七」，今按下新附方数改。
〔四〕鼻：原作「耳」，今据本条发明引王璽医林集要诗改。

集简方。**湿毒胫疮**砖縫中生出野园荽，夏月采取，晒收为末。每以五錢，汞粉五分，桐油调作隔纸膏，周围縫定。以茶洗净，缚上膏药，黄水出，五六日愈。此吴竹卿方也。简便方。**脾寒疟疾**石胡荽一把，杵汁半碗，入酒半碗和服，甚效。集简方。**痔疮肿痛**石胡荽捣，贴之。同上。

螺厣草 拾遗

【释名】镜面草〔时珍曰〕皆象形也。

【集解】〔藏器曰〕蔓生石上，叶状似螺厣，微带赤色，而光如鏡，背有少毛，小草也。

【气味】辛。

【主治】痈肿风疹，脚气肿，捣烂傅之。亦煮汤洗肿处。藏器 治小便出血，吐血衄血，龋齿痛。时珍

【发明】〔时珍曰〕案陈日华经验方云：年二十六，忽病小便后出鲜血数点而不疼，如是一月，饮酒则甚。市医张康，以草药汁一器，入少蜜水进，两服而愈。求其方，乃鏡面草也。

【附方】新七。**吐血衄血**鏡面草水洗，擂酒服。朱氏集验方。**牙齿虫痛**乾坤生意：用鏡面草不拘多少，以水缸下泥同捣成膏，入香油二三点，研匀。贴于痛处腮上。杨氏家藏方：用鏡面草半握，入麻油二点，盐半捻，挼碎。左疼塞右耳，右疼塞左耳。以薄泥饼贴耳门闭其气，仍仄卧。泥耳一二时，去泥取草放水中，看有虫浮出，久者黑，次者褐，新者白。须于午前用之。徐克安一乳婢，苦此不能食，用之，出数虫而安。**小儿头疮**鏡面草日干为末，和轻粉、麻油傅之，立效。杨氏家藏方。**手指肿毒**又指恶疮，消毒止痛。鏡面草捣烂，傅之。寿域神方。**蛇缠恶疮**鏡面草，入盐杵烂，傅之妙。**解鼠莽毒**鏡面草自然汁、清油各一杯和服，即下毒三五次。以肉粥补之，不可迟。张杲医说。

酢浆草唐本草

〔校正〕并入图经赤孙施。

【释名】酸浆图经 三叶酸纲目 三角酸纲目 酸母纲目 醋母苏恭 酸箕李当之 鸠酸苏恭 雀儿酸纲目 雀林草纲目 小酸茅苏恭 赤孙施图经 〔时珍曰〕此小草三叶酸也，其味如醋。与灯笼草之酸浆，名同物异。唐慎微本草以此草之方收入彼下，误矣。闽人郑樵通志言，福人谓之孙施。则苏颂图经赤孙施生福州，叶如浮萍者，即此也。孙施亦酸箕之讹耳。今并为一。

【集解】〔恭曰〕酢浆生道旁阴湿处，丛生。茎头有三叶，叶如细萍。四月、五月采，阴干。〔保昇曰〕叶似水萍，两叶并大叶同枝〔一〕，黄花黑实。〔颂曰〕南中下湿地及人家园圃中多有之，北地亦或有生者。初生嫩时，小儿喜食之。南人用揩鍮石器，令白如银。〔时珍曰〕苗高一二寸，丛生布地，极易繁衍。一枝三叶，一叶两片，至晚自合帖，整整如一。四月开小黄花，结小角，长一二分，内有细子。冬亦不凋。方士采制砂、汞、硇、矾、砒石。

【气味】酸，寒，无毒。

【主治】杀诸小虫。恶疮瘑瘘，捣傅之。食之，解热渴。唐本 主小便诸淋，赤白带下。同地钱、地龙，治沙石淋。煎汤洗痔痛脱肛甚效。捣涂汤火蛇蝎伤。时珍 赤孙施：治妇人血结，用一搦洗，细研〔二〕，暖酒服之。苏颂

【附方】旧二〔三〕，新六〔四〕。**小便血淋**酸草捣汁，煎五苓散服之。俗名醋啾啾是也。王璆百一选方。**诸淋赤痛**三叶酸浆草洗，研取自然汁一合，酒一合和匀。空心温服，立通。沈存中灵苑方。**二便不通**酸草一大把，车前

〔一〕枝：大观、政和本草卷十一酢浆条此下俱有「端」字。

〔二〕细研：原脱，今据大观本草卷三十一及政和本草卷三十赤孙施条补。

〔三〕二：原作「一」。按下列灵苑治诸淋赤痛及千金治赤白带下二方，俱见于大观、政和本草卷八酸浆条，即濒湖所谓唐慎微以此草之方误入彼下者。因据改。

〔四〕六：原作「七」，今按下新附方数改。

草一握，捣汁，入砂糖一钱，调服一盏。不通再服。摘玄方。**赤白带下**三叶酸草，阴干为末。空心温酒服三钱匕。千金方。**痔疮出血**雀林草一大握，水二升，煮一升服。日三次，见效。外台秘要。**癣疮作痒**雀儿草即酸母草，擦之。数次愈。永类方。**蛇虺螫伤**酸草捣傅。崔氏方。**牙齿肿痛**酸浆草一把洗净，川椒四十九粒去目，同捣烂，绢片裹定如箸大，切成豆粒大。每以一块塞痛处，即止。节斋医论。

【附录】酸草〔别录有名未用曰〕主轻身延年。生名山醴泉上阴厓。茎有五叶青泽，根赤黄。可以消玉。一名丑草。〔弘景曰〕李当之云：是今酸箕草，布地生者，处处有之。然恐非也。**三叶**〔别录有名未用曰〕味辛。主寒热，蛇蜂螫人。生田中，茎小黑白，高三尺，根黑。三月采，阴干。一名三石，一名当田，一名赴鱼。

地锦宋嘉祐

〔校正〕并入有名未用别录地朕。

【释名】地朕吴普 **地噤**拾遗 **夜光**吴普 **承夜**吴普 **草血竭**纲目 **血见愁**纲目 **血风草**纲目 **马蚁草**纲目 **雀儿卧单**纲目 **酱瓣草**玉册 **猢狲头草**〔别录曰〕地朕，三月采之。〔藏器曰〕地朕一名地锦，一名地噤。蔓延着地，叶光净，露下有光。〔时珍曰〕赤茎布地，故曰地锦。专治血病，故俗称为血竭、血见愁。马蚁、雀儿喜聚之，故有马蚁、雀单之名。酱瓣、猢狲头，象花叶形也。

【集解】〔禹锡曰〕地锦草生近道田野，出滁州者尤良。茎叶细弱，蔓延于地。茎赤，叶青紫色，夏中茂盛。六月开红花，结细实。取苗子用之。络石注有地锦，是藤蔓之类，与此同名异物。〔时珍曰〕田野寺院及阶砌间皆有之小草也。就地而生，赤茎黄花黑实，状如蒺藜之朵，断茎有汁。方士秋月采，煮雌雄、丹砂、硫黄。

【气味】辛，平，无毒。〔别录曰〕地朕：苦，平，无毒。

【主治】地朕：主心气，女子阴疝血结。别录 地锦：通流血脉，亦可治气。嘉祐 主痈肿恶疮，金刃扑损出血，血痢下血崩中，能散血止血，利小便。时珍

【附方】旧一，新十一。**脏毒赤白**地锦草洗，暴乾为末。米饮服一钱，立止。经验方。**血痢不止**地锦草

晒研。每服二錢，空心米饮下。乾坤生意。**大肠泻血**血见愁少许，姜汁和捣，米饮服之。戴原礼证治要诀。**妇人血崩**草血竭嫩者蒸熟，以油、盐、姜淹食之，饮酒一二杯送下。或阴干为末，姜酒调服一二錢，一服即止。生于砖缝井砌间，少在地上也。危亦林得效方。**小便血淋**血风草，井水擂服，三度即愈。刘长春经验方。**金疮出血**不止。血见愁草研烂涂之。危氏得效方。**恶疮见血**方同上。**疮疡刺骨**草血竭捣罨之，自出。本草权度。**痈肿背疮**血见愁一两，酸浆草半两焙，当归二錢半焙，乳香、沒药各一錢二分半，为末。每服七錢，热酒调下。如有生者，擂酒热服，以渣傅之亦效。血见愁惟雄疮用之，雌疮不用。杨清叟外科方。**风疮疥癣**血见愁草同满江红草捣末，傅之。乾坤秘韞。**趾间鸡眼**割破出血。以血见愁草捣傅之妙。乾坤秘韞。**脾劳黄疸**如圣丸：用草血竭、羊膻草、桔梗、苍术各一两，甘草五錢，为末。先以陈醋二碗入锅，下皂矾四两煎熬，良久下药末，再入白面不拘多少，和成一块，丸如小豆大。每服三五十丸，空腹醋湯下，一日二服。数日面色复旧也。乾坤秘韞。

【附录】金疮小草拾遗。〔藏器曰〕味甘，平，无毒。主金疮，止血长肌，断鼻中衄血，取叶挼傅。亦煮汁服，断血瘀及卒下血。又预和〔一〕石灰杵为丸，日干，临时刮傅之。生江南村落田野间下湿地，高一二寸许，如荠而叶短。春夏间有浅紫花，长一粳米许。

离鬲草拾遗

【集解】〔藏器曰〕生人家阶庭湿处，高三二寸，苗叶似羃𦦨〔二〕。江东有之，北土无也。

【气味】辛，寒，有小毒。

【主治】瘰疬丹毒，小儿无辜寒热，大腹痞满，痰饮膈上热。生研汁服一合，当

〔一〕预和：按大观、政和本草卷十金疮小草条俱作「预知」。本书卷十八预知子主杀虫解毒，未见有治金疮止血之文。濒湖改「知」为「和」，以「预和为丸」与「临时刮傅」为对文，于义为长。

〔二〕羃𦦨：原作「幕罨」，今据大观、政和本草卷八离鬲草条改。

吐出宿物。去疟为上。藏器

仙人草拾遗

【集解】〔藏器曰〕生阶庭间，高二三寸，叶细有雁齿，似离鬲草。北地不生。

【气味】缺

【主治】小儿酢疮，头小而硬者，煮汤浴，并捣傅。丹毒入腹者必危，可饮冷药，及用此洗之。又挼汁滴目，明目去翳。藏器

仙人掌草宋图经

【集解】〔颂曰〕生合州、筠州，多于石上贴壁而生。如人掌形，故以名之。叶细而长，春生，至冬犹有。四时采之。

【气味】微〔一〕苦，涩，寒，无毒。

【主治】肠痔泻血，与甘草浸酒服。苏颂　焙末油调，掺小儿白秃疮。时珍

崖棕宋图经

【集解】〔颂曰〕生施州石崖上。苗高一尺以来，其状如棕，四季有叶无花。土人采根去粗皮，入药。

【气味】甘、辛，温，无毒。

【主治】妇人血气并五劳七伤。以根同半天回、鸡翁藤、野兰根，四味洗焙为末。每服二钱，温酒下。丈夫无所忌，妇人忌鸡、鱼、湿面。苏颂

〔一〕微：原脱，今据大观本草卷三十一及政和本草卷三十仙人掌草条补。

【附录】鸡翁藤〔颂曰〕生施州。蔓延大木上，有叶无花。味辛，性温，无毒。采无时。半天回〔颂曰〕生施州。春生苗，高二尺以来，赤斑色，至冬苗枯。土人夏月采根，味苦、涩，性温，无毒。野兰根〔颂曰〕生施州。丛生，高二尺以来，四时有叶无花。其根味微苦，性温，无毒。采无时。方幷见上。

紫背金盘草〔一〕宋图经

【集解】〔颂曰〕生施州。苗高一尺以来，叶背紫，无花。土人采根用。〔时珍曰〕湖湘水石处皆有之，名金盘藤。似醋筒草而叶小，背微紫。软茎引蔓似黄絲，搓之即断，无汁可见。方士用以制汞。他处少有。　醋筒草：叶似木芙蓉而偏，茎空而脆，味酸，开白花。广人以盐醋淹食之。

【气味】辛〔二〕，涩，热，无毒。

【主治】妇人血气痛，洗焙研末，酒服半钱。孕妇勿服，能消胎气。忌鸡、鱼、羊血、湿面。苏颂

白龙须纲目

【集解】〔时珍曰〕刘松石保寿堂方云：白龙须生近水旁有石处，寄生搜风树节，乃树之余精也。细如棕絲，直起无枝叶，最难得眞者。一种万缠草，生于白线树根，细絲相类，但有枝茎，稍粗为异。误用不效。愚案所云二树名皆隐语，无从考证。

【气味】缺平，无毒。

【主治】男子妇人风湿腰腿疼痛，左瘫右痪，口目㖞斜，及产后气血流散，胫骨

〔一〕草：原脱，今据大观本草卷三十一及政和本草卷三十紫背金盘草条补。

〔二〕辛：大观本草卷三十一紫背金盘草条此上有「苦」字，政和本草无。

痛，头目昏暗，腰腿痛不可忍，并宜之。惟虚劳瘫痿不可服。研末，每服一钱，气弱者七分，无灰酒下。密室随左右贴床卧，待汗出自干，勿多盖被，三日勿下床见风。一方：得疾浅者，用末三钱，瓷瓶煮酒一壶。每日先服桔梗汤少顷，饮酒二盏。早一服，晚一服。保寿堂方

【发明】〔时珍曰〕保寿方云：成化十二年，卢玄真道士六十七岁，六月偶得瘫痪，服白花蛇丸，牙齿尽落。三年扶病入山，得此方，服百日，复旧，寿至百岁乃卒。凡男妇风湿腰腿痛，先服小续命湯及渗湿湯后，乃服此。凡女人产后腰腿肿痛，先服四物湯二服，次日服此。若瘫痪年久，痰老气微者，服前药出汗，三日之后，则日服龙须末一分，好酒下。隔一日服二分，又隔一日服三分，又隔一日服四分，又隔一日服五分。又隔一日，复从一分起，如前法，周而复始。至月余，其病渐愈。谓之升阳降气，调髓蒸骨，追风逐邪，排血安神。忌房事鱼鹅鸡羊韭蒜虾蟹，及寒冷动风之物。又不可过饮酒及面食，只宜米粥蔬菜。

【附方】新一。**诸风瘫痪**筋骨不收。用白龙须根皮一两，闹羊花即老虎花七分，好烧酒三斤，封固，煮一炷香，埋土中一夜。能饮者三杯，不能饮者一杯，卧时服。服至三五杯，见效。但知痛者可治。坦仙皆效方。

本草纲目草部目录第二十一卷

草之十　苔类一十六种。

陟厘别录　干苔食疗　井中苔及萍蓝别录

船底苔食疗　石蕊拾遗　地衣草日华（即仰天皮）

垣衣别录　屋游别录　昨叶何草唐本（即瓦松）　紫衣附

乌韭本经　百蕊草附　土马鬃嘉祐　卷柏本经　地柏、含生草附

玉柏别录　石松拾遗　桑花日华　艾纳附

马勃别录

右附方旧三，新三十三。

草之十一　杂草九种，有名未用一百五十三种。

杂草　拾遗四种，嘉祐二种，纲目三种。

百草　百草花　井口边草　树孔中草　产死妇人冢上草　燕蓐草　鸡窠草

猪窠草　牛齝草

神农本经

屈草　别羁

名医别录

离娄草　神护草　黄护草　雀医草　木甘草　益决草　九熟草

兑草　异草　灌草　茈草　莘草　英草华〔一〕　封华　⿰阝典〔二〕华　节华

〔一〕华：原脱，今据本卷英草华条补，与大观、政和本草卷三十及千金翼卷四俱合。

〔二〕⿰阝典：原作「⿰饣典」，今据唐本草卷二十、千金翼卷四及大观、政和本草卷三十⿰阝典华条改。

让实　羊实　桑茎实　可聚实　满阴实　马颠　马逢　兎枣　鹿良

鸡涅　犀洛　雀梅　燕齿　土齿　金茎　白背　青雌　白辛　赤举

赤涅　赤赫　黄秫　黄辯　紫给　紫蓝　粪蓝　巴朱　柒〔一〕紫　文石

路石　旷石　败石　石剧　石芸　竹付　秘恶　卢精　唐夷　知杖

河煎　区余　王明　师系〔二〕　并苦　索千　良达　弋〔三〕共　船虹

姑活　白女肠　白扇根　黄白支　父陛根　疥拍腹　五母麻　五色符

救赦人者　常吏之生　载　庆　腂　芥

本草拾遗

鸩乌浆　七仙草　吉祥草　鸡脚草　兎肝草　断罐草　千金鐍草〔四〕

土落草　倚待草　药王草　筋子根　蘆药　无风独摇草

海药本草

宜南草

开宝本草

陀得花

图经外类

建水草　百药祖　催风使　刺虎　石逍遥草〔五〕　黄寮郎　黄花了

百两金　地茄子〔六〕　田母草　田麻　芥心草　苦芥子　布里草　茆质汗

胡堇草　小儿群　独脚仙　撮石合草　露筋草

本草纲目

九龙草　荔枝草　水银草　透骨草　蛇眼草　鹅项草　蛇鱼草

九里香草　白筵草　环肠草　剳耳草　铜鼓草　蚕茧草　野芗草　纤霞草

〔一〕柒：原作「柴」，据改见本卷本条校记。

〔二〕系：原作「絲」，今据本卷师系条改，与唐本草卷二十、千金翼卷四及大观、政和本草卷三十师系条俱合。

〔三〕弋：原作「戈」，据改见本卷本条校记。

〔四〕草：原脱，今据大观、政和本草卷十・千金鐍草条补。

〔五〕草：原脱，今据大观本草卷三十一及政和本草卷三十石逍遥草条补。

〔六〕茄子：原作「芥草」，今据大观本草卷三十一及政和本草卷三十地茄子条改。

〔一〕醒醉：原作「醉醒」，今据开元天宝遗事卷二醒醉草条改。

〔二〕只儿：原作「儿只」，今据西使记改。

本草纲目草部第二十一卷

草之十 苔类一十六种。

陟厘 别录中品

【释名】侧梨恭 水苔开宝 石发同 石衣广雅 水衣说文 水绵纲目 藫音覃。〔恭曰〕药对云：河中侧梨。侧梨、陟厘，声相近也。王子年拾遗记：晋武帝赐张华侧理纸，乃水苔为之，后人讹陟厘为侧理耳。此乃水中粗苔，作纸青黄〔一〕色，名苔纸，体〔二〕涩。范东阳方云：水中石上生者，如毛，绿色。石发之名以此。〔时珍曰〕郭璞曰：藫，水苔〔三〕也。一名石发。江东食之。案石发有二：生水中者为陟厘，生陆地者为乌韭。

【集解】〔别录曰〕陟厘生江南池泽。〔弘景曰〕此即南人用作纸者，惟合断下药用之。〔志曰〕此即石发也。色类苔而粗涩为异。水苔性冷，浮水中；陟厘性温，生水中石上。〔宗奭曰〕陟厘，今人干之，治为苔脯，堪啗，青苔亦可作脯食，皆利人。汴京市中甚多。〔颂曰〕石发干之作菜，以齑臛啗之尤美。苔之类有井中苔、垣衣、昔邪、屋游，大抵主疗略同。陆龟蒙苔赋云：高有瓦松〔四〕，卑有泽葵。散岩窦者曰石发，补空田者曰垣衣。在屋曰昔邪，在药曰陟厘。是矣。泽葵，凫葵也。虽异类，而皆感瓦石之气而生，故推类而云耳。〔时珍曰〕陟厘有水中石上生者，蒙茸如发；有水污无石而自生者，缠牵如丝绵之状，俗名水绵。其性味皆同。述异记言：苔钱谓之泽葵。与凫葵同名异物。苏氏指为凫葵者，误矣。苔赋所述，犹未详尽。盖苔衣之类有五：在水曰陟厘，在石曰石濡，在瓦曰屋游，在墙曰垣衣，在地曰地衣。其蒙翠而长数寸者亦有五：在石曰乌韭，在屋曰瓦松，在墙曰土马騣，在山曰卷柏，在水曰藫也。

【气味】甘，大温，无毒。

〔一〕黄：原作「绿」，今据大观、政和本草卷九陟厘条引唐本注改，与御览一〇〇〇苔条合。
〔二〕体：原作「青」，据改同上。
〔三〕苔：原作「草」，今据尔雅释草郭注改。
〔四〕松：原作「苔」，今据大观、政和本草卷九海藻条改。

【主治】心腹大寒，温中消谷，强胃气，止泄痢。别录 捣汁服，治天行病心闷。日华 作脯食，止渴疾，禁食盐。宗奭 捣涂丹毒赤游。时珍

干苔 食疗

【集解】〔藏器曰〕干苔，海族之流也。〔时珍曰〕此海苔也。彼人干之为脯。海水咸，故与陟厘不同。张华博物志云：石发生海中者，长尺余，大小如韭叶，以肉杂蒸食极美。张勃吴录云：江〔一〕蓠生海水中，正青似乱发，乃海苔之类也。苏恭以此为水苔者，不同。水苔不甚咸。

【气味】咸，寒，无毒。〔大明曰〕温。〔弘景曰〕柔苔寒，干苔热。〔诜曰〕苔脯食多，发疮疥，令人痿黄少血色。〔瑞曰〕有饮嗽人不可食。

【主治】瘿瘤结气。弘景 治痔杀虫，及霍乱呕吐不止，煮汁服。孟诜 心腹烦闷者，冷水研如泥，饮之即止。藏器 下一切丹石，杀〔二〕诸药毒。纳木孔中，杀蠹。日华 消茶积。瑞 烧末吹鼻，止衄血。汤浸捣，傅手背肿痛。时珍

【发明】〔时珍曰〕洪氏夷坚志云：河南一寺僧尽患瘿疾。有洛阳僧共寮，每食取苔脯同餐。经数月，僧项赘皆消。乃知海物皆能除是疾也。

井中苔及萍蓝 别录中品

【集解】〔弘景曰〕废井中多生苔萍，及砖土间多生杂草莱〔三〕。蓝既解毒，在井中者尤佳，非别一物也。

〔一〕江：原缺空一字。按本书卷十四蘼芜条·集解·时珍曰：「海中苔发，亦名江蓠。」因据补。

〔二〕杀：原脱，今据大观、政和本草卷九干苔条补。

〔三〕莱：原作「菜」，今据大观、政和本草卷九井中苔萍条改。

【气味】甘，大寒，无毒。

【主治】漆疮热疮水肿。井中蓝：杀野葛、巴豆诸毒。别录 疗汤火[一]灼疮。弘景

船底苔食疗

【气味】甘，冷，无毒。

【主治】鼻洪吐血淋疾，同炙甘草、豉汁，浓煎汤呷之。孟诜 解天行热病伏热，头目不清，神志昏塞，及诸大毒。以五两，和酥饼末一两半，面糊丸梧子大。每温酒下五十丸。时珍

【发明】〔时珍曰〕案方贤奇效方云：水之精气，渍船板木中，累见风日，久则变为青色。盖因太阳晒之，中感阴阳之气。故服之能分阴阳，去邪热，调脏腑。物之气味所宜也。

【附方】旧二。小便五淋船底苔一团，鸡子大，水煮饮。陈藏器。乳石发动小便淋沥，心神闷乱。船底青苔半鸡子大，煎汁温服，日三四次。圣惠方。

石蕊拾遗

〔校正〕并入有名未用别录石濡。

【释名】石濡别录 石芥同 云茶纲目 蒙顶茶〔时珍曰〕其状如花蕊，其味如茶，故名。石芥乃茶字之误。

【集解】〔藏器曰〕石蕊生太山石上，如花蕊，为丸散服之。今时无复有此也。王隐晋书：庾[二]褒入林虑山，食木实，饵石蕊，遂得长年。即此也。又曰：石濡生石之阴，如屋游、垣衣之类，得雨即展，故名石濡。早春青翠，端开四叶。山人名石芥。〔时珍曰〕别录石濡，具其功用，不言形状。陈藏器言是屋游之类，复出石蕊一条，功同石濡。盖不知其即一

[一] 火：此下原有「伤」字，今据大观、政和本草卷九井水苔荓条删。

[二] 庾：原作「唐」，今据大观、政和本草卷六石蕊条改。下同。

物也。此物惟诸高山石上者为良。今人谓之蒙顶茶，生兖州蒙山石上，乃烟雾熏染，日久结成，盖苔衣类也。彼人春初刮取曝干馈人，谓之云茶。其状白色轻薄如花蕊，其气香如蕈，其味甘涩如茗。不可煎饮，止宜咀嚼及浸汤啜，清凉有味。庾褒入山饵此，以代茗而已。长年之道，未必尽缘此物也。

【气味】甘，温，无毒。〔时珍曰〕甘、涩，凉。

【主治】石濡：明目益精气。令人不饥渴，轻身延年。别录 石蕊：主长年不饥。藏器 生津润咽，解热化痰。时珍

地衣草 日华

〔校正〕并入拾遗土部仰天皮。

【释名】仰天皮 拾遗 掬天皮 拾遗〔一〕

【集解】〔大明曰〕此乃阴湿地被日晒起苔藓也。〔藏器曰〕即湿地上苔衣如草状者耳。

【气味】苦，冷，微毒。〔藏器曰〕平，无毒。

【主治】卒心痛中恶，以人垢腻为丸，服七粒。又主马反花疮，生油调傅。大明 明目。藏器 研末，新汲水服之，治中暑。时珍

【附方】新三。**身面丹肿** 如蛇状者。以雨滴阶上苔痕水花，涂蛇头上，即愈。危氏得效方。**雀目夜昏** 七月七日、九月九日取地衣草，阴干为末。酒服方寸匕，日三服，一月愈。崔知悌方。**阴上粟疮** 取停水湿处干卷皮，为末。傅之，神效。外台秘要。

垣衣 别录中品

【释名】垣嬴 别录 天韭 别录 鼠韭 别录 昔邪 别录

〔一〕拾遗：原作「纲目」，今据大观、政和本草卷四仰天皮条改。

【集解】〔别录曰〕垣衣生古垣墙阴或屋上。三月三日采，阴干。〔恭曰〕此即古墙北阴青苔衣也。其生石上者名昔邪，一名乌韭；生屋上者名屋游。形并相似，为疗略同。江南少墙〔一〕，故陶弘景云：方不复〔二〕用，俗中少见也。〔时珍曰〕此乃砖墙城垣上苔衣也。生屋瓦上者，即为屋游。

【气味】酸，冷，无毒。

【主治】黄疸心烦，咳逆血气，暴热在肠胃，暴风口噤，金疮内塞，酒渍服之。久服补中益气，长肌肉，好颜色。别录　捣汁服，止衄血。烧灰油和，傅汤火伤。时珍

屋游别录下品

【释名】瓦衣纲目　瓦苔嘉祐　瓦藓纲目　博邪

【集解】〔别录曰〕屋游生屋上阴处。八月、九月采。〔弘景曰〕此古瓦屋上青〔三〕苔衣也。剥取用之。〔时珍曰〕其长数寸者，即为瓦松也。

【气味】甘，寒，无毒。

【主治】浮热在皮肤，往来寒热，利小肠膀胱气。别录　止消渴。之才　小儿痫热，时气烦闷。开宝　煎水入盐漱口，治热毒牙龈宣露。研末，新汲水调服二钱，止鼻衄。时珍

【发明】〔时珍曰〕别录主治之证，与本经乌韭文相同。盖一类，性气不甚辽远也。

【附方】新一。犬咬旧屋瓦上刮下青苔屑，按之即止。经验方。

〔一〕墙：原作「涩」，今据大观、政和本草卷九垣衣条改。
〔二〕复：大观、政和本草卷九垣衣条俱作「甚」。
〔三〕青：原脱，今据大观、政和本草卷十一屋游条补。

昨叶何草唐本草

【释名】瓦松唐本 瓦花纲目 向天草纲目 赤者名铁脚婆罗门草纲目 天王铁塔草〔时珍曰〕其名殊不可解。〔颂曰〕瓦松如松子作层，故名。

【集解】〔恭曰〕昨叶何草生上党屋上，如蓬。初生高尺余，远望如松栽。〔志曰〕处处有之。生年久瓦屋上。六月、七月采苗，日干。

【气味】酸，平，无毒。〔时珍曰〕按庚辛玉册云：向天草即瓦松，阴草也。生屋瓦上及深山石缝中。茎如漆圆锐，叶背有白毛。有大毒。烧灰淋汁沐发，发即落。误入目，令人瞽。捣汁能结草砂，伏雌、雄、砂、汞〔一〕、白矾。其说与本草无毒及生眉发之说相反，不可不知。

【主治】口中干痛，水谷血痢，止血。唐本 生眉发膏为要药。马志 行女子经络。苏颂 大肠下血，烧灰，水服一钱。又涂诸疮不敛。时珍

【附方】旧一，新九。小便沙淋瓦松即屋上无根草，煎浓汤乘热熏洗小腹，约两时即通。经验良方。通经破血旧屋阴处瓦花活者五两熬膏，当归须、干漆一两烧烟尽，当门子二钱，为末，枣肉和丸梧子大。每服七十丸，红花汤下。摘玄方。染乌髭发干瓦松一斤半，生麻油二斤，同煎令焦，为末。另以生麻油浸涂，甚妙。圣济录。头风白屑瓦松暴干，烧灰淋汁热洗，不过六七次。圣惠方。牙龈肿痛瓦花、白矾等分，水煎。漱之立效。摘玄方。唇裂生疮瓦花、生姜，入盐少许，捣涂。摘玄方。汤火灼伤瓦松、生柏叶同捣傅。干者为末。医方摘要。灸疮不敛瓦松阴干为末。先以槐枝、葱白汤洗，后掺之，立效。济生秘览。恶疮不敛方同上。风狗咬伤瓦松、雄黄研贴，即不发。生生编。

〔一〕汞：原作「沋」。按本书卷九水银条谓「瓦松能制汞」，因据改。

【附录】紫衣拾遗　〔藏器曰〕味苦，无毒。主黄疸暴热，目黄沉重，下水癖，亦止热痢，煮服之。作灰淋汁，沐头长发。此古木锦花也，石瓦皆有之，堪染褐。

乌韭本经下品

〔校正〕移入有名未用别录鬼丽。

【释名】石发唐本　石衣日华　石苔唐本　石花纲目　石马鬃纲目　鬼丽与丽同。〔弘景曰〕垣衣亦名乌韭，而为疗异，非此种类也。〔时珍曰〕别录主疗之证，与垣衣相同，则其为一类，通名乌韭，亦无害也。但石发与陟厘同名，则有水陆之性，稍有不同耳。

【集解】〔别录曰〕乌韭生山谷石上。又曰：鬼丽，生石上。挼之日柔，为沐。〔恭曰〕石苔也。又名石发。生岩石之阴，不见日处，与卷柏相类。〔藏器曰〕生大石及木间阴处，青翠茸茸者，似苔而非苔也。〔大明曰〕此即石衣也。长者可四五寸。

【气味】甘，寒，无毒。〔大明曰〕冷，有毒。垣衣为之使。

【主治】皮肤往来寒热，利小肠膀胱气。本经　疗黄疸，金疮内塞，补中益气。别录　烧灰沐头，长发令黑。大明

【附方】新三。腰脚风冷石花浸酒，饮之。圣惠方。妇人血崩石花、细茶焙为末，旧漆碟烧存性，各一匙。以碗盛酒，放锅内煮一滚，乃入药末，露一宿。侵晨，连药再煮一滚。温服。董炳避水方。汤火伤灼石苔焙研，傅之。海上方。

【附录】百蕊草宋图经。〔颂曰〕生河中府、秦州、剑州。根黄白色。形如瓦松，茎叶俱青，有如松叶。无花。三月生苗，四月长及五六寸许。四时采根，晒用。下乳汁，顺血脉，调气甚佳。〔时珍曰〕乌韭，是瓦松之生于石上者；百蕊草，是瓦松之生于地下者也。

土马鬃 宋嘉祐

【集解】〔禹锡曰〕所在背阴古墙垣上有之。岁多雨则茂盛。或以为垣衣，非也。垣衣生垣墙之侧。此生垣墙之上，比垣衣更长，故谓之马鬃，苔之类也。〔时珍曰〕垣衣乃砖墙上苔衣，此乃土墙上乌韭也。

【气味】甘、酸，寒，无毒。

【主治】骨热败烦，热毒壅衄鼻。嘉祐 沐发令长黑，通大小便。时珍

【附方】新五。**九窍出血**墙头苔挼塞之。海上方。**鼻衄不止**寸金散：用墙上土马鬃二钱半，石州黄药子五钱，为末。新水服二钱，再服立止。卫生宝鉴。**二便不通**土马鬃水淘净，瓦煿过，切。每服二钱，水一盏，煎服。普济。**耳上湿疮**土马鬃、井中苔等分，为末。灯盏内油和，涂之。圣济录。**少年发白**土马鬃、石马鬃、五倍子、半夏各一两，生姜二两，胡桃十个，胆矾半两为末，捣作一块。每以绢袋盛一弹子，用热酒入少许，浸汁洗发。一月神效。圣济录。

卷柏 本经上品

【释名】万岁本经〔一〕 长生不死草纲目 豹足吴普 求股别录 交时别录。〔时珍曰〕卷柏、豹足，象形也。万岁、长生，言其耐久也。

【集解】〔别录曰〕卷柏生常山山谷石间。五月、七月采，阴干。〔弘景曰〕今出近道。从生石土上，细叶似柏，屈藏如鸡足，青黄色。用之，去下近沙石处。〔禹锡曰〕出建康。范子计然曰：出三辅。〔颂曰〕今关陕及沂、兖诸州亦有之。宿根紫色多须。春生苗，似柏叶而细，拳挛如鸡足，高三五寸。无花、子，多生石上。

【修治】〔时珍曰〕凡用，以盐水煮半日，再以井水煮半日，晒干焙用。

〔一〕本经：原作「别录」。按大观、政和本草卷六卷柏条「一名万岁」俱作白字，认为本经文。因据改。

【气味】辛，温〔一〕，无毒〔别录曰〕甘，平〔二〕。〔普曰〕神农：辛，平。桐君、雷公：甘，微寒。

【主治】五脏邪气，女子阴中寒热痛，癥瘕血闭绝子。久服轻身和颜色。本经　止咳逆，治脱肛，散淋结，头中风眩，痿蹷，强阴益精，令人好容颜。别录　通月经，治尸疰鬼疰腹痛，百邪鬼魅啼泣。甄权　镇心，除面皯头风，暖水脏。生用破血，炙用止血。大明

【附方】新二。大肠下血卷柏、侧柏、棕榈等分，烧存性为末。每服三錢，酒下。亦可饭丸服。仁存方。远年下血卷柏、地榆焙等分。每用一两，水一碗，煎数十沸，通口服。百一选方。

【附录】地柏宋图经　〔颂曰〕主脏毒下血。与黄芪等分为末，米饮每服二錢。蜀人甚神此方。其草生蜀中山谷，河中府亦有之。根黄，状如絲，茎细，上有黄点子，无花叶。三月生，长四五寸许。四月采，暴干用。蜀中九月采〔三〕，市多货之。〔时珍曰〕此亦卷柏之生于地上者耳。　含生草拾遗　〔藏器曰〕生靺鞨国。叶如卷柏而大。性平，无毒。主妇人难产，含之咽汁，即生。

玉柏别录有名未用

【释名】玉遂别录。〔藏器曰〕旧作玉伯，乃传写之误。

【集解】〔别录曰〕生石上，如松，高五六寸，紫花。用茎叶。〔时珍曰〕此即石松之小者也。人皆采置盆中养，数年不死，呼为千年柏、万年松。

〔一〕温：原作「平」。按大观、政和本草卷六卷柏条「温」俱作白字，认为本经文（与吴普所传不同）。因据改。

〔二〕平：原作「温」。按大观、政和本草卷六卷柏条「平」俱作墨字，认为别录文。因据改。

〔三〕采：大观本草卷三十一及政和本草卷三十地柏条俱无。

【气味】酸，温，无毒。

【主治】轻身，益气，止渴。别录

石松 拾遗

【集解】〔藏器曰〕生天台山石上。似松，高一二尺。山人取根茎用。〔时珍曰〕此即玉柏之长者也。名山皆有之。

【气味】苦、辛，温，无毒。

【主治】久患风痹，脚膝疼冷，皮肤不仁，气力衰弱。久服去风血风瘙，好颜色，变白不老。浸酒饮，良。藏器

桑花 日华

【释名】桑藓纲目 桑钱

【集解】〔大明曰〕生桑树上白藓，如地钱花样。刀刮取炒用。不是桑椹花也。

【气味】苦，暖，无毒。

【主治】健脾涩肠，止鼻洪吐血，肠风，崩中带下。大明 治热咳。时珍

【附方】新一。大便后血桑树上白藓花，水煎服，或末服。亦止吐血。圣惠方。

【附录】艾纳〔时珍曰〕艾纳生老松树上绿苔衣也。一名松衣。和合诸香烧之，烟清而聚不散。别有艾纳香，与此不同。又岭南海岛中，槟榔木上有苔，如松之艾纳。单爇极臭，用合泥香，则能发香，如甲香也。霏雪录云：金华山中多树衣，僧家以为蔬，味极美。

马勃 别录下品

【释名】马疕〔一〕音屁 **马⿱穴乞**⿱穴乞音庀 **灰菰**纲目 **牛屎菰**

【集解】〔别录曰〕马勃生园中久腐处。〔弘景曰〕俗呼马⿱穴乞勃是也。紫色虚软，状如狗肺〔二〕，弹之粉出。〔宗奭曰〕生湿地及腐木上，夏秋采之。有大如斗者，小亦如升杓。韩退之所谓牛溲、马勃，俱收并畜者是。

【修治】〔时珍曰〕凡用以生布张开，将马勃于上摩擦，下以盘承，取末用。

【气味】辛，平，无毒。

【主治】恶疮马疥。别录 **傅诸疮甚良。**弘景 **去膜，以蜜拌揉，少以水调呷，治喉痹咽疼。**宗奭 **清肺散血，解热毒。**时珍

【发明】〔时珍曰〕马勃轻虚，上焦肺经药也。故能清肺热、咳嗽、喉痹、衄血、失音诸病。李东垣治大头病，咽喉不利，普济消毒饮亦用之。

【附方】新九。**咽喉肿痛**咽物不得。马勃一分，蛇退皮一条烧，细研为〔三〕末。绵裹一錢，含咽立瘥。圣惠方。**走马喉痹**马屁勃（即灰菰）、焰消一两，为末。每吹一字，吐涎血即愈。经验良方。**声失不出**马⿱穴乞勃、马牙消等分，研末，沙糖和丸芡子大。噙之。摘玄方。**久嗽不止**马勃为末，蜜丸梧子大〔四〕。每服二十丸，白湯下，即愈。普济方。**鱼骨哽咽**马勃末，蜜丸弹子大。噙咽。圣济录。**积热吐血**马屁勃〔五〕为末，沙糖丸如弹子大。每服半丸，冷水化下。袖珍方。**妊娠吐衄**不止。马勃末，浓米饮服半錢。圣惠方。**斑疮入眼**马屁勃、蛇皮各五錢，皂角子

〔一〕疕：千金翼卷三马勃条同。大观、政和本草卷十一马勃条俱作「庀」。
〔二〕肺：原作「肝」，今据大观、政和本草卷十一马勃条改。
〔三〕细研为：原脱，今据圣惠方卷三十五补。
〔四〕大：原脱，今据普济方卷一五九马屁勃丸补。
〔五〕勃：原作「包」，今从张本改。

十四个，为末，入罐内，盐泥固济，烧存性，研。每温酒服一钱。阎孝忠集效方。**臁疮不敛**葱盐汤洗净拭干，以马屁勃末傅之，即愈。仇远稗史。

草之十一　杂草九种，有名未用一百五十三种。〔时珍曰〕诸草尾琐，或无从考证，不可附属，并本经及别录有名未用诸草难遗者，通汇于此以备考。

杂草　九种

百草　拾遗

〔藏器曰〕五月五日采一百种草，阴干烧灰，和石灰为团，煅研，傅金疮止血，亦傅犬咬。又主腋臭〔一〕，烧灰和井华水作团，煅白，以酽醋和作饼，腋下夹之，干即易，当抽一身尽痛闷，疮出即止，以小便洗之，不过三度愈。〔时珍曰〕按千金方治洞注下痢，以五月五日百草灰吹入下部。又治瘰疬已破，五月五日采一切杂草，煮汁洗之。

百草花　拾遗

〔藏器曰〕主治百病，长生神仙，亦煮汁酿酒服。按异类云：凤刚者，渔阳人。常采百花水渍，泥封埋百日，煎为丸。卒死者，纳口中即活也。刚服药百余岁，入地肺山。

井口边草　拾遗

〔藏器曰〕小儿夜啼。私着席下，勿令母知。〔思邈曰〕五月五日取井中倒生草，烧研水服，勿令知，即恶酒不饮，或饮亦不醉也。

树孔中草　纲目

〔时珍曰〕主小儿腹痛夜啼，暗着户上即止。出圣惠方。

产死妇人冢上草　拾遗

〔藏器曰〕小儿醋疮。取之勿回顾，作汤浴之，不过三度瘥。

燕蓐草　宋嘉祐

〔藏器曰〕即燕窠中草也。无毒。主眠中遗尿。烧黑研末，水进方寸匕。亦止哕啘。〔时珍曰〕千金方：治丈夫妇人无故尿血。用胡燕窠中草，烧末，酒服半钱匕。圣惠方：消渴饮水。燕窠中草烧灰一两，牡蛎煅二两，白羊肺一具，切晒研末。每于食后〔二〕，新汲水调下〔三〕三〔四〕钱。又一切疮痕不灭。用燕蓐草烧灰、鹰屎白等分，人乳和涂，

〔一〕主腋臭：原脱，今据大观、政和本草卷十百草灰条补。
〔二〕于食后：原脱，今据圣惠方卷五十三补。
〔三〕调下：同上。
〔四〕三：圣惠方卷五十三作「二」。

日三五次。又浸淫疮出黄水，烧灰傅之。

鸡窠草 宋嘉祐 〔大明曰〕小儿夜啼。安席下，勿令母知。〔藏器曰〕小儿白秃疮。和白头翁花烧灰，腊月猪脂和傅之。疮先〔一〕以酸〔二〕泔洗净。〔时珍曰〕千金方：治产后遗尿。烧末，酒服一〔三〕钱。又不自秘方：治天丝入目。烧灰淋汁，洗之。

猪窠草 〔大明曰〕小儿夜啼。密安席下，勿令母知。

牛齝草 见兽部牛下。

神农本经已下有名未用。

屈草 〔本经曰〕味苦，微寒，无毒〔四〕。主胸胁下痛，邪气，肠间寒热，阴痹。久服轻身益气耐老。〔别录曰〕生汉中川泽。五月采。

别羁 〔本经曰〕味苦，微温，无毒〔五〕。主风寒湿痹身重，四肢疼酸，寒邪〔六〕历节痛。〔别录曰〕一名别枝。生蓝田川谷。二月、八月采。〔弘景曰〕方家时有用处，今亦绝矣。

名医别录 七十八种。

离楼草 〔别录曰〕味咸，平，无毒。主益气力，多子，轻身长年。生常山。七月、八月采实。

神护草 〔别录曰〕生常山北。八月采。可使独守，叱咄人，寇盗不敢入门。〔时珍曰〕物类志谓之护门草，一

〔一〕疮先：原脱，今据大观、政和本草卷十一鸡窠中草条补。
〔二〕酸：原作「醋」，今据大观、政和本草卷十一鸡窠中草条改。
〔三〕一：大观、政和本草卷十一鸡窠中草条附方俱作「二」。
〔四〕微寒无毒：按大观、政和本草卷三十屈草条俱作墨字，认为别录文。
〔五〕无毒：按大观、政和本草卷三十别羁条俱作墨字，认为别录文。
〔六〕邪：原脱，今据大观、政和本草卷三十及千金翼卷四别羁条补。

名灵草。彼人以置门上，人衣过，草必叱之。王筠诗云：霜被守宫槐，风惊护门草。即此也。而不著其形状，惜哉。

黄护草　〔别录曰〕无毒。主痹，益气，令人嗜食。生陇西。

雀医草　〔别录曰〕味苦，无毒。主轻身益气，洗烂疮，疗风水。一名白气。春生，秋花白，冬实黑。

木甘草　〔别录曰〕主疗痈肿盛热，煮洗之。生木间，三月生，大叶如蛇状〔一〕，四四相值。但折枝种之便生。五月花白，实核赤。三月三日采之。

益决草　〔别录曰〕味辛，温，无毒。主咳逆〔二〕肺伤。生山阴。根如细辛。

九熟草　〔别录曰〕味甘，温，无毒。主出汗，止泄疗闷。一名乌〔三〕粟，一名雀粟。生人家庭中，叶如枣，一岁九熟。七月采。

兑草　〔别录曰〕味酸，平，无毒。主轻身益气长年。冬生蔓草木上，叶黄有毛。

异草　〔别录曰〕味甘，无毒。主痿痹寒热，去黑子。生篱木上，叶如葵，茎旁有角，汁白。

灌草　〔别录曰〕一名鼠肝。叶滑青〔四〕白。主痈肿。

葩草　〔别录曰〕味辛，无毒。主伤金疮。　葩音起。

莘草　〔别录曰〕味甘，无毒。主盛伤痹肿。生山泽，如蒲黄，叶如芥。

英草华　〔别录曰〕味辛，平，无毒。主痹气，强阴，疗女〔五〕劳疸，解烦，坚筋骨。疗风头，可作沐药。生蔓木上。一名鹿英。九月采，阴干。

〔一〕状：政和本草卷三十木甘草条同，大观本草及千金翼卷四作「床」。
〔二〕逆：原脱，今据大观、政和本草卷三十及千金翼卷四益决草条补。
〔三〕乌：原作「鸟」，今据大观、政和本草卷三十及千金翼卷四・九熟草条改。
〔四〕青：原作「清」，今据大观、政和本草卷三十及千金翼卷四灌草条改。
〔五〕女：大观、政和本草卷三十及千金翼卷四英草华条俱作「面」。

封华　〔别录曰〕味甘，有毒。主疥疮，养肌去恶肉。夏至日采。

𨺗〔一〕华　音腴。〔别录曰〕味甘，无毒。主上气，解烦，坚筋骨。

节华　〔别录曰〕味苦，无毒。主伤中，痿痹，溢肿。皮：主脾中客热气。一名山节，一名达节，一名通漆。十月采，暴干。

让实　〔别录曰〕味酸。主喉痹，止泄痢。十月采，阴干。

羊实　〔别录曰〕味苦，寒。主头秃恶疮，疥瘙痂癣。生蜀郡。

桑茎实　〔别录曰〕味酸，温，无毒。主乳孕余病〔二〕，轻身益气。一名草王。叶如荏，方茎大叶。生园中。十月采。

可聚实　〔别录曰〕味甘，温，无毒。主轻身益气，明目。一名长寿。生山野道中，穗如麦，叶如艾。五月采。

满〔三〕阴实　〔别录曰〕味酸，平，无毒。主益气，除热止渴，利小便，轻身〔四〕长年。生深山及园中，茎如芥，叶小，实如樱桃，七月成。〔普曰〕蔓如瓜。

马颠　〔别录曰〕味甘，有毒。疗浮肿。不可多食。

马逢　〔别录曰〕味辛，无毒。主癣虫。

兔枣　〔别录曰〕味酸，无毒。主轻身益气。生丹阳陵地，高尺许，实如枣。

鹿良　〔别录曰〕味咸，臭。主小儿惊痫、贲豚、瘈疭，大人痓。五月采。

〔一〕𨺗：原作「惥」，今据唐本草卷二十、千金翼卷四及大观、政和本草卷三十𨺗华条改。

〔二〕乳孕余病：大观、政和本草卷三十及千金翼卷四桑茎实条俱作「字乳余疾」。

〔三〕满：唐本草卷二十及大观、政和本草卷三十同。千金翼卷四及御览九九三引吴氏本草俱作「蒲」。

〔四〕轻身：原脱，今据大观、政和本草卷三十满阴实条及千金翼卷四蒲阴实条补。

鸡涅〔别录曰〕味甘，平，无毒。主明目，目〔一〕中寒风，诸不足，水肿邪气，补中，止泄痢，疗女子白沃。一名阴洛。生鸡山，采无时。

犀洛〔别录曰〕味甘，无毒。主癃疾。一名星洛，一名泥洛。

雀梅〔别录曰〕味酸，寒，有毒。主蚀恶疮。一名千雀。生海水石谷间。弘景曰：叶与实俱如麦李。

燕齿〔别录曰〕主小儿痫，寒热。五月五日采。

土齿〔别录曰〕味甘，平，无毒。主轻身益气长年。生山陵地中，状如马牙。

金茎〔别录曰〕味苦，平，无毒。主金疮内漏。一名叶金草。生泽中高处。

白背〔别录曰〕味苦，平，无毒。主寒热，洗恶疮疥。生山陵，根似紫葳，叶如燕卢。采无时。

青雌〔别录曰〕味苦。主恶疮秃败疮火气，杀三虫。一名虫损，一名孟推。生方山山谷。

白辛〔别录曰〕味辛，有毒。主寒热。一名脱尾，一名羊草。生楚山，三月采根，白而香。

赤举〔别录曰〕味甘，无毒。主腹痛。一名羊饴，一名陵渴。生山阴，二月花锐蔓草上，五月实黑中有核。三月三日采叶，阴干。

赤涅〔别录曰〕味甘，无毒。主疰崩中，止血益气。生蜀郡山石阴地湿处，采无时。

赤赫〔别录曰〕味苦，寒，有毒。主痂疡恶败疮，除三虫邪气。生益州川谷，二月、八月采。

黄秫〔别录曰〕味苦，无毒。主心烦，止汗出。生如桐根。

黄辩〔别录曰〕味甘，平，无毒。主心腹疝瘕，口疮脐伤。一名经辩。

紫给〔别录曰〕味咸。主毒风头泄注〔二〕。一名野葵。生高陵下地，三月三日采根，根如乌头。

〔一〕目：原脱，今据大观、政和本草卷三十及千金翼卷四鸡涅条补。

〔二〕注：原作「汪」，今据唐本草卷二十、千金翼卷四及大观、政和本草卷三十紫给条改。

紫蓝 〔别录曰〕味咸，无毒。主食肉得毒，能消除之。

粪蓝 〔别录曰〕味苦。主身痒疮、白秃、漆疮，洗之。生房陵。

巴朱 〔别录曰〕味甘，无毒。主寒，止血、带下。生雒阳。

桼〔一〕紫 〔别录曰〕味苦。主小腹痛，利小腹，破积聚，长肌肉。久服轻身长年。生冤句，二月、七月采。

文石 〔别录曰〕味甘。主寒热心烦。一名黍石。生东郡山泽中水下，五色，有汁润泽。

路石 〔别录曰〕味甘、酸，无毒。主心腹，止汗生肌，酒痂，益气耐寒，实骨髓。一名陵石。生草石上，天雨独干，日出独濡。花黄，茎赤黑。三岁一实，赤如麻子。五月、十月采茎叶，阴干。

旷石 〔别录曰〕味甘，平，无毒。主益气养神，除热止渴。生江南，如石草。

败石 〔别录曰〕味苦，无毒。主渴、痹。

石剧 〔别录曰〕味甘，无毒。主渴、消〔二〕中。

石芸 〔别录曰〕味甘，无毒。主目痛淋露，寒热溢血。一名螫烈，一名顾啄〔三〕。三月、五月采茎叶，阴干。

竹付 〔别录曰〕味甘，无毒。止痛除血。

秘恶 〔别录曰〕味酸，无毒。主疗肝邪气。一名杜逢。

卢精 〔别录曰〕味平。治虫毒。生益州。

唐夷 〔别录曰〕味苦，无毒。主疗踒折。

知杖 〔别录曰〕味甘，无毒。疗疝。

〔一〕桼：原作「柒」，今据大观、政和本草卷三十及千金翼卷四桼紫条改。广韵卷五·五质，谓「桼」为「漆」之异体字。

〔二〕主渴消：原作「止消渴」，今据大观、政和本草卷三十及千金翼卷四石剧条改。

〔三〕啄：政和本草卷三十石芸条同。大观本草及千金翼卷四俱作「喙」。

河煎〔别录曰〕味酸。主结气痈在喉颈者。生海中，八月、九月采。

区余〔别录曰〕味辛，无毒。主心腹热癃。

王明〔别录曰〕味苦。主身热邪气，小儿身热，以浴之。生山谷。一名王草。

师系〔别录曰〕味甘，无毒。主痈肿恶疮，煮洗之。一名臣尧，一名巨骨，一名鬼芭。生平泽，八月采。

并苦〔别录曰〕主咳逆上气，益肺气，安五脏。一名蜮〔一〕熏，一名玉荆。三月采，阴干。蜮音或。

索千〔别录曰〕味苦，无毒。主易耳。一名马耳。

良达〔别录曰〕主齿痛，止渴轻身。生山阴，茎蔓延，大〔二〕如葵，子滑小。

弋〔三〕共〔别录曰〕味苦，寒，无毒。主惊气伤寒，腹痛羸瘦，皮中有邪气，手足寒无色。生益州山谷。恶玉札〔四〕、蜚蠊。

船虹〔别录曰〕味酸，无毒。主下气，止烦满〔五〕。可作浴汤。药色黄，生〔六〕蜀郡，立秋取。

姑活〔七〕〔别录曰〕味甘，温，无毒。主大风邪气，湿痹寒痛。久服，轻身益寿〔八〕耐老。一名冬葵子〔九〕。生河东。〔弘景曰〕药无用者。乃有固活丸，即是野葛之名。冬葵亦非菜之冬葵子也。恭曰：别本一名鸡精。

〔一〕蜮：原作「戜」，字书无，疑「蜮」字裂缝而成。今据唐本草卷二十、千金翼卷四及大观、政和本草卷三十并苦条改。下同。

〔二〕大：此上疑脱「叶」字。

〔三〕弋：原作戈，大观本草卷三十同。今据唐本草卷二十、千金翼卷四及政和本草卷三十弋共条改。

〔四〕玉札：原脱，今据按唐本草卷二十及大观、政和本草卷三十补。

〔五〕满：原作「渴」，今据唐本草卷二十、千金翼卷四及大观、政和本草卷三十船虹条改。

〔六〕生：原作「主」，据改同上。

〔七〕活：原作「沽」，今据唐本草卷二十、千金翼卷四及大观、政和本草卷三十姑活条改。

〔八〕寿：原作「气」，据改同上。

〔九〕姑活味甘温……冬葵子：以上除「无毒」二字外，计二十七字，大观、政和本草卷三十姑活条俱作白字，认为本经文。

白女肠〔别录曰〕味辛，温，无毒。主泄痢肠澼，疗心痛，破疝瘕。生深山谷，叶如蓝，实赤。赤女肠同。

白扇根〔别录曰〕味苦，寒，无毒。主疟，皮肤寒热，出汗，令人变。

黄白支〔别录曰〕生山陵，三月、四月采根，暴干。

父陛根〔别录曰〕味辛，有毒。以熨痈肿肤胀。一名膏鱼，一名梓藻。

疥拍腹〔一〕〔别录曰〕味辛，温，无毒。主轻身疗痹。五月采，阴干〔二〕。

五母麻〔别录曰〕味苦，有毒。主痿痹不便，下痢。一名鹿麻，一名归泽麻，一名天麻，一名若草。生田野，五月采。〔时珍曰〕茺蔚之白花者，亦名天麻草。

五色符〔别录曰〕味苦，微温。主咳逆，五脏邪气，调中益气，明目杀虫。青符、白符、赤符、黑符、黄符，各随色补其脏。白符一名女木，生巴郡〔三〕山谷。

救赦人者〔别录曰〕味甘，有毒。主疝痹，通气，诸不足。生人家宫室，五月、十月采，暴干。

常吏之生蜀本：吏作更〔四〕。〔别录曰〕味苦，平，无毒。主明目。实有刺，大如稻米〔五〕。

载〔别录曰〕味酸，无毒。主诸恶气。

庆〔别录曰〕味苦，无毒。主咳嗽。

腂音戶瓦切。〔别录曰〕味甘，无毒。主益气延年。生山谷中，白顺理，十月采。

〔一〕拍腹：千金翼卷四及大观、政和本草卷三十同，惟唐本草卷二十作一「柏」字。
〔二〕干：千金翼卷四疥拍腹条此下有「生上党」。
〔三〕郡：原脱，今据大观、政和本草卷三十及千金翼卷四五色符条补。
〔四〕更：按唐本草卷二十作「更」，千金翼卷四作「吏」。
〔五〕米：原作「粱」，今据大观、政和本草卷三十及千金翼卷四常吏之生条改。

芥　〔别录曰〕味苦，寒，无毒。主消渴，止血，妇人疾〔一〕，除痹。一名梨。叶如大青。

本草拾遗一十三种

鸩鸟浆　〔藏器曰〕生江南林木下。高一二尺，叶阴紫色，冬不凋，有赤子如珠。味甘，温，无毒。能解诸毒，故名。山人浸酒服，主风血羸老。〔颂曰〕鸩鸟威生信州山野中。春生青叶，九月有花如蓬蒿菜，花淡黄色，不结实。疗〔二〕痈肿疖毒。采无时。

七仙草　〔藏器曰〕生山足。叶尖细长。主杖疮。捣枝叶傅之。〔三〕

吉祥草　〔藏器曰〕生西域，胡人将来也。味甘，温，无毒。主明目强记，补心力。〔时珍曰〕今人种一种草，叶如漳兰，四时青翠，夏开紫花成穗，易繁，亦名吉祥草，非此吉祥也。

鸡脚草　〔藏器曰〕生泽畔。赤茎对叶，如百合苗。味苦，平，无毒。主赤白久痢成疳。

兔肝草　〔藏器曰〕初生细叶，软似兎肝。一名鸡肝。味甘，平，无毒。主金疮，止血生肉，解丹石发热。

断罐草　〔藏器曰〕主丁疮。合白牙堇菜、半夏、地骨皮、青苔、蜂窠、小儿发、绯帛等分，五月五日烧灰。每湯服一錢，拔根也。堇音畜，羊蹄根也。

千金镉草〔四〕　〔藏器曰〕生江南。高二三尺。主蛇蝎虫咬毒。捣傅疮上，生肌止痛。

土落草　〔藏器曰〕生岭南山谷。叶细长。味甘，温，无毒。主腹冷气痛痃癖。酒煎服，亦捣汁温服。

倚待草　〔藏器曰〕生桂州如安山谷。叶圆，高二三尺。八月采。味甘，温，无毒。主血气虚劳，腰膝疼弱，风

〔一〕疾：原作「痰」，今据大观、政和本草卷三十及千金翼卷四芥条改。

〔二〕疗：此上原衍「实」字，今据大观本草卷三十一及政和本草卷三十鸩鸟威条删。

〔三〕七仙草……傅之：本条凡二十一字原脱，今据大观、政和本草卷六·七仙草条补，与本卷分目及前标本草拾遗一十三种之数俱合。

〔四〕草：原脱，今据大观、政和本草卷十千金鎘草条补。

缓羸瘦，无颜色，绝伤无子，妇人老血。浸酒服。逐病极速，故名倚待。

药王草 〔藏器曰〕苗茎青色，叶〔一〕摘之有乳〔二〕汁。味甘，平，无毒。解一切毒，止鼻衄吐血，祛烦躁。

筋子根 〔藏器曰〕生四明山。苗高尺余，叶圆厚光润，冬不凋，根大如指。亦名根子。味苦，温，无毒。主心腹痛，不问冷热远近，恶鬼气注刺痛，霍乱蛊毒暴下血〔三〕。酒饮磨服。〔颂曰〕根子生威州山中。味苦、辛，温。主心中结块，久积气攻脐下痛。

盧药 〔藏器曰〕生胡地。似千茅，黄赤色。味咸，温，无毒。主折伤内损血瘀〔四〕，生肤止痛，治五脏，除邪气，补虚损，产后血病。水煮服之，亦捣傅伤处。〔时珍曰〕外台秘要：治堕马内损，取盧药末一两，牛乳一盏，煎服。

无风独摇草 拾遗 〔珣曰〕生大秦国及岭南。五月五日采。诸山野亦往往有之。头若弹子，尾若鸟尾，两片开合，见人自动，故曰独摇。性温，平，无毒。主头面〔五〕游风，遍身痒。煮汁淋洗。〔藏器曰〕带之令夫妇〔六〕相爱。〔时珍曰〕羌活、天麻、鬼臼、薇衔〔七〕四者，皆名无风独摇草，而物不同也。段成式酉阳杂俎言：雅州出舞草。独茎〔八〕三叶，叶〔九〕如决明，一叶在茎端，两叶居茎之半相对。人近之歌讴及抵掌，则叶动如舞。按此即虞美人草，亦无风独摇之类也。又按山海经云：姑媱之山，帝女死焉，化为䔄草〔十〕。其叶相重，花黄，实如兎丝，服之媚人。郭璞注云：一名荒夫草。此说与陈藏器佩之相爱之语相似，岂即一物欤？

〔一〕叶：原脱，今据大观、政和本草卷六药王条补。
〔二〕乳：同上。
〔三〕血：大观、政和本草卷八筋子根条此下俱有「腹冷不调」。
〔四〕血瘀：原作「瘀血」，今据大观、政和本草卷八盧药条改。
〔五〕面：原作「骨」，今据大观、政和本草卷六无风独摇草条改。
〔六〕妇：原脱，今据大观、政和本草卷六无风独摇草条补。
〔七〕薇衔：原作「麋御」，今从张本改，与本书卷十五薇衔条合。
〔八〕独茎：原脱，今据酉阳杂俎前集卷十九补。
〔九〕叶：同上。
〔十〕草：原脱，今据山海经卷五中次七经补。

唐海药本草　一种

宜南草 〔珣曰〕生广南山谷。有荚长二尺许，内有薄片似纸，大小如蝉翼。主邪。小男女以绯绢袋盛〔一〕，佩之臂上，辟恶止惊。此草生南方，故名。与萱草之宜男不同。

宋开宝本草　一种

陀得花 〔志曰〕味甘，温，无毒。主一切风血，浸酒服。生西域，胡人将来。胡人采此花以酿酒，呼为三勒浆。

宋图经外类　二十种

建水草 〔颂曰〕生福州。枝叶似桑，四时常有。土人取叶焙干研末，温酒服，治走注风痛。

百药祖 〔颂曰〕生天台山中。冬夏常青。土人冬〔二〕采叶，治风有效。

催风使 〔颂曰〕生天台山中。冬夏常青。土人秋〔三〕采叶，治风有效。〔时珍曰〕五加皮亦名催风使。

刺虎 〔颂曰〕生睦州。凌冬不凋。采根、叶、枝入药。味甘。主一切肿痛风疾。锉焙为末，酒服一钱。〔时珍曰〕寿域方：治丹瘤，用虎刺（即寿星草），捣汁涂之。又伏牛花，一名隔虎刺。

石逍遥草〔四〕 〔颂曰〕生常州。冬夏常有，无花实。味苦，微寒，无毒。主瘫痪诸风，手足不遂。为末，炼蜜丸梧子大。酒服二〔五〕十丸，日二〔六〕服，百日瘥。久服，益气轻身。初服时微有头痛，无害。

〔一〕盛：大观、政和本草卷十宜南草条此下俱有「一片」。
〔二〕冬：原脱，今据大观本草卷三十一及政和本草卷三十百药祖条补。
〔三〕秋：原脱，今据大观本草卷三十一及政和本草卷三十催风使条补。
〔四〕草：原脱，今据大观本草卷三十一及政和本草卷三十石逍遥草条补。
〔五〕二：大观、政和本草石逍遥草条俱作「三」。
〔六〕二：同上。

黄寮郎 〔颂曰〕生天台山中。冬夏常青。土人采根，治风有效。〔时珍曰〕按医学正传云：黄寮〔一〕郎俗名倒摘刺，治喉痛。用根擂汁，入少酒，滴之即愈。又医学集成云：牙痛者，取倒摘刺刀上烧之，取烟煤，绵蘸塞痛处，即止。

黄花了 〔颂曰〕生信州。春生青叶，三月开花，似辣菜花，黄色，秋中结实，采无时。治咽喉口齿病效。

百两金 〔颂曰〕生戎州、河中府、云安军。苗高二三尺，有干如木，凌冬不凋。叶似荔枝，初生背面俱青，秋后背紫面青。初秋开花，青碧色。结实如豆大，生青熟赤。无时采根去心用。味苦，性平，无毒。治壅热，咽喉肿痛，含一寸咽汁。其河中出者，根赤如蔓菁，茎细青色，四月开碎黄花，似星宿花。五月采根，长及一寸，晒干用，治风涎。

地茄子 〔颂曰〕生商州。三月开花结子，五六月采，阴干。味微辛，温，有小毒。主中风痰涎麻痹，下热毒气，破坚积，利膈，消痈肿疮疖，散血堕胎。

田母草 〔颂曰〕生临江军。无花实，三〔二〕月采根。性凉。主烦热，及小儿风热，尤效。

田麻 〔颂曰〕生信州田野及沟涧旁。春夏生青叶，七〔三〕八月中生小荚。冬三〔四〕月采叶，治痈疖肿毒。

芥心草 〔颂曰〕生淄州〔五〕。引蔓白色，根黄色。四月采苗叶，捣末，治疮疥甚效。

苦芥子 〔颂曰〕生秦州。苗长一尺余，茎青，叶如柳，开白花似榆荚〔六〕。其子黑色，味苦，大寒，无毒。明目，治血风烦躁。

布里草 〔颂曰〕生南恩州原野中。茎高三四尺，叶似李而大，至夏不花而实，食之泻人。采根皮焙为末。味

〔一〕寮：医学正传卷五喉病作「撩」。
〔二〕三：大观本草卷三十一及政和本草卷三十田母草条俱作「二」。
〔三〕七：原脱，今据大观本草卷三十一及政和本草卷三十田麻条补。
〔四〕三：同上。
〔五〕州：大观本草卷三十一及政和本草卷三十芥心草条此下俱有「初生似腊谟草」。
〔六〕荚：原作「叶」，今据大观本草卷三十一及政和本草卷三十苦芥子条改。

苦〔一〕，寒，有小毒。油和涂〔二〕，治疮疥，杀虫。

茆质汗

〔颂曰〕生信州。叶青花白。七月采根〔三〕，治风肿行血，有效。

胡堇草

〔颂曰〕生密州东武山田中。科〔四〕叶似小堇菜。花紫色，似翘轺花。一科〔五〕七叶，花出两三茎。春采苗。味辛，滑，无毒。主五脏营卫肌肉皮肤〔六〕中瘀〔七〕血，止痛散血。捣汁，涂金疮。凡打扑损伤筋骨。恶痈疖〔八〕肿破〔九〕，用同松枝、乳香、乱发灰、花桑柴炭同捣，丸弹子大。每酒服一丸，其痛立止。

小儿群

〔颂曰〕生施州。从高一尺以来，春夏生苗叶，无花，冬枯。其根味辛，性凉，无毒。同左缠草（即旋〔十〕花根）焙干，等分为末，每酒服一钱，治淋疾，无忌。

独脚仙

〔颂曰〕生福州，山林旁阴泉处多有之。春生苗，叶圆，上青〔十一〕下紫，脚长三四寸，秋冬叶落。夏连根叶采，焙为末，酒煎半钱服，治妇人血块。

撮石合草

〔颂曰〕生眉州平田中。茎高二尺以来，叶似谷叶。十二月萌芽，二月有花，不结实。其苗味甘，无毒。二月采〔十二〕，疗金疮。

〔一〕苦：原作「甘」，今据大观本草卷三十一及政和本草卷三十布里草条改。
〔二〕油和涂：原脱，今据大观、政和本草布里草条补。
〔三〕根：大观本草卷三十一及政和本草卷三十茆质汗条俱无。
〔四〕科：原作枝，大观本草同。今据政和本草卷三十胡堇草条改。
〔五〕科：同上。
〔六〕肤：原脱，今据大观本草卷三十一及政和本草卷三十胡堇草条补。
〔七〕瘀：原作「痂」，今据大观、政和本草胡堇草条改。
〔八〕疖：原脱，今据大观、政和本草胡堇草条补。
〔九〕破：同上。
〔十〕旋：原作「葵」，今据大观本草卷三十一及政和本草卷三十小儿群条改。
〔十一〕上青：原作「落」，今据大观本草卷三十一及政和本草卷三十独脚仙条改。
〔十二〕二月采：原脱，今据大观本草卷三十一及政和本草卷三十撮石合草条补。

露筋草〔颂曰〕生施州。株高三尺以来，春生苗，随即开花，结子碧绿色，四时不凋。其根味辛，涩，性凉，无毒。主蜘蛛、蜈蚣伤。焙研，以白矾水调贴之。

本草纲目 三十八种

九龙草〔时珍曰〕生平泽。生红子，状如杨梅。其苗解诸毒，治喉痛，捣汁灌之。折伤骨筋者，捣罨患处。蛇虺伤者，捣汁，入雄黄二錢服，其痛立止。又杨清叟外科云：喉风重舌，牙关紧闭者。取九龙草，一名金钗草，单枝上者为妙。只用根，不用皮。打碎，绵裹箸上，擦牙关，即开。乃插深喉中，取出痰涎。乃以火炙热，带盐点之，即愈。

荔枝草〔时珍曰〕卫生易简方：治蛇咬犬伤及破伤风。取草一握，约三两，以酒二碗，煎一碗服，取汗出效。

水银草〔时珍曰〕卫生易简方：治眼昏。每服三錢，入木贼少许，水一盏，煎八分服。

透骨草〔一〕〔时珍曰〕治筋骨一切风湿，疼痛挛缩，寒湿脚风。孙氏集效方：治疠风，遍身疮癣。用透骨草、苦参、大黄、雄黄各五錢，研末煎湯。于密室中席围，先熏至汗出如雨，淋洗之。普济方：治反胃吐食。透骨草、独科苍耳、生牡蛎各一錢，姜三片〔二〕，水煎服〔三〕。杨诚经验方：治一切肿毒初起。用透骨草、漏卢、防风、地榆等分煎湯，绵蘸乘热不住蕩之。一二三日即消。

蛇眼草〔时珍曰〕生古井及年久阴下处。形如淡竹叶，背后皆是红圈，如蛇眼状。唐瑶经验方：治蛇咬。捣烂，傅患处。

鹅项草〔时珍曰〕臞仙寿域方：治咽喉生疮。取花，同白芷、椒根皮研末，吹疮口，即效。

蛇鱼草〔时珍曰〕戴原礼证治要诀云：治金疮血出不止。捣傅之。

九里香草〔时珍曰〕傅滋医学集成：治肚痛。捣碎，浸酒服。

〔一〕透骨草：本草纲目拾遗·正误云：「凤仙花一名透骨草，以其性利能软坚，故有此名。」据此似应并入卷十七凤仙条。

〔二〕姜三片：按普济方卷三十六无，当是濒湖所加。

〔三〕服：普济方卷三十六此下有「即用果压之」。

白筳草〔时珍曰〕香草也。虫最畏之。孙真人千金方：治诸虫疮疥癞。取根叶煎水，隔日一洗。

环肠草〔时珍曰〕张子和儒门事亲方：治蛊胀。晒干煎水，日服，以小便利为度。

扎耳草〔时珍曰〕王执中资生经，治气聋方中用之〔一〕。

铜鼓草〔二〕〔时珍曰〕范成大虞衡志云：出广西。其实如瓜。治瘍毒。

蚕茧草〔时珍曰〕摘玄方：治肿胀。用半斤，同冬瓜皮半斤，紫苏根叶半斤，生姜皮三两，煎湯熏洗，暖臥取汗。洗三次，小便清长，自然胀退。

野芗草〔时珍曰〕摘玄方：治痞满。用五斤，以一半安乌盆内，置鸡子十个在草上，以草一半盖之，米醋浸二宿，鸡子壳软，乃取于饭上蒸熟顿食之，块渐消也。经验。

纤霞草〔时珍曰〕陈巽经验方：元脏虚冷，气攻脐腹痛。用硇砂一两，生乌头去皮二两，纤霞草二两为末。以小沙罐固济，慢火烧赤，以此草拌硇入內，不盖口，顶火一秤煅之。炉冷取出，同乌头末，蒸饼丸梧子大。每服三丸，醋湯下。

牛脂芀〔时珍曰〕经验良方：治七孔出血。为粗末。每服一勺，瓦器煎服。以纱盖头顶〔三〕，并扎小指根。

鸭脚青〔四〕〔时珍曰〕普济方：治疔疮如连珠者。同鱼〔五〕苏研烂，糖水拌，刷之。

天仙莲〔时珍曰〕卫生易简方：治恶毒疮疖。捣叶，傅之。

〔一〕用之：按资生经卷六云：「耳聋有用气得者，气快则通。乡人用劄耳草取汁滴」。

〔二〕铜鼓草：此前原有「耳环草」一条，引危亦林得效方治五痔文凡二十八字。按全文皆见本书卷十六鸭跖草条附方中。鸭跖草一名碧蝉儿花，一名耳环草，此间不当重出。且本卷分目中既未列有「耳环草」之名，亦未计入前标本草纲目三十八种数內，不知何故多出此条？因删。

〔三〕盖头顶：原作「合头项」，今据普济方卷一九〇改。

〔四〕鸭脚青：本草纲目拾遗·正误云：「乃蓝淀中一种。」据此似应并入卷十六蓝淀条。

〔五〕鱼：原作「茧」，字书无。按大观、政和本草卷二十八苏条引图经云：「鱼苏似茵陈，大叶而香，吳人以煮鱼者。」因据改。普济方卷二七四作「蕪」，当亦「鱼」字之误。

双头莲 〔时珍曰〕一名催生草。主妇人产难。左手把之，即生。又主肿胀，利小便。卫生易简方：治大人小儿牙疳。捣烂，贴之。

猪蓝子 〔时珍曰〕卫生易简方：治耳内有脓，名通耳。用子为末，筒吹入，不过二三次愈。

天芥菜 〔时珍曰〕生平野。小叶如芥状。味苦。一名鸡痾粘。主蛇伤。同金沸草，入盐捣，傅之。王玺医林集要：治腋下生肿毒。以盐、醋同捣，傅之。散肿止痛，脓已成者亦安。亦治一切肿毒。

佛掌花 〔时珍曰〕普济方：治疔疮如樱桃者。用根，同生姜、蜜研汁，服之。外以天茄叶贴之。

郭公〔一〕刺 〔时珍曰〕一名光骨刺。取叶捣细，油调，傅天泡疮。虞抟医学正传：治哮喘。取根锉，水煎服，即止。

笾箕柴 〔时珍曰〕生山中。王永辅惠济方：治疬疮。取皮煎湯服。须臾痒不可忍，以手爬破，出毒气即愈。

碎米柴 〔时珍曰〕主痈疽发背。取叶〔二〕，入傅药用。

羊屎柴 〔时珍曰〕一名牛屎柴。生山野。叶类鹤虱。四月开白花，亦有红花者。结子如羊屎状，名铁草子。根可毒鱼。夏用苗叶，冬用根。主痈疽发背。捣烂傅之，能合疮口，散脓血。干者为末，浆水调傅。又治下血如倾水，取生根一斤，生白酒二斗，煮一斗，空心随量饮。

山枇杷柴 〔时珍曰〕危亦林得效方：治湯火伤。取皮焙研末，蜜调傅之。

三角风 〔时珍曰〕一名三角尖。取石上者尤良。主风湿流注疼痛，及痈疽肿毒。

叶下红 〔时珍曰〕主飞丝入目，肿痛。同盐少许，绢包滴汁入目。仍以塞鼻，左塞右，右塞左。

满江红 〔时珍曰〕主痈疽。入膏用。

〔一〕公：医学正传卷二此下有「莓」字。

〔二〕叶：原作「药」，今据金陵本改。

隔山消　〔时珍曰〕出太和山。白色。主腹胀积滞。孙天仁集效方：治气膈噎食转食。用隔山消二两，鸡肫皮一两，牛胆南星、朱砂各一两，急性子二錢，为末，炼蜜丸小豆大。每服一錢，淡姜湯下。

石见穿　〔时珍曰〕主骨痛，大风痈肿。

醒醉〔一〕草　〔时珍曰〕天宝遗事：玄宗于兴庆池边植之。丛生，叶紫而心殷。醉客摘草嗅之，立醒。故名。

墓头回　〔时珍曰〕董炳集验方：治崩中，赤白带下。用一把，酒、水各半盏，童尿半盏，新红花一捻，煎七分，臥时温服。日近者一服，久则三服愈，其效如神。一僧用此治蔡大尹內人，有效。

羊茅　〔时珍曰〕羊喜食之，故名。普济方：治喉痹肿痛。擣汁，咽之。

阿只儿〔二〕　〔时珍曰〕刘郁西使〔三〕记云：出西域。状如苦參。主打扑伤损，妇人损胎。用豆许，咽之自消。又治马鼠疮。

阿息儿　〔时珍曰〕西使记云：出西域。状如地骨皮。治妇人产后衣不下，又治金疮脓不出。嚼烂涂之，即出。

奴哥撒儿　〔时珍曰〕西使记云：出西域。状如桔梗。治金疮，及肠与筋断者。嚼烂傅之，自续也。

〔一〕醒醉：原作「醉醒」，今据开元天宝遗事卷二醒醉草条改。
〔二〕只儿：原作「儿只」，今据刘郁西使记改。
〔三〕使：原作「域」，今据明刊秋涧先生大全文集卷九十四玉堂嘉话二、四库全书本玉堂嘉话卷二及四库全书本西使记改。下同。

检